Imagem do TÓRAX

Radiologia, Tomografia Computadorizada e Ressonância Magnética do Coração e do Pulmão

Imagem do TÓRAX

Radiologia, Tomografia Computadorizada e Ressonância Magnética do Coração e do Pulmão

W. RICHARD WEBB, M.D.
*Professor of Radiology
Chief, Thoracic Imaging
Department of Radiology
University of California, San Francisco
San Francisco, California*

CHARLES B. HIGGINS, M.D.
*Professor of Radiology
Department of Radiology
University of California, San Francisco
San Francisco, California*

Revisão Técnica
DANY JASINOWODOLINSKI
Médico-Radiologista da UNIFESP – EPM e do Centro Diagnóstico Fleury, SP

REVINTER

Imagem do Tórax – Radiologia, Tomografia Computadorizada e
Ressonância Magnética do Coração e do Pulmão
Copyright © 2008 by Livraria e Editora Revinter Ltda.

ISBN 978-85-372-0177-0

Todos os direitos reservados.
É expressamente proibida a reprodução
deste livro, no seu todo ou em parte,
por quaisquer meios, sem o consentimento
por escrito da Editora.

Tradução:
IRMA FIORAVANTI
Médica, RJ

MAURA FIORAVANTI PAIXÃO
Tradutora, RJ

Revisão Técnica:
DANY JASINOWODOLINSKI
Médico-Radiologista da UNIFESP – EPM e do Centro Diagnóstico Fleury, SP

Nota: A medicina é uma ciência em constante evolução. À medida que novas pesquisas e experiências ampliam os nossos conhecimentos, são necessárias mudanças no tratamento clínico e medicamentoso. Os autores e o editor fizeram verificações junto a fontes que se acredita sejam confiáveis, em seus esforços para proporcionar informações acuradas e, em geral, de acordo com os padrões aceitos no momento da publicação. No entanto, em vista da possibilidade de erro humano ou mudanças nas ciências médicas, nem os autores e o editor nem qualquer outra parte envolvida na preparação ou publicação deste livro garantem que as instruções aqui contidas são, em todos os aspectos, precisas ou completas, e rejeitam toda a responsabilidade por qualquer erro ou omissão ou pelos resultados obtidos com o uso das prescrições aqui expressas. Incentivamos os leitores a confirmar as nossas indicações com outras fontes. por exemplo e em particular, recomendamos que verifiquem as bulas em cada medicamento que planejam administrar para terem a certeza de que as informações contidas nesta obra são precisas e de que não tenham sido feitas mudanças na dose recomendada ou nas contra-indicações à administração. Esta recomendação é de particular importância em conjunto com medicações novas ou usadas com pouca freqüência.

Título original:
Thoracic Imaging – Pulmonary and Cardiovascular Radiology
Copyright © by Lippincott Williams & Wilkins/A **Wolters Kluwer** Company

Livraria e Editora REVINTER Ltda.
Rua do Matoso, 170 – Tijuca
20270-135 – Rio de Janeiro – RJ
Tel.: (21) 2563-9700 – Fax: (21) 2563-9701
livraria@revinter.com.br – www.revinter.com.br

A Emma e Brett, com a esperança sincera de que não terei de responder a tantas perguntas após a publicação deste livro.

W.R.W.

A todos que contribuíram com o progresso do desenvolvimento de novas técnicas de obtenção de imagem cardiovascular.

C.B.H.

COLABORADORES

William G. Berger, M.D.
Assistant Professor, Department of Radiology,
University of Arizona, Tucson, Arizona

Douglas P. Boyd, Ph.D.
Adjunct Professor, Department of Radiology,
University of California, San Francisco,
San Francisco, California

Gary R. Caputo, M.D.
Associate Professor, Department of Radiology,
University of California, San Francisco,
San Francisco, California

Samuel K. Dawn, M.D.
Assistant Clinical Professor, Department of Radiology,
University of California, San Francisco,
San Francisco, California

Michael B. Gotway, M.D.
Assistant Professor in Residence, Director,
Radiology Residency Training Program,
University of California, San Francisco;
Director, Thoracic Imaging,
San Francisco General Hospital,
San Francisco, California

Gabriele A. Krombach, M.D.
Department of Diagnostic Radiology,
University Hospital,
RWTH-Aachen, Aachen, Germany

Jessica W.T. Leung, M.D.
Assistant Professor, Department of Radiology,
University of California, San Francisco,
San Francisco, California

Gautham P. Reddy, M.D., M.P.H.
Professor of Radiology, Thoracic Imaging Section,
University of California, San Francisco,
San Francisco, California

Akhilesh Sista, M.D.
Medical Student, Johns Hopkins
University Medical School, Baltimore, Maryland

PREFÁCIO

Nosso objetivo ao escrever *Imagem do Tórax – Radiologia, Tomografia Computadorizada e Ressonância Magnética do Coração e do Pulmão* foi o de proporcionar, em um único volume, uma discussão abrangente sobre o assunto, porém fácil de digerir, e revisar o uso e a interpretação de radiografias torácicas e de técnicas avançadas de imagem (p. ex., tomografia computadorizada helicoidal (TC), TC de alta resolução, ressonância magnética (RM) e angiorressonância magnética).

Tentamos ser abrangentes sem ser exaustivos. Em vez de nos referirmos a estudos específicos, sumarizamos informações que consideramos ser mais importantes e pertinentes e proporcionamos numerosos quadros reunindo os fatores-chave e tornando-os facilmente disponíveis ao leitor. Mais de 1.700 ilustrações demonstram importantes achados radiográficos e as características das várias entidades nosológicas que podem ser encontradas no decorrer da prática clínica.

A obtenção de imagens dos pulmões e do mediastino exige uma compreensão de ambos, radiografia simples e TC. Embora, em muitas situações, a TC tenha assumido um papel proeminente, o conhecimento de radiografias torácicas e a sua utilidade são essenciais na avaliação radiográfica de pacientes com suspeita de doenças pulmonares. Tentamos rever e ilustrar muitas radiografias torácicas simples e achados em TC da maioria das anormalidades e dos distúrbios. Outras modalidades de imagem, como RM e imagens por radionuclídeos, são, também, discutidas em situações nas quais elas desempenham papel significativo.

Os capítulos da seção de radiologia pulmonar são organizados de acordo com a importância dos achados radiográficos, das regiões anatômicas, dos problemas clínicos e dos estágios da doença, como é apropriado para a abordagem do diagnóstico e do diagnóstico diferencial. Técnicas radiográficas e de TC não são descritas em detalhes (p. ex., não há um capítulo específico sobre essas técnicas), mas são revistas no contexto de vários capítulos. Na maioria dos casos, achados radiográficos e de TC normais são revistos quando apropriado, para compreender os achados anormais específicos e as doenças específicas.

A obtenção de imagens cardiovasculares mudou quase por completo nas duas últimas décadas, da dependência da angiografia radiográfica no diagnóstico definitivo para técnicas de imagem tomográfica não-invasiva. Portanto, *Imagem do Tórax – Radiologia, Tomografia Computadorizada e Ressonância Magnética do Coração e do Pulmão* enfatiza o uso da TC para a avaliação da função e morfologia cardiovasculares. As técnicas tomográficas correntemente empregadas são ecocardiografia, RM e TC. Embora a ecocardiografia seja a modalidade de imagem mais freqüentemente usada na avaliação da doença cardíaca, ela não está incluída neste volume. Já existem muitos livros que abrangem todos os aspectos da ecocardiografia, de modo que sua inclusão seria apenas repetitiva e incompleta, em razão do tamanho esperado para este livro. Outra consideração prática é que a ecocardiografia raramente é usada por radiologistas.

Em geral, o estudo radiográfico inicial usado em pacientes com doença cardiovascular é a radiografia torácica. Dois capítulos descrevem a abordagem sistemática na avaliação da radiografia torácica nas doenças adquiridas e congênitas do coração. A principal técnica de imagem empregada por radiologistas na avaliação da doença cardíaca é a RM. O uso e a interpretação da RM são descritos em diversos capítulos que abordam as várias categorias de doenças cardiovasculares. Os papéis da RM e da TC na doença cardíaca isquêmica estão em rápida evolução e não são, ainda, completamente previsíveis. Capítulos individuais descrevem as atuais capacidades da RM e da TC nas doenças cardíacas isquêmicas.

W. Richard Webb, M.D.
Charles B. Higgins, M.D.

Sumário

1 Lesões Broncopulmonares Congênitas, 1

2 Consolidação e Atelectasia, 30

3 Câncer de Pulmão e Neoplasias Broncopulmonares, 66

4 Tumor Metastático, 112

5 Linfomas e Doenças Linfoproliferativas, 125

6 Hilos Pulmonares, 148

7 Mediastino Normal, 175

8 Mediastino – Massas Mediastinais, 212

9 Nódulos Solitários e Múltiplos, Massas, Cavidades e Cistos, 271

10 Avaliação da Doença Infiltrativa Difusa do Pulmão por Radiografia Simples e por TC de Alta Resolução, 306

11 Edema Pulmonar, Síndrome da Angústia Respiratória Aguda e Radiologia na UTI, 331

12 Infecções Pulmonares, 356

13 Pneumonias Intersticiais Idiopáticas, 406

14 Colagenoses, 425

15 Sarcoidose, 439

16 Doenças Pulmonares Alérgicas: Pneumonite por Hipersensibilidade e Doença Pulmonar Eosinofílica, 450

17 Doenças Pulmonares Iatrogênicas: Doenças Pulmonares Induzidas por Drogas e Pneumonites por Radiação, 463

18 Pneumoconiose, 475

19 Hemorragia Pulmonar Difusa e Vasculite Pulmonar, 488

20 Doença Pulmonar Difusa Associada a Lipídios: Pneumonia Lipóide Exógena e Proteinose Alveolar, 498

21 Doenças Pulmonares Difusas Associadas a Calcificação, 503

22 Traquéia, 511

23 Doença das Vias Aéreas: Bronquiectasia, Bronquite Crônica e Bronquiolite, 527

24 Enfisema e Doença Pulmonar Obstrutiva Crônica, 553

25 Doenças Pulmonares Císticas Difusas, 565

26 Pleura e Doenças Pleurais, 575

27 Tromboembolismo Pulmonar, 609

28 Hipertensão Arterial Pulmonar, 630

29 Diagnóstico por Imagem da Aorta Torácica por Tomografia Computadorizada e Ressonância Magnética, 642

30 Radiografia da Doença Cardíaca Adquirida, 655

31 Radiografia da Doença Cardíaca Congênita, 679

32 Doença Cardíaca Valvular, 707

33 Doenças Miocárdicas e Pericárdicas, 720

34 Massas Cardíacas e Paracardíacas, 735

35 Imagem por Ressonância Magnética da Doença Cardíaca Congênita, 751

36 Ressonância Magnética da Doença Cardíaca Isquêmica, 774

37 Tomografia Computadorizada da Doença Isquêmica Cardíaca, 780

Índice Remissivo, 807

Imagem do TÓRAX

Radiologia, Tomografia Computadorizada e Ressonância Magnética do Coração e do Pulmão

CAPÍTULO 1

LESÕES BRONCOPULMONARES CONGÊNITAS

W. RICHARD WEBB

Lesões broncopulmonares congênitas representam uma variedade de anomalias vasculares e não-vasculares do pulmão e do mediastino. Tais lesões, muitas vezes, apresentam achados característicos nas radiografias simples e nas tomografias computadorizadas (TC). As anormalidades congênitas da aorta e dos grandes vasos são revistas no Capítulo 35.

ANOMALIAS DOS BRÔNQUIOS

As anomalias anatômicas dos brônquios incluem origem anormal, ausência de ramos e presença de ramos supranumerários (Quadro 1-1). Variação menor nos brônquios secundários é encontrada comumente, mas não tem significado clínico. Um conhecimento detalhado da anatomia da árvore brônquica subsegmentar não é necessário na prática médica. Tais anomalias são menos freqüentes e quase sempre não possuem significado clínico.

■ Brônquio Traqueal

Os brônquios traqueais são anomalias comuns, presentes em cerca de 0,1% da população. Um brônquio traqueal nasce, usualmente, da parede traqueal direita na bifurcação traqueal ou a 2 cm dela. Ele supre uma porção variável do lobo médio ou do lobo apical superior direito, na maioria das vezes o segmento apical (Fig. 1-1); ocasionalmente o brônquio inteiro do lobo superior nasce na traquéia (Fig. 1-2). Quando um brônquio traqueal está presente, o arco ázigo é visto acima do brônquio traqueal. O brônquio traqueal é, às vezes, chamado de "brônquio de porco" ou "brônquio suíno" por ser comum nos porcos e em outros animais de cascos fendidos.

Na maioria dos casos essa anomalia é insignificante. Contudo, infecções recorrentes ou bronquiectasia podem resultar, já que o brônquio traqueal apresenta ligeiro estreitamento em sua origem. É muito mais raro encontrar-se um brônquio traqueal esquerdo suprindo o segmento apical posterior do lobo superior esquerdo.

■ Brônquio Cardíaco Acessório

Brônquio cardíaco acessório é um brônquio supranumerário com uma incidência de cerca de 0,1%. Nasce da parede medial do brônquio intermédio ou do lobo inferior direito e se estende inferior e medialmente para o mediastino ou para o coração. Pode terminar no mediastino (Fig. 1-3). Em alguns casos, o brônquio cardíaco é um segmento curto com extremidade cega, sem tecido alveolar associado; em outros casos, um brônquio ramificado longo está presente, associado a tecido pulmonar rudimentar. Na maioria dos casos, essa anomalia é encontrada incidentalmente; por vezes, associa-se a infecção crônica ou hemoptise.

■ Isomerismo Brônquico

Esse termo refere-se à simetria bilateral dos brônquios e lobos pulmonares associados. O isomerismo brônquico pode ser isolado ou associado a uma variedade de anomalias, particularmente doença cardíaca congênita. A anato-

---

QUADRO 1-1 ANOMALIAS BRÔNQUICAS

Anomalias subsegmentares
Comuns mas insignificantes

Brônquio traqueal
Incidência 0,1%
Nasce na parede direita da traquéia; raramente na esquerda
Geralmente supre o segmento apical ou lobo superior direito; raramente supre o lobo superior direito inteiro
Incidência aumentada de infecção e de bronquiectasia

Brônquio cardíaco acessório
Incidência 0,1%
Nasce na parede medial do brônquio intermédio
Normalmente extremidade cega ou supre pulmão rudimentar
Pode terminar no mediastino
Aumento da incidência de infecção ou de hemoptise

Isomerismo brônquico
Anatomia brônquica simétrica
Bilateral direita da anatomia brônquica esquerda
Associada a doença cardíaca congênita, outras anomalias

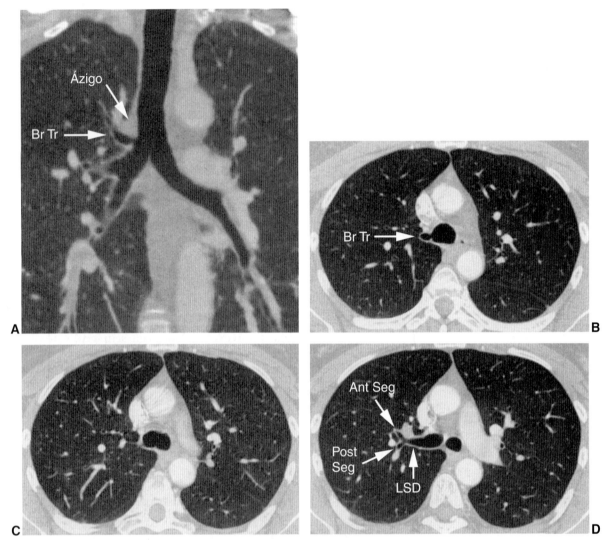

FIG. 1-1. Brônquio traqueal. **A.** TC coronal mostra brônquio traqueal *(BrTr)* nascendo da parede traqueal direita, logo acima da carina. **B.** O arco ázigo é visível acima do brônquio. TC (detectores de 1,25 mm) mostra a origem do brônquio traqueal. Neste caso há ligeiro estreitamento, típico, na origem do brônquio. O brônquio supre o segmento apical do lobo superior direito. **C.** A carina traqueal é vista pouco abaixo de **B. D.** Abaixo de **C**, o principal brônquio do lobo superior direito *(LSD)* dá origem aos brônquios segmentares anterior *(Ant Seg)* e posterior *(Post Seg)*.

mia brônquica pode apresentar-se bilateralmente do lado direito (associada a asplenia) ou do lado esquerdo (associada a poliesplenia).

ATRESIA BRÔNQUICA

Atresia brônquica é um defeito do desenvolvimento caracterizado por estreitamento ou obliteração local de um brônquio lobar, segmentar ou subsegmentar (Quadro 1-2). É mais comum no lobo superior esquerdo, seguido pela localização no lobo superior direito e no lobo médio direito; pode ocorrer, mais raramente, nos lobos inferiores. A entidade em geral é detectada por acaso em adultos e indubitavelmente relaciona-se etiologicamente ao enfisema lobar congênito (ELC). Os portadores da anomalia são, usualmente, assintomáticos, mas o pulmão distal à obstrução pode por vezes tornar-se infectado. Em pacientes com infecção crônica, torna-se necessária a ressecção.

O lobo ou segmento distal à obstrução brônquica em geral permanece aerado em razão da ventilação colateral (Figs. 1-4 e 1-5). O aprisionamento do ar e a diminuição da perfusão no pulmão distal o tornam hipertransparente e hipovascularizado em 90% dos casos. O pulmão afetado muitas vezes apresenta aumento de volume, do qual resulta um desvio mediastinal ou desvio de uma

ATRESIA BRÔNQUICA

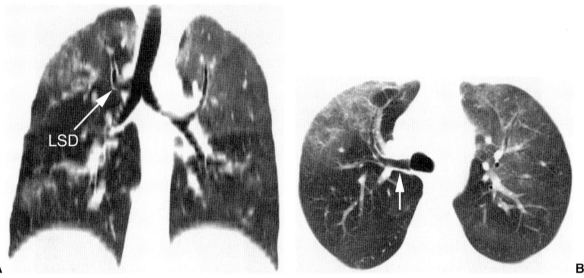

FIG. 1-2. Brônquio traqueal em paciente com pneumonia. **A.** A reconstrução coronal mostra o brônquio inteiro no lobo superior direito *(LSD)*, originado na parede direita, acima da carina. O segmento do brônquio apical estende-se superiormente. **B.** TC transaxial mostrando o brônquio superior direito *(seta)* dando origem aos segmentos anterior e posterior. Áreas borradas correspondentes à opacidade pulmonar aumentada refletem a presença de pneumonia.

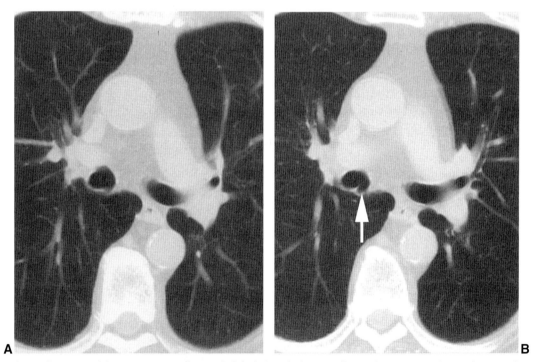

FIG. 1-3. Brônquio cardíaco acessório. **A.** Escanografia ao nível do brônquio intermédio. **B.** Ligeiramente abaixo de **A**, um brônquio origina-se da parede medial do brônquio intermédio *(seta)*. Esta imagem representa a origem de um brônquio cardíaco. *(Continua.)*

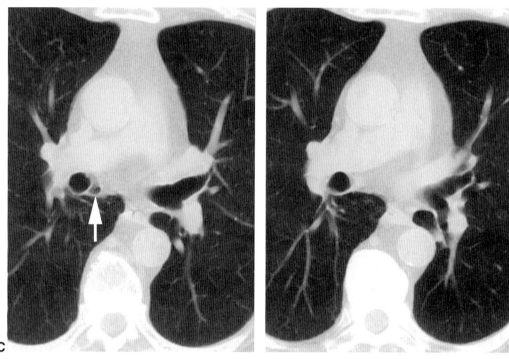

FIG. 1-3. *(Continuação.)* **C.** Ligeiramente abaixo de **B**, o brônquio cardíaco *(seta)* é visto estendendo-se no mediastino medial em direção ao hilo. **D.** Abaixo de **C**, o brônquio deixa de ser visível.

fissura. Em 80% dos casos acumula-se muco denso nos brônquios dilatados distais à obstrução, tomando forma ramificada, tubular ou ovóide (rolha mucosa ou *mucocele*). A TC mostra o pulmão afetado transparente, hipovascular e aumentado de volume. O muco no interior dos brônquios dilatados aparece menos transparente. Radiografias durante a expiração ou cortes de TC mostram aprisionamento de ar (Fig. 1-5B).

A combinação desses achados radiográficos típicos num paciente jovem é fortemente sugestiva do diagnóstico. Uma broncoscopia é obrigatória para excluir outra causa de obstrução brônquica, como um tumor, por exemplo.

QUADRO 1-2 ATRESIA BRÔNQUICA

Estreitamento ou obliteração de um brônquio lobar, segmentar ou subsegmentar
Lobo superior esquerdo > lobo superior direito > lobo médio direito > lobos inferiores
Detecção incidental em adultos
Pode ocorrer infecção
Rolha de muco distal ao segmento brônquico obstruído
Pulmão distal
   Transparente
   Aumentado de volume
   Decréscimo do tamanho dos vasos
   Aprisionamento do ar à expiração
Descartar obstrução por tumor

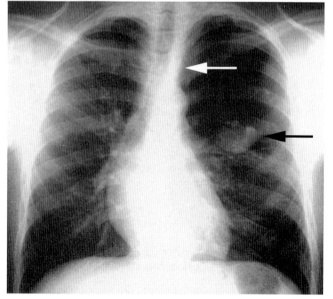

FIG. 1-4. Atresia brônquica. A radiografia do tórax mostra uma atresia brônquica clássica envolvendo o lobo superior esquerdo. Verifica-se aumento de volume do LE com desvio do mediastino para o lado oposto *(seta branca)*. O lobo está transparente, e a vascularidade, diminuída. Uma grande rolha oval de muco *(seta preta)* é visível distalmente ao local da obstrução do brônquio.

ENFISEMA LOBAR CONGÊNITO

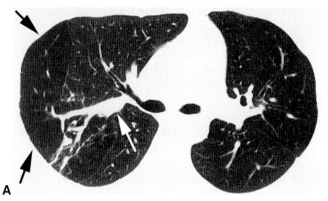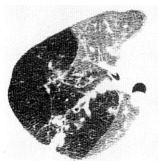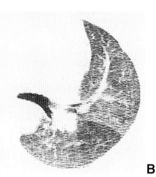

FIG. 1-5. Atresia brônquica. **A.** A TC mostra uma rolha ramificada de muco *(seta branca)* no local do segmento posterior do lobo superior direito. O pulmão distal ao brônquio *(setas pretas)* está transparente e com hipovascularidade. Verifica-se ligeiro desvio do mediastino para a esquerda. **B.** TC expiratória mostra aprisionamento de ar no pulmão, distal ao brônquio obstruído. O pulmão normal aumenta significativamente em relação à atenuação do volume de **A**.

ENFISEMA LOBAR CONGÊNITO

O enfisema lobar congênito (ELC) caracteriza-se por marcada insuflação de um lobo (Quadro 1-3). A maioria dos casos manifesta-se no primeiro mês de vida; sintomas de dificuldades respiratórias são típicos. Pode também apresentar-se após o primeiro mês de vida.

A maioria dos casos de ELC é associada a obstrução brônquica parcial ou total, resultante de (1) cartilagem deficiente; (2) compressão externa usualmente causada por um vaso anômalo ou um cisto broncogênico; ou (3) anormalidades luminais tais como pregueamento da mucosa. Em alguns casos não se associam a obstrução brônquica.

O ELC é mais comum no lobo superior esquerdo, seguido pelo lobo médio e pelo lobo superior direito. Apenas um pequeno percentual ocorre nos lobos inferiores. As radiografias mostram acentuada hiperinsuflação e aprisionamento de ar no lobo afetado, mas este pode, por vezes, apresentar-se opaco devido à retenção de líquido pulmonar fetal. Desvio do mediastino para o lado contrário aos lobos anormais ocorre muitas vezes, e os lobos normais ficam reduzidos de volume. Faz-se necessária a ressecção, em muitos casos.

É razoável admitir que casos de ELC que não são reconhecidos ao nascimento podem ser diagnosticados, anos depois, como atresia brônquica.

CISTO PULMONAR BRONCOGÊNICO

Cistos broncogênicos são duplicações do intestino anterior resultantes do desenvolvimento anormal do botão pulmonar. Eles são forrados por epitélio colunar pseudo-estratificado típico de brônquios. A parede do cisto pode, também, conter músculo liso, glândulas mucosas ou cartilagem. Os cistos broncogênicos são preenchidos com líquido que pode ser seroso, hemorrágico ou densamente viscoso por causa de seu alto teor protéico.

Os cistos broncogênicos podem ser pulmonares ou mediastinais. Estes últimos são mais comuns que os primeiros. Serão discutidos junto com massas mediastinais no Capítulo 8.

Os cistos pulmonares broncogênicos são mais comuns nos lobos médio e inferiores (Quadro 1-4). Eles são bem circunscritos, redondos ou ovais.

QUADRO 1-3 ENFISEMA LOBAR CONGÊNITO

Obstrução brônquica parcial ou total causada por:
  Cartilagem deficiente
  Compressão externa
  Anormalidades luminais
Alguns casos não associados com a obstrução brônquica
Lobo superior esquerdo > lobo médio > lobo superior direito > lobos inferiores
Dificuldades respiratórias em recém-nascidos
Apresentação do quadro incomum depois do 1º mês
Hiperinsuflação acentuada do lobo comprometido
Aprisionamento de ar
Algumas vezes o lobo anormal retém líquido fetal pulmonar
Ressecção muitas vezes necessária

QUADRO 1-4 CISTO PULMONAR BRONCOGÊNICO

Cisto resultante da duplicação do intestino anterior
Forrado com epitélio brônquico
Conteúdo líquido: seroso, hemorrágico ou viscoso
Menos comum do que os cistos broncogênicos mediastinais
Mais comum nos lobos médio e inferiores
Bem circunscrito, redondo ou oval
Parede fina que ocasionalmente se calcifica
Contém 0-20 UH em 50%; muitas vezes 20-80 UH; raramente cálcio leitoso
Infecção ocorre em 75% promovendo
  Rápido aumento de tamanho
  Borramento dos limites externos
  Linha de nível entre líquido e ar
  O ar aprisionado no cisto pode permanecer após infecção

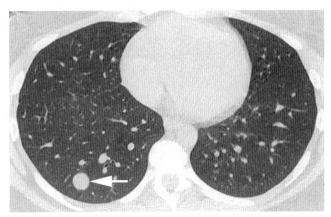

FIG. 1-6. Cisto pulmonar broncogênico. Uma opacidade redonda marcadamente margeada *(seta)* é visível no lobo inferior direito. Sua atenuação foi medida em 0 UH. Essa aparência é típica de um cisto broncogênico cheio de líquido.

Suas paredes podem calcificar-se. Raramente contêm cálcio diluído (leite de cálcio) e parecem densas. Pouca mudança do tamanho é verificada no decorrer do tempo, a menos que ocorra infecção.

Cerca da metade dos cistos broncogênicos cheios de líquido apresenta pouca atenuação na TC (0 a 20 UH) (Fig. 1-6). Contudo, como acontece nos cistos broncogênicos mediastinais, a atenuação à TC dos cistos broncogênicos é variável. Altas densidades tomográficas (40 a 80 UH), sugerindo uma massa sólida, podem ser vistas. Tais cistos contêm sangue ou líquidos protéicos espessos. Tipicamente, a parede do cisto mostra-se muito fina numa TC ou é invisível. Tais cistos podem estar relacionados aos pequenos brônquios ou podem ser isolados.

Infecção ocorre, por fim, em 75% dos casos. Na presença de infecção aguda pode ser visto um rápido aumento do tamanho do cisto. A parede externa do cisto pode, também, mostrar-se mal definida por causa da inflamação pulmonar circundante. Durante ou após a infecção, um cisto pode conter ar (Fig. 1-7; ver também a Fig. 9-29 no Capítulo 9) ou uma combinação de ar e de líquido (com nível ar-líquido). Quando um cisto contém ar, sua parede mostra-se muito fina.

MALFORMAÇÃO ADENOMATÓIDE CÍSTICA CONGÊNITA

A malformação adenomatóide cística congênita (MACC) consiste em uma massa multicística intralobar de tecido pulmonar desorganizado e derivado, primariamente, dos bronquíolos. Cerca de 70% dessa malformação estão presentes durante a primeira semana de vida, mas 10% delas são diagnosticadas depois do primeiro ano, e raramente têm sido relatados diagnósticos feitos já na idade adulta.

As MACC podem envolver um lobo inteiro. Os lobos inferiores são os mais envolvidos, mas qualquer um deles pode ser afetado. A MACC comunica-se com a árvore brônquica, e seu suprimento de sangue vem da artéria pulmonar; suprimento arterial sistêmico raramente está presente.

As MACC são freqüentemente classificadas em três tipos, de acordo com a histologia, achados patológicos macroscópicos, aspecto radiográfico e prognóstico (Quadro 1-5).

A **MACC do tipo I** (55% dos casos) contém um ou mais cistos com diâmetros maiores que 2 cm (Fig. 1-8). Usualmente apresentam-se como uma lesão multicística cheia de ar, algumas vezes com nível de ar-líquido, podendo ocupar um hemitórax inteiro.

A **MACC do tipo II** (40% dos casos) contém múltiplos cistos menores que 2 cm de diâmetro. Apresenta-se como massa multicística cheia de ar, como massa sólida ou área consolidada (Fig. 1-9). Esse tipo pode ser associa-

---

QUADRO 1-5 | MALFORMAÇÃO ADENOMATÓIDE CÍSTICA CONGÊNITA

Massa multicística intralobar de tecido pulmonar desorganizado
70% presente na 1ª semana; 10% após 1 ano
Angústia respiratória em neonatos; infecção recorrente em adultos
Mais comum no lobo inferior
Três tipos:
  Tipo I (55%)
    Um ou mais cistos, > 2 cm de diâmetro
    No início pode parecer uma massa sólida
    Grande lesão multicística cheia de ar
    Algumas vezes com nível de água
    Pode ocupar um hemitórax inteiro
  Tipo II (40%)
    Múltiplos cistos < 2 cm de diâmetro
    No início pode parecer com uma massa sólida
    Massa multicística cheia de ar ou com área focal consolidada
    Associado a anormalidades renal e cardíaca
    Freqüentemente com prognóstico ruim
  Tipo III (5%)
    Cistos microscópicos (< 3-5 mm)
    Massa sólida

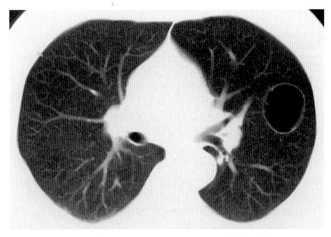

FIG. 1-7. Cisto pulmonar broncogênico. Uma parede fina bem margeada envolve o cisto broncogênico cheio de ar, situado no pulmão esquerdo. A presença de ar enchendo o cisto indica infecção prévia.

MALFORMAÇÃO ARTERIOVENOSA PULMONAR

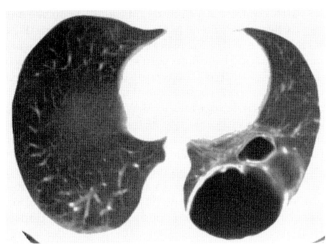

FIG. 1-8. Malformação adenomatóide cística congênita do tipo I. Uma lesão multicística é visível no lobo inferior esquerdo. Esta é a aparência típica da MACC do tipo I em adultos.

do a um prognóstico ruim em conseqüência de anormalidades renal e cardíaca associadas.

A **MACC do tipo III** (5% dos casos) contém cistos microscópicos (< 3 a 5 mm de diâmetro) e apresenta-se radiograficamente como uma massa sólida.

O diagnóstico pré-natal pode ser feito por ultra-sonografia. Os achados incluem poliidrâmnio, hidropisia fetal e uma massa sólida ou cística no tórax. Pode ser tentada cirurgia fetal.

Na infância, as MACC apresentam-se como lesões extensas, produzindo freqüentemente sintomas de dificuldade respiratória. Em recém-nascidos, apresentam-se usualmente como massas sólidas, independentemente do tipo em que se enquadrem. Os tipos I e II podem tornar-se cheios de ar num período de dias ou de semanas.

Freqüentemente associam-se a aprisionamento progressivo de ar e desvio mediastinal para o lado oposto da lesão.

O tratamento preferido é a excisão cirúrgica do lobo afetado. O prognóstico para os recém-nascidos portadores de malformação adenomatóide cística congênita (MACC) é influenciado adversamente por lesão de grande tamanho, subdesenvolvimento do pulmão não envolvido (isto é, presença de hipoplasia pulmonar associada) e presença de hidropisia fetal ou de outras anomalias congênitas.

Em adultos, a MACC apresenta-se usualmente como cisto cheio de ar ou cisto com líquido e ar ou como massa multicística. A maioria dos adultos acometidos apresenta pneumonias recorrentes e por vezes pneumotórax. Ocasionalmente encontra-se associação de MACC e carcinoma bronquioloalveolar.

MALFORMAÇÃO ARTERIOVENOSA PULMONAR

Malformações arteriovenosas congênitas (MAV), também conhecidas por fístulas arteriovenosas, resultam, provavelmente, de uma formação deficiente ou de uma dilatação anormal dos capilares pulmonares, devido a um defeito do desenvolvimento na parede capilar. De 35% a 67% dos casos estão associados à síndrome de Osler-Weber Rendu *(telangiectasia hemorrágica hereditária)*, na qual malformações arteriovenosas (MAV) são encontradas na pele, nas membranas mucosas e nas vísceras (Quadro 1-6). As MAV podem ocorrer raramente em pacientes com síndrome hepatopulmonar ou como resultado de traumatismo.

As fístulas arteriovenosas pulmonares crescem vagarosamente com o tempo e podem ser diagnosticadas pela primeira vez já na idade adulta. Mais de dois terços têm localização subpleural, nos lobos inferiores. São múltiplas em 35% dos pacientes e bilaterais em 10% deles.

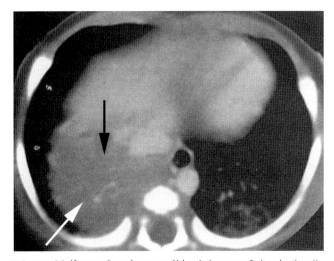

FIG. 1-9. Malformação adenomatóide cística congênita do tipo II. Uma massa sólida I *(setas)* é visível no lobo inferior direito, contendo um vaso opacificado. O tipo II pode apresentar-se cheio de ar ou de líquido.

QUADRO 1-6	MALFORMAÇÃO ARTERIOVENOSA PULMONAR

35% a 67% associam-se à síndrome de Osler-Weber-Rendu
Múltiplas em 35% dos casos
Bilateral em 10% dos casos
MAV única menos sintomática do que as lesões múltiplas (35% *vs.* 60%)
Complicações: ruptura, embolização paradoxal
Sintomas: cianose, dispnéia, hemoptise
MAV simples: 1 artéria alimentadora e 1 veia de drenagem
MAV complexa: vários vasos supridores
Mais comum nos lobos inferiores e subpleurais
Diagnóstico pela morfologia em tomografias computadorizadas
Tratamento por embolização

Malformações Arteriovenosas Simples e Complexas

Uma *MAV simples* é um único saco vascular dilatado conectando uma artéria e uma veia (Figs. 1-10 e 1-11). É a mais freqüente e responde pela maioria dos casos de MAV. As *MAV complexas* têm mais de uma artéria alimentadora, mas são raras.

Radiograficamente, uma fístula simples mostra-se como uma densidade periférica, bem definida, redonda, oval, lobulada ou serpiginosa. Vasos maiores (nutridores) que se estendem centralmente em direção ao hilo são usualmente visíveis (Figs. 1-11C, 1-12 e 1-13). O aumento de tamanho das fístulas num período de meses ou de anos é comum, e um rápido aumento de tamanho pode também ocorrer.

Numa tomografia computadorizada, uma MAV simples é visível como um nódulo liso, altamente definido, redondo, oval ou elíptico, quase sempre numa localização subpleural (Figs. 1-12 e 1-13). Fístulas arteriovenosas caracterizadas por um entrelaçamento confuso de vasos tortos e dilatados são vistas como massas lobuladas serpiginosas. Muitas vezes, essa morfologia pode levar à suspeita de serem fístulas vasculares simples. Em ambos os casos o ramo arterial nutridor e a veia pulmonar de drenagem estão dilatadas e com fístulas de tamanhos significativos (maiores que 1 cm a 2 cm), sendo as artérias alimentadoras facilmente reconhecidas. Em geral, os vasos nutridores têm cerca da metade do diâmetro da fístula.

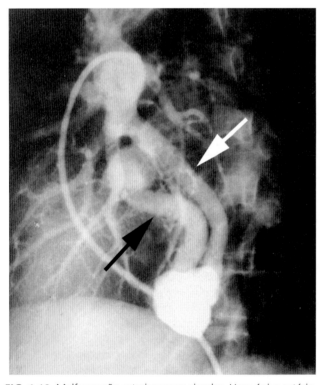

FIG. 1-10. Malformação arteriovenosa simples. Uma única artéria *(seta branca)* alimenta a malformação simples que é drenada por uma única veia *(seta preta)*. Tipicamente, a localização da fístula é subpleural.

A TC espiral sem infusão de contraste é altamente precisa na demonstração de MAV e de sua arquitetura (Figs. 1-11C, 1-12 e 1-13). Na maioria dos casos as alterações morfológicas são suficientes para se concluir o diagnóstico de MAV (Fig. 1-12B e E), mas o uso de infusão contrastada deve ser feito para confirmação (Fig. 1-12C). Seguindo a injeção rápida de contraste, as MAV pulmonares mostram uma rápida opacificação que logo desaparece, ocorrendo na fase de opacificação e clareamento da artéria pulmonar principal e do ventrículo direito.

Em geral as MAV com menos de 2 cm de diâmetro nas radiografias torácicas são assintomáticas. As fístulas únicas são, comumente, menos sintomáticas (35%) ou associam-se a sinais físicos positivos (70%). As fístulas múltiplas são sintomáticas em 60% a 85% dos casos. Uma MAV resulta num *shunt* direita-esquerda, e, dependendo de seu tamanho, é comum o paciente exibir cianose. Os sintomas mais comuns apresentados por pacientes portadores de MAV são: dispnéia, palpitação, hemoptise e dor torácica. Acidentes vasculares cerebrais (AVC) (Fig. 1-12H) associados a policitemia ou embolização paradoxal através da MAV a partir de vasos sistêmicos são complicações graves e potencialmente fatais. A ruptura pode resultar em hemorragia pulmonar (Fig. 1-14) ou hemotórax (Fig. 1-15). Sem tratamento, aproximadamente 25% dos pacientes portadores de MAV apresentam piora dos sintomas, e 50% deles acabam morrendo em resultado de complicações.

Uma arteriografia pulmonar é aconselhável quando se planeja uma excisão cirúrgica ou uma embolização da fístula (Fig. 1-12F e G). A oclusão transcateteriana usando molas é o tratamento de escolha para as MAV simples, embora a recanalização possa ocorrer, ocasionalmente, após a embolização da mola. As MAV complexas (Fig. 1-16) são mais sintomáticas do que as fístulas simples, porque os *shunts* são maiores. Seu tratamento também é mais difícil porque muitos vasos alimentadores podem estar presentes, mas, mesmo assim, a embolização de molas pode ser bem sucedida.

Telangiectasia Pulmonar

A telangiectasia pulmonar é uma forma rara de MAV caracterizada por incontáveis fístulas muito pequenas e disseminadas em ambos os pulmões. Os sintomas são comuns e progressivos, e todos os pacientes exibem cianose. Diferentemente das MAV simples, a telangiectasia pulmonar é descoberta, tipicamente, por volta dos 10 anos de idade. As radiografias podem ser normais. Quando anormais, os achados radiográficos limitam-se, muitas vezes, a um padrão anormal dos vasos pulmonares, incluindo (1) uma aparência aracnídea grosseira dos vasos pulmonares, (2) tortuosidade vascular e (3) áreas de hipervascularidade. Na angiografia, vasos tortuosos ou em contas de colar, com pequenos sacos de aneurismas ou múltiplas áreas de hipervascularidade, são visíveis. O tratamento dessa condição é difícil, e o prognóstico é ruim. Uma cirurgia é impossível por causa da multiplicidade das lesões.

(Texto continua na p. 15)

MALFORMAÇÃO ARTERIOVENOSA PULMONAR

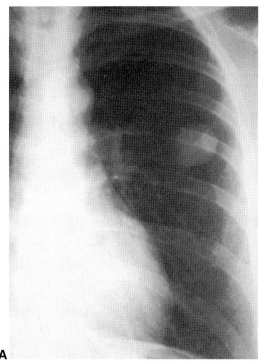
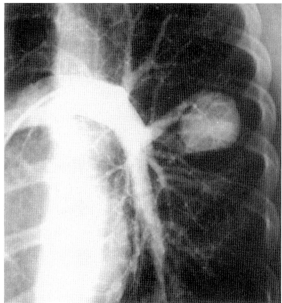
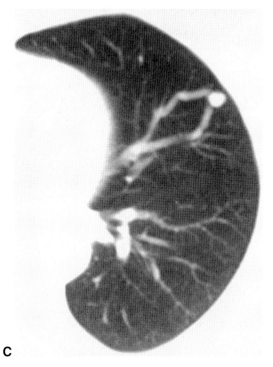

FIG. 1-11. Malformação arteriovenosa simples (MAV). **A.** A radiografia torácica mostra um nódulo bem definido, liso, redondo (3 cm). **B.** A arteriografia pulmonar mostra uma MAV simples. A artéria alimentadora está opacificada. **C.** MAV simples mostrada na TC em outro paciente. Uma MAV subpleural é alimentada por uma grossa artéria e ramos venosos. Os vasos alimentadores apresentam cerca da metade do diâmetro da fístula.

Capítulo 1 | LESÕES BRONCOPULMONARES CONGÊNITAS

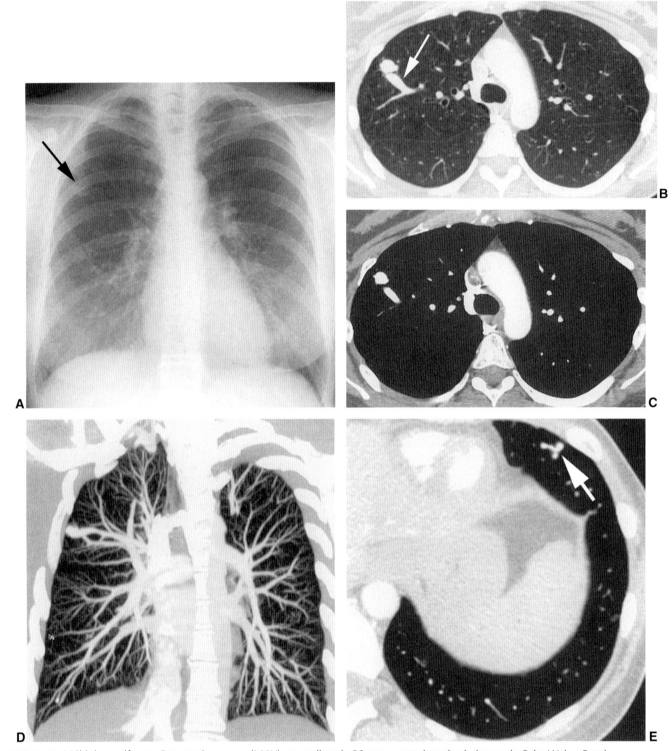

FIG. 1-12. Múltiplas malformações arteriovenosas (MAV) em mulher de 30 anos portadora da síndrome de Osler-Weber-Rendu.
A. A radiografia do tórax mostra um nódulo no lobo superior direito *(seta)*. **B.** A TC espiral com detectores de 1,25 mm mostra um nódulo subpleural bem definido com um vaso alimentador *(seta)* representando uma veia. Essa aparência é típica de MAV. **C.** A injeção de contraste mostra densa opacificação da fístula, e a veia alimentadora é também vista. **D.** A reconstrução coronal mostra a fístula subpleural e a artéria alimentadora e a veia drenante. **E.** São visíveis múltiplas outras fístulas. Uma pequena fístula no lobo inferior *(seta)* pode ser diagnosticada com base em sua morfologia.

MALFORMAÇÃO ARTERIOVENOSA PULMONAR

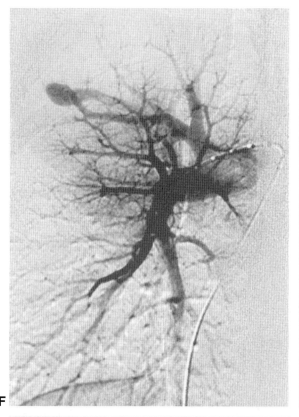

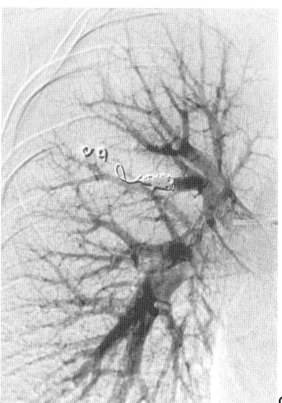

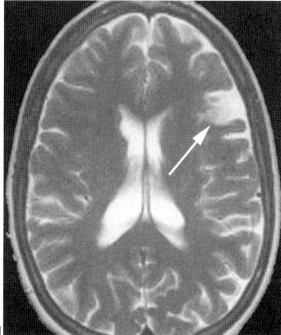

FIG. 1-12. *(Continuação.)* **F.** A arteriografia feita por ocasião da embolização mostra a fístula em **C** a **G**. A fístula mostrada em **F** foi ocluída por molas.
H. A RM ponderada em T2 do cérebro mostra sinais de infarto *(seta)*, complicação comum de MAV.

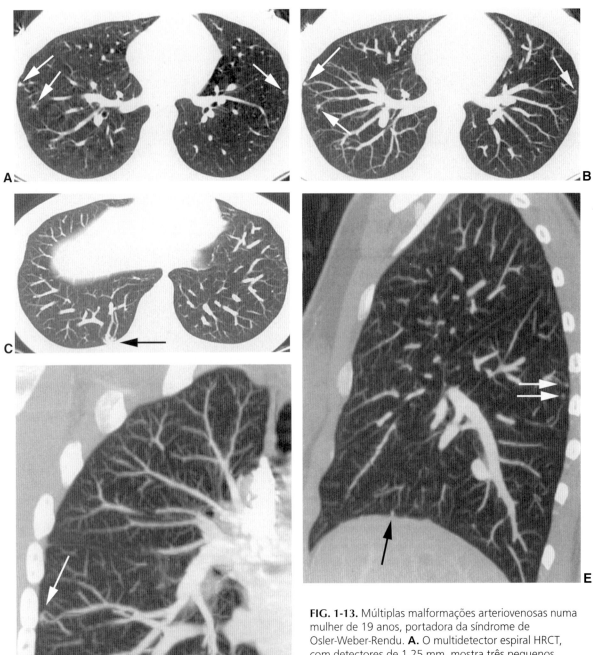

FIG. 1-13. Múltiplas malformações arteriovenosas numa mulher de 19 anos, portadora da síndrome de Osler-Weber-Rendu. **A.** O multidetector espiral HRCT, com detectores de 1,25 mm, mostra três pequenos nódulos subpleurais *(setas)*. **B.** Uma imagem de projeção de máxima intensidade (MIP) de uma série de imagens HRCT, no mesmo nível, mostra uma pequena malformação arteriovenosa *(setas)* com vasos alimentadores. **C-E.** Reconstrução MIP de imagens transaxial (**C**), coronal (**D**) e sagital (**E**) mostra outras fístulas subpleurais *(setas)*.

MALFORMAÇÃO ARTERIOVENOSA PULMONAR

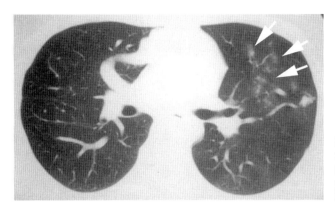

FIG. 1-14. Síndrome de Osler-Weber-Rendu com múltiplas malformações arteriovenosas, mostradas em TC e hemorragia pulmonar. Áreas irregulares com opacidade tipo vidro moído *(setas)* no pulmão esquerdo representam o sangue provindo da ruptura de uma fístula arteriovenosa.

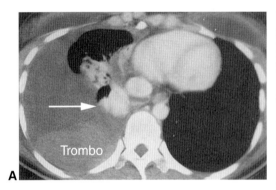

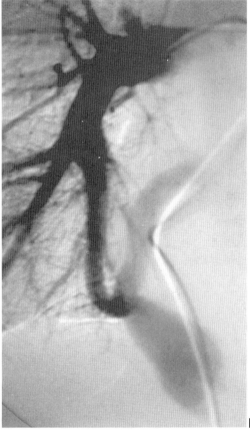

FIG. 1-15. Malformação arteriovenosa (MAV) e hemitórax em mulher jovem com dor aguda no peito e falta de ar. **A.** A TC mostra derrame pleural direito com uma região de alta atenuação indicando a presença de um trombo. Uma lesão redonda opacificada por contraste é visível na periferia do pulmão *(seta)*. Esse aspecto sugere MAV. **B.** A arteriografia sugere uma MAV simples na periferia do pulmão. A embolização com *stent* foi feita, com resolução dos sintomas.

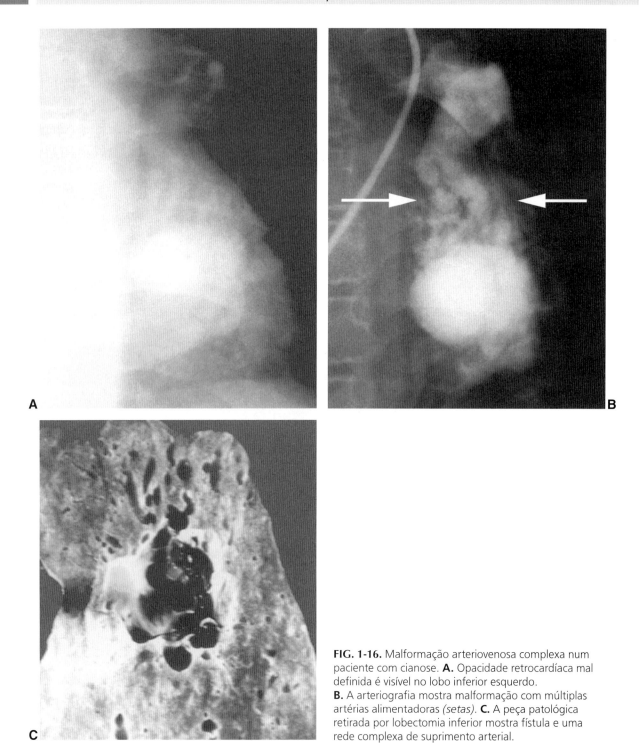

FIG. 1-16. Malformação arteriovenosa complexa num paciente com cianose. **A.** Opacidade retrocardíaca mal definida é visível no lobo inferior esquerdo.
B. A arteriografia mostra malformação com múltiplas artérias alimentadoras *(setas)*. **C.** A peça patológica retirada por lobectomia inferior mostra fístula e uma rede complexa de suprimento arterial.

AGENESIA, APLASIA E HIPOPLASIA PULMONARES

■ Agenesia e Aplasia

Os termos agenesia e aplasia têm quase o mesmo significado, e uma distinção entre eles em geral é desnecessária. *Agenesia pulmonar* representa a ausência completa de um pulmão, seus brônquios e seu suprimento vascular. *Aplasia pulmonar* é caracterizada pela ausência completa de um pulmão, de seu suprimento vascular, mas um brônquio rudimentar faz-se presente (Fig. 1-17), terminando num saco fechado (Quadro 1-7). Qualquer um dos lados pode ser afetado e outras anomalias congênitas estão, muitas vezes, associadas.

Radiograficamente, a agenesia e a aplasia pulmonares resultam na opacificação do hemitórax comprometido e um acentuado desvio do mediastino (ver Fig. 1-17). O coração encontra-se deslocado para o hemitórax posterior, no lado da agenesia ou da aplasia, juntamente com outras estruturas mediastinais. Nas radiografias de perfil, a parte anterior do tórax mostra-se anormalmente transparente, por causa da herniação do pulmão remanescente para o hemitórax contralateral. Uma TC mostra ausência do pulmão e da artéria pulmonar, com acentuado desvio mediastinal. Nos pacientes com agenesia, os brônquios também estão ausentes.

■ Hipoplasia

A hipoplasia pulmonar representa desenvolvimento anormal do pulmão associado a redução do seu volume e, muitas vezes, decréscimo no número de alvéolos e de divisões brônquicas (ver Quadro 1-7). Pode também haver lobos anômalos, segmentos de lobos ou redução de seu número. A hipoplasia está associada a outras anomalias na *síndrome hipogenética pulmonar (cimitarra)*. O desenvolvimento pulmonar anormal pode ser, também, devido ao suprimento vascular deficiente (p. ex., *interrupção proximal da artéria pulmonar*) ou compressão do pulmão durante a gestação (p. ex., hérnia diafragmática congênita [Fig. 1-18], lesões ocupantes de espaços, malformação adenomatóide císti-

---

QUADRO 1-7 AGENESIA, APLASIA E HIPOPLASIA PULMONARES

Agenesia: ausência de um pulmão e de seus brônquios e de suprimento vascular

Aplasia: ausência de um pulmão com sua rede vascular; presença de brônquio rudimentar
  Ocorre em qualquer dos lados
  Herniação mediastinal para o hemitórax afetado
  Anomalias congênitas associadas
  Mau prognóstico

Hipoplasia: desenvolvimento anormal do pulmão
  Diminuição do número de alvéolos e de divisões brônquicas
  Lobos ou segmentos de lobos deficientes podem estar presentes
  Causas:
    Síndrome hipogenética pulmonar
    Interrupção proximal da artéria pulmonar
    Compressão do pulmão durante o desenvolvimento

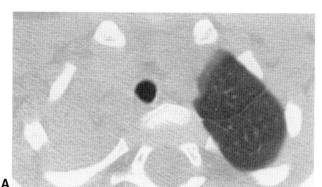

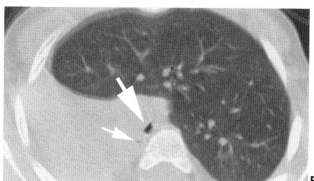

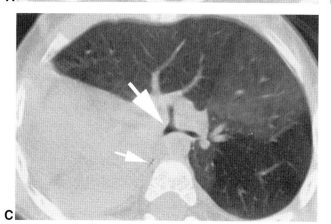

FIG. 1-17. Aplasia pulmonar numa criança. **A.** A TC da parte superior do tórax mostra opacificação do hemitórax direito e um desvio da traquéia para o lado direito. **B.** Distalmente à carina traqueal, o brônquio fonte esquerdo *(seta grande)* e um pequeno brônquio à direita são visíveis. Verifica-se um acentuado desvio do mediastino para o lado direito, com herniação do pulmão esquerdo cortando a linha mediana. **C.** Num nível inferior, o brônquio para o pulmão esquerdo *(seta grande)* e o pequeno brônquio da direita estão ambos visíveis. O coração está deslocado para o hemitórax posterior direito.

Capítulo 1 | LESÕES BRONCOPULMONARES CONGÊNITAS

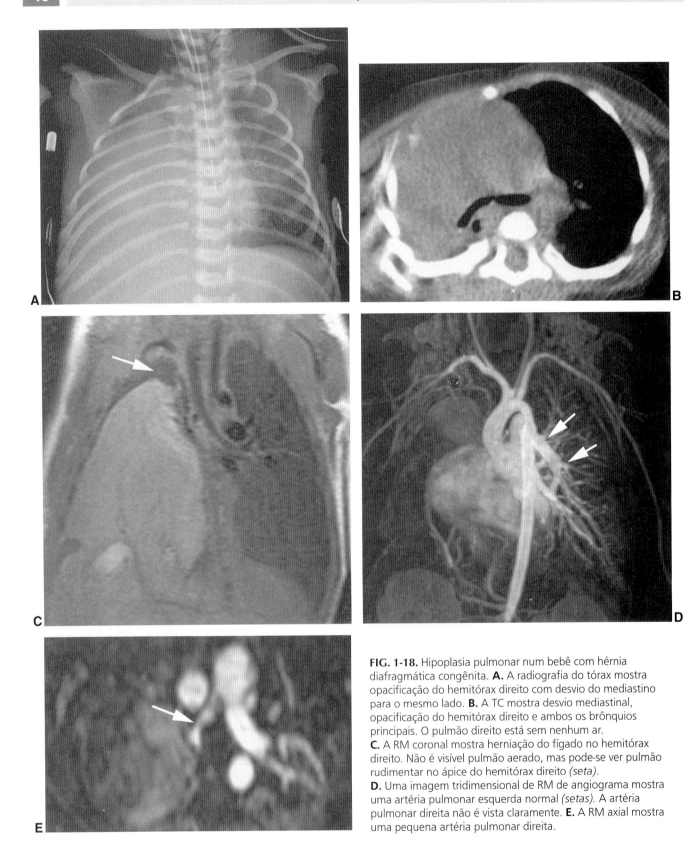

FIG. 1-18. Hipoplasia pulmonar num bebê com hérnia diafragmática congênita. **A.** A radiografia do tórax mostra opacificação do hemitórax direito com desvio do mediastino para o mesmo lado. **B.** A TC mostra desvio mediastinal, opacificação do hemitórax direito e ambos os brônquios principais. O pulmão direito está sem nenhum ar.
C. A RM coronal mostra herniação do fígado no hemitórax direito. Não é visível pulmão aerado, mas pode-se ver pulmão rudimentar no ápice do hemitórax direito *(seta)*.
D. Uma imagem tridimensional de RM de angiograma mostra uma artéria pulmonar esquerda normal *(setas)*. A artéria pulmonar direita não é vista claramente. **E.** A RM axial mostra uma pequena artéria pulmonar direita.

SÍNDROME DO PULMÃO HIPOGENÉTICO (CIMITARRA)

ca, seqüestro, deformidade torácica ou oligoidrâmnio). A artéria pulmonar alimentadora do pulmão apresenta tamanho reduzido ou está ausente (ver Fig. 1-18E), e o tamanho dos vasos pulmonares é reduzido no lado afetado. Ocorrem desvio mediastinal para o lado do pulmão hipoplásico, na síndrome do pulmão hipogenético e interrupção proximal da artéria pulmonar. O desvio mediastinal pode estar presente ou ausente quando a hipoplasia resulta de uma lesão invasora de espaços ipsolaterais.

A agenesia e a aplasia pulmonares têm prognóstico ruim, e poucos pacientes atingem a idade adulta. Nos pacientes com hipoplasia pulmonar, o prognóstico fica na dependência do grau de anormalidade e das anomalias associadas.

SÍNDROME DO PULMÃO HIPOGENÉTICO (CIMITARRA)

Trata-se de uma anomalia rara, que ocorre quase sempre no lado direito e que se caracteriza por (1) hipoplasia do pulmão com segmentação ou anatomia lobar anormais, (2) hipoplasia da artéria pulmonar ipsolateral, (3) retorno venoso pulmonar para a veia cava inferior anômalo (ou para o átrio direito, veias hepáticas etc.) e (4) suprimento arterial sistêmico anômalo para uma porção do pulmão hipoplásico, usualmente o lobo inferior (Quadro 1-8). Embora essas quatro características possam, muitas vezes, coexistir, a síndrome da cimitarra exibe variações consideráveis no grau de expressão de cada característica. Os pacientes podem exibir algumas das características da síndrome e outras não.

O diagnóstico da síndrome é usualmente feito em pacientes com menos de 30 anos de idade, dos quais mais da metade apresenta sintomas. Infecções respiratórias recorrentes e dispnéia de esforço são os mais comuns. Em 25% dos casos verifica-se a associação com lesões cardíacas congênitas, mais comumente defeitos septais e ducto arterioso pérvio. O tratamento cirúrgico envolve a implantação da veia anômala no átrio esquerdo.

Radiograficamente, a aparência da síndrome da cimitarra é, muitas vezes, característica (Fig. 1-19). O pulmão hipoplásico é reconhecido por causa da posição destra do coração, desvio do mediastino para o lado direito e elevação direita do diafragma. A TC pode mostrar anatomia brônquica anormal do lado do pulmão hipoplásico.

A hipoplasia da artéria pulmonar é reconhecida usualmente pela diminuição do tamanho dos vasos dentro do pulmão hipoplásico (ver Fig. 1-19A). Como a maior parte do fluxo do sangue pulmonar deve atravessar a artéria normal, no lado oposto ao pulmão hipoplásico, a artéria pulmonar oposta mostra-se aumentada, acentuando ain-

---

QUADRO 1-8 SÍNDROME DO PULMÃO HIPOGENÉTICO (CIMITARRA)

Quatro características típicas (embora nem todas presentes no mesmo caso):
  Hipoplasia do pulmão com anatomia segmentar ou lobar anormal
  Hipoplasia da artéria pulmonar ipsolateral
  Retorno venoso pulmonar anômalo (veia em cimitarra)
  Suprimento arterial sistêmico do lobo inferior anômalo
Quase sempre do lado direito
Desvio do mediastino para o pulmão hipoplásico
Tamanho da artéria pulmonar ipsolateral reduzido
Veia anômala (em cimitarra) usualmente paralela à margem cardíaca direita
Doença cardíaca congênita (25%) (defeito do septo atrial, ducto arterioso pérvio)
Sintomas: infecções recorrentes, dispnéia

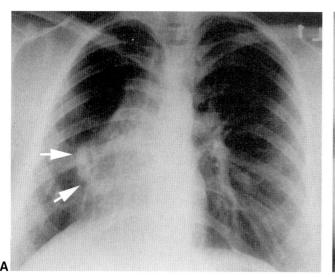 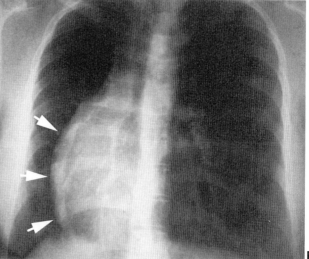

FIG. 1-19. Síndrome da cimitarra em dois pacientes diferentes. As radiografias simples mostram, usualmente, deslocamento do mediastino para o lado direito, redução do tamanho dos ramos da artéria pulmonar no pulmão direito (mais bem visto em **A**) e a veia pulmonar anômala correndo paralela à margem direita do coração *(setas)*.

Capítulo 1 | LESÕES BRONCOPULMONARES CONGÊNITAS

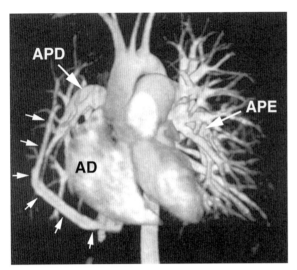

FIG. 1-20. RM 3D (angiografia) na síndrome da cimitarra. A artéria pulmonar direita *(APD)* é menor do que a esquerda *(APE)*. A veia em cimitarra *(setas pequenas)* corre paralela à borda do átrio direito *(AD)* e drena para a veia cava inferior.

QUADRO 1-9	INTERRUPÇÃO PROXIMAL DA ARTÉRIA PULMONAR

Ausência congênita da principal artéria pulmonar
Quase sempre no lado oposto ao arco aórtico (ou seja, usualmente no direito)
Pulmão ipsolateral hipoplásico
Tamanho dos vasos do pulmão ipsolateral reduzido
Suprimento vascular do pulmão derivado das artérias brônquicas
Desvio mediastinal para o lado da hipoplasia
Doença cardíaca congênita comum (defeitos septais, tetralogia de Fallot)

da mais o contraste entre a rede vascular direita e esquerda.

Quando a veia anômala é visível radiograficamente, ela se assemelha a uma larga faixa arqueada na base do pulmão direito, correndo paralela à margem direita do coração e estendendo-se para a superfície diafragmática (Figs. 1-19 e 1-21). Essa imagem venosa assemelha-se, muitas vezes, a uma cimitarra (Figs. 1-20 e 1-21D), daí o apelido da síndrome. Em quase dois terços dos portadores dessa síndrome a veia cimitarra drena totalmente o pulmão direito. Vista por imagem de TC, a veia cimitarra localiza-se bem junto à fissura maior. A síndrome cimitarra do lado esquerdo com a veia anômala entrando pelo seio coronário é encontrada muito raramente.

Artérias sistêmicas, usualmente múltiplas e originando-se abaixo do diafragma, suprem, tipicamente, o lobo inferior, que pode ser visível em imagens por TC (Fig. 1-21C e E).

Em alguns pacientes a síndrome da cimitarra pode associar-se a pulmão ("em ferradura") que é uma rara malformação congênita na qual um istmo de parênquima pulmonar se estende da base do pulmão direito, atravessa a linha mediana por trás do pericárdio e funde-se com a base do pulmão esquerdo. O pulmão em ferradura pode ocorrer na ausência da síndrome da cimitarra.

INTERRUPÇÃO PROXIMAL DA ARTÉRIA PULMONAR

Essa anomalia é muito parecida com a síndrome do pulmão hipogenético. Na interrupção proximal da artéria pulmonar, a porção proximal da artéria pulmonar principal, usualmente a direita, não se desenvolve (Quadro 1-9). O pulmão ipsolateral é hipoplásico por seu crescimento deficiente, mas apresenta um número normal de lobos e de segmentos, e também a anatomia brônquica. Os vasos intrapulmonares parecem pequenos (Fig. 1-22), enquanto os do lado oposto são muito maiores. O suprimento vascular pulmonar deriva de artérias brônquicas hipertrofiadas (Fig. 1-22B). Essa entidade associa-se, freqüentemente, a doença cardíaca congênita., mais tipicamente com defei-

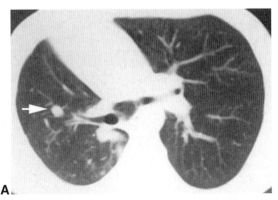
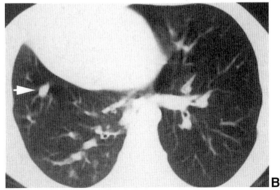

FIG. 1-21. Tomografia computadorizada da síndrome da cimitarra. **A-C.** Scan pulmonar mostra achados típicos em TC da síndrome da cimitarra, com hipoplasia do pulmão direito, evidenciados por desvio do mediastino para o lado direito, artérias relativamente pequenas no pulmão direito e presença da veia em cimitarra *(setas brancas)*, vista em corte transversal. A veia em cimitarra drena na veia cava inferior *(VCI)*.

INTERRUPÇÃO PROXIMAL DA ARTÉRIA PULMONAR

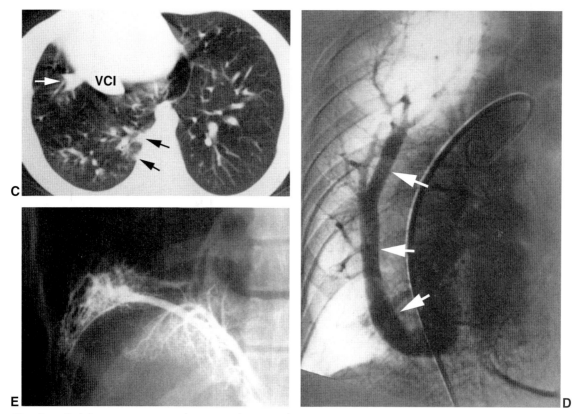

FIG. 1-21. *(Continuação.)* Os pequenos vasos vistos posteriormente *(setas pretas* em **C***)* são artérias sistêmicas que suprem a base pulmonar. **D.** Arteriografia pulmonar direita mostrando opacificação da veia em cimitarra *(setas)*. **E.** A arteriografia mostra artérias sistêmicas anômalas suprindo a base do pulmão direito.

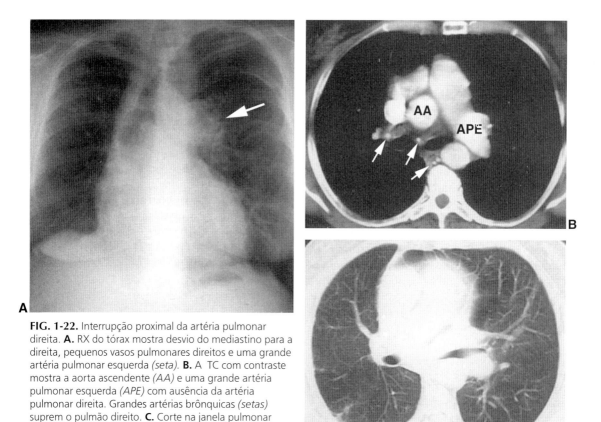

FIG. 1-22. Interrupção proximal da artéria pulmonar direita. **A.** RX do tórax mostra desvio do mediastino para a direita, pequenos vasos pulmonares direitos e uma grande artéria pulmonar esquerda *(seta)*. **B.** A TC com contraste mostra a aorta ascendente *(AA)* e uma grande artéria pulmonar esquerda *(APE)* com ausência da artéria pulmonar direita. Grandes artérias brônquicas *(setas)* suprem o pulmão direito. **C.** Corte na janela pulmonar mostrando hipoplasia do pulmão direito e pequenos vasos pulmonares.

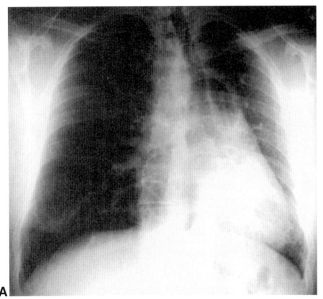
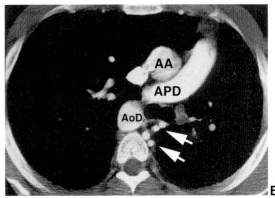

FIG. 1-23. Interrupção proximal da APE em paciente com arco aórtico à direita. **A.** A radiografia do tórax mostra desvio esquerdo do mediastino. **B.** A TC com contraste mostra a aorta ascendente *(AA)*, uma aorta descendente do lado direito *(AoD)* e uma grande artéria pulmonar direita *(APD)*, mas a artéria pulmonar esquerda está ausente. Grandes artérias brônquicas *(setas)* suprem o pulmão esquerdo hipoplásico.

tos septais e tetralogia de Fallot. Essa anomalia ocorre, usualmente, no lado oposto ao arco aórtico (Fig. 1-23). Quando a artéria pulmonar interrompida e a aorta são ipsolaterais, a incidência de doença cardíaca congênita é mais alta.

ATRESIA CONGÊNITA UNILATERAL DE VEIA PULMONAR

Na atresia unilateral congênita de veia pulmonar, outra entidade rara, longos segmentos de veias pulmonares de um dos pulmões mostram-se estreitados (Quadro 1-10). O pulmão envolvido pode ter o tamanho normal ou ser hipoplásico, e mostra muitas vezes densidades intersticiais aumentadas por causa de estase venosa, edema e fibrose. A artéria pulmonar ipsolateral pode mostrar-se pequena. Imagens feitas com o uso de radionuclídeos mostram perfusão diminuída. A angiografia mostra tamanho diminuído da artéria pulmonar do mesmo lado, podadura periférica, estase de contraste e não-visualização das veias pulmonares. Os sintomas incluem hemoptise e infecções.

VARIZ DE VEIA PULMONAR

A dilatação de um ramo de veia pulmonar (variz) pode ser congênita ou adquirida (Quadro 1-11). Uma ou mais veias mostram-se dilatadas ou tortuosas perto do ponto em que entram no átrio esquerdo. Sintomas são em geral ausentes, embora raramente possa ocorrer ruptura.

As varizes adquiridas associam-se a pressão atrial esquerda cronicamente elevada como acontece na estenose mitral. A veia pulmonar inferior direita é a mais comumente envolvida. Em radiografias simples elas são visíveis na parte direita da sombra cardíaca e muitas vezes mostram-se arredondadas e claramente definidas. Elas podem mimetizar a aparência de nódulos pulmonares, precisando de nova avaliação. A TC é diagnóstica.

QUADRO 1-10 ATRESIA DA VEIA PULMONAR

Atresia de veias pulmonares de apenas um pulmão
Pulmão hipoplásico ou com volume normal
Tamanho reduzido da artéria pulmonar ipsolateral
Aumento da opacidade intersticial do pulmão

QUADRO 1-11 VARIZ DE VEIA PULMONAR

Congênita
Geralmente assintomática
Adquirida
Associada a pressão atrial elevada (p. ex., estenose mitral)
Normalmente do lado direito
Mimetiza um nódulo pulmonar

DRENAGEM VENOSA PULMONAR ANÔMALA

QUADRO 1-12 DRENAGEM VENOSA PULMONAR ANÔMALA

Drenagem venosa para o átrio direito, seio coronário ou veia sistêmica
Shunt esquerda-direita
Parcial: 0,5%, geralmente assintomática

DRENAGEM VENOSA PULMONAR ANÔMALA

A drenagem venosa pulmonar anômala envolve a drenagem de um ramo venoso pulmonar para o átrio direito, seio coronário ou veia sistêmica, produzindo um *shunt* esquerda-direita (Quadro 1-12).

Essa drenagem anômala *parcial* está presente em cerca de 0,5% da população e, usualmente, é assintomática. A drenagem venosa anômala faz-se, então, para várias estruturas vasculares. Do lado direito, a estrutura que mais comumente recebe a drenagem é a veia cava superior (VCS) (Fig. 1-24), a veia ázigo, a veia cava inferior (VCI) e o átrio direito. No lado esquerdo a drenagem pode fazer-se para a veia braquicefálica esquerda, para uma veia cava superior esquerda persistente (veia vertical; Fig. 1-25) ou para o seio coronário. Essa drenagem pode, também, ser feita para vasos situados abaixo do diafragma.

A drenagem venosa pulmonar anômala *total* deve ser associada a um defeito septal e é considerada, mais apropriadamente, um tipo de doença cardíaca congênita.

SEQÜESTRO BRONCOPULMONAR

Trata-se de malformação congênita resultante de uma brotação anormal do intestino anterior e suas estruturas associadas durante o período em que o pulmão, os brônquios e os vasos pulmonares estão se desenvolvendo. Patologicamente o seqüestro representa uma área de parênquima pulmonar desorganizada, sem comunicação normal arterial pulmonar ou comunicação brônquica (o seqüestro dá-se a partir de artérias brônquicas e pulmonares). No seqüestro, o suprimento de sangue vem dos ramos da aorta torácica ou da abdominal, e a aortografia é usualmente necessária antes da excisão cirúrgica, para que se possa visualizar esses ramos arteriais. Hemorragia fatal pode ocorrer se essas artérias sistêmicas forem cortadas acidentalmente durante a cirurgia. Há duas formas de seqüestro — intralobar e extralobar. Embora essas duas apresentações partilhem algumas características, diferem significativamente em várias e importantes características clínicas e radiográficas.

■ Seqüestro Intralobar

O seqüestro intralobar é a mais comum das duas malformações. Nessa anomalia, o pulmão seqüestrado localiza-se dentro da pleura visceral de um dos lobos. Ocorre mais comumente no lado esquerdo, e aproximadamente dois terços são encontrados adjacentes ao diafragma, em relação ao segmento posterior basal do lobo inferior esquerdo (Quadro 1-13). Em quase 75% dos casos o suprimento arterial num seqüestro pulmonar intralobar dá-se pela aorta torácica descendente; outros recebem esse suprimento de sangue arterial dos ramos da aorta abdominal ou das artérias intercostais. Essas artérias sistêmicas muitas vezes entram no pulmão através do ligamento pulmonar inferior. Usualmente a drenagem venosa é feita pelas veias pulmonares, mas drenagem para a veia ázigo ou para o sistema hemiázigo não é rara.

O seqüestro intralobar usualmente apresenta-se em adultos ou crianças mais velhas. O sintoma que se apresenta mais comumente é o de infecção aguda recorrente (Fig. 1-26). Pode ocorrer hemoptise. O *shunt* do sistema arterial para o venoso, produzido pelo seqüestro intralobar, é usualmente pequeno e clinicamente insignificante. Contudo, casos que resultam em insuficiência cardíaca congestiva foram relatados. Seqüestros bilaterais podem ocorrer. Conexão com o esôfago é raramente en-

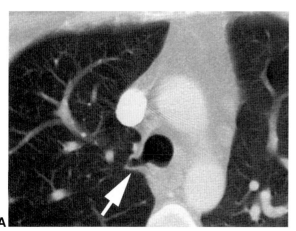
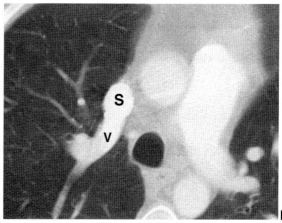

FIG. 1-24. Drenagem venosa pulmonar anômala e parcial num paciente com brônquio traqueal. **A.** O brônquio traqueal é visível surgindo da parede traqueal direita *(seta)*. **B.** Num nível inferior, um ramo venoso pulmonar superior direito *(v)* entra na veia cava superior *(S)*.

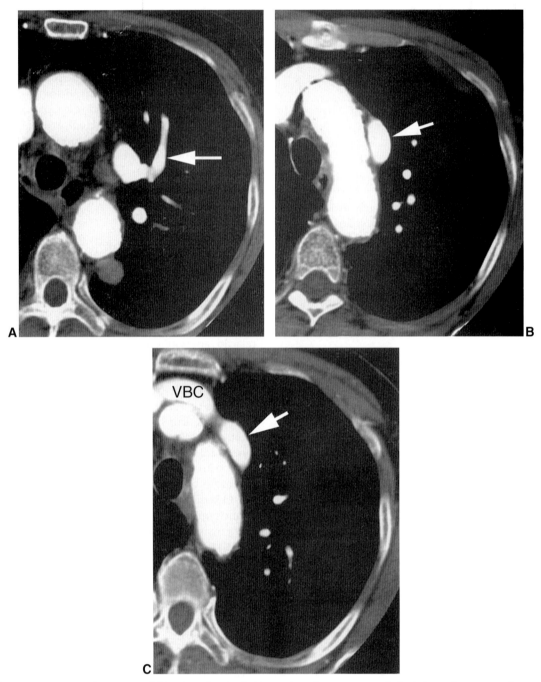

FIG. 1-25. Drenagem venosa pulmonar parcialmente anômala. **A.** Uma veia pulmonar esquerda *(seta)* penetra numa veia cava superior esquerda (veia vertical). **B.** Em um nível mais alto, a veia cava superior esquerda *(seta)* é visível lateralmente ao arco aórtico. **C.** A veia cava superior esquerda drena para o interior da veia braquicefálica *(VBC)*.

SEQÜESTRO BRONCOPULMONAR

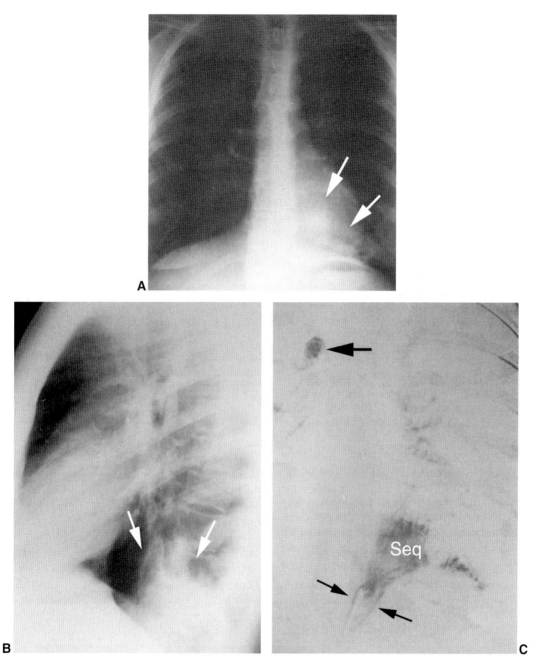

FIG. 1-26. Seqüestro intralobar numa jovem com pneumonia recorrente no lobo inferior esquerdo. **A** e **B.** Mancha correspondente a uma consolidação é visível no lobo inferior esquerdo *(setas).* **C.** A angiografia mostra vários ramos *(setas pequenas)* na aorta descendente, resultando em opacificação da seqüestração *(Seq).* A drenagem é feita para o interior da veia ázigo *(seta grande).*

Capítulo 1 | LESÕES BRONCOPULMONARES CONGÊNITAS

QUADRO 1-13 SEQÜESTRO INTRALOBAR

- Mais comum que o extralobar
- Dentro da pleura visceral do lobo
- 65% na base esquerda
- Nenhum suprimento arterial pulmonar ou brônquico
- Suprimento arterial da aorta torácica em 75%
- Maioria dos casos drenagem pelas veias pulmonares
- Apresentação em crianças mais velhas ou adultos
- Infecção recorrente
- Aspecto de imagens:
  - Lesão em massa homogênea e bem definida
  - Lesão cística ou multicística cheia de ar e de líquido
  - Região do pulmão hipertransparente e hipovascular
  - Combinação das características acima

QUADRO 1-14 SEQÜESTRO EXTRALOBAR

- Dentro de seu próprio envelope pleural
- 90% na base esquerda
- Nenhum suprimento de artéria pulmonar ou brônquica
- Em sua maioria o suprimento arterial é da aorta abdominal
- Drenagem via sistêmica (veias ázigo ou hemiázigo) na maioria das vezes
- Maioria dos casos apresenta-se na infância
- Apresenta-se como lesão maciça; infecção rara
- Aspecto de imagens:
  - Massa homogênea e bem definida
  - Pode conter cistos cheios de líquido
  - Raramente contém ar

contrada e associação com outras anomalias também é incomum.

Seqüestro intralobar sem complicação pode apresentar-se com diferentes aparências: (1) massa homogênea e bem definida (Fig. 1-27), (2) uma lesão cística ou multicística cheia de líquido e de ar, (3) região do pulmão hipertransparente e hipovascular (Fig. 1-28) ou (4) uma combinação dessas características. A hipertranspacência é comum no seqüestro não-complicado em razão do aprisionamento do ar; isso pode ser difícil de se reconhecer nas radiografias do tórax, mas é comumente visto em TC (Fig. 1-28). A presença de muco ou de cistos cheios de líquido com níveis aéreos pode ser vista com ou sem infecção. Nesses casos, a seqüestração pode mimetizar abscesso pulmonar. Raramente são encontrados seqüestros bilaterais. Estes muitas vezes são supridos por uma única artéria (Fig. 1-29).

Na TC, brônquios ou artérias pulmonares normais podem ser vistos envolvendo uma lesão (Fig. 1-28), mas eles não penetram o segmento seqüestrado. Com a TC espiral com contraste, artérias sistêmicas alimentadoras são quase sempre visíveis (Figs. 1-27 e 1-28). Caso não sejam, pode-se lançar mão de uma arteriografia para confirmação do diagnóstico. As veias de drenagem podem ser identificadas após infusão de contraste.

■ Seqüestro Extralobar

O seqüestro extralobar representa uma anomalia na qual o tecido seqüestrado está incluído dentro de seu próprio envelope pleural; é menos comum do que o seqüestro intralobar. Aproximadamente 90% dos casos são vistos na base do pulmão esquerdo, contíguos ao hemidiafragma esquerdo (Quadro 1-14). O suprimento arterial é feito, na maioria dos casos, pelas veias sistêmicas (veia cava inferior, ázigo, hemiázigo ou veias porta), produzindo um *shunt* esquerda-direita. Raramente localizam-se dentro do dia-

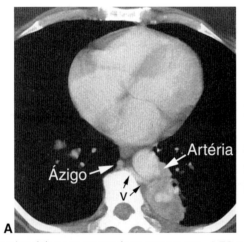
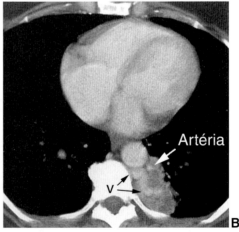

FIG. 1-27. Seqüestro intralobar apresentando-se como massa. A TC com contraste mostra uma lesão em massa posterior à aorta descendente. Grandes vasos são visíveis no interior da massa. Uma artéria pode ser vista, derivando da aorta para suprir o seqüestro. A drenagem venosa *(v)* faz-se para a veia ázigo.

SEQÜESTRO BRONCOPULMONAR

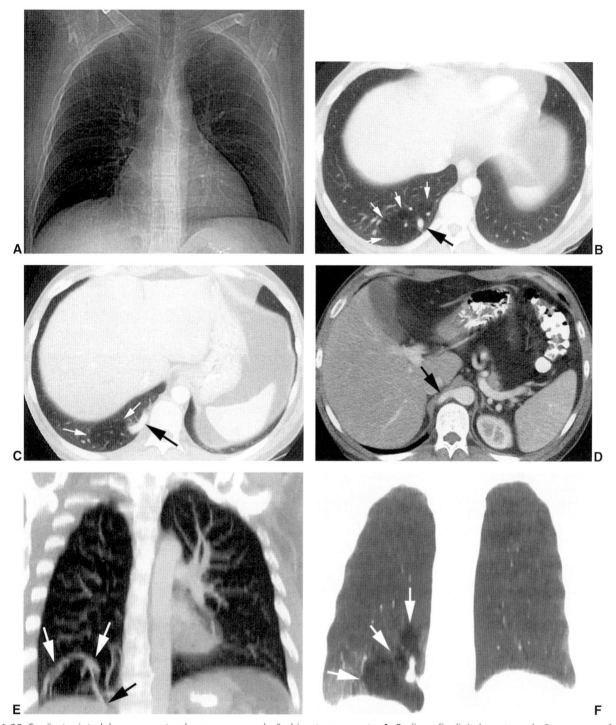

FIG. 1-28. Seqüestro intralobar apresentando-se como uma lesão hipertransparente. **A.** Radiografia digital mostra pulmões com aparência normal. **B.** A TC apresenta uma lesão transparente *(setas brancas)* na base pulmonar direita. Ramos da artéria pulmonar dispõem-se sobre a superfície de transparência. Extenso vaso anormal *(seta preta)* é visível na região de transparência, mas poucos vasos são vistos em torno do lobo inferior. **C.** Num nível inferior, a lesão transparente *(setas brancas)* e os vasos anormais *(seta preta)* são visíveis. **D.** Scan contrastado de nível inferior mostra os vasos anormais *(seta)*. **E.** A reconstrução coronal de máxima intensidade mostra o ramo aórtico anormal suprindo a base pulmonar esquerda. **F.** A reconstrução coronal de mínima intensidade mostra o seqüestro intralobar hipertransparente *(setas)* e seus vasos supridores.

Capítulo 1 | LESÕES BRONCOPULMONARES CONGÊNITAS

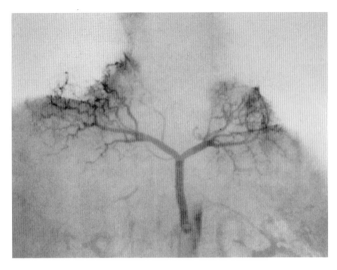

FIG. 1-29. Seqüestros bilaterais intralobares supridos por um único ramo anômalo da aorta descendente (arteriografia subtraída).

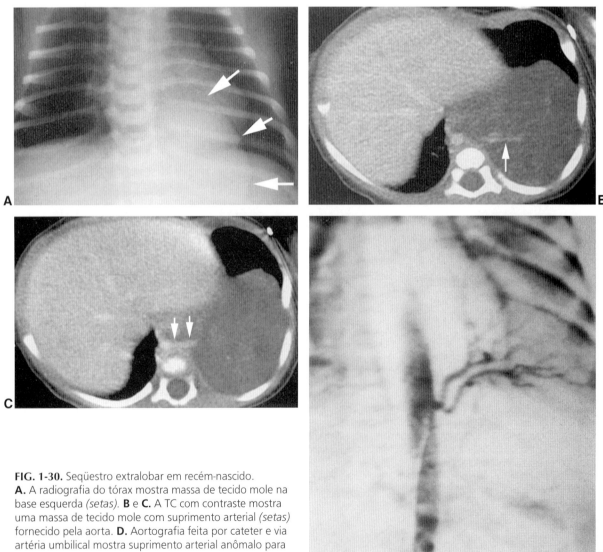

FIG. 1-30. Seqüestro extralobar em recém-nascido.
A. A radiografia do tórax mostra massa de tecido mole na base esquerda *(setas)*. **B** e **C.** A TC com contraste mostra uma massa de tecido mole com suprimento arterial *(setas)* fornecido pela aorta. **D.** Aortografia feita por cateter e via artéria umbilical mostra suprimento arterial anômalo para a base esquerda.

SEQÜESTRO BRONCOPULMONAR

QUADRO 1-15 COMPARAÇÃO ENTRE OS SEQÜESTROS INTRALOBAR E EXTRALOBAR

	Seqüestro intralobar	Seqüestro extralobar
Idade do paciente	Adulto ou criança mais velha	Lactentes ou crianças
Sintomas	Infecção é comum	Infecção é rara
Morfologia	No interior de um lobo	Dentro do próprio saco pleural
Localização	65% na base esquerda	90% na base esquerda
Suprimento arterial	Aorta torácica ou abdominal	Usualmente aorta abdominal
Drenagem venosa	Normalmente veias pulmonares	Normalmente veias sistêmicas
Aspecto	Comumente contém ar	Raramente contém ar

fragma ou imediatamente abaixo dele na parte superior do abdome.

O seqüestro extralobar é, muitas vezes, diagnosticado na infância, diferentemente do que acontece com o seqüestro intralobar (Quadro 1-15). É detectado por acaso ou apresenta-se como uma lesão em massa (Fig. 1-30). No seqüestro extralobar a infecção é rara. Anomalias congênitas, particularmente anormalidades diafragmáticas e hipoplasia do pulmão ipsolateral, são comuns.

Por causa de seu envelope pleural completo, raramente o seqüestro se infecta.

Radiograficamente e na TC, o seqüestro extralobar aparece como uma massa com margens muito bem definidas, que não contém ar (diferentemente do seqüestro intralobar) (Figs. 1-30 e 1-31). Geralmente apresenta aspecto homogêneo, mas pode conter áreas císticas. Caso não as contenha, será necessária uma aortografia para confirmar o diagnóstico.

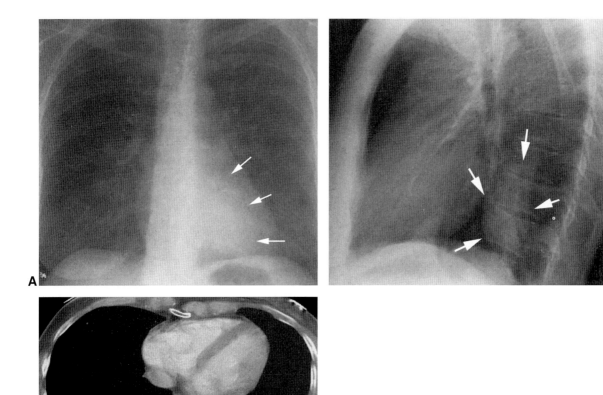

FIG. 1-31. Seqüestro extralobar em adulto. Radiografias torácicas AP (**A**) e em perfil (**B**) mostram uma massa *(setas)* na base esquerda. **C.** A TC com contraste mostra vasos opacificados *(seta preta)* dentro da massa *(setas brancas)*.

MALFORMAÇÃO DE ARTÉRIAS SISTÊMICAS (SEM SEQÜESTRO)

Artérias sistêmicas podem suprir segmentos pulmonares basais normais (Quadro 1-16). Embora essas lesões possam levar a crer que sejam MAV sistêmicas, elas não estão associadas ao saco vascular dilatado e grande típico das malformações arteriovenosa sistêmicas reais.

QUADRO 1-16 MALFORMAÇÃO DE ARTÉRIAS SISTÊMICAS
Suprimento arterial para o pulmão derivado da aorta torácica ou abdominal
Pulmão normal
Brônquios normais
Artéria pulmonar normal ou ausente na região afetada
Drenagem venosa pulmonar normal
Insuficiência cardíaca congestiva ou hemoptise

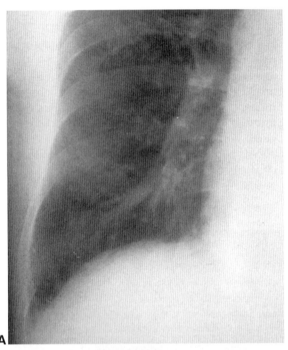
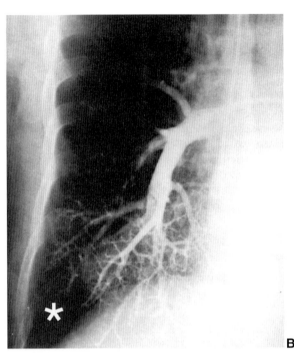
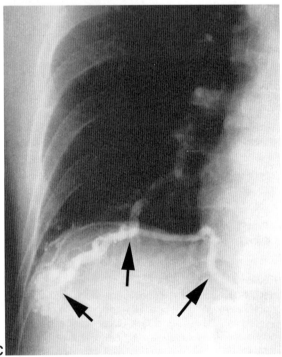

FIG. 1-32. Artérias sistêmicas anômalas sem seqüestro em paciente com hemoptise. **A.** A radiografia do lobo inferior direito parece normal. **B.** A arteriografia pulmonar mostra uma área pulmonar (*) sem suprimento arterial. **C.** Um ramo arterial anormal *(setas)* da aorta descendente supre essa região do pulmão.

LEITURAS SELECIONADAS

As comunicações arteriovenosas em pacientes com malformações arteriais sistêmicas usualmente apresentam capilares normais.

Essa lesão é mais bem compreendida como um suprimento arterial anômalo para uma determinada área pulmonar, devido à persistência de um ramo aórtico embrionário. O parênquima pulmonar na região suprida pela artéria anômala é normal, bem como as comunicações brônquicas (Fig. 1-32). O suprimento dessas áreas pela artéria pulmonar pode ser normal ou pode estar ausente.

Pode haver uma relação entre malformação sistêmica arterial e seqüestro pulmonar, e ambas as lesões representam diferentes pontos do espectro das anomalias que afetam a artéria pulmonar, as artérias sistêmicas e o desenvolvimento dos brônquios. Foram relatados alguns casos nos quais o seqüestro intralobar de um lado coexiste com malformação arterial sistêmica do outro lado. Em tais casos, ambas as lesões são, tipicamente, supridas pelo mesmo ramo aórtico.

Pelo fato de a malformação arterial sistêmica resultar num *shunt* arterial esquerda-esquerda, pode ocorrer aumento do ventrículo esquerdo, juntamente com insuficiência cardíaca congestiva, bem como hemoptise. Contudo, a maioria dos pacientes não apresenta sintomas. Se o vaso anômalo suprir a área pulmonar também suprida pela artéria pulmonar, o tratamento consiste na ligação ou na embolização do vaso anômalo.

LEITURAS SELECIONADAS

Dines DE, Arms RA, Bernatz PE, Gomes MR. Pulmonary arteriovenous fistulas. Mayo Clin Proc 1974;49:460-465.

Do KH, Goo JM, Im JG, et al. Systemic arterial supply to the lungs in adults: spiral CT findings. Radiographics 2001;21:387-402.

Fitch SJ, Tonkin ILD, Tonkin AK. Imaging of foregut cysts. Radiographics 1986;6:189-201.

Ghaye B, Szapiro D, Fanchamps JM, Dondelinger RF. Congenital bronchial abnormalities revisited. Radiographics 2001;21:105-119.

Ikezoe J, Murayama S, Godwin JD, et al. Bronchopulmonary sequestration: CT assessment. Radiology 1990;176:375-379.

Mata JM, Caceres J, Lucaya J, Garcia-Conesa JA. CT of congenital malformations of the lung. Radiographics 1990;10:651-674.

McAdams HP, Kirejczyk WM, Rosado-de-Christenson ML, Matsumoto S. Bronchogenic cyst: imaging features with clinical and histopathologic correlation. Radiology 2000;217:441-446.

Patz EF Jr, Muller NL, Swensen SJ, Dodd LG. Congenital cystic adenomatoid malformation in adults: CT findings. J Comput Assist Tomogr 1995;19:361-364.

Rappaport DC, Herman SJ, Weisbrod GL. Congenital bronchopulmonary diseases in adults: CT findings. AJR Am J Roentgenol 1994;162:1295-1299.

Remy J, Remy-Jardin M, Wattinne L, Deffontaines C. Pulmonary arteriovenous malformations: evaluation with CT of the chest before and after treatment. Radiology 1992;182:809-816.

Roehm JOF, Jue KL, Amplatz K. Radiographic features of the scimitar syndrome. Radiology 1966;86:856-859.

Rosado-de-Christenson ML, Stocker JT. Congenital cystic adenomatoid malformation. Radiographics 1991;11:865-886.

Sener RN, Tugran C, Savas R, Alper H. CT findings in scimitar syndrome. AJR Am J Roentgenol 1993;160:1361.

Shenoy SS, Culver GJ, Pirson HS. Agenesis of lung in an adult. AJR Am J Roentgenol 1979;133:755-757.

Yamanaka A, Hirai T, Fujimoto T, et al. Anomalous systemic arterial supply to normal basal segments of the left lower lobe. Ann Thorac Surg 1999;68:332-338.

CAPÍTULO 2

CONSOLIDAÇÃO E ATELECTASIA

W. RICHARD WEBB

O reconhecimento da consolidação e da atelectasia é fundamental para a compreensão da radiologia pulmonar.

CONSOLIDAÇÃO DO ESPAÇO AÉREO

A consolidação do espaço aéreo pulmonar representa a substituição do ar alveolar por líquido, sangue, pus, células ou outras substâncias. *Consolidação alveolar* e *consolidação parenquimatosa* são sinônimos de consolidação do espaço aéreo.

■ Achados Radiográficos

Anormalidade nas radiografias e na TC indicam a presença de consolidação do espaço aéreo, incluindo as seguintes situações:

- Opacidade homogênea obscurecendo vasos
- Broncogramas aéreos
- Opacidades flocosas mal definidas
- "Alveologramas com ar"
- Opacidades em mosaicos
- Nódulos acinares ou de espaços aéreos
- Volume pulmonar preservado
- Extensão para a superfície pleural
- Sinal "TC – angiograma"

Opacidade Homogênea Obscurecendo Vasos

A completa substituição do ar alveolar resulta na opacificação do pulmão. Os vasos no interior do pulmão consolidado ficam invisíveis (Fig. 2-1A).

Broncogramas Aéreos

Em pacientes com consolidação, brônquios cheios de ar são, muitas vezes, visíveis em radiografias simples ou na TC, parecendo hipertransparentes quando comparados com o parênquima pulmonar opacificado (Fig. 2-1). A isso chamamos *broncograma aéreo*.

Em algumas causas de consolidação, os broncogramas aéreos podem não estar visíveis, o que é devido à obstrução central brônquica (p. ex., câncer ou muco), ou a preenchimento do brônquio pelo processo patológico subjacente. O infarto pulmonar, por exemplo, muitas vezes resulta em consolidação sem broncograma, por causa do conseqüente enchimento dos brônquios com sangue. Em pacientes com pneumonia, os brônquios podem estar cheios com muco ou com pus.

Se broncogramas aéreos são visíveis dentro da área de consolidação, a obstrução brônquica é improvável (mas não excluída) como causa. Apesar de broncogramas aéreos serem considerados um clássico sinal de consolidação do espaço aéreo, eles também podem ser vistos na presença ou doença intersticial conflitante.

Opacidades Mal definidas ou Flocosas

A consolidação pode produzir opacidade com margens mal definidas (Figs. 2-2 e 2-3), que contrastam com as margens relativamente bem definidas de uma massa pulmonar. Essa má definição de margens resulta da disseminação local da doença com mosaicos com envolvimento variável dos alvéolos nas margens do processo patológico.

Alveologramas Aéreos

Se a consolidação pulmonar não for confluente, pequenos focos transparentes, representando pequenas áreas pulmonares não envolvidas, podem ser visíveis (Fig. 2-2). Elas são definidas como "alveologramas aéreos", que, no entanto, não é uma nomenclatura correta, porque os alvéolos são muito pequenos para serem vistos em radiografias. Contudo, esses pequenos focos transparentes refletem uma consolidação pulmonar incompleta.

Opacidades Esparsas

Consolidações variáveis de alvéolos em diferentes regiões pulmonares formam áreas de mosaicos de opacidade aumentada (Fig. 2-3). Os vasos pulmonares podem estar obscurecidos ou muito mal definidos nesses mosaicos opacos.

Essas consolidações esparsas, visíveis nas radiografias torácicas, podem por vezes ser lobulares ou multilobulares naTC (isto é, envolvendo lóbulos pulmonares individuais; Fig. 2-4). Alguns lóbulos mostram-se anormalmente densos, enquanto lóbulos adjacentes mostram-se normalmente aerados.

CONSOLIDAÇÃO DO ESPAÇO AÉREO

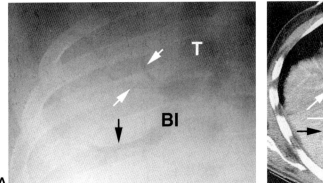
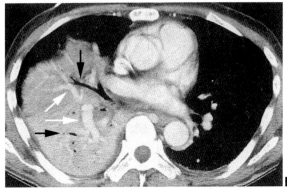

FIG. 2-1. Consolidação: opacidade homogênea obscurecendo vasos, broncogramas aéreos e o sinal de angiograma na TC. **A.** Consolidação do pulmão direito devido à retenção de secreções e atelectasia. Broncogramas aéreos são vistos no interior das consolidações. A traquéia *(T)*, o brônquio superior direito *(setas brancas)*, o brônquio intermediário *(BI)* e o brônquio do lobo médio *(seta preta)* são visíveis. **B.** A TC com contraste de um paciente com pneumonia dos lobos médio e inferior direito mostra consolidação homogênea, volume pulmonar preservado, broncograma aéreo *(setas pretas)* e vasos opacificados *(setas brancas)*, mostrando-se mais densos do que a consolidação pulmonar circundante (sinal de angiograma na TC).

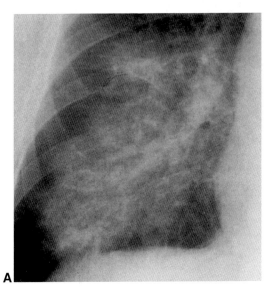
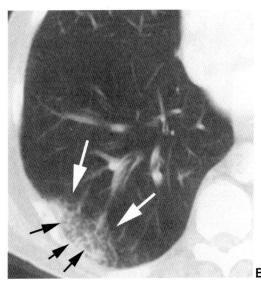

FIG. 2-2. Consolidação: opacidades algodonosas, mal definidas, com "alveologramas aéreos". **A.** A consolidação incompleta do lobo inferior direito resulta em opacidade flocosa, mal definida, contendo pequenas áreas arredondadas e transparentes. Essas transparências são chamadas alveologramas, embora não correspondam, de fato, a alvéolos. **B.** Consolidação algodonosa mal definida *(setas brancas)* é visível na TC de um paciente com pneumonia no lobo inferior direito. Pequenos pontos mais luminosos *(setas pretas)* dentro da área de consolidação são "alveologramas aéreos".

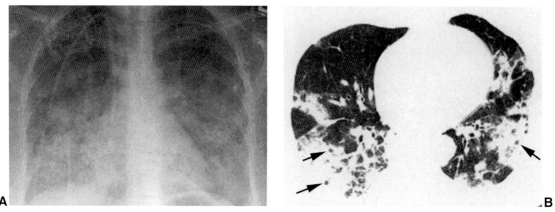

FIG. 2-3. Consolidação: opacidades esparsas. **A.** A radiografia do tórax de paciente com edema pulmonar por causa da falência renal mostra consolidações esparsas periilares. **B.** Áreas esparsas de consolidações algodonosas *(setas)* são vistas na TC. As margens algodonosas são devidas ao envolvimento variável dos alvéolos, nas margens do processo patológico.

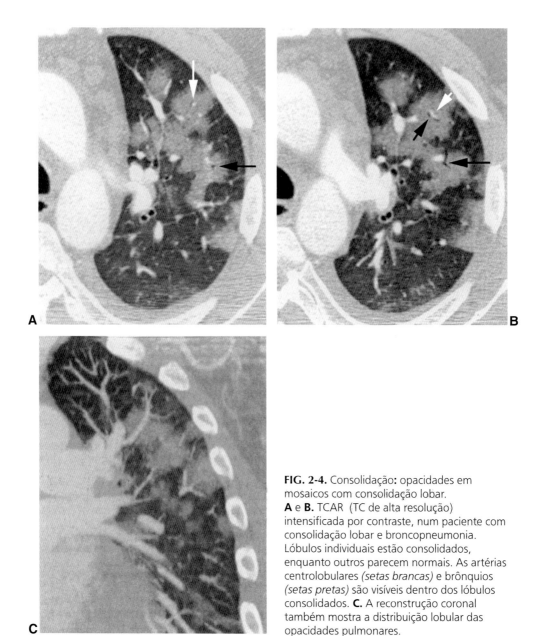

FIG. 2-4. Consolidação: opacidades em mosaicos com consolidação lobar.
A e **B.** TCAR (TC de alta resolução) intensificada por contraste, num paciente com consolidação lobar e broncopneumonia. Lóbulos individuais estão consolidados, enquanto outros parecem normais. As artérias centrolobulares *(setas brancas)* e brônquios *(setas pretas)* são visíveis dentro dos lóbulos consolidados. **C.** A reconstrução coronal também mostra a distribuição lobular das opacidades pulmonares.

Nódulos "Acinares" ou Nódulos do Espaço Aéreo

Um ácino é a maior unidade de uma estrutura pulmonar na qual todas as vias aéreas participam das trocas de gases. Anatomicamente, localiza-se distalmente a um bronquíolo pulmonar e é suprido por um bronquíolo respiratório de primeira ordem. Ácinos medem de 7 mm a 8 mm de diâmetro.

Os termos *nódulo acinar* e *nódulo do espaço aéreo* são usados para descrever opacidades arredondadas, com margens mal definidas, usualmente de 5 a 10 mm de diâmetro, conseqüentes a consolidação focal (Fig. 2-5). Ainda que esses nódulos se aproximem do tamanho dos ácinos e pareçam acinares, anatomicamente eles tendem a ser mais centrilobulares e peribronquiolares do que acinares. Eles podem ser vistos como o único sinal de consolidação ou podem ser vistos associados a densa consolidação, usualmente nas margens de tecido pulmonar mais anormal.

Estas opacidades nodulares são vistas mais facilmente na TC de Alta Resolução (TCAR) do que em radiografias de tórax. Na TCAR, sua localização centrilobular é usualmente visível. Essa aparência é descrita mais adiante, no Capítulo 10.

Volume Pulmonar Preservado

Na presença de consolidação, como o ar alveolar foi substituído por outra substância qualquer, como líquido, por exemplo, o volume do pulmão afetado tende a ser preservado (Fig. 2-1B). Ainda que alguma perda de volume possa ser encontrada em pacientes com consolidação, esta, usualmente, é de pequeno grau. Por outro lado, em alguns pacientes com consolidação o lobo em questão se expande.

Extensão para a Superfície Pleural

Os processos patológicos que resultam em consolidação disseminam-se, muitas vezes, a partir de alvéolos para alvéolos até encontrar uma fissura ou a superfície pleural (Fig.

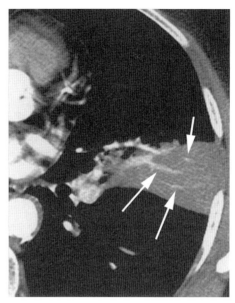

FIG. 2-6. Consolidação: o sinal do angiograma na TC. Uma TC com contraste, num paciente com pneumonia, mostra consolidação focal. As artérias opacificadas *(setas)* mostram-se mais densas do que a consolidação pulmonar (sinal do angiograma na TC). A consolidação limita-se, posteriormente, na fissura principal e parece segmentar.

2-5B). A superfície pleural evita disseminação maior. Quando ocorre a disseminação até a superfície pleural o processo pode parecer lobar, como numa pneumonia lobar.

Sinal do Angiograma na TC

O único sinal encontrado num angiograma feito por TC em pacientes com consolidação é o "sinal angiograma na TC". Esse sinal está presente quando vasos normais que se mostram opacificados tornam-se visíveis dentro da consolidação pulmonar na TC com contraste intravenoso (Figs. 2-1B e 2-6). Embora vasos opacificados sejam vistos, por vezes, dentro de uma massa pulmonar, eles se mostram comprimidos e distorcidos.

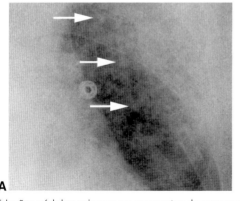
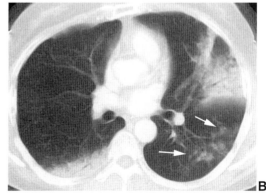

FIG. 2-5. Consolidação: nódulos acinares ou ocupantes de espaços aéreos. **A.** Radiografia do tórax mostrando uma pneumonia lobar superior esquerda. Opacidades nodulares mal definidas e com menos de 1 cm de diâmetro *(setas)* são visíveis nas margens da área da consolidação mais densa; representam nódulos acinares ou ocupantes de espaços aéreos. **B.** TC (fatia de 5 mm de espessura) em paciente com consolidações bilaterais. Broncogramas aéreos são visíveis na língula e no lobo inferior esquerdo. Consolidação irregular com nódulos de espaço aéreo *(setas)* são visíveis no reduzido lóbulo esquerdo. Esses nódulos são mal definidos, com 5 a 10 mm de diâmetro e distribuição centrilobular. As língulas consolidadas mostram-se nas margens posteriores da fissura principal.

■ Diagnóstico Diferencial

Em geral, o diagnóstico diferencial de consolidações nos espaços aéreos deve ser considerado em relação à substância que está substituindo o espaço aéreo:

1. Água (p. ex., tipos de edemas pulmonares).
2. Sangue (p. ex., hemorragia pulmonar).
3. Pus (p. ex., pneumonia).
4. Células (p. ex., carcinoma bronquioloalveolar, linfoma, pneumonia eosinofílica, pneumonia organizada por bronquiolite obliterante [BOOP], pneumonite por hipersensibilidade, pneumonia intersticial).

5. Outras substâncias (lipoproteínas na proteinose alveolar, líquido na pneumonia lipídica).

Os pacientes com consolidação podem ser divididos em dois grupos primários, para fins de diagnóstico: aqueles com consolidações difusas e bilaterais e aqueles com consolidação focal.

QUADRO 2-1 DIAGNÓSTICO DIFERENCIAL DAS CONSOLIDAÇÕES DIFUSAS

Água (edema) (ver Capítulo 11)

Edema pulmonar hidrostático (cardiogênico)
  Insuficiência cardíaca
  Obstrução venosa atrial esq./pulmonar
  Volume (sobrecarga)
  Pressão oncótica intravascular baixa
  Hipoalbuminemia
  Doença hepática
  Insuficiência renal

Edema pulmonar por aumento da permeabilidade (não-cardiogênico)
  Com lesão alveolar difusa (ARDS)
    Pneumonia intersticial aguda
    Aspiração de suco gástrico
    Drogas
    Embolia gordurosa
    Infecção e septicemia
    Afogamento
    Pneumonia
    Radiação
    Choque
    Gases ou fumaça tóxicos
    Traumatismo
  Sem lesão alveolar difusa
    Qualquer causa de (SARA), menos grave
    Reações a drogas
    Síndrome pulmonar por hantavírus
    Reação com transfusões

Tipos mistos de edema
  Embolia por ar
  Edema pulmonar de altitudes
  Edema pulmonar neurogênico; edema pós-transplante
  Edema pós-pneumectomia
  Edema de reexpansão
  Edema de reperfusão
  Terapia tocolítica
  Edema hidrostático e por permeabilidade

Sangue (hemorragia) (Capítulo 19)

Aspiração de sangue

Diátese hemorrágica
  Anticoagulação
  Quimioterapia
  Leucemia
  Hipoplaquetemia

Doença colágeno-vascular e vasculite (imunocomplexo)
  Lúpus eritematoso sistêmico (mais comum)
  Síndrome de Behçet
  Púrpura de Henoch-Schönlein
  Síndrome de antifosfolipídios
Síndrome de Goodpasture
Hemossiderose pulmonar idiopática
Traumatismo
Vasculite
  Granulomatose de Wegener
  Granulomatose de Churg-Strauss
  Poliangiite microscópica

Pneumonia (pus)

Broncopneumonia bacteriana: (estaf. Gram-negativos mais comuns)
Pneumonia em pacientes imunossuprimidos
Tuberculose
Pneumonias fúngicas (histoplasmose, aspergilose mais comuns)
Organismos atípicos
  Vírus
  Pneumocistos
  Micobactérias não-tuberculosas

Células

Neoplasia
  Carcinoma bronquioloalveolar
  Linfoma e outras doenças linfoproliferativas
Pneumonia eosinofílica ou outras doenças eosinofílicas
Pneumonia organizada por bronquiolite obliterante
Pneumonite por hipersensibilidade
Pneumonias intersticiais idiopáticas
  Intersticial comum
  Intersticial inespecífica
  Intersticial descamativa
Sarcoidose

Outras substâncias

Proteinose alveolar (lipoproteína)
Pneumonia lipóide (lipídios)

CONSOLIDAÇÃO DO ESPAÇO AÉREO

Consolidação Difusa

A consolidação difusa tem várias causas possíveis (Quadro 1-2), e a história clínica é muitas vezes mais importante do que os achados radiográficos para chegar-se a um diagnóstico correto.

Padrão e Diagnóstico Diferencial

O padrão de distribuição de consolidação difusa pode ajudar a fazer o diagnóstico diferencial.

Consolidação periilar do tipo "asa de morcego" mostra consolidação periilar, poupando a periferia dos pulmões (Figs. 2-7 e 2-8). Esse tipo de consolidação é mais típico do edema pulmonar (hidrostático ou permeabilidade). Esse padrão pode ser visto também com hemorragia pulmonar, pneumonias (incluindo pneumonias bacterianas e atípicas tais como as causadas por *P. jiroveci (P. carinii* e pneumonia viral) e lesão pulmonar por inalação. Em pacientes com edema pulmonar, uma distribuição periilar é a mais comum quando houver um rápido acúmulo de líquido. O envolvimento relativamente pequeno da periferia pulmonar tem sido atribuído à melhor drenagem linfática do líquido edematoso nessa região, embora o mecanismo exato ainda não seja claro e, sem dúvida, varie com o tipo de doença.

Consolidação periférica subpleural é o oposto do padrão "asa de morcego". A consolidação é vista adjacente à parede torácica, poupando as regiões periilares. Encontra-se na maioria dos casos em pacientes com doenças crônicas, ao contrário do que acontece com lesões em "asas de morcego". Classicamente, tais consolidações são vistas com doenças pulmonares eosinofílicas (Fig. 2-9A), mas podem ocorrer com pneumonia por bronquiolite obliterante (BOOP) (Fig. 2-9B), sarcoidose, pneumonite

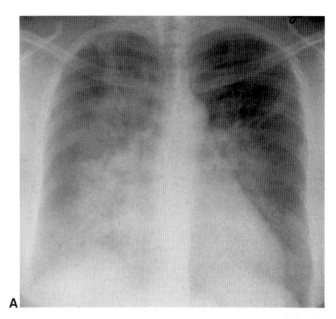

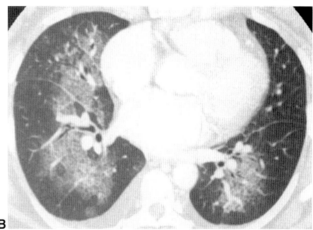

FIG. 2-8. Consolidação periilar em "asa de morcego" no edema pulmonar. **A.** A radiografia torácica mostra uma predominância de consolidação periilar distinta. O coração está aumentado. **B.** A TC mostra a periferia pulmonar poupada.

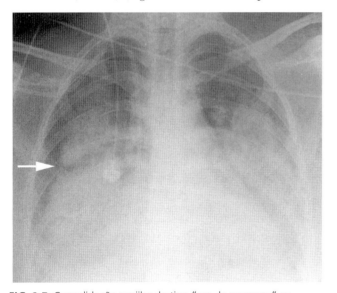

FIG. 2-7. Consolidação periilar do tipo "asa de morcego" no edema pulmonar. Radiografia torácica em paciente com edema pulmonar devido à insuficiência renal (note o cateter da diálise no átrio direito) mostrando um padrão distinto de consolidação periilar em "asa de morcego". A periferia pulmonar é poupada. Note a transparência ao nível da fissura menor *(seta)* porque o pulmão periférico adjacente à fissura foi poupado.

por radiação, contusão pulmonar ou carcinoma bronquioloalveolar. A consolidação periférica nem sempre aparece na periferia, em radiografias frontais (póstero-anterior [PA] ou ântero-posterior [AP]); elas podem ser periféricas na parte anterior ou na posterior dos pulmões e sobrepõem-se às regiões parailares.

Difusa em focos (Fig. 2-10) pode ser vista em pneumonia por qualquer causa (bacteriana, fúngica, viral, *Pneumocystis carinii* – PCP); edema pulmonar (Fig. 2-3A) (hidrostático e permeabilidade); síndrome da angústia respiratória aguda (SARA); síndromes pulmonares hemorrágicas; aspiração; doenças inalatórias; doenças eosinofílicas e carcinoma bronquioloalveolar difuso. As opacidades em mosaicos podem corresponder a consolidações de lóbulos, subsegmentos ou segmentos.

Nódulos difusos do espaço aéreo como padrão proeminente de consolidação são típicos da disseminação

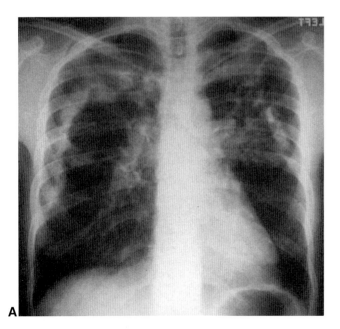

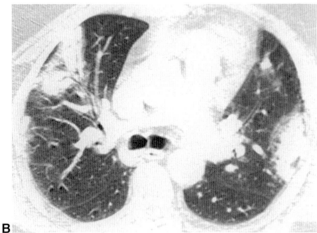

FIG. 2-9. Consolidação periférica, subpleural com aspecto de "asa de morcego reversa". **A.** Raios X de tórax de paciente com pneumonia eosinofílica crônica mostrando áreas de consolidação em área pulmonar subpleural. As áreas periilares foram poupadas. **B.** TC num paciente com pneumonia por bronquiolite obliterante (BOOP) mostra áreas com mosaicos de consolidação em áreas pulmonares subpleurais.

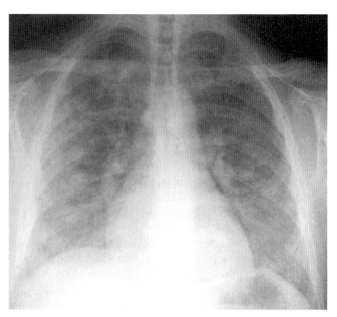

FIG. 2-10. Pneumonia com consolidações difusas de paciente com pneumonia viral.

Consolidação Focal

Embora o diagnóstico diferencial de anormalidades que resultam em consolidação focal também inclua água, sangue, pus, células e outras substâncias, as causas mais prováveis desse padrão (Quadro 2-2) são diferentes das causas mais prováveis de consolidações difusas. Pneumonia, atelectasia com ou sem obstrução brônquica, e neoplasias são as causas comuns de consolidação focal, enquanto edema pulmonar e hemorragia são menos prováveis do que em pacientes com anormalidades difusas.

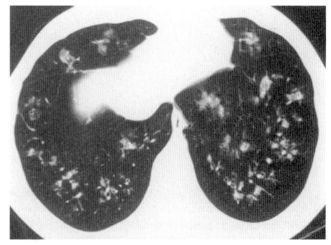

FIG. 2-11. Nódulos difusos em broncopneumonia. Múltiplas opacidades nodulares pequenas são típicas da disseminação da infecção através das vias aéreas, representando uma bronquiopneumonia bacteriana; outros organismos, como TB, MAC, fungos ou vírus, porém, podem estar envolvidos.

endobrônquica de uma doença pulmonar (Fig. 2-11). Eles são vistos em pacientes com disseminação endobrônquica de infecções como tuberculose (TB) ou como o complexo *Mycobacterium avium* (CMA), bronquiopneumonia bacteriana, pneumonia viral (citomegalovírus [CMV]), sarampo, disseminação bronquioloalveolar de carcinoma, hemorragia pulmonar ou, por vezes, aspiração.

Consolidação homogênea difusa é a mais típica em pacientes com edema pulmonar, síndrome da angústia respiratória aguda (SARA), hemorragia pulmonar, pneumonias (inclusive viral e por PCP), proteinose alveolar e atelectasia extensa.

CONSOLIDAÇÃO DO ESPAÇO AÉREO

QUADRO 2-2 DIAGNÓSTICO DIFERENCIAL DE CONSOLIDAÇÕES FOCAIS

Água (edema) – incomum
Ruptura do músculo papilar com prolapso mitral (lobo superior direito)
Edema em paciente com:
  Obstrução arterial (p. ex., embolia pulmonar)
  Artéria pulmonar hipoplásica
  Síndrome de Swyer-James
Posição em decúbito
Edema por reexpansão
Oclusão da veia pulmonar
Shunt arterial sistêmico ou pulmonar (congênito ou adquirido)
Aspiração de líquidos
Atelectasia com pulmão inundado

Sangue (hemorragia)
Contusão
Infarto
Aspiração de sangue
Vasculite

Pus (pneumonia)
Bacteriana
Tuberculose ou por micobactéria não-tuberculosa
Fúngica
Vírus (incomum)
Pneumocystis (incomum)
Pneumonia por aspiração
Atelectasia com pneumonia pós-obstrutiva

Células
Neoplasia
  Carcinoma bronquioloalveolar
  Linfoma ou outras doenças proliferativas
Pneumonia eosinofílica ou outras doenças eosinofílicas
Pneumonia organizada a partir de bronquiolite obliterante
Sarcoidose

Outras substâncias
Pneumonia lipóide (lipídios)

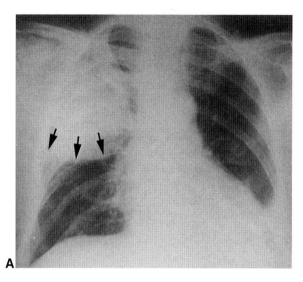

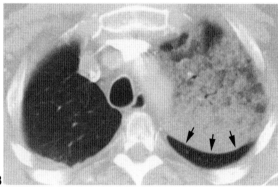

FIG. 2-12. Consolidação lobar com expansão. **A.** Paciente com consolidação no lobo superior direito devido à pneumonia por *Klebsiella* mostra encurvamento inferior da fissura menor *(setas)*, por causa da expansão lobar. **B.** Carcinoma bronquioloalveolar envolvendo o lobo superior esquerdo com protuberância posterior *(setas)* da fissura esquerda.

Padrões e Diagnóstico Diferencial

Consolidação focal envolvendo um lobo ou menos pode representar pneumonia (*Streptococcus pneumoniae*, *Klebsiella*, *Legionella*, TB, pneumonia fúngica); pneumonia pós-obstrutiva; aspiração; carcinoma bronquioloalveolar; linfoma ou outra doença linfoproliferativa; hemorragia devida a trauma, embolia pulmonar ou doenças tais como granulomatose de Wegener; infarto pulmonar; pneumonite por radiação; BOOP; pneumonia eosinofílica; atelectasia ou, raramente, edema focal. A consolidação focal pode ocorrer, também, por causa de doença intersticial confluente como acontece nos pacientes com sarcoidose. A aparência ou padrão de consolidações focal ou multifocal podem ajudar no diagnóstico diferencial.

Consolidação lobar é a imagem mais típica de pneumonias (incluindo *S. pneumoniae*, *Klebsiella* [Fig. 2-12A], *Legionella*, tuberculose) e obstrução brônquica com pneumonia ou atelectasia pós-obstrutiva. Pode também ser vista em pacientes com disseminação local de neoplasia, tais como carcinoma bronquioloalveolar (Fig. 2-12B) ou linfoma. É incomum nos casos de embolia e edema pulmonares.

A consolidação lobar pode ocorrer por vários mecanismos:

Obstrução brônquica. É comum na pneumonia pós-obstrutiva ou atelectasia decorrente de obstrução de um brônquio lobar.

Anormalidades vasculares. Consolidação do lobo superior direito em caso de edema pulmonar pode ocorrer em pacientes com IAM complicado por rompimento do músculo papilar e prolapso da válvula mitral; ocorre porque um jato de sangue regurgitante é direcionado para a veia pulmonar superior direita. Uma hemorragia pulmonar focal pode condicionar uma consolidação lobar. Na embolia pulmonar, a consolidação lobar é incomum.

Disseminação interalveolar da doença. Algumas doenças produzem consolidação lobar pela disseminação progressiva de um alvéolo para os alvéolos adjacentes através dos *poros de Kohn* (pequenos furos nas paredes alveolares). Esse tipo de disseminação continua até encontrar uma fissura ou a superfície pleural.

A disseminação interalveolar é típica da pneumonia lobar. Os organismos que se disseminam pelos poros de Kohn são caracterizados por secreções finas que passam facilmente através desses poros. A presença de uma fissura incompleta pode permitir que uma pneumonia lobar se transforme em bilobar ou trilobar (Fig. 2-1B).

Esse tipo de disseminação pode ser visto, também, com linfomas e com carcinoma bronquioloalveolar. O termo *crescimento lepídico* é usado para descrever a disseminação local interalveolar de carcinoma, tal como o carcinoma bronquioloalveolar, utilizando as paredes alveolares como um suporte (andaime).

A consolidação de um lobo específico ou de lobos pode ser diagnosticada usando-se o sinal da "silhueta", descrito a seguir e notando-se a relação da consolidação com as fissuras interlobares. Padrões de consolidação lobar são ilustrados a segiur.

Expansão lobar associada a consolidação sugere infecção, particularmente por *Klebsiella* (Fig. 2-12A), TB, obstrução brônquica com pneumonia pós-obstrutiva ou consolidação associada a neoplasia (Fig. 2-12B).

Consolidação redonda ou esférica sugere carcinoma bronquioloalveolar, linfoma, doença linfoproliferati-

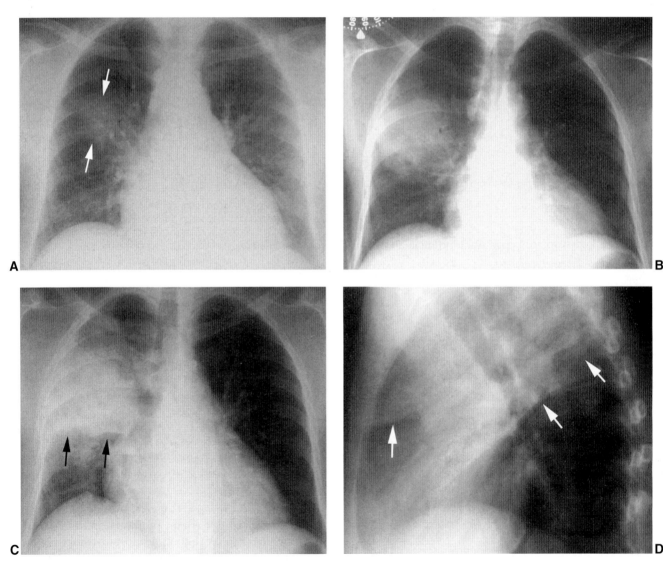

FIG. 2-13. Consolidação esférica devida à pneumonia. **A.** Na primeira radiografia, um paciente com pneumonia por *Legionella* mostra uma área de consolidação mal definida *(setas)* no lobo superior direito. Podemos nos referir a essa imagem como a de "pneumonia redonda." **B.** Depois de vários dias, a consolidação esférica aumenta de tamanho como resultado da disseminação local interalveolar. Essa aparência pode ser vista nos estágios iniciais de pneumonias lobares. **C.** Uma progressão posterior da doença resulta na consolidação do lobo superior direito, margeada pela fissura menor *(setas)*. **D.** A tomada de perfil, feita ao mesmo tempo de **C**, mostra consolidação do lobo superior, margeada pelas fissuras maior e menor *(setas)*. Consolidação parcial do lobo médio está presente também.

va ou pneumonia *(pneumonia redonda)*. Uma pneumonia redonda é típica de organismos que se disseminam pelos poros de Kohn. Essa pneumonia vai progredindo até tornar-se lobar, tal como acontece com *S. pneumoniae, Klebsiella, Legionella* ou TB (Fig. 2-13). Tais doenças começam num único local e resultam numa consolidação esférica mal definida, à medida que um número maior de alvéolos é envolvido. Quando a esfera crescente alcança uma superfície pleural ou uma fissura e não pode mais se expandir, torna-se lobar.

Consolidação segmentar, ou subsegmentar, pode ser diagnosticada quando uma opacificação em forma de cunha de pouco mais de alguns centímetros de tamanho é visível, com o ápice da cunha apontando para o hilo (Figs. 2-6 e 2-14). Esse achado sugere uma anormalidade relativa a um brônquio ou uma artéria segmentar ou subsegmentar, como pode acontecer na obstrução brônquica devida a muco, tumor ou broncopneumonia, aspiração focal ou embolia pulmonar com infarto.

Consolidação focal geográfica é típica de pneumonias, disseminação brônquica da TB ou disseminação endobrônquica de tumor como carcinoma bronquioloalveolar (Fig. 2-2). A TC deve mostrar um padrão de consolidação lobar. Lóbulos centrilobulares são vistos em alguns casos (Fig. 2-4).

A consolidação geográfica é típica da broncopneumonia. Pneumonias associadas com esse padrão (p. ex., S*taphylococcus, Haemophilus, Pseudomonas*) são caracterizadas por secreção grossa e tenaz e disseminam-se mais pelas vias aéreas do que pelos poros de Kohn. Secreções infectadas estão tipicamente presentes dentro dos brônquios. A broncopneumonia é também conhecida por *pneumonia lobular* por causa de sua tendência a envolver um lóbulo individual. A pneumonia por *Mycoplasma* apresenta quase sempre esse mesmo padrão.

Curso da Doença no Diagnóstico

Consolidação de rápido aparecimento (poucas horas) sugere atelectasia com pulmão inundado, aspiração, edema pulmonar, hemorragia pulmonar, infarto ou pneumonia de rápida progressão, particularmente em paciente imunocomprometido. Ocasionalmente, uma neoplasia linfoproliferativa progride em horas.

Consolidação crônica, de longa duração (4 a 6 semanas), com pouca modificação, sugere pneumonia eosinofílica, BOOP, carcinoma bronquioloalveolar, linfoma, pneumonia lipóide ou algumas pneumonias indolentes como as causadas por infecções fúngicas. Processos recorrentes (p. ex., edema pulmonar recorrente, hemorragia pulmonar ou por aspiração) podem parecer crônicos se as radiografias forem obtidas apenas durante os episódios agudos.

SINAL DA SILHUETA

As margens das estruturas dos tecidos moles, como mediastino, hilo e hemidiafragma, tornam-se visíveis nas radiografias torácicas porque são delineadas pelo pulmão adjacente aerado. Quando o pulmão consolidado (ou uma massa de tecido mole) entra em contato com tais estruturas, suas margens tornam-se invisíveis ou apagadas. É a isso que chamamos "sinal da silhueta". Esse sinal é usado para diagnosticar a presença de anormalidades pulmonares (consolidação, atelectasia, massa) e para localizar a lesão num lobo ou numa região pulmonar específica (Figs. 2-15 a 2-20).

Nas radiografias frontais (PA ou AP), o obscurecimento de contornos específicos (em linguagem radiológica, "a silhueta") pode estar relacionado a anormalidades de lobos específicos. Contornos específicos e seus lobos correspondentes estão listados a seguir:

Mediastino direito superior (veia cava superior) – corresponde ao lobo superior direito (Fig. 2-15)

Margem cardíaca direita – corresponde ao lobo médio (comum; Fig. 2-16) ou à parte mediana do lobo inferior direito (menos comum). Esta aparência pode mimetizar o *pectus excavatum*.

Hemidiafragma direito – corresponde ao lobo inferior direito (Figs. 2-17 e 2-18)

Mediastino superior esquerdo (p. ex., arco aórtico) – corresponde ao lobo superior esquerdo (Fig. 2-19)

Margem cardíaca esquerda – corresponde aos segmentos lingulares do lobo superior esquerdo (Fig. 2-19)

Hemidiafragma esquerdo ou aorta descendente – corresponde ao lobo inferior esquerdo (Fig. 2-20)

O sinal da silhueta é também considerado nas projeções laterais:

(Texto continua na p. 44)

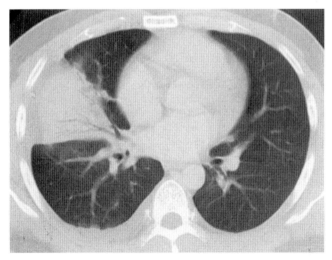

FIG. 2-14. Consolidação segmentar. Um paciente com pneumonia mostra consolidação do segmento lateral do lobo médio direito. O brônquio segmentar é visto dentro do pulmão consolidado como um broncograma aéreo. O segmento mediano aerado adjacente à margem cardíaca direita está normalmente aerado.
O segmento consolidado limita-se posteriormente com a fissura principal.

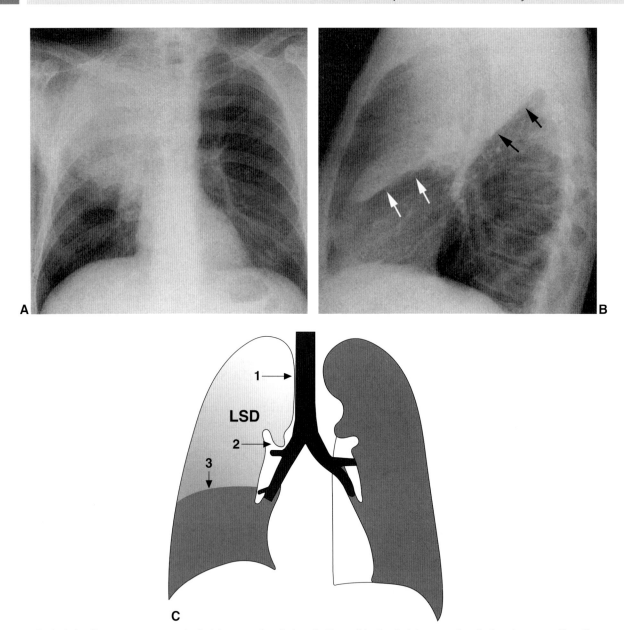

FIG. 2-15. O sinal da silhueta na pneumonia do lobo superior direito. **A.** Consolidação do lobo superior direito obscurece (faz silhueta ou sombra) a margem superior direita do mediastino e da veia cava superior. A parte superior do hilo direito também fica invisível. **B.** Na vista lateral (perfil), o lobo superior consolidado é delimitado superiormente pela linha superior da fissura principal (grande fissura – *setas pretas*). Inferiormente, é delimitado pela fissura menor *(setas brancas)*. **C.** Achados típicos da consolidação do lobo superior direito: *(1)* obscurecimento do mediastino superior direito, *(2)* obscurecimento do hilo superior direito e *(3)* opacidade delimitada inferiormente pela fissura menor.

SINAL DA SILHUETA

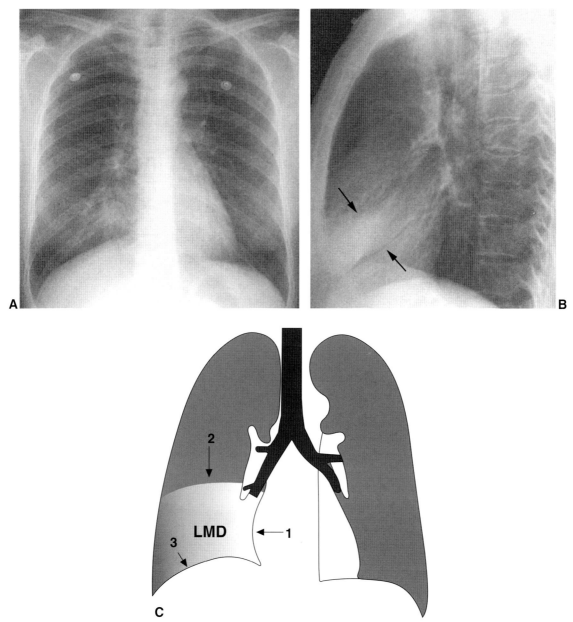

FIG. 2-16. O sinal da silhueta na pneumonia do lobo médio direito. **A.** Consolidação do lobo médio direito obscurece a margem cardíaca direita, que não pode ser vista claramente. Em contraste, a margem cardíaca esquerda é claramente delimitada. O diafragma, também, é claramente delimitado. **B.** Na vista de perfil, a consolidação focal do lobo médio é visível *(setas)*. **C.** Achados típicos na consolidação do lobo médio: *(1)* a margem cardíaca direita é obscurecida, *(2)* a opacidade é delimitada, superiormente, pela fissura menor, e *(3)* o diafragma permanece visível.

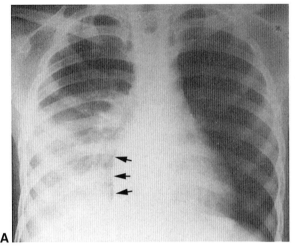
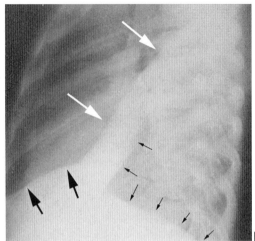

FIG. 2-17. O sinal da silhueta na pneumonia do lobo inferior direito. **A.** A vista AP mostra o lobo inferior direito consolidado e com apagamento do diafragma. A margem cardíaca direita *(setas)* permanece visível. **B.** Na tomada lateral, vê-se a completa consolidação do lobo inferior direito, delimitada, anteriormente, pela grande fissura *(setas brancas)*. O hemidiafragma direito *(setas pretas grandes)* mostra-se bem delimitado na parte anterior do lobo consolidado, mas está invisível na parte posterior. A margem cardíaca posterior esquerda e o hemidiafragma esquerdo mostram-se bem delimitados *(setas pretas pequenas)*.
C. Achados típicos da consolidação do lobo inferior direito: *(1)* o mediastino superior é bem visível, *(2)* o hilo inferior direito fica obscurecido, *(3)* a margem cardíaca direita permanece visível, *(4)* o hemidiafragma direito fica obscurecido e *(5)* a fissura menor direita mostra-se como uma linha visível.

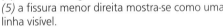

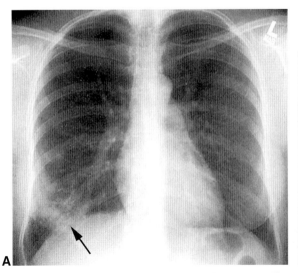
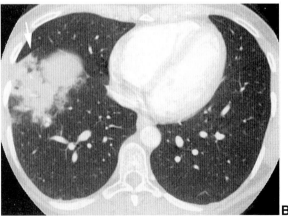

FIG. 2-18. O sinal da silhueta na pneumonia lobar inferior. **A.** Verifica-se um obscurecimento da porção mediana do hemidiafragma direito *(seta)* indicando consolidação parcial do lobo inferior. **B.** A TC mostra consolidações em mosaicos na lateral do lobo inferior direito, perto da superfície do diafragma, margeadas, anteriormente, pela grande fissura *(seta)*.

SINAL DA SILHUETA

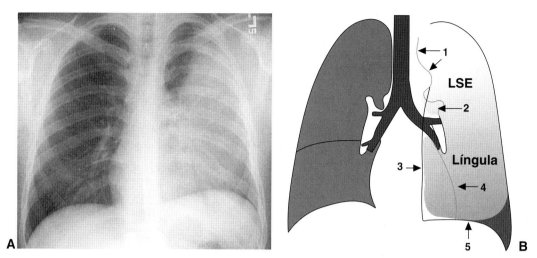

FIG. 2-19. O sinal da silhueta na pneumonia do lobo superior esquerdo. **A.** A margem cardíaca esquerda está obscurecida ou sombreada pela consolidação da língula. O mediastino superior esquerdo permanece bem delimitado porque as porções medianas dos segmentos anterior e apical do lobo superior esquerdo permanecem com ar. **B.** Achados radiográficos típicos da consolidação do lobo superior esquerdo e da língula: *(1)* o mediastino e o arco aórtico estão obscurecidos, *(2)* o hilo superior esquerdo está obscurecido, *(3)* a aorta descendente continua visível, *(4)* a margem cardíaca esquerda está obscurecida, e *(5)* o hemidiafragma esquerdo permanece visível.

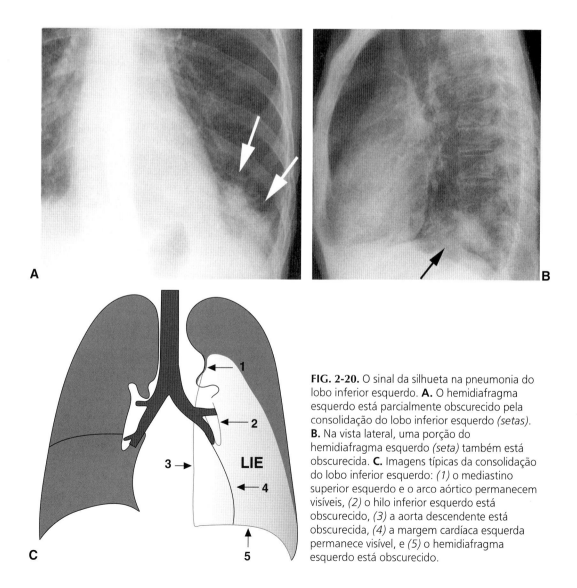

FIG. 2-20. O sinal da silhueta na pneumonia do lobo inferior esquerdo. **A.** O hemidiafragma esquerdo está parcialmente obscurecido pela consolidação do lobo inferior esquerdo *(setas)*. **B.** Na vista lateral, uma porção do hemidiafragma esquerdo *(seta)* também está obscurecida. **C.** Imagens típicas da consolidação do lobo inferior esquerdo: *(1)* o mediastino superior esquerdo e o arco aórtico permanecem visíveis, *(2)* o hilo inferior esquerdo está obscurecido, *(3)* a aorta descendente está obscurecida, *(4)* a margem cardíaca esquerda permanece visível, e *(5)* o hemidiafragma esquerdo está obscurecido.

Margem cardíaca posterior ou hemidiafragma posterior – correspondem ao lobo inferior esquerdo (uma hérnia hiatal pode mimetizar essa situação; Fig. 2-20)

Hemidiafragma direito anterior – corresponde ao lobo medial direito

Hemidiafragma direito posterior – corresponde ao lobo inferior direito (Figs. 2-17 e 2-21)

Contorno diafragmático visto em radiografia frontal (AP ou PA) – corresponde à cúpula do diafragma, que é relativamente anterior, e o lobo inferior consolidado pode estar posterior a ela (Fig. 2-21).

Se a margem de uma estrutura específica permanece visível, a ausência do sinal da silhueta pode ser interpretada como indicação de que *não* existe uma anormalidade no local. Por exemplo, se uma anormalidade pulmonar é vista na base mediana direita, mas a margem cardíaca direita permanecer visível, não é provável que a lesão se localize no lobo médio.

Há duas situações no sinal da silhueta às quais devemos atentar:

1. O sinal nem sempre funciona. É preciso fazer a sua correlação com outros achados.
2. A presença de perda de volume pulmonar (na atelectasia, por exemplo) pode alterar essas relações específicas.

ATELECTASIA

O termo *atelectasia* vem do grego e significa "distensão imperfeita". É utilizado para indicar perda de volume do tecido pulmonar, associada a um decréscimo na quantidade de ar contido. Seu sinônimo é "colapso".

■ Tipos

Reconhecem-se três tipos ou mecanismos de atelectasia (Quadro 2-3).

Atelectasia por Reabsorção (Obstrutiva)

A atelectasia por reabsorção ocorre quando o gás alveolar é absorvido pelo sangue circulante e não é substituído pelo ar inspirado.

Ocorre, portanto, na presença de obstrução de uma via aérea. A via aérea obstruída pode ser a traquéia, brônquio principal, brônquios lobares, múltiplos pequenos brônquios ou bronquíolos. A obstrução de pequenos brônquios ou de bronquíolos é comum após cirurgia e anestesia geral.

A obstrução brônquica resulta em pulmão privado de ar em 24 horas. Como o oxigênio é absorvido dos alvéolos mais rapidamente de outros gases inspirados, a

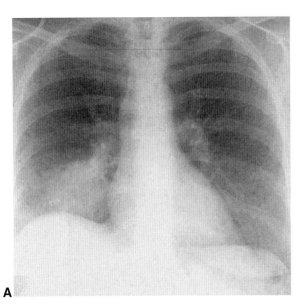

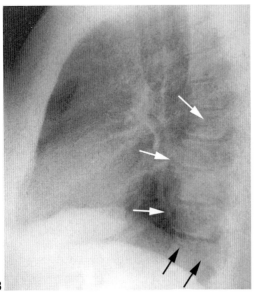

FIG. 2-21. O sinal da silhueta em raios X lateral, em caso de pneumonia do lobo inferior direito. **A.** Há uma consolidação focal no lobo inferior direito que parece ser segmentar. O hemidiafragma direito está muito bem definido porque a parte consolidada do pulmão localiza-se posteriormente à cúpula do diafragma. **B.** A vista lateral mostra consolidação *(setas brancas)* que obscurece o aspecto posterior do hemidiafragma direito *(setas pretas)*. A abóbada do diafragma direito (vista na projeção frontal) está muito bem delineada.

QUADRO 2-3 TIPOS DE ATELECTASIA

Reabsorção (atelectasia obstrutiva)
Causada por obstrução de vias aéreas e reabsorção do gás alveolar
Ocorre em 24 horas
Mais rápida quando inalando oxigênio
Ventilação colateral pode prevenir o colapso
Com obstrução de vias respiratórias maiores, broncogramas aéreos podem estar ausentes

Atelectasia por relaxamento (passiva)
Atelectasia por causa de derrames pleurais, pneumotórax ou massa
O pulmão diminui de volume em relação ao seu tamanho inerente
Densidade pulmonar não precisa estar aumentada

Atelectasia adesiva
Causada por perda de surfactante pulmonar
Típica da angústia respiratória do recém-nascido, SARA, pneumonite por irradiação

Atelectasia cicatricial
Atelectasia causada por fibrose pulmonar

ATELECTASIA

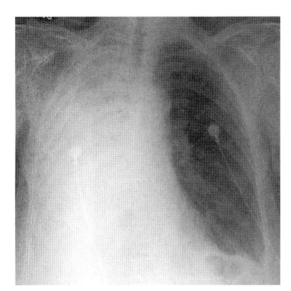

FIG. 2-22. Pulmão inundado em paciente com obstrução brônquica aguda por muco. O pulmão direito está quase sem ar, mas a perda de volume é mínima. Ligeiro desvio da traquéia e do mediastino para a direita pode ser notado. Broncogramas aéreos são invisíveis por causa da obstrução do brônquio central.

atelectasia por reabsorção ocorre muito mais rapidamente quando o paciente está inspirando oxigênio puro; nesse caso, pode ocorrer até em minutos. Atelectasia por reabsorção rápida pode ocorrer, também, na presença de uma lesão endobrônquica que esteja atuando como uma válvula só de saída.

Em presença de obstrução brônquica a reabsorção de gases pode ser acompanhada por rápida transudação de líquido do sangue circulante para os interstícios e alvéolos (por causa da pressão intersticial e alveolar reduzida). Quando isso acontece, o pulmão fica sem ar (consolidado), com redução mínima de volume (Figs. 2-1A e 2-22). Essa ocorrência é denominada *pulmão inundado*. Se a obstrução brônquica for aliviada, o pulmão, na maioria dos casos, retorna rapidamente à sua densidade normal. Essa ocorrência é comum em pacientes internados nas Unidades Coronarianas Intensivas (UCI) com arrolhamento brônquico por muco ou com retenção de secreções.

A obstrução de um brônquio principal causará atelectasia pulmonar. Broncogramas aéreos estão, na maioria das vezes, ausentes em radiografias de pulmão obstruído e colabado (Fig. 2-22). Em imagens pulmonares de pacientes com pulmão colabado como resultado de uma obstrução de pequenos brônquios periféricos por secreções, os broncogramas aerados são usualmente visíveis (Fig. 2-1A).

A obstrução de um brônquio lobar ou de um brônquio menor pode ou não resultar em atelectasia, dependendo da presença ou da ausência de *ventilação colateral* ou de *correnteza de ar colateral*. Ventilação colateral é o aeramento de um lobo ou segmento pulmonar a partir de alvéolos adjacentes (usualmente via poros de Kohn), e não de seu brônquio supridor. Ventilação colateral entre lobos adjacentes pode ocorrer na presença de fissuras incompletas. A ventilação colateral entre unidades pulmonares menores (p. ex., segmentos) ocorre mais prontamente. A presença de doença pulmonar, como pneumonia, por exemplo, pode prejudicar a ventilação colateral.

Atelectasia por Relaxamento (Passiva) e por Compressão

Quando contido dentro do tórax, o pulmão exibe um volume maior que seu volume inerente, pois o pulmão é elástico e se expande para preencher a cavidade torácica, por causa da pressão intrapleural negativa.

A presença de pneumotórax, derrame pleural ou lesão em massa dentro da cavidade torácica permite ao pulmão diminuir de volume ou relaxa, retomando seu tamanho natural. A esse tipo de acomodação dá-se o nome de *atelectasia por relaxamento* ou *atelectasia passiva* (Fig. 2-23). O termo "*atelectasia por compressão*" pode,

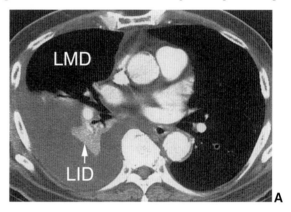

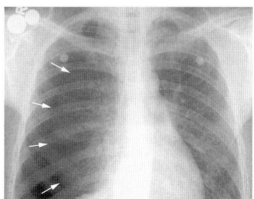

FIG. 2-23. Atelectasia por relaxamento (compressão). **A.** TC intensificada por contraste, em paciente com derrame pleural direito, mostra atelectasia no lobo inferior direito *(LID)* que se mostra sem ar. Líquido na fissura principal permite ao lobo médio direito *(LMD)* aerado flutuar anteriormente. Pequeno ou mínimo desvio mediastinal está presente porque o aumento de volume do derrame é compensado pelo decréscimo de volume do lobo inferior. **B.** Pneumotórax direito com atelectasia por relaxamento do pulmão direito. A despeito de sua redução de volume *(setas)*, o pulmão direito não está anormalmente denso. Os vasos no pulmão direito aparecem em tamanho reduzido quando comparados aos do lado esquerdo, e isso reflete perfusão pulmonar reduzida. O lobo inferior esquerdo mantém seu contato com o mediastino por causa do ligamento pulmonar inferior. Ar é visto dentro da fissura menor, separando os lobos.

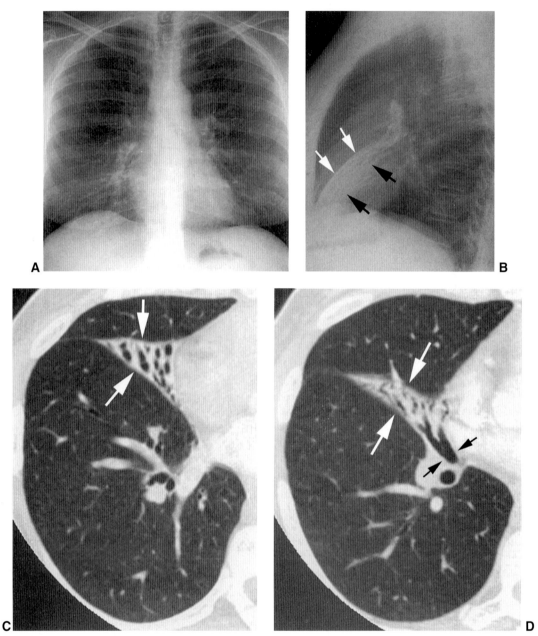

FIG. 2-24. Atelectasia cicatricial em paciente com colapso crônico do lobo médio (síndrome do colapso do lobo médio) levando a fibrose. **A.** A radiografia frontal mostra definição pobre da margem cardíaca direita, típica dessa síndrome. Há pequeno aumento da opacidade na base direita. **B.** A tomada lateral mostra perda de volume no lobo médio com abaulamento inferior da fissura menor *(setas brancas)* e deslocamento anterior da fissura principal *(setas pretas)*. Muitos broncogramas aéreos são visíveis no interior do lobo colabado.
C e **D.** Cortes de TC em dois níveis mostram uma aparência típica de colapso do lobo médio, em configuração triangular *(setas brancas)*. O brônquio do referido lobo *(setas pretas)* está pérvio, e broncogramas aéreos são visíveis dentro do lobo colabado. Colapso na ausência de obstrução brônquica é típico da síndrome do lobo médio. Os broncogramas aéreos dilatados constituem uma indicação da reversibilidade da bronquiectasia.

ATELECTASIA

também, ser usado para descrever essa ocorrência, embora implique redução do volume pulmonar aquém de seu estado de repouso normal.

Aproximadamente metade da densidade do pulmão é constituída por sangue, e, quando o pulmão entra em colapso, em presença de pneumotórax, um aumento significativo na densidade pulmonar pode não ser visível (Fig. 2-23B). A redução do volume pulmonar resulta, também, em redução de sua perfusão. Contudo, até que o pulmão se torne muito pequeno, sua densidade não aumenta de modo significativo.

Atelectasia Adesiva

Surfactante reduz a tensão superficial do líquido alveolar e tende a evitar o colapso, à medida que os alvéolos diminuem de volume. A deficiência de surfactante causa, portanto, atelectasia adesiva. O pulmão fica, geralmente, com o volume reduzido. Essa situação é bem típica da síndrome da angústia respiratória do recém-nascido, mas é vista, também, em pacientes com síndrome da angústia respiratória aguda (SARA), pneumonite aguda por radiação ou hipoxemia e em período pós-operatório.

Atelectasia Cicatricial

Esse termo refere-se à perda de volume pelo pulmão, na presença de fibrose. Pode ser focal, lobar (Fig. 2-24) ou difusa, dependendo da doença responsável. Sinais de fibrose estão tipicamente presentes.

■ Achados Radiográficos de Atelectasia

Os achados radiográficos de atelectasia são usualmente considerados diretos ou indiretos (Quadro 2-4). Na prática, costuma-se basear o diagnóstico na combinação desses sinais.

Sinais Diretos

Sinais diretos de atelectasia indicam perda de volume no lobo anormal.

QUADRO 2-4 SINAIS RADIOGRÁFICOS DE ATELECTASIA

Sinais diretos: em razão da perda de volume lobar
Deslocamento de fissuras
Amontoamento de vasos
Sinais indiretos: secundários a perda de volume
Elevação diafragmática
Desvio do mediastino
Superinflação compensatória
Deslocamento hilar
Reorientação do hilo ou dos brônquios
Aproximação das costelas
Aumento da opacidade pulmonar
Ausência de broncogramas aéreos
Sinal de deslocamento do granuloma

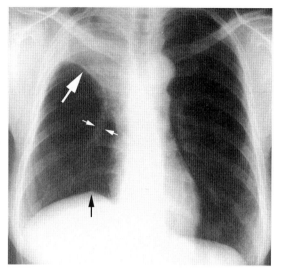

FIG. 2-25. Sinais de atelectasia no colapso do lobo superior direito. O diafragma direito está elevado. A fissura menor está deslocada e curvada para cima *(seta branca grande)*. O hilo direito está elevado comparado ao esquerdo, e a artéria pulmonar descendente está em rotação externa *(setas brancas pequenas)* e é mais visível do que normalmente. A fina opacidade triangular na abóbada do diafragma direito *(seta preta)* é o que chamamos de pico justafrênico, que pode ser visto na atelectasia do lobo superior.

Deslocamento de Fissuras Interlobares

É o melhor sinal de atelectasia (Figs. 2-24 a 2-26), mas nem sempre é visível. A aparência do deslocamento da fissura reflete o lobo específico envolvido. Padrões específicos de atelectasia lobar são descritos a seguir.

Amontoamento de Vasos ou de Brônquios

O amontoamento de vasos ou de brônquios num dado lobo reflete uma perda de volume e é útil no diagnóstico se um deslocamento de fissuras não for visível. Broncogramas cheios de ar podem ser vistos na presença de pulmão colabado ou consolidado (Fig. 2-24B e D). Vasos amontoados são visíveis em radiografias se uma perda de volume estiver presente sem que haja consolidação. Amontoamento vascular em pulmão colabado ou consolidado é visto comumente na TC após a infusão de contraste.

Sinais Indiretos

São sinais de atelectasia que não estão ligados diretamente à perda de volume lobar mas que são secundários a essa perda.

Elevação Diafragmática

A elevação diafragmática é decorrente da perda de volume ipsolateral (Figs. 2-25 a 2-27). É mais comum na atelectasia lobar inferior do que na atelectasia do lobo superior, embora seja difícil vê-la se o lobo inferior estiver consolidado. O diagnóstico é baseado no conhecimento da posição normal do diafragma ou por comparação com radiografia anterior.

Capítulo 2 | CONSOLIDAÇÃO E ATELECTASIA

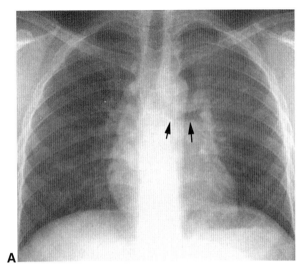

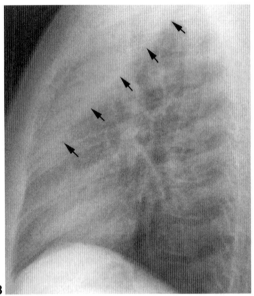

FIG. 2-26. Sinais de atelectasia no colapso do lobo superior esquerdo. **A.** O hilo esquerdo está elevado. O brônquio principal e os brônquios do lobo superior esquerdo *(setas)* estão elevados e mostram-se mais horizontais do que o normal. O hemidiafragma esquerdo está mais alto do que o direito, e um discreto aumento na opacidade é visto no lobo superior esquerdo. **B.** Radiografia de perfil no mesmo paciente de **A** mostra acentuado deslocamento anterior da grande fissura *(setas)*. À medida que o lobo superior esquerdo perde mais volume, ele aparece mais fino na vista de perfil e menos denso na radiografia frontal.

O hemidiafragma direito é 2 cm mais alto que o hemidiafragma esquerdo em 90% das pessoas normais. Em cerca de 10% das pessoas também normais o hemidiafragma direito está mais de 3 cm mais alto que o esquerdo, os hemidiafragmas estão no mesmo nível ou o hemidiafragma esquerdo é mais alto do que o direito.

Desvio do Mediastino

Ocorre com a atelectasia (Figs. 2-27 e 2-28A). O desvio do mediastino superior ocorre, geralmente, no colapso do lobo superior (Fig. 2-27A) e é mais facilmente reconhecido pelo desvio da traquéia. O desvio do coração e do mediastino inferior é mais predominante com atelectasia do lobo inferior (Fig. 2-28A). Isso pode ser manifestado como um desvio da linha de junção anterior, linha de junção posterior ou pela interface azigoesofágica, chamada de herniação pulmonar.

Hiperinsuflação Compensatória

A hiperinsuflação compensatória de um pulmão normal no mesmo lado da atelectasia mostra-se como volume aumentado e densidade diminuída do pulmão afetado, associada a afastamento dos vasos. A diminuição da densidade pulmonar é vista com mais facilidade na TC.

Deslocamento Hilar

O deslocamento hilar pode ocorrer na presença de atelectasia lobar superior ou inferior (Figs. 2-25 e 2-26). O hilo

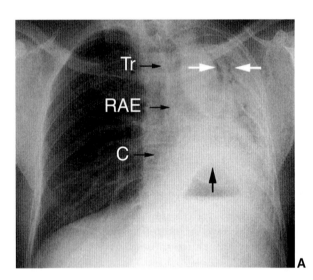

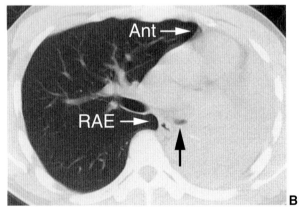

FIG. 2-27. Atelectasia do pulmão esquerdo devida a TB com broncostenose. **A.** A posição do aspecto superior da bolha estomacal *(seta preta grande)* indica elevação do hemidiafragma esquerdo. Acentuado desvio da traquéia para a esquerda *(Tr)*, recesso azigoesofágico *(RAE)* e a margem cardíaca direita *(c)* estão presentes. Broncogramas aéreos *(setas brancas)* são visíveis no lobo superior esquerdo. **B.** A TC mostra estreitamento do brônquio principal esquerdo *(seta preta)*. O mediastino anterior *(Ant)* e o recesso azigoesofágico *(RAE)* estão desviados para a esquerda. Broncogramas aéreos não são visíveis nesse nível.

ATELECTASIA

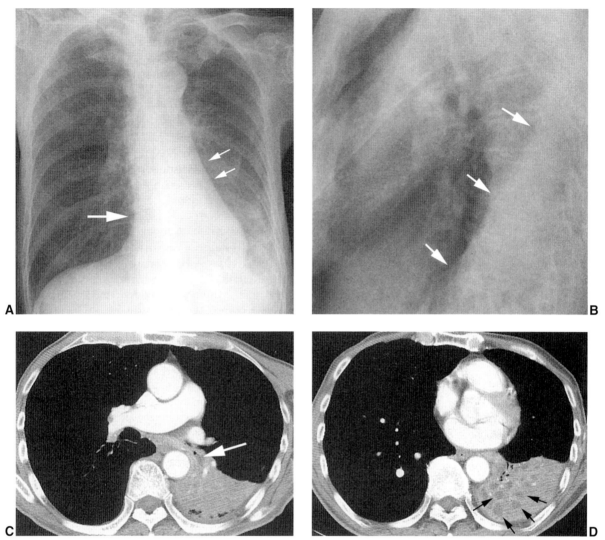

FIG. 2-28. Atelectasia do lobo inferior esquerdo resultante de rolha de muco. **A.** A radiografia do tórax mostra consolidação da base esquerda com obscurecimento do hemidiafragma esquerdo. O coração está deslocado para a esquerda *(seta grande)*. A artéria pulmonar interlobar esquerda mostra-se mal definida, como é típico na atelectasia do lobo inferior esquerdo. Verifica-se achatamento da margem cardíaca esquerda *(setas brancas)* em razão da rotação do coração e dos grandes vasos para a esquerda, fenômeno denominado sinal da "cintura plana". As costelas esquerdas parecem mais juntas do que as direitas. **B.** A vista lateral mostra atelectasia do lobo esquerdo inferior com deslocamento posterior da fissura principal *(setas)*. **C.** A obstrução do brônquio do lobo inferior esquerdo *(seta)* é devida à rolha de muco que, no brônquio obstruído, se mostra menos atenuada do que o pulmão consolidado circundante. As margens da grande fissura estão consolidadas, e a fissura está deslocada posteriormente. O mediastino está desviado para a esquerda. **D.** Em nível inferior, broncogramas cheios de muco *(setas)* são visíveis. Tais brônquios mostram-se dilatados, mas o quadro representa "bronquiectasia reversível".

mostra-se elevado na presença de colapso do lobo superior e deprimido se for o caso de colapso do lobo inferior. O hilo esquerdo está mais alto do que o direito na maioria das pessoas normais. Se os hilos parecem estar no mesmo nível, o colapso do lobo superior direito ou do lobo inferior esquerdo pode estar presente.

Reorientação do Hilo ou dos Brônquios

Tal reorientação ocorre em associação com o deslocamento hilar. Com o colapso do lobo superior, o hilo gira para fora e a artéria pulmonar descendente e os brônquios ficam menos verticais que o normal e mais facilmente visíveis (Fig. 2-25). O brônquio esquerdo principal pode parecer elevado e mais horizontal que o normal na presença de colapso do lobo superior esquerdo (Fig. 2-26A). Com o colapso do lobo inferior os hilos ficam deprimidos e os brônquios mostram-se mais verticais do que o normal.

Aproximação das Costelas

As costelas ipsolaterais podem apresentar-se mais juntas na presença de perda de volume pulmonar ipsolateral (Fig. 2-28A). Embora essas imagens possam ser encontradas em radiografias de pacientes com colapso, outras imagens de atelectasias serão sempre vistas; nunca basear um diagnóstico apenas nesse sinal. A rotação do paciente pode mimetizar essa aparência.

Opacidade Pulmonar Aumentada

Um aumento da opacidade pulmonar ou sua atenuação podem ser vistos, mas essas imagens não são específicas. Podem refletir substituição do ar alveolar por líquido (p. ex., edema pulmonar), ou, quando extrema, significa pulmão colabado com tecidos não-aerados (Figs. 2-24 a 2-28).

Ausência de Broncogramas Aéreos

Em paciente com consolidação pulmonar, a ausência de broncogramas aéreos sugere obstrução de brônquio central (Figs. 2-22 e 2-28). Contudo, por vezes, broncogramas aéreos podem ser vistos, em casos de lesão brônquica central com obstrução parcial (Fig. 2-27A) ou em caso de atelectasia por reabsorção, resultante de rolhas de muco pequenas e periféricas (ver Fig. 2-1A).

Em pacientes com atelectasia e broncogramas aéreos, os brônquios cheios de ar podem mostrar-se dilatados em radiografias simples ou mesmo na TC por causa do colapso, simulando bronquiectasia. Isso é chamado de *bronquiectasia reversível* (um oxímoro), que desaparece com a reexpansão do lobo. A bronquiectasia é definida como dilatação brônquica irreversível.

Broncograma Mucoso

Na presença de obstrução brônquica, a TC pode mostrar muco no interior dos brônquios obstruídos, produzindo imagem com atenuação baixa (Fig. 2-28D). Os brônquios cheios de muco podem aparecer dilatados. Isso pode dever-se a grandes rolhas de muco ou a bronquiectasia reversível.

Sinal do Deslocamento do Granuloma

O desvio no local da lesão parenquimatosa, visível em filmes anteriores, pode ser visto na presença de atelectasia.

Sinais Indiretos Vistos com Tipos Específicos de Atelectasia

Outros sinais indiretos de atelectasia associados a tipos específicos de atelectasias incluem os seguintes:

Sinal do S de Golden: atelectasia do lobo superior direito

Pico justafrênico: atelectasia do lobo superior

Sinal de Luftsichel: atelectasia do lobo superior esquerdo

Sinal da cintura plana: atelectasia do lobo inferior esquerdo

Sinal da cauda de cometa: atelectasia redonda

Esses sinais são descritos a seguir.

■ Imagens de Atelectasias

Imagens específicas ocorrem no colapso pulmonar e no colapso de um lobo individual ou em lobos combinados. Essas imagens podem ser modificadas pelo grau de perda de volume, pelo grau de consolidação pulmonar e pela presença de derrame pleural ou de pneumotórax.

Atelectasia de um Pulmão Inteiro

A atelectasia pulmonar resulta da obstrução de um brônquio principal por uma lesão endobrônquica (ou intubação do brônquio principal oposto), na obstrução dos pequenos brônquios periféricos por secreções, por grande pneumotórax ipsolateral ou por derrame pleural.

Obstrução Brônquica com Colapso Pulmonar

Com a obstrução brônquica, o diafragma ipsolateral é elevado, desvio dos mediastinos superior e inferior para o lado da atelectasia está presente, as costelas ipsolaterais parecem mais juntas, e o pulmão tem sua densidade aumentada em comparação com o do lado oposto (Fig. 2-27). A causa da obstrução brônquica pode estar evidente.

Na presença de obstrução brônquica com colapso agudo, os alvéolos podem encher-se rapidamente de líquido, daí resultando o pulmão inundado. Nesse caso, pode ser visto apenas um pequeno desvio mediastinal (Fig. 2-22). Se ocorrer completa opacificação de um hemitórax de forma aguda, com significativo desvio mediastinal para o lado oposto, derrame pleural é o diagnóstico provável; se ocorrer opacificação completa de um hemitórax, de modo agudo e sem desvio mediastinal significativo para o lado oposto, pulmão inundado é o diagnóstico provável. A ausência de broncogramas aéreos sugere obstrução central; broncogramas aéreos visíveis sugerem obstrução periférica de pequenas vias aéreas.

Pneumotórax com Colapso Pulmonar

O pneumotórax causa o colapso do pulmão centralmente, em direção ao hilo e ao mediastino. A forma do pulmão colapsado é usualmente mantida (Fig. 2-23B). Por causa do ligamento pulmonar inferior, o lobo inferior mantém, geralmente, seu contato com o mediastino paracardíaco e com o diafragma.

Até que o colapso se complete e o pulmão se torne completamente sem ar, ele pode parecer ter densidade normal ou relativamente transparente, a despeito de seu pequeno tamanho (Fig. 2-23B). Isso ocorre por causa da perfusão reduzida associada a perda de volume. Algum desvio do mediastino para o lado oposto é típico em pacientes com um pneumotórax de tamanho significativo, a despeito da presença de tensão pulmonar.

Derrame Pleural com Colapso Pulmonar

Derrame pleural maciço resulta em atelectasia por relaxamento ou por compressão do pulmão, grau variável de desvio do mediastino para o lado oposto (dependendo do tamanho, do derrame e do grau do colapso) e opacificação variável do hemitórax comprometido (dependente da extensão do pulmão aerado poupado).

Grande derrame ou derrame pleural pode produzir perda de volume do pulmão, sem sua opacificação completa. Pelo fato de o derrame livre, em paciente na posição supina, ocupar o hemitórax inferior, o lobo inferior, usualmente, fica mais comprimido, contém menos ar, e mostra-se mais denso do que o lobo superior.

ATELECTASIA

O pulmão colabado (em colapso) fica colado ao hilo, e o lobo inferior mantém sua relação espacial com o mediastino por causa do ligamento pulmonar inferior (Fig. 2-23A). Contudo, o líquido derramado separa, muitas vezes, a parte periférica do lobo da parede torácica e penetra tanto na fissura maior quanto na menor, permitindo que lobos adjacentes flutuem separados. Esses sinais são difíceis de serem reconhecidos nas radiografias torácicas, a menos que o pulmão permaneça parcialmente aerado, na TC obtida com infusão de contraste, os lobos colabados opacificam-se e mostram-se mais densos do que o líquido contido no espaço pleural. Na TC sem contraste, o pulmão colabado aparece levemente mais denso do que o líquido derramado.

Atelectasia Lobar

O colapso lobar resulta, usualmente, de obstrução brônquica (atelectasia por reabsorção). Atelectasia lobar cicatricial é menos comum, mas pode associar-se a infecção crônica. Várias regras gerais aplicam-se à atelectasia lobar:

1. A atelectasia resulta, usualmente, no encurvamento da fissura para o lado do lobo colapsado.
2. Um lobo atelectasiado em geral assume a forma de um triângulo ou de uma pirâmide, com seus ápices voltados para o hilo.
3. A menos que a atelectasia seja severa ou derrame pleural ou pneumotórax esteja presente, um lobo superior ou inferior colabado mantém seu contato com a superfície pleural costal (periférica). Por outro lado, o lobo médio comumente perde seu contato costopleural quando atelectasiado.
4. Pelo fato de a atelectasia estar associada a decréscimo da perfusão pulmonar e ao volume de sangue, o colapso não resulta em densidade pulmonar aumentada, a menos que o lobo esteja moderadamente reduzido em seu volume ou que a consolidação do espaço aéreo esteja associada a perda de volume.
5. No colapso lobar total, e na ausência de consolidação ou de pulmão inundado, os lobos consolidados são muito finos e pode ser difícil reconhecê-los em face de uma área de densidade aumentada.
6. O pulmão colapsado aparece, muitas vezes, densamente opacificado na TC com infusão de contraste.
7. Massas hilares causando colapso usualmente aparecem menos densas do que o pulmão colabado na TC com contraste.

Fissuras Interlobares

O reconhecimento de um colapso lobar é fundamentalmente baseado no conhecimento das posições normais das fissuras. Isso será descrito com maiores detalhes no Capítulo 26.

Fissura Maior (Oblíqua). No lado direito, a fissura principal ou maior, também referida como oblíqua, separa os lobos superior e médio do lobo inferior. Do lado esquerdo, separa o lobo superior do lobo inferior. As fissuras principais originam-se posteriormente acima do nível do arco aórtico, perto do nível da quinta vértebra torácica, e angulam-se anterior e inferiormente, quase paralelas à sexta costela (Fig. 2-29). Posteriormente, o aspecto superior da fissura principal esquerda é orientado para a direita em 75% dos casos. Elas terminam ao longo da superfície

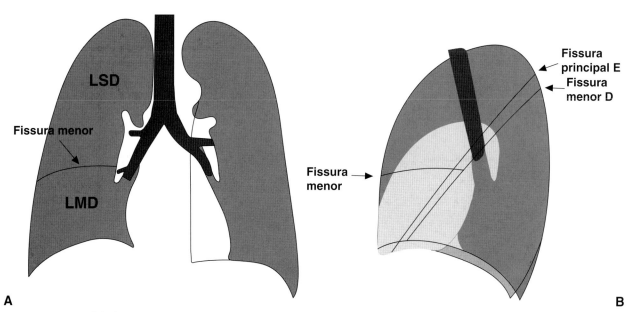

FIG. 2-29. Vista normal de fissuras em radiografias do tórax. **A.** Na projeção frontal as fissuras principais não são, normalmente, visíveis. A fissura menor é visível em 50 a 80% dos casos, mostrando-se, grosseiramente, como linha horizontal, geralmente perto ou sobre o nível anterior da quarta costela. Medialmente ela nasce no nível da artéria pulmonar interlobar e sua parte lateral coloca-se, em geral, inferiormente à sua parte mediana. **B.** Projeção lateral. As fissuras principais originam-se posteriormente, acima do nível do arco aórtico, perto do nível da quinta vértebra torácica. Posteriormente, a parte superior da fissura principal esquerda dirige-se para a frente, em 75%. Terminam ao longo da superfície pleural diafragmática anterior de cada pulmão, vários centímetros atrás da parede anterior do tórax.

pleural diafragmática anterior de cada pulmão e vários centímetros posterior à parede torácica anterior. As fissuras esquerda e direita podem ser identificadas observando-se suas relações com o hemidiafragma esquerdo ou direito ou com as costelas posteriores. As fissuras principais não são claramente visíveis nas radiografais PA e AP, a menos que haja perda de volume pelo lobo inferior.

Nas imagens por TC, as fissuras principais variam nos diferentes níveis que representam. Na parte superior do tórax, as fissuras principais angulam-se posterior e lateralmente a partir do mediastino. Na parte inferior do tórax, as fissuras principais angulam-se anterior e lateralmente a partir do mediastino (Fig. 2-30A). A fissura pode ser vista como uma opacidade linear em cortes obtidos com essa finalidade. Por outro lado, sua posição pode ser localizada pelo reconhecimento de uma faixa avascular de 1-2 cm dentro do pulmão (pulmão adjacente à fissura contendo apenas pequenos vasos), com uma orientação típica.

Fissura Menor (Horizontal). A fissura horizontal, ou menor, separa a parte superior do lobo médio direito do lobo superior direito. Em radiografias frontais (AP, PA), a fissura menor, ou uma porção dela, é visível em 50 a 80% dos casos, mostrando-se como uma grosseira linha horizontal, geralmente situada no nível da quarta costela anterior ou próximo a ela (Fig. 2-29). Seu contorno é variável, mas sua parte lateral é, muitas vezes, visível inferiormente à sua parte mediana. Medialmente, a fissura parece nascer ao nível do hilo direito e da artéria pulmonar interlobar.

Na radiografia de perfil, a parte anterior da fissura aparece, muitas vezes, inferior à sua parte posterior. A parte posterior da fissura pode ser vista terminando na

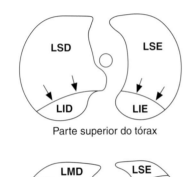
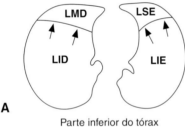
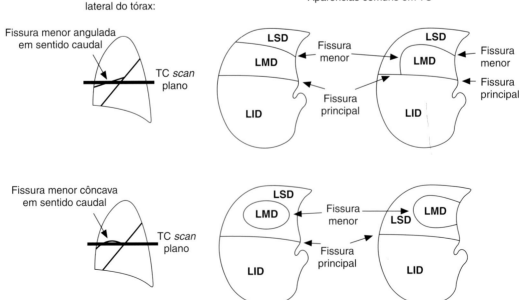

FIG. 2-30. Aspectos normais das fissuras na TC. **A.** As fissuras principais. Na parte superior do tórax elas angulam póstero-lateralmente a partir do mediastino. Na parte inferior do tórax elas angulam ântero-lateralmente. **B.** Fissura menor. O aspecto da fissura menor na TC está relacionado à sua orientação mostrada na radiografia em perfil.

ATELECTASIA

fissura principal ou pode estender-se, posteriormente a esta última, devido à variação na localização das partes dessa fissura, em vista lateral.

Na imagem por TC, a fissura menor tende a ficar paralela ao plano do corte e, assim, é difícil sua visualização. Caracteristicamente, sua posição pode ser inferida por causa de uma larga região avascular na porção anterior do pulmão direito, anterior à fissura principal, no nível do brônquio intermédio. A fissura menor pode ser vista como uma linha distinta, com a mesma aparência da fissura principal, quando os cortes são obtidos com colimação fina.

Quando visível, a fissura menor apresenta aspecto variável, dependendo de sua orientação. Pelo fato de essa fissura geralmente se angular caudalmente, os lobos inferior, médio e superior podem, todos, ser vistos num único corte de TC (Fig. 2-30B). Sendo esse o caso, as fissuras principal e menor podem apresentar um aspecto semelhante. Nesse caso, a fissura principal coloca-se posteriormente e a fissura menor, anteriormente; nessa situação, o lobo inferior fica mais posterior, o superior, mais anterior e o médio, de permeio.

Se a fissura menor for apresentar concavidade caudal, ela pode, por vezes, ser vista em duas localizações ou pode apresentar forma anelar, com o lobo médio entre as linhas das fissuras ou no centro do anel, e o lobo superior, nesse caso, mostra-se na parte mais anterior da fissura.

Atelectasia do Lobo Superior Direito

Radiografia Frontal (AP, PA). Na radiografia frontal, a fissura menor inclina-se para cima (Quadro 2-5; Figs. 2-25 e 2-31A). O aspecto mediano do lobo mantém sua relação com o hilo, e seu aspecto lateral (margeado pela fissura menor) gira em direção ao mediastino superior no sentido horário. O pulmão consolidado e o colabado obscurecem os contornos mediastinais.

Quando o colapso é completo, o lobo superior achata-se como panqueca sobre o mediastino. Pode apresentar uma margem lateralmente côncava representando a fissura menor deslocada ou pode apresentar um limite

---

> **QUADRO 2-5** ACHADOS RADIOGRÁFICOS NA ATELECTASIA DO LOBO SUPERIOR

Radiografia frontal

Aumento mal definido na opacidade na parte superior do tórax

Aparente alargamento do mediastino direito

Silhueta do mediastino superior direito

Desvio da traquéia para a direita

Abaulamento superior e deslocamento da fissura menor

Sinal do S de Golden

Elevação do hilo

Rotação externa do hilo ou do brônquio

Pico justafrênico do lado direito

Radiografia lateral (perfil)

Deslocamento superior e abaulamento da fissura menor

Deslocamento anterior e abaulamento da fissura maior superior

---

lateral convexo, mimetizando a aparência do alargamento mediastinal.

Em pacientes com colapso do lobo superior associado a carcinoma broncogênico (o lobo superior direito é o local mais comum do câncer pulmonar) ou outra lesão em massa produtora de obstrução brônquica, um aspecto característico pode ser visto, ao qual se dá o nome de *sinal do S de Golden*. Esse sinal refere-se a uma combinação de arqueamento para cima do aspecto lateral da fissura menor, devido à perda de volume, e arqueamento para baixo da fissura medial devido à presença da massa hilar (Fig. 2-31A). Dessa combinação resulta um S revertido e raso. Embora descrito como sinal de colapso do lobo superior direito, um aspecto semelhante pode ser visto em qualquer lobo se a fissura que o envolve for visível em perfil.

Desvio da traquéia para a direita pode ser visto como resultado da perda de volume do lobo superior direito. O hilo fica tipicamente elevado, o brônquio intermédio gira para fora, mostrando-se menos vertical que o normal, e a região do lobo superior pode mostrar-se anormalmente densa (Fig. 2-25).

Com a atelectasia do lobo superior, um achado denominado *pico justafrênico* pode ser visto em radiografias frontais, em AP ou em PA (Fig. 2-25). Mostra-se como uma aguda e pequena opacificação triangular, perto da cúpula do hemidiafragma ipsilateral. Relaciona-se ao estiramento de uma fissura acessória inferior ou dobras ou septos na superfície do pulmão adjacente aos nervos frênicos ou ao ligamento pulmonar inferior.

Radiografia Lateral (Perfil). Na radiografia de perfil, a fissura menor curva-se para cima e gira superiormente, sendo ancorada no hilo (Fig. 2-31B). A porção superior da fissura maior curva-se anteriormente de maneira similar, o que faz o lobo assumir a forma de uma fina cunha à medida que vai perdendo volume. O lobo superior colabado mantém seu contato com a parede anterior do tórax. Com acentuada perda de volume do lobo superior, uma cunha muito fina e densa pode ser vista, associada a deslocamento anterior da fissura principal inteira.

TC. Na TC, a fissura menor gira anterior e medialmente e o lobo superior achata-se progressivamente contra o mediastino, margeando seu aspecto lateral (Fig. 2-31C). O lobo colabado mostra-se mais fino perto do hilo do que no ápice, a menos que uma massa hilar esteja presente. O lobo geralmente aparece triangular em secção transversal. A fissura principal contorna a margem posterior do lobo colabado e pode estar curvada anteriormente (Fig. 2-31D e E). Na presença de uma massa hilar, um aspecto semelhante ao sinal do S de Golden é visível com o abaulamento posterior da fissura.

Colapso do Lobo Superior Esquerdo

Radiografia Frontal (AP, PA). Na radiografia frontal, um aumento mal definido da densidade pulmonar é tipicamente visível, e é mais óbvio na porção superior do hemitórax (Quadro 2-6). O aumento da opacidade pulmonar é usualmente associado ao obscurecimento do mediastino

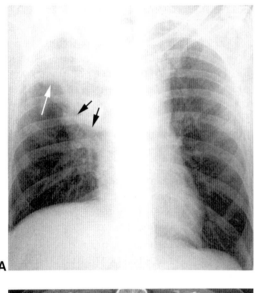
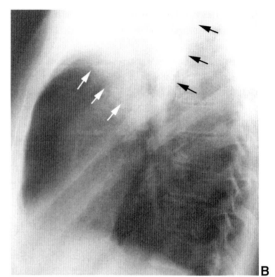
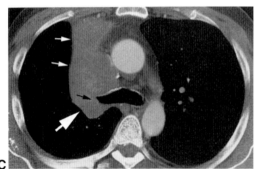
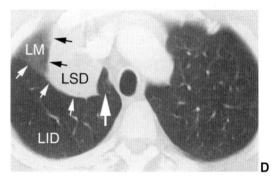
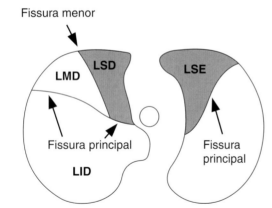
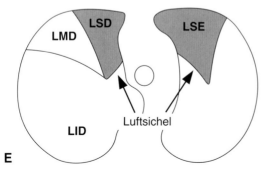

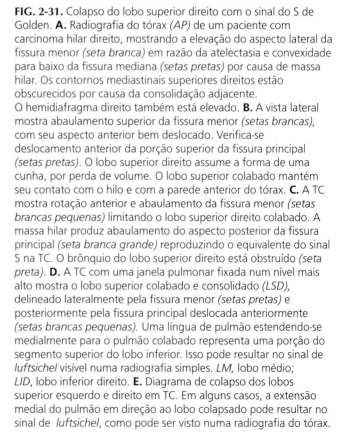

FIG. 2-31. Colapso do lobo superior direito com o sinal do S de Golden. **A.** Radiografia do tórax *(AP)* de um paciente com carcinoma hilar direito, mostrando a elevação do aspecto lateral da fissura menor *(seta branca)* em razão da atelectasia e convexidade para baixo da fissura mediana *(setas pretas)* por causa de massa hilar. Os contornos mediastinais superiores direitos estão obscurecidos por causa da consolidação adjacente. O hemidiafragma direito também está elevado. **B.** A vista lateral mostra abaulamento superior da fissura menor *(setas brancas)*, com seu aspecto anterior bem deslocado. Verifica-se deslocamento anterior da porção superior da fissura principal *(setas pretas)*. O lobo superior direito assume a forma de uma cunha, por perda de volume. O lobo superior colabado mantém seu contato com o hilo e com a parede anterior do tórax. **C.** A TC mostra rotação anterior e abaulamento da fissura menor *(setas brancas pequenas)* limitando o lobo superior direito colabado. A massa hilar produz abaulamento do aspecto posterior da fissura principal *(seta branca grande)* reproduzindo o equivalente do sinal S na TC. O brônquio do lobo superior direito está obstruído *(seta preta)*. **D.** A TC com uma janela pulmonar fixada num nível mais alto mostra o lobo superior colabado e consolidado *(LSD)*, delineado lateralmente pela fissura menor *(setas pretas)* e posteriormente pela fissura principal deslocada anteriormente *(setas brancas pequenas)*. Uma língua de pulmão estendendo-se medialmente para o pulmão colabado representa uma porção do segmento superior do lobo inferior. Isso pode resultar no sinal de *luftsichel* visível numa radiografia simples. *LM*, lobo médio; *LID*, lobo inferior direito. **E.** Diagrama de colapso dos lobos superior esquerdo e direito em TC. Em alguns casos, a extensão medial do pulmão em direção ao lobo colapsado pode resultar no sinal de *luftsichel*, como pode ser visto numa radiografia do tórax.

ATELECTASIA

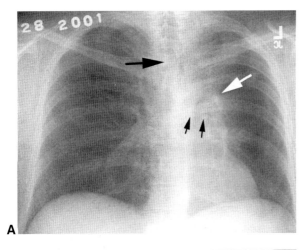

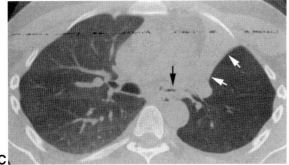

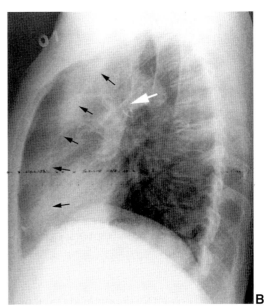

FIG. 2-32. Atelectasia do lobo superior esquerdo associada a broncostenose. **A.** A radiografia frontal mostra desvio da traquéia para a esquerda *(seta preta grande)*, elevação do hilo esquerdo *(seta branca)*, aumento mal definido da densidade do pulmão e obscurecimento do mediastino superior esquerdo e da margem cardíaca. A cunha do arco aórtico, uma estrutura relativamente posterior, permanece bem definida. O brônquio esquerdo principal *(setas pretas pequenas)*, fracamente delineado por um *stent* em sua luz, mostra-se elevado e aparece mais horizontal do que o normal. A margem cardíaca inferior esquerda permanece fortemente definida por causa de uma acentuada perda de volume. **B.** Na vista lateral, o lobo superior esquerdo mostra-se denso, e verifica-se deslocamento anterior da fissura maior *(setas pretas)* que corre paralela à parede anterior do tórax. O stent à esquerda, dentro do brônquio principal esquerdo *(seta branca)* está visível. **C.** Na TC vêem-se abaulamento anterior e deslocamento ântero-medial da fissura principal *(setas brancas)*. O brônquio esquerdo principal *(seta preta)* está estreitado. Um relativo decréscimo na densidade do lobo inferior esquerdo é devido à hiperexpansão compensatória.

superior esquerdo e da margem cardíaca esquerda (por causa do sinal da silhueta; Figs. 2-32A e 2-33A). Contudo, com colapso acentuado, o lobo superior esquerdo pode ficar muito fino, e pode ser difícil reconhecê-lo como anormalmente denso. Nesse caso, o sinal da silhueta pode não ser visto claramente (Fig. 2-26A e B). Se o segmento lingular do lobo superior esquerdo permanecer aerado, a margem cardíaca direita pode mostrar-se bem-definida. Por outro lado, se o colapso lingular não estiver associado ao colapso dos segmentos apicais anterior e posterior do lobo superior, somente a margem cardíaca esquerda fica obscurecida.

Na presença de atelectasia do lobo superior e de desvio anterior da fissura maior, o segmento superior do lobo inferior expande-se para ocupar o ápice do hemitórax. Na radiografia frontal (ântero-posterior), o segmento superior pode insinuar-se entre o lobo superior e o mediastino, resultando em uma interface em que a parte transparente de pulmão faz contato com parte do pulmão colabado. Essa interface pode apresentar-se muitas vezes

QUADRO 2-6 ACHADOS RADIOGRÁFICOS NA ATELECTASIA DO LOBO SUPERIOR ESQUERDO

Radiografia frontal (AP)

Aumento mal definido da opacidade da parte superior do tórax (decrescente com o aumento do colapso)

Sinal da silhueta presente no mediastino superior esquerdo

Desvio da traquéia para a esquerda

Sinal de *luftsichel*

Sinal do boné apical

Elevação do hilo

Rotação externa do hilo ou do brônquio

Pico justafrênico

Radiografia de perfil

Abaulamento anterior e deslocamento da fissura principal

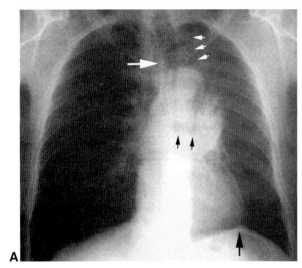 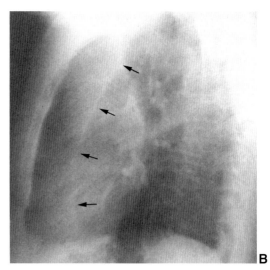

FIG. 2-33. Colapso do lobo superior esquerdo devido a carcinoma broncogênico. **A.** A radiografia frontal do tórax mostra densidade aumentada na região do lobo superior esquerdo, mas uma transparência crescente *(setas brancas pequenas)* no aspecto medial do ápice pulmonar esquerdo representa insinuação do segmento superior aerado do lobo inferior, o denominado *sinal de luftsichel*. Outros achados no colapso do lobo superior esquerdo incluem desvio traqueal *(seta branca grande)*, elevação do brônquio esquerdo principal *(setas pretas pequenas)* e um pico justafrênico *(seta preta grande)*. A massa hilar esquerda representa o carcinoma. **B.** Deslocamento anterior e encurvamento da fissura principal são visíveis na vista lateral.

como uma crescente, e assim foi denominada sinal de *luftsichel* (*luftsichel* significa "ar crescente" em alemão; Fig. 2-33A). Esse sinal não é comum no colapso do lobo superior direito, mas pode por vezes ser encontrado.

Se o segmento superior expandido não alcançar o ápice do hemitórax (usualmente porque a perda de volume não está acentuada), o lobo superior sem ar pode exibir-se com uma sombra de tecido mole em crescente sobre o ápice pulmonar (denominada sinal do *boné apical*), mimetizando um espessamento da pleura apical ou um derrame pleural apical, tumor de Pancoast ou uma coleção extra de líquido pleural (Fig. 2-34). Essa aparência é denominada atelectasia *periférica* do lobo superior. Pode apresentar-se também no lado direito.

Como acontece no lado direito, o colapso do lobo superior esquerdo pode estar associado a um *pico justafrênico* (Fig. 2-33A). Pode ser vista uma elevação do hilo esquerdo; o brônquio principal superior pode mostrar-se elevado e mais horizontal do que o normal; e desvio para a esquerda do mediastino superior e da traquéia está tipicamente presente.

Radiografia Lateral (Perfil). Na radiografia lateral, a atelectasia do lobo superior esquerdo resulta no deslocamento progressivo anterior da fissura principal ao longo de uma linha paralela à parede torácica anterior (Figs. 2-26B, 2-32B e 2-33B. A região pulmonar anterior à fissura deslocada mostra-se anormalmente densa. Com colapso completo, uma faixa densa muito fina pode ser vista ao longo da parede torácica anterior. O hilo esquerdo e os brônquios podem estar deslocados anteriormente.

Tomografia Computadorizada (TC). Cortes de TC mostram a fissura principal com rotação ântero-medial no

colapso do lobo superior (Fig. 2-32C). Se os segmentos lingulares permanecerem aerados, seu aspecto mimetiza de perto o do colapso do lobo superior direito. O sinal de *luftsichel* associa-se a um aspecto em forma de V na margem posterior do lobo colabado, com o segmento superior do lobo inferior estendendo-se medialmente em direção ao lobo colabado (Fig. 2-31D e E).

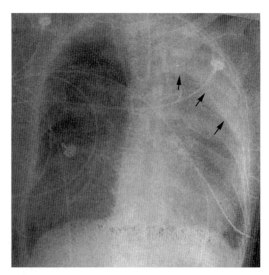

FIG. 2-34. Colapso do lobo superior esquerdo mimetizando espessamento pleural apical. Uma opacidade de tecido mole em crescente no ápice esquerdo representa o lobo superior colabado, limitado inferiormente pelo segmento superior aerado do lobo inferior *(setas)*. Esse aspecto é, por vezes, denominado atelectasia *periférica*.

ATELECTASIA

> **QUADRO 2-7** ATELECTASIA DE LOBO MÉDIO – ACHADOS RADIOGRÁFICOS
>
> **Radiografia frontal**
> Fissura menor invisível
> Opacidade pulmonar aumentada (decresce à medida que o colapso aumenta)
> Obliteração da silhueta cardíaca direita
>
> **Radiografia lateral (perfil)**
> Abaulamento para baixo e deslocamento da fissura menor
> Abaulamento anterior e deslocamento da fissura maior inferior
> Cunha de consolidação pulmonar anterior ancorada no hilo

Colapso do Lobo Médio

Radiografia Frontal (AP ou PA). Na radiografia frontal, a fissura menor é usualmente invisível na presença de atelectasia do lobo médio; ela gira para baixo (como é mostrado na vista lateral) e não fica mais tangente ao feixe de raios X (Quadro 2-7). Dependendo da quantidade de consolidação e do grau da perda de volume, pode ser visto aumento da opacidade pulmonar obscurecendo a margem cardíaca direita (Figs. 2-24A e 2-35A). Com grande perda de volume, o aumento da densidade pode não ser visível (Fig. 2-24A), ou a margem cardíaca direita pode mostrar-se normal. Uma radiografia tirada com o paciente em lordose pode ajudar a mostrar o deslocamento da fissura menor e a área de densidade aumentada, mas esse recurso raramente é empregado na prática médica para esse diagnóstico.

No colapso do lobo médio, a perda de volume pode não ser suficiente para causar deslocamento hilar ou desvio do mediastino.

A atelectasia crônica do lobo médio pode não se resolver mesmo que sua causa original tenha sido aliviada. A presença de inflamação crônica ou de infecção, de bronquiectasia e de fibrose pode evitar a reexpansão (atelectasia cicatricial). A ocorrência de colapso do lobo médio crônico não-obstrutivo é, muitas vezes, denominada *síndrome do lobo médio direito* (Fig. 2-24). Originalmente, tal síndrome foi descrita como ocorrência associada a aumento volumétrico de linfonodo hilar tuberculoso, do qual resulta obstrução brônquica transitória. Tipicamente, o brônquio direito do lobo médio parece pérvio, e broncogramas aéreos dilatados podem estar visíveis no lobo colabado.

Radiografia de Perfil. Na radiografia de perfil, o colapso do lobo médio causa um abaulamento para cima e deslocamento da fissura maior inferior e deslocamento da fissura menor, do que resulta uma opacidade fina em forma de cunha, com seu ápice no hilo (Fig. 2-35B).

O aspecto do colapso do lobo médio direito na radiografia de perfil pode mimetizar líquido dentro da fissura principal. Contudo, em caso de líquido na fissura, a margem inferior da opacidade é geralmente convexa para baixo, em vez de côncava, como é típico do colapso do lobo médio. Se uma fissura menor for vista separada de uma opacidade em cunha, ocorrendo em posição normal, pode ser diagnosticada a presença de líquido na fissura.

Tomografia Computadorizada. Na TC, à medida que o lobo médio perde volume, a fissura menor que normal-

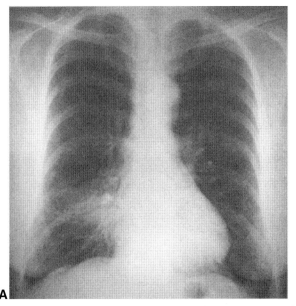
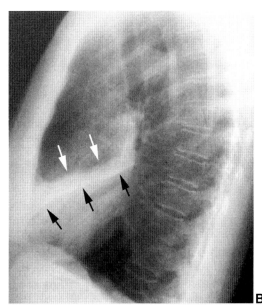

FIG. 2-35. Colapso do lobo médio. **A.** Na radiografia frontal, uma consolidação mal definida obscurece a margem cardíaca direita. **B.** A vista lateral mostra deslocamento para baixo da fissura menor *(setas brancas)* e deslocamento anterior da fissura principal *(setas pretas)*. O lobo médio colabado aparece como uma fina opacidade em forma de cunha com seu ápice no hilo.

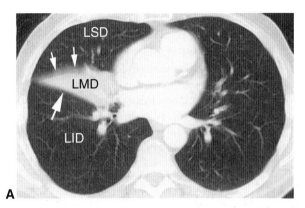
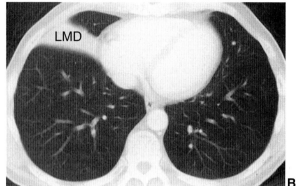
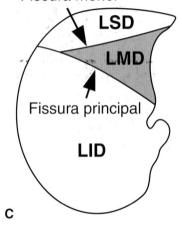

FIG. 2-36. Tomografia computadorizada de colapso do lobo médio direito. **A.** TC do hilo inferior direito mostra deslocamento anterior da fissura principal *(seta grande)* e deslocamento para baixo da fissura menor *(setas pequenas)*. A fissura menor é bem menos definida por causa de sua obliqüidade maior com relação ao plano de corte. O lobo médio colabado e consolidado *(LMD)* apresenta uma típica conformação triangular. Lobo superior direito *(LSD)*. Lobo inferior direito *(LID)*. **B.** Num nível mais inferior, o lobo colabado aparece como uma faixa, limitada pelos lobos superior e inferior. **C.** Diagrama do colapso do lobo médio direito.

mente é difícil de ser vista por localizar-se no plano do corte, sofre rotação inferior e medial, tornando-se, então, visível. O lobo colabado assume forma triangular, com um lado do triângulo confinando com o mediastino e ancorado ao hilo (Fig. 2-36). O ápice do triângulo está dirigido para a lateral do pulmão. O lobo superior é ântero-lateral ao lobo colabado, e o lobo inferior limita-se com ele póstero-lateralmente (ou seja, o lobo médio coloca-se de permeio). Os lobos aerados, usualmente entram em contato lateralmente ao lobo médio colabado e separam esse último da parede torácica lateral.

Colapso do Lobo Inferior

Os achados no colapso do lobo inferior esquerdo são idênticos aos do lobo inferior direito.

Radiografia Frontal (AP ou PA). Com atelectasia moderada, a fissura maior pode não ser visível na radiografia frontal (Fig. 2-28A). Com aumento da perda de volume, a fissura maior apresenta rotação em direção ao mediastino, do que resulta a típica opacidade triangular em forma de cunha do colapso do lobo inferior (Quadro 2-8; Fig. 2-37A). Muitas vezes a porção superior da fissura principal é vista mais claramente. O ápice do triângulo está no hilo, e sua base fica no diafragma. Por causa do ligamento pulmonar inferior, a superfície mediana do lobo inferior mantém seu contato com o mediastino. Com atelectasia total, uma fina cunha de pulmão consolidado pode ser vista adjacente à espinha dorsal (Fig. 2-38A).

O colapso do lobo inferior produz, usualmente, o deslocamento para baixo do hilo (Figs. 2-37A e 2-38A). A artéria pulmonar interlobar é comumente invisível ou mal definida por causa da consolidação do lobo inferior

QUADRO 2-8 ACHADOS RADIOGRÁFICOS NA ATELECTASIA DO LOBO INFERIOR

Radiografia frontal
A fissura principal torna-se visível (porção superior mais bem vista)
Opacidade triangular
Abaulamento para baixo da fissura menor na atelectasia do lobo inferior direito
Deslocamento para baixo do hilo
Invisibilidade da artéria pulmonar interlobar
Obscurecimento do diafragma
Desvio do coração
Sinal da cintura reta (na atelectasia do lobo inferior esquerdo)

Radiografia lateral (perfil)
Obscurecimento do diafragma posterior
Encurvamento posterior da fissura maior (radiografia de perfil)

ATELECTASIA

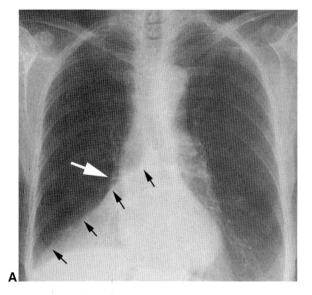

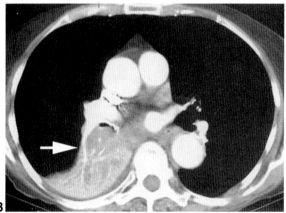

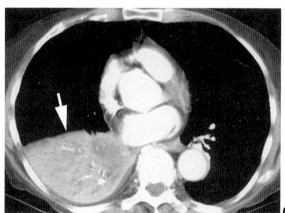

FIG. 2-37. Atelectasia do lobo inferior direito, secundária a carcinoma broncogênico. **A.** A radiografia frontal mostra a aparência triangular típica da atelectasia do lobo inferior direito, margeada pela fissura maior *(setas pretas)*. A porção superior da fissura maior está mais bem-definida. O hilo direito *(seta branca)* está deslocado para baixo, e a artéria pulmonar interlobar é difícil de ser vista. **B.** Verifica-se um estreitamento do brônquio intermédio. Artérias opacificadas são vistas dentro do lobo colabado. A rotação posterior da fissura maior *(seta)* a torna bem visível na radiografia frontal. **C.** Em um nível inferior, a fissura maior *(seta)* está deslocada posteriormente.

adjacente. Obscurecimento do diafragma pode estar presente na radiografia frontal ou na lateral.

O desvio do mediastino comumente está presente. Desvio para a esquerda e rotação do coração podem resultar numa retificação da margem mediastinal esquerda, incluindo a margem cardíaca esquerda, a aorta e a artéria pulmonar. A esse conjunto de sinais denominou-se sinal da "cintura reta" *(flat waist)* (Fig. 2-28A).

A atelectasia do lobo inferior direito pode ter como resultado o deslocamento para baixo da fissura menor, que pode ser visto na radiografia frontal.

Radiografia Lateral (Perfil). Nos estágios iniciais, o colapso do lobo inferior resulta em deslocamento posterior e inferior da fissura maior, que pode ser visto na radiografia lateral (Fig. 2-28B). Contudo, na atelectasia mais severa, o aspecto lateral da fissura maior sofre rotação póstero-medial, o que pode torná-la invisível (Fig. 2-38B). Densidade aumentada toldando a espinha dorsal, em um ponto mais baixo, pode ser o único sinal visível (normalmente a espinha torácica aparece menos densa na parte inferior do tórax do que na parte superior; isso pode não ser verdadeiro na presença de atelectasia ou de consolidação de lobo inferior). Na vista lateral ou de perfil, o hilo e os brônquios podem estar deslocados posteriormente.

Tomografia Computadorizada (TC). Na TC, a fissura maior ou principal sofre rotação póstero-medial a partir do hilo com colapso, pode ser deslocada posteriormente, ou ambos (Figs. 2-28, 2-37 e 2-38). O lobo colabado entra em contato com o mediastino posterior e com a parede torácica póstero-medial e mantém contato com a região mediana do diafragma.

Colapso Combinado dos Lobos Médio e Inferior Direito

Essa situação apresenta-se em pacientes com obstrução do brônquio intermédio. Nas radiografias frontal e lateral, ambas as fissuras deslocadas (maior e menor) podem ser variavelmente visíveis, contornando o pulmão consolidado. Na vista frontal, tanto a margem cardíaca direita quanto o diafragma aparecem com freqüência obscurecidos (Fig. 2-39). Esse aspecto pode mimetizar bem de perto o colapso do lobo inferior direito associado a um hemidiafragma elevado ou derrame pleural subpulmonar. A ausência de uma fissura menor visível num nível mais alto e

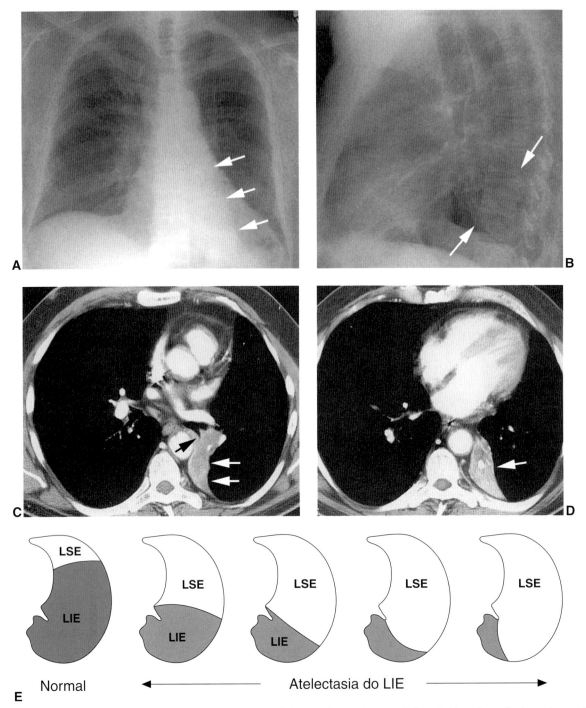

FIG. 2-38. Atelectasia acentuada do lobo inferior esquerdo, secundária a carcinoma broncogênico. **A.** Na radiografia frontal, uma fina cunha de pulmão consolidado *(setas)* é vista adjacente à coluna. Ela representa o lobo inferior colabado. O coração está deslocado para direita. **B.** A incidência lateral demonstra uma tênue opacidade na região do lobo inferior. **C e D.** A TC mostra obstrução do brônquio do lobo inferior *(seta preta)* e acentuada rotação póstero-medial da fissura maior *(setas brancas)*. **E.** Diagrama dos elementos mostrados pela TC no lobo inferior com atelectasia. Com o progresso da atelectasia *(esquerda para direita)*, a fissura maior sofre rotação posterior.

ATELECTASIA

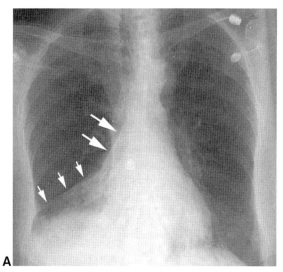 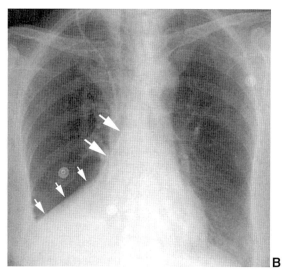

FIG. 2-39. Atelectasia combinada dos lobos médio e inferior direito. **A.** A parte superior da fissura maior *(setas grandes)* é visível, margeando o lobo inferior colabado. Essa fissura maior se junta inferiormente com a fissura menor *(setas pequenas)*, que se encontra deslocada posteriormente. Os lobos médio e inferior direito permanecem parcialmente aerados. **B.** Um dia mais tarde, tanto o lobo médio quanto o inferior estão consolidados (pulmão inundado). A fissura maior *(setas grandes)* e a menor *(setas pequenas)* limitam acentuadamente o pulmão consolidado (inundado). Tanto a margem cardíaca direita quanto o diafragma estão obscurecidos.

o borramento da margem cardíaca direita favorecem o diagnóstico de colapso combinado.

Colapso Combinado dos Lobos Médio e Superior Direito

Essa combinação não pode ser explicada por uma lesão brônquica única, ocorrência denominada "sinal de lesão dupla". Essa situação é mais comum quando o hilo é envolvido por câncer pulmonar, com invasão dos brônquios dos lobos médio e superior, enquanto o brônquio inferior permanece pérvio, podendo também ser visto com múltiplas lesões isoladas, como num paciente com arrolhamentos por muco.

Na radiografia frontal (AP), a opacificação do lobo superior direito obscurece o mediastino superior direito, enquanto a opacificação do lobo médio obscurece a margem cardíaca direita (Fig. 2-40A). Como ambos os lobos anteriores à fissura principal estão colabados, a aparência do colapso combinado dos lobos médio e superior na radiografia de perfil é idêntica à da atelectasia do lobo superior esquerdo (Fig. 2-40B).

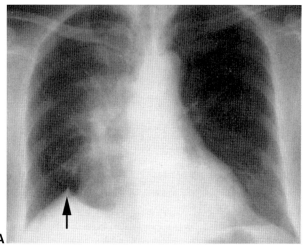 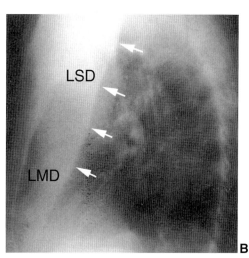

FIG. 2-40. Atelectasia combinada dos lobos médio e superior direito em um paciente com carcinoma broncogênico hilar direito.
A. Verifica-se perda de volume à direita, com desvio do mediastino para o mesmo lado. O contorno mediastinal superior e a margem cardíaca direita estão parcialmente obscurecidos e mal definidos. O hemidiafragma direito está elevado, e um pico justafrênico é visível *(seta)*.
B. A incidência lateral mostra o deslocamento anterior da fissura maior *(setas)* por causa do colapso dos lobos superior direito e médio. Ambos os lobos estão consolidados de forma homogênea. Essa aparência imita a do colapso do lobo superior esquerdo.

Atelectasia Segmentar

A atelectasia segmentar (ou a subsegmentar) pode ser decorrente de obstrução de brônquios segmentares ou subsegmentares por tumor, muco, lesões inflamatórias e outras causas. Tipicamente, é vista como opacidades em forma de cunha estendendo-se a partir do hilo ou envolvendo a periferia do pulmão, com a base da cunha tocando a superfície pleural. Os sinais indiretos de perda de volume estão tipicamente ausentes por causa da pequena porção de tecido pulmonar envolvido.

Atelectasia Laminar Discóide

Áreas lineares de atelectasia, de poucos milímetros a 1 cm de espessura, ocorrem, usualmente, em pacientes com respiração superficial ou excursão diafragmática diminuída. Tendem a ocorrer nas bases pulmonares, vários centímetros acima e paralelas ao diafragma (Fig. 2-41). Cruzam limites segmentares. Podem ocorrer, também, nas regiões mediais infra-hilares, tipicamente formando ângulos de cerca de 45 graus para cima a partir do mediastino. Acredita-se que ocorram por causa do decréscimo da ventilação pulmonar, associada a retenção de secreções. A obstrução brônquica não é uma causa. Têm pouco significado clínico, mas servem como marcadores de função ventilatória diminuída.

Atelectasia Redonda

Esse termo refere-se à presença de colapso pulmonar focal arredondado. Em alguns pacientes, associa-se a invaginação da pleura visceral com conseqüente dobra ou enrolamento da parte pulmonar colabada. Usualmente essa patologia é decorrente de espessamento pleural ou de derrame, e da mesma forma resulta da constrição local de uma expansão pulmonar. Mais comumente, essa patologia resulta de exposição ao asbesto, empiema, derrames tuberculosos, insuficiência renal e neoplasias pleurais, podendo também ocorrer por derrames pleurais de várias outras causas. Nas radiografias simples, a atelectasia redonda pode sugerir neoplasia, mas sua aparência na TC é quase sempre característica.

Para sugerir o diagnóstico de atelectasia redonda ao exame radiográfico e à TC, a opacidade deve ser: (1) redonda ou elíptica; (2) associada a uma anormalidade

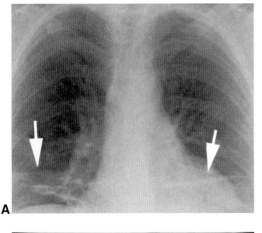
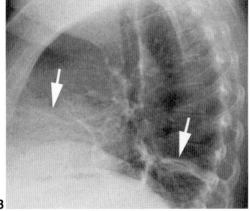
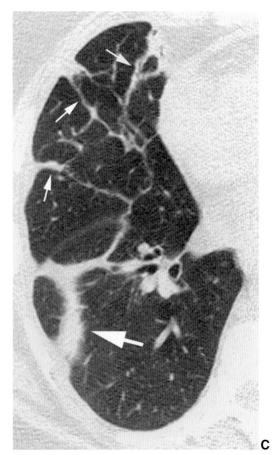

FIG. 2-41. Atelectasia laminar discóide. As radiografias frontal (**A**) e lateral (**B**) mostram a atelectasia laminar discóide *(setas)* nas bases pulmonares, grosseiramente paralelas aos hemidiafragmas. **C.** A TCAR da base direita mostra áreas lineares de atelectasia *(setas pequenas)*. Quando essas áreas estão paralelas ao plano do corte, grandes áreas de opacidade podem ser vistas *(seta grande)*.

ATELECTASIA

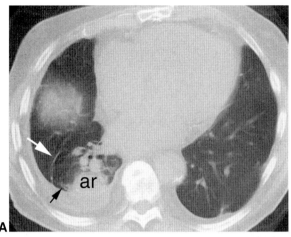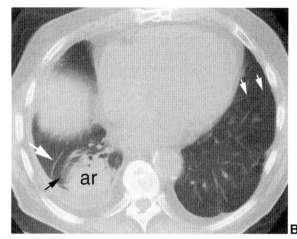

FIG. 2-42. Atelectasia redonda típica associada a derrame pleural. Cortes na TC em dois níveis adjacentes mostram os achados característicos de atelectasia redonda. Pode ser vista uma opacidade elíptica *(ar)*, com localização periférica e contato significativo com a superfície pleural, em contigüidade com um derrame pleural direito. Vasos *(setas pretas pequenas)* curvam-se para o interior do limite da lesão, formando o denominado "sinal da cauda de cometa". O deslocamento posterior da fissura maior *(setas brancas grandes)* indica perda de volume no lobo inferior direito. Para comparação, note a localização da fissura maior esquerda normal *(setas brancas pequenas)*. Como esses achados são típicos, o acompanhamento radiográfico deve ser suficiente.

pleural ipsolateral (derrame ou espessamento pleural); (3) localizada na periferia e com significativo contato com a superfície pleural anormal; (4) associada a encurvamento dos vasos e de brônquios pulmonares dentro dos limites da lesão ("sinal da cauda de cometa"); e (5) associada a perda de volume do lobo afetado (Figs. 2-42 e 2-43; Quadro 2-9).

Se cada um desses critérios para atelectasia redonda estiver presente, o diagnóstico pode ser feito com segurança, e um acompanhamento radiológico deve ser suficiente.

A atelectasia redonda é mais comum nos lobos posteriores inferiores; essa localização é típica de pacientes com derame pleural livre (Figs. 2-42 e 2-43). Em pacientes com derrames bilaterais, a atelectasia pode ser bilateral ou simétrica. A atelectasia redonda em pacientes com fibrose pleural pode localizar-se anteriormente (Figs. 2-44 a 2-46).

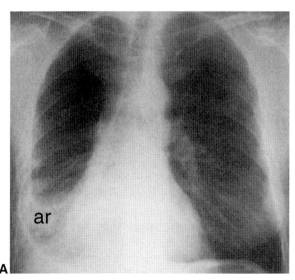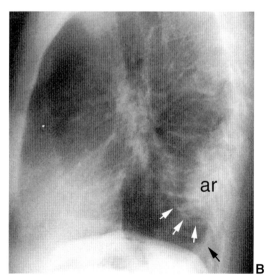

FIG. 2-43. Atelectasia redonda típica associada a derrame pleural. **A.** A radiografia frontal mostra borramento do ângulo costofrênico direito devido ao derrame pleural. Uma opacidade mal definida *(ar)* na base direita representa a atelectasia redonda. Note o deslocamento mediastinal para a direita. **B.** Na vista lateral, uma opacidade elíptica bem-definida *(ar)* é vista posteriormente, com extenso contato pleural. Essa localização, vários centímetros acima do ângulo costofrênico borrado *(seta preta)*, é característica de atelectasia redonda em pacientes com derrame. O encurvamento dos vasos *(setas brancas)* para a região inferior da opacidade reflete o sinal da cauda de cometa. O aspecto, nesse caso, é suficientemente característico para permitir apenas acompanhamento radiográfico.

QUADRO 2-9	ACHADOS RADIOGRÁFICOS E À TC DE ATELECTASIA REDONDA

Opacidade arredondada ou elíptica
Associação com anormalidade pleural ipsolateral
Localização periférica
Contato extenso com a superfície pleural anormal
Sinal da cauda do cometa
Perda de volume lobar
Lobo inferior paravertebral posterior em pacientes com derrame pleural
Aparências atípicas quando associadas à fibrose pleural
Densa opacificação na CT com contraste interno

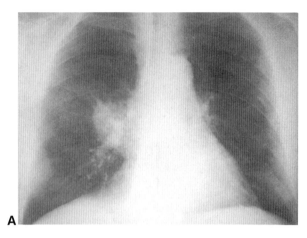

Nas radiografias torácicas, é usual o aparecimento de atelectasia redonda posterior, usualmente mal definida na projeção frontal e bem definida e elíptica na radiografia lateral, mostrando extenso contato pleural. Na maioria das vezes, isso é visto vários centímetros acima de um ângulo costofrênico posterior borrado (Fig. 2-43). Os vasos po-

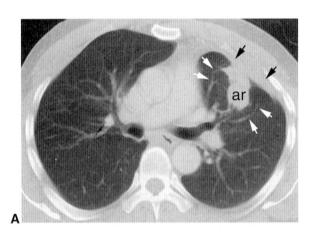

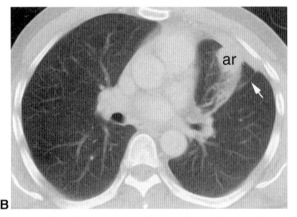

FIG. 2-44. Atelectasia redonda anterior associada a fibrose pleural em paciente com antecedente de tuberculose **A.** A TC mostra espessamento pleural anterior *(setas pretas)*. A forma dessa atelectasia redonda *(ar)* está irregular, mas mantém contato com a superfície pleural e apresenta o sinal da cauda de cometa *(setas brancas)*. **B.** Em um nível inferior, o deslocamento anterior da fissura maior *(setas brancas)* indica perda de volume do lobo superior.

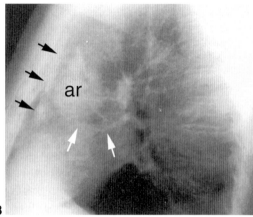

FIG. 2-45. Atelectasia redonda anterior em paciente com espessamento pleural produzido por asbesto. **A.** A radiografia torácica frontal mostra massa recobrindo o hilo direito. Essa aparência sugere carcinoma brônquico. **B.** A radiografia de perfil mostra espessamento e calcificação pleural anterior *(setas pretas)*. O sinal da cauda do cometa *(setas brancas)* é visto adjacente à área da atelectasia redonda *(ar)*. A área da atelectasia parece não estar em contraste com a parede torácica anterior.

dem ser vistos curvando-se em direção à sua margem inferior, formando o sinal da cauda de cometa.

A atelectasia redonda pode formar um ângulo agudo ou obtuso em seu contato com a pleura. Como ela representa pulmão com parênquima colabado, ela pode ser mostrada com significativa clareza com a TC feita após injeção de contraste. Broncogramas aéreos podem ser vistos no interior do pulmão colabado.

Exemplos atípicos de atelectasia redonda são muitas vezes encontrados em pacientes que apresentam espessamento pleural e fibrose em vez de derrame pleural (Fig. 2.45). Tais casos podem mostrar atelectasia redonda, irregular na forma e não associada ao sinal da cauda de cometa, separada da superfície pleural ou ocupando uma locação anterior.

Especificamente, a atelectasia redonda é vista em cerca de 10% dos pacientes com exposição ao asbesto. É usualmente devida a espessamento pleural ou visceral, placas, espessamento pleural difuso ou derrame exsuda-

LEITURAS SELECIONADAS

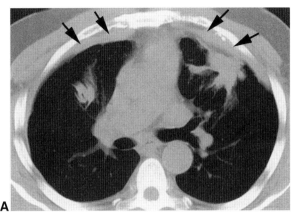 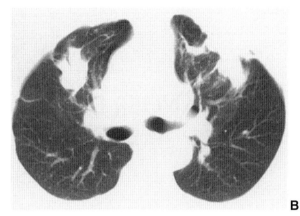

FIG. 2-46. Atelectasia redonda atípica em paciente com espessamento pleural relacionado ao asbesto. **A.** A TC com uma janela de partes moles mostra espessamento pleural anterior com calcificação *(setas)*. Massas pulmonares irregulares são também visíveis. **B.** A TC numa janela pulmonar mostra massas bilaterais. Embora haja evidência do sinal da cauda de cometa em ambos os lados, a massa no pulmão direito não entra em contato com a superfície pleural e a massa no lado esquerdo tem contorno muito irregular. A biopsia de cada massa foi negativa, e o seguimento na TC não mostrou alteração.

tivo, e em geral mostra-se atípica. Os casos atípicos de atelectasia redonda podem representar um problema diagnóstico porque o câncer de pulmão tem incidência maior nos indivíduos expostos ao asbesto. Biopsia por agulha pode ser necessária para a exclusão de carcinoma.

LEITURAS SELECIONADAS

Batra P, Brown K, Hayashi K, Mori M. Rounded atelectasis. J Thorac Imag 1996;11:187-197.

Blankenbaker DG. The luftsichel sign. Radiology 1998;208:319-320.

Davis SD, Yankelevitz DF, Wand A, Chiarella DA. Juxtaphrenic peak in upper and middle lobe volume loss: assessment with CT. Radiology 1996;198:143-149.

Felson B. The roentgen diagnosis of disseminated pulmonary alveolar diseases. Semin Roentgenol 1967;2:3-21.

Genereux GP. Pattern recognition in diffuse lung disease: a review of theory and practice. Med Radiogr Photogr 1985;61:2-31.

Kafttan KR, Wlot JF. Cardiac rotation in left lower lobe collapse: "the flat waist sign." Radiology 1976;118:275-279.

Naidich DP, Ettinger N, Leitman BS, McCauley DI. CT of lobar collapse. Semin Roentgenol 1984;19:222-235.

Reed JC, Madewell JE. The air bronchogram in interstitial disease of the lungs: a radiological-pathological correlation. Radiology 1975;116:1-9.

Rohlfing BM. The shifting granuloma: an internal marker of atelectasis. Radiology 1977;123:283-285.

Shah RM, Friedman AC. CT angiogram sign: incidence and significance in lobar consolidations evaluated by contrast-enhanced CT. AJR Am J Roentgenol 1998;170:719-721.

Westcott JL, Cole S. Plate atelectasis. Radiology 1985;155:1-9.

Woodring JH. The computed tomography mucous bronchogram sign. J Comput Tomogr 1988;12:165-168.

Woodring JH, Reed JC. Types and mechanisms of pulmonary atelectasis. J Thorac Imag 1996;11:92-108.

Woodring JH, Reed JC. Radiographic manifestations of lobar atelectasis. J Thorac Imag 1996;11:109-144.

CAPÍTULO

3

CÂNCER DE PULMÃO E NEOPLASIAS BRONCOPULMONARES

W. RICHARD WEBB

CARCINOMA DE PULMÃO

O carcinoma pulmonar é a doença maligna mais comum encontrada tanto em homens quanto em mulheres. Sua incidência nos Estados Unidos tem subido continuamente desde o início de 1900, e aproximadamente 175.000 novos casos de câncer de pulmão ocorrem anualmente. A incidência de câncer pulmonar é maior nos homens do que nas mulheres, mas no presente está aumentando nestas e diminuindo naqueles.

FATORES DE RISCO DE CÂNCER DE PULMÃO

O **tabagismo** é responsável por 80 a 90% dos cânceres de pulmão. Em fumantes, o risco de câncer de pulmão está relacionado com a idade do início do uso de cigarros (mais jovens, maior risco), com a duração e a quantidade cumulativa da exposição e com a profundidade da inalação. O consumo intenso associa-se a aumento de 20 a 30 vezes do risco de câncer de pulmão nesses fumantes, quando comparados aos não-fumantes. Um decréscimo do risco após a suspensão do tabagismo foi também demonstrado. Carcinomas de células escamosas bem diferenciados, carcinoma de pequenas células, carcinoma de grandes células e, em menor extensão, adenocarcinoma mostram aumento de incidência com o aumento do consumo de cigarros. Cerca de 25% dos cânceres de pulmão em não-fumantes são atribuídos a fumantes passivos.

A **idade aumentada** associa-se a um aumento do risco de câncer de pulmão, que é raro em pessoas com menos de 30 anos.

Exposições ocupacionais a várias substâncias têm sido associadas a 10% dos casos de cânceres de pulmão. Os agentes mais incriminados por essa associação incluem arsênico, níquel, cromo, asbesto, berílio, cádmio, gás mostarda, pesticidas, radônio ou urânio.

A **exposição ao asbesto** representa o risco ocupacional mais bem conhecido de câncer de pulmão e é, também, a exposição mais freqüente na população geral

(Fig. 3-1). Está bem estabelecida a relação dose-resposta entre a gravidade e a duração da exposição ao asbesto com a probabilidade de desenvolvimento de câncer pulmonar. No entanto, o risco representado pela exposição depende não só da quantidade de asbesto à qual uma pessoa é exposta como também do tipo de fibra (risco aumentado com fibras anfíbolas), do uso industrial de asbesto, das condições de exposição e da presença de asbestose. O risco de câncer de pulmão de trabalhadores com exposição intensa é cerca de 5 vezes maior que o de trabalhadores não-expostos. O tabagismo é um risco sinérgico para os indivíduos expostos ao asbesto: o risco de câncer de pulmão é cerca de 20 vezes maior que o risco de trabalhadores expostos apenas ao asbesto e 100 vezes maior que em pessoas não-fumantes e também não-expostas ao asbesto (Quadro 3-1).

A **fibrose pulmonar difusa** tem sido associada a aumento 10 vezes maior do risco de câncer de pulmão. Além disso, pacientes com cicatriz focal pulmonar, particularmente as resultantes de tuberculose, podem desenvolver carcinoma em associação com áreas fibróticas e/ou cicatriciais. Embora infreqüentes, os denominados carcinomas cicatriciais são encontrados na prática médica.

As **doenças pulmonares obstrutivas crônicas** (bronquite crônica e enfisema) constituem um fator de risco para o desenvolvimento de câncer de pulmão, independentemente do tabagismo. Tanto na doença pulmonar obstrutiva crônica (DPOC) quanto na fibrose pulmonar difusa, os mecanismos propostos para o aumento do risco de câncer incluem o decréscimo da depuração de carcinógenos inalados e a metaplasia epitelial.

A **predisposição genética** exerce um papel no desenvolvimento do câncer de pulmão. Em geral, parentes de pessoas com câncer de pulmão apresentam maior risco de desenvolver este tipo de câncer (cerca do dobro) que a população em geral. Esse aumento de risco tem sido associado a oncogenes específicos, defeitos cromossômicos, antígenos HLA- específicos, defeitos enzimáticos e defeitos de proteínas normalmente produzidas por genes supressores de tumor.

TIPOS CELULARES DE CÂNCER DE PULMÃO

QUADRO 3-1 AUMENTO DO RISCO DE CÂNCER DE PULMÃO ASSOCIADO AO TABAGISMO E À EXPOSIÇÃO AO ASBESTO

Fator de risco	Grupo comparativo	Risco relativo
Exposição intensa ao asbesto	Não-exposição	5:1
Fumante pesado	Não-fumante	20:1
Fumante pesado e exposição intensa ao asbesto	Não-fumante e sem hisória de exposição ao asbesto	100:1

TIPOS CELULARES DE CÂNCER DE PULMÃO

O câncer de pulmão foi classificado pela OMS de acordo com sua aparência microscópica (Quadro 3-2). A grande maioria dos cânceres de pulmão é classificada pelos critérios da OMS como um dos quatro tipos histológicos principais: carcinoma de células escamosas (espinocelulares), adenocarcinoma, carcinoma de pequenas células e carcinoma de grandes células. Inúmeros subtipos destes quatro tumores principais também foram definidos, mas a maioria deles tem pouca importância do ponto de vista radiológico.

Estes tipos celulares não são absolutamente distintos. Cerca de 50% de todos os tumores do pulmão apresentam aparências mistas, e daí ser a característica mais diferenciada do carcinoma a empregada para definir seu tipo celular. Muitos tumores classificados dentro de um tipo histológico (p. ex., carcinoma de grandes células), quando examinados com microscópio comum, seriam reclassificados, de acordo com o sistema da OMS, se fossem estudados com microscópio eletrônico. O exame histológico raras vezes permite identificar um tipo específico de células; o diagnóstico histológico de câncer de pulmão limita-se, em geral, à expressão carcinoma broncogênico de pequenas células ou carcinoma de pequenas células.

■ Lesões Pré-Invasivas

Estas lesões são displásicas ou localizadas e incluem a hiperplasia adenomatosa atípica, a displasia escamosa, o carcinoma *in situ* e a hiperplasia pulmonar celular neuroendócrina difusa e idiopática (descrita adiante sob tumores carcinóides).

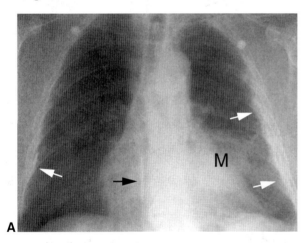

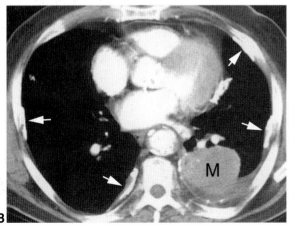

FIG. 3-1. Câncer de pulmão associado com exposição ao asbesto. **A.** A radiografia do tórax mostra uma grande massa *(M)* representando um câncer pulmonar. Calcificações em vários pontos da pleura são visíveis *(setas)*. **B.** A TC mostra massa no pulmão esquerdo *(M)* e placas de calcificação pleural bilaterais *(setas)* típicas da exposição ao asbesto.

QUADRO 3-2 CLASSIFICAÇÃO DE CARCINOMA DE PULMÃO E SUBTIPOS IMPORTANTES NA CLASSIFICAÇÃO DA OMS (1999)

Lesões pré-invasivas
    Hiperplasia adenomatosa atípica
Carcinoma de células escamosas
Adenocarcinoma
Carcinoma broncoalveolar
    Não-mucinoso
    Mucinoso
Carcinoma de pequenas células
Carcinoma de grandes células
    Carcinoma neuroendócrino de grandes células
Carcinoma adenoescamoso
Carcinoma com elementos pleomórficos e sarcomatóide
Tumor carcinóide
    Tumor carcinóide típico
    Tumor carcinóide atípico
Carcinomas do tipo de glândulas salivares
    Carcinoma adenóide cístico
    Carcinoma mucoepidermóide

(Modificada de Travis WD. Pathology of Lung Cancer. Clin Chest Med 2002;23:65-81).

| QUADRO 3-3 | CARCINOMA ESPINOCELULAR |

- 30% dos casos de câncer pulmonar
- Fortemente associado ao tabagismo
- 65% deles nascem em brônquio lobar principal ou em brônquios segmentares
    - Massa endobrônquica
    - Obstrução brônquica
    - Infiltração da parede brônquica
    - Invasão local
    - Massa hilar
    - Atelectasia e consolidação são comuns
- 30% presentes como um nódulo ou massa solitária:
    - Cavitação relativamente comum
- Metástases tardias
- Prognóstico relativamente bom

A **hiperplasia adenomatosa atípica (HAA)** representa uma proliferação broncoalveolar benigna que se assemelha ao carcinoma broncoalveolar mas não preenche seus critérios. Sua incidência é de 5 a 20%. A maioria das lesões tem 5 mm ou menos de diâmetro e são muitas vezes múltiplas. A HAA, na maioria das vezes, é encontrada incidentalmente em amostras, mas pode mimetizar radiologicamente o carcinoma pulmonar (particularmente na TC), fato que pode induzir à ressecção.

Carcinoma Espinocelular

Até recentemente, o carcinoma espinocelular era o mais comum carcinoma pulmonar do tipo celular, representando cerca de 30% dos casos. Associa-se fortemente ao tabagismo (Quadro 3-3).

O carcinoma espinocelular origina-se freqüentemente (65%) nos brônquios lobares principais ou nos brônquios segmentares. Nesta localização, seu crescimento vai resultar em obstrução do lume brônquico, infiltração da parede brônquica e invasão do tecido pulmonar adjacente ou de vasos. Esse tumor tende a produzir sintomas logo no início de seu desenvolvimento por causa de sua localização proximal e endobrônquica e pode ser detectado pelo exame citológico do catarro, antes mesmo de tornar-se visível radiograficamente. Metástases precoces são incomuns e o tumor relaciona-se com um prognóstico de sobrevivência bom (5 anos).

Massa polipóide endobrônquica ou obstrução brônquica é freqüente (Fig. 3-2A). Massa hilar é também comum em razão da localização central do tumor com invasão local e com envolvimento dos linfonodos (Fig. 3-2B).

Atelectasia (Fig. 3-3), consolidação, impactação mucóide e bronquiectasia são achados radiográficos comuns, resultantes da presença de obstrução brônquica (Quadro 3-3). Apenas cerca de 30% dos carcinomas espinocelulares apresentam-se na periferia pulmonar como um nódulo.

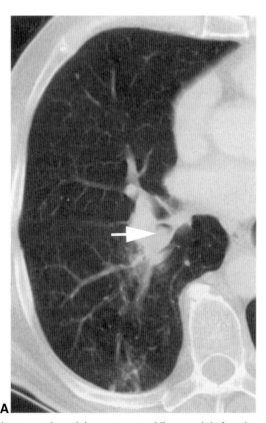
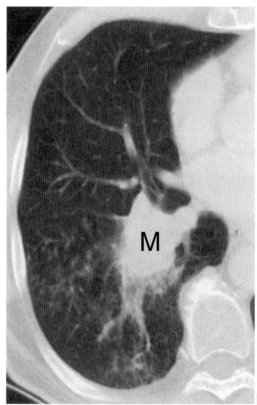

FIG. 3-2. Carcinoma espinocelular com massa hilar e endobrônquica. **A.** A tomografia computadorizada mostra uma massa polipóide *(seta)* no interior do lobo inferior direito, típica do carcinoma espinocelular. **B.** Em nível ligeiramente inferior, o lume brônquico aparece obstruído e a invasão local resultou numa massa hilar *(M)*.

TIPOS CELULARES DE CÂNCER DE PULMÃO

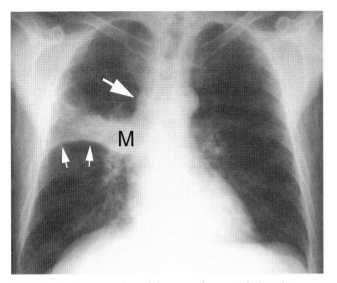

FIG. 3-3. Carcinoma espinocelular com obstrução brônquica e atelectasia. A radiografia do tórax mostra uma massa hilar direita *(M)* com abaulamento para cima da fissura menor *(setas pequenas)*. Desta combinação resulta o "sinal do S de Golden". Aumento de linfonodo mediastinal também está presente *(seta grande)*.

QUADRO 3-4	ADENOCARCINOMA
30 a 35% dos casos de câncer pulmonar são do tipo celular
Associação fraca com tabagismo
Metástases precoces são comuns
75% apresentam-se como um nódulo periférico
Comum nos lobos superiores
Associados a fibrose pulmonar anterior
Muitas vezes mostram-se espiculados

Necrose central e escavação (Fig. 3-4) são mais comuns do que com outros tipos de células.

■ Adenocarcinoma

É o câncer de pulmão do tipo celular mais comum e responde por 30 a 35% dos casos de câncer pulmonar (Quadro 3-4). Como acontece com o câncer de células escamosas, relaciona-se, também, com o tabagismo, embora de maneira mais fraca. Acredita-se que o adenocarcinoma origine-se do epitélio bronquiolar ou alveolar e é caracterizado por diferenciação glandular. Nesse tipo de câncer as metástases precoces são mais comuns e localizam-se, mais comumente, no sistema nervoso central e nas glândulas adrenais. Setenta e cinco por cento desses adenocarcinomas originam-se na periferia pulmonar, apresentando-se como um nódulo pulmonar solitário (Fig. 3-5). Em poucos casos originam-se dentro de grandes brônquios. São mais comuns nos lobos superiores e muitas vezes associam-se a fibrose preexistente (carcinoma cicatricial) ou podem resultar de uma reação dermoplásica no tecido pulmonar circundante.

Por causa de sua margem irregular, o adenocarcinoma apresenta-se muitas vezes mal definido nas radiografias torácicas (Fig. 3-5A). Na TC de alta resolução, o adenocarcinoma que se apresenta como um lobo solitário pode apresentar-se como um nódulo solitário redondo ou lobulado. Freqüentemente sua margem é irregular e espiculada por causa da fibrose pulmonar associada (Fig. 3-5B). Quando de localização subpleural, pode resultar na fina extensão linear para a superfície pleural (p. ex., uma *cauda pleural*; Fig. 3-5C). No exame por TC, podem ser visíveis broncogramas aéreos; embora necrose central seja comum, cavidade visível em radiografia ou em TC é incomun. Quando o adenocarcinoma surge na parede de um brônquio central, torna-se radiograficamente indistinto de um carcinoma espinocelular.

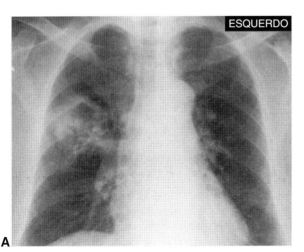
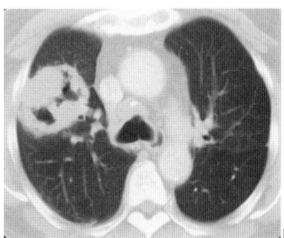

FIG. 3-4. Carcinoma espinocelular com uma massa pulmonar cavitária. **A.** Numa radiografia torácica, uma grande massa cavitária com paredes espessas é visível no lobo superior direito. **B.** A TC mostra que a cavidade apresenta uma parede espessa e nodular. Esta imagem é típica de carcinoma cavitário. Neste caso, o carcinoma seria considerado no estágio T2.

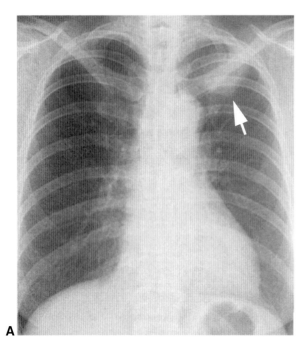
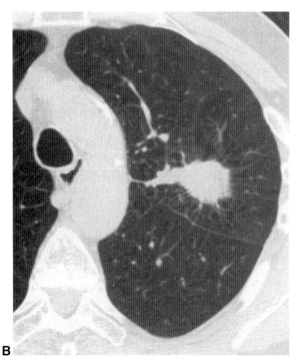
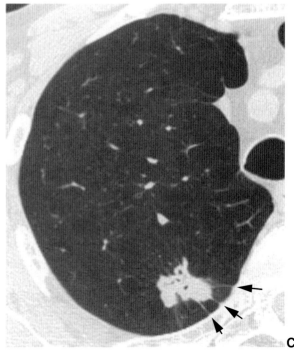

FIG. 3-5. Aparências típicas de adenocarcinoma. **A.** A radiografia torácica de um paciente com adenocarcinoma mostra um nódulo mal definido no ápice do pulmão esquerdo *(seta)*. Adenocarcinomas muitas vezes aparecem mal definidos, por causa de seus limites espiculados e irregulares. **B.** TC de alta resolução em paciente com adenocarcinoma no lobo superior esquerdo – nódulo solitário com um limite espiculado irregular. A forma espiculada resulta usualmente de fibrose pulmonar associada ao tumor. Este tumor deveria ser classificado como tumor no estágio 1 (T1), no sistema de estadiamento de câncer pulmonar. **C.** TC de alta resolução (TCAR) em paciente com adenocarcinoma que se apresenta como um nódulo solitário póstero-superior, no lobo direito. O nódulo apresenta lobulação e espiculação. Suas extensões para a superfície pleural *(setas)* são denominadas caudas pleurais. Tais caudas resultam de fibrose como um franzimento da superfície pleural visceral.

Carcinoma Bronquioloalveolar

O carcinoma bronquioloalveolar (BAC) é um subtipo bem diferenciado do adenocarcinoma e que também tende a ocorrer na periferia do pulmão (Quadro 3-5). Na atual classificação da OMS, o carcinoma bronquioloalveolar é definido como uma invasão dissociada da pleura, de vasos ou do estroma pulmonar. Usando esta definição restritiva, o carcinoma bronquioloalveolar é relativamente raro, respondendo por um pouco mais de 5% dos cânceres de pulmão. Tem um prognóstico muito bom, com uma taxa de sobrevivência em 5 anos em quase 100% dos casos.

O BAC dissemina-se como fina camada celular, usando as paredes dos alvéolos e brônquios como uma rede de sustentação. Este padrão de crescimento é denominado crescimento *lepídico*. Outros tipos de adenocarcinoma em geral invadem e destroem o parênquima pulmonar, à medida que se desenvolvem, em um padrão denominado *crescimento hílico*.

TIPOS CELULARES DE CÂNCER DE PULMÃO

> **QUADRO 3-5** CARCINOMA BRONQUIOLOALVEOLAR
>
> Subtipo de adenocarcinoma
> Tumor não-invasivo, caracterizado por crescimento *lepídico*
> 60% apresentam-se como nódulo solitário
>   Usualmente do tipo celular não-mucinoso
>   Nódulo mal definido com opacidade de vidro moído
>   Broncogramas aéreos e áreas císticas (pseudocavidades)
> 40% mostram-se como consolidações difusas em mosaicos e/ou nódulos
>   Células do tipo mucinoso
>   Consolidação pulmonar resultante de obstrução alveolar por muco
>   Sinal do angiograma em TC
> Prognóstico reservado

Subtipos mucinosos e não-mucinosos de BAC ocorrem em proporções aproximadamente iguais. Esses tipos celulares correspondem às imagens radiográficas.

Mais comumente, o BAC apresenta-se como um nódulo solitário (60%) e, radiograficamente, pode não se distinguir de adenocarcinoma. Sob a forma de nódulo solitário, usualmente, é do subtipo não-mucinoso. Por causa desse padrão *lepídico* de crescimento, as radiografias e a TC mostram, usualmente, um nódulo muito mal definido (Fig. 3-6), muitas vezes com opacidade de vidro moído (Fig. 3-7), contendo broncogramas aéreos e transparências bolhosas. Essas transparências bolhosas representam áreas císticas cheias de ar dentro do tumor, denominadas pseudocavidades (Fig. 3-6B).

Em 40% dos casos, os BAC apresentam um envolvimento pulmonar difuso ou multifocal, com aspecto de consolidação pulmonar ou de múltiplos nódulos mal definidos (Figs. 3-8 e 3-9; ver também Fig. 3-22). Este aspecto é típico do subtipo mucinoso de BAC. Não se sabe ao certo se esse padrão é resultante de origem multicêntrica da neoplasia ou de sua disseminação endobrônquica. Embora o crescimento lepídico típico (as células tumorais vão forrando as paredes alveolares) esteja presente em tais pacientes, a mucina secretada pelo tumor enche os alvéolos, produzindo uma aparência radiográfica de consolidação. O sinal TC de angiograma, no qual vasos opacificados são visíveis dentro do pulmão consolidado, é visto com freqüência se a TC for obtida com infusão de contraste (ver Capítulo 2). Tais pacientes podem apresentar uma produção profusa de secreção aquosa, denominada *broncorréia*, como resultado de uma grande produção de mucina. O BAC difuso tem um prognóstico reservado.

■ Carcinoma de Pequenas Células

O carcinoma de pequenas células é a terceira variedade histológica mais comum de câncer primário do pulmão (15 a 20% dos casos); composto por pequenas células, do tamanho de linfócitos, com escasso citoplasma (Quadro 3-6). Acredita-se que se origine de células neuroendócrinas. A microscopia eletrônica mostra grânulos neurossecretores em muitos casos desses tumores. Junto com o tumor carcinóide ou o tumor carcinóide atípico, o carcinoma de pequenas células é considerado como um tipo de *carcinoma neuroendócrino*. Será descrito logo mais adiante.

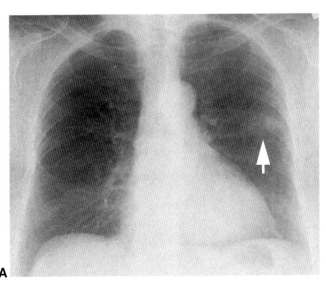
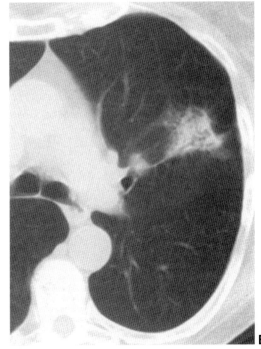

FIG. 3-6. Carcinoma bronquioloalveolar (BAC). **A.** A radiografia do tórax mostra um nódulo muito mal definido *(seta)* no pulmão esquerdo. **B.** O corte de TC de 5 mm de espessura mostra nódulo mal definido, espiculado, irregular, contendo broncogramas aéreos e transparências bolhosas. Esta aparência é típica de BAC focal.

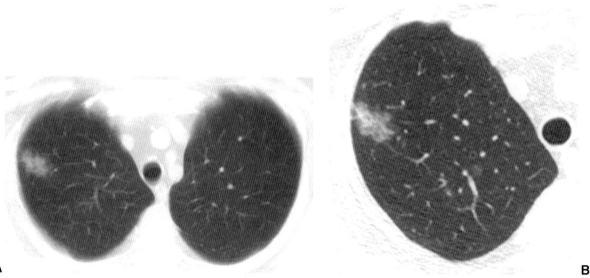

FIG. 3-7. Carcinoma bronquioloalveolar focal. **A.** O corte de TC de 5 mm de espessura mostra um nódulo mal definido. **B.** A TC de alta resolução mostra que o nódulo apresenta, em sua maior parte, opacidade tipo vidro moído. Esta aparência é típica de carcinoma com crescimento lepídico.

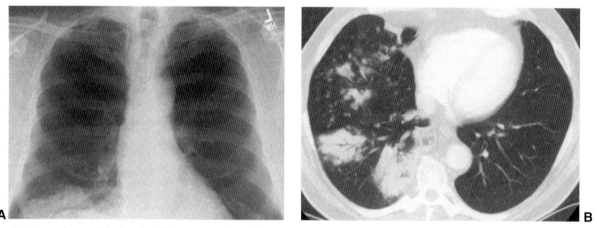

FIG. 3-8. Carcinoma bronquioloalveolar difuso. **A.** A radiografia torácica mostra consolidação na base pulmonar direita. **B.** A TC (5 mm de espessura) mostra áreas múltiplas de consolidação com broncogramas aéreos e numerosos nódulos mal definidos. Estes últimos são tipicamente centrilobulares; eles representam nódulos acinares (ocupam espaços aéreos) e são comuns nos casos de carcinoma bronquioloalveolar difuso.

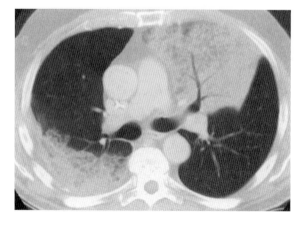

FIG. 3-9. Carcinoma bronquioloalveolar envolvendo ambos os lobos superiores, com consolidações em espaços aéreos e broncogramas aéreos.

TIPOS CELULARES DE CÂNCER DE PULMÃO

QUADRO 3-6 CARCINOMA DE PEQUENAS CÉLULAS

- 15 a 20% dos cânceres de pulmão
- Fortemente associado ao tabagismo
- Carcinoma neuroendócrino
- Síndromes paraneoplásicas comumente associadas
- A maioria localiza-se no brônquio principal ou lobar
- Extensa invasão peribrônquica
- Grande massa hilar ou parailar
- Estreitamento brônquico
- Aumento de tamanho dos linfonodos
- Metástases ao ser diagnosticado em mais de 90% dos casos
- Péssimo prognóstico

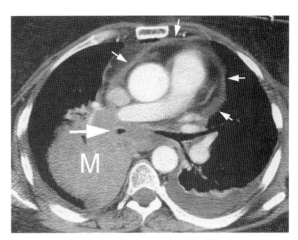

FIG. 3-11. Carcinoma de pequenas células. TC feita com uso de contraste mostra uma grande massa hilar *(M)*. O tumor envolve e estreita o brônquio intermédio *(seta grande)* e estende-se pelo espaço subcarinal. O espessamento do pericárdio *(setas pequenas)* é provavelmente devido à invasão local. Um derrame pleural esquerdo faz-se presente.

É uma causa comum de síndromes paraneoplásicas. Associa-se fortemente ao tabagismo.

O carcinoma de pequenas células tende a ocorrer num brônquio principal ou nos lobares e associa-se a extensa invasão peribrônquica e uma grande massa hilar ou parailar (Fig. 3-10). Massas tumorais endobrônquicas são menos comuns do que nos casos de carcinoma espinocelular, mas a grande massa tumoral freqüentemente comprime brônquios (Fig. 3-11). Atelectasia pode estar associada. Este tumor é comumente associado a acentuado aumento dos linfonodos mediastinais (Fig. 3-12). É, também, uma causa comum da síndrome da veia cava superior (VCS). Sua apresentação como um nódulo pulmonar é muito rara, respondendo por menos de 5% dos casos.

Embora o tumor seja relativamente sensível à radioterapia, seu prognóstico é muito reservado por causa da presença freqüente de metástases distantes quando o diagnóstico é confirmado. O câncer pulmonar de pequenas células não é, em geral, considerado passível de tratamento cirúrgico. Acima de 90% dos casos já estão no estágio IV quando diagnosticados. Casos de carcinoma de pequenas células que se apresentam como nódulos pulmonares ou como massas e que foram curados pela cirurgia podem, de fato, representar casos mal classificados de carcinóide atípico.

■ Carcinoma de Grandes Células

Este termo é empregado para descrever tumores que não mostram diferenciação escamosa ou adenomatosa e que não mostram características típicas de carcinoma de pequenas células. A distinção entre carcinomas de grandes células mal diferenciados e adenocarcinomas pode ser difícil e, de fato, muitos casos classificados por microscopia óptica como carcinomas de grandes células são reclassificados como carcinomas de outros tipos de células, quando submetidos à microscopia eletrônica.

Os carcinomas de grandes células respondem por 10% dos cânceres de pulmão (Quadro 3-7). Tendem a apresentar-se como grande massa periférica; mais de 60% têm mais de 4 cm de diâmetro (Fig. 3-13). Ele é similar ao adenocarcinoma em suas características radiológicas (exceto por seu grande tamanho), em sua estrutura histológica e nas estatísticas de sobrevivência. Como acontece com o adenocarcinoma, tende a metastizar cedo e tem um prognóstico reservado. Associa-se fortemente ao tabagismo.

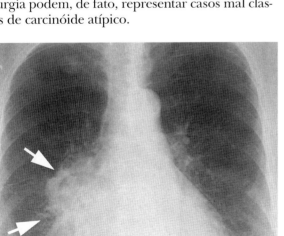
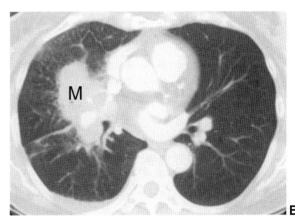

FIG. 3-10. Carcinoma de pequenas células. **A.** A radiografia torácica mostra uma grande massa hilar direita *(setas)*. **B.** Na TC vê-se uma grande massa *(M)*. Espessamento intersticial caracterizado por espessamento septal interlobular no lobo médio indica disseminação local linfática do tumor.

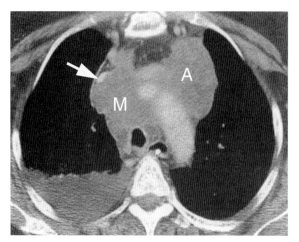

FIG. 3-12. Carcinoma de pequenas células. TC feita com contraste mostra extensa presença de linfonodos mediastinais, típica de carcinomas de pequenas células. A veia cava superior *(seta)* está anteriormente deslocada e acentuadamente diminuída pela massa de linfonodo *(M)* situada no espaço pré-traqueal. Uma grande massa mediastinal de linfonodo *(A)* é visível, bem como um derrame pleural importante no pulmão direito.

O **carcinoma neuroendócrino de grandes células** constitui um importante subtipo de carcinoma de grandes células, diferindo histologicamente de outros tumores neuroendócrinos como carcinomas de pequenas células e tumor carcinóide típico. Como outros tumores, seu prognóstico é muito ruim.

▪ Carcinoma Adenoescamoso

Tal tipo de carcinoma apresenta características histológicas mistas de ambos, adenocarcinoma e carcinoma de células escamosas. Se um microscópio leve for usado para esclarecimento, o carcinoma espinocelular quase sempre responde por alguns percentuais dos cânceres pulmona-

QUADRO 3-7	CARCINOMA DE GRANDES CÉLULAS

10% dos cânceres pulmonares
Fortemente associado ao tabagismo
Justapõe-se a outros tipos celulares
Costuma apresentar-se como grande massa periférica (> 4 cm)
Metástases precoces
Prognóstico reservado

res. Se microscópio elétron for usado, quase um terço dos cânceres pulmonares tem características mistas. Estes tumores geralmente se apresentam como massas na periferia do pulmão e são indistinguíveis de adenocarcinoma ou carcinoma de células grandes. Metástase é comum. Os carcinomas espinocelulares são agressivos e têm um prognóstico ruim.

▪ Carcinoma com Características Pleomórficas, Sarcomatóides ou Sarcomatosas

Este grupo disparatado de tumores inclui aqueles que se caracterizam, patologicamente, por uma combinação de tecidos epitelial e mesenquimal (p. ex., carcinoma de células gigantes, carcinossarcoma, blastoma pulmonar). Estes tumores são raros e podem apresentar-se como massas polipóides endobrônquicas ou grandes massas pulmonares. Seu prognóstico é reservado.

▪ Tumor Carcinóide

O tumor carcinóide origina-se de células neuroendócrinas, na parede brônquica. É classificado como tumor carcinóide típico ou atípico. O *tumor carcinóide típico* tem um baixo grau de malignidade e responde por um pequeno percentual de todos os tumores malignos pulmonares pri-

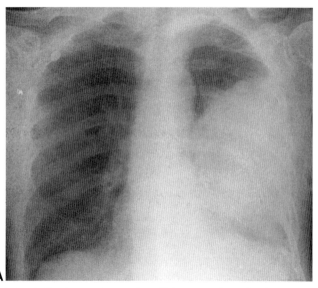
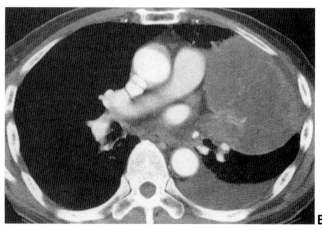

FIG. 3-13. Carcinoma de grandes células. **A.** Radiografia do tórax mostrando uma grande massa no pulmão esquerdo. **B.** Na TC contrastada, uma grande massa ocupa o pulmão esquerdo. Um derrame pleural esquerdo também está presente.

IMAGENS RADIOGRÁFICAS DE CÂNCER PULMONAR

mários. Este tumor, na maioria das vezes, ocorre no brônquio central, apresentando-se como massa endobrônquica localmente invasiva. Metástases são relativamente raras. O *tumor apical carcinóide atípico* é uma variante mais agressiva e tem um prognóstico pior. Os tumores carcinóides típicos, os carcinomas neuroendócrinos atípicos de grandes células e os carcinomas de pequenas células são considerados como tipos diferentes de carcinoma neuroendócrino. Os tumores carcinóides serão descritos pormenorizadamente adiante, por causa de suas características clínicas e radiográficas distintas.

■ Carcinomas do Tipo de Glândulas Salivares

Esses carcinomas do tipo de glândulas salivares, também referidos como carcinomas glandulares brônquicos, incluem o carcinoma cístico adenóide (cilindroma) e o carcinoma mucoepidermóide. São similares a tumores de glândulas salivares nas suas características histológicas e nascem em glândulas das paredes traqueal e brônquica. Respondem por muito menos que 1% de malignidades traqueobrônquicas. Como acontece com os tumores carcinóides, eles são invasivos localmente e metástases são incomuns. Serão discutidos com detalhes a seguir.

IMAGENS RADIOGRÁFICAS DE CÂNCER PULMONAR

Na maioria dos pacientes com câncer de pulmão os achados nas radiografias do tórax são suficientemente característicos para sugerir o diagnóstico e conduzir a uma avaliação clínica apropriada das imagens. Embora o câncer pulmonar possa manifestar-se de formas variadas, uma pequena lista de anormalidades radiográficas é comumente vista. Estas anormalidades refletem a localização e a maneira como o câncer pulmonar nasce e os locais para os quais, na maioria dos casos, ele se propaga. Tais anormalidades incluem a presença de um nódulo pulmonar, evidência de obstrução brônquica com colapso ou consolidação de um lobo ou de um pulmão, massa mediastinal ou hilar e derrame pleural benigno ou maligno.

Embora a freqüência destes achados varie de acordo com o tipo celular do tumor (Quadro 3-8), cada um dos quatro tipos celulares principais do câncer pulmonar (carcinoma de células escamosas, adenocarcinoma, carcinoma de pequenas células, carcinoma de grandes células) pode exibir achados radiológicos similares. Achados radiográficos associados a tumor carcinóide e carcinomas glandulares brônquicas serão discutidos mais adiante, neste capítulo, por causa de seu comportamento biológico e de sua aparência nas radiografias, algo diferentes.

■ Nódulo e Massa Pulmonares Solitários

Aproximadamente um terço dos cânceres pulmonares apresenta-se radiograficamente como um nódulo pulmonar solitário ou como uma massa pulmonar.

Um nódulo pulmonar solitário (Figs. 3-5 a 3-7) é definido, usualmente, como uma opacidade focal visível nas radiografias torácicas ou na TC e é:

1. Relativamente bem definido.
2. Circundado, ao menos parcialmente, por tecido pulmonar.
3. Grosseiramente esférico.
4. Com 3 cm ou menos de diâmetro.

Lesões similares com mais de 3 cm de diâmetro são denominadas *massas* (Figs. 3-1, 3-4 e 3-13). Esta mensuração é usada também para distinguir um carcinoma T1 (3 cm ou menos de diâmetro) de um carcinoma T2 (mais de 3 cm).

Entre os cânceres de pulmão que se apresentam como nódulo ou como massas solitárias, os tipos celulares mais comuns são o adenocarcinoma (40% dos casos), o carcinoma espinocelular (20%), o carcinoma de células grandes (15%) e o carcinoma bronquioloalveolar (10%). Já que este último é considerado como um subtipo de adenocarcinoma, os adenocarcinomas respondem por metade dos casos (Figs. 3-5 a 3-7). O carcinoma de grandes células forma tipicamente uma massa (Fig. 3-3) a qual, no momento do diagnóstico, é maior do que as vistas em outros tipos de células, alcançando, em média, quase duas vezes o diâmetro de um adenocarcinoma ou de um carcinoma broncoalveolar. O carcinoma de pequenas células apresenta-se, raramente, como um nódulo solitário.

Cânceres pulmonares que se apresentam como um nódulo solitário podem ter as aparências radiográficas

QUADRO 3-8	ACHADOS/RX SIMPLES DE CÂNCER PULMONAR, POR TIPO CELULAR*			
Achados	**Escamosos**	**Adenocarcinoma**	**Células pequenas**	**Células grandes**
Nódulo/massa periférica	30%	**75%**	15%	**65%**
Atelectasia	**40%**	10%	20%	15%
Consolidação	20%	15%	20%	25%
Aumento do hilo	**40%**	20%	**80%**	30%
Massa mediastinal	< 5%	< 5%	**15%**	**10%**
Derrame pleural	5%	5%	5%	5%
Sem anormalidades	5%	< 5%	0%	0%
Múltiplas anormalidades	35%	30%	65%	45%

*Achados em negrito: são os que mais ajudam na diferenciação dos tipos celulares. Percentagens aproximadas.

QUADRO 3-9 CARACTERÍSTICAS RADIOGRÁFICAS DE CÂNCER PULMONAR PRESENTE COMO NÓDULO SOLITÁRIO

- Diâmetro > 2 mm
- Mais comum nos lobos superiores
- Margem mal definida, irregular ou espicular
- Lobulado ou com forma irregular
- Contendo broncogramas aéreos ou transparências bolhosas (pseudocavidades)
- Cavidades com parede nodular e espessa (> 15 mm)
- Cavitação sem nível separando líquido de ar
- Ausência de nódulos satélites
- Calcificação ausente ou não típica de doença benigna
- Imagem melhorada em ≥ 15 UH, após infusão de contraste
- Duplica em 30-200 dias

específicas que sugerem o diagnóstico (Quadro 3-9); se a combinação de informações radiológicas, clínicas e laboratoriais for considerada, nódulos pulmonares solitários podem ser diagnosticados em mais de 90% dos pacientes. Esta avaliação radiográfica de um nódulo solitário é um problema importante que comumente se apresenta ao clínico; este tópico será discutido com maiores pormenores, no Capítulo 9. O diagnóstico diferencial de nódulo pulmonar solitário é revisto no Quadro 9-1, também no Capítulo 9.

■ Tumor do Sulco Superior (Tumor de Pancoast)

Tumores que surgem no ápice pulmonar ou perto dele são denominados *carcinomas do sulco superior, carcinoma torácico interior (inlet)* ou simplesmente *carcinoma apical*. O termo **tumor de Pancoast** é reservado para pacientes que apresentam algumas (embora não necessariamente todas) manifestações da síndrome de Pancoast. Aproximadamente 5% dos tumores pulmonares ocorrem no sulco superior; qualquer dos tipos de células citados pode estar envolvido. Tumores do sulco superior associam-se comumente a sintomas por causa de sua propensão a invadir estruturas do interior torácico, incluindo o plexo braquial, gânglios simpáticos do plexo torácico, artéria e veia subclávias (Fig. 3-14) e coluna vertebral.

A síndrome de Pancoast resulta do envolvimento do plexo braquial e de gânglios simpáticos e consiste na seguinte combinação:

1. Dor no ombro.
2. Dor radicular ao longo da distribuição do 8ª cervical e do primeiro e segundo nervos torácicos, por vezes associada a atrofia de pequenos músculos da mão.
3. Síndrome de Horner, consistindo em ptose, miose e anidrose hemifacial.

A síndrome clássica de Pancoast é rara. A maioria dos tumores do sulco superior apresenta-se com dor no

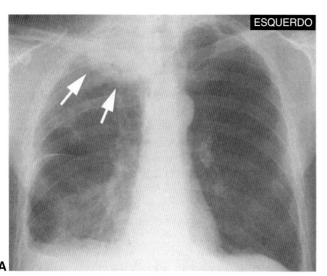

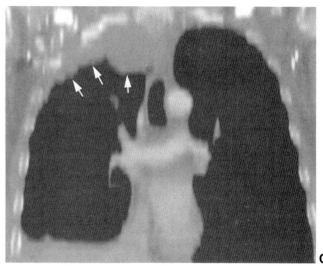

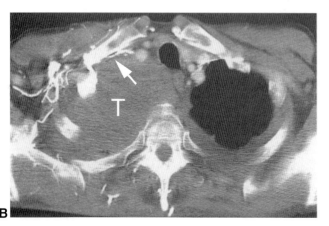

FIG. 3-14. Tumor do sulco superior. **A.** A radiografia do tórax mostra uma massa *(setas)* no ápice pulmonar direito. **B.** A TC após injeção de contraste via braço direito mostra tumor *(T)* ocupando o ápice pulmonar. A obstrução da veia subclávia direita *(seta)* associa-se a muitos efeitos colaterais na parede do tórax. **C.** A TC coronal mostra massa apical *(setas)* estendendo-se ao longo da parede torácica.

IMAGENS RADIOGRÁFICAS DE CÂNCER PULMONAR

ombro ou na escápula, a qual se irradia para o braço e pode associar-se à neuropatia ulnar. A síndrome de Horner está presente em cerca de 25% dos pacientes portadores de tumor do sulco superior; atrofia ou fraqueza dos músculos da mão são incomuns. A invasão tumoral de costelas e corpos vertebrais é comum em pacientes com esta patologia.

Achados radiográficos incluem uma massa apical (60%; Fig. 3-14), unilateral ou espessamento assimétrico pleuroapical (40% dos casos; Fig. 3-15) e destruição óssea (25%). A assimetria na espessura da pleura apical que exceda 5 mm é considerada sugestiva. A presença do capuz apical pode refletir outras doenças que não carcinoma (Quadro 3-10).

Carcinomas do sulco superior, mesmo quando invasivos, podem ser tratados com uma combinação de radiação e ressecção em bloco do tumor e parede torácica adjacente; têm sido relatadas taxas de sobrevivência em 5 anos em 30% dos pacientes considerando esta abordagem.

As contra-indicações a esta terapia combinada incluem, geralmente: (1) envolvimento tumoral de grandes vasos acima do ápice pulmonar, principalmente da artéria e da veia subclávias; (2) extensa invasão do plexo braquial; (3) extensa invasão de corpo vertebral ou invasão do canal espinhal; (4) evidência clínica de envolvimento do nervo laríngeo recorrente ou do nervo frênico; (5) envolvimento do mediastino, incluindo traquéia ou esôfago; e (6) metástases distantes. Alguns pacientes precisam de um reestadiamento desse extenso tumor após quimioterapia para determinar se a ressecção será ou não possível.

A RM em plano sagital ou coronal é vantajosa para retratar tumores apicais. Ela é mais acurada do que imagens de TC no diagnóstico da invasão da parede torácica apical e de sua extensão. A RM é, muitas vezes, obtida no pré-operatório de pacientes com carcinoma de sulco superior, para definir o relacionamento do tumor com os grandes vasos e com o plexo braquial (Fig. 3-16). A avaliação radiográfica do tumor do sulco superior e da extensão da invasão da parede torácica é discutida com detalhes na seção que trata do estadiamento do câncer, logo a seguir.

> **QUADRO 3-10** DIAGNÓSTICO DIFERENCIAL: ESPESSAMENTO PLEUROAPICAL E MASSA APICAL
>
> **Espessamento pleuroapical normal:** espessamentos pleurais uni ou bilaterais são, usualmente, < de 5 mm de espessura e são vistos em 10% de pessoas normais nas radiografias torácicas. Representam cicatrizes pulmonares apicais não associadas a tuberculose, embora sua etiologia não seja clara
>
> **Gordura extrapleural:** a deposição de gordura extrapleural pode resultar em capuzes pleurais lisos e simétricos. Podem ser vistos em pacientes normais e obesos e em pacientes com síndrome de Cushing ou nos que estão recebendo esteróides
>
> **Doença inflamatória (tuberculose):** espessamentos apicais associados a doenças inflamatórias (particularmente TB) são, raramente, a única anormalidade visível. Usualmente estão presentes fibrose do lobo superior, perda de volume, destruição pulmonar ou outras evidências de doença granulomatosa. O capuz é, muitas vezes, bastante irregular em sua aparência, por causa das anormalidades do pulmão adjacente. Num estudo, mostrou variação em sua espessura de 5 mm a 27 mm (média de 16,5 mm). Em paciente com tuberculose, o espessamento gorduroso extrapleural responde pelo maior número de capuzes variavelmente associados a espessamento de pleura e atelectasia pulmonar
>
> **Carcinoma do sulco superior**
>
> **Tumor neural ou outra massa mediastinal posterior:** estas são massas tipicamente localizadas
>
> **Mesotelioma:** o espessamento pleural difuso é visto freqüentemente com esta lesão
>
> **Hemorragia mediastinal:** o sangue derramado no mediastino pode dissecar lateralmente a pleura e penetrar no espaço extrapleural, alcançando o espaço do ápice pulmonar. Disto resulta um capuz apical liso. Isso pode acontecer num rompimento traumático da aorta, sendo mais comum à esquerda
>
> **Fibrose por radiação:** a terapia por radiação pode produzir fibrose pulmonar apical que irá mimetizar um capuz apical. Isto resulta, mais comumente, de irradiação do pescoço, cabeça ou de nódulo supraclavicular
>
> **Colapso periférico do lobo superior:** ocorre quando a parte periférica de um lobo superior colabado cola-se contra a superfície pleural apical (Fig. 2-34). Esta situação já foi relatada numa variedade de condições, incluindo doenças inflamatórias e obstrução brônquica

■ Anormalidades das Vias Aéreas

Anormalidades das vias aéreas são comuns nos casos de câncer pulmonar. Os brônquios segmentares são os mais envolvidos pelos tumores primários, seguidos em freqüência pelos brônquios lobares e pelo brônquio principal. A traquéia, como local de origem do câncer pulmonar, raramente é envolvida.

Radiografias ou TC podem mostrar evidências de estreitamento brônquico ou de obstrução, ou anormalidades que produzem obstrução brônquica secundária: arrolhamento por muco, retenção de ar, atelectasia ou pneumonia obstrutiva. Embora o câncer pulmonar seja uma causa comum de obstrução brônquica, o diagnóstico diferencial toma muito tempo e este fato deveria sempre merecer especial atenção (Quadro 3-11).

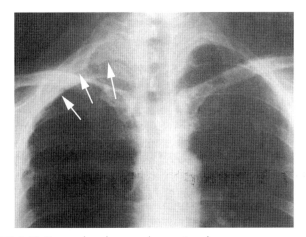

FIG. 3-15. Tumor do sulco superior mostrando-se como um espessamento pleuroapical. Um tumor apical de Pancoast direito *(setas)* mimetiza um espessamento pleural. A segunda costela subjacente está parcialmente destruída.

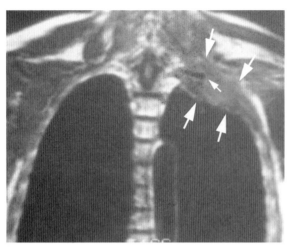

FIG. 3-16. RM de tumor de sulco superior. Imagem coronal ponderada em T1 mostra massa apical que se estende para a parede torácica *(setas grandes)*. A massa envolve a artéria subclávia esquerda *(seta pequena)*.

Anormalidades Brônquicas

Anormalidades brônquicas podem por vezes ser reconhecidas nas radiografias de pacientes com câncer pulmonar, mas a TC é muito mais sensível. Tais anormalidades incluem:

1. Afilamento ou diminuição do lume brônquico, um achado que reflete a tendência dos carcinomas pulmonares de infiltrarem-se ao longo das paredes dos brônquios (Fig. 3-17A); um afilamento de um brôn-

QUADRO 3-11 DIAGNÓSTICO DIFERENCIAL ENTRE ESTREITAMENTO E OBSTRUÇÃO BRÔNQUICA

Congênitos (atresia brônquica, cisto broncogênico, cartilagem deficiente)
Tumor maligno primário
   Carcinoma pulmonar
   Carcinóide típico e atípico
   Carcinoma do tipo glândula salivar
   Sarcoma
Tumor metastático
Linfoma
Tumor brônquico benigno (p. ex., hamartoma)
Papiloma ou papilomatose
Granulomas
   Infecciosos (p. ex., TB, fungos)
   Não-infecciosos (p. ex., sarcoidose, granulomatose de Wegener)
Estreitamentos inflamatórios (muitas causas)
Malacia
   Pós-inflamatória
Policondrite
Corpo estranho
Rolha de muco
Doenças infiltrativas (p. ex., amiloidose)
Compressão por linfonodos aumentados (várias causas)
Broncolitíase
Hematoma traumático ou fratura de brônquio
Pós-operatório (p. ex., transplante de pulmão)

quio, conferindo a seu lume uma aparência de "rabo-de-rato", é altamente sugestivo de carcinoma.
2. Um corte abrupto no lume de um brônquio (Fig. 3-17B).
3. Massa endobrônquica, séssil, irregular, de aparência polipóide (Figs. 3-2A e 3-17C).
4. Espessamento de parede brônquica, envolvendo mais facilmente a parede posterior do brônquio superior direito ou do brônquio intermédio (Figs. 3-17D e 3-24B).
5. Estreitamento luminal liso causado pela infiltração da parede brônquica ou por compressão brônquica por massa extrínseca (Figs. 3-17E e 3-24B).

A tomografia computadorizada é utilizada comumente em conjunto com a broncoscopia, para identificar anormalidades brônquicas em pacientes com câncer pulmonar. Serve para identificar o brônquio prejudicado pela massa, guiando, assim, a broncoscopia e permitindo avaliar melhor a presença e os graus de extensão tumoral para fora do brônquio.

De um modo geral, os achados na TC de uma lesão endobrônquica, de uma oclusão brônquica aguda ou de irregularidade na parede brônquica, apresentam boa correlação com os achados da broncoscopia, mas estreitamentos brônquicos sutis ou oclusão brônquica de evolução lenta podem ser vistos em outras doenças endobrônquicas ou na compressão extrínseca por massa.

Arrolhamento Mucoso

Raramente um tumor que está obstruindo parcial ou totalmente um brônquio causa retenção de muco distal ao ponto de obstrução, enquanto o lobo permanece arejado por causa da ventilação colateral. Isto pode resultar em arrolhamento do muco ou rolhas de muco visíveis nas radiografias ou na TC (Fig. 3-18). Pode ser reconhecido em filmes simples ou em TC por sua ramificação típica, do tipo "dedo em luva", ou aparência de cacho de uva. Na TC, rolhas de muco aparecem com baixa atenuação.

As causas mais comuns do arrolhamento por muco incluem asma, aspergilose broncopulmonar alérgica e fibrose cística. Contudo, em pacientes portadores destas doenças, as rolhas de muco são múltiplas e bilaterais. No paciente com rolhas focais de muco, é aconselhável fazer uma broncoscopia para afastar lesão obstrutiva. Além de ocorrer no câncer pulmonar, a obstrução focal com rolhas de muco pode ser resultante de tumores benignos, estreitamentos ou atresia brônquica congênita.

Retenção de Ar

Um carcinoma que obstrua uma via aérea total ou parcialmente raras vezes causa retenção de ar no pulmão distal ao tumor. Se um brônquio lobar for envolvido, o volume do lobo pode estar aumentado. Se a lesão envolver um brônquio principal, o pulmão distal apresentará um volume normal ou levemente diminuído na inspiração, mas na expiração a retenção de ar será reconhecida. Em alguns pacientes, a retenção de ar pode ser detectada pela hipovascularidade do lobo ou do pulmão envolvido; o pulmão pouco ventilado tende a ter pouca perfusão.

IMAGENS RADIOGRÁFICAS DE CÂNCER PULMONAR

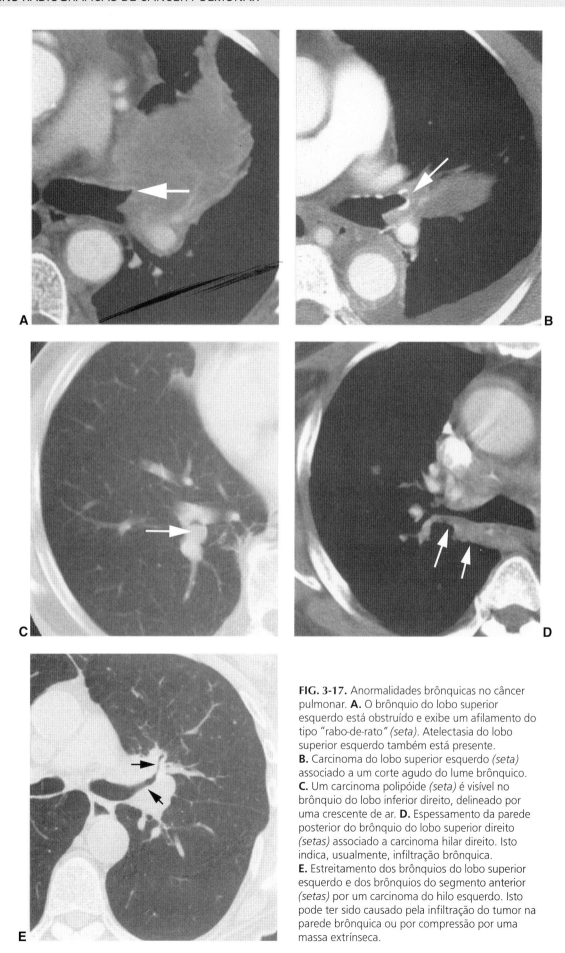

FIG. 3-17. Anormalidades brônquicas no câncer pulmonar. **A.** O brônquio do lobo superior esquerdo está obstruído e exibe um afilamento do tipo "rabo-de-rato" *(seta)*. Atelectasia do lobo superior esquerdo também está presente. **B.** Carcinoma do lobo superior esquerdo *(seta)* associado a um corte agudo do lume brônquico. **C.** Um carcinoma polipóide *(seta)* é visível no brônquio do lobo inferior direito, delineado por uma crescente de ar. **D.** Espessamento da parede posterior do brônquio do lobo superior direito *(setas)* associado a carcinoma hilar direito. Isto indica, usualmente, infiltração brônquica. **E.** Estreitamento dos brônquios do lobo superior esquerdo e dos brônquios do segmento anterior *(setas)* por um carcinoma do hilo esquerdo. Isto pode ter sido causado pela infiltração do tumor na parede brônquica ou por compressão por uma massa extrínseca.

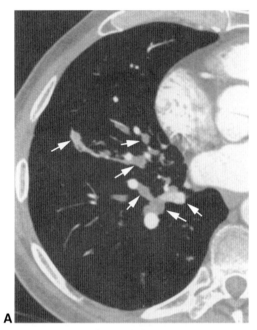

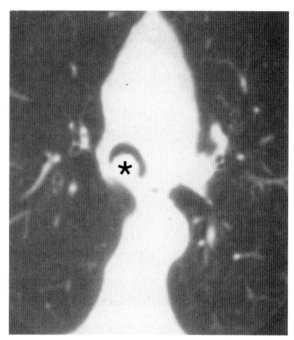

FIG. 3-19. Carcinoma polipóide de células escamosas (*) surgindo na traquéia distal.

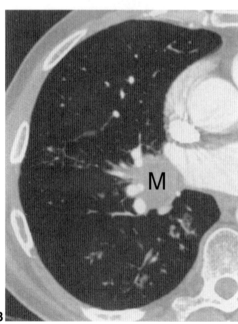

FIG. 3-18. Rolhas de muco em paciente com carcinoma e obstrução brônquica. **A.** Rolhas de muco *(setas)* preenchem brônquios do lobo inferior. Note que os brônquios arrolhados pelo muco dispõem-se adjacentes a artérias pulmonares opacificadas. O pulmão distal permanece aerado. **B.** Em nível mais alto, vê-se massa hilar *(M)* associada a obstrução do brônquio do lobo inferior direito.

Carcinoma da Traquéia

Menos de 1% dos carcinomas pulmonares localizam-se na traquéia. Carcinomas espinocelulares e carcinomas originados em glândulas mucosas (carcinoma adenóide cístico) ocorrem em números quase idênticos. O carcinoma espinocelular surge, mais comumente, na traquéia distal (Fig. 3-19), perto da carina, e pode causar obstrução de brônquio principal; o carcinoma adenóide cístico localiza-se mais comumente na traquéia proximal e, na maioria dos casos, surge na parede posterior ou na parede lateral da traquéia.

Estudos radiográficos podem ser importantes para a sugestão do diagnóstico, porque os sintomas muitas vezes são tardios e não-específicos. Os achados radiográficos são similares aos encontrados nos casos de tumores brônquicos. Contudo, achados de pneumonite obstrutiva ou de retenção de ar não são vistos, a menos que haja envolvimento secundário de um brônquio principal. Estreitamento focal da traquéia, associado a espessamento da corda paratraqueal direita, lesão endotraqueal focal, ou uma massa mediastinal são os achados mais comuns (Fig. 3-20B). Se o exame radiográfico levantar suspeita de uma lesão traqueal, deve-se fazer avaliação por TC e broncoscopia. A cirurgia pode ser curativa se o diagnóstico for feito antes de invasão mediastinal. Os tumores traqueais também são discutidos no Capítulo 22.

■ Atelectasia, Consolidação e Envolvimento Parenquimatoso Difuso

Atelectasia e consolidação. Quase a metade de todos os cânceres pulmonares mostra atelectasia e/ou consolidação associadas, resultantes de obstrução de brônquios principais ou segmentares. A atelectasia é comum, envolvendo um segmento, um lobo ou um pulmão inteiro (Fig. 3-3). Infecção e pneumonia ou abscesso pulmonar podem complicar o quadro.

O grau da perda volumétrica associada à atelectasia obstrutiva é variável. O pulmão afetado pode estar completamente sem ar e reduzido a seu volume mínimo. Por outro lado, o lobo ou o pulmão obstruído pode encher-se com material descamado e com muco e perder um pouco de seu volume próprio. Em ambas os casos a ausência

IMAGENS RADIOGRÁFICAS DE CÂNCER PULMONAR

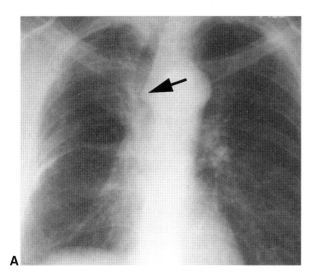

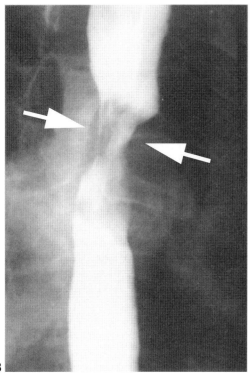

FIG. 3-20. Carcinoma espinocelular da traquéia, com invasão do mediastino e envolvimento do esôfago. **A.** Radiografia simples mostra deslocamento da traquéia para a direita, por uma grande massa mediastinal *(seta)*. Estreitamento focal da traquéia por massa endobrônquica está presente. **B.** O esofagograma mostra compressão esofagiana e estreitamento *(setas)* por compressão por invasão tumoral.

de broncogramas aéreos é sugestiva de obstrução (Capítulo 2).

Pneumonia obstrutiva é uma manifestação comum de obstrução brônquica no câncer pulmonar e é visível em cerca de 35% dos pacientes com carcinoma espinocelular. Este termo refere-se à presença de atelectasia obstrutiva, dilatação brônquica, arrolhamento mucoso, fibrose e consolidação do parênquima por macrófagos cheios de lipídios e de células inflamatórias. Esta entida-

de, por vezes, é denominada *pneumonia lipóide endógena*, ou *pneumonia dourada* por causa de sua cor amarela vista na patologia macroscópica. A presença de infecção não é mandatória. Na radiografia torácica, consolidação pulmonar e perda de volume estão tipicamente presentes. Na TC, a obstrução brônquica por tumor, a consolidação pulmonar e brônquios dilatados pela presença de líquidos ou de muco dentro do pulmão consolidado ("broncogramas mucosos") são vistos com freqüência, particularmente quando se utiliza solução de contraste (Fig. 3-21). Broncogramas aéreos estão quase sempre ausentes. Contudo, broncogramas aéreos são por vezes vistos na presença de uma lesão central, parcialmente obstrutiva, associada a colapso e consolidação. Broncogramas aéreos são vistos também em pacientes com carcinoma bronquioloalveolar que mostra consolidação. Áreas de necrose no interior da massa tumoral ou no pulmão são por vezes visíveis na TC.

Tipicamente, um carcinoma pulmonar envolve um único brônquio, disso resultando colapso segmentar, lobar ou pulmonar, distal à lesão. Foi sugerido que o colapso de dois segmentos ou lobos que não pode ser explicado pela presença de lesão brônquica única (p. ex., o lobo superior e o médio colabados, com o lobo inferior normal) indicaria maior probabilidade de tratar-se de um processo benigno do que de um câncer pulmonar. Esta associação de duas ou mais lesões endobrônquicas com doença benigna é denominada *sinal de lesão dupla* (Fig. 1-40, no Capítulo 1). Raramente um carcinoma pulmonar hilar produz este sinal de lesão dupla, uma delas iniciando-se num brônquio e invadindo ou comprimindo um outro. Em qualquer paciente com persistência de

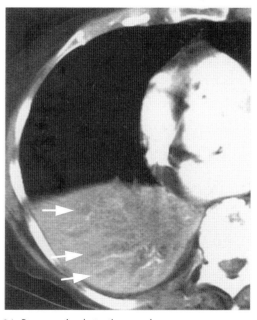

FIG. 3-21. Pneumonia obstrutiva com broncogramas mucosos presentes. Neste paciente com carcinoma hilar direito, a consolidação do lobo inferior direito está associada a uma perda mínima de volume. Isso é típico de pneumonia obstrutiva. Broncogramas mucosos *(setas)* são visíveis.

obstrução brônquica independentemente dos segmentos ou lobos envolvidos, a TC e a broncoscopia são exames recomendáveis.

Consolidação no Carcinoma Bronquioloalveolar

Quarenta por cento dos pacientes com carcinoma bronquioloalveolar (BAC) mostram imagens radiográficas de envolvimento difuso do pulmão pelo tumor; estas imagens são tipicamente de BAC do subtipo mucinoso. Embora a maioria dos pacientes exiba uma combinação de imagens, o padrão radiológico predominante de BAC difuso mostra:

1. Consolidação em mosaicos, ou lobar ou difusa, com broncogramas aéreos (60%; Figs. 3-8, 3-9, 3-22A).
2. Múltiplos nódulos mal definidos (30%; Figs. 3-8B e 3-22B).
3. Opacidade em mosaicos, lobar ou opacidade difusa com aspecto de vidro moído (10%).

A consolidação em pacientes com BAC é, muitas vezes, indistinta da pneumonia, quando vista em RX simples do tórax. Contudo, em alguns pacientes, a consolidação mostra-se associada a opacidades lineares adjacentes ou a margem espiculada, refletindo o mesmo tipo de resposta fibrótica vista em pacientes com BAC e que apresentam nódulos solitários.

Na TC, a consolidação mostrada por pacientes com BAC apresenta tipicamente baixa atenuação; isto representa, em grande parte, a presença de fluido líquido e de muco produzidos pelo tumor. Se for infundido um agente de contraste, os vasos pulmonares destacam-se dentro das áreas de consolidação. Este fenômeno foi denominado de sinal TC de angiograma e reflete a baixa densidade do pulmão consolidado (Fig. 2-6 no Capítulo 2). Este sinal é típico no BAC e, portanto, deveria sugerir este diagnóstico, mas ele também pode ser visto em muitas outras causas de consolidação, particularmente se a infusão de contraste for feita rapidamente. Nos casos de BAC, a consolidação pulmonar não está associada a obstrução brônquica; contudo, broncogramas aéreos podem estar ausentes devido à presença de líquido dentro dos brônquios.

Nódulos mal definidos associados a BAC refletem áreas focais de consolidação e apresentam as características típicas dos nódulos ocupantes de espaço aéreo (Figs. 3-8B e 3-22B). Freqüentemente medem de 5 mm a 1 cm de diâmetro, mas podem ser maiores. Na TC, eles geralmente se mostram com localizações centrilobulares.

Disseminação Linfática de Tumor

Carcinomas pulmonares disseminam-se, usualmente, via sistema linfático. O envolvimento difuso dos linfáticos pulmonares tem como resultado a disseminação linfática do carcinoma, muitas vezes associada a aumento de tamanho de linfonodo hilar e derrame pleural. O aspecto clássico é de uma acentuação unilateral ou assimétrica das marcas pulmonares intersticiais, as quais podem associar-se às linhas B de Kerley; contudo, aparências atípicas são comuns. A TC de alta resolução mostra tipicamente espessamento septal interlobular (Fig. 3-23), espessamento do interstício peribroncovascular e espessamento de fissuras.

■ Massa Hilar e Mediastinal ou Aumento de Tamanho dos Linfonodos

O aumento de tamanho dos linfonodos mediastinais e hilares é detectado radiograficamente em até 35% dos cânceres pulmonares na ocasião do diagnóstico, embora 50% deles mostrem evidências de metástases nos linfonodos durante a cirurgia. O diagnóstico de massa hilar e de massa mediastinal e de aumento do volume dos linfonodos será discutido com detalhes em outros capítulos.

O **aumento de tamanho hilar** pode refletir o surgimento de tumor primário numa localização central (usualmente resulta em massa hilar, que já pode ser grande, com margem mal definida; Fig. 3-24) ou metástases para os linfonodos hilares de um tumor pulmonar periférico primário (usualmente uma massa hilar bem definida; Fig. 3-25).

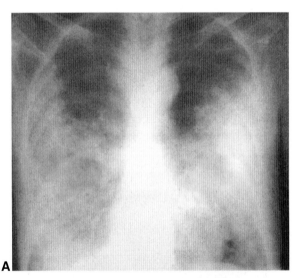
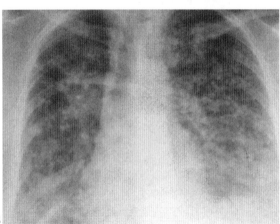

FIG. 3-22. Carcinoma bronquioloalveolar (BAC). **A.** BAC com consolidação bilateral dos pulmões. **B.** BAC com múltiplos nódulos bilaterais mal definidos.

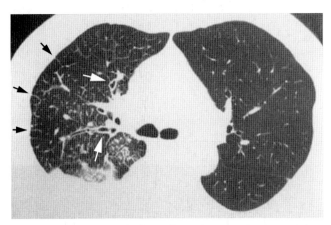

FIG. 3-23. Disseminação linfática de carcinoma pulmonar. TC de alta resolução mostra os achados típicos de espessamento septal interlobular unilateral *(setas pretas)* e espessamento do interstício peribroncovascular *(setas brancas)*. Um derrame pleural à direita está também presente.

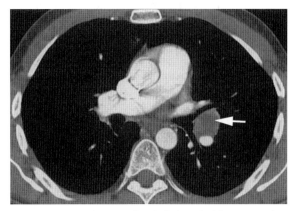

FIG. 3-25. Aumento de tamanho de linfonodo hilar esquerdo *(seta)* devido à metástase de um câncer periférico. A massa hilar tem margem bem acentuada.

Massa hilar é comum nos carcinomas espinocelulares. O aumento de tamanho dos linfonodos hilares associado a uma massa central é característico do carcinoma de pequenas células (Quadro 3-8). O aumento do tamanho hilar é o primeiro sinal a ser detectado pela radiografia em 10 a 15% dos casos de câncer pulmonar. Anormalidades das vias aéreas (estreitamento ou obstrução) são comuns, mas não são observados em todos os casos de pacientes com aumento de linfonodos hilares ou de massa hilar.

Metástases em linfonodos mediastinais são comuns em pacientes com carcinoma pulmonar, ocorrendo em até 40% dos casos no momento do diagnóstico, dependendo do tamanho, da localização e do tipo celular de tumor primário Tais metástases são encontradas em cerca de 20% dos pacientes com um pequeno nódulo pulmonar como único achado radiográfico.

Contudo, o aumento dos linfonodos mediastinais é uma anormalidade incomum nas radiografias simples, quando em sua fase inicial (Quadro 3-8). Quando visível na radiografia, o aumento de um linfonodo em geral está limitado à parte média do mediastino e está associado a uma massa hilar ou massa pulmonar visível. Os locais mais comuns de linfonodos mediastinais aumentados de tamanho e vistos em radiografias simples são: mediastino direito paratraqueal relacionado com tumores do lado direito; janela aorticopulmonar para os tumores do lado esquerdo. Os linfonodos subcarinais são comumente envolvidos, mas são de difícil reconhecimento em radiografias simples, a menos que bem grandes. É raro o envolvimento radiográfico de linfonodos sem envolvimento hilar.

Em alguns pacientes com carcinoma pulmonar, uma massa mediastinal pode ser a primeira e única anormalidade apresentada, ocorrendo na ausência de uma massa pulmonar visível. Essas massas mediastinais podem localizar-se no mediastino médio, envolvendo o grupo prétraqueal de linfonodos, ou podem ter localização mais atípica, ocorrendo muitas vezes mais no mediastino anterior do que no médio. São usualmente carcinomas de pequenas células ou carcinomas mal diferenciados.

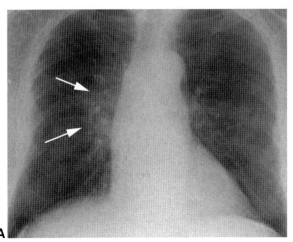

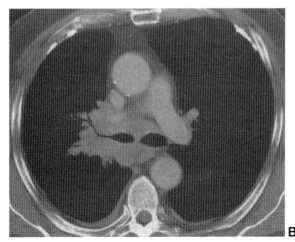

FIG. 3-24. Carcinoma hilar direito em paciente com história de exposição ao asbesto. **A.** A radiografia torácica mostra uma massa hilar direita mal definida *(setas)*, o que é típico de carcinoma que se origina no hilo. Espessamento pleural e calcificação típicos da exposição ao asbesto são visíveis. **B.** Uma grande massa com margens mal definidas, hilar direita, envolve e estreita o brônquio do lobo superior direito. Esta aparência é muito típica de carcinoma de pequenas células.

Anormalidades Pleurais

Massas ou Derrames Pleurais

Pequenos derrames pleurais são comuns em pacientes portadores de câncer pulmonar, ocorrendo em 5 a 15% dos casos. Eles podem resultar de metástases pleurais, de obstruções linfáticas no hilo ou no mediastino ou de doenças pulmonares inflamatórias associadas a obstrução brônquica. O termo *derrame maligno* deveria ser reservado para derrames contendo células malignas. A presença de derrame pleural, particularmente quando sanguinolento, indica um mau prognóstico para o câncer pulmonar, mas apenas a confirmação de derrame maligno afasta a possibilidade de tratamento cirúrgico.

Radiografias em decúbito, ultra-som e TC são métodos sensíveis para detectar derrame pleural. Na TC, a presença de espessamento ou de nódulos em associação com derrame pleural deveria ser considerada altamente suspeita de malignidade. Contudo, derrames malignos ocorrem, tipicamente, sem espessamento pleural visível. O envolvimento extenso do espaço pleural, mimetizando mesotelioma maligno, é visto algumas vezes, particularmente em pacientes com adenocarcinoma.

Pneumotórax

Pneumotórax espontâneo raramente associa-se a carcinoma broncogênico; resulta, usualmente, de invasão direta da pleura visceral ou de cavidade (Fig. 3-26). Por vezes, a obstrução de via aérea por causa da lesão endobrônquica proximal causa ruptura subpleural, com produção de pneumotórax.

Pneumotórax ex-vácuo (pneumotórax por vácuo) é uma ocorrência rara no câncer pulmonar. Ocorre em presença de colapso lobar agudo por causa da obstrução brônquica. Um repentino decréscimo na pressão intrapleural em torno do lobo colabado resulta na drenagem de gás do sangue e dos tecidos para o espaço pleural. Nas radiografias ou em cortes de TC pode-se verificar, nesse caso, uma coleção crescente de gás localizada no espaço pleural que envolve o lobo colabado (Fig. 3-27). É uma ocorrência mais comum no lobo superior direito e que se resolve quando a obstrução é aliviada.

Câncer Pulmonar não Localizado

O câncer pulmonar que se apresenta como um nódulo solitário pode ser difícil de ser visto em radiografias torácicas. A prova real da existência de um câncer é determinada por: (1) a clareza de seus limites, (2) a complexidade visual da região na qual o câncer oculto é observado, (3) seu tamanho e (4) sua densidade. Cânceres, em geral, escapam à visão nas radiografias do tórax por causa de sua pobre visibilidade, sendo mal definidos, localizados em áreas pulmonares complexas difíceis de avaliar (p. ex., no ápice pulmonar, nas regiões pulmonares periilares, no ângulo costofrênico posterior e projetado sob o domo diafragmático) ou muito pequenos.

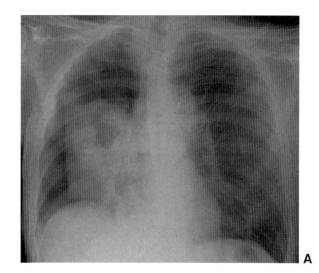
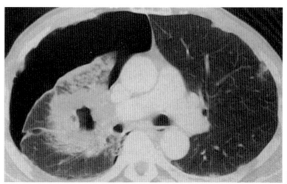

FIG. 3-26. Carcinoma cavitário espinocelular com pneumotórax em radiografia do tórax (**A**) e em TC (**B**).

Cânceres pulmonares com menos de 5 mm são muito difíceis de serem visualizados e outros, não tão pequenos, também o são. Sua média de tamanho está em torno de 1,5 cm de diâmetro, mas podem chegar até mais de 3 cm. Nas radiografias torácicas, a maioria (80%) dos cânceres não visualizados localizam-se num lobo superior, predominando no lobo superior direito (50% dos cânceres não visualizados). Os cânceres que passam despercebidos nos exames radiográficos são mais comuns nas mulheres do que nos homens. As radiografias de perfil costumam mostrar tais lesões melhor do que as frontais.

Cânceres podem deixar de ser diagnosticados quando as radiografias são interpretadas prospectivamente, mas podem ser visíveis na revisão (retrospecto). Esta situação não significa em tratamento inadequado do paciente. A taxa de detecção para nódulos de 1 cm de diâmetro varia de 40 a 90%. Em pacientes com lesões imperceptíveis, até 25% dos cânceres visíveis passam despercebidos, mesmo por observadores experientes e mesmo quando se sabe que existe um câncer presente.

Cânceres podem também deixar de ser vistos na TC, mesmo quando o propósito de tal exame (escaniografia) destina-se a demonstrar câncer pulmonar, por ser alta a suspeita do observador. Esses cânceres que passam despercebidos podem ser pequenos e endobrônquicos ou solitários. Os nódulos solitários que escapam ao exame

MANIFESTAÇÃO CLÍNICA DE CÂNCER PULMONAR

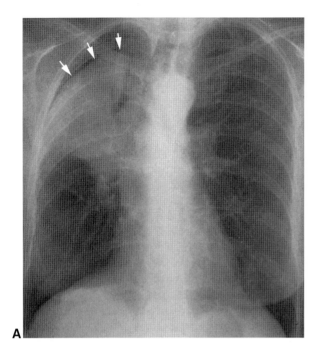

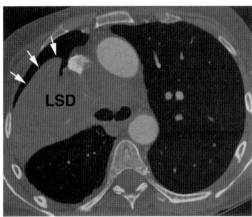

FIG. 3-27. Pneumotórax produzido por vácuo num caso de carcinoma de pequenas células que está obstruindo o brônquio do lobo superior direito. **A.** A radiografia torácica mostra uma massa hilar direita e colapso do lobo superior direito associado com pneumotórax apical *(setas)*. **B.** Na TC vê-se colapso do lobo superior direito *(LSD)* encapuzado por um pneumotórax *(setas)*. O brônquio do lobo superior direito está obstruído e invisível. Esta imagem é típica de pneumotórax por vácuo.

radiológico em geral têm menos de 3 mm, são indistinguíveis dos vasos adjacentes ou de manifestações de outras doenças (p. ex., tuberculose antiga), mal definidos e de opacidade de vidro moído, ou podem mimetizar espaço aéreo consolidado ou espessamento pleural. Cânceres que escapam à visualização na TC estão, na maioria das vezes, presentes nos lobos inferiores. A presença de outras anormalidades significativas, mostradas nas escaniografias por TC, pode enganar o observador. É considerada *busca satisfatória* mesmo quando o observador deixa escapar um câncer por ter sua atenção desviada por outra lesão mais óbvia.

MANIFESTAÇÃO CLÍNICA DE CÂNCER PULMONAR

O câncer pulmonar é mais comum em homens e predomina na faixa etária dos 50 a 60 anos. É raro em pacientes com menos de 30 anos de idade. As manifestações clínicas do carcinoma pulmonar resultam do seguinte:

1. Crescimento local do tumor.
2. Metástases intratorácicas.
3. Metástases extratorácicas.
4. Presença de síndrome paraneoplásica.

■ Crescimento Local de Tumor e Metástases Intratorácicas

Os sintomas que se associam ao câncer pulmonar são, em sua maior parte, inespecíficos e estão presentes apenas numa minoria de pacientes quando o tumor é detectado radiograficamente pela primeira vez (Quadro 3-12). A maioria dos pacientes é fumante e tem história de tosse crônica; qualquer mudança no seu padrão de tosse ou da produção de catarro deve ser considerada significativa.

Os sintomas são mais comuns em pacientes com carcinomas centrais que envolvem grandes brônquios ou estruturas mediastinais e em pacientes com tumores metastáticos em linfonodos mediastinais ou hilares; sintomas de carcinoma central podem incluir os seguintes:

1. Obstrução brônquica com tosse, hemoptise, sibilos, dispnéia ou febre devido à pneumonia pós-obstrutiva.
2. Rouquidão causada pelo envolvimento do nervo laríngeo recorrente.
3. Síndrome VCS (síndrome da veia cava superior) resultante da invasão mediastinal ou de metástases
4. Disfagia pela invasão do esôfago ou por sua compressão.
5. Quilotórax pelo envolvimento do ducto torácico.
6. Paralisia diafragmática pelo envolvimento do nervo frênico.

Cânceres pulmonares periféricos podem associar-se a invasão pleural ou da parede torácica, produzindo dor, dispnéia e tosse. Na necropsia, cerca de 10% dos pacientes com câncer pulmonar apresentam envolvimento da parede torácica pela extensão direta do tumor. Carcinomas periféricos no sulco superior podem produzir a síndrome de Pancoast.

QUADRO 3-12 SINTOMAS EM PACIENTES COM CÂNCER PULMONAR

Sintoma	Pacientes com sintoma (%)
Tosse	75%
Dispnéia	60%
Dor no tórax	45%
Hemoptise	35%
Osteoartropatia pulmonar hipertrófica	10%
Rouquidão	10%
Sibilos	2%

Síndrome da Veia Cava Superior

A obstrução ou o estreitamento dos vasos mediastinais resultante da invasão mediastinal ou das metástases nos linfonodos é uma manifestação comum do câncer pulmonar. Por sua localização e pela sua parede relativamente fina, a VCS é particularmente suscetível ao envolvimento por tumor, e 65 a 85% dos casos da síndrome da VCS são causados por carcinoma pulmonar. Sintomas e sinais da síndrome da VCS incluem os seguintes:

1. Rosto inchado, pletórico e cianótico.
2. Dor de cabeça.
3. Edema das extremidades superiores.
4. Veias salientes na face e na parte superior do tórax.

Outras causas comuns da síndrome da VCS incluem doenças granulomatosas, como: histoplasmose ou tuberculose envolvendo o mediastino (mediastinite granulomatosa), e trombose nervosa.

■ Metástases Extratorácicas

O carcinoma de pequenas células cresce rapidamente e tende a metástases precoces. A massa do adenocarcinoma pode crescer lentamente, mas apresenta metástases precoces. O carcinoma espinocelular pode crescer rapidamente, mas suas metástases tendem a ser tardias.

Têm sido relatadas, nos cânceres pulmonares, disseminação hematógena para várias localizações, preferencialmente para o SNC, ossos, fígado, glândulas adrenais. Tais metástases afastam a possibilidade de sucesso de sua remoção cirúrgica. O uso de estudos de imagens para detectar metástases distantes em pacientes com câncer pulmonar será discutido adiante.

■ Síndromes Paraneoplásicas

Síndromes paraneoplásicas são dsitúrbios associados a neoplasias malignas, mas não diretamente relacionadas aos efeitos físicos do tumor primário. Tais síndromes estão presentes em cerca de 10% de pacientes com câncer pulmonar (20% dos quais são carcinomas de pequenas células). Resultam da produção de hormônios ou de peptídeos pelo tumor, de interações antígenos-anticorpos dos produtos tumorais ou de mecanismos neurovasculares. Eles podem preceder os achados pulmonares por meses e até por anos. Uma grande variedade de manifestações foi relatada.

Osteoartropatia Pulmonar Hipertrófica

Dedos em baqueta e osteoartropatias pulmonares hipertróficas (OPH) são os distúrbios cutâneos mais comuns. Oitenta por cento dos casos de OPH em adultos são decorrentes de câncer pulmonar. O carcinoma espinocelular é o que mais comumente associa-se à OPH; com carcinomas de pequenas células tal síndrome é rara. Comumente, ocorre alívio dos sintomas após a ressecção da neoplasia primária. A osteoartropatia pode preceder por até 2 anos a descoberta do carcinoma pulmonar.

Distúrbios Vasculares

A tromboflebite tem sua incidência aumentada no câncer pulmonar e é mais comum com adenocarcinomas.

Distúrbios Endócrinos

A **síndrome de Cushing**, resultante da secreção tumoral de hormônio adrenocorticotrófico (ACTH), consiste em fraqueza, hiperglicemia, poliúria e alcalose hipocalêmica; em pacientes com câncer pulmonar, o Cushing é típico de início e progressão rápidos do tumor. Pode estar associada a qualquer tipo de tumor celular. A síndrome de Cushing é mais comum em pacientes com tumor carcinóide, e aproximadamente 30% desses pacientes têm como causa ectópica desta síndrome um tumor carcinóide brônquico. Os carcinomas de pequenas células associam-se à síndrome de Cushing em menos de 5% dos casos, o que, pelo menos parcialmente, é causado por elativamente curta expectativa de vida dos pacientes com tal tumor.

A **hipercalcemia** associada ao câncer pulmonar é mais comum com o carcinoma espinocelular. Ocasionalmente, está associada a metástases ósseas, mas na maioria das vezes deve-se à produção tumoral de peptídeo similar ao hormônio paratireóideo.

A **secreção inapropriada do hormônio antidiurético** que tem por resultado uma hiponatremia, em geral, associa-se a carcinoma de pequenas células. Embora 50% dos pacientes portadores de carcinoma de pequenas células tenham níveis elevados de hormônio antidiurético, apenas 10 a 15% desses pacientes apresentam hiponatremia e menos de 5% desses pacientes apresentam sintomas atribuíveis a esta síndrome.

Síndromes Neuromusculares

As síndromes neuromusculares associadas ao câncer de pulmão podem ser resultantes de mecanismos imunológicos. Os carcinomas de pequenas células são a causa mais freqüente. Os sintomas podem preceder o diagnóstico do tumor ou podem ser o primeiro sinal de sua recorrência.

A **síndrome de Eaton-Lambert** é caracterizada por fraqueza muscular semelhante à da *miastenia gravis*, com exceção para a força muscular que aumenta com o uso, em vez de diminuir. Hiporreflexia e disfunção autonômica também fazem parte desta síndrome. O carcinoma de pequenas células é o tumor maligno que mais freqüentemente associa-se à síndrome de Eaton-Lambert, a qual pode também ser vista com tumores extratorácicos. Aproximadamente 50% dos casos não parecem estar associados a tumor detectável. Esta síndrome resulta, aparentemente, da produção pelo tumor de anticorpos anticanais de cálcio, que impede a liberação de acetilcolina.

A **neuropatia periférica** associa-se ao carcinoma de pequenas células e bem menos ao carcinoma espinocelular e ao adenocarcinoma. Anticorpos nucleares antineurais estão possivelmente envolvidos. Pseudo-obstrução intestinal crônica, encefalite límbica, mielopatia necrotizante e síndrome visual paraneoplásica também ocorrem com carcinoma de pequenas células e estão associados a anticorpos nucleares antineuronais. Os sintomas da neuropatia

ESTADIAMENTO DO CÂNCER PULMONAR

podem preceder por anos a descoberta do carcinoma; contudo, na maioria dos casos, doença maligna avançada está presente concomitantemente com a neuropatia.

Outras manifestações neuromusculares incluem degeneração cerebelar subaguda (ataxia, vertigem, incoordenação) e demência.

ESTADIAMENTO DO CÂNCER PULMONAR

Em pacientes com câncer pulmonar, o tipo de célula do tumor e a extensão deste unfluenciam o prognóstico e o tempo de sobrevivência que seguem o tratamento. Contudo, a extensão anatômica do tumor no momento do diagnóstico em geral é mais importante na escolha da abordagem terapêutica. Os estudos por imagem desempenham papel proeminente para determinar a extensão do tumor ou, em outras palavras, o seu estágio.

O câncer pulmonar é classificado segundo seu estágio usando-se a classificação TNM, que é baseada na combinação dos achados: localização e características morfológicas do tumor primário (T); presença ou ausência de linfadenopatia (N) hilar e/ou mediastinal, e presença ou ausência de metástases distantes (M). Este sistema de estadiamento é mostrado detalhadamente nos Quadros 3-13 e 3-14 e na Figura 3-28A. Aplicando esta classificação, excelentes relações podem ser feitas entre o estágio do tumor e a sobrevida após o tratamento (Fig. 3-28B).

Os carcinomas de pequenas células apresentam um prognóstico muito ruim, não importando o estágio do tumor, e usualmente admite-se sua associação com metástases no momento em que é feito o diagnóstico. Por causa disso, o estadiamento anatômico do câncer pulmonar, baseado na classificação TNM, geralmente é limitado aos carcinomas broncogênicos que não sejam de pequenas células (CBNPC).

A abordagem terapêutica dos CBNPC (carcinomas broncogênicos não pequenas células) é fundamentalmente baseada no estágio do tumor, embora o tratamento possa variar em casos individuais. Os tumores no estádio I e II são tratados geralmente por ressecção; tumores no estádio IIIA são muitas vezes tratados por radiação ou por quimioterapia com posterior ressecção (se anatomicamente possível); tumores no estádio IIIB, por radiação e quimioterapia, ou ambos; e tumores no estádio IV, apenas por quimioterapia (Quadro 3-15).

No estadiamento radiológico do câncer pulmonar, tem grande importância determinar quais pacientes têm doença localizada e podem se beneficiar da ressecção cirúrgica e, por outro lado, quais pacientes têm doença extensa, não tratável cirurgicamente. Falando de um modo geral, tumores são considerados impróprios para a ressecção se estiverem nas classificações T4, N3 ou M1.

Cada cirurgião tem seu critério anatômico particular para considerar um tumor como irressecável. Assim, torna-se mandatória uma discussão detalhada dos achados radiográficos com o cirurgião. Geralmente, deveriam ser relutantes em fazer uma afirmação dogmática sobre a ressecabilidade tumoral com base apenas nos achados radiográficos (que, por si mesmos, podem ser inespecíficos). Os resultados dos estudos de imagens de-

QUADRO 3-13 SISTEMA DE ESTADIAMENTO TNM DO CÂNCER PULMONAR*

T (Tumor primário)	
T0	Nenhuma evidência do tumor primário
Tis	Carcinoma *in situ*
T1	Tumor que:
	a. Tem 3 cm ou menos no maior diâmetro
	b. É envolto por pulmão ou pleura visceral
	c. Não possui invasão proximal a um brônquio lobar, ou seja, não envolve um brônquio principal
T2	Tumor com qualquer das características seguintes:
	a. Diâmetro maior que 3 cm
	b. Envolvendo um brônquio principal ≥ 2 cm distal à carina
	c. Invasão da pleura visceral
	d. Produzindo atelectasia ou pneumonia obstrutiva, estendendo-se para o hilo, mas envolvendo menos que o pulmão inteiro
T3	Tumor de qualquer tamanho que:
	a. Invada a parede torácica, o diafragma, a pleura mediastinal ou o pericárdio parietal
	ou
	b. Esteja localizado < 2 cm da carina sem envolvê-la; sem associar-se a atelectasia ou pneumonia obstrutiva de um pulmão inteiro
T4	Tumor de qualquer tamanho com qualquer das características seguintes:
	a. *Invadindo o mediastino, o coração, grandes vasos, traquéia, esôfago, corpo vertebral ou a carina*
	b. *Produzindo derrame pleural ou pericárdico maligno* (derrame pleural não relacionado com metástases não influi na classificação)
	c. Associado aos nódulos de tumor satélite nos mesmo lóbulo que o tumor primário (nódulos em diferente lóbulo são considerados metástases ou M1)
N (envolvimento nodal)	
N0	Sem metástases nodais regionais
N1	Metástases ipsolaterais peribrônquicas, hilares ou nódulos intrapulmonares
N2	Metástases para os linfonodos ipsolaterais ou nódulos carinais
N3	*Metástases para os linfonodos hilares ou mediastinais contralaterais, ou para o escaleno ou para o linfonodo supraclavicular*
M	**(Metástases distantes)**
M0	Metástases ausentes
M1	*Metástases presentes*

*Itálicos usados para achados que indicam irressecabilidade do tumor na maioria dos casos.
(Modificada de Mountain CF. Revision in the international system for staging lung cancer. Chest 1997;111:1710-1717.)

vem ser considerados no cenário que permita avaliar o diagnóstico e as opções terapêuticas disponíveis.

■ Tumor Primário

Carcinoma T1

Um carcinoma T1 em geral apresenta-se como um pequeno nódulo periférico (3 cm ou menos) envolto por tecido

QUADRO 3-14	AGRUPAMENTO DE CÂNCER PULMONAR DE ACORDO COM SEU ESTADIAMENTO
Estádio	Critérios sistema TNM
IA	T1, N0, M0
IB	T2, N0, M0
IIA	T1, N1, M0
IIB	T2, N1, M0
	T3, N0, M0
IIIA	T1, N2, M0
	T2, N2, M0
	T3, N1, M0
	T3, N2, M0
IIIB	T1, N3, M0
	T2, N3, M0
	T3, N3, M0
IV	M1

QUADRO 3-15	TRATAMENTO DO CÂNCER PULMONAR DE ACORDO COM SEU ESTÁDIO
Estágio	Tratamento comum
I	Ressecção
II	Ressecção
IIIA	Radiação ou quimioterapia seguida por ressecção
IIIB	Radiação e/ou quimioterapia
IV	Quimioterapia

pulmonar (Fig. 3-5B). Carcinoma endobrônquico T1, limitado a um brônquio lobar e não associado a atelectasia que alcance o hilo, é uma apresentação radiográfica rara (Fig. 3-17C). Estes tumores são facilmente ressecáveis.

Carcinoma T2

O carcinoma T2 pode apresentar-se ou como uma massa pulmonar maior que 3 cm de diâmetro (Fig. 3-4) ou como um tumor endobrônquico envolvendo um brônquio principal a 2 cm ou mais da carina ou associado a atelectasia ou pneumonia que se estende até o hilo. Ambas as apresentações são comuns. Estes tumores são ressecados com facilidade.

Carcinoma T3

Os carcinomas T3 podem apresentar-se sob a forma de um nódulo ou massa invadindo a parede torácica (Fig. 3-29), o diafragma, a pleura mediastinal ou o pericárdio parietal, sem invasão de estruturas importantes (listadas em T4). O carcinoma T3 pode mostrar-se envolvendo um brônquio principal a menos de 2 cm da carina ou associado a atelectasia ou pneumonia obstrutiva de um lobo inteiro. Estes tumores, em muitos casos, apresentam dificuldade de ressecção.

Carcinoma T4

Pode apresentar-se como um nódulo pulmonar, como massa ou lesão brônquica, produzindo os seguintes resultados:

1. Invasão da parede torácica com envolvimento de grandes vasos de corpo vertebral.
2. Invasão do mediastino com envolvimento do coração, de grandes vasos, traquéia e esôfago.
3. Invasão da carina traqueal.
4. Derrame pleural ou pericárdico maligno.
5. Nódulos satélites no mesmo lobo do tumor primário.

Com exceção dos tumores associados a nódulos satélites, estes tumores raramente são passíveis de ressecção.

■ Avaliação Radiográfica para Ressecção de Tumor Primário

Quando se vai determinar a extensão do tumor e sua classificação T, várias observações importantes precisam ser consideradas, como tamanho do tumor, sua localização dentro de um brônquio e sua associação com atelectasia ou consolidação. Contudo, de importância ainda maior

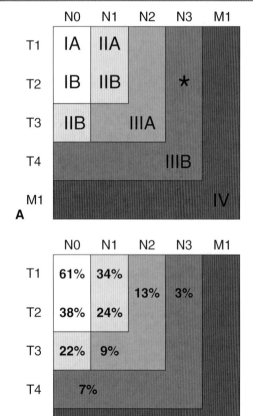

FIG. 3-28. Classificações do estadiamento de câncer pulmonar.
A. Estádio de câncer pulmonar relacionado com combinações de T, N e M. Para determinar o estádio do câncer, encontre a classe T correta e siga pelo quadrado até encontrar a classe N apropriada. Por exemplo, o asterisco corresponde a uma lesão T2-N3 e é classificado como câncer no estágio IIIB. M1 indica câncer no estádio I, independentemente das marcas T ou N. B. A previsão do percentual de sobrevivência em 5 anos, de acordo com a combinação de T, N ou M, é determinada clinicamente (mais do que patologicamente). A sobrevivência decresce do topo esquerdo ao fundo direito do diagrama. Também, pequenas diferenças nas taxas de sobrevivência têm sido relatadas para tumores nos estádios IIIA e IIIB, dependendo de se basearem em T avançado ou em N avançado.

ESTADIAMENTO DO CÂNCER PULMONAR

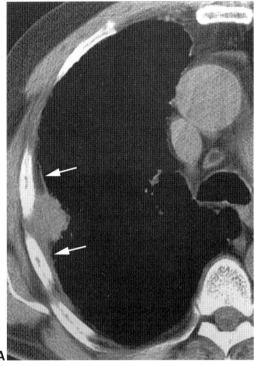 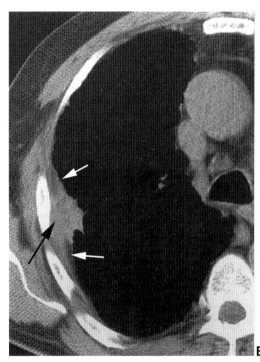

FIG. 3-29. Invasão da parede torácica T3 no sistema de estadiamento do câncer do pulmão. **A.** Um pequeno carcinoma periférico está associado ao espessamento pleural *(setas brancas)*. O tumor forma um ângulo obtuso no ponto em que entra em contato com a pleura, o que sugere invasão da parede torácica, mas com especificidade limitada. **B.** Pode-se ver também o tumor invadir e espessar tecidos moles extrapleurais *(seta preta* em **B***)*.

para fazer uma avaliação confiável é a avaliação das suas possíveis características específicas da lesão tipo T4.

Invasão da Parede Torácica

A invasão direta da pleura e da parede torácica por um carcinoma pulmonar periférico pode ou não indicar sua ressecabilidade. Apenas a invasão muito extensa da parede torácica exclui a cirurgia.

A menos que uma destruição óbvia de costela esteja presente, o diagnóstico de invasão da parede torácica pelas radiografias simples é difícil. O espessamento pleural adjacente a uma massa pulmonar não é específico e pode não indicar a invasão da parede. Tumores com contato mais extenso com a superfície pleural têm maior probabilidade de ser invasivos do que aqueles com contato mínimo. Um tumor que parece achatar-se contra a pleura (ou seja, parece séssil, lenticular ou crescente, em perfil) pode ser invasivo.

A sensibilidade da TC para diagnosticar a invasão da parede torácica é de 70 a 80%, embora valores de sensibilidade e especificidade variem de 40 a 90% em diferentes estudos. Achados em TC com valor para o diagnóstico de invasão da parede torácica (Figs. 3-30 e 3-31) incluem a presença do seguinte:

1. Ângulos obtusos, espessamento pleural no contato entre o tumor e a pleura.
2. Mais de 3 cm de contato entre o tumor e a superfície pleural (5 cm de contato é mais específico mas menos sensível).
3. Razão entre o diâmetro tumoral e a extensão do contato pleural com o tumor maior que 0,5 cm (quanto maior esta proporção, mais específico este sinal).
4. Invisibilidade dos planos gordurosos extrapleurais (parede do tórax) no ponto em que o tumor entra em contato com a parede torácica.
5. Uma massa invadindo a parede torácica.
6. Destruição de costela.

Os únicos achados comprobatórios definitivos de invasão da parede torácica incluem a destruição de costelas ou a presença de massa tumoral na parede torácica. Fora desses sinais, a invisibilidade do plano gorduroso extrapleural (sensibilidade 85%, especificidade 85%) e uma relação entre o diâmetro do tumor com a extensão de seu contato pleural maior do que 0,9 (sensibilidade 85% e especificidade 80%) são mais acuradas na predição da invasão da parede torácica (Quadro 3-16; ver Fig. 3-31).

A demonstração de mobilidade do tumor em relação à parede torácica durante a respiração indica que não existe invasão tumoral da parede torácica. Por outro lado, a ausência dessa mobilidade durante a respiração sugere a presença da invasão. Isto pode ser avaliado usando fluoroscopia, sonografia ou TC espiral dinâmica.

A extensão da invasão da parede torácica adjacente a um tumor pulmonar pode ser mostrada melhor quando se emprega RM em vez de TC, por causa do contraste mais nítido entre o tumor, a gordura e os músculos da parede torácica obtido com o emprego da RM.

Capítulo 3 | CÂNCER DE PULMÃO E NEOPLASIAS BRONCOPULMONARES

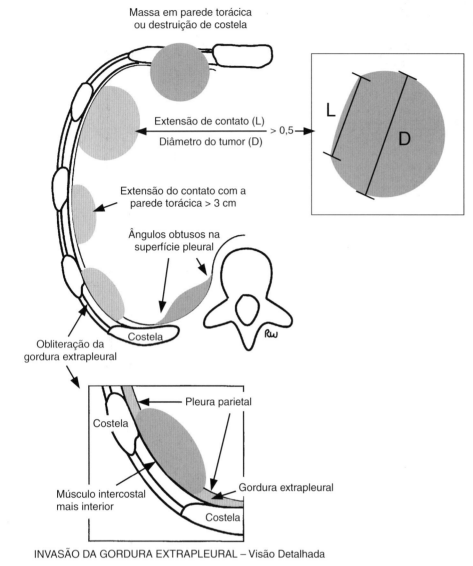

FIG. 3-30. Achados na TC de invasão tumoral da parede torácica.

QUADRO 3-16 PRECISÃO DOS ACHADOS DA TC NO DIAGNÓSTICO DE INVASÃO TUMORAL DA PAREDE TORÁCICA

Achados da TC	Sensibilidade (%)	Especificidade (%)
Ângulos obtusos na superfície pleural	60	75
Extensão contato/parede torácica		
> 3 cm	95	40
> 4 cm	90	55
> 5 cm	75	70
Razão entre:		
Extensão do contato/diâmetro tumor		
> 0,5	100	35
> 0,7	90	60
> 0,9	85	80
Obliteração plano gorduroso da parede torácica	85	85
Massa em parede torácica	33	100
Destruição de costela	16	100

(Esquema modificado de Ratto GB, Piacenza G, Frola C et al. Chest wall involvement by lung cancer: computed tomographic detection and results of operation. Ann Thorac Surg 1991;51:182-188.)

ESTADIAMENTO DO CÂNCER PULMONAR

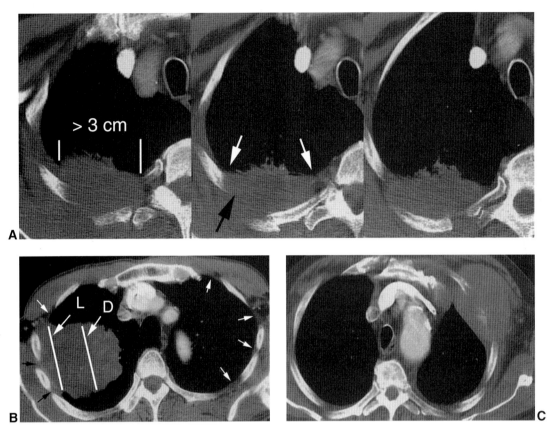

FIG. 3-31. Achados na TC de invasão de parede torácica em três pacientes. **A.** A TC em três diferentes níveis mostra uma massa lenticular com mais de 3 cm de contato com a parede torácica, ângulos obtusos no ponto em que a massa entra em contato com a parede torácica *(setas brancas)* e destruição de costela *(seta preta)*. **B.** Verifica-se contato pleural longitudinal *(L)* com extensão de 5 cm. O diâmetro do tumor *(D)* é igual à extensão do contato pleural (isto é, sua razão é a unidade). Tecido gorduroso normal é visto nos espaços intercostais *(setas brancas pequenas)*, enquanto estes planos gordurosos são invisíveis onde o tumor entra em contato com a parede torácica *(setas pretas pequenas)*. **C.** A invasão tumoral da parede pelo câncer pulmonar, com destruição de costela e com a presença de uma grande massa na parede costal.

Em pacientes com tumor do sulco superior, a invasão de corpos vertebrais (Fig. 3-32A) e invasão dos grandes vasos acima do ápice pulmonar (Fig. 3-16) afasta a possibilidade de ressecção cirúrgica. A RM no plano coronal ou no sagital pode ser vantajosa ao retratar tumores apicais e é mais precisa que a imagem por TC para o diagnóstico de invasão tumoral da parede torácica e de sua extensão no ápice pulmonar. Em pacientes com um tumor de sulco superior que está sendo avaliado para ressecção, recomenda-se a RM para determinar a extensão da invasão da parede torácica e do possível envolvimento da artéria subclávia ou do plexo braquial (Fig. 3-32B).

Invasão Mediastinal

A invasão contígua do mediastino pelo tumor, com envolvimento do coração, dos grandes vasos, da traquéia ou do esôfago, afasta totalmente a possibilidade de ressecção, assim como a invasão significativa da gordura mediastinal. A invasão da pleura mediastinal ou do pericárdio parietal não afasta a possibilidade de ressecção.

Nas radiografias simples, imagens que sugerem invasão mediastinal incluem a presença de massa mediastinal, extenso contato do tumor com o mediastino (Fig. 3-33A), ou paralisia do diafragma, o que, por sua vez, implica envolvimento do nervo frênico.

A TC é mais precisa do que a radiografia simples para avaliar a invasão mediastinal. Contudo, alguma cautela na interpretação da TC é necessária. A contigüidade da massa tumoral com a pleura mediastinal ou o espessamento da mesma estrutura não indica, necessariamente, invasão mediastinal. Também, nem todos os sinais indicativos de invasão mediastinal significam uma impossibilidade de ressecção.

As imagens de TC (Fig. 3-34A) usualmente tomadas como indicadoras de invasão mediastinal "definitiva" ou "maciça" e da impossibilidade de ressecção tumoral (também não são 100% definitivas) incluem o seguinte:

1. Extensa substituição da gordura mediastinal por massa de tecido mole (Figs. 3-33B e 3-35).
2. Massa envolvendo vasos mediastinais, traquéia ou esôfago.
3. Massa produzindo invasão óbvia de uma dessas estruturas (Fig. 3-35).

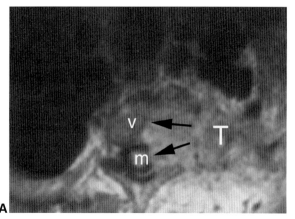 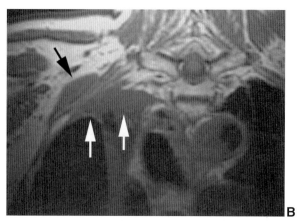

FIG. 3-32. RM permitindo diagnóstico de invasão da parede torácica. **A.** Invasão vertebral por tumor do sulco superior mostrado por RM ponderada em T1. O tumor *(T)* invade *(setas)* o corpo vertebral *(V)*; medula espinal *(m)*. **B.** Um tumor do sulco superior *(setas brancas)* invade a parede torácica (*setas pretas*), envolvendo o plexo braquial.

Em pacientes com câncer pulmonar e que não apresentam grande invasão mediastinal, achados adicionais na TC podem permitir a predição da presença de invasão do mediastino e de suas estruturas. Esses referidos achados na TC (Figs. 3-34B e 3-36) incluem o seguinte:

1. Contato tumoral com o mediastino maior que 3 cm.
2. Contato tumoral com mais de um quarto (90°) da circunferência da aorta ou de outra estrutura mediastinal.
3. Obliteração dos planos gordurosos normalmente adjacentes à aorta ou a outras estruturas mediastinais.
4. Compressão de estruturas mediastinais pela massa tumoral.
5. Espessamento mediastinal, pleural ou pericárdico.

Os três primeiros achados são altamente sensíveis mas têm pequena especificidade (Quadro 3-17). Por causa da alta sensibilidade desses três achados, se todos estiverem ausentes, o tumor será provavelmente passível de ressecção, mesmo que haja invasão mediastinal.

A RM não tem uma grande vantagem no diagnóstico da invasão mediastinal. Será indicada quando o paciente não puder submeter-se à TC com contraste.

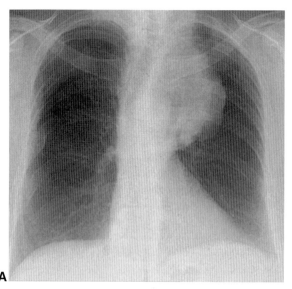 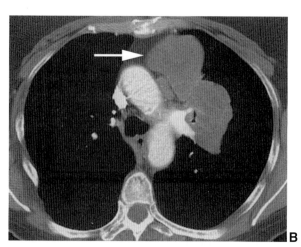

FIG. 3-33. Invasão mediastinal por câncer pulmonar. **A.** A radiografia torácica mostra extenso contato do tumor com o mediastino.
B. A TC mostra extenso contato do tumor com o mediastino e a massa mediastinal *(seta)* contígua ao tumor, com tecido mole substituindo a gordura mediastinal.

ESTADIAMENTO DO CÂNCER PULMONAR

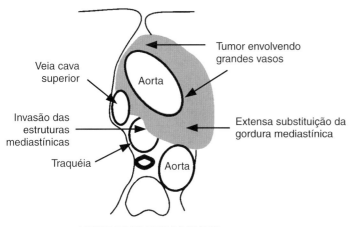

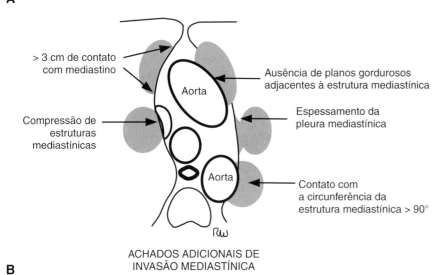

FIG. 3-34. Achados da TC de invasão mediastinal. **A.** Achados precisos de invasão mediastinal. **B.** Achados adicionais de invasão mediastinal.

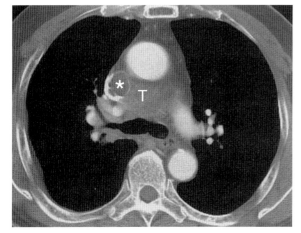

FIG. 3-35. Invasão do mediastino e da veia cava superior (VCS) por câncer pulmonar. O tumor (T) invadiu o tecido gorduroso mediastinal anterior à carina. É visível, também, a invasão da VCS por um trombo tumoral (*) em seu lume.

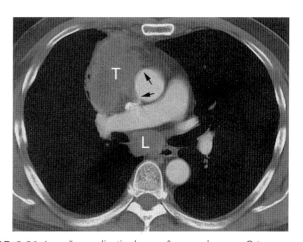

FIG. 3-36. Invasão mediastinal por câncer pulmonar. O tumor no lobo superior direito (T) mostra mais de 3 cm de contato com o mediastino, substitui a gordura mediastinal, oblitera os planos gordurosos adjacentes à aorta e contata-se com mais de 1/3 de sua circunferência (setas). Um linfonodo com volume aumentado (L) também pode ser visto.

QUADRO 3-17 PRECISÃO DOS ACHADOS NA TC PARA O DIAGNÓSTICO DE INVASÃO MEDIASTINAL

Achados na TC	Sensibilidade (%)	Especificidade (%)
Contato com o mediastino > 3 cm	80	55
Contato com a aorta > 1/4 da circunferência	85	75
Ausência do plano da gordura mediastinal	90	10
Compressão de estrutura mediastinal	35	75
Espessamento pleura mediastinal/pericárdio	40	80

(Modificada de Glazer HS, Kaiser LR, Anderson DJ e outros. Indeterminate mediastinal invasion in bronchogenic carcinoma: CT evaluation. Radiology 1989;173:37-42.)

Lesões Traqueais e Centrobrônquicas

Embora as massas tumorais que causam colapso pulmonar total ou consolidação e as massas que envolvem um brônquio proximal possam tornar difícil seu tratamento cirúrgico, elas não são, de um modo geral, consideradas irressecáveis a menos que envolvam a carina traqueal ou a traquéia (Fig. 3-37). Nessa situação, torna-se difícil executar uma pneumectomia, ressecar o tumor e fechar cirurgicamente as vias aéreas remanescentes. Contudo, alguns cirurgiões podem ressecar tumores que envolvem a carina ou mesmo a traquéia distal, fazendo anastomose do coto traqueal com o brônquio ou brônquios remanescentes.

Em alguns pacientes, as radiografias simples ou a TC podem demonstrar o relacionamento de uma massa tumoral proximal com o brônquio principal, com a carina e com a traquéia. Achados tomográficos que sugerem o envolvimento da carina incluem espessamento da parede brônquica extensivo à carina, obstrução ou nodularidade. Contudo, a broncoscopia é mais precisa para fazer tal diagnóstico. Na broncoscopia, pode-se diagnosticar um envolvimento tumoral mínimo da mucosa, enquanto na TC ou em radiografias apenas massas discretas são visíveis. A confirmação broncoscópica de um tumor carinal ou traqueal aparente em geral é necessária, a menos que os achados sejam grosseiros.

Derrame Pleural Maligno

Em pacientes com carcinoma pulmonar, pode ocorrer derrame pleural por muitas razões, inclusive por invasão pleural carcinomatosa, pneumonia obstrutiva, obstrução linfática ou obstrução pulmonar venosa pelo tumor. Embora a presença de derrame indique um mau prognóstico, apenas os pacientes que têm células tumorais no líquido e/ou na biopsia pleural são considerados portadores de uma lesão que não pode ser tratada pela ressecção. Pacientes com outras causas de derrame são considerados portadores de lesões que podem ser submetidas a ressecção cirúrgica a despeito de seu mau prognóstico; derrames não-malignos não alteram a classificação do estágio do tumor. Em geral, radiografias simples são suficientes para o diagnóstico de derrames pleurais e conduzem à toracocentese ou à biopsia pleural.

Na TC, a presença de espessamento pleural e de nodularidade, associados a derrame pleural, deveria ser considerada altamente suspeita de malignidade (Capítulo 26). Contudo, derrames malignos podem ocorrer sem espessamento pleural (Fig. 3-38), e espessamento pleural pode ser visto em muitos casos de derrame pleural transudativo. Pequenos nódulos na superfície pleural ou dentro de uma fissura podem indicar também disseminação pleural do tumor.

Nódulos Satélites

A presença de um ou mais nódulos satélites (pequenos nódulos associados a uma lesão, mas dela separados) no mesmo lobo em que se encontra um tumor primário (Fig. 3-39) é associada a menor sobrevivência do que a presença de um nódulo não acompanhado por um satélite. Embora tal achado indique T4 no sistema de estadiamento tumoral corrente, tais lesões são de fácil ressecção.

Metástases em Nódulos Linfáticos

Metástases em Linfonodos Hilares

A presença de massa hilar em radiografias ou na TC pode refletir um tumor brônquico primário com extensão local (T1-T3, dependendo de sua locação), ou metástases de linfonodos hilares (N1; Fig. 3-25). O envolvimento hilar por um carcinoma nem sempre significa impossibilidade de

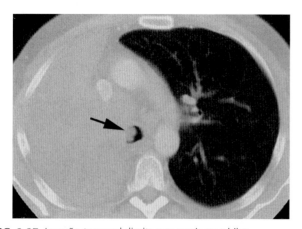

FIG. 3-37. Invasão traqueal direita por carcinoma hilar. A atelectasia pulmonar deve-se a um carcinoma situado no brônquio principal direito. O tumor invadiu a traquéia *(seta)*, afastando a possibilidade de ressecção.

ESTADIAMENTO DO CÂNCER PULMONAR

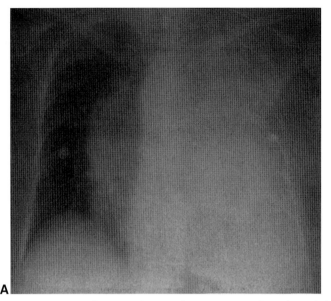
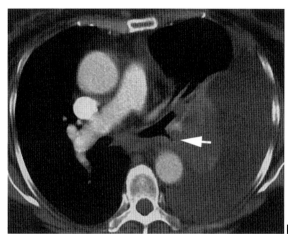

FIG. 3-38. Derrame maligno no câncer pulmonar. **A.** A radiografia torácica mostra um grande derrame pleural esquerdo com desvio do mediastino para a direita. **B.** A TC mostra uma obstrução do lobo inferior esquerdo, com a aparência de "rabo-de-rato," associada a colapso do lobo ipsolateral. Não há evidência de espessamento pleural.

ressecção. Contudo, a presença de um tumor hilar muitas vezes significa a necessidade de uma pneumectomia, em vez de apenas uma lobectomia. Em pacientes com função respiratória deficiente e que não podem tolerar uma pneumectomia, a presença de metástases hilares pode torná-los inoperáveis, a despeito do fato de o tumor ser ressecável.

A TC é superior às radiografias simples na avaliação do hilo pulmonar. Os achados na TC de obstrução ou estreitamento brônquico correlacionam-se estreitamente com os achados broncoscópicos (Fig. 3-17). A TC espiral é muito precisa ao mostrar o aumento de volume dos linfonodos hilares; geralmente um diâmetro de linfonodo de 1 cm é utilizado para distinguir entre um nódulo linfático normal e outros anormais. Contudo, como acontece no diagnóstico por TC de metástases em linfonodos mediastinais, a sensibilidade e a especificidade da TC são limitadas, respectivamente, em presença de metástases microscópicas e de linfonodos com hiperplasia benigna. Linfonodos hilares com mais de 2 cm em paciente com câncer pulmonar em geral são associados a metástases.

Avaliação de Linfonodos Mediastinais

Uma vez que massas mediastinais grandes ou volumosas em pacientes com câncer pulmonar são consideradas irressecáveis por praticamente todos os cirurgiões, o paciente que apresentar massa mediastinal visível por radiografias simples (indicando seu grande tamanho) não é provavelmente um candidato à cirurgia. Em tais pacientes, a presença de lesões mediastinais deveria ser confirmada por TC, seguida por mediastinoscopia e por biopsia.

A TC tem valor na detecção de linfonodos de tamanhos aumentados em pacientes com carcinoma pulmonar mostrado por radiografias simples. Por convenção, o diâmetro de 1 cm do eixo mais curto de um linfonodo mediastinal é comumente usado em TC para fazer a distinção entre o linfonodo normal e o anormal. O eixo curto de um linfonodo mediastinal correlaciona-se melhor que o eixo longo com o diâmetro real de um linfonodo cujo volume está patologicamente aumentado. Contudo, o tamanho de linfonodos normais varia com o grupo de linfonodos que está sendo avaliado (ver Capítulo 8). Um limite superior de 1,5 cm é utilizado, usualmente, como parâmetro para nódulos situados no espaço abaixo da carina (Fig. 3-37). Linfonodos com metástases apresentam tamanhos variáveis, embora os com mais de 2 cm sejam quase sempre envolvidos pelo tumor (Fig. 3-40).

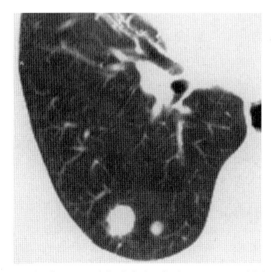

FIG. 3-39. Carcinoma no lobo inferior direito, com um nódulo satélite.

A precisão da TC na predição da presença ou ausência de metástases em linfonodos mediastinais, com base nos diâmetros dos gânglios, é limitada por dois fatores. Por um lado, a sensibilidade da TC para diagnosticar metástases de linfonodos é reduzida pela concorrência de metástases microscópicas que ainda não produzem aumento do tamanho dos nódulos atingidos; por outro lado, a especificidade é reduzida pela presença de linfonodos com seus tamanhos aumentados por hiperplasia benigna, particularmente se o paciente for portador de carcinoma espinocelular.

Vários estudos avaliadores da precisão da TC no diagnóstico de metástases de linfonodos mediastinais provenientes de câncer pulmonar foram realizados. Uma avaliação dessa precisão deve basear-se na correlação dos achados (imagens) com os dados fornecidos pela exploração cirúrgica (amostras de todos os nódulos encontrados) e análise histológica. Quando esse procedimento é realizado, a média de precisão da TC varia entre 67 a 79%, com uma sensibilidade de 60 a 79%. Progressos na tecnologia da TC e tentativas de refinamento dos critérios para a determinação da normalidade ou da anormalidade de linfonodos tiveram poucos reflexos nessa precisão.

Além disso, em pacientes que apresentam aumento de volume dos linfonodos mediastinais na TC, as metástases nodais encontradas na cirurgia não correspondem sempre aos linfonodos cujas imagens na TC mostram aumento de tamanho. Portanto, a sensibilidade da TC no diagnóstico de linfonodos metastáticos, numa base de paciente a paciente, é maior que sua sensibilidade na detecção de metástases num nódulo ou num grupo de nódulos específicos (cerca de 40%). Em geral, a RM é similar à TC em sua habilidade de detectar e definir linfonodos mediastinais, e sua precisão para diagnosticar metástases mediastinais é similar à da TC.

Estádio e Ressecabilidade

Metástases em linfonodos ipsolaterais ou subcarinais classificam-se como N2 e são consideradas potencialmente ressecáveis, em geral após quimioterapia, mas este ponto de vista ainda é controverso. Metástases em linfonodos hilares e mediastinais contralaterais, supraclaviculares ou escalenos são classificadas como N3 e irressecáveis (Fig. 3-40). O tratamento usualmente inclui a quimioterapia.

O American Joint Committee on Cancer (AJCC) e a Union Internationale Contre le Cancer (UICC) propuseram recentemente um sistema numérico para localizar linfonodos intratorácicos com o propósito do estadiamento do câncer pulmonar (descrição detalhada no Capítulo 8); este sistema numérico representa uma modificação do sistema planejado pela American Thoracic Society. De acordo com o sistema AJCC/UICC para localização de linfonodos em pacientes com câncer pulmonar, a linha mediana da traquéia é considerada para distinguir linfonodos ipsolaterais dos contralaterais, embora isto seja um tanto arbitrário e não se correlacione, necessariamente, com os caminhos da disseminação linfática ou com a facilidade de ressecção dos linfonodos anormais.

Outros fatores que também influenciam o prognóstico associado a metástases em linfonodos mediastinais incluem o seguinte:

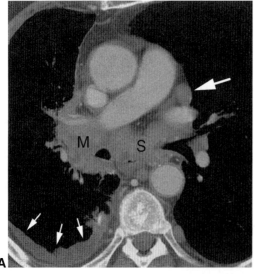 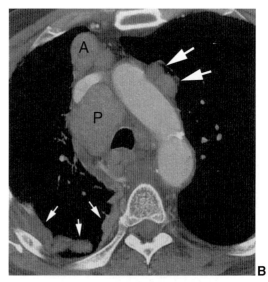

FIG. 3-40. Metástases em linfonodos mediastinais derivadas de carcinoma de pequenas células. Uma grande massa hilar direita *(M)* está associada a aumento de volume de linfonodo situado no espaço subcarinal *(S)*, no espaço pré-traqueal *(P)*, no mediastino anterior *(A)* e no mediastino contralateral *(setas grandes)*. O espessamento pleural direito e o derrame pleural são conseqüências das metástases pleurais *(setas pequenas)*. Os grandes e volumosos gânglios mediastinais são contralaterais (N3) e afastam a possibilidade de ressecção.

1. Metástases nodais mediastinais detectadas por mediastinoscopia. Estas metástases são associadas a prognóstico ruim (sobrevivência em 5 anos em 10% dos casos) em comparação com metástases não encontradas por mediastinoscopia (20% de sobrevivência em 5 anos).
2. Linfonodos no mediastino superior são associados a prognóstico ruim.
3. A presença de metástases nodulares grosseiras ou volumosas no mediastino (Fig. 3-40), de numerosos linfonodos anormais e de metástases nodulares que tenham invadido pela cápsula nodal está associada a baixa expectativa de sobrevivência depois da cirurgia.

TC e Mediastinoscopia

A TC é útil na determinação de quais pacientes deveriam submeter-se à mediastinoscopia antes da cirurgia. Em geral, pacientes que apresentam linfonodos aumentados na TC submetem-se à mediastinoscopia antes da cirurgia. Pacientes com linfonodos mediastinais que se mostram de tamanho normal na TC na maioria das vezes são submetidos à cirurgia sem fazer mediastinoscopia. Esta abordagem, no entanto, varia entre os cirurgiões e alguns fazem a mediastinoscopia rotineiramente.

A TC é empregada também como um guia para procedimentos invasivos feitos antes de uma tentativa de ressecção curativa, embora a mediastinoscopia seja considerada o procedimento ideal na avaliação pré-operatória do mediastino. É preciso ter em mente que esse procedimento não avalia todos os compartimentos mediastinais, nem todos os grupos de linfonodos, quando se pretende empregá-lo rotineiramente. Num percentual significativo dos pacientes (até 30%) com carcinoma pulmonar e que apresentam mediastinoscopia negativa, metástases nodais mediastinais são encontradas na cirurgia.

A mediastinoscopia rotineira pode avaliar os linfonodos pré-traqueais, linfonodos no espaço subcarinal anterior e os linfonodos que se estendem anteriormente para o brônquio principal direito (Fig. 3-41A). Linfonodos no mediastino anterior (espaço pré-vascular), na janela aortopulmonar e nas porções posteriores do mediastino (p. ex., espaço subcarinal posterior, recesso azigoesofágico) são, geralmente, inacessíveis por esta técnica (Fig. 3-41B), embora alguns deles possam ser avaliados pela mediastinoscopia paraesternal esquerda (procedimento de Chamberlain). A TC pode servir para guiar a mediastinoscopia aos linfonodos mais suspeitos. Pode sugerir, também, que a biopsia por aspiração por agulha, a biopsia transbrônquica por agulha ou a mediastinotomia paraesternal poderiam ser apropriadas.

Tomografia por Emissão de Pósitrons (PET)

O uso da tomografia por emissão de pósitrons (PET) após injeção de 2-[fluorino-18]-fluoro-2-deoxi-D-glicose (FDG) está se tornando rotineiro para o estadiamento do câncer

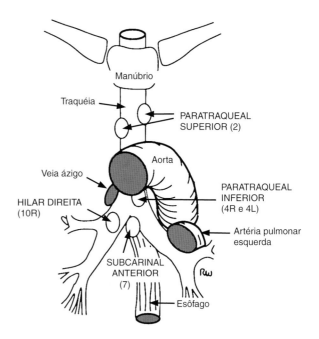

LINFONODOS EM LOCALIZAÇÕES ACESSÍVEIS

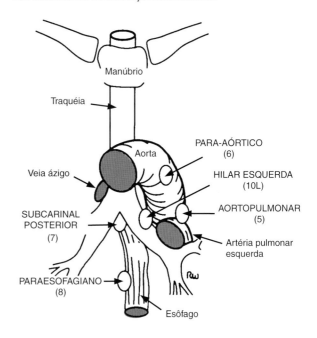

LINFONODOS EM LOCALIZAÇÕES INACESSÍVEIS

FIG. 3-41. Nódulos mediastinais acessíveis e não acessíveis à mediastinoscopia de rotina feita mediante uma incisão supra-external, vista de frente. Os números indicam os linfonodos correspondentes ao sistema AJCC/UICC (ver Capítulo 8).

pulmonar onde disponível. A PET é significativamente mais sensível e específica (80 a 95%) no diagnóstico de metástases ganglionares mediastinais de câncer pulmonar do que a TC (60 a 70% sensibilidade e especificidade) (Fig. 3-42). Metástases de linfonodos que parecem normais na TC podem ser diagnosticadas usando PET.

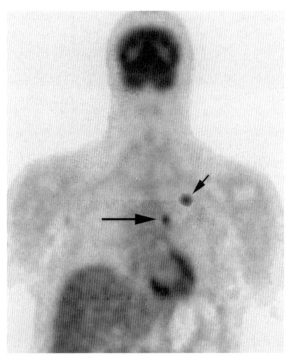

FIG. 3-42. Metástase em linfonodo mediastinal diagnosticada com o emprego de FDG-PET. Um carcinoma metabolicamente ativo, situado no lobo superior esquerdo *(seta pequena)*, está associado a metástase de linfonodo *(seta grande)* na janela aortopulmonar. Alta atividade também pode ser vista no miocárdio e no cérebro.

■ Metástases Distantes

Metástases distantes (M1) estão presentes ao diagnóstico em 10 a 35% dos pacientes com NSCBC; são mais comuns com adenocarcinoma ou com carcinoma de células grandes. Aproximadamente 60 a 65% dos pacientes com carcinomas de pequenas células apresentam M1 detectável ao diagnóstico e muitos dos demais apresentam metástases microscópicas. Metástases distantes afastam a possibilidade de cirurgia; os pacientes são tratados com quimioterapia e apresentam um prognóstico ruim.

As localizações comuns de metástases extratorácicas em pacientes com NSCBC incluem as glândulas adrenais, fígado, ossos e cérebro. Nódulos satélites em locais diferentes daquele em que se localiza o tumor primário são considerados M1, assim como os nódulos no pulmão oposto.

A história clínica, o exame físico (inclusive avaliação neurológica detalhada) e testes hematológicos (inclusive funções hepáticas, cálcio sérico, fosfatase alcalina) são úteis para sugerir possíveis localizações de metástases, embora sejam limitados em sua precisão. Estudos de imagens que incluam escaneamento ósseo com substâncias radioativas (tecnécio-metileno difosfonato), tomografias computadorizadas acentuadas por meios de contraste do cérebro e do abdome, RM do cérebro e abdominal, ultra-som abdominal e PET-FDG são utilizados para confirmar o envolvimento órgão-específico sugerido pelos achados clínicos. As recomendações de uns ou de outros exames variam com os avaliadores. O escaneamento do corpo inteiro com PET é particularmente útil para localizar metástases distantes, exceto metástases que envolvem o cérebro (por causa da alta atividade cerebral básica).

Metástases adrenais estão presentes em até 20% dos pacientes com NSCBC ao diagnóstico e são muitas vezes a única localização da disseminação extratorácica. Por esse motivo, a TC em pacientes com câncer pulmonar deveria ser feita para avaliar melhor a parte superior do abdome. Contudo, adenomas adrenais são comuns (3 a 5%) na população geral, dos quais cerca de 65% são pequenas (menos de 3 cm) massas adrenais em pacientes com câncer pulmonar. Essas massas representam, em geral, maior número de adenomas do que metástases. Embora a TC sem infusão de contraste e a TC com contraste e com imagens retardadas possam ser úteis na distinção entre lesões benignas e malignas, tais exames podem ser inespecíficos. Outros métodos para avaliar uma massa adrenal incluem PET-FDG (que é altamente precisa), RM *(chemical shift)* e biopsia.

Metástases hepáticas estão presentes em 5 a 15% dos casos. Sua aparência no estadiamento de rotina por TC é muitas vezes inespecífica e difícil de ser distinguida de cistos, hemangiomas ou outras lesões sem o socorro de novas imagens. Contudo, metástases hepáticas isoladas são raras. TC, RM ou PET-FDG podem ser usadas para fazer o diagnóstico de metástases hepáticas.

Metástases ósseas estão presentes no momento do diagnóstico em 5 a 20% dos pacientes com câncer pulmonar e, na necropsia, essa presença alcança até 30%. Carcinomas espinocelulares e os de grandes células tendem a causar lesões osteolíticas, enquanto carcinomas de pequenas células e adenocarcinomas podem produzir metástases osteolíticas ou osteoblásticas. Os ossos mais comumente envolvidos são as vértebras, ossos pélvicos e zonas proximais dos ossos longos. Metástases para as extremidades distais são raras, mas são justamente os carcinomas de pulmão a causa mais comum das metástases distais. O estudo de imagem com radionuclídeos deveria ser reservado para pacientes que apresentem sintomas de anormalidades bioquímicas e que tenham um alto índice de resultado falso-positivo (40%). A PET-FDG também permite a detecção de metástases e tem uma taxa de falso-positivo baixa.

Metástases no SNC são comuns e muitas vezes sintomáticas (embora os sintomas possam ser vagos). Contudo, metástases cerebrais assintomáticas ocorrem em até 15% dos pacientes com NSCBC e apresentam maior incidência com adenocarcinoma e carcinoma de grandes células do que com outros tipos celulares. Conseqüentemente, é recomendado o uso rotineiro de TC ou de RM do cérebro em pacientes assintomáticos portadores de tais tumores. Com outros tipos celulares de tumor, o estudo de imagem é usualmente limitado a pacientes com sintomas. A PET tem menor valor.

TUMOR CARCINÓIDE

Aproximadamente 25% de todos os tumores primários do pulmão podem ser considerados como carcinomas neuroectodérmicos, pelo fato de serem originários de células ectodérmicas, conter grânulos secretórios e poder produzir peptídeos ativos; neste grupo incluem-se tumores carcinóides típicos e atípicos, carcinoma de pequenas células e carcinoma endócrino de grandes células. Estes tumores refletem um espectro de anormalidades que inclui desde as anormalidades de um tumor tipicamente carcinóide (bom prognóstico) até as anormalidades de carcinoma de pequenas células (mau prognóstico; Quadro 3-18).

■ Tumor Carcinóide Típico

Tumores carcinóides representam 1 a 2% das neoplasias traqueobrônquicas. São considerados como os mais bem diferenciados tipos de carcinomas neuroectodérmicos.

Tumores carcinóides típicos crescem vagarosamente e são localmente invasivos. Lançam metástases aos linfonodos regionais em 5 a 15% dos casos; um número menor de pacientes apresenta metástases distantes.

Tumores carcinóides típicos ocorrem, mais comumente, em pacientes com 40 a 60 anos de idade (média de idade, 45 a 55 anos). Contudo, não são incomuns em pacientes jovens, com menos de 20 anos, e estes tumores tendem a ocorrer em populações mais jovens, diferentemente dos outros carcinomas pulmonares. Mostram-se ligeiramente mais freqüentes em mulheres. Não existe uma associação com o tabagismo.

Aproximadamente 80% dos tumores tipicamente carcinóides ocorrem centralmente, nos brônquios principais lobares ou segmentares; 1% deles é intratraqueal. O envolvimento de brônquios lobares (75% com lesões em vias aéreas) é mais comum (Fig. 3-43). Por causa da obstrução brônquica associada, são comuns os sintomas, ocorrendo aproximadamente em 75% dos casos e incluindo tosse, febre e sibilo. Estes tumores são altamente vascularizados, o que torna a hemoptise uma queixa comum. Tumores carcinóides periféricos podem ser assintomáticos. Pacientes que apresentam tumores carcinóides centrais associados a obstrução brônquica tendem a ser mais jovens do que pacientes com lesões periféricas.

Quase metade dos tumores carcinóides típicos associam-se a achados radiográficos ligados a obstrução brônquica, atelectasia primária ou consolidação, tipicamente limitados a um único lobo ou segmento (Fig. 3-43A). A atelectasia e a consolidação são, muitas vezes, intermitentes e episódios recorrentes de infecção podem resultar em bronquiectasia ou abscesso pulmonar. A bronquiectasia está presente patologicamente em mais de um terço dos pacientes, mas é menos visível em radiografias. Aprisionamento de ar relacionado à obstrução brônquica é visto algumas vezes.

Tumores centrais com ou sem sinais de obstrução podem ser visíveis como discretas massas nos hilos ou perto deles. Estas massas, que usualmente têm menos de 4 cm de diâmetro, podem ser difíceis de serem reconhecidas sem o auxílio da TC. Em muitos casos, estes tumores têm um grande componente endobrônquico e mostram-se à TC como massas intraluminais (Fig. 3-43B e C), com uma margem convexa apontando para o hilo. Também, lesões que são principalmente endobrônquicas podem expandir o brônquio afetado conforme crescem, disso resultando uma expansão do lume brônquico no ponto de obstrução. Por serem fartamente vascularizados, grande acentuação pode ser vista na TC (Fig. 3-43D).

Um nódulo ou uma massa periférica, não associados a sinais de obstrução, está presente em aproximadamente 20% dos pacientes (Fig. 3-44). Estes nódulos são muitas vezes bem definidos, redondos ou ovais e levemente lobulados.

Raramente são vistas calcificação e ossificação nas radiografias simples de pacientes com tumores carcinóides. Na TC, a calcificação de tumores carcinóides centrais é vista em quase 40% das imagens e pode ser bem grande.

O estudo de imagem com radionuclídeos (análogos da somatostatina – p. ex., octreotide) pode ser usado para localizar um tumor carcinóide oculto em paciente com síndrome de Cushing ou síndrome carcinóide ou para diagnosticar metástases (Fig. 3-45).

A extensão local de tumores carcinóides típicos além da parede brônquica é comum, e a remoção endos-

QUADRO 3-18 CARACTERÍSTICAS QUE DISTINGUEM CARCINOMAS NEUROENDÓCRINOS

Carcinóide típico	Carcinóide atípico	Carcinoma de pequenas células
Média de idade (anos)	45-50	60	> 60
Homem/mulher	0,8:1	2:1	4:1
Tabagismo	Incomum	Comum	Muito comum
Sintomas	75%	50%	90%
Metástases regionais	5%-15%	40%-60%	> 90%
Metástases distantes	Raro	20%	> 90%
Sobrevida de 5 anos	90%-95%	50%-70%	< 5%
Massa endobrônquica	80%	10%	20%
Nódulo ou massa pulmonar	20%	90%	20%
Grande massa hilar	50%	10%	80%

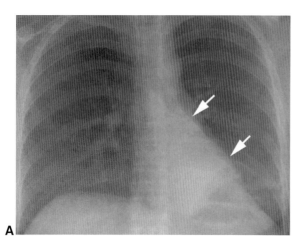
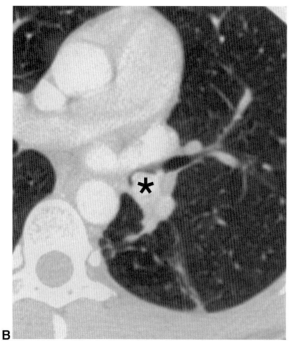
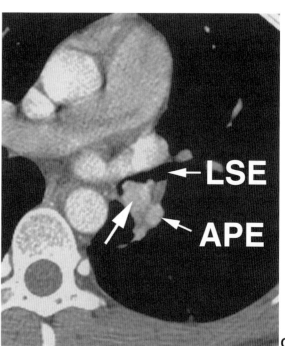
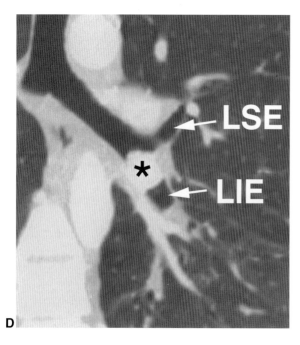
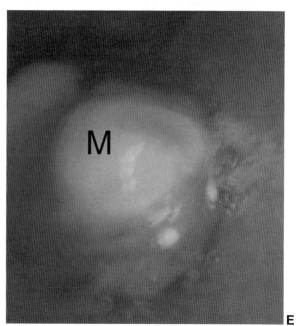

FIG. 3-43. Tumor carcinóide típico apresentando-se como massa endobrônquica em paciente com 30 anos de idade com pneumonia recorrente no lobo inferior esquerdo. **A.** A radiografia do tórax mostra atelectasia do lobo inferior esquerdo *(setas)*. **B.** TC posterior mostra massa endobrônquica lobulada (*) e associada a obstrução do brônquio do lobo inferior esquerdo. **C.** TC acentuada por contraste mostra, no mesmo nível, acentuação do tumor *(seta grande)* e sua relação com o brônquio do lobo superior esquerdo *(LSE)* e com a artéria interlobar pulmonar esquerda *(APE)*. **D.** A TC coronal mostra a massa (*) obstruindo o brônquio proximal do lobo inferior esquerdo *(LIE)*. O brônquio do lobo superior esquerdo *(LSE)* está normal. **E.** A fotografia broncoscópica mostra a massa endobrônquica *(M)* avançando a partir do brônquio do lobo inferior esquerdo. Esta massa apresenta-se altamente vascularizada e sangra facilmente.

TUMOR CARCINÓIDE

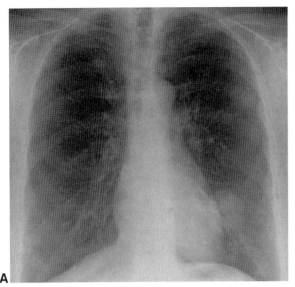
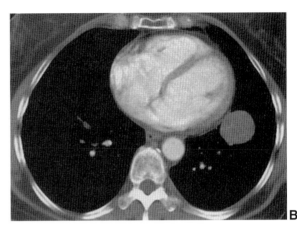

FIG. 3-44. Tumor carcinóide típico apresentando-se como massa pulmonar. Massa circular bem definida, nitidamente marginada, é visível no lobo inferior esquerdo, na radiografia do tórax (**A**) e TC (**B**).

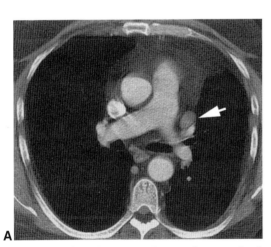
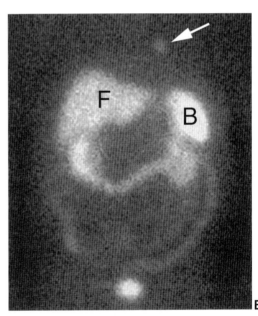

FIG. 3-45. Metástase em linfonodo num paciente após ressecção de tumor carcinóide. **A.** A TC do tórax mostra linfonodo aumentado no lado esquerdo do mediastino *(seta)*. **B.** Imagem com o radionuclídeo octreotide mostra atividade aumentada no linfonodo *(seta)*. O fígado *(F)* e o baço *(B)* foram indicados para orientação.

cópica de tumores visíveis nem sempre é curativa. A ressecção cirúrgica é geralmente o tratamento preferido. Tumores carcinóides periféricos podem ser excisados fazendo-se a ressecção em cunha ou a segmentectomia. Para as lesões endobrônquicas centrais pode ser feita uma ressecção em luva para evitar lobectomia ou pneumectomia. Nesse procedimento, o segmento do brônquio que contém o tumor é ressecado e os dois cotos brônquicos são suturados.

O prognóstico de pacientes tratados cirurgicamente é bom. A sobrevivência em 10 anos para eles pode alcançar 90% dos casos. Após ressecção, metástases distantes são mais comuns do que a recorrência no local primitivo. Metástases ósseas líticas ou blásticas podem ocorrer.

Síndromes Clínicas Associadas a Tumor Carcinóide

Tumores carcinóides são capazes de produzir inúmeros peptídeos neuroendócrinos ativos. Várias síndromes clínicas têm sido associadas a esses tumores. Tipicamente, as metástases apresentam-se antes que tais síndromes se manifestem; não é comum que pequenos tumores localizados produzam peptídeos ativos suficientes para provocar manifestações clínicas.

A **síndrome carcinóide** ocorre em 2 a 5% dos pacientes com tumores carcinóides de pulmão. É mais comum na presença de metástases hepáticas. A síndrome carcinóide consiste em rubores, febre, náusea, diarréia, hipotensão e sibilo. Ela é resultante da secreção da 5-hidroxitriptamina e outros agentes ativos tais como bradicininas e prostaglandinas. Lesões vasculares cardíacas e murmúrios associados a esta síndrome podem limitar-se ao lado esquerdo do coração, por causa da alta concentração dessas substâncias ativas no sangue pulmonar venoso; anormalidades cardíacas valvulares associadas a tumores carcinóides gastrointestinais envolvem usualmente o lado direito do coração. Alguns outros sintomas ajudam a distinguir a síndrome carcinóide brônquica daquela resultante de tumores intestinais; estas incluem rubores severos, edema facial, lacrimejamento, salivação, rinorréia e diaforese.

A **síndrome de Cushing** pode resultar da produção de ACTH ou de hormônio liberador de ACTH pelo tumor. É incomum, sendo vista em cerca de 2% dos casos (Fig. 3-46). Aproximadamente 1% dos casos de síndrome de Cushing é produzida por carcinoma brônquico. Outras síndromes associadas a tumor carcinóide incluem a síndrome de Zollinger-Ellison, hiperinsulinemia e acromegalia.

■ Tumor Carcinóide Atípico

Aproximadamente 10 a 25% de tumores carcinóides podem ser classificados como tumores carcinóides atípicos por causa de suas características histológicas sugestivas de comportamento mais agressivo, inclusive freqüência aumentada de mitoses e a presença de necrose. Esses tumores são considerados como sendo intermediários entre tumor carcinóide típico e carcinoma de pequenas células em diferenciação. Metástases de linfonodos estão presentes em 50% dos pacientes. Os pacientes portadores de tumores carcinóides atípicos tendem a ser ligeiramente mais velhos do que os portadores de carcinóides típicos, e os homens são mais acometidos do que as mulheres. Há uma associação com o tabagismo

Os tumores carcinóides atípicos tendem a apresentar-se como uma massa nodular pulmonar redonda, ovóide ou lobulada, e um pouco maior do que as massas formadas em carcinóides típicos (10 cm ou menores). Massa endobrônquica da qual resultam obstrução e atelectasia é menos comum com o tumor carcinóide típico (10%).

Estes tumores apresentam prognóstico pior do que os carcinóides pulmonares típicos; uma abordagem cirúrgica mais agressiva é usualmente empregada (lobectomia, por vezes seguida por radiação ou por quimioterapia). Têm sido relatadas curas cirúrgicas e tempo de sobrevivência em 5 anos em 50 a 70% dos casos. Como acontece com os carcinóides pulmonares típicos, podem associar-se a várias síndromes clínicas.

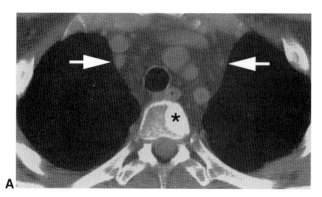 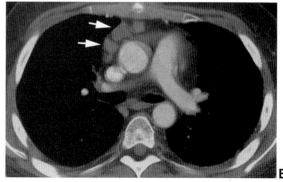

FIG. 3-46. Tumor carcinóide metastático com síndrome de Cushing. **A.** A TC mostra alargamento do mediastino e deposição de gordura (lipomatose; *setas*) secundária à síndrome de Cushing. Uma metástase vertebral esclerótica (*) é visível. **B.** Em nível inferior, verifica-se aumento de tamanho de linfonodos mediastinais *(setas)* refletindo tumor metastático.

TUMORES DO TIPO DE GLÂNDULA SALIVAR

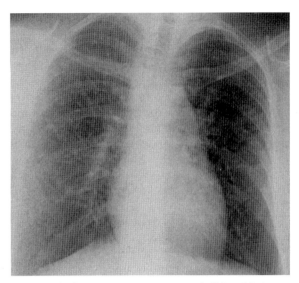

FIG. 3-47. Múltiplos pequenos tumores carcinóides visíveis como pequenos nódulos pulmonares.

▪ Pequenos Tumores Neuroendócrinos (Carcinóides)

Coleções de nódulos muito pequenos ou minitumores de células neuroendócrinas podem ser encontradas nas paredes de pequenas vias aéreas, em pacientes com doenças pulmonares crônicas como bronquiectasia ou fibrose pulmonar (denominada *hiperplasia celular neuroendócrina pulmonar difusa e idiopática* no sistema WHO). Em muitos casos estas células são hiperplásicas. Em outros casos são precursoras de tumores carcinóides ou associadas a eles. Podem ser sintomáticas ou associadas a obstrução de vias aéreas, em sua relação com paredes de pequenas vias aéreas; a síndrome de Cushing raramente está associada. Ocasionalmente, mostram-se como pequenos nódulos pulmonares (Fig. 3-47). Há uma predominância distinta em mulheres.

TUMORES DO TIPO DE GLÂNDULA SALIVAR

Tumores referidos como do "tipo de glândulas salivares", por causa das similaridades histológicas com as lesões originárias das glândulas salivares, nascem de glândulas mucosas nas paredes da traquéia e dos brônquios; podem ser chamados também de "neoplasias de glândulas brônquicas". São divididos de acordo com vários tipos de células; o carcinoma adenomatoso (cilindroma) e o carcinoma mucoepidermóide são os mais comuns. Tumores de glândulas brônquicas respondem por 0,1 a 0,2% de todos os tumores pulmonares e brônquicos e constituem um décimo da incidência de tumores carcinóides.

▪ Carcinoma Adenóide Cístico (Cilindroma)

É o mais comum tumor glandular brônquico, correspondendo a 75% dos casos. A média de idade em que é diagnosticado é de 50 anos; não tem sido associado ao tabagismo.

Aproximadamente 50% dos carcinomas adenóides císticos originam-se num brônquio principal ou lobar (Fig. 3-48); 40% originam-se na traquéia e 10% apresentam-se como nódulos pulmonares periféricos. Embora trata-se de uma neoplasia rara, é responsável por cerca de 30 a 35% das lesões traqueais malignas. Os carcinóides são muito mais comuns entre os tumores brônquicos centrais, mas o carcinoma adenóide cístico supera o carcinóide da traquéia em 20 por 1.

Quando tem localização endobrônquica, o carcinoma adenóide cístico apresenta-se com sintomas e achados radiográficos similares aos do carcinóide. O tumor em geral projeta-se no lume de via aérea e pode mostrar-se polipóide ou séssil.

Quando o tumor é endotraqueal, esta lesão pode comumente mostrar-se como massa séssil, formando ângulo obtuso onde entra em contato com a parede traqueal; em alguns pacientes mostra-se polipóide. Tende a originar-se nas paredes posterior e póstero-lateral da traquéia (Figs. 22-4 e 22-5B, no Capítulo 22). Embora a TC possa revelar o carcinoma adenóide cístico endotraqueal, esse recurso diagnóstico tende a subestimar a extensão longitudinal do tumor por causa do percentual de seu volume parcial e de sua tendência a crescer na submucosa. A TC, contudo, demonstra com precisão a extensão extratraqueal do tumor, o que é importante para o planejamento da abordagem cirúrgica.

O carcinoma adenóide cístico tem um prognóstico muito melhor do que as formas mais comuns de carcinomas pulmonares. Contudo, comporta-se de forma mais maligna do que o tumor carcinóide, tende ser mais infiltrante do que este (Fig. 3-48) e freqüentemente produz metástases.

Estes tumores são tratados por excisão cirúrgica, mas tendem a recorrer localmente. Recentes progressos nas técnicas de ressecção traqueal e de reconstrução carinal tornaram muitas lesões traqueais passíveis de ressecção. A sobrevivência em 5 anos é de 75%.

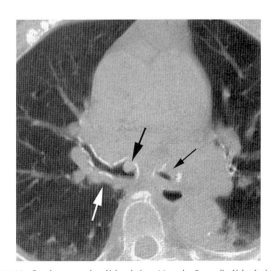

FIG. 3-48. Carcinoma adenóide cístico. Uma lesão polipóide é visível no brônquio direito principal *(seta preta grande)*. O *espessamento da parede do lobo superior direito (seta branca)* é devido à infiltração local. A infiltração do brônquio principal esquerdo está associada ao estreitamento de seu lume *(seta preta pequena)*.

■ Carcinoma Mucoepidermóide

Trata-se de um tumor raro. A idade corrente de sua apresentação é 35 a 45 anos. Usualmente ocorre em brônquio principal ou em brônquio lobar; lesões traqueais ou periféricas são raras. Tende a exibir um curso mais benigno do que o carcinoma adenóide cístico ou do que o tumor carcinóide, mas pode ser localmente invasivo. O carcinoma mucoepidermóide de alto grau tem-se associado a prognóstico ruim.

A forma de apresentação e os achados radiológicos são similares àqueles do carcinoma adenóide cístico. Estes tumores nascem na traquéia ou no centro de um brônquio e promovem sinais radiográficos de obstrução. A cirurgia é usualmente curativa.

■ Adenoma Brônquico

Adenomas "brônquicos verdadeiros" são raros. O tipo mais comum de células de adenoma brônquico é o *adenoma de glândulas mucosas*. Tipos celulares mais raros ainda incluem adenoma pleomórfico e oncocitoma.

Esses tumores são benignos e originam-se de glândulas na traquéia ou nas paredes brônquicas. Como acontece com os carcinomas de glândulas brônquicas, eles são histologicamente similares aos tumores que se originam nas glândulas salivares. Adenomas brônquicos ocorrem em pacientes de todas as idades. Estes tumores usualmente originam-se nos brônquios de lobos principais ou nos de lobos segmentares. Radiograficamente, mostram-se como massas endobrônquicas arredondadas, sésseis e lisas. A apresentação como nódulos solitários é muito menos freqüente. A excisão é usualmente curativa.

HAMARTOMA

É o mais comum dos tumores mesenquimais do trato respiratório e responde por mais de 75% dos tumores pulmonares benignos (Quadro 3-19). Os hamartomas contêm os vários elementos do tecido conjuntivo que normalmente são encontrados nos pulmões e nos brônquios, mas de modo desorganizado. Este tumor quase sempre contém cartilagem (por vezes, referido como hamartoma condromatoso), quantidades variadas de gordura, tecido fibroso, músculo liso e tecido epitelial. Os hamartomas provavelmente se originam dentro de restos embrionários encontrados nas paredes brônquicas, mas acredita-se que derivem de tecidos mesenquimais indiferenciados; representam, portanto, verdadeiras neoplasias.

Os hamartomas aparecem mais comumente em pessoas com mais de 50 anos e são duas vezes mais freqüentes em homens do que em mulheres. São muito raros em crianças e menos de 10% deles ocorrem em pacientes com menos de 40 anos de idade. Antes do advento da TC (que ajuda muito a fazer seu diagnóstico pré-operatório), os hamartomas respondiam por 6 a 8% dos nódulos retirados de pulmões.

A despeito de sua origem em tecidos brônquicos, apenas 5 a 15% dos hamartomas aparecem como endobrônquicos (Fig. 3-49). Em mais de 85% dos casos os hamartomas apresentam-se radiograficamente como nódulos pulmonares solitários. Os hamartomas periféricos têm de 1 a 4 cm de diâmetro, são bem definidos, seguramente circunscritos e muitas vezes lobulados. Têm sido relatadas calcificações de cartilagens visíveis em radiografias simples em aproximadamente 30% deles, e a freqüência dessa calcificação aumenta proporcionalmente ao tamanho do tumor. Essa calcificação aparece em menos de 10% dos hamartomas com menos de 3 cm de diâmetro, mas está presente em 75% dos demais com 5 cm ou maiores.

A calcificação dos hamartomas pode ser pontilhada ou em conglomerados. A calcificação em conglomerados (tipo "pipoca") é uma característica desses tumores e é raramente vista em outros tipos de lesões; ocorre por causa da calcificação de nódulos de cartilagem (Fig. 3-50).

QUADRO 3-19 HAMARTOMAS

75% dos tumores benignos dos pulmões
Pacientes com mais de 50 anos
Duas vezes mais comum nos homens
5 a 15% são endobrônquicas
≥ 85% presentes como um nódulo solitário
Geralmente 1-4 cm
Bem circunscritos
Redondos ou lobulados
Calcificação em 25%
Calcificação tipo "pipoca"
Gordura visível por TC em 60%
Crescimento vagaroso

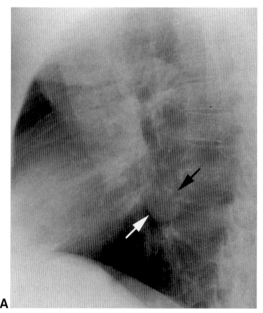

FIG. 3-49. Hamartoma com um componente endobrônquico. **A.** A radiografia de perfil mostra um nódulo hilar bem definido *(setas)*.

HAMARTOMA

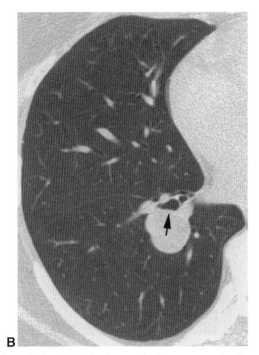
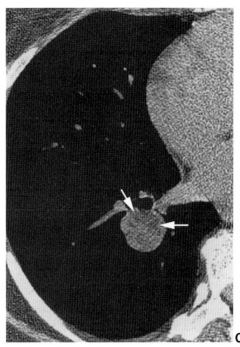

FIG. 3-49. *(Continuação.)* **B.** A TC de alta resolução com uma janela pulmonar mostra um nódulo lobulado bem margeado estreitando o brônquio do lobo inferior direito *(seta)*. **C.** Alta resolução com uma janela para tecido mole mostra áreas de atenuação gordurosa (–80 UH; *setas*), comuns em hamartomas.

O acúmulo de tecido adiposo pode condicionar áreas luzentes ou de baixa atenuação dentro do tumor. Tais áreas luzentes são visíveis apenas na TC. Raramente hamartomas císticos e cheios de ar têm sido relatados.

A TC de alta resolução é de valor para o diagnóstico de hamartoma pulmonar. Quase 65% deles podem ser diagnosticados quando se usa TC de alta resolução por causa da gordura visível (Figs. 3-49 e 3-51), seja ela difusa ou focal (graduação da TC vai de –40 a –120 UH) ou uma combinação de gordura com cálcio. Colimação fina (1 mm) deve ser usada para fazer o diagnóstico de gordura no interior de um nódulo; por outro lado, a média de volume pode simular esta aparência. Um nódulo contendo gordura tem diagnóstico diferencial muito limita-

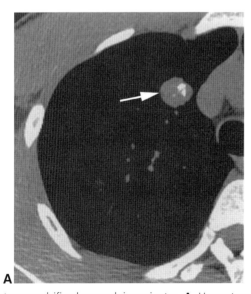
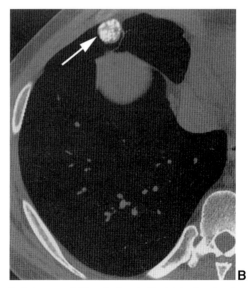

FIG. 3-50. Hamartomas calcificados em dois pacientes. **A.** Hamartoma *(seta)* com calcificação focal. O nódulo é redondo e precisamente definido. **B.** Hamartoma *(seta)* com calcificação do tipo "pipoca". Esta aparência resulta da calcificação de nódulos de cartilagem existentes no interior do tumor.

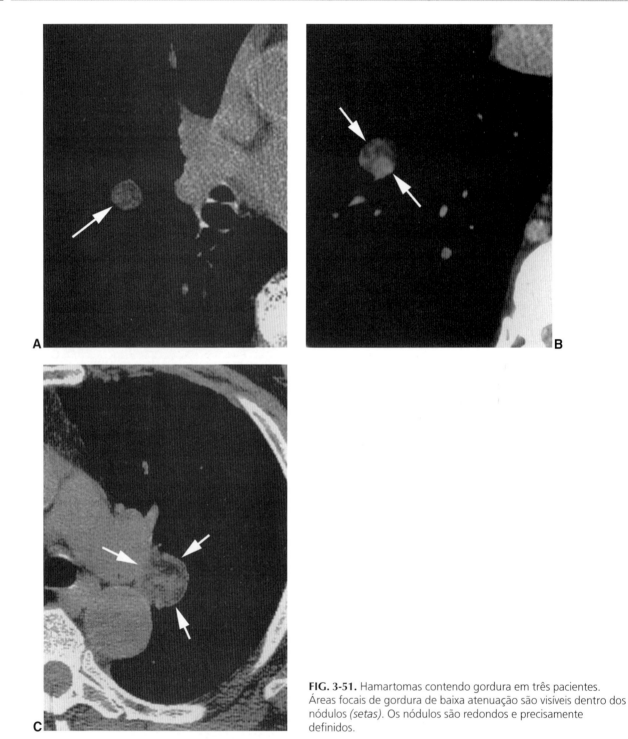

FIG. 3-51. Hamartomas contendo gordura em três pacientes. Áreas focais de gordura de baixa atenuação são visíveis dentro dos nódulos *(setas)*. Os nódulos são redondos e precisamente definidos.

do; a pneumonia lipóide é outra causa desse sinal, embora bem menos comum. O teratoma pulmonar também pode mostrar gordura, mas tal ocorrência é extremamente rara.

Na maioria dos casos, os hamartomas crescem vagarosamente, aumentando seu diâmetro de 0,5 para 5 mm durante um ano (Fig. 3-52). Pode, contudo, ocorrer crescimento rápido, o que faz com que o hamartoma seja confundido com carcinoma pulmonar. Lesões endobrônquicas podem ser ressecadas por broncoscopia, a menos que uma infecção tenha causado destruição distal do pulmão. A biopsia por agulha pode ser diagnóstica em alguns casos, mas tumores periféricos podem demandar excisão diagnóstica.

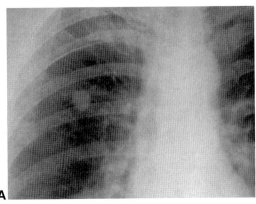 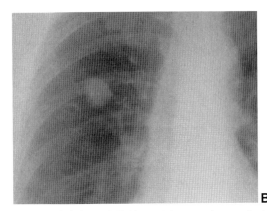

FIG. 3-52. Hamartomas em crescimento. **A.** A radiografia torácica mostra um nódulo bem definido no lobo superior, medindo 1 cm. **B.** Radiografia feita três anos depois: o nódulo mede agora 2 cm de diâmetro. Vários focos de calcificação são visíveis dentro do nódulo. O tempo de duplicação deste nódulo foi de 1 ano.

TUMORES PULMONARES RAROS

■ Tumores Mesenquimais

Com exceção dos hamartomas, tumores mesenquimais do pulmão são raros. Tumores mesenquimais benignos são muito mais comuns do que neoplasias malignas.

Os tumores mesenquimais podem apresentar-se como: (1) lesão endobrônquica por vezes redondas ou sésseis e associadas a sintomas de obstrução brônquica ou (2) um nódulo ou massa na periferia do pulmão, em geral detectada incidentalmente em radiografias torácicas ou em TC, ou, quando malignos, associados a invasão da parede torácica.

Lipoma e Lipossarcoma

Esses tumores originam-se em coleções de gordura encontradas nas paredes de vias aéreas que contêm cartilagem. Lipomas sobrepõem-se com hamartomas gordurosos; lipossarcomas são raros. Podem ocorrer em pacientes de qualquer idade, em geral entre os 30 aos 65 anos. Quase 90% ocorrem em homens.

Os lipomas são mais comuns em brônquios principais ou em brônquios lobares e são tipicamente encontrados no lume brônquico. Lesões endobrônquicas são usualmente ovais, medindo vários centímetros de comprimento. Raramente ocorrem na periferia pulmonar. Os achados radiográficos e os sintomas de obstrução brônquica são comuns; pneumonia obstrutiva e bronquiectasia estão muitas vezes presentes. Ocasionalmente um lipoma se estende silenciosamente, localizando-se primariamente fora do brônquio. As imagens de TC podem ser diagnósticas, mostrando baixa atenuação uniforme, indistinguível de um hamartoma de gordura.

Condromas e Condrossarcomas

Condromas verdadeiros, contendo apenas cartilagem, são muito raros, e sua relação com hamartoma é incerta. Podem ocorrer como lesão endobrônquica num nódulo solitário bem definido. Calcificação ocorre em cerca de 30%.

O condroma pulmonar pode ocorrer como parte da *Síndrome de Carney*. Esta entidade incomum é caracterizada pela combinação de condromas pulmonares múltiplos, leiomiossarcoma epitelióide gástrico e paraganglioma extra-adrenal. Em alguns casos, apenas duas das três manifestações estão presentes. Esta síndrome é mais comum em mulheres jovens com menos de 30 anos; a incidência em homens é de apenas 10%.

O condrossarcoma é raro. Esse tumor aparece mais sob a forma de massa pulmonar do que como massa endotraqueal ou no lume brônquico. Geralmente, as lesões pulmonares têm prognóstico reservado.

Leiomioma e Leiomiossarcoma

Acredita-se que o leiomioma surge do músculo liso encontrado nas paredes dos brônquios ou talvez dos vasos sangüíneos. A média de idade ao diagnóstico é de 50 anos, mas ocorre em pacientes de 5 a 65 anos; as mulheres são mais acometidas. O leiomioma pode ocorrer como nódulo pulmonar (um pouco mais comum) ou uma lesão endobrônquica. Os leiomiomas do parênquima pulmonar são geralmente assintomáticos ou de detecção incidental. Mostram-se nas radiografias bem definidos, lobulados, como lesões periféricas em massa e podem medir até 20 cm de diâmetro. Calcificação é rara e não há formação de cavidade. Em geral, lesões endobrônquicas ocorrem no brônquio principal ou no lobar. Sintomas são comuns e freqüentemente devem-se a pneumonia obstrutiva. Nesses pacientes, os achados radiográficos são em geral limitados aos sinais de obstrução das vias aéreas. A TC pode mostrar massa endobrônquica.

O leiomiossarcoma é mais comum que o leiomioma. Homens são mais sujeitos ao leiomiossarcoma do que as mulheres, na proporção de 2 para 1. Os pacientes em geral são sintomáticos. Na maioria dos casos, a massa pulmonar é mostrada nas radiografias; geralmente os tumores são maiores que os leiomiomas. Pode ocorrer formação cavitária. Obstrução endobrônquica com atelectasia ocorre em cerca de 1/3 dos pacientes.

"Leiomiomas" pulmonares múltiplos, associados a tumores dos músculos lisos do útero ("metástase benigna de leiomioma"), representam metástases pulmonares de um leiomiossarcoma uterino de baixo grau. Massas pulmonares únicas ou múltiplas são usualmente vistas. Elas podem ser bem grandes, podem calcificar-se ou crescer lentamente (Fig. 3-53).

Fibroma e Fibrossarcoma

Fibromas podem envolver o pulmão ou a árvore traqueobrônquica, mas são raros. As lesões pulmonares parenquimatosas são as mais comuns e geralmente são assintomáticas. As lesões traqueais ou brônquicas produzem sintomas e sinais de obstrução.

A despeito de sua localização, os fibrossarcomas são geralmente sintomáticos. É mais comum aparecerem como nódulos ou massas e não como lesões endobrônquicas. Estas últimas são mais comuns em crianças e jovens, enquanto massas pulmonares são encontradas em pacientes de meia-idade. As lesões pulmonares são quase sempre redondas e bem definidas, com diâmetro de até 20 cm.

Histiocitoma Fibroso Maligno

O envolvimento primário do pulmão por este tumor é incomum. Costuma ser diagnosticado por volta dos 50 anos de idade. A maioria apresenta-se como massa pulmonar lisa ou lobulada.

■ Tumores Vasculares

Tumores vasculares do pulmão e dos brônquios são raros. Embora os vasos estejam presentes em seu interior, estes são de massa sólida e raramente exibem opacificação significativa durante a angiografia ou TC.

O **tumor tipo glomo** é derivado de células musculares lisas do corpo do glomo e consiste em canais vasculares irregulares. Na maioria das vezes ocorre como massa polipóide que surge nas paredes da traquéia ou dos brônquios. Hemoptise ou obstrução brônquica podem estar presentes.

O **hemangiopericitoma** é caracterizado por profusa proliferação de capilares, envolvido por acumulações de

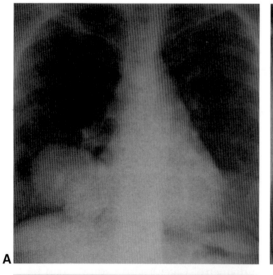
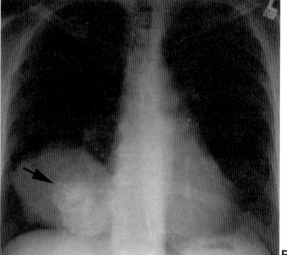
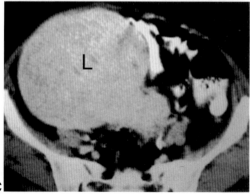

FIG. 3-53. Leiomioma benigno com metástase. **A.** A radiografia do tórax mostra uma grande massa no lobo inferior direito. **B.** Dez anos após, a massa aumentou de tamanho. Alguma calcificação central é visível *(seta)*. **C.** A TC por ocasião de uma histerectomia anterior mostra uma grande massa uterina, representando um leiomiossarcoma de baixo grau *(L)*.

pericitos. Tais tumores tendem a ser periféricos e mostram-se como nódulos solitários bem definidos ou como massa cujo tamanho varia entre 2 a 15 cm. Os hemangiopericitomas podem ser benignos ou malignos, e a excisão é o tratamento de escolha.

O **hemangioendotelioma epitelióide** é uma neoplasia pulmonar multifocal rara. Manifesta-se por múltiplos nódulos pulmonares bem definidos de até 2 cm de diâmetro, mimetizando a aparência de metástases. Oitenta por cento dos casos ocorrem em mulheres de menos de 40 anos. Os tumores podem ser assintomáticos, associados a tosse, hemoptise ou sintomas sistêmicos. Acredita-se que este tumor seja um sarcoma de baixo grau, e metástases podem ocorrer. O envolvimento do fígado pode estar associado a metástase ou desenvolvimento sincrônico em múltiplos locais.

Tumores Neurais

Tumores neurogênicos do pulmão e da árvore traqueobrônquica, ambos benignos ou malignos, são raros. Acredita-se que cresçam de fibras nervosas simpáticas que acompanham artérias e bronquíolos. Dentre os tumores benignos estão o neurofibroma, o schwannoma, o paraganglioma, meningioma, o tumor de células granulares (mioblastoma de células granulares) e nódulos do tipo meningotelial. Neurofibrossarcoma é menos comum. Esses se apresentam com maior freqüência como nódulos solitários bem definidos dentro do parênquima pulmonar, embora lesões endobrônquicas tenham sido relatadas. Neurofibroma, schwannoma e neurofibrossarcoma podem ser associados a neurofibromatose, particularmente quando múltiplos.

Tumores Epiteliais

Papiloma Escamoso e Papilomatose Traqueobrônquica

O papiloma escamoso representa uma proliferação anormal de epitélio estratificado escamoso, ou algumas vezes epitélio colunar ciliado que leva à formação de massa polipóide dentro do lume de vias aéreas. Estas lesões são apoiadas por um núcleo de tecido fibrovascular que se conecta à parede da traquéia ou à parede brônquica. São benignos e de origem virótica, causados pelo papilomavírus humano (HPV). Algumas vezes podem transformar-se em tumores malignos.

O papiloma é o mais comum dos tumores da laringe na infância, e ocorre ocasionalmente em adultos. Essas lesões são por vezes múltiplas e disseminam-se localmente. Em crianças, estes tumores são tratados com sucesso por meio de excisão cirúrgica ou regridem na puberdade. Entretanto, em 2 a 5% dos pacientes as lesões disseminam-se distalmente e envolvem a árvore traqueobrônquica, uma condição chamada *papilomatose traqueobrônquica*. Nesses casos, quando ocorre expansão distal, a traquéia é quase totalmente tomada. A disseminação traqueobrônquica é associada a ressecção instrumental das lesões da laringe.

O envolvimento da traquéia sempre resulta em tosse ou hemoptise. As lesões da laringe podem provocar secura e rouquidão. Na maioria dos casos, as lesões são múltiplas e pequenas, medindo de alguns milímetros a 1 cm de diâmetro, mas podem ser grandes, resultando na obstrução da traquéia. Radiografias simples raramente são eficazes; a TC geralmente é necessária para o diagnóstico (Fig. 3-54).

A extensão dos papilomas para os brônquios, bronquíolos e parênquima pulmonar é rara. O intervalo entre o diagnóstico das lesões da laringe e disseminação brônquica ocorre de 1 a 36 anos. Embora lesões de laringe sejam mais comuns em crianças com menos de 5 anos, a média de idade dos pacientes com tumor envolvendo a árvore brônquica é de 15 anos. Obstrução brônquica resulta em sibilo, atelectasia e pneumonia recorrente. Os papilomas podem ser vistos em radiografias como lesão de massa nodular dentro do pulmão, e geralmente provocam cavitação. Eventualmente, lesões cavitárias podem evoluir para grandes cistos de paredes grossas ou finas. Nódulos representando papilomas podem ser vistos dentro dos cistos (Figs. 3-55 e 3-56).

A excisão broncoscópica de papilomas da traquéia ou brônquios tem sido o procedimento indicado, porém são recorrentes em mais de 90% dos casos. A traqueostomia pode ser necessária quando as lesões de laringe provocam obstrução aérea. Lesões císticas do pulmão nem sempre são associadas a sintomas, e, a não ser que estejam infectadas, não é necessário tratamento. Estudos recentes revelaram que o tratamento com interferon tem tido algum valor. Degeneração maligna de lesão pulmonar pode ocorrer, levando a carcinoma espinocelular (Fig. 3-56C).

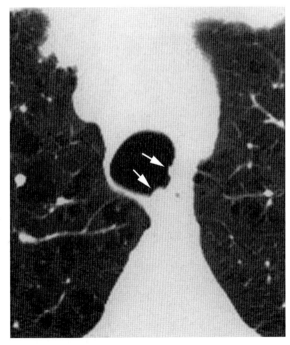

FIG. 3-54. Papilomas na traquéia. Nódulos pequenos *(setas)* são visíveis na parede traqueal.

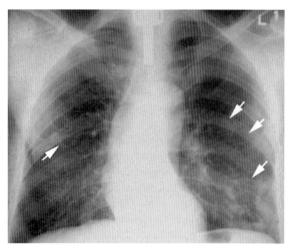

FIG. 3-55 Papilomatose traqueobrônquica. Traqueostomia visível em conseqüência da lesão aérea superior. Lesões pulmonares com múltiplos cistos estão presentes em ambos os lados *(setas)*.

Pólipos Inflamatórios

Pólipos inflamatórios na árvore traqueobrônquica são caracterizados histologicamente por um núcleo de tecido conjuntivo frouxo coberto por epitélio brônquico normal; falta-lhes o crescimento exagerado típico dos papilomas escamosos e, geralmente, ocorrem em pacientes idosos. As lesões podem ser polipóides ou sésseis e são maiores do que os papilomas escamosos. Na maioria dos pacientes, os pólipos variam de 0,5 a 2 cm de diâmetro (Fig. 3-57). Ocasionalmente os pólipos são múltiplos, e a obstrução brônquica é comum. Não há recorrência após excisão.

■ Adenomas Pulmonares

Adenomas traqueobrônquicos que ocorrem como lesões endobrônquicas foram abordados antes (ver Tumores do Tipo de Glândulas Salivares). Adenomas que surgem na periferia do pulmão, derivados de epitélio brônquico ou alveolar e usualmente apresentando-se como um nódulo pulmonar, incluem cistadenoma mucinoso, adenoma papilar e alveolar, e hemangioma esclerosante.

■ Outros Tumores

Outros tumores que raramente aparecem no pulmão ou na árvore brônquica incluem: timoma, teratoma, seminoma, endometriose e linfangioma. Com exceção do teratoma, que pode mimetizar o teratoma mediastinal, suas imagens são indefinidas.

Papilomas solitários ocorrem ocasionalmente em adultos, em geral em homens de meia-idade, na ausência de lesões laríngeas prévias. Elas têm geralmente menos de 1,5 cm de diâmetro e são mais freqüentemente encontradas num brônquio lobar ou num segmentar. Podem resultar em obstrução brônquica, e os sintomas incluem tosse e hemoptise. A histologia é idêntica à encontrada na papilomatose.

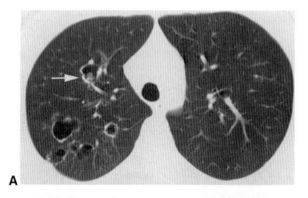

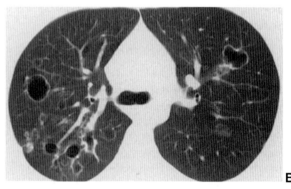

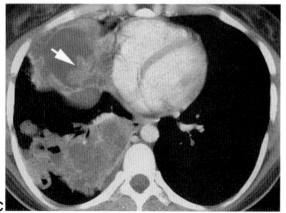

FIG. 3-56. Papilomatose traqueobrônquica. **A** e **B.** Múltiplas cavidades com parede grossa e fina, cistos e nódulos são visíveis bilateralmente. Uma lesão cística *(seta)* contém um nódulo.
C. Progressão de anormalidades com grandes massas indicam desenvolvimento de carcinoma espinocelular. Um nódulo tumoral *(seta)* é visível dentro de um cisto cheio de líquido.

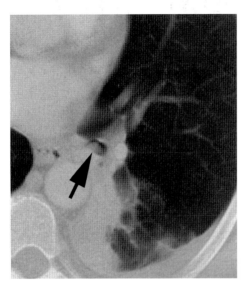

FIG. 3-57. Pólipo inflamatório. Uma lesão polipóide é visível no lobo inferior esquerdo do brônquio *(seta)*.

LEITURAS SELECIONADAS

Bepler G. Lung cancer epidemiology and genetics. J Thorac Imaging 1999;14:228-234.

Dales RE, Stark RM, Raman S. Computed tomography to stage lung cancer: approaching a controversy using meta-analysis. Am Rev Respir Dis 1990;141:1096-1101.

Forster BB, Müller NL, Miller RR, et al. Neuroendocrine carcinomas of the lung: clinical, radiologic, and pathologic correlation. Radiology 1989;170:441-445.

Glazer HS, Duncan MJ, Aronberg DJ, et al. Pleural and chest wall invasion in bronchogenic carcinoma: CT evaluation. Radiology 1985;157:191-194.

Glazer HS, Kaiser LR, Anderson DJ, et al. Indeterminate mediastinal invasion in bronchogenic carcinoma: CT evaluation. Radiology 1989;173:37-42.

Heelan RT, Demas BE, Caravelli JF, et al. Superior sulcus tumors: CT and MR imaging. Radiology 1989;170:637-641.

Kakinuma R, Ohmatsu H, Kaneko M, et al. Detection failures in spiral CT screening for lung cancer: analysis of CT findings. Radiology 1999;212:61-66.

McLoud TC, Bourgouin PM, Greenberg RW, et al. Bronchogenic carcinoma: analysis of staging in the mediastinum with CT by correlative lymph node mapping and sampling. Radiology 1992;182:319-323.

Mountain CF. Revisions in the international system for staging lung cancer. Chest 1997;111:1710-1717.

Patel AM, Peters SG. Clinical manifestations of lung cancer. Mayo Clin Proc 1993;68:273-277.

Pennes DR, Glazer GM, Wimbish KJ, et al. Chest wall invasion by lung cancer: limitations of CT evaluation. AJR Am J Roentgenol 1985;144:507-511.

Ratio GB, Piacenza G, Frola C, et al. Chest wall involvement by lung cancer: computed tomographic detection and results of operation. Ann Thorac Surg 1991;51:182-188.

Rosado de Christenson ML, Abbott GF, Kirejczyk WM, Galvin JR, Travis WD. Thoracic carcinoids: radiologic-pathologic correlation. Radiographics 1999;19:707-736.

Salvatierra A, Baamonde C, Llamas JM, et al. Extrathoracic staging of bronchogenic carcinoma. Chest 1990;97:1052-1058.

Scott IR, Müller NL, Miller RR, et al. Resectable stage III lung cancer: CT, surgical, and pathologic correlation. Radiology 1988;166:75-79.

Siegelman SS, Khouri NF, Scott WW, et al. Pulmonary hamartoma: CT findings. Radiology 1986;160:313-317.

Staples CA, Müller NL, Miller RR, et al. Mediastinal nodes in bronchogenic carcinoma: comparison between CT and mediastinoscopy. Radiology 1988;167:367-372.

Travis WD. Pathology of lung cancer. Clin Chest Med 2002;23:65-81.

Webb WR, Gatsonis C, Zerhouni EA, et al. CT and MR imaging in staging non–small cell bronchogenic carcinoma: report of the Radiologic Diagnostic Oncology Group. Radiology 1991;178:705-713.

Webb WR, Golden JA. Imaging strategies in the staging of lung cancer. Clin Chest Med 1991;12:133-150.

White CS, Salis AI, Meyer CA. Missed lung cancer on chest radiography and computed tomography: imaging and medicolegal issues. J Thorac Imaging 1999;14:63-68.

Whitesell PL, Drage CW. Occupational lung cancer. Mayo Clin Proc 1993;68:183-188.

Zwiebel BR, Austin JHM, Grines MM. Bronchial carcinoid tumors: assessment with CT of location and intratumoral calcification in 31 patients. Radiology 1991;179:483-486.

Zwirewich CV, Vedal S, Miller RR, Müller NL. Solitary pulmonary nodule: high-resolution CT and radiologic-pathologic correlation. Radiology 1991;179:469-476.

CAPÍTULO 4

TUMOR METASTÁTICO

W. RICHARD WEBB

As estruturas torácicas são envolvidas comumente em pacientes com neoplasias metastáticas e o tórax muitas vezes é o primeiro lugar no qual as metástases são detectadas.

MECANISMOS DE DISSEMINAÇÃO

Um tumor metastático pode envolver as estruturas torácicas de vários modos.

Extensão direta do tumor primário com envolvimento secundário do pulmão, pleura ou estruturas mediastinais. Este modo de disseminação é mais comum em tumores da tireóide, carcinomas do esôfago, timomas e malignidades tímicas, linfomas e tumores de células germinativas malignas.

Disseminação hematogênica de êmbolos tumorais para artérias pulmonares ou brônquicas. Este tipo de disseminação produz, usualmente, a presença de nódulos pulmonares e é mais comum nos tumores primários que apresentam um bom suprimento vascular.

Disseminação linfática envolvendo pulmão, pleura ou linfonodos mediastinais. O pulmão pode ser envolvido difusamente pelo tumor, em decorrência de disseminação linfática ou linfangítica de células originárias das metástases hematogênicas, das metástases de linfonodos hilares ou de tumores da parte superior do abdome. A disseminação linfática de tumores extratorácicos para linfonodos mediastinais pode, também, ocorrer via ducto torácico, promovendo o envolvimento retrógrado dos linfonodos hilares e do parênquima pulmonar. Tumores que comumente metastizam desta maneira incluem carcinomas de mama, do estômago, do pâncreas, da próstata, da cérvice uterina e da tireóide.

Disseminação para o espaço pleural devido à invasão pleural por tumor localizado (p. ex., timoma) ou carcinoma pulmonar.

Disseminação endobrônquica de células de um tumor de vias aéreas. Este mecanismo de metástases é incomum, sendo mais encontrado em pacientes com carcinoma bronquioloalveolar (Fig. 4-1), porém pode ser constatado com outros tipos de células cancerosas pulmonares (Fig. 4-2). Acredita-se que pode ocorrer também em pacientes com papilomatose traqueobrônquica (ver Figs. 3-55 e 3-56 no Capítulo 3).

MANIFESTAÇÃO DE TUMORES METASTÁTICOS

■ Nódulos Pulmonares

Nódulos pulmonares são as manifestações mais comuns de metástases torácicas. Na maioria dos casos são de origem hematogênica (Quadro 4-1). Tendem a predominar nas bases pulmonares que recebem maior circulação sanguínea do que os lobos superiores.

Na maioria dos casos, os nódulos são bem delimitados, com contornos redondos ou lobulados (Fig. 4-3). Nódulos com margens mal definidas podem ser observados na presença de hemorragia circundante ou em locais de invasão do pulmão adjacente (Fig. 4-4). Em alguns casos, metástases individuais são vistas apresentando uma relação com pequenos ramos vasculares, sugerindo origem hematogênica. Este aspecto é denominado sinal do "vaso nutridor" (Fig. 4-5). Os nódulos podem ser pequenos ou grandes. Usando TC, metástases de tamanhos muito pequenos (1 a 2 mm) podem ser identificadas.

A formação de cavidades nas metástases não é tão comum quanto nos carcinomas primários, mas ocorre

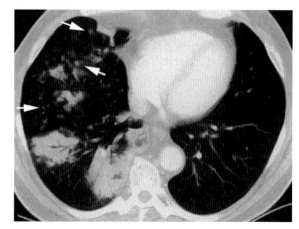

FIG. 4-1. Disseminação endobrônquica de carcinoma bronquioloalveolar. Áreas esparsas de consolidação são visíveis. Nódulos centrilobulares *(setas)* associados ao carcinoma bronquioloalveolar parecem estar relacionados a disseminação endobrônquica.

MANIFESTAÇÃO DE TUMORES METASTÁTICOS

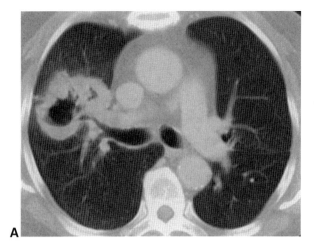

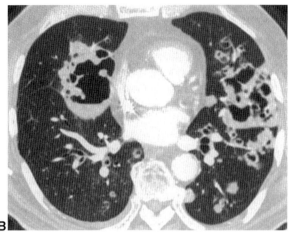

FIG. 4-2. Disseminação endobrônquica de carcinoma espinocelular. **A.** TC mostra massa cavitada em íntimo contato com o lobo superior direito. **B.** Anos mais tarde, muitas massas nodulares cavitadas bilaterais são visíveis. Extenso tumor endobrônquico estava presente.

em cerca de 5% dos casos. Podem ser vistas mesmo em pequenos nódulos (Fig. 4-6). A cavitação é mais comum em tumores espinocelulares e nos tumores de células de transição, mas pode ser vista também nos adenocarcinomas, particularmente de cólon e em alguns sarcomas.

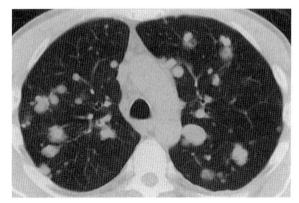

FIG. 4-3. Carcinoma metastático de glândula salivar com metástases redondas e lobuladas. Os nódulos são de tamanho variado; esta imagem é típica de tumor metastático e menos comum em doenças benignas.

QUADRO 4-1 METÁSTASES NODULARES

Disseminação hematogênica
Nódulos múltiplos: tamanhos variados típicos
Predominância basal em tamanho e número
Sinal do vaso nutridor
Distribuição difusa ou randômica
Nódulos com margens mal definidas
    Hemorragia ou invasão
Nódulos pequenos
    Carcinoma da tireóide
    Melanoma
    Adenocarcinoma
    Sarcomas
Metástases em bola de canhão *(cannon ball)*
    Carcinoma de células renais
    Carcinoma testicular
    Carcinoma de cólon
Cavitação
    Células escamosas
    Células transicionais
    Adenocarcinoma (p. ex., cólon)
    Sarcomas
Calcificação
    Osteossarcoma
    Condrossarcoma
    Sarcoma sinovial
    Carcinoma da tireóide
    Adenocarcinoma mucinoso
Metástases solitárias
    Carcinoma do cólon
    Carcinoma de células renais
    Carcinoma testicular
    Sarcomas
    Melanoma

Metástases calcificadas ocorrem mais comumente nos osteossarcomas, condrossarcomas, sarcomas sinoviais, carcinomas da tireóide e adenocarcinomas mucinosos (Fig. 4-7). A calcificação pode ser densa, particularmente nos tumores osteogênicos, seguindo quimioterapia bem-sucedida e a despeito da resolução dos nódulos.

A tomografia computadorizada (TC) é consideravelmente mais sensível do que as radiografias simples para a detecção de nódulos pulmonares, embora a sensibilidade da TC varie com a técnica empregada. A sensibilidade das radiografias de tórax em pacientes nos quais se suspeita da existência de metástases é de cerca de 40 a 45%. Usando TC espiral com 5 mm de colimação, foi relatada sensibilidade de cerca de 70% na detecção de nódulos individuais de 5 mm de diâmetro ou menores e sensibilidade de 95% para aqueles com mais de 5 mm. A TC tem especificidade limitada em pacientes nos quais se suspeita de metástases, porque pequenos granulomas ou linfonodos intrapulmonares, com apenas alguns milímetros de diâmetro, podem mimetizar pequenas metástases e são muito comuns. Se, em pacientes com suspeita

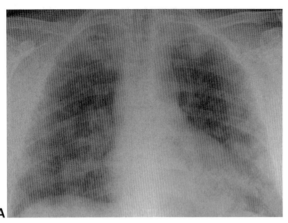 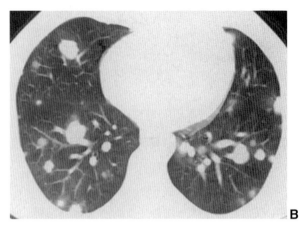

FIG. 4-4. Metástases de coriocarcinoma. **A.** A radiografia de tórax mostra múltiplos nódulos pulmonares mal definidos com predominância nas bases. **B.** A TC mostra nódulos redondos e nódulos lobulados, muitos dos quais são envolvidos por opacidades tipo vidro fosco (o sinal do halo). Esta aparência é resultante de hemorragia e é comum nos coriocarcinomas e em outros tumores bem vascularizados. Também pode estar relacionado ao parênquima pulmonar adjacente.

de metástases, forem vistos na TC nódulos muito pequenos, é apropriado realizar um acompanhamento com TC, num intervalo de 6 semanas a 3 meses; nódulos metastáticos irão mostrar crescimento. Na ausência de história de neoplasia, a presença de pequenos nódulos indica, mais provavelmente, doença benigna. Entre 80% e 85% dos nódulos detectados por TC em pacientes com história de neoplasia primária extratorácica são malignos.

Nódulos Múltiplos

Metástases nodulares são usualmente múltiplas. Os nódulos, muitas vezes, apresentam tamanhos variados, representando episódios múltiplos de embolização pulmonar ou ritmos variáveis de crescimento (Figs. 4-3, 4-4 e 4-8); esta aparência é menos comum nas doenças nodulares benignas, como a sarcoidose. Ocasionalmente, as metástases nodulares podem ser todas do mesmo tamanho, e quando há repetições numerosas, elas tendem a apresentar uma distribuição disseminada no pulmão (Fig. 4-9). Quando o número de metástases é pequeno, elas podem mostrar-se predominantemente subpleurais (Fig. 4-4B). Vistos na TC, numerosos nódulos tendem a envolver o pulmão de modo difuso, sem preferência por estruturas anatômicas específicas, ou seja, adotam uma distribuição aleatória (Figs. 4-3 e 4-9B). Este padrão é descrito mais detalhadamente no Capítulo 10.

O tamanho e o número de nódulos variam muito. Podem ser pequenos e muito numerosos (Fig. 4-10); este padrão miliar muitas vezes é encontrado nas metástases de tumores muito vascularizados (p. ex., carcinoma da tireóide, carcinoma de células renais, adenocarcinoma, sarcomas) e presumivelmente reflete uma emissão maciça de êmbolos tumorais. Metástases únicas ou esparsas também podem ser encontradas e, quando bem definidas, são apelidadas de "balas de canhão"(*cannon balls*) (Figs. 4-8 e 4-11). Este tipo de metástase é visto, mais comumente, nos tumores do trato gastrointestinal e do trato genitourinário.

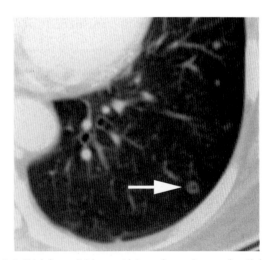

FIG. 4-5. O "sinal do vaso nutridor." O suprimento vascular de metástases pulmonares *(setas)* em paciente com carcinoma da bexiga é mostrado com técnica de projeção de imagem com máxima intensidade, obtida em corte de 1,25 mm de espessura após infusão de contraste.

FIG. 4-6. Nódulo cavitário, metástase de carcinoma de células transicionais. Embora o nódulo seja muito pequeno *(seta)*, uma cavidade distinta é identificada.

MANIFESTAÇÃO DE TUMORES METASTÁTICOS

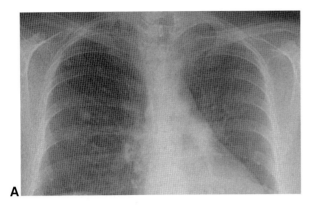

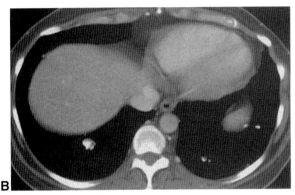

FIG. 4-7. Metástases calcificadas secundárias a osteossarcoma. **A.** A radiografia do tórax mostra nódulos densos. **B.** A TC mostra calcificação densa, o que é típico deste tumor.

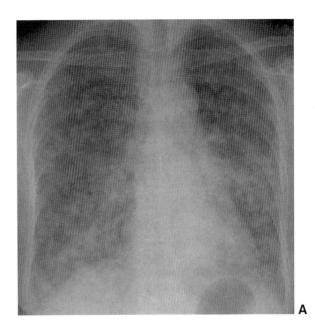

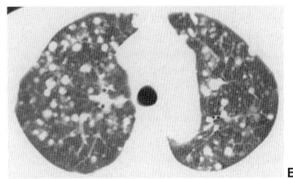

FIG. 4-9. Adenocarcinoma metastático. **A.** A radiografia do tórax mostra numerosos nódulos pequenos e difusamente distribuídos. Mostram-se maiores e mais numerosos nas bases pulmonares. **B.** A TC mostra distribuição difusa dos nódulos. Este padrão é chamado " randômico" porque envolve o pulmão ao acaso no que diz respeito às estruturas pulmonares. Alguns nódulos mostram-se, tipicamente, envolvendo a superfície pleural, também com padrão aleatório.

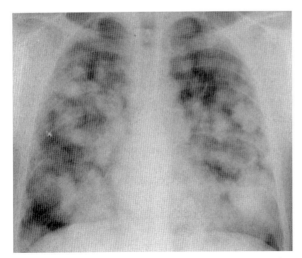

FIG. 4-8. Carcinoma metastático testicular. Os nódulos são de tamanhos variados e parecem mais numerosos e maiores nas bases pulmonares. Essa preponderância basal é típica destas metástases. As metástases nodulares maiores são por vezes referidas como "balas de canhão".

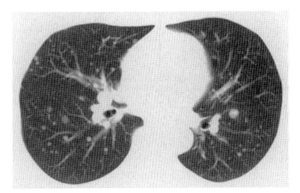

FIG. 4-10. Carcinoma metastático da tireóide. Numerosas pequenas metástases distribuídas pelos pulmões são identificadas.

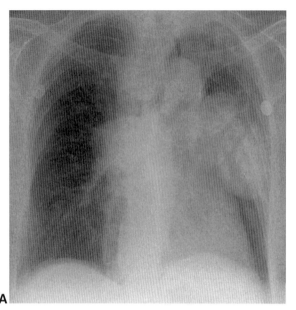
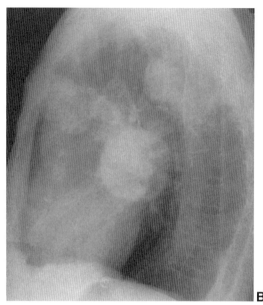

FIG. 4-11. Metástase do tipo "bala de canhão" em carcinoma de vagina metastático. Radiografias AP (**A**) e em perfil (**B**) mostram numerosas metástases, grandes e bem definidas.

A maioria dos pacientes (80%-90%) com múltiplas metástases tem uma história conhecida de neoplasia. Em alguns pacientes, contudo, não há história de tumor primário no momento do diagnóstico das metástases; em outros casos, o tumor primário pode jamais ser encontrado.

Nódulos Solitários

Um tumor metastático pode ocasionalmente apresentar-se como um nódulo solitário (Fig. 4-12). Cerca de 5 a 10% dos nódulos solitários representam metástases solitárias. Deve-se enfatizar que muitos pacientes que apresentam metástase solitária na radiografia de tórax mostram na TC que, na verdade, são portadores de nódulos pulmonares múltiplos, com um deles dominante. Metástases solitárias são mais comuns nos carcinomas do cólon, rim e testículos, e nos sarcomas e melanomas.

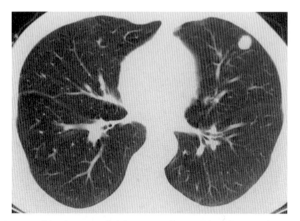

FIG. 4-12. Metástase solitária mostrada por TC na base pulmonar. Nenhum outro nódulo é visível. Este nódulo mostra-se muito bem margeado. A biopsia mostrou o mesmo tipo de célula do tumor primário.

Uma metástase solitária, mais provavelmente, apresenta margens lisas em comparação a um carcinoma primário de pulmão (Fig. 4-12), mas este parâmetro, por si só, não é suficiente para permitir uma diferenciação confiável entre tumores metastáticos e primários. Metástases solitárias podem mostrar-se espiculadas e carcinomas primários podem mostrar-se lisos. Quando o tumor está localizado na base pulmonar, é mais provável que se trate de uma metástase solitária do que um carcinoma primário, já que este último tende a predominar nos lobos superiores.

No paciente com tumor extratorácico conhecido e com um nódulo solitário detectado radiologicamente, a probabilidade de que o nódulo seja metastático e não um carcinoma primário de pulmão varia com o tipo celular do tumor primário extratorácico. Nos pacientes com carcinomas da cabeça e pescoço, bexiga, próstata, mama, cérvice uterina, ductos biliares, esôfago e estômago, são maiores as probabilidades de que o nódulo único represente um carcinoma pulmonar primário e não uma metástase (proporção 8:1 para os pacientes com cânceres da cabeça e do pescoço; 3:1 para pacientes com outros tipos de câncer).

Nos pacientes com carcinomas de glândulas salivares, adrenais, paratireóides, tireóide, timo, cólon, rim e útero, as proporções são absolutamente idênticas (1:1).

Já nos pacientes com melanoma, sarcoma ou carcinoma testicular, a tendência maior é que se trate de uma metástase solitária e não de um carcinoma primário do pulmão (proporção 2,5:1).

■ Disseminação Linfangítica do Tumor

Disseminação linfangítica do tumor refere-se ao crescimento tumoral no sistema linfático dos pulmões (Quadro 4-2).

MANIFESTAÇÃO DE TUMORES METASTÁTICOS

QUADRO 4-2 DISSEMINAÇÃO LINFANGÍTICA DE NEOPLASIA

Resulta de:
  Metástases hematógenas com invasão linfática
  Disseminação de metástases de nódulo hilar
  Disseminação direta a partir de tumores abdominais superiores
Achados:
  Espessamento de septos interlobulares (linhas de Kerley)
  Espessamento do interstício peribroncovascular
  Espessamento de fissuras
  Nódulos perilinfáticos
Anormalidades assimétricas ou unilaterais (50%)
Causas comuns
  Carcinoma de mama
  Carcinoma de pulmão
  Carcinoma de estômago
  Carcinoma de pâncreas
  Carcinoma de próstata
  Carcinoma do colo uterino
  Carcinoma da tireóide
  Adenocarcinoma em local desconhecido

Ocorre mais comumente em pacientes com carcinomas de mama, pulmão, estômago, pâncreas, próstata, cérvice ou tireóide e em pacientes com adenocarcinoma metastático de um tumor primário não localizado. Usualmente resulta de disseminação hematogênica para o pulmão, com subseqüente invasão intersticial e linfática, mas pode também ocorrer secundária à disseminação linfática direta do tumor, através de linfonodos mediastinais e/ou hilares. A dispnéia é um sintoma comum e pode antecipar-se às anormalidades radiográficas.

As manifestações radiográficas de linfangite carcinomatosa incluem: opacidades reticulares ou reticulonodulares, linhas de Kerley, linfadenopatia hilar e mediastinal e derrame pleural (Fig. 4-13A e B). O aparecimento de linhas de Kerley unilaterais ou assimétricas é particularmente sugestivo. Em alguns pacientes, a radiografia do tórax é normal.

Na TC de alta resolução (TCAR), a disseminação linfangítica do tumor mostra tipicamente: (1) espessamento liso do septo interlobular, (2) espessamento liso do interstício peribroncovascular em torno de vasos e de

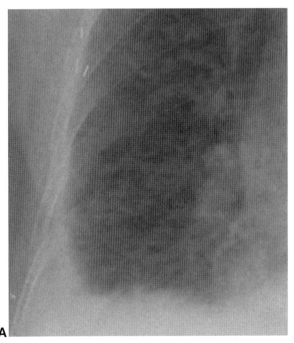
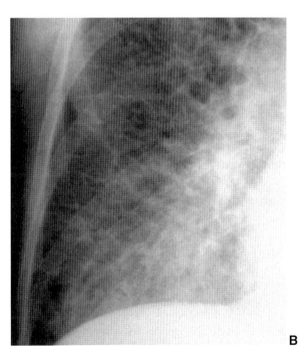

FIG. 4-13. Disseminação linfangítica de carcinoma da mama. **A.** A radiografia localizada mostrando o lobo inferior direito exibe um padrão reticular anormal. **B.** Radiografia localizada em outra paciente mostra linhas B de Kerley distintas. **C.** TCAR (tomografia computadorizada de alta resolução) em outra paciente com câncer de mama. Verifica-se envolvimento pulmonar assimétrico caracterizado por espessamento liso de septos interlobulares *(setas pretas)* e espessamento do interstício peribroncovascular em torno dos vasos e dos brônquios, na região pulmonar periilar *(setas brancas)*. Leve espessamento da fissura maior esquerda também é visto.

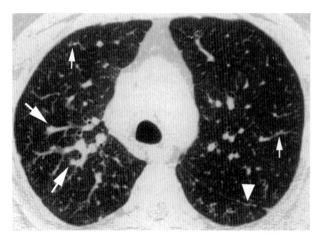

FIG. 4-14. Disseminação linfangítica de carcinoma da tireóide. A TC de alta resolução (TCAR) mostra espessamento nodular dos septos interlobulares *(setas pequenas)* do interstício peribroncovascular *(setas grandes)* e da fissura maior esquerda *(ponta de seta)*.

QUADRO 4-3	METÁSTASES PARA VIAS AÉREAS

Resultam de:
  Disseminação local de metástases adjacentes pulmonares ou de linfonodos
  Disseminação hematógena para parede brônquica
  Mimetizam câncer pulmonar primário
Estreitamento brônquico ou massa polipóide
Causas comuns:
  Melanoma
  Carcinoma de tireóide
  Carcinoma de células renais
  Carcinoma testicular
  Carcinoma de mamas
  Sarcomas

brônquios no pulmão periilar, ou seja, "acolchoamento peribrônquico", e (3) espessamento intersticial liso subpleural (ou seja, espessamento das fissuras; Fig. 4-13C). Menos comumente, o espessamento nodular destas estruturas pode ser encontrado (Fig. 4-14). Este padrão de nódulos é conhecido como padrão perilinfático (ver Capítulo 10).

Em cerca de 50% dos pacientes, as imagens na TC mostram que as anormalidades relativas à disseminação linfangítica são mais focais, unilaterais ou assimétricas do que difusas (Fig. 3-13C). Linfonodomegalia hilar é visível na TC em apenas 50% dos pacientes com disseminação linfangítica. Linfonodomegalia mediastinal também pode ser encontrada. É comum derrame pleural.

▪ Metástases nas Vias Aéreas

Tumores metastáticos podem envolver as paredes da traquéia ou de brônquios por causa da disseminação local do pulmão adjacente afetado, de metástases de linfonodos ou como conseqüência da disseminação hematógena (Quadro 4-3). Estranhamente, o envolvimento da parede de via aérea, pela disseminação de outros tumores endobrônquicos, através da luz do brônquio, é muito menos comum. Este padrão de metástase ocorre comumente na papilomatose traqueobrônquica (ver Capítulo 3).

Metástases nas vias aéreas podem apresentar-se com sintomas ou sinais de obstrução e com atelectasia (Fig. 4-15). Se isto ocorrer na presença de múltiplas metástases nodulares, o diagnóstico não é difícil. Contudo, se outros achados ou sinais não se mostrarem presentes, ou se outros achados incluírem disseminação linfangítica ou aumento de volume de linfonodos hilares, torna-se difícil a distinção entre metástases e câncer pulmonar primário.

Em alguns pacientes, a obstrução de via aérea pode ser a primeira manifestação de neoplasia extratorácica.

Radiografias ou TC podem mostrar um estreitamento progressivo (afilamento) da luz da via aérea (aparência de "rabo-de-rato"), muitas vezes devido à invasão local ou massa endobrônquica polipóide séssil (Fig. 4-16; ver, também, Fig. 22-6 no Capítulo 22) e, muitas vezes, devido à disseminação hematogênica na parede da via aérea.

Metástases em vias aéreas são mais comuns em melanoma, carcinoma da tireóide, carcinoma de células renais, carcinoma testicular, carcinoma de mama e sarcomas.

▪ Metástases Vasculares

A maioria dos êmbolos tumorais associada a metástases hematogênicas é microscópica. Ocasionalmente, alguns pacientes com êmbolos tumorais suficientemente grandes e numerosos apresentam sintomas ou achados de oclusão vascular como manifestação primária (Quadro 4-4). Me-

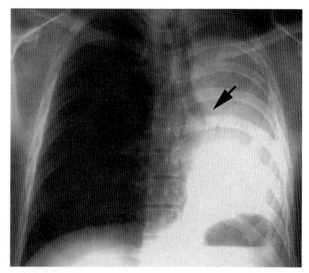

FIG. 4.15. Metástase de carcinoma testicular para o brônquio principal esquerdo *(seta)*. Há obstrução dessa via aérea com atelectasia do pulmão esquerdo.

MANIFESTAÇÃO DE TUMORES METASTÁTICOS

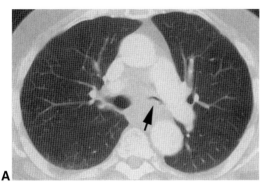 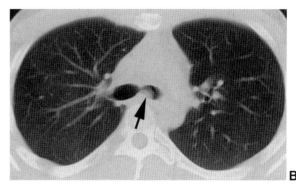

FIG. 4-16. Metástases endobrônquicas. **A.** Metástases no brônquio principal esquerdo oriundas de carcinoma da cabeça e pescoço. Uma massa polipóide é vista no interior do brônquio principal esquerdo. **B.** Massa endobrônquica polipóide em melanoma metastático.

tástases vasculares podem mimetizar infarto pulmonar (grande êmbolo tumoral) clínica e radiograficamente ou hipertensão pulmonar (êmbolos tumorais grandes ou numerosos). As metástases vasculares podem ocorrer com ou sem outros achados de tumor metastático.

Os achados radiográficos incluem: (1) êmbolos tumorais visíveis, mimetizando a aparência de embolia pulmonar em cortes com contraste; (2) achados correspondentes a infarto pulmonar; (3) aparência nodular ou "em contas" das artérias pulmonares periféricas devido a pequenos êmbolos tumorais; (4) dilatação de artéria pulmonar devido ao grande êmbolo pulmonar ou à hipertensão pulmonar.

Êmbolos tumorais grandes são mais comuns nos tumores que produzem invasão de grandes veias sistêmicas ou do coração direito, na maioria das vezes carcinoma de células renais, hepatocarcinoma, mixoma atrial e angiossarcoma. Numerosos pequenos êmbolos dos quais resultam hipertensão e *cor pulmonale* podem ocorrer com tumores primários vasculares. Além desses tumores listados, incluem-se coriocarcinoma e adenocarcinoma.

■ Metástases de Linfonodos

Metástases de tumores malignos extratorácicos para o mediastino ou para linfonodos hilares são pouco comuns,

QUADRO 4-4 METÁSTASES VASCULARES

Êmbolo tumoral grande incomum
Achados:
   Defeitos do preenchimento vascular mimetizando embolia pulmonar
   Infarto pulmonar
   Vasos com aspecto em colar de contas
   Dilatação de artérias pulmonares
Causas comuns:
   Carcinoma de células renais
   Hepatocarcinoma
   Mixoma atrial direito
   Angiossarcoma

ocorrendo em menos de 3% dos casos. Os tumores extratorácicos que mais provavelmente poderão metastizar para o mediastino e hilos são os carcinomas da cabeça e pescoço (tumores tireoidianos inclusive), tumores do trato genitourinário (carcinomas renal e testicular), mama e melanoma (Quadro 4-5). Linfonodos aumentados podem ser unilaterais ou bilaterais, simétricos e assimétricos. Distintos das massas hilares que ocorrem no câncer pulmonar e que podem mostrar-se muito irregulares e mal definidos devido à invasão local, os linfonodos hilares aumentados, em pacientes com metástases, são de margens regulares (Figs. 4-17 e 4-18).

A maioria dos tumores metastáticos resulta em linfonodomegalia sem características distintas. Contudo, linfonodos bem definidos podem ser vistos quando são metastáticos de carcinoma renal, carcinoma papilar da tireóide, câncer de pulmão, sarcomas, melanoma e alguns outros tumores (Fig. 4-19). Metástases calcificadas em linfonodos são mais típicas de carcinoma da tireóide, de carcinoma mucinoso e de sarcomas. A calcificação de metástases tratadas também pode ocorrer (Figs. 4-20 e 4-21). Linfonodos necróticos, com realce periférico ou com centro hipodenso, podem também ser vistos (Fig. 4-22); são comuns nos casos de carcinoma testicular, no carcinoma celular renal, câncer de mama e câncer de pulmão.

A localização da linfonodomegalia é por vezes sugestiva do local do tumor primário.

O envolvimento dos linfonodos mediastinais superiores sugere tumor de cabeça e pescoço (Fig. 4-18).

O aumento de tamanho de linfonodos paravertebrais ou dos mediastinais posteriores sugere localização abdominal do tumor primário (Fig. 4-19) ou de tumor que está disseminando metástases via linfonodos retroperitoneais, tais como o carcinoma testicular. Linfonodos retrocrurais aumentados são, muitas vezes, um achado associado.

Metástases em linfonodos mamários internos costumam dever-se a carcinomas mamários (Fig. 4-23). Podem associar-se a aumento de linfonodos paracardíacos.

QUADRO 4-5 — METÁSTASES PARA LINFONODOS

Resultam de:
  Disseminação via ducto torácico
  Disseminação de metástases pulmonares hematogênicas
Unilateral ou Bilateral
Massas nodais bem definidas
Causas comuns:
  Tumores da cabeça e/ou pescoço
  Carcinoma da tireóide
  Carcinoma de células renais
  Carcinoma testicular
  Carcinoma de mama
  Melanoma
Causas comuns de metástases linfonodais que realçam:
  Carcinoma da tireóide
  Carcinoma renal celular
  Carcinoma testicular
  Carcinoma de mama
  Melanoma
Metástases calcificadas em linfonodos – causas comuns:
  Carcinoma da tireóide
  Adenocarcinoma mucinoso
  Sarcomas
Linfonodos mediastinais superiores – causas comuns:
  Tumor de cabeça e/ou pescoço
  Carcinoma de tireóide
Metástases para linfonodos mamários internos – causas comuns:
  Carcinoma de mama
Metástases para linfonodos mediastinais posteriores – causas comuns:
  Tumores abdominais
Metástases para linfonodos paracardíacos – causas comuns:
  Carcinoma de cólon
  Carcinoma de pulmão
  Carcinoma de ovário
  Carcinoma de mama

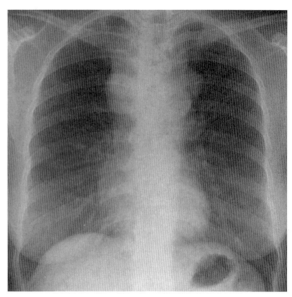

FIG. 4-18. Metástases em linfonodos mediastinais de carcinoma papilar da tireóide. Massas bilaterais superiores e paratraqueais são visíveis. O hilo parece normal.

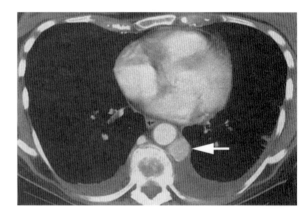

FIG. 4-19. Metástase linfonodal de paraganglioma. Um linfonodo paraaórtico esquerdo *(seta)* está densamente realçado.

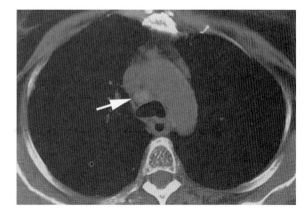

FIG. 4-20. Linfonodo metastático calcificado, de carcinoma da tireóide. Um linfonodo paratraqueal *(seta)*, tenuemente calcificado, é visível. A calcificação linfonodal é característica nos tumores primários que também possuem calcificações.

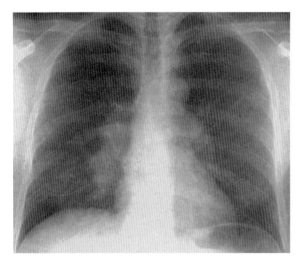

FIG. 4-17. Metástases de carcinoma de células renais, em linfonodos hilares. Massas hilares lobuladas são visíveis lateralmente.

MANIFESTAÇÃO DE TUMORES METASTÁTICOS

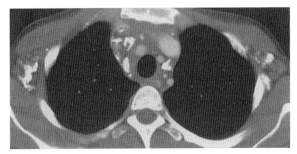

FIG. 4-21. Linfonodos calcificados após tratamento de câncer gástrico metastático. São visíveis múltiplos linfonodos densamente calcificados axilares e mediastinais.

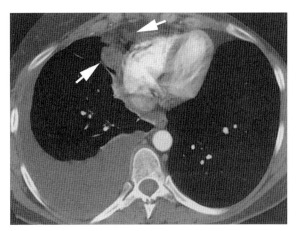

FIG. 4-24. Linfonodos paracardíacos metastáticos em câncer de mama. Linfonodos paracardíacos direitos aumentados de tamanho *(setas)* são visíveis. Derrame pleural maligno está presente. Não se verifica espessamento pleural.

O aumento dos linfonodos paracardíacos pode ocorrer como resultado de metástases de tumores abdominais ou torácicos, aproximadamente em números iguais; os carcinomas mais comuns são os de cólon, ovário, pulmão e mama (Figs. 4-24 e 4-25).

■ Metástases Pleurais

A aparência das metástases pleurais é discutida com detalhes no Capítulo 26. As metástases pleurais podem resultar de disseminação local, disseminação hematógena ou de disseminação linfática. São mais comuns com adenocarcinomas (Quadro 4-6).

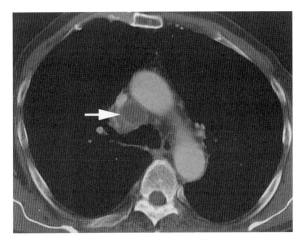

FIG. 4-22. Linfonodo necrótico metastático de carcinoma de células renais. Um linfonodo paratraqueal *(seta)* mostra um centro de baixa atenuação e realce periférico.

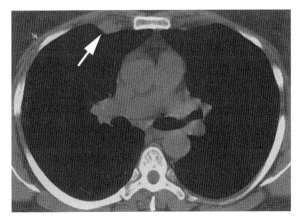

FIG. 4-23. Metástase de câncer de mama em linfonodo da cadeia mamária interna, que se encontra aumentada de tamanho *(seta)* e é visível à direita.

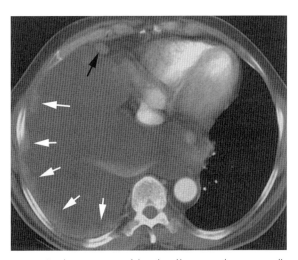

FIG. 4-25. Carcinoma metastático de cólon com derrame maligno. Múltiplos nódulos pleurais *(setas brancas)* são altamente sugestivos de metástases. Aumento dos linfonodos paracardíacos *(seta preta)* está também presente.

QUADRO 4-6 METÁSTASES PLEURAIS

Resultam de:
    Disseminação local
    Disseminação hematogênica
    Disseminação linfática
Derrame pleural não específico
Achados sugerindo neoplasma:
    Espessamento pleural nodular
    Espessamento nodular concêntrico

QUADRO 4-7 SARCOMA DE KAPOSI

Ocorre em 15 a 20% dos pacientes com AIDS
Causado por uma infecção por herpesvírus
Envolvimento pulmonar em 20%-50% dos casos
Geralmente precedido por envolvimento cutâneo
Lesões de vias aéreas visíveis à broncoscopia
Opacidades reticulares grosseiras nas bases pulmonares
Nódulos mal definidos, espiculados (em forma de chama)
Distribuição periilar ou peribroncovascular
Espessamento de septos interlobulares
Derrame pleural
Linfonodomegalia

As radiografias simples de pacientes com metástases pleurais, em geral, mostram derrame ou espessamento pleural e este último pode ser lobulado, nodular ou concêntrico (em torno do pulmão). A presença de derrame pleural em pacientes com neoplasia é inespecífica e pode resultar de obstrução linfática na maioria das vezes (disseminação linfangítica do tumor, metástases linfonodais hilares ou mediastinais, obstrução do ducto torácico) mais vezes do que de metástases. A TC pode mostrar derrames pleurais com ou sem espessamento da pleura (Fig. 4-24), massas pleurais, espessamento pleural nodular (Fig. 4-25), ou ainda, espessamento pleural concêntrico.

▪ Pneumotórax

Pneumotórax espontâneo pode resultar de metástases que envolvem a superfície pleural visceral. As metástases pleurais podem mostrar-se necróticas ou cavitárias ou podem mostrar-se sólidas com pneumotórax resultando, provavelmente, de outros mecanismos de ruptura pleural ou de obstrução de via aérea com aprisionamento de ar (Fig. 4-26). O pneumotórax é mais tipicamente causado por sarcoma metastático e pode ser o primeiro sintoma dessa metástase.

SARCOMA DE KAPOSI

O sarcoma de Kaposi (KS) é um tumor derivado de tecidos vasculares primitivos, ocorrendo em (1) pacientes

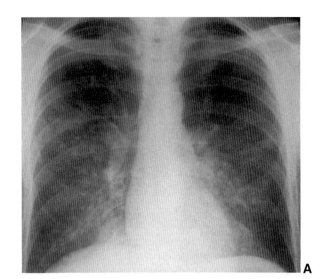

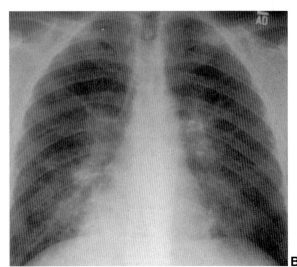

FIG. 4-27. Aparência radiográfica do sarcoma de Kaposi em dois pacientes com AIDS. **A.** Opacidades grosseiras e mal definidas e consolidação são visíveis nas regiões periilares e lobos inferiores. Estas imagens são típicas do sarcoma de Kaposi. Vários nódulos são visíveis. **B.** Opacidades lineares são visíveis nos lobos inferiores, bem como aumento de linfonodos hilares.

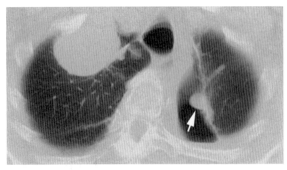

FIG. 4-26. Melanoma metastático com pneumotórax. Uma metástase sólida (seta) envolvendo a superfície da pleura visceral do pulmão esquerdo está associada a pneumotórax. Uma grande metástase é visível, também, no ápice direito.

SARCOMA DE KAPOSI

com AIDS nos quais o envolvimento de linfonodos e de órgãos viscerais é comum e cujo prognóstico é reservado e, (2) indivíduos idosos nos quais a doença envolve primariamente a pele (nesses casos o prognóstico é bom). O primeiro tipo é o mais comum.

O Sarcoma de Kaposi desenvolve-se em cerca de 15 a 20% dos pacientes com AIDS (Quadro 4-7) e é muito mais comum em pacientes que adquirem AIDS por contato sexual. A quase totalidade dos casos ocorre em homens homossexuais ou bissexuais. Ocorrem menos freqüentemente em usuários de drogas ou pacientes expostos ao HIV por meios diferentes. É provável que o KS resulte, também, de infecção pelo vírus do herpes.

O envolvimento pulmonar ocorre em 20 a 50% dos pacientes com AIDS e usualmente, mas nem sempre, é precedido pelo envolvimento cutâneo ou visceral. As lesões endobrônquicas, detectadas pela broncoscopia, tendem a predizer a presença da doença pulmonar. Patologicamente, o envolvimento pulmonar no sarcoma de Kaposi ocorre de forma esparsa, mas apresenta um acometimento característico do interstício peribroncovascular nas regiões parailares e na pleura.

As radiografias de tórax mostram, tipicamente, anormalidades bilaterais difusas, caracterizadas pela presença de: (1) opacidades reticulares grosseiras ou consolidação mal definida nas regiões periilares ou nos lobos inferiores (Fig. 4-27), (2) nódulos mal definidos, com até vários centímetros de diâmetro (Fig. 4-28A), e (3) áreas de consolidação focal mal definidas. Uma predominância basal dessas anormalidades é comum e as primeiras anormalidades reconhecidas incluem, muitas vezes, o espessamento do interstício peribroncovascular, nas bases pulmonares (Fig. 4-27). Linhas de Kerley podem ser vistas. Derrames pleurais, usualmente bilaterais, podem ser encontrados em 30% dos casos. Linfonodomegalia hilar ou mediastinal é visualizada na radiografia do tórax em aproximadamente 10% dos pacientes (Fig. 4-27B). A aparência radiográfica do tórax mostra, nos casos de KS, uma certa analogia com a da disseminação linfangítica de carcinoma.

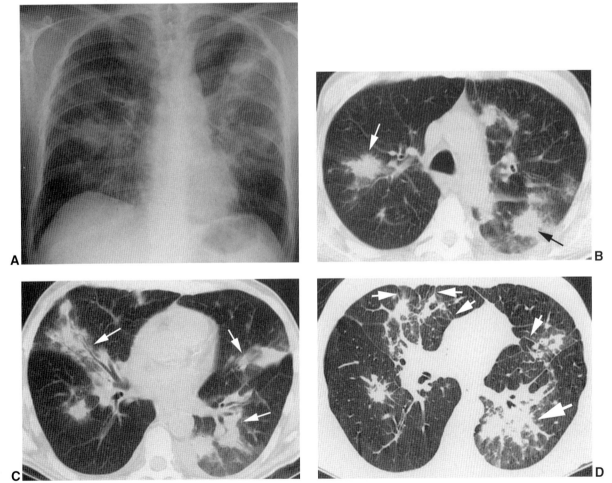

FIG. 4-28. Sarcoma de Kaposi em paciente com AIDS, cuja contagem de CD4 era de 41. **A.** Radiografia torácica mostra opacidades nodulares mal definidas e opacidades lineares na base direita. **B.** A TC com cortes de 5 mm de espessura mostra nódulos mal definidos e espiculados (setas). Estes são típicos dos estágios finais do sarcoma de Kaposi. **C.** A TC com cortes de 5 mm de espessura, num nível inferior, mostra envolvimento de regiões peribroncovasculares, típicas de SK. **D.** A TC de alta resolução (TCAR) mostra nódulos espiculados, infiltração peribroncovascular (seta grande) e espessamento de septos interlobulares (setas pequenas). Áreas de opacidade em vidro fosco podem representar hemorragia pulmonar associada.

Os primeiros sinais na TC incluem o espessamento do interstício peribroncovascular, particularmente nas bases pulmonares, mimetizando a aparência de doenças de vias aéreas relacionadas com AIDS. Características típicas na TC, em casos mais avançados, incluem (1) nódulos irregulares, mal definidos ou espiculados (forma de chama), predominando muitas vezes nas regiões peribroncovasculares (Fig. 4-28B-D); (2) espessamento peribroncovascular (Fig. 4-27D); (3) espessamento de septos interlobulares (Fig. 4-27D); (4) derrame pleural; e (5) linfonodomegalia. Embora numerosas infecções e tumores em pacientes portadores de AIDS possam apresentar-se radiograficamente com nódulos pulmonares, a identificação na TC de nódulos irregulares, maiores que 1 cm, com distribuição periilar, em geral permite distinguir a SK de outras complicações torácicas.

LEITURAS SELECIONADAS

Davis SD. CT evaluation for pulmonary metastases in patients with extrathoracic malignancy. Radiology 1991;180:1-12.

Diederich S, Semik M, Lentschig MG, et al. Helical CT of pulmonary nodules in patients with extrathoracic malignancy: CT-surgical correlation. AJR Am J Roentgenol 1999;172:353-360.

Edinburgh KJ, Jasmer RM, Huang L, et al. Multiple pulmonary nodules in AIDS: usefulness of CT in distinguishing among potential causes. Radiology 2000;214:427-432.

Goldsmith SH, Bailey HD, Callahan EL, Beanie EJ. Pulmonary metastases from breast carcinoma. Arch Surg 1967;94:483-488.

Gruden JF, Huang L, Webb WR, et al. AIDS-related Kaposi sarcoma of the lung: radiographic findings and staging system with bronchoscopic correlation. Radiology 1995;195:545-552.

Hartman TE, Primack SL, Müller NL, Staples CA. Diagnosis of thoracic complications in AIDS: accuracy of CT. AJR 1994;162:547-553.

Janower ML, Blennerhasset JB. Lymphangitic spread of metastatic tumor to lung. Radiology 1971;101:267-273.

Johkoh T, Ikezoe J, Tomiyama N, et al. CT findings in lymphangitic carcinomatosis of the lung: correlation with histologic findings and pulmonary function tests. AJR 1992;158:1217-1222.

McGuinness G, Gruden JF, Bhalla M, et al. AIDS-related airway disease. AJR Am J Roentgenol 1997;168:67-77.

McLoud TC, Kalisher L, Stark P, Greene R. Intrathoracic lymph node metastases from extrathoracic neoplasms. AJR 1978;131:403-407.

Munden RF, Pugatch RD, Liptay MJ, et al. Small pulmonary lesions detected at CT: clinical importance. Radiology 1997;202:105-110.

Munk PL, Müller NL, Miller RR, Ostrow DN. Pulmonary lymphangitic carcinomatosis: CT and pathologic findings. Radiology 1988;166:705-709.

Naidich DP, McGuinness G. Pulmonary manifestations of AIDS: CT and radiographic correlations. Radiol Clin North Am 1991;29:999-1017.

Naidich DP, Tarras M, Garay SM, et al. Kaposi sarcoma: CT-radiographic correlation. Chest 1989;96:723-728.

Peuchot M, Libshitz HI. Pulmonary metastatic disease: radiologic-surgical correlation. Radiology 1987;164:719-722.

Quint LE, Park CH, Iannettoni MD. Solitary pulmonary nodules in patients with extrapulmonary neoplasms. Radiology 2000;217:257-261.

Ren H, Hruban RH, Kuhlman JE, et al. Computed tomography of inflation-fixed lungs: the beaded septum sign of pulmonary metastases. J Comput Assist Tomogr 1989;13:411-416.

Stein MG, Mayo J, Müller N, et al. Pulmonary lymphangitic spread of carcinoma: appearance on CT scans. Radiology 1987;162:371-375.

CAPÍTULO 5

LINFOMAS E DOENÇAS LINFOPROLIFERATIVAS

W. RICHARD WEBB

Linfomas correspondem a cerca de 4% das doenças malignas recentemente diagnosticadas. Embora os linfomas não sejam neoplasias torácicas primárias, comumente envolvem o mediastino, os hilos e o parênquima pulmonar.

Os linfomas são neoplasias primárias do sistema linforreticular e são classificados em dois tipos principais: Doença de Hodgkin (DH) e linfoma não-Hodgkin (LNH). Embora a DH seja a menos comum dos dois tipos, representando cerca de 25 a 30% dos casos, é a mais comum como causa de envolvimento mediastinal.

DOENÇA DE HODGKIN (DH)

A doença de Hodgkin ocorre em todas as idades, tendo picos de incidência na terceira e na oitava décadas; responde por 0,5 a 1% de todas as doenças malignas recentemente diagnosticadas (Quadro 5-1). É mais freqüente em homens, numa razão de 1,4/1,9. Quando intratorácica, associa-se usualmente com manifestação em outro local; os linfonodos cervicais são comumente envolvidos. Sintomas sistêmicos podem estar presentes.

A DH é caracterizada histologicamente pela presença das células de Reed-Sternberg. Na classificação de Rye, quatro tipos histológicos de DH são reconhecidos: esclerose nodular (afeta 50 a 80% dos casos em adultos); predominância linfocitária; celularidade mista; depleção linfocitária.

A DH tem predileção para o envolvimento torácico. Cerca de 80% dos pacientes com DH apresentam tal envolvimento por ocasião do diagnóstico inicial; quase todos esses pacientes apresentam aumento de tamanho dos linfonodos mediastinais.

■ Envolvimento de Linfonodos

A DH, na maioria dos casos, envolve os linfonodos mediastinais superiores (pré-vasculares, paratraqueais e aortopulmonares). Este grupo de linfonodos apresenta-se anormal em até 85% dos pacientes com DH e em até 98% daqueles com envolvimento torácico (Figs. 5-1 e 5-2); quando estes linfonodos mostram-se normais na TC, é improvável que a adenopatia intratorácica represente a doença de Hodgkin.

Outros locais de envolvimento em pacientes com doença torácica são os seguintes: linfonodos hilares (cerca de 35% dos pacientes); linfonodos subcarinais (cerca de 25% dos pacientes); paracardíacos (ângulo cardiofrênico em 10% dos casos); linfonodos mamários internos (5% dos casos), mediastinais posteriores paravertebrais, paraaórticos e retrocrurais (5% dos casos) (Figs. 5-2 e 5-3).

Múltiplos grupos linfonodais estão comprometidos em 85% dos pacientes que apresentam envolvimento torácico. O aumento de um simples grupo linfonodal pode ser encontrado em alguns pacientes com DH, mas isto é incomum e visto apenas em 15% dos casos com envolvimento linfonodal. Os linfonodos anteriores (pré-vasculares) são por vezes envolvidos como um grupo único (Fig. 5-4) e esta aparência indica usualmente a presença do subtipo de esclerose nodular.

QUADRO 5-1 DOENÇA DE HODGKIN

Doença de Hodgkin
Pico de incidência na terceira e oitava décadas
Caracterizada pelas células de Reed-Sternberg
Células do tipo visto na esclerose nodular respondem por 50 a 80% dos casos em adultos
Estadiamento pelo sistema de Ann Arbor
Envolvimento torácico em 85% dos casos na ocasião do diagnóstico
Envolvimento linfonodal em quase todos os pacientes com acometimento torácico
   Aumento dos linfonodos mediastinais superiores em 98% dos casos
   Múltiplos grupos nodais envolvidos em 85%
   Linfonodos com baixa atenuação em 10%-20%
   Massas mediastinais residuais são comuns depois do tratamento
   Calcificação de linfonodos comum depois do tratamento
Doença pulmonar
   10% com envolvimento pulmonar ao diagnóstico
   Quase sempre junto com linfonodos aumentados
   Infiltração direta, nódulos pulmonares ou consolidação
   Podem ser vistos broncogramas aéreos e cavitação
   Recorrência pulmonar pode ocorrer sem aumento de linfonodos
Derrame pleural em 15% dos casos, usualmente devido à obstrução linfática

Capítulo 5 | LINFOMA E DOENÇAS LINFOPROLIFERATIVAS

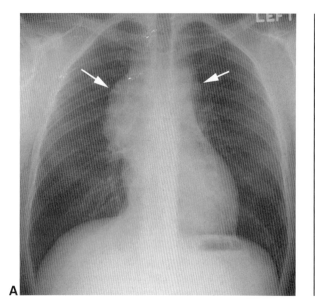
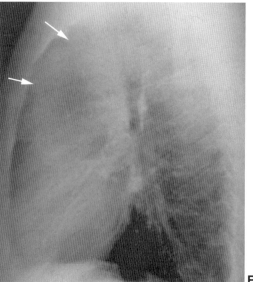
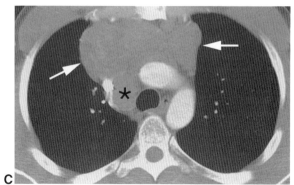

FIG. 5-1. Doença de Hodgkin envolvendo linfonodos mediastinais superiores.
A. A radiografia AP de tórax mostra massas lobuladas bilaterais mediastinais superiores *(setas)*.
B. A radiografia em perfil mostra aumento de linfonodo mediastinal anterior *(setas)*.
C. A tomografia pós-contraste mostra aumento das dimensões do linfonodo mediastinal anterior pré-vascular *(setas)* e aumento de linfonodo pré-traqueal (*). O aumento de volume de linfonodos nessas regiões é típico da doença de Hodgkin.

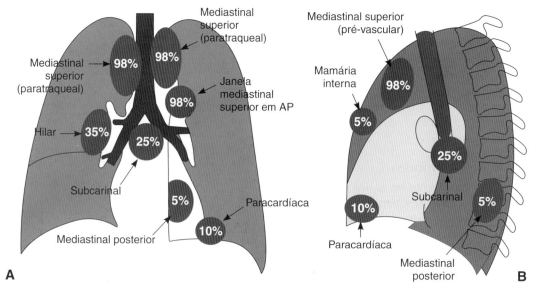

FIG. 5-2. Envolvimento de grupo de linfonodos mediastinais na DH, ilustrado como porcentagens de pacientes com a doença torácica. Os grupos de linfonodos mostrados nas radiografias AP (**A**) e em perfil (**B**) são os considerados.

DOENÇA DE HODGKIN (DH)

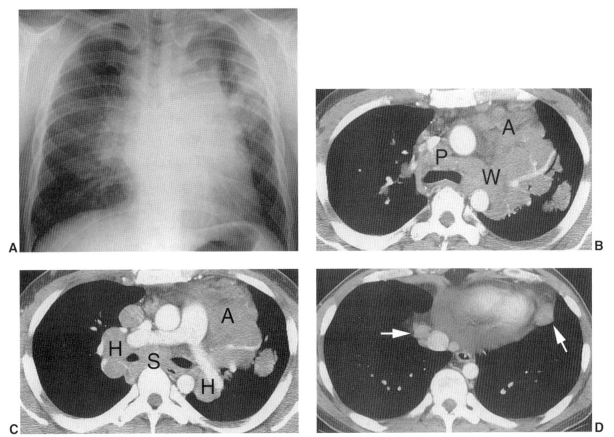

FIG. 5-3. Doença de Hodgkin com envolvimento dos múltiplos grupos linfonodais. **A.** A radiografia AP torácica mostra alargamento do mediastino superior. Alargamento hilar e nódulos no lobo superior esquerdo. **B** e **C.** Grandes linfonodos são vistos no mediastino anterior pré-vascular *(A)*, no espaço pré-traqueal *(P)*, na janela aortopulmonar *(W)*, no espaço subcarinal *(S)*, e em ambos os hilos *(H)*. Alguns linfonodos pequenos são visíveis, mas outras massas de linfonodos aumentados aparecem aglomeradas, com perda dos planos de gordura entre eles. **D.** Aumento de linfonodo paracardíaco *(setas)* é visto na TC (nível mais baixo).

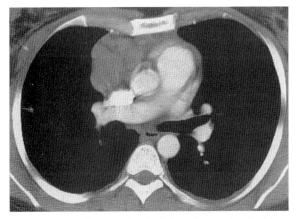

FIG. 5-4. Aumento do tamanho de linfonodos mediastinais anteriores na DH do tipo esclerose nodular. A TC mostra linfonodomegalia localizada no mediastino anterior, o que é típico deste subtipo de doença de Hodgkin.

Em radiografias simples, a linfonodomegalia mediastinal anterior pode ser unilateral ou bilateral (Figs. 5-1A e 5-3A). A linfonodomegalia paratraqueal ou da janela aortopulmonar resulta muitas vezes numa anormalidade unilateral ou assimétrica. Pelo fato de múltiplos linfonodos estarem envolvidos, as massas mediastinais aparecem muitas vezes com contornos alongados ou lobulados. Massas grosseiramente esféricas podem também ser vistas (Fig. 5-5). A má definição das massas pode indicar invasão ou extensão para o interior do pulmão adjacente. Na presença de envolvimento do timo, a massa mediastinal pode projetar-se para ambos os lados do mediastino.

A tomografia computadorizada (TC) é vantajosa para mostrar anormalidades dos linfonodos mediastinais em pacientes com DH. Embora seja incomum que a TC mostre evidência de adenopatia mediastinal quando a radiografia de tórax é normal, naqueles casos em que a radiografia mostra aumento do tamanho dos linfonodos, a TC detecta em muitos pacientes locais adicionais de linfonodomegalia. Os achados demonstrados apenas na TC podem mudar o plano de tratamento em até 10% de pacientes. A TC é muito útil no diagnóstico de linfonodomegalia subcarinal, mamária interna e na janela aortopulmonar, o que não é visível nas radiografias simples.

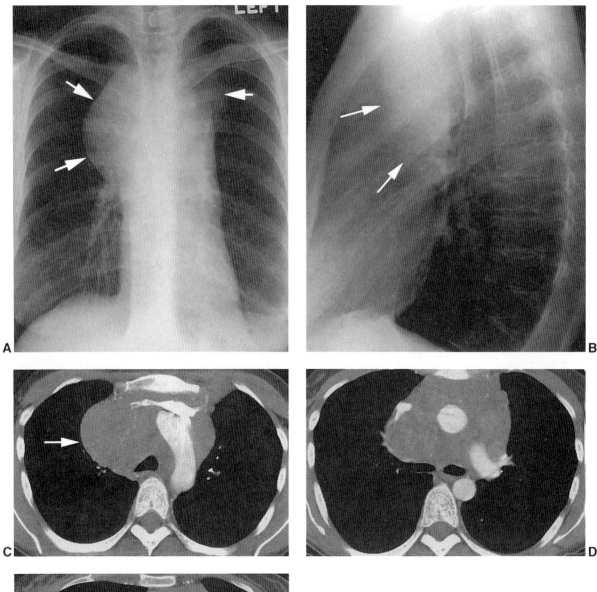

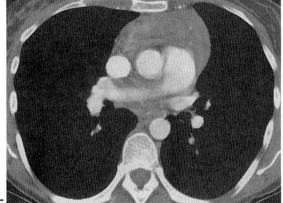

FIG. 5-5. Grande massa mediastinal na doença de Hodgkin. **A.** A radiografia PA do tórax mostra uma grande massa esférica projetando-se à direita com um componente menor projetando-se para o lado esquerdo *(setas)*. **B.** A radiografia em perfil mostra que a massa é anterior *(setas)*. **C.** Ao nível do arco aórtico, a TC mostra uma grande massa arredondada que envolve amplamente o mediastino pré-traqueal *(seta)*. As veias braquicefálicas opacificadas estão deslocadas anteriormente. Massas linfonodais não são identificadas; o mediastino mostra-se infiltrado por tumor e nenhuma gordura mediastinal é visível. **D.** Ao nível da artéria pulmonar esquerda, a TC mostra que a massa ocupa o mediastino pré-vascular anterior e o espaço pré-carinal. A veia cava superior está deslocada anteriormente e está comprimida. Neste nível a massa apresenta atenuação heterogênea. **E.** Ao nível da artéria pulmonar direita, a massa mediastinal anterior parece representar envolvimento tímico.

DOENÇA DE HODGKIN (DH)

Na TC, linfonodos anormais podem se apresentar pequenos e bem definidos (Fig. 5-6); de aspecto em aglomerados, com perda dos planos gordurosos entre eles (Fig. 5-3B e C); ou ainda podem estar associados a infiltração mediastinal difusa (linfonodos individuais não-visíveis; Fig. 5-5C e D). Na maioria das vezes, os linfonodos aumentados de tamanho apresentam atenuação homogênea de tecido mole, mas, em 10 a 20% dos casos, as massas de linfonodos mostram áreas de baixa atenuação ou de necrose, após injeção do meio de contraste (Fig. 5-7). Também se pode observar heterogeneidade, sem áreas de necrose evidentes (Fig. 5-5D). Invasão das estruturas mediastinais tais como veia cava superior, esôfago ou vias aéreas também pode ser encontrada.

Raramente os pacientes sem tratamento apresentam linfonodos com calcificações finas e puntifomes (Fig. 5-8). A calcificação do linfonodo é muito mais comum após tratamento, com um confluente pontilhado ou, mais raramente, com aparência de "casca de ovo". A calcificação ocorre, normalmente, após a radiação; a calcificação após a quimioterapia é menos comum.

A doença de Hodgkin apresenta predileção para o envolvimento do timo, em associação com o aumento de linfonodos mediastinais. O aumento de tamanho do

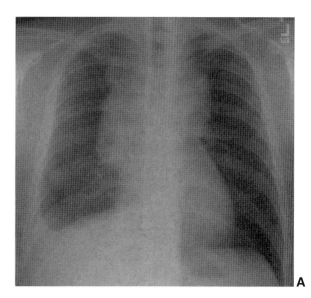

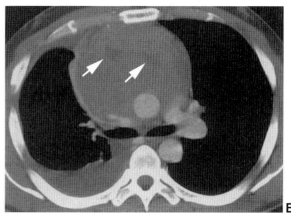

FIG. 5-7. Linfoma com necrose central. **A.** A radiografia torácica mostra massa mediastinal grande e bilateral, derrame pleural à direita, uma parte da qual é subpulmonar. **B.** TC pré-operatória com contraste mostra uma massa mediastinal anterior com área de baixa atenuação *(setas)*. Isto é visto em 10% a 20% dos pacientes com DH.

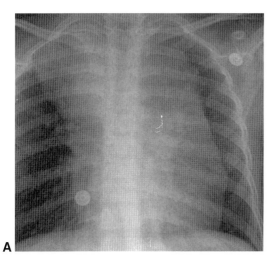

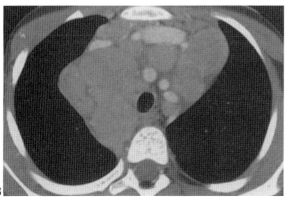

FIG. 5-6. Doença de Hodgkin em criança de 9 anos de idade. **A.** A radiografia do tórax mostra massas mediastinais superiores bilaterais. **B.** Na TC, vêem-se múltiplos linfonodos aumentados no mediastino médio e anterior.

timo é visto em 30 a 40% dos casos, mas pode ser difícil distingui-lo de uma massa de linfonodos mediastinais anteriores, a menos que sua forma normal esteja preservada (ver Figs. 5-5E e 5-9).

Acredita-se que a DH seja unifocal em sua origem e que se propague para linfonodos contíguos. Não é comum a DH poupar grupos de linfonodos. Se os linfonodos contíguos ao mediastino, como cervicais inferiores ou os abdominais superiores, não forem envolvidos pela DH, usualmente torna-se desnecessário o rastreamento de regiões mais distantes como a pelve.

Contudo, em pacientes que apresentam DH mediastinal, o rastreamento sempre deve estender-se à parte superior do abdome. Linfonodomegalia paraaórtica intra-abdominal pode ser encontrada em 25% dos pacientes com DH e tanto o baço quanto o fígado podem estar envolvidos em 35% e 10% dos casos, respectivamente.

A imagem de ressonância magnética de massas linfonodais na DH varia com a histologia das mesmas. Na

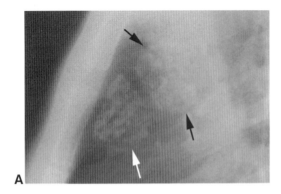

FIG. 5-8. Calcificação de linfonodos após tratamento por radioterapia para doença de Hodgkin.
A. A radiografia em perfil mostra calcificações pontilhadas nos linfonodos mediastinais anteriores, aumentados de volume, típicos de DH irradiada. Linfonodos aumentados residuais são vistos comumente depois do tratamento da DH.
B e **C.** Calcificações focais de linfonodos mediastinais anteriores são mostradas na TC. Massas de linfonodos residuais após o tratamento do linfoma são comuns, e sobretudo são típicas da DH tipo esclerose nodular.

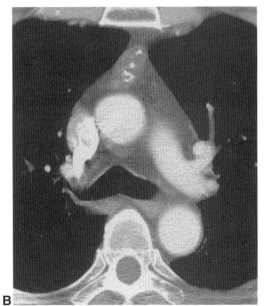

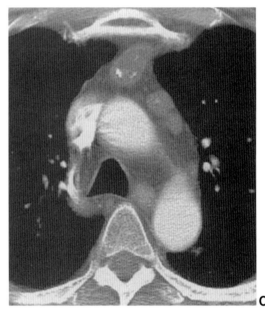

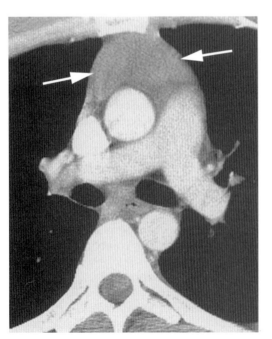

FIG. 5-9. Envolvimento do timo na doença de Hodgkin. O timo está aumentado de tamanho mas mantém sua forma normal *(setas)*.

DH nodular esclerosante, grandes quantidades de tecido fibroso misturam-se com células malignas. Tipicamente, os pacientes mostram um padrão heterogêneo com mistura de sinais de alta e de baixa intensidade, em imagens ponderadas em T2. Áreas de hipossinal em T2 relacionam-se com regiões de fibrose tumoral, e as regiões de hipersinal representam tecido tumoral ou regiões císticas. A DH pode apresentar também hipersinal homogêneo semelhante ao sinal de gordura em imagens ponderadas em T2.

■ Envolvimento Pulmonar

O envolvimento pulmonar por DH é encontrado em 10% dos pacientes no momento de sua primeira apresentação. Quase sempre está associado a linfonodomegalia mediastinal, usualmente no hilo ipsolateral (Fig. 5-10). Pode ser vista uma variedade de manifestações de envolvimento pulmonar, mas as mais comuns são: (1) invasão direta do pulmão adjacente a linfonodos acometidos e (2) nódulo isolado ou múltiplos nódulos pulmonares, massas ou áreas de consolidação. A invasão direta e a presença de nódulos ou massas ocorrem com freqüências praticamente iguais.

DOENÇA DE HODGKIN (DH)

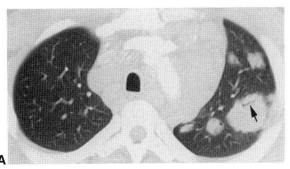
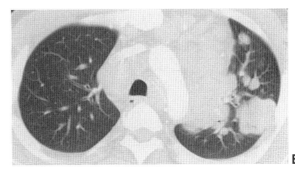

FIG. 5-10. Envolvimento pulmonar na DH no mesmo paciente mostrado na Figura 5-3. Grandes nódulos lobulados são visíveis no pulmão esquerdo. Alguns estão associados a pequenos brônquios ou contêm broncogramas aéreos *(seta)*; linfonodomegalia mediastinal e hilar também está presente.

A extensão direta a partir de linfonodos hilares ou mediastinais resulta em opacidades lineares ou grosseiras que se irradiam para fora, em direção ao pulmão. Isto corresponde, na TC, ao espessamento do interstício peribroncovascular. As linhas de Kerley podem estar associadas ao espessamento de septos interlobulares. Em alguns pacientes, a aparência pode mimetizar a da disseminação linfangítica do carcinoma.

Quando o pulmão está envolvido, podem ser vistos: nódulos pequenos ou grandes, únicos ou múltiplos, bem ou mal definidos; lesões semelhantes a massas; áreas localizadas de consolidação do espaço aéreo, associadas a broncogramas aéreos (Figs. 5-10 e 5-11) que podem dar lugar a cavitações com paredes finas ou espessas; massas periféricas subpleurais são relativamente comuns (Fig. 5-12).

A DH algumas vezes envolve os brônquios, com massas endobrônquicas ou com compressão de brônquios associada a atelectasia (Fig. 5-13).

Em pacientes sem tratamento prévio, a doença pulmonar é incomum na ausência de linfonodomegalia radiograficamente demonstrável; contudo, o comprometimento pulmonar pode ser visto sem aumento volumétrico de linfonodos em pacientes que se submeteram a irradiação mediastinial prévia (Fig. 5-11).

■ Derrame Pleural e Pericárdico

Derrame pleural está presente em cerca de 15% dos pacientes no momento do diagnóstico e reflete, usualmente, mais obstrução linfática ou venosa do que envolvimento pleural pelo tumor (Fig. 5-7). Esses derrames tendem à resolução após radiação local mediastinal ou hilar. Contudo, 20 a 25% dos pacientes com DH e derrame pleural certamente apresentam achados na TC indicativos de tumor pleural ou extrapleural, ou de linfonodomegalia. Derrame pericárdico, presente em 5% dos pacientes, indica usualmente envolvimento direto do pericárdio.

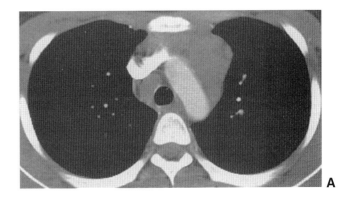

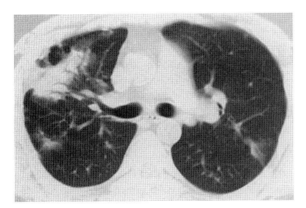

FIG. 5-11. Envolvimento pulmonar em DH recorrente. Nódulos mal definidos e áreas de consolidação são visíveis. A grande área de consolidação à direita contém alguns broncogramas aéreos. Não se verifica aumento óbvio de tamanho de linfonodos.

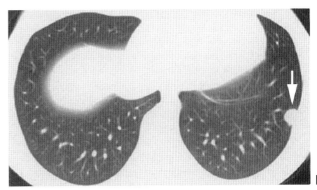

FIG. 5-12. Nódulo pulmonar periférico na DH. **A.** A TC mostra aumento de linfonodos paratraqueal e pré-vascular. **B.** Um nódulo subpleural pequeno e mal definido é visível no pulmão esquerdo. Na biopsia este último foi relacionado com DH.

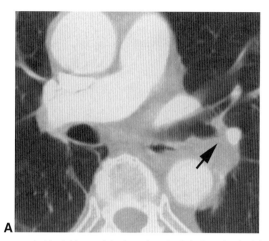
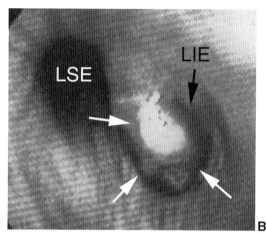

FIG. 5-13. Doença de Hodgkin endobrônquica. **A.** O brônquio do lobo esquerdo inferior está estreitado *(seta)* por uma massa endobrônquica polipóide. **B.** Fotografia endoscópica mostrando brônquio do lobo superior esquerdo *(LSE)* e uma massa polipóide *(setas brancas)* preenchendo o brônquio do lobo inferior esquerdo *(LIE)*.

▪ Envolvimento da Parede Torácica

A invasão da parede torácica contígua a massas mediastinais ou pulmonares ocorre em 5% dos casos. O tumor pode envolver costelas, esterno e corpos vertebrais e, tipicamente, resulta em destruição lítica dos ossos. O envolvimento do esqueleto nesse tipo de disseminação causa muitas vezes lesões mistas, líticas e blásticas (p. ex., "vértebra em marfim").

▪ Estadiamento

A Classificação de Ann Arbor de estadiamento do linfoma é usada para descrever a extensão anatômica da doença no momento do diagnóstico, além de apresentar uma boa correlação com o prognóstico (Quadro 5-2). A radioterapia é usada para o tratamento dos estágios I e II. Uma combinação de rádio e quimioterapia ou a quimioterapia isolada é usada nos estágios III e IV. As taxas de cura verificadas para DH em adultos variam entre 75% a 80%; em crianças, a taxa de cura chega a 95%.

TRATAMENTO DE LINFOMA: RESPOSTA E REINCIDÊNCIA

Estudos de imagem são obtidos comumente para avaliação da resposta tumoral ao tratamento e da sua possível recidiva.

Uma redução do volume tumoral é sempre vista em pacientes que receberam o tratamento adequado. Pacientes que mostram na TC resolução completa das massas de linfonodos são considerados como tendo respondido satisfatoriamente ao tratamento.

Massa mediastinal residual ou aumento de linfonodo são vistos muitas vezes em pacientes curados, depois do tratamento (Figs. 5-8 e 5-14). Isto é particularmente comum em pacientes com DH nodular esclerosante tratada; as massas residuais, nesses casos, representam componentes de tecido fibroso do próprio tumor que se modificam pouco com o tratamento ou com um pós-tratamento dirigido à fibrose. Massas mediastinais residuais podem ser encontradas em até 88% dos pacientes com DH e em 40% dos pacientes com linfoma não-Hodgkin (LNH). Na maioria dos pacientes, as massas permanecem sem modificação durante todo o acompanhamento. Em outros pacientes as massas residuais continuam a decrescer ou acabam por se resolver num período que vai de 3 a 11 meses.

A maioria dos pacientes com comprometimento do timo (aumento de tamanho) resultante da DH mostra um retorno ao tamanho tímico normal depois do tratamento, embora, em cerca de 30% dos casos, o aumento residual dessa glândula possa permanecer.

A DH recidivante não envolve comumente linfonodos intratorácicos previamente irradiados ("no campo"). Contudo, a chamada "recorrência" em campo já irradiado pode ser vista em pequena percentagem de casos. Grandes massas e

QUADRO 5-2 ESTADIAMENTO DE LINFOMAS: CLASSIFICAÇÃO DE ANN ARBOR

Estádio*	Definição
I	Envolvimento de região única de linfonodo (I) ou único órgão não linfático ou local (I$_E$)
II	Envolvimento de duas ou mais regiões de linfonodos do mesmo lado do diafragma (II) ou envolvimento localizado de um órgão não-linfóide ou de um local e de uma ou mais regiões de linfonodos no mesmo lado do diafragma (II$_E$)
III	Envolvimento de regiões de linfonodos nos dois lados do diafragma (III) que pode também vir acompanhado de envolvimento do baço (III$_S$) ou pelo envolvimento localizado de um órgão não-linfóide (III$_E$) ou ambos (III$_{SE}$)
IV	Envolvimento difuso ou disseminado de um ou mais órgãos não-linfóides ou de tecidos, com ou sem envolvimento de linfonodo

*A ausência ou presença de febre, suores noturnos e/ou perda de mais de 10% do peso corporal em 6 meses é marcada pelo sufixo A ou B, respectivamente.

LINFOMA NÃO-HODGKIN (LNH)

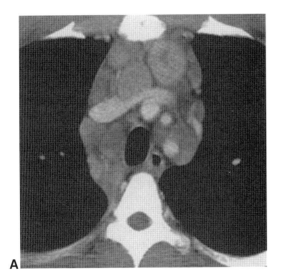
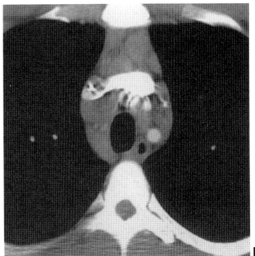
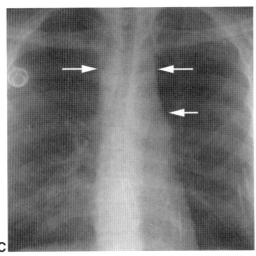

FIG. 5-14. Massa residual mediastinal na doença de Hodgkin. **A.** O estadiamento por TC antes do tratamento mostra múltiplos linfonodos mediastinais aumentados. **B.** A TC feita dois anos após tratamento mostra uma diminuição no tamanho dos linfonodos, embora estes permaneçam ainda aumentados. A persistência de tal aumento é comum depois do tratamento da DH. **C.** A radiografia do tórax feita ao mesmo tempo que o rastreamento por TC mostrado em **B** evidencia alargamento do mediastino superior e proeminência da janela aortopulmonar *(setas)*.

massa no mediastino anterior geralmente são consideradas como maior risco de recorrência.

Locais comuns de recorrência de DH incluem o mediastino superior e o pulmão, ambos em cerca da metade dos casos. A recidiva linfonodal pode também envolver os linfonodos paracardíacos, que usualmente são excluídos do campo de tratamento por causa de sua relação íntima com o coração (para evitar a pericardite por radiação). A recorrência pulmonar em geral está associada a nódulos pulmonares centrais ou periféricos, e a massas ou áreas de consolidação focal, ambas as formas podendo apresentar cavitação. Nas radiografias do tórax, a recidiva pulmonar em geral não aparece associada a aumento visível de linfonodo, embora isto seja visível na TC em cerca da metade dos casos. Derrame pleural, massas e envolvimento da parede torácica são também comuns.

Um padrão de baixo sinal nas imagens de ambas as RM ponderadas em T1 e T2 é característico de massas fibróticas residuais em pacientes curados. Aproximadamente 80% dos casos mostram este padrão em 6 a 8 semanas de tratamento. Uma aparência heterogênea nas seqüências ponderadas em T2 é vista após o tratamento em cerca de 20% dos casos, com regiões de sinal de alta intensidade representando áreas de necrose ou, em alguns pacientes, tumor residual. Portanto, uma intensidade relativamente alta nas imagens ponderadas em T2 indica a necessidade de biopsia, acompanhamento ou repetição da avaliação por imagem. A cintilografia com uso de gálio-67 ou tomografia com emissão de pósitrons (PET) pode ajudar na distinção entre tumor ativo e massas residuais benignas.

LINFOMA NÃO-HODGKIN (LNH)

O termo *linfoma-não-Hodgkin* (LNH) refere-se a um grupo diverso de neoplasias, variando em sua histologia, em sua apresentação clínica, nos achados radiológicos, no curso e no prognóstico (Quadro 5-3). O LNH responde por cerca de 3% dos cânceres em adultos.

O *National Cancer Institute Working Formulation* classifica os casos de LNH em graus baixo, intermediário e alto, tendo por base sua histologia, e incluindo 10 subtipos. O prognóstico para LNH de baixo grau é melhor do que o prognóstico para os LNH de alto grau; os de

134 Capítulo 5 | LINFOMA E DOENÇAS LINFOPROLIFERATIVAS

QUADRO 5-3 LINFOMA NÃO-HODGKIN (LNH)

Grupo diverso de neoplasias

Mais comum do que a doença de Hodgkin (DH)

Média de idade, 55 anos; mais comum que a DH em crianças

Associados a imunodeficiência, HIV, imunossupressão

Classificados como grau baixo, intermediário, alto e miscelânea

Prognóstico relacionado com o grau e com o tipo celular

Estadiamento menos importante do que na DH

Envolvimento torácico em 40 a 50%

Linfadenopatia em 75% dos casos de acometimento torácico

    Linfonodos do mediastino superior envolvidos em quase todos os casos

    Comum envolvimento de um único grupo de linfonodos (40%)

    Presença de linfonodos mediastinais posteriores alterados relativamente comum

Envolvimento pulmonar (30%) mais comum do que na DH

graus intermediários apresentam prognósticos também intermediários. Um grupo diverso de LNH inclui também micose fungóide, plasmocitoma extramedular, histiocitose e outros tipos celulares.

O LNH usualmente ocorre em pessoas mais idosas (40 a 70 anos de idade; média de 55 anos). É também mais comum que a DH em crianças (Quadro 5-4).

A incidência de LNH, particularmente dos graus intermediário e alto, é significativamente maior em pacientes imunodeficientes. Associa-se, portanto, com as síndromes congênitas de imunodeficiência, com a presença de infecção por HIV e com a terapia imunossupressora. Esses tumores diferem um pouco daqueles que ocorrem espontaneamente em pacientes imunocompetentes: eles são usualmente policlonais e não monoclonais e a maioria envolve locais extranodais (p. ex., sistema nervoso central, pulmão, trato gastrointestinal).

O envolvimento torácico ocorre em cerca da metade dos casos com DH (40 a 50% dos casos).

■ Envolvimento de Linfonodos

Como acontece na DH, o envolvimento dos linfonodos mediastinais é a mais comum anormalidade torácica em pacientes com LNH, está presente em mais de 75% dos pacientes com doença intratorácica. O aumento de volume dos linfonodos pré-traqueais ou mediastinais anteriores (mediastinal superior) é a anormalidade mais encontrada. Em 75% de pacientes com anormalidades intratorácicas (e em 35% de todos os casos), verifica-se envolvimento de linfonodos pré-traqueais e pré-vasculares (Figs. 5-15 e 5-16). Linfonodomegalia subcarinal está presente em 30% dos pacientes com anormalidade intratorácica (15% de todos os casos; Fig. 5-17). Outros locais em que se situam linfonodos aumentados (expressos como percentual de pacientes com doença intratorácica) incluem os hilos (20%); paraaórticos no mediastino posterior, paravertebrais e retrocrurais (20%); e nódulos paracardíacos (10%).

O padrão de doença linfonodal é diferente do padrão na DH. O envolvimento de um único grupo linfonodal é muito mais comum em pacientes com LNH (Figs. 5-17 e 5-18); 40% dos pacientes com LNH apresentam envolvimento torácico de apenas um grupo nodular, enquanto isto é visto em apenas 15% dos pacientes com DH. Adicionalmente, o envolvimento de linfonodos mediastinais posteriores é relativamente mais comum com LNH do que com DH; massas posteriores de linfonodos são, muitas vezes, contíguas com o aumento de volume de linfonodos abdominais superiores (Fig. 15-17).

Linfonodos volumosos ou massas mediastinais podem mostrar-se com baixa atenuação em conseqüência de necrose, ou podem mostrar-se císticos (Figs. 5-19 e 5-20). A calcificação de massas linfonodais é rara.

Como acontece na DH, a TC é mais sensível do que a radiografia de tórax na detecção do aumento de tamanho dos linfonodos em pacientes com LNH, sendo mais eficaz na detecção de linfonodos subcarinal, mediastinal posterior e paracardíacos.

QUADRO 5-4 COMPARAÇÃO ENTRE DOENÇA DE HODGKIN E LINFOMA NÃO-HODGKIN

	Doença de Hodgkin	Linfoma não-Hodgkin
Incidência	0,5%-1% malignidades	3% malignidades
Idade de apresentação	Picos na 3ª e 8ª décadas	Pico 40-70 anos; mais comum que DH em crianças
Envolvimento torácico	85% dos casos	50% dos casos
Envolvimento de linfonodos		
mediastinais	Quase todos casos com envolvimento torácico	75% casos com envolvimento torácico
Múltiplos grupos/linfonodais	85% com doença linfonodal	60% com linfonodomegalia
Grupo único de linfonodos	15% com doença linfonodal	40% com linfonodomegalia
Linfonodos mediastinais superiores	98% com linfonodomegalia	75% com aumento de linfonodos torácicos
Linfonodos mediastinais posteriores	5% com linfonodo torácico	2% com aumento de linfonodos torácicos
Grupos salteados de linfonodos	Incomum	Comum
Envolvimento pulmonar	10% dos casos	30% dos casos
Estadiamento	Importante (classificação de Ann Arbor)	Menos importante (histologia tem mais valor)

LINFOMA NÃO-HODGKIN (LNH)

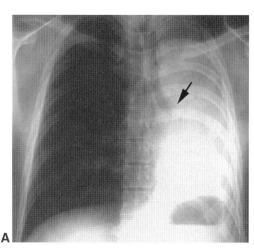
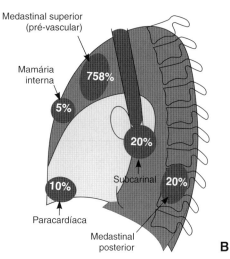

FIG. 5-15. Envolvimento de grupos de linfonodos mediastinais no LNH, como percentual de pacientes com doença torácica. Os grupos linfonodais são vistos em radiografias de tórax AP (**A**) e em perfil (**B**).

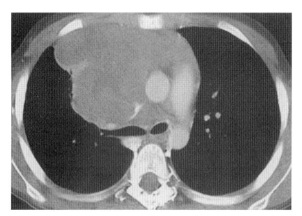

FIG. 5-16. Aumento de linfonodo mediastinal no LNH. Uma volumosa linfonodomegalia é vista no mediastino pré-vascular com compressão da veia cava superior. Linfonodos aumentados também são vistos na região pré-carinal. Quase 75% dos pacientes com LNH e alteração intratorácica apresentam envolvimento de linfonodos pré-vascular ou pré-traqueal.

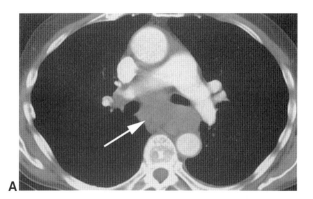
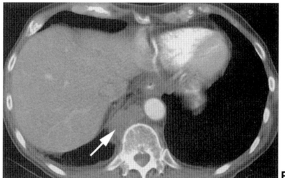
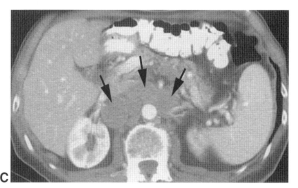

FIG. 5-17. Aumento de linfonodos subcarinal e retrocrural no linfoma não-Hodgkin. **A.** Linfonodomegalia subcarinal e paraesofágica é visível *(seta)*. **B.** Em nível inferior vê-se, também, aumento de linfonodo retrocrural *(seta)*.
C. Múltiplos linfonodos paraaórticos aumentados *(setas)* são visíveis no abdome superior.

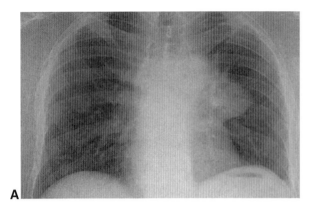
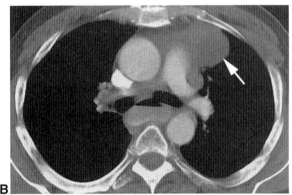

FIG. 5-18. Aumento de tamanho de linfonodo mediastinal anterior no LNH. **A.** Massa mediastinal visível na radiografia AP de tórax. A elevação do hemidiafragma esquerdo pode estar refletindo paralisia relacionada com a invasão ou com a compressão do nervo frênico esquerdo. **B.** A linfonodomegalia é limitada ao mediastino pré-vascular *(seta)*. O envolvimento de apenas um grupo de linfonodos é muito mais comum em pacientes com LNH do que nos portadores de doença de Hodgkin.

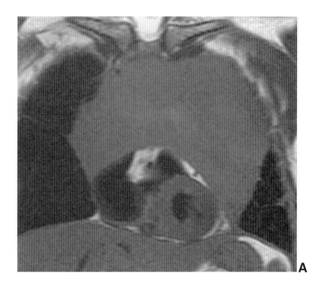
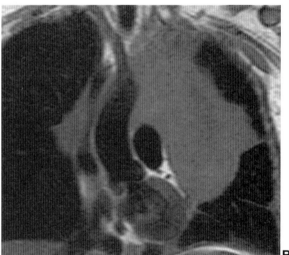
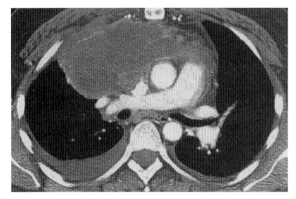

FIG. 5-19. Linfoma não-Hodgkin com massa de baixa atenuação mediastinal anterior. A massa aparece cística por causa de necrose. Derrame pleural bilateral está presente.

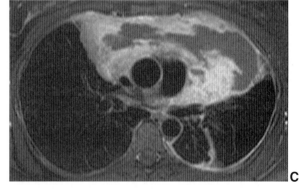

FIG. 5-20. RM do tórax de paciente com linfoma não-Hodgkin (LNH) mediastinal. **A** e **B.** Uma grande massa mediastinal anterior é vista em imagens coronais ponderadas em T1. Com esta técnica a massa aparece com intensidade homogênea **C.** Uma imagem axial, com saturação de gordura ponderada em T1, pós-contraste (gadolínio), mostra acentuação de grande tumor mediastinal. Uma área irregular de baixa intensidade representa necrose.

LINFOMA NÃO-HODGKIN (LNH)

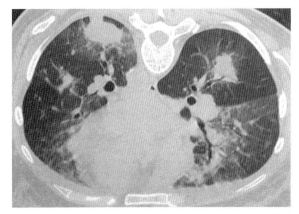

FIG. 5-21. Envolvimento pulmonar no LNH. A TCAR em decúbito ventral mostra massas focais. Esta aparência é comum quando os pulmões são envolvidos.

Na RM, as massas linfonodais no LNH aparecem homogêneas nas imagens ponderadas em T1. Elas podem demonstrar sinais homogêneos de alta intensidade, semelhantes aos de tecido gorduroso nas imagens ponderadas em T2, porque os tumores podem ser compostos, quase inteiramente, de células malignas sem tecido fibroso em quantidade significativa. Contudo, áreas de necrose podem ser encontradas nas seqüências ponderadas em T2 ou após injeção do meio de contraste (Fig. 5-20).

■ Doença Extranodal

O envolvimento extranodal é também muito mais comum no LNH. A doença extranodal vista em pacientes com anormalidades torácicas inclui envolvimento pulmonar em 30%, derrame pleural ou massa em 45%, derrame pericárdico ou massa em 15% dos pacientes e envolvimento da parede torácica em 10% deles.

O envolvimento pulmonar pode mostrar-se como nódulos discretos ou massas (Fig. 5-21), como consolidação de espaços aéreos, como infiltração contígua a um linfonodo aumentado ou a massas (Fig. 5-22), ou como espessamento intersticial semelhante à disseminação linfangítica de carcinoma (Fig. 5-23). Em alguns pacientes,

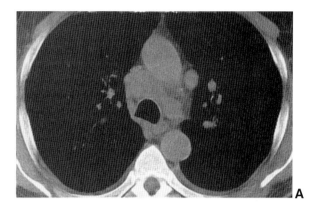
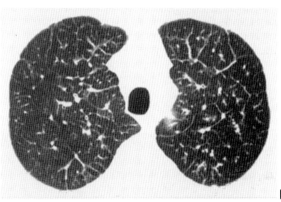

FIG. 5-23. Disseminação linfangítica de linfoma não-Hodgkin. **A.** TCAR em janela de tecido mole mostra linfonodos mediastinais aumentados. **B.** A TCAR mostra infiltração pulmonar difusa com espessamento de septos interlobulares e alguns nódulos juntos que mimetizam a aparência de uma disseminação linfangítica de carcinoma.

a infiltração pulmonar pode ser rápida, assemelhando-se à da pneumonia Podem ocorrer estreitamento de brônquios ou obstrução, por causa da compressão da massa hilar (Fig. 5-24A) ou ainda envolvimento brônquico por tumor (Fig. 5-24B).

Como acontece na DH, em muitos pacientes o derrame pleural é mais provavelmente um reflexo de obstrução linfática. O derrame pleural pode ainda associar-se a grande tumor pleural ou extrapleural (parede do tórax) (Fig. 5-25).

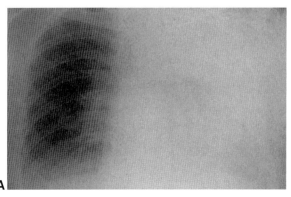
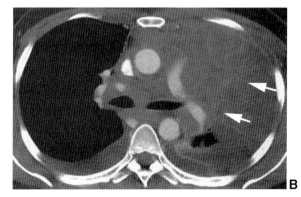

FIG. 5-22. Infiltração pulmonar contígua à massa mediastinal. **A.** A radiografia do tórax mostra opacificação do hemitórax esquerdo. **B.** A TC com contraste mostra invasão do pulmão *(setas)* próximo a extensa massa mediastinal. Efusão pleural bilateral também está presente.

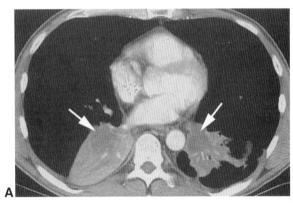 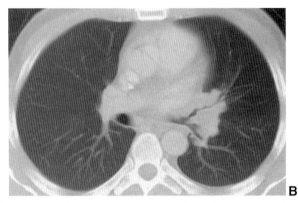

FIG. 5-24. Anormalidades de vias aéreas no LNH. **A.** Massas hilares bilaterais com obstrução brônquica e atelectasia. As massas *(setas)* aparecem com atenuação menor do que o pulmão colapsado. **B.** Envolvimento de vias aéreas por LNH em paciente com AIDS. Verifica-se estreitamento irregular do brônquio esquerdo por causa de envolvimento tumoral da parede do brônquio.

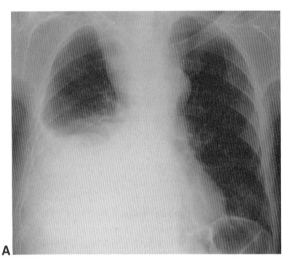

FIG. 5-25. Linfoma não-Hodgkin com derrame pleural e tumor pleural e extrapleural. **A.** A radiografia do tórax mostra massa mediastinal superior direita e um grande derrame pleural também à direita. **B.** A TC mostra grande massa *(M)* posterior à traquéia e massas associadas à pleura e extrapleurais *(setas)*. **C.** Em nível mais inferior, é visível grande derrame pleural com extensa infiltração da pleura parietal e da parede torácica por tumoração *(setas pretas)*. Uma massa localizada na parede torácica com destruição da costela é visível também *(setas brancas)*.

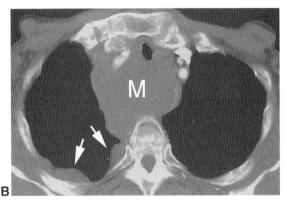 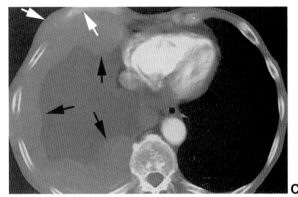

LINFOMA NÃO-HODGKIN (LNH)

■ Estadiamento Tumoral

Em cerca de 20% dos pacientes com doença intratorácica, a TC pode mostrar anormalidades que não são reconhecidas em radiografias simples. A TC mostra, também, doença intratorácica mais extensa em 75% dos pacientes que apresentam radiografias anormais. Contudo, um estadiamento anatômico preciso é em geral menos importante em pacientes com LNH do que em pacientes com DH. Na DH, a extensão anatômica do tumor prediz fortemente o prognóstico; no LNH, a classificação histopatológica permite uma predição mais precisa.

Pacientes com LNH de alto grau são tratados, em grande parte das vezes, com quimioterapia, não importando o seu estágio anatômico, como acontece na maioria dos pacientes com linfoma de baixo grau. O uso de radioterapia como tratamento inicial é limitado a 20 a 30% dos pacientes com LNHs de baixo grau que estejam nos estádios I ou II (cerca de 20% a 25%). Em pacientes com LNH de baixo grau e que provavelmente estejam no grau I ou II, a TC é apropriada para determinar se a doença intratorácica está presente e, se for localizada, ajuda a planejar o curso da radiação. Em pacientes com LNH de graus intermediário ou alto, ou no estádio III ou IV da doença, a avaliação da extensão da doença por TC é de pequena importância.

Em contraste com pacientes portadores de DH, o LNH é considerado como sendo de origem multifocal. O abdome, a pelve e o pescoço devem ser escaneados em pacientes com LNH, porque é comum haver disseminação não-contígua. O envolvimento abdominal é mais comum do que em pacientes com DH e uma variedade de achados pode estar presente: linfonodomegalia intra-abdominal paraaórtica é encontrada em cerca de 50% dos pacientes com LNH (Fig. 5-17C); o baço é envolvido em 40% dos pacientes e o fígado em 15%. A TC do abdome e da pelve pode resultar em uma alteração do estágio clínico, em cerca de 30% dos pacientes com LNH, e pode detectar doença ativa insuspeita em 40% dos pacientes considerados em estado de remissão.

■ Tipos

Linfoma Pulmonar Primário

O linfoma não-Hodgkin (LNH) pulmonar é considerado primário caso não existam evidências de disseminação extratorácica por, no mínimo, 3 meses após o diagnóstico inicial (Quadro 5-5). Menos de 1% dos linfomas pulmonares são primários. Os linfomas pulmonares primários são classificados geralmente como de baixo grau e constituídos de Células-B ou linfoma de alto grau.

O linfoma de baixo grau (maltoma) corresponde a mais de 80% dos linfomas pulmonares primários. A maioria deriva-se de tecido linfóide associado à mucosa (MALT), daí o termo *maltoma* que é comumente usado para descrever esta entidade. Pacientes com linfoma pulmonar de células B, primário e de baixo grau, têm um bom prognóstico.

QUADRO 5-5 LINFOMA PULMONAR PRIMÁRIO NÃO-HODGKIN

Nenhuma evidência de disseminação extratorácica por pelo menos 3 meses

< 1% é a incidência de linfomas pulmonares

Maltoma de baixo grau

Origina-se de tecido linfóide associado à mucosa

Nódulo solitário ou consolidação focal

Nódulos múltiplos ou áreas de consolidação

Broncogramas aéreos em 50% dos casos

Aumento de tamanho de linfonodos em 5 a 30% dos casos

Prognóstico bom

Alto grau

Nódulos solitários ou múltiplos

Broncogramas aéreos comuns

Consolidação multifocal

A manifestação radiológica mais comum do linfoma é a de um nódulo solitário ou uma área focal de consolidação, variando de tamanho de alguns centímetros a um lobo inteiro. Podem também apresentar-se como nódulos múltiplos ou áreas multifocais de consolidação. Broncogramas aéreos são vistos em 50% dos casos. A anormalidade parenquimatosa típica mostra um curso indolente com crescimento demorado por meses ou anos. Na TC, a massa única ou as múltiplas áreas de consolidação podem mostrar-se inicialmente como peribrônquicas. Derrame pleural está presente em aproximadamente 10% dos casos, geralmente em associação com evidência de envolvimento parenquimatoso A linfonodomegalia é radiograficamente evidente em 5 a 30% dos casos em sua apresentação inicial.

O linfoma de alto grau é variável com relação à histologia. Alguns tumores ocorrem em pacientes que adquiriram a síndrome da imunodeficiência (AIDS) ou foram submetidos a transplante de órgãos (doença linfoproliferativa pós-transplante). A apresentação radiográfica mais comum consiste em um nódulo solitário ou em múltiplos nódulos (Fig. 5-26). Como acontece com o maltoma, broncogramas aéreos podem tornar-se visíveis. Pode estar presente linfonodomegalia. Outra manifestação inclui consolidação bilateral ou um padrão reticulonodular difuso.

Linfoma Mediastinal Primário

O LNH pode ocorrer primariamente no mediastino. Os tipos celulares mais comuns são o linfoma linfoblástico e o linfoma de grandes células (Quadro 5-6).

O linfoma linfoblástico concorre com cerca de 60% dos linfomas não-Hodgkin mediastinais primários. Se a medula óssea e o envolvimento hematológico forem as características predominantes da doença, esta passa a chamar-se *leucemia linfoblástica*. A maioria dos pacientes constitui-se de crianças ou de adultos jovens. Uma grande massa mediastinal representando aumento de volume do timo ou de linfonodos está tipicamente presente

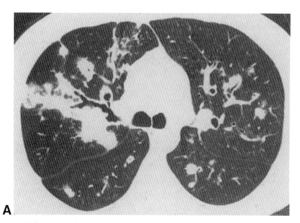 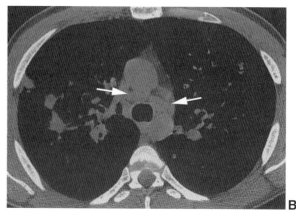

FIG. 5-26. Linfoma pulmonar não-Hodgkin de alto grau. **A.** A TC de alta resolução (HRCT) mostra múltiplos nódulos e massas, alguns contendo broncogramas aéreos e nascendo relacionados com brônquios. **B.** A HRCT com uma janela de tecido mostra aumento moderado de linfonodos mediastinais *(setas)*.

(Fig. 5-27). Os sintomas que se apresentam relacionam-se normalmente com a compressão das estruturas mediastinais.

Acredita-se que o **linfoma mediastinal primário de grandes células** tenha origem em Células-B medulares do timo. Esta entidade é difícil de ser distinguida da DH, tanto clínica como radiologicamente. Os pacientes acometidos são, na maioria das vezes, mais jovens do que pacientes com LNH, com média de idade de 35 anos. Uma grande massa mediastinal, lobulada e anterior, medindo cerca de 10 cm de diâmetro, é o achado predominante em quase todos os pacientes (Fig. 5-28). Linfonodomegalia pode, também, ser vista no espaço subcarinal e no mediastino posterior, mas isto é menos comum. Áreas com menor atenuação (necrose) no interior da massa são vistas em quase a metade dos casos; a calcificação não é comum. Derrames pleurais e pericárdicos estão presentes em um terço dos casos.

Linfoma Relacionado com a AIDS

A incidência de linfoma em pacientes com AIDS é de 2 a 5%. Em 90% destes pacientes, trata-se de um LNH do tipo Células-B. O linfoma relacionado com a AIDS (LRA) é tipicamente caracterizado por um estágio clínico avançado, de alto grau histológico, com freqüentes recidivas após tratamento, e péssimo prognóstico. Origina-se predomi-

QUADRO 5-6 LINFOMA NÃO-HODGKIN MEDIASTINAL PRIMÁRIO

Linfoma linfoblástico
60% de LNH mediastinal primário
Chama-se *leucemia linfoblástica* se anormalidades da medula óssea e hematológicas predominarem
Crianças ou jovens adultos
Grande massa mediastinal primária

Linfoma mediastinal primário de grandes células
Assemelha-se à doença de Hodgkin
Idade mediana de 35 anos
Grande massa mediastinal anterior

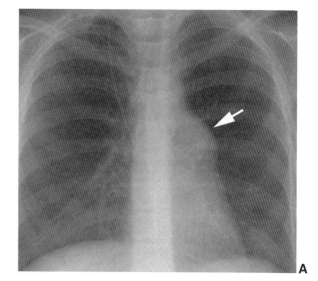
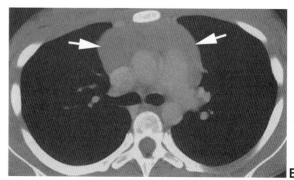

FIG. 5-27. Linfoma linfoblástico em paciente de 14 anos de idade. **A.** A radiografia do tórax mostra massa mediastinal esquerda *(seta)*. **B.** A TC mostra uma massa mediastinal anterior *(setas)* que representa, provavelmente, aumento de tamanho do timo. Esta aparência é típica em paciente jovem.

LINFOMA NÃO-HODGKIN (LNH)

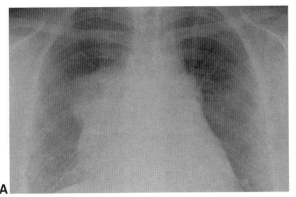 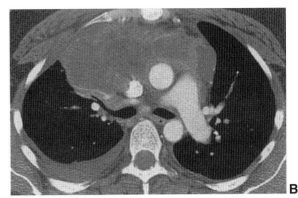

FIG. 5-28. Linfoma mediastinal primário de grandes células em homem de 36 anos. **A.** A radiografia de tórax demonstra alargamento mediastinal. **B.** A TC mostra grande massa mediastinal anterior, heterogênea, com regiões de baixa atenuação, provavelmente relacionadas com necrose.

nantemente em locais extranodais e muitas vezes envolve vários locais, incluindo a medula óssea, o sistema nervoso central, pulmão, fígado e intestinos. O LRA associa-se à AIDS avançada e a baixa contagem de CD_4.

O envolvimento torácico está presente em 20 a 40% dos pacientes com LRA (Quadro 5-7). Linfoma pulmonar primário relacionado com a AIDS responde por apenas 10 a 15% dos casos.

Múltiplos nódulos e massas pulmonares, variando de 1 cm a 5 cm de tamanho, são vistos mais comumente nas radiografias ou na TC (Fig. 5-29). Os nódulos são usualmente bem definidos. Pode estar presente cavitação, mas isto não é comum. Consolidações localizadas, massas ou opacidades reticulares podem também ser vistas. A linfonodomegalia mediastinal presente em 20 a 50% dos casos é mais comum em pacientes com envolvimento pulmonar associado ao LRA disseminado do que em pacientes com LRA primário ou localizado. Derrame pleural é comum, geralmente em combinação com nódulos múltiplos.

Macroglobulinemia de Waldenström

Trata-se de uma forma pouco comum de linfoma, caracterizado por linfoma de células plasmacitóides malignas e gamopatia IgM monoclonal. Infiltração da medula óssea, hepatomegalia e aumento dos linfonodos periféricos são as manifestações mais comuns. O envolvimento pulmonar ou do mediastino é muito raro. Radiografias ou TC podem mostrar consolidação pulmonar ou infiltração intersticial, aumento de linfonodos mediastinais ou derrame pleural (Fig. 5-30).

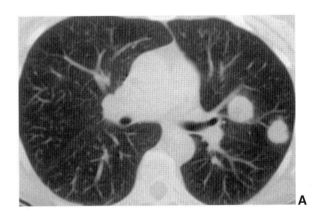

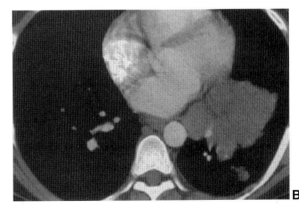

FIG. 5-29. Linfoma relacionado com a AIDS. **A.** Uma aparência típica de linfoma relacionado com a AIDS é a de múltiplos e bem definidos nódulos, sem aumento linfonodal visível. **B.** Em outro paciente com AIDS, uma grande massa representa linfoma pulmonar.

QUADRO 5-7 LINFOMA RELACIONADO COM A AIDS (LRA)

- Alto grau de diferenciação histológica e prognóstico ruim para sobrevivência
- Envolvimento torácico em 20%-40% dos casos
- Múltiplos nódulos ou massas, mais comuns e em geral bem definidos
- Cavitação em algumas dessas alterações
- Consolidação ou opacidades reticulares
- Aumento de linfonodos em 30-50%, usualmente aqueles com disseminação
- Linfoma pulmonar (LRA) pode, muitas vezes, não se associar a aumento do tamanho linfonodal

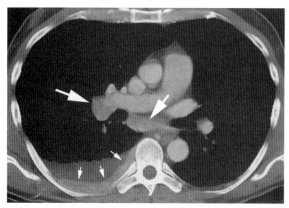

FIG. 5-30. Macroglobulinemia de Waldenström. A TC mostra aumento de tamanho de linfonodos hilares e mediastinais *(setas grandes)*, derrame pleural e tumor pleural ou extrapleural *(setas pequenas)*.

Micose Fungóide

Trata-se de um linfoma de células-T que afeta primariamente a pele. A disseminação (síndrome de Sézary) comumente desenvolve-se com envolvimento pulmonar. Os achados radiográficos são semelhantes aos de outros linfomas e incluem nódulos, infiltração intersticial peribroncovascular e periilar, áreas de consolidação pulmonar, infiltração intersticial difusa ou aumento de linfonodos do mediastino.

Plasmacitoma

O plasmacitoma é uma proliferação neoplásica de células plasmacitárias desassociadas, com uma desorganização generalizada dessas células tal como no mieloma múltiplo. O plasmacitoma em geral nasce do tecido ósseo, produzindo uma lesão osteolítica expansiva; plasmacitomas extramedulares que surgem em tecidos moles são muito menos comuns. As manifestações radiológicas do plasmacitoma extramedular incluem massa traqueal ou endobrônquica, nódulos pulmonares ou massas. O tumor de células plasmacitárias associado a mieloma pode mostrar lesões semelhantes.

DOENÇAS LINFOPROLIFERATIVAS

Somando-se à doença de Hodgkin e aos linfomas não-Hodgkin, as doenças pulmonares linfoproliferativas representam um espectro de anormalidades pulmonares focais e difusas com curso benigno ou maligno (Quadro 5-8). Tal como no maltoma, já descrito, muitas dessas doenças são relacionadas à proliferação anormal de folículos linfóides submucosos, distribuídos ao longo de brônquios distais e bronquíolos, o conjunto dos quais é denominado *tecido linfóide associado à mucosa (MALT)*. A proliferação de MALT pode ser hiperplásica ou neoplásica. Proliferações policlonais de células são geralmente hiperplásicas e benignas, enquanto a maioria das proliferações celulares monoclonais são malignas. Contudo, em alguns casos, ambas, hiperplasia e neoplasia, podem estar presentes e muitas doenças linfoproliferativas apresentam, no mínimo, um potencial maligno.

■ Hiperplasia Focal Linfóide

Trata-se de uma rara condição benigna caracterizada histologicamente por proliferação localizada de células mononucleares, consistindo em uma mistura de linfócitos policlonais, células plasmáticas e histiócitos. Tem sido referido como "pseudolinfoma". A manifestação radiológica mais freqüentemente vista da hiperplasia linfóide consiste em um nódulo solitário ou uma área focal de consolidação, mas podem ser vistos, mais raramente, nódulos

---

QUADRO 5-8 DOENÇAS PULMONARES LINFOPROLIFERATIVAS

Hiperplasia focal linfóide
Lesão focal benigna
Anteriormente chamada pseudolinfoma
Nódulo solitário ou consolidação focal
Nódulos múltiplos menos comuns
Broncogramas aéreos
Sem aumento de tamanho de linfonodos

Pneumonia intersticial linfocítica
Benigna
Infiltrado intersticial difuso
Síndrome de Sjögren com AIDS
Opacidade tipo vidro fosco
Consolidação
Nódulos centrilobulares mal definidos
Nódulos pequenos e bem definidos
Espessamento de septos interlobulares
Espaços aéreos císticos

Linfadenopatia angioimunoblástica
Aumento de linfonodo intratorácico em 50%
Envolvimento intersticial pulmonar em 35%
Pode evoluir para linfoma
Febre e perda de peso
Hepato e esplenomegalia
Hipergamopatia policlonal

Distúrbio linfoproliferativo pós-transplante
Transplante de medula óssea ou de órgão sólido
Ocorre no primeiro ano após o transplante
Vai de benigno a linfoma
Associado à infecção por vírus Epstein-Barr
85%: nódulo pulmonar único ou múltiplos
5-25% aumento tamanho de linfonodos

Granulomatose linfomatóide
Lesões angiocêntricas e angiodestrutivas
Podem progredir para linfoma
Associação com vírus Epstein-Barr
Pulmão comumente invadido
Mimetiza a granulomatose de Wegener
    Massas/nódulos bilaterais mal definidos
    Predominância basal
    Cavitação

DOENÇAS LINFOPROLIFERATIVAS

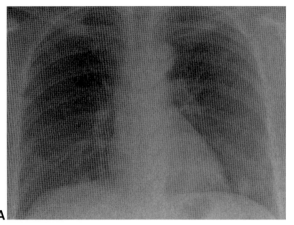 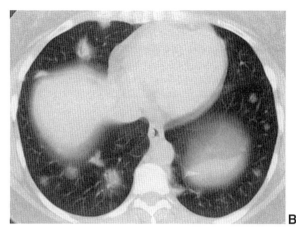

FIG. 5-31. Hiperplasia linfóide focal em paciente com síndrome de Sjögren. **A.** A radiografia do tórax mostra múltiplas opacidades nodulares. **B.** A TC mostra múltiplos nódulos mal definidos, muito dos quais contêm broncogramas aéreos.

múltiplos. Os nódulos ou as áreas nodulares de consolidação medem, usualmente, vários centímetros de diâmetro e contêm broncogramas (Fig. 5-31). Não se verifica linfonodomegalia associada. Pode ocorrer em associação com a síndrome de Sjögren.

▪ Pneumonia Intersticial Linfóide

A pneumonia intersticial linfóide (PIL) pode ser classificada como um distúrbio linfoproliferativo benigno ou como pneumonia intersticial (Capítulo 13). Caracteriza-se histologicamente por um infiltrado intersticial difuso de células mononucleares, que são predominantemente linfócitos e células plasmáticas. A PIL ocorre muitas vezes associada à síndrome de Sjögren e AIDS. Em pacientes com AIDS, a PIL ocorre preferencialmente em crianças (Fig. 5-32). Muitos outros pacientes são adultos de 50 anos, em média. Os principais sintomas clínicos são tosse e dispnéia.

A radiografia mostra um padrão reticular envolvendo principalmente as zonas inferiores dos pulmões. Anormalidades menos comuns incluem um padrão nodular ou uma consolidação de espaço aéreo. Na TC de alta resolução (TCAR), os achados típicos incluem áreas difusas ou isoladas de opacidade em vidro fosco ou consolidação; nódulos centrilobulares mal definidos (Fig. 5-32); e espaços aéreos císticos (típicos na síndrome de Sjögren – Capítulo 14). A aparência pode também sugerir disseminação linfangítica de carcinoma, com espessamento de septos interlobulares e nódulos.

▪ Linfadenopatia Angioimunoblástica

A linfadenopatia angioimunoblástica (LAI) é uma doença sistêmica rara da qual resulta o aumento de tamanho de linfonodos intratorácicos. Em alguns casos os pulmões e a pleura também são envolvidos. Histologicamente, os linfonodos anormais mostram uma proliferação de vasos e infiltração por uma população heterogênea de linfócitos, de células plasmáticas e de imunoblastos. Uma associação com tratamentos por certos fármacos sugere que uma reação de hipersensibilidade pode também estar envolvida no desencadeamento do processo LAI. Pode ocorrer progressão para linfoma maligno, condição essa referida como *Linfoma de Células-T LAI semelhante*. Os pacientes têm, usualmente, mais de 50 anos de idade. Os sintomas constitucionais são típicos, com febre e perda de peso; outros sinais incluem hepatomegalia, esplenomegalia e erupção

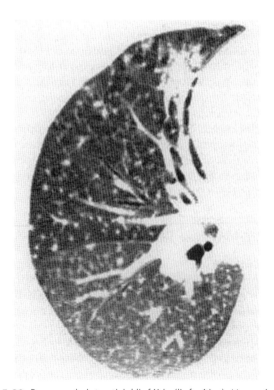

FIG. 5-32. Pneumonia intersticial linfóide (linfocítica). Uma criança de 11 anos de idade com AIDS mostra múltiplos pequenos nódulos e uma área focal de consolidação.

cutânea, *rash*, linfonodomegalia generalizada, hipergamopatia policlonal e teste de Coombs positivo para anemia. O curso clínico é variável, com três padrões distintos identificados até agora. Cinqüenta por cento dos pacientes apresentam progressão rápida para a morte; 25% têm sobrevivência prolongada usando corticosteróides e fazendo tratamento antineoplásico; os restantes 25% têm sobrevivência prolongada sem tratamento.

A aparência radiográfica da LAI é semelhante à do linfoma. Aproximadamente 50% dos casos mostram extenso aumento de linfonodos mediastinais e hilares, e 35% dos casos mostram envolvimento pulmonar. A infiltração intersticial nos lobos inferiores associada a espessamento septal ou a consolidações esparsas é típica. Pode estar presente derrame pleural. A TC com contraste pode acentuar as imagens de linfonodos aumentados.

■ Distúrbio Linfoproliferativo após Transplante

Vários padrões histológicos de proliferação linfocítica conhecidos, como *distúrbio linfoproliferativo pós-transplante* (DLPT), podem ocorrer após transplante de medula óssea ou de órgão. Os padrões histológicos vão desde proliferação hiperplásica benigna de linfócitos até o linfoma maligno.

A maioria dos casos de DLPT tem sido associada à infecção pelo vírus Epstein-Barr. Acomete até 10% dos receptores de transplantes. A DLPT pode manifestar-se como doença localizada ou disseminada e tem predileção para o envolvimento extranodal. O envolvimento pulmonar pode ser isolado ou ocorrer como parte de uma doença multiorgânica.

Em 85% dos casos, as radiografias e a TC mostram nódulo pulmonar simples ou múltiplos que podem ser pequenos ou grandes (0,3 a 5 cm), bem ou mal definidos (Fig. 5-33). Outros sinais podem incluir consolidações esparsas ou focais, opacidades do tipo vidro fosco, predominância peribrônquica e subpleural de anormalidades parenquimatosas, as quais podem, também, ter distribuição difusa. Além desses sinais, a linfonodomegalia pode ocorrer em 5 a 25% dos casos. O derrame pleural também pode estar presente.

■ Granulomatose Linfomatóide

Esse termo refere-se a um grupo de anormalidades angiodestrutivas e angiocêntricas caracterizado por infiltrado linfóide e um grau variável de atipia celular. Acredita-se que existem três graus, baseados no grau de anormalidades citológicas, na presença de necrose e em sua resposta ao tratamento. A progressão para linfoma histologicamente caracterizado pode ocorrer. Células-B parecem constituir a primeira proliferação neoplásica em pacientes com granulomatose linfomatóide, embora uma reação exuberante de células-T possa também estar presente. O pulmão é o local primário da doença, embora outros órgãos – inclusi-

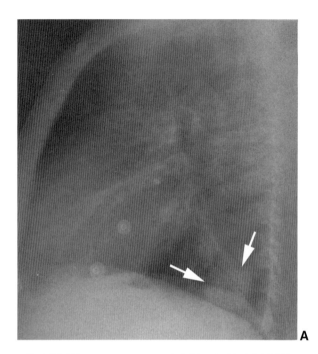
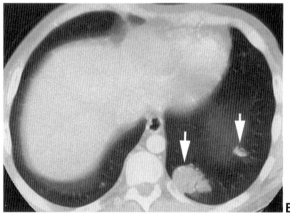

FIG. 5-33. Distúrbio linfoproliferativo pós-transplante. **A.** Radiografia em perfil mostrando um nódulo *(setas)* no lobo póstero-inferior. **B.** A TC mostra dois nódulos irregulares de margens mal definidas *(setas)*.

ve a pele, o cérebro, os rins e o coração – possam ser envolvidos.

Os achados radiográficos e na TC consistem, primariamente, em lesões nodulares bilaterais, mal definidas, variando de 0,5 a 8 cm de diâmetro, com predominância basal. As lesões podem progredir rapidamente, exibir cavitações mimetizando a granulomatose de Wegener. Derrame pleural pode estar presente.

LEUCEMIA

A leucemia pode resultar no aumento dos linfonodos, na infiltração pulmonar ou em anormalidades pleurais (Quadro 5-9).

LEUCEMIA

> **QUADRO 5-9** LEUCEMIA
>
> **Aumento de tamanho de linfonodos mediastinais**
> 25% de leucemia linfocítica crônica
>   Crônica, vagarosamente progressiva
> 10 a 20% de leucemia linfoblástica aguda
>   Grande massa sintomática mediastinal anterior
>   Linfoma linfoblástico agudo
> 5% de leucemia mielógena crônica ou aguda
>   Sarcoma granulocítico (cloroma)
>
> **Anormalidades pulmonares**
> 20 a 40% de infiltração pulmonar na necropsia
> Anormalidades radiográficas e na TC, raramente devidas apenas à leucemia
> Pneumonia, hemorragia, reações a droga, edema
> Leucostase pulmonar
>   Leucemia mielógena aguda
>   Contagem de células brancas > 200.000/mm³
>   Edema pulmonar

Anormalidades Mediastinais

Os nódulos mediastinais são comumente encontrados em pacientes com leucemia linfocítica crônica (LLC) e leucemia linfoblástica aguda (LLA) (ver seção sobre linfoma linfoblástico anterior, neste capítulo). A LLC ocorre, tipicamente, em adultos acima dos 60 anos; a LLA é mais comum em crianças do que em adultos.

O aumento de linfonodo mediastinal é visível radiograficamente em cerca de 25% dos pacientes com LLC (Fig. 5-34) e em 10 a 20% dos pacientes com leucemia linfoblástica aguda, embora esse achado seja mais comum na necropsia, quando está presente em mais da metade dos casos. O aumento de linfonodo hilar pode também ser visto, mas é menos comum. A LLC apresenta-se tipicamente como linfadenomegalia indolor ou como hepatoesplenomegalia; estas anormalidades podem ser crônicas e lentamente progressivas por um período de anos.

A LLA pode apresentar-se como uma grande e sintomática massa mediastinal anterior (Fig. 5-27).

Em pacientes com leucemia mielogênica aguda ou crônica, massas de células precursoras mielóides malignas podem ser encontradas numa localização extramedular, inclusive em linfonodos; estas massas são chamadas *sarcomas granulocíticos ou cloromas* (por causa de sua cor verde). Sarcomas granulocíticos ocorrem em 5% de adultos e em 15% de crianças portadores de leucemia mielogênica; o tórax raramente é envolvido. Em cerca de 50% dos casos em que existe envolvimento torácico, este manifesta-se como acometimento mediastinal, seja como uma massa focal, linfonodomegalia ou ainda como alargamento difuso (Fig. 5-35). Locais menos comuns de envolvimento incluem os pulmões, a pleura, o pericárdio e os hilos.

Anormalidades Pulmonares

Infiltração pulmonar é evidente nas necropsias de 20 a 40% dos pacientes portadores de leucemia. Achados radiográficos que representam infiltração leucêmica consistem em opacidades reticulares bilaterais que se parecem com o edema intersticial ou com a linfangite carcinomatosa. As anormalidades mostradas pela TCAR são o espessamento septal interlobular e espessamento do interstício vascular peribrônquico. Contudo, anormalidades pulmonares vistas nas radiografias ou na TC de pacientes com leucemia raramente são devidas à infiltração leucêmica isolada. Em quase todos os pacientes, as anormalidades pulmonares são devidas à pneumonia, hemorragia, lesões induzidas por fármacos ou edema pulmonar.

A dispnéia apresentada por pacientes com leucemia é, por vezes, relacionada à *leucostase pulmonar*. A leucostase é mais comum na leucemia mielógena e ocorre em pacientes com contagem leucocitária muito alta (usualmente acima de 200.000/mm³). Os sintomas são resultantes da obstrução vascular (no pulmão e em outros órgãos) pelas células leucêmicas. Pequena ou nenhuma invasão do interstício pulmonar ocorre em pacientes

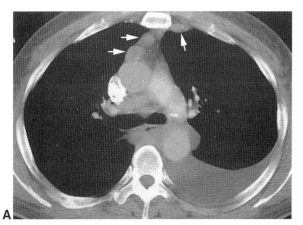 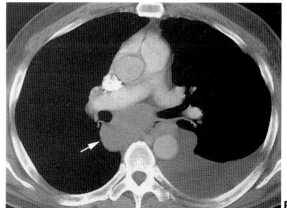

FIG. 5-34. Aumento de linfonodo mediastinal na leucemia linfocítica crônica (LLC). São vistos linfonodos aumentados no espaço pré-vascular, na cadeia mamária interna (*seta* em **A**) e no espaço subcarinal (*seta* em **B**). Derrame pleural esquerdo, que pode refletir obstrução linfática, também está presente.

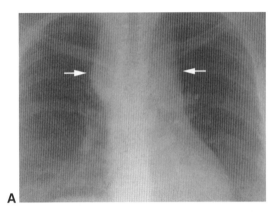

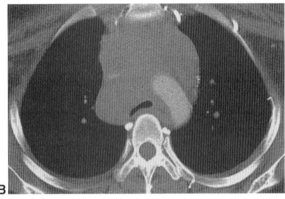

FIG. 5-35. Leucemia granulocítica crônica com envolvimento de linfonodos mediastinais, constituindo o chamado sarcoma granulocítico ou "cloroma". **A.** A radiografia do tórax mostra massa mediastinal lobulada *(setas)*. **B.** A TC mostra extenso aumento de linfonodos no mediastino pré-traqueal e pré-vascular.

com leucostase pulmonar, e as radiografias do tórax são muitas vezes normais.

Em alguns casos, contudo, consolidações de espaços aéreos são radiograficamente visíveis devido ao edema pulmonar (Fig. 5-36). Esse edema pode ser decorrente de aumento da permeabilidade capilar relativa à presen-

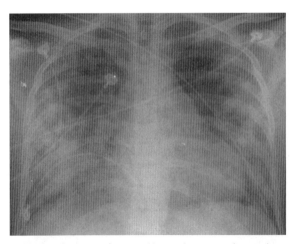

FIG. 5-36. Leucostase pulmonar. Um paciente com leucemia aguda, leucocitose alta e leucostase mostra áreas de consolidação na periferia do pulmão. Geralmente esta imagem representa edema pulmonar.

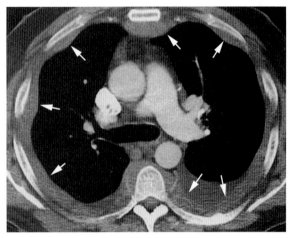

FIG. 5-37. Leucemia linfocítica crônica com envolvimento extrapleural e derrame pleural. Numerosas massas *(setas)* parecem estar associadas às costelas e ao esterno. Verifica-se derrame pleural à esquerda. Esta aparência é semelhante às das Figuras 5-25 e 5-29.

ça de numerosas células brancas ou de falência cardíaca relacionada com leucostase nas artérias coronárias. A leucostase é considerada uma emergência oncológica.

■ Doença Pleural

Como acontece com linfomas, o derrame pleural pode refletir uma obstrução linfática (Fig. 5-34) ou envolvimento pleural por tumor (Fig. 5-37).

LEITURAS SELECIONADAS

Aquino SL, Chen MY, Kuo WT, Chiles C. The CT appearance of pleural and extrapleural disease in lymphoma. Clin Radiol 1999;54:647-650.

Au V, Leung AN. Radiologic manifestations of lymphoma in the thorax. AJR Am J Roentgenol 1997;168:93-98.

Blunt DM, Padley SP. Radiographic manifestations of AIDS related lymphoma in the thorax. Clin Radiol 1995;50:607-612.

Bragg DG, Colby TV, Ward JH. New concepts in the non-Hodgkin lymphomas: radiologic implications. Radiology 1986;159:289-304.

Bragg DG, Chor PJ, Murray KA, Kjeldsberg CR. Lymphoproliferative disorders of the lung: histopathology, clinical manifestations, and imaging features. AJR Am J Roentgenol 1994;163:273-281.

Carignan S, Staples CA, Müller NL. Intrathoracic lymphoproliferative disorders in the immunocompromised patient: CT findings. Radiology 1995;197:53-58.

Castellino RA. Hodgkin disease: practical concepts for the diagnostic radiologist. Radiology 1986;157:305-310.

Castellino RA. The non-Hodgkin lymphomas: practical concepts for the diagnostic radiologist. Radiology 1991;178:315-321.

Castellino RA, Blank N, Hoppe RT, Cho C. Hodgkin disease: contributions of chest CT in the initial staging evaluation. Radiology 1986;160:603-605.

LEITURAS SELECIONADAS

Castellino RA, Hilton S, O'Brien JP, Portlock CS. Non-Hodgkin lymphoma: contribution of chest CT in the initial staging evaluation. Radiology 1996;199:129-132.

Cobby M, Whipp E, Bullimore J, et al. CT appearances of relapse of lymphoma in the lung. Clin Radiol 1990;41:232-238.

Collins J, Miller NL, Leung AN, et al. Epstein-Barr virus–associated lymphoproliferative disease of the lung: CT and histologic findings. Radiology 1998;208:749-759.

Costello P, Mauch P. Radiographic features of recurrent intrathoracic Hodgkin's disease following radiation therapy. AJR Am J Roentgenol 1979;133:201-206.

Dodd G, Ledesma-Medina J, Baron RL, Fuhrman CR. Posttransplant lymphoproliferative disorder: intrathoracic manifestations. Radiology 1992;184:65-69.

Eisner MD, Kaplan LD, Herndier B, Stulbarg MS. The pulmonary manifestations of AIDS-related non-Hodgkin's lymphoma. Chest 1996;110:729-736.

Filly R, Blank N, Castellino R. Radiographic distribution of intrathoracic disease in previously untreated patients with Hodgkin's disease and non-Hodgkin's lymphoma. Radiology 1976;120:277.

Gibson M, Hansell DM. Lymphocytic disorders of the chest: pathology and imaging. Clin Radiol 1998;53:469-480.

Heyneman LE, Johkoh T, Ward S, et al. Pulmonary leukemic infiltrates: high-resolution CT findings in 10 patients. AJR Am J Roentgenol 2000;174:517-521.

Jochelson M, Mauch P, Balikian J, et al. The significance of the residual mediastinal mass in treated Hodgkin's disease. J Clin Oncol 1985;3:637-640.

Johkoh T, Müller NL, Pickford HA, et al. Lymphocytic interstitial pneumonia: thin-section CT findings in 22 patients. Radiology 1999;212:567-572.

Knisely BL, Mastey LA, Mergo PJ, et al. Pulmonary mucosa-associated lymphoid tissue lymphoma: CT and pathologic findings. AJR Am J Roentgenol 1999;172:1321-1326.

Koss MN. Pulmonary lymphoid disorders. Semin Diagn Pathol 1995;12:158-171.

Lee DK, Im JG, Lee KS, et al. B-cell lymphoma of bronchus-associated lymphoid tissue (BALT): CT features in 10 patients. J Comput Assist Tomogr 2000;24:30-34.

Lee KS, Kim Y, Primack SL. Imaging of pulmonary lymphomas. AJR Am J Roentgenol 1997;168:339-345.

Limpert J, MacMahon H, Variakojis D. Angioimmunoblastic lymphadenopathy: clinical and radiological features. Radiology 1984;152:27-30.

O'Donnell PG, Jackson SA, Tung KT, et al. Radiological appearances of lymphomas arising from mucosa-associated lymphoid tissue (MALT) in the lung. Clin Radiol 1998;53:258-263.

Rappaport DC, Chamberlain DW, Shepherd FA, Hutcheon MA. Lymphoproliferative disorders after lung transplantation: imaging features. Radiology 1998;206:519-524.

Shaffer K, Smith D, Kirn D, et al. Primary mediastinal large–B-cell lymphoma: radiologic findings at presentation. AJR 1996;167:425-430.

Sider L, Weiss AJ, Smith MD, et al. Varied appearance of AIDS-related lymphoma in the chest. Radiology 1989;171:629-632.

Takasugi JE, Godwin JD, Marglin SI, Petersdorf SH. Intrathoracic granulocytic sarcomas. J Thorac Imaging 1996;11:223-230.

Thompson GP, Utz JP, Rosenow EC, et al. Pulmonary lymphoproliferative disorders. Mayo Clin Proc 1993;68:804-817.

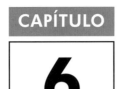

HILOS PULMONARES

W. RICHARD WEBB

Embora radiografias simples tenham um papel importante no diagnóstico de anormalidades hilares, a TC é utilizada quando dados específicos são necessários.

RADIOGRAFIAS DO TÓRAX

Na maioria dos casos, a radiografia simples é adequada para identificar grandes massas hilares. Massas menores podem ser mais difíceis de detectar devido a enorme variação na aparência do hilo normal.

Entretanto, nas radiografias do tórax, a avaliação anatômica minuciosa dos hilos pode com freqüência fornecer dados significativos para o diagnóstico. Anormalidades podem apresentar-se como alteração do tamanho ou densidade do hilo, espessamento da parede brônquica ou estreitamento da luz do brônquio, ou como uma alteração no contorno hilar.

■ Contorno Hilar Normal

Radiografia Ântero-Posterior

Numa radiografia frontal [AP] ou póstero-anterior (PA), as sombras hilares representam, primeiramente, as silhuetas das artérias pulmonares hilares. A artéria pulmonar esquerda está localizada acima da direita e, conseqüentemente, o hilo esquerdo aparece acima do direito em 97% dos casos; nos restantes, estão no mesmo nível.

Hilo Direito

A parte superior do hilo direito é composta pelo tronco arterial anterior localizado medialmente (a artéria supre a maior parte do lobo superior) e pela veia pulmonar superior direita, que forma a margem lateral do hilo superior (Fig. 6-1). O brônquio segmentar anterior do lobo superior direito (LSD) é visível em 80% dos pacientes como uma sombra anelar de 4 a 5 mm na face lateral do hilo, acompanhado por uma artéria de tamanho similar. O brônquio do lobo superior direito algumas vezes é visível.

A face inferior do hilo direito é composta, lateralmente, pela artéria interlobar ou pulmonar descendente e pelo brônquio intermédio, medialmente. A artéria pulmonar deveria medir, em sua espessura lateral ao brônquio, 16 mm ou menos em homens e 15 mm ou menos em mulheres. A artéria interlobar vai se afunilando inferiormente, à medida que se ramifica, com sua face lateral mostrando-se reta ou levemente convexa. Ramificações da artéria interlobar e dos brônquios segmentares podem ser vistas no hilo inferior. Ocasionalmente, a parte inferior da artéria interlobar aparece arredondada, mimetizando uma massa ou linfonodo aumentado. Isto é mais comumente visto quando os volumes do pulmão estão diminuídos.

Um ângulo obtuso é formado no ponto onde a veia pulmonar superior cruza a artéria pulmonar interlobar. Este ponto é chamado de "*ângulo hilar*".

A veia pulmonar inferior direita é localizada na parte inferior e medial das sombras hilares e sua contribuição não é significativa.

Hilo Esquerdo

A artéria pulmonar esquerda passa por cima do brônquio lobar principal superior esquerdo, gerando pequenas ramificações para os lobos superiores, e prossegue descendo pelo aspecto látero-posterior para alcançar o brônquio do lobo superior esquerdo (LSE) e o brônquio do lobo inferior esquerdo. A sombra hilar superior é criada pelas faces superiores da artéria pulmonar esquerda, veia pulmonar superior e pequenos ramos arteriais (Fig. 6-2). O brônquio segmentar anterior do LSE, neste nível, pode ser visto no hilo lateral. Como à direita, a artéria pulmonar interlobar esquerda afunila-se, conforme se estende inferiormente, porém torna-se mais difícil vê-la e medi-la do que a artéria pulmonar direita. A veia pulmonar inferior esquerda pouco contribui para a sombra hilar.

Radiografia de Perfil

As sombras hilares direita e esquerda são superpostas na radiografia de perfil, mas partes específicas dos hilos direito e esquerdo podem ser vistas (Figs. 6-3 e 6-4). A identificação do brônquio hilar deve ser o primeiro passo na análise dos hilos.

RADIOGRAFIAS DO TÓRAX

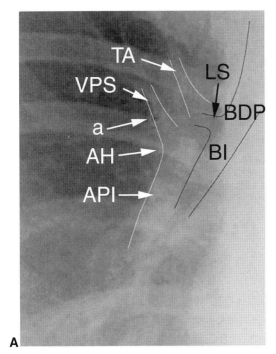

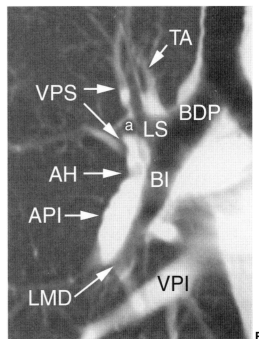

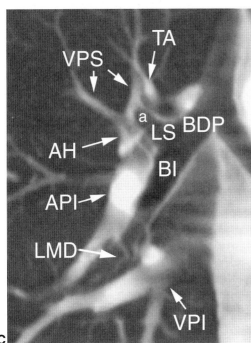

FIG. 6-1. Hilo direito normal. **A.** Radiografia simples. Os grandes brônquios (*BDP*, brônquio direito principal; *LS*, brônquio do lobo superior direito; *BI*, brônquio intermédio) são visíveis no hilo mediano. O brônquio do segmento anterior *(a)* é visível como sombra anelar, lateral às artérias pulmonares. Estruturas vasculares visíveis incluem o ramo apical do tronco anterior *(TA)* no hilo medial superior e a veia pulmonar superior *(VPS)* na face lateral do hilo superior. A artéria pulmonar interlobar *(API)* forma a face lateral do hilo inferior (16 mm ou menos em homens e 15 mm ou menos nas mulheres). Uma concavidade é visível no hilo lateral, no ponto em que a veia pulmonar superior cruza a artéria pulmonar interlobar. Este ponto é referido como "ângulo hilar" *(AH)*.
B e **C.** Mudanças na aparência com o uso da TC coronal, no hilo direito de dois pacientes. Somam-se às estruturas vistas em **A**, o brônquio do lobo médio direito *(LMD)* que está visível inferiormente. A veia pulmonar inferior *(VPI)* deita-se na linha medial e abaixo da sombra hilar e é de difícil reconhecimento em radiografias torácicas por causa da sombra cardíaca.

Hilo Direito

A localização da carina traqueal e, conseqüentemente, as origens do brônquio principal, podem ser determinadas se seguirmos a coluna de ar inferior da traquéia. A carina fica localizada no ponto em que a coluna de ar começa a se estreitar.

Abaixo deste nível, uma linha estreita, chamada *linha básica intermediária*, é pelo menos parcialmente visível em 95% dos pacientes (Fig. 6-3). Esta linha pode ter 5 cm ou mais de comprimento e até 3 mm de espessura. Ela cor-

responde, superiormente, à parede posterior do brônquio principal direito e, mais inferiormente, à parede posterior do brônquio intermédio. O brônquio do LSD é visível em 50% dos pacientes como uma luminosidade anterior à face superior da linha básica, mas raramente pode mostrar boa visibilidade.

A parte anterior do brônquio intermédio é visível como uma linha esboçada pela artéria pulmonar direita e pela veia pulmonar superior. Em conjunto, estes vasos criam uma sombra oval, compondo a porção anterior da silhueta hilar. O brônquio do lobo médio direito é algu-

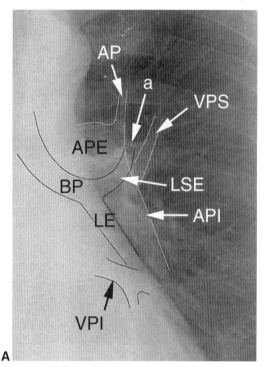 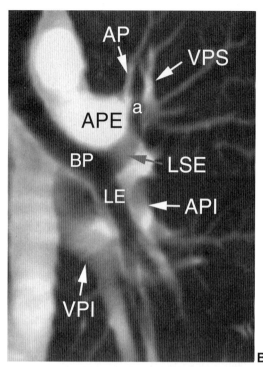

FIG. 6-2. Hilo esquerdo normal. **A.** Radiografia AP. **B.** Reformatação por TC coronal. *BP*, brônquio esquerdo principal; *LSE*, brônquio esquerdo para o lobo superior esquerdo; *LE*, brônquio para o lobo inferior esquerdo. O segmento anterior do brônquio *(a)* é visível como sombra anelar posicionada lateralmente à artéria pulmonar principal, sobrepondo-se ao tronco superior do brônquio do lobo superior esquerdo. A artéria pulmonar esquerda *(APE)* é visível como uma opacidade oval, sobre o brônquio principal e sobre o brônquio do lobo superior esquerdo. Este ramo apical da artéria pulmonar esquerda (PA) nasce da face superior da artéria pulmonar e encontra-se localizado medialmente. A veia pulmonar superior *(VPS)* forma a face lateral do hilo superior. A artéria pulmonar interlobar *(API)* forma a face lateral do hilo inferior. A veia pulmonar inferior *(VPI)* pode ser visível inferiormente.

mas vezes visto em curva, por baixo da margem inferior desta sombra oval. Em 15% dos indivíduos, a parede anterior do brônquio do LID é visível abaixo deste nível, como uma fina linha reta de 1 a 2 cm de comprimento.

Hilo Esquerdo

Abaixo da carina, o brônquio principal esquerdo sobrepõe-se ao brônquio principal direito (Fig. 6-4). Uma luminosidade bem definida, arredondada, representando a porção horizontal do brônquio principal distal esquerdo e o brônquio do LSE é visível em 80% dos indivíduos muitos centímetros abaixo da carina. Esta luminosidade é mais claramente vista, é grande, e mais bem definida do que a luminosidade arredondada que representa o brônquio do LSD, uma vez que vasos circundam a maior parte de sua circunferência. Como o brônquio principal esquerdo é mais comprido que o direito, o brônquio do LSE é visto num nível mais inferior do que o brônquio do LSD.

A parede anterior do brônquio inferior do LIE é visível abaixo da radiotransparência do LSE, como uma linha curva, anteriormente convexa, em quase 45% dos casos. Ele sobe tangencialmente à parede anterior do brônquio do LSE.

A artéria pulmonar esquerda forma uma opacidade em forma de vírgula, vista acima da luminosidade do brônquio do LSE e passando, então, posteriormente a ele. Assim, enquanto as estruturas hilares direitas correspondem amplamente ao tecido mole na face anterior da silhueta hilar combinada, a artéria pulmonar esquerda é responsável primeiramente pela face posterior.

■ Diagnóstico Radiográfico de Massa Hilar ou Linfadenopatia

Radiografia Frontal

A radiografia frontal de pacientes com massa hilar ou linfonodo aumentado pode mostrar um dentre vários achados:

- Aumento hilar (Fig. 6-5A)
- Massa focal (Fig. 6-5B)
- Aumento na densidade hilar (Fig. 6-5C)
- Lobulação hilar (Fig. 6-5D)
- Convexidade do ângulo hilar (Fig. 6-5E)

RADIOGRAFIAS DO TÓRAX

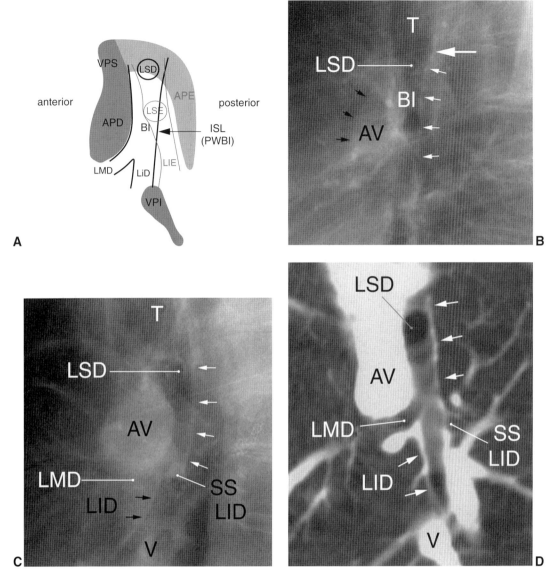

FIG. 6-3. Radiografia de Perfil; anatomia de hilo direito normal. **A.** Diagrama da anatomia hilar. A porção anterior está à esquerda e a posterior está à direita. As estruturas hilares direitas aparecem em escuro e as estruturas hilares esquerdas estão esmaecidas (em radiografias ântero-posteriores). Brônquio do lobo superior direito *(LSD)*; brônquio intermédio *(BI);* brônquio do lobo médio direito *(LMD)*; brônquio do lobo inferior direito *(LID)*; linha básica *(stem line)* intermediária *(ISL)*; parede posterior do brônquio intermédio *(PWBI)*; A artéria pulmonar direita interlobar *(APD)* forma uma sombra oval, anterior ao brônquio intermédio *(BI)*. A veia pulmonar superior *(VPS)*, juntamente com o tronco anterior, formam a parte superior da sombra vascular anterior aos brônquios. As veias pulmonares inferiores ficam abaixo. As estruturas hilares esquerdas são descritas na Figura 6-4A. **B.** Radiografia de perfil mostrando a anatomia hilar direita: A traquéia *(T)* é vista na parte superior. O ponto no qual a coluna aérea traqueal afina-se *(seta branca grande)* é a carina; os brônquios principais e os brônquios lobares são vistos abaixo deste nível. O brônquio do lobo superior direito *(LSD)* pode ser visto como uma radiotransparência redonda no interior da sombra hilar superior, ligeiramente abaixo da carina. Abaixo do LSD, torna-se visível o brônquio intermédio *(BI)*, ao nível de sua bifurcação. A linha intermediária básica *(stem line)* ou a parede posterior do brônquio intermédio é muitas vezes visível como uma fina linha branca *(pequenas setas brancas)*. A sombra oval *(AV)* das artérias e veias hilares direitas *(setas pretas)* é visível em posição anterior ao brônquio intermédio. **C.** Radiografia de perfil mostrando a anatomia do hilo direito, em paciente com pneumectomia esquerda. Somente estruturas hilares direitas são visíveis. A traquéia *(T)* é visível superiormente. São visíveis o brônquio do lobo superior direito *(LSD)*, a linha básica intermediária (parede posterior do brônquio intermédio) *(setas brancas)*, o brônquio do lobo médio direito *(LMD)*, o brônquio segmentar superior do lobo inferior *direito (SSLID)*, e a parede anterior do brônquio do lobo inferior direito *(LID; setas)*. Abaixo do LSD, o brônquio intermédio *(BI)* é visível ao nível de sua bifurcação. A sombra oval das artérias e veias do hilo direito *(AV)* torna-se visível anteriormente ao brônquio intermédio; as veias pulmonares inferiores *(V)* localizam-se mais abaixo.
D. Revisão por TC do hilo direito. O brônquio do lobo superior direito *(LSD)*; *setas brancas,* linha básica intermediária (parede posterior do brônquio intermédio); brônquio para o lobo médio direito *(LMD);* brônquio para o segmento superior do lobo inferior direito *(SSLID)*; parede anterior do brônquio do lobo inferior direito *(LID)*; artérias e veias do hilo direito *(AV)*; veias pulmonares inferiores *(V)*.

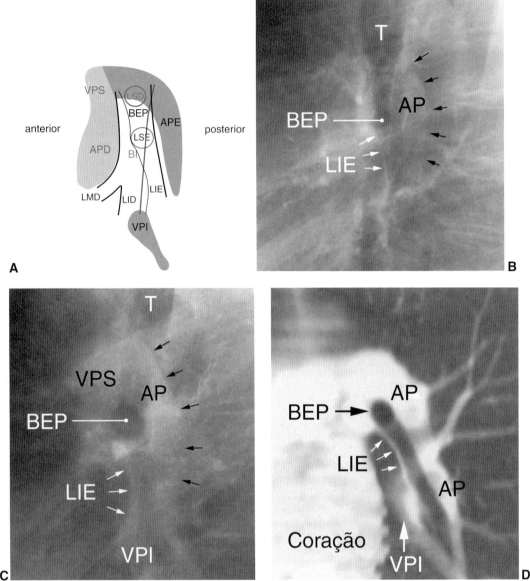

FIG. 6-4. Radiografia de tórax em perfil; anatomia normal do hilo esquerdo. **A.** Diagrama de anatomia hilar: as estruturas hilares esquerdas aparecem escuras; As estruturas hilares direitas aparecem turvas. Brônquio esquerdo principal *(BEP)*; brônquio do lobo superior esquerdo *(LSE)*; brônquio do lobo inferior esquerdo *(LIE)*; artéria pulmonar esquerda *(APE)*; veias pulmonares inferiores *(VPI)*. Para estruturas hilares direitas, ver Figura 6-3A. **B.** Radiografia de perfil mostrando a anatomia hilar esquerda (esta radiografia é a mesma da Figura 6-3B). A traquéia *(T)* é visível na parte superior. A porção horizontal do brônquio principal esquerdo *(BEP)* combinada com a porção do brônquio do lobo superior resultam numa luminescência oval, facilmente vista. Acima deste nível e superposta ao brônquio intermédio, a porção principal esquerda do brônquio principal (E) *(BEP)* pode ser vista. A parede anterior do brônquio do lobo esquerdo inferior *(LIE)* fica visível abaixo do BEP como uma fina linha branca que descreve uma típica concavidade anterior. **C.** Radiografia de perfil mostrando anatomia hilar esquerda em paciente com pneumectomia direita. Somente as estruturas hilares esquerdas são visíveis. A traquéia *(T)* é visível na parte superior. A luminescência oval da porção horizontal do brônquio principal esquerdo e do brônquio para o lobo superior esquerdo *(BEP)* é facilmente visível. Abaixo deste nível, a parede anterior do brônquio do lobo inferior esquerdo *(LIE)* é visível como uma fina linha branca anteriormente côncava. A artéria pulmonar esquerda *(AP)* está situada acima e atrás do BEP *(setas pretas)*. As veias pulmonares superiores esquerdas são visíveis anterior e superiormente em relação a BEP, e as veias pulmonares inferiores *(VPI)* situam-se inferiormente. **D.** Reformulação das imagens por TC através do hilo esquerdo. *BEP*, brônquio lobar principal esquerdo e brônquio lobar superior esquerdo; *LIE*, parede anterior do brônquio lobar inferior esquerdo; *PA*, artéria pulmonar esquerda; *VPI*, veias pulmonares inferiores.

RADIOGRAFIAS DO TÓRAX

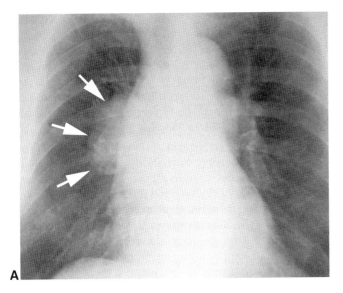

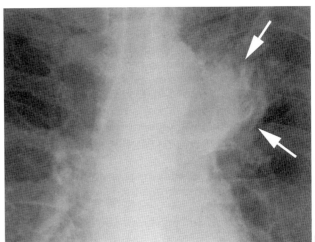

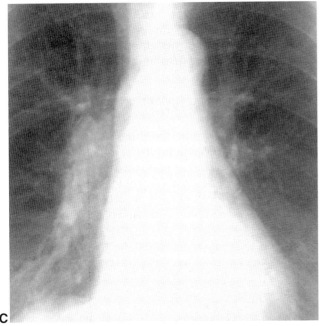

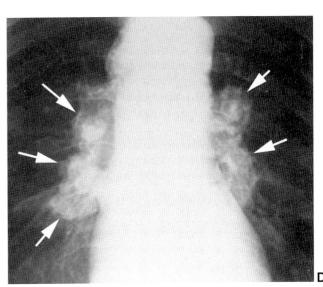

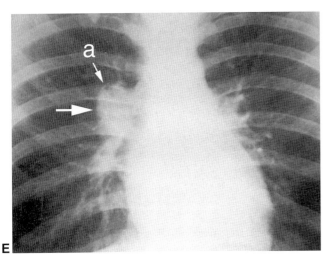

FIG. 6-5. Achados radiográficos em massa hilar ou aumento de tamanho de linfonodos. **A.** Alargamento mediastinal em paciente com linfonodomegalia devido a um carcinoma renal metastático. O hilo direito *(setas)* está acentuadamente aumentado e seu contorno é arredondado, fora de sua forma normal "vascular". **B.** Massa hilar focal em carcinoma broncogênico: massa única de contorno irregular *(setas)* obscurece a parte superior esquerda do hilo. Esta aparência é própria do câncer pulmonar que se origina no hilo. **C.** Aumento da densidade hilar devida a carcinoma hilar direito. O hilo direito mostra-se mais denso que o esquerdo. Isso se deve, muitas vezes, à presença de massa ou de linfonodos anteriores ou posteriores à sombra hilar. O hilo direito está também aumentado, com uma discreta convexidade no ângulo hilar. **D.** Lobulação do hilo secundário a sarcoidose. Os hilos apresentam contornos distintamente lobulados *(setas)*, típicos do aumento de linfonodos. Vê-se, também, calcificação de linfonodos. **E.** Convexidade do ângulo hilar em paciente com a doença de Castleman envolvendo o hilo direito. Uma massa é visível na região do ângulo hilar. A massa projeta-se lateralmente para o segmento do brônquio anterior do lobo superior.

O alargamento hilar está presente, muitas vezes, em pacientes com linfonodomegalia (Fig. 6-5A) ou massa hilar (Fig. 6-5B); pode ser uni ou bilateral. Na grande maioria dos pacientes, os hilos mostram-se de tamanhos iguais, quando vistos em radiografias PA simples; a comparação do tamanho de um hilo com o do lado oposto é importante em pacientes com anormalidade unilateral. A mensuração da largura do hilo direito lateral ao brônquio intermédio pode também ser valiosa para o diagnóstico; como já indicado anteriormente, esta medida deveria ser 16 mm ou menos em homens e 15 mm ou menos em mulheres.

Em radiografias frontais, massas algumas vezes podem produzir um aumento unilateral da densidade hilar (Fig. 6-5A e C). Isto geralmente acontece quando a massa ou linfonodo aumentado está localizado no hilo anterior ou posterior e se sobrepõe à sombra hilar. Em alguns pacientes, um aumento na densidade hilar pode ser a única anormalidade visível na radiografia PA; nestes casos, a massa pode ser vista com maior clareza na radiografia em perfil.

A presença de massa hilar resulta numa alteração focal do contorno hilar normal. O aumento de linfonodo pode produzir uma anormalidade focal ou uma aparência lobular mais generalizada (ver Fig. 6-5A e D). O ângulo hilar côncavo (aparência normal) é um lugar comum de ocorrência de linfonodomegalias no hilo direito; uma convexidade nessa região é anormal (ver Fig. 6-5E).

Os hilos normais parecem vascularizados. As sombras hilares, a princípio representando as artérias pulmonares, vão afilando-se gradualmente à medida que vasos vão chegando da periferia. O aumento da artéria pulmonar provoca aumento do tamanho e da densidade hilar, porém os hilos mantém sua aparência "vascular" (Fig. 6-6). A aparência dos vasos pulmonares convergindo na face lateral do hilo forma o chamado sinal da "convergência do hilo" e indica dilatação vascular como causa de alargamento hilar. O ângulo hilar normalmente conserva sua aparência côncava normal.

O aumento das artérias hilares é mais típico de hipertensão pulmonar. Somando-se ao aumento hilar, pacientes com hipertensão pulmonar apresentam, geralmente, proeminência anormal da artéria pulmonar principal na radiografia PA, e na artéria pulmonar principal e ventrículo direito, na radiografia em perfil. A estenose pulmonar produz aumento da artéria pulmonar esquerda principal, enquanto a artéria pulmonar direita mantém usualmente seu calibre normal.

O estreitamento e a obstrução brônquica associados a massa hilar são usualmente difíceis de serem diagnosticados em radiografias simples, a menos que se acompanhem de outras alterações identificáveis como rolhas de muco, atelectasia ou pneumonia obstrutiva (Capítulo 3).

Radiografia de Perfil

O aumento de tamanho das sombras ovais ou em forma de vírgula das artérias pulmonares esquerda e direita indica dilatação da artéria pulmonar (Fig. 6-6B). Como nas radiografias frontais, o aumento do tamanho hilar, a presença de massa focal, a lobulação dos contornos hilares ou a alteração das sombras normalmente ovais ou em forma

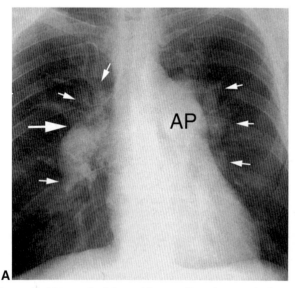
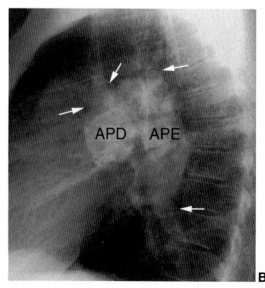

FIG. 6-6. Aumento de tamanho hilar na hipertensão pulmonar. **A.** O aumento da artéria pulmonar resulta em aumento do tamanho e da densidade hilares, mas o hilo mantém sua aparência "vascular". Vasos podem ser vistos surgindo dos limites da sombra hilar *(setas)*. Dá-se a esse fenômeno o nome de sinal da convergência hilar, indicativo da presença de aumento vascular. O ângulo hilar *(seta grande)* permanece côncavo. A artéria pulmonar principal *(AP)* também está aumentada. **B.** Vista lateral. Embora com tamanhos aumentados, as artérias pulmonares direita *(APD)* e esquerda *(APE)* mantém suas formas. Pequenos ramos que nascem dos limites das artérias *(setas)* produzem o sinal da convergência hilar.

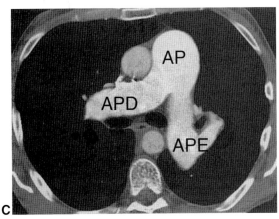 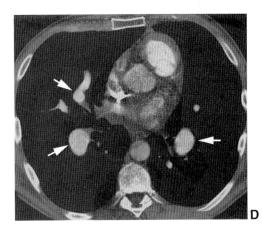

FIG. 6-6. *(Continuação.)* **C** e **D.** A TC mostra aumento da artéria pulmonar principal *(AP)*, das artérias pulmonares esquerda *(APE)* e direita *(APD)*, dos ramos interlobares e do lobo médio *(setas)*.

de vírgulas podem indicar massa hilar ou aumento de tamanho de linfonodos.

A atenção para as várias regiões específicas visíveis na radiografia de perfil também pode ser útil para o diagnóstico, principalmente quando dirigida à parede posterior do brônquio intermédio (PPBI), à janela hilar inferior e ao brônquio do LSD.

Parede Posterior do Brônquio Intermédio

A PPBI é vista como uma linha vertical ou ligeiramente oblíqua em cerca de 95% dos pacientes (Fig. 6-3). Em sua extensão superior, a PPBI é contígua à parede posterior do brônquio direito principal, formando a linha intermediária citada antes. Esta linha tem normalmente 0,5 mm a 3 mm de espessura. Seu espessamento pode ser visto em pacientes com neoplasias que envolvem o hilo (Fig. 6-7), na adenopatia hilar, no edema pulmonar intersticial (Fig. 6-8), ou ainda no espessamento intersticial de várias causas. A obliteração da parede brônquica posterior e a presença de densidades próprias de tecidos moles, atrás dela, são consideradas como praticamente diagnósticas de massa no hilo ou no pulmão adjacente.

Janela Hilar Inferior

Na radiografia de perfil, a sombra oval de tecidos moles representando os vasos hilares direitos é vista na face anterior da composição da sombra hilar, enquanto a artéria pulmonar esquerda, com formato de vírgula, ocupa as

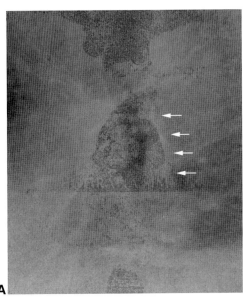 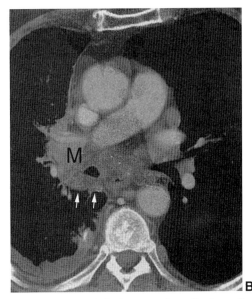

FIG. 6-7. Espessamento da parede posterior do brônquio intermédio em carcinoma hilar à direita. **A.** Radiografia de perfil mostra acentuado espessamento da parede posterior do brônquio intermédio *(setas)*. **B.** A TC nesse mesmo paciente mostra uma massa hilar *(M)* com infiltração e espessamento da parede brônquica posterior *(setas)*.

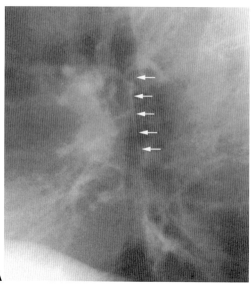 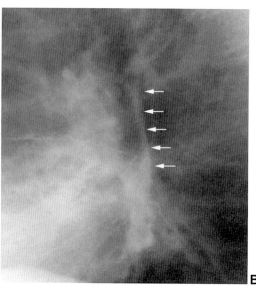

FIG. 6-8. Espessamento da parede posterior do brônquio intermédio no edema pulmonar. **A.** Um paciente com insuficiência renal de longa duração mostra uma parede brônquica posterior normal *(setas)*. **B.** Quando o paciente está com edema pulmonar, a parede posterior do brônquio mostra-se espessada *(setas)*.

faces superior e posterior. A sombra hilar inferior não contém grandes vasos e, conseqüentemente, é chamada de janela hilar inferior (JHI). A JHI corresponde a uma região não vascularizada anterior a ambos os brônquios dos lobos inferiores. Aparece quase como uma lucência triangular na sombra hilar anterior e inferior (Figs. 6-9 e 6-10).

Em pacientes normais, o hilo inferior aparece radiolucente, e a sombra hilar aparece de forma oval, incompleta. A presença de uma opacidade correspondente a tecido mole maior que 1 cm na janela hilar inferior (JHI) é mais do que 90% diagnóstica de massa hilar ou de linfonodomegalia nesta região. Nos pacientes anormais, a adição de uma opacidade na JHI resulta no aparecimen-

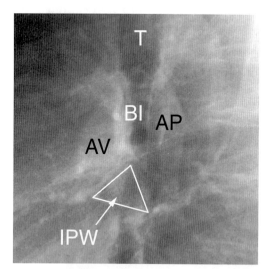

FIG. 6-9. Janela hilar inferior. Vista lateral. Esta imagem é a mesma das Figuras 6-3B e 6-4B. Os vasos hilares direitos *(AV)* ocupam a parte anterior da sombra hilar. A artéria pulmonar esquerda *(AP)* é visível como póstero-superior. A janela hilar inferior apresenta-se como uma luminosidade grosseiramente triangular IPW na sombra hilar anterior e inferior, abaixo dos ramos vasculares principais. Representa uma região avascular que se localiza anteriormente a ambos os brônquios do lobo inferior. *T*, traquéia; *BI*, brônquio intermédio.

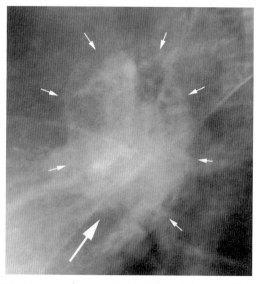

FIG. 6-10. Aumento de tamanho de linfonodo na sarcoidose com preenchimento da JHI. Linfonodos aumentados na JHI *(seta grande)*, quando acrescentados às sombras das artérias pulmonares, resultam numa sombra oval completa na vista de perfil *(setas pequenas)*. Esta é diferente da sombra oval incompleta.

RADIOGRAFIAS DO TÓRAX

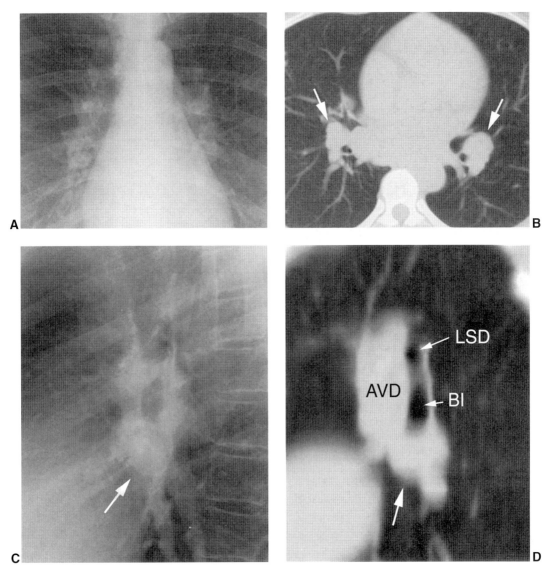

FIG. 6-11. Aumento de tamanho de linfonodo na sarcoidose, com preenchimento da janela hilar inferior. **A.** Radiografia ântero-posterior mostra discreta lobulação hilar. **B.** Radiografia de perfil mostra lobulação do contorno hilar com preenchimento da janela hilar inferior *(seta)*. A silhueta hilar forma um oval completo. **C.** A tomografia computadorizada *(TC)* mostra aumento de tamanho de linfonodo nos hilos ântero-inferiores, no espaço anterior aos brônquios do lobo inferior. **D.** Reformatação da imagem por TC através do hilo direito mostra aumento do linfonodo na janela hilar inferior *(seta grande)*, abaixo da artéria e veias hilares direitas *(AVD)*. Brônquio do lobo superior direito *(LSD)*; brônquio intermédio *(BI)*.

to de uma sombra oval completa nas radiografias de perfil (Figs. 6-11 e 6-12).

O lado da massa pode ser difícil de determinar, embora a radiografia frontal (AP) possa ajudar. Também, se um brônquio do lobo inferior for visível como uma sombra linear, a massa pode estar localizada no lado oposto.

Sinal do Brônquio do Lobo Superior Direito

Abaixo da carina traqueal, duas radiolucências redondas são comumente vistas, uma acima da outra, alinhadas com a coluna de ar da traquéia e sobrepostas aos brônquios hilares. A luminosidade inferior representa a porção horizontal do brônquio principal e do superior esquerdo. A luminosidade superior representa o brônquio do lobo superior direito (Fig. 6-3). Geralmente esta última não é bem caracterizada, por não ser envolvida por estruturas vasculares.

Se o brônquio do lobo superior direito tiver sua circunferência acentuadamente margeada e, mais importante, se isto representar uma mudança, em comparação com radiografias anteriores, é provável que massas hilares ou adenopatia envolvendo e esboçando o brônquio estejam presentes (Fig. 6-12). Este sinal pode ser importante, também, para distinguir o aumento hilar vascular (este não produz o sinal do brônquio do LSD) do aumento de linfonodo hilar.

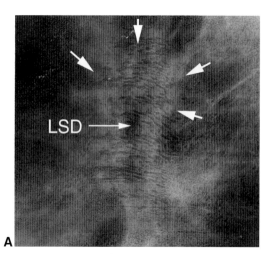
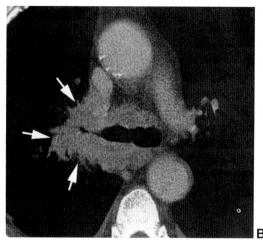

FIG. 6-12. Sinal do brônquio do lobo superior direito no câncer pulmonar. **A.** A radiografia em perfil mostra o sinal do brônquio do lobo superior direito *(LSD)* como uma radiotransparência envolvida por massa *(setas)*. O espessamento da parede posterior do brônquio intermédio é também visível. **B.** A TC mostra uma grande massa *(setas)* envolvendo o brônquio do lobo superior.

TC DOS HILOS

Os hilos pulmonares são estruturas complexas que contêm os brônquios lobares e os segmentares, artérias e veias pulmonares, artérias e veias brônquicas, tecido mole e linfonodos. As aparências dos brônquios, vasos e linfonodos e suas relações consistentes em diferentes níveis hilares permitem identificação confiável dessas estruturas. A identificação de brônquios específicos é o primeiro passo na análise dos hilos. Os brônquios apresentam um padrão de ramificação relativamente constante (Fig. 6-13).

■ TC dos Brônquios Hilares

Usando a técnica de TC espiral e cortes de 3 a 5 mm de espessura, todos os brônquios segmentares deveriam ser visíveis. Sua aparência dependerá da orientação de cada brônquio em relação ao plano do *scan*. Os brônquios orientados sobre ou perto do plano do *scan* e, portanto, vistos ao longo de seus eixos como estruturas tubulares, incluem: o brônquio do LSD (inclusive ambos os brônquios segmentares anterior e posterior); o brônquio do LSE (inclusive o brônquio segmentar anterior); uma porção do brônquio do lobo médio (LM) e os brônquios segmentares superiores de ambos os lobos inferiores.

Os brônquios que seguem um curso vertical são vistos em cortes *(cross section)* e aparecem como transparências circulares. Estes incluem: brônquio segmentar apical para o LSD; o brônquio segmentar apical-posterior do LSE; as porções proximais de ambos os brônquios do lobo inferior (abaixo dos brônquios segmentares superiores) e, por fim, os segmentos brônquicos medial e basal do lobo inferior.

Os brônquios mais difíceis de serem visualizados claramente são aqueles orientados obliquamente em rela-

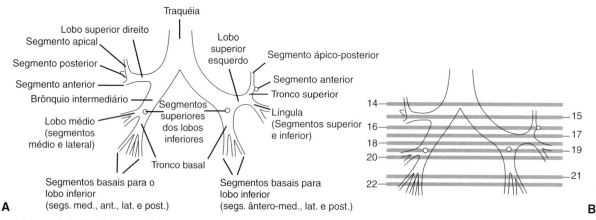

FIG. 6-13. Anatomia brônquica normal. **A.** Anatomia de segmentos brônquicos mostrada em radiografia ântero-posterior do tórax. **B.** Níveis das fatias de TC mostrados nas Figuras 6-14 a 6-22.

TC DOS HILOS

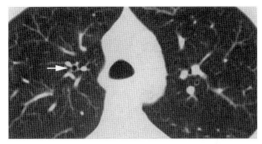

FIG. 6-14. Brônquio segmentar apical do LSD. O brônquio *(A)* é visível como uma sombra anelar em um nível perto da carina. Um vaso de tamanho e forma similares, medial ao brônquio, representa a artéria para o segmento apical. Uma veia segue caracteristicamente lateral ao brônquio.

ção ao plano do *scan*, incluindo os brônquios lingulares superior e inferior, os brônquios segmentares basais anterior e lateral dos segmentos do lobo inferior. Tais brônquios aparecem de forma elíptica na TC.

■ Anatomia Brônquica Direita

O brônquio direito principal é relativamente curto e se divide em brônquio para o lobo superior direito (LSD) e brônquio intermédio. Muitas vezes a carina, o brônquio direito principal e o brônquio para o LSD são visíveis num *scan* simples.

Brônquio para o Lobo Superior Direito

O brônquio para o LSD é sempre encontrado sobre ou logo abaixo da carina. Cursa lateralmente por 1 a 2 cm, antes de dividir-se em seus três ramos segmentares (apical, anterior e posterior; Figs. 6-14 e 6-15A). Caracteristicamente, a parede posterior do brônquio para o LSD é acentuadamente esboçada pelo pulmão e é vista como uma linha fina (Fig. 6-15A). O limite superior normal da espessura da parede posterior do brônquio do LSD é de 3 a 5 mm. Contudo, a parte posterior do arco da veia ázigo pode resultar num aparente espessamento da parede brônquica.

O padrão de ramificação preciso do brônquio do LSD é variável, e isto se deve à variação no local de origem do brônquio para o segmento apical.

Segmento Apical

O brônquio segmentar apical do LSD é visível acima do próprio brônquio para o LSD, usualmente no nível ou perto do nível distal da traquéia (Fig. 6-14). É visto em corte como uma radiotransparência circular.

Segmentos Anterior e Posterior

Os brônquios segmentares anterior e posterior nascem do brônquio do LSD como uma bifurcação em forma de Y (Fig. 6-15A). O brônquio segmentar anterior quase sempre fica no plano do *scan* e é mais facilmente visualizado. O brônquio segmentar posterior pode ter uma aparência similar mas, muitas vezes, angula-se levemente para cima a partir de sua origem e é usualmente visível em níveis progressivamente mais altos, à medida que cursa posteriormente.

Em muitos pacientes uma trifurcação do brônquio do LSD está presente, quando então a origem do brônquio apical segmentar é vista como uma área radiotransparente superposta à porção distal do brônquio do LSD, nas origens ou logo acima dos segmentos anterior e posterior. Outras variações anatômicas são incomuns. A mais freqüente é o brônquio traqueal, descrito no Capítulo 1.

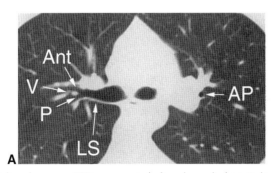
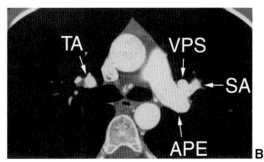

FIG. 6-15. Brônquio para o LSD; segmento brônquico apical posterior do lobo superior esquerdo. **A.** Janela pulmonar. No lado direito, levemente abaixo da carina, o brônquio para o lobo superior direito *(LS)* está visível ao longo de seu eixo. Sua parede posterior é visível como uma fina linha branca. Ele se ramifica em forma de Y em seus segmentos anterior *(Ant)* e posterior *(P)*. No lado esquerdo, o brônquio segmentar apical posterior *(AP)* é visível como uma sombra anelar. **B.** Scan de janela de mediastino, após injeção de contraste. À direita, o tronco anterior *(TA)* repousa na parte anterior do brônquio para o lobo superior direito e parece ter o mesmo tamanho do brônquio principal, visto no mesmo nível. Uma veia ocupa o espaço entre os brônquios segmentares anterior e posterior. À esquerda, a artéria pulmonar esquerda *(APE)* encontra-se posteriormente. A artéria para o segmento anterior *(SA)* do LSE localiza-se medialmente ao brônquio do segmento ápico-posterior. A veia pulmonar superior *(VPS)* é anterior e medial à artéria do segmento anterior.

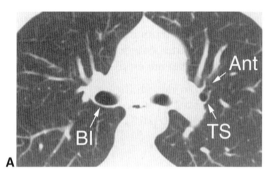 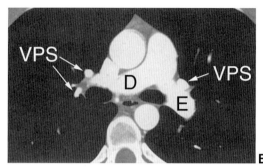

FIG. 6-16. Brônquio intermédio; segmento anterior do lobo superior esquerdo. **A.** No lado direito, o brônquio intermédio *(BI)* é visível como uma radiotransparência oval. A parede posterior é acentuadamente delineada pelo pulmão e apresenta espessura de poucos milímetros. No lado esquerdo, o brônquio do segmento anterior *(Ant)* do lobo superior esquerdo é visto originando-se na face anterior do tronco do brônquio para o lobo superior esquerdo *(TS)*. **B.** À direita, a artéria pulmonar direita *(D)* é visível em posição medial ao brônquio, com a artéria pulmonar interlobar passando anteriormente ao BI. Dois ramos da veia pulmonar superior *(VPS)* são visíveis anterior e lateralmente à artéria e ao brônquio. Linfonodos normais são visíveis lateralmente à artéria pulmonar e medialmente à veia pulmonar superior *(VPS)*. Do lado esquerdo, a artéria pulmonar esquerda é posterior. A VPS é anterior e medial ao tronco superior.

Brônquio Intermédio

O brônquio intermédio tem 3 a 4 cm de comprimento, começando ao nível do brônquio para o LSD. Ele dá origem, inferiormente, aos brônquios do lobo médio e do lobo inferior. Por causa de seu comprimento, ele pode ser visto numa série de cortes adjacentes (Figs. 6-16 a 6-18).

O brônquio intermédio mostra-se redondo ou oval em corte transversal. Sua parede posterior fica em contato com o segmento superior do lobo inferior direito (LID) e é acentuadamente delineada. Pode mostrar-se fina e de espessura uniforme, medindo usualmente não mais que 3 mm. Uma porção da parede brônquica medial pode também ser delineada pelo pulmão.

Um brônquio anômalo, chamado de brônquio cardíaco acessório, pode originar-se na porção medial do brônquio intermédio ou no brônquio do lobo inferior, estendendo-se medialmente em direção ao coração. Este brônquio anômalo supre uma pequena área pulmonar aerada ou tecido pulmonar rudimentar, ou seja, não aerado (Fig. 1-3 no Capítulo 1).

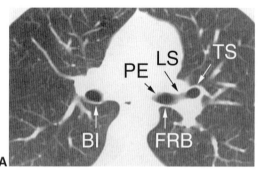 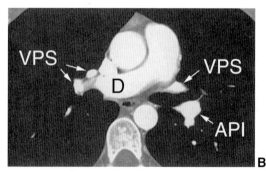

FIG. 6-17. Brônquio intermédio; brônquio principal esquerdo e parte superior do brônquio do lobo superior esquerdo. **A.** Do lado direito, o brônquio intermédio *(BI)* aparece como uma radiotransparência oval. À esquerda, a parede posterior do brônquio principal esquerdo *(PE)* é visível como uma fina linha esquerda retrobrônquica *(FRB)*. A parte superior do brônquio do lobo superior esquerdo *(LS)* é visível dando origem, lateralmente, ao tronco superior *(TS)* do lobo superior esquerdo. A parede posterior do brônquio para o lobo superior esquerdo é levemente côncava neste nível. **B.** Do lado direito, a anatomia dos vasos hilares é semelhante à vista na Figura 6-16B. A artéria pulmonar direita é medial, a artéria pulmonar interlobar é anterior ao brônquio e os ramos da veia pulmonar superior *(VPS)* são visíveis anterior e lateralmente à artéria e brônquio. Do lado esquerdo, a artéria pulmonar interlobar esquerda *(API)* produz uma grande convexidade no hilo posterior e a veia pulmonar superior *(VPS)* produz uma convexidade anterior.

TC DOS HILOS

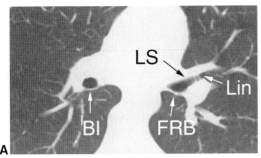 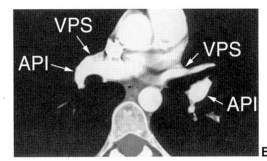

FIG. 6-18. Brônquio intermédio; face inferior do brônquio do lobo superior esquerdo e do brônquio lingular. **A.** No lado direito, o brônquio intermédio *(BI)* mostra-se como uma radiotransparência oval. No lado esquerdo, a faixa retrobrônquica *(FRB)* é vista novamente. A face inferior do brônquio do lobo superior esquerdo *(SE)* está visível, dando origem, lateralmente, ao ramo lingular *(Lin)* do lobo superior esquerdo. **B.** No lado direito, a artéria pulmonar interlobar *(API)* passa anterior e lateralmente ao BI. Ramos para o segmento superior do lobo inferior são dirigidos para a face posterior. A combinação da artéria pulmonar interlobar *(API)* com os ramos do segmento superior assemelha-se com a cabeça de um elefante. A veia pulmonar superior *(VPS)* é visível anteriormente. No lado esquerdo, a API esquerda é vista em corte transversal e coloca-se lateralmente ao brônquio do lobo inferior, póstero-lateral ao brônquio lingular e ântero-lateral ao brônquio do segmento superior. É redonda ou oval. A veia pulmonar superior *(VPS)* passa anterior e medialmente aos brônquios, para entrar no átrio esquerdo.

Brônquio do Lobo Médio Direito

O brônquio para o lobo médio direito nasce na parede ântero-lateral do BI e estende-se, anteriormente, em ângulo de cerca de 45°. A origem deste brônquio marca também o ponto de origem do brônquio para o lobo inferior direito (LID) (Fig. 6-19A). Uma carina fina pode ser vista separando as origens dos brônquios do LM e do LID. O brônquio do lobo médio coloca-se obliquamente ao plano do *scan* e aparece como uma radiotransparência oval. Apenas um segmento curto do brônquio do LM pode ser visível em qualquer *scan*, dependendo de sua orientação, da espessura do *scan* e do grau da proporção volumétrica.

Segmentos Medial e Lateral

O brônquio do lobo médio estende-se por 1 a 2 cm antes de dividir-se em seus ramos segmentares medial e lateral. Por causa de sua orientação, a porção principal deste brônquio e seus segmentos medial e lateral são muitas vezes visualizados num nível de 1 a 2 cm, abaixo da origem do brônquio do LM (Fig. 6-20A).

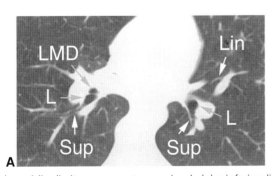 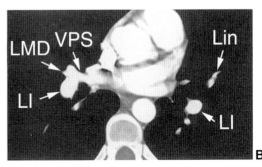

FIG. 6-19. Lobo médio direito e segmento superior do lobo inferior direito; brônquio lingular e segmento superior do lobo inferior esquerdo. **A.** No lado direito, a origem do brônquio para o LMD é visível. Posterior a ele está o brônquio do lobo inferior *(L)* e o segmento superior do lobo inferior *(Sup)*. Uma carina fina separa os brônquios dos lobos médio e inferior. No lado esquerdo, o brônquio lingular *(Lin)*, o brônquio do lobo inferior *(L)* e para o segmento superior do lobo inferior *(Sup)* apresentam aparência similar dos brônquios situados no lado direito. **B.** No lado direito, a artéria pulmonar do lobo inferior *(LI)* encontra-se lateral às margens laterais de ambos os brônquios dos lobos médio e inferior. A artéria do lobo inferior, neste ponto, é orientada perpendicularmente ao plano do *scan* e é, portanto, vista em corte transversal como uma estrutura elíptica. A artéria do lobo médio direito *(LMD)* é vista como um ramo anterior. A veia pulmonar superior direita *(VPS)* passa anterior e medialmente aos brônquios dos lobos médio e inferior. No lado esquerdo, a artéria do lobo inferior *(LI)* coloca-se na lateral do brônquio do lobo inferior. A artéria lingular *(Lin)* é anterior.

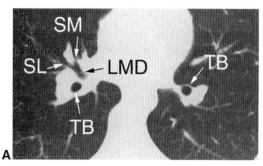
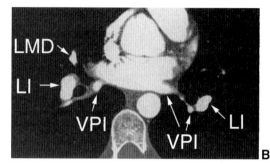

FIG. 6-20. Lobo médio direito e seus segmentos; troncos basais do lobo inferior. **A.** No lado direito, o brônquio do lobo médio direito *(LMD)* e seus segmentos medial *(SM)* e lateral *(SL)* são visíveis. O tronco basal *(TB)* ou tronco basal do lobo inferior é visível em ambos os lados. A parede anterior do TB esquerdo é delineada pelo pulmão. **B.** Do lado direito, a artéria pulmonar para o lobo inferior *(LI)* coloca-se lateralmente à margem lateral do brônquio do lobo inferior. A artéria do lobo médio direito *(LMD)* é vista como uma ramificação anterior. A veia pulmonar inferior direita coloca-se medialmente ao brônquio do lobo inferior. No lado esquerdo, a artéria para o lobo inferior *(LI)* tem uma aparência lobulada, no ponto em que começa a dividir-se. Os ramos da veia pulmonar inferior *(VPI)* são medial e posterior.

Em 60% dos casos, o brônquio do lobo médio divide-se em ramificações medial e lateral de tamanhos iguais. Na maioria dos casos restantes, o brônquio segmentar medial parece maior. Embora ambos ramos segmentares do lobo médio se dirijam para baixo, o brônquio segmentar lateral acomoda-se mais perto do plano do *scan* e sua imagem é visualizada por uma distância maior em cada *scan*.

Brônquio do Lobo Inferior Direito

O brônquio ainda não dividido do lobo inferior é muito curto (Fig. 6-12A). Perto de sua origem ele dá origem ao brônquio segmentar superior (Fig. 6-19A). Distalmente à origem do segmento superior, o tronco basal estende-se por uma pequena distância (Fig. 6-20A) antes de dividir-se nos quatro segmentos basais do LID: os segmentos medial, anterior, lateral e posterior (Fig. 6-21A).

Segmento Superior

O brônquio segmentar superior derivado do brônquio do LID pode originar-se no mesmo nível ou ligeiramente caudal à origem do brônquio do LM (Fig. 6-19A). Em alguns casos, o brônquio segmentar superior origina-se num nível acima da origem do brônquio do LM.

O brônquio segmentar superior, que tem cerca de 1 cm de comprimento, origina-se da parede posterior do brônquio do LID e cursa posterior e lateralmente no plano de corte (Fig. 6-19A). O pulmão muitas vezes delineia a face medial do brônquio segmentar superior.

Tronco Basal e Segmentos Basais

Abaixo da origem do brônquio segmentar superior, o brônquio do lobo inferior estende-se por cerca de 5 a 10 mm, como o tronco basal ou tronco brônquico basal, visível como uma radiotransparência circular (Fig. 6-20A). A

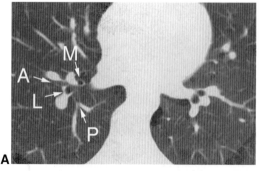
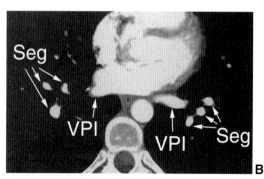

FIG. 6-21. Segmento basal do lobo inferior direito. **A.** À direita, os quatro segmentos basais são visíveis. Em direção anti-horária, eles são: o segmento basal medial *(M)*, o basal anterior *(A)*, o basal lateral *(L)* e o basal posterior *(P)*, cujas siglas formam a palavra MALP. Do lado esquerdo, dois ramos do tronco basal são visíveis neste plano. **B.** Em ambos os lados, as artérias segmentares *(Seg)* acomodam-se em posição póstero-lateral às porções proximais do brônquio segmentar basal. A veia pulmonar inferior *(VPI)* passa atrás dos brônquios do lobo inferior e das artérias, antes de entrar na porção inferior do átrio esquerdo.

parede anterior do tronco basal é comumente delineada pelo pulmão.

Os segmentos basais apresentam uma orientação típica –M-A-L-P, começando medial e anteriormente e seguindo em sentido anti-horário (Fig. 6-21A). O brônquio segmentar basal medial em geral surge no primeiro ramo do tronco basal, acomodando-se logo na frente da veia pulmonar inferior. Embora variável em sua aparência, os brônquios basais anterior, lateral e posterior podem, todos, ser identificados por suas posições relativas de uns com os outros e pelos seus cursos em direção aos segmentos por eles supridos. Em geral, os brônquios segmentares medial e posterior têm suas imagens captadas mais de perto, em cortes transversais, do que os brônquios segmentares anterior e lateral, que se orientam mais obliquamente (Figs. 6-21A e 6- 22B). Variação anatômica nas origens destes segmentos é comum.

■ Anatomia Brônquica Esquerda

O brônquio principal esquerdo é muito maior do que o direito e é visto, tipicamente, em três ou quatro cortes (TC) contíguos, abaixo da carina (Figs. 6-13 e 6-15 até 6-17). Divide-se em ramo superior e ramo inferior esquerdos.

Brônquio Lobar Superior Esquerdo

O brônquio do LSE tem de 2 a 3 cm de comprimento (Figs. 6-17 e 6-18). Em cerca de 75% dos pacientes o brônquio do LSE ramifica-se em um tronco superior e no brônquio lingular. O tronco superior tem cerca de 1 cm de comprimento e dá origem aos brônquios segmentares anterior e ápico-posterior (Figs. 6-16 a 6-18). Em 25% dos casos, o brônquio do LSE trifurca-se, dando origem ao brônquio segmentar apical superior, ao brônquio segmentar anterior e ao brônquio lingular.

Ao nível da face superior do brônquio do LSE, sua parede posterior é lisa e ligeiramente côncava (Fig. 6-17A). Neste nível, a origem do brônquio segmentar ápico-posterior ou do tronco brônquico superior que dá origem aos brônquios segmentares apical posterior e anterior pode ser reconhecida como uma radiotransparência arredondada, superposta à porção distal do brônquio do LSE.

Em 90% dos casos, o segmento superior do lobo inferior esquerdo (LIE) encosta na parede posterior do brônquio principal do lobo superior, delineando a "faixa retrobrônquica" esquerda (Figs. 6-17A e 6-18A). A parede brônquica deveria mostrar-se igual à parede posterior do brônquio intermédio.

Segmentos Apicais Posterior e Anterior

O brônquio segmentar anterior do brônquio do LSE geralmente é visível acima do nível do próprio brônquio do LSE (Fig. 6-16A). Ele acomoda-se no plano do *scan* e é orientado quase diretamente na parte anterior; em geral é visível por vários centímetros e é o único ramo do LSE que apresenta este curso.

O brônquio segmentar ápico-posterior é visível como uma radiotransparência circular logo acima da origem do brônquio segmentar anterior (Fig. 6-15A). Se um brônquio é visto em secção transversal abaixo do segmento anterior e acima do brônquio do LSE, ele representa o curto tronco brônquico superior; embora tenha aparência similar ao segmento apical posterior e siga o mesmo curso, o tronco é maior.

Brônquio Lingular

O brônquio lingular origina-se da face inferior da porção distal do brônquio do LSE e cursa obliquamente para baixo, como faz o brônquio do LM à direita (Fig. 6-18A). Em geral mostra-se de forma elíptica. A origem do brônquio lingular pode ser identificada como uma radiotransparência superimposta à porção distal do brônquio do LSE. Esta origem deve ser distinguida da origem do brônquio segmentar anterior do LSE, pela sua relação com a face inferior do brônquio lobar superior ou pela identificação da carina ou de uma espora que geralmente é vista entre o brônquio lingular e o brônquio para o LIE.

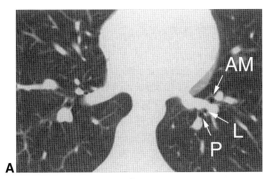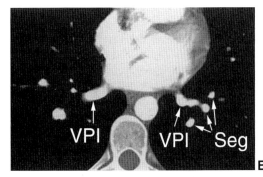

FIG. 6-22. Segmentos basais do LIE. **A.** À esquerda os três segmentos basais são visíveis. Em direção horária, eles são: o segmento basal ântero-medial *(AM)*, o segmento basal lateral *(L)*, e o segmento basal posterior *(P)*. Os quatro segmentos basais são novamente visíveis à direita. **B.** Em ambos os lados, as artérias segmentares *(Seg)* acomodam-se póstero-lateralmente às porções proximais dos brônquios segmentares basais. A veia pulmonar inferior *(VPI)* passa posterior e medialmente aos brônquios do lobo inferior.

Segmentos Lingulares Inferior e Superior

O brônquio lingular estende-se ântero-inferiormente por 2 a 3 cm antes de dividir-se em seus ramos segmentares superior e inferior. O brônquio segmentar superior da língula é dirigido mais lateralmente do que o segmento inferior e acomoda-se mais perto do plano do *scan*, repetindo o padrão de ramificação dos segmentos lateral e medial do lobo médio direito.

Brônquio do Lobo Inferior Esquerdo

O brônquio do LIE usualmente repete o mesmo padrão de ramificação do brônquio do LIO, embora apenas 3 segmentos basais geralmente estejam presentes: o ântero-medial, o lateral e o posterior.

Segmento Superior

O brônquio segmentar superior do brônquio do LIE surge a 1 cm da origem deste último e é idêntico, na forma e na configuração, ao brônquio segmentar superior do lado direito (Fig. 6-19A).

Tronco Basal e Segmentos Basais

O tronco basal, o brônquio do lobo inferior que dá origem aos segmentos basais do lobo inferior, é visível abaixo da origem do segmento superior, por uma distância de 1 a 2 cm (Fig. 6-20A). Geralmente é mais longo que o tronco basal do lado direito. Como na direita, a parede anterior do tronco basal pode ser delineada pelo pulmão.

Os brônquios segmentares basais são quase imagens especulares dos brônquios basais do LIO, exceto que, no lado esquerdo, os brônquios basais médio e anterior originam-se caracteristicamente juntos num tronco comum (Fig. 6-22A). Novamente, a chave para a identificação dos segmentos basais consiste em notar a configuração geral e a posição destes brônquios, à medida que cursam para seus segmentos correspondentes. No sentido horário, as posições relativas dos brônquios são M-A (ântero-medial) -L-P (M-A-L-P).

■ TC dos Vasos Hilares

Os brônquios servem como uma rede de sustentação anatômica para o hilo. Os vasos hilares têm uma relação consistente com os brônquios, e a identificação destes últimos é o primeiro passo para analisar os hilos. A despeito de alguma variação na ramificação das artérias hilares segmentares, a maioria pode ser identificada pela sua associação íntima com os brônquios segmentares específicos, seguindo-se seus cursos em imagens seqüenciais, e pela determinação de seus pontos de origem.

A avaliação das estruturas vasculares dos hilos é simplificada pelo reconhecimento dos níveis específicos relativos aos brônquios (Figs. 6-15 a 6-22). Nestes níveis, os hilos têm silhuetas características.

Lado direito:

- Carina traqueal e brônquio segmentar apical do LSD
- Brônquio do LSD
- Brônquio intermédio (BI)
- Brônquio do lobo médio
- Brônquios segmentares do lobo inferior

Lado esquerdo:

- Brônquios segmentares ápico-anterior e anterior do LSE
- Brônquio do LSE
- Brônquio lingular
- Brônquios segmentares basais do lobo inferior

■ Anatomia Vascular do Hilo Direito

Carina Traqueal e Brônquio para o Segmento Apical

No nível da carina ou perto dela, um ou vários ramos do tronco anterior que supre o segmento apical do LSD e um ou mais ramos da veia pulmonar superior direita que drena o segmento apical são visíveis em corte transversal, adjacentes ao brônquio segmentar apical. Tipicamente, a artéria segmentar apical acomoda-se em posição medial ao brônquio e as veias acomodam-se lateralmente ao brônquio (Fig. 6-14).

Nível do Brônquio do Lobo Superior Direito

Ao nível do brônquio do LSD, o tronco anterior é usualmente identificado (Fig. 6-15B). Este grande vaso é o primeiro grande ramo da artéria pulmonar principal direita, tendo origem no interior do pericárdio e que, caracteristicamente, encontra-se logo anteriormente ao brônquio do LSD. Como regra prática, o tronco anterior aparece geralmente do mesmo tamanho do brônquio principal direito visto no mesmo nível.

Tipicamente, um grande ramo da veia pulmonar superior – a veia posterior – é visualizado dentro do ângulo formado pela bifurcação do brônquio do LSD em brônquios segmentares anterior e posterior (Fig. 6-15A). Na parte ântero-medial do tronco anterior, uma pequena concavidade é vista com freqüência tocando o mediastino e representando outra veia para o LSD – apical-anterior – que é, freqüentemente, identificada sem a injeção de contraste.

Nível do Brônquio Intermédio

Em *scans* que mostram o BI, a artéria interlobar pulmonar acomoda-se na parte ântero-lateral ao brônquio (Figs. 6-16 a 6-18). A veia pulmonar superior direita acomoda-se na parte anterior da artéria pulmonar interlobar direita. Freqüentemente, duas veias são identificadas neste mesmo local; elas não devem ser confundidas com linfonodo aumentado. Menos freqüentemente, um pequeno ramo venoso drenando uma porção do segmento posterior do lobo superior passa posteriormente ao BI; este pequeno ramo venoso pode ser visto passando medialmente em sucessivos níveis inferiores para juntar-se à veia pulmonar inferior.

TC DOS HILOS

Uma vez que a artéria pulmonar interlobar alcança a margem lateral do BI e entra na grande fissura, a artéria assemelha-se com uma cabeça de elefante (a porção principal da artéria) e o tronco (artéria para o segmento superior) (Fig. 6-18).

Nível do Brônquio do Lobo Médio

Ao nível da origem do brônquio do lobo médio, a artéria pulmonar do lobo inferior acomoda-se lateralmente às margens laterais de ambos os brônquios lobares médio e inferior e a artéria do lobo médio direito corre paralela ao brônquio do LM (Figs. 6-19 e 6-20). A artéria do lobo inferior, neste ponto, orienta-se perpendicularmente ao plano do *scan* e é, portanto, vista em corte transversal como uma estrutura elíptica.

A veia pulmonar superior direita passa anterior e medialmente aos brônquios dos lobos médio e inferior e pode ser vista entrando na porção anterior do átrio esquerdo. A veia do lobo médio é vista, por vezes, juntando-se com a veia pulmonar neste nível.

Nível dos Brônquios Segmentares Basais do Lobo Inferior Direito

Abaixo do nível da origem do brônquio do lobo médio, a artéria pulmonar do lobo inferior bifurca-se muitas vezes em dois curtos troncos que, por sua vez, dividem-se em quatro artérias segmentares basais. Estas apresentam uma configuração arredondada característica, acomodando-se póstero-lateralmente às porções proximais dos brônquios segmentares basais (Figs. 6-21 e 6-22). Ao contrário das artérias pulmonares basais cujas imagens são demonstradas no plano axial, as veias pulmonares inferiores são orientadas no plano transverso. Elas juntam-se para formar a veia pulmonar inferior que se coloca posteriormente aos brônquios do lobo inferior e às artérias, antes de entrar na porção inferior do átrio esquerdo.

■ Anatomia Vascular do Hilo Esquerdo

No lado esquerdo, embora as relações características entre vasos e vias aéreas estejam também presentes, verificam-se muito mais variações anatômicas do que no lado direito.

Nível dos Segmentos Apical Posterior e Apical Anterior do LSE

O brônquio segmentar ápico-posterior e as veias e artérias associadas têm uma aparência similar à mostrada pelo brônquio segmentar apical direito e veias associadas. A artéria supridora do segmento anterior do LSE é vista medialmente ao brônquio segmentar anterior (Fig. 6-15).

Nível do Brônquio do Lobo Superior Esquerdo

No nível do brônquio superior esquerdo, a artéria pulmonar interlobar esquerda produz uma grande convexidade no hilo posterior e a veia pulmonar superior produz uma convexidade anterior, medial ao tronco brônquico ascendente ou brônquio segmentar anterior, se visível (Fig. 6-17).

Nível do Brônquio Lingular

O brônquio lingular é usualmente visível num nível perto da superfície inferior do brônquio do LSE. O aspecto dos vasos hilares, neste nível, é análogo ao do hilo direito no nível do brônquio do lobo médio. A artéria pulmonar interlobar esquerda é vista em secção transversal e acomoda-se lateralmente aos brônquios do lobo inferior e póstero-lateralmente ao brônquio lingular, ficando ântero-lateral ao brônquio segmentar superior (Fig. 6-18). O brônquio lingular mostra-se redondo ou oval. A veia pulmonar superior passa anterior e medialmente aos brônquios para entrar no átrio esquerdo.

Nível dos Brônquios Segmentares Basais

Ao nível dos brônquios basais segmentares, a anatomia da porção inferior do hilo esquerdo é quase uma imagem especular da imagem do hilo direito (Figs. 6-21 e 6-22). Ramos da artéria pulmonar para o lobo inferior esquerdo (LIE) posicionam-se lateral e posteriormente aos brônquios basais para o LIE. A veia pulmonar inferior esquerda passa ântero-lateralmente à aorta descendente e posteriormente aos brônquios e às artérias, para entrar no átrio esquerdo.

■ TC dos Linfonodos Hilares

O uso do contraste endovenoso permite usualmente a diferenciação acurada entre os linfonodos hilares e os vasos normais. Os linfonodos hilares não se localizam ao acaso, e são encontrados sempre nos mesmos locais. Os grupos mais importantes são descritos adiante em relação à anatomia dos brônquios.

Níveis do Brônquio do Lobo Superior Direito e da Artéria Pulmonar Esquerda

Linfonodos são comuns junto aos ramos segmentares do brônquio do LSD, mas tendem a ser pequenos (Fig. 6-23). Os linfonodos são comumente vistos em posições mediais e laterais à artéria pulmonar esquerda. Os linfonodos laterais são mediais ao tronco do brônquio superior. Estes podem ser confundidos com embolismo pulmonar.

Níveis do Brônquio Intermédio e do Brônquio do Lobo Superior Esquerdo

À direita, logo abaixo do brônquio do LSD, lateral à bifurcação da artéria pulmonar principal, ântero-lateralmente ao BI e medialmente aos ramos da veia superior pulmo-

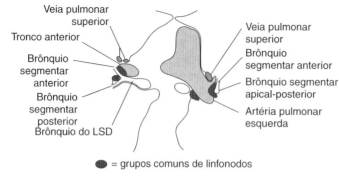

FIG. 6-23. Grupos de linfonodos situados ao nível do brônquio do lobo superior direito e ao nível da artéria pulmonar esquerda.
A. Diagrama de grupos de linfonodos normais.
B. Linfonodos aumentados (setas) nestes grupos, num paciente com linfoma não-Hodgkin.
C. Linfonodos calcificados (setas) neste nível na sarcoidose.

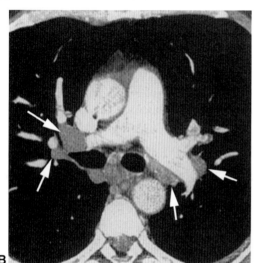
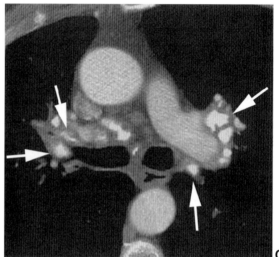

nar, é muito comum ver em indivíduos normais uma grande área de tecido mole, constituída por pequenos linfonodos e gordura (Figs. 6-16B e 6-24). Esta área pode ter até 1,5 cm de diâmetro em alguns indivíduos normais. Linfonodos nesta região representam parte da "fossa linfática" do pulmão direito. Eles podem ser facilmente confundidos com uma massa hilar ou com um trombo na artéria pulmonar direita. Os linfonodos tendem a ser mediais e laterais à parede posterior do BI, mas não imediatamente posterior a esse brônquio. Os linfonodos desta região estão no ângulo hilar.

Ao nível da porção superior do brônquio do LSE, uma faixa de tecido mole, representando em sua maior parte linfonodos normais, é sempre vista entre a parede brônquica posterior e a artéria pulmonar. Linfonodos podem ser encontrados adjacentes à faixa retrobrônquica, mas normalmente não são visíveis.

Níveis do Brônquio do Lobo Médio e Lingular

Ao nível do brônquio do LM, em 70% dos casos, é comum ver linfonodos que se posicionam lateralmente à origem dos brônquios do lobo médio ou do lobo inferior e medialmente à artéria pulmonar interlobar (Fig. 6-25). Estes podem ter mais de 5 mm em alguns pacientes normais. Linfonodos normais com aparência semelhante são também vistos à esquerda, com relação ao brônquio lingular.

Brônquio do Lobo Inferior e Janela Hilar Inferior

Ao nível dos segmentos brônquicos do lobo inferior, a maioria dos linfonodos estão interpostos entre os brônquios e a artéria pulmonar (Fig. 6-26). Linfonodos situados anteriormente ao tronco basal e aos brônquios basais do lobo inferior também estão comumente presentes e são visíveis em cerca de 15 a 20% dos indivíduos normais. Estes linfonodos localizam-se dentro de uma região chamada de janela hilar inferior.

Tamanho Normal de Linfonodos Hilares

Na maioria das regiões, os linfonodos medem apenas alguns milímetros, como se mostra na TC, com um diâmetro do eixo curto em torno de 3 mm ou menos. Em três locais descritos anteriormente, contudo, grandes conglomerados de linfonodos e de tecido mole são muitas vezes visíveis. Estas três regiões são encontradas nos níveis de (1) do brônquio intermédio (BI) e bifurcação da artéria pulmonar direita, (2) do brônquio para o lobo médio à direita e (3) do brônquio do LSE e brônquio lingular. Contudo, apenas na primeira dessas regiões é possível notar tecido com atenuação de partes moles, com o menor diâmetro

DIAGNÓSTICO POR TC DE ANORMALIDADES HILARES

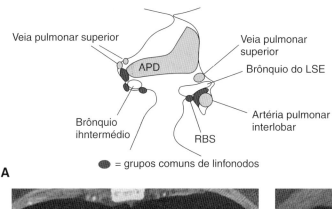
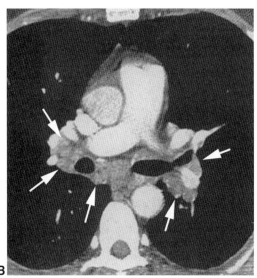
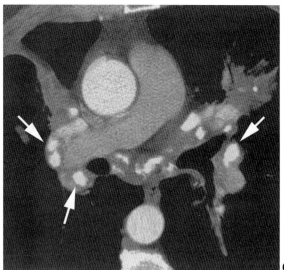

FIG. 6-24. Grupos de linfonodos aos níveis do bronco intermédio e do brônquio do LSE. **A.** Diagrama de grupos comuns de linfonodos. Faixa retrobrônquica *(RBS)*; artéria pulmonar direita *(APD)*. **B.** Linfonodos aumentados *(setas)*, nestes grupos, em paciente com linfoma não-Hodgkin. **C.** Linfonodos calcificados *(setas)* neste nível em caso de sarcoidose.

maior que 1 cm. Exceto nesta região, parece ser apropriado usar como parâmetro um diâmetro de até 10 mm como o limite superior da normalidade.

DIAGNÓSTICO POR TC DE ANORMALIDADES HILARES

■ Anormalidades Brônquicas

De um modo geral, cortes adquiridos na janela pulmonar (-700/1.000 UH) são os melhores para identificar brônquios normais e para detectar anormalidades brônquicas, mas podem superestimar os graus de estreitamento brônquico. Além disso, um brônquio normal ligeiramente fora do plano do *scan*, com tecido mole adjacente, ao ser avaliado volumetricamente, pode parecer mais estreito. A janela de tecido mole é, muitas vezes, melhor para avaliar brônquios estreitados ou obstruídos e/ou massa associada, ou aumento volumétrico de linfonodos. Uma ampla janela pulmonar (-600/1.500 UH) é uma boa opção, capaz de obter maiores detalhes sobre brônquios e massas de tecido mole.

Cortes com colimação fina ou TC de alta resolução, particularmente com aquisição espiral, podem ter grande valor para identificar anormalidades brônquicas. Embora o uso de técnicas de reconstrução tridimensional (3D) possam ter seu valor no diagnóstico de lesões brônquicas, sua vantagem parece ser mínima quando comparado à cuidadosa revisão das imagens axiais e às reconstruções multiplanares.

Indicadores acurados de patologias brônquicas incluem o espessamento de paredes, massas endobrônquicas, obstrução ou estreitamento da luz do brônquio. Outros sinais que podem indicar a presença de anormalidades incluem rolhas de muco, encarceramento de ar, atelectasia ou pneumonia obstrutiva. O diagnóstico diferencial de uma massa endobrônquica ou de obstrução está listado no Quadro 3-11 no Capítulo 3.

Espessamento da Parede Brônquica

Esta anormalidade é mais facilmente avaliada em brônquios parcialmente delineados pelo pulmão. Brônquios específicos avaliados dessa maneira incluem o brônquio principal direito, brônquio do LSD, BI, o brônquio principal esquerdo e brônquio do lobo superior esquerdo (faixa retrobrônquica esquerda). O espessamento liso de parede brônquica pode ser devido à inflamação ou infiltração tumoral, enquanto um espessamento focal ou lobulado em geral indica infiltração tumoral localizada ou aumento de tamanho de linfonodo.

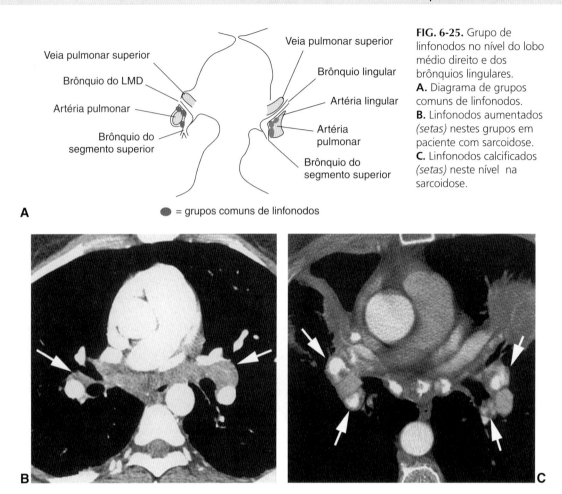

FIG. 6-25. Grupo de linfonodos no nível do lobo médio direito e dos brônquios lingulares. **A.** Diagrama de grupos comuns de linfonodos. **B.** Linfonodos aumentados *(setas)* nestes grupos em paciente com sarcoidose. **C.** Linfonodos calcificados *(setas)* neste nível na sarcoidose.

Brônquio Principal Direito e do LSD

As paredes posteriores dos brônquios do LM e LSD são delineadas acentuadamente pelo pulmão em indivíduos normais e devem aparecer bem finas. Espessamento generalizado sugere infiltração tumoral (Fig. 6-12B).

Parede Posterior do Bronco Intermédio (PPBI)

Na TC, a parede posterior do brônquio intermédio (PPBI) é visível em todos os pacientes. Sua extensão superior é claramente definida e é contígua com o brônquio do LSD. A extensão inferior da PPBI é obscurecida por um ramo da veia pulmonar inferior que cruza por trás do brônquio para entrar no átrio esquerdo. Isso ocorre, em geral, no nível da origem do brônquio segmentar superior do LID. O espessamento ou a nodularidade da PPBI pode ser visto nas infiltrações tumorais (Fig. 6-7B), mais comumente no carcinoma broncogênico ou no aumento linfonodal. Espessamento leve pode ser visto em pacientes com edema pulmonar ou doença pulmonar intersticial. Obliteração da PPBI e a presença de densidades de tecidos moles atrás dela são virtualmente sinais diagnósticos de massa no hilo ou no pulmão adjacente.

Faixa Retrobrônquica Esquerda

A parede brônquica posterior esquerda é delineada pelo pulmão apenas no nível do brônquio do LSE. Na TC em aproximadamente 90% dos indivíduos, o pulmão delineia acentuadamente a parede posterior do brônquio principal esquerdo ou do brônquio do lobo superior, medialmente à artéria pulmonar descendente, chamada de faixa retrobrônquica esquerda (Fig. 6-17). O espessamento da faixa retrobrônquica esquerda, como visto na TC, indica aumento de tamanho de linfonodo ou espessamento da parede brônquica, análogo ao espessamento da PPBI à direita (Fig. 6-27). Em 10% dos indivíduos normais, o pulmão não entra em contato com a parede brônquica por causa da artéria pulmonar descendente, posicionada medialmente, em contato com a aorta lateral.

Lesões Endobrônquicas e Obstrução Brônquica

Lesões endobrônquicas são, por vezes, diagnosticadas quando são visíveis dentro de brônquios ou quando a obstrução brônquica focal está presente na ausência de massa hilar. O diagnóstico diferencial de uma lesão endobrônquica inclui tumores primários malignos e benignos,

DIAGNÓSTICO POR TC DE ANORMALIDADES HILARES

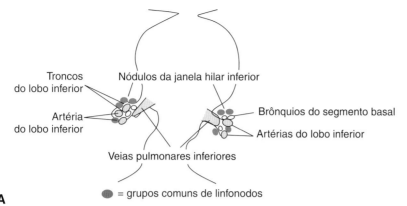

FIG. 6-26. Grupos de linfonodos ao nível dos brônquios inferiores. **A.** Diagrama de grupos comuns de linfonodos. **B.** Linfonodos aumentados *(setas)* num paciente com sarcoidose. Os linfonodos do lado esquerdo estão na região da janela hilar inferior. **C.** Linfonodos calcificados *(setas)* neste nível na sarcoidose.

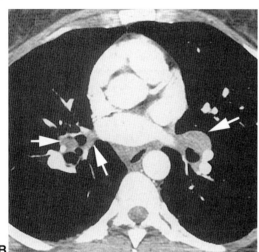
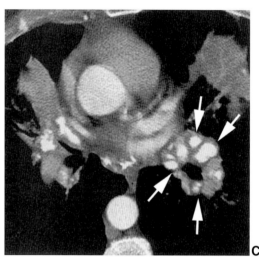

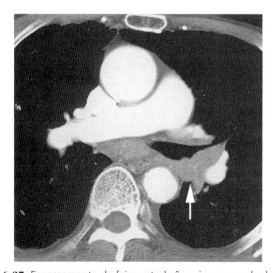

FIG. 6-27. Espessamento da faixa retrobrônquica esquerda devido ao carcinoma metastático de nasofaringe. O aumento de tamanho do linfonodo posterior ao brônquio do lobo superior esquerdo *(seta)* resulta em espessamento desta faixa. O aumento de tamanho de linfonodos hilar e subcarinal também é identificado.

metástases, linfoma, estreitamentos, granulomas (infeccioso e não-infecioso), corpo estranho, broncolitíase e muco (Quadro 3-11 no Capítulo 3).

Atenção: Num paciente com massa hilar, é difícil fazer a distinção entre a compressão brônquica e a obstrução por uma massa endobrônquica. As anormalidades primárias da mucosa brônquica podem ser perdidas com o uso da TC.

Estreitamento da Luz Brônquica

O estreitamento brônquico na ausência de obstrução pode ser causado por tumor infiltrante, inflamação, estenoses ou broncomalacia. O carcinoma muitas vezes produz um estreitamento gradual que dá origem à chamada aparência de "rabo-de-rato" pela infiltração tumoral (Fig. 3-17 no Capítulo 3). A presença de uma massa associada é importante no diagnóstico diferencial e sugere fortemente a presença de carcinoma. É importante verificar em cortes adjacentes para confirmar se o aparente estreitamento brônquico não reflete um curso oblíquo ou volume parcial.

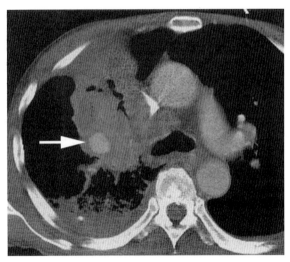

FIG. 6-28. Aneurisma falso em carcinoma broncogênico. Um carcinoma hilar direito produz um colapso do lobo superior direito. A massa hilar direita associa-se a um acúmulo do contraste num falso aneurisma *(seta)*.

▪ Anormalidades Vasculares

A TC é muito útil no diagnóstico das anormalidades vasculares pulmonares. A embolia pulmonar é discutida no Capítulo 27.

Artéria Pulmonar

O envolvimento da artéria pulmonar é comum em pacientes com carcinoma broncogênico envolvendo o hilo. Geralmente ocorre estreitamento da artéria ou sua obstrução. Raramente um falso aneurisma pode ser encontrado em relação ao tumor (Fig. 6-28).

Aumento do Calibre da Artéria

Várias condições podem resultar em aumento do diâmetro da artéria pulmonar (Quadro 6-1). A mais comum delas é a hipertensão pulmonar com dilatação das artérias pulmona-

---

QUADRO 6-1 AUMENTO DA ARTÉRIA PULMONAR

Hipertensão pulmonar
Shunt esquerdo-direito
Embolia pulmonar
Estenose pulmonar
Válvula pulmonar ausente
Sarcoma da artéria pulmonar
Aneurisma da artéria pulmonar
   Micótico
   Complicações relacionadas ao cateter
   Arterite de Takayasu
   Síndrome de William
   Varicela pré-natal
   Hipertensão pulmonar
   Doença de Behçet

---

res principal e hilar (Fig. 6-6). Em indivíduos normais, a artéria pulmonar principal mede 22 a 36 mm de diâmetro. A dilatação da artéria pulmonar principal (mais de 29 mm) correlaciona-se com a presença de hipertensão pulmonar. A artéria pulmonar principal pode estar dilatada quando, na TC, mostrar-se maior do que a aorta ascendente adjacente. Sua dilatação ocorre também na presença de derivação esquerda-direita.

O aumento de diâmetro da artéria pulmonar hilar pode ser decorrente de embolia pulmonar. Isto reflete, em geral, a presença de um grande êmbolo impactado na artéria, mas a hipertensão pulmonar acentuada associada à embolia pode também contribuir com este aspecto.

O aumento de diâmetro da artéria pulmonar principal é visto em pacientes com estenose pulmonar ou vál-

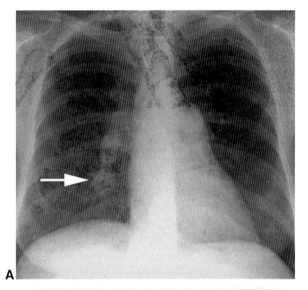

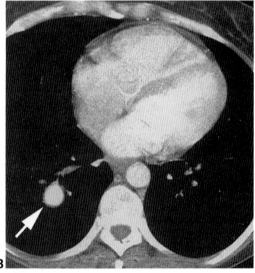

FIG. 6-29. Aneurisma da artéria pulmonar na hipertensão pulmonar. **A.** Radiografia do tórax mostrando aumento de calibre da artéria pulmonar principal *(seta)* devido à hipertensão pulmonar. Uma lesão focal é visível sobrepondo-se ao hilo inferior. **B.** A TC acentuada por contraste mostra um aneurisma focal *(seta)* de uma artéria pulmonar segmentar.

DIAGNÓSTICO POR TC DE ANORMALIDADES HILARES

QUADRO 6-2 DIMINUIÇÃO DO TAMANHO DA ARTÉRIA PULMONAR

- Pulmão hipoplásico
- Síndrome da cimitarra
- Interrupção proximal da artéria pulmonar
- Embolia pulmonar
- Atelectasia
- Síndrome de Swyer-James
- Doença pulmonar ipsolateral

vula pulmonar ausente. O trato de saída pulmonar aparece igualmente dilatado. A artéria pulmonar direita em geral mostra-se normal.

Sarcoma da artéria pulmonar é uma neoplasia rara que forma uma massa intravascular. Isso pode resultar em dilatação das artérias principal, esquerda ou direita.

Aneurismas da artéria pulmonar são raramente encontrados (Fig. 6-29); eles podem ser (1) de origem micótica; (2) decorrentes de complicações de cateterismo; (3) associados a múltiplas estenoses arteriais ou coarctação em pacientes com arterite de Takayasu, síndrome de William e varicela pré-natal; (4) associados à hipertensão pulmonar; ou (5) associados à doença de Behçet.

Diminuição do Tamanho de Artérias

A diminuição do tamanho de artéria pulmonar hilar pode ter várias causas (Quadro 6-2). Pode representar hipoplasia arterial ou pulmonar, interrupção proximal da artéria pulmonar, ou condições que afetam a perfusão pulmonar, como embolismo crônico (Fig. 6-30), colapso crônico, fibrose unilateral severa, destruição do parênquima pulmonar ou ainda a síndrome de Swyer-James. Em alguns pacientes o aumento das artérias brônquicas é visto no lado de perfusão diminuída (Fig. 6-30). Estas são mais bem vistas com colimações finas e rápida infusão do contraste.

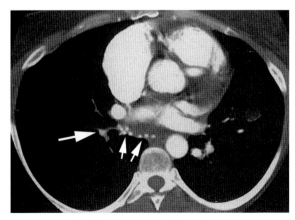

FIG. 6-30. Tamanho diminuído da artéria pulmonar em caso de embolia pulmonar crônica. A artéria pulmonar interlobar direita está marcadamente reduzida em seu tamanho *(seta grande)* e as artérias brônquicas *(setas pequenas)* estão aumentadas.

Veias Pulmonares

Anormalidades das veias pulmonares são raras. A dilatação da veia pulmonar (*i. e.*, veias varicosas) ocorre mais comumente em associação com a elevação crônica da pressão no átrio esquerdo e com drenagem anômala da veia pulmonar (Fig. 9-47, no Capítulo 9). Em pacientes com câncer pulmonar ou neoplasia metastática, o tumor pode invadir a veia pulmonar, mostrando-se como um defeito de enchimento em cortes contrastados.

■ Aumento de Linfonodos Hilares e Massas Hilares

É importante a distinção entre linfonodomegalia e massa hilar, embora isto nem sempre seja possível.

Aumento do Tamanho de Linfonodos Hilares

O aumento do tamanho de linfonodos hilares pode ser sugerido quando uma densidade de tecidos moles anormal é localizada nas regiões ocupadas normalmente por linfonodos, particularmente se mais de um grupo de linfonodos estiver envolvido (Figs. 6-23 a 6-27). Os linfonodos em geral mostram-se bem definidos, lisos e arredondados. Exceto ao nível do brônquio intermédio (BI), nódulos com mais de 1 cm de diâmetro podem ser considerados patológicos. Linfonodos de mais de 5 mm são também, em geral, considerados anormais, mas podem ser vistos, comumente e na maioria do casos são apenas hiperplásicos. Linfonodos hilares muito grandes podem promover ligeira compressão brônquica.

A presença de linfonodomegalias hilares sugere metástases de carcinoma broncogênico, carcinoma metastático, linfoma, sarcoidose ou infecção. O diagnóstico diferencial diante de uma linfonodomegalia hilar depende de sua uni ou bilateralidade (Quadro 6-3).

Massas Hilares

Essas massas localizam-se geralmente em uma região, apresentam contornos irregulares e são, muitas vezes, associadas a massa endobrônquica ou com obstrução brônquica (Fig. 6-31). A presença de uma massa sugere carcinoma broncogênico ou outro tumor primário e torna o acometimento linfonodal pouco provável. No paciente com massa hilar e obstrução brônquica, o colapso ou a consolidação pulmonar distal pode obscurecer as margens da massa, tornando o diagnóstico mais difícil.

Causas Comuns de Aumento dos Linfonodos Hilares ou de Massas

Carcinoma Broncogênico

É a causa mais comum de massa hilar e linfonodomegalia. A massa hilar parece irregular por causa da infiltração local do parênquima pulmonar (Figs. 6-5B, 6-7B, 6-28 e 6-31). Em pacientes com tumores de origem central (usu-

QUADRO 6-3 — AUMENTO DE LINFONODOS UNI E BILATERAL

Unilateral
- Carcinoma broncogênico
- Metástases linfonodais
  - Cabeça e pescoço
  - Carcinoma de tireóide
  - Melanoma
  - Rim
  - Testículo
  - Mamas
- Linfoma
- Tuberculose
- Histoplasmose
- Coccidioidomicose
- Infecção bacteriana
- Infecção viral

Bilateral
- Sarcoidose ou beriliose
- Silicose
- Amiloidose
- Colagenoses

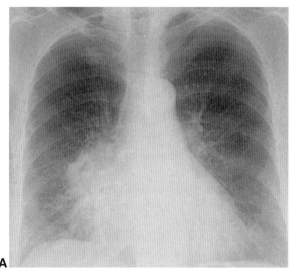

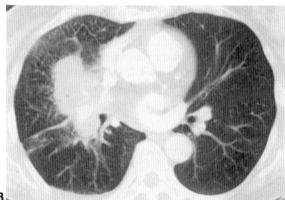

FIG. 6-31. Massa hilar direita de carcinoma de pequenas células. **A.** Um grande e mal definido aumento hilar é visível na radiografia de tórax. Isto é mais típico de massa hilar do que de aumento de linfonodos. **B.** A imagem de TC mostra uma grande massa hilar direita local, associada a obstrução do brônquio para o lobo médio direito e infiltração do pulmão adjacente.

almente carcinomas de células escamosas ou carcinoma de pequenas células), anormalidades brônquicas são comumente detectáveis na TC. Quando o carcinoma tem origem na periferia pulmonar e o hilo está anormal por causa de metástases linfonodais, a massa (ou massas hilares) pode ter contornos mais lisos e mais bem definidos do que quando representam tumores primários. Contudo, esta distinção não é feita com facilidade. Pacientes que apresentam massa central e obstrução brônquica muitas vezes exibem anormalidades parenquimatosas periféricas. Em pacientes com linfonodos hilares metastáticos, uma anormalidade brônquica mostrada por TC reflete geralmente compressão externa pelos linfonodos aumentados, mas uma invasão brônquica pode também estar presente. Linfonodos metastáticos hilares estão presentes à cirurgia em até 40% dos pacientes com câncer pulmonar.

Outros Tumores Brônquicos Primários

Outros tumores brônquicos primários podem estar associados à presença de uma massa hilar. O mais comum é o tumor carcinóide. Em 80% dos casos, este tumor maligno origina-se no brônquio do lobo principal ou nos brônquios segmentares e tende a ser localmente invasivo, de crescimento lento. Uma massa endobrônquica bem definida é típica, mas uma grande massa hilar exofítica é por vezes encontrada. Tumores carcinóides são muito vascularizados e podem realçar após infusão de contraste. Ocasionalmente eles calcificam. O carcinoma adenóide cístico (cilindroma) pode produzir aparência semelhante.

Tumores brônquicos benignos como fibroma, condroma ou lipoma aparecem geralmente como lesões endobrônquicas focais, mais do que infiltrativas, nas imagens de TC, e comumente não produzem massa fora do brônquio. Obstrução é o primeiro achado na TC. Eles são relativamente raros.

Linfoma

Adenopatia hilar está presente em 25% dos pacientes com doença de Hodgkin e em 10% dos pacientes com linfoma não-Hodgkin (Figs. 6-23B e 6-24B). O envolvimento hilar é usualmente assimétrico e abrange múltiplos linfonodos do hilo ou do mediastino. Podem também ser vistas lesões endobrônquicas ou brônquios comprimidos por linfonodos aumentados de tamanho, mas isto é muito menos comum do que nos casos de câncer de pulmão. Não há nos pacientes com linfoma características específicas da anormalidade hilar que permitam diagnóstico definitivo.

Metástases

Metástases de tumor primário extratorácico para linfonodos hilares não são incomuns. Metástases nodais hilares podem ser unilaterais ou bilaterais (Fig. 6-5A). Metástases endobrônquicas podem ser vistas também sem que haja

LEITURAS SELECIONADAS

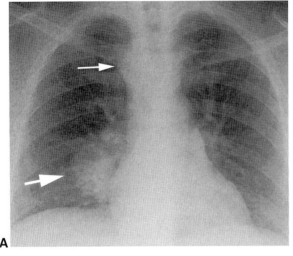
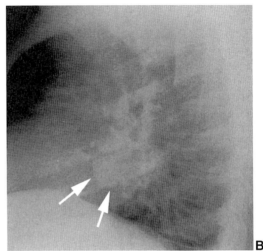
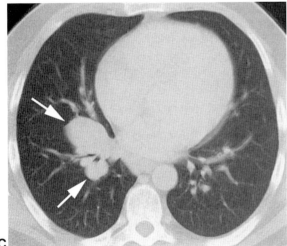

FIG. 6-32. Tuberculose em paciente com AIDS, com aumento de tamanho de linfonodos hilares e mediastinais. **A.** Radiografia do tórax (AP) mostrando uma grande massa hilar direita e linfonodo paratraqueal aumentado no mediastino à direita *(seta pequena)*. **B.** Na radiografia de perfil vêem-se linfonodos aumentados *(setas)* no hilo inferior. **C.** A TC mostra aumento de linfonodos *(setas)* no hilo inferior.

metástases hilares; estas podem aparecer como sendo focais e endobrônquicas ou infiltrativas. Carcinomas da cabeça e pescoço, carcinoma da tireóide, tumores genitourinários (particularmente carcinomas de células renais e carcinoma testicular), melanoma e carcinomas mamários são os mais comumente relacionados com as metástases hilares ou endobrônquicas.

Doença Inflamatória

Linfonodomegalia uni ou bilateral pode ser vista em inúmeras infecções ou condições inflamatórias. A tuberculose primária em geral causa linfonodomegalia hilar unilateral (Fig. 6-32), e a presença de linfonodos com baixa atenuação em uma TC com contraste sugere fortemente este diagnóstico. Infecções fúngicas, sobretudo a histoplasmose e a coccidioidomicose, causam linfonodomegalia uni ou bilateral, enquanto na sarcoidose esta tem aspecto lobulado, bilateral, liso e simétrico na maioria dos pacientes (Figs. 6-5D, 6-10, 6-11 e 6-23C).

LEITURAS SELECIONADAS

Bankier AA, Fleischmann D, Mallek R, et al. Bronchial wall thickness: Appropriate window settings for thin-section CT and radiologic-anatomic correlation. Radiology 1996;199:831-836.

Friedman PJ. Practical radiology of the hila and mediastinum. Post-grad Radiol 1981;1:269-304.

Jardin M, Remy J. Segmental bronchovascular anatomy of the lower lobes: CT analysis. AJR Am J Roentgenol 1986;147:457-468.

Lang EV, Friedman PJ. The anterior wall stripe of the left lower lobe bronchus on the lateral chest radiograph: CT correlative study. AJR Am J Roentgenol 1990;154:33-39.

McGuinness G, Naidich DP, Garay SM, et al. Accessory cardiac bronchus: computed tomographic features and clinical significance. Radiology 1993;189:563-566.

Müller NL, Webb WR. Radiographic imaging of the pulmonary hila. Invest Radiol 1985;20:661-671.

Naidich DP, Khouri NF, Scott WJ, et al. Computed tomography of the pulmonary hila, 1: normal anatomy. J Comput Assist Tomogr 1981;5:459-467.

Naidich DP, Khouri NF, Stitik FP, et al. Computed tomography of the pulmonary hila. 2. Abnormal anatomy. J Comput Assist Tomogr 1981;5:468-475.

Naidich DP, Stitik FP, Khouri NF, et al. Computed tomography of the bronchi. 2. Pathology. J Comput Assist Tomogr 1980;4:754-762.

Naidich DP, Terry PB, Stitik FP, Siegelman SS. Computed tomography of the bronchi. 1. Normal anatomy. J Comput Assist Tomogr 1980;4:746-753.

Naidich DP, Zinn WL, Ettenger NA, et al. Basilar segmental bronchi: thin-section CT evaluation. Radiology 1988;169:11-16.

Ng CS, Wells AU, Padley SP. A CT sign of chronic pulmonary arterial hypertension: the ratio of main pulmonary artery to aortic diameter. J Thorac Imaging 1999;14:270-278.

Park CK, Webb WR, Klein JS. Inferior hilar window. Radiology 1991;178:163-168.

Proto AV, Speckman JM. The left lateral radiograph of the chest. Med Radiog Photog 1979;55:30-74.

Quint LE, Whyte RI, Kazerooni EA, et al. Stenosis of the central airways: evaluation by using helical CT with multiplanar reconstructions. Radiology 1995;194:871-877.

Remy-Jardin M, Duyck P, Remy J, et al. Hilar lymph nodes: identification with spiral CT and histologic correlation. Radiology 1995;196:387-394.

Remy-Jardin M, Remy J, Artaud D, et al. Volume rendering of the tracheobronchial tree: clinical evaluation of bronchographic images. Radiology 1998;208:761-770.

Schnur MJ, Winkler B, Austin JHM. Thickening of the posterior wall of the bronchus intermedius: a sign on lateral chest radiographs of congestive heart failure, lymph node enlargement, and neoplastic infiltration. Radiology 1981;139:551-559.

Sone S, Higashihara T, Morimoto S, et al. CT anatomy of hilar lymphadenopathy. AJR Am J Roentgenol 1983;140:887-892.

Vix VA, Klatte EC. The lateral chest radiograph in the diagnosis of hilar and mediastinal masses. Radiology 1970;96:307-316.

Webb WR. Radiologic imaging of the pulmonary hila. Postgrad Radiol 1986;6:145-168.

Webb WR, Gamsu G. Computed tomography of the left retrobronchial stripe. J Comput Assist Tomogr 1983;7:65-69.

Webb WR, Gamsu G, Glazer G. Computed tomography of the abnormal pulmonary hilum. J Comput Assist Tomogr 1981;5:485-490.

Webb WR, Glazer G, Gamsu G. Computed tomography of the normal pulmonary hilum. J Comput Assist Tomogr 1981;5:476-484.

Webb WR, Hirji M, Gamsu G. Posterior wall of the bronchus intermedius: radiographic-CT correlation. AJR Am J Roentgenol 1984;142:907-911.

CAPÍTULO 7

MEDIASTINO NORMAL

W. RICHARD WEBB

O mediastino é definido como um compartimento localizado entre os dois pulmões, posterior ao esterno, anterior à coluna vertebral e estendendo-se desde a entrada do tórax até o diafragma.

ANATOMIA NA TC

A aorta e seus ramos, as grandes veias, as artérias pulmonares, a traquéia e os brônquios principais servem como guias para a localização de outras estruturas mediastinais importantes. Como uma ajuda para entender a anatomia regional, o mediastino pode ser dividido em quatro compartimentos, desde sua parte superior à inferior, a saber: (1) O mediastino superior ou supra-aórtico; (2) a região do arco aórtico e da janela aortopulmonar; (3) artérias pulmonares, espaço subcarinal e recesso azigoesofágico; e (4) o coração e o mediastino paracardíaco.

■ Mediastino Supra-Aórtico

Logo abaixo da entrada do tórax (Fig. 7-1A e B), o mediastino é relativamente estreito no seu eixo ântero-posterior. A traquéia aí se encontra centralmente localizada.

O **esôfago** encontra-se no espaço posterior à traquéia, mas pode mostrar-se deslocado para a esquerda (mais comum) ou para a direita. Está, na maioria das vezes, colapsado e aparece como uma estrutura achatada, com atenuação de partes moles. Pequenas quantidades de ar ou de líquido podem ser vistas em sua luz.

Além da traquéia e do esôfago, neste nível, os grandes ramos arteriais, a aorta e as veias braquicefálicas são as estruturas normais mais aparentes. As **veias braquicefálicas** são os vasos mais anteriores e laterais visíveis, localizadas imediatamente atrás das cabeças claviculares. Embora variem de tamanho, suas posições são relativamente constantes.

A **veia braquicefálica direita** apresenta um curso quase vertical em toda sua extensão. A **veia braquicefálica esquerda** é mais longa e cursa horizontalmente, cruzando o mediastino (Fig. 7-1B). A localização cefalocaudal precisa desta veia é bastante variável; embora ela seja mais freqüentemente visível neste nível, a sua porção horizontal pode também ser vista no nível do arco aórtico.

As **artérias inominada, subclávia e carótida** colocam-se posteriormente às veias correspondentes e ficam adjacentes às paredes anterior e lateral da traquéia. A **artéria inominada (braquicefálica)** localiza-se em íntima proximidade com a parede traqueal anterior, na linha mediana, ou levemente à direita na maioria dos indivíduos normais; ela é a mais variável de todas as grandes artérias. A **artéria carótida comum esquerda** localiza-se à esquerda e levemente posterior à artéria inominada. Em geral, apresenta o menor diâmetro dos três ramos arteriais principais. A **artéria subclávia esquerda** é uma estrutura relativamente posterior durante a maior parte de seu curso, localizando-se à esquerda da traquéia ou levemente posterior à sua linha mediana. A margem lateral da artéria subclávia esquerda faz um enclave na superfície do lobo superior esquerdo. Pequenos ramos vasculares, particularmente correspondentes às veias mamárias internas e às artérias vertebrais, são vistos muitas vezes nesse local do mediastino.

Em alguns pacientes, a glândula tireóide invade o interior do mediastino superior, e os lobos tireoidianos direito e esquerdo podem tornar-se visíveis, um de cada lado da traquéia. Na TC, a tireóide pode ser diferenciada de outros tecidos ou de massas por causa de seu conteúdo de iodina, e pela sua maior atenuação em comparação à dos tecidos moles.

■ Arco Aórtico e Janela Aortopulmonar

Enquanto a região supra-aórtica contém principalmente ramos arteriais e venosos da aorta e da veia cava, este compartimento contém os grandes vasos mediastinais, ou seja, a aorta e a veia cava superior e também vários espaços do mediastino e grupos de linfonodos (Figs. 7-2 a 7-4).

O **arco aórtico** tem uma aparência característica, embora variável (Fig. 7-2A). O parte anterior do arco localiza-se anteriormente e à direita da traquéia, cruzando para a esquerda e seguindo posteriormente. A arco posterior localiza-se geralmente na porção ântero-lateral da coluna. O arco aórtico afina-se levemente ao longo de sua extensão e da frente para trás.

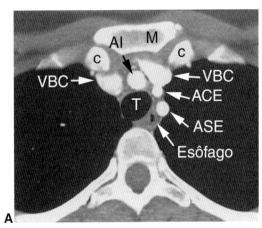
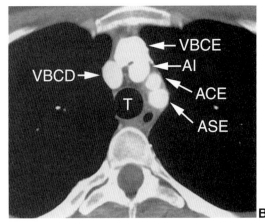

FIG. 7-1. Anatomia normal do mediastino supra-aórtico, vista por TC. **A.** Manúbrio *(M)*; cabeças das clavículas *(c)*; traquéia *(T)*; veia braquicefálica *(VBC)*; artéria inominada *(AI)*; artéria carótida esquerda *(ACE)*; artéria subclávia esquerda *(ASE)*. **B.** Traquéia *(T)*; veia braquicefálica direita *(VBCD)*; veia braquicefálica esquerda *(VBCE)*; artéria inominada *(AI)*; artéria carótida esquerda *(ACE)*; artéria subclávia esquerda *(ASE)*.

As posições da porção anterior e posterior do arco aórtico podem variar na presença de aterosclerose e da tortuosidade da aorta; tipicamente, o arco anterior localiza-se mais anteriormente e para a direita em pacientes com uma aorta tortuosa, enquanto a aorta posterior coloca-se em posição mais lateral e posterior, à esquerda da coluna vertebral.

Neste nível, a **veia cava superior** é visível na face anterior e à direita da traquéia, sendo usualmente elíptica (Fig. 7-2A).

O **esôfago** aparece como é visto em níveis superiores, sendo posterior à traquéia e variável em sua posição. Muitas vezes acomoda-se um pouco à esquerda da linha média da traquéia (Fig. 7-2A).

O arco aórtico à esquerda, a veia cava superior e a pleura mediastinal à direita e a traquéia posteriormente servem para definir um espaço mais ou menos triangular denominado **espaço pré-traqueal** (Fig. 7-2A e B). Este espaço, preenchido por gordura, contém os linfonodos da cadeia paratraqueal. Outros grupos de linfonodos mediastinais são intimamente relacionados a este grupo, tanto espacialmente quanto na drenagem linfática. Não é incomum a presença de alguns linfonodos de tamanhos normais no espaço pré-traqueal.

Em nível anterior aos grandes vasos (aorta e veia cava superior) fica outro espaço triangular denominado **espaço pré-vascular** (Figs. 7-2 e 7-3). O ápice deste espaço triangular representa a linha de junção anterior (Figs. 7-2A e 7-3A e B). Este compartimento, que é anterior ao mediastino, contém primariamente o timo (descrito com detalhes adiante), linfonodos e gordura (Figs. 7-2 e 7-3). Os reflexos do mediastino pleural que margeiam o espaço pré-vascular pode ser côncavo ou convexo lateralmente, mas uma convexidade acentuada sugere a presença de massa mediastinal anterior, ou aumento do timo.

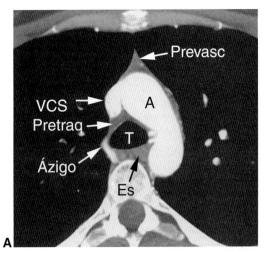
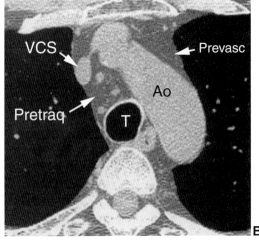

FIG. 7-2. Anatomia normal em tomografia computadorizada. Nível do arco aórtico. **A.** TC acentuada por contraste de um nível inferior no mesmo paciente da Figura 7-1. Traquéia *(T)*; esôfago *(Es)*; arco aórtico *(A)*; veia cava superior *(VCS)*; espaço pré-vascular contendo o timo *(Prevasc)*; espaço pré-traqueal *(Pretraq)*. **B.** TC de alta resolução contrastada: Traquéia *(T)*; aorta *(Ao)*; veia cava superior *(VCS)*; espaço pré-traqueal contendo linfonodos normais *(Pretraq)*; espaço pré-vascular em que o timo foi substituído por gordura *(Prevasc)*.

ANATOMIA NA TC

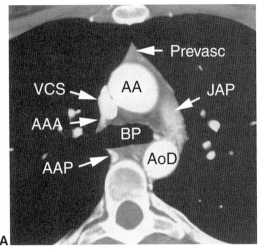
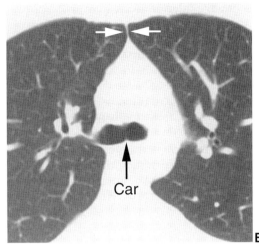
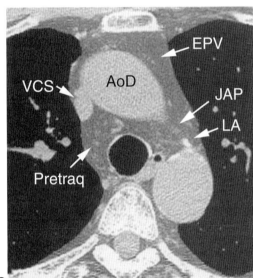

FIG. 7-3. Anatomia normal do mediastino vista por TC. Nível aortopulmonar. **A.** TC acentuada por contraste em nível mais baixo, no mesmo paciente das Figuras 7-1 e 7-2A. Brônquios principais ao nível da carina *(BP); aorta ascendente (AA); aorta descendente (AoD); veia cava superior (VCS); arco ázigo anterior (AAA); arco ázigo posterior (AAP); espaço pré-vascular contendo o timo (Prevasc).* Janela aortopulmonar *(JAP)* com volume semelhante ao da artéria pulmonar esquerda, em seu aspecto superior. **B.** Scan de janela pulmonar, no mesmo nível de **A**. A carina traqueal *(Car)* é visível. O ápice do espaço triangular pré-vascular representa a linha de junção anterior *(setas brancas)*. Os reflexos pleurais do mediastino que margeiam o espaço pré-vascular são lateralmente côncavos. **C.** TC de alta resolução, não acentuada, em nível mais baixo, no mesmo paciente da Figura 7-2B. Aorta descendente *(AoD); veia cava superior (VCS); espaço pré-vascular contendo gordura substituindo o timo (EPV); espaço pré-traqueal (Pretraq)* contendo linfonodos normais. Janela aortopulmonar contendo linfonodos normais *(JAP); ligamento arterioso (LA).*

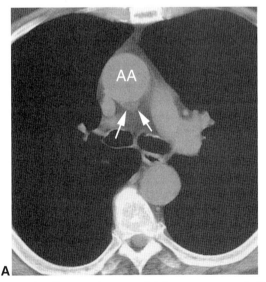
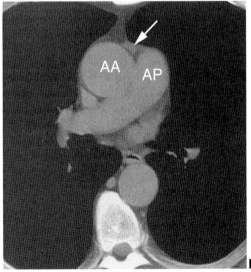

FIG. 7-4. Recesso pericárdico superior normal. TC sem contraste. **A.** O recesso pericárdio superior *(setas)* é visto posterior à aorta ascendente *(AA)* no espaço pré-carinal. **B.** Em nível inferior, o reflexo anterior do recesso pericárdico superior *(seta)* é visível no espaço entre a aorta ascendente *(AA)* e a artéria pulmonar principal *(AP)*.

Em nível levemente inferior ao arco aórtico, a aorta ascendente e a descendente são visíveis como duas estruturas separadas (Fig. 7-3A e C). Em média, o diâmetro da aorta proximal ascendente tem 3,6 cm (variação de 2,4 a 4,7 cm), e a mesma artéria, logo abaixo do arco, apresenta 3,5 cm (variação de 2,2 a 4,6 cm). A aorta proximal descendente apresenta, em média, 2,6 cm (variação de 1,6 a 3,7 cm), e a aorta mediana descendente apresenta 2,4 cm (variação de 1,4 a 3,3 cm).

Neste nível ou perto dele, a **traquéia** bifurca-se nos **brônquios principais** direito e esquerdo. Próximo à carina, a traquéia assume, comumente, uma forma mais ou menos triangular (Fig. 7-2A). A carina é usualmente visível na TC (Fig. 7-3A e B).

No lado direito, a arco ázigo eleva-se a partir da parede superior da veia cava, passa sobre o brônquio principal direito e estende-se posteriormente, ao longo do mediastino, para acomodar-se à direita e anteriormente à coluna vertebral (Figs. 7-2A e 7-3A). Abaixo do nível do arco ázigo, a veia ázigo é vista, consistentemente, nessa posição. O arco ázigo é muitas vezes visível em um ou dois planos adjacentes e, por vezes, mostra-se nodular. Contudo, sua localização característica costuma ser suficiente para sua correta identificação. Quando o arco ázigo é visível, ele margeia a margem direita do espaço pré-traqueal.

A **janela aortopulmonar** (APW) localiza-se no lado esquerdo do mediastino, caudal ao arco aórtico e cefálica em relação à artéria pulmonar principal (Fig. 7-3A e C). A janela aortopulmonar contém gordura, linfonodos, o nervo laríngeo recorrente e o ligamento arterioso; estes dois últimos, em geral, não são visíveis. Em alguns pacientes, a APW não é bem visualizada, com a artéria pulmonar principal acomodando-se imediatamente abaixo do arco aórtico.

O **recesso pericárdio superior,** contendo uma pequena quantidade de líquido pericárdico, é por vezes visível no espaço pré-traqueal, imediatamente atrás da aorta ascendente (Fig. 7-4A). Embora algumas vezes possa ser confundido com um linfonodo, sua localização típica, o contato com a parede aórtica, sua forma oval ou em crescente e uma atenuação relativamente baixa (água) permitem que tal recesso seja diferenciado de uma anormalidade. O recesso anterior do espaço pericárdico é por vezes visto como anterior ao arco aórtico, à aorta ascendente e à artéria pulmonar (Fig. 7-4B).

◾ Artérias Pulmonares, Espaço Subcarinal e Recesso Azigoesofágico

Ao nível ou perto da carina traqueal ou do brônquio principal, a **artéria pulmonar principal** divide-se em seus ramos direito e esquerdo (Fig. 7-5A-C). A **artéria pulmonar esquerda** fica um pouco mais alta do que a direita, sendo vista, usualmente, 1 cm acima desta última e parece uma continuação da artéria pulmonar principal, dirigida póstero-lateralmente e para a esquerda (Fig. 7-5A e B). A **artéria pulmonar direita** nasce quase em ângulo reto com as artérias pulmonares principal e esquerda; cruza o medi-

astino da esquerda para a direita, anteriormente à carina ou ao brônquio principal (Fig. 7-5B e C). A artéria pulmonar direita limita a extensão mais caudal do espaço pré-traqueal e a parte anterior do espaço subcarinal.

A **veia ázigo** corre paralela ao esôfago, pelo lado direito do mediastino e lateralmente apresenta contato com os reflexos pleurais do lobo inferior direito, definindo a margem posterior do recesso azigoesofágico (Fig. 7-5A-C). No lado esquerdo, a veia hemiázigo corre paralela à aorta descendente, localizando-se em sua parte posterior, onde nem sempre é visível. (Fig. 7-5C). A veia hemiázigo drena geralmente na veia ázigo por um ramo que cruza a linha mediana posterior da aorta, perto do nível do corpo vertebral T8. Este ramo é por vezes visto na TC de indivíduos normais.

O **espaço subcarinal** é a região do mediastino imediatamente abaixo da carina, margeando lateralmente pelo brônquio principal. Contém um número de linfonodos e é intimamente relacionado com o esôfago (Fig. 7-5B e D).

Abaixo do nível da carina traqueal e do arco ázigo, o reflexo medial do pulmão direito entra em contato com o mediastino, numa íntima aposição com a veia ázigo com o esôfago e com o espaço subcarinal. Esta região do mediastino tem o nome de **recesso azigoesofágico** (Fig. 7-5C e D). O contorno do recesso azigoesofágico é côncavo lateralmente na maioria dos indivíduos normais; uma convexidade nessa região deve ser considerada como suspeita da existência de massa e o *scan* deve ser examinado minuciosamente, em vista da provável existência de processo patológico. Contudo, a convexidade nessa região pode ser produzida também por um esôfago proeminente, mas normal, ou pela veia ázigo e é particularmente comum em pacientes com um mediastino estreito ou em crianças.

Linfonodos normais são comumente vistos no espaço subcarinal, sendo maiores que os linfonodos normais de outras partes do mediastino, exibindo até 1,5 cm de diâmetro no menor eixo (Fig. 7-5D). Em geral, o esôfago é visto imediatamente posterior ao espaço subcarinal; a distinção entre linfonodos e esôfago pode ser difícil, a menos que o esôfago contenha ar ou material de contraste, ou que seu curso seja traçado em *scans* adjacentes.

◾ Coração e Mediastino Paracardíaco

Ao nível do coração, o mediastino pré-vascular torna-se fino ou é obliterado pelo coração se este contatar a parede anterior do tórax (Fig. 7-6). Pouco tecido mole é visível nas porções anterior e lateral das câmaras cardíacas e nas origens das artérias principais, pulmonar e aorta. Contudo, atrás do coração, o recesso azigoesofágico permanece visível ao nível do diafragma. Em níveis mais altos, o contorno do recesso azigoesofágico é lateralmente côncavo, intimamente oposto ao esôfago e à veia ázigo. Posteriormente à aorta descendente, gordura, a veia hemiázigo e pequenos linfonodos ocupam o **espaço paravertebral** esquerdo. O espaço paravertebral direito é consideravelmente mais fino ou mesmo invisível.

ANATOMIA NA RADIOGRAFIA SIMPLES

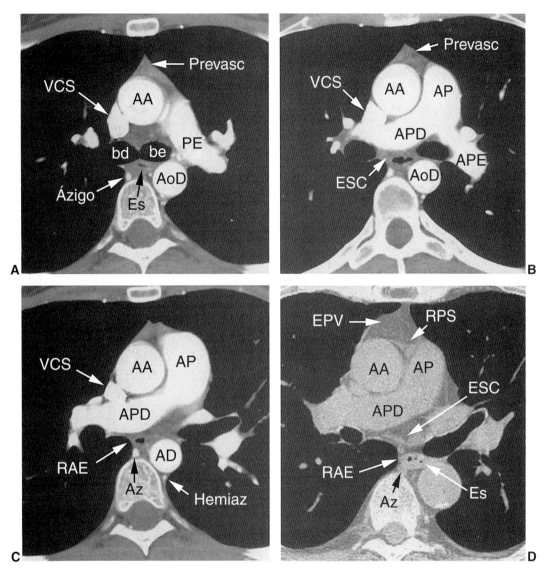

FIG. 7-5. Anatomia normal vista na TC. Nível das artérias pulmonares, espaço subcarinal e recesso azigoesofagiano. **A.** TC com contraste, em nível inferior, no mesmo paciente das Figuras 7-1, 7-2A e 7-3A. Brônquio principal direito *(bd)*; brônquio principal esquerdo *(be)*; aorta ascendente *(AA)*; aorta descendente *(AoD)*; veia cava superior *(VCS)*; esôfago *(Es)*; espaço pré-vascular contendo o timo *(Prevasc)*; artéria pulmonar esquerda *(PE)*. **B.** TC com contraste, em nível levemente inferior ao mostrado em **A**. Aorta ascendente *(AA)*; artéria pulmonar principal *(AP)*; artéria pulmonar esquerda *(APE)*; artéria pulmonar direita *(APD)*; aorta descendente *(AoD)*; veia cava superior *(VCS)*; espaço pré-vascular contendo timo *(Prevasc)*; espaço subcarinal *(ESC)*. **C.** TC com contraste, em nível ligeiramente inferior ao nível mostrado em **B**. Aorta ascendente *(AA)*; artéria pulmonar principal *(AP)*; artéria pulmonar direita *(APD)*; aorta descendente *(AoD)*; veia cava superior *(VCS)*; veia ázigo *(Az)* veia hemiázigo *(Hemiaz)*; recesso azigoesofagiano *(RAE)*. **D.** TC de alta resolução realçada em um nível inferior no mesmo paciente que em **B** e **C**. Aorta ascendente *(AA)*; artéria pulmonar principal *(AP)*; *artéria pulmonar direita (APD)*; espaço pré-vascular *(EPV)* contendo timo substituído por gordura; recesso pericárdico superior anterior *(RPS)*; *espaço subcarinal (ESC) contendo linfonodos normais; recesso azigoesofagiano (RAE); veia ázigo (Az); esôfago (Es).*

ANATOMIA NA RADIOGRAFIA SIMPLES

Na radiografia póstero-anterior (PA) ou ântero-posterior (AP), cinco importantes estruturas mediastinais deveriam ser facilmente identificadas (Fig. 7-7). Adicionalmente à sua importância intrínseca para diagnósticos, estas estruturas servem como âncoras a numerosas e importantes faixas mediastinais, linhas e interfaces que orientam o observador no reconhecimento de regiões mediastinais específicas e compartimentos importantes para um diagnóstico. Estas estruturas são as que seguem:

- Traquéia, carina traqueal e brônquios principais
- Arco aórtico
- Artéria pulmonar principal
- Veia ázigo
- Coração e suas câmaras

■ Traquéia, Carina Traqueal e Brônquios Principais

A traquéia estende-se do ponto inferior da cartilagem cricóide até a carina traqueal. Tem 10 a 12 cm de compri-

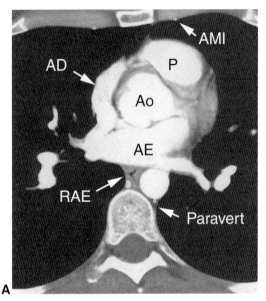 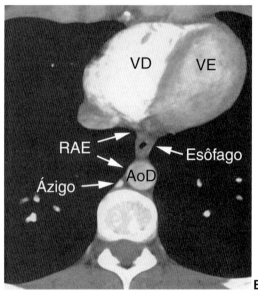

FIG. 7-6. Anatomia normal exibida na TC. Nível do coração e do mediastino paracardíaco. **A.** TC com contraste em um nível inferior do mesmo paciente mostrado nas Figuras 7-1, 7-2A, 7-3A, e 7-5A a C. Raiz da aorta *(Ao)*; trajeto do fluxo pulmonar *(P)*; aurícula direita *(AD)*; aurícula esquerda *(AE)*; recesso azigoesofágico *(RAE)*; espaço paravertebral *(Paravert)* contendo a veia hemiázigo; artéria mamária interna *(AMI)*. **B.** TC com contraste abaixo do nível de **A.** Ventrículo direito *(VD)*; ventrículo esquerdo *(VE)*; recesso azigoesofágico *(RAE)*; aorta descendente *(AoD)*.

mento na maioria dos indivíduos. Divide-se em duas porções, uma intratorácica e outra extratorácica, no ponto em que passa atrás do manúbrio (Fig. 7-7).

A traquéia pode mostrar-se como se tivesse uma parede levemente irregular por causa das indentações da coluna traqueal de ar adjacente aos anéis traqueais. Em visão lateral, a indentação é vista apenas ao longo da parede traqueal anterior, já que a parede posterior não possui cartilagem. A calcificação das cartilagens traqueais é comum em pacientes mais velhos, particularmente em mulheres. Ligeiro estreitamento traqueal é visto muitas vezes ao nível do arco aórtico.

A carina traqueal é visível na bifurcação da traquéia em seus brônquios direito e esquerdo principais. A carina é vista geralmente perto do nível da superfície inferior do arco aórtico. Os brônquios principais esquerdo e direito são ambos geralmente visíveis, com o brônquio direito mostrando-se mais vertical do que o brônquio esquerdo. O ângulo entre as paredes inferiores dos brônquios principais, o ângulo carinal é variável, entre 35° a 90°.

■ Arco Aórtico

A aparência da aorta é característica, embora possa variar de tamanho e forma. A aorta torácica é usualmente constituída por um segmento ascendente, um transverso (arco) e um descendente.

O arco aórtico tem início na artéria inominada e consiste em dois segmentos: a parte proximal do arco, mais longa, e que dá origem à artéria inominada, à artéria carótida esquerda e às artérias subclávias (são comuns variações do padrão de ramificação de seus vasos e são comuns as divisões destes); a parte distal do arco (istmo aórtico) fica entre a origem da artéria subclávia esquerda e o ligamento arterioso *(ligamentum arteriosum)*. O istmo aórtico é relativamente curto, medindo de 1 a 2 cm de comprimento e sua luz pode ser um pouco mais estreita em adultos do que a aorta imediatamente distal ao *ligamentum arteriosum*. A aorta torácica descendente é distal ao *ligamentum arteriosum*.

Em radiografias frontais, o aspecto ou face lateral do arco aórtico (o "mamilo aórtico") é visível, tipicamente, em cerca da quase a metade de sua circunferência (Fig. 7-7). A margem lateral do arco aórtico visível em radiografias representa usualmente a margem do arco posterior. Embora seja tentador atribuir ao diâmetro aórtico a medida igual à distância entre o limite da coluna de ar da traquéia medial e a interface aortopulmonar lateral, essas referências anatômicas mostram-se em diferentes planos e a mensuração pretendida não é necessariamente válida.

■ Artéria Pulmonar Principal

A artéria pulmonar principal nasce na base do ventrículo direito e estende-se superiormente por uma distância de cerca de 5 cm antes de dividir-se nas artérias pulmonares direita e esquerda. As artérias pulmonares direita e esquerda são intrapericárdicas. A artéria pulmonar principal divide-se em artérias direita e esquerda posteriormente à aorta descendente e anteriormente aos brônquios principais.

Em radiografias frontais (AP), a artéria pulmonar principal é identificada abaixo do arco aórtico e acima do brônquio esquerdo principal, no ponto em que se mostra relativamente horizontal. Ela mostra-se oval, orientada ao longo da parede brônquica superior (Fig. 7-7). Nesta localização, a artéria visível corresponde amplamente à artéria pulmonar principal.

LINHAS, FAIXAS E ESPAÇOS

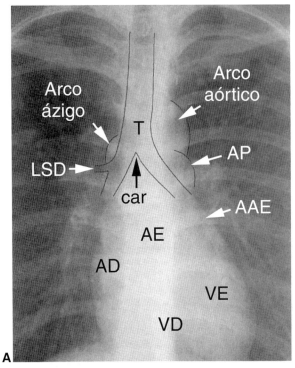

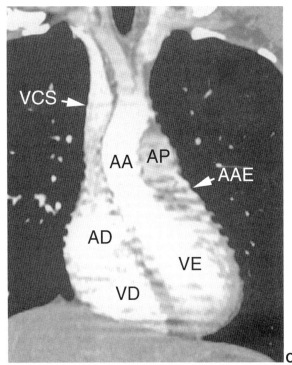

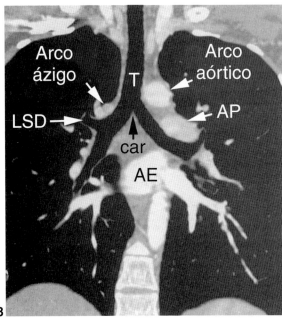

FIG. 7-7. Estruturas vasculares normais. **A.** Radiografia do tórax ântero-posterior: Traquéia intratorácica *(T)*; brônquio do lobo superior direito *(LSD)*; carina *(car)*; artéria pulmonar principal *(AAE)*; local da aurícula esquerda *(AE)*; apêndice da aurícula esquerda *(LAA)*; local da aurícula direita *(AD)*; local do ventrículo direito *(VD)*; local do ventrículo esquerdo *(VE)*. **B.** Reformulação com TC coronal no mesmo paciente, através do plano da traquéia e brônquios principais: traquéia intratorácica *(T)*; brônquio do lobo superior direito *(LSD)*; carina *(car)*; artéria pulmonar principal esquerda e direita *(AP)*; aurícula (átrio) esquerda *(AE)*. **C.** Reformulação coronal no mesmo paciente, em nível mais anterior, através do coração: veia cava superior *(VCS)*; aorta ascendente *(AA)*; artéria pulmonar principal *(AP)*; apêndice da aurícula esquerda *(AAE)*; aurícula direita *(AD)*; ventrículo direito *(VD)*; ventrículo esquerdo *(VE)*.

▪ Arco Ázigo

O arco da veia ázigo é visto no ângulo traqueobrônquico direito, à direita da extremidade distal da traquéia, acima e lateralmente à origem da origem do brônquio direito principal (Fig. 7-7). Mostra-se como uma opacidade oval, delineada medialmente pelo ar da traquéia e, lateralmente, pelo ar pulmonar, e é, contíguo, em sua parte superior, com a faixa paratraqueal direita. Em geral, seu diâmetro transverso, em indivíduos normais em pé, mede 7 mm ou menos, mas pode alcançar até 10 mm. Aumento que torne esta sombra maior que 10 mm representa dilatação da veia conseqüente à inspiração profunda ou resposta à manobra de Mueller, posição supina, gravidez, aumento do volume sangüíneo, aumento da pressão venosa central, circulação colateral via veia ázigo ou linfonodomegalia.

▪ Coração

A aparência do coração e de suas câmaras é descrita nos capítulos subseqüentes.

LINHAS, FAIXAS E ESPAÇOS

Inúmeras linhas mediastinais, faixas e espaços foram descritos por seu valor no reconhecimento de estruturas e compartimentos mediastinais em radiografias simples. Sua visibilidade e significado variam e são detalhados nas Figuras 7-8 a 7-22. A aparência normal destas linhas, faixas e interfaces é mostrada através de reconstruções por TC, na maioria das vezes com o mesmo paciente. Nas Figuras 7-23 a 7-25, as linhas e as interfaces visíveis nas radiografias de perfil são também descritas. Estas são menos numerosas do que as visíveis nas radiografias frontais.

LINHA DE JUNÇÃO ANTERIOR

Localização: Região linear de contato entre as porções anteriores dos pulmões direito e esquerdo e posterior ao esterno

Anatomia: Quatro camadas de pleura (pleura visceral cobrindo ambos os pulmões e duas camadas de pleura mediastinal) e uma quantidade variável de gordura retroesternal

Aparência:
1. Uma linha oblíqua fina ou, algumas vezes, uma faixa mais espessa, começando no nível da porção inferior do manúbrio, estendendo-se inferiormente e em geral ligeiramente desviada para a esquerda, por uma distância variável

2. A linha começa, superiormente, no ápice de uma opacidade triangular invertida, em geral com lados côncavos e visíveis através do manúbrio (denominada *triângulo mediastinal anterior*)

3. Inferiormente, a linha por vezes é vista junto com o ápice de uma opacidade triangular no "recesso inferior" do mediastino inferior

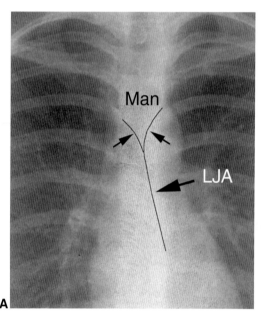 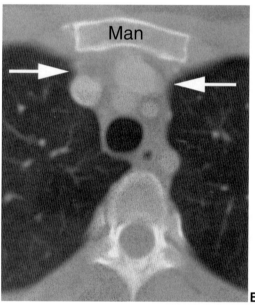

FIG. 7-8. Linha de junção anterior e triângulo mediastinal anterior. **A.** Radiografia ântero-posterior do tórax. O triângulo mediastinal anterior *(setas pretas pequenas)* é visível através do manúbrio *(Man)*. Linha de junção anterior *(LJA)*. **B.** TC do nível do manúbrio *(Man)* no mesmo paciente. O pulmão contatando o mediastino anterior, atrás do manúbrio *(setas)*, forma o triângulo mediastinal anterior.

LINHAS, FAIXAS E ESPAÇOS

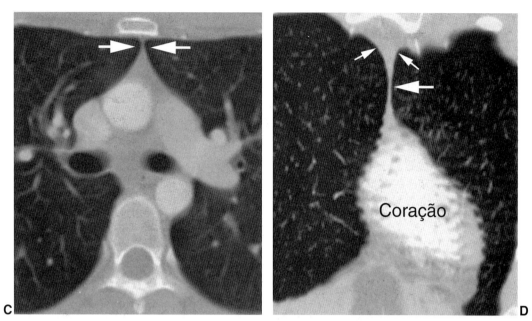

FIG. 7-8. *(Continuação.)* **C.** TC no mesmo paciente em nível inferior. O contato entre os pulmões resulta na fina linha de junção anterior *(setas)*. **D.** A imagem reformatada por TC no plano coronal mostra o triângulo mediastinal anterior *(setas brancas pequenas)* e linha de junção anterior *(seta grande)* e superior ao coração.

	LINHA DE JUNÇÃO ANTERIOR
Visibilidade:	Cerca de 20% dos casos; mais bem vista em pacientes com enfisema por causa da hiperinflação pulmonar
Significado:	1. Pode estar deslocada para a direita ou para a esquerda em pacientes com atelectasia no lado do deslocamento; associado a perda de volume do lobo inferior
	2. Em pacientes com atelectasia do lobo superior e consolidação, a linha de junção anterior deslocada é visível como uma interface entre o lobo superior normalmente aerado e o lobo superior consolidado; esta ocorrência é muitas vezes chamada de "herniação pulmonar"
	3. Raramente é visto espessamento focal ou difuso em pacientes com massa mediastinal anterior

ÂNGULOS CARDIOFRÊNICOS (DIREITO E ESQUERDO)

Localização:	Junção dos hemidiafragmas anteriores com as margens esquerda e direita do coração
Anatomia:	Extensão inferior do mediastino anterior, contendo gordura e linfonodos
Aparência:	Em geral, côncava lateralmente, em ambos os lados; pode ser convexa em presença de gordura mediastinal aumentada
Visibilidade:	Muito comum
Significado:	Convexidade ou massa pode ser vista na presença de: (1) aumento da gordura mediastinal; (2) lipoma; (3) cisto pericárdico; (4) linfonodos pericárdicos aumentados; (5) neoplasia tímica ou outra massa mediastinal anterior; (6) hérnia de Morgagni

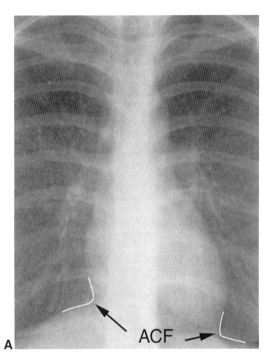
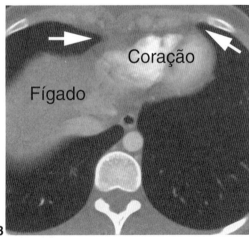
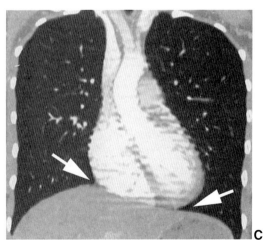

FIG. 7-9. Ângulos cardiofrênicos. **A.** Radiografia ântero-posterior do tórax. Os ângulos costofrênicos *(ACF)* são vistos na junção dos hemidiafragmas anteriores com as margens cardíacas esquerda e direita. **B.** TC no mesmo paciente no nível dos ângulos costofrênicos. Estes representam os contatos dos pulmões com o mediastino anterior recheado com gordura *(setas)*, anterior ao coração e ao fígado. **C.** A reconstrução coronal do mesmo paciente mostra ângulos costofrênicos côncavos *(setas)*.

LINHAS, FAIXAS E ESPAÇOS

FAIXA PARATRAQUEAL DIREITA	
Localização:	Região linear de contato entre o pulmão direito e a parede traqueal direita, abaixo da entrada do tórax e acima do arco ázigo
Anatomia:	Parede traqueal, uma fina camada de gordura mediastinal, duas camadas pleurais (visceral e parietal)
Aparência:	Uma linha ou faixa de até 4 mm de espessura, em indivíduos normais, vista abaixo das clavículas e misturando-se com o aspecto ou parte superior do arco ázigo
Visibilidade:	Visibilidade em até 95% dos indivíduos normais é relatada
Significado:	Espessamento acima de 4 mm pode dever-se a: (1) anormalidades da parede traqueal como tumor ou doença inflamatória; (2) espessamento pleural adjacente à traquéia; (3) aumento de tamanho de linfonodos pré-traqueais (o espessamento da faixa paratraqueal ocorre em cerca de 30% dos pacientes com aumento dos linfonodos paratraqueais, porque estes linfonodos localizam-se na parte anterior da traquéia); ou (4) infiltração mediastinal (hemorragia, infecção, neoplasia)

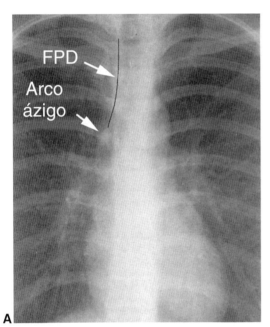
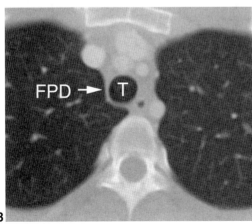
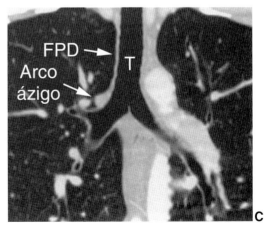

FIG. 7-10. Faixa paratraqueal direita. **A.** Radiografia ântero-posterior de tórax. A faixa paratraqueal direita *(FPD)* tem alguns milímetros de espessura e é vista desde o nível da entrada torácica até o arco ázigo. **B.** A TC mostra o pulmão entrando em contato com a traquéia *(T)*, formando a faixa paratraqueal direita *(FPD)*. **C.** A reformulação coronal no mesmo paciente mostra a faixa paratraqueal direita *(FPD)*, a traquéia *(T)* e o arco ázigo.

INTERFACE DA VEIA CAVA SUPERIOR

Localização e anatomia: A interface entre o pulmão direito e o mediastino superior direito, acima do arco ázigo e abaixo da entrada do tórax, lateral à veia cava superior e veia braquicefálica direita

Aparência: Uma interface entre pulmão e mediastino, levemente côncava lateralmente, acima do arco ázigo e abaixo do ponto médio da clavícula

Visibilidade: Vista em quase todos os pacientes

Significado: A convexidade lateral da interface da veia cava superior e a densidade aumentada da sombra da veia cava superior podem ser vistas em casos de: (1) dilatação da veia cava superior (devida à inspiração profunda – manobra de Mueller (dilatação fisiológica), posição supina, gravidez, aumento do volume sanguíneo, aumento da pressão venosa central); (2) aumento de tamanho de linfonodo no espaço pré-traqueal; (3) massa mediastinal; (4) infiltração mediastinal (sangue, infecção, tumor); ou (5) uma anormalidade pleural

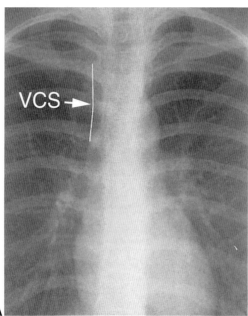
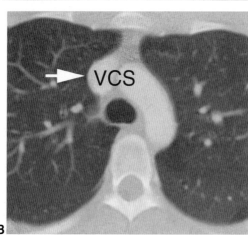
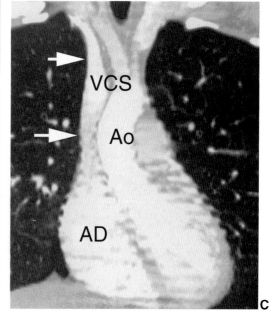

FIG. 7-11. Interface da veia cava superior. **A.** Radiografia ântero-posterior. A margem direita da veia cava superior *(VCS)* é delineada pelo pulmão, formando uma interface que é ligeiramente côncava lateralmente. É vista desde a entrada do tórax até o nível do arco ázigo. **B.** A TC no mesmo paciente mostra o pulmão em contato com a parede lateral da veia cava superior. Esse limite *(seta)* forma a interface da veia cava superior *(VCS)*. **C.** A reconstrução coronal no mesmo paciente mostra a interface da veia cava superior *(setas)*. Veia cava superior *(VCS)*; aorta *(Ao)*; aurícula direita *(AD)*.

LINHAS, FAIXAS E ESPAÇOS

	FAIXA OU INTERFACE PARATRAQUEAL ESQUERDA
Localização:	Região linear de contato entre o pulmão esquerdo e a parede traqueal esquerda e tecidos moles mediastinais adjacentes, abaixo da entrada torácica e acima da aorta
Anatomia:	Parede da traquéia, gordura mediastinal, duas camadas de pleura (visceral e parietal)
Aparência:	Uma faixa de espessura variável vista abaixo das clavículas e acima do arco aórtico
Visibilidade:	Raramente visível como uma fina faixa; em 90% dos indivíduos normais, a artéria subclávia esquerda ou a artéria carótida e a gordura mediastinal são interpostas entre a parede traqueal esquerda e o pulmão aerado; esta composição, que, muitas vezes, é percebida como o aspecto lateral da "faixa paratraqueal esquerda", representa usualmente a interface da artéria subclávia esquerda ou a gordura mediastinal com o pulmão
Significado:	Um espessamento é difícil de ser diagnosticado por causa da grande variação em sua aparência

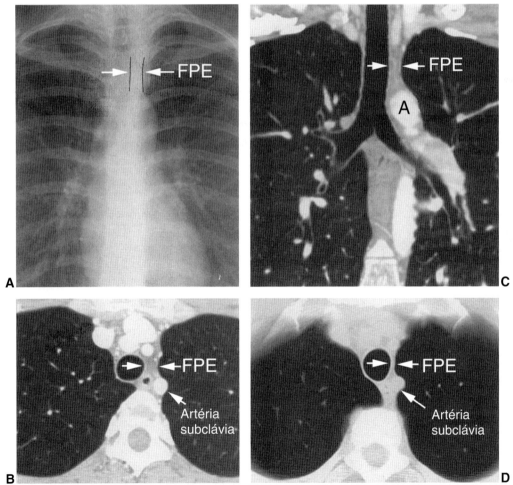

FIG. 7-12. Faixa paratraqueal esquerda. **A.** Radiografia ântero-posterior. A faixa paratraqueal esquerda *(FPE)* representa a região linear de contato entre o pulmão esquerdo e a parede traqueal esquerda e tecidos mediastinais adjacentes, abaixo da entrada torácica e acima da aorta. Usualmente a faixa esquerda é muito mais espessa que a direita. **B.** A TC nos mesmos pacientes mostra o pulmão contatando a parede lateral do mediastino esquerdo, anterior à artéria subclávia esquerda. O tecido mediastinal mole, ao longo da parede traqueal esquerda, forma a faixa paratraqueal esquerda *(FPE)*. **C.** A reconstrução coronal da imagem no mesmo paciente mostra faixa paratraqueal esquerda acima da aorta *(Ao)*. **D.** A TC em outro paciente mostra uma fina faixa paratraqueal esquerda, correspondendo à parede traqueal esquerda. Ela é anterior à artéria subclávia esquerda.

	INTERFACE ARTERIAL SUBCLÁVIA ESQUERDA
Localização:	Interface entre o pulmão e o mediastino superior esquerdo, acima da aorta e abaixo da entrada do tórax
Anatomia:	A pleura delineando o aspecto lateral da artéria subclávia esquerda ou a gordura mediastinal adjacente
Aparência:	Uma interface, em geral côncava lateralmente, estendendo-se desde a sombra do arco aórtico, ao nível do ponto médio da clavícula esquerda
Visibilidade:	Comum
Significado:	A convexidade desta interface, normalmente côncava, indica: (1) dilatação ou tortuosidade da artéria subclávia; (2) massa mediastinal ou aumento de tamanho de linfonodos; ou (3) anormalidade pleural paramediastinal

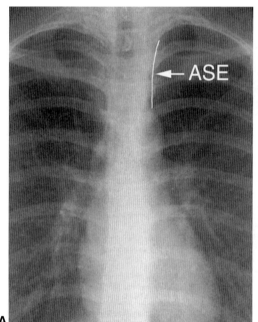
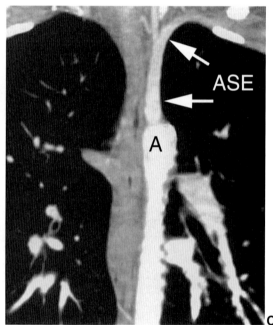
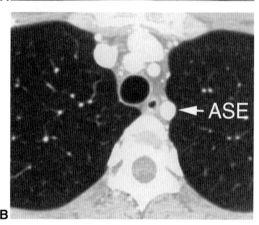

FIG. 7-13. Interface da artéria subclávia esquerda. **A.** Radiografia AP. O contato do pulmão com a artéria subclávia esquerda acima do arco aórtico cria uma interface *(ASE)*, normalmente côncava lateralmente, estendendo-se superiormente até a entrada do tórax. Essa interface fica mais ou menos lateral à faixa paratraqueal esquerda e mais côncava. **B.** A TC no mesmo paciente mostra o pulmão contatando a parede lateral da artéria subclávia esquerda *(ASE)*. **C.** A reconstrução coronal da imagem no mesmo paciente mostra a artéria subclávia esquerda acima da aorta *(Ao)*, descrevendo o limite côncavo normal.

LINHAS, FAIXAS E ESPAÇOS

	PEDÍCULO VASCULAR
Anatomia:	Sombra total das grandes artérias e veias sistêmicas
Localização:	Largura transversal do mediastino superior, ou seja, o "pedículo vascular" do coração; conteúdo mediastinal
Aparência:	A largura do pedículo vascular é medida a partir do ponto em que a interface da veia cava superior cruza o brônquio principal direito até uma linha vertical traçada, inferiormente, a partir do ponto em que a artéria subclávia esquerda nasce do arco aórtico; essa largura é variável mas mede até 58 mm nos indivíduos normais
Visibilidade:	Comum
Significado:	O aumento desta dimensão (até 58 cm) pode ser devido a: (1) dilatação dos grandes vasos (devida à inspiração profunda ou manobra de Mueller [dilatação fisiológica], posição supina, gravidez aumento do volume sanguíneo, aumento da pressão venosa central); (2) Linfonodo de tamanho aumentado no espaço pré-traqueal; (3) massa mediastinal; (4) infiltração mediastinal (sangue, infecção, tumor); (5) anormalidade pleural paramediastinal

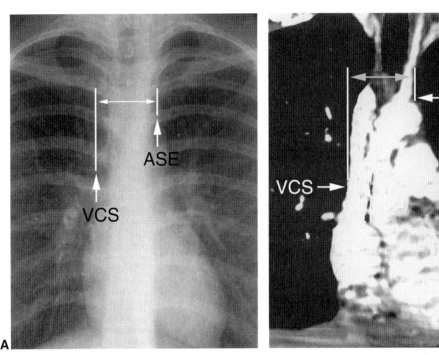

FIG. 7-14. A. Radiografia PA do tórax. O pedículo vascular *(setas)* é medido a partir do ponto em que a interface da veia cava superior *(VCS)* cruza o brônquio direito principal, em direção a uma linha vertical tirada, inferiormente, do ponto em que a artéria subclávia esquerda *(ASE)* nasce no arco aórtico. **B.** Reconstrução coronal da imagem de TC mostra os mesmo pontos de mensuração.

LINHA OU FAIXA DE JUNÇÃO POSTERIOR

Localização: Região linear de contato entre as porções posterior dos pulmões esquerdo e direito no mediastino superior, atrás do esôfago e anterior aos corpos vertebrais da parte superior do tórax

Anatomia: Quatro camadas de pleura (visceral de ambos os pulmões e duas mediastinais); uma quantidade variável de gordura e o esôfago podem compor uma porção desta linha ou faixa

Aparência: Usualmente vista através da coluna aérea da traquéia ou adjacente à coluna aérea traqueal; uma linha direta ou de concavidade lateral variável pode ser vista refletindo-se sobre o aspecto superior do arco aórtico ou sobre a "porção mediana" do arco ázigo; sua espessura é variável, dependendo da quantidade de gordura incluída ou de sua relação com o esôfago, apresentando poucos milímetros a quase 1 cm de espessura

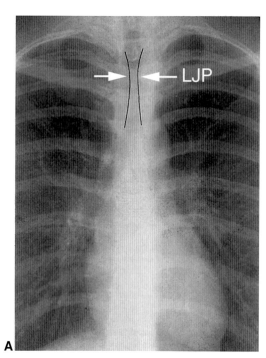

FIG. 7-15. Linha de junção posterior.
A. Radiografia póstero-anterior do tórax. A linha de junção posterior *(LJP)* representa a região de contato entre as porções posteriores dos pulmões direito e esquerdo, no mediastino superior, atrás do esôfago e anterior aos corpos vertebrais torácicos. Essa formação pode ser vista, muitas vezes, através da coluna aérea da traquéia e pode ser reta ou ligeiramente côncava. Sua espessura é variável.

LINHAS, FAIXAS E ESPAÇOS

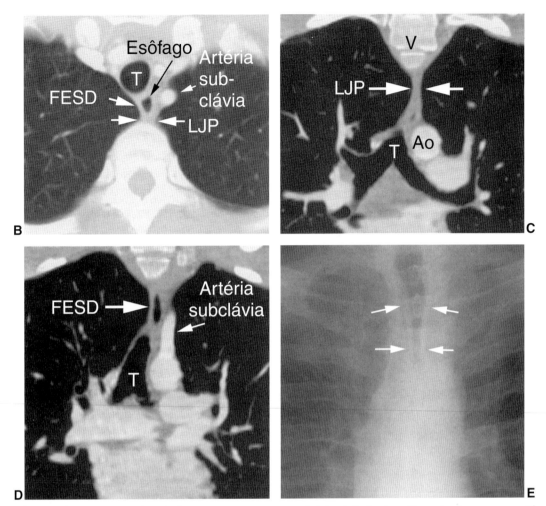

FIG. 7-15. *(Continuação.)* **B.** TC mostrando pulmão em contato com a parede lateral direita do esôfago. Por haver ar no esôfago, este pode ser visto como a faixa esofágica superior direita *(FESD)*. A linha de junção posterior *(LJP)* representa o contato de ambos os pulmões com o mediastino. **C.** A reconstrução coronal no mesmo paciente mostra a LJP anterior à coluna vertebral *(V)* e acima da aorta *(Ao)*. Traquéia *(T)*. **D.** A reconstrução coronal da imagem levemente anterior ao nível de **C** mostra a faixa esofágica superior direita *(FESD)* delineada pelo ar contido no pulmão e na luz do esôfago. Traquéia *(T)*; artéria subclávia. **E.** Faixas esofágicas superiores direita e esquerda *(setas)* são visíveis em paciente com ar intra-esofágico.

	LINHA OU FAIXA DE JUNÇÃO POSTERIOR
Variante:	Se houver ar presente no esôfago, podem ser visíveis duas faixas, cada qual representando, respectivamente, a parede esofágica direita ou a esquerda; quando isto ocorre, essas faixas são chamadas *faixas esofágicas superiores direita e esquerda* (ou faixas *pleuroesofágicas*)
Visibilidade:	Comum; a faixa de junção posterior esofágica é visível em 40% dos indivíduos normais
Significado:	Por causa da variação na aparência dessas linhas ou faixas, sua utilidade para um diagnóstico é limitada; as anormalidades são associadas, mais tipicamente, a anormalidades do esôfago ou à presença de massas na região

	VEIA INTERCOSTAL SUPERIOR ESQUERDA
Localização:	Fica adjacente ou imediatamente sobre a sombra do arco aórtico
Anatomia:	Drena a primeira, segunda, terceira e quarta veias intercostais para a veia braquicefálica esquerda; ela se comunica com o sistema venoso hemiázigo em 75% dos casos

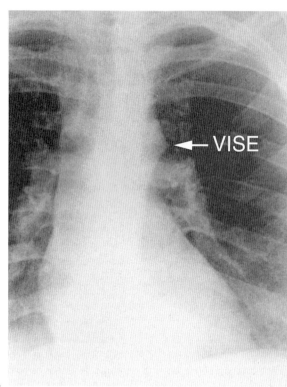

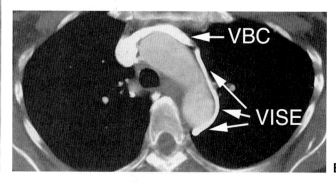

FIG. 7-16. Veia intercostal esquerda superior (mamilo aórtico). **A.** A radiografia torácica mostra uma veia intercostal superior esquerda *(VISE)*. **B.** A TC em outro paciente normal mostra reflexo de contraste no interior da VISE, que se estende, posteriormente, da veia braquiocefálica esquerda *(VBC)*.

LINHAS, FAIXAS E ESPAÇOS

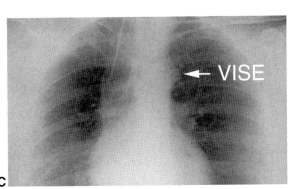 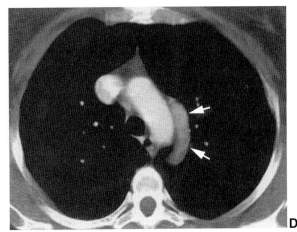

FIG. 7-16. *(Continuação.)* **C.** A radiografia em outro paciente mostra aumento da veia intercostal superior esquerda *(VISE)*. Atua como um caminho colateral. **D.** No mesmo paciente, vê-se aumento da veia intercostal superior esquerda *(setas)*.

	VEIA INTERCOSTAL SUPERIOR ESQUERDA
Aparência:	Uma pequena sombra redonda ou triangular (mamilo aórtico), de menos de 5 mm de diâmetro
Visibilidade:	Rara; menos de 5% dos indivíduos normais
Significado:	Tipicamente ocorre dilatação como resultado de fluxo colateral através desta veia para a hemiázigo ou para o sistema ázigo, mais comumente devido à obstrução da veia cava superior ou da veia braquicefálica esquerda

	JANELA AORTOPULMONAR
Localização:	A janela aortopulmonar é delineada pelo pulmão esquerdo, entre o arco aórtico e a artéria pulmonar esquerda
Anatomia:	O limite lateral da janela aortopulmonar é a pleura parietal que forma a interface visível; o limite médio é o ligamento arterioso; a janela aortopulmonar contém principalmente gordura e linfonodos

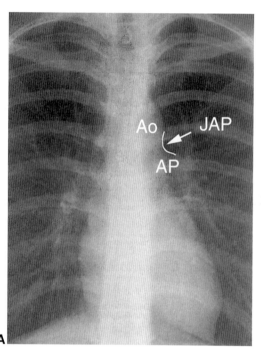
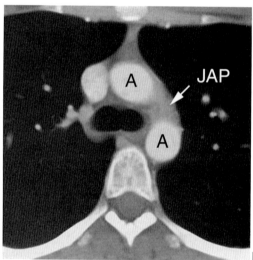

FIG. 7-17. Janela aortopulmonar. **A.** A janela aortopulmonar *(JAP)* representa uma interface côncava entre a aorta *(Ao)* e artéria pulmonar principal *(AP)*. **B.** A TC no mesmo paciente mostra gordura na janela aortopulmonar *(JAP)*, sob o arco aórtico *(A)*.

LINHAS, FAIXAS E ESPAÇOS

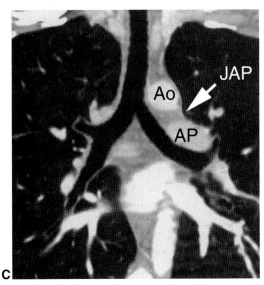
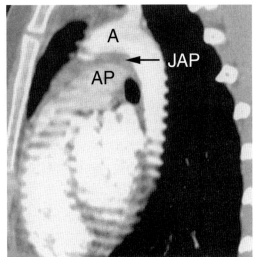

FIG. 7-17. *(Continuação.)* **C.** A reconstrução coronal no mesmo paciente mostra a janela aortopulmonar *(JAP)* como uma interface lateralmente côncava, entre a aorta *(Ao)* e a artéria pulmonar *(AP)*. Este espaço contém gordura e linfonodos. **D.** Reconstrução sagital no mesmo paciente. A janela aortopulmonar *(JAP)* está localizada sob o arco aórtico *(A)* e sobre a artéria pulmonar *(AP)*.

	JANELA AORTOPULMONAR
Aparência:	A interface da janela aortopulmonar é normalmente côncava lateralmente ou reta; é mais côncava em presença de enfisema. Contudo, a aparência da interface mediastinal nesta região é variável, apresentando dois padrões comuns: 1. A interface pode estar localizada na região abaixo da aorta e acima da artéria pulmonar 2. A interface pode continuar inferiormente, sobrepondo-se à sombra da artéria pulmonar esquerda, imergindo inferiormente à margem cardíaca esquerda
Visibilidade:	Quase sempre é visível
Significado:	A convexidade desta interface pode indicar: (1) aumento de tamanho de linfonodo (mais comum); (2) massa mediastinal; (3) aumento do *ductus arteriosus*; ou (4) aneurisma da aorta

	RECESSO AZIGOESOFÁGICO
Localização:	O recesso azigoesofágico é uma porção do mediastino retrocardíaco, delineado pelo lobo inferior direito, desde o nível do arco ázigo acima até o nível do diafragma abaixo
Anatomia:	O recesso azigoesofágico contém a veia ázigo posterior, o esôfago, o duto torácico e linfonodos; a porção superior está intimamente relacionada com o espaço subcarinal
Aparência:	A interface entre o recesso azigoesofágico e o pulmão direito começa ao nível do arco ázigo e apresenta o contorno de um C invertido raso ou de um de um S invertido que termina no diafragma. Em alguns pacientes, a face superior da interface azigoesofágica é contígua com a linha de junção posterior, no arco ázigo, o que resulta numa sombra rasa de três formas
Variante:	Se houver ar no esôfago, uma faixa é comumente visível no ponto de contato do lobo inferior direito com a parede esofágica direita; este ponto é referido como (a faixa esofágica ou pleuroesofágica) inferior que é vista, mais vezes, imediatamente sob o arco aórtico

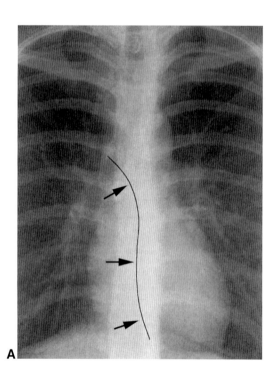

FIG. 7-18. Recesso azigoesofágico.
A. Radiografia do tórax. O recesso azigoesofágico *(setas)* representa o contato entre o pulmão direito e o mediastino retrocardíaco, intimamente relacionado com as localizações da veia ázigo e do esôfago. Ele tem o contorno de um C invertido e raso ou de um S, terminando no diafragma.

LINHAS, FAIXAS E ESPAÇOS

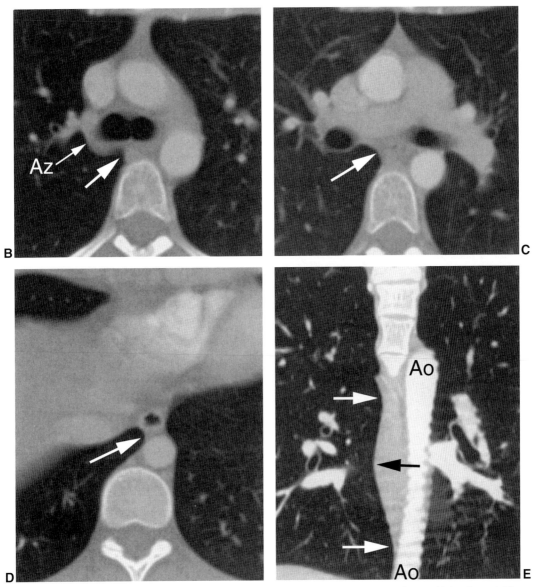

FIG. 7-18. *(Continuação.)* **B–D.** A TC em diferentes níveis no mesmo paciente mostra o recesso azigoesofágico *(setas)*. Ele começa ao nível do arco ázigo *(AZ)* e termina no diafragma. **E.** Reformatação coronal do mesmo paciente mostrando o recesso azigoesofágico *(setas)*, com um contorno típico. Aorta *(Ao)*.

	RECESSO AZIGOESOFÁGICO
Visibilidade:	Quase sempre visível em radiografias bem penetradas
Significado:	A convexidade (normal é concavidade) da parte superior do recesso azigoesofágico é mais comum com: (1) linfonodo subcarinal aumentado; (2) cisto subcarinal broncogênico; (3) dilatação da aurícula esquerda; (4) dilatação da veia ázigo; (5) massa ou dilatação esofágica. A convexidade da parte inferior da faixa azigoesofágica é mais comum com (1) dilatação ou massa esofágica ou (2) hérnia hiatal

	INTERFACE PARAAÓRTICA ESQUERDA
Localização:	Linha de contato entre a aorta descendente e parte média do pulmão esquerdo
Anatomia:	Aorta descendente. Gordura adjacente e duas camadas de pleura
	Numa interface direta, côncava ou convexa, abaixo do arco aórtico, paralela à faixa paravertebral esquerda
Aparência:	Uma interface reta, côncava ou convexa, abaixo do arco aórtico, paralela à faixa paravertebral esquerda

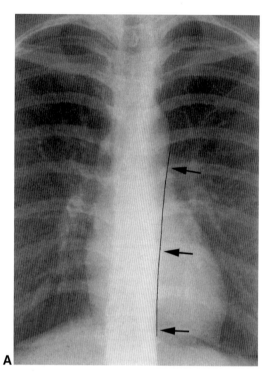

FIG. 7-19. Interface paraaórtica esquerda.
A. Radiografia póstero-anterior (PA) do tórax. A linha de contato entre a aorta descendente e o pulmão esquerdo mediano representa a interface paraaórtica. Este limite é direto, côncavo ou convexo e é visto abaixo do arco aórtico como paralelo mas lateral à faixa paravertebral esquerda.

LINHAS, FAIXAS E ESPAÇOS

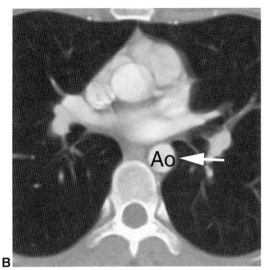

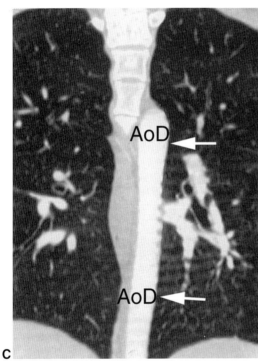

FIG. 7-19. *(Continuação.)* **B.** TC no mesmo paciente. O pulmão delineia a parede lateral esquerda *(seta)* da aorta *(Ao)*. **C.** A reformulação coronal no mesmo paciente mostra a interface paraaórtica esquerda *(setas)*. Seu contorno é ondulado por causa das pulsações. Aorta descendente *(AoD)*.

	INTERFACE PARAAÓRTICA ESQUERDA
Visibilidade:	Muito comum
Significado:	Convexidade aumentada relaciona-se com a tortuosidade da aorta ou com sua dilatação difusa (p. ex., aneurisma ou dissecção); convexidade focal indica aneurisma, aumento de linfonodo ou massa mediastinal paraaórtica

RECESSO PRÉ-AÓRTICO	
Localização:	Recesso no mediastino esquerdo delineado pelo pulmão, atrás do coração, abaixo do arco aórtico e anterior à aorta descendente
Anatomia:	O recesso pré-aórtico, à esquerda, é análogo ao recesso azigoesofágico da direita mas é, geralmente, mais fino e visto com menos clareza; o esôfago varia em sua relação ao recesso pré-aórtico
Aparência:	Esta interface é vista, mais comumente, imediatamente abaixo do arco aórtico como a *linha pré-aórtica*, que é usualmente reta

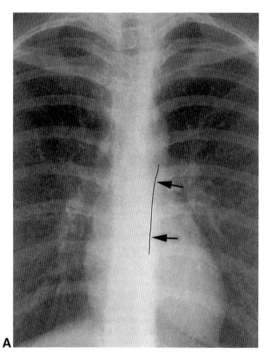

FIG. 7-20. Recesso pré-aórtico. **A.** Radiografia do tórax (PA). O recesso pré-aórtico *(setas)* é delineado pelo pulmão, atrás do coração, abaixo do arco aórtico e anterior à aorta descendente. É visto no ponto medial da aorta descendente e visto, também, no mediastino esquerdo. É análogo ao recesso azigoesofágico direito, embora seja menos bem visto.

LINHAS, FAIXAS E ESPAÇOS

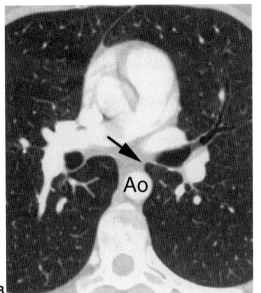
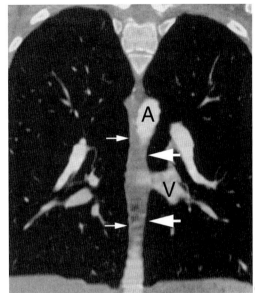

FIG. 7-20. *(Continuação.)* **B.** A TC mostra o recesso pré-aórtico *(seta)* delineado pelo pulmão, anterior à aorta *(Ao)*. **C.** A reformatação coronal no mesmo paciente mostra o recesso pré-aórtico *(setas grandes)*. Seu contorno é similar ao do recesso azigoesofágico da direita *(setas pequenas)*. *Arco aórtico (A);* Veias pulmonares esquerdas *(V)*.

RECESSO PRÉ-AÓRTICO	
Variante:	Se houver ar no esôfago, uma faixa torna-se comumente visível e representa a parede esofágica esquerda; ela é referida como *faixa esofágica esquerda inferior* (ou *faixa pleuroesofágica*); é vista, mais comumente, sob o arco aórtico
Visibilidade:	Rara
Significado:	De grande utilidade para o diagnostico de lesões esofágicas ou aórticas; uma convexidade lateral na porção inferior desta linha é comum na hérnia hiatal em associação com a convexidade no recesso azigoesofágico inferior

FAIXAS PARAVERTEBRAIS (ESQUERDA E DIREITA)

Localização: Regiões de contato lineares entre os lobos inferiores posteriores e os tecidos moles paravertebrais adjacentes à coluna vertebral

Anatomia: Os reflexos pleurais sobre a gordura paravertebral, linfonodos e vasos. No lado esquerdo a reflexão pleural é posterior à aorta descendente e intimamente relacionada com a veia hemiázigo

Aparência: Faixa paravertebral esquerda:

1. Comumente visível abaixo do arco aórtico, embora em indivíduos obesos possa ser vista acima do arco por causa do aumento da gordura paravertebral

2. Inferiormente até o nível da cúpula diafragmática, misturando-se com a sobra da crura diafragmática

3. Corre paralela à coluna vertebral; muitas vezes entre a coluna vertebral e a margem lateral da aorta

4. Geralmente fina

Faixa paravertebral direita:

1. Mais fina e vista menos vezes do que a faixa paravertebral esquerda

2. Visível somente quando está adjacente à coluna torácica inferior

3. Inferiormente, mistura-se com a sombra da crura diafragmática

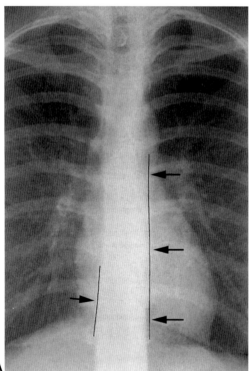

FIG. 7-21. Faixas paravertebrais. **A.** Radiografia póstero-anterior (PA) do tórax. As faixas paravertebrais *(setas)* representam as regiões lineares de contato entre os lobos inferiores e posteriores e os tecidos moles paravertebrais adjacentes à coluna dorsal. Elas correm paralelas à coluna. No lado esquerdo esta faixa é vista como medial à aorta descendente. A linha paravertebral esquerda é geralmente mais bem vista do que a direita.

LINHAS, FAIXAS E ESPAÇOS

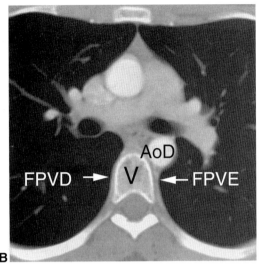

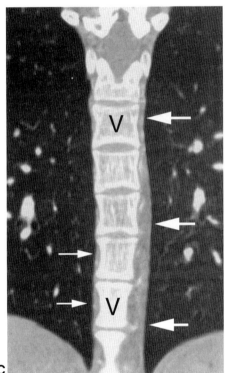

FIG. 7-21. *(Continuação.)* **B.** A TC no mesmo paciente mostra as faixas *FPVE* e a *FPVD (setas)* delineadas pelo pulmão, e lateral ao corpo vertebral *(V)*. A faixa lateral esquerda é mais grossa, localizada na parte posterior da aorta descendente *(AoD)* e medial a seu limite lateral. **C.** A reformatação coronal no mesmo paciente mostra as faixas paravertebrais direita e esquerda *(setas grandes)*. Seus limites são paralelos aos limites da coluna vertebral *(V)*. Veias e artérias intercostais são vistas dentro do tecido mole das faixas.

FAIXAS PARAVERTEBRAIS (ESQUERDA E DIREITA)	
Advertências:	A faixa esquerda aumenta de espessura com a tortuosidade da aorta ou na posição supina; a faixa direita aumenta de espessura em pacientes com osteófitos
Significado:	Aumento da espessura acontece em (1) derrame pleural; (2) linfonodos aumentados; (3) anormalidades vertebrais (fratura, infecção, neoplasia); (4) massas mediastinais posteriores; (5) dilatação da veia hemiázigo (faixa esquerda); ou (6) dilatação da veia ázigo (faixa direita)

FAIXA RETROESTERNAL	
Localização:	Região linear de contato entre os as faces anteriores dos pulmões e os tecido moles retroesternais
Anatomia:	A gordura retroesternal anterior aos pulmões está associada com a mamária interna, linfonodos e vasos
Aparência:	Uma fina faixa de tecido mole, com até 7 mm de espessura, em indivíduos normais, vista posteriormente ao externo; inferiormente a espessura da faixa aumenta significativamente em relação à incisura cardíaca e apresenta aparência variável; superiormente a espessura aumenta em relação às veias braquicefálicas e é variável

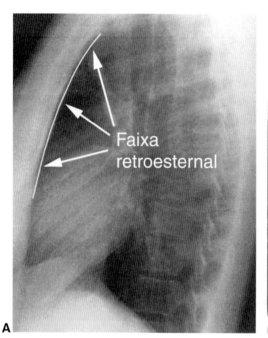
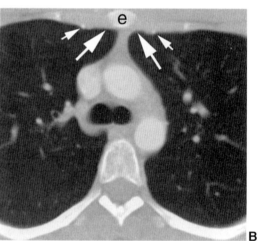

FIG. 7-22. Faixa retroesternal. **A.** Radiografia de perfil no mesmo paciente mostrado na Figura 7-21. A faixa retroesternal é uma região linear de contato entre os pulmões anteriores e os tecidos moles retroesternais e é visível como uma linha fina de tecido mole atrás do esterno. **B.** TC do mesmo paciente mostra o tecido mole posterior ao esterno *(e)* formando uma interface com os aspectos anteriores dos pulmões *(setas grandes)*. A faixa retroesternal pode também mostrar contato da parte anterior dos pulmões com a região dos vasos mamários internos *(setas pequenas)* ou nódulos.

LINHAS, FAIXAS E ESPAÇOS 205

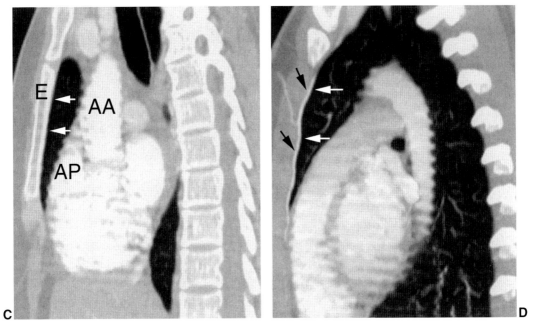

FIG. 7-22. *(Continuação.)* **C.** A reformatação sagital (TC) no mesmo paciente mostra uma faixa retroesternal muito fina *(setas)* posterior ao esterno *(E)*. Aorta ascendente *(AA)*; artéria pulmonar principal *(AP)*. **D.** A reformatação sagital mais lateral, no mesmo paciente, mostra um contorno ondulado da faixa de tecido mole *(setas brancas)*. Este contorno é visto, tipicamente, com o paciente em leve rotação. O contorno ondulado relaciona-se com as costelas ou com a cartilagem costal. A artéria mamária interna *(setas pretas)* está visível.

	FAIXA RETROESTERNAL
Advertência:	Pequena rotação pode projetar a parede torácica direita ou esquerda posterior ao esterno, imitando aumento da espessura da faixa retroesternal; procure pela localização das costelas anteriores e da cartilagem costal antes de diagnosticar um espessamento aparente da faixa retroesternal; um contorno ondulado da faixa de tecido mole (relacionado com as costelas) indica, muitas vezes, essa rotação
Visibilidade:	Comum
Significado:	Aumento da espessura com: (1) aumento de tamanho de linfonodo mamário interno; (2) tortuosidade das artérias mamárias internas (p. ex., coarctação); (3) pós-esternotomia mediana; ou (4) lesões esternais

ESPAÇO CLARO RETROESTERNAL

Sinônimo:	Espaço claro anterior
Localização:	Região posterior ao esterno; anterior e superior ao coração, à artéria pulmonar principal, à aorta ascendente e anterior à traquéia e veia cava superior
Anatomia:	Este espaço corresponde ao espaço pré-vascular visto na TC e representa, em sua maior parte, o timo e os tecidos retroesternais
Aparência:	Uma área de transparência anterior ao coração e grandes vasos; as margens cardíacas anteriores e dos grandes vasos podem ser ou não vistas claramente

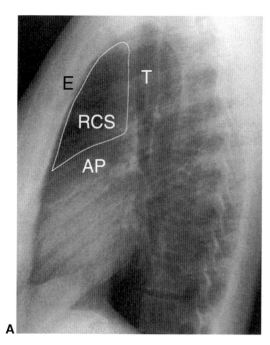

FIG. 7-23. Espaço claro retroesternal.
A. A radiografia lateral mostra uma área de transparência relativa *(RCS)* posterior ao esterno (E), superior à artéria pulmonar principal *(AP)* e anterior á traquéia *(T)*.

LINHAS, FAIXAS E ESPAÇOS

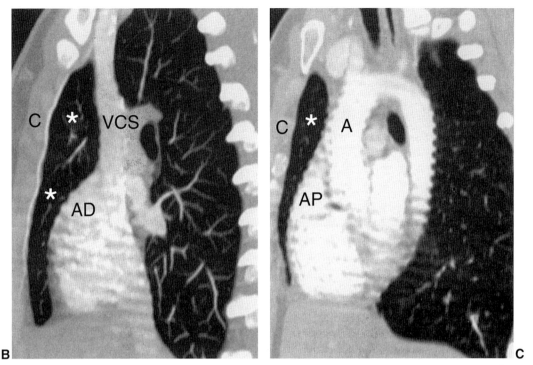

FIG. 7-23. *(Continuação.)* **B.** A reformatação sagital no mesmo paciente para a direita da linha mediana mostra que esta área de transparência (*) é posterior à cartilagem costal *(C)* e anterior à veia cava superior *(VCS)* e anterior e superior à aurícula direita *(AD)*.
C. A reformatação sagital no mesmo paciente para a esquerda da linha mediana mostra a transparência retroesternal (*) posterior à cartilagem costal *(C)*, anterior ao arco aórtico *(A)* e à artéria pulmonar principal *(AP)*.

ESPAÇO RETROESTERNAL	
Advertência:	Em pacientes com grande quantidade de gordura pré-vascular, transparência pode ser mínima
Visibilidade:	Comum
Significado:	Com enfisema verifica-se aumento na profundidade e na transparência; com dilatação do ventrículo direito ou da artéria pulmonar principal verifica-se decréscimo da profundidade; em pacientes com massa mediastinal anterior, verifica-se decréscimo da transparência

	FAIXA OU BANDA TRAQUEAL POSTERIOR
Localização:	Região linear correspondente à parede traqueal superior e por vezes ao esôfago, abaixo da entrada do tórax e acima da bifurcação traqueal
Anatomia:	Parede traqueal posterior, uma pequena quantidade da gordura mediastinal e uma ou ambas as paredes esofágicas, delineadas posteriormente pelo ar dos pulmões ou pela luz esofágica e anteriormente pelo ar na luz traqueal
Aparência:	Variável por causa da anatomia também variável
	1. Apenas a parede traqueal posterior: visível como linha muito fina
	2. Parede traqueal posterior, esôfago com ou sem ar em sua luz: uma faixa mais espessa
	Essas estruturas podem ser vistas ao longo da extensão da traquéia; por causa da anatomia variável, podem medir de 1 a 6 mm de espessura nos indivíduos normais

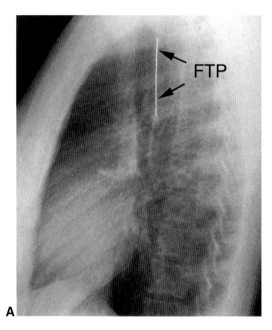

FIG. 7-24. Faixa traqueal posterior. **A.** Radiografia lateral. A faixa traqueal posterior *(FTP)* é uma opacidade linear correspondente à parede traqueal posterior e, por vezes, ao esôfago, visto abaixo da entrada torácica e acima da bifurcação traqueal. Sua espessura é variável.

LINHAS, FAIXAS E ESPAÇOS

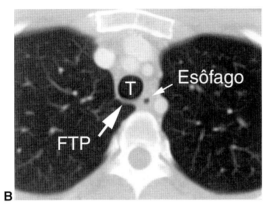

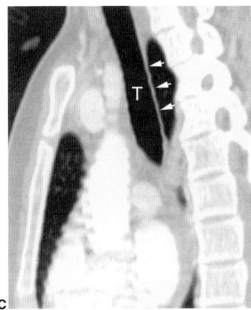

FIG. 7-24. *(Continuação.)* **B.** A TC no mesmo paciente mostra o pulmão tocando a parede posterior da traquéia, contornando a faixa traqueal posterior (*FTP*). Traquéia (*T*). **C.** A reformatação sagital no mesmo paciente mostra o pulmão contornando a parede posterior da traquéia (*T*), formando a faixa posterior da traquéia.

FAIXA OU BANDA TRAQUEAL POSTERIOR	
Variante:	Se a faixa incluir também a parede esofágica anterior (com ar na luz do esôfago) ou o esôfago inteiro, ela é denominada *faixa traqueoesofágica posterior*
Visibilidade:	Comum
Significado:	A variação nos limites da espessura limita sua utilidade como parâmetro; o aumento da espessura em geral poderia indicar (1) carcinoma esofágico; (2) raramente espessamento da parede traqueal; ou (3) espessamento focal com artéria subclávia aberrante

	TRIÂNGULO RETROTRAQUEAL
Localização:	Região posterior à traquéia, anterior à coluna dorsal e acima do arco aórtico posterior
Anatomia:	Primeiramente o esôfago associado a linfonodos; corresponde à região da linha de junção posterior vista na radiografia frontal
Aparência:	Uma região relativamente transparente, margeada anteriormente pela faixa traqueal posterior e posteriormente pela coluna dorsal
Visibilidade:	Comum
Significado:	Atenuação aumentada (diminuição da transparência) neste espaço (RTT) é mais comum com: (1) lesões esofágicas; (2) linfonodo aumentado; (3) massa tireoidiana; (4) artéria subclávia aberrante; (5) aneurisma; (6) cisto broncogênico

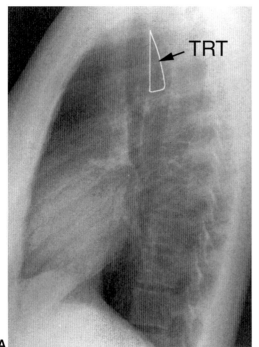
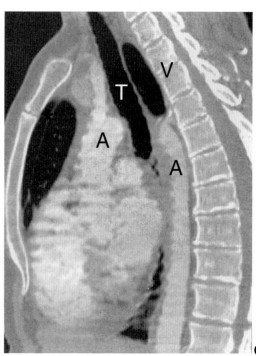
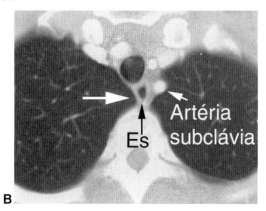

FIG. 7-25. Triângulo retrotraqueal. **A.** Radiografia em perfil. O triângulo retrotraqueal *(TRT)*, uma região relativamente transparente, é margeado anteriormente pela faixa traqueal posterior e posteriormente pela espinha dorsal. **B.** TC no mesmo paciente. O triângulo retrotraqueal corresponde à região da linha posterior de junção vista na radiografia póstero-anterior (PA) e mostra um estreitamento do mediastino *(seta)* atrás da traquéia *(T)* e da artéria subclávia direita e em relação ao esôfago *(Es)*. **C.** A reformatação sagital no mesmo paciente mostra o triângulo transparente retrotraqueal (*) posterior à traquéia *(T)*, anterior à coluna vertebral *(V)* e acima do arco aórtico *(A)*.

LEITURAS SELECIONADAS

Aronberg DJ, Glazer HS, Madsen K, Sagel SS. Normal thoracic aortic diameters by computed tomography. J Comput Assist Tomogr 1984;8:247-250.

Aronberg DJ, Peterson RR, Glazer HS, Sagel SS. The superior sinus of the pericardium: CT appearance. Radiology 1984;153:489-492.

Baron RL, Lee JK, Sagel SS, Peterson RR. Computed tomography of the normal thymus. Radiology 1982;142:121-125.

Blank N, Castellino RA. Patterns of pleural reflections of the left superior mediastinum. Normal anatomy and distortions produced by adenopathy. Radiology 1972;102:585-589.

Breatnach E, Abbott GC, Fraser RG. Dimensions of the normal human trachea. AJR Am J Roentgenol 1984;141:903.

de Geer G, Webb WR, Gamsu G. Normal thymus: assessment with MR and CT. Radiology 1986;158:313-317.

Friedmand AC, Chambers E, Sprayregen S. The normal and abnormal left superior intercostal vein. AJR Am J Roentgenol 1978;131:599-602.

Gamsu G, Webb WR. Computed tomography of the trachea and mainstem bronchi. Semin Roentgenol 1983;18:51-60.

Genereux GP. The posterior pleural reflections. AJR Am J Roentgenol 1983;141:141-149.

Glazer GM, Gross BH, Quint LE, et al. Normal mediastinal lymph nodes: number and size according to American Thoracic Society mapping. AJR Am J Roentgenol 1985;144:261-265.

Heitzman ER, Lane EJ, Hammack DB, Rimmler LJ. Radiological evaluation of the aortic-pulmonic window. Radiology 1975;116:513-518.

Heitzman ER, Scrivani JV, Martino J, Moro J. The azygos vein and its pleural reflections. I. Normal roentgen anatomy. Radiology 1971;101:249-258.

Kiyono K, Sone S, Sakai F, et al. The number and size of normal mediastinal lymph nodes: a postmortem study. AJR Am J Roentgenol 1988;150:771-776.

Landay MJ. Anterior clear space: how clear? How often? How come? Radiology 1994;192:165-169.

Milne EN, Pistolesi M, Miniati M, Giuntini C. The vascular pedicle of the heart and the vena azygos. Part I: The normal subject. Radiology 1984;152:1-8.

Palayew MJ. The tracheo-esophageal stripe and the posterior tracheal band. Radiology 1979;132:11-13.

Proto AV. Mediastinal anatomy: emphasis on conventional images with anatomic and computed tomographic correlations. J Thorac Imaging 1987;2:1-48.

Savoca CJ, Austin JH, Goldberg HI. The right paratracheal stripe. Radiology 1977;122:295-301.

Smathers RL, Buschi AJ, Pope TL, et al. The azygos arch: normal and pathologic CT appearance. AJR Am J Roentgenol 1982;139:477-483.

CAPÍTULO 8

MEDIASTINO – MASSAS MEDIASTINAIS

W. Richard Webb

DIAGNÓSTICOS DE MASSAS MEDIASTINAIS

Embora as radiografias possam identificar anormalidades em vários pacientes com patologia no mediastino, elas são limitadas em sua sensibilidade e habilidade para avaliar a extensão das anormalidades e sua relação com as estruturas mediastinais específicas. A TC é indispensável na avaliação radiológica do mediastino.

As técnicas de TC variam um pouco de acordo com as indicações do estudo e com tipo do *scanner* utilizado, e vários protocolos são apropriados. Em pacientes com suspeita de massa no mediastino, os protocolos de TC apropriado seriam:

- Inspiração plena
- Posição supina
- 2,5- a 5-mm de espessura do corte
- Infusão de contraste numa taxa apropriada com a duração da seqüência do *scan* (geralmente de 2 a 2,5 mL/s)

O diagnóstico diferencial de massa no mediastino na TC é geralmente baseado em vários achados:

1. Localização (mediastino anterior, médio, posterior) ou a identificação específica da estrutura na qual a massa está crescendo.
2. Natureza:
   a. Lesão isolada.
   b. Multifocal (*i.e.*, linfonodos).
   c. Difusa.
3. Atenuação:
   a. Gordura.
   b. Líquido.
   c. Tecido mole.
   d. Calcificação.
   e. Opacificação após administração de contraste.

■ Localização

Anatomicamente, o mediastino é dividido em 4 compartimentos: anterior, médio, posterior e superior.

Divisões Anatômicas

Anterior

Extensão: anterior ao pericárdio, posterior ao esterno
Conteúdo: gordura, vasos linfáticos e linfonodos

Médio

Extensão: posterior ao mediastino anterior e anterior ao mediastino posterior; definido por seu conteúdo
Conteúdo: coração, pericárdio, aorta ascendente, veia cava superior, arco ázigo, bifurcação traqueal, artérias e veias pulmonares direita e esquerda

Posterior

Extensão: anterior à coluna vertebral e posterior ao coração e pericárdio
Conteúdo: aorta descendente, veia ázigo, veia intercostal superior, duto torácico, esôfago, nervos vagos

Superior

Extensão: abaixo da raiz do pescoço, acima do pericárdio
Conteúdo: traquéia, esôfago, timo, e grandes vasos

Divisões das Radiografias Simples

Para permitir uma localização fácil das anormalidades do mediastino nas radiografias simples, as margens dos compartimentos do mediastino anterior, médio e posterior foram modificadas por Felson. Em sua classificação, o mediastino superior não é considerado, e sua estrutura é ligada ao anterior, médio, ou compartimento posterior com base em características anatômicas facilmente identificáveis (Fig. 8-1).

Uma análise mais detalhada de radiografia simples, e da localização das anormalidades do mediastino, pode ser baseada na identificação de linhas mediastinais específicas, faixas, interfaces, e espaços, listados a seguir e descritos no Capítulo 7.

TIMO NORMAL

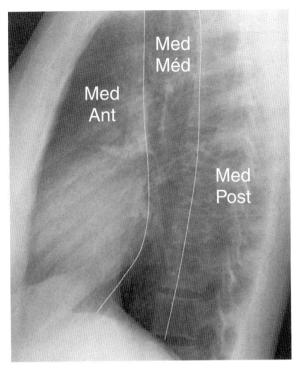

FIG. 8-1. Radiografia de perfil do tórax mostrando as divisões do mediastino (Felson). O mediastino anterior *(Med Ant)* está localizado posteriormente ao esterno e anteriormente a uma linha traçada ao longo da parede anterior da traquéia no mediastino superior e da margem posterior do coração, no mediastino inferior. O mediastino posterior *(Med Post)* localiza-se posteriormente a uma linha traçada a 1 cm atrás da margem anterior da coluna vertebral e anterior à parede do tórax. O mediastino médio *(Med Méd)* encontra-se entre os dois primeiros.

Anterior
Extensão: posterior ao externo, anterior a uma linha traçada ao longo da parede anterior da traquéia, no mediastino superior, e à margem posterior do coração no mediastino inferior
Conteúdo: timo, coração, aorta ascendente e grandes vasos, parte anterior da artéria pulmonar principal, pericárdio, gordura, vasos linfáticos, linfonodos
Características correspondentes em radiografias simples: linha de junção anterior, ângulos cardiofrênicos, faixa retroesternal, espaço retroesternal

Médio
Extensão: entre o compartimento anterior em frente e o compartimento posterior atrás
Conteúdo: a traquéia e brônquios principais, veia cava superior, porção média do arco aórtico, arco ázigo, linfonodos, esôfago, aorta descendentes (às vezes)
Características correspondentes em radiografias simples: faixas paratraqueais direita e esquerda, interface da veia cava superior, janela aortopulmonar, interface da artéria subclávia esquerda, recesso azigoesofágico, interface pré-aórtica

Posterior
Extensão: posterior à linha 1 cm atrás da margem anterior da coluna vertebral, anterior à parede do tórax
Conteúdo: corpos vertebrais, tecidos paravertebrais, aorta descendente (às vezes) veia ázigo posterior, veia hemiázigo, linfonodos
Características correspondentes em radiografias simples: faixas paravertebrais

Divisões na TC

Em tomografia computadorizada (TC) é mais apropriado basear o diagnóstico diferencial de massa no mediastino na observação direta do tecido ou estrutura da qual a massa está surgindo (linfonodos, veias, artérias, timo, tireóide, traquéia, esôfago, coluna vertebral). Se isto não for possível, então, localizar a massa em regiões específicas do mediastino (espaço pré-vascular, espaço pré-traqueal, espaço subcarinal, janela aortopulmonar, ângulo cardiofrênico anterior, região paraespinhal) é mais importante no diagnóstico diferencial do que apenas considerar os compartimentos anterior, médio e posterior (Quadro 8-1). A anatomia destas regiões está descrita no Capítulo 7.

TIMO NORMAL

O timo tem dois lobos, o direito e o esquerdo, que se unem superiormente perto da glândula tireóide, e se amolda à face anterior dos grandes vasos e do coração. Ocupa o espaço tireopericárdico. O timo raramente é encontrado num local diferente, quase sempre no pescoço. O lobo esquerdo do timo é geralmente maior que o direito.

No nascimento, o timo pesa em média 25 g e aumenta progressivamente até alcançar peso máximo na puberdade, de aproximadamente 35 a 50 g, embora haja variações. O timo começa a involuir após a puberdade e este processo estende-se por um período de 5 a 15 anos. Durante essa involução, seus folículos atrofiam-se e são progressivamente substituídos por gordura. A específica proporção relativa entre gordura/tecido aumenta progressivamente até os 60 anos, quando um mínimo de tecido glandular remanescente pode ser encontrado.

■ Radiografias Simples

Em adultos, o timo geralmente é invisível nas radiografias do tórax. Em crianças, pode ser bastante proeminente, mimetizando uma massa (Fig. 8-2), porém achados radiográficos podem ajudar na correta identificação do timo.

O timo pode projetar-se para um ou ambos os lados do mediastino, exibindo uma superfície inferior com margem bem definida, tendo aparência de uma vela de barco (sinal da "vela do timo"). O limite do timo pode ter uma aparência ondulada por causa da indentação das costelas anteriores ou da cartilagem costal (de novo o sinal da "vela do timo").

QUADRO 8-1 DIAGNÓSTICO DIFERENCIAL DE MASSAS MEDIASTINAIS BASEADO EM LOCAIS COMUNS DE ORIGEM

Mediastino anterior (espaço pré-vascular)
- Massas tímicas
  - Hiperplasia
  - Timoma
  - Carcinoma tímico
  - Tumor carcinóide tímico
  - Timolipoma
  - Cisto tímico
  - Linfoma e metástase tímica
- Tumores de células germinativas
  - Teratoma
  - Seminoma
  - Tumor de célula germinativa não-seminomatoso
- Anormalidade da tireóide (bócio e neoplasia)
- Tumor paratireóideo ou hiperplasia
- Massas de linfonodo (particularmente linfoma de Hodgkin)
- Anormalidades vasculares (aorta e grandes vasos)
- Anormalidades mesenquimais (p. ex., lipomatose, lipoma)
- Cisto embrionário intestinal
- Linfangioma e hemangioma

Mediastino anterior (ângulo cardiofrênico)
- Massas de linfonodo (particularmente linfoma e metástase)
- Cisto do pericárdio
- Hérnia Morgagni
- Massas tímicas
- Tumores de células germinativas

Mediastino médio (espaço da pré-traquéia)
- Linfonodomegalia
  - Carcinoma de pulmão
  - Sarcoidose
  - Linfoma (particularmente linfoma de Hodgkin)
  - Metástase
  - Infecções (p. ex., tuberculose)
- Cisto embrionário intestinal
- Tumor da traquéia
- Massas mesenquimais (p. ex. lipomatose, lipoma)
- Anormalidades da tireóide
- Anormalidade vasculares (aorta de grandes vasos)
- Linfangioma e hemangioma

Mediastino médio (janela aortopulmonar)
- Linfonodomegalia
  - Carcinoma de pulmão

- Sarcoidose
- Linfoma
- Metástase
- Infecções (p. ex., tuberculose)
- Massas mesenquimais (p. ex., lipomatose, lipoma)
- Anormalidades vasculares (aorta e artéria pulmonar)
- Quimiodectoma
- Cisto intestinal embrionário

Mediastino médio (espaço da subcarina e recesso azigoesofágico)
- Linfonodomegalia
  - Carcinoma de pulmão
  - Sarcoidose
  - Linfoma
  - Metástase
  - Infecções (p. ex., tuberculose)
- Cisto embrionário intestinal
- Veia ázigo dilatada
- Massa esofágica
- Varizes
- Hérnia

Mediastino posterior (região paravertebral)
- Tumor neurogênico
  - Tumor de revestimento neural
  - Tumor no gânglio simpático
  - Paraganglioma
- Cisto embrionário intestinal
- Meningocele
- Hematopoiese extramedular
- Pseudocisto
- Anormalidades na coluna torácica
- Hérnias
- Massas esofágicas
- Varizes
- Massas mesenquimais (p. ex., lipomatose, lipoma)
- Linfonodomegalia
  - Linfoma (particularmente não-Hodgkin)
  - Metástases
- Ázigo dilatada ou veia hemiázigo
- Hérnia
- Linfangioma e hemangioma
- Massas tímicas ou tumor de células germinativas

■ TC

Nas crianças, o timo normal preenche o espaço pré-vascular envolvendo os grandes vasos e margens cardíacas (Fig. 8-2B e C). Acima, o timo se estende sobre a veia inominada (Fig. 8-2D). Na infância, o timo é comumente visto no nível das artérias pulmonares, ou mesmo abaixo, a sua extensão anterior decresce com a idade. Em lactentes e crianças novas, o timo aparece quadrilateral na TC. À medida que a criança cresce, o timo assume uma forma mais triangular, muitas vezes mostrando-se como a ponta de uma seta

ou bilobulado, com cada um dos lobos contatando a pleura mediastinal. Suas margens são bem delineadas, lisas e convexas em lactentes (Fig. 8-2B) e por vezes, nas crianças maiores, tornam-se retas. Cada lobo usualmente mede de 1 a 2 cm de espessura (perpendicular à pleura), podendo variar de tamanho. Na TC sem contraste endovenoso, o timo tem, em geral, a mesma atenuação dos músculos. A atenuação média do timo foi encontrada como sendo de 36 UH; o timo mostra acentuação homogênea de 20 a 30 UH após injeção de contraste.

TIMO NORMAL

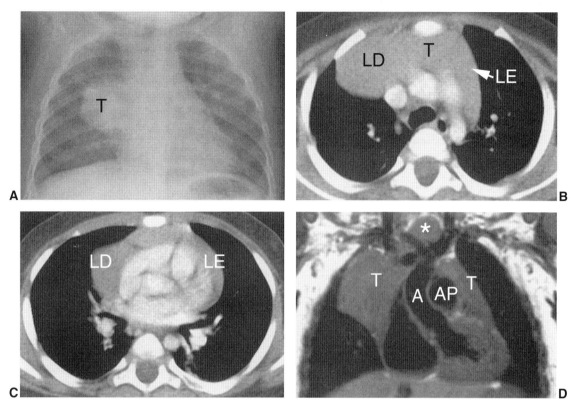

FIG. 8-2. Timo normal proeminente mimetizando massa num paciente de 1 ano. **A.** A radiografia AP de tórax mostra uma aparente massa mediastinal alta representando o timo *(T)*. Um contorno ligeiramente ondulado é um exemplo de sinal da onda tímica.
B. A TC mostra um timo normal proeminente *(T)* no espaço pré-vascular. Tanto o lobo esquerdo *(LE)* quanto o lobo direito *(LD)* são visíveis.
C. Os lobos direito *(LD)* e esquerdo *(LE)* situam-se lateralmente ao coração. **D.** Em imagens de RM coronal ponderadas em T1, o timo mostra intensidade intermediária *(T)*, com algum tecido estendendo-se sobre a veia inominada na base do pescoço (*). Inferiormente, o timo se estende abaixo da artéria pulmonar *(AP)*. *A*, arco aórtico.

Da puberdade até cerca de 25 anos de idade, o timo aparece triangular ou bilobulado, em geral delineado pela gordura mediastinal (Fig. 8-3). O lobo esquerdo é geralmente maior, sendo visto lateralmente ao arco aórtico; o lobo direito pode ser inconspícuo. As margens laterais do timo são, tipicamente, achatadas ou côncavas no ponto em que entram em contato com a pleura; raramente elas são ligeiramente convexas. Sua atenuação é ligeiramente menor que a muscular devido à substituição por gordura.

Acima dos 25 anos de idade, o timo não é mais reconhecível como uma estrutura de tecido mole na TC por causa da progressiva involução gordurosa. O timo pare-

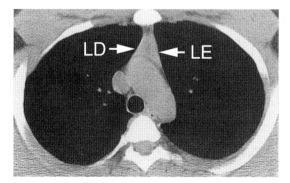

FIG. 8-3. Timo normal em paciente de 21 anos. O timo ocupa o espaço pré-vascular e mostra-se triangular, apresentando atenuação de tecido mole; o lobo esquerdo *(LE)* é maior que o direito *(LD)*.

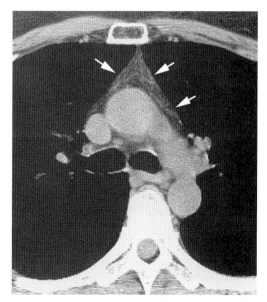

FIG. 8-4. Timo normal, em paciente de 51 anos. O timo *(setas)* parece ser composto, basicamente, por gordura contendo ilhas ou estrias de tecido mole. Seu lobo esquerdo estende-se mais posteriormente do que o direito.

ce ser composto basicamente de gordura contendo ilhas ou estrias de tecido mole (Fig. 8-4). A velocidade e o grau da involução do timo são variáveis e, ocasionalmente, a glândula ainda é reconhecida como uma discreta estrutura até a idade de 40 anos. Com a completa involução do timo, o mediastino anterior parece estar inteiramente tomado por gordura; esta gordura representa os remanescentes do timo e pode apresentar uma densidade na TC levemente superior à da gordura subcutânea.

Medidas do Timo

O tamanho do timo pode ser quantificado usando-se sua extensão (dimensão cefalocaudal), largura (medida na dimensão transversal) e espessura (medida perpendicular à sua extensão). NaTC, a espessura média do timo é de 1,4 cm em crianças de 5 anos ou menos. A dimensão máxima normal assumida é de 1,8 cm em pacientes abaixo de 20 anos e de 1,3 cm em adultos mais velhos.

RM (RESSONÂNCIA MAGNÉTICA)

Na RM, o timo normal mostra-se caracteristicamente homogêneo e com uma intensidade intermediária em imagens ponderadas em T1, sendo menos intenso do que a gordura mediastinal envoltória, porém mais intenso do que músculos (Fig. 8-2D). Contudo, devido à progressiva involução da glândula, sua aparência depende da idade do paciente. Em pacientes acima de 30 anos, a diferenciação da gordura mediastinal adjacente pode ser difícil devido à involução glandular. Os tempos de relaxamento em T2 do timo são similares aos da gordura em qualquer idade.

HIPERPLASIA FOLICULAR LINFÓIDE DO TIMO

O termo hiperplasia folicular linfóide do timo (HFL) é usado para descrever uma condição caracterizada pela presença de centros linfóides germinativos hiperplásicos da medula do timo, associada a um infiltrado de células plasmáticas e linfocíticas. A presença de HFL é comumente associada a miastenia grave, doença de tecido conjuntivo, hiplopasia de células vermelhas e infecção pelo HIV; pode, também, ser encontrada em alguns indivíduos jovens normais.

As radiografias simples geralmente aparecem normais. Na TC, os pacientes com HFL podem apresentar o timo aparentemente normal (45%), o timo aumentado com a forma normal (35%) ou timo com massa focal (20%) (Fig. 8-5).

HIPERPLASIA TÍMICA COM REBOTE

A hiperplasia tímica, distinta da HFL, é definida pelo aumento do tamanho do timo associado a uma aparência geral e histológica normal. Pode estar associada a hipertireoidismo (doença de *Graves*; Fig. 8-6), sarcoidose com aplasia de células vermelhas e a outras entidades. É mais comum ser encontrada em associação com a recuperação da quimioterapia, estresse ou queimaduras, fenômeno este conhecido como rebote tímico (descrito adiante).

As radiografias do tórax em adultos são geralmente normais. Nas crianças, pode ser encontrado o aumento do timo. A TC demonstra aumento da espessura dos lobos do timo, mas em outros aspectos a aparência é normal.

■ Rebote Tímico

O timo involui durante períodos de estresse (queimaduras, quimioterapia) e pode diminuir significativamente de tamanho dependendo da idade do paciente e da severidade da duração do estresse. Isto é mais acentuado em crianças, mas tem sido observado também em jovens adultos (Fig. 8-7). Um decréscimo do volume do timo de mais de 40% pode ser visto. Após sua involução, o timo normalmente recupera seu tamanho original vários meses depois do episódio de estresse. Pode, também, exibir rebote ou crescimento até um tamanho significativamente maior que o seu tamanho original; um aumento no volume do timo de 50% em comparação com seu tamanho anterior pode acontecer. O aumento do timo pode ser observado logo após o episódio estressante, ou 1 a 9 meses depois. A incidência de rebote após quimioterapia é de 10 a 25%.

O aumento do tamanho do timo pode ser visto em radiografias simples, particularmente em crianças, porém o rebote tímico é detectado com maior freqüência por TC. Em pacientes em tratamento de um processo maligno extratorácico, o rebote tímico não deveria constituir um problema diagnóstico; contudo, em pacientes com linfoma, a distinção entre tumor mediastinal recidivado pode ser difícil. A presença de aumento do tamanho de linfonodos, em associação com aumento do timo, poderia sugerir tumor recidivado, enquanto o aumento isolado do tamanho do timo deve sugerir um rebote tímico. A RM pode mostrar o aumento do timo em pacientes

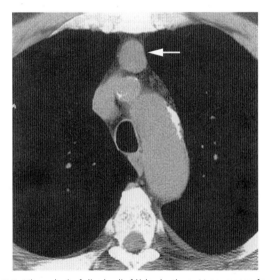

FIG. 8-5. Hiperplasia folicular linfóide do timo. Uma massa focal *(seta)* no espaço pré-vascular representando hiperplasia folicular; sua aparência não é específica e não pode ser distinguida de um timoma.

MASSAS TÍMICAS

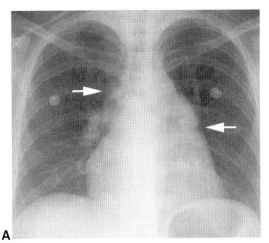

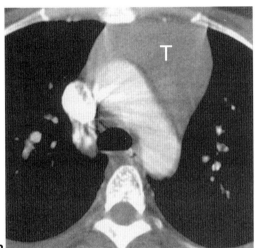

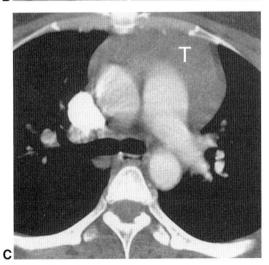

FIG. 8-6. Hiperplasia do timo na doença de *Graves*.
A. A radiografia de tórax em mulher de 40 anos de idade mostra alargamento do mediastino *(setas)*. **B** e **C.** A TC mostra alargamento do timo *(T)* no espaço pré-vascular. O lobo esquerdo do timo está aumentado.

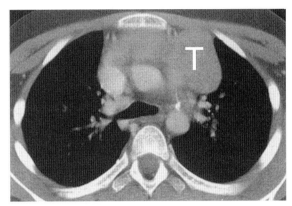

FIG. 8-7. Rebote tímico em paciente de 10 anos de idade após quimioterapia para linfoma. O timo *(T)* está aumentado.

com hiperplasia do timo ou rebote tímico, porém a intensidade do seu sinal é a mesma para timo normal.

MASSAS TÍMICAS

Várias massas surgem em relação ao timo. Massas e tumores tímicos incluem timoma, carcinoma tímico, tumores carcinóides tímicos, cisto tímico, timolipoma e linfoma. Em geral, são responsáveis por 20 a 25% dos tumores primários do mediastino.

■ Timoma

O termo *timoma* deveria ser usado apenas para descrever neoplasias originárias do epitélio tímico, embora contenham um variável número de linfócitos. O timoma é o mais comum dos tumores tímicos primários, sendo responsável por 15 a 20% das massas primárias no mediastino (Quadro 8-2).

QUADRO 8-2 TIMOMA

Originária do epitélio tímico
Tumor tímico mais comum
15 a 20% das massas no mediastino.
Mais comum em pacientes de 50-60 anos
Miastenia grave em 30-50%
10-30% de pacientes com miastenia têm timoma
Invasivo (30%) ou não-invasivo (70%), não benigno e maligno
Metástases fora do tórax em 3-5%
Achados radiográficos
    Margem acentuada (lisa ou lobulada)
    Geralmente projeta-se para um lado do mediastino
    Espaço livre retroesternal ou ângulo costofrênico
Achado em TC
    Massas definidas ou lobuladas
    Homogênea ou cística, pode calcificar
    Invasão difícil de diagnosticar com certeza

Os timomas são raros antes dos 20 anos e são mais comuns em pacientes de 50 a 60 anos de idade. Não há predominância de sexo. Os pacientes podem estar assintomáticos, mas 20 a 30% têm sintomas relacionados à compressão de estruturas do mediastino. Miastenia grave se desenvolve em 30 a 50% de pacientes com timoma. Anormalidades hematológicas são também associadas a timoma e incluem aplasia das células vermelhas do sangue e hipogamaglobulinemia. Cerca de 10 a 30% dos pacientes com miastenia ou aplasia de células vermelhas têm timoma. Doenças auto-imunes e colágeno-vascular como lúpus sistêmico eritematoso, artrite reumatóide, doença de Graves e doença inflamatória intestinal podem ser associadas a timoma.

Os timomas geralmente são encapsulados e redondos ou lobulados. Podem conter calcificações, necroses, cistos, ou hemorragia. A maioria tem crescimento lento e comportam-se de uma forma benigna. Aparência histológica não permite diferenciação confiável de timoma benigno ou maligno; a malignidade só pode ser estabelecida a partir do crescimento do tumor para dentro ou através da cápsula do tumor com invasão das estruturas adjacentes. Portanto, timomas são mais apropriadamente chamados de *invasivos* ou *não-invasivos*, em vez de malignos ou benignos.

Cerca de 30% dos timomas são agressivos e invasivos, ou retornam após a ressecção. Timomas invasivos se infiltram em estruturas adjacentes, incluindo pericárdio, pleura, veia cava superior, grandes vasos, vias aéreas e coração, e podem cruzar o diafragma para envolver o retroperitônio. Envolvem a cavidade pleural, podendo resultar numa aparência típica de múltiplos implantes pleurais lenticulares ocorrendo na ausência de derrame pleural. Metástases de timoma raramente (3 a 5%) são extratorácicas.

O timoma pode ser classificado no momento da cirurgia, com base na presença e extensão da invasão:

Estágio 1: cápsula está intacta
Estágio 2: crescimento pericapsular com invasão da gordura do mediastino
Estágio 3: invasão de órgãos adjacentes ou implantes pleurais a certa distância do tumor primário
Estágio 4 (usado em alguns sistemas): metástases distantes ou implantes pleurais

A ressecção é geralmente indicada, algumas vezes em associação com radioterapia, ou radioterapia ou quimioterapia para os estágios 2 e 3. Embora os timomas invasivos possam recidivar, tendem a crescer lentamente, o que, em geral, viabiliza uma sobrevida prolongada. A

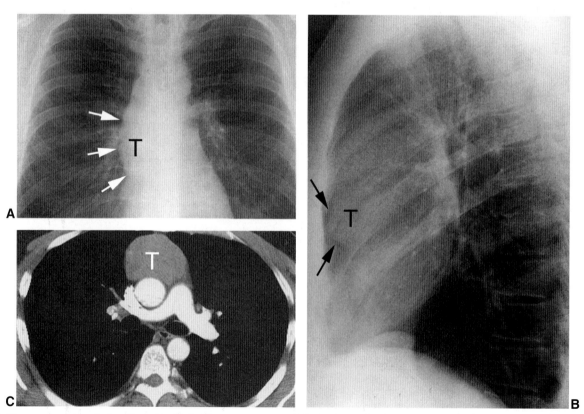

FIG. 8-8. Timoma invasivo. **A.** A radiografia AP de tórax mostra proeminência do mediastino direito *(setas)* devido a um timoma *(T)*
B. Na radiografia de perfil, uma opacidade *(T)* é visível na porção inferior do espaço livre retroesternal, com margem bem definida *(setas)*.
C. A TC mostra uma massa de tecido mole homogênea no espaço pré-vascular. Não se vê plano de gordura separando o timoma *(T)* da aorta ascendente. Invasão do pericárdio foi encontrada na cirurgia.

MASSAS TÍMICAS

taxa de sobrevida em 5 anos para timoma não-invasivo é de 75–90%; para timoma invasivo é de 50-60%.

Radiografias Simples

A maioria dos timomas ocorre perto da junção do coração com os grandes vasos, embora possam ser encontrados na parte superior no nível das clavículas e inferiormente no nível dos ângulos costofrênicos. Sua distribuição na radiografia frontal mostra uma forma de ferradura invertida abraçando o coração. Podem ser sutis ou invisíveis em radiografias de tórax.

Os timomas geralmente têm suas margens bem definidas, com contornos regulares ou lobulados, e geralmente projetam-se para um lado do mediastino (Figs. 8-8A e 8-9A). Em geral, seu tamanho varia de 5 a 10 cm de diâmetro quando visíveis nas radiografias, e podem obscurecer a margem direita ou esquerda do coração, dependendo de sua localização e tamanho. Densas calcificações podem ser vistas na periferia da massa ou em seu interior.

Em radiografias de perfil, o timoma em geral produz uma opacidade distinta na região inferior do espaço livre retroesternal, relativamente transparente na região triangular posterior ao esterno e anterior ao arco da aorta, artéria pulmonar principal e coração (ver Fig. 8-8B e 8-9B). Entretanto, a ausência de transparência nestes espaços ou pouca definição ou obscuridade da margem anterior da aorta ascendente ou artéria pulmonar podem ser achados normais. Uma massa sobrepondo-se ao coração e região do ângulo cardiofrênico pode ser vista, embora possa estar sendo mimetizada por gordura e pela incisura cardíaca normal.

O timoma invasivo e não-invasivo geralmente não podem ser distinguidos em radiografias normais; entretanto, o envolvimento pleural por timoma invasivo ocasionalmente resulta em espessamento pleural, nódulos, ou derrame pleural.

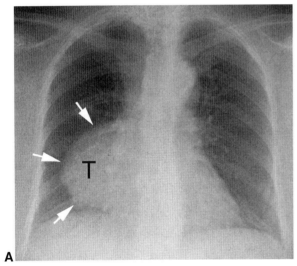

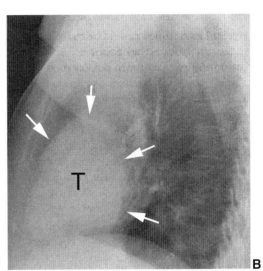

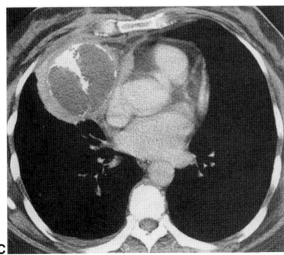

FIG. 8-9. Timoma cístico não-invasivo. **A.** A radiografia AP de tórax mostra um grande timoma (T, setas), obscurecendo a margem direita do coração, estendendo-se pelo ângulo cardiofrênico direito. **B.** Na radiografia de perfil, o timoma é visto sobre as sombras do coração (setas). **C.** A TC mostra massa cística (atenuação de líquido) no ângulo cardiofrênico direito. A massa mostra densa calcificação, incluindo calcificação de suas cápsulas. Um timoma cístico não-invasivo foi encontrado na cirurgia.

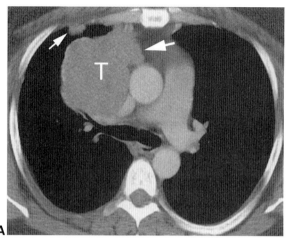
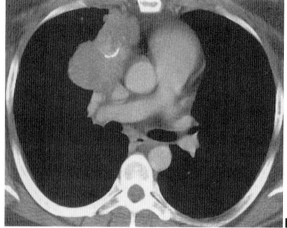

FIG. 8-10. Timoma invasivo com calcificação em paciente com *miastenia grave*. **A.** A TC mostra massa lobulada *(T)* no espaço pré-vascular, típica de timoma. Medialmente, a massa invade gordura do mediastino *(seta grande)*. Um pequeno nódulo pleural *(seta pequena)* também é visto, resultante de invasão pleural. Compressão da veia cava superior também presente. **B.** Num nível inferior, calcificação também é visível.

TC

Em quase todos os casos, o timoma ocorre no espaço pré-vascular e desloca os grandes vasos (aorta e seus ramos, veia cava superior e seus ramos, e artéria pulmonar principal) posteriormente (ver Fig. 8-8C e 8-9C).

O timoma ou outra neoplasia tímica pode ser diferenciado de hiperplasia tímica se o aumento do timo estiver grosseiramente assimétrico, se o timo apresentar contorno lobular, ou se uma lesão focal redonda for visível (Fig. 8-10). Entretanto, hiperplasia tímica folicular pode resultar em massa tímica focal, de 5 cm de diâmetro ou mais (Fig. 8-5).

Cerca de 80% dos timomas ocorrem na base do coração, como mostra a TC (ver Figs. 8-8C e 8-9C). Geralmente, aparecem como massas de atenuação homogênea de partes moles nitidamente demarcadas e ovais, redondas, ou lobuladas e não coincidem com o formato normal do timo (ver Figs. 8-8C, 8-9C, 8-10). Com maior freqüência, o tumor cresce assimetricamente para um lado do espaço pré-vascular. Uma vez que tecido tímico ectópico é encontrado em mais de 20% dos pacientes, o timoma pode ocorrer no pescoço ou na entrada do tórax, mimetizando massa tireóidea (Fig. 8-11), ou raramente ocorre no mediastino posterior.

Os timomas em geral aparecem homogêneos em atenuação com ou sem injeção de contraste (Figs. 8-8C e 8-10). Entretanto, alguns timomas grandes aparecem císticos ou contêm áreas necrosadas (Fig. 8-9C). Calcificações podem ocorrer na cápsula (Fig. 8-9C) ou dentro do tumor (Figs. 8-10B e 8-12).

Em geral é difícil distinguir o timoma invasivo do não-invasivo na TC. A presença de planos de gordura bem definidos entre o tumor e as estruturas do mediastino adjacentes sugere a ausência de extensa invasão local (Fig. 8-13), porém invasão limitada não pode ser excluída. Também, obliterações de planos de gordura entre o tumor e o mediastino sugerem a possibilidade de

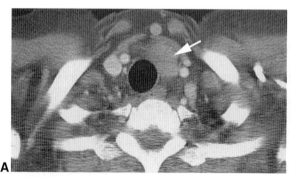
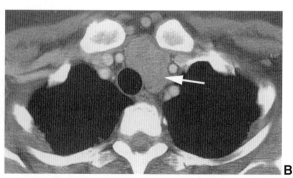

FIG. 8-11. Timoma cervical. **A.** A TC pelo pescoço mostra uma massa no lado esquerdo *(seta)*, mimetizando aumento da tireóide. **B.** A massa *(seta)* estende-se pelo mediastino superior.

MASSAS TÍMICAS

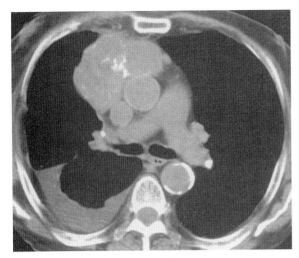

FIG. 8-12. Timoma invasivo com calcificação. A TC mostra um timoma lobulado com múltiplas calcificações. A presença de derrame pleural é indicação forte de invasão.

recomendado que a classificação do estágio do timoma na TC inclua o abdome superior.

A miastenia grave é comumente associada a patologia tímica (Fig. 8-10). Sessenta e cinco por cento dos pacientes com miastenia grave têm hiperplasia tímica, e 10 a 30% têm timoma. Em pacientes com miastenia, um timo de aparência normal na TC pode ser associado a histologia normal ou hiperplasia linfóide focal; timo de aparência normal, embora aumentado, indica hiperplasia linfóide focal; e um nódulo focal ou massa pode representar hiperplasia linfóide focal ou massa focal.

RM

O papel da RM no diagnóstico de massa tímica é limitado. Na RM, os timomas são típicos por apresentar um sinal de baixa intensidade em imagens ponderadas em T1, que aumenta nas imagens ponderadas em T2; podem parecer homogêneos em intensidade ou não-homogêneos com ou sem componentes císticos, ou podem mostrar nódulos ou lóbulos de tumor separados por septos de relativa baixa intensidade. A RM é útil na identificação de presença ou ausência de invasão vascular em pacientes com timoma, especialmente naqueles que não podem ser submetidos a contraste intravenoso.

invasão, mas não se pode confiar neste achado (Fig. 8-8C). Achados altamente sugestivos de invasão incluem espessamento do pericárdio contíguo com o tumor, espessamento pleural, nódulos, derrames (Figs. 8-10A, 8-12 e 8-14), revestimento da estrutura mediastinal, infiltração de gordura (Fig. 8-10A) e uma interface irregular entre o tumor e o pulmão. O timoma invasivo pode estender-se e envolver o mediastino posterior e, por contigüidade, o retroperitônio. Conseqüentemente, tem-se

■ Carcinoma Tímico

O carcinoma tímico, como o timoma, surge de células epiteliais tímicas, mas não é muito comum. Ele é respon-

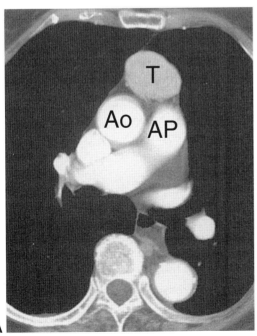
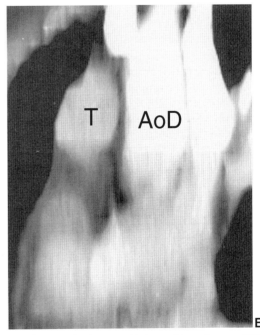

FIG. 8-13. Timoma não-invasivo. **A.** A TC mostra um timoma homogêneo *(T)* separado da aorta *(Ao)* e artéria pulmonar *(AP)* por uma camada de gordura. **B.** A reconstrução sagital oblíqua mostra separação do timoma *(T)* da aorta ascendente *(AoD)*.

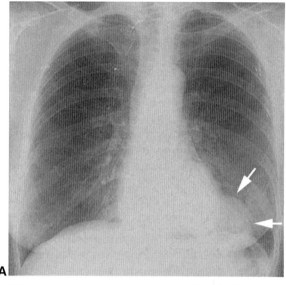
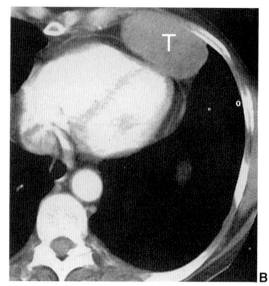
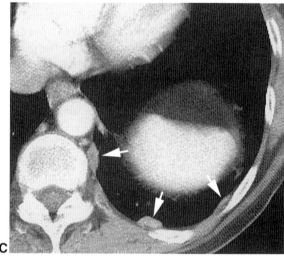

FIG. 8-14. Timoma invasivo com metástase na pleura. **A.** A radiografia AP de tórax mostra uma massa no ângulo cardiofrênico esquerdo *(setas)*. **B.** A TC mostra uma massa redonda homogênea *(T)* representando o timoma. **C.** Num nível mais abaixo, a TC mostra espessamento pleural focal ou nódulos *(setas)*, típico de metástase na pleura. Nódulos pleurais são comumente associados a derrame pleural. Este achado indica invasão.

sável por cerca de 20% dos tumores epiteliais tímicos (Tabela 8-3). Ao contrário do timoma, o carcinoma tímico pode ser diagnosticado como maligno com base em critérios histológicos; entretanto, o padrão histológico específico é variável. O tumor é agressivo e é mais provável que resulte em metástases distantes do que o timoma invasivo; embora metástases distantes estejam presentes em cerca de 5% dos pacientes com timoma invasivo, estes estão presentes nos diagnósticos de 50 a 65% dos pacientes com carcinoma tímico. Locais freqüentes de metástases incluem pulmão, fígado, cérebro e ossos. O prognóstico é ruim, com uma taxa de 30% para uma sobrevida em 5 anos. Apresenta-se em pacientes com média de idade de 50 anos.

Os sintomas são geralmente atribuídos à massa do mediastino. A invasão das estruturas mediastinais é comum, e síndrome de veia cava superior pode estar presente. Embora síndromes paraneoplásicas como miastenia grave, aplasia isolada de célula vermelha e hipogamaglobulinemia sejam comuns com timoma, são raras com carcinoma tímico.

O carcinoma tímico comumente resulta numa massa de 5 a 15 cm de diâmetro. Uma grande massa com ou sem áreas de baixa atenuação é típica (Fig. 8-15). Calcificação pode estar presente (Fig. 8-15). O carcinoma tímico não pode ser distinguido de timoma na TC a menos que linfonodos aumentados sejam visíveis no mediastino

QUADRO 8-3 CARCINOMA TÍMICO

Origina-se do epitélio tímico
20% de tumores epiteliais tímicos
Média de idade de 50 anos
Diferente de timoma, aparece maligno histologicamente
Invasão comum, metástases a distância em 50-65%
Miastenia rara
Aparência difícil de distinguir de timoma a menos que metástases sejam visíveis

MASSAS TÍMICAS

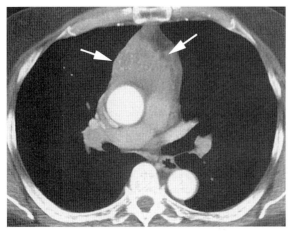

FIG. 8-15. Carcinoma tímico. Uma grande massa *(setas)* é vista no espaço pré-vascular. Pontos de calcificação são visíveis dentro da massa. Esta massa não pode ser distinguida de timoma.

ou metástases distantes sejam evidentes. O carcinoma tímico tem menos probabilidade que timoma de resultar em implante pleural.

Na imagem de RM ponderada em T1, o carcinoma tímico tem sinal de intensidade mais alto do que músculos, com um aumento de sinal em imagens ponderadas em T2. Sinais heterogêneos podem refletir a presença de necrose, regiões císticas intratumorais, ou hemorragia. O timoma tem maior tendência a mostrar uma aparência multinodular na RM do que o carcinoma tímico.

▪ Tumor Carcinóide do Timo

Acredita-se que os tumores carcinóides do timo surjam das células tímicas da crista neural (cooptação de precursor de amino e células de descarboxilase; APUD); geralmente são malignos, com uma tendência a recorrência local após ressecção (Quadro 8-4). Apresenta-se em pacientes com média de idade de 45 anos; maior incidência em homens.

Cerca de 25 a 40% dos pacientes têm síndrome de Cushing, como resultado da secreção de ACTH do tumor. Quase 20% dos casos foram associados a síndrome de neoplasia endócrina múltipla (MEN) I (sendo a mais comum) e II.

Esta lesão não difere significativamente do timoma em sua aparência radiográfica ou na TC (Fig. 8-16). Em

QUADRO 8-4	TUMOR CARCINÓIDE DO TIMO

Origina-se das células da crista neural (APUDoma)
Média de idade 45 anos
Geralmente maligno
Síndrome de Cushing em 25–40%
Homens em 20%
Mimetiza timoma radiograficamente
Intensificação densa possivelmente vista na TC

alguns pacientes, uma massa mediastinal não é visível na TC, não obstante a presença de anormalidades endócrinas. Os achados da RM são inespecíficos e idênticos aos do timoma. Densa intensificação pelo contraste pode ser vista na TC.

Este tumor é mais agressivo que o timoma, sendo maligno na maioria dos casos, e a obstrução da veia cava superior é bem mais comum com carcinóide tímico do que com timoma. A taxa de sobrevida em 5 anos é de 65%. Metástases podem ser visíveis.

▪ Timolipoma

O timolipoma é um tumor tímico bem encapsulado raro, benigno, consistindo primeiramente em gordura mas também contendo quantidades variáveis de tecido tímico; pode surgir dentro do timo ou estar conectado ao timo por

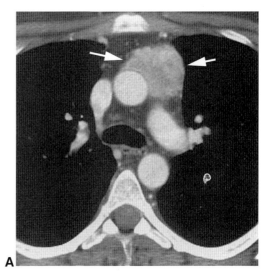

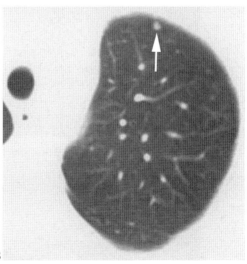

FIG. 8-16. Tumor carcinóide do timo em paciente com Síndrome de Cushing. **A.** A massa no espaço pré-vascular *(setas)* mostra intensificação após infusão de contraste. Isto pode ser visto em tumor carcinóide. **B.** Scan do pulmão mostrou metástases pulmonares *(seta)*.

QUADRO 8-5	TIMOLIPOMA
Consiste em gordura ou tecido tímico	
5% dos tumores tímicos	
Benigno	
Geralmente pacientes jovens	
Geralmente assintomático	
Grande e frouxa massa mediastinal contendo gordura e fibras de tecido	

um pedículo. Em 80% dos pacientes o tumor apresenta-se nas primeiras quatro décadas de vida. Representa menos de 5% dos tumores tímicos (Quadro 8-5).

Na maioria dos casos, o timolipoma não apresenta sintomas e é detectado, por acaso, em radiografias do tórax. Com freqüência é grande, com quase 20 cm de diâmetro no diagnóstico, e pode projetar-se para os dois hemitórax. Devido a sua gordura e maleabilidade, o timolipoma tende a formar pregas que envolvem o coração, estendendo-se inferiormente pelo ângulo cardiofrênico. Pode simular aumento do coração, atelectasia do lobo inferior, ou elevação do hemidiafragma (Fig. 8-17A e B). Não existe associação com miastenia grave.

Na TC, o timolipoma pode aparentar ser predominantemente gordura mas, geralmente, parece conter estrias, espirais, ou pequenos nódulos de tecido mole combinados com gordura (Fig. 8-17C). É incomum, à primeira vista, parecer atenuação de tecido mole. Em todos os casos, a TC mostra uma conexão entre a massa e o leito do timo.

Como seria de se esperar de seu conteúdo de gordura, a RM, nas imagens *spin*-eco ponderadas em T1, mostra áreas de sinal de alta intensidade similar à intensidade de gordura subcutânea, com áreas de sinal de intensidade intermediária acusando presença de tecido mole. Embora tenham um tamanho grande, os timolipomas

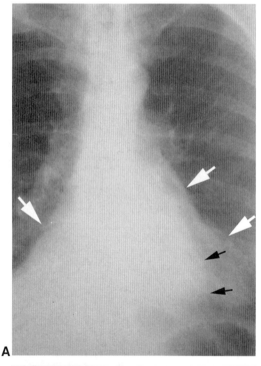
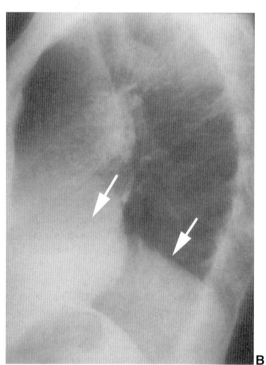
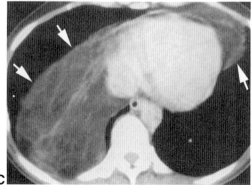

FIG. 8-17. Timolipoma. **A.** A radiografia AP de tórax mostra massa triangular *(setas brancas)* encobrindo a sombra do coração *(setas pretas)* e projetando-se para ambos os hemitórax. **B.** Na vista de perfil, uma porção da massa mimetiza elevação do diafragma direito *(setas brancas)*. **C.** A TC mostra grande massa bilateral *(setas)*. A massa estende-se posteriormente no lado direito. Sua maior parte é de atenuação de gordura mas contém estrias de tecido mole.

não invadem estruturas adjacentes. Entretanto, um pouco de compressão nas estruturas do mediastino é observada em metade dos casos. Não são recorrentes após ressecção.

■ Cisto Tímico

Cistos tímicos são incomuns. Podem ser tanto congênitos como adquiridos. Os cistos tímicos congênitos são raros; os adquiridos foram reportados após radioterapia, em associação com tumores tímicos, e após toracotomia. Sua atenuação é como a de água, podendo ser mais alta ou baixa, dependendo da presença de hemorragia ou gordura.

Deve-se ter muito cuidado ao fazer o diagnóstico de cisto tímico; regiões císticas podem ser vistas numa variedade de tumores tímicos, incluindo timoma e linfoma. A TC pode sugerir o diagnóstico do cisto tímico, caso a lesão (1) apresente parede fina; (2) não esteja associada a uma lesão de massa; (3) contenha líquido com a densidade de água; e (4) permaneça sem realce após infusão do contraste. Também pode ser vista calcificação da parede do cisto. As características da RM são similares às de outras lesões císticas.

■ Linfoma Tímico e Metástases

A doença de Hodgkin (DH) tem predileção por envolver o timo em conjunto com envolvimento de linfonodos do mediastino. O aumento do timo pode ser visto em 30% dos pacientes com doença de Hodgkin intratorácica. O envolvimento do timo por linfomas não-Hodgkin (LNH) é bem mais incomum.

O linfoma tímico geralmente resulta em aumento tímico homogêneo (Fig. 8-18). Entretanto, aparência lobular ou nodular é vista em alguns pacientes, e áreas císticas de necrose são visíveis na TC em 20% dos adultos.

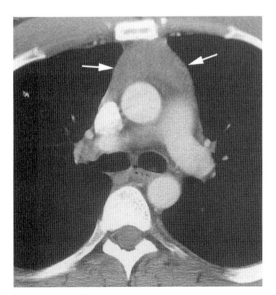

FIG. 8-18. Aumento tímico na Doença de Hodgkin. O timo *(seta)* apresenta aumento homogêneo.

Calcificação é incomum na ausência de radiação ou quimioterapia. Embora sua aparência não seja específica, a combinação de massa tímica com aumento de massa ou linfonodo em outras áreas do mediastino sugere o diagnóstico. Na RM, o linfoma tímico mostra pouca intensidade em T1, com alguma variação em imagem ponderada em T2.

Metástases de neoplasias, particularmente carcinoma no pulmão e na mama, pode também envolver o timo. A presença do envolvimento de linfonodos do mediastino é típica. Na TC e na RM, o aparecimento de metástase no timo não é específico.

TUMOR DE CÉLULAS GERMINATIVAS

Os tumores de células germinativas são causadores de 10% das massas primárias germinativas e desenvolve-se de células germinativas primitivas, as quais tiveram sua migração embriológica impedida no mediastino, freqüentemente, dentro do timo. São mais comuns no mediastino anterior; apenas 5% originam-se no mediastino posterior. A maioria destes tumores aparece durante a segunda e quarta décadas de vida.

Tumores de células germinativas incluem teratoma benigno e maligno, seminoma, carcinoma embrionário, tumor do seio endodérmico (saco vitelino), coriocarcinoma e tipos de células mistas.

Além disso, mais de 80% dos tumores celulares germinativos são benignos, com a grande maioria destes sendo teratomas benignos. Embora a distribuição destes tumores seja igual entre os sexos, existe uma forte preponderância de homens entre os pacientes com tumores de células germinativas malignas. Dentre os pacientes com tumores malignos, seminoma é o mais comum, representando 30% dos casos, sendo carcinoma embrionário e o teratoma maligno cada um responsável por cerca de 10%; o coriocarcinoma e o tumor do seio endodérmico são responsáveis por 5% cada; as malignidades restantes, aproximadamente 40% dos casos, são representadas por diversos tumores.

Tumores benignos são freqüentemente assintomáticos, enquanto os malignos na maioria das vezes apresentam sintomas. A confirmação de que estas lesões são primárias para o mediastino demanda que não exista evidência de tumor testicular ou retroperitoneal.

■ Teratoma

Teratomas contêm elementos de todas as camadas germinativas. São classificados como maduros, císticos (cistos dermóides), imaturos e malignos (Quadro 8-6).

Os *teratomas maduros* são mais comuns e são compostos de tecidos bem diferenciados, com predomínio de elementos ectodérmicos como pele e cabelo, mas também contêm cartilagem, gordura e músculo. São benignos. Estes constituem 60 a 75% dos tumores de células germinativas do mediastino. A incidência por sexo é igual, e

QUADRO 8-6	TERATOMA

Contém elementos de todas as camadas germinativas
    Teratomas maduros (contêm tecido maduro)
    Benigno
    60 a 75% dos tumores de células germinativas do mediastino
    Ocorre em crianças e adultos jovens
    Cisto dermóide
Teratomas imaturos (contêm tecidos imaturos)
    Geralmente tem um curso benigno em lactentes ou crianças
    Geralmente agressivos e malignos em adultos
Teratoma maligno (contêm tecidos indiscutivelmente malignos)
    Prognóstico ruim
    Geralmente em homens
Massa no mediastino anterior; 5% no posterior
Massa lisa, arredondada ou lobulada
Teratoma maduro
    Bem definido, liso, cístico
    Dentes e ossos raros
    Líquido em 90%; gordura em 75%; calcificação em 50%
Teratoma imaturo ou maligno
    Nodular ou mal definido
    Gordura em 40%
    Compressão ou invasão das estruturas do mediastino
    Aumento da cápsula

são mais comuns em crianças e adultos jovens. Eles não apresentam sintomas, a menos que sejam grandes.

Acredita-se que os *cistos dermóides* contenham elementos apenas da camada ectodérmica das células germinativas, especificamente pele e seus complementos, mas com freqüência pequenos resíduos de células endodérmicas e mesodérmicas estão presentes; eles são benignos.

Teratomas imaturos contêm tecidos ainda não tão bem desenvolvidos, típicos daqueles presentes no desenvolvimento fetal; na infância ou em crianças mais novas, esses tumores geralmente têm um curso benigno, enquanto em adultos comportam-se de maneira agressiva e maligna.

Teratomas malignos contêm tecidos indiscutivelmente malignos além de tecidos imaturos ou maduros e têm prognóstico ruim; são encontrados quase exclusivamente em homens.

Radiografias Simples

As radiografias simples geralmente mostram massa no mediastino anterior projetando-se de um lado do mediastino (Fig. 8-19). Sua distribuição é como a do timoma. Ocasionalmente, massas no mediastino médio ou posterior são vistas. O teratoma mostra-se como massa lisa, arredondada ou lobulada. Teratomas maduros são tipicamente bem definidos e freqüentemente grandes no diagnóstico, com diâmetro médio de 8-10 cm. Calcificação é visível em quase 20% dos teratomas maduros. Dentes e ossos são diagnósticos, mas raramente são vistos.

TC

Os teratomas são geralmente encontrados no espaço pré-vascular, embora 5% ocorram no mediastino posterior. Independentemente de sua histologia, a TC freqüentemente mostra combinação de cistos com líquido, gordura, tecido mole e áreas calcificadas (Fig. 8-20). Calcificação é vista em 50% dos casos, sendo focal ou anelar ou raramente representando dentes e ossos. Em pacientes com teratoma maduro, 90% contêm líquido e 75% contêm gordura. Combinações comuns incluem líquido, tecido mole, gor-

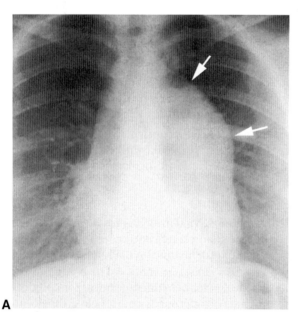
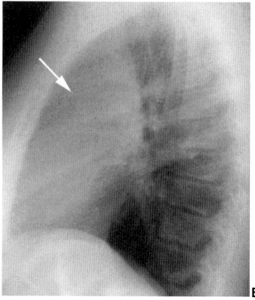

FIG. 8-19. Teratoma maduro do mediastino. **A.** A radiografia AP de tórax mostra uma massa no mediastino esquerdo, lisa e com margem bem definida *(setas)*. Obscurece a margem esquerda do coração, indicando sua localização anterior. **B.** Vista de perfil mostra aumento de densidade no espaço retroesternal *(seta)*, mas uma discreta massa não é visível.

TUMOR DE CÉLULAS GERMINATIVAS

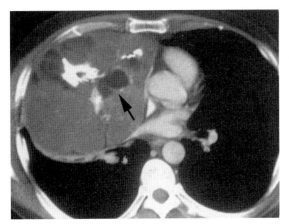

FIG. 8-20. Teratoma mediastinal maduro. Uma grande massa está comprimindo as estruturas cardíacas à direita. Ela contém calcificações, áreas de gordura *(seta)* e regiões císticas ou de tecido mole.

dura e cálcio (40% dos casos); líquido, tecido mole e gordura (25% dos casos); e líquido e tecido mole (15% dos casos). Um nível de líquido/gordura na massa é diagnóstico e está presente em aproximadamente 10% dos casos. O líquido dentro das partes císticas dos tumores pode também variar na atenuação. Os teratomas são tipicamente encapsulados e bem demarcados. Halo com realce evidente pode ser visto.

Vários achados de TC podem auxiliar na diferenciação de lesões benignas e malignas. Lesões benignas são tipicamente bem definidas, lisas, e císticas, e 90% contêm gordura. Teratomas malignos são nodulares e mal definidos, mais comumente com aparência sólida, e uma proporção menor (40%) contém gordura. O teratoma maligno tem maior tendência a comprimir as estruturas adjacentes. Após a infusão de contraste, o teratoma maligno pode mostrar a cápsula espessa e com realce.

A RM pode mostrar vários aspectos, dependendo da composição do tumor. Comumente contém gordura, que aparece intensa nas imagens em T1, e áreas císticas, que têm baixa intensidade nas imagens em T1 mas intensidade aumentada na imagem em T2.

■ Seminoma

O seminoma quase só ocorre em homens, por volta dos 29 anos de idade. É o tumor de células germinativas mais comum do mediastino, respondendo por cerca de 30% dos casos (Quadro 8-7).

QUADRO 8-7	SEMINOMA
30% de tumor celular germinativo
Por volta dos 29 anos
Massa do mediastino anterior grande, lobulada
Atenuação homogênea
Bom prognóstico; taxa de sobrevida em 5 anos de 50%-75%

A radiografia simples geralmente mostra massa no mediastino anterior grande e lobulada projetando-se para um ou ambos os lados do mediastino e freqüentemente obscurece uma parte da margem do coração (Fig. 8-21). Na TC, seminomas primários do mediastino são grandes, lisos ou lobulados, massas homogêneas de tecidos moles, embora pequenas áreas de baixa atenuação possam ser vistas. Obliteração de planos de gordura é comum, e derrame pleural ou pericárdico podem estar presentes. Seminomas são muito sensíveis à radioterapia, e a taxa de sobrevida em 5 anos é de 50-75%.

■ Tumor de Células Germinativas Não-Seminomatoso

Os tumores de células germinativas não-seminomatosos, isto é, carcinoma embrionário, tumor do seio endodérmico (saco vitelino), coriocarcinoma e vários tipos, geralmente são agrupados devido a sua raridade, aparência

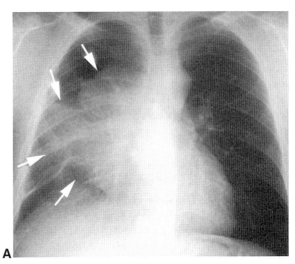

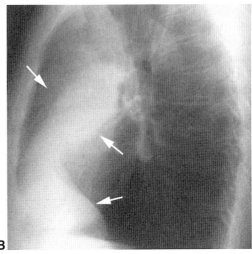

FIG. 8-21. Seminoma no mediastino. **A.** A radiografia AP mostra massa no mediastino com margem mal definida, grande e lobulada *(setas)* obscurecendo a margem direita do coração. Pequeno derrame pleural à direita também é visto. **B.** Vista de perfil mostra uma grande massa no mediastino anterior *(setas)*.

QUADRO 8-8	TUMOR CELULAR GERMINATIVO NÃO-SEMINOMATOSO

Tipos de células
    Carcinoma embrionário
    Tumor do seio endodérmico (saco vitelino)
    Coriocarcinoma
    Tipos diversos
Massa do mediastino anterior grande e lobulada
Atenuação inomogênea
Prognóstico ruim

similar; comportamento agressivo e prognóstico ruim (Quadro 8-8). Geralmente no diagnóstico não se recomenda a ressecção dos tumores devido à invasão local ou metástases a distância. Ao contrário do seminoma, a radioterapia não tem muito valor.

As radiografias simples geralmente mostram massa do mediastino anterior grande e lobulada. Podem ser mal definidas ou associadas a derrame pleural em conseqüência de invasão local do pulmão e pleura.

Na TC, estes tumores geralmente mostram opacidade heterogênea, incluindo áreas mal definidas de baixa atenuação, secundárias a necrose e hemorragia ou áreas císticas. Geralmente aparecem infiltrativos, com obliteração de planos de gordura, e podem ser espiculados. Calcificação pode ser observada. Os achados de RM também refletem a natureza inomogênea dessas lesões.

GLÂNDULA TIREÓIDE E AUMENTO DA TIREÓIDE

A glândula tireóide é localizada perto da entrada do tórax, e o aumento da tireóide é comumente associado a extensão para dentro do mediastino. Bócio multinodular é a condição mais comumente encontrada de anormalidade da tireóide no mediastino; carcinoma e tireoidite são causas relativamente raras.

Extensão intratorácica de lesões da tireóide é comum, representando quase 10% de massas mediastinais retiradas em toracotomias (Quadro 8-9). Essas lesões quase sempre estão ligadas à tireóide, sendo vistas no mediastino superior. Tecido tireóideo do mediastino verdadeiramente ectópico, sem ligação com a glândula tireóide, é incomum.

Massas da tireóide são, com maior freqüência, localizadas em sua parte anterior. Em 75-90% dos casos, uma tireóide aumentada estende-se para o espaço tiropericárdico anterior, para os vasos subclávios e inominados. Bócios mediastinais posteriores constituem aproximadamente 10 a 25% dos casos. Presumivelmente surgindo na porção póstero-lateral da glândula, bócios posteriores descendo por trás dos vasos braquicefálicos são mais comumente encontrados no lado direito, muito perto da traquéia. Com menos freqüência, o tecido tireóideo estende-se entre o esôfago e a traquéia ou posterior ao esôfago.

■ Radiografias Simples

As anormalidades da tireóide no mediastino tipicamente se apresentam como massa mediastinal superior com margem muito nítida, causando estreitamento da traquéia ou deslocamento para o lado. A massa geralmente aparece com margem mal definida acima dos níveis das clavículas (Figs. 8-22 e 8-23A).

■ TC

O aspecto de tecido normal da tireóide é característico. Em *scan* sem contraste, o tecido da tireóide, em relação a

QUADRO 8-9	MASSA DE TIREÓIDE NO MEDIASTINO

10% de massa mediastinal
Quase sempre ligada à tireóide cervical
Anterior em 75-90%; posterior em 10-25%
Massas de atenuação alta na TC; com realce intenso ao contraste
Cística e inomogênea
Calcificações pontuadas
A distinção entre bócio e carcinoma é difícil

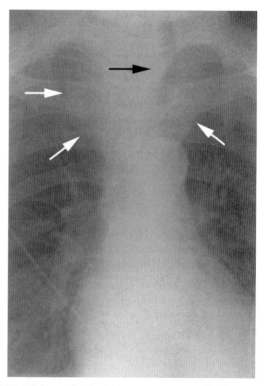

FIG. 8-22. Bócio mediastinal. Uma massa no mediastino superior *(setas brancas)* é bem definida inferiormente e mal definida acima das clavículas. A traquéia está deslocada para a esquerda *(seta preta)*.

GLÂNDULA TIREÓIDE E AUMENTO DA TIREÓIDE

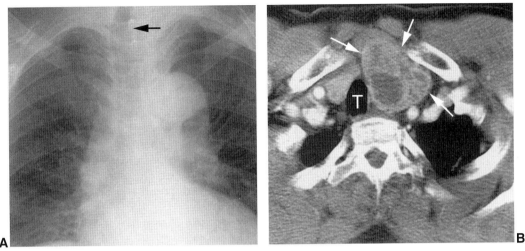

FIG. 8-23. Cervical cística e bócio mediastinal. **A.** A radiografia de tórax mostra deslocamento da traquéia para a direita *(seta)* e alargamento mediastinal superior mal definido na altura da entrada do tórax. **B.** A TC mostra massa multicística aumentada *(setas)* na altura da entrada do tórax. A traquéia *(T)* está deslocada para a direita e levemente estreitada.

tecidos moles adjacentes, tem alta atenuação devido a grande quantidade de iodo. A atenuação da tireóide normal é de aproximadamente 100 UH, embora em pacientes hipotireóideos a atenuação seja apenas discretamente maior do que a de tecido mole. Após a administração de contraste, a atenuação da tireóide aumenta significativamente (Figs. 8-23B e 8-24).

Reconhecer que a massa mediastinal origina-se da tireóide depende de (1) demonstração da comunicação com a parte cervical da glândula tireóide em cortes contíguos (Fig. 8-24); (2) alta atenuação de uma pequena parte da massa; (3) realce marcado após a injeção de contraste (Figs. 8-24 e 8-25); e (4) aumento prolongado (mais de 2 minutos). Na TC, massas tireóideas mediastinais geralmente aparecem inomogêneas e císticas (ver Figs. 8-23B e 8-25). Podem ser vistas, também, calcificações curvilíneas, puntiformes ou anelares. O aparecimento de massas da tireóide geralmente não é específico. A diferenciação entre o bócio e o carcinoma da tireóide é difícil, a menos que associação com linfonodos metastáticos seja vista.

■ RM

Caracteristicamente, nas imagens ponderadas em T1, a intensidade do sinal da tireóide normal é igual ou maior do que a do músculo esternocleidomastóideo; em *scan* ponderado em T2, a intensidade do sinal da glândula da tireóide é bem maior (Fig. 8-26). A maioria dos processos patológico focais, incluindo adenomas, cistos e câncer, é facilmente identificada em seqüências ponderadas em T2,

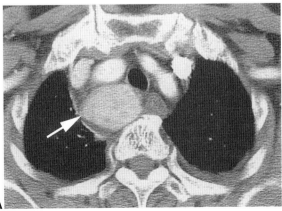
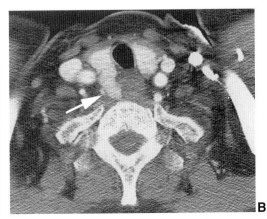

FIG. 8-24. Bócio no mediastino. **A.** Massa aumentada é vista no mediastino paratraqueal direito *(seta)*. **B.** Em um nível superior, esta massa é vista surgindo do pólo inferior do lobo direito da tireóide *(seta)*. A tireóide também aumenta densamente.

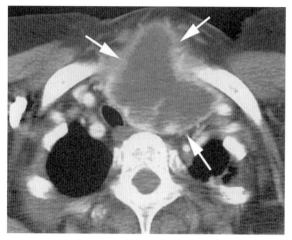

FIG. 8-25. Grande bócio cístico. Grande massa *(setas)* na entrada do tórax tem um anel densamente aumentado e um centro cístico. A traquéia está estreitada e deslocada para a direita. A massa se estende anteriormente para o chanfradura supra-esternal.

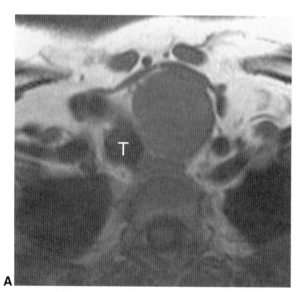

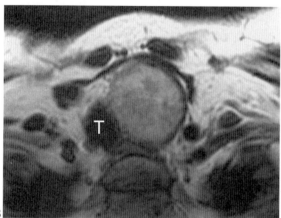

FIG. 8-26. RM do bócio. **A.** A imagem ponderada em T1 mostra massa tireóidea à esquerda um pouco mais intensa do que músculos estriados. A traquéia *(T)* está deslocada para a direita. **B.** Com imagem em T2, a massa é mais intensa do que músculos. *T*, traquéia.

devido aos valores de T2 acentuadamente prolongados. O bócio multinodular é inomogêneo.

ADENOMA DA PARATIREÓIDE

Geralmente, quatro glândulas paratireóides estão presentes. O par superior localiza-se tipicamente posterior aos pólos superiores da glândula tireóide, enquanto o par inferior fica bem abaixo dos pólos inferiores da tireóide. Entretanto, a localização precisa das glândulas pode variar, e o par inferior é o que mais varia de posição. A maioria dos adenomas de paratireóide é encontrada no grupo inferior das glândulas paratireóides.

Aproximadamente 10% das glândulas paratireóideas são ectópicas (Quadro 8-10). Cerca de 60% delas estão localizadas no mediastino anterior; 30% estão dentro do tecido da tireóide; e 10% são encontradas no mediastino póstero-superior, no espaço traqueoesofágico. Acredita-se que as glândulas paratireóides do mediastino anterior sejam resultado de ilhas de tecido paratireóideo que foram carregadas para dentro de mediastino anterior pelo timo descendente durante o desenvolvimento embriológico. Adenomas da paratireóide do mediastino anterior estão intimamente ligados com o timo.

O hiperparatireoidismo primário resulta de um adenoma solitário em aproximadamente 85% dos casos. Outras causas incluem hiperplasia difusa (10%), adenomas múltiplos (5%), e raramente carcinomas (1%). Vários estudos para detectar anormalidades da paratireóide estão disponíveis. Estes incluem ultra-sonografia de alta resolução, imagem nuclear usando tálio ou sestamibi, TC de alta resolução com contraste, RM e cateterismo venoso seletivo.

As glândulas paratireóides normais não podem ser identificadas na TC. Adenomas paratireóides e glândulas hiperplásicas são geralmente pequenos mas variam de 0,3 a 3 cm de tamanho; raramente são grandes o bastante para serem vistos em radiografia simples. Quando vistos na TC, geralmente aparecem com densidade homogênea. Raramente adenomas das paratireóides aparecem calcificados. Nenhum critério de TC é confiável para diferenciar um adenoma de hiperplasia ou carcinoma.

Em pacientes com hiperparatireoidismo primário, a cirurgia exploratória no pescoço com retirada da paratireóide é curável em cerca de 90-95% dos casos. Desse modo, imagens não são feitas antes da cirurgia. Entretanto, a persistência do hiperparatireoidismo após retirada das glândulas cervicais em cirurgia sugere a presença de um

QUADRO 8-10 MASSA DA PARATIREÓIDE NO MEDIASTINO

10% das glândulas paratireóides são ectópicas
60% no mediastino anterior
10% no mediastino póstero-superior
Adenoma de glândula hiperplásica quase sempre pequena
Paratireóide no mediastino presente em 40-50% dos pacientes com hiperparatireoidismo persistente após cirurgia

LINFONODOS MEDIASTINAIS E MASSAS LINFONODAIS

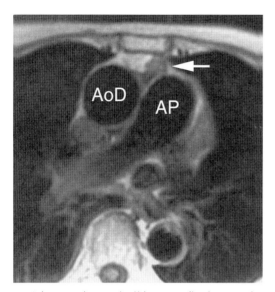

FIG. 8-27. Adenoma da paratireóide no mediastino anterior em imagem de RM ponderada em T1, em paciente com hiperparatireoidismo persistente após cirurgia da paratireóide. Pequena massa *(seta)* visível anterior à aorta ascendente *(AoD)* e principal artéria pulmonar *(AP)*, na região do timo.

adenoma ectópico da paratireóide ou glândula ectópica com hiperfuncionamento. Desses pacientes, 40-50% terão glândulas paratireóides no mediastino. No mediastino anterior, adenomas ectópicos geralmente são encontrados em suas localizações esperadas do timo e podem não ser distinguíveis de pequenos resíduos do timo, pequenos timomas, ou pequenos linfonodos (Fig. 8-27). Adenomas de paratireóide raramente são encontrados na janela aortopulmonar.

Da mesma forma que os adenomas de tireóide, a maioria dos adenomas paratireóideos, glândulas hiperplásicas e carcinomas aparecem intensos em imagens ponderadas em T2, com intensidade significativamente aumentada em comparação a imagens ponderadas em T1. Realce após a infusão de gadolínio é típico, e imagens com supressão de gordura podem ser úteis.

LINFONODOS MEDIASTINAIS E MASSAS LINFONODAIS

Em média, mais de 60 linfonodos mediastinais são encontrados na necropsia. Quase 80% destes estão perto da traquéia e brônquios principais e servem para drenar os pulmões.

Anormalidades de linfonodos mediastinais podem ser vistas em qualquer lugar no mediastino, embora sejam mais comuns na região média do mediastino como o espaço pré-traqueal, janela aortopulmonar e espaço subcarinal. Sua descoberta e diagnóstico são importantes na avaliação de várias doenças torácicas, incluindo carcinoma broncogênico, linfoma e doenças granulomatosas. O acesso a linfonodos mediastinais em pacientes com carcinoma broncogênico é detalhado no Capítulo 3.

Geralmente os linfonodos mediastinais são classificados de acordo com sua localização, e os sistemas mais descritivos estão baseados na classificação de Rouvière dos grupos de linfonodos. Os linfonodos torácicos geralmente são agrupados em parietais e viscerais, dependendo de sua localização e drenagem. Os linfonodos parietais ficam do lado de fora da pleura parietal, são estruturas de drenagem primária da parede torácica, e são classificados como mamária interna, diafragmática, paracardíaca e intercostal. Grupos de nódulos viscerais são localizados dentro do mediastino ou estão relacionados aos hilos do pulmão, e incluem intrapulmonar, broncopulmonar, traqueobrônquico, paratraqueal, paraesofágico e linfonodos no mediastino anterior.

▪ Grupos de Linfonodos

A seguinte classificação é baseada na modificação de uma bem conhecida descrição anatômica de anatomia linfática, embora alguns termos tenham sido modificados para serem compatíveis com o uso corrente e enfatizar a localização dos linfonodos em estudo de imagens.

Os linfonodos serão considerados em grupos: anterior, traqueobrônquicos e grupo de nódulos posteriores, basicamente correspondendo à divisão típica de mediastino anterior, médio e posterior.

Linfonodos Anteriores

Os *linfonodos mamários internos* estão localizados em posição retroesternal, nos espaços intercostais anteriores, perto da artéria mamária interna e veias; eles fazem parte do grupo de linfonodos parietais. Eles drenam a parede torácica anterior, diafragma anterior e mamas mediais e comunicam-se livremente com linfonodos pré-vascular e paracardíaco ou linfonodos diafragmáticos. Com maior freqüência ficam aumentados como resultado de linfoma ou câncer de mama metastático (Figs. 8-28A, B e 8-29A, B).

Os *linfonodos pré-vasculares* localizam-se anteriormente à aorta em relação aos grandes vasos. Drenam a maioria das estruturas anteriores do mediastino, incluindo pericárdio, timo, tireóide, pleura, e os hilos anteriores. Eles representam linfonodos viscerais. Comunicam-se anteriormente com a cadeia mamária interna de linfonodos e posteriormente com os linfonodos paratraqueais e aortopulmonares. Podem estar envolvidos numa variedade de doenças, notavelmente linfoma (ver Figs. 5-3 e 5-4 no Capítulo 5) e doenças granulomatosas, mas seu envolvimento em câncer do pulmão é relativamente incomum.

Os *linfonodos paracardíacos ou do ângulo cardiofrênico* localizam-se anterior ou lateral ao coração e pericárdio, na superfície do diafragma. Comunicam-se com a cadeia mamária interna inferior e drenam os espaços intercostais inferiores, pericárdio, diafragma e fígado. Como os linfonodos mamários internos, os linfonodos paracardíacos são mais comumente aumentados em pacientes

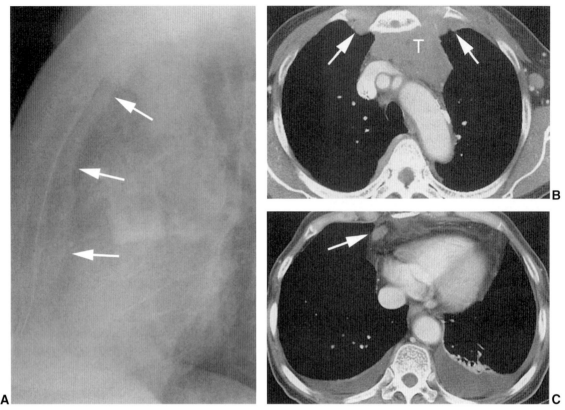

FIG. 8-28. Cadeia mamária interna e linfonodo paracardíaco aumentados. **A.** A radiografia simples de perfil em paciente com linfoma não-Hodgkin mostra espessamento da faixa retroesternal *(setas)*. **B.** A TC mostra aumento de linfonodos mamários internos *(setas)* nos dois lados, em associação com envolvimento do timo *(T)* no mediastino anterior, aumento de linfonodo axilar esquerdo e derrames pleurais. **C.** Em um nível inferior, o linfonodo paracardíaco direito *(seta)* também está aumentado.

com linfoma (ver Fig. 8-28C) e carcinoma metastático, particularmente câncer de mama. Linfonodos paracardíacos correspondem aos subgrupos anterior (pré-pericárdico) e médio (justafrênico) do grupo de linfonodos do diafragma parietal. Os linfonodos pré-pericárdicos estão localizados posterior e ligeiramente lateral ao processo xifóide. Linfonodos justafrênicos estão situados vizinhos ao pericárdio, onde os nervos frênicos encontram o diafragma. De um ponto de vista clínico, é pouco provável a distinção entre os dois.

Linfonodos Traqueobrônquicos

Os linfonodos traqueobrônquicos geralmente servem para drenar os pulmões. Doenças do pulmão (p. ex. câncer pulmonar, sarcoidose, tuberculose, infecções por fungos) que secundariamente envolvem linfonodos tipicamente envolvem linfonodos traqueobrônquicos. Estes são subdivididos em um número importante de grupos de linfonodos, que estão intimamente relacionados.

Os *linfonodos paratraqueais* ficam anterior, ou em ambos os lados da traquéia, ocupando assim o espaço pré-traqueal (paratraqueal anterior) (Figs. 8-30 e 8-31). Linfonodos retrotraqueais também podem ser vistos. O linfonodo mais inferior desta região é o conhecido linfonodo ázigo, medial ao arco ázigo. Estes linfonodos formam a passagem final da drenagem linfática dos dois pulmões, excetuando o lobo superior esquerdo. Por isso, são comumente anormais independentemente da localização da doença pulmonar.

Os *linfonodos aortopulmonares* são agrupados por Rouvière com linfonodos pré-vasculares, mas como à esquerda eles têm a mesma função dos linfonodos paratraqueais à direita e comunicam-se livremente com linfonodos paratraqueais, é mais apropriado agrupá-los juntos. Eles ficam na janela aortopulmonar, ao lado do brônquio principal esquerdo e entre a aorta e a artéria pulmonar. O lobo superior esquerdo drena por este grupo de nódulos.

Os *linfonodos peribrônquicos* envolvem o brônquio principal em cada lado e ficam entre o brônquio principal no espaço subcarinal. Estes drenam os pulmões. O *linfonodo broncopulmonar* fica localizado longe do ponto de origem do brônquio principal e geralmente é considerado hilar.

LINFONODOS MEDIASTINAIS E MASSAS LINFONODAIS

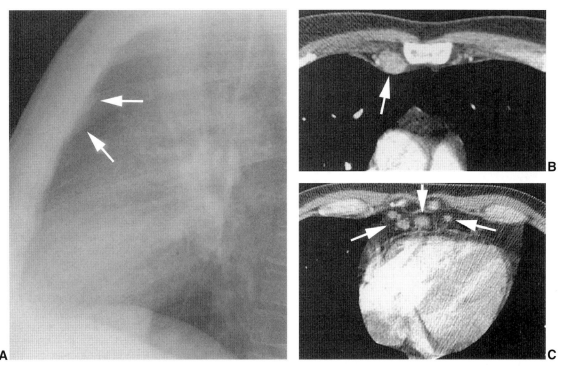

FIG. 8-29. Cadeia mamária interna e linfonodo paracardíaco aumentado. **A.** A radiografia simples de perfil em paciente com linfoma não-Hodgkin mostra lobulação da faixa retroesternal *(setas)*. **B.** A TC mostra aumento de linfonodos mamários internos *(setas)*, em associação com vasos da mamária interna. **C.** Em um nível inferior, um grupo de linfonodos paracardíacos aumentado *(seta)* também está visível.

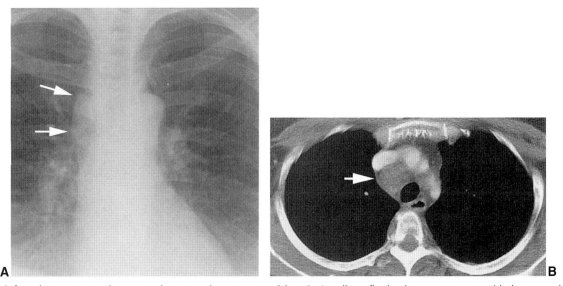

FIG. 8-30. Linfonodo paratraqueal aumentado em carcinoma metastático. **A.** A radiografia de tórax mostra convexidade anormal do mediastino superior direito *(setas)*. A faixa paratraqueal direita e o contorno normal da veia cava superior não estão visíveis. **B.** A TC mostra aumento de linfonodos no espaço pré-traqueal *(setas)*, correspondendo a linfonodo paratraqueal. A veia cava superior está deslocada lateral e anteriormente, e a faixa paratraqueal normal direita está obscurecida pelos grandes linfonodos.

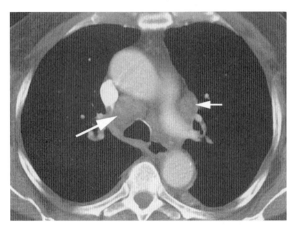

FIG. 8-31. Linfonodos paratraqueais e janela aortopulmonar aumentados em linfoma não-Hodgkin. Linfonodos aumentados no espaço pré-traqueal *(seta maior)* e janela aortopulmonar *(seta menor)* são visíveis.

Os *linfonodos subcarinais* representam linfonodos peribrônquicos localizando-se entre o brônquio principal e o espaço subcarinal (Fig. 8-32). Esses linfonodos drenam os hilos inferior direito e esquerdo e se comunicam em torno da cadeia paratraqueal direita.

Linfonodos Posteriores

Os *linfonodos paraesofágicos e de ligamentos pulmonares inferiores* são associados ao esôfago e à aorta descendente e ficam medialmente localizados em relação ao ligamento pulmonar inferior (Fig. 8-33A e B). Representam linfonodos viscerais e drenam os lóbulos mediais inferiores, esôfago, pericárdio e diafragma posterior. À direita, são impossíveis de serem distinguidos de linfonodos subcarinais a não ser que estejam próximo do diafragma.

Linfonodos intercostais e paravertebrais são encontrados no espaço posterior intercostal e vizinhos aos corpos vertebrais torácicos (Fig. 8-33B e C). Estes drenam a pleura posterior, parede do tórax e coluna e comunicam-se com outros linfonodos mediastinais posteriores.

Os linfonodos retrocrurais ficam localizados posteriormente à crura diafragmática (Fig. 8-34). Estes se comunicam com linfonodos lombares e linfonodos mediastinais posteriores, drenam o diafragma e o fígado, e representam o grupo posterior de linfonodos diafragmáticos parietais.

Estadiamento de Linfonodos

Em 1970, o American Joint Committee on Cancer (AJCC) e a Union Internationale Contre le Cancer (UICC) criaram um sistema numérico para localização de linfonodos intratorácicos, com a finalidade de determinar o estadiamento do câncer do pulmão. Os linfonodos foram descritos em relação a regiões no mediastino chamadas de "estações de linfonodos" (Quadro 8-11). O sistema de mapeamento da AJCC/UICC foi modificado em 1983 pela American Thoracic Society (ATS) para definir mais precisamente a anatomia e os critérios de TC para cada estação, e o sistema de classificação da ATS tem sido usado desde então (Fig. 8-35). Em 1997, a AJCC/UICC publicaram

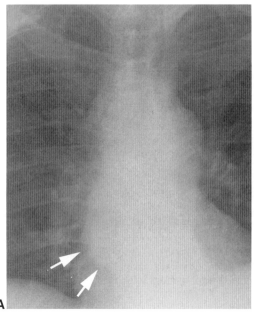
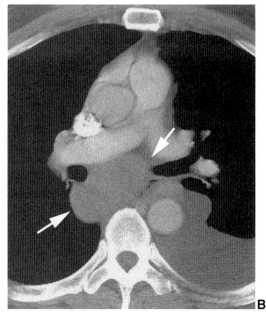

FIG. 8-32. Aumento do linfonodo subcarinal em leucemia linfocítica crônica. **A.** A radiografia de tórax mostra convexidade anormal na região do recesso azigoesofágico *(setas)*, correspondendo a aumento de linfonodo subcarinal. **B.** A TC mostra linfonodo subcarinal anormalmente aumentado.

LINFONODOS MEDIASTINAIS E MASSAS LINFONODAIS

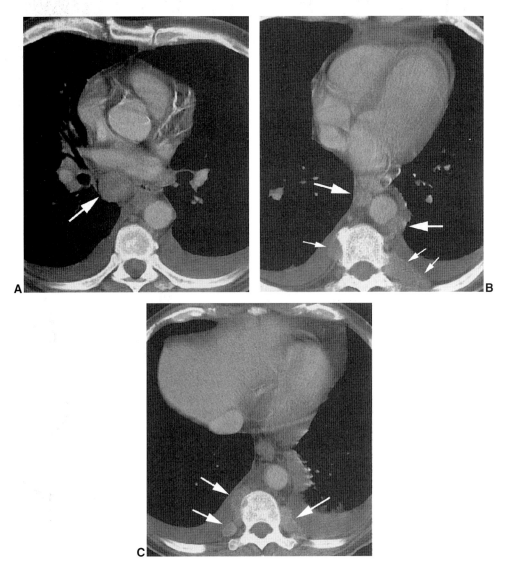

FIG. 8-33. Aumento do linfonodo paraesofágico e paravertebral em carcinoma metastático. **A.** Aumento do linfonodo *(seta)* é visível na região paraesofágica direita. Derrames pleurais também são visíveis. **B.** Em um nível inferior, linfonodos paraesofágicos e paraaórtico *(setas grandes)* e linfonodos paravertebrais *(setas pequenas)* estão aumentados. **C.** Em um nível abaixo de **B**, linfonodos paravertebrais aumentados *(setas)* estão visíveis. Sua atenuação é mais elevada do que o líquido pleural.

QUADRO 8-11 COMPARAÇÃO DAS ESTAÇÕES DE LINFONODOS DA ATS E AJCC/UICC

Grupo de linfonodos	Estação de linfonodos ATS	Designação ATS	Critério anatômico ATS	Estação da AJCC/UICC	Designação AJCC/UICC	Critério anatômico AJCC/UICC
Paratraqueal				1	Mediastinal mais alto	Cranial à margem superior da veia E braquicefálica
Paratraqueal	2D	D paratraqueal superior	D da linha média da traquéia, entre o ápice do pulmão e margem caudal das artérias inominadas (ou para radiologistas, aspecto superior do arco aórtico com em 2E)	2	Paratraqueal superior	Abaixo da Estação 1 e cranial para margem do arco aórtico
	2E	E paratraqueal superior	E da linha média da traquéia, entre o ápice do pulmão e o arco aórtico superior			
Pré-vascular				3	Pré-vascular	Anterior aos ramos dos grandes vasos e arco aórtico cranial
Paraesofágico					Retrotraqueal	Posterior à traquéia e cranial à margem inferior do arco ázigo
Paratraqueal	4D	D paratraqueal inferior	D linha média da traquéia, abaixo de 2 D e acima do arco ázigo	4D	D paratraqueal inferior	D da linha média da traquéia, abaixo 2, e cranial para LSD dos brônquios (= ATS 4D + 10D)
	4E	E paratraqueal inferior	E linha média da traquéia, abaixo de 2E, cefálico à carina, e medial ao ligamento arterioso	4E	E paratraqueal inferior	E da linha média da traquéia, abaixo 2, e cranial para o LSE dos brônquios (= ATS 4E + 10E)
Aortopulmonar	5	Aortopulmonar	Linfonodos subaórtico e paraaórtico lateral ao ligamento arterioso, aorta, ou APE, próximo ao 1º ramo da APE	5	Subaórtico ou aortopulmonar	Lateral ao ligamento arterioso, aorta, ou APE, próxima ao 1º ramo da APE dentro da pleura do mediastino
Pré-vascular	6	Anterior	Anterior ao arco aórtico ou artéria inominada (incluindo alguns linfonodos pré-traqueais e pré-aórticos)	6	Paraaórtico (aórtico ou frênico ascendente)	Anterior e lateral à aorta ascendente e arco aórtico e artéria inominada, caudal ao aspecto superior do arco aórtico
Subcarinal	7	Subcarinal	Caudal à carina mas não associado a brônquio do lobo ou artérias do pulmão	7	Subcarinal	Caudal à carina mas não associado ao brônquio do lobo inferior ou artérias pulmonares do pulmão
Paraesofágico	8	Paraesofágico	Dorsal à parede posterior da traquéia e em ambos os lados do esôfago (não são linfonodos subcarinais)	8	Paraesofágico	Vizinhos à parede do esôfago e para a direita do lado esquerdo do esôfago
Ligamento pulmonar inferior	9	Ligamento pulmonar D ou E	Relacionado aos ligamentos pulmonares inferiores direito ou esquerdo	9	Ligamento pulmonar	Dentro do ligamento pulmonar, incluindo aqueles na parede posterior e porção inferior da veia pulmonar inferior
Peribrônquico (hilar)	10D	Traqueobrônquico	D da linha média da traquéia, caudal para a 4D e acima da origem dos brônquios do LSD	10D	Hilar D	Caudal aos brônquios superiores do LSD, vizinho ao brônquio principal D ou próximo ao brônquio intermediário
	10E	Peribrônquico	E da linha média da traquéia, entre a carina e os brônquios do LSE, medial ao ligamento arterioso	10E	Hilar D	Caudal aos brônquios superiores do LSE, vizinho ao brônquio principal E
Broncopulmonar (Hilar)	11	Intrapulmonar	Linfonodos removidos em pneumonectomia ou distal ao tronco principal do brônquio ou carina secundária (inclui interlobar, lobar e linfonodos segmentares)	11	Interlobar	Entre o brônquio lobar e vizinho ao brônquio lobar proximal
Lobar	12		Pode ser determinado após toracotomia	12	Lobar	Vizinho ao brônquio lobar distal
Segmentar	13		Pode ser determinado após toracotomia	13	Segmentar	Vizinho ao brônquio segmentar
				14	Subsegmentar	Vizinho ao brônquio subsegmentar

E, esquerdo; *D*, direito; *APE*, artéria pulmonar esquerda; *LSE*, lobo superior esquerdo; *LSD*, lobo superior direito.

LINFONODOS MEDIASTINAIS E MASSAS LINFONODAIS

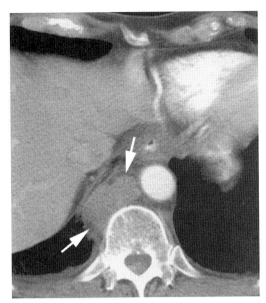

FIG. 8-34. Aumento de linfonodo retrocrural em linfoma. Linfonodos *(setas)* aumentados são vistos numa localização retrocrural e paraaórtica.

Linfonodos paratraqueais direitos aumentados (linfonodo pré-traqueal) geralmente resultam numa convexidade anormal da interface da veia cava superior ou espessamento da faixa paratraqueal direita (Fig. 8-30A) Inferiormente, linfonodos paratraqueais direitos estão contíguos aos linfonodos traqueobrônquicos direitos, reconhecidos quando aumentados como aumento da sombra do arco ázigo.

Linfonodos paratraqueais esquerdos aumentados não são comumente visíveis em radiografias de tórax, mas podem resultar numa convexidade na região da faixa paratraqueal esquerda ou na interface da artéria subclávia esquerda, acima do arco aórtico.

O aumento de linfonodos aortopulmonares resulta numa convexidade da janela aortopulmonar.

Linfonodos subcarinais aumentados resultam numa convexidade na região do aspecto superior do recesso azigoesofágico (ver Fig. 8-32A). O aumento do linfonodo paraesofágico também pode resultar numa convexidade anormal no recesso azigoesofágico ou numa anormalidade da banda retrotraqueal em radiografia de perfil.

uma revisão com a finalidade de unificar as classificações da AJCC com as da ATS (Fig. 8-36). Um conhecimento detalhado da classificação das estações de linfonodos não é exigido na clínica médica, porém conhecimentos básicos são recomendados. As Figuras 8-35 e 8-36 e Quadro 8-11 podem ser usadas como referência e comparação entre os critérios da AJCC/UICC e ATS.

■ Linfonodomegalias

Radiografias

Linfonodos normais não são vistos em radiografias de tórax. Linfonodos aumentados podem ser detectados em conseqüência de distorção do contorno do mediastino normal ou anormalidade das linhas, interfaces, ou espaços do mediastino (Quadro 8-12).

TC

Na TC, os linfonodos geralmente são visíveis arredondados, elípticos ou triangulares; discretos e envoltos por gordura mediastinal e atenuação de tecido mole (Figs. 8-28 a 8-34). O linfonodo hilar é visto algumas vezes com uma pequena quantidade de tecido gorduroso.

Os linfonodos podem usualmente ser distinguidos de vasos por sua localização. Contudo, a habilidade em identificar linfonodos corretamente está relacionada diretamente à quantidade de gordura mediastinal que os envolve; em pacientes com pouca gordura mediastinal, pode ser difícil distinguir linfonodos de vasos sem a injeção de contraste. Na maior parte do mediastino, linfonodos ocorrem em cachos de alguns linfonodos de mesmo tamanho.

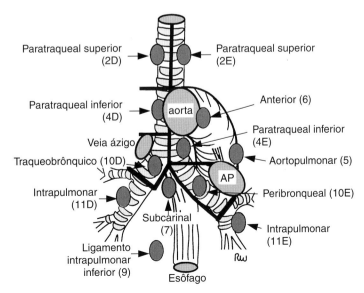

FIG. 8-35. Estações de linfonodos ATS.

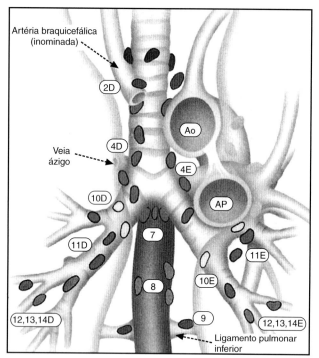 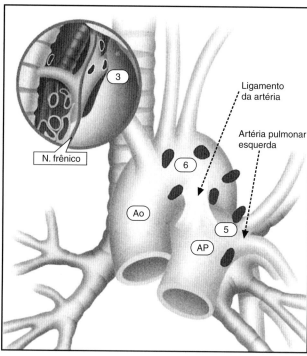

FIG. 8-36. Estações de linfonodos da AJCC/UICC. (De Mountain CF, Dresler CM. Regional lymph node classification for lung cancer staging. Chest 1997;111:1718-1723.)

QUADRO 8-12 ACHADOS RADIOGRÁFICOS DE LINFONODOS AUMENTADOS

Grupo de linfonodos	Estações de linfonodos – ATS	Achados em radiografia simples de linfonodos aumentados
Paratraqueal direito	2D, 4D	1. Convexidade da interface da veia cava superior
		2. Espessamento da faixa direita paratraqueal
Paratraqueal esquerdo	2E, 4E	1. Convexidade da interface da artéria subclávia esquerda
		2. Espessamento da faixa paratraqueal esquerda (incomum)
Aortopulmonar	5	Convexidade da interface da janela aortopulmonar
Pré-vascular	6	1. Massa no mediastino anterior
		2. Preenchimento do espaço retroesternal (radiografia de perfil)
Subcarinal	7	Convexidade no aspecto superior do recesso azigoesofágico
Paraesofágico	8	1. Espessamento da banda traqueal posterior
		2. Convexidade do recesso azigoesofágico
Ligamento pulmonar inferior	9	Convexidade na margem inferior do recesso azigoesofágico
Peribrônquico (hilar)	10D e E	Aumento e lobulação hilar (ver Cap. 6)
Broncopulmonar (hilar)	11	Aumento e lobulação hilar (ver Cap. 6)
Paracardíaco	14D e E	Convexidade nos ângulos cardiofrênicos
Mamária interna	–	Lobulação na faixa retroesternal
Retrocrural	8D e E	Convexidade das faixas paravertebrais
Intercostal ou paravertebral		Convexidade das faixas paravertebrais

LINFONODOS MEDIASTINAIS E MASSAS LINFONODAIS

O eixo curto de um linfonodo, ou seja, o menor diâmetro visto em um corte, deveria ser geralmente utilizado para medir seu tamanho. Esta mensuração reflete mais aproximadamente o real diâmetro do linfonodo, quando eles estão orientados obliquamente em relação ao plano do *scan* e mostra menores variações entre indivíduos normais do que o faria o eixo longo ou maior diâmetro.

Há variação significativa no tamanho de linfonodos normais, dependendo de sua localização (Quadro 8-13). Contudo, ficou convencionado que o limite máximo do normal para linfonodos mediastinais deveria ser considerado geralmente como sendo de 1,0 cm, medido pelo eixo curto, exceto na região subcarinal. Noventa e cinco por cento ou mais dos linfonodos em indivíduos normais medem 1,0 cm ou menos que isso nas regiões paratraqueal inferior (4D), paratraqueal direita (10D) e na janela aortopulmonar (5). Na região subcarinal, um limite máximo de 1,5 cm é aceito usualmente. Linfonodos mamários internos, paracardíacos e paravertebrais geralmente não são vistos na TC nos indivíduos normais.

Anormalidades significativas (p. ex., micrometástases) podem estar presentes em linfonodos de tamanhos normais. O significado dado à presença de linfonodo com discreto aumento de tamanho deve ser balanceado pelo conhecimento da história clínica do paciente. Por exemplo, se for sabido que o paciente é portador de câncer de pulmão, um linfonodo aumentado tem uma probabilidade significativa de estar relacionado com o tumor. Contudo, o mesmo linfonodo aumentado em paciente sem câncer pulmonar tem muito menos probabilidade de ter algum significado clínico. Na ausência de uma patologia conhecida, um linfonodo modestamente aumentado deve ser visto com maior possibilidade de ser um linfonodo hiperplásico ou pós-inflamatório.

Linfonodos muito aumentados e apresentando um eixo curto de 2 cm ou mais muitas vezes refletem a presença de neoplasia, como tumor metastático ou linfoma,

doença granulomatosa ou infecção, e deveriam ser considerados como potencialmente significativos. Embora linfonodos mediastinais possam tornar-se aumentados numa variedade de doenças inflamatórias não-infecciosas e não-granulomatosas, eles serão sempre menores que 2 cm.

Com a evolução da doença, um processo patológico envolvendo vários linfonodos contíguos pode, também, envolver a gordura mediastinal circundante e vários linfonodos adjacentes podem fundir-se formando uma grande massa única. Margens nodulares mal definidas, ou má definição das margens dos linfonodos coalescentes pode indicar a extensão do processo patológico através da cápsula nodular ou de uma reação fibrótica ou inflamatória associada. Tal aparência é muito típica de infecção, de doença granulomatosa e de neoplasia. Também pode ocorrer infiltração difusa da gordura mediastinal, caso em que nódulos individuais ou grupos nodulares tornam-se irreconhecíveis (Fig. 8-37). Tipicamente, a gordura mediastinal parece ter sido substituída por densidade de tecido mole. Esse padrão sugere linfoma, carcinoma indiferenciado, infecção generalizada ou mediastinite granulomatosa.

■ Calcificação de Linfonodos

Pode ser reconhecida em radiografias torácicas ou na TC. Este último recurso, naturalmente, é o mais sensível. Linfonodos calcificados indicam, tipicamente, doença granulomatosa prévia, inclusive tuberculose, histoplasmose, outras infecções fúngicas e sarcoidose. Uma variedade de outras doenças pode estar associada a linfonodos calcificados.

A calcificação pode ser densa, envolvendo o linfonodo de maneira homogênea, pontilhada (aparência de casca de ovo) ou tênue e obscura. Os linfonodos anormais estão muitas vezes aumentados mas podem também conservar suas dimensões normais. Linfonodos múltiplos e calcificados são vistos com freqüência em

---

QUADRO 8-13 TAMANHO DE LINFONODO MEDIDO POR TC EM INDIVÍDUOS NORMAIS (CLASSIFICAÇÃO ATS DE LINFONODOS)

Classificação ATS	Pacientes com linfonodos (%)	Número de linfonodos (± DP)	Nº máximo de linfonodos	Diâmetro/mm eixo curto (± DP)	Limites superiores do normal (mm) (média + 2 DP)
2D	95	2,1 ± 1,3	6	3,5 ± 1,3	6,1
2E	75	1,9 ± 1,6	6	3,3 ± 1,6	6,5
4D	100	3,2 ± 2,0	10	5,0 ± 2,0	9,0
4E	84	2,1 ± 1,6	7	4,7 ± 1,9	8,5
5	59	1,2 ± 1,1	3	4,7 ± 2,1	8,9
6	86	4,8 ± 3,5	12	4,1 ± 1,7	7,5
7	95	1,7 ± 1,1	6	6,2 ± 2,2	10,6
8D	57	1,0 ± 1,1	4	4,4 ± 2,6	9,6
8E	45	0,8 ± 1,2	6	3,8 ± 1,7	7,2
10D	100	2,8 ± 1,3	7	5,9 ± 2,1	10,1
10E	70	1,0 ± 0,8	3	4,0 ± 1,2	6,4

Modificada de Glazer GM, Gross BH, Quint LE, et al. Normal mediastinal lymph nodes: number and size according to American Thoracic Society mapping. AJR Am J Roentgenol 1985;144:261-265.)

Capítulo 8 I MEDIASTINO – MASSAS MEDIASTINAIS

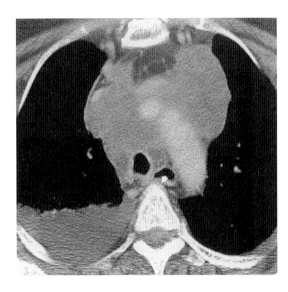

FIG. 8-37. Massa de linfonodos confluentes em paciente com carcinoma espinocelular metastático envolvendo os espaços pré-traqueal e pré-vascular. Linfonodos individuais não são vistos.

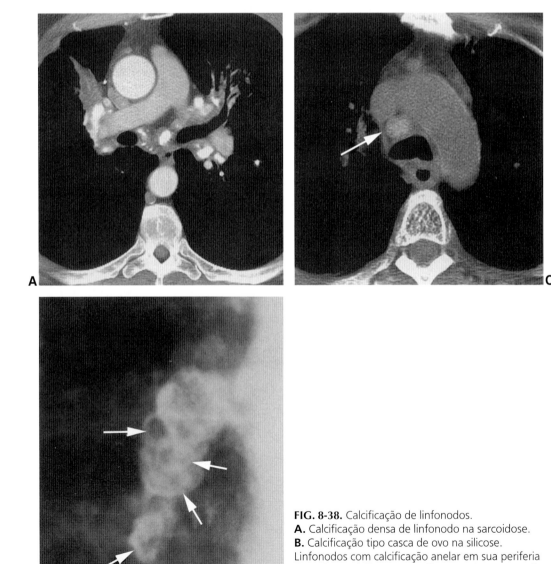

FIG. 8-38. Calcificação de linfonodos.
A. Calcificação densa de linfonodo na sarcoidose.
B. Calcificação tipo casca de ovo na silicose. Linfonodos com calcificação anelar em sua periferia (setas). C. Calcificação puntiforme e tênue apagada (setas) em metástase de carcinoma tireóideo.

LINFONODOS MEDIASTINAIS E MASSAS LINFONODAIS

geral em contigüidade com calcificações dos linfonodos hilares. Calcificação densa envolvendo totalmente ou quase um linfonodo anormal é típica de infecção granulomatosa prévia ou de sarcoidose (Fig. 8-38A).

Calcificação do tipo casca de ovo é definida pela presença de cálcio na periferia do linfonodo, muitas vezes mostrando-se anelar. É ainda encontrada, mais freqüentemente, em pacientes com silicose (Fig. 8-38B) ou com pneumoconiose, em trabalhadores de minas de carvão, sarcoidose e tuberculose. Ocorre também em pacientes com doença de Hodgkin (DH), usualmente após radiação e, ocasionalmente, em pacientes com outras causas de calcificação linfonodal.

Raramente encontra-se calcificação em linfonodos, em casos de linfomas não tratados ou como em carcinomas metastáticos (tipicamente adenocarcinoma mucinoso ou carcinoma da tireóide) (Fig. 8-38C). Em geral a calcificação de adenocarcinoma é puntiforme, tênue e difícil de ser vista em radiografias simples. Calcificação de linfonodos pode ser vista também em pacientes com metástases de sarcoma osteogênico. Calcificação de linfonodos hilares e mediastinais tem sido observada em pacientes aidéticos infectados por *Pneumocystis jiroveci (P. carinii)*.

Embora linfonodos calcificados indiquem geralmente a presença de doença antiga, estes podem permanecer funcionais mesmo quando densamente calcificados e podem ser envolvidos por outros processos como neoplasia metastática (Quadro 8-14).

Linfonodos calcificados situados no mediastino ou nos hilos podem provocar erosão dos brônquios adjacentes, disso resultando *broncolitíase*, situação que é mais comum na histoplasmose e na tuberculose. O linfonodo calcificado ou bronquiolito pode ser expectorado ou pode permanecer e provocar atelectasia, pneumonia pós-obstrutiva ou hemoptise.

■ Linfonodos Necróticos ou de Baixa Atenuação

Após a administração de contraste IV, linfonodos aumentados de tamanho podem mostrar baixa atenuação, mui-

> **QUADRO 8-14** LINFONODOS CALCIFICADOS
>
> **Comum**
> Doenças infecciosas granulomatosas
>   Tuberculose
>   Infecções fúngicas (histoplasmose)
> Sarcoidose
> Silicose
> Doença de Hodgkin – comum pós-tratamento
> **Raro**
> Pneumonia por *Pneumocytis jiroveci (P. carinii)*
> Metástases (carcinoma mucinoso)
> Amiloidose
> Esclerodermia
> Doença de Castleman

> **QUADRO 8-15** LINFONODOS NECRÓTICOS (BAIXA DENSIDADE)
>
> **Comum**
> Doenças infecciosas granulomatosas
>   Tuberculose
>   Doenças fúngicas (histoplasmose)
> Metástases
>   Câncer pulmonar
>   Câncer maligno extratorácico
> Linfoma
> **Raro**
> Sarcoidose

tas vezes com uma margem acentuada (Fig. 8-39). Tipicamente, a baixa atenuação citada reflete a presença de necrose. Linfonodos nesta situação são encontrados comumente em pacientes com tuberculose, infecções fúngicas e neoplasias como carcinoma metastático e linfoma.

Linfonodos necrosados são comuns em pacientes com tuberculose ativa. Após injeção de contraste IV, linfonodos com mais de 2 cm de diâmetro quase sempre mostram áreas centrais de baixa atenuação, com realce periférico e parede irregular. Linfonodos menores podem também exibir esse padrão.

Linfonodos hipodensos ocorrem também em câncer pulmonar metastático (muitas vezes o tumor primário está necrosado), seminoma metastático e neoplasias metastáticas ovarianas, tireoidiana e gástrica (Quadro 8-15). Linfonodos necróticos são vistos em 10 a 20% dos pacientes com linfoma, antes ou depois do tratamento e têm sido descritos em várias outras entidades, inclusive sarcoidose.

■ Realce de Linfonodos

Linfonodos normais podem mostrar algum realce após infusão IV de contraste. Linfonodos patológicos com vascularidade aumentada podem aumentar significativamente sua atenuação. O diagnóstico diferencial de linfonodos mediastinais com realce é limitado e inclui a doença de Castleman (Fig. 8-40A), linfadenopatia angioimunoblástica, metástases vasculares (p. ex., carcinoma celular renal, carcinoma tireoidiano papilar, carcinoma pulmonar, sarcoma, melanoma; Fig. 8-40B), tuberculose e, às vezes, sarcoidose (Quadro 8-16).

A diferenciação entre linfonodos com realce e massas mediastinais com realce deve ser tentada. Massas com realce incluem lesões subesternais tireoidianas e das paratireóides, tumor carcinóide, linfangioma, hemangioma e paraganglioma.

■ Avaliação por RM de Linfonodos Mediastinais

A RM é comparável à TC na identificação mediastinal e hilar de linfonodos, ainda que sua resolução espacial seja inferior. Embora haja algumas diferenças nas característi-

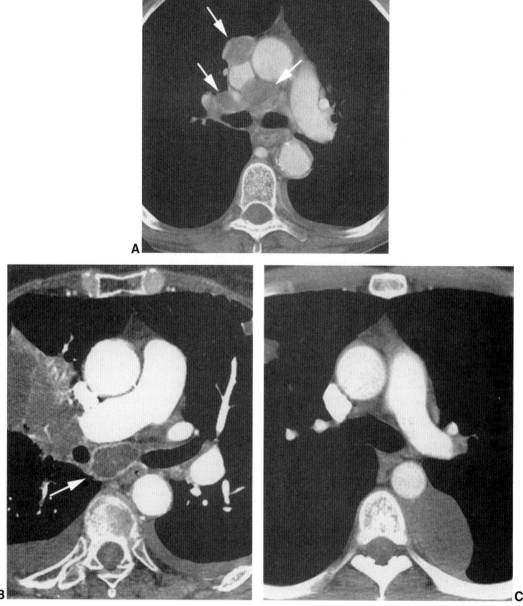

FIG. 8-39. Linfonodos mediastinais hipodensos. **A.** Carcinoma metastático com linfonodos de baixa atenuação aumentados *(setas)*. **B.** Linfonodo mediastinal de baixa atenuação com realce em anel, em carcinoma metastático de mama. Consolidação pulmonar direita e derrame pleural bilateral são também vistos. **C.** Linfonodo metastático de carcinoma testicular, paravertebral e de baixa atenuação.

LINFOMA

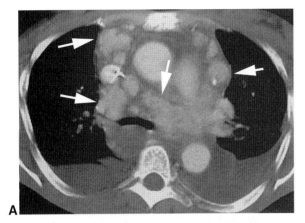

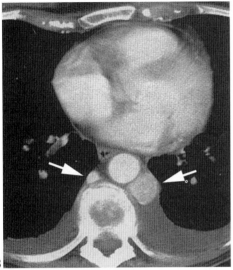

FIG. 8-40. Linfonodos com realce após contraste. **A.** Múltiplos linfonodos aumentados *(setas)* na doença de Castleman multicêntrica do tipo células plasmáticas mostram densa acentuação. **B.** Metástases de linfonodos acentuados e paravertebrais *(paraaórticos)* de um paragangliona.

cas das imagens de RM entre linfonodos benignos e malignos, sua diferenciação em casos individuais não é possível. Além disso, a RM é incapaz de detectar calcificação, tornando assim difícil a identificação de linfonodos.

Baixa intensidade de sinal tem sido notada em imagens ponderadas em T2 em pacientes com mediastinite fibrosante; contudo, esta aparência não é específica.

QUADRO 8-16 LINFONODOS COM REALCE (CONTRASTE)

Comum
Metástases (tumores vasculares)
Tuberculose
Raros
Doença de Castleman
Sarcoidose
Linfadenopatia angioimunoblástica

LINFOMA

Linfomas são neoplasias primárias do sistema linfático e são classificados em dois tipos principais: DH (doença de Hodgkin) e LNH (Linfoma não-Hodgkin). DH é o menos comum dos dois tipos, representando cerca de 25 a 30% dos casos, mas é mais comum como causa de envolvimento do mediastino. Linfomas são discutidos detalhadamente no Capítulo 5.

■ Doença de Hodgkin

A DH tem predileção para envolvimento torácico e cerca de 85% dos pacientes com DH apresentam-se com adenopatia mediastinal. Na maioria das vezes, envolve os linfonodos do mediastino superior (pré-vascular, pré-traqueal e aortopulmonar) (Figs. 8-41 e 8-42; ver também Figs. 5-1 a 5-7 no Capítulo 5); se esses linfonodos aparecerem normais na TC é improvável que a adenopatia intratorácica representa DH.

Múltiplos grupos de linfonodos são comumente envolvidos em pacientes com DH (Fig. 8-42). Além dos grupos linfonodais do mediastino superior, locais de linfonodomegalia em ordem decrescente de freqüência, incluem os nódulos hilares, os subcarinais, os cardiofrênicos (paracardíacos), os mamários internos e os mediastinais posteriores. Aumento de tamanho ou volume num único grupo linfonodal pode ser visto em alguns pacientes com DH, mais comumente no mediastino anterior (pré-vascular). Isto indica, muitas vezes, a presença de doença de Hodgkin esclerosante, que corresponde a 50 a 80% dos casos em adultos.

Em pacientes com DH, os linfonodos aumentados apresentam aparências variáveis. Os linfonodos apresentam geralmente a atenuação homogênea própria dos tecidos moles; pode ser vista necrose com o uso de contraste. Raramente os linfonodos apresentam pequenas espículas de calcificação em pacientes sem tratamento. Múltiplos linfonodos aumentados podem ser vistos e podem ser bem definidos e discretos, conglomerados ou associados num infiltrado mediastinal difuso. A DH mostra também predileção para o envolvimento do timo, em associação com aumento de tamanho dos linfonodos mediastinais.

■ Linfomas Não-Hodgkin (LNH)

Esse termo refere-se a um grupo diverso de doenças, variáveis em seus achados radiológicos, em sua apresentação clínica, em seus curso e prognóstico. Comparados à DH, esses tumores são menos comum como causas de doença torácica.

O envolvimento torácico aparece comumente em cerca da metade dos casos com LNH (40 a 50%) como com DH (85%) dos casos. Como acontece na DH, a anormalidade torácica mais comum em pacientes com LNH é o envolvimento dos linfonodos mediastinais, embora o padrão da doença de linfonodos seja diferente (Figs. 5-15 a 5-19 no Capítulo 5).

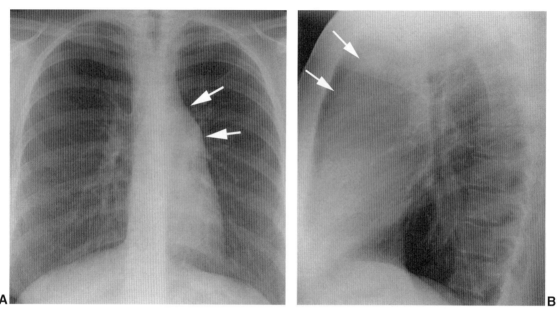

FIG. 8-41. Linfonodos no mediastino superior, na doença de Hodgkin. **A.** A radiografia póstero-anterior mostra massa *(setas)* na região da janela aortopulmonar. **B.** Uma massa mediastinal anterior *(setas)* é visível na radiografia lateral.

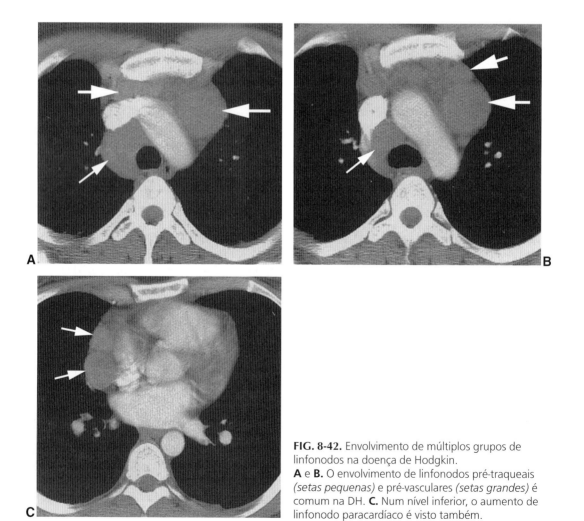

FIG. 8-42. Envolvimento de múltiplos grupos de linfonodos na doença de Hodgkin.
A e **B.** O envolvimento de linfonodos pré-traqueais *(setas pequenas)* e pré-vasculares *(setas grandes)* é comum na DH. **C.** Num nível inferior, o aumento de linfonodo paracardíaco é visto também.

LEUCEMIA

O envolvimento de um grupo linfonodal é muito mais comum em pacientes com LNH: 40% dos pacientes com LNH e envolvimento torácico apresentam comprometimento de apenas um grupo de linfonodos. Aumento dos linfonodos mediastinais prévios mamários internos, paratraqueais e hilares é muito menos comum no LNH do que na DH. Contudo, o envolvimento dos linfonodos mediastinais superiores é a anormalidade mais comum observada: 35% dos pacientes apresentam envolvimento de linfonodos mediastinais superiores (pré-vasculares e paratraqueais). Linfonodos subcarinais, nódulos hilares e cardiofrênicos são menos vezes afetados. O envolvimento dos grupos linfonodais do mediastino posterior é muito mais comum com LNH (10% dos casos) do que com DH. Raramente ocorre calcificação de massas nodulares.

LEUCEMIA

Os linfonodos mediastinais podem estar envolvidos em pacientes com leucemia, particularmente na leucemia linfocítica. Em radiografias torácicas, linfonodos mediastinais aumentados são visíveis apenas em 20% dos casos. O aumento de tamanho dos linfonodos mediastinais é mais comum do que o aumento dos linfonodos hilares.

Em pacientes com leucemia mielóide aguda ou crônica, massas de células malignas precursoras podem ser encontradas em locais extramedulares; estas massas são chamadas de sarcoma granulocítico ou cloroma. Comumente, estas massas estão presentes por ocasião do primeiro diagnóstico da leucemia. Em 50% dos casos, as massas envolvem o mediastino, como uma massa focal ou como um alargamento generalizado (Figs. 5-34 e 5-35 no Capítulo 5). Aumento dos linfonodos ou infiltração mediastinal podem ser encontrados. Qualquer porção do mediastino pode ser afetada.

DOENÇA DE CASTLEMAN

A doença de Castleman (referida também por inúmeros outros termos, incluindo hiperplasia angiofolicular de linfonodos mediastinais, hamartoma angiomatoso linfóide e hiperplasia gigante de linfonodos mediastinais) é uma doença de etiologia desconhecida. Duas formas da doença foram descritas histologicamente: o tipo vascular-hialino e o tipo células plasmáticas (Quadro 8-17). Do ponto de vista clínico, a doença de Castleman (DC) é classificada também como localizada ou multicêntrica.

O tipo vascular-hialino de DC ocorre em até 90% dos casos e caracteriza-se, histologicamente, por linfonodos que apresentam centros germinativos hialinos e hipervasculares, marcados por extensa proliferação capilar. Tais pacientes em geral são crianças ou jovens adultos e são usualmente assintomáticos; sua doença comporta-se de maneira benigna, com cura seguindo a completa ressecção cirúrgica. Até 70% dos pacientes apresentam uma massa mediastinal localizada e assintomática (Fig. 8-43A).

QUADRO 8-17 DOENÇA DE CASTLEMAN

Hiperplasia angiofolicular de linfonodos
Tipos vascular-hialino e de células plasmáticas
Localizada ou multicêntrica
Típica acentuação densa com TC
Tipo vascular-hialino
   90% dos casos
   Crianças ou jovens adultos
   Muitas vezes assintomáticos
   Massas localizadas no mediastino ou no hilo
   Comportamento benigno
Tipo de células plasmáticas
   10% dos casos
   Pacientes com 40-50 anos
   Multicêntrico com múltiplos grupos de linfonodos envolvidos
   Doença sistêmica
   Progressiva

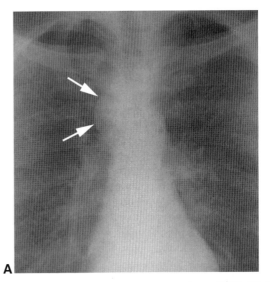

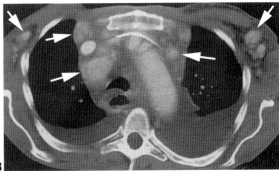

FIG. 8-43. Doença de Castleman. **A.** Doença de Castleman do tipo vascular-hialino manifesta-se como massa mediastinal localizada *(setas)* num paciente assintomático. **B.** Múltiplos linfonodos com realce em um paciente com doença de Castleman do tipo células plasmáticas.

Ao contrário da DC do tipo vascular-hialino, a variedade de doença tipo células plasmáticas muitas vezes apresenta-se como um processo multicêntrico, associado a linfadenopatia generalizada e hepatoesplenomegalia (Figs. 8-40A e 8-43B). A maioria dos casos de DC multicêntrica constitui-se da variante de células plasmáticas com alguns casos apresentando histologia mista. Clinicamente, a doença multicêntrica ocorre em populações mais velhas do que a DC localizada, com a maioria dos pacientes situados nas faixas etárias de 50 a 60 anos. Quase sempre resulta em doença sistêmica, associada a febre, anemia, infecções e doenças malignas como linfoma ou sarcoma de Kaposi. Quando associada a envolvimento nodular localizado, tais sinais sistêmicos usualmente desaparecem após ressecção total dos linfonodos acometidos; contudo, a forma multicêntrica da doença é difícil de ser tratada e é geralmente progressiva, mesmo com o uso de esteróides e de agentes quimioterápicos.

Uma radiografia simples pode mostrar uma massa focal bem definida (DC localizada), envolvendo qualquer parte do mediastino (Fig. 8-43A), ou achados de linfonodos aumentados (DC multicêntrica) (Figs. 8-40A e 8-43B).

Na TC com contraste, a DC localizada mostra tipicamente realce denso; qualquer dos compartimentos do mediastino pode estar envolvido. Calcificação central densa ou flocosa de linfonodos é vista ocasionalmente. Os pacientes com DC multicêntrica avaliados por este método mostraram de imediato realce denso uniforme dos linfonodos mediastinais aumentados. Os grupos axilares, abdominal e outros podem também estar envolvidos.

OUTROS DISTÚRBIOS LINFOPROLIFERATIVOS

Além daquelas doenças relacionadas anteriormente, uma variedade de doenças linfoproliferativas pouco comuns que afetam os pulmões pode estar associada a aumento do tamanho dos linfonodos hilares ou mediastinais. Estas incluem distúrbios linfoproliferativos pós-transplantes, linfadenopatia angioimunoblástica, pneumonite intersticial linfóide e granulomatose linfomatóide. Dentre estas, o aumento de tamanho de linfonodos é mais comum com linfadenopatia angioimunoblástica, uma doença mais comum em pacientes com mais de 50 anos caracterizada por linfonodos aumentados, hipervascularizados, sintomas constitucionais e infecções.

TUMORES METASTÁTICOS

Metástases para os linfonodos mediastinais ou hilares a partir de malignidades extratorácicas são raras, ocorrendo em menos de 3% dos casos. Os tumores extratorácicos com maior probabilidade de formarem metástases mediastinais são os carcinomas da cabeça e pescoço, do trato genitourinário, da mama e os melanomas malignos. Metástases são discutidas pormenorizadamente no Capítulo 4.

A maioria dos tumores metastáticos causa aumento dos linfonodos, sem características distintas. Contudo, linfonodos realçados podem ser secundários a carcinoma celular renal metastático, carcinoma tireóideo papilar, câncer pulmonar, sarcomas e melanomas. Metástases em linfonodos podem também aparecer císticas ou necróticas ou calcificadas. Estas últimas são mais tipicamente derivadas de carcinoma da tireóide ou de adenocarcinoma mucinoso.

A localização dos linfonodos aumentados é por vezes sugestiva do local do tumor primário. O aumento envolvendo linfonodos mediastinais posteriores e linfonodos paravertebrais sugere localização abdominal do tumor primário. O envolvimento de linfonodos do mediastino superior sugere tumor de cabeça e pescoço. Metástases de linfonodos mamários internos mais provavelmente ocorrem em presença de carcinoma de mama. O aumento de linfonodos paracardíacos pode ocorrer como resultado de metástases de tumores abdominais ou torácicos em aproximadamente números iguais. Em estudos revendo causas do aumento dos linfonodos paracardíacos numa variedade de tumores metastáticos presentes, as mais comuns foram os carcinomas do cólon, pulmão, ovário e mama.

SARCOIDOSE

O aumento de tamanho dos linfonodos mediastinais é muito comum na sarcoidose, ocorrendo em 60 a 90% dos pacientes em algum estágio da doença. Cerca da metade desses pacientes mostrará também sinais de doença pulmonar em radiografias simples. Uma percentagem maior de pacientes com tal alteração nos linfonodos mostra evidência de doença pulmonar em imagens de TC.

Tipicamente, o aumento de tamanho dos linfonodos envolve os grupos de linfonodos hilares, bem como os mediastinais, e massas de linfonodos mostram-se bilaterais e simétricas nas radiografias torácicas (Fig. 8-44A); a combinação de aumento linfonodal bilateral hilar e paratraqueal em geral permite a diferenciação entre sarcoidose e linfoma. A combinação de (1) aumento linfonodal paratraqueal direito, (2) hilar direito e (3) hilar esquerdo (padrão 1-2-3) é típica da sarcoidose. Em pacientes que apresentam também aumento linfonodal aortopulmonar (padrão 1-2-3-4) (Figs. 8-44A e 8-45A), afirma-se esse diagnóstico. A presença de aumento de linfonodo hilar é tão típica da sarcoidose que a ausência deste achado num paciente com linfadenopatia mediastinal deveria levar ao questionamento do diagnóstico.

Nas radiografias torácicas, o aumento de tamanho de linfonodo é visto em ordem decrescente de freqüência nas regiões hilar (85 a 95%), paratraqueal direita (75%), aortopulmonar (50 a 75%), subcarinal (20%) e mediastinal anterior (10 a 15%). Em locais muito menos comuns podem ser vistos linfonodos aumentados nas cadeias mamária interna, paravertebral e retrocrural (Quadro 8-18; Figs. 8-44 e 8-45). O aumento unilateral de

SARCOIDOSE

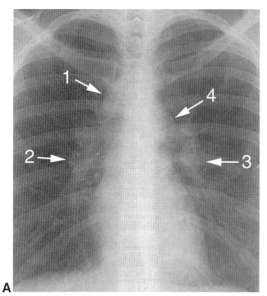

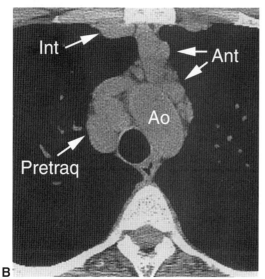

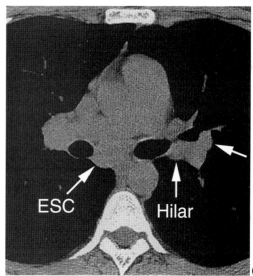

FIG. 8-44. Aumento do tamanho de linfonodos na sarcoidose. **A.** A radiografia torácica póstero-anterior mostra padrão 1-2-3-4 de aumento de linfonodos simétricos hilares e mediastinais. *1,* linfonodos paratraqueais direitos; *2,* linfonodos hilares direitos; *3,* linfonodos hilares esquerdos; *4,* linfonodos na janela aortopulmonar. **B** e **C.** Linfonodos aumentados envolvem o mediastino anterior *(Ant),* os linfonodos mamários internos *(Int),* linfonodos pré-traqueais *(Pretraq),* espaço subcarinal *(ESC)* e grupos de linfonodos hilares. *Ao, aorta.*

linfonodo hilar mostrado por radiografia simples é visto em menos de 5% dos casos. A calcificação de linfonodo pode ser vista em radiografais torácicas, aparecendo densa, pontilhada ou como casca de ovo.

QUADRO 8-18 SARCOIDOSE: FREQÜÊNCIA DE LINFONODOS AUMENTADOS VISTOS EM RADIOGRAFIAS DE TÓRAX E EM TC, POR GRUPOS DE LINFONODOS

Grupo de linfonodos	RX	TC
Hilar	85 a 95%	90%
Paratraqueal direito	75%	100%
Janela aortopulmonar	50 a 75%	90%
Subcarinal	20%	65%
Mediastinal anterior	10 a 15%	50%
Mediastinal posterior	< 5%	15%

Na TC, o aumento de linfonodo é visível em mais de 80 a 95% dos casos de sarcoidose, com a grande maioria envolvendo ambos os grupos de linfonodos hilar e mediastinal. Uma freqüência maior de linfonodos aumentados de tamanho é vista por TC do que por RX e adenopatia simétrica é também mais vezes visível do que em radiografias.

Em pacientes com sarcoidose, os linfonodos podem exibir vários centímetros de diâmetro, mas a sarcoidose em geral não se associa a grandes massas localizadas, como acontece com linfomas. Calcificação em linfonodo é visível na TC e 25 a 50% dos casos (Fig. 8-45). Como acontece com radiografias torácicas, a calcificação pode ser nebulosa ou densa ou apresentar-se pontilhada ou como casca de ovo. Raramente são encontrados linfonodos necróticos ou hipodensos ou com realce nos *scans* feitos com contraste.

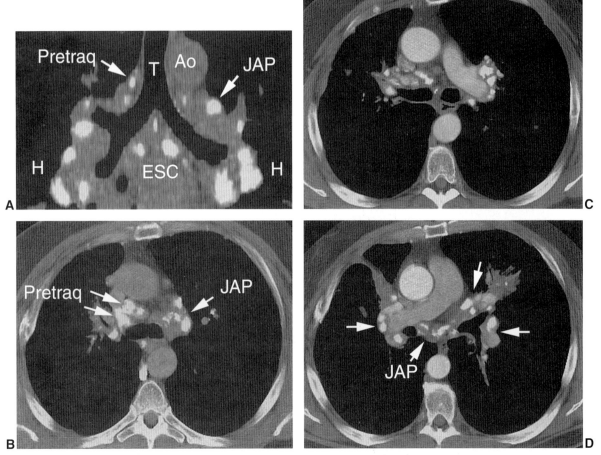

FIG. 8-45. Linfonodos aumentados e calcificados na sarcoidose. **A.** A reconstrução coronal mostra envolvimento mediastinal simétrico e hilar na sarcoidose (ou seja, padrões 1,2,3,4). Os linfonodos mostram-se densamente calcificados. Pré-traqueal *(Pretraq)*; janela aortopulmonar *(JAP)*; Hilar *(H)*; subcarinal *(ESC)*; aorta *(Ao)*. **B.** Os linfonodos calcificados Pretraq e JAP são do mesmo paciente. **C.** Linfonodos calcificados pré-carinais e hilares. **D.** Linfonodos subcarinais e hilares calcificados *(setas)*. Áreas de consolidação representam atelectasia devida ao estreitamento brônquico produzido pelos linfonodos aumentados.

Uma variedade de padrões de envolvimento pulmonar, desde linfonodos pequenos a massas grandes e mal definidas ou ainda fibrose pulmonar, pode também ser vista em pacientes portadores de sarcoidose (Capítulo 15). Contudo, nem todos os pacientes com sarcoidose em atividade mostram aumento do tamanho de linfonodos na TC. É comum ver padrões típicos de envolvimento de pulmão por sarcoidose na TCAR sem que o aumento do tamanho dos linfonodos esteja presente.

INFECÇÕES

Vários agentes infecciosos podem causar aumento de tamanho dos linfonodos mediastinais durante a fase aguda das doenças. Estes incluem a tuberculose, inúmeras infecções fúngicas, inclusive histoplasmose e coccidioidomicose, infecções bacterianas e virais. Tipicamente, há sinais e sintomas de infecção aguda e as radiografias torácicas mostram evidência de doença pulmonar, embora nem sempre isso aconteça. Em pacientes com infecção granulomatosa prévia, a calcificação de linfonodos é comum, e tais linfonodos calcificados podem mostrar-se com tamanhos aumentados ou mesmo normais.

■ Tuberculose

O aumento de tamanho dos linfonodos hilares e mediastinais é visto comumente em radiografias simples e TC em pacientes com tuberculose ativa (Quadro 8-19), embora seja mais freqüentemente visto em crianças do que em adultos.

Em geral, essa reação de linfonodos está presente no lado da doença pulmonar (Fig. 8-46A), mas o envolvimento de linfonodos contralaterais por vezes está presente. Embora a presença de linfadenopatia nas radiografias torácicas, na ausência de doença pulmonar, não seja usual, na tuberculose isto pode acontecer (Fig. 8-46B).

INFECÇÕES

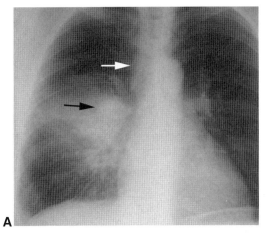

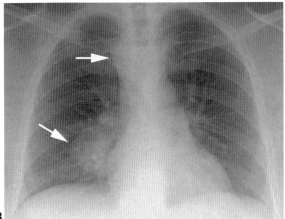

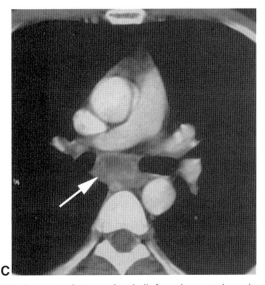

FIG. 8-46. Aumento de tamanho de linfonodos na tuberculose. **A.** Tuberculose primária com consolidação do pulmão direito, aumento de linfonodo hilar direito *(seta preta)* e linfonodo paratraqueal direito aumentado e manifestado pelo alargamento da faixa paratraqueal direita *(seta branca)*. **B.** Tuberculose em paciente com AIDS; aumento de linfonodos hilar e paratraqueal direitos *(setas)*. **C.** Tuberculose com massa de linfonodos subcarinal apresentando baixa atenuação e acentuação anelar *(seta)*.

QUADRO 8-19 AUMENTO DE TAMANHO DE LINFONODOS EM PACIENTES COM TUBERCULOSE ATIVA MOSTRADO NA TC

Local	Designação ATS	Anormalidades (%)
Paratraqueal direito	2D	80
Paratraqueal esquerdo	2E	5
Paratraqueal direito	4D	85
Paratraqueal esquerdo	4E	10
Traqueobrônquico direito	10D	65
Subcarinal	7	50
Aortopulmonar	5	35
Hilar direito	11D	30
Hilar esquerdo	11E	10

Adenopatia do lado direito em geral predomina e, especificamente, o aumento de linfonodo paratraqueal é o mais comum (Fig. 8-46A e B). O aumento bilateral de linfonodos hilares é muito menos comum do que na sarcoidose.

Em pacientes com tuberculose ativa, linfonodos com mais de 2 cm de diâmetro mostram, comumente, áreas centrais de baixa atenuação com realce periférico na TC com contraste (Fig. 8-46C). As áreas de baixa atenuação relativa não apresentam a densidade de água, mas oscilam entre 40 a 60 UH; são visíveis, em geral, apenas cortes com realce por infusão de contraste. Áreas de baixa atenuação envolvendo o mediastino com obliteração da gordura mediastinal representam mediastinite tuberculosa ou abscesso frio. Linfonodos com realce periférico têm sido relatados em quase 85% de pacientes aidéticos e com tuberculose.

Três padrões de linfonodos aumentados têm sido relatados na RM de pacientes com tuberculose, os quais correlacionam-se com os sintomas clínicos, com os achados patológicos e são correspondentes aos achados em TC. Em pacientes com necrose e TB ativa, os linfonodos não são homogêneos e apresentam realce periférico marcado após a injeção de material de contraste. Linfonodos com inflamação granulomatosa, mas sem necrose, mostram-se relativamente homogêneos e com a intensidade de músculo, em ambas as imagens de RM ponderadas em T1 e T2 e mostram um realce homogêneo após a infusão de contraste. Linfonodos fibrocalcificados inativos mostram-se homogêneos e hipointensos em ambas as imagens de RM ponderadas em T1 e T2, sem realce após a infusão de contraste.

■ Histoplasmose

A infecção com *Histoplasma capsulatum* é uma causa bem conhecida de aumento de tamanho de linfonodos hilares e mediastinais. Em pacientes com histoplasmose aguda ou subaguda, as radiografias e a TC podem mostrar aumento de linfonodos subcarinais, paratraqueais e hilares. Na TC, realce irregular, anelar e baixa atenuação correspondente a necrose podem ser vistos como nos pacientes com tuberculose. Massas podem apresentar vários centímetros de diâmetro.

MEDIASTINITE FIBROSANTE

Em alguns pacientes com doença granulomatosa envolvendo linfonodos mediastinais, a extensão do processo patológico para os tecidos mediastinais vizinhos resulta em extensa fibrose (Quadro 8-20). A esse processo deu-se o nome de mediastinite granulomatosa ou mediastinite fibrosante. O envolvimento sintomático e/ou a compressão de algumas estruturas mediastinais, particularmente vasos, traquéia ou esôfago, podem resultar deste processo. As causas mais comuns de situação semelhante são a histoplasmose, tuberculose e a sarcoidose, mas a mediastinite fibrosante pode também estar na dependência de doença auto-imune, drogas, fibrose retroperitoneal ou ainda ser idiopática.

Tipicamente, linfonodos aumentados vistos em TC em pacientes com doenças granulomatosas como histoplasmose, tuberculose e sarcoidose são bem definidos. A mediastinite fibrosa manifesta-se na TC pela substituição da gordura mediastinal por tecido fibroso de densidade superior, muitas vezes associado a calcificação. Na presença dessa patologia, linfonodos aumentados discretamente não podem ser identificados.

As manifestações correspondentes na TC incluem massas hilares e mediastinais, calcificação difusa ou pontilhada e compressão ou aprisionamento da traquéia, brônquios principais ou vasos mediastinais (Fig. 8-47). As estruturas mais comumente envolvidas são aquelas que têm as paredes mais finas (veia cava superior) ou estruturas de trajeto mediastinal mais longo (traquéia ou brônquio esquerdo principal e artéria pulmonar direita). Em pacientes com mediastinite fibrosante, a complicação mais comum é o estreitamento ou a obstrução da veia cava superior (40%), dos brônquios (35%), artéria pulmonar (20%) e esôfago (10%). Raramente esses achados afetam em primeiro lugar o mediastino posterior, com aprisionamento do esôfago e disfagia predominando.

QUADRO 8-20	MEDIASTINITE FIBROSANTE

Causa
    Histoplasmose
    Tuberculose
    Sarcoidose
    Doenças auto-imunes
    Fibrose retroperitoneal
    Idiopática
Calcificação comum
Estreitamento de veia cava superior, traquéia, brônquio principal esquerdo, artéria pulmonar direita

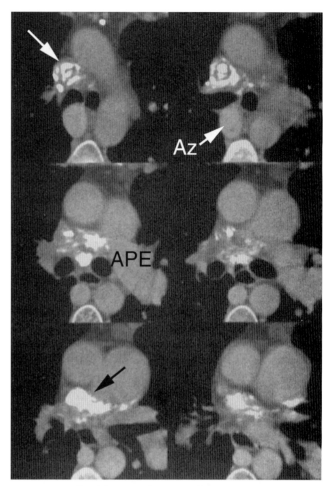

FIG. 8-47. Mediastinite granulomatosa decorrente de histoplasmose. A TC em cinco níveis mostra calcificações extensas na região da veia cava superior *(seta branca superior esquerda)* resultando em obstrução do vaso citado. A veia ázigo *(AZ)* que está servindo como via colateral está dilatada. As calcificações em nível inferior provocam a obstrução da artéria pulmonar direita *(seta preta)*, e a artéria pulmonar esquerda *(APE)* está dilatada.

LESÕES DE TECIDO GORDUROSO

O tecido gorduroso é especificamente reconhecido na TC por seus baixos números, que variam de -40 a -130 UH. Tecido gorduroso está normalmente presente no mediastino e aumenta com a idade.

O tecido gorduroso normal não é encapsulado e distribui-se igualmente pela matriz de tecido do mediastino. Os contornos do mediastino não são geralmente afetados pelas quantidades normais de gordura. Contudo, o acúmulo de gordura nos ângulos cardiofrênicos anteriores ou os coxins gordurosos epicárdicos podem estar assimétricos e sugerir a presença de massa na radiografia torácica.

As anormalidades da distribuição de gordura podem ser difusas (lipomatose mediastinal) ou focais (lipoma contendo gordura, hérnias diafragmáticas; Quadro 8-21). Na grande maioria dos casos, a descoberta

LESÕES DE TECIDO GORDUROSO

QUADRO 8-21 MASSAS CONTENDO GORDURA

Lipomatose e coxins gordurosos
Lipoma ou lipossarcoma
Timolipoma
Teratoma
Linfangioma ou hemangiona
Hérnias contendo gordura
Hematopoiese extramedular

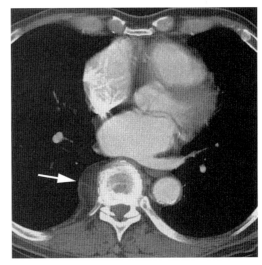

FIG. 8-49. Lipoma. Uma lesão lipomatosa bem circunscrita está visível no mediastino posterior *(seta).*

da natureza gordurosa de uma massa indica natureza benigna.

■ Lipomatose Mediastinal

Lipomatose é uma condição benigna na qual quantidades excessivas de tecido gorduroso livre e histologicamente normal acumulam-se no mediastino. Pode estar associada à doença de Cushing, ao tratamento com esteróide ou à obesidade, mas estes fatores estão ausentes em até 50% dos casos. É assintomática, relativamente comum e é, na maioria das vezes, encontrada incidentalmente em pacientes submetidos a radiografias torácicas ou TC.

O excesso de deposição de gordura é mais proeminente no mediastino superior, resultando em alargamento mediastinal liso e simétrico e superfícies pleurais convexas ou abaulamentos, como são vistos nas radiografias do tórax e na TC (Fig. 8-48A). A aparência de alargamento mediastinal liso em uma radiografia simples é característica de lipomatose mediastinal e, em pacientes com história clínica normal, em geral não exige mais avaliação. A compressão traqueal ou o deslocamento estão ausentes. Menos comumente, a gordura acumula-se também nos ângulos cardiofrênicos e nas áreas paraespinhais. Em pacientes com lipomatose, a gordura deveria aparecer com atenuação homogênea e baixa, esboçando acentuadamente os vasos mediastinais e os linfonodos (Fig. 8-48B). Se a gordura mostrar-se irregular ou as margens das estruturas mediastinais estiverem mal definidas, processos superpostos como mediastinite, hemorragia, infiltração tumoral ou fibrose devem estar presentes.

■ Lipoma e Lipossarcoma

Lipoma mediastinal é incomum, constituindo aproximadamente 2% de todos os tumores mediastinais. Como acontece com outros tumores mesenquimais, os lipomas podem ocorrer em qualquer parte do mediastino, mas são mais comuns nos espaços pré-vasculares. São macios e pregueáveis e não produzem compressão sintomática das estruturas adjacentes, a menos que sejam muito grandes. Podem ser encapsulados ou não. Apresentam, todos, atenuação baixa e homogênea (Fig. 8-49). Seus limites são tipicamente lisos, acentuadamente definidos e as estruturas mediastinais adjacentes também são bem definidas e acentuadamente margeadas.

Lipossarcoma e lipoblastoma mediastinais são tumores malignos raros, compostos em sua maior parte por gordura. A diferenciação histológica entre um lipo-

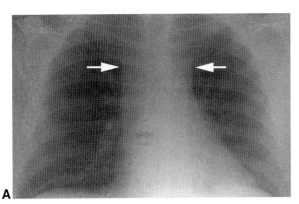
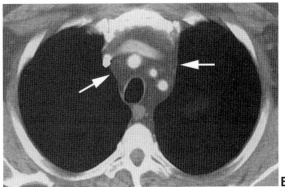

FIG. 8-48. Lipomatose. **A.** A radiografia de tórax mostra alargamento liso e simétrico do mediastino superior. **B.** A TC mostra gordura homogênea preenchendo o mediastino *(setas).*

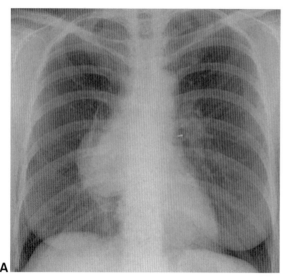
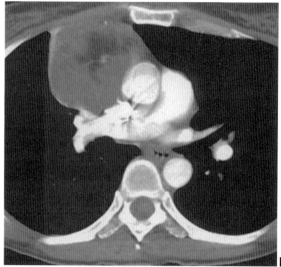

FIG. 8-50. Lipossarcoma. **A.** Radiografia do tórax mostra um massa mediastinal direita. **B.** Uma massa mediastinal anterior contém ambos, gordura e tecido mole.

ma e um lipossarcoma bem diferenciado depende da presença de atividade mitótica, de atipia celular, fibrose, neovascularização e infiltração tumoral. Os achados na TC que sugerem lipossarcoma ou lipoblastoma incluem (1) atenuação inomogênea com evidência de quantidades significativas de tecido mole dentro da massa gorda (Fig. 8-50); (2) pobre definição das estruturas mediastinais adjacentes (3); evidência de infiltração ou de invasão das estruturas mediastinais. O diagnóstico de lipossarcoma é por vezes difícil usando-se TC.

■ Hérnias Contendo Tecido Gorduroso

Há várias conexões diretas entre o abdome e o mediastino que permitem a passagem de gordura intra-abdominal para o interior do tórax.

A gordura do epíploo (omento) pode mover-se livremente e pode herniar através do forame de Morgagni, criando a aparência de massa no ângulo cardiofrênico, quase sempre no lado direito (Fig. 8-51A). O cólon transverso pode acompanhar o omento em pacientes portadores de hérnia de Morgagni. Densidades lineares finas podem, por vezes, ser vistas dentro da gordura omental herniada e provavelmente representam vasos omentais. Quando vistas dentro de massa gordurosa, estas densidades lineares poderiam sugerir herniação da gordura em vez de um lipoma.

A herniação de gordura através do forame de Bochdalek ocorre na maioria das vezes no lado esquerdo, já que a presença do fígado limita sua ocorrência no lado direito. Embora se diga que mais freqüentemente se localizam no diafragma póstero-lateral, elas podem ocorrer em qualquer local ao longo da margem diafragmática posterior e são muitas vezes centrais (Fig. 8-51B). As hérnias de Bochdalek, em adultos, contêm usualmente gordura retroperitoneal, embora um rim possa estar ocasionalmente presente. A TC tem mostrado que tais hérnias ocorrem em cerca de 5% dos indivíduos normais. Caracteristicamente, a TC revela um afilamento ou

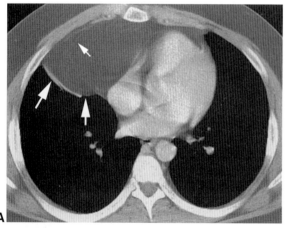
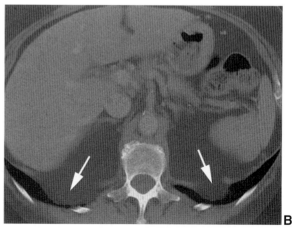

FIG. 8-51. Hérnias gordurosas. **A,** Hérnia de Morgagni *(seta grande)* projetada dentro do ângulo cardiofrênico direito. A hérnia consiste no omento. Vasos omentais *(seta pequena)* são visíveis no interior da massa gordurosa. **B.** Hérnias de Bochdalek *(setas)* contendo gordura.

CISTOS MEDIASTINAIS

defeito no diafragma margeando a coleção de gordura. A radiografia torácica lateral mostra geralmente massa arredondada no ângulo costofrênico posterior.

A herniação da gordura perigástrica através da membrana frênicoesofágica que envolve e fixa o esôfago ao diafragma é o primeiro passo na patogenia das hérnias de hiato. A gordura herniada pode estender-se ao longo da aorta e alargar a linha paraespinhal, ou pode aparecer como massa retrocardíaca.

Em imagens de ressonância magnética (RM), a gordura apresenta sinal de intensidade alta em ambas as seqüências ponderadas em T1 e T2, mostrando-se idêntica à gordura subcutânea.

■ Outras Massas Gordurosas

Outras lesões gordurosas raras envolvendo o mediastino têm sido relatadas. O timolipoma em geral aparece na TC como uma grande massa de gordura no mediastino anterior, contendo estrias ou listras de tecido fibroso. Gordura também pode ser identificada comumente como um componente de tumores mediastinais de células germinativas. No mediastino posterior, lipomas espinhais apresentam-se raramente como massas mediastinais primárias. A transformação gordurosa de tecido hematopoiético extramedular pode ser vista no mediastino posterior.

CISTOS MEDIASTINAIS

A maioria dos cistos mediastinais é de origem congênita. Cisto broncogênico, duplicação de cisto esofágico e cisto neuroentérico resultam de anormalidades no intestino delgado e são chamados de cistos de duplicação intestinal. Os cistos pericárdicos são de origem mesoepitelial. O cisto tímico, descrito antes, pode ser congênito ou adquirido. Os cistos são responsáveis por cerca de 10% de massas mediastinais primárias em adultos e crianças.

■ Cistos Broncogênicos

São os cistos mais comuns, representando cerca de 60% de cistos duplicados da porção cefálica do tubo primitivo embrionário *(foregut)* (Quadro 8-22). Eles resultam, provavelmente, de defeitos de crescimento do botão embrioná-

---

QUADRO 8-22 CISTO BRONCOGÊNICO

60% de cistos oriundos de duplicação da porção cefálica do tubo digestivo embrionário

Parede contém epitélio respiratório, músculo liso, glândulas mucosas e cartilagem

50% subcarinais; 20% paratraqueais; 10% retrocardíacos

Redondos, lisos, acentuadamente definidos

Parede fina ou invisível na TC; pode estar calcificada

Conteúdo líquido variável em TC – atenuação (0-40 UH)

---

rio pulmonar durante o desenvolvimento fetal. Os cistos broncogênicos são forrados por epitélio colunar ciliado pseudo-estratificado, típico do sistema respiratório, e freqüentemente são associados a músculo liso, glândulas mucosas ou cartilagem em suas paredes. Os cistos broncogênicos contêm líquido, que variam de coloração de transparente a leitoso claro a castanho; tal líquido contém proporções variáveis de proteínas e pode, também, ser seroso, hemorrágico ou altamente viscoso e gelatinoso. Raramente contém leite ou cálcio.

Os cistos broncogênicos podem localizar-se em qualquer parte do mediastino, mas são mais comumente encontrados no mediastino médio ou no posterior, perto da carina (50%), na região paratraqueal (20%), adjacente ao esôfago (15%) ou no espaço retrocardíaco (10%). A maioria ocorre em contato com a árvore traqueobrônquica e a cerca de 5 cm da carina. A localização subcarinal é a mais freqüentemente encontrada. Raramente ocorre no mediastino anterior ou na parte inferior do mediastino posterior.

Em radiografias simples, cistos broncogênicos aparecem como massas arredondadas ou elípticas, lisas e com margens bem definidas (Fig. 8-52A). Podem ser grandes a ponto de deslocar a traquéia e os brônquios. Cistos debaixo da carina podem provocar uma convexidade na parte posterior do recesso azigoesofágico.

Na TC, tais cistos usualmente mostram-se arredondados ou elípticos, lisos em seus contornos; como nas radiografias torácicas, suas margens são acentuadamente delineadas (Figs. 8-52B e 8-53A e B). A parede do cisto broncogênico aparece fina ou é imperceptível (Fig. 8-52B) e nela raramente apresenta-se calcificação. Por causa da composição variável do líquido contido no cisto sua atenuação na TC é altamente variável. A metade deles apresenta atenuação correspondente à da água; na outra metade a densidade varia de mais alta que a da água até mais alta que a de músculo. Quando muito densos, os cistos broncogênicos podem ser difíceis de serem distinguidos de lesões sólidas. Uma pista importante para o diagnóstico pode ser a aussência de realce em *scans* obtidos após a infusão IV de contraste. O cisto mediastinal broncogênico raramente contém ar ou se infecta, no entanto, esta é uma situação comum em pacientes com cistos pulmonares broncogênicos.

A RM é útil para avaliar os cistos que não aparecem cheios de líquido na TC. Sinal de alta densidade é caracteristicamente visto em cistos em seqüências ponderadas em T2, a despeito da natureza de seus conteúdos; padrão variável de intensidade de sinal pode ser visto em seqüências ponderadas em T1, presumivelmente por causa dos conteúdos variáveis dos cistos e da presença de proteína ou de material mucóide e/ou hemorragia (Fig. 8-53C e D). Uma alta intensidade em imagens ponderadas em T1 reflete alto conteúdo de proteína e é comum nos cistos broncogênicos.

Grandes cistos broncogênicos podem provocar sintomas pela compressão de estruturas adjacentes como traquéia, carina, vasos mediastinais e aurícula esquerda.

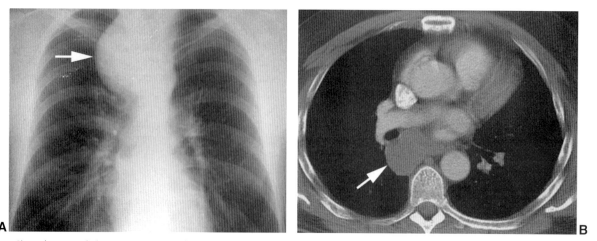

FIG. 8-52. Cistos broncogênicos. **A.** Uma grande massa lisa e redonda mediastinal direita *(setas)* é visível em radiografia torácica. **B.** Em outro paciente, um cisto broncogênico de baixa atenuação e subcarinal *(seta)* é visível. A parede do cisto é invisível.

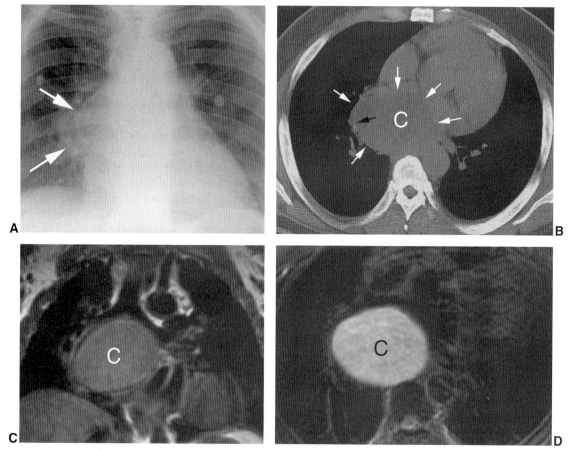

FIG. 8-53. Cisto broncogênico. **A.** Uma grande massa subcarinal *(setas)* é visível na radiografia torácica. **B.** A TC sem contraste mostra um grande cisto broncogênico subcarinal *(C, setas brancas)* aparecendo ligeiramente mais denso do que o tecido mole. É quase invisível uma calcificação focal da parede do cisto *(seta preta)*. **C.** A RM coronal ponderada em T1 mostra um grande cisto subcarinal. O sinal do cisto *(C)* é devido a seu conteúdo de proteínas. **D.** A imagem transaxial ponderada em T2, com saturação de gordura, mostra típico sinal de alta intensidade. *C*, cisto.

CISTOS MEDIASTINAIS

Pequenos cistos sintomáticos podem ser alvos de acompanhamento de vigilância. Contudo, o aumento ao longo dos anos é típico, e aumento rápido pode estar associado a dor e indicar hemorragia ou infecção. Por causa de sua tendência a aumentarem, o tratamento cirúrgico é o tradicional. Recentemente, aspiração percutânea e transbrônquica por agulha tem sido usada para o diagnóstico e tratamento de cisto broncogênico e cistos esofágicos de duplicação.

■ Cistos de Duplicação Esofágicos

Estes cistos são cobertos por mucosa do trato gastrointestinal e, por vezes, são conectados ao esôfago; ao contrário dos cistos broncogênicos, eles não contêm cartilagem. Sessenta por cento deles são encontrados no mediastino póstero-inferior adjacente ao esôfago e são, algumas vezes, encontrados no interior de sua parede. Sua aparência em radiografias simples, TC e RM é indistinta daquela dos cistos broncogênicos, exceto por sua localização paraesofágica (Fig. 8-54). Raramente, a parede dos cistos calcifica-se.

■ Cistos Neuroentéricos

Este raro cisto é relacionado às meninges, através de um defeito da linha mediana num ou mais corpos vertebrais. Eles são compostos de elementos neurais e gastrointestinais, inclusive suco gástrico, glândulas salivares e tecidos adrenais, pancreáticos e intestinais. Muitas vezes, uma conexão com o esôfago está presente. A aparência de um cisto neuroentérico na TC é a mesma dos demais cistos de duplicação, mas a presença de anormalidades vertebrais pode apontar para o diagnóstico (Fig. 8-55); as anormalidades vertebrais (p. ex., hemivértebras ou vértebras em borboleta) ou escoliose estão presentes em cerca

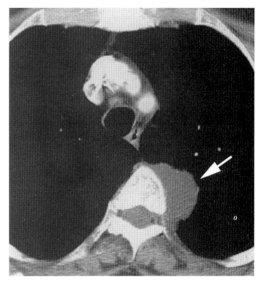

FIG. 8-55. Cisto neuroentérico. Lesão cística paravertebral de baixa atenuação *(seta)* associada a escoliose.

da metade dos casos. Os cistos raramente contêm ar, por causa da comunicação com o esôfago. Causam freqüentemente dor e são diagnosticados, de um modo geral, em idade precoce.

■ Cistos Pericárdicos

Cistos pericárdicos representam um defeito na embriogênese da cavidade celômica. A parede de um cisto pericárdico é composta de tecido conjuntivo e de uma camada única de células mesoteliais. A maioria dos pacientes é assintomática.

Em radiografias simples, os cistos pericárdicos são lisos e bem delimitados (Fig. 8-56A). Aproximadamente 90% dos cistos pericárdicos estão em contato com o dia-

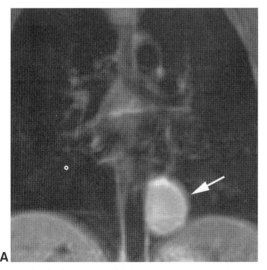
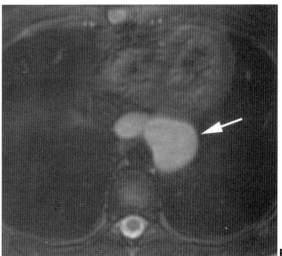

FIG. 8-54. Cistos de duplicação esofágica. **A.** A RM coronal mostra um cisto paraesofagiano *(seta)*. **B.** A imagem axial ponderada em T2, com saturação de gordura, mostra intensidade alta de sinal típico de cisto *(seta)*. O cisto é de localização paraesofagiana.

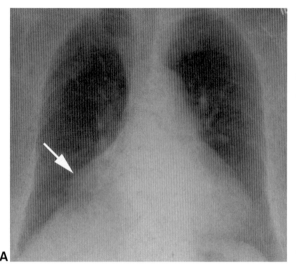
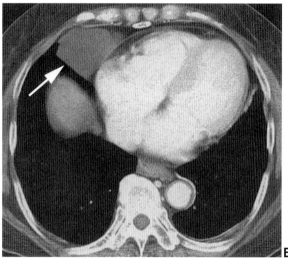

FIG. 8-56. Cisto pericárdico. **A.** A radiografia de tórax mostra massa no ângulo cardiofrênico direito. **B.** A TC mostra a baixa atenuação do cisto *(seta)* em contato com o pericárdio.

fragma, com 65% ocorrendo no ângulo cardiogênico direito e 25% no esquerdo. Nesta localização, por vezes são vistos estendendo-se para o interior da fissura maior, exibindo uma forma lenticular nas radiografias de perfil. Dez por cento dos cistos pericárdicos não tocam o diafragma e são vistos em níveis superiores, contíguos com a aorta proximal ou com as artérias pulmonares.

Na TC, eles aparecem bem delimitados e com baixa atenuação (Fig. 8-56B); contudo, cistos pericárdicos com alta densidade na TC são vistos ocasionalmente. Quando ocorrem no interior do mediastino superior, eles podem ser vistos relacionados ao recesso pericárdico superior. Os cistos pericárdicos nem sempre são redondos; podem assumir diferentes formas quando estudados em tempos diferentes. Na RM, os cistos contendo líquido seroso aparecem menos intensos que os músculos nas imagens ponderadas em T1.

■ Pseudocistos Mediastinais

Pseudocisto pancreático é uma coleção encapsulada de secreções pancreáticas, sangue e material necrótico. A extensão mediastinal de pseudocistos pancreáticos é rara mas pode ocorrer via hiato aórtico ou hiato esofágico ou por um defeito no diafragma. Os sintomas em geral são os mesmos da pancreatite.

Radiografias simples podem mostrar uma massa mediastinal retrocardíaca. A TC mostra uma massa cística de baixa atenuação no mediastino posterior ou adjacente à cavidade torácica, associada a compressão ou deslocamento do esôfago ou abertura da crura diafragmática. Os pseudocistos mediastinais localizam-se comumente abaixo ou posterior ao coração, anterior à aorta e ao esôfago e medial à veia cava inferior. O líquido pode apresentar a densidade da água ou densidade mais alta, dependendo da presença de sangue ou de infecção. Uma coleção abdominal de líquido é comum, mas não está invariavelmente presente.

■ Outras Lesões Císticas

Lesão cística no mediastino pode representar cistos congênitos ou massas císticas (Quadro 8-23). A diferenciação entre um cisto congênito sem complicação de outras lesões císticas encapsuladas, como abscessos, hematoma crônico, linfangioma cístico ou hemangioma, teratoma cístico ou outros tumores císticos, repousa na apresentação clínica, nos achados nos estudos radiográficos relacionados, na localização e na aparência do cisto na TC. Abscesso, hematoma e tumores císticos comumente exibem paredes espessas ou irregulares, septações e líquido de densi-

QUADRO 8-23 MASSAS CÍSTICAS DE ATENUAÇÃO BAIXA OU CHEIAS DE LÍQUIDO

Cistos congênitos ou adquiridos (broncogênico, esofagiano, neuroentérico, pericordial, do timo)
Neoplasias necróticas ou císticas (tumores de células germinais, timoma cístico, linfoma)
Linfonodos necróticos
Linfangioma cístico (higroma)
Meningocele torácica
Abscesso mediastinal
Hematoma mediastinal
Pseudocisto mediastinal
Bócio cístico
Esôfago dilatado e cheio de líquido
Coleções líquidas pericárdicas

dades mistas. Massas císticas do mediastino anterior raramente são cistos congênitos, mas são mais provavelmente relacionadas à presença de tumor cístico ou de cisto do timo. Meningocele anterior ou lateral pode parecer-se muito com cisto congênito, mas o exame cuidadoso de seções adjacentes deveria demonstrar a conexão intraespinhal da massa através do forame neural.

TUMORES VASCULARES

■ Linfangiomas e Higromas Císticos

Linfangiomas são lesões raras e benignas de origem linfática e representam 1 a 5% de tumores mediastinais; a maioria está presente ao nascimento e é detectada nos dois primeiros anos de vida (Quadro 8-24). Os pacientes podem ser assintomáticos, mas a compressão de estruturas mediastinais pode resultar em dor, tosse ou dispnéia. Por causa da tendência para crescimento local, a cirurgia é recomendada. Linfangiomas podem ser vistos em adultos, com ou sem história de ressecção incompleta na infância.

Os linfangiomas são mais comuns no pescoço (75%) e nas axilas (20%). Embora 10% dos linfangiomas cervicais estendam-se para o interior do mediastino, menos de 5% deles são limitados a essa região. Em adultos, é mais comum essa localização.

Os linfangiomas são classificados como capilares, cavernosos ou císticos (higromas), dependendo do tamanho dos canais linfáticos neles contidos. A forma cística de linfangioma é a mais comum, respondendo por mais de 60% dos casos em adultos (Fig. 8-57). O linfangioma cístico pode ser unilocular ou multilocular e contém líquido seroso ou quilo; finas septações dentro da massa são por vezes vistas. Em adultos, linfangiomas são mais comuns no mediastino anterior (25 a 35%) ou superior (15 a 35%) mas também são vistos no mediastino médio (20 a 25%) e no posterior (15 a 30%). Podem ser muito grandes, alcançando 30 cm de diâmetro.

Em radiografia simples, uma massa focal no mediastino superior pode ser visível, ou pode apresentar-se como alargamento mediastinal difuso (Fig. 8-58). Um aumento de tecidos moles cervicais pode estar associado.

QUADRO 8-24 LINFANGIOMA

1 a 5% dos tumores mediastinais
Usualmente presente na infância
Compressão das estruturas mediastinais
Mais comum no pescoço (75%) e na axila (20%)
10% das massas cervicais estendem-se para o mediastino
5% limitadas ao mediastino
Classificados como capilares, cavernosos ou císticos (higromas)
Massas císticas uni ou pluriloculares
Contêm líquido seroso ou quiloso
Podem conter gordura ou vasos acentuados

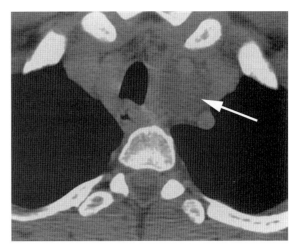

FIG. 8-57. Linfangioma cístico (higroma). Uma lesão de baixa atenuação *(seta)* é visível no mediastino superior.

Na TC, a atenuação dos linfangiomas é usualmente homogênea, chegando quase à atenuação da água (Fig. 8-57). Mas podem apresentar atenuação mais alta ou variavelmente composta ou uma combinação de líquido, tecido mole e gordura (Fig. 8-58); a calcificação é rara; embora sejam usualmente bem circunscritos e localizados, os linfangiomas parecem envolver as estruturas mediastinais. Os linfangiomas podem estar associados a malformações vasculares que são facilmente identificáveis após a administração de contraste pré-operatório por via venosa. Linfangiomas simples e hemangiomas compostos por canais de paredes finas e do tamanho de capilares podem parecer massas sólidas. Na RM, sinal heterogêneo é típico, com aumento de sinal nas imagens ponderadas em T2, refletindo seu conteúdo líquido (Fig. 8-58).

■ Hemangiomas

Hemangiomas são tumores vasculares raros e benignos, respondendo por menos de 0,5% das massas mediastinais. São compostos por uma grande rede de canais vasculares, com regiões de trombose e quantidades variáveis de estroma e de tecido fibroso interposto. Os tumores são categorizados de acordo com o tamanho de seus espaços vasculares como capilares, cavernosos ou venosos; hemangiomas cavernosos correspondem a 75% dos casos. Eles são bem definidos e raramente são invasivos.

Hemangiomas mediastinais são mais comuns em pacientes jovens: 75% manifestam-se antes da idade de 35 anos. Um terço à metade dos casos não manifesta sintomas, mas alguns pacientes apresentam-se com sintomas de compressão das estruturas mediastinais. Casos ocasionais são associados a hemangiomas periféricos ou à síndrome de Osler-Weber-Rendu.

Os hemangiomas mais comumente nascem no mediastino anterior (45 a 70% dos casos) e mediastino posterior (20 a 35% dos casos). Pode ocorrer extensão para o pescoço (7%). As massas podem aparecer bem margeadas na TC (70%), inseparáveis das estruturas mediasti-

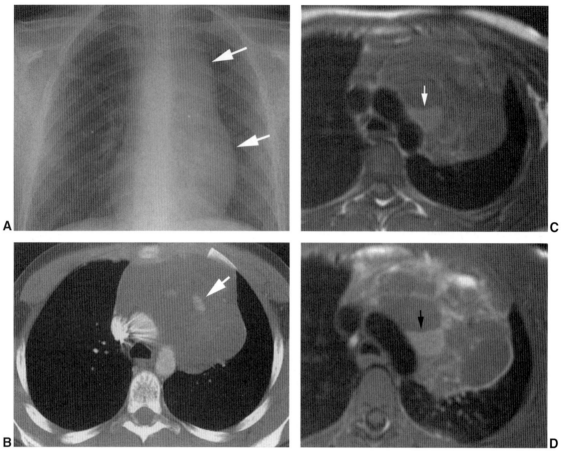

FIG. 8-58. Linfangioma em um menino. **A.** A radiografia de tórax mostra uma massa *(setas)* envolvendo o mediastino superior esquerdo, obscurecendo a margem esquerda do coração. **B.** A TC com contraste mostra massa multicística contendo vasos realçados *(seta)*.
C. A imagem axial ponderada em T1 mostra uma grande massa cística com nível de líquido-líquido *(seta)*. **D.** A imagem axial ponderada em T2 mostra uma massa cística complexa. O nível líquido-líquido está visível *(seta)*.

nais adjacentes (21%), ou difusamente infiltrativas (7%). Infiltração aparente pode ou não predizer indicação para ressecção.

Na TC, os tumores são muitas vezes heterogêneos nos *scans* sem contraste, e gordura ocasionalmente é vista dentro deles. Realce heterogêneo é típico após a infusão de contraste, mas nem sempre está presente. O realce pode ser denso, multifocal ou difuso e central ou periférico. Canais vasculares opacificados podem ser vistos no interior das massas, com rápida acentuação que os torna semelhantes aos vasos do mediastino. Flebólitos, que se pensava serem patognomônicos, são visíveis em até 10% dos casos em radiografias simples. Na TC, calcificações pontilhadas ou flebólitos são visíveis em 10 a 20% dos casos.

■ Outras Lesões Vasculares

Outras lesões mediastinais podem associar-se a realce significativo após infusão de contraste (Quadro 8-25).

ESÔFAGO

Em níveis sucessivos do mediastino, o esôfago está em íntimo contato anteriormente com a parte posterior ou póstero-lateral da traquéia, com o tronco do brônquio principal esquerdo e com a aurícula esquerda. O esôfago coloca-se entre a aorta à esquerda e a veia ázigo à direita. O ar intraluminal ou uma pequena quantidade de líquido é um achado comum e normal mostrado por TC. A avaliação

QUADRO 8-25 MASSAS COM REALCE POR CONTRASTE

Glândulas tireóideas mediastinais ou massas
Paratireóides ectópicas ou massas
Tumores carcinóides
Linfangioma
Hemangioma
Paraganglioma
Doença de Castleman

ESÔFAGO

da doença esofágica é limitada se o esôfago estiver incompletamente distendido.

A TC tem várias indicações distintas em pacientes sob suspeita de doença esofágica. Está indicada (1) para avaliar e estadiar pacientes com carcinoma esofágico e avaliar a resposta à terapia ou suas complicações resultantes, (2) para avaliar e caracterizar as anormalidades do contorno esofágico detectadas pela esofagografia e sua relação com massas intrínsecas ou extrínsecas e (3) para avaliar pacientes com suspeita de perfuração esofágica e avaliar a extensão das coleções líquidas mediastinais e pleurais.

■ Carcinoma Esofágico

O carcinoma esofágico representa aproximadamente 10% de todos os cânceres do trato gastrointestinal. Excluindo o adenocarcinoma de origem gástrica com envolvimento secundário do esôfago, 90 a 95% dos tumores esofágicos são carcinomas de células escamosas. Estes tumores, em geral, dão sinais clínicos de apresentação quando já estão em estágio muito avançado, apresentando taxas de sobrevivência em 5 anos que variam apenas entre 3% e 20%. Este prognóstico ruim é resultante da rápida extensão submucosa do tumor e da precoce invasão transmural. Isto leva à disseminação precoce para os vasos linfáticos regionais e distais, bem como para o fígado, glândulas adrenais e pulmão. O carcinoma esofágico apresenta-se muitas vezes com sintomas de obstrução. Uma detecção incidental com radiografias simples ou TC é rara.

As radiografias simples mostram alguma anormalidade na metade dos pacientes com carcinoma esofágico, inclusive uma convexidade anormal do recesso azigoesofágico (25%), alargamento do mediastino (20%), massa retrotraqueal (15%) ou espessamento da faixa traqueal posterior (10%) e deslocamento da traquéia (10%).

As manifestações do carcinoma esofágico na TC incluem: (1) estreitamento da luz esofágica ou dilatação conseqüente da obstrução; (2) espessamento da parede esofágica simétrica ou assimétrica; (3) perda dos planos gordurosos periesofágicos com ou sem evidência de invasão dos órgãos vizinhos; e (4) adenopatia periesofágica. O espessamento da parede deve ser distinguido de hipertrofia muscular idiopática do esôfago.

■ Tumores Mesenquimais

Tumores benignos do esôfago que se originam dos componentes de sua parede incluem o leiomioma, fibroma e lipoma. Estes tumores podem ser detectados, incidentalmente, como massa mediastinal em pacientes assintomáticos. O leiomioma é o mais comum deles e predomina no terço médio e inferior do órgão. Uma anormalidade no espaço subcarinal ou que envolva o recesso esofágico pode ser vista (Fig. 8-59). Em radiografias de perfil, uma anormalidade da faixa traqueal posterior pode ser visualizada.

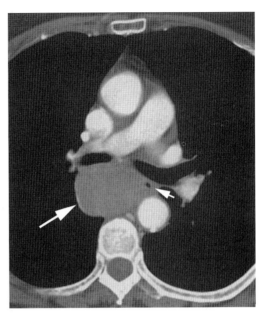

FIG. 8-59. Leiomioma do esôfago. Massa densa *(seta grande)* está presente no espaço subcarinal contíguo com o esôfago *(seta pequena)*.

■ Dilatação do Esôfago

Pode resultar de tumores obstrutivos, de constrições ou de acalasia. Acalasia ou constrições secundárias a esclerodema são usualmente associadas a grau máximo de dilatação esofágica. Um aumento no ar ou no líquido retido em sua luz e a retenção de alimentos ingeridos são achados comuns.

Com acentuada dilatação esofágica (megaesôfago), este usualmente projeta-se para o mediastino direito, provocando uma acentuada anormalidade no recesso azigoesofágico, o que pode ser visto nas radiografias simples (Fig. 8-60A). A parede esquerda do esôfago distal dilatado é visível, muitas vezes, numa localização retrocardíaca. A traquéia pode estar deslocada para a frente se o esôfago estiver dilatado, e pode haver espessamento da faixa traqueal posterior ou preenchimento do triângulo retrotraqueal. Pode-se ver nível de líquido/ar (Fig. 8-60A e B), o que é mais comum na acalasia. A TC mostra dilatação da luz esofágica com ar, ar e líquido e, por vezes, níveis de ar/líquido ou gordura/líquido (Fig. 8-60C e D).

■ Varizes Esofágicas

Varizes esofágicas ou paraesofágicas ocorrem em decorrência de hipertensão portal ou, menos vezes, de obstrução venosa sistêmica. Ocasionalmente elas produzem anormalidades em radiografias torácicas. Esses achados incluem convexidade do aspecto inferior da interface azigoesofágica, alargamento da faixa paratraqueal (Fig. 8-61A) e dilatação do arco ázigo. Tipicamente, estes achados em radiografias simples não são específicos, precisando ser diferenciados de linfonodos periesofágicos aumentados de volume ou de outras massas mediastinais.

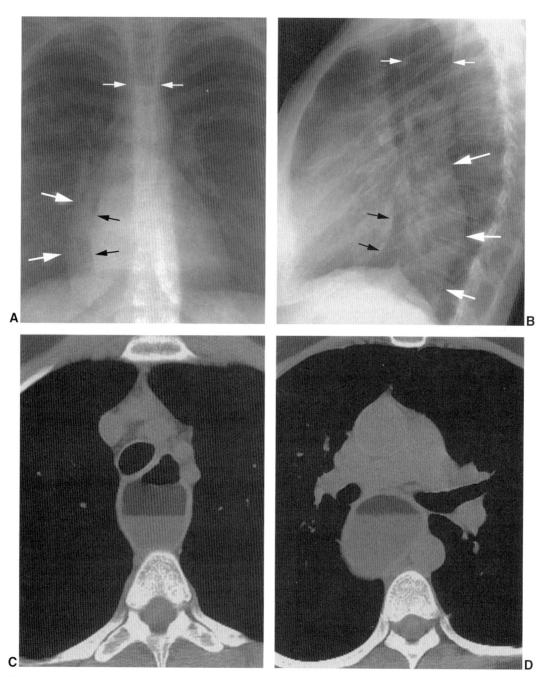

FIG. 8-60. Acalasia. **A.** A radiografia PA do tórax mostra o esôfago dilatado *(setas brancas grandes)* projetando-se para a direita da margem cardíaca direita *(setas pretas)*. Um nível hidroaéreo é também visível no esôfago *(setas brancas pequenas)*. **B.** A radiografia de perfil mostra esôfago dilatado *(setas brancas grandes)* projetando-se posteriormente a margem cardíaca *(setas pretas)*. **C** e **D.** O esôfago dilatado mostra níveis hidroaéreos e níveis líquidos de diferentes densidades.

MEDIASTINITE E ABSCESSO MEDIASTINAL

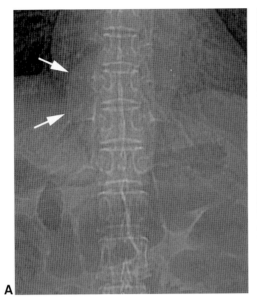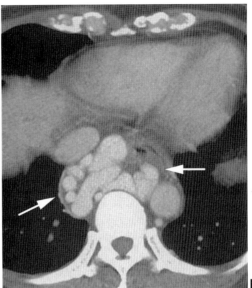

FIG. 8-61. Varizes paraesofágicas aparecendo como uma massa mediastinal em paciente com hepatite B e hipertensão porta. **A.** Uma vista superficial mostra uma massa mediastinal convexa posterior direita *(setas)*. **B.** A TC mostra varizes paraesofágicas muito grandes *(setas)*. O esôfago cheio de ar é também visível.

A TC é capaz de detectar tanto varizes esofágicas quanto paraesofágicas. Opacidades correspondentes a tecido mole e serpiginoso podem ser vistas em *scans* sem contraste, algumas vezes denteando a parede do esôfago cheio de ar (Fig. 8-61B). Usando TC com contraste intravenoso, as varizes esofágicas e as paraesofágicas são facilmente diagnosticadas.

▪ Hérnia Hiatal

A hérnia hiatal é uma protrusão de uma porção do estômago através do hiato esofágico. Este é uma abertura elíptica localizada logo à esquerda da linha mediana, correspondendo, superiormente, ao nível do décimo corpo vertebral. É margeado, de cada lado, pelos ramos da crura diafragmática. A variação da aparência normal da crura é comum.

Nos pacientes com hérnia hiatal, as radiografias do tórax mostram achados característicos de convexidade inferior da interface azigoesofágica, por vezes com uma convexidade semelhante à do recesso pré-aórtico, numa localização retrocardíaca. Ar ou ar e líquido podem ser vistos associados a esta convexidade. Na radiografia lateral, uma opacidade retrocardíaca pode ser vista, mas é geralmente menos evidente.

No paciente com hérnia por deslizamento, a anormalidade mais comum mostrada por TC é uma deiscência da crura diafragmática, visível como um hiato esofágico ampliado, em corte transversal, com projeção de uma parte do estômago para o interior do mediastino. A largura do hiato esofágico, definida como uma distância entre as margens mediais da crura, tem um valor normal de 15 mm. Hérnias hiatais por deslizamento associam-se freqüentemente a aumento na quantidade de gordura em torno do esôfago distal, secundária à herniação do epíploo.

MEDIASTINITE E ABSCESSO MEDIASTINAL

Infecções mediastinais agudas são raras e geralmente estão relacionadas com cirurgia, perfuração do esôfago, ou disseminação de infecção de regiões adjacentes. As infecções podem ser classificadas como mediastinite difusa e como abscesso mediastinal, dependendo de sua extensão. A mediastinite difusa tem um prognóstico relativamente ruim.

As radiografias simples mostram geralmente um alargamento mediastinal difuso que envolve, mais comumente, o mediastino superior (Fig. 8-62A). Pneumomediastino e enfisema subcutâneo no pescoço podem estar presentes (Fig. 8-62A); pneumotórax e derrame pleural podem, também, estar associados, dependendo da causa da infecção. Estes achados são comuns na perfuração do esôfago espontânea (síndrome de Boerhaave), pós-traumática ou iatrogênica que pode acompanhar uma endoscopia, a dilatação esofágica, a tentativa de intubação ou cirurgia. A perfuração distal esofágica em geral causa anormalidades pleurais do lado esquerdo, enquanto perfurações altas ou medianas costumam causar anormalidades no lado direito.

Os achados de TC na mediastinite incluem edema difuso ou em listras e aumento da atenuação da gordura mediastinal; alargamento do mediastino; coleções localizadas de líquido, por vezes com uma parede espessa ou acentuada; derrame pleural ou pericárdico; aumento do tamanho de linfonodo; e compressão de estruturas mediastinais (Fig. 8-62B). Bolhas de gás com

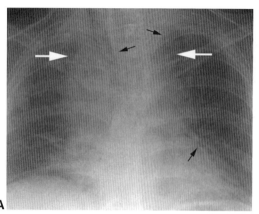 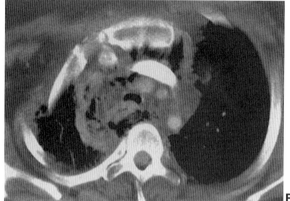

FIG. 8-62. Mediastinite secundária à perfuração do esôfago. **A.** O mediastino está alargado *(setas brancas)*, pneumomediastino em listras é visível *(setas pretas)*. O ar alcança o pescoço. **B.** A TC mostra alargamento do mediastino, aumento da atenuação da gordura mediastinal e pneumomediastino.

ou sem associação com coleções líquidas são vistas em até metade dos casos e constituem um achado importante para o diagnóstico. Em pacientes com um abscesso, um espaço localizado cheio de líquido é visível, muitas vezes contendo ar.

Muitos casos de mediastinite ocorrem após esternotomia mediana. Em indivíduos acompanhados por TC, após uma esternotomia não complicada, os achados anormais podem mimetizar a aparência de mediastinite e podem persistir por até 3 semanas. Mais de 75% desses pacientes mostram coleções de líquido retroesternais, ar, hematoma ou uma combinação desses elementos no período pós-operatório precoce. Contudo, após duas semanas, essas anormalidades devem estar amplamente resolvidas.

ANORMALIDADES PARAESPINHAIS

Uma extensa variedade de processos patológicos pode envolver as regiões paraespinhais. A maioria das massas paraespinhais tem origem neural, inclusive tumores neurogênicos, cistos neuroentéricos e meningocele anterior ou lateral, ou se relaciona com a medula. Infecções envolvendo a medula podem levar ao desenvolvimento de abscessos paraespinhais. Linfomas e outras causas de linfonodomegalias podem produzir anormalidades nesta região; os linfonodos paraespinhais comunicam-se livremente com linfonodos da parte superior do abdome, sendo comum o envolvimento contíguo. Uma vez que o mediastino comunica-se com o espaço retroperitoneal via hérnia hiatal, hiato aórtico e outros defeitos do diafragma, as doenças podem disseminar-se entre o abdome e o tórax, por extensão direta. Massas inflamatórias como pseudocistos pancreáticos podem envolver as regiões paraespinhais mediastinais. Raras entidades como focos de hematopoiese extramedular, mielolipomas primários do mediastino, hemangioendoteliomas benignos, fibromatose agressiva e mediastinite fibrosante têm sido relatadas nas regiões paravertebrais.

■ Tumores Neurogênicos

Tumores neurogênicos respondem por 10 a 20% das massas mediastinais primárias em adultos e por 30 a 35% dos tumores mediastinais em crianças. Setenta e cinco por cento de massas mediastinais posteriores são tumores neurogênicos. Os tumores podem nascer de nervos periféricos e da bainha neural (neurofibroma, schwannoma, tumores malignos da bainha neural) ou dos gânglios simpáticos (ganglioneuroma, ganglioneuroblastoma, neuroblastoma). Os mais comuns tumores do tipo celular são o schwannoma (35%), ganglioneuroma (25%), neuroblastoma (15 a 20%), ganglioneuroblastomas (7 a 15%) e neurofibroma (5 a 10%), mas a incidência varia com a idade do paciente. Oitenta por cento deles são benignos.

Quase 85% dos tumores em crianças são de origem ganglionar, enquanto nos adultos mais de 75% são tumores das bainhas neurais. Especificamente, o schwannoma e o neurofibroma são mais comuns em adultos, enquanto os ganglioneuroblastomas e os neuroblastomas são mais comuns em crianças. A idade mediana na ocasião do diagnóstico é de cerca de 5 anos para o neuroblastoma, de 10 anos para o ganglioneuroblastoma, de 20 anos para o ganglioneuroma, de 30 anos para o neurofibroma e de 40 anos para o schwannoma.

Os tumores neurogênicos que ocorrem no mediastino superior comumente mostram um sinal denominado sinal "cervicotorácico" nas radiografias simples. Diz-se que este sinal estará presente se uma massa mediastinal mostrar-se agudamente margeada por uma margem delineada pelo pulmão, acima do nível das clavículas. Somente as massas mediastinais posteriores mostram este sinal. Acima do nível das clavículas, massas anteriores e mediastinais medianas adentram o pescoço e não são mais delineadas pelo pulmão (elas não apresentam mais uma margem intensamente margeada.)

ANORMALIDADES PARAESPINHAIS

QUADRO 8-26 TUMORES PERIFÉRICOS DA BAINHA NEURAL

Schwannoma (neurilemoma), neurofibroma e sarcoma neurogênico
Mais comuns em adultos
Massa paravertebral redonda, elíptica ou lobulada
Muitas vezes com comprimento de um a dois espaços vertebrais
Anormalidades em costela ou vértebra em 50% dos casos
Atenuação inferior à de músculos em 70% dos casos
Um terço dos pacientes com neurofibroma apresenta neurofibromatose
Neurofibroma plexiforme: massa extensa fusiforme ou infiltrante

Tumores Periféricos de Bainha Neural

Tais tumores incluem neurilemoma (schwannomas, neurofibroma e sarcoma neurogênico) (Quadro 8-26). Os schwannomas são compostos de células fusiformes densamente agrupadas (padrão Antoni A) ou mais esparsas em associação com um estroma mixóide (padrão Antoni B); áreas de infartos são comuns. Neurofibromas também apresentam uma aparência variável, consistindo em células fusiformes, matriz mixóide, neurofibrilas e colágeno.

Nas radiografias simples, os tumores das bainhas neurais mostram-se tipicamente como massas paravertebrais de margens muito acentuadas, redondas, elípticas ou lobuladas, embora elas possam ser bem vistas apenas nas radiografias frontais (Figs. 8-63, 8-64A e B, 8-65). Eles tendem a ter seu comprimento limitado a um ou

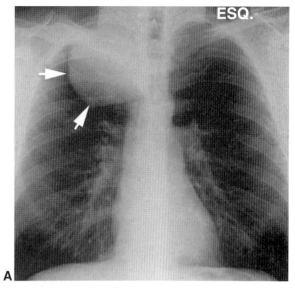

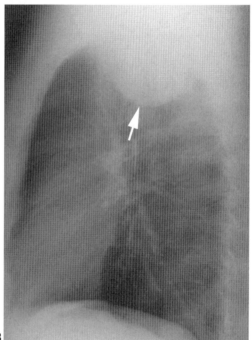

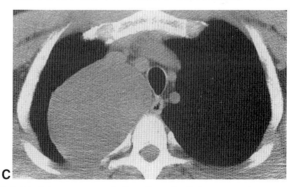

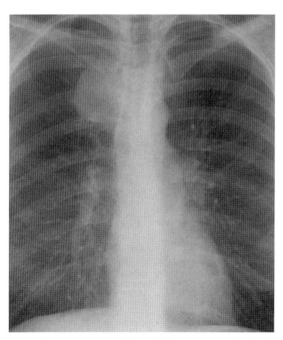

FIG. 8-63. Schwannoma. A radiografia ântero-posterior do tórax (AP) mostra uma massa mediastinal direita bem definida e associada a deformação das costelas direitas.

FIG. 8-64. Schwannoma. **A.** A radiografia ântero-posterior mostra massa bem definida no mediastino superior *(setas)*.
B. Na radiografia de perfil, a massa mostra localização relativamente posterior *(seta)*. **C.** Massa homogênea e bem definida é visível na TC.

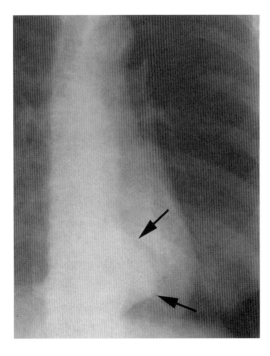

FIG. 8-65. Neurofibroma. Massa bem definida é visível na porção posterior esquerda do mediastino *(setas)*.

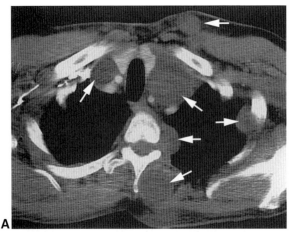

FIG. 8-66. Extenso (plexiforme) neurofibroma em caso de neurofibromatose. **A.** A TC mostra múltiplos neurofibromas *(setas)* no tecido subcutâneo, ao longo dos caminhos dos nervos mediastinais e intercostais e numa localização paravertebral. As massas mostram baixa atenuação na TC, medindo 15 UH; o aumento do forame neural esquerdo é visível, contíguo com um neurofibroma paravertebral esquerdo. **B.** A RM ponderada em T1 da parte inferior do pescoço e do mediastino superior mostra numerosos neurofibromas ao longo dos cursos dos nervos cervicais e mediastinais *(setas)*. **C.** A RM com contraste mostra acentuação irregular. Os centros de algumas das lesões mostram baixa intensidade.

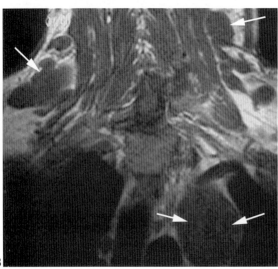
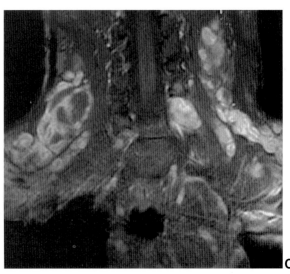

ANORMALIDADES PARAESPINHAIS

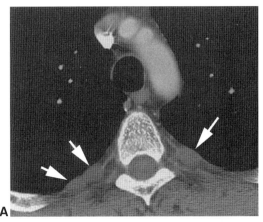 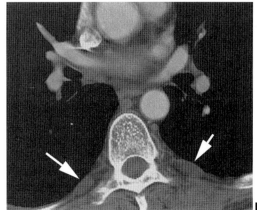

FIG. 8-67. Neurofibromatose com neurofibromas paravertebrais e intercostais. Múltiplos neurofibromas paravertebrais e intercostais são visíveis *(setas)*. Eles se mostram com atenuação levemente inferior à do tecido muscular.

dois espaços vertebrais, mas em alguns pacientes podem ser maiores. Deformidades de costelas ou de vértebras ou alargamento do forame neural é visível em cerca de 50% dos casos (Fig. 8-63). Tumores das bainhas podem, também, ser vistos no mediastino médio ou no anterior, ocorrendo em relação aos nervos vago, frênico ou laríngeo recorrente, ou ao longo dos cursos dos nervos intercostais (Figs. 8-66 a 8-68).

Na TC, os tumores das bainhas neurais aparecem tipicamente como massas bem margeadas, lisas, arredondadas ou elípticas (Fig. 8-64C). O alargamento dos foramens neurais pode ser demonstrado com mais precisão na TC do que em radiografias simples (Fig. 8-66A). Em mais de 70% dos casos, tumores de nervo periférico ou da bainha neural mostram-se com atenuação inferior à dos músculos da parede torácica (Fig. 8-66A); os 30% remanescentes mostram atenuação de tecido mole. Áreas de baixa densidade dentro de tumores da bainha neural podem ser devidas à presença de (1) células de Schwann ricas em lipídios; (2) adipócitos; (3) tecido adiposo perineural aprisionado por neurofibromas plexiformes; ou (4) espaços tumorais císticos. Acentuação variável do tumor pode ser vista em seqüência a uma infusão de contraste; a acentuação periférica é comum. Pequenas áreas de calcificação são vistas em 5 a 10% dos casos. A extensão para o canal medular está presente em 10% dos casos e é mais bem demonstrada com RM.

Os neurofibromas podem estar associados à doença de von Recklinghausen, podendo resultar em anormalidades vertebrais que incluem cifoscoliose, vértebras escalpadas e meningocele lateral. Mais de um terço dos pacientes com neurofibromas apresenta neurofibromatose.

Na RM, tumores neurogênicos geram tipicamente intensidade de sinal ligeiramente maior do que a de músculos nas imagens ponderadas em T1; nas imagens ponderadas em T2 ou nas imagens com contraste, mostram intensidade de sinal acentuadamente aumentada, embora, muitas vezes, de maneira pouco homogênea. Nas imagens ponderadas em T2 e nas acentuadas com contraste, o centro da lesão pode ter uma intensidade superior ou inferior à da periferia (Fig. 8-66C).

O neurofibroma plexiforme representa uma extensa massa fusiforme ou infiltrante ao longo do curso de cadeias simpáticas ou de nervos intercostais e/ou mediastinais (Figs. 8-66 e 8-68). Considera-se esta apresentação como típica da doença de von Recklinghausen. Como acontece com tumores localizados nas bainhas neurais, os neurofibromas plexiformes muitas vezes mostram-se com baixa atenuação, se comparados a tecido muscular, com números de TC variando entre 15 a 20 UH em cortes sem contraste. Muitas vezes eles são múltiplos e lobulados, apresentam margens mal definidas e tendem a envolver vasos mediastinais com perda dos planos gordurosos vistos normalmente. Eles podem mimetizar muito bem a aparência de linfonodo mediasti-

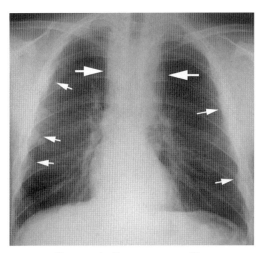

FIG. 8-68. Neurofibroma plexiforme na neurofibromatose. O alargamento do mediastino *(setas grandes)* reflete a presença de múltiplos neurofibromas infiltrativos ao longo dos cursos dos nervos mediastinais. Extensos neurofibromas intercostais *(setas pequenas)* mimetizam a aparência de espessamento pleural.

> **QUADRO 8-27** TUMORES DERIVADOS DE GÂNGLIOS SIMPÁTICOS
>
> Ganglioneuroma, ganglioneuroblastoma e neuroblastoma
> 20% de massas posteriores em crianças
> Massa paravertebral alongada ou em forma de salsicha
> Calcificação

nal aumentado. Calcificação e realce por contraste podem ser vistos.

Tumores malignos de bainhas neurais, denominados schwannomas malignos, sarcomas neurogênicos ou neurofibrossarcomas, e são relativamente raros mas representam 15% dos tumores de bainhas neurais. Esses tumores malignos da bainha neural tendem a ser grandes, infiltrativos, irregulares, com contornos, e com realce heterogêneo. Essas características, no entanto, não são absolutamente confiáveis para firmar-se um diagnóstico. Tanto as lesões benignas quanto as malignas podem ser sintomáticas, tendo a diferenciação clínica pouca utilidade. Calcificação e algum grau de realce por contraste podem estar presentes em ambos os tumores, maligno e benigno.

Tumores Derivados de Gânglios Simpáticos

Em crianças, 80% de massas mediastinais posteriores são derivadas de gânglios simpáticos. Incluídos neste grupo estão ganglioneuromas, ganglioneuroblastomas e neuroblastomas (Quadro 8-27).

O *ganglioneuroma*, tumor benigno constituído por células de Schwann, colágeno e células ganglionares, é uma neoplasia comum em adolescentes e em adultos jovens. Em radiografias simples, este tumor mostra-se muitas vezes como massa alongada ou em forma de salsicha, numa localização paravertebral; tendem a ser mais compridos do que os tumores das bainhas nervosas e que ocorrem em locais similares. O ganglioneuroma não pode ser distinguido do schwannoma ou neurofibroma com base apenas na TC. Na RM, o ganglioneuroma pode mostrar-se homogêneo quanto à intensidade em imagens ponderadas em T1 e T2 ou pode mostrar uma singular forma espiralada de intensidade variada.

Aproximadamente 15% dos *neuroblastomas* nascem no mediastino e quase a maioria localiza-se posteriormente (Fig. 8-69). Neuroblastomas mediastinais são vistos quase exclusivamente em crianças abaixo de 5 anos. Trata-se de um tumor maligno e pode acompanhar-se de uma grande variedade de sinais e sintomas, incluindo dor no tórax, febre, mal-estar, anemia, síndrome de Horner e fraqueza dos membros. Na TC, os neuroblastomas exibem atenuação de massas de tecidos moles, mas até 40% deles apresentam calcificações curvilíneas ou salpicadas (Fig. 8-69C). Eles são mais comuns nas regiões paravertebrais e podem prolongar-se superior e inferiormente por vários centímetros. Os neuroblastomas muitas vezes mostram acentuação heterogênea após injeção de contraste. A TC e RM podem ser usadas para ajudar a determinar a presença e a extensão da invasão mediastinal ou da coluna vertebral (Fig. 8-69D). A invasão do canal medular extradural é comum, mesmo na ausência de sinais e sintomas neurológicos. Em imagens ponderadas em T2, os neuroblastomas mostram-se com grande intensidade (Fig. 8-69D). A RM oferece a vantagem de permitir que o tumor e os tecidos moles adjacentes sejam distinguidos mais facilmente do que na TC, e é mais acurada no reconhecimento do envolvimento da medula óssea. Os neuroblastomas podem estender-se de uma localização primária no abdome para o interior do tórax. Mais comumente, isto ocorre por invasão direta através do espaço retrocrural e para as regiões paravertebrais inferiores, freqüentemente em ambos os lados. Em caso raro de neuroblastoma em adulto, a diferenciação com o linfoma pode ser difícil.

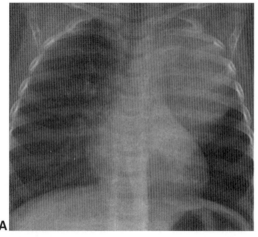 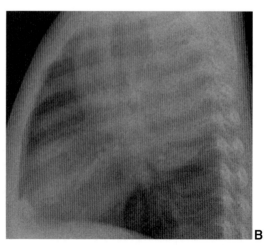

FIG. 8-69. Neuroblastoma mediastinal em criança de 16 meses de idade. As radiografias ântero-posterior (**A**) e de perfil (**B**) mostram uma grande massa mediastinal póstero-superior.

ANORMALIDADES PARAESPINHAIS

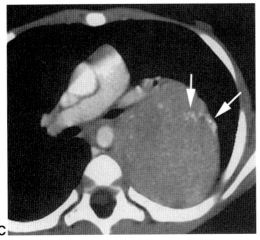
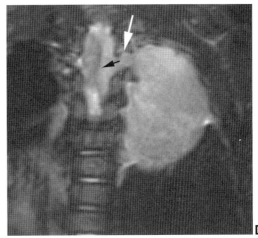

FIG. 8-69. *(Continuação.)* **C.** A TC mostra uma grande massa mediastinal paravertebral posterior contendo pequenas áreas de calcificação *(setas)*. **D.** A RM ponderada em T2 mostra uma grande massa no mediastino posterior. O tumor estende-se para o interior do canal medular através de um forame neural *(seta branca)*, deslocando a medula para o lado direito *(seta preta)*.

Os *ganglioneuroblastomas* são encontrados em crianças um pouco mais velhas do que as que apresentam neuroblastomas e são menos comuns do que estes últimos. São tumores considerados por alguns como neuroblastomas malignos parcialmente maduros e, em sua histologia, são algo intermediário entre neuroblastoma e ganglioneuroma. As características de suas imagens são indistinguíveis das dos neuroblastomas. Eles podem apresentar-se como grandes massas lisas e esféricas ou como massas pequenas em forma de salsicha.

Paragangliomas

Paragangliomas (quimiodectomas) são tumores raros que se originam de células neuroectodérmicas localizadas em relação ao sistema nervoso autônomo, especialmente na região da janela aortopulmonar (Fig. 8-70) e no mediastino posterior. Foram também identificados no interior das aurículas. Respondem por menos de 5% dos tumores torácicos neurogênicos.

As radiografias geralmente mostram massa bem definida, redonda ou elíptica, indistinguível de outros tumores neurogênicos. Sua localização predileta é a região mesotorácica. Na TC sem contraste, os paragangliomas não apresentam sinais característicos. Contudo, apresentam realce denso pelo contraste (Fig. 8-40B).

Os portadores de tais tumores podem ser assintomáticos, sendo incidental seu achado. Cerca de metade dos pacientes com paraganglioma paravertebral apresentam sintomas correspondentes à secreção tumoral de catecolaminas pelo tumor ou sintomas associados a tumores em outras localizações, mas essa secreção de catecolamina é rara em pacientes com tumores aortopulmonares. A compressão de estruturas mediastinais pode resultar em sintomas.

A identificação de lesões hormonalmente ativas tem sido auxiliada, recentemente, pelo uso de cintilografia com metaiodobenzilguanididna – (131-I-MIBG), que localiza tumores produtores de catecolaminas, inclusive neuroblastoma e tumor carcinóide. A cintilografia com octreotide é indicada para a localização dessas lesões.

Aproximadamente 10% dos paragangliomas são malignos ou invasivos. Os paragangliomas paravertebrais são mais facilmente ressecáveis do que os tumores aortopulmonares e apresentam um prognóstico melhor. A recorrência local é comum após cirurgia em pacientes com paraganglioma aortopulmonar.

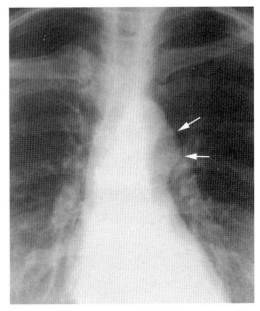

FIG. 8-70. Paraganglioma (quimiodectoma). A radiografia torácica mostra massa *(setas)* na janela aortopulmonar.

Meningocele Torácica Anterior ou Lateral

Esta entidade representa herniação anômala de meninges através de forame intervertebral ou de um defeito no corpo vertebral. Em muitos pacientes, esta anormalidade está associada a neurofibromatose; a maioria dessas lesões é detectada em adultos. Meningoceles são descritas como laterais ou anteriores, dependendo de sua relação com a coluna. São ligeiramente mais comuns no lado direito.

Nas radiografias torácicas, a meningocele comumente resulta em massa paravertebral de tecido mole, acentuadamente margeada, associada a escoliose ou anomalias de vértebras e/ou de costelas no mesmo nível (Fig. 8-71A). Quando a escoliose está presente, a meningocele ocorre tipicamente no ápice de uma curva convexa. Na TC, mostra-se com atenuação baixa pois contém líquor cerebroespinal (Fig. 8-71B). A RM é diagnóstica (Fig. 8-71C a E), do mesmo modo que o preenchimento da meningocele com contraste na mielografia com TC.

Hematopoiese Extramedular

A hematopoiese extramedular pode resultar em massas paravertebrais em pacientes com anemia severa causada por produção inadequada ou destruição excessiva de células sanguíneas. Pode ser vista na presença de talassemia, esferocitose hereditária e de anemia falciforme. Estas massas são de origem desconhecida mas podem surgir de herniações da medula vertebral ou de costela através de pequenos defeitos corticais, ou podem surgir de linfonodos ou elementos do sistema reticuloendotelial.

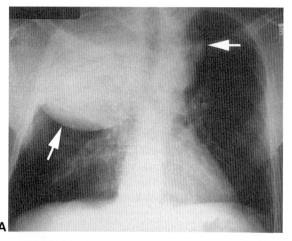
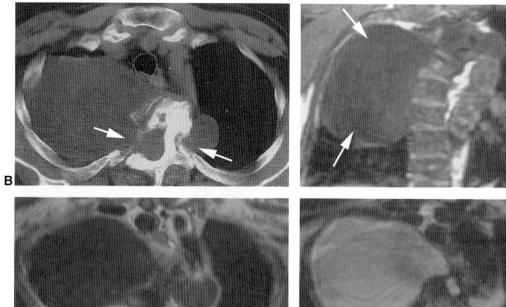

FIG. 8-71. Meningocele lateral na neurofibromatose. **A.** A radiografia torácica mostra grande massa mediastinal direita e pequena massa esquerda *(setas)*. Escoliose e deformação de costelas estão presentes. **B.** A TC mostra grande massa mediastinal direita e pequena massa mediastinal esquerda, ambas com baixa atenuação. O corpo vertebral tem aparência anormal e o forame neural está aumentado *(setas)*. **C.** A RM coronal mostra meningoceles direita e esquerda *(setas)* e escoliose associada. **D.** A RM ponderada em T1 mostra baixa intensidade típica de líquido. **E.** A RM ponderada em T2 mostra alta intensidade.

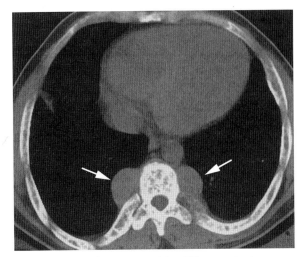

FIG. 8-72. Hematopoiese extratorácica. TC em paciente com talassemia grave. Massas paravertebrais *(setas)* refletem tecido hematopoiético. Costelas e corpos vertebrais estão expandidos e mostram um padrão trabecular anormal, típico de anemia severa.

Massas vertebrais lobuladas, usualmente múltiplas, bilaterais e caudais à sexta vértebra torácica são tipicamente encontradas (Fig. 8-72). Elas mostram-se bem margeadas. Na TC, as massas paravertebrais são homogêneas com atenuação de tecido mole (30 a 65UH), ou podem mostrar áreas de atenuação própria do tecido gorduroso (-50UH), que pode aumentar após o tratamento.

O diagnóstico pode ser sugerido pela presença de massas paravertebrais em paciente com anemia crônica e anormalidades esqueléticas visíveis em radiografias ou em TC e que sugerem anormalidade da medula óssea. Engrossamento do padrão trabecular, expansão das costelas e neoformação periósteas de osso podem ser vistas. Embora nem sempre presente, a esplenomegalia pode também estar presente.

Anormalidades da Coluna Torácica

Tumores primários ou malignos, espondilite infecciosa ou fratura vertebral com hemorragia associada podem produzir massas paravertebrais. Freqüentemente, a anormalidade é bilateral e fusiforme, o que permite que sejam distinguidas de massas solitárias como os tumores neurogênicos. Anormalidades associadas do corpo vertebral ou de discos intervertebrais ajudam no diagnóstico diferencial.

LEITURAS SELECIONADAS

Ahn JM, Lee KS, Goo JM, et al. Predicting the histology of anterior mediastinal masses: comparison of chest radiography and CT. J Thorac Imaging 1996;11:265-271.

Armstrong EA, Harwood-Nash DCF, Ritz CR, et al. CT of neuroblastomas and ganglioneuromas in children. AJR Am J Roentgenol 1982;139:571-576.

Balthazar EJ, Naidich DP, Megibow AJ, et al. CT evaluation of esophageal varices. AJR Am J Roentgenol 1987;148:131-135.

Bashist B, Ellis K, Gold RP. Computed tomography of intrathoracic goiters. AJR Am J Roentgenol 1983;140:455-460.

Bourgouin PM, Shepard JO, Moore EH, et al. Plexiform neurofibromatosis of the mediastinum: CT appearance. AJR Am J Roentgenol 1988;151:461-463.

Bragg DG, Chor PJ, Murray KA, et al. Lymphoproliferative disorders of the lung: histopathology, clinical manifestations, and imaging features. AJR Am J Roentgenol 1994;163:273-281.

Brown LR, Aughenbaugh GL. Masses of the anterior mediastinum: CT and MR imaging. AJR Am J Roentgenol 1991;157:1171-1180.

Castellino RA, Blank N, Hoppe RT, et al. Hodgkin disease: contributions of chest CT in the initial staging evaluation. Radiology 1986;160:603-605.

Castellino RA, Hilton S, O'Brien JP, et al. Non-Hodgkin lymphoma: contribution of chest CT in the intitial staging evaluation. Radiology 1996;199:129-132.

Cohen LA, Schwartz AM, Rockoff SD. Benign schwannomas: pathologic basis for CT inhomogeneities. AJR Am J Roentgenol 1986;147:141-143.

de Geer G, Webb WR, Gamsu G. Normal thymus: assessment with MR and CT. Radiology 1986;158:313-317.

Do YS, Im JG, Lee BH, et al. CT findings in malignant tumors of thymic epithelium. J Comput Assist Tomogr 1995;19:192-197.

Drucker EA, McLoud TC, Dedrick CG, et al. Mediastinal paraganglioma: radiologic evaluation of an unusual vascular tumor. AJR Am J Roentgenol 1987;148:521-522.

Filly R, Blank N, Castellino R. Radiographic distribution of intrathoracic disease in previously untreated patients with Hodgkin's disease and non-Hodgkin's lymphoma. Radiology 1976;120:277.

Fitch SJ, Tonkin ILD, Tonkin AK. Imaging of foregut duplication cysts. Radiographics 1986;6:189-201.

Freundlich IM, McGavran MH. Abnormalities of the thymus. J Thorac Imaging 1996;58-65.

Glazer GM, Gross BH, Quint LE, et al. Normal mediastinal lymph nodes: number and size according to American Thoracic Society mapping. AIR Am J Roentgenol 1985;144:261-265.

Glazer HS, Molina PL, Siege MJ, Sagel SS. Pictorial assay. Low-attenuation mediastinal masses on CT. AJR Am J Roentgenol 1989;152:1173-1177.

Glazer HS, Siege MJ, Sagel SS. Pictorial essay. High-attenuation mediastinal masses on unenhanced CT. AJR Am J Roentgenol 1991;156:45-50.

Glazer HS, Wick MR, Anderson DJ, et al. CT of fatty thoracic masses. AJR Am J Roentgenol 1992;159:1181-1187.

Hoffman OA, Gillespie DJ, Aughenbaugh GL, et al. Primary mediastinal neoplasms (other than thymoma). Mayo Clin Proc 1993;68:880-891.

Jolles H, Henry DA, Roberson JP, et al. Mediastinitis following median sternotomy: CT findings. Radiology 1996;201:463-466.

Kang YS, Rosen K, Clark OH, et al. Localization of abnormal parathyroid glands of the mediastinum with MR imaging. Radiology 1993;189:137-141.

Kawashima A, Fishman EK, Kuhlman JE, et al. CT of posterior mediastinal masses. Radiographics 1991;11:1045-1067.

Kirchner SG, Heller RM, Smith CW. Pancreatic pseudocyst of the mediastinum. Radiology 1977;123:37-42.

Kirks DR, McCormick VD, Greenspan RH. Pulmonary sarcoidosis: roentgenographic analysis of 150 patients. AJR Am J Roentgenol 1973;117:777-786.

Kirsch CFE, Webb EM, Webb WR. Multicentric Castleman's disease and POEMS syndrome: CT findings. J Thorac Imaging 1997;12:75-77.

Kiyono K, Sone S, Sakai F, et al. The number and size of normal mediastinal lymph nodes: a postmortem study. AJR Am J Roentgenol 1988;150:771-776.

Kushihashi T, Munechika H, Motoya H, et al. CT and MR findings in tuberculous mediastinitis. J Comput Assist Tomogr 1995;19:379-382.

Lee KS, Im JG, Han CH, et al. Malignant primary germ cell tumors of the mediastinum: CT features. AJR Am J Roentgenol 1989;153:947-951.

Long JA, Doppman JL, Nienhuis AW. Computed tomographic studies of thoracic extramedullary hematopoiesis. J Comput Assist Tomogr 1980;4:67-70.

McAdams HP, Rosado de Christenson ML, Moran CA. Mediastinal hemangioma: radiographic and CT features in 4 patients. Radiology 1994;193:399-402.

McLoud TC, Kalisher L, Stark P, et al. Intrathoracic lymph node metastases from extrathoracic neoplasms. AJR Am J Roentgenol 1978;131:403-407.

Miyake H, Shiga M, Takaki H, et al. Mediastinal lymphangiomas in adults: CT findings. J Thorac Imaging 1996;11:83-85.

Moon WK, Im JG, In KY, et al. Mediastinal tuberculous lymphadenitis: MR imaging appearance with clinicopathologic correlation. AJR Am J Roentgenol 1996;166:21-25.

Moon WK, Im JG, Kim JS, et al. Mediastinal Castleman's disease: CT findings. J Comput Assist Tomogr 1994;18:43-46.

Mountain CF, Dresler CM. Regional lymph node classification for lung cancer staging. Chest 1997;111:1718-1723.

Müller NL, Webb WR, Gamsu G. Paratracheal lymphadenopathy: radiographic findings and correlation with CT. Radiology 1985;156:761-765.

Müller NL, Webb WR, Gamsu G. Subcarinal lymph node enlargement: Radiographic findings and CT correlation. AJR Am J Roentgenol 1985;145:15-19.

Nicolaou S, Müller NL, Li DKB, et al. Thymus in myasthenia gravis: comparison of CT and pathologic findings and clinical outcome after thymectomy. Radiology 1996;20:471-474.

Patil SN, Levin DL. Distribution of thoracic lymphadenopathy in sarcoidosis using computed tomography. J Thorac Imaging 1999;14:114-117.

Reed JC, Hallet KK, Feigin DS. Neural tumors of the thorax: subject review from the AFIP. Radiology 1978;126:9-17.

Reed JC, Sobonya RE. Morphologic analysis of foregut cysts in the thorax. AJR Am J Roentgenol 1974;120:851-860.

Rosado de Christenson ML, Pugatch RD, Moran CA, et al. Thymolipoma: analysis of 27 cases. Radiology 1994;193:121-126.

Rosado de Christenson ML, Templeton PA, Moran CA. Mediastinal germ-cell tumors: radiologic and pathologic correlation. Radiographics 1992;12:1013-1030.

Sakai F, Sone S, Kiyono K, et al. Intrathoracic neurogenic tumors: MR–pathologic correlation. AJR Am J Roentgenol 1992;159:279-283.

Sherrick AD, Brown LR, Harms GF, et al. Radiographic findings of fibrosing mediastinitis. Chest 1994;106:484-489.

CAPÍTULO 9

NÓDULOS SOLITÁRIOS E MÚLTIPLOS, MASSAS, CAVIDADES E CISTOS

W. RICHARD WEBB

A avaliação radiológica de pacientes portadores de nódulos pulmonares solitários ou múltiplos, massas ou cavidades é um problema clínico comum. Tumores primários ou metastáticos constituem a principal consideração em pacientes com tais achados. Contudo, muitas outras doenças podem apresentar-se com anormalidades pulmonares focais. Algumas destas anormalidades têm aparências específicas que podem sugerir o diagnóstico correto ou limitar o diagnóstico diferencial.

NÓDULO PULMONAR SOLITÁRIO

Um nódulo pulmonar solitário (NPS) é usualmente definido como uma opacidade focal, visível em radiografia torácica ou em TC, preenchendo os seguintes critérios:

1. É relativamente bem definido.
2. É envolvido, pelo menos parcialmente, por tecido pulmonar.
3. É grosseiramente esférico em sua forma.
4. Tem 3 cm ou menos de diâmetro (Fig. 9-1).

Lesões com diâmetro superior a 3 cm são geralmente relatadas por meio do termo "massa". Este limite é também usado para distiguir um carcinoma T1 (com 3 cm ou menos de diâmetro) de um carcinoma T2 (com mais de 3 cm).

■ Avaliação Clínica

As informações clínicas e a história da doença ajudam no diagnóstico diferencial de um nódulo pulmonar solitário. Considerações importantes que aumentam a possibilidade de tratar-se de um câncer incluem histórico de tabagismo, idade acima dos 40, exposições ocupacionais (p. ex., asbestos), fibrose pulmonar, DPOC coexistente, enfisema e histórico familiar de câncer. Os fatores de risco para câncer são revistos no Capítulo 3.

História de viagem recente, um teste positivo para tuberculose (TB) ou fungo, ou a presença de outras doenças (p. ex., artrite reumatóide) aumentam a possibilidade de nódulo solitário benigno. No paciente com menos de 30 anos de idade, o câncer é uma entidade muito pouco comum para um NPS.

Um nódulo solitário encontrado em paciente com uma história de doença maligna extratorácica pode ser metástase, um carcinoma pulmonar primário ou uma lesão benigna insignificante. Certos tumores têm propensão para produzir metástases como NPS. Entre os pacientes portadores de NPS, aqueles com história de melanoma, sarcoma e carcinoma testicular têm probabilidades duas vezes maior de apresentar metástase solitária do que um carcinoma broncogênico. Por outro lado, pacientes com um NPS e que têm história de carcinoma da cabeça e pescoço, bexiga, mama, colo, ductos biliares, esôfago, ovário, próstata ou estômago, têm três vezes mais probabilidades de apresentarem um carcinoma broncogênico primário do que metástase pulmonar. Em pacientes com outros tipos de tumores, as possibilidades relativas de metástases e de câncer pulmonar são iguais.

■ Avaliação Radiográfica

O diagnóstico diferencial de um nódulo pulmonar solitário é extenso (Quadro 9-1). Em pacientes com NPS, radiografias simples e tomografia computadorizada (TC) são utilizadas para determinar: (1) características morfológicas do nódulo; (2) densidade (isto é, cálcio, gordura ou realce pelo meio de contraste); e (3) taxa de crescimento.

Características Morfológicas

Utilizando radiografias simples ou TC, um NPS pode ser diagnosticado, por vezes, como uma lesão específica, com base em sua aparência. Algumas dessas lesões incluem rolhas de muco, fístula arteriovenosa, atelectasia redonda, micetoma e derrame pleural encistado. Estas serão descritas mais adiante neste capítulo.

Muitas vezes mais, os estudos radiográficos são usados para avaliar características morfológicas menos específicas que possam sugerir que o NPS pode ser provavelmente maligno ou benigno.

Tamanho

A probabilidade de um nódulo ou de uma massa ser maligna está diretamente relacionada ao seu tamanho (Qua-

Capítulo 9 I NÓDULOS SOLITÁRIOS E MÚLTIPLOS, MASSAS, CAVIDADES E CISTOS

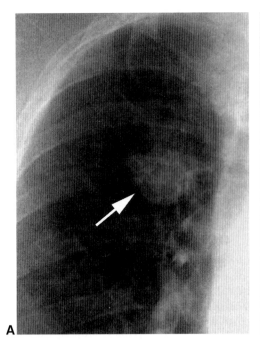
A

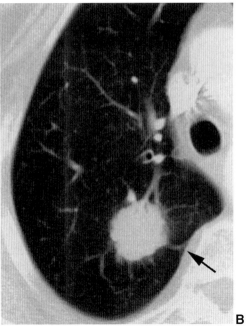
B

FIG. 9-1. Nódulo do lobo superior direito representando um adenocarcinoma. **A.** A radiografia torácica mostra um nódulo superior direito *(seta)*. Esta lesão é classificada como um nódulo por ser relativamente bem definida e, pelo menos parcialmente, envolvida pelo pulmão, grosseiramente esférica, com 3 cm ou menos de diâmetro. Pelo fato de o nódulo exceder 2 cm de diâmetro, é muito provável que seja uma lesão maligna. **B.** A tomografia mostra os limites do nódulo como mal definidos e lobulados e uma cauda pleural *(seta)* estendendo-se para a pleura.

QUADRO 9-1 DIAGNÓSTICO DIFERENCIAL DE UM NÓDULO PULMONAR SOLITÁRIO OU MASSA

Lesões congênitas e variantes normais
Fístula arteriovenosa
Cisto broncogênico
Malformação adenomatóide cística congênita
Linfonodo intrapulmonar
Impactação mucóide (atresia brônquica)
Varizes venosas pulmonares
Seqüestro
Neoplasias malignas
Carcinoma
Linfoma
Doença linfoproliferativa
Neoplasia metastática
Sarcomas (p. ex., condro, lipo e fibrossarcomas)
Neoplasias benignas e lesões semelhantes
Endometrioma
Hamartoma
Doença linfoproliferativa
Tumores benignos (diversos)
    Tumores mesenquimais (p. ex., condroma, lipoma e fibroma)
    Tumores epiteliais (p. ex., hiperplasia adenomatosa atípica, adenoma glandular mucoso)
    Tumores vasculares
Infecções e parasitas
Aspergilose angioinvasiva
Dirofilaria immitus (verme cardíaco do cão)
Echinococcus
Pneumonia focal (redonda)
Infecção granulomatosa (granuloma)
    Tuberculose
    Micobactéria atípica (p. ex., complexo *mycobacterium avium intracellulare*)
    Coccidioidomicose

Histoplasmose
Cryptococcus
Abscesso pulmonar
Micetoma (aspergiloma)
Gangrena pulmonar
Embolia séptica
Inflamações não-infecciosas
Síndrome de Churg-Strauss
Pneumonia focal (organizadora)
Nódulo reumatóide
Sarcoidose
Granulomatose de Wegener
Doenças das vias aéreas e inalatórias
Impactação mucóide (rolha de muco)
    Asma
    Aspergilose broncopulmonar alérgica
    Atresia brônquica
    Bronquiectasia
    Fibrose cística
Massa conglomerada ou fibrose maciça progressiva (p. ex., silicose)
Pneumonia lipóide
Lesões vasculares
Fístula arteriovenosa
Hematoma
Infarto
Aneurisma arterial pulmonar
Varizes venosas pulmonares
Embolia séptica
Idiopática e miscelânea
Amiloidose
Bolha repleta de líquido
Atelectasia redonda

NÓDULO PULMONAR SOLITÁRIO

QUADRO 9-2 PROBABILIDADE DE MALIGNIDADE RELACIONADA AO DIÂMETRO DO NÓDULO

Diâmetro	Taxa de malignidade
< 1 cm	35%
1-2 cm	50%
2-3 cm	80%
> 3 cm	97%

dro 9-2). A possibilidade de tratar-se de um câncer é de cerca de 35% para um nódulo cujo tamanho varie de 0,5 a 1,0 cm de diâmetro, de 50% para um nódulo de 1,0 a 2,0 cm e de mais de 85% para um NPS com mais de 2 cm de diâmetro (Fig. 9-1). Deve-se, no entanto, ter sempre em mente que mesmo uma lesão muito pequena pode representar um carcinoma.

Um ou mais pequenos nódulos pulmonares são extremamente comuns como um achado incidental nas TC de tórax, e a maioria representa lesões benignas como granulomas ou linfonodo intrapulmonar. O acompanhamento por TC é o único método prático para avaliar seu significado.

Localização

Cerca de dois terços dos cânceres pulmonares localizam-se nos lobos superiores, e o lobo superior direito é comumente o mais envolvido (Fig. 9-1). Sessenta por cento dos cânceres que se apresentam como um NPS nas radiografias torácicas são vistos na periferia pulmonar; apenas 10% são visíveis no terço medial do pulmão.

O tumor metastático que se apresenta como um NPS tende a localizar-se na região subpleural ou no terço periférico do pulmão. Dois terços das lesões metastáticas ocorrem nos lobos inferiores.

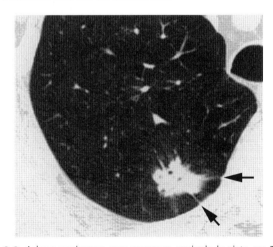

FIG. 9-2. Adenocarcinoma com margem espiculada vista em TC. Duas caudas pleurais *(setas)* estendem-se para a superfície pleural. Esta aparência foi chamada de aura radiada *(corona radiata)* ou aura maligna *(corona maligna)*. A superfície do nódulo é lobulada e apresenta indentações, ambos os achados são indicativos de malignidade. Várias transparências no interior do nódulo representam broncogramas aéreos de regiões de pseudocavidades, achados típicos em adenocarcinoma e em carcinoma bronquioloalveolar.

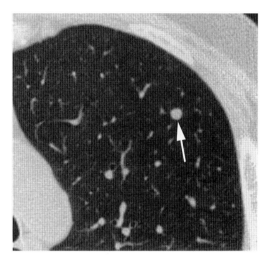

FIG. 9-3. Nódulo liso, redondo, com margem bem definida, representando um granuloma. Sua aparência *(seta)* é típica de uma lesão benigna. Seu tamanho pequeno também indica menor probabilidade de ser uma lesão maligna.

Aparência do Contorno

Embora radiografias simples não permitam que nódulos ou massas sejam avaliados com a precisão da TC, os cânceres podem ter contornos mal definidos e irregulares, espiculados ou lobulados (Fig. 9-1).

Na TC é muito mais provável que nódulos malignos apresentem margens ou contornos mal definidos, irregulares, lobulados ou espiculados (Figs. 9-1B e 9-2). Lesões benignas tendem a apresentar margens lisas e bem definidas (Figs. 9-3 e 9-4; Quadro 9-3). Quase 90% de nódulos com margens irregulares ou espiculadas são malignos; apenas 20% dos nódulos com margem lisa bem definida são malignos que tendem a apresentar margens lisas e bem definidas incluem metástases (Fig. 9-5) e tumor carcinóide (Fig. 3-44 no Capítulo 3).

Os *termos aura radiada* e *aura maligna* têm sido usados para descrever a aparência de espiculação associada a um nódulo ou massa (Figs. 9-2 e 9-6). Particularmente em pacientes com adenocarcinoma e com carcinoma broncoalveolar, esta aparência reflete a presença de fibrose em torno do tumor, embora a invasão tumoral de pulmão adjacente também possa estar presente. A fibrose usualmente reflete uma reação desmoplásica e não

QUADRO 9-3 APARÊNCIA DOS CONTORNOS E DIAGNÓSTICOS COMUNS ASSOCIADOS

Contorno bem demarcado
Granuloma
Hamartoma ou tumor benigno
Tumor carcinóide
Metástases

Espiculado (aura radiada) ou cauda pleural
Carcinoma bronquioloalveolar
Carcinoma
Granuloma ou cicatriz focal

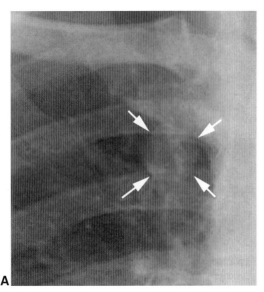
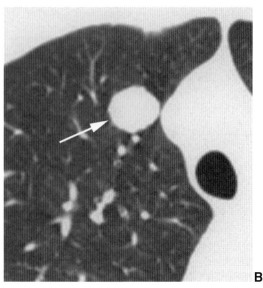

FIG. 9-4. Hamartoma apresentando-se como um nódulo arredondado de contornos muito bem definidos. **A.** A radiografia torácica mostra um nódulo redondo *(setas)* no lobo superior direito. **B.** TC mostra que o nódulo tem forma arredondada e contornos bem definidos. Ligeira lobulação pode ser vista com hamartomas.

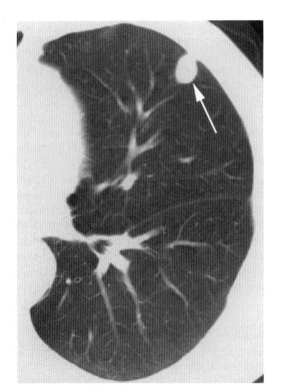

FIG. 9-5. Metástase solitária de um carcinoma de cabeça e pescoço. Um nódulo no lobo superior esquerdo *(seta)* tem margens lisas acentuadamente bem definidas na TC. Esta aparência é comum nas metástases.

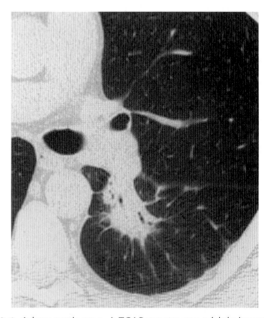

FIG. 9-6. Adenocarcinoma. A TCAR mostra um nódulo irregular, espiculado com muitas caudas pleurais. Broncogramas aéreos são visíveis dentro do nódulo.

NÓDULO PULMONAR SOLITÁRIO

fibrose pulmonar preexistente. A espiculação é menos comum nos carcinomas de grandes células do que nos outros tipos de tumores que se apresentam como um nódulo solitário ou massa.

Além disso, carcinomas podem mostrar a presença de uma "cauda pleural" ou um "rabo pleural", no qual uma opacidade fina e linear é vista estendendo-se da margem de um nódulo pulmonar à superfície pleural (Figs. 9-1B, 9-2 e 9-6). Esta cauda, que pode ter de poucos milímetros a poucos centímetros de comprimento, é vista, muitas vezes, associada a espiculação. Como esta última, a cauda ou rabo reflete a presença de fibrose e está freqüentemente associada a uma ondulação da pleura visceral. Em pacientes com câncer pulmonar, o sinal da cauda pleural está, na maioria das vezes, associado a adenocarcinoma ou a carcinoma broncoalveolar; incomumente ocorre também na presença de um carcinoma de grandes células. O sinal da cauda pleural pode ser visto associado a nódulos pulmonares benignos associados com fibrose, incluindo várias doenças granulomatosas. A presença de um contorno espiculado é mais sugestiva de malignidade do que a presença da cauda pleural.

O "sinal do halo", um halo com opacidade em vidro fosco envolvendo o nódulo, pode ser visto em alguns pacientes com um nódulo solitário. É comum estar presente em pacientes leucêmicos com aspergilose invasiva (Fig. 9-7), mas pode ser visto também em pacientes com outras infecções (Fig. 9-35C) e em alguns tumores, particularmente em adenocarcinomas e carcinomas bronquioloalveolares (Fig. 9-8; Quadros 9-4 e 9-5). A natureza histológica desses halos depende da doença. Em pacientes com aspergilose invasiva, o sinal do halo representa hemorragia; em pacientes com carcinoma, reflete a presença de uma disseminação lepídica do tumor.

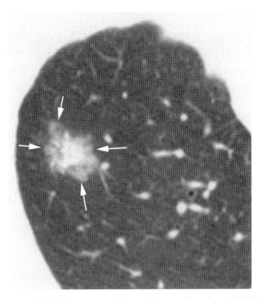

FIG. 9-8. Sinal do halo em carcinoma broncoalveolar. A TCAR mostra um nódulo central denso, envolto por um halo *(setas)*. Em carcinoma broncoalveolar, o halo representa o crescimento do tipo lepídico do tumor.

QUADRO 9-4	CAUSAS DO SINAL DO HALO

Fungos: aspergilose invasiva, candidíase, coccidioidomicose
Bactérias: tuberculose, *Nocardia*, *Legionella*
Vírus: citomegalovírus, herpes
Pneumocystis jiroveci (P. carinii)
Bronquiolite obliterante com pneumonia organizada
Granulomatose de Wegener
Infarto
Tumor metastático
Sarcoma de Kaposi
Carcinoma bronquioloalveolar
Adenocarcinoma

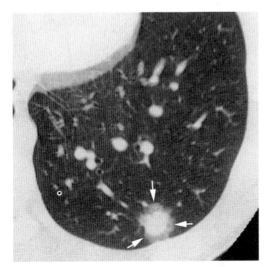

FIG. 9-7. Sinal do halo em caso de aspergilose invasiva. A TCAR (tomografia computadorizada de alta resolução), em paciente jovem com leucemia e granulocitopenia mostra um nódulo denso no lobo inferior esquerdo, envolto por um halo *(setas)* de opacidade em vidro fosco. Em paciente com aspergilose invasiva, o halo representa hemorragia envolvendo um infarto séptico.

QUADRO 9-5	CAUSAS DE BRONCOGRAMAS AÉREOS EM NÓDULO PULMONAR SOLITÁRIO

Adenocarcinoma
Carcinoma bronquioloalveolar
Massa conglomerada
Pneumonia focal
Infarto
Atelectasia redonda
Bronquiolite obliterante com pneumonia organizada
Linfoma
Doenças linfoproliferativas
Micetoma (pode mimetizar um broncograma)

Forma

Os carcinomas pulmonares tendem a ter formas irregulares, a ser lobulados ou chanfrados (Figs. 9-1, 9-2 e 9-6). Granulomas muitas vezes são redondos (Fig. 9-3). Hamartomas e metástases podem ser redondos, ovais ou lobulados (Figs. 9-4 e 9-5). Cicatrizes ou áreas de atelectasia podem mostrar-se lineares ou angulares. Numerosas lesões benignas (p. ex., MAV, rolhas de muco) podem ser identificadas por suas formas características.

Broncogramas Aéreos e Pseudocavidades

Em tomografias computadorizadas de alta resolução (TCAR), os broncogramas aéreos são vistos comumente em cânceres que se apresentam como nódulos pulmonares solitários (25 a 65% dos casos; Figs. 9-2 e 9-6). Tal achado é mais típico de adenocarcinoma ou de carcinoma bronquioloalveolar. É muito menos comum em lesões benignas, mas têm uma variedade de causas. Uma aparência similar a esta pode ser vista em micetomas em desenvolvimento, caso em que representa os espaços entre frondes de fungos. Pequenos brônquios relacionados com cânceres pulmonares muitas vezes mostram-se anormais, estreitados, obstruídos ou de contornos irregulares. Além de broncogramas aéreos, pequenas áreas lucentes bolhosas podem ser vistas em cânceres (Fig. 9-2). Estas podem representar broncogramas aéreos, pequenas áreas císticas cheias de ar (pseudocavitações) ou pequenas cavidades. Tais alterações têm o mesmo significado de broncogramas aéreos.

Cavitação

Por concordância geral, um cisto é uma lesão preenchida por ar que tem uma parede lisa e uniforme com até 3 mm de espessura. O termo *cavidade* é usualmente usado para descrever uma lesão com uma parede mais espessa e irregular ou uma lesão que tenha sofrido *cavitação* (isto é, que em sua evolução desenvolveu um espaço preenchido por ar, não importa qual seja a espessura de sua parede). Portanto, uma lesão de parede fina pode ser tanto um cisto quanto uma cavidade, enquanto uma lesão com paredes irregulares ou espessas é uma cavidade. Uma exceção a esta regra é um cisto infectado, cuja parede pode tornar-se "espessada" por estar contígua a uma área inflamada de pulmão.

A cavitação ocorre em cerca de 10% dos cânceres e é mais comum em pacientes com carcinoma espinocelular (Fig. 9-9A e B; também Figs. 3-4 e 3-26 no Capítulo 3). Aproximadamente 80% dos cânceres pulmonares com cavidades são constituídos por células escamosas. A cavitação em carcinomas de grandes células e em adenocarcinomas também ocorre (Fig. 9-9C); carcinoma de pequenas células raramente apresentam cavitação.

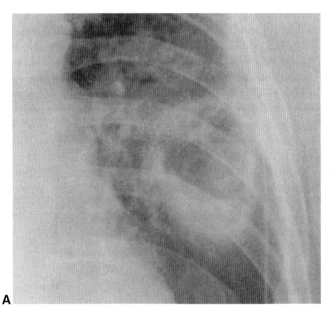
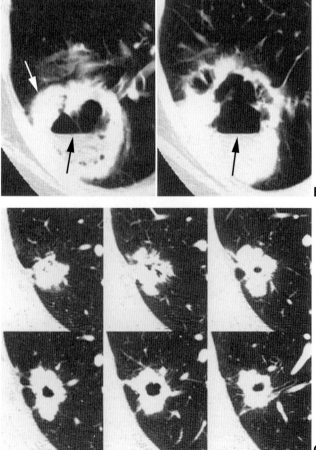

FIG. 9-9. Carcinoma cavitário. **A.** Radiografia simples mostrando massa cavitária no pulmão esquerdo que representa um carcinoma espinocelular. **B.** Carcinoma espinocelular mostrado em dois níveis. A parede da cavidade é irregular com várias regiões nodulares espessas *(seta branca)*. A cavidade apresenta um nível aéreo *(setas pretas)*. Isto é incomum em malignidades e pode representar hemorragia ou infecção. **C.** Adenocarcinoma cavitário mostrado em TCAR em seis *scans* (fatia) contíguos. O nódulo contém uma cavidade irregular e é irregular, lobulado, chanfrado e espiculado em sua forma; está também associado a caudas pleurais e contém vários broncogramas aéreos.

NÓDULO PULMONAR SOLITÁRIO

QUADRO 9-6 CAUSAS DE CISTOS OU DE CAVIDADES (SOLITÁRIOS OU MÚLTIPLOS)

Amiloidose – solitário ou múltiplo
Aspergilose angioinvasiva – geralmente múltipla
Aspergilose semi-invasiva – geralmente solitária
Cisto broncogênico – geralmente único
Bolha – solitária ou múltipla
Carcinoma
Malformação adenomatóide cística congênita – solitária, mas freqüentemente multiloculada
Massa conglomerada ou fibrose maciça progressiva – freqüentemente bilateral
Bronquiectasia cística – geralmente múltipla
Doença pulmonar cística (histiocitose, linfangioleiomiomatose)
Echinococcus – solitário ou múltiplo
Endometrioma
Infecção granulomatosa
   Tuberculose
   Micobactéria atípica (p. ex., *complexo intracellulare Mycobacterium avium*
   Coccidioidomicose
   Histoplasmose
   Cryptococcus
Hematoma – solitário ou múltiplo
Seqüestro intralobar – pode ser lucente, cístico ou multicístico
Linfoma – solitário ou múltiplo
Neoplasia metastática – geralmente múltiplo
Micetoma – aspergiloma
Papilomatose – geralmente múltipla
Paragoniomíase – geralmente múltipla
Pneumatocele – solitário ou múltiplo
Gangrena pulmonar – geralmente solitária
Laceração pulmonar – traumática
Nódulo reumatóide – geralmente múltiplo
Sarcoidose – geralmente múltiplo
Sarcoma – geralmente solitário
Embolia séptica – geralmente múltiplo
Granulomatose de Wegener – geralmente múltiplo

Embora uma longa lista de anormalidades possa estar associada a cistos ou a cavidades descritas no Quadro 9-6 e em detalhe a seguir, por praticidade, sua avaliação radiográfica é dirigida para determinar a possibilidade de malignidade. Lesões malignas cavitárias tendem a apresentar uma parede espessa e nodular (Fig. 9-9B e C; ver também Figs. 3-4 e 3-26 no Capítulo 3); lesões benignas têm muitas vezes uma parede fina e lisa (Fig. 9-10). A espessura da parede cavitária serve como um indicador da possibilidade de malignidade. Quase 85% das cavidades com paredes que medem mais de 15 mm em sua porção mais espessa são malignas (Fig. 9-9B). Se a parte mais espessa da parede for menor que 5 mm, pode-se esperar 95% de benignidade da lesão cavitária (Fig. 9-10). Setenta e cinco por cento das cavidades com paredes de 5 a 15 mm de espessura são benignas. Se a parte mais espessa da parede cavitária tiver 1 mm ou menos, é muito raro tratar-se de

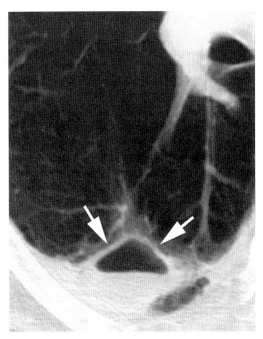

FIG. 9-10. Fatia ou *scan* de TC de um abscesso pulmonar. A parede é fina e lisa, medindo menos de 5 mm de espessura. Um nível aéreo é visível.

lesão maligna. Contudo, lesões císticas de parede finas podem raramente ser encontradas em carcinoma broncoalveolar ou em metástases.

O câncer de pulmão que resulte em obstrução brônquica também pode estar associado a um abscesso na parte pulmonar distal, mimetizando um carcinoma cavitário. Além disso, o câncer pulmonar pode às vezes surgir numa bolha ou num cisto, ou associar-se a uma cavidade preexistente. Em tal caso, o espessamento focal da parede do cisto ou da cavidade ou o líquido no interior do cisto podem ser o único sinal sugestivo para o diagnóstico.

Sinal do Crescente Aéreo

Em alguns pacientes com um nódulo cavitário ou com um cisto pulmonar, massa ou nódulo podem estar presentes no interior da cavidade. Linha de ar em forma de capa na parte superior da massa resulta numa coleção de ar em forma de crescente chamada de sinal do "crescente aéreo". A causa mais provável do aparecimento deste sinal é

QUADRO 9-7 CAUSAS DO SINAL DO CRESCENTE AÉREO

Aspergiloma (micetoma)
Aspergilose angioinvasiva com infarto séptico
Carcinoma nascendo num cisto
Carcinoma cavitário
Trombo em cisto ou cavidade
Echinococcus
Rolha de muco em bronquiectasia cística
Papilomatose
Gangrena pulmonar
Aneurisma de Rasmussen (aneurisma arterial pulmonar micótico em cavidade tuberculosa)

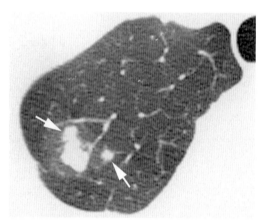

FIG. 9-11. Tuberculose. Nódulo no lobo superior direito associado a nódulos satélites *(setas)*. Esta aparência é mais típica de um processo benigno mas, por vezes, é vista em carcinoma.

a aspergilose (micetoma), mas o diagnóstico diferencial inclui também outras entidades (Quadro 9-7). O deslocamento gravitacional da massa intracavitária sugere fortemente a hipótese de micetoma e exclui carcinoma.

Nível de Ar-Líquido

A presença de um nível ar-líquido num paciente com NPS cavitado tende a indicar uma lesão benigna, particularmente abscesso pulmonar (Fig. 9-10). Qualquer cisto infectado ou lesão cavitária pode estar associado a nível hidroaéreo que, por sua vez, é raro num carcinoma cavitado, mas pode ser visto na presença de hemorragia intracavitária ou em superinfecção (Fig. 9-9B).

Nódulos Satélites

Nódulos satélites são pequenos nódulos encontrados perto de um nódulo maior ou de uma massa. Tendem a predizer uma lesão benigna (Fig. 9-11). Satélites são mais comuns com doenças granulomatosas e infecções como TB (Quadro 9-8). Somente uma pequena percentagem de carcinomas associa-se a nódulos satélites. Em pacientes com sarcoidose, a presença de nódulos satélites tem sido chamada de "sinal da galáxia".

Sinal do Vaso Nutridor

Sinal do "vaso nutridor "pode estar presente se uma pequena artéria pulmonar for vista conduzindo-se direta-

QUADRO 9-8 CAUSAS DE NÓDULOS SATÉLITES

Tuberculose
Infecção por micobactérias atípicas
Infecções bacterianas com disseminação endobrônquica
Infecções fúngicas
Sarcóide
Massas conglomeradas (silicose, pneumoconiose de mineiros de carvão, talcose)
Carcinoma bronquioloalveolar
Adenocarcinoma

QUADRO 9-9 CAUSAS DE CALCIFICAÇÃO OU DE ALTA ATENUAÇÃO EM NPS

Amiloidose – densa ou pontilhada
Tumor carcinóide – puntiforme, excêntrico
Carcinoma – puntiforme, excêntrico
Conglomerado/massa – focos múltiplos
Dirofilaria immitis
Granuloma – difuso, central, concêntrico
Hamartoma ou condroma – tipo pipoca, central
Impactação mucosa em aspergilose broncopulmonar alérgica ou na atresia brônquica
Metástases – difusa, puntiforme
Talcose – secundária ao talco e não ao cálcio
Intoxicação por amiodarona – devida ao conteúdo de iodo

mente para um nódulo (Fig. 9-12). Este sinal é mais comum em metástases, infarto e fístula arteriovenosa. É menos comum com carcinoma primário do pulmão ou com lesões benignas como granuloma.

Densidade

Um nódulo pulmonar é em geral examinado usando-se TCAR volumétrica para determinar sua densidade antes da injeção de contraste. Por causa da aferição volumétrica, a menos que o NPS seja macroscopicamente calcificado, a TC com espessa colimação (5 a 10 mm) usualmente não pode ser usada para determinar acuradamente a densidade nodular. A maioria dos cânceres apresenta atenuação característica de tecido mole.

Opacidade tipo Vidro Fosco

Com colimação fina, alguns nódulos apresentam opacidade tipo vidro fosco. Muitas opacidades focais desse tipo refletem inflamação e resolvem-se durante o acompanha-

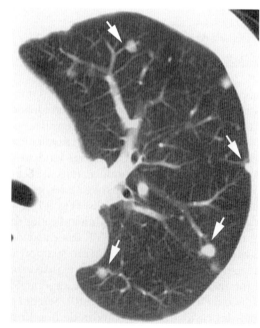

FIG. 9-12. Carcinoma metastático nasofaringiano. Múltiplos nódulos *(setas)* estão associados a um vaso nutridor.

NÓDULO PULMONAR SOLITÁRIO

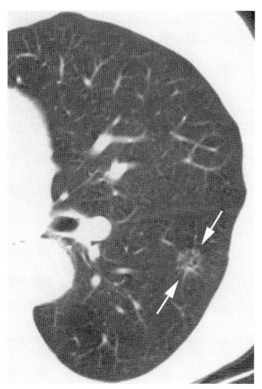

FIG. 9-13. Carcinoma bronquioloalveolar. Um nódulo espiculado *(setas)* é visto na TC num corte de 3 mm de espessura. O nódulo apresenta opacidade em vidro fosco. Esta aparência pode ser vista no carcinoma bronquioloalveolar.

mento. Contudo, o carcinoma broncoalveolar pode apresentar-se como um nódulo inteiro de opacidade em vidro fosco e, por isso, um alto grau de suspeição deveria ser mantido (Fig. 9-13). O acompanhamento de tal lesão é apropriado.

Calcificação de Alta Atenuação

A presença de cálcio em NPS aumenta as chances de tratar-se de lesão benigna (Quadro 9-9). O diagnóstico de um pequeno nódulo calcificado na radiografia torácica é de alguma forma subjetivo e, portanto, sujeito a erro. Contudo, se um nódulo de poucos milímetros de diâmetro for facilmente visível numa radiografia, ele está provavelmente calcificado.

A TC é mais sensível e mais acurada para diagnosticar calcificação. Imagens de TCAR volumétricas deveriam ser obtidas através de um nódulo pulmonar para precisar calcificação. A TCAR demonstra calcificação em cerca de 25% dos pacientes com um nódulo pulmonar solitário que não aparece calcificado em radiografias simples.

O padrão da calcificação é importante na determinação de seu significado diagnóstico. Geralmente, os seguintes quatro padrões de calcificação podem ser usados para predizer a presença de lesão benigna com acurácia suficiente, permitindo, assim, estabelecer uma abordagem apropriada (Fig. 9-14):

1. Calcificação homogênea (Fig. 9-15).
2. Calcificação central densa ("olho-de-boi") (Fig. 9-16).
3. Anéis concêntricos de cálcio (calcificação em alvo – Fig. 9-17).
4. Focos conglomerados de calcificação envolvendo uma grande porção do nódulo (calcificação tipo pipoca – Fig. 9-18).

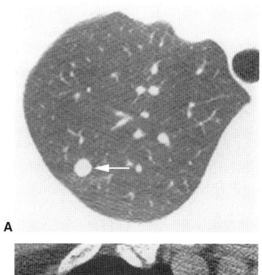

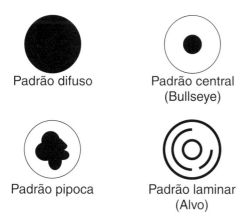

FIG. 9-14. Padrões benignos de calcificação. Com raras exceções, estas indicam a presença de uma lesão benigna.

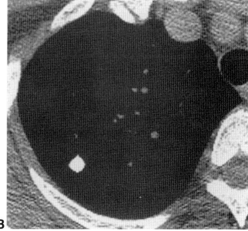

FIG. 9-15. Calcificação homogênea. A calcificação densa e uniforme de um pequeno nódulo no lobo superior direito *(seta)* é típica de lesão benigna, em geral um tuberculoma.

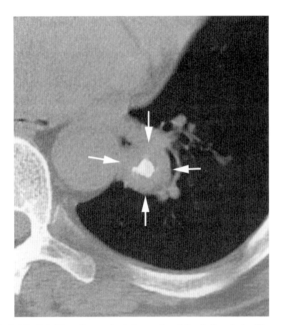

FIG. 9-16. Calcificação central densa (padrão "olho-de-boi") num hamartoma. Um nódulo pulmonar redondo *(setas)* adjacente à aorta descendente mostra densa calcificação, típica de histoplasmoma ou hamartoma.

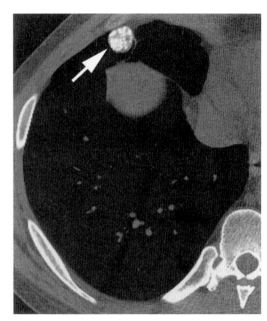

FIG. 9-18. Focos de calcificação múltiplos e confluentes (calcificação tipo "pipoca"; *seta*) num hamartoma. Esta aparência é típica de hamartoma e corresponde à calcificação de nódulos cartilaginosos.

Os três primeiros padrões são típicos de granulomas; o último é mais típico de hamartoma. Nódulos calcificados, apesar de serem considerados benignos, devem ser acompanhados radiograficamente na maioria dos casos, a menos que a calcificação seja difusa

Calcificação pontilhada ou focos excêntricos de calcificação (Figs. 9-19 e 9-20) pode ser vista no NPS benigno mas é visível, também, em até 10 a 15% de cânceres; estes padrões devem ser considerados como indeterminados (Fig. 9-19).

O depósito de cálcio num tumor pode refletir calcificação distrófica (ocorre em áreas de necrose tumoral), o aprisionamento de um granuloma preexistente, ou calcificação do próprio tumor (como nos adenocarcinomas mucinosos, tumor carcinóide e sarcoma osteogênico). Um padrão "benigno" de calcificação pode, por vezes, ser encontrado em pacientes com neoplasia. Tumor carcinóide e adenocarcinoma mucinoso podem mostrar densa calcificação central. Metástases de sarcoma osteogênico ou de condrossarcoma podem mostrar calcificação homogênea, mas a história da existência de um tumor primário permite um diagnóstico correto.

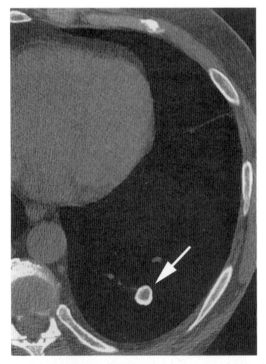

FIG. 9-17. Calcificação tipo "alvo" *(seta)*. Um ou mais anéis de cálcio podem ser vistos. Este padrão é típico de um histoplasmoma.

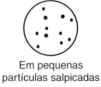
Em pequenas partículas salpicadas

Excêntrica

FIG. 9-19. Padrões de calcificação indeterminados. Podem ser vistos em lesões benignas e em lesões malignas.

NÓDULO PULMONAR SOLITÁRIO

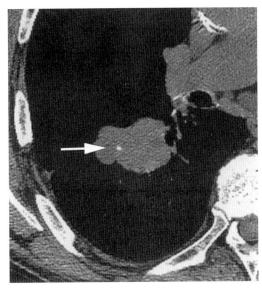

FIG. 9-20. Calcificação excêntrica num adenocarcinoma. A massa lobulada mostra um pequeno foco excêntrico de calcificação *(seta)*.

QUADRO 9-10	CAUSAS DA PRESENÇA DE GORDURA EM NPS
Hamartoma	
Lipoma	
Lipossarcoma primário ou metastático	
Pneumonia lipóide	
Histoplasmoma	
Teratoma	

Por causa da alta probabilidade de câncer em pacientes com nódulos espiculados ou com nódulos cujos diâmetros excedem 2 cm, não é aconselhável rotulá-los como benignos, a menos que a calcificação seja densa e difusa. Uma pequena calcificação central é insuficiente para determinar a benignidade do nódulo.

Usualmente, uma inspeção com TCAR é suficiente para diagnosticar uma calcificação. Contudo, a mensuração dos números de TC pode permitir a detecção de calcificações que não são claramente visíveis nos *scans*. Esta técnica é chamada *densitometria de nódulo por TC*. Pixels mais densos do que 100 UH indicam a presença de calcificação.

Alta atenuação de um nódulo ou massa é por vezes vista na TC de pacientes que não apresenta calcificação. Isto pode acontecer com pacientes com intoxicação por amiodarona, da qual resulta uma pneumonia por organização focal: a droga contém iodo, que mostra-se denso. Pacientes com massas conglomeradas causadas por talcose podem mostrar alta atenuação devida ao talco.

Gordura

A presença de gordura num nódulo pulmonar único pode ser diagnosticada acuradamente apenas por TCAR, se baixos números de TC forem utilizados (-40 a -120 UH). Isto, mais provavelmente, indica a presença de hamartoma (Figs. 3-49 a 3-51, no Capítulo 3), lipoma ou pneumonia lipóide (Figs. 21-1 e 21-2 no Capítulo 21). Ocasionalmente, histoplasmoma pode mostrar deposição de gordura com o crescimento.

Na maioria dos casos, a presença de gordura indica um hamartoma, embora outras lesões possam estar associadas a gordura (Quadro 9-10). Quase 65% de hamartomas mostram gordura ao exame com TCAR, por vezes em associação com calcificação padrão pipoca ou partículas de cálcio. A presença de gordura dentro de um nódulo pulmonar é suficiente para classificá-lo como benigno, mas, mesmo assim, é apropriado fazer o acompanhamento radiográfico.

Densidade de Água

Lesões císticas benignas, tais como cisto pulmonar broncogênico, seqüestro, malformação adenomatóide cística (MAC) congênita ou cisto ou bolha preenchido com líquido (Quadro 9-11), podem ocasionalmente ser diagnosticados por TC por causa de sua atenuação de água (0 UH) e paredes muito finas ou mesmo invisíveis (Fig. 1-6 no Capítulo 1). A impactação mucóide também produz imagens de baixa atenuação. Por outro lado, cistos broncogênicos ou outras lesões císticas podem ter uma atenuação mais alta, por causa de seu conteúdo protéico. Hematomas podem exibir deatenuação de sangue (50 UH) ou podem ter atenuação de líquido, dependendo do tempo de sua formação.

Um tumor necrótico, massa conglomerada, abscesso pulmonar ou infarto pulmonar podem apresentar um centro de baixa atenuação quando vistos em TC, mas estas lesões têm uma parede grossa e perceptível.

Acentuação por Contraste

Cânceres apresentam uma tendência maior de se opacificarem após infusão de contraste do que alguns tipos de nódulos benignos. Técnicas específicas de imagens com infusão de contraste têm sido sugeridas para ajudar no diagnóstico de lesões malignas. Quando utilizadas essas técnicas, *scans* seqüenciais de colimação fina devem ser obtidos através do centro de um nódulo pulmonar por vários minutos após a infusão do contraste. A maioria dos NPS mostra pico de acentuação em 3 a 4 minutos a partir da infusão.

QUADRO 9-11	CAUSAS DE DENSIDADE LÍQUIDA EM NÓDULOS PULMONARES SOLITÁRIOS
Cisto broncogênico	
Carcinoma (necrótico ou infectado)	
Malformação adenomatóide cística congênita	
Massa conglomerada (necrótica)	
Cisto, cavidade ou bolha cheios de líquido ou infectados	
Hematoma	
Abscesso pulmonar (bacteriano ou fúngico)	
Linfoma (necrótico)	
Neoplasia metastática	
Impactação mucóide	
Seqüestro	

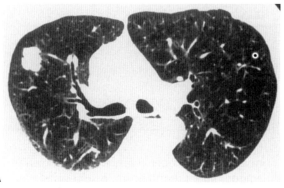 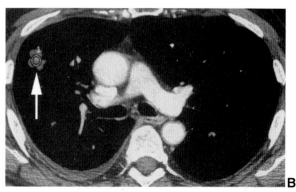

FIG. 9-21. Realce de imagem de um carcinoma. **A.** Um nódulo lobulado no lobo superior direito mostrado em TCAR representa um carcinoma. **B.** Depois do realce pelo meio de contraste, a região de interesse, situada no centro do nódulo *(seta)*, mostra um aumento de atenuação de 40 UH (mudança de 8 para 48 UH). Isto é típico de lesões malignas.

Num protocolo recomendado habitualmente são feitos cortes com intervalos de 1 minuto, durante 4 minutos, após o início da injeção de 420 mg de contraste iodado/kg peso (normalmente 75 a 125 mL), numa velocidade de 2 mL/s. Uma região de interesse que englobe cerca de 60% do diâmetro do nódulo é usada para medir o realce.

Utilizando este protocolo, verifica-se que os carcinomas apresentam realce de 14 a 165 UH (média de 38 UH; Fig. 9-21) e lesões benignas exibem um realce -20 a 96 UH (média 10 UH). Utilizando um realce de 15 UH ou mais para sugerir malignidade, este teste tem uma sensibilidade de 98%, especificidade de 58% e acurácia de 77%. Lesões benignas específicas que exibem realce significativo incluem granulomas ativos, lesões inflamatórias, pneumonias focais e alguns tumores benignos como hamartomas (Fig. 9-22; Quadro 9-12). A atelectasia redonda tende a realçar intensamente, assim como qualquer área de atelectasia.

Embora o papel do realce nodular não tenha, ainda, sido bem determinado, parece ser mais apropriado usar a técnica quando um nódulo não exibe os achados típicos de lesão maligna (espiculação, nodularidade, cavitação ou crescimento) ou características típicas de uma lesão benigna específica. Esta técnica pode ajudar a selecionar os pacientes que necessitam de cirurgia (se o realce estiver presente) ou quais podem ser apenas acompanhados cuidadosamente (se o realce estiver ausente).

Opacificação por Contraste

Algumas lesões solitárias (ou múltiplas) opacificam-se de forma semelhante ao meio de contraste, representando, portanto, estruturas vasculares (Quadro 9-13). Estas lesões têm diagnóstico diferencial limitado e morfologia específica, o que será descrito nas seções seguintes.

Crescimento

Carcinomas crescem (Fig. 9-23). A taxa de crescimento de um NPS tem sido usada para determinar a possibilidade de tratar-se de uma lesão maligna. *Tempo de duplicação* (tempo requerido para que uma lesão dobre seu volume) é utilizado para medir a taxa de crescimento. Para facilitar a referência, um aumento de 26% no diâmetro de um nódulo representa uma duplicação de seu volume e uma duplicação do diâmetro da lesão significa que houve um crescimento lesional de três duplicações volumétricas. Contudo, nem todos os carcinomas crescem obedecendo a um padrão concêntrico e, assim, a estimativa de seu volume pode ser difícil (Fig. 9-23).

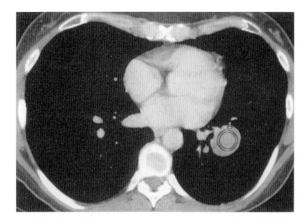

FIG. 9-22. Realce de um hamartoma. A TCAR de um nódulo pulmonar esquerdo durante seu realce por meio de contraste mostrou um aumento de 22 UH em sua atenuação (aumento na atenuação de 20 para 42 UH), depois desse realce dirigido à região de interesse.

QUADRO 9-12 CAUSAS DE UM NÓDULO PULMONAR SOLITÁRIO COM REALCE POR MEIO DE CONTRASTE

Carcinoma
Tumor carcinóide
Granuloma ativo
Hamartoma ou outro tumor benigno
Hemangioma
Pneumonia focal
Atelectasia redonda
Metástases vasculares

NÓDULO PULMONAR SOLITÁRIO

QUADRO 9-13 NÓDULOS PULMONARES SOLITÁRIOS ASSOCIADOS À OPACIFICAÇÃO POR CONTRASTE

Malformação arteriovenosa
Varizes venosas pulmonares
Aneurisma pulmonar arterial

O tempo de duplicação de tamanho de um carcinoma, de acordo com o que tem sido relatado, varia de uma semana a 16 meses, embora os valores relatados também variem. Tempo de duplicação variando entre 1 mês a 200 dias abrange a maioria dos cânceres, mas duplicação em tempo maior do que 1.000 dias tem sido relatada para cânceres de crescimento lento. A média do tempo de duplicação para os diferentes tipos celulares de câncer tem sido estimada em 30 dias para carcinomas de pequenas células, 100 dias para carcinomas espinocelulares e de grandes células e de 180 dias para adenocarcinomas. O tempo de duplicação para os carcinomas bronquioloalveolares, de crescimento mais demorado, pode ultrapassar 3 anos. Quase todos os carcinomas mostrarão crescimento num período de 2 anos de observação.

Foi sugerido que um câncer pulmonar típico já terá dobrado de volume, aproximadamente 30 vezes, no momento em que alcança um diâmetro de 1 cm e que então se torna visível radiograficamente. É provável que metástases que se mostram antes que o tumor seja reconhecido radiograficamente sejam responsáveis pelo prognóstico ruim para muitos pacientes portadores de câncer pulmonar.

Um nódulo pulmonar que dobra de volume em menos de 1 mês, ou em mais de 200 dias, tem grande probabilidade de ser benigno. Lesões de crescimento lento na maioria das vezes são tumores benignos ou são granulomas. Lesões de crescimento muito rápido são, em geral, inflamatórias.

Contudo, a superposição das taxas de crescimento de lesões benignas e malignas, particularmente entre nódulos de rápido crescimento, torna difícil o uso do

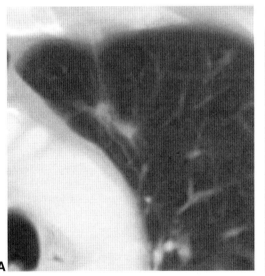
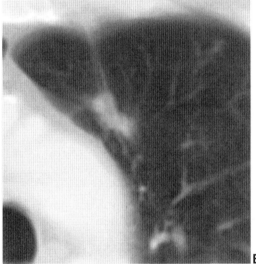
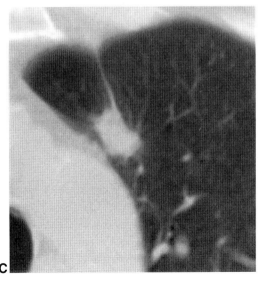

FIG. 9-23. Adenocarcinoma com crescimento. **A.** A TC basal mostra um nódulo regular, espiculado na região anterior do pulmão. **B.** A TC de acompanhamento feita 6 meses após mostra crescimento embora o longo eixo da lesão tenha se mantido na mesma dimensão. **C.** Uma segunda TC de acompanhamento, obtida um ano depois da primeira TC (**A**), mostra mais aumento de tamanho.

tempo de duplicação como um indicador absoluto de que trata-se de uma lesão benigna. Há, no entanto, uma acordância geral de que um nódulo pulmonar solitário que não tenha crescido durante um período de dois anos ou mais, tem grande probabilidade de ser benigno e não exigir ressecção. Apenas raras exceções a estas regras têm sido relatadas. Portanto, se apenas dois anos de estabilidade no crescimento forem demonstrados, é uma boa idéia continuar o acompanhamento para assegurar esta estabilidade.

Se nenhuma avaliação anterior estiver disponível ou se um exame anterior não for suficientemente antigo para demonstrar ausência de crescimento por 2 anos, a abordagem diagnóstica deve levar em consideração a idade do paciente e a aparência da lesão na radiografia simples. Se o paciente tiver menos de 30 anos de idade e se seu nódulo pulmonar tiver aparência de benigno (menos de 2 cm, redondo, muito bem definido), o acompanhamento deverá ser suficiente; câncer pulmonar é raro em pacientes com menos de 30 anos. Contudo, para pacientes acima dessa idade, com história de tumor extratorácico (levanta a possibilidade de uma metástase solitária), ou se a lesão não tiver aparência benigna (grande, irregular, limites mal definidos ou espiculada), outros procedimentos diagnósticos devem ser utilizados. Na maioria do casos a TC seria o exame apropriado.

Ocasionalmente, um paciente com um processo agudo como uma embolia pulmonar, pneumonia focal ou outro processo inflamatório pode apresentar um NPS na radiografia torácica. O acompanhamento de curto prazo deve ser indicado, principalmente para pacientes com sintomas agudos. Um decréscimo no tamanho do nódulo sugere benignidade, embora os cânceres pulmonares, por vezes, mostrem um decréscimo transitório de tamanho provocado por necrose.

Para um pequeno NPS, a TC é usualmente usada para acompanhamento acurado. Quando houver suspeita de carcinoma, repetidas TC aos 3 meses, 6 meses, 1 ano e 2 anos são recomendadas.

Para nódulos pulmonres muito pequenos (3 mm ou menos), o acompanhamento anual é usualmente suficiente. Tais nódulos, em geral, são benignos. Ainda, por causa do seu tamanho pequeno, é difícil determinar sua taxa de crescimento com exatidão, quando são seguidos a intervalos curtos, mesmo com TCAR.

Imagens PET e SPECT

A tomografia por emissão de prótons (PET) obtida após uma injeção de 2-(fluorina-18)-(fluoro-2 deoxi-D-glucose) (FDG) pode ser empregada para caracterizar nódulos pulmonares. FDG é um análogo da D-Glucose marcado com um emissor de pósitrons (^{18}F) que é transportado através da membrana celular e fosforilado utilizando os caminhos glicolíticos normais. O aumento da retenção e acúmulo de FDG, como foi demonstrado, ocorre em células tumorais, embora os efeitos não sejam específicos e possam ser vistos também em inflamações.

O grau do acúmulo de FDG é medido usando-se a razão padrão de retenção (RPR); o padrão RPR de cânceres pulmonares é usualmente maior que 2,5. FDG-PET apresenta uma sensibilidade de cerca de 95% na detecção de NPSs malignos com 1 cm ou mais de diâmetro, com especificidade de 80% (Fig. 9-24). Estudos falso-positivos ocorrem com lesões inflamatórias. Exames falso-negativos podem ocorrer nos casos de tumores carcinóides, carcinomas bronquioloalveolares e lesões menores que 1 cm.

A TC por emissão de fóton único (*Radionuclide single-photon emission conputed tomography* – SPECT) que empregue depreotide (um análogo da somatostatina), tálio ou FDG, pode também ser usada para diagnosticar lesões malignas em um grande nódulo pulmonar, mas é menos sensível que a PET para nódulos menores que 2 cm.

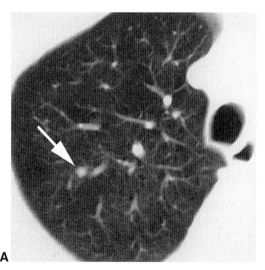
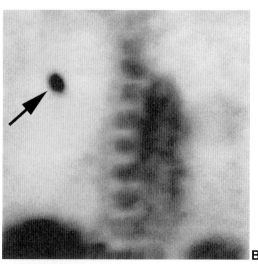

FIG. 9-24. FDG-PET num paciente com adenocarcinoma. **A.** A TCAR mostra um pequeno nódulo no lobo pulmonar superior direito *(seta)*. **B.** A PET (plano coronal) mostra que o nódulo apresenta uma atividade muito alta *(seta)*. O tamanho do nódulo mostrado pela PET excede o tamanho real. A PET não é boa para mostrar a localização específica das anormalidades.

MÚLTIPLOS NÓDULOS E MASSAS

■ Biopsia

Métodos para biopsia de um NPS incluem broncoscopia por fibra óptica (BFO), biopsia transtorácica por agulha (BTA) e cirurgia, inclusive cirurgia torácica assistida por vídeo (CTAV).

Broncoscopia por Fibra Óptica (BFO)

A broncoscopia por fibra óptica (BFO) com biopsia transbrônquica e lavagem brônquica tem um desempenho limitado na avaliação de um NPS. Embora a biopsia transbrônquial seja acurada para avaliar lesões endobrônquicas, rendimento relativo da BFO para nódulos periféricos é menor que 60% e é somente de 25 a 30% para NPS menores que 2 cm. A sensibilidade da BFO é melhor quando um brônquio leva diretamente para um NPS ou é visto dentro dele (o sinal do "brônquio positivo"; Fig. 9-25).

Biopsia Transtorácica por Agulha

A biopsia transtorácica por agulha (BTA) é usada freqüentemente para avaliar um nódulo pulmonar solitário. Sua sensibilidade para diagnosticar câncer está acima de 90%. Infelizmente, sua acurácia no diagnóstico de doença benigna que não infecções agudas é limitada. A malignidade não pode ser afastada se a BTA for negativa, sem que um diagnóstico específico de benignidade seja feito; 30% de tais casos evoluirão para provar mais tarde que eram realmente um câncer. Biopsias de nódulos menores que 1 cm de diâmetro estão associadas a um aumento da taxa de resultados falso-negativos. As complicações da BTA incluem pneumotórax, hemorragia e embolia aérea.

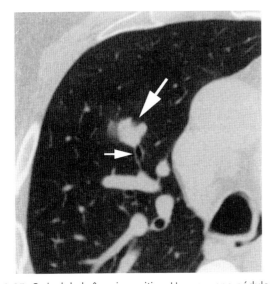

FIG. 9-25. O sinal do brônquio positivo. Um pequeno nódulo no lobo superior direito *(seta grande)* com um brônquio *(seta pequena)* conduzindo à lesão. Este sinal prediz uma alta possibilidade de conseguir-se um diagnóstico através da broncoscopia.

Cirurgia Torácica Assistida por Vídeo (CTAV)

A CTAV é um método utilizado para avaliar nódulos pulmonares indeterminados. Ressecções em cunha e, menos comumente, ressecções lobares, podem ser feitas utilizando-se um grampo *(stapler)* endoscópico ou *laser*. A localização do nódulo por TC antes da cirurgia pode ser feita usando azul de metileno ou com a ajuda de um fio de agulhamento, como o utilizado na mesma.

■ Estratégia para Avaliação de um Nódulo

Se um nódulo for definitivamente benigno, com base na ausência de crescimento mostrado em exames seqüenciais ou em achados na TC (características morfológicas específicas de uma lesão benigna, presença de gordura ou de calcificação benigna), as avaliações de acompanhamento podem limitar-se a radiografias simples ou TC.

Se um NPS apresentar características benignas na TC (pequeno, liso, redondo e muito bem definido), mas não pôde ser considerado definitivamente benigno, e fatores de risco para câncer (histórico de malignidade, histórico de tabagismo) forem ausentes, o acompanhamento feito por radiografias ou por TC é apropriado. Dependendo da vontade do clínico ou do paciente, biopsia por agulha ou PET podem ser executados.

Se um nódulo apresentar características malignas na TC (não calcificado, de forma irregular, espiculado ou contendo broncogramas aéreos), na maioria dos casos um cirurgião deverá ser consultado. O cirurgião pode solicitar PET ou biopsia por agulha para tirar dúvidas.

Se um nódulo não pode ser diagnosticado como benigno ou aparentemente benigno e não levantar fortes suspeitas de malignidade, com base na exploração por TC (ou seja, se a decisão de ressecar o nódulo ou deixá-lo intacto não puder ser feita com base na história da doença, em radiografias e TC), posterior avaliação radiológica será a conduta apropriada. Métodos de avaliação incluem o realce do nódulo por contrastes, PET e biopsia por agulha, cada um deles com alta sensibilidade para carcinoma. Se a lesão for considerada muito pequena para a biopsia ou para estudo por PET, o acompanhamento a curtos prazos deve ser feito até se conseguir determinar seu significado.

MÚLTIPLOS NÓDULOS E MASSAS

Esta seção do capítulo revê o diagnóstico diferencial de múltiplos nódulos grandes (1 cm ou maior) e de massas (Quadro 9-14). Um padrão nodular de doença pulmonar difusa (numerosos nódulos de 1 cm ou menos de diâmetro) será discutido no Capítulo 10. Obviamente, haverá alguma sobreposição no diagnóstico diferencial.

Quando múltiplos nódulos ou massas são visíveis, deve-se considerá-los como prováveis metástases (ver Capítulo 4). A avaliação inicial dessas anormalidades é geralmente baseada na história da doença, nos estudos clínicos e na avaliação dos achados radiográficos. A broncoscopia ou biopsia percutânea pode ser necessária

QUADRO 9-14 — NÓDULOS PULMONARES MÚLTIPLOS OU MASSAS

Lesões congênitas e variantes normais
Fístulas arteriovenosas
Linfonodos intrapulmonares

Neoplasias malignas
Carcinoma bronquioloalveolar
Carcinoma
Linfoma
Doença linfoproliferativa
Neoplasia metastática

Neoplasias benignas e lesões que simulam neoplasia
Endometriomas
Doença linfoproliferativa
Condromas múltiplos (Tríade de Carney)
Papiloma (papilomatose)

Infecção e parasitas
Aspergilose, angioinvasiva
Broncopneumonia
Echinococcus
Infecções granulomatosas ou granulomas
   Tuberculose
   Micobactéria não-tuberculosa (*Mycobacterium avium* complexo
      intracelular)
   Coccidioidomicose
   Histoplasma
   Cryptococcus
Abscessos pulmonares
Micetomas (aspergilomas)
Paragonimiose
Embolismo séptico

Lesões inflamatórias não-infecciosas
Síndrome de Churg-Strauss
Pneumonia focal organizada
Nódulos reumatóides
Sarcoidose
Granulomatose de Wegener

Doenças de vias aéreas e por inalação
Impactação mucosa (rolha de muco)
   Asma
   Aspergilose alérgica broncopulmonar
   Bronquiectasia
   Fibrose cística
Massas conglomeradas ou fibrose maciça progressiva (p. ex.,
   silicose)
Pneumonia lipóide

Lesões vasculares
Fístulas arteriovenosas
Hematomas
Infartos
Aneurismas arteriais pulmonares
Embolismo séptico

Idiopáticas e miscelânea
Amilodose
Bolha cheia de líquido
Atelectasia redonda

---

eventualmente com fins diagnósticos. Uma abordagem radiológica organizada para a avaliação de múltiplos nódulos ou massas é mais difícil de ser planejada do que na presença de um nódulo solitário, mas é baseada em muitos dos mesmos princípios.

■ Tamanho

Lesões benignas ou malignas podem ser pequenas ou grandes. Uma relação precisa entre tamanho e malignidade não existe, como acontece com os nódulos pulmonares solitários. Há uma tendência entre as metástases multinodulares de apresentar tamanhos variáveis (Fig. 4-8 no Capítulo 4), enquanto os processos benignos resultam em nódulos de tamanhos similares.

■ Número

Metástases multinodulares podem ser de pequeno número ou muito numerosas, mas um grande número de nódulos sugere esse diagnóstico (Figs. 4-8 a 4-11 no Capítulo 4). A maioria das doenças infecciosas e inflamatórias resulta em menos que uma dúzia de nódulos.

■ Localização

Metástases, infarto e êmbolo séptico têm predileção para a periferia e bases pulmonares. Abscessos resultantes de aspiração em geral têm distribuição basal ou posterior.

■ Aparência da Margem

As metástases em geral apresentam margens bem precisas (Figs. 4-8 a 4-11 no Capítulo 4), assim como os nódulos na amiloidose, os nódulos reumáticos, os MAVs, hematomas e a síndrome de Caplan. Lesões infecciosas, carcinoma difuso bronquioloalveolar (Figs. 3-8, 3-9 e 3-22 no Capítulo 3), linfoma (Figs. 5-10 a 5-12 no Capítulo 5), massas conglomeradas e fibrose maciça progressiva, e granulomatose de Wegener são, muitas vezes, mal definidos.

Um aumento na clareza das margens de uma lesão ao longo do tempo sugere a resolução de um processo inflamatório benigno. Por exemplo, êmbolos sépticos, abscessos pulmonares, infecções e granulomatose de Wegener resultam em massas mal definidas logo no início de seus cursos e que se tornam muito bem definidas à medida que se curam.

O sinal do halo pode ser visto em pacientes com nódulos múltiplos; seu diagnóstico diferencial está descrito no Quadro 9-4.

■ Cavitação

Como acontece com os NPS, cavidades com paredes espessas são compatíveis com malignidade. No entanto, estas paredes espessas podem ser vistas também em lesões inflamatórias não-malignas. Cavidade com parede muito fina é usualmente benigna, embora tumores metastáticos, particularmente carcinomas espinocelulares da cabeça e pescoço ou sarcomas e papilomatose traqueobrônquica, possam exibir lesões de paredes finas. Como acontece com o NPS, um nível hidroaéreo tende a predizer doença benigna. O diagnóstico diferencial com lesões multicísticas e cavitárias é revisto no Quadro 9-6.

DIAGNÓSTICO DIFERENCIAL: NÓDULOS, MASSAS E CAVIDADES PULMONARES

■ Crescimento

O crescimento rápido com aumento no tamanho num período de poucos dias sugere infecção (bactérias, fungos ou TB em pacientes imunossuprimidos). A progressão durante um período de poucas semanas é típica de infecções indolentes (TB, fungos em pacientes imunocompetentes), de doenças inflamatórias não-infecciosas ou lesão maligna de progressão rápida (Fig. 9-26). Nódulos que se mantêm estáveis por um período de semanas ou que mostram crescimento lento durante alguns meses podem ser malignos ou devidos a condições inflamatórias indolentes (p. ex., nódulos reumatóides). Massas que mostram pouca mudança num período de meses são típicas de amiloidose, malformações arteriovenosas (MAV), tumores benignos ou conglomerados de massas. Alguns tumores metastáticos (p. ex., carcinoma da tireóide ou leiomioma metastático benigno) podem ter crescimento muito lento.

A resolução de lesões com ou sem tratamento sugere doença benigna. Resoluções lentas são típicas de infartos e de hematomas. Resoluções rápidas são típicas de infecções tratadas.

DIAGNÓSTICO DIFERENCIAL: NÓDULOS, MASSAS E CAVIDADES PULMONARES

O grande número de doenças e anormalidades associadas a nódulos solitários ou múltiplos, massas ou cistos é revisto nas seções seguintes, em ordem alfabética. Estas doenças serão discutidas com mais detalhes em outro local deste livro.

■ Amiloidose

Pacientes com amiloidose nodular localizada são usualmente assintomáticos. A amiloidose nodular pode manifestar-se como um único ou como múltiplos nódulos ou massas, usualmente bem definidas e redondas (Fig. 21-5 no Capítulo 21). Nódulos pulmonares bilaterais são os mais típicos e tendem a localizar-se na periferia ou serem subpleurais. Podem variar de 0,5 a 5 cm de diâmetro na maioria dos casos, mas podem atingir até 10 cm de diâmetro. Calcificação é visível radiograficamente em 30 a 50% dos casos e pode apresentar-se como densa ou pontilhada. Cavitação pode ser encontrada em aproximadamente 5% dos casos. Os nódulos podem crescer vagarosamente ou permanecer estáveis por um período de anos. A biopsia por agulha pode ser diagnóstica. A amiloidose será discutida com detalhes no Capítulo 21.

■ Malformação Arteriovenosa (MAV)

A malformação arteriovenosa (MAV) congênita, também conhecida por fístula arteriovenosa, é associada à síndrome de Osler-Weber-Rendu em 35 a 67% dos casos. A MAV simples representa um único saco vascular dilatado que conecta uma artéria a uma veia (Figs. 1-10 a 1-15 no Capítulo 1). Este é o tipo mais comum e responde por quase todos os casos de MAV. Radiograficamente, uma fístula simples mostra-se como uma lesão periférica, bem definida, redonda, oval, lobulada ou com densidade serpiginosa. Grandes vasos (nutridores) estendendo-se centralmente em direção ao hilo são vistos facilmente na TC. As MAV têm localização subpleural típica e mais de dois terços delas são encontradas nos lobos inferiores. As fístulas são múltiplas em 35% dos pacientes e bilaterais em 10% deles. Múltiplas MAV são mais comuns em pacientes portadores da síndrome de Osler-Weber-Rendu. O aumento do volume das fístulas no decorrer de meses ou de anos é comum e pode, também, ocorrer rapidamente. Ocorre opacificação da lesão após infusão de contraste. As MAV são discutidas detalhadamente no Capítulo 1.

■ Aspergilose

Aspergilose Angioinvasiva

A aspergilose angioinvasiva caracteriza-se pelo envolvimento de tecido pulmonar normal por *Aspergillus*, usualmente com significativo dano tissular e necrose. Ocorre quase sempre em pacientes imunossuprimidos. Sua associação é particularmente comum com: (1) neutropenia em pacientes com leucemia aguda; (2) tratamento com corti-

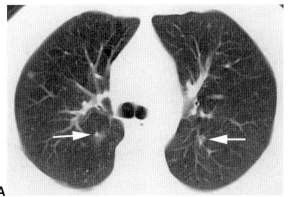
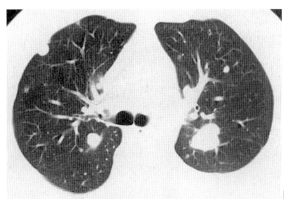

FIG. 9-26 Metástases de um sarcoma de células fusiformes com crescimento rápido. **A.** *Scan* de TC mostra múltiplos pequenos nódulos *(setas)*. **B.** Após 6 semanas, a TC mostra aumento acentuado do tamanho das lesões. Tal crescimento rápido sugere um processo inflamatório ou infeccioso, mas pode ser visto nas neoplasias de crescimento muito rápido.

costeróides ou outros agentes imunossupressores; (3) transplante de órgãos; (4) malignidades. O exame patológico mostra infiltração do tecido pulmonar por fungos, com invasão de pequenas artérias, oclusão vascular e, por vezes, infartos nos tecidos pulmonares envolvidos.

Logo no início da doença, nódulos mal definidos de até vários centímetros de diâmetro ou áreas focais de consolidação são tipicamente vistas nas radiografias torácicas. Nesse estágio, a TC mostra a característica do "sinal do halo" (Figs. 9-7 e 9-27). O halo e o nódulo central refletem, respectivamente, um anel hemorrágico envolvendo um nódulo central de fungos ou uma zona de tecido infartado. No paciente imunossuprimido, a aparência da TC de aspergilose invasiva precoce com um visível sinal do halo é suficientemente característica para justificar o diagnóstico presuntivo e o tratamento. Entretanto, como descrito antes, o sinal do halo pode estar associado a processos infecciosos e não-infecciosos.

Se pacientes com aspergilose invasiva sobreviverem à infecção aguda, os nódulos muitas vezes são tomados por cavidades, mostrando o sinal do "crescente" (Fig. 9-27). A presença de um crescente na aspergilose angioinvasiva reflete necrose pulmonar com a presença de seqüestro ou bola de pulmão desvitalizado e necrótico ocupando parte da cavidade. Embora esta aparência mimetize a de um micetoma, as duas condições não são relacionadas.

Quando a cavitação está presente, em geral já decorreram cerca de 2 semanas após o aparecimento inicial das opacidades nodulares e associa-se a uma contagem de leucócitos acima de 1.000. Assim, a presença de cavitação é geralmente considerada como sendo um sinal de bom prognóstico.

Aspergilose Semi-Invasiva (Necrotizante Crônica)

A aspergilose semi-invasiva (necrotizante crônica) está tipicamente associada a anormalidades de progressão lenta no lobo superior. A maioria dos pacientes apresenta uma doença pulmonar de base como tuberculose, DPOC, fibrose ou pneumoconiose. Os pacientes podem estar medianamente comprometidos (doença crônica, idade avançada, diabetes, má nutrição, alcoolismo, tratamento com baixas doses de corticosteróides), mas não apresentam a imunodeficiência severa típica de pacientes com aspergilose angioinvasiva. A patologia revela uma combinação de inflamação granulomatosa, necrose e fibrose, similares às encontradas na tuberculose. Os sintomas são inespecíficos, consistindo em tosse, produção de escarro, perda de peso, febre e hemoptise.

Radiografias e TC mostram tipicamente consolidação de lobo superior, com cavitação progressiva em semanas ou meses, indistinguíveis das lesões da TB. É comum verificar-se espessamento irregular da parede cavitária ou opacidades intracavitárias com aspecto lobulado, as quais representam fungos em crescimento. Aspergilomas francos podem desenvolver-se em pacientes com aspergilose semi-invasiva. Podem apresentar um típico "sinal do crescente" ou uma aparência atípica. Com a progressão da doença, o envolvimento pleural e torácico podem estar presentes.

■ Bronquiectasia

A bronquiectasia pode resultar na presença de múltiplas lesões pulmonares císticas (bronquiectasia cística). Estas, muitas vezes, apresentam paredes finas mas ainda assim visíveis e podem ter distribuição focal ou difusa. Níveis hidroaéreos são comuns e representam coleção de secreções ou de pus, ajudando a distinguir a bronquiectasia cística de outras doenças pulmonares císticas como linfangiomatose, histiocitose e pneumonia intersticial linfóide (linfocítica). Pelo fato de as áreas císticas comunicaram-se umas com as outras (via árvore brônquica), a quantidade de líquido em cada cisto é semelhante ou um pouco maior nos cistos situados nas bases pulmonares (Fig. 9-28).

■ Cisto Broncogênico

Cistos pulmonares broncogênicos são mais comuns no lobo médio e nos inferiores. Os cistos, quando não infectados, são precisamente circunscritos e têm formas redonda

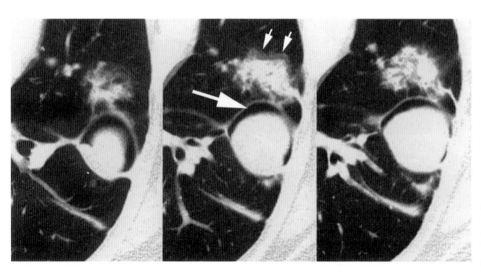

FIG. 9-27. Aspergilose angioinvasiva com os sinais do halo e do ar crescente. *Scans* por TC em três níveis adjacentes em paciente com leucemia mostram o sinal do crescente *(seta grande)* delineando uma "bola pulmonar" dentro de uma cavidade. Anterior a esta se nota nódulo mal definido com o sinal do halo *(setas pequenas)*.

DIAGNÓSTICO DIFERENCIAL: NÓDULOS, MASSAS E CAVIDADES PULMONARES

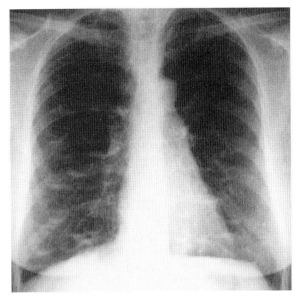

FIG. 9-28. Bronquiectasia cística. Múltiplos cistos de paredes finas representam bronquiectasia cística. Níveis hidroaéreos são visíveis com a maior quantidade de líquido dentro dos cistos nas bases pulmonares. Isto implica comunicação entre os cistos e é diagnóstico de bronquiectasia.

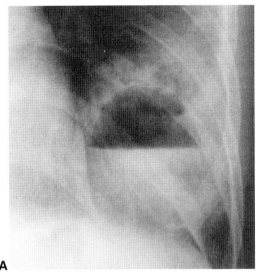

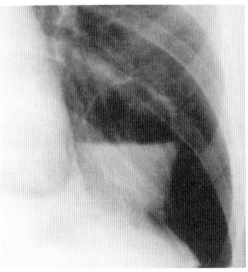

FIG. 9-29. Cisto broncogênico. **A.** Quando com infecção aguda, os cistos cheios de ar e de líquido ficam muito mal definidos, parecendo-se com um abscesso pulmonar. **B.** Após tratamento, uma lesão cística de parede fina é visível no pulmão esquerdo. Foi diagnosticado um cisto broncogênico. A presença de nível hidroaéreo indica infecção prévia.

e oval; suas paredes são invisíveis por TC ou se mostram muito finas. Cistos broncogênicos cheios de líquido podem aparecer com esse conteúdo na TC (0 a 20 UH; Fig. 1-6 no Capítulo 1) ou podem ter alto número na TC (40 a 80 UH). Raramente, a parede cística pode se calcificar ou conter leite de cálcio e mostrar-se densa. Infecção ocorre, eventualmente, em até 75% dos casos. Na presença de uma infecção aguda, um rápido aumento de tamanho do cisto pode ser visto. Além disso, a parede externa do cisto pode tornar-se menos bem definida, por causa da inflamação pulmonar circundante (Fig. 9-29A). Um cisto previamente infectado pode conter ar, mostrando uma parede fina, bem definida, e pode exibir nível hidroaéreo (Fig. 9-29B e Fig. 1-7 no Capítulo 1).

■ Carcinoma Bronquioloalveolar

O **carcinoma bronquioloalveolar** (CBA) na maioria das vezes apresenta-se como um nódulo solitário, mostrando-se, freqüentemente, espiculado, contendo broncogramas aéreos e associado ao "sinal do halo", ou mostrando-se com opacidade de vidro moído. Contudo, 40% dos pacientes mostram achados radiográficos de envolvimento pulmonar difuso (Figs. 3-8, 3-9, e 3-22 no Capítulo 3). Trinta por cento destes apresentam nódulos múltiplos e mal definidos que podem ter distribuição centrilobular na TCAR. Os nódulos têm geralmente 5 mm a 1 cm de diâmetro e podem apresentar distribuição em mosaico *(patchy)* ou difusa. A maioria (60%) dos pacientes restantes com CBA difuso mostra consolidação em mosaicos, lobar ou difusa, com broncogramas aéreos. Nódulos e consolidações podem ser vistos em combinação.

■ Bolhas

Por definição, uma bolha é uma área de enfisema nitidamente demarcada, medindo 1 cm ou mais de diâmetro e com uma parede de menos de 1 mm de espessura. As bolhas em geral são manifestações de enfisema parasseptal, mas podem, também, ser vistas em pacientes com enfisema centrilobular. Em geral, as bolhas são subpleurais quanto à localização, maiores nos ápices pulmonares e com paredes muito finas (Fig. 9-30A); estes achados em geral permitem o diagnóstico de certeza pelas radiografias torácicas e por TC. Na TCAR, outras áreas de enfisema são usualmente visíveis.

Uma bolha pode conter líquido, mostrando, portanto, um nível hidroaéreo ou aparecendo como massa focal. Isto pode ser resultado de infecção, hemorragia,

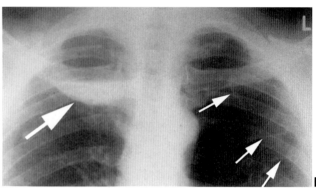
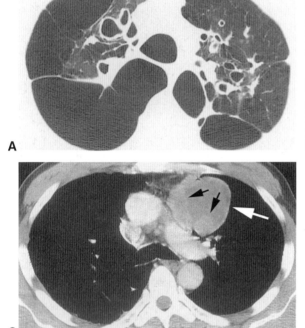

FIG. 9-30. Bolha. **A.** Enfisema bolhoso com grandes bolhas subpleurais. Estas mostram paredes finas. Bronquiectasia também está presente, produzindo estruturas císticas de paredes espessas na região pulmonar central. **B.** Enfisema bolhoso com infecção. Múltiplas bolhas de paredes finas são visíveis no lobo superior esquerdo *(setas pequenas)*. Um nível hidroaéreo numa bolha grande no ápice do lobo superior direito *(seta grande)* sugere infecção. **C.** Carcinoma nascendo numa bolha. O paciente com enfisema bolhoso mostra uma bolha cheia de líquido no lobo superior esquerdo *(seta branca)*. Massa *(setas pretas)* dentro da bolha representa carcinoma.

tumor nascendo em seu interior ou acúmulo de líquido (Fig. 9-30B e C). A identificação de outras bolhas pode ajudar a chegar ao diagnóstico preciso. A TC pode mostrar a natureza líquida da opacidade ou do espessamento associado de parede em pacientes com tumor.

▪ Carcinoma

Aproximadamente um terço dos cânceres pulmonares apresenta-se nas radiografias como nódulo pulmonar solitário ou como massa pulmonar. Os mais comuns dos tipos celulares desses nódulos ou dessas massas correspondem a adenocarcinomas (40%), carcinoma espinocelular (20%), carcinoma de grandes células (15%) e carcinoma bronquioloalveolar (10%). Quase dois terços dos cânceres pulmonares que se apresentam como nódulos ocorrem nos lobos superiores. Pelo fato de não serem usualmente associados a sintomas, tais tumores quase sempre já estão relativamente grandes no momento de seu diagnóstico; mais de 60% já têm mais de 2 cm e 25% são maiores que 3 cm. A aparência de carcinoma pulmonar foi descrita anteriormente neste Capítulo e no Capítulo 3.

Múltiplos nódulos pulmonares podem ocorrer em pacientes com câncer na presença de tumores primários múltiplos e sincrônicos, nódulos satélites associados ao tumor primário devido à disseminação local, ou a metástases pulmonares hematogênicas a partir do câncer primário, ou então em pacientes com carcinoma bronquioloalveolar difuso (Figs. 3-8, 3-9 e 3-22 no Capítulo 3). Em pacientes com carcinoma metastático, as lesões primárias geralmente são visíveis como massas dominantes (Fig. 9-31).

▪ Tumor Carcinóide

Tumores carcinóides respondem por 1 a 2% das neoplasias traqueobrônquicas. Aproximadamente 20% deles apresentam-se como nódulos ou massas periféricas. São muitas vezes bem definidos, redondos, ovais e levemente lobulados em seu contorno (Fig. 3-44 no Capítulo 3). Calcificação é raramente vista em radiografias, mas são visíveis em TC em quase 40% dos casos. Aproximadamente 10 a 25% dos tumores carcinóides podem ser classificados como *tumores carcinóides atípicos* por suas características histológicas, que sugerem comportamento mais agressivo. Tumores carcinóides atípicos tendem a apresentar-se como um nódulo ou massa pulmonar relativamente maior do que os vistos em caso de tumor carcinóide típico. Cavitação é rara. Realce denso pode ser visto após injeção de contraste. O tumor carcinóide é discutido no Capítulo 3.

▪ Síndrome de Churg-Strauss

Caracteriza-se pela combinação de vasculite necrotizante, granulomas extravasculares e infiltração tecidual por eosinófilos. Os pacientes com esta síndrome em geral estão na meia-idade (em média 40-50 anos) e muitas vezes relatam história de passado alérgico, incluindo asma, pólipos nasais ou sinusite. Um ou mais nódulos pulmonares mal definidos, de até 3,5 cm, são vistos em 20% dos casos. Cavitação é incomum, característica esta que ajuda a distinguir a síndrome de Churg-Strauss da granulomatose de Wegener, que pode apresentar-se de modo semelhante. Outras anormalidades radiográficas comuns que podem ser vistas em associação consistem em áreas de consolida-

DIAGNÓSTICO DIFERENCIAL: NÓDULOS, MASSAS E CAVIDADES PULMONARES

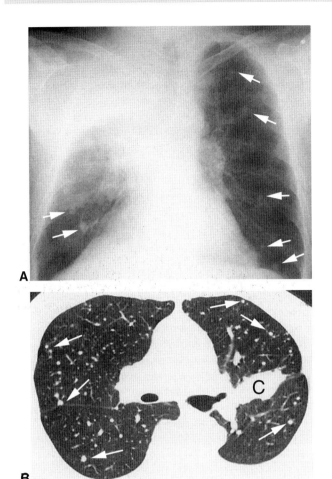

FIG. 9-31. Câncer pulmonar com múltiplos nódulos representando metástases. **A.** Paciente com colapso do lobo superior direito, devido a carcinoma hilar direito, mostra múltiplos pequenos nódulos *(setas)* que representam metástases. **B.** TC em paciente com carcinoma do lado esquerdo *(C)* mostrando difusão de metástases nodulares *(setas)*.

ção multifocal transitórias, indistinguíveis da eosinofilia pulmonar simples ou da pneumonia eosinofílica crônica. Hemorragia pulmonar pode estar associada. A síndrome Churg-Strauss é descrita com detalhe no Capítulo 16.

■ Malformação Adenomatóide Cística Congênita

A malformação adenomatóide cística congênita (MACC) consiste em massa intralobar multicística de tecido pulmonar desorganizado. Cerca de 70% dos casos apresentam-se na primeira semana de vida, mas 10% são diagnosticados após o primeiro ano. Na maioria dos casos o envolvimento é dos lobos inferiores, mas qualquer lobo pode ser acometido. A MACC costuma ser classificada em três tipos que apresentam diferente histologia, achados patológicos grosseiros e aparências radiográficas:

A **MAAC do tipo I** (55% dos casos) contém um ou mais cistos com mais de 2 cm de diâmetro (Fig. 1-8 no Capítulo 1). A MAAC tipo I geralmente se apresenta como grandes lesões multicísticas contendo ar, às vezes com nível hidroaéreo, que podem ocupar todo o hemitórax.

A **MAAC do tipo II** (40% dos casos) contém muitos cistos de menos de 2 cm de diâmetro. Apresenta-se como massa multicística cheia de ar ou como massa sólida ou, ainda, como área de consolidação (Fig. 1-9 no Capítulo 1).

A **MAAC do tipo III** (5% dos casos) contém cistos microscópicos (menos de 3 a 5 mm) e apresenta-se, radiograficamente, como massa sólida.

Os tipos I e II de MAAC podem tornar-se cheios de ar num período de dias ou semanas após o nascimento. Muitas vezes, associam-se a progressivo aprisionamento de ar e desvio do mediastino para o lado oposto. Em adultos, a MAAC usualmente apresenta-se como um ou mais císticos cheios de ar e de líquido, ou massas múltiplas.

■ Massas Conglomeradas

Grandes massas conglomeradas podem desenvolver-se em pacientes com sarcoidose (Figs. 15-9 e 15-12 no Capítulo 15), com silicose de longa duração ou pneumoconiose dos trabalhadores de minas de carvão (Figs. 18-10 e 18-11 no Capítulo 18), talcose (Fig. 18-13 no Capítulo 18) e também em associação com algumas infecções granulomatosas. A aparência dessas massas é similar. Na silicose, as massas conglomeradas refletem a presença de fibrose maciça progressiva.

Estas massas representam um conglomerado de pequenos nódulos intersticiais, combinados com um grau variável de fibrose. Um padrão básico de múltiplos pequenos nódulos pulmonares é por vezes visível (nódulos satélites). Massas conglomeradas são tipicamente, mas nem sempre, vistas nos lobos superiores ou no lobo médio, têm geralmente forma oval ou lenticular, são distintas dos hilos e são separadas da superfície pleural periférica (Fig. 9-32). Quase todas apresentam margens irregulares. Muitas vezes são bilaterais e simétricas.

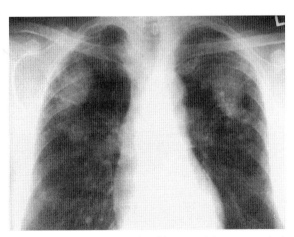

FIG. 9-32. Massas conglomeradas (fibrose maciça progressiva) na silicose. Massas conglomeradas tipicamente – mas não sempre – são vistas nos lobos superiores ou no lobo médio e usualmente são ovais ou lenticulares. Muitas vezes são bilaterais e simétricas.

A distorção da arquitetura pulmonar usualmente é evidente devido à fibrose e à perda de volume do órgão. Bronquiectasia por tração com broncogramas aéreos podem ser vistos dentro de massas; bolhas circundantes podem estar presentes. Calcificação associada a conglomerado de massas é comum. Talcose, secundária à injeção IV de talco, é vista quase exclusivamente entre usuários de drogas que se injetam medicações destinadas à via oral; as massas podem mostrar alta atenuação na TC, por causa de seu conteúdo de talco. Necrose central ou cavitação podem estar presentes e podem indicar superinfecção por TB ou por bactérias. As cavidades em geral apresentam paredes espessas.

▪ Cistos e Doença Pulmonar Cística

Cisto é um termo não-específico que descreve a presença de lesões de paredes finas (usualmente menos de 3 mm), bem definidas, circunscritas, contendo líquido ou ar, com 1 cm ou mais de diâmetro, com parede epitelial ou fibrosa. O termo é usualmente usado para descrever a presença de uma lesão com paredes finas, quando um diagnóstico específico não pode ser feito. Os cistos podem ser congênitos (p. ex., cisto broncogênico) ou adquiridos (p. ex., bolhas, pneumatocele, lesões em favo-de-mel). Não é incomum ver um ou mais cistos pulmonares em pacientes assintomáticos, sem doença conhecida. Estes são raramente diagnosticados e raramente têm alguma importância clínica.

Múltiplos cistos pulmonares como manifestação de doença pulmonar difusa são vistos em pacientes com a histiocitose de Langerhans, linfangiomiomatose, sarcoidose e pneumonite linfóide intersticial (ver Capítulo 25).

Cistos pulmonares podem conter líquido como resultado de secreções acumuladas ou na presença de infecção, de hemorragia ou de tumor. O espessamento da parede de um cisto sugere infecção ou tumor. Cistos cheios de líquido são raros em pacientes com doenças císticas pulmonares como linfangiomiomatose, histiocitose e pneumonite intersticial linfóide ou linfocítica.

▪ *Dirofilaria immitis*

A *dirofilaria immitis* é o verme que ataca o coração de cães. Os seres humanos podem ser infectados por picada do mosquito vetor. As larvas viajam para as câmaras cardíacas direitas, mas não podem sobreviver nos seres humanos, e acabam formando êmbolos que vão semear o leito vascular pulmonar, onde resultam em infartos e resposta granulomatosa. Pode resultar um pequeno nódulo pulmonar, de menos de 2 cm, redondo, distintamente margeado e de localização subpleural (Fig. 9-33). Calcificação pode ser visível na TC. Eosinofilia usualmente está ausente. Na América do Norte é mais comum nos estados do Leste e do Sul.

▪ *Echinococcus* sp.

Echinococcus granulosus e *Echinococcus multilocularis* são vermes achatados intestinais de caninos carnívoros como o cachorro e o lobo. Os ovos são dispersos nas fezes e ingeridos por hospedeiro intermediário. A larva desenvolve-se no intestino do hospedeiro intermediário e, via circulação, migra para órgãos como fígado e pulmão, onde se desenvolve e enquista-se. Quando a larva é consumida pelo carnívoro (ao mesmo tempo que seu hospedeiro intermediário), a tênia adulta nele desenvolve-se.

O desenvolvimento dos parasitas no hospedeiro intermediário resulta em um ou mais cistos hidatiformes, normalmente no fígado ou nos pulmões, ocorrência essa conhecida como *hidatidose*. A hidatidose ocorre em duas formas. Na forma pastoral, o cachorro é o hospedeiro primário e o carneiro o hospedeiro intermediário; sua ocorrência é expressiva nos países criadores de carneiros e nas regiões mediterrâneas da Europa e Norte da África, na América do Sul e Austrália. Na forma silvestre, o lobo é o hospedeiro primário e animais selvagens como veado, alce americano, e caribu são os hospedeiros intermediários; a parasitose é endêmica nas regiões árticas (Alasca, Sibéria). Os seres humanos podem servir de hospedeiros intermediários em ambas as formas.

As lesões pulmonares têm 3 componentes e o conhecimento deste assunto é muito importante para a com-

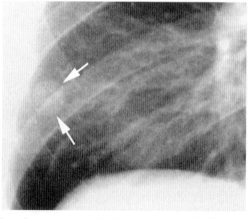 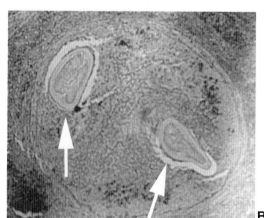

FIG. 9-33. Nódulo pulmonar secundário à infecção por *Dirofilaria immitis*. **A.** Um nódulo redondo muito bem margeado *(setas)* é visível na periferia do pulmão direito. **B.** O espécime histológico conseguido por biopsia mostra um verme intravascular *(setas)* dentro do nódulo.

preensão da aparência radiográfica de cistos hidatiformes pulmonares. A parte mais externa do cisto é chamada de *pericisto*. O pericisto consiste em tecido pulmonar comprimido e fibrose adjacente ao parasita. O parasita, por sua vez, é composto por duas camadas, uma exterior (ectocisto) e uma interna (endocisto), das quais cistos-filhos brotam.

Cistos hidatiformes descomplicados são redondos, cheios de líquido e podem ser muito grandes (acima de 10 cm; Fig. 9-34). Os cistos pulmonares costumam ser solitários em mais da metade dos casos. Ocorrem, mais comumente, nos lobos inferiores. Pode-se ver rápido crescimento. A TC pode mostrar uma parede em torno de 1 cm de espessura, dependendo principalmente da espessura do pericisto. O conteúdo cístico apresenta atenuação de líquidos na TC, mas podem ser observadas septações que representam as paredes dos cistos-filhos. A calcificação, embora comum nos cistos hepáticos, é rara nos cistos pulmonares. Cistos hepáticos podem ou não estar presentes em pacientes portadores de cistos pulmonares.

A ruptura do pericisto produz a dissecção do ar entre o pericisto e o ectocisto, dando origem ao sinal do crescente. A ruptura do exocisto, com expulsão de algum conteúdo líquido, produz níveis hidroaéreos e leva o endocisto ao colapso. A presença de um endocisto flutuando no líquido pode ser visível como o sinal do "lírio d'água". A ruptura do cisto no espaço pleural pode resultar em derrame e semeadura do espaço pleural com cistos. A ruptura de um cisto para o interior de um brônquio pode estar associada a reação alérgica ou infecção. Cistos mediastinais podem ser vistos. O diagnóstico geralmente é com base em testes sorológicos. A biopsia do cisto deve ser evitada pelo risco de sua ruptura.

Endometrioma

Nódulos do endométrio podem raramente envolver o parênquima pulmonar. Eles aparecem tipicamente em mulheres que deram à luz recentemente ou que passaram por cirurgia uterina e, provavelmente, refletem embolismo e implantação de tecido endometrial. Não é necessário que haja presente uma endometriose pélvica. O endometrioma pulmonar pode resultar em hemoptise catamenial ou hemorragia pulmonar, sintomas fortemente sugestivos do diagnóstico. Pneumotórax pode resultar de uma implantação envolvendo a pleura. O endometrioma pulmonar é usualmente solitário, aparecendo na maioria dos casos como nódulo bem definido, redondo e com poucos centímetros de diâmetro. Pode ocorrer cavitação, com as cavidades muitas vezes mostrando paredes finas. O tratamento pode ser hormonal ou por excisão.

Pneumonia Focal Organizada

A pneumonia organizada (PO), também conhecida como pneumonia por bronquiolite obliterante (BOOP), é caracterizada patologicamente pela presença de pólipos de tecido granulomatoso dentro dos bronquíolos e dutos alveolares e áreas de inflamação, em mosaicos, nos tecidos pulmonares circundantes (pneumonia organizada). A maioria dos casos é idiopática, mas a PO pode ser vista também em pacientes com infecções pulmonares, reações a drogas, colagenose vascular, granulomatose de Wegener e após a inalação de fumaça tóxica.

Na maioria das vezes, a PO apresenta-se como áreas de consolidação dos espaços aéreos em mosaicos, unilaterais ou bilaterais, que podem ser periféricos ou peribrônquicos. Nódulos pequenos ou grandes são vistos, associados ou não com consolidação, em até 50% dos casos (Figs. 13-18 e 13-19 no Capítulo 13 e Fig. 17-3 no Capítulo 17). Grandes nódulos ou massas geralmente são múltiplos e podem mostrar-se irregulares na forma, mimetizando carcinoma. Um achado denominado "sinal do atol", no qual opacidades em forma de anel ou de crescente são vistas na pneumonia organizada, muitas vezes com opacidade de vidro moído no centro do anel (imitando um atol de coral). Este achado sugere fortemente o diagnóstico. Podem também ser vistos nódulos ou massas de alta atenuação na PO relacionada à toxicidade da amiodarona, devidos ao conteúdo de iodina desta medicação. Cavitação e calcificação não ocorrem.

Pneumonia Focal (Redonda)

A pneumonia pode ser focal, mimetizando a aparência de um carcinoma. Esta configuração foi chamada de "pneumonia redonda". Achados sugestivos de pneumonia focal incluem nódulos satélites, árvore em brotação, nódulos centrilobulares (Fig. 9-35A), padrão lobular ou multilobular, mas estes não necessitam ser vistos para afirmação do diagnóstico. Infecções focais são comuns com broncopneumonia bacteriana (Fig. 9-35A), TB, micobactérias não-tuberculosas e infecções fúngicas (Fig. 9-35B), e ocasionalmente são vistas com infecção viral ou infecção por *Pneumocystis jiroveci (P. carinii;* Fig. 9-35C). Opacidades focais associadas a infecções podem ser solitárias ou múltiplas. O sinal do halo é comum na aspergilose angioinvasiva (Figs. 9-7 e 9-27), mas pode ser visto também com infecção focal por várias causas (Fig. 9-35C).

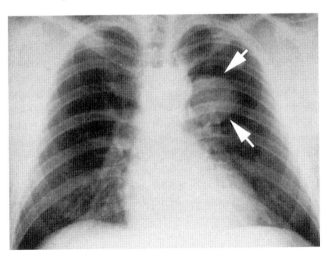

FIG. 9-34. Cisto hidatiforme pulmonar *(setas)* resultante da forma silvestre da doença. Um pescador do Alasca mostra uma opacidade focal redonda.

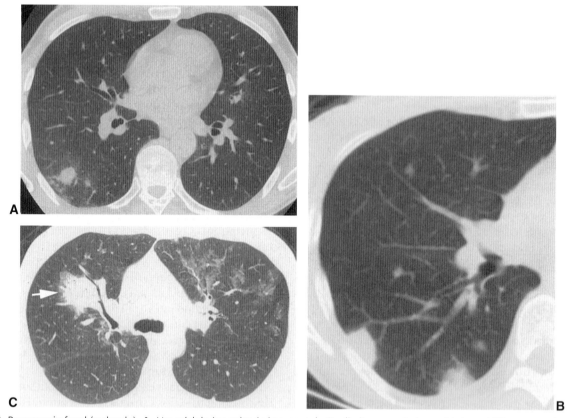

FIG. 9-35. Pneumonia focal (redonda). **A.** Um nódulo irregular é visto no pulmão direito, associado a nódulos satélites em paciente com infecção bacteriana. Esta aparência pode ser exibida em pacientes com infecções por variados organismos. **B.** Pneumonia por criptococos com múltiplas áreas focais de consolidação. **C.** Infecção por *Pneumocystis jiroveci* em paciente com AIDS. Opacidade tipo vidro moído é vista bilateralmente, o que é típico desta infecção. Massa focal com o sinal do halo dentro do pulmão direito *(seta)* também representando infecção pelo *Pneumocystis*.

■ Granuloma

Granulomas podem ser resultantes de tuberculose, de infeções por micobatérias não-tuberculosas e por fungos, mais comumente a coccidioidomicose e a histoplasmose. São usualmente lesões redondas bem definidas (Fig. 9-3). Granulomas associados a fibrose pulmonar circundante (comum na tuberculose) podem mostrar contorno bastante irregular e espiculado, mimetizando carcinoma. Podem associar-se, ainda, a cavidades irregulares. Calcificação é comum, mas pode apresentar diversas aparências — densa e homogênea, central, lamelar, excêntrica ou pontilhada.

Os granulomas usualmente apresentam diâmetros menores do que 2 cm e são muitas vezes solitários ou em pequeno número. Numerosos pequenos granulomas, com poucos milímetros de diâmetro, podem também ser vistos.

■ Hamartoma

Hamartomas são os tumores mesenquimais do pulmão mais comuns e respondem por mais de 75% de tumores pulmonares benignos. Mais de 85% mostram-se radiograficamente como nódulos solitários. Os hamartomas periféricos apresentam geralmente diâmetros de 1 a 4 cm, são bem definidos, muito bem circunscritos e muitas vezes lobulados (Fig. 9-4 e Figs. 3-50 e 3-52 no Capítulo 3). Calcificação pode ser vista em radiografias simples em aproximadamente 30% dos hamartomas e é vista mais comumente na TC. A calcificação nos hamartomas pode ser pontilhada ou conglomerada (tipo calcificação em pipoca). Quase 65% dos hamartomas podem ser diagnosticados quando se usa o TCAR, por causa de sua gordura visível (-40 a -120 UH), sendo focal ou difusa ou uma combinação de calcificação e gordura. Cavitação é rara.

Outros tumores benignos podem surgir de tecidos mesenquimais ou epiteliais. Geralmente são bem definidos e redondos. Tumores benignos são usualmente solitários. Condromas múltiplos podem estar associados à tríade de Carney (p. ex., múltiplos condromas pulmonares, leiomiossarcoma epitelióide gástrico e paragangliomas extra-adrenais).

■ Hematoma e Laceração

Em geral, os hematomas são resultantes de traumatismo (penetrantes ou abruptos), representando contusão pul-

DIAGNÓSTICO DIFERENCIAL: NÓDULOS, MASSAS E CAVIDADES PULMONARES

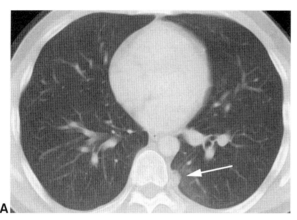 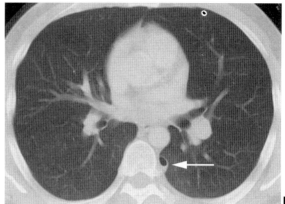

FIG. 9-36. Laceração pulmonar com hematoma num jogador de hóquei que apresentou hemoptise após um violento choque corporal. **A.** Uma opacidade pulmonar focal *(seta)* representa um hematoma focal. A opacidade circundante com opacidade tipo vidro moído deve-se a hemorragia. **B.** Num nível diferente, um nível hidroaéreo *(seta)* é visível dentro de uma lesão cística.

monar focal ou laceração contendo sangue. Contusão representa hemorragia focal sem ruptura da arquitetura pulmonar. Laceração traumática é associada a traumatismo violento (*tearing*) do pulmão; uma laceração contém sangue ou ar (ou ambos), com níveis hidroaéreos, por vezes visíveis (Figs. 9-36 e 9-37). Estas lesões mostram geralmente paredes finas. Podem ser solitárias ou múltiplas. Coágulo de alta atenuação pode ser detectado por TC. Hematomas focais podem resultar também de outras causas de sangramento.

Infarto

A consolidação focal distal a um êmbolo pulmonar pode dever-se a isquemia com hemorragia pulmonar focal ou infarto franco. Pelo fato de o pulmão ser suprido por ambas as artérias, pulmonar e brônquica, um infarto pulmonar ocorre numa minoria de pacientes (10 a 15%) com embolia pulmonar e muitas vezes está associado a doença cardiovascular subjacente, com a presença de êmbolos periféricos ou de êmbolos múltiplos.

A hemorragia ou infarto na periferia pulmonar resulta em opacidade com base na pleura em forma de cunha ou redonda, a clássica "Hampton hump". Opacidades subpleurais são vistas, na maioria das vezes, nos lobos inferiores, onde a maioria dos êmbolos ocorre. Em radiografias simples, estas opacidades não se associam geralmente a broncogramas aéreos; a ausência desses broncogramas é provavelmente devida ao preenchimento dos brônquios por sangue. As opacidades pulmonares devidas à hemorragia usualmente resolvem-se em uma semana, mas os infartos pulmonares podem levar meses para curarem-se. Elas tipicamente resolvem-se mantendo a mesma forma, enquanto vão diminuindo de tamanho, uma ocorrência chamada sinal do "derretimento", por causa de sua semelhança com o derretimento dos cubos de gelo. Infartos muitas vezes deixam cicatrizes lineares.

Na TC (Fig. 9-38), um infarto pulmonar pode ser caracterizado pelas características seguintes:

1. Uma opacidade em forma de cunha (por vezes com ápice truncado).
2. Contato com superfície pleural.
3. Margens convexas.
4. Uma opacidade linear dirigida do ápice da densidade para o hilo (ou seja, seu vaso nutridor).
5. Áreas espalhadas de baixa atenuação (necrose) dentro da lesão.
6. Sinal do halo devido à hemorragia adjacente.

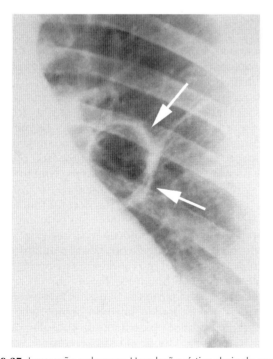

FIG. 9-37. Laceração pulmonar. Uma lesão cística cheia de ar no pulmão esquerdo *(setas)* representa uma laceração produzida por uma facada.

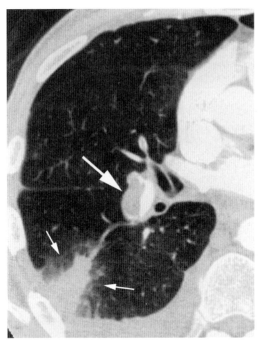

FIG. 9-38. Infarto pulmonar em paciente com embolia pulmonar. A TC mostra um êmbolo pulmonar na artéria pulmonar interlobar direita *(seta grande)*. Uma opacidade em forma de cunha *(setas pequenas)* é visível na periferia do pulmão, em contato com a superfície pleural e associada a opacidade circundante do tipo de vidro moído (sinal do halo). Nota-se um vaso partindo do ápice da opacidade. Um derrame pleural está associado.

Alguns destes sinais são vistos na TC em cerca de 50% dos pacientes com embolismo pulmonar.

Seguindo a administração intravenosa de injeção de contraste, o perímetro de um infarto realça caracteristicamente, possivelmente por causa do fluxo colateral de sangue das artérias brônquicas adjacentes, enquanto o centro da lesão permanece lucente. A cavitação de uma zona infartada sugere embolismo séptico ou infecção por infarto brando.

■ Linfonodos Intrapulmonares

Linfonodos intrapulmonares podem ser visíveis como nódulos pulmonares periféricos, usualmente bem definidos, lisos e de contorno redondo. Eles podem localizar-se imediatamente abaixo da superfície pleural visceral ou a dois centímetros da pleura e são mais comuns nas bases pulmonares. Em geral medem alguns milímetros de diâmetro, mas podem alcançar até 1 cm. Quase sempre são solitários.

■ Pneumonia Lipóide

A *pneumonia lipóide* (consolidação pulmonar contendo lipídio) pode ser endógena ou exógena.

A **pneumonia lipóide endógena** pode ocorrer como resultado de obstrução brônquica por acumulação de restos celulares ricos em lipídios, distal à lesão obstrutiva.

A **pneumonia lipóide exógena** resulta da aspiração crônica de óleos animais, vegetais ou derivados de petróleo ou de gorduras. Consolidação, massas mal definidas ou, por vezes, sinais de fibrose podem ser vistos nas radiografias torácicas. Uma distribuição posterior ou no lobo inferior é típica. As opacidades podem ser bi ou unilaterais. Se uma grande quantidade de lipídios tiver sido aspirada, a TC pode mostrar áreas redondas ou irregulares de consolidação de baixa atenuação (-35 a -75 UH); esta aparência é mais comum em pacientes com aspiração crônica de óleo mineral (Figs. 20-1 e 20-2 no Capítulo 20). Pelo fato de inflamação ou de fibrose poder acompanhar a presença do material lipídico, a atenuação da consolidação mostrada por TC não é necessariamente baixa mas, em muitos casos, pequenas áreas de baixa atenuação própria de óleos são visíveis dentro de grandes massas. Em alguns doentes, necrose e cavitação podem estar presentes.

■ Abscesso Pulmonar

Abscesso pulmonar é uma cavidade infectada e necrótica, cheia de pus. Se houver comunicação com um brônquio, drenagem parcial do conteúdo do abscesso pode ocorrer. No caso de um abscesso crônico, a parede da cavidade pode estar circundada por tecido granuloso ou por fibrose.

Um abscesso pulmonar pode ser causado por bactérias piogênicas, micobactérias, fungos, parasitas e, raramente, por infecção viral. Muitos abscessos são causados por organismos anaeróbios, associados a higiene bucal deficiente e doenças periodontais, principalmente em pessoas idosas, condições essas que predispõem à aspiração dos referidos organismos. Os abscessos pulmonares também podem ser associados a infecção por *Klebsiella pneumoniae*, *Staphylococcus aureus*, *Pseudomonas aeruginosa*, *Nocardia* spp., *Actinomicyces* spp. e TB. Podem ocorrer como complicações de infartos pulmonares, cavidades neoplásicas e massas conglomeradas com cavidades.

Pacientes com abscessos anaeróbios apresentam febre baixa, tosse, produção de catarro, muitas vezes durante semanas. Em pacientes com outras causas de abscessos bacterianos, os sintomas são geralmente agudos e assemelham-se aos da pneumonia.

Em radiografias simples, os abscessos pulmonares agudos usualmente mostram-se como massas irregulares. O aspecto externo de um abscesso pode ser muito mal definido, por causa da inflamação circundante e da consolidação pulmonar. Um nível hidroaéreo pode ser visto se houver comunicação do abscesso com um brônquio e se tiver ocorrido drenagem parcial do abscesso.

Na TC com contraste IV, os abscessos pulmonares mostram tipicamente uma parede com bastante realce, com espessura variável e contorno irregular (Fig. 9-39A). A parede interna da cavidade do abscesso muitas vezes é desgrenhada (Fig. 9-40). A parede externa pode ser nitidamente margeada e lisa, irregular ou obscurecida por consolidação em sua periferia. Seu conteúdo exibe baixa atenuação, do tipo líquido, quando comparada com a densidade de realce da parede ou da consolidação pulmonar circundante. Um nível hidroaéreo pode ser visto (Fig. 9-10). Os brônquios podem ser vistos penetrando o abscesso, uma aparência que ajuda a distinguir abscesso pulmonar de empiema.

DIAGNÓSTICO DIFERENCIAL: NÓDULOS, MASSAS E CAVIDADES PULMONARES

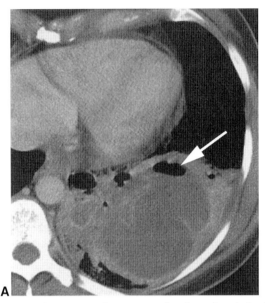
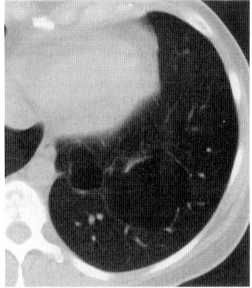

FIG. 9-39. Abscesso pulmonar. **A.** Abscesso agudo e irregular, cheio de líquido é visível no pulmão esquerdo na TC com contraste. Suas paredes mostram-se realçadas. Uma pequena quantidade de ar *(seta)* é vista dentro da cavidade cheia de líquido. **B.** Após a cura, permanece uma lesão cística de paredes finas no lobo inferior esquerdo.

Com o processo da cura, a parede do abscesso vai se tornando mais fina e mais precisamente definida (Fig. 9-39B). O abscesso tende a diminuir de tamanho e mostra diminuição progressiva na quantidade de líquido. A completa resolução ou cicatriz focal é típica.

Em pacientes com sinais clínicos de infecção, o diagnóstico de abscesso pulmonar não é usualmente difícil. Contudo, a aparência de abscesso periférico pode sobrepor-se à de empiema. Esta distinção é importante porque o empiema é quase sempre tratado por drenagem, enquanto o tratamento do abscesso dispensa a drenagem. Vários sinais em geral ajudam na distinção entre essas duas entidades.

O abscesso pulmonar é tipicamente redondo ou oval e forma ângulos agudos com os locais em que tocam a superfície pleural. Os abscessos tendem a apresentar paredes espessas e irregulares em seu estágio agudo. Uma vez que um abscesso representa necrose pulmonar, num abscesso vasos pulmonares e brônquios podem ser vistos entrando em sua parede ou podem ser vistos dentro de seu centro.

Os empiemas são tipicamente ovais ou lenticulares ou em crescentes e geralmente mostram ângulos obtusos nos locais em que tocam a superfície pleural. A parede da cavidade de um empiema costuma ser lisa e regular em sua espessura, embora possa mostrar-se parcialmente obscurecida pela atelectasia adjacente. Os vasos pulmonares e os brônquios são deslocados num empiema.

■ Linfoma

Linfomas podem associar-se a nódulo pulmonar único ou a múltiplos nódulos, massas ou áreas semelhantes a áreas de consolidação. Pode ocorrer cavitação. A presença de aumento de volume de linfonodos é variável. Os linfomas são discutidos em detalhes no Capítulo 5.

A **doença de Hodgkin** (DH) envolve o pulmão em 10% dos pacientes no momento em que se apresentam a um serviço médico. É incomum em pacientes não tratados na ausência radiográfica de adenopatia hilar ipsolateral ou mediastinal visível. Contudo, a recorrência pulmonar pode ser vista sem que haja aumento do tamanho de nódulos em pacientes com radiação mediastinal anterior. Nódulos ou lesões tipo massa discretos, únicos ou múltiplos, bem ou mal definidos, pequenos ou grandes, ou áreas localizadas de consolidação de espaço aéreo associadas a broncogramas aéreos podem ser vistos (Figs. 5-10 a 5-12 no Capítulo 5). Estes podem cavitar, com paredes finas ou espessas. Massas periféricas subpleurais são comuns.

O **linfoma não-Hodgkin** (LNH) em geral é uma doença disseminada, e o pulmão é envolvido em 10 a 15% dos casos. O envolvimento pulmonar pode apresentar-se como discretos nódulos ou massas, consolidações de espaços aéreos ou infiltração contígua a linfonodos aumen-

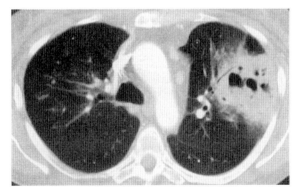

FIG. 9-40. Abscesso pulmonar. Ambas as paredes interna e externa da lesão cavitária aparecem irregulares ou felpudas. Um broncograma aéreo é visto no abscesso.

tados (Figs. 5-21 a 5-29 no Capítulo 5). Tipos específicos de LNH incluem linfoma pulmonar primário, linfoma relacionado à AIDS, micose fungóide e plasmacitoma.

O linfoma não-Hodgkin é considerado como pulmonar primário quando não há evidência de doença extratorácica por no mínimo 3 meses após o diagnóstico inicial de linfoma pulmonar. *O linfoma pulmonar primário* é geralmente classificado como linfoma de células B de baixo grau ou linfoma de alto grau. Ambos podem apresentar-se como um nódulo ou massa solitária, como nódulos ou massas múltiplas ou como áreas multifocais de consolidação com ou sem asociação a aumento do tamanho de linfonodos.

O **linfoma relacionado com a AIDS** origina-se primariamente em localizações extranodais e comumente envolve múltiplos sítios, inclusive o pulmão. Múltiplos nódulos ou massas pulmonares, variando de tamanho de 1 a 5 cm, são vistos mais comumente nas radiografias ou nas TCs. Em geral, são nódulos bem definidos. Cavitações podem estar presentes, mas não são comuns.

A **micose fungóide** é um linfoma de células-T que afeta primariamente a pele. Os achados radiográficos em pacientes com a doença disseminada são similares aos dos demais linfomas, incluindo nódulos pulmonares, áreas de consolidação pulmonar e aumento de tamanho de linfonodos mediastinais ou hilares.

Os **plasmacitomas** usualmente originam-se nos ossos; muito menos comum é o plasmacitoma extramedular. Nódulos pulmonares ou lesões em massa podem ser vistos.

■ Doenças Linfoproliferativas

Somadas à doença de Hodgkin e aos linfomas não-Hodgkin, as doenças linfoproliferativas representam um espectro de anormalidades pulmonares focais e difusas, de cursos benignos ou malignos. Como acontece com os linfomas, estes podem estar associados a nódulos pulmonares únicos ou múltiplos, a massa ou áreas de consolidação semelhantes a massas e pode ocorrer cavitação.

A **hiperplasia linfóide focal** é uma rara condição benigna caracterizada histologicamente por proliferação localizada de células mononucleares benignas, inclusive linfócitos policlonais, células plasmáticas e histiócitos. Sua manifestação radiológica mais comum é a de um nódulo solitário ou a de uma área focal de consolidação, a qual contém, muitas vezes, broncogramas aéreos (Fig. 5-31 no Capítulo 5). Não há linfadenopatia associada.

A **granulomatose linfomatóide** inclui-se num grupo de anormalidades angiocêntricas, angiodestrutivas caracterizadas por infiltração linfóide e por um grau variável de atipias celulares. Pode ocorrer progressão para linfoma. O pulmão é sempre o local primário da doença. Os achados radiográficos e os de TC consistem em lesões nodulares bilaterais, mal definidas, variando de 0,5 cm a 8 cm de diâmetro, com predominância basal. As lesões granulomatosas podem progredir rapidamente e sofrer cavitação, mimetizando a granulomatose de Wegener.

Distúrbio linfoproliferativo pós-transplante. Vários padrões histológicos de doença, que vão de uma proliferação benigna de linfócitos até um linfoma abertamente maligno, podem ocorrer após transplantes de medula óssea ou de órgãos sólidos. Estas condições recebem, coletivamente, o nome de distúrbio linfoproliferativo pós-transplantes (DLPT). Essas condições podem manifestar-se como doença localizada ou disseminada e têm predileção para envolver estruturas extranodais. O envolvimento do pulmão pode acontecer como parte de doença multiórgãos ou isoladamente. Em 85% dos casos, as radiografias e a TC mostram nódulos pulmonares único ou múltiplos, que podem ser pequenos ou grandes (variam entre 0,3 a 5 cm), bem ou mal definidos (Fig. 5-33 no Capítulo 5). Outros achados incluem consolidação focal ou em mosaicos. Linfadenopatia hilar ou mediastinal é comum.

■ Neoplasia Metastática

Nódulos pulmonares constituem a mais comum das manifestações torácicas de tumores metastáticos, usualmente devidos à disseminação hematogênica (ver Capítulo 4).

Nódulos de tumores mestastáticos tendem a ser nitidamente margeados. Nódulos com margens mal definidas podem ser vistos quando em presença de hemorragia circundante, invasão local do pulmão adjacente ou crescimento lepídico. Tendem a predominar nas bases pulmonares por causa da maior irrigação sanguínea. Metástases individuais podem surgir das pontas de pequenas artérias, o que sugere sua origem hematogênica (sinal do vaso nutridor). Os nódulos podem ter qualquer tamanho.

A cavitação de metástases não é tão comum como nos carcinomas pulmonares primários, mas costuma ocorrer em 5% dos casos. A possibilidade de cavitação varia com a histologia do tumor. É mais comum com os tumores de células escamosas, mas pode ser vista também em adenocarcinomas e em alguns sarcomas.

A calcificação das metástases ocorre mais freqüentemente com sarcoma osteogênico, condrossarcoma, sarcoma sinovial, carcinoma da tireóide e adenocarcinoma mucinoso.

Uma predominância de nódulos subpleurais é comum, a menos que os nódulos sejam muito numerosos. Na TCAR, numerosos nódulos tendem a envolver o pulmão de maneira difusa sem preferência por estruturas anatômicas específicas, distribuição essa denominada "randômica".

Nódulos múltiplos são mais comuns e muitas vezes seus tamanhos são variados. A doença nodular benigna na maioria dos casos apresenta nódulos de tamanho similar. O número e o tamanho dos nódulos é muito variável. Podem ser pequenos (miliares) e muito numerosos; esta aparência é vista muitas vezes em tumores muito vascularizados. Poucas metástases maiores podem também ser vistas; quando bem definidas, são referidas como *metástases tipo balas de canhão (cannon ball metastases).*

A maioria dos pacientes (80 a 90%) com metástases múltiplas tem uma história de neoplasia. Em alguns pacientes, contudo, não há histórico de tumor primário na época do diagnóstico; em outros, o tumor primário pode jamais ser encontrado.

Um tumor metastático apresenta-se ocasionalmente como um nódulo solitário. Cerca de 5 a 10% dos nódulos solitários representam metástases solitárias. Estas são mais comuns com carcinomas do cólon, sarcomas, melanomas e carcinomas dos rins e dos testículos. As metástases solitárias na maioria das vezes apresentam margens lisas, ao contrário das lesões que representam carcinoma pulmonar primário.

Metástases solitárias são menos comuns em pacientes com carcinomas de cabeça e pescoço, bexiga, mamas, cérvice uterina, dutos biliares, esôfago, ovário, próstata e estômago; em pacientes com estes tumores, um nódulo solitário representará, mais provavelmente, um carcinoma primário.

Leiomiomas pulmonares múltiplos associados a tumores de músculo liso do útero (*leiomioma metastático benigno*) representam metástases pulmonares de um leiomiossarcoma uterino de baixo grau. Massas pulmonares únicas ou múltiplas são geralmente vistas. Elas podem ser muito grandes, podem calcificar-se e crescer muito vagarosamente no decorrer de anos.

■ Impactação Mucóide (Rolha de Muco)

Rolhas de muco, mimetizando a aparência de nódulo ou nódulos pulmonares, podem ser encontradas em uma variedade de condições, inclusive na atresia brônquica (Figs. 1-4 a 1-5 no Capítulo 1), na obstrução brônquica por estreitamento ou por tumoração, na asma, na aspergilose broncopulmonar alérgica, na fibrose cística e em outras causas de bronquiectasia (Fig. 9-41; ver, também, Figs. 23-10 e 23-11 no Capítulo 23). Em muitos casos, a aparência ramificada característica da impactação mucóide permite um diagnóstico diferencial com outras causas de nódulo pulmonar. Aprisionamento de ar ou atelectasia podem estar associados. A rolha de muco na maioria das vezes exibe baixa atenuação na TC, sendo menos densa que a parede brônquica. Rolhas de muco com atenuação alta na TC podem ser vistas em pacientes com aspergilose broncopulmonar alérgica e na atresia brônquica, muito provavelmente devido à calcificação. A resolução da rolha de muco, revelando dilatação do brônquio envolvido, pode mimetizar cavitação de uma lesão sólida.

■ Micetoma (Aspergiloma)

Em pacientes com um cisto ou uma cavidade preexistente, um micetoma ou bola de fungos pode formar-se como resultado de uma infecção saprofítica, usualmente por aspérgilos; outros fungos estão ocasionalmente envolvidos. Os pacientes podem permanecer assintomáticos. Contudo, hemoptise ou hemorragia são queixas comuns e são devidas à inflamação da parede do cisto.

As radiografias do tórax muitas vezes mostram um cisto ou uma cavidade contendo massa em sua porção dependente (Fig. 9-42). Os cistos localizam-se comumente no lobo superior e muitas vezes são resultantes de TB prévia ou de sarcoidose (Figs. 15-17 e 15-18 no Capítulo 15). Contudo, logo no início do desenvolvimento do micetoma, o espessamento da parede do cisto preexis-

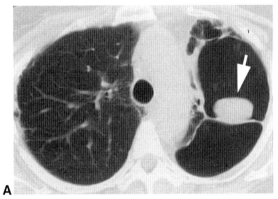

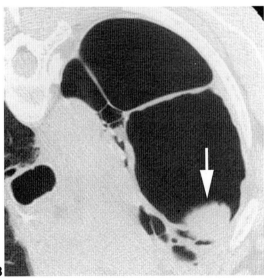

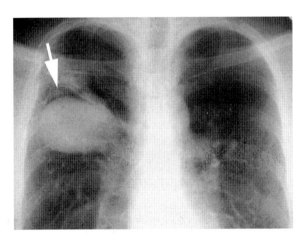

FIG. 9-41. Impactação mucóide na atresia brônquica. Uma grande massa oval no lobo superior direito representa uma rolha de muco distal a um segmento brônquico com atresia. O ar na luz brônquica dilatada (*seta*) delineia a parede brônquica e a rolha de muco, produzindo o sinal do crescente.

FIG. 9-42. Micetoma (aspergiloma) visto em radiografia torácica. **A.** Doença cística pulmonar no lobo superior esquerdo associada a massa intracavitária (*seta*). **B.** Na imagem prona, a massa move-se anteriormente (*seta*).

tente, ou o espessamento da pleura adjacente pode ser o único achado identificador e sugestivo do diagnóstico. Movimentação gravitacional da massa intracavitária pode ser vista com mudança na posição do paciente. Uma margem de ar delineando a parte superior do micetoma e a parede interna da cavidade é característica e constitui o sinal denominado "crescente".

Embora o sinal do "crescente" seja típico de micetomas, o diagnóstico diferencial sugerido por ele inclui as seguintes possibilidades: (1) tumor nascendo dentro de um cisto; (2) trombo num cisto ou numa cavidade; (3) pneumonia necrotizante (por exemplo, na aspergilose invasiva) com infarto pulmonar; (4) Infecção por *Echinococcus* (Quadro 9-7).

Na TC, massa redonda ou oval (bola de fungo) pode ser vista no interior da cavidade, usualmente numa localização dependente. Mudança de localização gravitacional pode ser demonstrada com uma bola de fungos. O sinal do crescente pode ser visto. A parede do cisto associado ou da cavidade usualmente é espessa. Em pacientes com um micetoma em desenvolvimento, podem ser vistas múltiplas bolhas de ar na bola de fungos.

▪ Papilomatose

Em 2 a 5% dos pacientes com história de papilomatose da laringe, ocorre disseminação distal, com envolvimento da árvore traqueobrônquica, referido como *papilomatose traqueobrônquica*. A extensão de papilomas para os brônquios, bronquíolos e parênquima pulmonar é rara mas pode ocorrer. Os papilomas podem ser visíveis radiograficamente como lesões nodulares em massa dentro do pulmão, usualmente múltiplas, as quais muitas vezes sofrem cavitação. Eventualmente, as lesões cavitárias podem evoluir para grandes cistos de paredes finas ou espessas. Nódulos representando papilomas podem ser vistos no interior dos cistos (Fig. 9-43; ver também Figs. 3-55 e 3-56 no Capítulo 3). Pode também ocorrer o desenvolvimento de carcinoma de células escamosas.

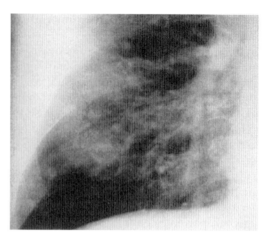

FIG. 9-44. Paragonimíase num viajante internacional com hemoptise. A radiografia dirigida para a base do pulmão direito mostra múltiplos pequenos nódulos. Algumas lesões císticas ou cavitária são também visíveis.

▪ Paragonimíase

A paragonimíase é doença resultante da infecção pulmonar pelo *Paragonimus westermani*. É comum no sudeste da Ásia e, portanto, pode ser encontrada em imigrantes recentes, nos Estados Unidos. É adquirida ao comer crustáceos de água doce. As fascíolas migram através da parede intestinal, peritônio, diafragma e pleura, de onde alcançam os pulmões e aí se desenvolvem. Elas podem formar nódulos mal definidos, ou opacidades lineares, por vezes múltiplas, com predominância nas bases pulmonares (Fig. 9-44). Cistos ou cavidades podem também ser vistos; espessamento irregular da parede cística pode refletir a presença de verme adulto dentro do cisto pulmonar.

▪ Pneumatocele

Pneumatoceles são espaços de paredes finas, cheios de ar e que ocorrem, tipicamente, em associação com infecção. Podem aumentar de tamanho depois de desenvolvidos, por causa do aprisionamento de ar. Estes espaços são vistos comumente em pacientes com pneumonia por *P. carinii*, em associação com AIDS, mas também podem ser vistos em associação com *Staphylococcus aureus* ou outras infecções bacterianas. Diferentemente de abscesso e de gangrena pulmonar, uma pneumatocele cheia de ar tende a apresentar parede fina e de espessura uniforme (Fig. 9-45).

▪ Aneurisma da Artéria Pulmonar

Aneurismas da artéria pulmonar são raros. Quando ocorrem em relação a artérias lobares, segmentares ou artérias menores, eles podem mostrar-se como nódulos pulmonares (Fig. 9-46). A TC associada à infusão IV de meio de contraste é diagnóstica, pois resulta em densa opacificação. Os aneurismas de artérias pulmonares podem ser causados por: (1) infecção micótica (Fig. 9-46); (2) compli-

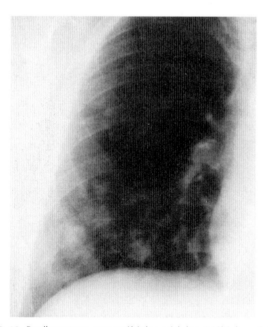

FIG. 9-43. Papilomatose com múltiplos nódulos. Múltiplos nódulos bem definidos são visíveis, alguns dos quais parecem ser cavitários.

DIAGNÓSTICO DIFERENCIAL: NÓDULOS, MASSAS E CAVIDADES PULMONARES

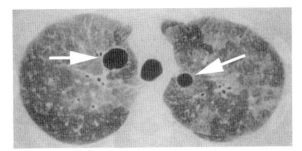

FIG. 9-45. Pneumatocele em pneumonia por *Pneumocystis jiroveci (P. carinii).* A TC de alta resolução num paciente com AIDS mostra opacidade do tipo vidro moído compatível com o diagnóstico de pneumonia por *P. jiroveci.* Pneumatoceles de paredes finas são vistas bilateralmente.

cações relacionadas com cateter; ou (3) por associação com hipertensão pulmonar (Fig. 6-29 no Capítulo 6) ou doenças como arterite de Takayasu, síndrome de Williams, síndrome de Behçet e varicela pré-natal.

O **aneurisma de Rasmussen** é um aneurisma micótico que ocorre em relação a uma cavidade infecciosa e é mais associado à TB.

■ Variz de Veia Pulmonar

A variz de veia pulmonar é uma dilatação segmentar de uma veia pulmonar perto do átrio esquerdo ou em sua junção com ele. Embora afirme-se que a variz muitas vezes resulta de um defeito congênito da parede venosa, muitas varizes são associadas a pressão pulmonar venosa elevada e à doença da válvula mitral. Elas são visíveis radiograficamente como densidades ovais ou redondas no terço médio de qualquer dos pulmões, tipicamente adjacente à sombra do átrio esquerdo (Fig. 9-47). Na visão de perfil, elas são vistas na localização típica das veias pulmonares. Raramente causam sintomas, mas podem aumentar em resposta ao aumento da pressão atrial esquerda e podem romper-se com hemorragia. A TC é diagnóstica.

■ Gangrena Pulmonar

Raramente, pacientes com infecção pulmonar desenvolvem um sequestro de pulmão necrosado dentro de uma cavidade de um abscesso, idêntico ao visto na aspergilose

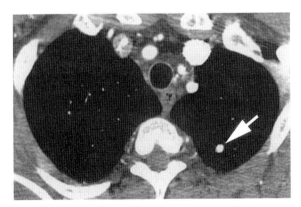

FIG. 9-46. Aneurisma de artéria pulmonar conseqüente a embolismo séptico. Um pequeno aneurisma densamente opacificado *(seta)* é visível no ápice do pulmão esquerdo.

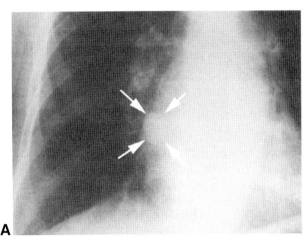

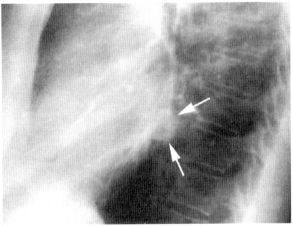

FIG. 9-47. Variz de veia pulmonar em caso de estenose mitral. **A.** Na radiografia PA, uma opacidade oval bem definida *(setas)* sobrepõe-se à sombra da aurícula esquerda. **B.** Na visão de perfil, tal opacidade é localizada na junção das veias pulmonares com a aurícula esquerda *(setas).*

angioinvasiva. Esta ocorrência é chamada *gangrena pulmonar.* A necrose pulmonar pode ser resultante da ação direta de toxinas bacterianas ou de isquemia resultante de trombose de pequenas artérias pulmonares. Pode ocorrer em pacientes infectados por *Klebsiella, Streptococcus pneumoniae, Haemophylus influenzae, Staphylococcus aureus* ou bactérias anaeróbias. A presença de massa dentro de uma cavidade ou o sinal do crescente são típicos em radiografias e nas TCs (Fig. 9-48).

■ Nódulos Reumatóides e Síndrome de Caplan

Os **nódulos reumatóides (necrobióticos)** constituem uma rara manifestação da artrite reumatóide. Em muitos casos são assintomáticos mas tendem a aparecer e a desaparecer em conjunto com nódulos subcutâneos. Variam de tamanho, de poucos milímetros a 5 cm ou mais, e podem ser tanto solitários como múltiplos e numerosos (Fig. 9-49). Predominam na periferia pulmonar e são, tipicamente, bem definidos. Podem sofrer cavitação mostrando paredes espessas que vão afinando-se à medida que evoluem para a cura. Pode haver associação com derrame pleural e os nódulos cavitários localizados na periferia podem produzir pneumotórax.

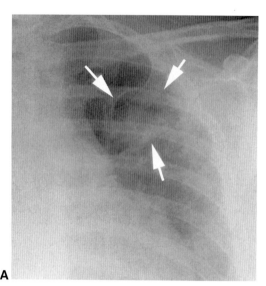
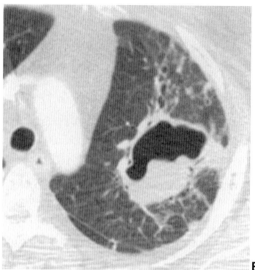

FIG. 9-48. Gangrena pulmonar em infecção por *Staphylococcus aureus*. **A.** A radiografia torácica mostra uma cavidade de parede fina no lobo superior esquerdo *(setas)*. A cavidade contém uma opacidade mal definida que representa um sequestro de pulmão necrosado. **B.** A TCAR mostra a cavidade de parede fina, um sequestro de pulmão necrosado e um sinal de crescente. Esta aparência é bastante similar à vista em casos de aspergilose angioinvasiva.

A **síndrome de Caplan** é uma manifestação rara da artrite reumatóide que ocorre em trabalhadores em minas de carvão ou em pacientes portadores de silicose. Caracteriza-se pela presença de nódulo único ou de múltiplos nódulos, cujos tamanhos variam entre poucos milímetros a 5 cm de diâmetro, semelhantes aos vistos com nódulos reumatóides. Os nódulos podem apresentar uma predominância em lobo superior, imitando a aparência que têm na silicose, mas os nódulos na síndrome de Caplan aparecem rapidamente e em "safras", em contraste com aparecimento lento verificado na pneumoconiose.

■ Atelectasia Redonda

Representa colapso pulmonar focal, arredondado, usualmente associado a espessamento ou derrame pleural. Tipicamente, aparece como massa focal, e é descrita detalhadamente no Capítulo 2.

A atelectasia redonda apresenta muitas vezes achados característicos em radiografias ou na TC. Ela é usualmente: (1) redonda ou oval em sua forma; (2) localizada perifericamente, em contigüidade com a superfície pleural; (3) associada a encurvamento dos vasos pulmonares ou aos brônquios, que se dirigem para o limite da lesão (o "sinal do rabo de cometa"); (4) associada a anormalidade pleural ipsolateral, seja derrame ou espessamento pleural, com a lesão entrando em contato com a superfície pleural anormal. Se esses critérios de atelectasia redonda forem confirmados, um diagnóstico confiável será feito e o acompanhamento radiográfico deve ser suficiente. A atelectasia redonda é mais comum nos lobos póstero-inferiores e, por vezes, é bilateral ou simétrica (Figs. 2-42 a 2-46 no Capítulo 2).

■ Sarcoidose

Grandes massas ou áreas de consolidação, medindo 4 cm de diâmetro ou mesmo maiores, são vistas em 15 a 25% dos pacientes com sarcoidose ativa (Figs. 15-8 e 15-9 no Capítulo 15). Pelo fato de poderem conter broncogramas

FIG. 9-49. Nódulo reumatóide. Um nódulo bem definido *(seta)* é visto na periferia do lobo superior direito. Um centro lucente representa cavitação. Espessamento pleural focal é visto adjacente ao nódulo.

aéreos, costumam ser chamadas de *sarcóides alveolares*. Estas massas são formadas pela confluência de grandes números de pequenos granulomas intersticiais. Estes podem localizar-se em regiões parailares ou em regiões periféricas e raramente sofrem cavitação. Na TC, pequenos nódulos satélites são muitas vezes visíveis na periferia dessas massas.

Massas pulmonares podem também ser vistas em pacientes no estágio final da sarcoidose (Fig. 15-12 no Capítulo 15). A fibrose progressiva pode levar a uma conglomeração central anormal de vasos e brônquios parailares associados a massas de tecido fibroso, e esse processo é tipicamente mais acentuado nos lobos superiores. Este achado associa-se muitas vezes com dilatação de brônquios, processo esse referido como *bronquiectasia por tração*. Sua aparência mimetiza a da fibrose maciça progressiva da silicose.

■ Embolismo Séptico com Infarto

Êmbolos pulmonares sépticos, com ou sem infarto, produzem em geral múltiplas anormalidades parenquimatosas; raramente o embolo séptico apresenta-se como uma lesão solitária. O diagnóstico radiológico correto em geral é sugerido pelo encontro de nódulos periféricos bilaterais, relativamente bem definidos, com ou sem cavitação, especialmente num quadro conhecido de abuso de drogas endovenosas, ou alguma outra fonte de sepse.

Em pacientes com embolismo séptico, nódulos periféricos com vários estágios de cavitação costumam estar presentes, presumivelmente devido à intermitente semeadura dos pulmões com material infectado (Fig. 9-50). O sinal do vaso nutridor é visível em 65% dos casos (Fig. 9-50C). A TC é útil por mostrar a localização periférica e subpleural dos nódulos (Fig. 9-50B e C).

■ Sequestro

Sequestro representa uma área de parênquima pulmonar desorganizado sem comunicações arteriais ou brônquicas normais. Seu suprimento de sangue é recebido de ramos da aorta torácica ou abdominal. Há duas formas de sequestro, a intralobar e a extralobar.

O **sequestro intralobar** é o mais comum. Dois terços destes são encontrados em locais adjacentes ao diafragma, em relação ao segmento basal posterior do lobo inferior esquerdo. O sequestro intralobar é encontrado usualmente em adultos e crianças maiores. Quando descomplicado, pode apresentar diversas aparências. Pode mostrar-se como: (1) uma lesão em massa homogênea e bem definida; (2) uma lesão cística ou multicística cheia de ar e de líquido; (3) uma região do pulmão hiperlucente e hipovascular; ou (4) uma combinação dessas características. Sequestro bilateral intralobar pode ocorrer (ver Figs. 1-26 a 1-28 no Capítulo 1).

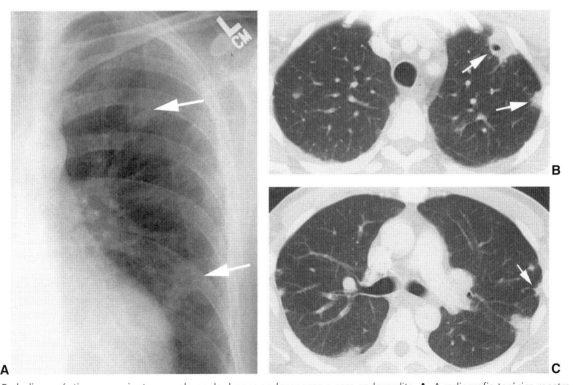

FIG. 9-50. Embolismo séptico em paciente com abuso de drogas endovenosas e com endocardite. **A.** A radiografia torácica mostra nódulos pulmonares com aparentes cavidades *(setas)*. **B.** A TC mostra a natureza periférica dos nódulos *(setas)*, com margens relativamente bem definidas e com variados graus de cavitação. **C.** Vários exemplos do sinal dos vasos nutridores são visíveis *(seta)*. Os nódulos são de localização periférica.

O **sequestro extralobar** representa uma anomalia na qual o tecido sequestrado fica incluído dentro de seu envelope pleural; é menos comum que o sequestro intralobar e muitas vezes é diagnosticado em recém-nascidos. Aproximadamente 90% dos casos são visíveis na base pulmonar esquerda, contígua ao hemidiafragma esquerdo (Figs. 1-30 e 1-31 no Capítulo 1). O sequestro extralobar mostra-se como uma lesão em massa muito bem margeada que não contém ar (diferente do sequestro intralobar). Em geral o sequestro tem aparência homogênea, mas pode conter áreas císticas. Sua artéria supridora pode ser vista na TC.

▪ Granulomatose de Wegener

Trata-se de uma doença multissistêmica de causa desconhecida, associada a envolvimento do trato respiratório superior (nasal, oral, ou inflamação dos seios), trato respiratório inferior (vias aéreas ou pulmões) e rins (ver Capítulo 19). A presença de anticorpo citoplasmático antineutrofílico (C-ANCA) é característica e é encontrada em 90% dos casos. Os pacientes em geral estão com idade entre 30 e 60 anos. Em sua apresentação, as radiografias torácicas mostram anormalidades em 75% dos pacientes com este tipo de granulomatose. A mais comum das anormalidades radiográficas é constituída por múltiplos nódulos pulmonares ou massas; estes são visíveis em mais da metade dos pacientes que se apresentam ao exame. Tipicamente, menos de 12 nódulos são visíveis, mas podem ser mais numerosos. Na maioria dos casos, os nódulos são bilaterais e amplamente distribuídos sem predominância em região pulmonar específica. Pode ser visto um nódulo ou massa solitária, mas esta aparência é menos comum.

As massas vistas na granulomatose de Wegener variam entre 2 a 4 cm, mas podem alcançar até 10 cm de diâmetro (Fig. 9-51; ver também Figs. 19-8 e 19-9 no Capítulo 19). As massas são redondas ou ovais em sua forma e podem ser bem ou mal definidas. Cavitação ocorre em cerca de 50% dos casos. Essas cavidades em geral apresentam paredes espessas com uma margem interna irregular. Níveis hidroaéreos podem estar presentes. Não ocorre calcificação das massas.

Com a evolução da doença, os nódulos e as massas tendem a aumentar de tamanho e de número. Com o tratamento, os nódulos usualmente resolvem-se no período de meses e as cavidades e nódulos têm, tipicamente, suas paredes afinadas e seus tamanhos diminuídos. Pode acontecer o completo desaparecimento das lesões.

LEITURAS SELECIONADAS

Au V, Leung AN. Radiologic manifestations of lymphoma in the thorax. AJR Am J Roentgenol 1997;168:93-98.

Balakrishnan J, Meziane MA, Siegelman SS, Fishman EK. Pulmonary infarction: CT appearance with pathologic correlation. J Comput Assist Tomogr 1989;13:941-945.

Bankoff MS, McEniff NJ, Bhadelia RA, et al. Prevalence of pathologically proven intrapulmonary lymph nodes and their appearance on CT. AJR 1996;167:629-630.

Bernard A, Azorin J, Bellenot F, et al. Resection of pulmonary nodules using video-assisted thoracic surgery. Ann Thorac Surg 1996;61:202-204.

Calhoun P, Feldman PS, Armstrong P, et al. The clinical outcome of needle aspirations of the lung when cancer is not diagnosed. Ann Thorac Surg 1986;41:592-596.

Davis SD. CT evaluation for pulmonary metastases in patients with extrathoracic malignancy. Radiology 1991;180:1-12.

Dewan NA, Shehan CJ, Reeb SD, et al. Likelihood of malignancy in a solitary pulmonary nodule: comparison of Bayesian analysis and results of FDG-PET scan. Chest 1997;112:416-422.

Gaeta M, Pandolfo I, Volta S, et al. Bronchus sign on CT in peripheral carcinoma of the lung: value in predicting results of transbronchial biopsy. AJR 1991;157:1181-1185.

Gupta NC, Maloof J, Gunel E. Probability of malignancy in solitary pulmonary nodules using fluorine-18-FDG and PET. J Nucl Med 1996;37:943-948.

Gurney JW. Determining the likelihood of malignancy in solitary pulmonary nodules with Bayesian analysis. Part 1: theory. Radiology 1993;186:405-413.

Gurney JW, Lyddon DM, McKay JA. Determining the likelihood of malignancy in solitary pulmonary nodules with Bayesian analysis. Part II: application. Radiology 1993;186:415-422.

Hasegawa M, Sone S, Takashima S, et al. Growth rate of small lung cancers detected on mass CT screening. Br J Radiol 2000;73:1252-1259.

Hirakata K, Nakata H, Haratake J. Appearance of pulmonary metastases on high-resolution CT scans: comparison with histopathologic findings from autopsy specimens. AJR Am J Roentgenol 1993;161:37-43.

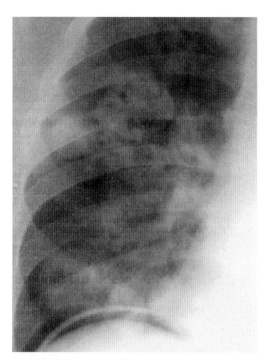

FIG. 9-51. Granulomatose de Wegener com múltiplos nódulos. Múltiplos nódulos com margem mal definida são visíveis no pulmão direito. Alguns parecem cavitários. Ar intraperitoneal livre é o resultado de diálise peritoneal para doença renal associada.

LEITURAS SELECIONADAS

Huang RM, Naidich DP, Lubat E, et al. Septic pulmonary emboli: CT-radiographic correlation. AJR Am J Roentgenol 1989;153:41-45.

Jang HJ, Lee KS, Kwon OJ, et al. Bronchioloalveolar carcinoma: focal area of ground-glass attenuation at thin-section CT as an early sign. Radiology 1996;199:485-488.

Kuhlman JE, Fishman EK, Siegelman SS. Invasive pulmonary aspergillosis in acute leukemia: characteristic findings on CT, the CT halo sign, and the role of CT in early diagnosis. Radiology 1985;157:611-614.

Kui M, Templeton PA, White CS, et al. Evaluation of the air bronchogram sign on CT in solitary pulmonary lesions. J Comput Assist Tomogr 1996;20:983-986.

Kushihashi T, Munechika H, Ri K, et al. Bronchoalveolar adenoma of the lung: CT-pathologic correlation. Radiology 1994;193:789-793.

Li HQ, Boiselle PM, Shepard JAO, et al. Diagnostic accuracy and safety of CT-guided percutaneous needle aspiration biopsy of the lung: comparison of small and large pulmonary nodules. Am J Roentgenol 1996;167:105-109.

Libby DM, Henschke CI, Yankelevitz DF. The solitary pulmonary nodule: update 199m J Med 1995;99:491-496.

Mahoney MC, Shipley RT, Cocoran HL, Dickson BA. CT demonstration of calcification in carcinoma of the lung. AJR 1990;154:255-258.

Munden RF, Pugatch RD, Liptay MJ, et al. Small pulmonary lesions detected at CT: clinical importance. Radiology 1997;202:105-110.

Nathan MH, Collins VP, Adams RA. Differentiation of benign and malignant pulmonary nodules by growth rate. Radiology 1962;79:221-231.

Patz EF, Lowe VJ, Hoffman JM. Focal pulmonary abnormalities: evaluation with F-18 fluorodeoxyglucose PET scanning. Radiology 1993;188:487-490.

Primack SL, Hartman TE, Lee KS, Müller NL. Pulmonary nodules and the CT halo sign. Radiology 1994;190:513-515.

Quint LE, Park CH, Iannettoni MD. Solitary pulmonary nodules in patients with extrapulmonary neoplasms. Radiology 2000;217:257-261.

Remy J, Remy-Jardin M, Giraud F, Wattinne L. Angioarchitecture of pulmonary arteriovenous malformations: clinical utility of three-dimensional helical CT. Radiology 1994;191:657-664.

Siegelman SS, Khouri NF, Leo FP, et al. Solitary pulmonary nodules: CT assessment. Radiology 1986;160:307-312.

Siegelman SS, Khouri NF, Scott WW, et al. Pulmonary hamartoma: CT findings. Radiology 1986;160:313-317.

Theros EG. Varying manifestations of peripheral pulmonary neoplasms: a radiologic-pathologic correlative study. AJR Am J Roentgenol 1977;128:893-914.

Webb WR. Radiologic evaluation of the solitary pulmonary nodule. AJR Am J Roentgenol 1990;154:701-708.

Webb WR. The pleural tail sign. Radiology 1978;127:309-313.

Weisbrod GL, Towers MJ, Chamberlain DW, et al. Thin-walled cystic lesions in bronchioalveolar carcinoma. Radiology 1992;185:401-405.

Zwiebel BR, Austin JHM, Grines MM. Bronchial carcinoid tumors: assessment with CT of location and intratumoral calcification in 31 patients. Radiology 1991;179:483-486.

Zwirewich CV, Vedal S, Miller RR, Müller NL. Solitary pulmonary nodule: high-resolution CT and radiologic-pathologic correlation. Radiology 1991;179:469-476.

CAPÍTULO 10

AVALIAÇÃO DA DOENÇA INFILTRATIVA DIFUSA DO PULMÃO POR RADIOGRAFIA SIMPLES E POR TC DE ALTA RESOLUÇÃO

W. RICHARD WEBB

A doença pulmonar infiltrativa difusa (DPID) pode ser aguda ou crônica, envolvendo interstícios, espaços alveolares, ou ambos. DPID específicas são discutidas em outros capítulos deste livro. Este capítulo trata do diagnóstico da DPID por radiografias e TC de alta resolução (TCAR), incluindo a investigação de importantes achados e o diagnóstico diferencial entre os vários padrões da doença. Doença das vias aéreas e enfisema, embora doenças pulmonares difusas, não são consideradas DPID e são estudadas nos Capítulos 23 e 24.

AVALIAÇÃO POR RADIOGRAFIA SIMPLES DE DOENÇAS PULMONARES INFILTRATIVAS DIFUSAS

Em radiografias simples, geralmente as doenças infiltrativas são classificadas de acordo com o padrão de anormalidades que produzem.

São 6 os padrões básicos:

1. Espaço aéreo ou consolidação alveolar.
2. Linear ou septal.
3. Reticular.
4. Nodular.
5. Reticulonodular.
6. Opacidade em vidro fosco.

■ Espaço Aéreo ou Consolidação Alveolar

Estes termos referem-se a doenças associadas a enchimento patológico de alvéolos (p. ex., reposição do ar alveolar) como a anormalidade predominante. Como discutido detalhadamente no Capítulo 2, as anormalidades radiológicas indicando a presença de espaço aéreo ou doença alveolar incluem: (1) opacidades homogêneas ou confluentes obscurecendo vasos; (2) broncogramas aéreos; (3) opacidades mal definidas (aparência de penugem –

fluffy); (4) alveologramas aéreos; (5) nódulos em espaço aéreo (acinares); (6) volume pulmonar preservado; e (7) tendência das opacidades a estenderem-se pelas superfícies pleurais.

O diagnóstico diferencial de consolidação do espaço aéreo difuso é revisado em detalhes no Capítulo 2 e no Quadro 2-1 e inclui as seguintes características:

1. Água (p. ex., edema pulmonar).
2. Sangue (p. ex., hemorragia pulmonar).
3. Pus (p. ex., pneumonia).
4. Células (p. ex., carcinoma bronquioloalveolar, linfoma, pneumonia eosinofílica, BOOP (bronquiolite obliterante e pneumonia em organização), pneumonite por hipersensibilidade, pneumonia intersticial).
5. Outras substâncias (p. ex., lipoproteínas na proteinose alveolar, lipídios em pneumonia lipóide).

■ Padrão Linear ou Septal

Um padrão linear é definido pela presença de linhas A e B de Kerley. As linhas A e B de Kerley resultam de espessamento de septos interlobulares; este padrão pode também ser chamado de septal (Quadro 10-1).

As **linhas B de Kerley** são as mais comuns (Fig. 10-1). São linhas horizontais de 1 a 2 cm de comprimento, vistas em contato com a superfície pleural. São mais bem observadas em radiografias de perfil nos ângulos costofrênicos.

QUADRO 10-1 PADRÃO LINEAR OU SEPTAL: DIAGNÓSTICO DIFERENCIAL
Edema pulmonar (hidrostático é o mais comum), tipicamente simétrico
Disseminação linfangítica de neoplasia, geralmente assimétrica
Hemorragia pulmonar crônica ou recorrente e hemossiderose
Fibrose pulmonar (sarcoidose é a mais comum)

AVALIAÇÃO POR RADIOGRAFIA SIMPLES DE DOENÇAS PULMONARES INFILTRATIVAS DIFUSAS

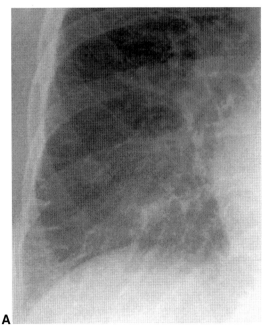

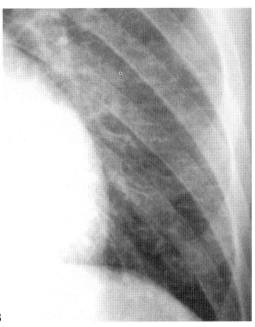

FIG. 10-1. Linhas B de Kerley. Vistas focadas dos ângulos costofrênicos laterais direito e esquerdo, em dois pacientes diferentes com edema pulmonar intersticial cardiogênico. Linhas horizontais finas, na periferia do pulmão, representam as linhas B de Kerley. Estas representam espessamento dos septos interlobulares.

A aparência característica das linhas B de Kerley resulta do tamanho consistente e da organização regular dos lóbulos na base do pulmão.

As **linhas A de Kerley** são vistas com menor freqüência. Sua orientação é oblíqua, alguns centímetros de comprimento, e são localizadas dentro do espaço para-hilar ou central do pulmão.

As linhas A de Kerley (Fig. 10-2) também representam espessamento dos septos, mas sua aparência é dife-

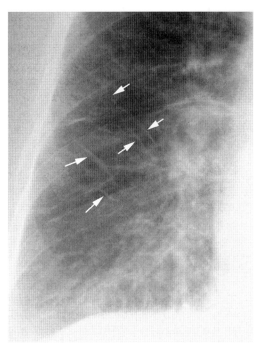

FIG. 10-2. Linhas A de Kerley. Um paciente com edema pulmonar associado a grande quantidade de líquido mostra múltiplas linhas A de Kerley. Linhas finas oblíquas na região para-hilar pulmonar *(setas)* representam linhas A. Espessamento de fissuras menores também é visto.

rente daquela da Linha B devido ao arranjo diferente dos lóbulos pulmonares na região para-hilar pulmonar.

As **linhas C de Kerley** são mais bem vistas de frente, do que em perfil, na base do pulmão e representam septos interlobulares. Elas resultam num padrão reticular não-específico e não são importantes no diagnóstico, uma vez que as Linhas B invariavelmente também são visíveis.

O *acolchoamento peribrônquico (Peribronquial cuffing)* resulta do espessamento do interstício peribroncovascular e também contribui para um padrão linear. Esta anormalidade é vista como espessamento dos brônquios vistos em sua extremidade terminal *(end-on)* ou como linhas irradiando dos hilos. De alguma forma, o acolchoamento peribrônquico contribui para o aparecimento de linhas A de Kerley em radiografias de tórax.

Linhas de Kerley bem definidas e facilmente reconhecidas são indicadoras de doença intersticial pulmonar e indicam um diagnóstico diferencial limitado. São típicas de edema intersticial pulmonar e da disseminação linfangítica de carcinoma. No edema, geralmente são simétricas, enquanto na disseminação linfangítica freqüentemente são assimétricas; linhas Kerley assimétricas sugerem fortemente a disseminação linfangítica de carcinoma.

Embora consolidação possa ser verificada com qualquer tipo de edema pulmonar (p. ex., hidrostático, permeabilidade aumentada com ou sem dano alveolar difuso, ou misto), um padrão septal representa com maior freqüência edema hidrostático ou edema por permeabilidade aumentada ocorrendo na ausência de dano alveolar difuso (ver Capítulo 11).

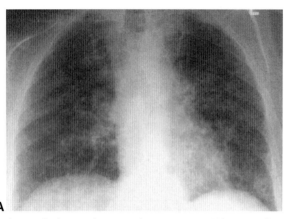
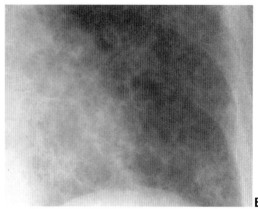

FIG. 10-3. Padrão reticular em doença pulmonar reumatóide. **A.** Radiografia mostrando volume do tórax diminuído e opacidades reticulares irregulares na base do pulmão. Linhas B de Kerley são inconspícuas. As linhas parecem destacar espaços de 1 cm ou menos de diâmetro, representando um padrão reticular médio. **B.** Vista focada do lobo inferior esquerdo no mesmo paciente mostra o padrão reticular irregular.

Um padrão septal pode resultar também de hemorragia pulmonar crônica ou recorrente e hemossiderose.

A fibrose pulmonar pode resultar, algumas vezes, em linhas de Kerley bem definidas, mas um padrão reticular é mais típico. Linhas de Kerley em pacientes com fibrose são vistas mais comumente naqueles com sarcoidose.

■ Padrão Reticular

"Reticular" significa "formato de rede", que é uma descrição excelente da aparência deste padrão. Um padrão reticular é caracterizado pela interseção de múltiplas linhas, geralmente com aparência irregular, contornando espaços irregulares ou redondos (Fig. 10-3). Embora algumas linhas de Kerley sejam visíveis, elas não predominam (se predominassem o padrão seria linear). Um padrão reticular indica a presença de doença pulmonar intersticial (Quadro 10-2).

O padrão reticular foi dividido em três subpadrões, baseados no tamanho dos espaços cercado por linhas: padrão fino (espaços menores do que 3 mm; Fig. 10-4); padrão médio (espaços de 3 a 10 mm; Fig. 10-5) e padrão grosseiro (espaços maiores do que 10 mm; Fig. 10-6). Entretanto, deve-se ter em mente que o tamanho dos espaços vistos nas radiografias de tórax não refletem, necessariamente, a presença ou tamanho dos espaços patologicamente presentes. A superposição das opacidades

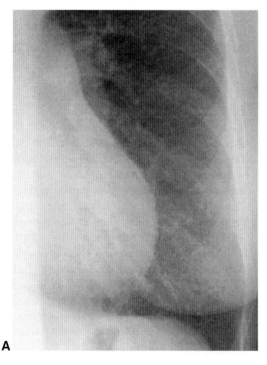
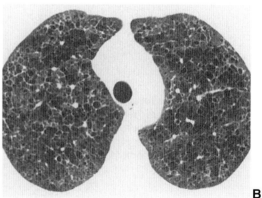

FIG. 10-4. Padrão reticular fino em células de Langerhans com histiocitose. **A.** Vista focada do lobo inferior esquerdo mostra opacidade reticular fina. Espaços contornados aparecem muito pequenos. **B.** A TCAR mostra doença cística difusa. Note que, devido a sua superposição, os cistos são maiores do que os espaços visíveis na radiografia de tórax.

AVALIAÇÃO POR RADIOGRAFIA SIMPLES DE DOENÇAS PULMONARES INFILTRATIVAS DIFUSAS

QUADRO 10-2 PADRÃO RETICULAR: DIAGNÓSTICO DIFERENCIAL

Pneumonia intersticial usual
    Fibrose pulmonar idiopática
    Colagenose vascular
    Fibrose relacionada a drogas
    Asbestose
    Pneumonite por hipersensibilidade em estágio final
    Sarcoidose em estágio final
Pneumonia intersticial não-específica
Radiação
Síndrome de angústia respiratória em adulto (estágio final)
Doença pulmonar cística
    Histiocitose de Langerhans
    Linfangiomiomatose
    Esclerose tuberosa
    Síndrome de Sjögren
    Pneumonia intersticial linfocítica
    Bronquiectasia cística
    Pneumonia com pneumatocele (p. ex., pneumocística)
    Papilomatose

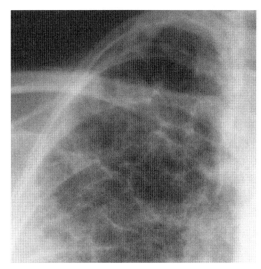

FIG. 10-6. Padrão reticular grosseiro em doença pulmonar cística. A vista focada do ápice direito mostra opacidade reticular contornando espaços maiores que 1 cm.

reticulares geralmente confunde a imagem; na presença de reticulação extensa, os espaços contornados aparecem geralmente menores do que realmente são (Fig. 10-4). Padrões médios ou grosseiros são os mais comuns e os mais facilmente vistos em radiografias de tórax.

Um padrão médio é típico em pacientes com fibrose pulmonar e aspecto de "favo de mel" *(honeycombing)*; a reticulação freqüentemente aparenta ter uma predominância lobar periférica e póstero-inferior (Figs. 10-3 e 10-5). A anormalidade geralmente é mais bem observada em perfil, logo acima do diafragma, no ângulo costofrênico posterior. Devido à fibrose pulmonar, o volume dos pulmões quase sempre aparece reduzido.

Reticulação média com favo de mel indica geralmente presença de *pneumonia intersticial usual* (PIU). A PIU pode ser vista em várias condições; entretanto, mais de 90% de casos em *favo de mel* resulta de um pequeno grupo de doenças, incluindo fibrose pulmonar idiopática, colagenose vascular, fibrose relacionada a drogas, asbestose, pneumonite por hipersensibilidade em estágio final, ou sarcoidose em estágio final. A *pneumonia intersticial não-específica (PINE)* resulta, com menor freqüência, em favo de mel; geralmente é associada a colagenose vascular. Este aspecto em favo de mel pode resultar, também, de radiação de fibrose pulmonar, da síndrome de angústia respiratória aguda em estágio final e de outras entidades. O volume dos pulmões em favo de mel está caracteristicamente reduzido.

Algumas doenças císticas do pulmão (p. ex., histiocitose de Langerhans, linfangiomiomatose) resultam em padrão reticular (p. ex., interseção de linhas) devido à superposição das paredes de cistos, cujos diâmetros variam em muitos milímetros a centímetros (ver Fig. 10-6). Dependendo do tamanho dos cistos, o padrão pode ser

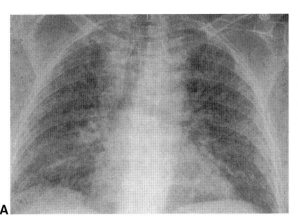 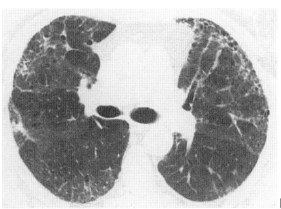

FIG. 10-5. Padrão reticular médio em doença pulmonar reumatóide. **A.** A radiografia do tórax mostra opacidade reticular irregular, mais bem classificada como um padrão médio. **B.** A TCAR mostra opacidade reticular associada a favo de mel no pulmão anterior.

fino, médio ou grosseiro. Esta aparência pode mimetizar o aspecto em favo de mel, mas fibrose pulmonar significativa está ausente, e o volume dos pulmões não está reduzido. Em muitos desses pacientes, os volumes pulmonares aparecem aumentados. Uma predominância no lobo superior pode ser vista, em vez de predominância na base pulmonar, dependendo da doença.

Um padrão reticular fino pode indicar fibrose pulmonar incipiente ou infiltração pulmonar por uma variedade de processos (ver Fig. 10-4). Este padrão é menos comum, menos específico e mais difícil de distinguir.

▪ Padrão Nodular

Inúmeros nódulos pequenos, variando de poucos milímetros a 1 cm de diâmetro, podem indicar doença intersticial ou do espaço aéreo. O diagnóstico diferencial de múltiplos nódulos e massas maiores é revisto no Capítulo 9.

Os nódulos intersticiais geralmente têm margens bem definidas, mesmo sendo muito pequenos (Fig. 10-7). Doenças do espaço aéreo podem resultar também em nódulos (nódulos do espaço aéreo ou acinares), tipicamente com 5 a 10 mm de diâmetro e com margens mal definidas. O termo *padrão miliar* descreve a presença de nódulos bem definidos, difusos ou disseminados, de 2 mm ou menos de diâmetro (ver Fig. 10-7). Nódulos miliares geralmente são intersticiais.

Quase todos os pacientes com nódulos com tamanho de 5 cm ou menos, sejam bem ou mal definidos, têm uma anormalidade intersticial predominante; muitos terão metástases (Fig. 10-8) ou doença granulomatosa (ver Figs. 10-7 e 10-9; Quadro 10-3). Doença granulomatosa que pode produzir esta aparência inclui infecção (p. ex., tuberculose miliar e fungos); doenças granulomatosas não-infecciosas (p. ex., sarcoidose, histiocitose, pneumonites por hipersensibilidade); e algumas pneumoconioses (silicose primária e pneumoconiose do tra-

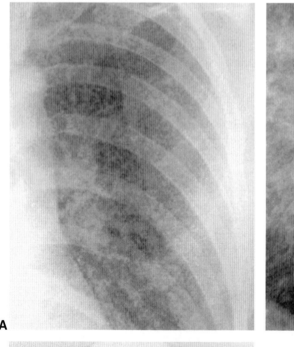
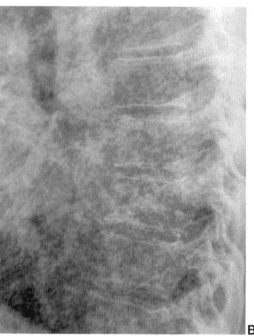
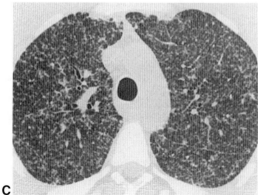

FIG. 10-7. Nódulos miliares por disseminação hematogênica de coccidioidomicose. Vistas focadas de radiografia PA (**A**) e de perfil (**B**) mostram inúmeros nódulos com poucos milímetros de diâmetro. **C.** A TCAR mostra inúmeros nódulos pulmonares muito pequenos.

AVALIAÇÃO POR RADIOGRAFIA SIMPLES DE DOENÇAS PULMONARES INFILTRATIVAS DIFUSAS

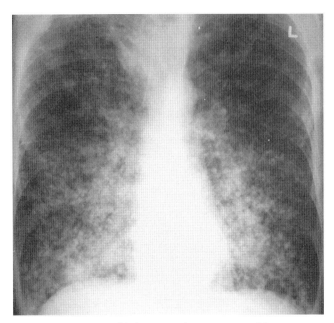

FIG. 10-8. Pequenos nódulos em melanoma metastático. Numerosos pequenos nódulos são vistos, com predominância basal.

QUADRO 10-3	PADRÃO NODULAR: DIAGNÓSTICO DIFERENCIAL

Metástases: difusa ou basal, bem definidas
Carcinoma bronquioloalveolar (difuso ou "em mosaicos", mal definido)
Tuberculose miliar (difusa, bem definida, pode ser no lobo superior)
Fungos miliares (difuso, bem definido)
Sarcoidose (lobo superior, pode ser assimétrica, adenopatia)
Silicose e pneumoconiose dos trabalhadores de carvão (posterior, predominância em lobo superior, simétrico, adenopatia com calcificação em casca de ovo)
Histiocitose (predominância em lobo superior, cistos)
Pneumonite por hipersensibilidade (mal definida)
Infecção endobrônquica (difusa ou em mosaico, mal definida)

balhador de carvão). As metástases tendem a exibir predominância basal devido à maior circulação sanguínea nas bases (ver Fig. 10-8); as doenças granulomatosas e as pneumoconioses, por uma variedade de razões, geralmente apresentam predominância no lobo superior.

Nódulos medindo de 5 a 10 mm de diâmetro podem ser vistos nestas mesmas doenças, mas são mais típicos de infecção, particularmente de disseminação endobrônquica de infecção ou de broncopneumonia. Causas comuns incluem tuberculose (Fig. 10-10) e outras infecções micobacterianas, por outras bactérias, infecções virais como citomegalovírus ou varicela, e infecção por *Pneumocystis* em pacientes com AIDS. Outras causas de consolidação do espaço aéreo podem também resultar em nódulos mal definidos. O carcinoma bronquioloalveolar difuso com freqüência apresenta esta aparência.

Padrão Reticulonodular

O termo *reticulonodular*, indicando a combinação constante de linhas e pontos, é comumente usado por radiologistas, mas é de pouco valor no diagnóstico. As opacidades reticulonodulares observadas em radiografias simples com freqüência são artefatos resultantes da superposição de maior parte de linhas e nódulos. Por isso, geralmente, se um padrão reticulonodular for encontrado em radiografia simples, é uma boa idéia definir qual é o padrão predominante, se o reticular ou nodular, e usar este achado para o diagnóstico diferencial. Casos de fato caracterizados histologicamente por combinação de opacidades reticulares e nodulares são relativamente incomuns, mas incluem sarcoidose, disseminação linfangítica de tumor e amiloidose difusa.

Opacidade em Vidro Fosco

A opacidade em vidro fosco representa um aumento na densidade pulmonar sem chegar a consolidação franca (Fig. 10-11A). Uma leve penugem *(fuzziness)* nos vasos

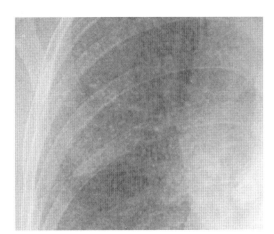

FIG. 10-9. Tuberculose miliar. Vista focada do lobo superior direito mostra inúmeros e discretos nódulos, bem pequenos.

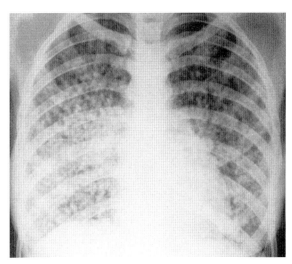

FIG. 10-10. Disseminação de tuberculose endobrônquica. Nódulos mal definidos variando de 5 a 10 mm de diâmetro são visíveis.

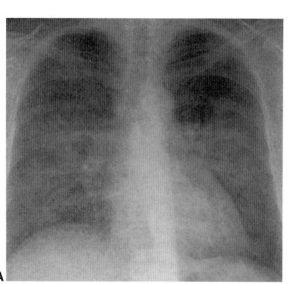 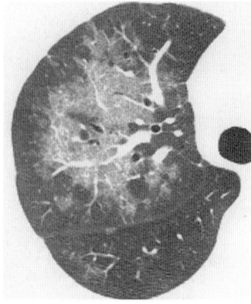

FIG. 10-11. Opacidade em vidro fosco em pneumonia lipóide exógena. **A.** A radiografia do tórax mostra um aumento sutil na opacidade pulmonar nas regiões para-hilares. Vasos para-hilares estão mal definidos. **B.** A TCAR focada do pulmão direito mostra opacidade em vidro fosco com aspecto em retalhos.

pulmonares é visível, mas esta anormalidade pode ser muito sutil e difícil de diagnosticar com precisão. Trata-se de um padrão não-específico (ver a próxima seção sobre TCAR) que pode ser observado tanto na presença da doença do espaço aéreo como na doença intersticial. Por não ser específico, o diagnóstico diferencial é muito longo. Pode ser visto com edema, hemorragia, infecções, e uma grande variedade de DPID. Quando visto numa radiografia do tórax, a avaliação é mais precisa com a colaboração do histórico e apresentação clínica em pacientes com sintomas agudos, ou por imagens adicionais (p. ex., TCAR) em pacientes com sintomas crônicos (ver Fig. 10-11B).

AVALIAÇÃO DE DOENÇAS INFILTRATIVAS E DIFUSAS DO PULMÃO POR TCAR

Técnicas de TC de alta resolução (TCAR) otimizam as demonstrações radiográficas da arquitetura do pulmão e esta contribuição é inestimável para pacientes com suspeita

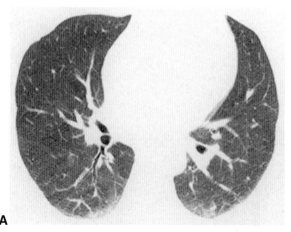 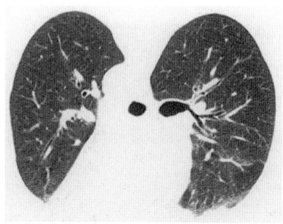

FIG. 10-12. Colapso normal do pulmão dependente e o uso de escaniografia na posição prona. **A.** A TCAR em posição supina, num indivíduo normal, mostra opacidade aumentada no pulmão posterior (inferior). Esta aparência não é diferenciada como doença do pulmão. **B.** A escaniografia em posição prona mostra que o pulmão posterior é normal.

de DPID. O uso de colimação fina (1 a 1,5 mm) e algoritmo de alta resolução para reconstrução de imagem é essencial.

A TCAR geralmente mostra a anatomia (e anormalidades) do pulmão pela obtenção de imagens em níveis espaciais (3D). É comum não se fazer *scans* de todo o pulmão.

O *scan* com intervalos de 1 cm, na posição supina é comumente empregado, e *scan* em posição prona também é recomendável. Alguns colapsos pulmonares póstero-dependentes são vistos geralmente com o paciente na posição supina (Fig. 10-12A). Os *scans* de pacientes em posição prona são valiosos para realmente distinguir entre doença pulmonar posterior e colapso dependente; colapso pulmonar posterior fica claro em posição prona (Fig. 10-12B). Em pacientes com suspeita de ter DPID, o *scan* com intervalos de 2 cm, em ambas as posições supina e prona, é recomendado. Pacientes normais ou com pequena anormalidade beneficiam-se mais de radiografia do tórax na posição prona.

Em pacientes com suspeita de doenças obstrutivas ou enfisema, o *scan* em intervalos de 1 cm, com o paciente em supinação, geralmente é adequado. *Scans* pós-expiratórios em níveis selecionados podem demonstrar aprisionamento de ar e podem ser valiosos no diagnóstico de doenças das vias aéreas em pacientes com *scan* inspiratório normal. Janelas pulmonares apropriadas para TCAR apresentam, em média, -700 UH e largura de 1.000 UH ou -600/1.500 UH.

■ Anatomia Normal: Lóbulos Pulmonares Secundários e Ácinos

Lóbulos pulmonares secundários (mais conhecidos como lóbulos pulmonares) variam de 1 a 2,5 cm de tamanho e são margeados por septos interlobulares de tecido conjuntivo, os quais contêm veias pulmonares e linfáticos (Figs. 10-13 e 10-14). Dentro da região periférica do pulmão, septos interlobulares estão no limite inferior da resolução da TCAR. Na TCAR clínica, em paciente normais, alguns septos interlobulares podem ser vistos, mas tendem a ser inconspícuos.

A porção central do lóbulo secundário, chamada de *região centrolobular,* contém a artéria pulmonar e seus ramos bronquiolares que suprem os lóbulos. A artéria pulmonar que supre o lóbulo secundário mede por volta de menos de 1 mm de diâmetro e pode ser vista em pulmões normais como um ponto ou estrutura da ramificação a 5-10 mm da superfície pleural; o bronquíolo centrolobular é normalmente invisível.

Um *ácino* é a maior unidade da estrutura pulmonar na qual todas as vias aéreas participam nas trocas gasosas. Anatomicamente, está localizado distalmente a um bronquíolo terminal e é suprido por um bronquíolo respiratório de primeira ordem (ver Fig. 10-13). O diâmetro médio dos ácinos é de 7 a 8 mm. Um lóbulo pulmonar consiste geralmente em uma dúzia de ácinos ou menos, embora lóbulos maiores possam conter quase o dobro. Ácinos não são vistos na TCAR.

ACHADOS POR TCAR NA DOENÇA PULMONAR INFILTRATIVA DIFUSA

A radiografia de tórax é normal em 10 a 15% dos pacientes com doença intersticial pulmonar. A TCAR é mais sensível, específica e precisa. Ela caracteriza com maior precisão as anormalidades morfológicas presentes, permitindo, assim, um diagnóstico mais acurado do que as radiografias de tórax.

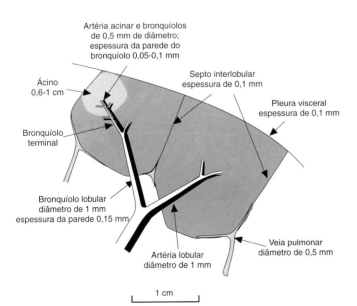

FIG. 10-13. Anatomia normal do lóbulo pulmonar. Dois lóbulos são mostrados.

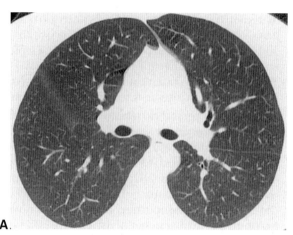
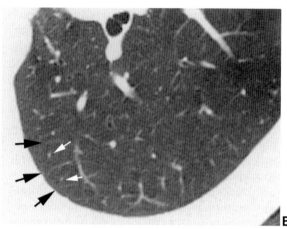

FIG. 10-14. TCAR normal. **A.** O pulmão aparenta ser homogêneo em atenuação, aparecendo, em sua parte posterior, um pouco mais denso do que o pulmão anterior. Fissuras são lisas e uniformes em espessura. Vasos são lisos no contorno e com margens bem definidas. Os vasos mais periféricos visíveis estão a 5 a 10 mm da superfície da pleura e representam artérias centrolobulares ou, algumas vezes, veias nos septos interlobulares. Bronquíolos centrobulares e septos interlobulares não são visíveis. **B.** TCAR focada inferior do lobo inferior esquerdo. Dois lóbulos pulmonares são contornados por veias pulmonares dentro dos septos interlobulares *(setas pretas)*. Artérias centrolobulares são vistas como pontos *(setas brancas)*.

Uma abordagem diagnóstica de DPID feita por TCAR é baseada fundamentalmente no reconhecimento de anormalidades específicas da anatomia pulmonar, junto com a contribuição de sua distribuição. De modo geral, os achados na TCAR de doença pulmonar podem ser considerados em quatro grupos ou categorias, que refletem as anormalidades histológicas presentes. Estas anormalidades incluem opacidades reticulares, opacidades nodulares, opacidade pulmonar aumentada, opacidade pulmonar diminuída e lesões císticas.

Dentre cada uma das quatro categorias, uma lista relativamente pequena de achados pode ser reconhecida. Embora alguns achados na TCAR (p. ex., padrão árvore em brotamento *(tree-in-bud)*, enfisema, perfusão em mosaico e aprisionamento de ar) sejam aspectos de doenças obstrutivas de vias aéreas de pulmões mais do que das DPID, estas são discutidas resumidamente neste capítulo, visando descrever uma abordagem geral de TCAR.

■ Opacidades Reticulares

O espessamento da rede de fibras intersticiais do pulmão por líquido ou tecido fibroso, ou por infiltração celular, resulta em um aumento da opacidade reticular pulmonar.

Espessamento Septal Interlobar

O espessamento septal interlobar pode ser caracterizado com precisão, porque forma as margens de lóbulos pulmonares com tamanho e formato característicos. Na região periférica do pulmão, os septos têm espessura de 1 a 2 cm em comprimento e freqüentemente são vistos estendendo-se para a superfície da pleura; no pulmão central, a espessura dos septos pode contornar lóbulos que têm de 1 a 2,5 cm de diâmetro e aparece em forma de polígono (Figs. 10-15 e 10-16). Lóbulos visíveis comumente contêm um ponto central ou ramificação arterial centrolobular.

Achados associados, independentemente da causa do espessamento dos septos, geralmente incluem espessamento peribrônquico intersticial reconhecido como acolchoamento *(cuffing)* peribrônquico, espessamento de fissuras e proeminência anormal das artérias centrilobulares (ver Fig. 10-16).

O espessamento dos septos pode ser liso, nodular, ou apresentar contorno irregular em diferentes processos patológicos. Espessamento liso é mais típico de edema pulmonar (ver Fig. 10-15), disseminação linfangítica de tumor (Fig. 10-16) ou, raramente, amiloidose (Quadro 10-4).

O espessamento septal nodular reflete uma distribuição perilinfática de nódulos e é típica de disseminação linfangítica de tumor e de sarcoidose. O espessamento septal não é comum em pacientes com fibrose intersticial,

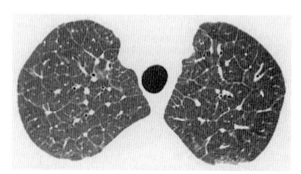

FIG. 10-15. Espessamento septal interlobular em edema intersticial pulmonar. Espessamento liso de numerosos septos é visível. O espessamento dos septos contorna lóbulos de tamanho e formato característicos. Veias pulmonares dentre os septos são vistas como opacidades arredondadas.

ACHADOS POR TCAR NA DOENÇA PULMONAR INFILTRATIVA DIFUSA

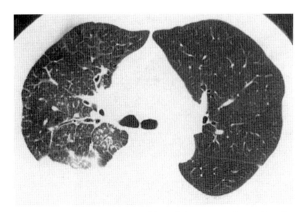

FIG. 10-16. Espessamento septal interlobular em disseminação linfangítica de câncer pulmonar. Espessamento liso dos septos é visto no pulmão direito. O pulmão esquerdo aparece normal. Espessamento peribrônquico intersticial reconhecido como acolchoamento peribrônquico à direita. O brônquio direito mostra parede mais espessa do que a esquerda. Derrame pleural à direita também está presente.

QUADRO 10-4	ESPESSAMENTO SEPTAIL INTERLOBULAR LISO: DIAGNÓSTICO DIFERENCIAL

Disseminação linfangítica de tumor (assimétrico ou simétrico)
Edema pulmonar (simétrico)
Amiloidose (rara)

terística. Na TCAR, o favo de mel pode ser diagnosticado com precisão pela presença de paredes espessas, cistos contendo-as, geralmente medindo de 3 mm a 1 cm de diâmetro. Tipicamente, os cistos partilham as paredes e ocorrem em várias camadas na superfície pleural (Fig. 10-17). Favo de mel inicial ocorre, geralmente, em localização subpleural, e cistos individuais espalhados são mais visíveis do que camadas de cistos agrupados (Fig. 10-17C e D).

Quando o aspecto em favo de mel está presente, a arquitetura normal do pulmão está distorcida, e lóbulos secundários são difíceis ou impossíveis de reconhecer. Achados associados de fibrose, incluindo opacidades reticulares, tração por bronquiectasia, bronquioloectasia por tração, geralmente estão presentes.

exceto aqueles com sarcoidose; quando visível, o espessamento septal causado por fibrose geralmente é irregular em sua aparência e associado a distorção do pulmão.

Pulmão em Favo de Mel

O favo de mel reflete extensa fibrose pulmonar com destruição alveolar, resultando em aparência reticular carac-

A presença de favo de mel prediz fortemente a presença de pneumonia intersticial usual (PIU). O diagnóstico diferencial é o da PIU, e inclui fibrose pulmonar idiopática (FPI), que responde por 60 a 70% dos casos de favo de mel; colagenoses vasculares (com maior freqüên-

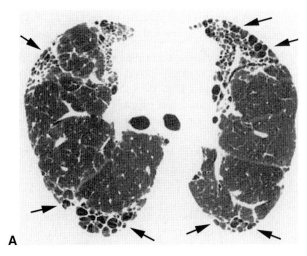
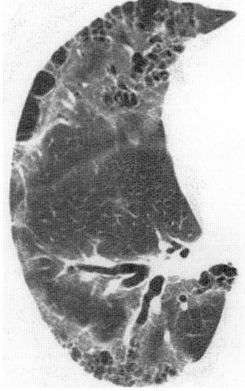

FIG. 10-17. Favo de mel. **A.** Favo de mel subpleural em áreas tipo retalhos *(setas)* é visível em um paciente com artrite reumatóide e fibrose pulmonar. Os cistos partilham as paredes e ocorrem em múltiplas camadas na região subpleural do pulmão. **B.** Favo de mel em um paciente com esclerodermia. Cistos tendem a se agrupar. Alguns cistos são maiores que 1 cm. *(Continua.)*

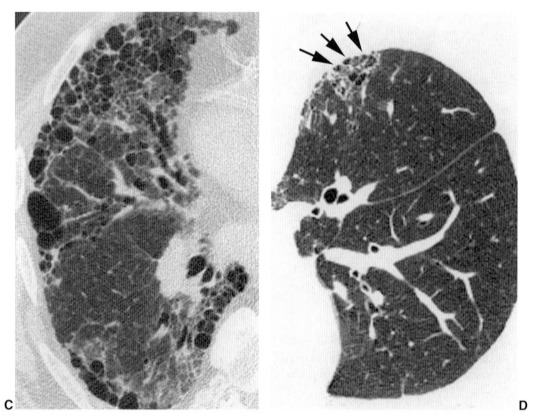

FIG. 10-17. *(Continuação.)* **C.** Favo de mel em paciente com fibrose pulmonar idiopática. No pulmão posterior, cistos são vistos em camada simples. **D.** Favo de mel inicial em paciente com lúpus. Fibrose focal é vista posteriormente em *scan* em posição prona. Cistos em favo de mel espalhados, subpleurais, são visíveis *(setas).*

cia artrite reumatóide e escleroderma); reação fibrótica a drogas; asbestose crônica ou pneumonite por hipersensibilidade em estágio final e às vezes sarcoidose (Quadro 10-5). Esta aparência também pode ser vista com pneumonia intersticial não específica (PINE). Usualmente em TCAR é fácil distinguir favo de mel de doença cística (em oposição à radiografia simples), e doenças como histiocitose e linfangiomiomatose (LAM) geralmente não são consideradas nos diagnósticos diferenciais.

QUADRO 10-5 FAVO DE MEL: DIAGNÓSTICO DIFERENCIAL

Pneumonia intersticial usual
  Fibrose pulmonar idiopática
  Doença colágeno-vascular (geralmente artrite reumatóide ou escleродermia)
  Reação fibrótica a droga
  Asbestose
  Pneumonite por hipersensibilidade em estágio final
  Sarcoidose em estágio final
Pneumonia intersticial não-específica
Radiação
Síndrome da angústia respiratória aguda em estágio final

A identificação de favo de mel na TCAR tem grande importância clínica pelas seguintes razões:

1. Indica doença em estágio final na maioria dos pacientes, embora progressão pode ser vista em pacientes com favo de mel.
2. Indica que uma biopsia do pulmão provavelmente não irá confirmar o diagnóstico (a não ser mostrar PIU).
3. Aponta para um prognóstico ruim (20% de sobrevida em 5 anos em pacientes com FPI).
4. Indica uma pequena chance (5%) de o tratamento funcionar.
5. Biopsia (aberta) do pulmão raramente é empregada quando favo de mel é visto na TCAR.

Padrões Reticulares Não-Específicos

Outros padrões reticulares diferentes do espessamento septal interlobular e do favo de mel são, de alguma forma, não-específicos, e podem indicar fibrose pulmonar ou infiltração pulmonar sem fibrose. As opacidades reticulares podem ser muito finas e difíceis de serem vistas ou podem ser grosseiras e irregulares. Geralmente elas refletem a presença de espessamento intersticial interlobular em nível sublobular (Fig. 10-18).

ACHADOS POR TCAR NA DOENÇA PULMONAR INFILTRATIVA DIFUSA

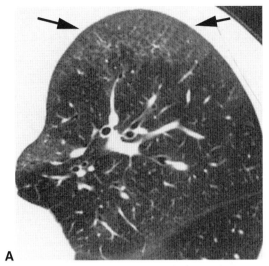

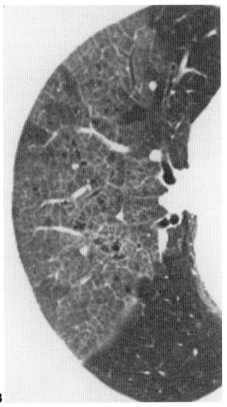

FIG. 10-18. Opacidade reticular fina (espessamento intersticial intralobular). **A.** TCAR em posição prona em paciente, com esclerodermia mostra opacidade reticular fina na região pulmonar posterior esquerda *(setas)*. Isto representa fibrose pulmonar leve. **B.** Em paciente com proteinose alveolar a TCAR mostra um padrão reticular fino no pulmão direito, associado a opacidade em vidro fosco. Algum espessamento é também visível. Esta aparência representa mais infiltração intersticial do que fibrose.

Um padrão reticular não associado a bronquiectasia por tração pode representar fibrose leve (ver Fig. 10-18A) ou pode ser vista em associação com opacidade em vidro fosco, nódulos, ou outros achados em pacientes com doença pulmonar (ver Fig. 10-18B). Quando este é o caso, é melhor ignorar a reticulação e basear o diagnóstico diferencial nos outros achados presentes. Quando opacidades reticulares são visíveis, a presença de "bronquiectasia por tração" é importante para confirmar a presença de fibrose.

Bronquiectasia por Tração

O termo *bronquiectasia por tração* refere-se à dilatação dos brônquios que ocorre como resultado de fibrose pulmonar. É tipicamente associada a padrão reticular, distorção pulmonar, ou favo de mel. Brônquios tendem a ser irregulares ou com aparência em saca-rolha (Fig. 10-19). Em comparação com a *variedade jardim* – (*garden variety*) da bronquiectasia infecciosa, a obstrução por rolha de muco ou líquido dentro do brônquio está ausente. A aparência da bronquiectasia por tração na região periférica do pulmão pode sobrepor-se à de favo de mel.

A dilatação de pequenos bronquíolos periféricos pode também ser vista na presença de fibrose pulmonar e é chamada de *bronquioloectasia por tração*. Normalmente, os brônquios não são vistos na periferia, a 1 ou 2 cm do pulmão; se estiverem visíveis, é sinal de presença de bronquioloectasia. Se este achado for visto combinado com padrão reticular, a fibrose é a causa provável. A bronquiectasia por tração e bronquioloectasia por tração ajudam muito no diagnóstico de fibrose, quando não se vê aparência de favo de mel (Fig. 10-19B e C). Embora os diagnósticos diferenciais incluam PIU e as doenças que causam o favo de mel, algumas outras doenças são mais prováveis quando este padrão de fibrose está presente, incluindo sarcoidose, pneumonite por hipersensibilidade, e PINE (Quadro 10-6). Devido a esta possibilidade e à maior probabilidade do tratamento ser eficaz quando este padrão está presente, a biopsia de pulmão deveria ser feita.

■ Nódulos

Em pacientes com DPID, nódulos tão pequenos quanto 1 a 2 mm de diâmetro podem ser detectados por TCAR. Estes podem ser classificados por (1) sua aparência bem definida (provavelmente, intersticial) ou mal definida (bem

QUADRO 10-6	BRONQUIECTASIA POR TRAÇÃO: DIAGNÓSTICO DIFERENCIAL
Pneumonia intersticial não-específica (PINE)
Pneumonia intersticial usual (PIU) e suas causas (ver anteriormente)
Sarcoidose
Pneumonite por hipersensibilidade
Radiação
Síndrome de angústia respiratória aguda em estágio final

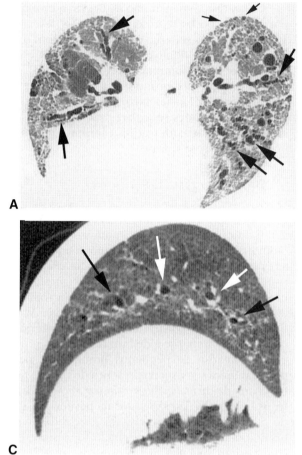
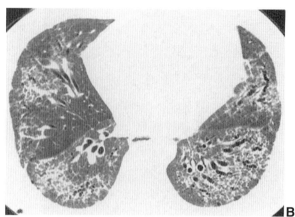

FIG. 10-19. Opacidades reticulares com bronquiectasia por tração **A.** A TCAR em pronação de paciente com fibrose pulmonar mostra um extenso padrão reticular associado a múltiplos brônquios irregulares e dilatados (em saca-rolha) (setas grandes). Isto é chamado de bronquiectasia por tração. Poucos cistos subpleurais em "favos de mel" espalhados também são vistos na região pulmonar subpleural posterior (setas pequenas).
B. Um paciente com artrite reumatóide mostra opacidades reticulares com dilatação irregular em múltiplos brônquios. Este achado indica a presença de fibrose pulmonar. Não há evidência de "favo de mel". **C.** TCAR prona, em paciente com doença mista de tecido conjuntivo, mostra um padrão reticular fino. Este aspecto não é específico, mas a presença de múltiplos brônquios dilatados (setas) indica fibrose pulmonar. Não há evidência de "favos de mel". Este aspecto deve-se, provavelmente, a PINE.

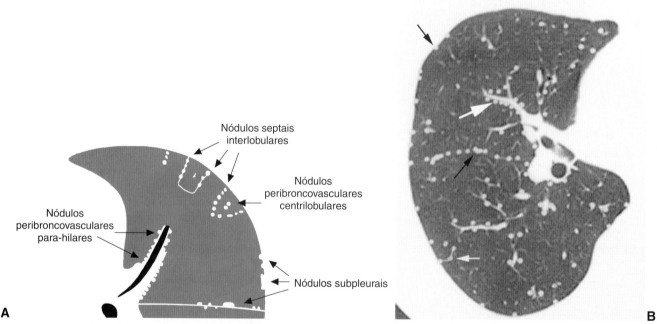

FIG. 10-20. Locais de nódulos "perilinfáticos". **A.** Os nódulos são vistos em regiões subpleurais e adjacentes a fissuras, à região para-hilar vizinha a vasos e brônquios, aos septos interlobulares e ao interstício peribroncovascular, numa localização centrilobular. **B.** Nódulos perilinfáticos simulados. Os nódulos são vistos nas regiões subpleurais (setas pretas), nas regiões peribroncovasculares (seta branca grande), e em relação aos septos interlobulares (seta branca pequena).

ACHADOS POR TCAR NA DOENÇA PULMONAR INFILTRATIVA DIFUSA

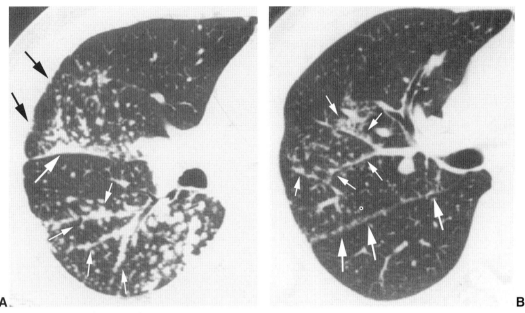

FIG. 10-21. Nódulos perilinfático na TCAR de dois pacientes com sarcoidose. Os nódulos envolvem o interstício subpleural *(setas grandes)* na periferia do pulmão e adjacentes à fissura. Nódulos peribroncovasculares para-hilares *(setas pequenas)* são também visíveis. Nódulos septais e centrilobulares são visíveis, porém menos numerosos.

mais provável de "espaço aéreo"); (2) sua distribuição abrangente; ou (3) sua distribuição anatômica específica, em relação às estruturas do pulmão. Embora seja importante atentar para cada um destes aspectos, o reconhecimento da distribuição anatômica específica dos nódulos é fundamental para um diagnóstico preciso.

Os nódulos podem ser classificados como "perilinfáticos", aleatórios ou centrilobulares, em sua distribuição na TCAR.

Nódulos Perilinfáticos

Nódulos perilinfáticos ocorrem em relação aos vasos linfáticos pulmonares. Geralmente, são bem definidos. Envolvem regiões pulmonares específicas: (1) o interstício subpleural nas superfícies pulmonares e fissuras; (2) o interstício peribroncovascular na região pulmonar para-hilar; (3) os septos interlobulares; e (4) o interstício peribroncovascular numa localização centrilobular (Fig. 10-20).

Na prática clínica, nódulos perilinfáticos são geralmente o resultado de sarcoidose (ver Capítulo 15), com tendência para uma predominância de nódulos peribroncovasculares e subpleurais (Fig. 10-21), ou disseminação tumoral linfangítica (ver Capítulo 4), que tipicamente predomina em relação aos septos interlobulares e ao interstício peribroncovascular (Fig. 10-22 e Quadro 10-7). A sarcoidose em geral mostra anormalidades mais extensas nos lobos superiores, e podem ser simétricas ou assimétricas. A disseminação linfangítica de carcinomas geralmente é mais severa na base dos pulmões e freqüentemente é assimétrica.

A silicose e a pneumoconiose de trabalhador de carvão (PTC) podem também resultar neste padrão, predominando nas regiões peribroncovasculares subpleurais e centrilobulares (ver Capítulo 18). Entretanto, silicose e PTC são mais bem reconhecidas pela predominância

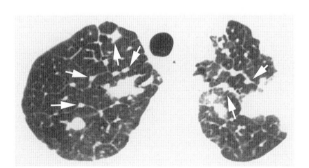

FIG. 10-22. Disseminação linfangítica de carcinoma de mama. Múltiplos nódulos *(setas)* estão visíveis em relação aos septos interlobulares.

QUADRO 10-7	NÓDULOS PERILINFÁTICOS: DIAGNÓSTICO DIFERENCIAL

Sarcoidose
Disseminação linfangítica de tumor
Silicose e pneumoconiose de trabalhador de carvão
Amiloidose (rara)
Pneumonite linfóide intersticial (rara)

simétrica, posterior e nos lobos superiores dos nódulos. Existe, também, uma história de exposição. Raramente, amiloidose (ver Capítulo 21) ou pneumonite intersticial linfóide (PIL; ver Capítulo 13) resulta neste padrão.

Nódulos Aleatórios

Nódulos aleatórios são distribuídos aleatoriamente em relação às estruturas dos lóbulos secundários e do pulmão, e aparecem em distribuição difusa e uniforme (Figs. 10-23 e 10-7C). Nódulos subpleurais são freqüentemente vistos. Os nódulos geralmente são bem definidos.

O padrão nodular aleatório é mais típico da tuberculose miliar (Fig. 10-24), de infecção por fungos (ver Fig.

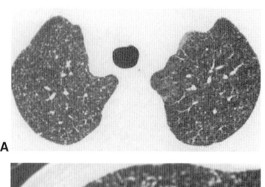

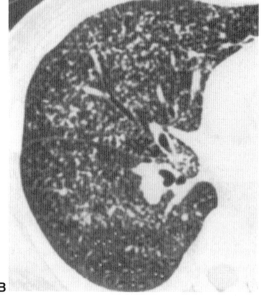

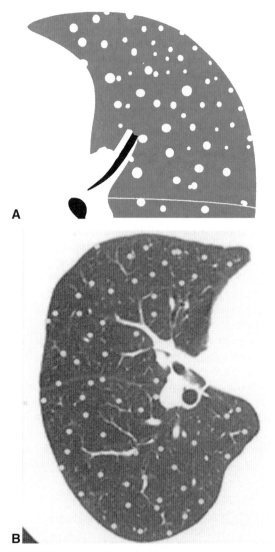

FIG. 10-23. Nódulos aleatórios. **A.** Os nódulos podem envolver as superfícies pleurais, interstício peribroncovascular e septos interlobulares, mas não mostram predominância em relação a essas estruturas, uma vez que se apresentam com padrão perinlinfático. A distribuição geral aparece difusa e uniforme. **B.** Nódulos aleatórios simulados. Compare com a Figura 10-20B.

FIG. 10-24. Nódulos aleatórios em dois pacientes com tuberculose miliar. **A.** Os nódulos são pequenos, muito bem definidos, em distribuição difusa e uniforme. **B.** Os nódulos envolvem as superfícies pleurais e são difusos.

10-7C) e de metástases hematogênicas (Fig. 10-25), mas a sarcoidose, quando difusa, também pode mostrar este mesmo padrão (Quadro 10-8).

Nódulos Centrilobulares

Nódulos centrilobulares refletem, geralmente, anormalidades bronquiolares ou peribronquiolares, de localização centrilobular, embora anormalidades relacionadas a pequenos vasos também possam mostrar esse aspecto. Os nódulos mais periféricos freqüentemente são centrados a

QUADRO 10-08 NÓDULOS ALEATÓRIOS: DIAGNÓSTICO DIFERENCIAL

Infecções miliares
Metástases hematogênicas
Sarcoidose

ACHADOS POR TCAR NA DOENÇA PULMONAR INFILTRATIVA DIFUSA

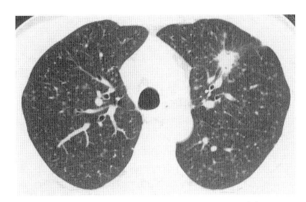

FIG. 10-25. Nódulos aleatórios de carcinoma metastático pulmonar. O carcinoma primário é visto no lobo esquerdo superior. Os nódulos são difusos e uniformes em sua distribuição.

5 a 10 mm da superfície da pleura e não encostam na pleura, a não ser que sejam grandes (diferentemente dos dois outros padrões) (Fig. 10-26). Porque todos os lóbulos têm tamanhos similares, mostram tendência de manter distâncias regulares. Nódulos podem ser bem ou mal definidos, ou formar rosetas centrilobulares de pequenos nódulos (Fig. 10-27). Podem, também, envolver o pulmão difusamente ou em forma de mosaicos.

Nódulos centrilobulares podem ser vistos em casos de disseminação de tuberculose endobrônquica ou outras causas de broncopneumonia (Fig. 10-27A); disseminação endobrônquica de tumor (p. ex., carcinoma bronquioloalveolar (CBA); ver Fig. 3-8 no Capítulo 3); pneumonite por hipersensibilidade (Fig. 10-27B e C); bronquiolite obliterante e pneumonia em organização (BOOP); silicose e pneumoconiose do trabalhador de carvão; histiocitose; ou doenças vasculares como a vasculite e edema pulmonar (Quadro 10-9).

Quando nódulos centrilobulares são os achados predominantes, é bem provável o envolvimento de doenças das pequenas vias aéreas. Considerar infecção, hipersensibilidade e pneumonite (que pode ser diagnosticada pelo histórico), e lembrar de BAC.

Padrão Centrilobular de Árvore em Brotamento (Tree-in-bud Pattern)

Quando uma distribuição centrilobular de nódulos está presente, o padrão "árvore em brotamento" pode ser visto (ver Fig. 10-26A). Este achado quase sempre representa a presença de bronquíolos centrilobulares dilatados e cheios de líquido (muco ou pus) (Fig. 10-28). Opacidades nodulares ramificadas são vistas na periferia do pulmão, e estas são consideravelmente maiores do que as ramificações normais dos vasos. As "árvores em brotamento", que são centrilobulares, tendem a estar centradas a 5 a 10 mm da superfície da pleura, quando vistas na periferia do pulmão. Nódulos centrilobulares ou aglomerado de nódulos (rosetas) também podem ser vistos.

A presença do padrão "árvore em brotamento" tem grande importância no diagnóstico diferencial. Porque este achado representa dilatação e impactação de pequenos bronquíolos centrilobulares, este padrão confirma a

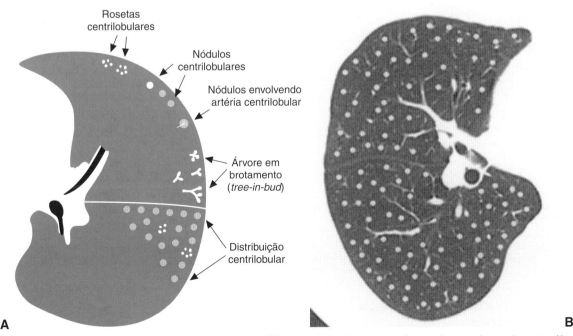

FIG. 10-26. Nódulos centrilobulares. **A.** Nódulos poupam a superfície pleural, a não ser que sejam muito grandes, e têm a tendência de se localizar centrados 5 a 10 mm da superfície da pleura e das fissuras. Porque os lóbulos são de tamanho similar, tendem a aparentar a mesma distância entre eles. Eles podem ser bem ou mal definidos, ou podem parecer com uma roseta de pequenos nódulos. O achado do padrão "árvore em brotamento", que quase sempre representa dilatação e impactação dos bronquíolos, também é centrilobular, em sua localização. **B.** Nódulos centrilobulares simulados. Compare com a Figura 10-20B.

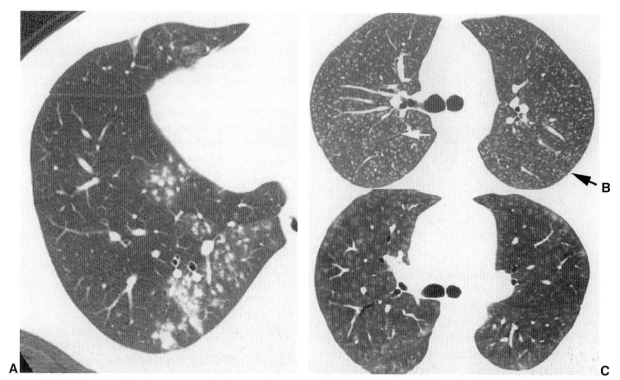

FIG. 10-27. Nódulos centrilobulares. **A.** Broncopneumonia bacteriana com nódulos centrilobulares em mosaico no lobo inferior. Os nódulos mais periféricos são centrados 5 a 10 mm da superfície da pleura e não atingem a pleura. Pequenas rosetas também são visíveis. **B.** Nódulos centrilobulares em pneumonite por sensibilidade. Note que os nódulos não atingem a fissura (setas) e a superfície da pleura. Os nódulos são difusos e aparecem em distâncias regulares. **C.** Pneumonite por hipersensibilidade com nódulos centrilobulares de opacidade em vidro fosco.

presença de doença de via aérea. Além disso, o aspecto de "árvore em brotamento" quase sempre indica a presença de infecção (p. ex., tuberculose, complexo de *Mycobacterium avium*, bactéria, fungos) ou doença infecciosa das vias aéreas (p. ex., bronquiectasia, fibrose cística; Fig. 10-28). Raramente, pode ser devido à asma com rolha de muco, aspergilose alérgica broncopulmonar, ou disseminação endobrônquica de tumor (Quadro 10-10).

Este achado indica que o diagnóstico deveria ser feito por exame ou cultura do escarro. Se não, a lavagem broncoalveolar provavelmente será necessária para o diagnóstico.

QUADRO 10-9 NÓDULOS CENTRILOBULARES: DIAGNÓSTICO DIFERENCIAL

Disseminação endobrônquica de infecção (bactéria, vírus, tuberculose, micobactéria, fungos)
Disseminação endobrônquica de tumor (carcinoma bronquioloalveolar)
Pneumonite por hipersensibilização
Bronquiolite obliterante e pneumonia em organização (BOOP)
Silicose e pneumoconiose do trabalhador de carvão
Histiocitose
Edema pulmonar
Vasculite

Distribuição de Nódulos: Diagnóstico por Algoritmo

É possível distinguir estas três distribuições específicas para nódulos: – perilinfática, aleatória, centrilobular (ou árvore em brotamento) – na TCAR com a utilização de um simples algoritmo (Fig. 10-29).

O primeiro passo é procurar nódulos subpleurais e nódulos relacionados às fissuras. Se estiverem ausentes, os nódulos são centrilobulares. Uma vez que tenha sido confirmado que os nódulos são centrilobulares, a presença do sinal "árvore em brotamento" deve ser vista.

Se nódulos pleurais ou nas fissuras estiverem presentes, então o padrão é perilinfático ou aleatório. Estes dois padrões são então distinguidos pela distribuição de outros nódulos. Se tiverem distribuição em mosaico,

QUADRO 10-10 ÁRVORE EM BROTAMENTO: DIAGNÓSTICO DIFERENCIAL

Disseminação endobrônquica de infecção (bactéria, tuberculose, micobactéria, fungos)
Doenças infecciosas das vias aéreas (fibrose cística, bronquiectasia)
Rolha de muco (asma, aspergilose alérgica broncopulmonar)
Carcinoma bronquioloalveolar (raro)

ACHADOS POR TCAR NA DOENÇA PULMONAR INFILTRATIVA DIFUSA

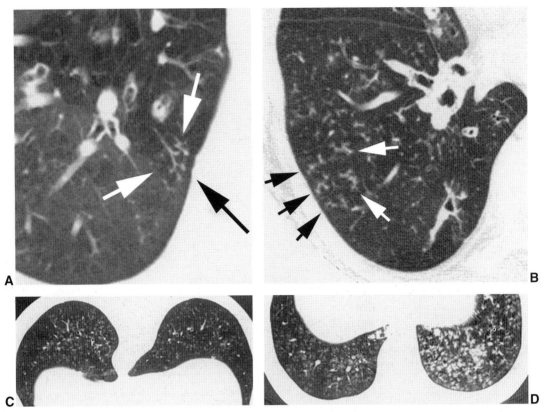

FIG. 10-28. Árvore em brotamento. **A.** A árvore em brotamento *(setas)* no lobo inferior direito em um paciente com fibrose cística. Uma opacidade ramificada na região periférica do pulmão (p. ex., a árvore) representa um bronquíolo centrilobular dilatado e impactado por muco e pus. Pequenas opacidades redondas nas pontas dos ramos (p. ex., os brotos) representam inflamação peribronquiolar. Espessamento da parede brônquica e perfusão em mosaico também são vistos. **B.** Vários exemplos de árvore em brotamento *(setas)*, em outro paciente com infecção nas vias aéreas. Estes aparecem maiores do que as ramificações vasculares normais na região periférica do pulmão, visível posteriormente. **C.** Árvore em brotamento bilateral em paciente com broncopneumonia por *Pseudomonas*. **D.** Nódulos centrilobulares e árvore em brotamento em paciente com broncopneumonia por *Haemophilus influenzae*.

particularmente, se uma distribuição distinta peribroncovascular ou septal estiver presente, então os nódulos são perilinfáticos; se os nódulos forem difusos e uniformes, o padrão é aleatório. Usando esta abordagem, 94% dos casos podem ser classificados com precisão.

■ Opacidade Pulmonar Aumentada

Opacidade aumentada do pulmão pode ser classificada como consolidação ou opacidade em vidro fosco.

Consolidação de Espaço Aéreo

Diz-se que consolidação do espaço aéreo está presente quando o ar alveolar é substituído por líquido, células, ou outras substâncias. Na TCAR, a consolidação produz aumento da opacidade pulmonar associada a obscurecimento dos vasos subjacentes. Broncogramas aéreos podem estar presentes.

Se outro padrão também estiver presente (p. ex., pequenos nódulos), a consolidação provavelmente representa doença confluente e deve ser ignorada no diagnóstico diferencial.

O diagnóstico diferencial de consolidação é baseado primariamente na duração dos sintomas. É mais provável em pacientes com sintomas agudos, pneumonia, edema pulmonar, hemorragia pulmonar e síndrome da angústia respiratória aguda (ver Quadro 10-10). Dentre os pacientes com sintomas crônicos, as causas mais comuns destes achados incluem pneumonia eosinofílica crônica (Fig. 10-30A), bronquiolite obliterante, pneumonia em organização (BOOP; Fig. 10-30B) e pneumonia intersticial como a PIU ou PINE (Quadro 10-11). O BAC, também pode resultar neste padrão.

Opacidade em Vidro Fosco

Opacidade em vidro fosco é um termo não-específico relativo ao aumento da opacidade do pulmão, de aparência de névoa, não associada a obscurecimento dos vasos subjacentes, embora estes se mostrem felpudos (ver Figs. 10-11B, 10-18B, e 10-31). Este achado pode refletir a pre-

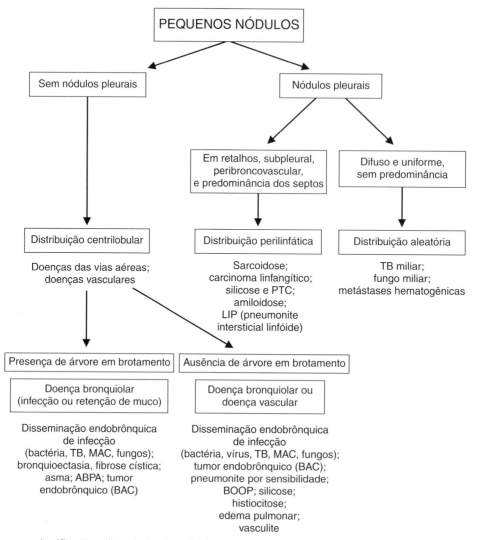

FIG. 10-29. Algoritmo para classificação e diagnóstico de múltiplos pequenos nódulos.

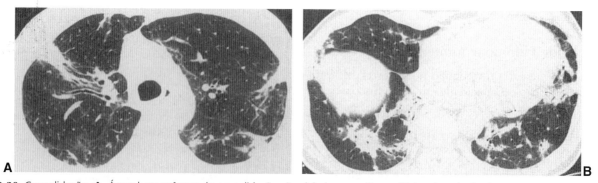

FIG. 10-30. Consolidação. **A.** Áreas homogêneas de consolidação são visíveis na região periférica do pulmão. Isto representa pneumonia eosinofílica crônica. **B.** Áreas de consolidação em retalhos com broncograma aéreo em paciente com bronquiolite obliterante e pneumonia em organização.

ACHADOS POR TCAR NA DOENÇA PULMONAR INFILTRATIVA DIFUSA

QUADRO 10-11 CONSOLIDAÇÃO DO ESPAÇO AÉREO: DIAGNÓSTICO DIFERENCIAL

Sintomas agudos
  Pneumonia
  Edema pulmonar
  Hemorragia pulmonar
  Síndrome da angústia respiratória aguda
Sintomas crônicos
  Pneumonia eosinofílica crônica ou outra doença eosinofílica
  Bronquiolite obliterante e pneumonia em organização (BOOP)
  Pneumonia intersticial
  Pneumonia lipóide
  Carcinoma bronquioloalveolar

QUADRO 10-12 OPACIDADE EM VIDRO FOSCO: DIAGNÓSTICO DIFERENCIAL

Sintomas agudos
  Edema pulmonar
  Hemorragia
  Pneumonia (p. ex., *Pneumocystis jiroveci* (*P. carinii*) ou pneumonias virais)
  Lesão alveolar difusa
  Pneumonia intersticial aguda
  Pneumonite por hipersensibilidade (aguda)
Sintomas crônicos
  Pneumonia intersticial não-específica
  Pneumonia intersticial usual (rara)
  Pneumonite intersticial descamativa
  Pneumonite por hipersensibilidade
  Proteinose alveolar
  Sarcoidose
  Pneumonia lipóide
  Carcinoma bronquioloalveolar

sença de várias doenças e pode ser visto em pacientes com espessamento intersticial mínimo ou doença mínima do espaço aéreo. Embora este achado não seja específico, sua presença é muito significativa. Como acontece na consolidação, o diagnóstico diferencial é baseado, primariamente, na duração dos sintomas.

Em pacientes com sintomas agudos, a presença de opacidade em vidro fosco reflete doença ativa, como edema pulmonar (Fig. 10-31A), hemorragia, pneumonia por *Pneumocystis carinii* ou pneumonias virais (Fig. 10-31B e C), lesão alveolar difusa, pneumonia intersticial aguda e pneumonite por hipersensibilidade (Quadro 10-12).

Em pacientes com sintomas subagudos ou crônicos, a opacidade em vidro fosco (60 a 80% dos casos) indica um processo agudo, ativo e potencialmente curável, como PINE, pneumonite intersticial descamativa, pneumonite por hipersensibilidade (Fig. 10-31D), proteinose alveolar (ver Figs. 10-18B e 10-32), sarcoidose, pneumonia lipóide (Fig. 10-11B) e BAC (Quadro 10-11). Devido a essa associação com doença ativa do pulmão, o diagnóstico clínico deve ser pedido. A presença deste achado leva muitas vezes à biopsia pulmonar, dependendo do estado do paciente.

A combinação de opacidade em vidro fosco e espessamento de septos interlobulares é chamada de "pavimentação louca" *(crazy paving)* (ver Fig. 10-32). Esta aparência não é específica e pode ser vista numa variedade

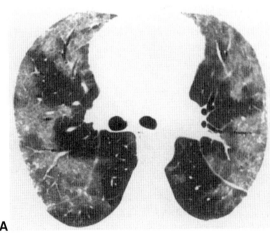
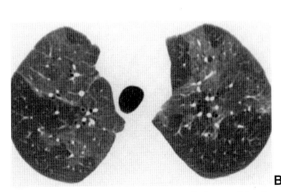

FIG. 10-31. Opacidade em vidro fosco. **A.** Um aumento periférico na atenuação do pulmão representa opacidade em vidro fosco. Os vasos permanecem visíveis nas densas regiões dos pulmões. Este paciente teve dispnéia aguda decorrente de edema pulmonar. **B.** Opacidade em vidro fosco e mosaico é visível nos lobos superiores. Este paciente com imunodeficiência apresentou sintomas de febre aguda e tosse. A broncoscopia revelou pneumonia por citomegalovírus. *(Continua.)*

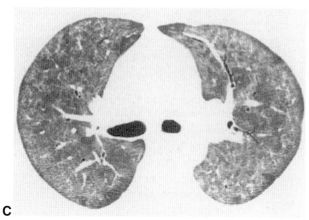
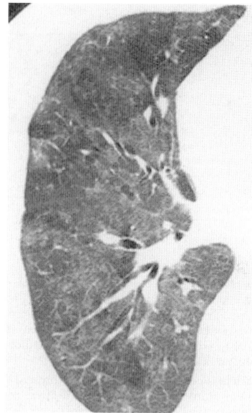

FIG. 10-31. *(Continuação.)* **C.** Opacidade em vidro fosco para-hilar em paciente com dispnéia aguda relacionada com pneumonia por *Pneumocystis carinii*. **D.** Opacidade em vidro fosco e retalho em paciente com dispnéia progressiva por vários meses devido á pneumonite por hipersensibilidade.

de doenças pulmonares agudas como pneumonias por *Pneumocystis* ou pneumonias virais, edema, hemorragia e síndrome da angústia respiratória aguda (SARA). Entre pacientes com doença pulmonar crônica, é muitas vezes resultado de proteinose alveolar.

Quando a opacidade em vidro fosco é associada a reticulação e achados de fibrose, como a bronquiectasia por tração (Fig. 10-33), e particularmente quando estão visíveis nas mesmas regiões do pulmão, é mais provável que a opacidade em vidro fosco seja resultado de fibrose do que de doença ativa. Nesta situação, é necessário ter cautela na interpretação; na maioria dos casos o diagnóstico diferencial de bronquiectasia por tração, listado no Quadro 10-6, deve ter preferência sobre o Quadro 10-12. A biopsia pode ser uma garantia e deve ser direcionada para as áreas com menos evidência de fibrose.

■ Opacidade Diminuída e Lesões Císticas do Pulmão

Áreas geográficas de atenuação pulmonar diminuída podem representar enfisema, perfusão em mosaico, ou aprisionamento de ar (*scans* em expiração). Áreas circunscri-

FIG. 10-32. Opacidade em vidro fosco do tipo "pavimentação louca" *(crazy paving)*. Opacidade em retalhos de vidro fosco é associada a espessamento septal interlobular nas regiões anormais. Isto representa proteinose alveolar.

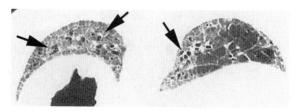

FIG. 10-33. Opacidade em vidro fosco associada a bronquiectasia por tração. A fibrose na base posterior do pulmão é associada a opacidade em vidro fosco e reticulação. A presença de bronquiectasia por tração *(setas)* indica que esta opacidade deve-se a fibrose.

tas de atenuação diminuída do pulmão podem representar enfisema ou cistos do pulmão.

Enfisema

O enfisema resulta em áreas de atenuação muito baixa, geralmente menor que -950 UH. A aparência do enfisema é característica e depende do tipo de enfisema que está presente (Fig. 10-34). Aparências típicas são descritas a seguir:

Enfisema centrilobular: áreas focais lucentes e sem paredes visíveis, geralmente, com predominância do lobo superior (ver Fig. 24-6 no Capítulo 24).

Enfisema panlobular: grandes áreas de baixa atenuação, geralmente difusas e associadas a diminuição no tamanho dos vasos (ver Fig. 24-9 no Capítulo 24).

Enfisema parasseptal: luminosidades (lucências) subpleurais margeadas por septos interlobulares ou bolhas subpleurais, geralmente com predominância no lobo superior (ver Fig. 24-11 no Capítulo 24).

Cistos Pulmonares

Cisto pulmonar é um termo inespecífico, usado para descrever uma lesão pulmonar de parede fina (comumente menos de 3 mm) contendo ar, bem definida e circunscrita, de 1 cm ou mais de diâmetro. Cistos podem ser vistos na doença cística pulmonar ou podem representar bolhas em associação com enfisema, favos de mel em pacientes com fibrose, pneumatocele associada a pneumonia, ou bronquiectasia cística (ver Quadro 10-12). Bolhas, favos de mel, pneumatoceles e bronquiectasia cística podem, geralmente, ser distinguidos da doença de pulmão cístico por

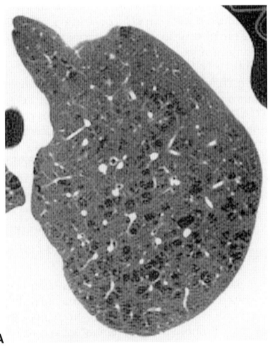

FIG. 10-34. Aparências do enfisema. **A.** Enfisema centrilobular. Áreas focais de luminosidades sem paredes visíveis são vistas no lobo superior esquerdo. **B.** Enfisema panlobular em paciente com transplante do pulmão esquerdo. O pulmão direito é hiperlucente, e os vasos são reduzidos em tamanho e quantidade. **C.** Enfisema parasseptal. Lucências subpleurais margeadas por septos interlobulares e bolhas subpleurais são visíveis.

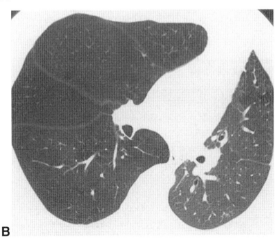

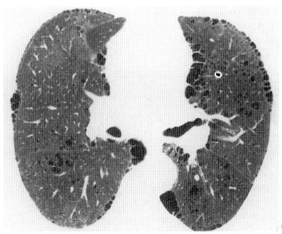

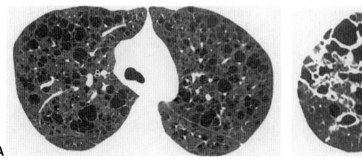
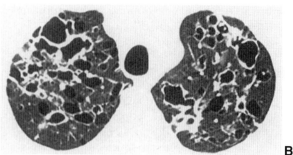

FIG. 10-35. Cistos do pulmão. **A.** TCAR em mulher jovem com linfangiomiomatose. Múltiplos cistos pulmonares são facilmente identificáveis apesar de suas paredes finas. Nesta doença, os cistos usualmente estão dispersos dentro de áreas de aparência pulmonar normal e têm aparência redonda. **B.** Cistos do pulmão em histiocitose. O formato dos cistos é mais irregular do que os de pacientes com linfangiomiomatose, e predominam no lobo superior. Neste paciente, os cistos aparecem com paredes espessas.

outros achados associados. Cistos pulmonares dispersos podem ser vistos em alguns pacientes com pneumonite por hipersensibilidade. Doenças císticas do pulmão (p. ex., doenças pulmonares caracterizadas por numerosos cistos) são raras. Linfangiomiomatose (LAM) e histiocitose de Langerhans estão associadas, com freqüência, a múltiplos cistos pulmonares como uma manifestação primária. Os cistos têm paredes finas mas facilmente identificáveis, com poucos milímetros de espessura (Fig. 10-35). Nestas doenças, os cistos usualmente estão dispersos dentro de áreas de aparência pulmonar normal. A LAM ocorre em mulheres em idade de procriação, e os cistos são tipicamente de distribuição uniforme, redondos, e com tamanho e formato similares (ver Fig. 10-35A). Em pacientes com histiocitose, os cistos podem ter formatos irregulares ou bizarros (ver Fig. 10-35B), têm predominância no lobo superior e tendência a evitar os ângulos costofrênicos. Múltiplos cistos também podem ser vistos em pneumonite intersticial linfóide (PIL), particularmente em pacientes com Síndrome de Sjögren (Quadro 10-13).

Perfusão em Mosaico

Áreas pulmonares em mosaicos e com atenuação diminuída podem, algumas vezes, ser identificadas na TCAR em pacientes com perfusão anormal e volume sanguíneo reduzido na região pulmonar (Fig. 10-36). O termo *perfusão em mosaico* é utilizado para descrever esta aparência. A perfusão em mosaico, com maior freqüência, resulta de doença das vias aéreas, como fibrose cística ou bronquiolite obliterante; neste aspecto, ventilação anormal na região do pulmão resulta em vasoconstrição e perfusão diminuída. Com obstrução vascular esta aparência também pode ser vista (p. ex., embolismo pulmonar crônico; Quadro 10-14).

A chave para o diagnóstico de perfusão em mosaico como causa de atenuação inomogênea do pulmão na TCAR é reconhecer a presença de vasos com tamanhos reduzidos em regiões pulmonares lucentes (ver Figs. 10-36A e 10-38A). Se brônquios anormais forem vistos nas regiões lucentes do pulmão (ver Fig. 10-36A), e brônquios com aparência normal em regiões relativamente densas, provavelmente a causa é doença das vias aéreas.

Aprisionamento de Ar (Air-Trapping) na Tomografia Computadorizada Feita durante Expiração

Em pacientes com perfusão em mosaico resultante de doença das vias aéreas, o aprisionamento de ar geralmente é visto, em *scans* expiratórios, em regiões pulmonares lucentes. Embora perfusão em mosaico e aprisionamento de ar tenham a mesma aparência, e geralmente estão relacionados, são achados distintos. Perfusão em mosaico é

QUADRO 10-13 CISTOS PULMONARES: DIAGNÓSTICO DIFERENCIAL

Causas comuns dos cistos
  Bolhas
  Favo de mel
  Pneumatoceles em associação com pneumonia
  Bronquiectasia cística
  Cistos em pneumonite por hipersensibilidade
Doença pulmonar cística (incomuns)
  Linfangiomiomatose (LAM)
  Histiocitose de Langerhans
  Esclerose tuberosa
  Síndrome de Sjögren
  Pneumonia intersticial linfóide
  Papilomatose

QUADRO 10-14 PERFUSÃO EM MOSAICO: DIAGNÓSTICO DIFERENCIAL

Doença de vias aéreas
  Doenças das grandes vias aéreas (p. ex., fibrose cística, bronquiectasia)
  Doenças das pequenas vias aéreas (p. ex., bronquiolite obliterante, infecções das pequenas vias aéreas, ou rolhas de muco)
Doenças vasculares
  Embolismo pulmonar crônico
  Outras causas de obstrução vascular

ACHADOS POR TCAR NA DOENÇA PULMONAR INFILTRATIVA DIFUSA

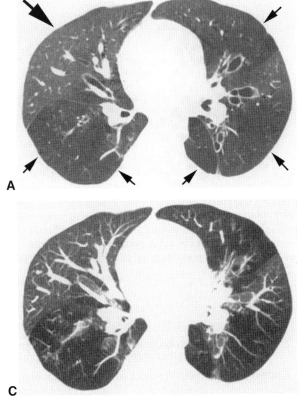

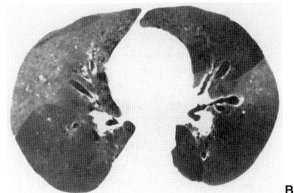

FIG. 10-36. Perfusão em mosaico devido à bronquiolite obliterante. **A.** A TCAR mostra atenuação diminuída nos lobos inferiores e lobo superior esquerdo *(setas pequenas)*. Note que, nestas regiões, os vasos aparecem menores do que na região relativamente densa do lobo superior direito *(seta grande)*. Aparência típica de perfusão em mosaico. Brônquios anormais também são vistos nas regiões lucentes do pulmão, sugerindo como provável causa uma doença das vias aéreas. **B.** Projeção de intensidade mínima, de uma pilha de imagens de TCAR, no mesmo nível, mostra diferentes densidades nas regiões do pulmão, resultantes de diferenças de perfusão do pulmão. **C.** Projeção de intensidade máxima, no mesmo nível, mostra diferença no tamanho vascular entre regiões lucentes e densas do pulmão.

um achado inspiratório, e aprisionamento de ar é expiratório. Também, em alguns pacientes com doença aérea, a obstrução de ar pode ser visível em imagem expiratória, mesmo que a imagem inspiratória esteja normal.

Uma variedade de técnicas pode ser utilizada para obter imagem expiratória. *Scans* pós-expiratórios podem ser obtidos após a exalação (p. ex., o paciente expira e prende a respiração). *Scans* expiratórios dinâmicos são mais sensíveis. Estes são obtidos com um *scanner* espiral, girando continuamente o *gantry* enquanto o paciente exala e obtendo uma série de 5 ou 6 imagens no mesmo nível. Isto pode ser conseguido com a redução da miliamperagem, de maneira que toda a série dinâmica receba a mesma dose de radiação de uma simples fatia de TCAR.

Normalmente, a atenuação pulmonar aumenta homogeneamente em *scan* expiratório (usualmente com mais de 100 UH). Esse aumento é maior em região pulmonar inferior *(dependent)* do que nas regiões pulmonares superiores *(independent)* (Fig. 10-37). Na presença de

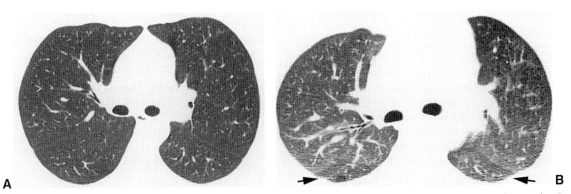

FIG. 10-37. TCAR em expiração normal. **A.** O *scan* inspiratório mostra o pulmão com atenuação homogênea. **B.** Após a expiração, o pulmão exibe atenuação aumentada. Região pulmonar dependente geralmente aumenta em densidade mais do que a região pulmonar não-dependente. Leve aprisionamento de ar é comum em indivíduos sadios, na região posterior às fissuras principais no segmento superior dos lobos inferiores *(setas)*.

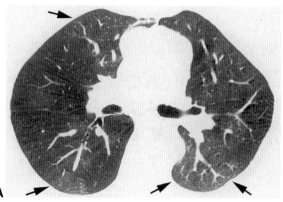 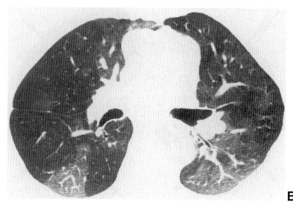

FIG. 10-38. Perfusão em mosaico e aprisionamento aéreo em um paciente com bronquiolite obliterante secundária à rejeição de transplante pulmonar. **A.** Tomografia em inspiração demonstra atenuação pulmonar heterogênea decorrente da perfusão em mosaico. Diversas regiões pulmonares (setas) aparecem relativamente densas e com vasos de calibre aumentado. Outras regiões aparecem relativamente hipoatenuadas, contendo vasos de calibre reduzido. **B.** Tomografia expiratória demonstra aumento de atenuação normal das áreas densas mostradas em **A**, ao passo que as áreas relativamente hipoatenuantes em **A** revelam pequena alteração da sua atenuação nos cortes em expiração em razão do aprisionamento aéreo.

aprisionamento de ar, o pulmão se mantém lucente na expiração, com pequeno aumento na atenuação medida, e mostra pequena mudança em seu volume (Fig. 10-38). A retenção de ar em mosaicos é característica de doenças das pequenas vias aéreas. Áreas maiores de retenção de ar (p. ex., um lobo inteiro) sugerem uma anormalidade das grandes vias aéreas. A retenção de ar avaliada por TCAR é associada principalmente doença das vias aéreas e bronquiolite; sua aparência é discutida detalhadamente no Capítulo 23.

LEITURAS SELECIONADAS

Aquino SL, Gamsu G, Webb WR, Kee SL. Tree-in-bud pattern: frequency and significance on thin section CT. J Comput Assist Tomogr 1996;20:594-599.

Arakawa H, Webb WR. Expiratory high-resolution CT scan. Radiol Clin North Am 1998;36:189-209.

Austin JH, Müller NL, Friedman PJ, et al. Glossary of terms for CT of the lungs: recommendations of the Nomenclature Committee of the Fleischner Society. Radiology 1996;200:327-331.

Colby TV, Swensen SJ. Anatomic distribution and histopathologic patterns in diffuse lung disease: correlation with HRCT. J Thorac Imag 1996;11:1-26.

Felson B. A new look at pattern recognition of diffuse pulmonary disease. AJR Am J Roentgenol 1979;133:183-189.

Godwin JD, Müller NL, Takasugi JE. Pulmonary alveolar proteinosis: CT findings. Radiology 1988;169:609-613.

Gruden JF, Webb WR, Naidich DP, McGuinness G. Multinodular disease: anatomic localization at thin-section CT–multireader evaluation of a simple algorithm. Radiology 1999;210:711-20.

Gruden JF, Webb WR, Warnock M. Centrilobular opacities in the lung on high-resolution CT: diagnostic considerations and pathologic correlation. AJR Am J Roentgenol 1994;162:569-574.

Johkoh T, Müller NL, Cartier Y, et al. Idiopathic interstitial pneumonias: diagnostic accuracy of thin-section CT in 129 patients. Radiology 1999;211:555-560.

Lee KS, Kim TS, Han J, et al. Diffuse micronodular lung disease: HRCT and pathologic findings. J Comput Assist Tomogr 1999;23:99-106.

Leung AN, Miller RR, Müller NL. Parenchymal opacification in chronic infiltrative lung diseases: CT-pathologic correlation. Radiology 1993;188:209-214.

Mayo JR. High resolution computed tomography: technical aspects. Radiol Clin North Am 1991;29:1043-1049.

Müller NL, Miller RR. Diseases of the bronchioles: CT and histopathologic findings. Radiology 1995;196:3-12.

Müller NL, Miller RR. Computed tomography of chronic diffuse infiltrative lung disease: part 1. Am Rev Respir Dis 1990;142:1206-1215.

Müller NL, Miller RR. Computed tomography of chronic diffuse infiltrative lung disease: part 2. Am Rev Respir Dis 1990;142:1440-1448.

Primack SL, Hartman TE, Hansell DM, Müller NL. End-stage lung disease: CT findings in 61 patients. Radiology 1993;189:681-686.

Webb WR. High resolution lung computed tomography: normal anatomic and pathologic findings. Radiol Clin North Am 1991;29:1051-1063.

CAPÍTULO

11

EDEMA PULMONAR, SÍNDROME DA ANGÚSTIA RESPIRATÓRIA AGUDA E RADIOLOGIA NA UTI

W. RICHARD WEBB

Radiografias do tórax com freqüência precisam ser solicitadas diariamente para pacientes em estado crítico na UTI. Radiografias são utilizadas para detectar mudanças significativas no estado cardiopulmonar, anormalidades pleurais, para avaliar a posição dos numerosos tubos, linhas e cateteres utilizados na monitorização e no tratamento e, ainda, para detectar complicações causadas pelo uso dos dispositivos de monitoração e de apoio.

Radiografias rotineiras ou feitas após a colocação de um tubo ou cateter mostram anormalidades significativas, insuspeitas clinicamente, em 35 a 65% dos pacientes de UTI, e estes achados levam freqüentemente a uma intervenção ou a uma mudança no tratamento. O American College of Radiology (www.acr.org) recomenda fazer radiografias diárias com aparelhos portáteis em pacientes submetidos a ventilação mecânica e nos portadores de doença pulmonar e/ou cardíaca aguda. Radiografias são recomendadas, também, após a colocação de dispositivos de suporte ou de monitoração como tubos endotraqueais, tubos de traqueostomia, cateteres venosos centrais, sondas nasogástricas, tubos torácicos, marcapassos e balão intra-aórtico.

TÉCNICA RADIOGRÁFICA

Radiografias adequadas são de difícil obtenção em pacientes da UTI. Aparelhos de RX torácicos portáteis são construídos, usualmente, com quilovoltagem relativamente baixa, com tempo de exposição prolongado, sem grades e com fonte curta (tubo de distância) para o detector (filme ou meio digital). Dessas condições resultam filmes altamente contrastados, muitas vezes com porções do mediastino ou do parênquima pulmonar distinguidos com dificuldade (*nota:* técnicas digitais ajudam a resolver este problema), borramento relacionado com movimentos e aumento de dispersão de irradiação. O American College of Radiology tem recomendado técnicas-padrão para a tomada de radiografias com aparelhos portáteis feitas nos pacientes acamados (Quadro 11-1).

Mesmo que a técnica seja otimizada, muitas vezes não é possível obter as radiografias desejadas por causa da incapacidade do paciente em cooperar. Pacientes em UTI muitas vezes estão muito doentes para serem manuseados e posicionados para exames radiográficos. As radiografias portáteis são, com maior freqüência, feitas em projeção ântero-posterior (AP), em geral com o paciente em supinação (deitado) ou semi-ereto, e não em pé. No momento da interpretação das radiografias, a posição do paciente radiografado deve ser levada em conta em relação à cardiomegalia, congestão vascular pulmonar e aos derrames pleurais. Além disso, a variação da posição do paciente no dia-a-dia também deve ser considerada.

DOENÇA PULMONAR EM PACIENTES EM ESTADO CRÍTICO

Complicações pulmonares comuns que ocorrem em pacientes na UTI e em outros doentes em estado crítico incluem edema pulmonar (hidrostático; aumento da permeabilidade capilar), a síndrome da angústia respiratória aguda (SARA), atelectasia, pneumonia, aspiração, embolismo pulmonar e hemorragia pulmonar. Até certo

---

QUADRO 11-1 PADRÕES TÉCNICOS DO AMERICAN COLLEGE OF RADIOLOGY PARA RADIOGRAFIAS COM APARELHOS PORTÁTEIS EM PACIENTES ACAMADOS

1. Distância fonte–imagem de 182,8 cm, paciente de pé se possível (raro em UTI), *ou*
2. Distância fonte–imagem de 101,6 cm ou mais, para radiografias em supino ou semi-eretas, em pacientes não-cooperativos
3. kVp de 70-100 deveria ser usado para radiografias obtidas sem grade
4. kVp maior que 100 pode ser usado para radiografias obtidas com grade
5. Tempos de exposição o mais curto possível
6. Parâmetros técnicos como mAs, kVp, distância e posição do paciente deveriam ser anotados (para permitir consistência na execução)

Capítulo 11 | EDEMA PULMONAR, SÍNDROME DA ANGÚSTIA RESPIRATÓRIA AGUDA E RADIOLOGIA...

ponto, a distribuição radiográfica das anormalidades, o momento do curso da doença em que tais anormalidades radiográficas são notadas e os achados radiográficos associados podem ajudar a se chegar a um diagnóstico diferencial significativo. Contudo, tais achados radiográficos em pacientes da UTI com doença pulmonar aguda podem não ser específicos, o que torna o conhecimento da história clínica e dos sinais físicos essencial na sugestão do diagnóstico apropriado.

EDEMA PULMONAR E A SÍNDROME DA ANGÚSTIA RESPIRATÓRIA AGUDA

O edema pulmonar é muitas vezes classificado como hidrostático (cardiogênico) ou devido ao aumento da permeabilidade capilar (não-cardiogênico). Deveria ser reconhecido, contudo, que nem sempre é possível ou apropriado fazer essa simples distinção. Uma classificação como (1) edema hidrostático, (2) edema devido ao aumento da permeabilidade capilar associado a lesão alveolar difusa (LAD), (3) edema por aumento da permeabilidade sem associação com LAD e (4) edema misto fica mais de acordo com a patologia, fisiologia e radiologia. Embora esses tipos de edema não possam sempre ser distinguidos com base em radiografias simples ou achados na TC, suas aparências tendem a ser diferentes.

EDEMA PULMONAR HIDROSTÁTICO

Edema pulmonar hidrostático resulta de alterações na relação normal entre as pressões hidrostáticas intravascular e extravascular e a pressão oncótica. Na maioria dos casos, uma pressão intravascular aumentada decorrente de hipertensão venosa pulmonar é a causa predominante, resultando em perda de líquido para o interstício. Pode resultar da falência cardíaca esquerda, da falência atrial esquerda, da obstrução pulmonar venosa, da sobrecarga de volume líquido na insuficiência renal ou de superhidratação. Uma pressão oncótica intravascular baixa, resultante de hipoalbuminemia, de insuficiência hepática ou renal, pode também levar ao aumento da transudação intersticial de líquido.

Anormalidades radiográficas associadas a edema pulmonar hidrostático ou cardiogênico podem ser difíceis de avaliar com radiografias portáteis. O mesmo acontece com a avaliação do tamanho do coração com as radiografias portáteis AP, particularmente quando o volume do pulmão está reduzido. A congestão pulmonar vascular pode ser também difícil de identificar, por causa da posição do paciente. Os vasos do lobo superior mostram-se maiores do que os normais quando os pacientes estão em posição supina ou semi-eretos. Da mesma forma, a dilatação da veia ázigo, útil como um sinal de pressão atrial direita aumentada, ocorre normalmente na posição supina. A aparente largura do mediastino (pedículo vascular) fica aumentada na posição supina, na projeção AP e no nível inspiratório decrescido.

Radiografias simples e TC de alta resolução (TCAR) podem mostrar achados que revelam edema intersticial ou de espaços aéreos, ou ambos. Derrame pleural associado é comum, mas pode ser difícil vê-lo em radiografias feitas na posição supina.

■ Edema Intersticial

O edema intersticial é manifestado na radiografia torácica e na TC pelo espessamento septal interlobular (linhas A ou B de Kerley), edema subpleural com espessamento das fissuras, acolchoamento peribrônquico, vasos pulmonares mal definidos, "névoa periilar" e opacidade em vidro fosco.

Espessamento Septal Interlobular (Linhas de Kerley)

As linhas B de Kerley resultam do espessamento dos septos interlobulares (Fig. 11-1 e Fig. 10-1 no Capítulo 10). São horizontais, com 1 a 2 cm de comprimento, tocam a superfície pleural e são vistas com mais clareza lateralmente, nos ângulos costofrênicos. Sua aparência característica resulta da organização regular dos lóbulos nas bases pulmonares.

As linhas A de Kerley (Fig. 11-1; Fig. 10-2 no Capítulo 10) são vistas menos freqüentemente. São oblíquas, com vários centímetros de comprimento, e são vistas dentro do pulmão, nas regiões centrais ou periilares. Elas também representam septos espessados, mas sua aparência é diferente das linhas B por causa da diferente organização dos lóbulos nesta localização.

Em pacientes que apresentam as linhas de Kerley, a TCAR mostra espessamento septal interlobular (Fig. 11-2 e Fig. 10-15 no Capítulo 10).

Edema Subpleural

O espaço intersticial subpleural é contíguo com os septos periféricos interlobulares. Se o espessamento desses septos e as linhas de Kerley estiverem presentes, o espessamento intersticial subpleural pode ser visível e reconhecido como espessamento das fissuras (Figs. 11-1B e 11-2). Este achado pode também dever-se ao derrame pleural espessando a fissura.

Acolchoamento (Cuffing) *Peribrônquico*

O espessamento do interstício peribroncovascular ocorre muitas vezes em pacientes com edema intersticial, e disso resulta o aparente *acolchoamento peribrônquico* ou espessamento da parede brônquica (Fig. 11-2). Nas radiografias torácicas, o acolchoamento peribrônquico é fácil de ser reconhecido nas regiões periilares, onde os brônquios são vistos em seu término *(end-on);* algumas vezes, linhas que se irradiam para fora do hilo refletem o interstício peribrônquico espessado. O espessamento do interstício peribroncovascular é visto na TC como espessamento da parede brônquica.

EDEMA PULMONAR HIDROSTÁTICO

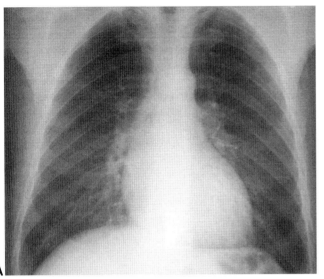
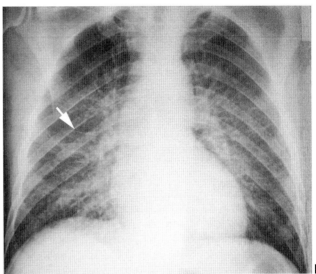

FIG. 11-1. Edema pulmonar hidrostático agudo apresentando linhas de Kerley em paciente com estenose aórtica e sobrecarga de líquido. **A.** A radiografia de base é normal. **B.** Uma hora depois, após rápida infusão de líquido, as linhas A e B de Kerley tornaram-se visíveis, com predominância periilar. O espessamento da fissura direita menor *(seta)* é resultante de edema subpleural. O paciente apresentou dispnéia aguda.

Má Definição dos Vasos Periilares e da Névoa Periilar

Líquido edematoso circundando vasos pulmonares borra suas margens, dificultando sua visualização ou dando-lhes má definição nas radiografias. Este achado é mais fácil de ser reconhecido quando estão disponíveis filmes anteriores para comparação. A má definição dos vasos do lobo inferior é usualmente a primeira anormalidade notada no edema pulmonar e pode ser vista quando as linhas de Kerley são irreconhecíveis.

A má definição dos vasos hilares ou dos periilares é um achado comum em pacientes com edema pulmonar leve (Fig. 11-3). Este achado, por vezes referido como névoa periilar, é muitas vezes útil para diagnosticar o edema pulmonar em pacientes acamados com atelectasia do lobo inferior ou com pneumonia e nos quais os vasos não podem ser avaliados. Esta aparência pode progredir para o padrão franco em "asa de morcego" que é equivalente ao edema pulmonar.

Opacidade em Vidro Fosco

Um aumento total na água pulmonar ou espessamento intersticial é reconhecido muitas vezes como um aumento da densidade pulmonar, mal definido e generalizado ou

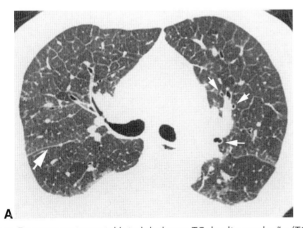
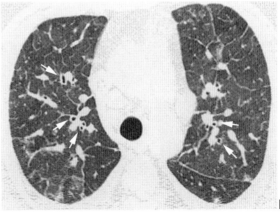

FIG. 11-2. Espessamento septal interlobular na TC de alta resolução (TCAR) em edema pulmonar hidrostático agudo, em dois pacientes diferentes. **A.** Verifica-se extenso espessamento dos septos interlobulares. O edema subpleural resulta em espessamento das fissuras *(seta grande)*. Espessamento aparente da parede brônquica para-hilar ("acolchoamento peribrônquico") é resultante do espessamento por líquido edematoso do interstício peribroncovascular *(setas pequenas)*. Derrames pleurais bilaterais estão também presentes. **B.** O espessamento septal interlobular e o espessamento da fissura maior esquerda são visíveis. Os acolchoamentos peribrônquicos *(setas)* são bem visíveis neste caso. Áreas em mosaicos de aumento de atenuação pulmonar representam a opacidade em vidro fosco que pode ser vista com ou sem espessamento septal em pacientes com edema intersticial.

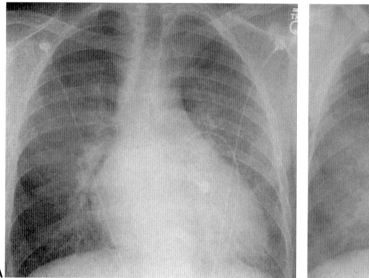
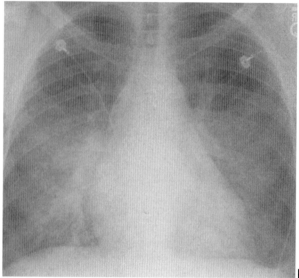

FIG. 11-3. Má definição de vasos lobares inferiores e periilares (névoa periilar) em dois pacientes com edema pulmonar hidrostático. **A.** Radiografia de tórax num paciente com insuficiência cardíaca congestiva e cardiomegalia mostra vasos do lobo inferior e vasos periilares mal definidos, como primeiro sinal de edema pulmonar. **B.** Em outro paciente com cardiomegalia e edema pulmonar, opacidades tipo névoa obscurecem vasos periilares e lobares inferiores.

como opacidade semelhante a vidro fosco. Pode ser difícil de ser reconhecido nas radiografias torácicas, na ausência de radiografias anteriores para comparação, mas é facilmente visto na TCAR (Fig. 11-4). Em pacientes com névoa periilar visível em radiografias, a opacidade tipo vidro fosco é vista muitas vezes na TCAR.

Na TCAR, a opacidade fosca devida a edema pode ser periilar e perivascular (Fig. 11-4B), periférica e subpleural (Fig. 10-31A no Capítulo 10), com distribuição em mosaicos e lobular, ou ainda centrilobular (Fig. 11-5). Essa opacidade pode ser vista em combinação com espessamento septal (Fig. 11-2B) ou isolada.

■ Edema de Espaço Aéreo

O aumento da pressão intersticial e a acentuação do edema fazem líquidos extravasarem para o interstício e encher os alvéolos. Os sinais de edema de espaços aéreos são os mesmos da consolidação desses espaços. Eles incluem opacidades mal definidas com obscurecimento dos vasos subjacentes e nódulos de espaços aéreos ou acinares. Broncogramas aéreos podem ser vistos em alguns pacientes, mas nem sempre são visíveis. A TCAR pode mostrar franca consolidação ou densa opacidade em vidro fosco em pacientes que exibem aparência de consolidação nas radiografias simples. Em geral, consolidações densas e

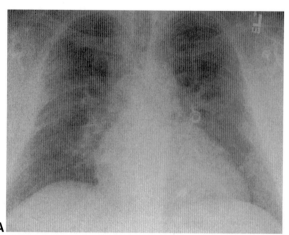
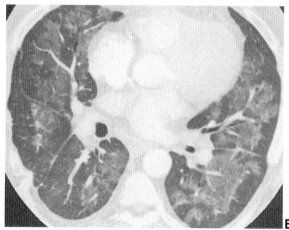

FIG. 11-4. Edema hidrostático com opacidade em vidro fosco. **A.** Radiografia de tórax em paciente com edema mostra má definição dos vasos periilares e aumento da densidade pulmonar. **B.** A TCAR mostra opacidade em mosaicos periilar com aspecto de vidro fosco. Fissuras espessadas e pequenos derrames pleurais estão presentes, mas espessamento septal está ausente neste paciente.

EDEMA PULMONAR HIDROSTÁTICO

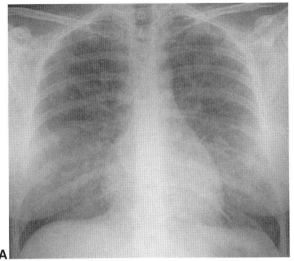
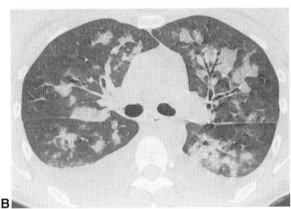
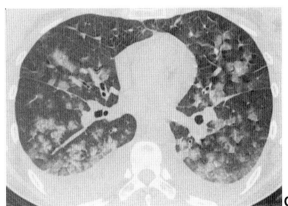

FIG. 11-5. Edema hidrostático agudo devido à sobrecarga de líquido, com opacidade de vidro fosco. **A.** Radiografia do tórax mostra má definição dos vasos periilares e dos vasos do lobo inferior, aumento na densidade pulmonar e espessamento da fissura menor. Opacidades lineares nas regiões periilares representam acolchoamento peribrônquico e linhas A de Kerley. **B.** A TCAR obtida várias horas mais tarde mostra áreas em retalhos, periilares e perivasculares, com opacidade em vidro fosco, algumas parecendo lobulares. Espessamento das fissuras, espessamento septal e acolchoamento peribrônquico também estão presentes. Derrames pleurais bilaterais são visíveis. **C.** Em nível inferior, espessamento das fissuras, espessamento septal e opacidades em retalhos, com aspecto de vidro fosco, lobulares e centrilobulares são visíveis.

homogêneas não se mostram nas TCAR de pacientes com edema, a menos que haja atelectasia associada.

O edema de espaços aéreos pode apresentar-se em mosaicos *(patchy)*, ser multifocal ou difuso mas, usualmente, é bilateral e simétrico. Em radiografias de pacientes eretos, pode-se ver, por vezes, uma distribuição basal. Uma distribuição periilar em asa de "morcego" ou em "borboleta" ocorre ocasionalmente, muitas vezes relacionada ao acúmulo rápido de líquido edematoso (Fig. 11-6). Este padrão tem sido atribuído também à melhor eliminação do líquido edematoso na periferia pulmonar, graças a uma rede linfática mais rica existente nessa região. O motivo disso acontecer em alguns pacientes e não em outros permanece sem explicação.

▪ Edema Unilateral ou Assimétrico

Edema pulmonar hidrostático é usualmente bilateral e simétrico. Em pacientes com edema, variações na distribuição do líquido edematoso podem resultar das variações do fluxo sanguíneo ou da pressão hidrostática (ou de outros mecanismos). Edema unilateral ou assimétrico pode ser visto devido a anormalidades no fluxo de sangue, ipsolaterais ou contralaterais ou anormalidades na pressão hidrostática (Quadro 11-2).

A causa mais comum de edema ipsolateral é o decúbito (Fig. 11-7). Edema do lobo superior direito pode ser visto em pacientes com ruptura do músculo papilar e regurgitação mitral; isto é causado por um jato ou por sangue regurgitado dirigido para o interior da veia pulmonar superior direita (Fig. 11-8).

Os pacientes com diminuição de fluxo sanguíneo para um dos pulmões (p. ex., oclusão da artéria pulmonar) tendem a desenvolver edema no lado oposto. Esta situação pode ser encontrada também em pacientes com anormalidades pulmonares unilaterais que resultem em decréscimo do fluxo de sangue, tal como acontece na síndrome de Swyer-James (Fig. 11-9).

▪ Evolução e Resolução do Edema Pulmonar Hidrostático

O edema pulmonar hidrostático pode aparecer rapidamente, em associação com a insuficiência cardíaca aguda ou com uma sobrecarga de líquidos (Fig. 11-1). Muitas vezes a radiografia torna-se anormal, no mesmo momen-

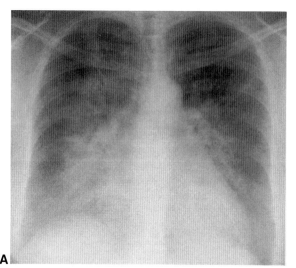
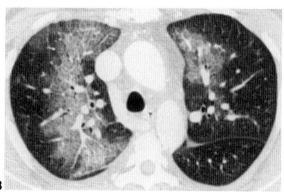
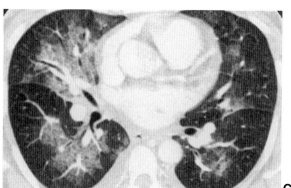

FIG. 11-6. Edema pulmonar hidrostático com consolidação periilar ou aparência de "asa de morcego". **A.** A radiografia torácica mostra consolidação periilar. Broncogramas aéreos são visíveis. **B** e **C.** As TCAR, em dois níveis, mostram opacidade densa em vidro fosco, de distribuição periilar.

QUADRO 11-2 EDEMA PULMONAR UNILATERAL

Edema pulmonar unilateral associado a anormalidades ipsolaterais

Posição de decúbito

Edema por reexpansão

Oclusão de veia pulmonar

Shunt pulmonar arterial congênito ou adquirido (p. ex., Síndrome de Blalock-Taussig)

Ruptura de músculo papilar e regurgitação mitral com efeito de jato

Edema unilateral associado a anormalidades contralaterais

Oclusão de artéria pulmonar (embolismo pulmonar, tumor)

Artéria pulmonar hipoplásica ou interrompida

Síndrome de Swyer-James

Enfisema unilateral ou bolha

Atelectasia transitória

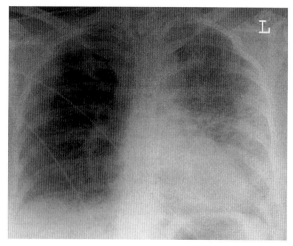

FIG. 11-7. Edema pulmonar unilateral esquerdo. Radiografia pós-operatória em paciente que passou por uma nefrectomia direita, tendo sido posto em decúbito lateral esquerdo. Observe ar livre sob o hemidiafragma direito, secundário à cirurgia.

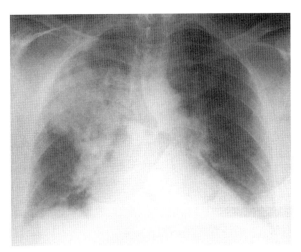

FIG. 11-8. Edema do lobo superior direito devido a infarto agudo do miocárdio, com ruptura do músculo papilar, prolapso do folheto posterior da válvula mitral e regurgitação mitral aguda. Note a cardiomegalia.

to em que aparecem os sintomas. Contudo é importante reconhecer que o edema hidrostático pode ser visível em radiografias torácicas, antes mesmo de se apresentarem os sintomas (intervalo clínico) ou depois que a pressão pulmonar venosa tenha retornado ao normal (intervalo radiográfico).

Como o líquido do edema hidrostático tem conteúdo relativamente baixo de proteínas, ele pode mostrar rápido desaparecimento, com decorrente melhoria do estado do paciente. De modo similar, uma mudança gravitacional na distribuição do líquido edematoso pode ocorrer em minutos ou horas após mudança de posição do paciente. O edema de espaço aéreo reage mais vagarosamente do que o edema intersticial às mudanças de posição dos pacientes.

Embora uma progressão de edema de padrão intersticial para um padrão de edema de espaço aéreo possa ser vista e ser acompanhada por piora do paciente, este não é sempre o caso. Muitos pacientes mostram edema de espaço aéreo como primeiro sinal. Da mesma forma, nos pacientes com edema de espaço aéreo, o edema não tem tipicamente uma aparência intersticial à medida que vai desaparecendo.

AUMENTO DO EDEMA DE PERMEABILIDADE COM LESÃO ALVEOLAR DIFUSA: SÍNDROME DA ANGÚSTIA RESPIRATÓRIA AGUDA

Edema de permeabilidade é a manifestação de lesão do endotélio capilar com resultante deslocamento de líquido e proteína para o interstício pulmonar. Trata-se, portanto, de edema de alto conteúdo protéico e, assim sendo, sua resolução é lenta. Muitas vezes aparece associado a lesão do epitélio respiratório e lesão alveolar difusa (LAD). Esta combinação compõe a síndrome de angústia respiratória aguda (SARA).

A SARA caracteriza-se por lesão pulmonar difusa, com progressiva dispnéia e hipoxemia no decorrer de horas ou dias. Critérios específicos para o diagnóstico de SARA incluem os seguintes:

1. Início agudo.
2. Hipoxemia a despeito da alta concentração de oxigênio inspirada (PaO_2/FIO_2 200 mmHg ou menos).
3. Anormalidades radiográficas bilaterais características.
4. Pressão da artéria pulmonar em cunha (wedge pressure) normal.
5. Ausência de pressão atrial esquerda elevada.

A SARA pode estar associada a uma variedade de processos patológicos, que incluem os seguintes:

1. Infecção (pneumonia e sepse).
2. Inalação ou aspiração de substâncias tóxicas ou irritantes.
3. Traumatismo pulmonar ou extratorácico.

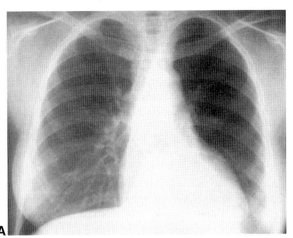 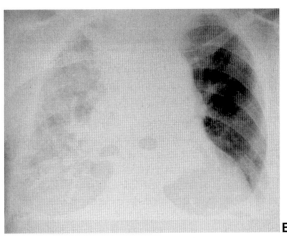

FIG. 11-9. Síndrome de Swyer-James no pulmão esquerdo, com edema pulmonar predominando do lado direito. **A.** Radiografia simples mostra lobo superior esquerdo hiperlucente e hipovascular. Esta aparência é típica da síndrome em questão. **B.** Subseqüentemente, insuficiência cardíaca congestiva e cardiomegalia associada a edema pulmonar. O edema recheia o lobo superior esquerdo.

338 Capítulo 11 | EDEMA PULMONAR, SÍNDROME DA ANGÚSTIA RESPIRATÓRIA AGUDA E RADIOLOGIA...

4. Anormalidades hemodinâmicas (choque, altitude elevada, anafilaxia).

5. Distúrbios hematológicos (coagulação intravascular disseminada, reação transfusional).

6. Doença embólica (embolia gordurosa, embolia por líquido amniótico).

7. Drogas terapêuticas ou não-terapêuticas.

8. Distúrbios metabólicos (pancreatite, cetoacidose).

9. Doença neurológica (p. ex., lesão na cabeça, AVC).

Uma forma idiopática de SARA é chamada de pneumonia intersticial aguda (PIA), que será discutida no Capítulo 13. O mecanismo de lesão pulmonar na SARA pode ser considerado, em resumo, como *direto*, caso em que os próprios pulmões são lesionados (p. ex., pneumonia, aspiração e lesões inalatórias), ou *indireto*, na qual anormalidades extrapulmonares (p. ex., sepse, choque, pancreatite) condicionam lesão pulmonar (Quadro 11-3).

▪ Fases da Síndrome da Angústia Respiratória Aguda

Considera-se que a SARA ocorre em fases ou estágios, dentro de um painel de horas, dias, semanas e meses (Quadro 11-4). Essas fases têm íntima correlação com os eventos patológicos e achados radiográficos.

Anormalidades Patológicas

As anormalidades patológicas na SARA são semelhantes, independentemente de sua causa. As anormalidades histológicas são, em geral, referidas como lesão alveolar difusa.

Horas. Em horas após o agente ou insulto precipitador, verificam-se edema celular endotelial, alargamento das junções intracelulares, congestão capilar, edema pulmonar intersticial limitado e hemorragia. Essas manifestações representam a fase exsudativa precoce da SARA.

Dias. O período de um dia a uma semana após o insulto inicial caracteriza-se por lesão endotelial capilar progressiva, necrose das células que forram os alvéolos (pneumócitos do tipo I), edema alveolar e intersticial contendo proteínas, e hemorragia. Forma-se, no interior dos alvéolos, membrana hialina. Esta representa a fase ou estágio exsudativo tardio.

Semana. A fase proliferativa (reparadora) ocorre geralmente em uma semana a um mês do início da SARA. Caracteriza-se pela proliferação de pneumócitos tipo II, que recobrem as paredes alveolares desnudas, pela organização dos exsudatos alveolares, proliferação de fibroblastos no interior das paredes alveolares e do interstício e deposição de colágeno.

Meses. Em muitos pacientes, essas anormalidades resolvem-se e a respiração se normaliza com poucas restrições. Em pacientes que sofreram danos pulmonares mais seve-

---

QUADRO 11-3 CAUSAS DIRETAS E INDIRETAS DA ANGÚSTIA RESPIRATÓRIA AGUDA

Lesão direta

Pneumonia (incluindo vírus, bactérias, micoplasma, fungos, TB, *Pneumocystis jiroveci*, rickettsia)

Tuberculose miliar ou outras infecções disseminadas

Inalação (fumaça, gases tóxicos, oxigênio em alta concentração)

Aspiração (ácido gástrico, substâncias ingeridas, afogamento, substâncias químicas, sangue)

Traumatismo torácico com contusão ou esmagamento

Irradiação torácica

Bypass cardiopulmonar

Embolia gordurosa

Embolia aérea

Embolia por líquido amniótico

Edema de reexpansão ou de reperfusão

Crise de anemia falciforme

Pneumonia intersticial aguda

Pneumonia intersticial usual com exacerbação aguda

Lesão indireta

Septicemia, particularmente com Gram-negativos

Choque

Síndrome de choque tóxico

Coagulação intravascular disseminada

Traumatismo extratorácico

Queimaduras

Edema neurogênico

Drogas

Anafilaxia

Reações transfusionais

Reações a leucoaglutininas

Cetoacidose diabética

Pancreatite

Uremia

Altitude elevada

---

ros, desenvolve-se fibrose intersticial. Esta constitui a fase fibrótica da SARA.

Anormalidades Radiográficas

Horas. As radiografias apresentam-se tipicamente normais nas primeiras 12 a 24 horas após a agressão aguda, a despeito da presença de dispnéia (Fig. 11-10A). Esse período de latência radiográfica (*radiographic lag*) é sugestivo de SARA (Quadro 11-4).

Dias. As radiografias tornam-se tipicamente anormais após 24 horas da incitação pelo agente agressor e do desenvolvimento dos primeiros sintomas. As radiografias mostram áreas bilaterais, em mosaicos, de consolidação de espaços aéreos; estas tendem para uma distribuição mais periférica do que nas vistas em pacientes com edema hidrostático (Fig. 11-10B e C). Vão aumentando no decorrer do tempo e acabam tornando-se confluentes (Fig. 11-10D e E). Atelectasia relativa à posição do paciente desenvolve-se por vezes. Os broncogramas aéreos são

AUMENTO DO EDEMA DE PERMEABILIDADE COM LESÃO ALVEOLAR DIFUSA: SÍNDROME DA ANGÚSTIA...

QUADRO 11-4 FASES DA SÍNDROME DE ANGÚSTIA RESPIRATÓRIA AGUDA

Tempo de evolução	Fases (estágios)	Achados patológicos	Achados radiográficos
Horas	Exsudativa inicial (lesão)	Edema endotelial precoce	Normal
Dias	Exsudativa tardia (lesão)	Lesão endotelial progressiva, necrose do pavimento celular alveolar, progressivo edema alveolar e hemorragia	Consolidações em mosaicos, muitas vezes periféricas; confluência progressiva, atelectasia de posição (dependent)
Semanas	Proliferativa (reparativa)	Proliferação de células no pavimento alveolar; organização de exsudatos alveolares; proliferação de fibroblastos em paredes alveolares	Lenta resolução de consolidação, desenvolvimento de opacidades reticulares
Meses	Fibrose	Dependendo do grau da lesão, resolução ou fibrose	Persistem opacidades reticulares e os favos de mel, por vezes anteriores

mais comuns do que nos casos de edema hidrostático. Anormalidades intersticiais podem estar presentes, mas as linhas de Kerley são caracteristicamente incomuns. Derrame pleural é bem menos comum e menor do que o que se apresenta em pacientes com edema hidrostático.

Por causa das lesões pulmonares mais graves que ocorrem em pacientes com SARA e pela presença de líquido edematoso rico em proteínas, membranas hialinas, hemorragia, as anormalidades radiográficas desaparecem muito mais vagarosamente na SARA do que o fazem no edema hidrostático. Melhora radiográfica, com aumento dos volumes pulmonares e decréscimo de sua opacidade, pode ocorrer já na primeira semana. Isto reflete, muitas vezes, mais o resultado da ventilação positiva assistida do que propriamente uma melhora nas anormalidades pulmonares.

A ventilação mecânica (Fig. 11-10D) geralmente é necessária para manter a oxigenação. Altas pressões de ventilação são por vezes necessárias em pacientes com SARA; barotrauma com pneumotórax e pneumomediastino muitas vezes ocorre durante este estágio.

Visto por TCAR, o edema pulmonar que pode decorrer da SARA mostra geralmente opacidade em vidro fosco ou consolidação com predominância em regiões pulmonares mais baixas (Fig. 11-10C). As opacidades podem ser difusas ou em mosaicos. O espessamento septal interlobular é visto menos comumente do que o edema hidrostático. Dependendo da etiologia do edema, as opacidades podem predominar nas regiões periféricas e nas subpleurais, ou podem poupar a periferia pulmonar. Derrames pleurais unilateral ou bilateral podem ser vistos, mas são tipicamente pequenos.

Podem ser notadas diferenças entre as imagens mostradas por TC de pacientes com SARA somada a doença pulmonar (p. ex., pneumonia) e as imagens de pacientes com SARA resultante de causas extrapulmonares (p. ex., sepse). Em pacientes com SARA devida à doença pulmonar, consolidação e opacidade em vidro fosco são igualmente prevalentes e as anormalidades pulmonares são muitas vezes assimétricas, refletindo a presença de doença pulmonar desencadeante. Em pacientes com causa extratorácica para SARA, as opacidades em vidro

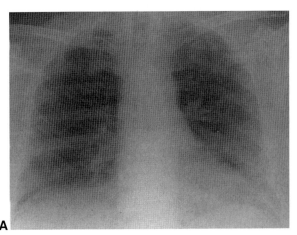
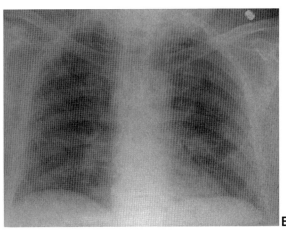

FIG. 11-10. SARA associada a septicemia. **A.** A radiografia inicial é normal a despeito da presença de dispnéia. **B.** No dia seguinte, opacidades em mosaicos são vistas perifericamente, com predominância nas bases pulmonares. *(Continua.)*

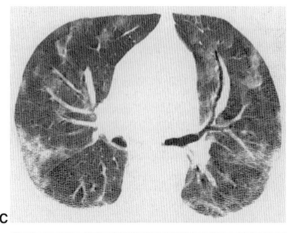
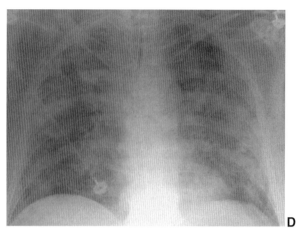
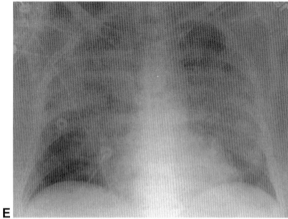

FIG. 11-10. *(Continuação.)* **C**. A TCAR obtida ao mesmo tempo que a imagem mostrada em **B** mostra áreas periféricas com aspecto de mosaicos consolidados e opacidade em vidro fosco. Estas não são específicas, mas típicas da SARA inicial. **D.** Doze horas depois que as imagens mostradas em **B** foram obtidas, verificou-se progressiva consolidação com predominância periférica. Foi colocado um tubo endotraqueal destinado à ventilação mecânica. **E.** Três dias depois de ter sido obtida a imagem mostrada em **D**, houve progressão de consolidação confluente, com broncogramas aéreos visíveis.

fosco são predominantes e o envolvimento simétrico de ambos os pulmões é mais típico (Fig. 11-10C).

Os achados da TC em pacientes com síndrome da embolia gordurosa pulmonar, uma causa de SARA, incluem opacidade em vidro fosco difusa, áreas de consolidação focal ou opacidade em vidro fosco, ou nódulos. Anormalidades focais predominam nos lobos superiores. Opacidades dependentes da gravidade predominam nos lobos inferiores.

Semanas. Depois de uma semana, as consolidações podem entrar vagarosamente em fase resolutiva, e vão sendo substituídas por opacidades reticulares ou assumindo uma aparência mais retalhada. A progressão da consolidação, após uma semana, pode ser indício de pneumonia superposta. No decorrer do tempo, a consolidação resolve-se em pacientes com SARA, mas as opacidades em vidro fosco e os achados de fibrose pulmonar podem persistir.

Meses. Em pacientes com fibrose pulmonar resultante de SARA, as radiografias mostram um padrão reticular persistente ou o aspecto de favo de mel. Reticulação e favos de mel podem ser vistos na TCAR e tendem para uma localização nitidamente anterior (Fig. 11-11). Esta distribuição pouco usual provavelmente reflete o fato de que pacientes com SARA desenvolvem tipicamente atelectasia pulmonar posterior e consolidação durante o estágio exsudativo da doença; admite-se que esta consolidação protege as regiões posteriores dos pulmões dos efeitos adversos da ventilação mecânica, incluindo alta pressão ventilatória e alta tensão de oxigênio.

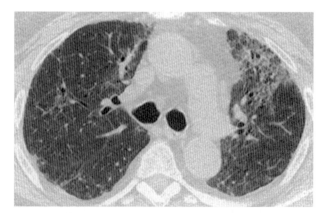

FIG. 11-11. Fibrose pulmonar anterior em paciente em recuperação de SARA. Verifica-se reticulação assimétrica com bronquiectasia por tração e ligeira aparência de favos de mel. A parte posterior do pulmão também está anormal, mas em menor grau.

EDEMA DE PERMEABILIDADE SEM DANOS ALVEOLARES DIFUSOS

Edema pulmonar de permeabilidade vascular pode ocorrer acompanhando LAD, em pacientes com reações a drogas, em tratamento com interleucina-2, em reação transfusional ou em síndrome pulmonar causada por *Hantavirus* e, também, como resultado de insulto ligeiro do tipo que geralmente leva à SARA, como embolismo aéreo ou síndrome do choque tóxico. Foi sugerido que a ausência de lesões do epitélio pulmonar em tais pacientes reduz a extensão do edema alveolar.

Em pacientes com edema pulmonar de permeabilidade que ocorre na ausência de LAD, as anormalidades radiográficas assemelham-se, tipicamente, às do edema hidrostático, com espessamento septal interlobular como característica predominante em muitos casos (Fig. 11-12). O edema pode ser rapidamente absorvido, por não haver danos epiteliais.

EDEMA MISTO

Edema de causas mistas (de permeabilidade e hidrostático) pode ser visto em doenças que resultam em aumento da pressão intravascular e lesões do endotélio capilar. Uma etiologia mista é suspeita em pacientes com edema pulmonar neurogênico, edema por reexpansão, edema em altitudes elevadas, edema por reexpansão ou reperfusão, edema associado a terapia tocolítica *(tocolytic therapy)*, pós-pneumectomia ou por redução de volume pulmonar, em edema relacionado com êmbolos aéreos; em algumas reações por drogas (Fig. 11-13), em pacientes com SARA

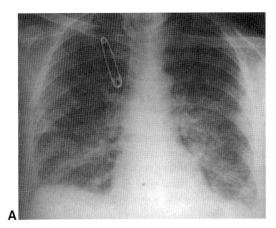

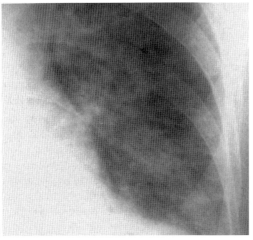

FIG. 11-12. Reação aguda à droga (bleomicina) mostrando edema pulmonar de permeabilidade. **A.** A radiografia torácica mostra aumento das opacidades reticulares nas bases pulmonares com linhas de Kerley. Embora essa aparência mimetize a do edema hidrostático, o tamanho do coração é normal. **B.** Vista focalizando a base esquerda *(coned-down)* mostra linhas B de Kerley.

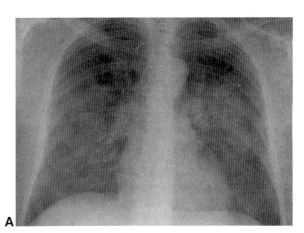

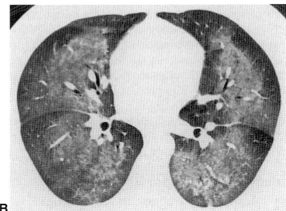

FIG. 11-13. Edema pulmonar misto (por permeabilidade e hidrostático) em paciente com *overdose* de cocaína. Hipertensão transitória e extravasamento capilar seriam as causas responsáveis. **A.** A radiografia torácica mostra aparência periilar de "asa de morcego" do edema em curso. **B.** A TCAR mostra opacidade do tipo vidro fosco que poupa a periferia pulmonar. O edema desaparece num período de poucos dias.

que são super-hidratados ou que desenvolvem insuficiência renal ou cardíaca. Como seria de esperar, as aparências radiográficas destes diferentes tipos de edema são variáveis.

DISTINÇÃO ENTRE OS DIFERENTES TIPOS DE EDEMA

Embora algumas vezes seja impossível distinguir entre esses tipos de edema, a atenção para sinais específicos permite que mais de dois terços deles sejam classificados corretamente.

No edema hidrostático, a verificação de cardiomegalia e de congestão vascular é muitas vezes valiosa para fazer o diagnóstico. Os achados radiográficos de edema pulmonar muitas vezes aparecem logo após o incidente com o fator agressor e podem mudar rapidamente. A presença de edema intersticial com linhas de Kerley sugere edema hidrostático, embora essas linhas possam ser vistas também em pacientes com edema de permeabilidade sem LAD e em edema misto. Derrame pleural é comum no edema hidrostático e pode ser expressivo.

Em pacientes com SARA, as anormalidades radiográficas são muitas vezes retardadas, surgindo 24 horas após o início dos sintomas, e as mudanças radiográficas evoluem lentamente. Os broncogramas aéreos são mais típicos de SARA e as linhas de Kerley são raras. Derrames pleurais são incomuns e usualmente pequenos.

CAUSAS ESPECÍFICAS DE EDEMA PULMONAR

■ Edema Pulmonar Neurogênico

O edema pulmonar que se desenvolve em pacientes com traumatismo craniano, com hemorragia intracraniana ou aumento de pressão intracraniana, convulsões ou outras causas de condições neurológicas agudas ocorre, mais provavelmente, por causa de ambos os mecanismos hidrostático e aumento da permeabilidade (edema misto). A descarga simpática resultante da lesão do sistema nervoso central produz vasoconstrição, aumento da pressão arterial sistêmica e insuficiência cardíaca esquerda aguda. O líquido edematoso pode ser rico em proteínas, o que indicam permeabilidade aumentada. O edema pode surgir muito rapidamente, minutos após o episódio responsável (por exemplo edema pulmonar agudo). A aparência radiográfica é usualmente aquela que se vê em edema de espaço aéreo (Fig. 11-14). O desaparecimento do edema ocorre em 1 a 2 dias.

■ Edema Pulmonar por Reexpansão

A rápida expansão do pulmão após este ter ficado colabado por mais de 2 a 3 dias pode produzir edema focal no pulmão reexpandido. Isto tipicamente ocorre em 2 a 4 horas da reexpansão, mas pode progredir por 1 a 2 dias. Tipicamente, apresenta-se como edema de espaço aéreo.

Dois mecanismos são provavelmente responsáveis pelo fenômeno. Primeiro, em conseqüência de um colapso, a perfusão pulmonar decresce e o pulmão se tor-

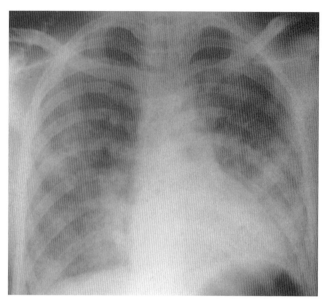

FIG. 11-14. Edema pulmonar neurogênico conseqüente a traumatismo craniano. Consolidação bilateral é visível.

na hipoxêmico, a produção de surfactante diminui e o pulmão torna-se menos complacente. Por essa causa, uma pressão intrapleural mais negativa é necessária (durante a toracocentese ou uso de dreno torácico) para que se consiga a reexpansão pulmonar. Essa situação pode contribuir para o desenvolvimento de edema por mecanismos hidrostáticos. Segundo, a hipoxia prolongada provoca grande liberação de radicais livres, o que pode resultar em danos ao endotélio capilar, aumentando o edema de permeabilidade durante a reperfusão. Um decréscimo transitório no retorno linfático ou no retorno venoso foi também sugerido como um mecanismo que contribui para o edema por reexpansão. Este, usualmente é reabsorvido em menos de uma semana.

Embora o edema em geral se localize na região pulmonar que entrou em colapso previamente, algumas vezes pode ser visto em outros lobos ou mesmo no pulmão oposto. Esta ocorrência pode ser conseqüente à liberação de radicais livres e de substâncias vasoativas para a corrente sanguínea, o que acontece durante a reperfusão do pulmão em hipoxia. O edema pulmonar de reexpansão mostra-se usualmente como consolidação ou opacidade tipo vidro fosco (Figs. 11-15 e 11-16).

O edema por reexpansão não é geralmente problemático, mas, em alguns casos, pode resultar na piora dos sintomas mesmo que a compressão pulmonar devido à coleção de líquido ou ar intrapleural tenha sido aliviada. Em pacientes com grandes coleções pleurais, uma remoção lenta, num período de dias, pode ser a conduta mais indicada para reduzir a possibilidade da ocorrência de edema por reexpansão.

■ Edema Pulmonar em Altitudes Elevadas

Edema pulmonar pode desenvolver-se após rápida ascensão a altitudes elevadas, usualmente maiores que 3.000 m.

CAUSAS ESPECÍFICAS DE EDEMA PULMONAR

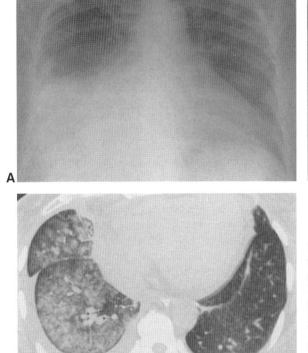

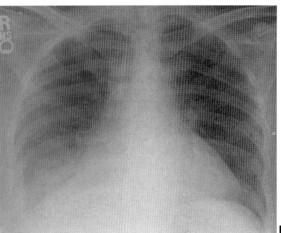

FIG. 11-15. Edema por reexpansão pulmonar após toracocentese. **A.** A radiografia de tórax de paciente com cardiomegalia mostra derrame pleural do lado direito. **B.** A radiografia após a toracocentese mostra pequeno derrame residual e aumento da opacidade no lobo inferior direito, devido a edema por reexpansão. **C.** A TCAR mostra um pequeno derrame residual do lado direito e opacidade em vidro fosco envolvendo os lobos médio e inferior direitos. As opacidades mostram predominância centrilobular.

Em geral o edema desenvolve-se entre 12 horas a 3 dias da subida; a maioria dos casos ocorre no primeiro dia. Menos comumente, desenvolve-se em pessoas que vivem há muito tempo nessas altitudes altas.

A redução da pressão parcial do oxigênio do ar inspirado é responsável por este tipo de edema. Em pessoas suscetíveis, resultam espasmos esparsos de algumas artérias pulmonares menores, com aumento da pressão nesses ramos arteriais que permanecem patentes. Esta alta de pressão não produz apenas um edema hidrostático, mas também lesa o endotélio capilar, causando, então, aumento de sua permeabilidade. Espaços aéreos em

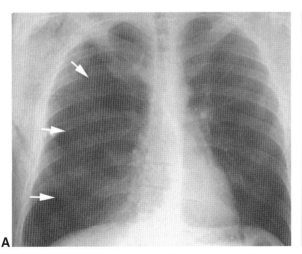
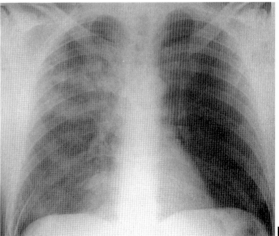

FIG. 11-16. Edema pulmonar por reexpansão, após evacuação de pneumotórax. **A.** A radiografia de tórax após traumatismo mostra pneumotórax volumoso à direita *(setas)* e enfisema subcutâneo. **B.** Após reexpansão pulmonar rápida através de um tubo de drenagem, consolidação em mosaico é visível no pulmão direito.

mosaicos edemaciados são tipicamente vistos. A administração de oxigênio ou o retorno para o nível do mar promove a resolução do edema em 1 a 2 dias.

ATELECTASIA

A atelectasia desenvolve-se freqüentemente em pacientes internados em UTI por causa do decréscimo do sensório, da dor, da intubação endotraqueal, da ventilação mecânica e da posição supina. Particularmente em pacientes pós-cirurgia, são comuns as áreas de atelectasia basal e estas, tipicamente, aparecem em 24 a 48 horas. A obstrução de pequenas vias aéreas periféricas por secreções residuais é a causa habitual.

Uma área localizada de consolidação é a mais comum expressão radiográfica da atelectasia, sendo difícil distingui-la de pneumonia ou de aspiração, a menos que achados associados de perda de volume sejam visíveis. Em radiografias AP obtidas por aparelhos portáteis, sinais de perda de volume do lobo inferior incluem a depressão do hilo, orientação vertical do brônquio principal, aglomeração dos brônquios segmentares do lobo inferior e uma fissura maior visível e orientada verticalmente. A atelectasia do lobo inferior esquerdo é quase universal em pacientes submetidos a cirurgia (aberta) cardíaca com cardioplegia a frio.

Uma vez que o arrolhamento mucoso que resulta em atelectasia nesses pacientes é geralmente periférico e envolve pequenos brônquios, broncogramas aéreos são muitas vezes visíveis dentro do pulmão colabado. Pequenos derrames pleurais podem estar presentes.

Áreas de consolidação resultantes da atelectasia podem mudar rapidamente de aparência, sinal este que ajuda a distingui-las de pneumonia. A opacificação aguda de um hemitórax pode representar atelectasia e pulmão inundado *(drowned lung)*; pequena perda de volume pode ser vista nessa situação.

PNEUMONIA

Ocorre em 10 a 20% dos pacientes internados em UTI. Associa-se a alta mortalidade porque estes pacientes, em geral, já estão debilitados; as infecções hospitalares são notoriamente resistentes aos antibióticos e difíceis de serem tratadas; e os mecanismos normais de limpeza mucociliar estão suprimidos ou se tornaram ineficazes pela oxigenoterapia e pela ventilação mecânica. Microrganismos Gram-negativos como *Pseudomonas aeruginosa* e *Klebsiella spp* são muitas vezes os responsáveis pela infecção hospitalar.

Embora o diagnóstico de pneumonia em geral se baseie na associação de febre, cultura do escarro para microrganismos patogênicos e anormalidades na radiografia do tórax, o paciente em UTI pode apresentar cada um desses sinais sem ter pneumonia. A intubação endotraqueal pode resultar, muitas vezes, na colonização da traquéia, sem produzir pneumonia. Muitos desses pacientes terão também alguma espécie de anormalidade pulmonar nas radiografias de tórax, em geral atelectasia, aspiração ou edema pulmonar. O diagnóstico errado de pneumonia é comum, sendo por isso aconselhável obter, sempre, uma confirmação bacteriológica.

Radiograficamente, pneumonias podem mostrar-se localizadas ou em áreas difusas de consolidação de espaços aéreos, como consolidações em mosaicos inomogêneas. Dependendo do microrganismo causador e da imunocompetência do paciente, as pneumonias instalam-se e cursam em poucos dias. Mais raramente, a pneumonia de pacientes em UTI mostra uma piora dramática na consolidação, em questões de horas; essa ocorrência é mais típica da atelectasia, do edema pulmonar, da aspiração ou de hemorragia. Em 1 a 2 dias de tratamento com antibióticos apropriados, a consolidação pneumônica deveria estabilizar-se e começar a desfazer-se. A progressão da pneumonia, a despeito de tratamento adequado, sugere superinfecção com um segundo microrganismo, uma infecção mista, ou um outro processo superposto tal como edema pulmonar, por exemplo.

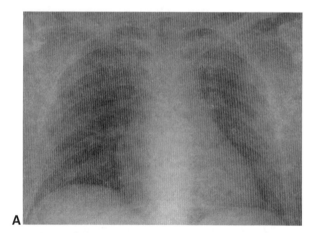

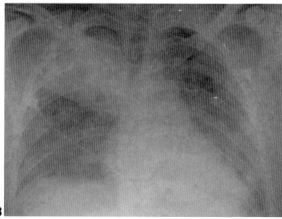

FIG. 11-17. Aspiração aguda. **A.** Radiografia basal com aparência normal. **B.** Várias horas após uma aspiração aguda, houve aparecimento rápido de consolidação no lobo superior direito e no lobo inferior esquerdo, com consolidação menor na base direita. A distribuição da consolidação varia com a posição do paciente no momento da aspiração.

ASPIRAÇÃO

A aspiração de substâncias brandas como água, sangue ou conteúdo estomacal neutralizado causa resposta inflamatória pequena e não resulta em doença grave do pulmão, a menos que o volume de líquido aspirado seja grande. As radiografias podem mostrar áreas de consolidação em regiões mais baixas do pulmão, como resultado das substâncias aspiradas, mas estas áreas clareiam rapidamente com intervenção ventilatória ou com a tosse.

A aspiração de substâncias irritantes, particularmente de conteúdo gástrico ácido (pH < 2,5), produz acentuada inflamação do parênquima e pode resultar em edema pulmonar. Pacientes em UTI são predispostos à aspiração do conteúdo gástrico por causa da intubação nasogástrica ou endotraqueal, pelo nível de consciência diminuído e por permanecer em posição supina. O inflar do manguito do tubo endotraqueal não evita inteiramente a aspiração.

Em geral, após várias horas da aspiração de material ácido, o paciente exibe febre, dispnéia e hipoxemia. As radiografias geralmente mostram consolidação progressiva e rápida, áreas homogêneas ou em mosaicos de consolidação nas áreas pulmonares inferiores (Fig. 11-17). A TCAR pode mostrar opacidade em vidro fosco (por vezes aguda) ou consolidação (Fig. 11-18). Em poucos dias, a seguir, verificam-se melhora clínica e alguma diminuição da consolidação. Se o paciente piorar e a radiografia falhar em mostrar essa ocorrência, deve-se suspeitar de infecção superposta ou de SARA. O derrame pleural não é geralmente associado à aspiração, a menos que uma pneumonia se desenvolva (Fig. 11-18B).

EMBOLIA PULMONAR

A embolia pulmonar deve ser considerada no diagnóstico diferencial da SARA em estágio inicial. Ambas as condições são caracterizadas por progressiva insuficiência respiratória, em face de uma radiografia normal ou levemente anormal. Contudo, a consolidação difusa que ocorre tipicamente na SARA raramente é vista em pacientes com embolia pulmonar. Ao contrário, a embolia pulmonar em geral produz áreas mais localizadas de consolidação e a derrame pleural é comum nesta patologia. O diagnóstico de embolia pulmonar em pacientes em UTI é feito primariamente com TC espiral.

HEMORRAGIA PULMONAR

Hemorragia pulmonar parenquimatosa pode ocorrer em pacientes em uso de anticoagulantes, com diáteses hemorrágicas, com vasculite pulmonar e com a síndrome de Goodpasture, entre outras causas. Tipicamente, áreas de consolidação aparecem rapidamente, são bilaterais e associadas a uma descida no hematócrito. A resolução da consolidação pode ser demorada. A aspiração de sangue traqueal, resultante de intubação traumática, pode produzir aparência semelhante. Não é necessária a presença de hemoptise em pacientes com hemorragia pulmonar significativa. As síndromes hemorrágicas pulmonares serão discutidas no Capítulo 19.

DERRAME PLEURAL

Pode ser extremamente difícil, ou mesmo impossível, distinguir derrame pleural de áreas basais de consolidação em radiografias de pacientes acamados, em supinação ou semi-eretos. Apagamento do ângulo costofrênico e um menisco muitas vezes estão ausentes, e uma definição pobre do hemidiafragma ipsolateral ou uma opacidade homogênea no hemitórax inferior podem ser os únicos sinais visíveis. A presença de broncogramas aéreos indica que pelo menos alguma consolidação existe, mas não ex-

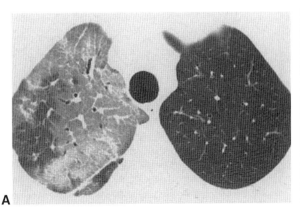
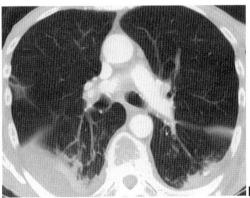

FIG. 11-18. Aspiração. **A.** A TCAR em paciente com aspiração aguda mostra opacidade tipo vidro fosco no lobo superior direito. **B.** Pneumonia por aspiração em outro paciente. Consolidação envolvendo regiões pulmonares inferiores. Pequenos derrames pleurais espessando as fissuras sugerem infecção superposta.

clui a presença de líquido; de fato, a consolidação pulmonar e os broncogramas aéreos podem refletir atelectasia secundária ao derrame.

A menos que uma toracocentese diagnóstica esteja em cogitação, pequenas coleções de líquido pleural raramente têm significado clínico em pacientes de UTI, e a diferenciação entre líquido e consolidação pode não ser necessária. Se um diagnóstico definido de derrame em paciente acamado for desejado, podem ser feitos filmes em decúbito, rolando o paciente para uma superfície plana e dura (p. ex., tábua de ressuscitação). Se radiografias de decúbito não puderem ser obtidas, a realização de duas radiografias, uma com o paciente ereto e outra com o paciente em posição supina, pode permitir que se faça o diagnóstico de derrame pleural.

Em pacientes de UTI, a ausência ou a presença de derrame pleural em geral não ajuda no diagnóstico da causa de doença pulmonar coexistente. Embora o derrame pleural só raramente apareça associado a SARA, pacientes que apresentaram aspiração e hemorragia com esta doença podem apresentar derrame pleural resultante de outros processos como insuficiência cardíaca, cirurgia recente ou doença abdominal.

Grandes derrames pleurais que reduzem significativamente a ventilação e a função pulmonar são tratados, em geral, por toracocentese ou drenagem pleural.

VENTILAÇÃO MECÂNICA E BAROTRAUMA PULMONAR

Ventiladores mecânicos são comumente utilizados em pacientes de UTI para tratar insuficiência ventilatória ou respiratória. Pressão de ventilador de alto pico e pressão positiva contínua são normalmente empregadas no tratamento de hipoxemia resultante de SARA, edema pulmonar e outras doenças respiratórias.

A assistência ventilatória pode alterar a aparência da doença pulmonar. O aumento das pressões ventilatórias produz aumento do volume pulmonar e um aparente clareamento das consolidações, enquanto o decréscimo da pressão ventilatória produz um decréscimo no volume dos pulmões e uma aparente piora da doença. Portanto, o conhecimento das variações dos aparelhos ventilatórios é importante para permitir uma correta interpretação das radiografias em condições de UTI.

■ Barotrauma

O uso de ventiladores mecânicos e de altas pressões ventilatórias pode produzir barotrauma pulmonar com ruptura de alvéolos e subseqüente desenvolvimento de pneumomediastino, enfisema subcutâneo, pneumotórax e ar dentro do retroperitônio ou livre na cavidade abdominal. O pronto reconhecimento do ar extra-alveolar é importante porque o pneumotórax implica risco de morte aos pacientes com tal complicação.

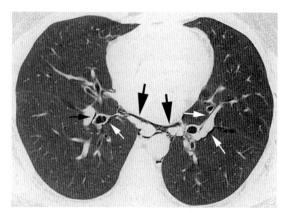

FIG. 11-19. Enfisema intersticial e pneumomediastino. No pós-operatório de um paciente, a TC mostra listras de ar *(setas pequenas)* envolvendo os brônquios centrais e vasos. Esta aparência representa enfisema intersticial. Embora esta pareça ser a primeira manifestação do barotrauma, não acontece comumente em adultos. O enfisema intersticial leva diretamente ao pneumomediastino. Neste paciente, o ar mediastinal é visto envolvendo o esôfago e a aorta *(setas grandes)*.

Em uma pequena minoria de pacientes, o ar extra-alveolar pode ser reconhecido, em primeiro lugar, ocupando o espaço pulmonar intersticial, onde se mostra como coleção de ar perivascular (*enfisema intersticial*; Fig. 11-19), pode apresentar-se também como bolhas irregulares dentro de áreas de consolidação. Bolhas subpleurais podem formar-se e piorar o pneumotórax quando se rompem. O enfisema intersticial visto em radiografias simples é muito raro em adultos.

A partir do espaço intersticial, o ar vai dissecando em direção ao centro, produzindo o pneumomediastino (Fig. 11-20; ver também Fig. 11-19). Isto pode ser visível como

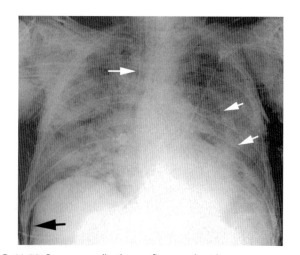

FIG. 11-20. Pneumomediastino, enfisema subcutâneo e ar retroperitoneal. Em paciente com barotrauma, pneumomediastino *(setas brancas)* é visível delineando a parede da traquéia e deslocando a pleura mediastinal lateralmente. A presença do enfisema subcutâneo que é visto delineando os músculos peitorais maiores é presuntiva de evidência de pneumomediastino, na ausência de trauma penetrante, ou de colocação de tubo torácico. A presença de ar na lateral do fígado *(seta preta)* indica ser retroperitoneal. Ar livre no abdome é visto acima do fígado, e não lateral a este órgão.

VENTILAÇÃO MECÂNICA E BAROTRAUMA PULMONAR

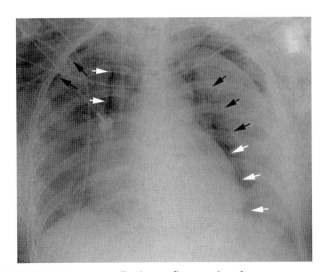

FIG. 11-21. Pneumomediastino, enfisema subcutâneo e pneumotórax. Em um paciente com barotrauma, o pneumomediastino *(setas brancas)* é visível delineando e deslocando a pleura mediastinal. Pneumotórax bilateral está presente *(setas pretas)*. O colapso pulmonar é pequeno a despeito do pneumotórax (provavelmente sob tensão por causa da ventilação mecânica). Isto é devido à consolidação pulmonar subjacente. Enfisema subcutâneo está também presente.

uma luminosidade (lucência) adjacente às estruturas mediastinais, como aorta e traquéia. O ar delineando a parede traqueal é comum no pneumomediastino.

Pode ocorrer, nestas circunstâncias, pneumopericárdio por causa do ar intersticial que, em seu caminho, vai dissecando ao longo dos vasos pulmonares. Este achado é relativamente comum em crianças mas é raro em adultos, exceto após uma cirurgia cardíaca ou intervenção pericárdica.

Na ausência de traumatismo perfurante ou de colocação imprópria de tubo, a presença de enfisema subcutâneo é evidência da presença de pneumomediastino, mesmo que este não seja visível (Fig. 11-20).

O pneumotórax pode resultar da invasão do ar mediastinal no espaço pleural, mas o oposto não é verdadeiro — pneumotórax não leva ao pneumomediastino em circunstâncias normais. Em pacientes submetidos a ventilação mecânica, o pneumotórax deveria ser considerado sob tensão, e este é comumente o caso. Com pneumotórax tensionado, o diafragma mostra-se muitas vezes deprimido e o mediastino pode estar deslocado para o lado oposto. Contudo, por causa de doença pulmonar subjacente (consolidação), pode não ocorrer colapso pulmonar significativo no lado do pneumotórax, mesmo em presença de tensão (Fig. 11-21). Em pacientes em posição supina, pneumotórax pode ser visto em lo-

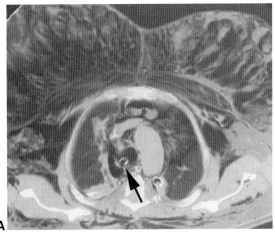

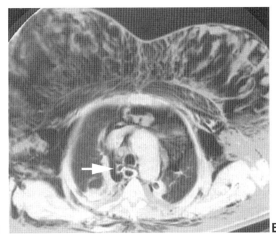

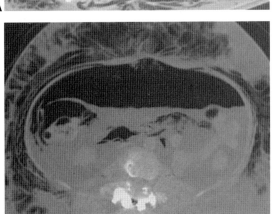

FIG. 11-22. Tubo endotraqueal transfixando a traquéia e resultando em pneumomediastino, pneumotórax, extenso enfisema subcutâneo e pneumoperitônio.
A e **B**. O tubo endotraqueal *(setas)* penetra na traquéia e sua ponta livre fica no mediastino *(seta em B)*. Grande quantidade de ar extra-alveolar está presente.
C. Tanto ar retroperitoneal como intraperitoneal estão presentes.

cais atípicos, medialmente nos pulmões ou em suas bases (ver Capítulo 26). Deve-se tomar cuidado para distinguir pregas de pele de pneumotórax.

O ar dissecando inferiormente a partir do mediastino pode alcançar o retroperitônio (Fig. 11-22; ver também Fig. 11-20) e pode romper dentro do espaço peritoneal, formando ar abdominal livre (Fig. 11-22C). O ar retroperitoneal é visto lateralmente ao fígado; o ar peritoneal livre é visto acima dele. Quase todos os pacientes que apresentam ar abdominal relacionado com a assistência ventilatória terão também um pneumomediastino visível.

TUBOS, GUIAS E SUAS COMPLICAÇÕES

O primeiro passo para interpretar uma radiografia de um paciente em UTI consiste em avaliar a colocação de cateteres e de tubos. Cateteres mal colocados podem causar sérias complicações. A colocação errada de cateteres e de tubos ocorre em 10% dos casos.

■ Tubos Endotraqueais

A ventilação mecânica exige o uso de tubo endotraqueal. A ponta do tubo deve ficar posicionada vários centímetros acima da carina traqueal, sendo esta muitas vezes visível; se a carina não estiver visível, ela pode ser localizada procurando-se o brônquio principal. Se continuar invisível, pode-se admitir que ela esteja perto do nível da superfície inferior do arco aórtico (Fig. 11-23) ou perto do nível dos corpos vertebrais T4-5.

A posição ideal para um tubo endotraqueal vai depender do grau de extensão ou de flexão do pescoço do paciente. A ponta de um tubo endotraqueal pode descer até 3 cm, quando o pescoço está flexionado a partir de uma posição neutra, e pode subir até 5 cm com o pescoço em extensão. Com o pescoço do paciente numa posição neutra, a ponta do tubo deveria ficar aproximadamente 4 a 7 cm acima da carina. Se o pescoço estiver estendido, a ponta do tubo deveria estar mais alta (7 a 9 cm acima da carina), para permitir possível movimentação um pouco mais para baixo. Com o pescoço fletido, o inverso é verdadeiro e a ponta deveria estar mais baixa (2 a 4 cm acima da carina).

A flexão e a extensão do pescoço podem ser avaliadas observando-se a posição da mandíbula do paciente na radiografia torácica. Em posição neutra, a mandíbula fica acima da espinha cervical inferior; se a mandíbula estiver mais alta, o pescoço estará distendido; se estiver mais baixa, o pescoço está fletido. É simples lembrar que a ponta do tubo se move na mesma direção do queixo, tanto na flexão quanto na extensão do pescoço.

A colocação muito baixa de um tubo endotraqueal em geral tem como conseqüência sua entrada no brônquio principal direito (Fig. 11-24A). Essa posição do tubo ou cânula pode produzir hiperinflação pulmonar direita, ruptura alveolar e pneumotórax ou, ainda, colapso do lobo superior direito ou do pulmão esquerdo, por falta de ventilação destas áreas. A intubação do brônquio principal esquerdo é menos comum por ter este uma orientação mais horizontal (Fig. 11-24B).

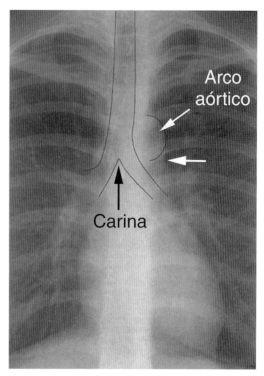

FIG. 11-23. Relação da carina com o arco aórtico. Se a carina não estiver claramente visível, ela estará localizada perto do nível da superfície inferior da opacidade redonda do arco aórtico *(seta branca)*.

Um tubo colocado muito alto pode alojar-se na hipofaringe ou na laringe (Fig. 11-25), produzindo hipoventilação ou distensão gástrica. Se a ponta do tubo ou o manguito ficar ao nível das cordas vocais, podem resultar ulceração e cicatriz, que levarão a uma estenose.

A intubação esofágica pode ser reconhecida por um curso diferente do tubo, que então não se coloca sobre a coluna aérea da traquéia; outro sinal do desvio do tubo é a distensão gástrica (Fig. 11-26). Uma radiografia de perfil tem grande utilidade no diagnóstico; embora a traquéia e o esôfago se sobreponham na projeção frontal, eles são bem distintos na radiografia de perfil.

A superinflação do manguito ou do balão do tubo (Fig. 11-25) causa ulceração da parede traqueal, com perfuração ou cicatriz estenosante como complicações. A superinflação pode ser reconhecida se houver um abaulamento na coluna aérea traqueal, no local do balão, vários centímetros acima da ponta do balão. Estenose ou malacia traqueal podem ocorrer como complicação tardia da intubação endotraqueal. Estas complicações têm sido minimizadas pelo uso de balões de baixa pressão, mas ainda assim ocorrem.

Raramente ocorre perfuração traqueal com intubação (Fig. 11-22). A cânula ou tubo endotraqueal pode percorrer um curso anormal, ou pneumomediastino pode estar presente.

TUBOS, GUIAS E SUAS COMPLICAÇÕES

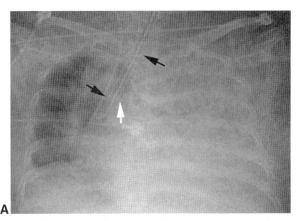
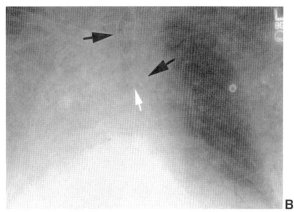

FIG. 11-24. Intubação de um brônquio principal. **A.** Intubação do brônquio principal direito. O tubo ou sonda endotraqueal *(setas pretas)* entra no brônquio principal direito. A carina traqueal está indicada pela seta branca. Colapso do pulmão esquerdo foi o resultado. **B.** Intubação do brônquio principal esquerdo. O tubo endotraqueal *(setas pretas)* alcança o interior do brônquio esquerdo principal. Este erro é menos comum do que a intubação do brônquio principal direito. O colapso do pulmão direito foi o resultado. A seta branca indica o local da carina.

■ Tubos de Traqueostomia

Uma cânula ou tubo para ser usado mediante traqueostomia se o paciente necessitar de ventilação mecânica crônica ou nos casos de obstrução de vias aéreas superiores. A posição da ponta do tubo em relação à carina não é crítica porque isto é determinado pelo local da abertura (estoma) da traqueostomia. Os tubos de traqueostomia que são angulados em relação à luz traqueal podem causar erosão da parede traqueal com perfuração ou subseqüente estenose traqueal, ou podem, ocasionalmente, cair fora da traquéia. Os balões para traqueostomia podem ser superinflados.

■ Cateteres Venosos Centrais

Os cateteres venosos centrais utilizados para medir a pressão venosa central ou para infusão venosa de líquidos são, muitas vezes, colocados por meio de punção percutânea da veia jugular interna ou das veias subclávias. As complicações da punção subclávia incluem laceração do vaso ou da artéria carótida (Fig. 11-27); hemorragia mediastinal (Fig. 11-28) ou infusão de líquidos endovenosos no mediastino ou espaço pleural (Fig. 11-29); pneumomediastino e pneumotórax (Fig. 11-27). O pneumotórax é uma das complicações mais comuns, ocorrendo em 5% dos pacientes (Fig. 11-27). Por causa dessas possíveis complicações,

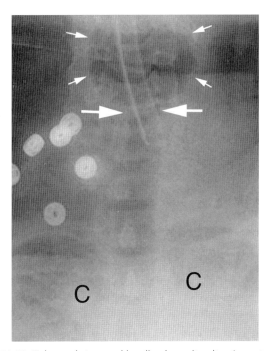

FIG. 11-25. Tubo endotraqueal localizado muito alto. A ponta do tubo está logo abaixo das cordas vocais *(setas grandes)*, ao nível de C6. O balão *(pequenas setas)* está superinflado e ao nível dos seios piriformes.

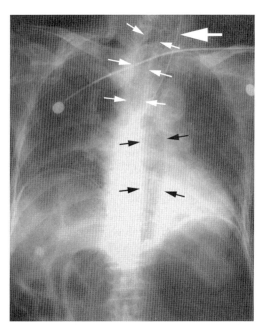

FIG. 11-26. Intubação esofágica. O tubo endotraqueal *(seta branca grande)* não se sobrepõe à sombra da traquéia *(setas brancas pequenas)*. Abaixo do nível da ponta do tubo, o esôfago *(setas pretas)* está dilatado e cheio de ar. O estômago e intestinos estão dilatados por ar.

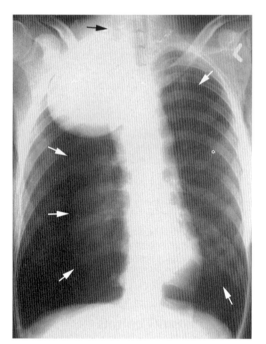

FIG. 11-27. Radiografia do tórax após tentativas bilaterais de colocação de cateter nas subclávias e jugular interna. Um cateter *(seta preta)* aparece à direita do pescoço. Uma grande massa no ápice direito representa um hematoma extrapleural devido à laceração da carótida direita. Pneumotórax bilaterais *(setas brancas)* também estão presentes com desvio do mediastino para a esquerda. O coração mostra-se pequeno, sugerindo tensão com decréscimo do retorno venoso. Este paciente veio a falecer subseqüentemente.

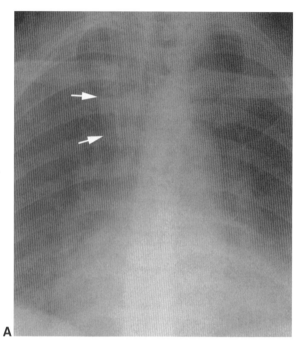

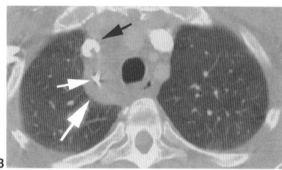

FIG. 11-28. Hemorragia mediastinal após colocação de cateter. **A.** A radiografia do tórax mostra um cateter sobrepondo-se à veia cava superior. O mediastino está aumentado *(setas)*. O retorno do sangue pelo cateter foi pequeno. **B.** A TC mostra o cateter *(seta branca pequena)* extravascular e associado a hematoma mediastinal *(seta branca grande)*. O cateter deveria estar dentro da veia braquiocefálica direita *(seta preta)*.

uma radiografia em aparelho portátil deveria ser feita após todas as tentativas de punções na subclávia ou jugular, mesmo quando bem-sucedidas.

Um cateter colocado corretamente deveria estar na veia cava superior. Como muitos cateteres possuem duas ou três luzes, cada qual com um orifício diferente, a ponta do cateter deveria estar o mais próximo possível do arco ázigo. Esta posição permite que cada orifício, que pode estar situado a até 5 cm da ponta, fique distal à última válvula venosa (esta válvula está localizada na junção da jugular interna e das veias subclávias, no nível do aspecto ou face interna da primeira costela).

Em geral, não se recomenda colocar um cateter no átrio direito; pode provocar arritmia ou injeção de droga tóxica não diluída dentro do coração. Se a radiografia torácica mostrar que a ponta do cateter está no nível da face inferior do brônquio intermédio, isto pode significar que essa ponta está na junção da VCS e da AD. Um cateter abaixo deste nível estará na aurícula direita (AD) Deve ser lembrado que as posições relativas do cateter e da AD mudam com o nível da inspiração. Um cateter na VCS pode parecer que está no átrio direito (AD) numa radiografia obtida no momento da expiração. Cateteres dirigidos lateralmente contra a parede da VCS correm o risco de provocar uma perfuração. Isto ocorre, na maioria das vezes, com cateteres colocados através da veia subclávia esquerda ou da jugular interna esquerda.

Cateteres podem inadvertidamente estender-se para o interior de veias menores, aumentando o risco de mensurações imprecisas de pressão, trombose ou perfuração (Fig. 11-30). Na radiografia, tais cateteres mostram cursos inusitados ou angulação. Um cateter colocado numa veia cava superior esquerda persistente (Fig. 11-31) pode mimetizar uma colocação em pequena veia.

Ocasionalmente, um cateter pode ser colocado na artéria subclávia, em vez de ser colocado na veia (Fig. 11-32). Seu curso usualmente parece anormal. Como a artéria está em posição superior à veia, ela pode ser vista acima da clavícula ou sobreposta ao arco aórtico.

Um cateter que toma um rumo inesperado pode estar livre dentro do mediastino ou do espaço pleural, em vez de estar dentro de uma veia. Por precaução, a administração de líquidos deveria ser sempre feita muito cuidadosamente. Um bom retorno de sangue, pelo cate-

TUBOS, GUIAS E SUAS COMPLICAÇÕES

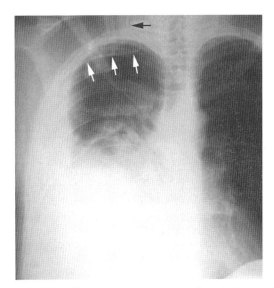

FIG. 11-29. Colocação do cateter no espaço pleural. Um cateter dirigido para a jugular interna direita *(seta preta)* segue um curso inusitado e é dirigido lateralmente *(setas brancas)* num nível acima da clavícula e da veia subclávia. Este cateter está dentro do espaço pleural direito. Um grande derrame pleural é devido ao líquido de infusão IV que alcançou esse espaço.

ter, não assegura sempre que ele esteja numa posição apropriada.

Cateteres mal colocados podem por vezes ser cortados em sua inserção na agulha e, livres, serem embolizados para o coração ou para as artérias pulmonares (Fig. 11-33). Disso podem resultar infecção, trombose e perfuração.

Técnica imprópria pode produzir embolia aérea com ar visível na artéria pulmonar.

■ Cateteres de Artéria Pulmonar (Swan-Ganz)

Cateteres de Swan-Ganz são cateteres de luz dupla com ponta em balão que permitem medir as pressões pulmonar, arterial e a em cunha *(wedge pressure)* quando o balão é inflado. Normalmente, a ponta do tubo deveria ficar dentro de uma grande artéria pulmonar central; com a inflação do balão, a ponta do tubo migra distalmente para a posição de cunha. Se o cateter for introduzido numa artéria pequena (lobar ou segmentar), ele pode permanecer "entalado" *(wedged)* com o balão não inflado e disso podem resultar trombose, infarto pulmonar ou aneurisma da artéria pulmonar (Fig. 11-34). Deve-se ter cuidado também para que o balão não permaneça inflado entre as várias tomadas de medidas; a inflação prolongada do cate-

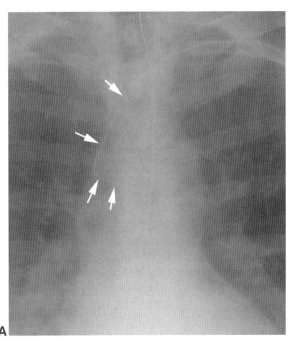 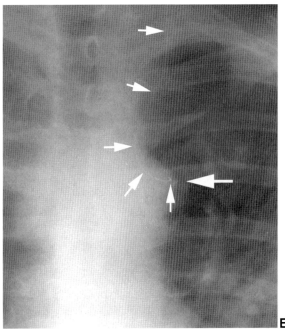

FIG. 11-30. Introduções atípicas de cateter. **A.** Cateter estendendo-se no interior da veia ázigo. Um cateter venoso esquerdo *(setas)* mostra uma angulação aguda ao nível do arco ázigo. **B.** Cateter estendido no interior da veia intercostal superior esquerda. Um cateter venoso na veia jugular esquerda *(setas pequenas)* desce ao longo do mediastino esquerdo e é dirigido, lateralmente, ao nível do arco aórtico. A relação íntima do cateter com um "mamilo aórtico" indica sua posição na veia intercostal superior.

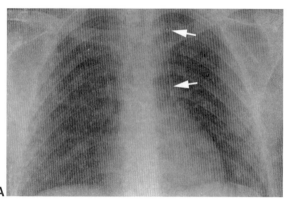 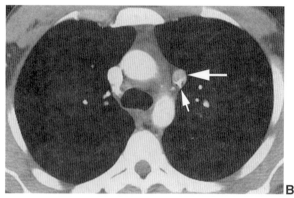

FIG. 11-31. Localização do cateter numa veia cava superior persistente. **A.** Um cateter venoso na jugular interna esquerda *(setas brancas)* desce ao longo do mediastino esquerdo. Este curso é típico de uma VCS esquerda persistente. Contudo, a posição do cateter pode ser extravascular ou numa pequena veia mediastinal (p. ex., mamária interna ou veia pericardiofrênica esquerda). **B.** A TC mostra o cateter *(seta pequena)* dentro de uma veia cava superior esquerda persistente *(seta grande)*.

ter pode também resultar em infarto. O enrolamento do cateter dentro do coração deveria ser evitado, pois pode formar um nó ou pode ocorrer repentina migração periférica do cateter com a cunha.

■ Marcapassos Transvenosos

As guias de marcapassos transvenosos normalmente são posicionadas com a ponta no ápice do ventrículo direito, apontando para a esquerda, anterior e inferiormente. A colocação da ponta no interior do seio coronário resulta, usualmente, num desvio superior e posterior da guia do marcapasso.

Um marcapasso bipolar tem uma segunda guia que é normalmente posicionada no átrio direito, muitas vezes com sua ponta direcionada lateralmente contra a parede atrial direita. Em algumas situações, esta ponta pode ser colocada em outros locais. A ponta pode ser posicionada intencionalmente no seio coronário.

Raramente a guia do marcapasso perfura o seio coronário ou o miocárdio, do que resultaria um tamponamento pericárdico ou contrações diafragmáticas compassadas (com soluços). Se isto ocorrer, a ponta da guia pode ser vista muito próxima ao limite da sombra cardíaca ou pode projetar-se além dela.

A falha do marcapasso pode ser resultante de uma posição errada da guia, de fratura da guia do marcapasso, usualmente perto deste (muitas vezes difícil de ser vista), ou falha do próprio marcapasso. Alguns pacientes brincam com seus aparelhos de marcapasso (a chamada "síndrome do toque de twiddler") e disto pode resultar o enrolamento do fio do marcapasso em torno dele e

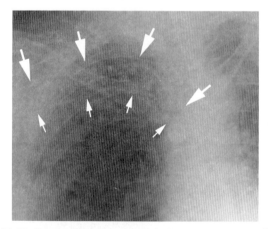

FIG. 11-32. Cateter de artéria subclávia. Um cateter venoso direito colocado perifericamente *(setas pequenas)* é visto na localização típica da veia subclávia, debaixo e sobreposta à clavícula. Um segundo cateter colocado valendo-se da mesma manobra *(setas grandes)* está muito alto para estar dentro da veia subclávia e sua ponta está localizada medialmente, sobreposta ao arco aórtico e não à veia cava superior.

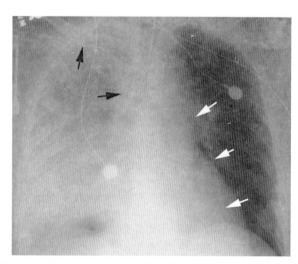

FIG. 11-33. Embolização de cateter. Um paciente com pneumonia do lado direito mostra um cateter subclávio direito *(setas brancas)* numa posição normal. Um cateter colocado previamente *(setas pretas)* foi partido e formou um êmbolo na artéria pulmonar esquerda.

TUBOS, GUIAS E SUAS COMPLICAÇÕES

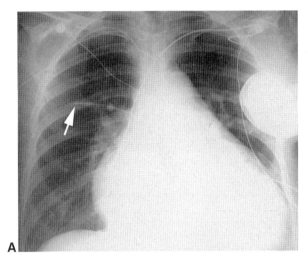

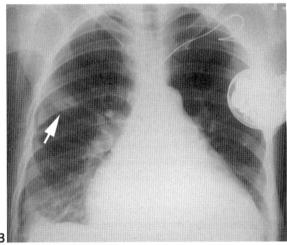

FIG. 11-34. Localização periférica de cateter de Swan-Ganz com infarto. **A.** Um paciente com cardiomegalia mostra um cateter de Swan-Ganz localizado perifericamente (segmentar ou subsegmentar) *(seta)*. O cateter deveria sobrepor-se aos grandes vasos hilares. **B.** Após a retirada do cateter, um dia mais tarde, surgiu uma opacidade focal representando infarto no pulmão direito *(seta)*.

retração da ponta da guia para o interior do átrio direito ou da veia cava.

▪ Tubos de Drenagem Pleural

Tubos para drenagem pleural são usados comumente para evacuar pneumotórax ou derrame pleural. O ideal seria que os tubos colocados para evacuar pneumotórax ocupassem a menor porção possível em declive no espaço pleural (ântero-superior, em paciente acamado). Para o tratamento de líquido pleural, o tubo de drenagem, diferentemente, deveria ser colocado na porção mais baixa possível do espaço pleural (póstero-inferior).

Se um tubo não funcionar bem, ele deve ser ocluído ou pinçado, deve ser reposicionado na parede torácica ou com o furo lateral (marcado pela descontinuidade do marcador radiopaco) para fora da cavidade torácica ou,

ainda, deve ser posicionado na fissura maior com os dois lobos adjacentes ocluindo o furo no tubo. Um tubo colocado dentro da fissura maior é mais facilmente reconhecido quando se compara sua posição nas radiografias frontal e de perfil e localizando-o no plano da fissura.

Raramente, o pulmão pode ser perfurado durante a colocação do tubo com sua ponta dentro do parênquima. Obviamente, neste caso o tubo funcionará mal e produzirá pneumotórax. A TC pode ser necessária para a confirmação radiológica do local.

▪ Tubos Nasogástricos

Os tubos nasogástricos usados para alimentar pacientes podem ocasionalmente ser colocados de forma errada na árvore traqueobrônquica (Figs. 11-35 e 11-36). Esta colocação pode causar perfuração da superfície da pleura visceral e assim causar pneumotórax (Fig. 11-36), obstrução

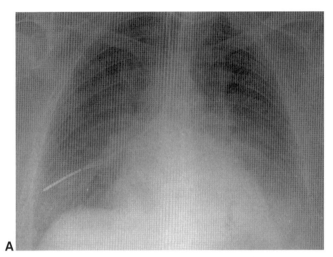

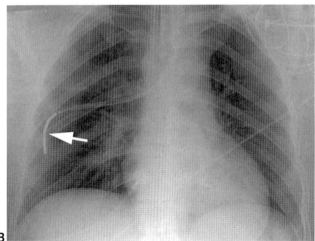

FIG. 11-35. Tubos alimentares colocados na árvore traqueobrônquica. **A.** Um tubo está colocado no lobo inferior direito e está orientado ao longo do curso de brônquios. **B.** Em outro paciente, o tubo segue o curso dos brônquios no centro do pulmão, mas curva-se de maneira inconsistente com a localização endobrônquica na periferia *(seta)*. Esta imagem sugere perfuração da superfície pleural e uma localização dentro do espaço pleural.

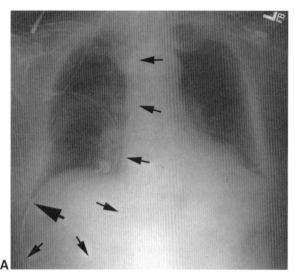 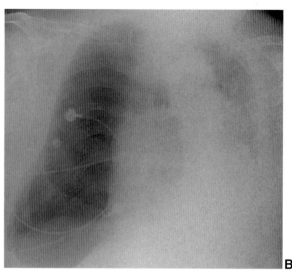

FIG. 11-36. Colocação errada da sonda alimentar provocando pneumotórax. **A.** Uma sonda ou tubo alimentar *(setas)* sobrepõe-se à árvore traqueobrônquica em locação central, mas está posicionado com sua ponta *(seta grande)* no ângulo costofrênico lateral. **B.** Após a remoção do tubo, fez-se um pneumotórax hipertensivo. O mediastino foi deslocado para a esquerda e o pulmão esquerdo entrou em colapso.

brônquica e atelectasia ou descarga do alimento dentro do pulmão e conseqüente pneumonia severa. O enrolamento do tubo nasogástrico na hipofaringe pode contribuir para a aspiração brônquica. Se o tubo estiver enrolado no esôfago, pode haver distensão gástrica e aspiração.

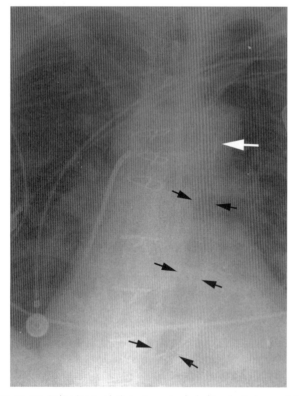

FIG. 11-37. Balão intra-aórtico. A ponta do balão *(seta branca)* é radiopaca e está posicionada corretamente, levemente abaixo da face superior do arco aórtico. Neste paciente, o balão *(setas pretas)* estava inflado durante a radiografia e é visível como uma longa luminosidade sobrepondo-se à aorta descendente.

■ Balão Intra-Aórtico

Um balão intra-aórtico, cheio de gás, ligado a um cateter pode ser utilizado para melhorar o fluxo periférico de sangue em pacientes com falência ventricular esquerda e baixa ejeção cardíaca. O longo (quase 30 cm) balão em forma de salsicha pode ser visível, quando inflado, como uma luminosidade relativa dentro da aorta descendente (Fig. 11-37). O cateter propriamente é difícil de ser visto, embora uma pequena linha radiopaca usualmente marque sua ponta. Idealmente, a ponta do cateter é posicionada logo abaixo da origem da artéria subclávia esquerda e, portanto, deveria sobrepor-se, na radiografia, ao botão aórtico (Fig. 11-37). Se for empurrado muito para a frente, o cateter pode ocluir a artéria vertebral esquerda; se localizado muito embaixo, será menos eficaz e sua porção inferior pode obstruir parcialmente as artérias renais.

LEITURAS SELECIONADAS

Bartsch P. High altitude pulmonary edema. Respiration 1997;64:435-443.

Bernard GR, Artigas A, Brigham KL, et al. The American-European Consensus Conference on ARDS. Definitions, mechanisms, relevant outcomes, and clinical trial coordination. Am J Respir Crit Care Med 1994;149:818-824.

Desai SR, Wells AU, Rubens MB, et al. Acute respiratory distress syndrome: CT abnormalities at long-term follow-up. Radiology 1999;210:29-35.

Gluecker T, Capasso P, Schnyder P, et al. Clinical and radiologic features of pulmonary edema. Radiographics 1999;19:1507-1531.

Goodman LR, Fumagalli R, Tagliabue P, et al. Adult respiratory distress syndrome due to pulmonary and extrapulmonary causes: CT, clinical, and functional correlations. Radiology 1999;213:545-552.

LEITURAS SELECIONADAS

Hommeyer SH, Godwin JD, Takasugi JE. Computed tomography of air-space disease. Radiol Clin North Am 1991;29:1065-1084.

Ketai LH, Godwin JD. A new view of pulmonary edema and acute respiratory distress syndrome. J Thorac Imaging 1998;13:147-171.

Müller-Leisse C, Klosterhalfen B, Hauptmann S, et al. Computed tomography and histologic results in the early stages of endotoxin-injured pig lungs as a model for adult respiratory distress syndrome. Invest Radiol 1993;28:39-45.

Murata K, Herman PG, Khan A, et al. Intralobular distribution of oleic acid–induced pulmonary edema in the pig: evaluation by high-resolution CT. Invest Radiol 1989;24:647-653.

Owens CM, Evans TW, Keogh BF, Hansell DM. Computed tomography in established adult respiratory distress syndrome. Correlation with lung injury score. Chest 1994;106:1815-1821.

Storto ML, Kee ST, Golden JA, Webb WR. Hydrostatic pulmonary edema: high-resolution CT findings. AJR Am J Roentgenol 1995;165:817-820.

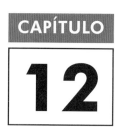

INFECÇÕES PULMONARES

MICHAEL B. GOTWAY, WILLIAM G. BERGER E
JESSICA W. T. LEUNG

As infecções pulmonares estão entre as causas mais comuns de morbidade e de mortalidade no mundo todo e contribuem substancialmente para as despesas médicas anuais nos EUA. Suas causas são inúmeras e suas apresentações clínicas são freqüentemente inespecíficas.

MECANISMOS

Os microrganismos acessam o sistema respiratório e causam infecção de diferentes formas. A porta de entrada mais comum é a inoculação via árvore traqueobrônquica, usualmente pela inalação de gotículas respiratórias em aerossol, menos comumente pela aspiração de secreções orofaríngeas e, raramente, pela extensão direta de microrganismos para o interior do sistema respiratório, a partir de fontes adjacentes, como infecções mediastinais ou linfonodos hilares. A infecção pulmonar pode, também, ocorrer por via hematogênica, usualmente na presença de uma fonte infecciosa extrapulmonar definida, tal como endocardite. Por fim, pode ocorrer também como resultado da extensão de um processo infeccioso de um órgão adjacente, como disseminação transdiafragmática de abscesso hepático ou da ruptura esofágica com formação de fístula esôfago-pulmonar.

Se a infecção pulmonar ocorre ou não, isso vai depender de múltiplos fatores, que incluem o número de microrganismos inoculados, a integridade imunológica do hospedeiro e a virulência dos organismos infectantes. Muitos microrganismos exibem características que aumentam a possibilidade de uma infecção pulmonar e promovem a destruição tissular.

PADRÕES

Sob o ponto de vista patológico, as infecções pulmonares podem ser divididas em infecções que envolvem as vias aéreas centrais (traqueobronquite), as pequenas vias aéreas (bronquiolites) e o parênquima pulmonar (pneumonia).

A pneumonia pode ser subdividida em várias categorias: pneumonia lobar, broncopneumonia e pneumonia intersticial. O abscesso pulmonar é um padrão adicional de infecção pulmonar e pode ser encontrado na pneumonia lobar ou na broncopneumonia.

Os sinais radiológicos muitas vezes são suficientemente diferentes para permitir o reconhecimento desses padrões de infecção. Embora não seja usualmente possível sugerir um diagnóstico microbiológico específico, determinados padrões radiológicos tendem a se associar a microrganismos específicos.

■ Traqueobronquite

A infecção das vias aéreas centrais pode afetar predominantemente a traquéia, o brônquio central, ou ambos. A traqueobronquite é usualmente o resultado de infecção viral.

A traqueobronquite viral, também conhecida como crupe, é uma infecção comum em crianças, particularmente naquelas com menos de três anos. O estreitamento da traquéia subglótica pode ser visto em radiografias de tórax.

Em adultos, em geral as traqueobronquites virais apresentam poucas conseqüências clínicas e os pacientes raramente necessitam de exames de imagem. Ocasionalmente, infecções virais prejudicam a imunidade do hospedeiro de tal forma que predispõem à superinfecção bacteriana. Nestes casos o padrão radiográfico será, primariamente, o de uma pneumonia bacteriana.

Traqueíte bacteriana é rara. Na maioria das vezes acomete crianças, embora adultos possam também ser acometidos. Quase sempre decorre de uma infecção viral das vias aéreas superiores prévia. Os agentes etiológicos mais comuns são *Staphylococcus aureus* e *Haemophilus influenzae;* anaeróbios e *Corynebacterium diphtheriae* são raros. A traqueíte bacteriana produz exsudato inflamatório que pode levar à obstrução da luz traqueal.

Infecções bacterianas dos brônquios em adultos são mais comuns em pacientes com doença pulmonar obstrutiva crônica (DPOC) ou com fibrose cística. A bronquite bacteriana é diagnosticada usualmente no exame clínico e o tratamento é conservador. Exames de imagem não são necessários na maioria dos casos, embora espessamento das paredes das vias aéreas possa ser demonstrado nas radiografias de tórax. Muitas vezes as radiografias são feitas para excluir uma pneumonia associada. A TC, particularmente a tomografia computadorizada de alta resolução (TCAR), pode mostrar espessamento da parede das vias aéreas e aprisionamento aéreo, que se torna evidente nas imagens em expiração.

Inflamação e estenose das vias aéreas podem resultar de tuberculose. Estreitamentos lisos e progressivos que afetam os brônquios lobares, associados a espessamento da parede brônquica, são os aspectos mais típicos dessas afecções. A traquéia distal pode ser envolvida, usualmente em associação com o envolvimento dos brônquios principais.

Traqueobronquite aguda pode ser vista na infecção por *Aspergillus fumigatus*. Trata-se de uma forma incomum de aspergilose invasiva que ocorre em pacientes imunossuprimidos. As radiografias e a TC são muitas vezes normais nesta forma da doença. Espessamento focal da parede da via aérea ou placas podem, em alguns casos, ser vistos na TC (Fig. 12-1).

■ Bronquiolite

O termo *bronquiolite* refere-se à inflamação de pequenas vias aéreas, particularmente dos bronquíolos membranosos e respiratórios.

A bronquiolite aguda consiste, predominantemente, em inflamação peribronquiolar neutrofílica e linfocítica, associada a necrose do epitélio respiratório. Os microrganismos que mais comumente associam-se à bronquiolite aguda são os vírus, especialmente o vírus sincicial respiratório (VSR), mas também o vírus parainfluenza, o adenovírus tipo 3, 7 e 21 e o rinovírus. *Mycoplasma pneumoniae* e *Chlamidia* spp também podem causar bronquiolite. Bactérias e fungos envolvendo as vias aéreas superiores podem também causar bronquiolite infecciosa.

A maioria das infecções bronquiolares clinicamente significativas é encontrada em crianças de 2 meses a 2 anos. VSR é o agente infeccioso mais comum e usualmente afeta crianças do grupo etário citado. Crianças com menos de 6 semanas de idade estão relativamente protegidas pela IgG materna.

Os achados em radiografias de tórax de bronquiolite aguda podem mostrar uma combinação de espessamento peribronquiolar, opacidades lineares periilares e consolidação peribronquiolar, muitas vezes bilateral (Fig. 12-2A). Aprisionamento aéreo, que se manifesta como áreas de hipertransparência, é também comum em pacientes com bronquiolite aguda. O aprisionamento aéreo pode ser demonstrado, mais eficazmente, pelas radiografias em expiração. Em pacientes muito jovens, incapazes de cooperar com as instruções requeridas para a radiografia em expiração, a radiografia em decúbito lateral pode ser usada para demonstrar o aprisionamento aéreo.

As manifestações da bronquiolite aguda na TC e TCAR incluem áreas de atelectasia laminar, freqüentemente combinadas com espessamento de paredes brônquicas e perfusão em mosaico, sendo esta última devida ao aprisionamento aéreo (Fig. 12-2B).

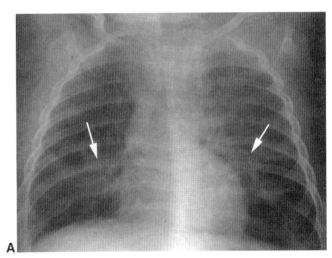

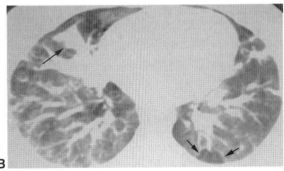

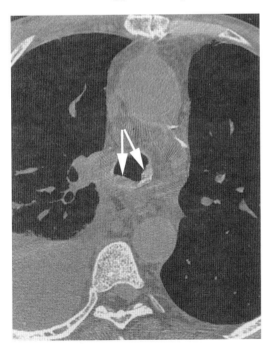

FIG. 12-1. Traqueobronquite por *Aspergillus*. A imagem axial de TC em paciente imunossuprimido submetido a transplante cardíaco mostra placas irregulares hiperatenuantes *(setas)*, ao longo das paredes posterior e lateral esquerda da traquéia, compatíveis com o diagnóstico de traqueobronquite por *Aspergillus*.

FIG. 12-2. Bronquiolite viral em menino de 3 anos de idade. **A.** A radiografia de tórax (frente) mostra opacidades lineares periilares bilaterais *(setas)*, compatíveis com espessamento das paredes brônquicas e atelectasia. **B.** A imagem axial de TC mostrando atelectasia laminar *(seta grande)* e aprisionamento aéreo lobular *(setas pequenas)*.

Bronquiolite aguda, particularmente quando relacionada com infecção pelo adenovírus, adquirida durante a fase inicial da infância, pode resultar na síndrome de Swyer-James (bronquiolite constritiva ou bronquiolite obliterante). A histopatologia desta síndrome mostra bronquiolite constritiva, bronquiolite crônica, bronquiectasia e destruição do parênquima pulmonar.

A síndrome de Swyer-James é comumente encontrada de maneira incidental em pacientes submetidos a radiografias por outras razões quaisquer. Os pacientes ocasionalmente queixam-se de dispnéia ao exercício. Muitos deles relatam história de infecção pulmonar na infância.

A radiografia de tórax em inspiração de pacientes com esta síndrome mostra hipertransparência envolvendo um pulmão inteiro ou parte dele. O volume inspiratório do pulmão ou do lobo afetado é comumente normal, ou talvez um pouco diminuído. A área hipertransparente mostra vasculatura pulmonar periférica reduzida. O hilo do lado afetado é comumente pequeno (Fig. 12-3A). Imagens em expiração mostram aprisionamento aéreo no pulmão ou lobo afetado, com desvio contralateral do mediastino. A TC e a TCAR demonstram claramente os achados da síndrome de Swyer-James. A TC mostra redução da atenuação com tamanho vascular diminuído na área afetada na maioria dos pacientes (Fig. 23-23, no Capítulo 23). Também são vistas bronquiectasias (Fig. 12-3B). O aprisionamento aéreo, que se manifesta pela não caracterização do esperado aumento na atenuação pulmonar (e decréscimo no volume) seguindo a expiração, ou uma diminuição paradoxal na atenuação, também seguindo a expiração, está sempre presente.

■ Pneumonia Lobar

A pneumonia lobar é tipicamente causada por microrganismos como *Streptococcus pneumoniae (Pneumococos)* e

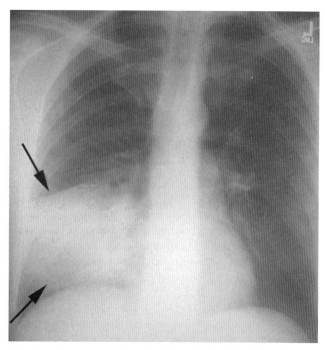

FIG. 12-4. Pneumonia lobar. A radiografia de tórax (frente) mostra consolidação homogênea do lobo médio *(setas)*, representando uma pneumonia pneumocócica.

Klebsiella pneumoniae. Este padrão é caracterizado pelo desenvolvimento inicial de opacidade periférica que rapidamente evolui para consolidação confluente e homogênea (Figs. 12-4 e 2-2 no Capítulo 2), muitas vezes contida dentro de limites anatômicos (fissuras interlobares.) A pneumonia lobar raramente afeta o lobo inteiro e o termo *pneumonia de espaço aéreo* é usado muitas vezes para designá-la. Broncogramas aéreos são comuns na pneumonia lobar ou de espaço aéreo (Fig. 12-5). Comumente, a pneumonia lobar ou de espaço aéreo não é segmentar, o que significa que ela cruza facilmente os segmentos

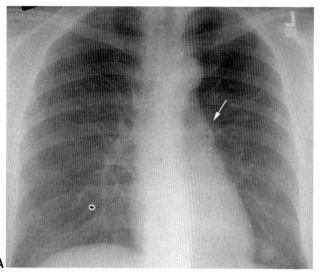
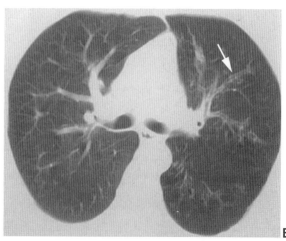

FIG. 12-3. Síndrome de Swyer-James. **A.** A radiografia de tórax (frentre) mostra hilo esquerdo diminuído *(seta)* e atenuação relativamente reduzida do lobo superior esquerdo. Note o desvio da traquéia para a esquerda, indicando que o volume do lobo superior esquerdo está diminuído. **B.** A imagem axial de TC mostra atenuação relativamente diminuída do lobo superior esquerdo associada a espessamento irregular e dilatação de parede brônquica.

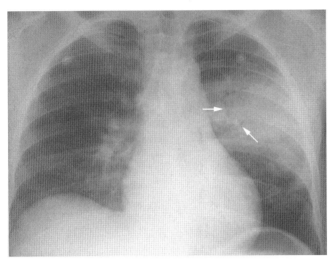

FIG. 12-5. Pneumonia de espaço aéreo, broncogramas aéreos. A radiografia frontal de tórax de paciente com pneumonia pneumocócica mostra consolidação homogênea associada a lucências tubulares *(setas)*, que representam broncogramas aéreos.

pulmonares. Já a broncopneumonia é comumente segmentar e laminar. A pneumonia lobar pode produzir expansão de um lobo, o que constitui o "*sinal do abaulamento da fissura*" (Figs. 12-6 e 2-12 no Capítulo 2); este sinal tem sido associado a infecção por *Klebsiella pneumoniae* mas é provável que seja encontrado mais comumente na pneumonia pneumocócica devido a sua grande prevalência. Se o paciente sobreviver à infecção, a pneumonia lobar em geral se cura sem seqüela.

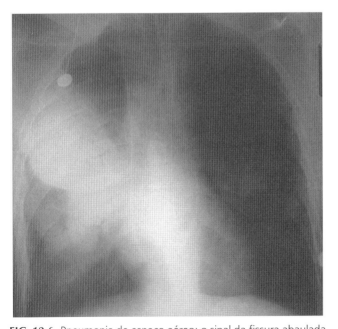

FIG. 12-6. Pneumonia de espaço aéreo: o sinal da fissura abaulada ou protuberante. A radiografia frontal do tórax mostra consolidação homogênea, no lobo superior direito, associada a deslocamento inferior da fissura principal. *Klebsiella pneumoniae* foi isolada tanto no escarro quanto no sangue.

■ Broncopneumonia

A broncopneumonia começa com infecção da mucosa das vias aéreas que, a seguir, estende-se para os alvéolos adjacentes. O padrão da broncopneumonia consiste em áreas de consolidação esparsas que podem estar inicialmente limitadas a um ou mais segmentos pulmonares (Fig. 12-7), mas que progridem formando consolidações multifocais, muitas vezes bilaterais (Fig. 2-4 no Capítulo 2). Nódulos dos espaços aéreos (nódulos acinares) são encontrados freqüentemente nesse padrão broncopneumônico. Estes nódulos são mal definidos e usualmente apresentam entre 5 mm a 10 mm de tamanho; eles correspondem a infecção dos bronquíolos respiratórios e terminais, com consolidação peribronquiolar. Devido ao envolvimento predominante de vias aéreas, alguma perda de volume pulmonar é comum. O padrão broncopneumônico é muitas vezes associado a microrganismos virulentos como *S. aureus* ou microrganismos Gram-negativos. Devido à agressividade desses microrganismos, é comum haver destruição tecidual e complicações como abscessos podem ocorrer. A cura da broncopneumonia muitas vezes resulta em cicatrizes.

■ Pneumonia Intersticial

Pneumonias intersticiais infecciosas são comumente causadas por vírus, *Mycobacterium pneumoniae* e *Pneumocystis carinii* (renomeado *Pneumocystis jiroveci*). Patologicamente, a inflamação na pneumonia intersticial limita-se primariamente ao interstício pulmonar, embora nem sempre exclusivamente. A clássica aparência da radiografia de tórax na pneumonia intersticial é a presença de opacidades lineares ou reticulares simétricas bilaterais (Fig. 12-8). A pneumonia intersticial, particularmente a causada pelo *P. jiroveci*, pode produzir um padrão radiográfico granular ou granulado em vidro fosco; essa lesão evolui para a consolidação, se não for tratada. Opacidades em vidro fosco ou áreas de consolidação estão usualmente associadas ao preenchimento alveolar superposto à anormalidade intersticial. Se o paciente sobreviver, as infecções tratadas resolvem-se comumente, sem seqüelas.

■ Abscesso Pulmonar

Um abscesso pulmonar representa uma infecção localizada que evolui para destruição tissular e necrose. Quando há comunicação com a árvore traqueobrônquica, podem ser evidentes cavitações com níveis líquidos (Fig. 12-9 e Figs. 9-10, 9-39 e 9-40 no Capítulo 9). A parede interna de um abscesso varia de lisa a felpuda e irregular, e sua espessura máxima varia de 5-15 mm. Abscessos pulmonares são mais comumente causados por infecções anaeróbias mistas, seguidas em freqüência pelas infecções por *S. aureus* e *Pseudomonas aeruginosa*. Conseqüentemente, abscessos pulmonares são muitas vezes encontrados em pacientes com risco de aspiração, como pacientes com higiene dental deficiente, estado de consciência prejudicada, distúrbios da motilidade esofágica e doenças neurológicas. Múltiplos abscessos podem resultar de embolia séptica.

Capítulo 12 | INFECÇÕES PULMONARES

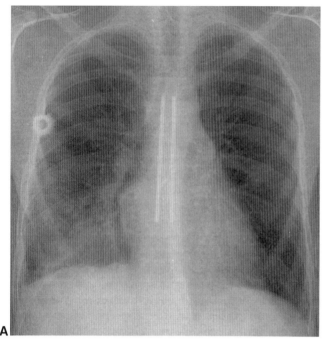

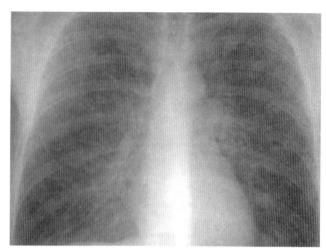

FIG. 12-8. Pneumonia intersticial infecciosa. A radiografia de tórax (frente) mostra proeminência intersticial difusa bilateral. *Pneumocystis jiroveci* foi recuperado com indução de escarro.

FIG. 12-7. Broncopneumonia. **A.** Radiografia de tórax (frente) mostrando consolidações esparsas no lobo inferior direito, compatível com o diagnóstico de broncopneumonia. **B.** Imagem axial de TC mostra numerosos pequenos nódulos espalhados pelo lobo inferior direito, alguns com aparência ramificada *(seta)* típica do sinal de "árvore em brotamento". Isto representa disseminação endobrônquica da infecção.

INTERPRETAÇÃO DE IMAGENS OBTIDAS DE PACIENTES IMUNOCOMPROMETIDOS

Os exames de imagem de pacientes imunocomprometidos, incluindo aqueles com infecção pelo HIV, os submetidos a transplante de órgãos, os pacientes com transplante de medula óssea ou aqueles imunodeprimidos, demandam consideração especial. Uma abordagem planejada para avaliação das imagens de tais pacientes é essencial

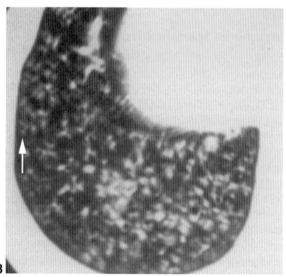

FIG. 12-9. Abscesso pulmonar. **A.** A radiografia de tórax (frente) mostra uma transparência focal dentro do lobo superior direito, associada a nível líquido *(setas)*, representando abscesso pulmonar. **B.** A imagem axial de TC mostra que o abscesso do lobo superior direito é composto de várias cavitações distintas. Note a presença dos níveis líquidos *(setas)*.

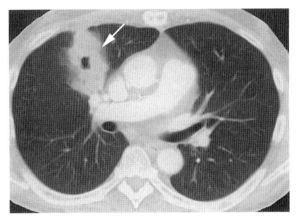

FIG. 12-10. Infecção por *Nocardia asteroides* em receptor de transplante cardíaco. A imagem axial de TC mostra consolidação nodular no pulmão direito com cavitação central *(seta)*. *N. asteroides* foi isolado após biopsia da lesão.

para assegurar um diagnóstico adequado e em tempo hábil.

É absolutamente necessário compreender a patogênese das várias causas de imunossupressão em tais pacientes e reconhecer que o uso profilático de medicamentos pode alterar a interpretação dos estudos de imagens. Por exemplo, a patogênese da imunossupressão em pacientes com infecção por HIV relaciona-se à progressiva diminuição da imunidade de células T (especificamente a diminuição de células CD4). Pelo fato de as infecções oportunistas ocorrerem com maior freqüência quando a contagem de células CD4 cai, a atenção para essa contagem é crítica para a interpretação adequada na avaliação da imagem. Além disso, por ter o uso de terapia retroviral altamente ativa (HAART) mudado de maneira extraordinária o curso da infecção por HIV, todos os esforços devem ser feitos para determinar se o paciente em questão está recebendo HAART antes de se tentar chegar a um diagnóstico diferencial para os achados anormais nas imagens torácicas.

Para pacientes com supressão da medula óssea por quimioterapia ou transplante de medula e para pacientes submetidos a transplante de órgãos, certas complicações infecciosas e não-infecciosas têm maior probabilidade de ocorrer em diferentes períodos após a quimioterapia ou após o transplante. É importante atenção a estes intervalos de tempo para que se possa fazer o diagnóstico correto.

Os exames de imagem dos pacientes imunossuprimidos usualmente começam com radiografia de tórax. Enquanto os achados nas radiografias de tórax de pacientes imunossuprimidos são muitas vezes inespecíficos, o reconhecimento de certos padrões radiográficos básicos é importante.

A discussão a seguir detalha uma abordagem básica das imagens dos pacientes imunossuprimidos.

■ Opacidades Focais de Espaços Aéreos

Pacientes imunossuprimidos com opacidades focais de espaço aéreo têm como maior probabilidade diagnóstica infecção bacteriana, particularmente se estas opacidades forem unilaterais, se exibirem aerobroncogramas e/ou derrames pleurais ou se uma distribuição segmentar ou lobar for evidente. Isto é verdadeiro para pacientes com infecção por HIV, independentemente da contagem de CD4, e é geralmente o caso de pacientes com imunossupressão não relacionada com infecção por HIV. Com o avanço da severidade do quadro de imunossupressão, a infecção por *Mycobacterium tuberculosis* (MBT) deve ser considerada como uma causa da consolidação focal de espaço aéreo. Embora incomum em pacientes com infecção por HIV, a infecção por *Nocardia asteroides* pode apresentar-se com opacidade focal de espaço aéreo, muitas vezes simulando massa, particularmente nos receptores de órgãos transplantados (Fig. 12-10). Este padrão pode refletir pneumonia lobar ou broncopneumonia.

■ Opacidades Multifocais de Espaço Aéreo

Quando opacidades bilaterais estão presentes num dado paciente, o diagnóstico diferencial deve ser expandido e torna-se, então, muito importante integrar informação que diga respeito ao grau de imunossupressão para proceder a avaliação das imagens de tal paciente. Opacidades bilaterais podem representar pneumonia bacteriana, mas em pacientes gravemente imunossuprimidos (infecção por HIV com contagem de células CD4 abaixo de 200 cel/μL e em pacientes não-portadores de HIV com neutropenia febril) podem também representar infecções oportunistas, como pneumonia causada pelo *P. jiroveci (P. carinii)* (PCP), infecções fúngicas (mais comumente *Cryptoccocus neoformans* e *A. fumigatus*) e, menos comumente, infecções virais e infecções por bactérias pouco usuais, como micobactérias e *N. asteroides*, as quais devem ser lembradas. Fungos, micobactérias ou infecções por *N. asteroides* são os microrganismos mais prováveis se as anormalidades radiográficas tiverem aparência nodular; a PCP ou as infecções virais são mais prováveis quando as opacidades apresentam aparência intersticial (Fig. 12-8) ou em vidro fosco e não são acompanhadas de derrame pleural ou linfadenopatia.

■ Opacidades Lineares com Aparência Intersticial

Anormalidades radiográficas com aparência intersticial ou linear em pacientes imunossuprimidos podem refletir pneumonia atípica, tal como infecções virais ou PCP (pneumonia por *P. carinii*). Estas infecções ocorrem usualmente em pacientes infectados por HIV e com contagem de CD4 menor que 200 células/μL, e em pacientes com transplante de medula, entre o primeiro e o sexto mês pós-transplante, embora infecções virais possam ocorrer também em receptor de transplante pulmonar, a qualquer momento após a intervenção. A PCP, contudo, é muito incomum em pacientes que recebem terapia profilática apropriada.

■ Cavitação

Cavitação no interior de opacidade parenquimatosa focal ou difusa, em pacientes imunodeprimidos, é comumente causada por infecção bacteriana que inclui *N. asteroides*

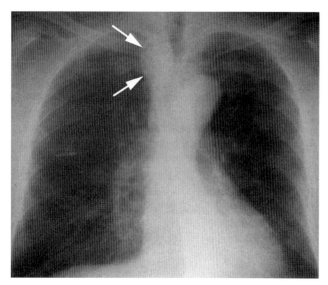

FIG. 12-11. Infecção por *Mycobacterium tuberculosis* em paciente com AIDS e com baixa contagem de CD4. A radiografia de tórax (frente) mostra linfonodo paratraqueal direito aumentado *(setas)*.

(Fig. 12-10) e infecções por micobactérias e fungos. Em pacientes com severa supressão medular, como os submetidos à quimioterapia ou em pacientes vistos várias semanas após transplante de medula, a presença de opacidades nodulares bilaterais, multifocais que rapidamente sofrem cavitação é muito sugestiva de aspergilose invasiva.

A cavitação de opacidades parenquimatosas no lobo superior pode ocorrer em pacientes relativamente imunoincompetentes com infecções por micobactérias. Contudo, tratando-se de pacientes infectados por HIV e que apresentam contagem de células CD4 abaixo de 200 células/μL, a cavitação é incomum e a presença de cavitação focal ou de opacidades difusas favorece o diagnóstico de pneumonia piogênica necrotizante ou infecção fúngica.

■ Derrames Pleurais

Derrames pleurais estão comumente presentes em pacientes imunossuprimidos com infecções bacterianas piogênicas de qualquer etiologia. Podem estar presentes em pacientes com infecções fúngicas, embora sejam extremamente incomuns em pacientes com pneumonia por *Pneumocystis carinii* (PCP).

■ Linfadenopatia

É comumente encontrada em pacientes imunossuprimidos com infecções bacterianas piogênicas, embora linfonodos aumentados sejam vistos, usualmente, apenas por TC e não nas radiografias torácicas. Linfonodos aumentados, visíveis nas radiografias torácicas, em pacientes com infecção por HIV e com contagem de células CD4 menor que 200 células/μL, devem sugerir o diagnóstico de MBT (tuberculose) (Fig. 12-11). O desenvolvimento de linfadenopatia em paciente que esteve recentemente fazendo terapia anti-retroviral de alta atividade (HAART) tem sido associado a infecção por micobactérias. Tem-se postulado, também, que a HAART permite ao sistema imune reconstituído reagir à infecção pulmonar latente. Torna-se importante, portanto, conhecer se um paciente infectado pelo HIV está sendo submetido à terapia HAART e quando esta teve início, caso seja encontrada linfadenopatia nas radiografias torácicas destes pacientes com AIDS.

INFECÇÕES ESPECÍFICAS

A epidemiologia, a patogênese, a apresentação clínica e os achados em imagens radiológicas de infecções específicas (Quadro 12-1) são revistos nesta sessão.

■ Bactérias

Cocos Gram-Positivos

Streptococcus pneumoniae

O *S. pneumoniae* é, esmagadoramente, a causa mais freqüente de pneumonia associada a cocos Gram-positivos (Quadro 12-2). Numerosos tipos antigênicos foram identificados. Pneumococos, na verdade, podem colonizar quase 20% da população e esse número é maior em pacientes com DPOC.

O desenvolvimento da pneumonia pneumocócica tem sido associado a vários fatores de risco, incluindo idade avançada, imunossupressão, doença cardíaca, pulmonar e renal crônica, anemia falciforme, cirrose, esplenectomia prévia e malignidades hematológicas. O *S. pneumoniae* é o patógeno mais comumente isolado em hospitais e a pneumonia pneumocócica é a causa mais comum de pneumonia que exige hospitalização ou que resulta em morte. Recentemente, a emergência de uma cepa resistente de *S. pneumoniae* causou grande preocupação na comunidade médica.

A infecção pulmonar por *S. pneumoniae* é precedida, tipicamente, por colonização da nasofaringe, de onde o microrganismo alcança o trato respiratório inferior. A infecção é facilitada por vários fatores de virulência, incluindo as propriedades antifagocitárias da cápsula dos microrganismos, bem como sua habilidade em elaborar várias proteínas que aumentam a infecção.

A pneumonia pneumocócica apresenta-se classicamente de modo abrupto, com febre alta, tosse produtiva cujo escarro pode ter cor de ferrugem, arrepios e dor costal do tipo pleurítica. As manifestações da pneumonia pneumocócica em idosos podem ser um tanto atípica e, ocasionalmente, obscurecida por outras doenças crônicas. O exame físico pode revelar crepitações, macicez à percussão, diminuição dos sons respiratórios e respiração brônquica.

Complicações de pneumonia pneumocócica incluem empiema, meningite, coagulação intravascular disseminada, doença hepatocelular, danos renais e a síndrome da angústia respiratória aguda (SARA). A pneumonia pneumocócica pode deixar o paciente vulnerável a superinfecções por outros microrganismos bacterianos.

INFECÇÕES ESPECÍFICAS

363

QUADRO 12-1 CLASSIFICAÇÃO DE INFECÇÕES PULMONARES POR MICRORGANISMOS

Bactéria
Cocos Gram-positivos
   Streptococcus pneumoniae
   Staphylococcus aureus
   Streptococcus pyogenes
Bacilos Gram-positivos
   Bacillus anthracis
   Rhodococcus equi
Cocos Gram-negativos
   Moxarella (Branhamella catarrhalis)
   Neisseria meningitides
Bastões Gram-negativos
   Escherichia coli
   Klebsiella pneumoniae
   Pseudomonas aeruginosa
   Yersinia pestis
   Serratia e *Enterobacter* spp.
Cocobacilos Gram-negativos
   Haemophylus influenzae
   Legionella pneumophila
   Bordetella species
   Bartonella henselae e *quintana*
   Francisella tularensis
Bactérias anaeróbias
Micobactérias
Mycobacterium tuberculosis
Mycobacterium bovis
Mycobacteria não-tuberculosa
   M. avium complexo
   M. kansasii
   M. abscessus
Actinomyces
Nocardiose
Actinomicose
Fungos
Histoplasmose
Coccidioidomicose
Blastomicose norte-americana
Blastomicose sul-americana (paracoccidioidomicose)
Criptococose

Aspergilose
   Aspergilose invasiva
   Aspergilose semi-invasiva
   Aspergiloma
Zigomicoses
Pneumonia por *Pneumocystis jiroveci*
Pneumonias: Micoplasma, Clamídia e Riquétsia
Mycoplasma pneumoniae
Chlamydia
   C. trachomatis
   C. psittaci
   C. pneumoniae
Rickettsiae
RNA vírus
Influenza vírus
Parainfluenza vírus
Vírus do sincício respiratório
Coronavírus
Hantavírus
Togavírus (rubéola)
DNA vírus
Herpes vírus
   Herpes simples
   Varicela-zoster
Citomegalovírus
Vírus Epstein-Barr
Adenovírus
Parasitas: protozoários, nematóides e vermes planos
Amebíase
Toxoplasmose
Ascaridíase
Estrongiloidose
Dirofilaríase
Eosinofilia tropical
Toxocariose (*larva migrans* visceral)
Paragonimíase
Esquistossomose
Equinococose (hidatidose)
Cisticercose

Achados Radiológicos. A pneumonia pneumocócica aparece nas radiografias torácicas como uma pneumonia clássica de espaço aéreo com consolidação que pode estender-se às superfícies pleurais, muitas vezes com broncogramas aéreos (Fig. 12-12). A perda de volume é mínima. A pneumonia pneumocócica pode também mostrar-se com consolidações multifocais ou esparsas, compatíveis com broncopneumonia ou, raramente, como um processo de aparência intersticial associado a alguma consolidação de espaço aéreo. Ocasionalmente, a pneumonia pneumocócica apresenta-se como nódulo focal ou massa (Fig. 12-13), muitas vezes referida como "pneumonia redonda". A cavitação e a formação de abscesso são incomuns. A doença pleural, seja derrame ou empiema, é encontrada em 50% ou menos dos pacientes.

QUADRO 12-2. PNEUMONIA ESTREPTOCÓCICA

A pneumonia mais comum associada a cocos Gram-positivos

Pneumonia que mais comumente exige hospitalização ou que resulta em morte

Pneumonia lobar (espaço aéreo) muitas vezes com broncogramas aéreos

Consolidação multifocal própria de broncopneumonia é menos comum. Derrame pleural em menos de 50% dos casos

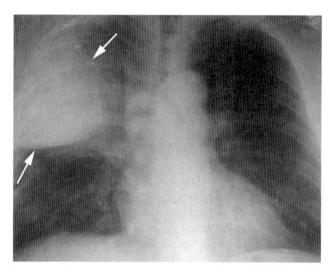

FIG. 12-12. Pneumonia pneumocócica. A radiografia frontal mostra consolidação homogênea no lobo superior direito *(setas)* associada a broncogramas aéreos.

Com tratamento apropriado, a pneumonia pneumocócica pode resolver-se completamente em 14 dias, embora a resolução completa possa levar mais tempo para se completar nos mais idosos ou nos pacientes gravemente doentes.

Staphylococcus aureus

S. aureus é uma causa pouco comum de pneumonia adquirida em comunidade, mas uma causa importante de pneumonia hospitalar. (Quadro 12-13). É facilitada por vários fatores de virulência que permitem ao organismo infectar hospedeiros suscetíveis. Enquanto a infecção por *S. aureus* usualmente ocorre pela árvore traqueobrônquica, a disseminação hematogênica dos microrganismos para os pulmões, a partir de endocardite estafilocócica ou de celulite, constitui outro modo comum de infecção pulmonar.

A pneumonia por *S. aureus* raramente ocorre em pacientes ambulatoriais sadios, embora seja bem conhecida sua propensão para ocorrer em pacientes com infecção pelo vírus da influenza. Quando ocorre pneumonia num cenário como esse, o início abrupto de dor no peito, febre, tosse e escarro purulento, ocasionalmente com hemoptise, é típico. Fatores que colocam pacientes em risco de pneumonia incluem DPOC e outras doenças crônicas, idade avançada, imunossupressão e fibrose cística. Na maioria dos casos a pneumonia por *S. aureus* é encontrada em pacientes hospitalizados que apresentam febre e tosse produtiva de escarro purulento, por vezes com estrias de sangue. Nestes casos, a mortalidade em pacientes hospitalizados é substancialmente alta.

Achados Radiológicos. *S. aureus* usualmente causa broncopneumonia que se manifesta, radiograficamente, por consolidações esparsas, muitas vezes multifocais e homogêneas (Fig. 12-14), predominando nos lobos inferiores. A perda de volume pulmonar é comum, mas broncogramas aéreos não são. A formação de cavitação com abscesso é freqüente (Fig. 9-48 no Capítulo 9). Ocasionalmente são encontradas pneumatoceles, especialmente em crianças. Pneumatoceles, diferentemente de abscessos, apa-

QUADRO 12-3 *STAPHYLOCOCCUS AUREUS*
Causa comum de pneumonia hospitalar
Associada a influenza e disseminação pulmonar hematogênica a partir de endocardite
Usualmente broncopneumonia com consolidações esparsas no lobo pulmonar inferior
Cavitação freqüente
Pode ser vista pneumatocele
Êmbolos sépticos
Derrame pleural em quase 50%; pode resultar empiema

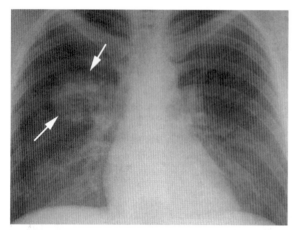

FIG. 12-13. Pneumonia redonda causada por pneumococos. A radiografia frontal mostra uma opacidade semelhante a uma massa redonda no interior do lobo superior direito *(setas)*. Foram isolados pneumococos do escarro desse paciente e a opacidade foi resolvida com antibiótico.

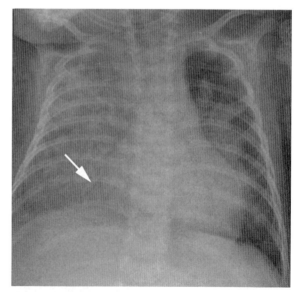

FIG. 12-14. Pneumonia estafilocócica. A radiografia torácica frontal mostra consolidações bilaterais associadas a broncogramas aéreos. A natureza estafilocócica da pneumonia foi comprovada por culturas do escarro e do sangue.

INFECÇÕES ESPECÍFICAS

recem como estruturas císticas de paredes finas que podem conter níveis líquidos. A parede interna de uma pneumatocele é usualmente fina e regular, ao contrário da parede de um abscesso pulmonar. Pneumatoceles tendem à resolução espontânea em semanas ou em poucos meses após a infecção.

Na TC e na TCAR, a pneumonia mostra-se usualmente como uma consolidação segmentar associada, muitas vezes a nódulos centrilobulares ou no padrão de "árvore em brotamento".

Derrames pleurais ocorrem em cerca de 50% dos pacientes com pneumonia por S. aureus; tais derrames podem ser complicados por empiema, o que pode ser sugerido pela presença de loculação, particularmente diante de extenso espessamento pleural (sinal da "pleura partida") visto na TC.

A disseminação hematogênica ("embolização séptica") de S. aureus para os pulmões pode ser encontrada nos casos de aplicação venosa de drogas e endocardite bacteriana da válvula tricúspide. É vista, tipicamente, como nódulos múltiplos mal definidos que cavitam num período de vários dias (Fig. 12-15A). Estes nódulos localizam-se usualmente na periferia e predominam nos lobos inferiores. A TC pode mostrar a presença de cavitação (Fig. 12-15B), com vantagem sobre as radiografias, e pode, ainda, revelar que os nódulos são intimamente associados a veias pulmonares; esta associação, referida como "sinal do vaso nutridor", é típica de processos com disseminação pulmonar por via hematogênica. Áreas periféricas de consolidação em cunha, representando infarto pulmonar séptico, são vistas comumente em pacientes com embolização séptica. Lesão alveolar difusa raramente segue a embolização séptica. As imagens da embolização séptica não são específicas do S. aureus e podem ser encontradas em pneumopatias provocadas por outros patógenos como Staphylococcus epidermidis.

Streptococcus pyogenes

Streptococcus pyogenes, um microrganismo Gram-positivo que usualmente apresenta-se nos esfregaços em forma de cadeias, costuma causar pneumonia, predominantemente nos pacientes muito novos e nos idosos.

Patologicamente, um padrão de broncopneumonia é usualmente observado com S. pyogenes. Como acontece com o S. aureus, a pneumonia por S. pyogenes segue freqüentemente outras infecções respiratórias, especialmente o sarampo e a coqueluche (Bordetella pertussis), embora a freqüência dessas duas infecções tenha declinado e a pneumonia por S. pyogenes seja raramente encontrada.

A pneumonia por S. pyogenes apresenta-se usualmente com febre alta, tosse produtiva de escarro purulento, dor torácica pleurítica, arrepios e tremores. O escarro pode estar raiado com sangue. Raramente a pneumonia em questão vem acompanhada por outras infecções pela mesma bactéria, tal como acontece na escarlatina e na síndrome do choque tóxico.

A infecção pulmonar por S. pyogenes causa, tipicamente, consolidações esparsas, segmentares e multifocais que são muitas vezes acompanhadas por derrame pleural. Ao contrário da pneumonia por S. aureus, a formação de pneumatocele é rara nas pneumonias por S. pyogenes, embora possa ocorrer abscesso pulmonar.

Outros Cocos Gram-Positivos

Outros cocos Gram-positivos que raramente produzem infecções pulmonares incluem: Streptococcus viridans, Streptococcus fecalis (Enterococcus) e Streptococcus agalactiae. Estes microrganismos em geral produzem um padrão de broncopneumonia que é, radiograficamente, indistinto das pneumonias por S. pyogenes ou S. aureus.

Bacilos Gram-Positivos

Bacillus anthracis

Trata-se de um bacilo Gram-positivo encapsulado que forma esporos (Quadro 12-4). Este microrganismo é encontrado mais comumente nas áreas agrícolas, especialmente nas Américas do Sul e Central, no sul da Europa, na Europa Oriental, na Ásia, no Oriente Médio e na África. Os esporos são encontrados no solo. Uma vez germinados,

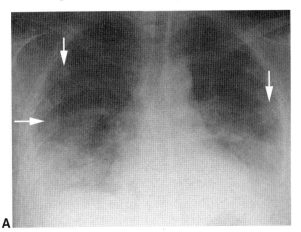
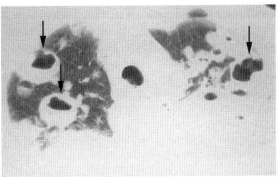

FIG. 12-15. Endocardite infecciosa com embolização séptica. **A.** A radiografia torácica frontal mostra nódulos múltiplos, periféricos e bilaterais e cavidades (setas) representando êmbolos sépticos em paciente com infecção da válvula tricúspide por S. aureus. **B.** A imagem axial de TC mostra cavidades bilaterais múltiplas (setas) que representam embolização séptica.

QUADRO 12-4 — *BACILLUS ANTHRACIS*

Mais comuns em áreas agrícolas (Américas do Sul e Central, sul da Europa, Ásia, Oriente Médio, África)

Contato com animais infectados ou com seus tecidos

Três formas: cutânea, gastrointestinal e inalatória

Antraz inalatório ocorre quando poeira contendo esporos é inalada

Alargamento do mediastino por linfadenopatia

Derrame pleural progressivo

---

eles são ingeridos por um animal, usualmente selvagem ou por herbívoros domésticos como carneiro, gado, camelos e bodes. Os indivíduos expostos ao contato com estes animais ou com seus tecidos podem infectar-se. Portanto, as ocupações de maior risco em relação ao antraz incluem fazendeiros, indivíduos que trabalham com couro cru de animais e açougueiros.

O antraz era pouco conhecido nos Estados Unidos até outubro de 2001, logo após os ataques terroristas de 11 de setembro. De 4 de outubro a 20 de novembro, 22 casos de antraz (11 inalatórios, 11 cutâneos) ocorreram após exposição a correspondência contaminada com esporos da doença. Cinco dos pacientes com antraz inalatório faleceram.

A infecção por *B. anthracis* ocorre em três formas: cutânea, gastrointestinal e inalatória. Os seres humanos infectam-se usualmente por via inalatória, após terem sido expostos a animais infectados ou a seus tecidos. Raramente a infecção é adquirida pela ingestão de carne mal passada de animais doentes.

Os esporos inalados são ingeridos por macrófagos e são transportados para os linfáticos pulmonares e, por fim, alcançam o mediastino e os linfonodos hilares. Ali, os microrganismos podem germinar e produzir endotoxinas que produzem hemorragia e edema dentro dos linfonodos afetados. Os microrganismos podem alcançar a corrente sanguínea e causar septicemia.

O **antraz cutâneo** ocorre quando o microrganismo infectante penetra o hospedeiro por meio de abrasão ou de laceração cutânea, enquanto o indivíduo está manipulando tecidos do animal infectado. Tal infecção pode ser fatal se não for tratada, mas o tratamento usualmente resulta em recuperação completa.

O **antraz gastrointestinal** ocorre se o tecido do animal infectado for ingerido cru; produz náuseas, anorexia, vômitos, febre e dor abdominal. Diarréia grave apresenta-se em grande número de casos e, ocasionalmente, verifica-se hematêmese.

O **antraz inalatório** ocorre quando poeira contendo esporos é inalada. Os sintomas da infecção podem inicialmente simular uma infecção viral do trato respiratório, embora o início abrupto com febre alta e dor torácica ocorra em alguns indivíduos. O antraz inalatório progride, em muitos casos, para a falência respiratória e para o choque, podendo a doença ser fatal. O tratamento precoce com antibióticos pode ser curativo para alguns pacientes.

Achados Radiológicos. As manifestações radiográficas torácicas do antraz incluem alargamento mediastinal, devido a volumosa linfadenopatia e aumento progressivo de derrames pleurais. Linfadenopatia hilar pode também estar presente. As opacidades pulmonares são usualmente mínimas, em comparação com o aumento de volume dos linfonodos e os derrames pleurais. A TC muitas vezes mostra linfadenopatia de alta atenuação e pode também revelar espessamento peribronquiolar, do qual resulta estase linfática.

Rhodococcus equi

Trata-se de um cocobacilo fracamente ácido-resistente que foi associado primariamente com infecção pulmonar em indivíduos imunocomprometidos, principalmente em pacientes com AIDS. O *rhodococcus equi* vive no solo e a infecção humana dá-se por inalação. Uma vez que um hospedeiro suscetível inale os microrganismos, estes começam a replicar-se dentro dos macrófagos alveolares. A presença dos microrganismos induz uma reposta inflamatória no parênquima pulmonar. A infecção por *R. equi* é usualmente de natureza subaguda. O paciente apresenta-se com febre, tosse produtiva, dor torácica. Essa infecção implica alta taxa de mortalidade. Os achados radiológicos dessa infecção pulmonar incluem consolidação arredondada, muitas vezes com cavitação.

Cocos Gram-Negativos

Moxarella catarrhalis (Branhamella catarrhalis)

A infecção com tal organismo usualmente ocorre em pacientes com doenças crônicas como DPOC ou em pacientes em terapia prolongada com corticosteróides. Outras formas de imunocomprometimento podem, também, expor pacientes ao risco da infecção. *M. catarrhalis* é encontrada freqüentemente na cavidade oral. Infecções do trato respiratório superior e inferior podem ocorrer em hospedeiros suscetíveis. Os pacientes apresentam-se com febre e tosse, usualmente moderadas. A infecção, por si mesma, é usualmente moderada, manifestando-se por broncopneumonia ou bronquite e com aspectos radiográficos inespecíficos. Complicações como derrames pleurais e empiemas são raras.

Neisseria meningitides

A infecção pulmonar por esse microrganismo é rara e pode ocorrer com ou sem associação com meningite. Tanto pneumonia lobar quanto broncopneumonia podem ocorrer, ocasionalmente complicadas por derrame pleural.

Bastonetes Gram-Negativos

Bastonetes Gram-negativos são importantes causa de pneumonia hospitalar. A maioria das pneumonias associadas ao uso de ventiladores são devidas a bastonetes Gram-negativos e estas infecções são associadas a alta mortalidade. Tal tipo de infecção pode causar também a típica pneumonia adquirida em comunidades.

INFECÇÕES ESPECÍFICAS

Escherichia coli

É um habitante normal dos intestinos grosso e delgado e pode, também, ser encontrada na orofaringe e na nasofaringe após tratamento com antibiótico. A infecção pulmonar ocorre quando o microrganismo infectante é aspirado para o trato respiratório inferior. Bastonetes Gram-negativos, incluindo a *E. coli*, causam tipicamente o padrão broncopneumônico.

Os pacientes portadores de infecção por *E. coli* estão usualmente hospitalizados ou apresentam doenças crônicas; em geral apresentam febre, tosse produtiva (escarro amarelado), dificuldade respiratória e dor torácica pleurítica. Quando ocorre infecção em pacientes ambulatoriais, verifica-se começo abrupto de febre, tosse produtiva, dor costal do tipo pleurítica e falta de ar como os mais importantes sintomas de apresentação.

O padrão radiográfico típico da infecção pulmonar por *E. coli* é o da broncopneumonia lobar inferior. Derrame pleural é comum.

Klebsiella pneumoniae

Embora várias espécies de *Klebsiella* sejam conhecidas, a *K. pneumoniae* é o microrganismo mais importante do ponto de vista da infecção humana. A *K. pneumoniae* afeta particularmente pacientes mais velhos e alcoólatras crônicos (Quadro 12-5). Outras doenças crônicas como diabetes melito e DPOC são associadas a maior prevalência da infecção por *K. pneumoniae*.

K. pneumoniae é ocasionalmente um comensal normal do trato gastrointestinal humano. O microrganismo pode, também, colonizar as vias aéreas superiores de alguns pacientes, particularmente de pacientes hospitalizados. A infecção das vias aéreas inferiores pode ocorrer quando secreções orais são aspiradas. Padrões de broncopneumonia e de pneumonia de espaços aéreos podem ser observados, assim como são comuns necrose tissular e formação de abscesso.

A *K. pneumoniae* usualmente apresenta-se com início rápido de febre, respiração dolorosa e falta de ar. Tosse produtiva de escarro esverdeado é sugestiva de infecção por *K. pneumoniae*, embora às vezes o escarro seja vermelho e gelatinoso (escarro em geléia de groselha). Os pacientes estão em geral muito doentes e podem estar hipotensos.

Imagens Radiológicas. Quando a *K. pneumoniae* apresenta-se com padrão de pneumonia em espaço aéreo, verifica-se consolidação homogênea não-segmentar, semelhante à da pneumonia pneumocócica. Broncogramas aéreos são comumente vistos. A *K. pneumoniae* é conheci-

da por sua tendência peculiar de produzir consolidação de grande volume que causa expansão do lobo envolvido, produzindo o sinal do abaulamento da fissura (Fig. 12-6). A formação de abscesso pulmonar é comum, assim como derrame pleural e empiema. O padrão broncopneumônico pode ser visto na infecção por *K. pneumoniae*, especialmente na infecção hospitalar.

Pseudomonas aeruginosa

A *P. aeruginosa* é encontrada tipicamente no solo e na água, mas também, em pequeno número, no trato gastrointestinal humano. Constitui uma causa comum de pneumonia hospitalar, especialmente em pacientes internados em UTI (Quadro 12-6). O microrganismo vive tipicamente em áreas úmidas como chuveiros, tanques, nebulizadores, equipamentos respiratórios, equipamentos para terapia respiratória e assim por diante. A pneumonia por *P. aeruginosa* está associada a numerosos fatores de risco, incluindo DPOC, imunossupressão, ventilação mecânica e uso prolongado de antibiótico.

A aspiração de microrganismos que estão colonizando o trato respiratório superior é a causa usual da infecção respiratória por *P. aeruginosa*. Este microrganismo elabora várias toxinas e fatores virulentos que contribuem para sua habilidade em causar infecção. O padrão da infecção é o da broncopneumonia, com formação de microabscessos peribronquiolares, hemorragia e inflamação associadas.

Os pacientes usualmente apresentam febre, tremores, calafrios, tosse produtiva de escarro purulento (ocasionalmente manchado com sangue) e dispnéia. A mortalidade em pacientes que estão em ventiladores mecânicos ou internados em UTI é alta.

Achados Radiológicos. As radiografias torácicas mostram padrão semelhante ao da broncopneumonia, incluindo consolidações esparsas, multifocais e segmentares que favorecem os lobos inferiores. Podem ocorrer derrames pleurais, assim como empiema. Pode ser vista também cavitação (Fig. 12-9). Nódulos com o padrão "árvore em brotamento" ou nódulos centrilobulares podem ser vistos na TCAR (ver Fig. 10-28C no Capítulo 10). O padrão de infecção por *P. aeruginosa* é insuficientemente específico para ser distinguido de outras causas de broncopneumonia.

Yersinia pestis

É um bastonete Gram-negativo causador da praga. Historicamente, a praga causou grandes epidemias, das quais as maiores ocorreram na Europa, de 1347 a 1367, matando mais de um quarto da população. Atualmente, medidas de

---

QUADRO 12-5 *KLEBSIELLA PNEUMONIAE*

Fatores de risco: idade avançada, alcoolismo crônico, DPOC e doenças crônicas

Ocorre com aspiração

Escarro esverdeado

Pneumonia lobar, possível sinal do abaulamento de fissura

Formação comum de abscesso

Pode ocorrer broncopneumonia

QUADRO 12-6 *PSEUDOMONAS AERUGINOSA*

Pneumonia hospitalar, particularmente em pacientes de UTI

Fatores de risco: DPOC, imunossupressão, ventilação mecânica, uso de antibióticos

Padrão broncopneumônico, envolvimento do lobo inferior

Cavitação

saúde pública têm controlado bem esta doença, mas a *Y. pestis* é ainda endêmica, em várias áreas do mundo, incluindo a América do Sul, China, partes da África do Sul e leste da África e oeste dos Estados Unidos. A doença manifesta-se usualmente no fim da primavera até o início do outono. Acomete homens mais do que mulheres.

A *Y. pestis* usualmente infecta roedores selvagens (esquilos constituem o mais importante reservatório da doença nos EUA), embora cães e gatos possam ser também reservatórios secundários. Em áreas urbanas, os ratos são os reservatórios mais importantes. A doença é transferida de animal para animal ou de animal para pessoas, pelas picadas de carrapatos ou de pulgas que infestam os animais citados. Raros casos de praga são decorrentes da inalação de gotículas de secreções passadas de uma pessoa infectada para outra pessoa sã.

Após a picada de carrapato ou pulga infectados, ocorre uma reação cutânea local, seguida de linfadenopatia regional. Os linfonodos infectados mostram-se muito aumentados de volume e elásticos e a pele que os recobre muda de cor, configurando os "bubões" característicos da peste bubônica ou praga. Pode seguir uma fase septicêmica, que afeta os pulmões e produz a praga pneumônica. É durante esta fase que a transmissão pessoa-a-pessoa pode acontecer.

A *Y. pestis* apresenta vários fatores de virulência capazes de promover infecção: o microrganismo tem cápsula que resiste à fagocitose, vários antígenos de superfície que lhe permitem resistir à destruição e capacidade de multiplicar-se dentro dos monócitos, mesmo quando fagocitados.

Patologicamente, a *Y. pestis* produz bronquite e bronquiolites graves que evoluem rapidamente para broncopneumonia grave. Os espaços aéreos podem ficar tomados por hemorragia, edema, microrganismos, macrófagos e neutrófilos, sendo comum a necrose alveolar.

Os pacientes com praga pneumônica apresentam febre alta, tosse produtiva de líquido sanguinolento, dor torácica do tipo pleurítica, dispnéia, cianose. Linfadenopatia periférica elástica está muitas vezes presente. Antes da era dos antibióticos, a praga era fatal em uma semana após a apresentação inicial. Com antibióticos instituídos em tempo hábil, a recuperação é a regra.

A praga pneumônica apresenta-se como grave broncopneumonia bilateral, sem cavitação, simulando SARA. Podem estar presentes derrames pleurais. Ocasionalmente, também estão presentes linfonodos aumentados de volume e estes podem ser uma chave para o diagnóstico em áreas endêmicas. Raramente ocorre linfadenopatia sem que anormalidades do parênquima pulmonar estejam presentes.

Serratia e Enterobacter spp.

Ambos os microrganismos (*Serratia marcescens* e *Enterobacter* spp.) podem causar pneumonia em pacientes debilitados ou cronicamente doentes, particularmente se hospitalizados. Os padrões broncopneumônicos são típicos. Derrames pleurais são comuns com ambos os microrganismos.

QUADRO 12-7	*HAEMOPHILLUS INFLUENZAE*

Fatores de risco: doença pulmonar obstrutiva crônica, doenças crônicas, alcoolismo e imunodeficiência

Padrões de bronquite e de broncopneumonia

Pneumonia lobar menos comum

Cocobacilos Gram-Negativos

Haemophilus influenzae

O *H. influenzae* é de longe o mais importante microrganismo patogênico para humanos, dentro do gênero *Haemophilus*. Essa infecção é particularmente comum em pacientes com DPOC (Quadro 12-7). Outros fatores de risco para a contração de tal infecção incluem doenças crônicas como diabetes, alcoolismo e imunodeficiência. O *H. influenzae* aflige também, comumente, crianças novas e pessoas idosas.

Em adultos, o *H. influenzae* causa tipicamente bronquite. Em pacientes com infecções respiratórias viróticas, o microrganismo pode causar um padrão de broncopneumonia; o padrão de pneumonia de espaço aéreo é menos observado. O *H. influenzae* é uma das principais causas de epiglotite em crianças e adultos.

A apresentação clínica da pneumonia por *H. influenzae* faz-se com febre, tosse produtiva de escarro purulento e dispnéia, usualmente sobrepostas em fundo de doença crônica.

Achados Radiológicos. A radiografia torácica usualmente mostra consolidações bilaterais esparsas que predominam nos lobos inferiores. Ocasionalmente um padrão de pneumonia de espaço aéreo é encontrado. Nódulos centrilobulares ou sinal de "árvore em brotamento" podem ser encontrados na TCAR (Fig. 10-28D, no Capítulo 10). Derrames pleurais ocorrem em cerca de 50% dos pacientes. Cavitação é rara.

Legionella pneumophila

Foi identificada como um agente etiológico causador de um surto de pneumonia que afetou os participantes de uma Convenção Nacional da Legião Americana, em 1976, na Filadélfia. A *Legionella pneumophila* é reconhecida como um patógeno que causa a vasta maioria dos casos de legionelose. É também causa muito comum de infecções do trato respiratório inferior e está freqüentemente presente em infecção hospitalar (Quadro 12-8). Esse microrganismo não faz parte da flora humana normal. Seu habitat natural são as fontes de água. É autóctone nas águas frescas de lagos e correntes e a infecção humana

---

QUADRO 12-8	*LEGIONELLA PNEUMOPHILA*

Coloniza águas de fontes naturais e sistemas com água

Fatores de risco: idade avançada, DPOC, esteróides, doenças crônicas, imunodeficiências

Bronquiopneumonia ou pneumonia lobar

Cavitação em pacientes imunossuprimidos

Derrame pleural em 30%-60%

pode ocorrer quando a *Legionella* contamina os sistemas que usam água, como condensadores e aparelhos de ar condicionado. Pode ainda contaminar chuveiros e assemelhados. A despeito da freqüência de infecção hospitalar por *Legionella* e da propensão do microrganismo a multiplicar-se dentro de fontes úmidas, a pneumonia por *Legionella* é uma causa pouco comum de infecção pulmonar em pacientes com ventilação mecânica.

Esse microrganismo acomete usualmente homens mais velhos e aqueles que apresentam doenças crônicas subjacentes. Os fatores de risco para a infecção são a presença de DPOC, o uso de corticosteróides, a imunossupressão (AIDS, transplantes) e as doenças malignas.

Patologicamente, a *Legionella* causa um padrão broncopneumônico de infecção mais comum do que o padrão de consolidação de espaço aéreo.

A pneumonia por *Legionella* pode apresentar uma grande variação na severidade, indo desde doença assintomática até a falência respiratória fulminante. Na porção mediana deste espectro, coloca-se uma doença semelhante ao resfriado, conhecida como febre de Pontiac; na porção final do espectro está a falência respiratória com lesão alveolar difusa. A apresentação típica é a de um paciente de meia-idade com doença crônica subjacente como DPOC, que exibe tosse não-produtiva, febre, cefaléia, mialgias, mudanças no estado mental e sintomas gastrointestinais, particularmente diarréia. À medida que a doença progride, o paciente apresenta dispnéia e dor costal, e a tosse pode tornar-se produtiva.

Sintomas de comprometimento do SNC e insuficiência renal são mais comumente encontrados em pacientes com pneumonia por *Legionella* do que em outras pneumonias bacterianas. É comum distúrbios eletrolíticos, notadamente a hiponatremia.

Achados Radiológicos. A pneumonia por *Legionella* muitas vezes causa consolidação focal periférica que progride rapidamente, envolvendo o lobo inteiro ou vários lobos no lado da apresentação inicial (Fig. 2-13 no Capítulo 2). Logo após, a consolidação torna-se bilateral na maioria dos pacientes, e esta progressão tende a ocorrer mesmo com antibioticoterapia apropriada. Cavitação é rara em pacientes imunocompetentes mas ocorre, freqüentemente, nos imunocomprometidos. Derrame pleural é encontrado em 30 a 60% dos pacientes. O clareamento pulmonar na pneumonia por *Legionella* é lento, se comparado com o das demais pneumonias bacterianas.

Bordetella species

B. pertussis é o mais importante microrganismo do gênero *Bordetella* como causador de doença humana. Causa a maioria dos casos de coqueluche. A infecção por esse microrganismo causa extensa produção de muco, bronquite e bronquiolite nos pacientes acometidos. A infecção vai de ligeira a muito grave e, neste último caso, pode deixar como resultado uma bronquiectasia.

A coqueluche apresenta-se classicamente em crianças com menos de dois anos de idade. O componente característico da infecção é a tosse paroxística que acaba numa inspiração ruidosa. Vômito pós-tosse pode ocorrer. A infecção no adulto é mais comum do que era anteriormente. Esta pode não seguir o mesmo padrão exibido pelas crianças, embora a infecção adulta possa também ser grave.

Achados Radiológicos. As manifestações radiográficas da infecção por *B. pertussis* incluem atelectasia multifocal e consolidação, ocasionalmente acompanhadas por linfadenopatia hilar. As anormalidades radiográficas são encontradas mais freqüentemente nos lobos inferiores, mas são comuns opacidades centrais que obscurecem as margens cardíacas,

Bartonella henselae e *quintana*

Esses microrganismos são os agentes causadores da doença da arranhadura-de-gato e da angiomatose bacilar em pacientes com AIDS.

As infecções pulmonares por *B. henselae* e *quintana* ocorrem quase exclusivamente em pacientes com AIDS. A doença da arranhadura-de-gato é uma doença que acomete primariamente as crianças, nas quais causa linfadenopatia local. O modo de transmissão da angiomatose bacilar torácica é desconhecido mas, pelo fato de a doença da arranhadura-de-gato ser transmitida pelo contato animal/humano, um mecanismo similar pode ser aplicado à angiomatose bacilar torácica.

Infecções bacilares por *B. hanselae* e *quintana* produzem extensa proliferação vascular, envolvendo, comumente, a pele, as membranas mucosas e órgãos internos, incluindo os pulmões.

Os pacientes infectados por esses microrganismos podem apresentar febre, dor torácica, perda de peso e suores noturnos. Tem sido relatada hemoptise. Linfadenopatia palpável pode ser evidenciada ao exame clínico. A infecção usualmente responde com rapidez à antibioticoterapia.

Achados Radiológicos. A angiomatose bacilar causa, na maioria dos casos, nódulos pulmonares. Se estes forem suficientemente grandes, podem mostrar realce intenso. Grandes derrames pleurais são muitas vezes evidentes e linfadenopatia mediastinal com intenso realce é comum.

Francisella tularensis

É o microrganismo causador da tularemia. Esta doença pode ocorrer também em pequenos animais e a infecção humana ocorre quando há contato de seres humanos com animais infectados ou com seus insetos vetores.

A infecção é em geral adquirida pelo contato com animais infectados, muitas vezes através de um corte aberto ou de uma abrasão cutânea ao manusear esconderijos desses animais. Pode ocorrer também pela ingestão de carne contaminada ou pela picada de insetos vetores, como carrapatos ou moscas de cervos. A tularemia é encontrada mais freqüentemente em áreas rurais.

Vários padrões de infecções por *F. tularensis* têm sido descritos. Os padrões mais comuns de infecções pulmo-

Capítulo 12 | INFECÇÕES PULMONARES

nares são o **tifóide** e o **ulceroglandular**. A forma tifóide de tularemia é resultante da ingestão de carne e de água contaminadas com os microrganismos. A forma ulceroglandular resulta de inoculação direta dos microrganismos por manuseio de peles ou couros contaminados. Uma forma pulmonar rara de tularemia, adquirida por inalação, foi relatada em funcionários de laboratórios que trabalham com o microrganismo.

A forma ulceroglandular de tularemia produz lesões ulceradas na pele e linfadenopatia regional. A forma tifóide da infecção causa bacteriemia. A pneumonia clínica desenvolve-se em um terço a três quartos dos pacientes com as formas ulceroglandulares e tifóide da doença, respectivamente. Os pacientes apresentam-se com febre alta, fraqueza e cefaléia, por vezes com sintomas faringianos variáveis que vão desde inflamação ligeira a tonsilite ulcerativa.

Uma pneumonia não-específica do padrão de espaço aéreo é muitas vezes encontrada em pacientes com tularemia. Derrames pleurais e linfadenopatia hilar ou mediastinal são vistos também em quase 50% dos pacientes acometidos.

Bactérias Anaeróbias

As principais bactérias anaeróbias implicadas em doenças humanas incluem microrganismos do gênero *Bacteroides*, *Fusobacterium*, *Porphyromonas e Prevotella* (todos bacilos Gram-negativos), *Clostridium, Actinomyces e Eubacterium* (bacilos Gram-positivos), *Peptostreptococcus e Peptococcus* (cocos Gram-positivos) e *Veillonella* (cocos Gram-negativos).

Esses microrganismos são encontrados na flora normal da cavidade oral e podem produzir doenças quando aspirados (Quadro 12-9). Portanto, condições que favorecem a ocorrência de aspiração, como rebaixamento do nível consciência, convulsões, AVC, ingestão de drogas e alcoolismo, bem como condições que diminuam a capacidade de expelir secreções aspiradas (lesões endobrônquicas obstrutivas ou estenoses brônquicas) favorecem o desenvolvimento de infecções pulmonares anaeróbias. Além disso, fatores que favorecem o aumento da população desses microrganismos na cavidade oral (má higiene bucal, gengivite) também facilitam o desenvolvimento de infecções pulmonares anaeróbias. Tonsilite ou infecções sinusais crônicas costumam causar infecções pulmonares anaeróbias.

QUADRO 12-9 BACTÉRIAS ANAERÓBIAS

Esses microrganismos fazem parte da flora da cavidade oral

Fatores de risco: gengivite e má higiene dentária

Pneumonia por aspiração

Sintomas: escarro fétido, febre, tosse seca

Envolve regiões gravitacional-dependentes

   Segmentos superiores de lobos inferiores e segmentos posteriores de lobos superiores

   Lobo direito inferior mais contaminado que lobo inferior esquerdo

Comuns broncopneumonia e abscessos pulmonares

Empiema pode estar associado

A infecção pulmonar ou pleural anaeróbia tem início com a aspiração de material infeccioso da cavidade oral. Este material pode produzir infecção com padrão de broncopneumonia, muitas vezes associada a necrose tissular; esta última produz evidência radiográfica de cavitação.

Os pacientes com infecção pulmonar anaeróbia podem, inicialmente, apresentar febre e tosse não-produtiva e então desenvolver um escarro fétido que indica a formação de abscesso. Dor torácica e hemoptise podem ocorrer também. Muitas vezes, as infecções anaeróbias apresentam poucos sintomas, dificultando o diagnóstico preciso.

Achados Radiológicos

Pelo fato das infecções anaeróbias do pulmão estarem fortemente relacionadas com a aspiração, a broncopneumonia anaeróbia envolve, mais comumente, as regiões gravitacional-dependentes do pulmão: segmentos superiores dos lobos inferiores; segmentos posteriores dos lobos superiores em pacientes acamados e segmentos basais dos lobos inferiores em pacientes em pé (Fig. 12-16). Como resultado da orientação relativamente vertical do brônquio principal direito, o pulmão direito é mais comumente envolvido em eventos aspiratórios do que o pulmão esquerdo.

A broncopneumonia em distribuição basilar e gravitacional-dependente é a anormalidade radiográfica mais comum em pacientes com infecção anaeróbia induzida por inspiração de material infectado. Derrame pleural acompanha comumente as anormalidades do parênquima pulmonar. Ocasionalmente, verificam-se derrame pleural ou empiema, sem anormalidade parenquimatosa significativa, e essa manifestação será a primeira da infecção anaeróbia pulmonar. Cavitação parenquimatosa é comum e pode evoluir para abscessos discretos, com múltiplas áreas de cavitação. Pode estar presente uma linfadenopatia, e sua aparência radiográfica por vezes faz pensar em carcinoma pulmonar. Com o tratamento, as cavidades podem fechar-se vagarosamente, mas podem deixar cicatriz residual e bronquiectasia.

Micobactérias

Micobactérias são bastonetes aeróbios não-formadores de esporos que apresentam tempos de duplicação excepcionalmente longos. Existem numerosas espécies na natureza, mas as micobactérias que causam doenças humanas podem ser divididas em dois grandes grupos: as que formam o **complexo da tuberculose** e as **não-tuberculosas**, ou **micobactérias atípicas**.

Uma outra classificação para as micobactérias agrupa os microrganismos de acordo com sua taxa de crescimento em meio sólido: as que apresentam crescimento rápido formam usualmente colônias visíveis em 7 dias, e as que crescem vagarosamente precisam de mais de 7 dias para formar tais colônias. Os microrganismos de crescimento rápido que causam doença pulmonar incluem *Mycobacterium abscessus, Mycobacterium fortuitum e Mycobacterium chelonae*. Os microrganismos que pertencem ao grupo de crescimento lento e que causam infec-

INFECÇÕES ESPECÍFICAS

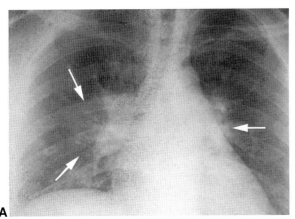 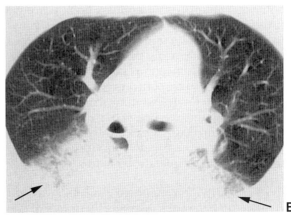

FIG. 12-16. Pneumonia por aspiração. **A.** A radiografia torácica frontal mostra opacidades bilaterais mal definidas nos segmentos superiores de ambos os lobos inferiores *(setas)*. **B.** A imagem axial de TC mostra opacidade de espaço aéreo dentro dos segmentos superiores dos lobos inferiores *(setas)*, associadas a perda de volume. O pulmão direito está mais comprometido do que o esquerdo. A relativa orientação vertical do brônquio principal direito predispõe o lobo inferior direito à pneumonia por aspiração.

ção pulmonar humana incluem MBT, *Mycobacterium avium* e *Mycobacterium kansasi*. Esse esquema classificatório é útil do ponto de vista clínico porque as micobactérias de rápido crescimento são usualmente resistentes às drogas antituberculose de primeira linha. O agrupamento de micobactérias em complexos tuberculoso e não-tuberculoso é mais útil do ponto de vista de interpretação de imagens.

O principal microrganismo causador do complexo tuberculoso em humanos inclui MBT, *Mycobacterium bovis*, *Mycobaterium africanum* e *Mycobacterium microti*.

Mycobacterium tuberculosis

A tuberculose tem sido uma infecção de grande importância na história da humanidade. Embora as taxas de tuberculose venham declinando sensivelmente nos EUA, as taxas mundiais desta infecção permanecem muito altas. Estima-se que pelo menos 3 milhões de pessoas estejam infectadas com MBT em todo o mundo.

Numerosos fatores influenciam a possibilidade de contrair tuberculose. Estes incluem a situação socioeconômica da população, a integridade do sistema imunológico, idade, sexo, estado geral de saúde e etnia. Populações com estado socioeconômico muito baixo correm risco relativamente maior de contrair tuberculose. Tais pacientes incluem-se entre pessoas que vivem em casas pobres, com muita gente, indivíduos que vivem em áreas do interior, mendigos sem teto e viciados em drogas. Pacientes imunossuprimidos, especialmente se aidéticos, estão claramente em maior risco de contrair tuberculose do que a população em geral. O mesmo ocorre com pacientes em tratamento prolongado com corticosteróides ou aqueles que se submeteram a transplantes de órgãos. Doenças crônicas como diabetes melito, silicose e proteinose alveolar também expõem pacientes a um risco aumentado de contrair tuberculose. Pacientes muito jovens ou muito idosos apresentam um aumento relativo do risco de contrair a doença, e homens são mais acometidos que as mulheres. Por fim, os afro-americanos e os índios também são expostos a riscos maiores. Nos Estados Unidos, imigrantes provindos de áreas em que a prevalência de tuberculose é alta são mais sujeitos à doença tuberculosa.

A infecção por micobactéria tuberculosa ocorre pela inalação de gotículas expelidas pelo aparelho respiratório (infecção via aérea). Muitos são os fatores que influenciam a possibilidade de contágio, incluindo a presença de cavitação descoberta pelo exame radiológico, a carga dos microrganismos infectantes e a gravidade da tosse. A transmissão pessoa-a-pessoa é mais provável quando a exposição ocorre em áreas mal ventiladas ou se o contato com a pessoa infectada for prolongado, como ocorre em situações de relativo confinamento como prisões, escolas e asilos.

Vários padrões de infecção tuberculosa foram descritos, os quais se diferenciam pelas manifestações patológicas, clínicas e radiológicas. Estas incluem a MBT primária, a MBT progressiva e a MBT pós-primária.

Tuberculose Primária. Ocorre quando a infecção clínica acontece na primeira exposição ao microrganismo infectante. Em última análise, a habilidade da *Mycobacterium tuberculosis* em causar infecção humana relaciona-se à sua habilidade de sobreviver em latência, dentro dos macrófagos do hospedeiro, por períodos de tempo prolongados e também à sua capacidade de incitar a resposta de hipersensibilidade mediada por células T pelo hospedeiro infectado. O organismo do hospedeiro, sob circunstâncias normais, isola o organismo MBT com a formação de granulomas. Em geral, os granulomas sofrem **necrose caseosa**, padrão característico, mas não exclusivo, associado à infecção tuberculosa. Esta infecção inicial tem sido chamada de **nódulo de Ghon** e usualmente cura-se pelo desenvolvimento de uma cápsula fibrosa em torno do foco da infecção, que ordinariamente sofre calcificação. Logo após a ocorrência da infecção, os microrganismos podem disseminar-se pelos linfáticos para os linfonodos hilares e mediastinais, onde uma reação histopatológica semelhante ocorre. A combinação da infecção do parênquima pulmonar e de nódulos linfáticos por MBT constitui o **Complexo de Ranke.** Microrganismos dentro do nódulo de Gohn ganham acesso à corrente sangüínea e, assim, podem disseminar-se para órgãos extratorácicos, mas usualmente as defesas imunitárias do hospedeiro são suficientes para prevenir o desenvolvimento de infecção em locais extratorácicos. Embora os focos de infecção pulmonares, linfáticos e extratorácicos estejam usualmente inativos nesses locais, os microrganismos permanecem viáveis e podem servir como o foco para reativação da doença quando as circunstâncias lhes são favoráveis.

A infecção por MBT em crianças é usualmente assintomática e pode ser detectada apenas pela conversão de testes cutâneos. Quando ocorrem os sintomas, tosse e febre são os mais comuns. Em contrapartida, adultos com tuberculose primária são usualmente sintomáticos e podem apresentar perda de peso, febre, tosse e hemoptise, bem como suores noturnos.

Achados Radiológicos. Os pacientes com tuberculose primária não apresentam, em geral, anormalidades radiológicas. Se ocorrer infecção plena, o padrão será usualmente o de consolidação de espaço aéreo (Fig. 12-17), envolvendo muitas vezes o lobo inteiro. O pulmão direito é o mais comumente afetado, embora não se verifique predominância definida de regiões. A cavitação na tuberculose primária é rara, e o mesmo acontece com a disseminação miliar.

Verifica-se muitas vezes atelectasia em crianças portadoras de tuberculose primária e este padrão pode ser relacionado à compressão de vias aéreas por linfonodos com volumes aumentados. Menos comumente, a ruptura de um linfonodo infectado para o interior de um brônquio adjacente pode causar disseminação endobrônquica da infecção, associada à atelectasia. Em adultos, é muito raro acometimento semelhante.

As anormalidade radiológicas nas infecções primárias da MBT são de resolução demorada, mesmo com o tratamento apropriado. Opacidades de espaços aéreos podem levar mais de 6 meses para clarear e as linfadenopatias podem levar tempo maior para normalização. A lesão pulmonar da tuberculose primária muitas vezes é curada por calcificação, deixando um nódulo residual; linfonodos infectados podem curar-se de maneira semelhante.

Linfadenopatia ocorre comumente em crianças com infecção tuberculosa primária. Usualmente os linfonodos hilares são envolvidos (Fig. 12-18) e os linfonodos mediastinais, particularmente na região paratraqueal direita, podem também apresentar-se aumentados. Linfadenopatia unilateral é vista mais freqüentemente do que a bilateral e, ocasionalmente, o aumento de volume dos linfonodos citados constitui o único achado radiológico presente. Em adultos com infecção primária, a linfadenopatia é menos comum, a menos que estejam imunocomprometidos (ver abaixo; ver Fig. 12-11). Os linfonodos que estão infectados por MBT mostram comumente baixa atenuação central, representando necrose nas TC contrastadas (Fig. 12-19).

Derrame pleural pode ocorrer em pacientes com infecção primária por MBT (Fig. 12-17). Muitas vezes, no momento da descoberta da tuberculose como causa do derrame pleural, nenhum foco parenquimatoso da doença é evidente radiograficamente; este padrão é considerado característico da infecção pleural tuberculosa primária. Em geral, tais derrames são pequenos e unilaterais (Quadro 12-10).

Tuberculose Primária Progressiva. Raramente, um foco primário de infecção por MBT torna-se rapidamente progressivo, caso em que extensa consolidação e cavitação desenvolvem-se no local do foco parenquimatoso de

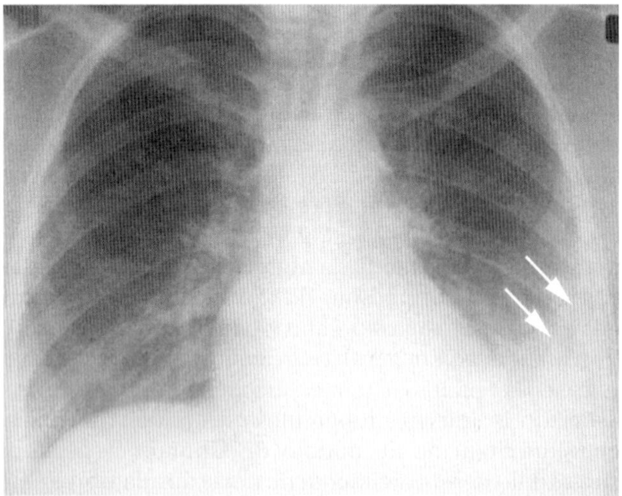

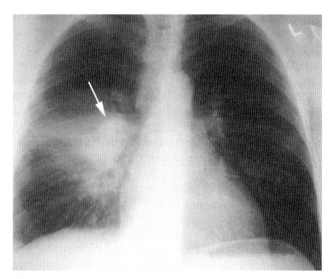

FIG. 12-17. Infecção tuberculosa (MBT) primária. A radiografia torácica frontal mostra consolidação do lobo inferior esquerdo associada a pequeno derrame pleural *(setas).* MBT foi isolada no escarro e as anormalidades radiográficas resolveram-se com a terapia antituberculosa.

FIG. 12-18. Linfadenopatia associada a infecção tuberculosa primária. A radiografia frontal em paciente jovem mostra aumento de tamanho de linfonodos hilares direitos *(seta)* associado a consolidação parenquimatosa. Aumento moderado de linfonodo paratraqueal também está presente.

INFECÇÕES ESPECÍFICAS

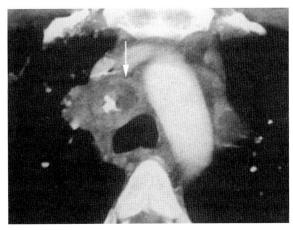

FIG. 12-19. Linfonodopatia necrótica decorrente da infecção por micobactéria tuberculosa. Tomografia computadorizada após a injeção de contraste em um paciente com AIDS demonstra hipoatenuação e calcificação no interior dos linfonodos paratraqueais direitos (*seta*).

QUADRO 12-11	TUBERCULOSE (MICOBACTÉRIA) PÓS-PRIMÁRIA

Reativação de infecção latente
Na maioria dos casos envolvendo segmentos apicais e posteriores dos lobos superiores e os segmentos superiores dos lobos inferiores
Muitas vezes associada a doença progressiva
Cavitação comum; pode ocorrer disseminação endobrônquica
Fadiga, suores noturnos, perda de peso, febre baixa, hemoptise
Achados radiográficos:
    Áreas de consolidação mal definidas
    Cavitação visível em 25 a 40%
    Na TCAR, nódulos centrilobulares (sinal da árvore em brotamento)
    Linfadenopatia e derrames pleurais raros
    Disseminação miliar
    Estenose de vias aéreas
    Tuberculoma

infecção primária ou nos segmentos apicais e posteriores dos lobos superiores. Portanto, a MBT primária progressiva pode assemelhar-se muito com a infecção por MBT pós-primária.

Tuberculose Pós-Primária (Reativação). Em geral, a tuberculose pós-primária ocorre como resultado de infecção latente prévia (Quadro 12-11). Durante a infecção inicial, microrganismos podem ser transportados pela corrente sanguínea para os segmentos apicais e posteriores dos lobos superiores e para os segmentos superiores dos lobos inferiores. A reativação tardia da infecção nessas regiões pode ser favorecida pela tensão de oxigênio relativamente alta nestes segmentos pulmonares e tende a ocorrer quando as defesas do hospedeiro tornam-se prejudicadas. Os microrganismos latentes tornam-se então ativos e ocorre inflamação com necrose e desenvolve-se a infecção. Apesar da cura que ocorre comumente na infecção tuberculosa primária, no caso da infecção pós-primária, verifica-se muitas vezes a progressão da doença. À medida que a infecção cresce, ocorre destruição do tecido e necrose caseosa que pode, então, desenvolver comunicação com a árvore traqueobrônquica e, assim, produzir a característica patológica e radiológica da TBM (tuberculose micobacteriana), ou seja, a

QUADRO 12-10	TUBERCULOSE PRIMÁRIA (MICOBACTÉRIA)

Infecção clínica após a primeira exposição à micobactéria
Nódulo de Ghon: infecção local
Complexo de Ranke: Infecção local com disseminação linfática
Muitas vezes assintomática em crianças
Adultos: perda de peso, febre, tosse, hemoptise, adinamia
Radiografias podem ser normais
Consolidação de espaço aéreo pode ser lobar; em geral de resolução demorada
Atelectasia em crianças
Cavitação e disseminação miliar raras
Linfadenopatia comum em crianças, rara em adultos
Derrame pleural pode ser visto sem doença pulmonar

cavitação. A presença da cavitação tende a promover a piora da infecção, ao permitir que mais oxigênio alcance o foco inflamatório. Possibilita, também, a oportunidade para a disseminação endobrônquica da infecção e transmissão da infecção para outras pessoas.

Se a defesa do hospedeiro triunfar, as cavidades da TBM pós-primária usualmente curam-se por cicatrização. As seqüelas comuns desse processo são a bronquiectasia, a perda de volume e áreas de enfisema. Cavidades crônicas, muitas vezes de paredes muito finas, podem persistir.

As manifestações clínicas típicas da TBM pós-primária incluem crescimento inadequado, fadiga, suores noturnos, perda de peso e febre baixa. Pode ocorrer hemoptise, comumente devida à bronquiectasia, embora a presença de tal sintoma tenha sido associada a doença ativa. A presença de dor torácica pode ser um sinal de pneumotórax espontâneo e a dispnéia pode ser o anúncio da presença de broncopneumonia tuberculosa extensa ou de desenvolvimento da síndrome da angústia respiratória aguda (SARA).

Achados Radiológicos. O achado mais típico da tuberculose pós-primária é o de áreas de consolidação mal definidas, localizadas preferencialmente nos segmentos apicais e posteriores dos lobos superiores (Fig. 12-20) e, em menor extensão, nos segmentos superiores dos lobos inferiores. Opacidades podem ser encontradas também em outros segmentos. Muitas vezes, opacidades pequenas e mal definidas ou nódulos satélites são vistos na periferia dos focos dominantes de consolidação (Fig. 9-11 no Capítulo 9). Na TCAR, tais nódulos mostram, caracteristicamente, padrão de ramificações centrilobulares lineares, referidas como opacidades tipo árvore em brotamento (Fig. 12-21). Estas opacidades representam a impactação de pequenas vias aéreas, preenchidas com pus. Áreas de cavitação são vistas em 20 a 45% dos pacientes com TBM ativa, pós-primária, nas radiografias torácicas, mas as pequenas cavidades são vistas com maior facilidade na TC e TCAR. As cavidades podem

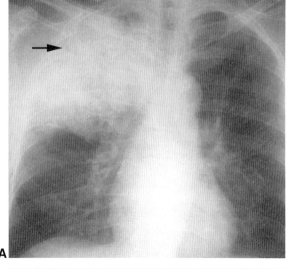
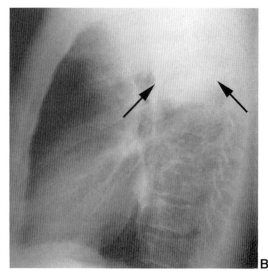
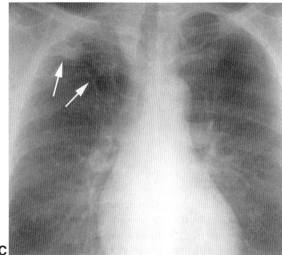

FIG. 12-20. Infecção pós-primária por *Mycobacterium tuberculosis*. **A.** A radiografia frontal do tórax no início dos sintomas mostra uma consolidação com cavitação *(seta)*. Esfregaços do escarro foram positivos para bacilo álcool-ácido resistente. **B.** A radiografia torácica de perfil, na apresentação, mostra que a maioria das consolidações está localizada nos segmentos apical e posterior do lobo superior direito *(seta)*, característica da infecção tuberculosa pós-primária. **C.** A radiografia torácica frontal, feita 18 meses depois da apresentação inicial, mostra perda de volume do lobo superior direito e cicatrização *(setas)*, imagens estas compatíveis com infecção tuberculosa anterior. Note o desvio traqueal em direção ao lobo superior direito.

apresentar paredes finas ou espessas; níveis líquidos são relativamente raros.

Linfadenopatia é incomum na tuberculose pós-primária, do mesmo modo que os derrames pleurais.

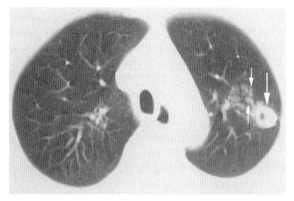

FIG. 12-21. Infecção pós-primária por *Mycobacterium tuberculosis*. A imagem axial de TC mostra uma cavidade no segmento apical posterior do lobo superior esquerdo *(seta grande)*, com pequenos nódulos centrilobulares circundantes *(setas pequenas)*, representando disseminação endobrônquica do material infectado.

Quando ocorrem derrames, eles são, em geral, descobertos em pacientes idosos e acompanhados freqüentemente por um foco de infecção parenquimatosa.

Ocasionalmente nódulos mal definidos que variam de 2 a 10 mm de tamanho são vistos com distribuição esparsa, espacialmente separados das áreas de cavitação. Estes nódulos muitas vezes representam disseminação endobrônquica da infecção tuberculosa (Fig. 12-22). A disseminação endobrônquica da infecção em geral ocorre como resultado da saída de material caseoso das cavidades, embora raramente este acontecimento seja conseqüência da ruptura de um linfonodo infectado para o interior de um brônquio; na ocorrência deste último mecanismo, pode-se verificar um padrão de disseminação endobrônquica de infecção na infecção tuberculosa primária.

A infecção tuberculosa pode produzir um padrão miliar, padrão que se manifesta como nódulos numerosos e bem definidos de 1 a 2 mm de tamanho, distribuídos difusamente pelos pulmões (Fig. 12-23). Na TCAR, estes pequenos nódulos mostram uma distribuição randômica (Fig. 12-24). O padrão miliar representa disseminação hematogênica da infecção a partir de um foco pulmonar e

INFECÇÕES ESPECÍFICAS

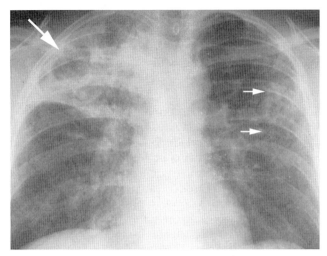

FIG. 12-22. Disseminação endobrônquica de infecção por *Mycobacterium tuberculosis*. A radiografia frontal do tórax mostra cavitação no lobo superior direito *(seta grande)* associada a numerosos nódulos pequenos no lobo superior esquerdo *(setas pequenas)*, que representam disseminação aérea do material infectante.

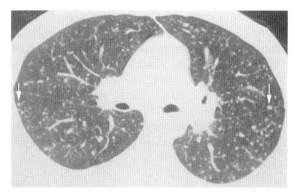

FIG. 12-24. Disseminação miliar de infecção por *Mycobacterium tuberculosis*. A imagem axial de TCAR mostra numeroso pequenos nódulos, bilaterais, distribuídos randomicamente *(setas)*, que representam disseminação miliar da infecção tuberculosa.

pode ser visto em ambos os casos, primário e pós-primário da doença. As radiografias mostram-se ocasionalmente normais em pacientes com tuberculose miliar.

A tuberculose pode afetar o brônquio principal ou brônquios lobares, e o padrão encontrado é usualmente o de uma obstrução brônquica associada a espessamento e inflamação de paredes das vias aéreas comprometidas. Estreitamentos das vias aéreas envolvem mais comumente o brônquio principal esquerdo. A doença traqueal é menos comum e, usualmente, é acompanhada pela doença brônquica; a TBM afeta preferencialmente a por-

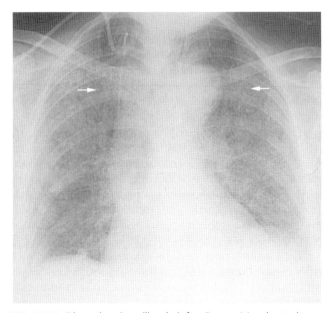

FIG. 12-23. Disseminação miliar de infecção por *Mycobacterium tuberculosis*. A radiografia torácica frontal mostra numerosos pequenos nódulos distribuídos difusamente, bilaterais, representando disseminação miliar (hematogênica) da infecção tuberculosa.

ção distal da traquéia. As lesões das vias aéreas resultam usualmente da extensão local da infecção dos linfonodos afetados ou do parênquima pulmonar. Elas são, menos comumente, causadas pela disseminação endobrônquica ou pela disseminação hematogênica da tuberculose. A infecção ativa mostra-se como espessamento circunferencial irregular ou liso das vias aéreas, acompanhado de estreitamento da luz das mesmas e, muitas vezes, adenopatia e densidades em faixas no mediastino. As estenoses crônicas de vias aéreas produzidas pela tuberculose são conseqüentes à fibrose e não são, em geral, acompanhadas de outros sinais de infecção ativa. As estenoses crônicas associam-se menos com o espessamento de paredes do que com infecção aguda.

Ocasionalmente, a infecção tuberculosa manifesta-se como um nódulo pulmonar solitário ou tuberculoma. Os tuberculomas podem resultar da infecção tuberculosa primária ou da pós-primária. Os tuberculomas mostram-se como nódulos arredondados, muitas vezes circunscritos (Fig. 12-21), mas ocasionalmente com margens espiculadas e, usualmente, localizados nos lobos superiores. Pequenos nódulos satélites podem estar presentes. Estas lesões muitas vezes não mostram realce na TC após a administração de contraste IV, embora possa ocorrer um realce periférico. No decorrer do tempo, pode-se verificar calcificação da lesão.

***Tuberculose Ativa* versus *Inativa*.** Solicita-se muitas vezes aos radiologistas que determinem se o padrão de uma radiografia sugere a presença de uma infecção tuberculosa ativa ou, mais freqüentemente, solicita-se a estes profissionais que digam se a infecção tuberculosa ativa pode ou não ser excluída com certeza, pela radiografia. Em geral, deve-se ter radiografias anteriores para comparação, para poder determinar com certeza se a doença está ou não em atividade. O padrão radiográfico deveria permanecer estável 6 meses ou mais antes de sugerir se a doença está ou não em atividade. Uma exceção a esta regra é aquela em que se pode confirmar que a presença de nódulos calcificados representa inatividade do processo infeccioso.

Os padrões radiográficos que usualmente sugerem atividade da doença incluem consolidação, padrões de disseminação endobrônquica (Fig. 12-22), padrão miliar (Figs. 12-23 e 12-24) e cavidades (Fig. 12-22). Na TCAR, a atividade do processo é sugerida pela presença de nódulos centrilobulares e, particularmente, quando apresentam padrão de árvore em brotamento (Fig. 12-21). Tais nódulos usualmente desaparecem com o tratamento. Achados que mais se associam a doença inativa incluem bronquiectasia, opacidades lineares e nódulos calcificados.

AIDS e Tuberculose. A AIDS é um dos mais importantes fatores de risco para o desenvolvimento de tuberculose. Este fenômeno é, pelo menos em parte, relacionado com o fato do HIV afetar adversamente a função dos macrófagos e destruir os linfócitos CD4, ambos parte dos mecanismos de defesa do hospedeiro envolvidos no combate à infecção tuberculosa.

As manifestações radiográficas da tuberculose em pacientes com AIDS dependem da contagem de CD4. Pacientes com imunidade relativamente preservada (número de CD4 acima de 200 células/μL) apresentam usualmente o padrão típico de tuberculose pós-primária encontrada em pacientes imunocompetentes. Estes achados incluem consolidação do lobo superior, cavitação e nódulos, usualmente sem derrame pleural ou linfadenopatia. Pacientes que estão comparativamente imunossuprimidos, em geral com contagem de CD4 menor que 200 células/μL, apresentam um padrão de doença semelhante ao da tuberculose primária. Tais achados incluem consolidação associada a linfadenopatia. Esta última é, muitas vezes, o achado dominante ou mesmo único. Na TC, após a administração de contraste, os linfonodos afetados mostram atenuação central baixa com realce periférico (Fig. 12-25). A TCAR mostra comumente nódulos centrilobulares, muitas vezes no padrão árvore em brotamento. Podem ocorrer derrames pleurais. Radiografias normais são encontradas ocasionalmente em pacientes com AIDS e TBM, e disseminação extrapulmonar é também mais freqüente nestes pacientes do que no caso de pacientes imunocompetentes.

Mycobacterium bovis

A vacina BCG, composta com uma cepa não virulenta de *Mycobacterium bovis* (bacilo de Calmette-Guérin), é utilizada para produzir imunidade contra a TBM em certos pacientes de alto risco. A vacina BCG foi usada também como um imunoestimulante no tratamento de certas condições, particularmente em casos de carcinoma de bexiga. Embora o microrganismo (*M. bovis*) usado nesta vacina não seja usualmente patogênico para humanos, em certas populações, particularmente pacientes imunossuprimidos, pode desenvolver-se doença disseminada que, muitas vezes, manifesta-se com padrão miliar nas radiografias torácicas e na TCAR.

Micobactérias Não-Tuberculosas

Micobactérias não-tuberculosas (MBNT) incluem, no mínimo, 20 microrganismos que podem potencialmente causar doença em seres humanos, embora apenas uma fração desses microrganismos constitua uma causa importante de infecção torácica. As micobactérias não-tuberculosas foram subclassificadas de acordo com os critérios de Runyon, com base em sua taxa de crescimento e na presença ou ausência de produção de pigmentos: fotocromogênicas (*M. kansasi*), escotocromogênicas (*Mycobacterium szulgai* e *M. gordonae*), não-fotocromogênicas (complexo *M. avium*) e as de rápido crescimento (*M. fortuitum, M. abscessus*). A maioria das MBNT habita fontes naturais de água como lagos, rios e lagoas, e algumas espécies podem ser encontradas no solo ou em animais. A infecção pode ocorrer por várias formas, incluindo a inalação, a ingestão, a inoculação direta ou a infecção iatrogênica.

Muitos pacientes que desenvolvem infecções por MBNT são pacientes com doenças crônicas. Fatores de risco incluem DPOC, bronquiectasia, silicose, fibrose cística e AIDS. Outras condições associadas a infecções por MBNT incluem diabetes melito, alcoolismo, doenças malignas e acalasia.

Os padrões patológicos da maioria das infecções por MBNT são similares aos das infecções por MBT, incluindo destruição tissular, necrose, cavitação e, ocasionalmente, disseminação endobrônquica da infecção ou doença miliar. Muitas vezes, os padrões da doença são superpostos a anormalidades pulmonares crônicas subjacentes, o que complica a aparência patológica da infecção por MBNT.

Para muitos pacientes, os sintomas da infecção por MBNT são indistintos daqueles exibidos pela infecção pulmonar por MTB. Um dos sintomas mais comumente apresentados é a tosse crônica.

Complexo *M. avium-intracellulare*. O complexo *M. avium-intracellulare* (MAC) é um dos mais comuns patógenos humanos não-tuberculosos, e vários padrões de infecção foram descritos (Quadro 12-12).

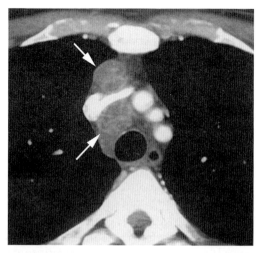

FIG. 12-25. Linfonodos com baixa atenuação devido à infecção por *Mycobacterium tuberculosis* em paciente com AIDS.
A imagem axial de TC mostra linfadenopatia de baixa atenuação, anterior e posterior, à esquerda da veia braquiocefálica e da veia cava superior *(setas)*.

INFECÇÕES ESPECÍFICAS

> **QUADRO 12-12** COMPLEXO *MICOBACTERIUM AVIUM* (MAC): PADRÕES
>
> MAC mimetizando infecção por MTB pós-primária
>
> Maioria dos casos em homens idosos com ligeira imunodeficiência, DPOC
>
> Infecção por MAC associada a bronquiectasia e nódulos
>
> Geralmente em mulheres com mais de 60 anos
>
> Envolve lobo médio e língula
>
> Consolidação esparsa, bronquiectasia, nódulos, árvore em brotamento
>
> MAC com pneumonite hipersensibilidade
>
> Opacidades do tipo vidro fosco esparsas ou pequenos nódulos
>
> *Hot-tub-lung*

O primeiro padrão assemelha-se ao da MTB pós-primária, com comprometimento dos lobos superiores (muitas vezes dos segmentos apical e posterior), consolidação, cavidades, formação de cicatrizes, nódulos pequenos que sugerem disseminação endobrônquica da infecção. Derrame pleural e linfadenopatia são relativamente raros. Este padrão de infecção por MAC é encontrado, na maioria das vezes, em homens idosos com algum grau de imunodeficiência e DPOC.

O segundo padrão de infecção por MAC consiste em bronquiectasia e nódulos centrilobulares que podem ser encontrados em todos os lobos, mas que predominam no lobo médio e na língula (Fig. 12-26). Nódulos grandes (maiores que 1 cm) podem ser encontrados em alguns pacientes (Fig. 12-26C). Consolidações esparsas, que representam focos de pneumonia em organização, são vistas também. Este padrão de infecção ocorre mais freqüentemente em mulheres acima de 60 anos.

Um terceiro padrão de infecção por MAC parece-se com pneumonite por hipersensibilização, com opacidades em vidro fosco esparsas, associadas a nódulos centrilobulares mal definidos e a aprisionamento aéreo. Neste contexto, a infecção por MAC é adquirida usualmente por exposição a banheiras contaminadas, e o termo pulmão de banheira de água quente *hot-tub-lung* tem sido aplicado a esta exposição (Fig. 16-6 no Capítulo 16).

M. kansasi. O padrão radiográfico da infecção por *M. kansasi* assemelha-se muito com o da MTB pós-primária (Fig. 12-27). Vários estudos sobre as diferenças nas anormalidades radiográficas entre estas duas infecções não encontraram características consistentes que permitissem fazer distinção entre ambas, exceto a raridade de derrames pleurais na infecção por *M. kansasi*.

M. abscessus. A infecção pulmonar por *M. abscessus* pode ser mais comum do que se pensava anteriormente. *M. abscessus* tende a causar bronquiectasia e nódulos centrilobulares, muitas vezes com morfologia de árvore em brotamento, predominando no lobo médio e na língula.

Micobactérias Não-Tuberculosas (MBNT) na AIDS. A infecção por MBNT, especialmente MAC, é muito comum em pacientes com AIDS e a incidência da infecção aumenta à medida que a contagem de células CD4 cai. Na maioria dos pacientes com infecção por MAC clinicamente evidente, o número de células CD4 está menor que 50 células/µL. Embora o microrganismo do MAC seja encontrado freqüentemente no escarro de pacientes com AIDS avançada, a verdadeira doença pulmonar devida ao MAC é relativamente rara. A infecção por MAC clinicamente evidente em pacientes com AIDS apresenta, freqüentemente, pequenos nódulos, em geral com distribuição centrilobular, combinados à consolidação de espaço aéreo. Linfonodos mediastinais aumentados (linfonodomegalia) podem mostrar baixa atenuação, embora este achado seja mais indicativo de MTB do que de infecção por MAC. Ocasionalmente os pacientes apresentam um nódulo solitário que lembra carcinoma pulmonar (Fig. 12-28). Hepatomegalia e esplenomegalia são comuns.

Infecção por *M. kansasi* pode ocorrer também em pacientes com AIDS e pode, nesses pacientes, apresentar-se com consolidação no lobo superior e cavidades de paredes finas. Outras infecções concorrentes são comuns.

■ Actinomyces

Os *Actinomyces* assemelham-se morfologicamente com fungos e são classificados como estes, mas respondem a antibióticos e são considerados, mais apropriadamente, como bactérias. A doença é geralmente causada por *Nocardia* e *Actinomyces*.

Nocardiose

O *N. asteroides* é o mais importante microrganismo causador de doença da espécie *Nocardia*. Trata-se de microrganismo aeróbio, Gram-positivo, fracamente ácido-resistente, que vive no solo. A doença humana é adquirida via inalação, embora o contágio de pessoa-a-pessoa também possa ocorrer (Quadro 12-13). A infecção por *Nocardia* pode ocorrer em pacientes saudáveis, mas é mais comum em pacientes com imunodeficiência subjacente, como receptores de transplantes em terapia imunossupressora, pacientes com doenças do tecido conjuntivo ou em terapia prolongada com corticosteróides, pacientes com câncer e em quimioterapia ou nos casos de AIDS. *N. asteroides* tem propensão a infectar pacientes com proteinose alveolar.

A infecção por *N. asteroides* apresenta-se usualmente como broncopneumonia ou nódulos múltiplos, muitas vezes acompanhados por um exsudato neutrofílico. Tosse, dor torácica e febre são os sintomas mais comuns de apresentação e o curso da doença é muitas vezes prolongado, podendo, no entanto, ser muito rápido nos pacientes imunocomprometidos, nos quais costuma ocorrer disseminação e, muitas vezes, acometimento do cérebro.

Achados Radiológicos

A radiografia do tórax ou a TC pode mostrar uma ou mais áreas de consolidação (broncopneumonia) ou um nódulo ou massa pulmonar solitários que podem ser cavitados (Figs. 12-10 e 12-29). Nódulos múltiplos, grandes ou pequenos, muitas vezes bem definidos, podem ser encontrados, em especial em pacientes imunossuprimidos (Fig. 12-30). Pode ocorrer cavitação. Áreas de baixa atenuação

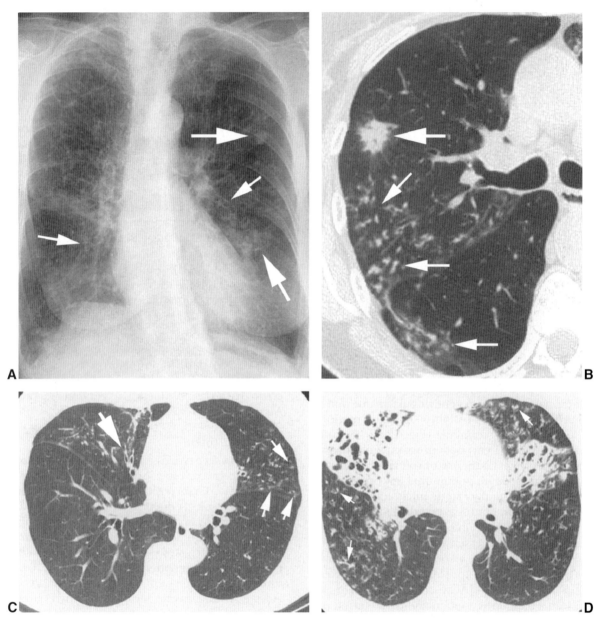

FIG. 12-26. Imagens radiológicas e TC da infecção pelo complexo *Mycobacterium avium* (MAC). **A.** Radiografia torácica em mulher de 72 anos com infecção por MAC. Opacidades nodulares mal definidas *(setas grandes)* estão associadas a espessamento de parede brônquica *(setas pequenas)* no lobo médio e na língula. **B.** TCAR em mulher de 70 anos com MAC. Bronquiectasia no lobo médio *(seta grande)* associada a nódulos centrilobulares (e árvore em brotamento) *(setas pequenas)*. **C.** TCAR do pulmão direito em uma mulher idosa com MAC. Nódulos pequenos em "árvore em brotamento" são visíveis *(setas pequenas)*. Nódulos grandes *(seta grande)* são também devidos à MAC. **D.** A imagem axial de TC em uma mulher de 67 anos mostra extensa bronquiectasia no lobo médio e na língula, com nódulos centrilobulares e opacidades tipo "árvore em brotamento" *(setas)*.

podem ser vistas na TC no interior dos nódulos ou de áreas de consolidação, devido à necrose. Derrame pleural ou empiema ocorre em quase 50% dos pacientes. A invasão da parede torácica é incomum mas pode ocorrer.

Actinomicose

Entre as várias espécies do gênero *Actinomyces*, a *Actinomyces israelii* é a causa mais importante de infecção humana. *A. israelii* é um microrganismo anaeróbio ou microaerofílico que ocasionalmente se cora à maneira de um microrganismo fracamente Gram-positivo. O microrganismo raramente mostra características mínimas do tipo ácido-resistente, se uma solução fraca de corante for usada. *A. israelii* forma micélios que, no tecido, podem aglomerar-se para formar grânulos sulfurosos. Estes grânulos são assim chamados por causa de sua cor amarela, embora eles contenham pouco enxofre em sua composição.

A. israelii é um habitante normal da orofaringe. Só causa doença quando aspirado para o interior dos pulmões ou se deglutido para o interior do trato gastrointestinal. O microrganismo é ubíquo e nenhum fator que

INFECÇÕES ESPECÍFICAS

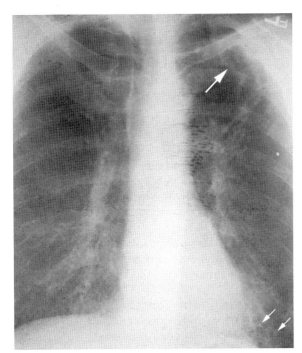

FIG. 12-27. Infecção por *Mycobacterium kansasii*. A radiografia torácica frontal mostra uma cavidade no lobo superior esquerdo *(seta grande)* e numerosos lóbulos pequenos nos lobos inferiores *(setas pequenas)*, representando disseminação endobrônquica da infecção.

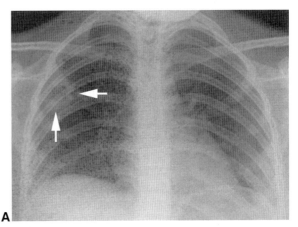

FIG. 12-29. Infecção por *Nocardia*. **A.** A radiografia torácica em paciente imunossuprimido mostra massa cavitária no lobo superior direito *(setas)*. **B.** A TC mostra uma cavidade contendo nível líquido.

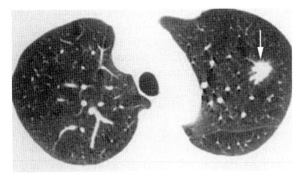

FIG. 12-28. Infecção pelo complexo *M. avium* em paciente com AIDS. A imagem axial de TC mostra um nódulo espiculado *(seta)* no lobo superior esquerdo mimetizando a aparência de carcinoma. A ressecção revelou que o nódulo foi causado por infecção com o complexo *M. avium*.

QUADRO 12-13 NOCARDIOSE

Microrganismo vive no solo
Adquirido por inalação; disseminação entre seres humanos menos comum
Imunodeficiência usualmente presente
Padrão de broncopneumonia ou nódulos múltiplos
Pode ocorrer cavitação
Derrame pleural em 50% dos pacientes
Pode ocorrer envolvimento da parede torácica

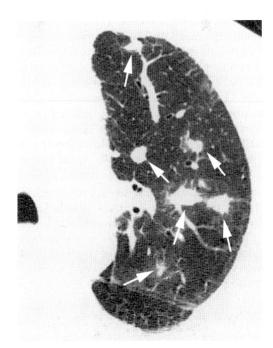

FIG. 12-30. Infecção por *Nocardia* em paciente com transplante cardíaco. A TC mostra múltiplos nódulos no pulmão esquerdo *(setas)*.

especificamente predisponha à infecção é encontrado, embora alcoólatras possam ser relativamente predispostos à infecção por *A. israelii*, devido ao seu risco aumentado de aspiração e má higiene oral. O microrganismo geralmente causa osteomielite mandibular como decorrência de extração dentária. Doença torácica e gastrointestinal ocorrem menos comumente.

Quando o microrganismo alcança os pulmões, ele tem propensão a causar abscessos e trajetos fistulares, inflamação aguda e crônica, muitas vezes com algum grau de fibrose, mostra-se circundando os grânulos sulfurosos.

A infecção por *A. israelii* pode iniciar com tosse não-produtiva que pode tornar-se purulenta com o tempo e ocasionalmente ser acompanhada por hemoptise. Febre também pode estar presente, bem como dor torácica tipo pleurítica, se a infecção envolver o espaço pleural. Se a infecção permanecer sem tratamento, os pacientes podem desenvolver estigmas de doença pulmonar crônica tais como perda de peso e baqueteamento digital. À medida que a infecção se estende pelo espaço pleural e daí para a parede torácica, fístulas bronco-pleuro-cutâneas e trajetos fistulosos podem desenvolver-se. A infecção por *A. israelii* pode invadir também o diafragma e estender-se para o abdome, para o mediastino ou, pelo ápice pulmonar, para o pescoço. Pode, por fim, ocorrer disseminação extratorácica.

Achados Radiológicos

A. israelii causa tipicamente consolidação periférica de espaço aéreo dos lobos inferiores que pode progredir para a formação de abscesso se a terapia apropriada não for instituída em tempo útil. Em imagem de TC, focos de consolidação de espaços aéreos podem mostrar áreas de baixa atenuação que representam a formação de micro-abscessos. Se ocorrer um abscesso franco, é comum que se desenvolvam derrame pleural e empiema e até mesmo invasão da parede torácica. Este último em geral mostra-se como massa na parede torácica, muitas vezes apresentando reação periosteal envolvendo as costelas ou sua franca destruição. Um padrão particularmente sugestivo de infecção por *A. israelii* invasiva da parede torácica é uma reação ondulatória do periósteo que afeta várias costelas contíguas; este padrão pode ser visto mesmo na ausência de empiema associado, mas está se tornando bastante raro, graças ao tratamento antibiótico precoce e eficaz.

A. israelii pode apresentar-se em radiografia torácica como massa, muitas vezes escavada, simulando carcinoma pulmonar. Raros relatos de manifestações de infecções torácicas por *A. israelii* incluem lesões endobrônquicas, derrames pleurais isolados, padrão miliar e consolidações em ambos os ápices, como no padrão da tuberculose pulmonar. Em pacientes que desenvolvem infecção crônica por *A. israelii*, extensa fibrose pulmonar e distorção de sua arquitetura podem ocorrer.

■ Infecções Fúngicas

Certos fungos – inclusive *Histoplasma capsulatum, Coccidioides immitis, Blastomicose Norte-Americana, Paracoccidioides brasiliensis* e *Blastomyces dermatitidis* – são endêmicos em áreas geográficas distintas e, nestas regiões, tendem a afetar também pessoas saudáveis; estes fungos são conhecidos como **fungos endêmicos.** Estes microrganismos vivem tipicamente no solo, como saprófitas, e infectam os seres humanos quando seus esporos são inalados.

Histoplasmose

Histoplasma capsulatum é, de longe, a mais importante espécie de *Histoplasma* como causadora de doença humana. A infecção por *H. capsulatum* é usualmente assintomática, mas a infecção clinicamente expressiva pode resultar de uma superinoculação ou de uma infecção em pacientes imunocomprometidos.

O *H. capsulatum* vive no solo. O microrganismo desenvolve-se em ambiente rico em nitrogênio e é encontrado, freqüentemente, em solo contaminado com guano de morcegos e de pássaros. Ambientes de risco particularmente alto incluem grutas, poleiros, galinheiros ou outros onde há guano concentrado. Nos Estados Unidos, a infecção por este microrganismo ocorre, mais comumente, em indivíduos que vivem em Ohio e nos vales do Mississippi e, menos comumente, na América do Sul, África, Sudeste da Ásia e Europa. Nestas áreas, a infecção por *H. capsulatum* é endêmica, com 70% da população mostrando-se positiva para os testes cutâneos com histoplasmina.

H. capsulatum existe no solo em forma de micélio e produz microconídeos que podem ser inalados pelos seres humanos. A resposta polimorfonuclear leucocitária aos microconídeos inalados não é eficaz para destruí-los. Segue-se, então, o recrutamento dos macrófagos e dos linfócitos. Estas duas últimas células são capazes de destruir os microconídeos e os brotos de lêvedo em que eles se transformam. O recrutamento de linfócitos é parte da imunidade mediada por células, importante na patogênese da infecção por *H. capsulatum*, na qual a inflamação do tipo granulomatoso, muito similar à da tuberculose, é comum. Logo no início do curso da infecção, a disseminação para os linfonodos é generalizada e a disseminação extratorácica, muitas vezes para o fígado, baço, medula óssea e linfonodos, é também freqüente. A cura com formação de cápsula fibrosa em torno do foco inflamatório ocorre muitas vezes com calcificação.

A vasta maioria das infecções por *H. capsulatum* não é associada a sintomas. Quando estes estão presentes, o termo "histoplasmose aguda" é o mais usado. Os pacientes muitas vezes apresentam febre, cefaléia, dor torácica e tosse moderadas. Menos comumente, exposições devastadoras podem produzir infecções graves com hemoptise, pericardites e mesmo SARA.

Achados Radiológicos

Na maioria dos pacientes com infecção por *H. capsulatum*, as radiografias torácicas mostram-se normais. Quando existem alterações, é comum encontrar-se áreas multifocais de consolidação. Na infecção grave, o padrão assemelha-se com o da pneumonia bacteriana de espaços

INFECÇÕES ESPECÍFICAS

aéreos. É comum a linfadenopatia, mas o derrame pleural não é.

Em pacientes com exposições importantes, podem ser vistos nódulos difusamente distribuídos, de tamanhos variados, mas comumente pequenos (ocasionalmente tão pequenos que podem ser confundidos com padrão miliar), em geral associados a linfadenopatia. Tais nódulos podem, eventualmente, sofrer calcificação no processo de cura (Fig. 12-31).

O desenvolvimento de um nódulo pulmonar solitário na infecção por *H. capsulatum*, ou **histoplasmoma**, é um padrão bem reconhecido da doença. Tais nódulos são em geral circunscritos, medindo até 3 cm e, ocasionalmente, maiores (Fig. 12-32) e muitas vezes exibem calcificação do tipo "olho de boi" ou "em alvo" (Fig. 9-16, no Capítulo 9). Nódulos satélites adjacentes podem estar presentes e linfonodos calcificados também são comuns. Ocasionalmente os histoplasmomas são múltiplos, mas em geral aparecem no máximo em número de cinco.

Raramente, linfadenopatia é a única anormalidade vista nas radiografias torácicas. Linfonodos aumentados de tamanho podem comprimir brônquios adjacentes e causar atelectasia.

Histoplasmose pulmonar crônica pode mostrar-se como consolidação lobar fibrocavitária que se parece muito com MTB pós-primária. Muitas vezes esses achados podem sobrepor-se à DPOC e níveis de líquido dentro de bolhas, com aumento da espessura de suas paredes, podem ser vistos. No decorrer do tempo, opacidades lineares desenvolvem-se, indicando a presença de fibrose.

A infecção de linfonodos mediastinais por *H. capsulatum* pode resultar em extensa necrose e fibrose dos linfonodos afetados (Fig. 8-47 no Capítulo 8). Este padrão de infecção pode ter como resultado, mediastinite granulomatosa ou fibrosante, com conseqüente obstrução

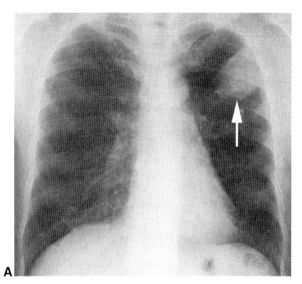

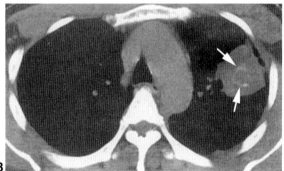

FIG. 12-32. Histoplasmoma. **A.** Radiografia torácica mostrando massa no lobo superior esquerdo *(seta)*. **B.** A TC mostra calcificação anelar *(setas)*.

venosa, estenose brônquica e estreitamento das artérias pulmonares, lesões que podem ser vistas em varredura por TC; o estreitamento de artérias pode ser reconhecido pela extensa formação de veias colaterais. Massas de tecidos moles no trajeto de drenagem dos linfonodos estão presentes, e o *H. capsulatum* pode ser assumido como causa de extensas calcificações de linfonodos encontradas. Obstrução e divertículos esofágicos podem ocorrer.

Histoplasmose aguda e disseminada costuma ocorrer em crianças muito jovens ou em indivíduos gravemente imunocomprometidos (AIDS, transplante de órgãos). O padrão radiográfico típico é o miliar, e muitas vezes ocorre o envolvimento do fígado, baço, linfonodos, glândulas adrenais e medula óssea. O curso da doença pode se fulminante (Quadro 12-14).

Coccidioidomicose

Coccidioides immitis é um fungo dimorfo que existe no solo em forma de micélio. Os micélios produzem esporos (artrosporos) que podem causar infecção humana quando inalados (Quadro 12-15). Uma vez no tecido invadido, o microrganismo apresenta-se como esférulas que podem reproduzir-se.

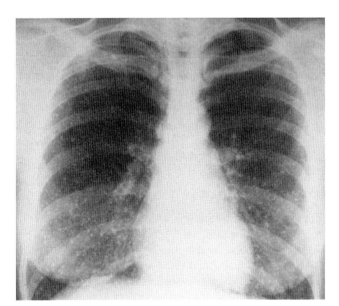

FIG. 12-31. Histoplasmose curada com múltiplos nódulos calcificados. Esta é a aparência de histoplasmose nodular difusa quando curada.

QUADRO 12-14 HISTOPLASMOSE

Microrganismos vivem no solo

Desenvolvem-se em ambientes ricos em nitrogênio (solo contaminado com guano); grutas, poleiros de pombos, galinheiros são ambientes de alto risco

América do Norte: vales dos rios Ohio e Mississippi

Infecção usualmente assintomática ou febre, cefaléia, dor torácica, tosse

Radiografias podem ser normais

Achados radiográficos:

Pneumonia esparsa

Linfadenopatia comum

Derrame raro

Nódulos pequenos, difusos; nas exposições maciças podem calcificar-se

Histoplasmoma, calcificação central ("olho de boi") ou "em alvo"

Doença crônica pode mimetizar MTB pós-primária

Mediastinite fibrosante

Disseminação miliar em crianças e pacientes imunocomprometidos

---

A infecção por *C. immitis* é endêmica no sudoeste dos Estados Unidos, norte do México e áreas da América do Sul. Ventos fortes podem carregar a infecção para além de suas áreas endêmicas e viagens nestas áreas podem ser responsabilizadas por outros casos surgidos no país, fora das áreas endêmicas. Dentro das regiões endêmicas, as taxas de infecção (muitas vezes medidas pelos resultados dos testes dérmicos) são altas. Os fatores de risco associados a infecção por *C. immitis* incluem viver em áreas endêmicas e o imunocomprometimento. Foi sugerido que filipinos, índios americanos e afro-americanos apresentam índices de infecção relativamente mais altos do que brancos. Pequenas epidemias ocorreram em situações nas quais o solo foi perturbado nessas áreas endêmicas, como por grandes projetos de construção e por terremotos.

QUADRO 12-15 COCCIDIOIDOMICOSE

Os microrganismos vivem no solo

Sudoeste (EUA), nordeste (México), Américas Central e Sul

Infecção muitas vezes assintomática

Padrão de infecção primária: ocorre logo após contaminação

Semelhante ao padrão da broncopneumonia

Consolidação unilateral

Pode estar presente linfadenopatia hilar

Resolução sem seqüela na maioria dos pacientes

Infecção primária persistente: duração maior que 6 semanas

Pneumonia progressiva

Desenvolvimento de lesões nodulares com cavitação

Cavidades podem apresentar paredes finas

Calcificação rara

Infecção disseminada

Homens filipinos, índios americanos, afro-americanos e pacientes imunocomprometidos

Padrão miliar, muitas vezes com linfonodomegalia

A infecção por *C. immitis* tem sido tradicionalmente dividida em infecção primária, infecção primária persistente e padrões de infecção disseminada. O padrão de infecção primária ocorre usualmente logo após a exposição inicial (contaminação). Quando inalados, os artrósporos do *C. immitis* desenvolvem-se em esporângios que induzem à inflamação pulmonar. Inicialmente o padrão da infecção parece-se com o da broncopneumonia, porém, mais tarde, desenvolve-se a inflamação granulomatosa. Na maioria dos pacientes, o foco inflamatório resolve-se sem deixar seqüelas.

Em poucos indivíduos, o foco inicial de inflamação progride e dá lugar à necrose. Esta doença progressiva pode ocupar um lobo inteiro ou mesmo todo um pulmão; envolvimento hilar e mediastinal são comuns nesse padrão de evolução.

A infecção primária persistente por *C. immitis* é considerada presente quando a primo-infecção dura mais de 6 semanas. Este padrão de infecção pode resultar em pneumonia progressiva ou em formação de lesões nodulares, muitas vezes com necrose central no interior da cápsula fibrosa.

Infecções disseminadas tendem a ocorrer em homens filipinos, em afro-americanos e em pacientes imunocomprometidos. Usando os pulmões como porta de entrada, a infecção por *C. immitis* pode disseminar para o cérebro, meninges, ossos, pele, articulações e rins. A evidência radiográfica de comprometimento pulmonar em geral está presente, mas ocasionalmente não é observada. Doença miliar por infecção com *C. immitis* pode ocorrer e é usualmente acompanhada por evidência de infecção extratorácica

Na maioria dos pacientes, a infecção primária por *C. immitis* é assintomática. Em alguns casos, sintomas semelhantes ao do resfriado estão presentes, incluindo febre, tosse, cefaléia e dor torácica. Pode ser vista ocasionalmente uma erupção eritematosa. Uma síndrome conhecida como "febre do vale" tem sido observada na infecção por *C. immitis*; ela consiste em uma constelação de sintomas semelhantes aos da gripe, somada a eritema nodoso ou eritema multiforme e artralgias. Nesses casos pode estar presente eosinofilia periférica.

Os pacientes com pneumonia primária persistente por *C. immitis* em geral são sintomáticos, enquanto os que apresentam lesões nodulares não são.

Achados Radiológicos

Quando achados radiológicos de comprometimento pulmonar estão presentes, a infecção pulmonar primária por *C. immitis* manifesta-se usualmente, como consolidação de espaço aéreo unilateral, muitas vezes no lobo inferior (Fig. 12-33). A consolidação ocasionalmente mostra tendência a resolver-se em uma área e a recorrer em outra ("infiltrados fantasmas"). Linfadenopatia hilar e derrames pleurais, usualmente ipsolaterais à consolidação, estão presentes em alguns poucos casos.

INFECÇÕES ESPECÍFICAS

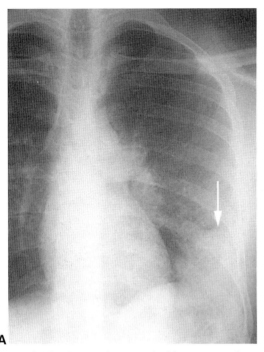
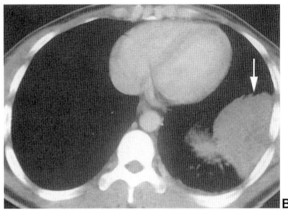

FIG. 12-33. Coccidioidomicose pulmonar primária comprovada por sorologia e broncoscopia. **A.** A radiografia torácica frontal mostra consolidação homogênea do lobo inferior esquerdo *(seta)*. O alargamento do hilo esquerdo reflete linfadenopatia. **B.** A imagem axial de TC mostra opacidade homogênea semelhante a massa no lobo inferior esquerdo, sem broncograma aéreo *(seta)*.

A infecção primária progressiva está associada a pneumonia multifocal ou ao desenvolvimento de nódulos pulmonares, alguns dos quais podem sofrer cavitação com formação de cisto de paredes finas ("pele de uva"), mas que se resolvem espontaneamente (Fig. 12-34). Tais nódulos são mais comumente únicos do que múltiplos e em poucos pacientes eles calcificam.

Semelhante à MTB e à histoplasmose, uma forma progressiva de infecção por *C. immitis* foi descrita e referida como coccidioidomicose crônica e progressiva ou pneumonia progressiva por *C. immitis*. Radiograficamente, esta infecção pulmonar crônica mostra-se como consolidação dos lóbulos superiores, associada a opacidades lineares e cavitação (Fig. 12-35), e, portanto, pode assemelhar-se muito à MTB pós-primária ou à histoplasmose crônica.

A coccidioidomicose disseminada ocorre mais freqüentemente em pacientes imunocomprometidos, afro-americanos ou filipinos. Um padrão miliar está muitas vezes presente nas radiografias torácicas e na TC (Fig. 12-36), em geral acompanhado por linfadenopatia hilar ou mediastinal. A disseminação extratorácica ocorre freqüentemente, afetando muitas vezes os ossos, o cérebro, meninges e o baço.

Blastomicose Norte-Americana

É uma doença infecciosa causada pelo *Blastomyces dermatitidis*, microrganismo que vive no solo mas pode assumir a forma de lêvedo à temperatura do corpo.

B. dermatitidis é endêmico no sudeste e no centro dos Estados Unidos e Canadá (em especial nos vales dos rios Ohio e Mississippi, particularmente em Wisconsin), mas pode também ser encontrado nas Américas Central e do Sul e em partes da África. A infecção humana dá-se por inalação de esporos dos fungos suspensos em aerossol, muitas vezes em indivíduos previamente sadios, e tem sido associada a pessoas que vivem e trabalham em áreas de florestas. Certos fatores de risco para o *B. dermatitidis* foram identificados e incluem a imunossupressão e a terapia com corticosteróides. Do mesmo modo que os demais fungos endêmicos, a doença disseminada é mais provável em pacientes imunossuprimidos.

Após a inalação dos microrganismos, ocorre broncopneumonia. A reação neutrofílica inicial é subseqüentemente substituída por linfócitos e macrófagos e inflamação granulomatosa, embora a necrose caseosa seja incomum.

A infecção por *B. dermatitidis* pode ser assintomática, do mesmo modo que as causadas por outros fungos endêmicos, mas a freqüência da infecção primária assintomática pode ser menor que com os demais fungos endêmicos. A infecção sintomática apresenta-se como uma doença gripal ou como pneumonia aguda, com febre, produção de secreção e dor torácica. Sintomas musculoesqueléticos e cutâneos podem estar presentes.

Achados Radiológicos

A infecção por *B. dermatitidis* pode mostrar-se como consolidação semelhante à de outras causas de pneumonia. Algumas vezes a doença é rapidamente progressiva, com desenvolvimento de opacidades de espaços aéreos, bilaterais e multifocais ou mesmo SARA. Doença miliar já foi

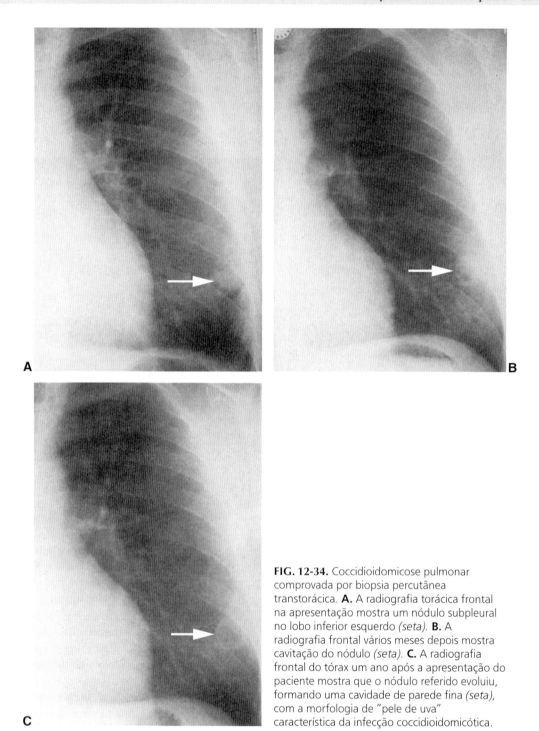

FIG. 12-34. Coccidioidomicose pulmonar comprovada por biopsia percutânea transtorácica. **A.** A radiografia torácica frontal na apresentação mostra um nódulo subpleural no lobo inferior esquerdo *(seta)*. **B.** A radiografia frontal vários meses depois mostra cavitação do nódulo *(seta)*. **C.** A radiografia frontal do tórax um ano após a apresentação do paciente mostra que o nódulo referido evoluiu, formando uma cavidade de parede fina *(seta)*, com a morfologia de "pele de uva" característica da infecção coccidioidomicótica.

INFECÇÕES ESPECÍFICAS

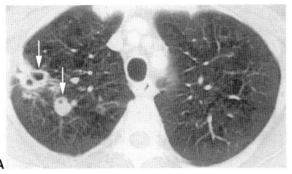 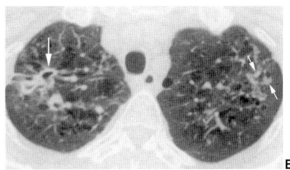

FIG. 12-35. Coccidioidomicose: Infecção pulmonar primária e progressiva crônica. **A.** Imagem axial de TC mostra cavidades de paredes finas *(seta)* no lobo superior direito. **B.** A imagem axial de TC obtida vários meses mais tarde e depois do início da terapia antifúngica mostra persistência das cavidades *(seta grande)* e desenvolvimento de opacidades nodulares no lobo superior esquerdo *(setas pequenas)*. O exame de escarro foi persistentemente positivo para *C. immitis*.

relatada. Pode ocorrer disseminação extratorácica, especialmente nos imunocomprometidos, em geral afetando a pele, as estruturas musculoesqueléticas e, caracteristicamente, o trato genitourinário.

Blastomicose Sul-Americana (Paracoccidioidomicose)

O agente causador da blastomicose sul-americana é o *Paracoccidioides brasiliensis*. De modo muito semelhante ao *B. dermatitidis* (blastomicose norte-americana), vive no solo em forma de micélio mas converte-se à forma de levedura à temperatura corporal.

P. brasiliensis é endêmico nas Américas Central e do Sul. Pacientes moradores fora das áreas endêmicas com infecção por *P. brasiliensis* são, em geral, viajantes. A infecção assintomática não mostra predileção de sexo, mas a infecção clinicamente aparente é muito mais comum em homens do que em mulheres. A infecção ocorre por inalação dos microrganismos e pode ser disseminada. Pacientes em maior risco de desenvolver a infecção são aqueles que entram em contato com o solo nas regiões endêmicas, como os fazendeiros e os trabalhadores da terra.

De modo semelhante ao dos demais fungos, a imunidade mediada por célula é importante na resposta do hospedeiro à infecção pelo *P. brasiliensis*. O padrão da infecção inclui broncopneumonia, nódulos com ou sem cavitação e doença miliar. Uma combinação de inflamação granulomatosa e infiltrado neutrofílico pode ser vista em estudo patológico.

Os pacientes podem ser assintomáticos ou apresentar-se com doença semelhante ao estado gripal. Pacientes imunocomprometidos apresentam maior risco de desenvolver a forma disseminada da doença e podem apresentar hepatoesplenomegalia, linfadenopatia e, possivelmente, sintomas referentes ao SNC e gastrointestinais.

Achados Radiológicos

As imagens apresentadas por pacientes com infecção por *P. brasiliensis* são similares às dos demais fungos endêmicos e incluem consolidação de espaço aéreo e nódulos únicos ou múltiplos (Fig. 12-37) que podem apresentar cavitações. Linfadenopatia pode ocorrer isoladamente ou junto com doença pulmonar parenquimatosa.

Criptococcus

C. neoformans é o mais comum dos agentes etiológicos da criptococose. Diferentemente dos fungos endêmicos, o *C. neoformans* existe apenas na forma de levedura, tanto na

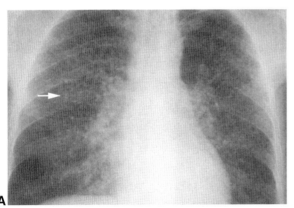 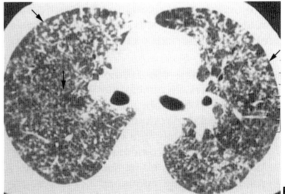

FIG. 12-36. Disseminação hematogênica de coccidioidomicose pulmonar na AIDS. **A.** A radiografia torácica frontal mostra numerosos nódulos pequenos e bilaterais, alguns dos quais se mostram maiores *(seta)* do que é típico ver-se na infecção tuberculosa miliar. **B.** A imagem axial de TC mostra nódulos de vários tamanhos distribuídos ao acaso *(setas)*, compatíveis com a forma hematogênica de disseminação.

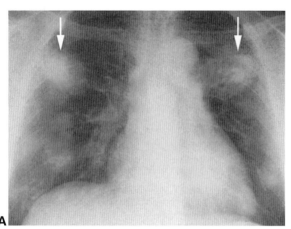 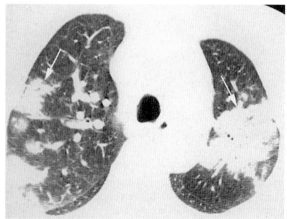

FIG. 12-37. Paracoccidioidomicose pulmonar comprovada por biopsia transtorácica por agulha. **A.** A radiografia torácica frontal mostra massas bilaterais, mal definidas *(setas)*. **B.** A imagem axial de TC mostra áreas de consolidação nodular *(setas)* mal definidas. Note a presença de broncogramas aéreos dentro da opacidade do lobo superior esquerdo.

natureza quanto em pessoas infectadas. O microrganismo apresenta muitas vezes uma cápsula característica que se torna visível nas preparações com corante da Índia. Duas variantes do *C. neoformans* causam doença humana: *C. neoformans* variante *neoformans* e *C. neoformans* variante *neoformans gattii*.

Esses microrganismos são tipicamente encontrados nas fezes de pombos, embora não esteja esclarecido se o contato com pombos resulta em risco aumentado demonstrável de desenvolver criptococose. *C. neoformans* variante *gattii* é encontrado com maior freqüência nas regiões tropicais e pode infectar adultos saudáveis, enquanto *C. neoformans* é encontrado no mundo todo e causa doença principalmente em pacientes imunocomprometidos.

A rota da infecção é a inalação. É possível que sua cápsula contribua para sua capacidade de causar doença porque, sem as cápsulas protetoras, os microrganismos seriam facilmente destruídos pelos neutrófilos. A infecção pelo *C. neoformans* pode tomar a forma de nódulo único ou de múltiplos nódulos, de broncopneumonia ou de nódulos miliares. O padrão da inflamação é variável, mostrando ocasionalmente elementos de uma resposta granulomatosa e, em outras vezes, elementos de uma resposta supurativa. Em pacientes com AIDS pode haver pequena inflamação associada a estes microrganismos.

A infecção por *C. neoformans* de pacientes previamente saudáveis é muitas vezes assintomática e quando ocorrem sintomas, estes são semelhantes aos de uma gripe. Pacientes com AIDS e com infecção por *C. neoformans* podem apresentar-se com uma variedade de queixas respiratórias, bem como com cefaléia. Esta última pode ser indicativa de comprometimento do SNC (meningite) e pode ocorrer mesmo na ausência de evidências radiográficas da doença pulmonar.

Achados Radiológicos

Em pacientes previamente saudáveis, a infecção criptocócica em geral manifesta-se pela presença de um ou mais nódulos circunscritos e periféricos, usualmente sem cavitação. Menos comumente, pode ser vista consolidação do espaço aéreo.

Em pacientes com AIDS, um padrão intersticial difuso, descrito ora como reticular, ora como nodular e assemelhando-se ao padrão da pneumonia por *P. jiroveci* (Fig. 12-38), pode ser visto. Pode ocorrer (Fig. 12-39) também um padrão miliar, assim como padrão uni (Fig. 12-40) ou multinodular (Fig. 9-35B, no Capítulo 9), ocasionalmente com cavitação (Fig. 12-41). Tanto a linfonodomegalia quanto o derrame pleural são incomuns. A disseminação para estruturas extratorácicas é comum em pacientes com AIDS, particularmente para o cérebro e meninges.

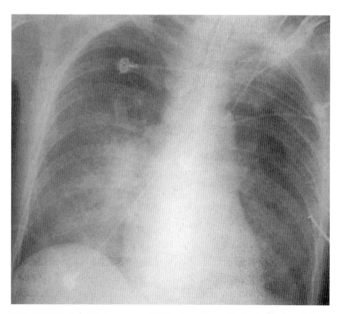

FIG. 12-38. Criptococose na AIDS. A radiografia torácica frontal mostra opacidades bilaterais em vidro fosco e lineares que se parecem com as encontradas nas pneumonias por *Pneumocystis jiroveci*. A broncoscopia provou tratar-se de pneumonia por criptococos.

INFECÇÕES ESPECÍFICAS

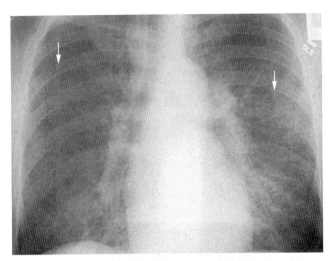

FIG. 12-39. Criptococose na AIDS. A radiografia torácica frontal mostra inumeráveis nódulos bilaterais, muito pequenos e bem definidos *(setas)*, compatíveis com um padrão miliar. Foi comprovado tratar-se de criptococose pulmonar. Note a linfadenopatia bilateral hilar e paratraqueal direita.

Candida

Várias espécies de *Candida* são capazes de causar doença humana, mas a *C. albicans* é a mais comum delas e a mais importante. *C. albicans* é encontrada no trato gastrointestinal e sobre a pele de indivíduos normais, mas infecção pulmonar clinicamente manifesta ocorre quase sempre no quadro da imunossupressão. Tais condições incluem a quimioterapia para o tratamento de malignidades, AIDS, uso crônico de antibióticos, receptores de órgãos (transplantes), doença granulomatosa crônica da infância e pacientes gravemente queimados. Como acontece com outros fungos, a imunidade mediada por células é um importante fator para a prevenção da infecção por *C. albicans*.

Infecções pulmonares por *C. albicans* ocorrem no quadro de envolvimento multiorgânico em pacientes com doença disseminada. Nessas circunstâncias, os pulmões mostram inúmeros pequenos nódulos com inflamação associada. Muito raramente, a infecção por *C. albicans* ocorre como resultado da aspiração dos microrganismos da cavidade oral para os pulmões. Os sintomas da infecção não são específicos e incluem tosse produtiva purulenta e febre. Achados que sugerem disseminação extratorácica estão muitas vezes presentes.

A aparência mais comum da infecção pulmonar por *Candida albicans* é a consolidação focal ou multilobar (Fig. 12-42), ocasionalmente acompanhada por anormalidades lineares que sugerem a existência de um componente intersticial. Cavitação e linfadenopatia não são características da infecção pulmonar por *C. albicans*. Pode ocorrer padrão miliar. A TCAR mostra múltiplos nódulos com áreas de opacidade em vidro fosco e consolidação; os nódulos podem ser mal definidos ou circunscritos.

Aspergillus

Aspergillus sp. são fungos ubíquos encontrados na natureza e que podem ocasionar doença em hospedeiros suscetíveis se inalados. Do ponto de vista de infecção humana, a espécie mais importante é *Aspergillus fumigatus*. Os microrganismos existem em forma de micélio com hifas que se ramificam, caracteristicamente, em ângulos de 45 graus, e podem ser encontrados na natureza.

As infecções causadas pelo *A. fumigatus* foram classificadas tradicionalmente em quatro formas diferentes: aspergilose invasiva, aspergilose semi-invasiva (também conhecida como aspergilose necrotizante crônica), aspergilose alérgica (que inclui a aspergilose broncopulmonar alérgica, pneumonia por hipersensibilidade; e aspergiloma, Capítulos 16 e 23). Uma manifestação incomum da infecção por *A. fumigatus* que afeta pacientes com AIDS e conhecida como aspergilose brônquica obstrutiva tem sido descrita

A infecção por *Aspergillus* pode ocorrer quando um hospedeiro suscetível inala o organismo. Existem vários fatores de risco que favorecem a infecção, e cada qual é relacionado com um padrão particular de infecção.

Aspergilose Invasiva

Em hospedeiros normais, os microrganismos inalados são rapidamente destruídos por macrófagos apoiados por neutrófilos, que lhes garantem imunidade adicional. A presença de granulocitopenia ou de neutropenia permite que os esporos dos *Aspergillus* germinem e se desenvolvam em hifas; estas últimas podem invadir os tecidos.

As hifas dos *Aspergillus* podem invadir a rede vascular pulmonar, causando trombose, hemorragia e infarto pulmonares. Esta ocorrência é chamada de **aspergilose angioinvasiva** e responde por 80% dos casos de aspergilose invasiva (Quadro 12-16). Os microrganismos localizados nas vias aéreas podem invadir suas paredes e o pulmão peribrônquico e peribronquiolar, condição conhecida como **aspergilose invasiva de vias aéreas**. Esta

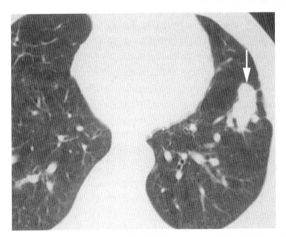

FIG. 12-40. Criptococose na AIDS. A imagem axial de TC mostra nódulo irregular no nódulo inferior esquerdo *(seta)* com reação pleural associada. A biopsia percutânea isolou *Cryptoccocus neoformans*.

Capítulo 12 | INFECÇÕES PULMONARES

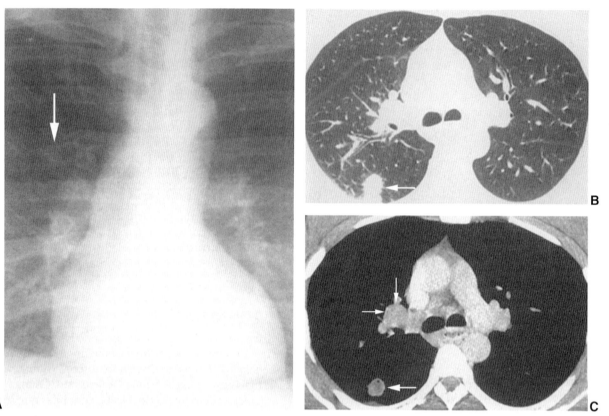

FIG. 12-41. Criptococose na AIDS. **A.** A radiografia torácica frontal mostra um nódulo mal definido no pulmão direito (seta), associado a linfadenopatia hilar. **B.** A imagem axial de TC, através de janelas pulmonares, mostra um nódulo espiculado (seta) no segmento superior do lobo direito inferior. **C.** A imagem axial de TC de tecidos moles, fotografados em janela pulmonar, mostra que o nódulo (setas) tem baixa atenuação, própria de necrose, e contém uma pequena quantidade de ar ocupando a cavitação. A linfadenopatia hilar direita (setas pequenas) faz-se também presente.

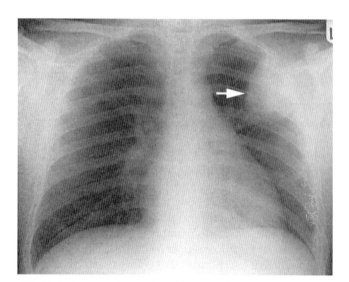

FIG. 12-42. Pneumonia por *Candida* em paciente em uso prolongado de esteróides por ser portador de colagenose. A radiografia torácica mostra pneumonia focal no lobo superior esquerdo (seta).

QUADRO 12-16	ASPERGILOSE INVASIVA

Associada a granulocitopenia e neutropenia
Pacientes gravemente imunossuprimidos: transplantes; malignidades hematológicas, AIDS
Ocorre em três formas
    Aspergilose angioinvasiva
        80% dos casos de aspergilose invasiva
        Resulta em trombose, hemorragia pulmonar, infarto pulmonar
        Consolidações esparsas ou nódulos múltiplos e mal definidos
        Sinal do halo visto na TC, na doença inicial
        Sinal da crescente aérea depois de 2 semanas
    Aspergilose invasiva de vias aéreas (broncopneumonia por *Aspergillus*)
        Acontece em 15% dos casos de aspergilose invasiva
        Resulta em trombose, hemorragia e infarto pulmonares
        Opacidades esparsas dos espaços aéreos
        Nódulos centrilobulares localizados em vias aéreas
        Na TCAR sinal de árvore em brotamento
    Traqueobronquite aguda
        Em 5% dos casos de aspergilose invasiva
        Invasão das paredes da traquéia ou dos brônquios
        Radiografias em geral normais; TC pode mostrar placas em vias aéreas

INFECÇÕES ESPECÍFICAS

manifestação responde por cerca de 15% dos casos de aspergilose invasiva. Uma terceira forma de aspergilose invasiva, denominada **tranqueobronquite aguda,** resulta de invasão mais limitada da traquéia e dos brônquios, e responde por cerca de 5% dos casos de aspergilose invasiva. O estudo patológico mostra a presença de mucosa ulcerada, hifas de fungos, muco, células epiteliais rompidas, combinados com extensa inflamação submucosa.

A aspergilose invasiva é, primariamente, uma infecção de pacientes gravemente imunocomprometidos, como os que se submeteram a transplante de medula, pacientes com distúrbios hematológicos malignos, os tratados com altas doses de corticosteróides e os com AIDS. A aspergilose invasiva é caracterizada pela invasão e destruição tecidual pelo *Aspergillus*. Menos comumente, a aspergilose invasiva é vista em pacientes com formas menores de imunocomprometimento como DPOC e fibrose intersticial. Raramente a doença desenvolve-se em pacientes com sistema imunológico preservado, mesmo após a inalação maciça de esporos, condição conhecida como **aspergilose invasiva primária.**

Usualmente, o defeito imunológico que predispõe à aspergilose invasiva não é conhecido. Tosse não-produtiva, dispnéia e dor torácica são alguns dos sintomas mais comumente encontrados. Pode ocorrer febre, mas muitas vezes a resposta febril está impedida nos pacientes com grave imunodeficiência, especialmente os que estão recebendo terapia com corticosteróides. O tempo de ocorrência da aspergilose angioinvasiva que segue um transplante de medula é freqüentemente previsível. A infecção manifesta-se, tipicamente, no ponto da mais profunda imunossupressão, geralmente cerca de 15 a 25 dias após a quimioterapia ou o transplante de medula. O risco é máximo enquanto a contagem de leucócitos permanecer abaixo de 500 células/mm^3.

Achados Radiológicos. As manifestações em imagens da aspergilose invasiva dependem do tipo de invasão presente.

Aspergillose Angioinvasiva. As radiografias torácicas são muitas vezes anormais mas inespecíficas, revelando consolidações segmentares esparsas, consolidações lobares ou opacidades nodulares mal definidas. As opacidades nodulares podem mostrar o sinal do "halo" na TC (Fig. 12-43; e Fig. 9-7, no Capítulo 9), ou seja, um halo de opacidade em vidro fosco envolvendo um nódulo central mais denso, que se relaciona com a presença de hemorragia circundando a região de infarto séptico; à medida que o sistema imune do paciente vai se recobrando, em cerca de duas semanas após o início da infecção, a radiografia torácica ou TC podem mostrar o sinal da "crescente aérea" (Fig. 9-27 no Capítulo 9). Este sinal consiste em uma opacidade nodular que representa zona pulmonar retrátil infartada, associada a cavitação crescente ou redonda. Embora este sinal não seja específico de aspergilose angioinvasiva, ele é altamente sugestivo quando se mostra no quadro clínico apropriado. Pode se visto em quase 50% dos pacientes com aspergilose invasiva, parti-

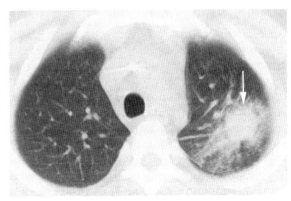

FIG. 12-43. Aspergilose invasiva em paciente que se submeteu a um transplante de medula. A imagem axial de TC mostra um nódulo no lobo superior esquerdo *(seta)* com opacidade em vidro fosco ao redor. Esta combinação forma o sinal do "halo".

cularmente naqueles nos quais a lesão inicial foi de consolidação ou massa.

Aspergilose Invasiva de Vias Aéreas (Broncopneumonia por Aspergillus). Na aspergilose invasiva, as radiografias mostram usualmente opacidades esparsas ocupando espaços aéreos, muitas vezes acompanhadas de pequenos nódulos. Esta aparência radiográfica não é específica. O diagnóstico diferencial é extenso, incluindo broncopneumonia piogênica, hemorragia pulmonar, edema pulmonar não-cardiogênico e outros padrões de afecções pulmonares. A TC mostra áreas multifocais de consolidação em espaço aéreo ou nódulos que podem ter distribuições peribrônquicas (Fig. 12-44). Pequenos nódulos centrilobulares, indicativos de bronquiolite, podem também ser vistos.

Traqueobronquite Aguda. A radiografia torácica nada esclarece, mas a TC revela placas irregulares, multifocais dentro da traquéia, as quais apresentam, ocasionalmente, alta atenuação (opacidade alta) devido à habilidade dos *Aspergillus* de fixarem cálcio (Fig. 12-1). A broncoscopia é o procedimento preferido, pois irá revelar placas brancas e elevadas de fungos recobrindo as vias aéreas.

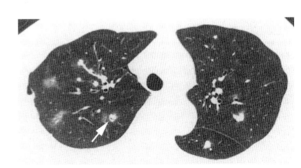

FIG. 12-44. Aspergilose invasiva de vias aéreas em paciente imunossuprimido. Nódulos mal definidos são visíveis bilateralmente. Um nódulo à direita *(seta)* envolve um pequeno brônquio.

Aspergilose Semi-Invasiva

A aspergilose semi-invasiva, também conhecida como aspergilose crônica necrotizante, ocorre comumente em pacientes com baixo grau de imunodeficiência, como os que têm DPOC, os em uso prolongado de baixas doses de corticosteróides, alcoolismo, tuberculose, diabetes melito e colagenose (Quadro 12-17). O risco é aumentado naqueles com doença pulmonar estrutural preexistente, como pneumoconiose ou radioterapia prévia. A invasão tecidual ocorre em conseqüência de inalação de esporos. O tempo de evolução da aspergilose semi-invasiva é diferente do tempo da aspergilose angioinvasiva. A invasão tecidual e os infartos ocorrem no decorrer de meses, com a primeira forma de aspergilose, e em alguns dias ou semanas como a forma semi-invasiva.

Pacientes com aspergilose semi-invasiva apresentam febre moderada e tosse produtiva, muitas vezes num período de meses. Hemoptise ocorre às vezes. Estes sintomas podem mostrar-se superpostos a uma base de doença crônica.

Achados Radiológicos. A aspergilose semi-invasiva mimetiza a aparência da TB ativa. Muitas vezes apresenta-se com consolidação irregular no lobo superior e espessamento pleural que progridem vagarosamente para a cavitação em semanas ou meses. A doença do lobo superior está comumente em contato com a pleura espessada. A cavidade pode conter uma opacidade interna que se assemelha a um aspergiloma, consistindo principalmente em fungos. Fios irregulares podem ser vistos estendendo-se a partir da massa intracavitária até à sua parede (Fig. 12-45). Ocasionalmente, regiões de alta atenuação (mais opacas) são visíveis dentro de cavidades na TC e podem representar calcificação da massa de fungos.

Aspergiloma

Aspergiloma ou micetoma é uma infecção saprofítica que ocorre em pacientes com doença pulmonar estrutural subjacente. Pacientes com micetomas em geral apresentam imunidade normal, embora doenças crônicas estejam muitas vezes presentes. Patologicamente, um aspergiloma consiste na combinação de hifas fúngicas, restos celulares e muco no interior de uma cavidade. A parede cavitária consiste comumente em tecido fibroso, células in-

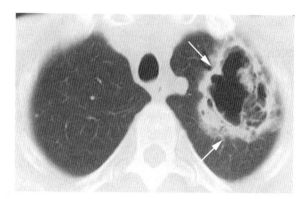

FIG. 12-45. Aspergilose semi-invasiva em um paciente diabético. Corte de TC nos ápices pulmonares demonstra uma cavidade irregular no lobo superior esquerdo *(setas)*. As opacidades internas refletem a presença de fungos.

flamatórias e tecido granuloso, este último derivado da circulação brônquica. A causa mais comum de doença estrutural pulmonar de base em pacientes com aspergiloma é a doença cavitária produzida por TB prévia. A segunda causa mais comum predisponente ao aspergiloma é a doença pulmonar estrutural devida à sarcoidose. Bolhas, abscessos e bronquiectasia são fatores de predisposição menos comuns. A doença pulmonar preexistente presumivelmente prejudica a destruição normal dos microrganismos, permitindo assim que ocorra a infecção. Caracteristicamente, o fungo não produz invasão tissular.

Muitas vezes, pacientes portadores de aspergilomas são assintomáticos. Os sintomas mais comumente presentes são tosse, perda de peso, hemoptise, sendo que esta última vai de pequeno sangramento à hemorragia maciça que põe a vida em risco. Esta última é temporariamente controlada por embolização brônquica, embora a ressecção pulmonar possa tornar-se mandatória. Embora, de modo geral, o prognóstico para pacientes com aspergiloma seja bom, a morte por hemoptise maciça pode ocorrer em casos raros de grave destruição parenquimatosa. Casos de disseminação têm ocorrido.

Achados Radiológicos. O aspergiloma em geral aparece como massa redonda ou oval que preenche parcialmente uma cavidade e cria o característico sinal da crescente aérea (Fig. 12-46A). Se a bola de fungos preencher completamente a cavidade pulmonar, este sinal pode não ser identificado. Os aspergilomas muitas vezes apresentam mobilidade com a mudança de decúbito na tomada da imagem.

Usualmente localizados nos lobos superiores e adjacentes à pleura, que pode estar espessada, os aspergilomas raramente calcificam-se e podem diminuir de tamanho ou permanecer imutáveis no decorrer do tempo. Nível líquido não está presente usualmente na cavidade. A cavidade tem parede fina, embora seu espessamento, antes do surgimento de uma discreta opacidade interna, possa ocorrer, indicando infecção precoce.

A TC mostra uma massa intracavitária móvel (Fig. 12-46B e C; Fig. 9-42 no Capítulo 9) e pode também revelar pequenos fios de fungos fazendo pontes entre a bola de fungo e a parede da cavidade nos casos em que o sinal da crescente aérea não é visível nas radio-

---

QUADRO 12-17 ASPERGILOSE SEMI-INVASIVA

Também conhecida como aspergilose crônica necrotizante
Associada a imunocomprometimento moderado (DPOC, uso de baixas doses de corticosteróides, alcoolismo, tuberculose, diabetes, colagenoses)
Febre moderada, tosse produtiva, muitas vezes prolongando-se por meses
Mimetiza radiograficamente MBT ativa
Consolidação progressiva de lobo superior
Cavitação
   Espessamento pleural
   Massa intracavitária decorrente de fungos

INFECÇÕES ESPECÍFICAS

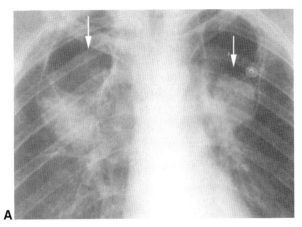
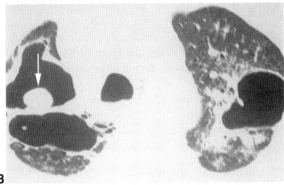
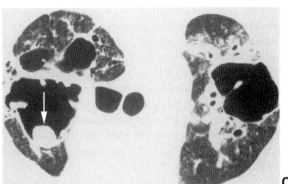

FIG. 12-46. Aspergiloma. **A.** A radiografia torácica frontal mostra aspergilomas em ambos os ápices *(setas)* em paciente com sarcoidose. **B.** A imagem de TCAR em posição supina mostra uma opacidade dependente *(seta)* dentro da imagem cavitária do lobo superior direito. **C.** A imagem axial da TCAR tomada com o paciente em pronação mostra que a opacidade intracavitária *(seta)* é móvel.

grafias torácicas. Na TC podem ser vistos também focos de atenuação aumentada dentro da bola de fungos, presumivelmente decorrente de calcificação. A TC pode, ainda, revelar espessamento da parede da cavidade preexistente antes da bola de fungo tornar-se evidente.

Zigomicose

Zigomicoses incluem infecções fúngicas causadas por vários microrganismos, o mais importante dos quais incluem *Rhizopus, Rhizomucor e Mucor*. A mucormicose é, provavelmente, a mais comum dessas infecções que afetam o tórax.

Os fungos que causam as zigomicoses são encontrados universalmente, usualmente em matéria em decomposição. Os microrganismos produzem esporos que, ao serem inalados, causam doença. Pacientes com a imunidade prejudicada, incluindo pacientes com diabetes melito (especialmente no contexto de cetoacidose), pacientes em terapia com corticosteróides, AIDS e corticoterapia concomitante, com câncer hematológico e os neutropênicos apresentam maior risco de infecção zogomicótica.

O padrão da infecção zigomicótica é variável, dependendo do grau da imunidade subjacente. Um extenso infiltrado neutrofílico pode estar presente, mas a inflamação granulomatosa é rara. É comum a invasão vascular por microrganismos fúngicos. Pacientes com infecções zigomicóticas, especialmente com mucormicose, apresentam dor torácica, febre, hemoptise; esta última pode ser maciça. Os microrganismos podem ser muito destrutivos e a invasão do mediastino, da pleura, da parede torácica e da coluna pode ocorrer. Fístulas bronco-pleuro-cutâneas podem também ser resultantes de mucormicose. Catástrofes vasculares como aneurismas de artéria pulmonar, trombose venosa pulmonar com subseqüente infarto pulmonar e trombose da veia cava superior podem também ocorrer.

Achados Radiológicos

As radiografias do tórax em pacientes com mucormicose podem mostrar consolidação em espaço aéreo, ocasionalmente bilateral e multifocal, um único nódulo ou massa ou nódulos múltiplos e massas mal definidos. A varredura por TC pode mostrar um halo de opacidade em vidro fosco envolvendo nódulos; este achado representa hemorragia resultante de trombose vascular pulmonar. O sinal da crescente aérea pode ocorrer, especialmente enquanto o sistema imune vai se recuperando após a quimioterapia. Derrame pleural e linfadenopatia também podem ocorrer.

Pneumocystis jiroveci (P. carinii)

O *Pneumocystis jiroveci*, antes conhecido como *P. carinii*, foi inicialmente classificado como um protozoário, mas agora acredita-se que seja um fungo. O microrganismo existe como um cisto contendo trofozoítos que, ao serem liberados, desenvolvem novos cistos.

A pneumonia por *P. jiroveci* ocorre quase exclusivamente em pacientes com doença subjacente. Os pacientes com AIDS são os mais vulneráveis, com os pacientes transplantados com imunossupressão, os que estão em terapia com baixas doses de corticosteróides para tratamento de vasculite ou de distúrbios do tecido conjuntivo e pacientes em quimioterapia correndo maior risco de infecção pelo microrganismo. Tal infecção na população geral, evidenciada pela presença de anticorpos IgG contra antígenos de superfície do microrganismo, é comum e em geral é assintomática em indivíduos imunocompetentes.

A infecção por *P. jiroveci* provavelmente ocorre como resultado da reativação de infecção latente, sendo conseqüente à imunossupressão. Além disso, o risco de desenvolver tal infecção aumenta com a piora do quadro de imunossupressão. Fontes exógenas como reservatórios animais ou outros pacientes contaminados podem desempenhar algum papel na infecção.

O desenvolvimento de infecção por *P. jiroveci* clinicamente evidente está fortemente relacionado com a função de linfócitos CD4. Em pacientes com AIDS, o risco de infecção com *P. jiroveci* é menor quando as contagens de células CD4 são maiores que 200 células/μL, mas o risco de infecção aumenta substancialmente quando a contagem de CD4 está abaixo desse nível. A atividade de neutrófilos e de macrófagos, bem como a imunidade humoral, desempenham também algum papel na patogênese da infecção por *P. jiroveci*.

A infecção por *P. jiroveci* causa inflamação alveolar com exsudato eosinofílico contendo cistos ou trofozoítos, bem como outro material. Linfócitos e plasmócitos podem estar presentes. Os microrganismos são identificados no exsudato quando a amostra de escarro é obtida, seja por indução ou por lavagem brônquica. A formação de membrana hialina, edema intersticial e hiperplasia de pneumócito tipo II estão muitas vezes presentes em diferentes graus. A infecção pelo *P jiroveci* associa-se menos comumente a inflamação granulomatosa, formação de cisto, calcificação e fibrose intersticial.

A infecção apresenta-se usualmente com dispnéia de duração variável durante exercício, dispnéia, tosse seca não-produtiva e febre alta. Os pacientes com AIDS e infectados por *P. jiroveci* estão em geral gravemente imunocomprometidos e comumente não estão em uso profilático de trimetoprim-sulfametoxazol. Hipoxia é comum e os níveis séricos de desidrogenase láctica estão muitas vezes elevados.

O diagnóstico é geralmente estabelecido com a demonstração de microrganismos no escarro induzido. Em pacientes com risco de infecção por *P. jiroveci*, mas com exame negativo de escarro, o lavado brônquico em geral estabelece o diagnóstico.

Achados Radiológicos

As manifestações radiográficas iniciais da infecção por *P. jiroveci* são as de opacidades em vidro fosco, periilares, bilaterais ou espessamento intersticial (Fig. 12-8) ou pouca definição dos vasos pulmonares (Figs. 12-47A e 12-48A).

Mais tarde, consolidações de espaço aéreo bilaterais podem estar presentes, particularmente se o paciente já estiver doente há algum tempo. Os derrames pleurais estão caracteristicamente ausentes.

Alguns pacientes com AIDS e infecção por *P. jiroveci* desenvolvem áreas císticas, chamadas pneumatoceles. Estas são caracterizadas por suas paredes finas e por sua localização nos lobos superiores. A presença destas lesões pode predispor ao desenvolvimento de pneumotórax.

Manifestações radiográficas atípicas de infecção por *P. jiroveci* incluem a distribuição no lobo superior, a consolidação focal, a presença de nódulo único ou de nódulos múltiplos, cavitação de um nódulo, linfadenopatia e derrames pleurais. Uma radiografia normal ocorre raramente em pacientes com AIDS concomitante.

TC, e em particular TCAR, mostram opacidades multifocais em vidro fosco, predominantemente com distribuição periilar (Figs. 12-47 e 12-48); a TCAR mostra este achado em todos os pacientes com AIDS apresentando esta infecção. Espessamento liso do septo interlobular pode estar presente e focos de consolidação são encontrados freqüentemente. Pneumatoceles e pneumotórax podem também ser evidentes (Fig. 12-49). Pacientes com

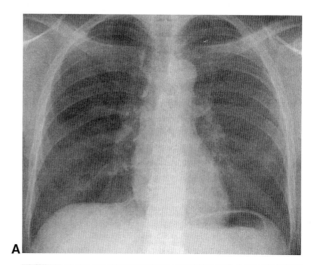

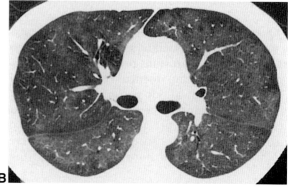

FIG. 12-47. Pneumonia por *P. jiroveci*, em paciente em tratamento com esteróides para colagenose. **A.** A radiografia torácica mostra opacidade em vidro fosco e pobre definição dos vasos pulmonares. **B.** A TCAR mostra opacidade em vidro fosco difusa esparsa, típica da pneumonia por *P. jiroveci*. A periferia pulmonar foi poupada.

INFECÇÕES ESPECÍFICAS

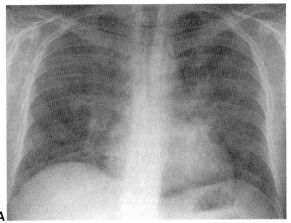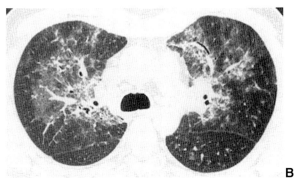

FIG. 12-48. Pneumonia por *P. jiroveci* em paciente com AIDS. **A.** A radiografia torácica mostra opacidade em vidro fosco periilar, opacidades intersticiais e redução da definição dos vasos pulmonares. **B.** A TCAR mostra opacidade periilar em vidro fosco e opacidades reticulares. A periferia pulmonar está poupada. Opacidade em vidro fosco é sempre vista na TCAR em pacientes com pneumonia por *Pneumocystis carinii* e AIDS.

uma resposta granulomatosa à infecção por *P. jiroveci* podem mostrar pequenos nódulos além das opacidades em vidro fosco. Raramente a evidência de fibrose pode ser vista em pacientes que tenham se recuperado dessa infecção. Grandes nódulos ou massas são raramente encontrados (Quadro 12-18 e Fig. 9-35C no Capítulo 9).

■ Pneumonias por Micoplasma, Clamídia e Riquétsias

Mycoplasma pneumoniae

Micoplasmas são os menores microrganismos vivos livres que podem ser reproduzidos em cultura. Eles compartilham algumas semelhanças com bactérias, mas a ausência de uma parede celular e certas características genéticas próprias os tornam diferentes da maioria das bactérias. Há várias espécies distintas de micoplasmas, mas o *Mycoplasma pneumoniae* é o mais importante do ponto de vista de doença infecciosa humana.

O *M. pneumoniae* é uma causa comum de pneumonia adquirida em pacientes ambulatoriais. A infecção pulmonar por esta espécie de micoplasma ocorre principalmente em pacientes jovens e é particularmente comum entre recrutas militares. A infecção é transmitida pelo contato interpessoal e por perdigotos respiratórios; o pico da doença é alcançado no outono e no inverno.

O *M. pneumoniae* causa infecção, citotoxicidade e lesão induzida pela resposta inflamatória do hospedeiro. Um infiltrado peribronquiolar de células mononucleares é um dos achados patológicos mais comuns, embora a infiltração neutrofílica, a infiltração crônica de células inflamatórias, a fibrose, a lesão alveolar difusa, a pneumonia em organização e a hemorragia pulmonar sejam características patológicas adicionais já relatadas.

Sintomas de infecção do trato respiratório superior podem preceder a pneumonia por *M. pneumoniae*. Os pacientes desenvolvem tosse não-produtiva, cefaléia, mal-estar e febre, algo parecido com sintomas de infecção viral, embora as artralgias e mialgias características das

FIG. 12-49. Pneumonia por *P. jiroveci* com pneumatoceles e pneumotórax em paciente com AIDS e baixa contagem de células CD4. A imagem axial de TCAR mostra numerosos cistos de paredes finas *(setas)*, representando pneumatoceles, circundados por opacidades em vidro fosco. Pneumotórax presente no lado direito, provavelmente devido à ruptura de pneumatocele.

QUADRO 12-18	PNEUMOCYSTIS JIROVECI (P. CARINII)

Associado à AIDS, receptores de transplantes com imunodepressão, terapia com baixas doses de corticosteróides, quimioterapia
Associado a baixa contagem de CD4 (< 200)
Dispnéia, tosse seca não-produtiva e febre alta
Hipoxia, nível de lactodesidrogenase alto
Imagens: Radiografias e TCAR
    Opacidade em vidro fosco periilar
    Consolidação de espaço aéreo pode estar presente
    Raramente derrame pleural
    Pneumatoceles podem ocorrer
    Pneumotórax podem ocorrer
TCAR altamente sensível em pacientes com AIDS
Opacidade em vidro fosco visível em todos os pacientes

infecções virais estejam ausentes. Raramente a infecção é grave, evoluindo com falência respiratória e hipoxemia, particularmente em pacientes portadores de anemia falciforme. Infecção bacteriana superposta ocorre raramente.

Os pacientes com *M. pneumoniae* podem desenvolver manifestações extratorácicas da doença, incluindo meningite asséptica, encefalite e mielite transversa (entre outras síndromes neurológicas), hemólise, trombose venosa, pericardite, miocardite e erupções cutâneas.

Achados Radiológicos

Os primeiros achados radiográficos comumente apresentam aparência intersticial, consistindo em opacidades lineares finas seguidas de consolidações segmentares de espaços aéreos. Algumas vezes esses padrões são vistos separadamente e não seqüencialmente. Derrame pleural ocorre em menos de 20% dos pacientes e a linfadenopatia é rara.

A varredura por TC mostra tipicamente consolidação esparsa, segmentar e lobular ou opacidade em vidro fosco (Fig. 12-50), às vezes associada a espessamento do interstício periilar. Perfusão em mosaico pode ser vista em decorrência da obstrução de pequenas vias aéreas. Aprisionamento aéreo pode ser visto nas imagens em expiração.

Chlamydia

As espécies *Chlamydia* são microrganismos obrigatoriamente intracelulares que possuem paredes celulares próprias e que compartilham algumas outras características com outras bactérias. Elas existem em forma extracelular, conhecida como corpos elementares e mudam então para corpos reticulares uma vez tendo penetrado nas células. Três espécies de Chlamydias são importantes na patogênese da doença em seres humanos: *Chlamydia trachomatis, Chlamydia psittaci* e *Chlamydia pneumoniae*.

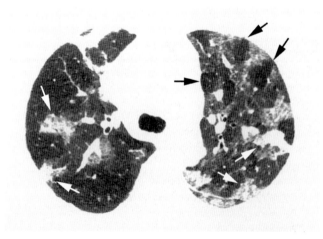

FIG. 12-50. Pneumonia por micoplasma. TCAR mostra áreas lobulares de opacidades em vidro fosco e consolidação *(setas brancas)*. Opacidades lobulares *(setas pretas)* refletem a perfusão em mosaico devidas a anormalidades nas pequenas vias aéreas.

Chlamydia trachomatis

A infecção humana por esta espécie de clamídia causa usualmente uma doença sexualmente transmissível (DST), mas a criança nascida de parto normal de paciente com infecção por clamídia pode adquirir uma infecção pulmonar pelo mesmo microrganismo. Patologicamente, a *C. trachomatis* causa inflamação peribronquiolar, mas poucos dados correspondentes à aparência patológica da *C. trachomatis* estão disponíveis. Crianças nascidas de mães infectadas podem adquirir pneumonia; a doença é manifestada logo após o nascimento, em geral do segundo ao décimo quinto dias, e sempre até os 6 meses de idade. Tosse e taquipnéia, muitas vezes na ausência de febre significativa, são comuns. As radiografias de crianças infectadas com *C. trachomatis* muitas vezes mostram consolidações multifocais de espaços aéreos, combinadas com opacidades intersticiais e de aprisionamento aéreo. Áreas de atelectasia esparsas são vistas freqüentemente.

Chlamydia psittaci

A *C. psittaci* infecta primariamente pássaros. Os seres humanos em geral adquirem a doença de pombos, papagaios ou galináceos após a inalação de seus excrementos secos e que contenham os microrganismos. A infiltração peribronquiolar de células inflamatórias mononucleares que eventualmente alcancem os alvéolos é um dos achados patológicos mais comuns da pneumonia por *C. psittaci*. Pode ocorrer formação de membrana hialina. Pacientes com pneumonia por *C. psittaci* usualmente apresentam-se com febre, tosse não-produtiva, cefaléia, febre e calafrios. Esta doença é em geral moderada, com alguns casos raros de infecção devastadora que leva à falência respiratória hipoxêmica.

As radiografias torácicas podem mostrar opacidades lineares periilares, consolidação de espaço aéreo e opacidades em vidro fosco multifocais ou difusas. Linfonodomegalia foi relatada como sendo um achado comum nas radiografias de pacientes infectados por *C. psittaci*.

Chlamydia pneumoniae

C. pneumoniae é uma causa muito comum de pneumonia adquirida em comunidades. A doença raramente é grave ou fatal. Pacientes com tal pneumonia usualmente apresentam-se com faringite, febre e tosse não-produtiva. A doença normalmente é autolimitada.

Os aspectos de imagem da pneumonia por *C. pneumoniae* não são específicos e incluem consolidação de espaço aéreo, opacidades lineares simulando doença intersticial ou uma combinação destes achados. Derrame pleural moderado ocorre em cerca de um quinto dos pacientes. O padrão radiográfico da infecção por *C. pneumoniae* tende a progredir para opacidades multilobares no decorrer do tempo.

Rickettsiae

São pequenos microrganismos obrigatoriamente intracelulares que causam doença quando seres humanos são

INFECÇÕES ESPECÍFICAS

picados por artrópodes, em geral carrapatos, nos quais vivem os microrganismos. A riquétsia que mais comumente causa doença pulmonar humana é a *Coxiella burnettii.*

A *C. burnetii* é a causadora da febre Q. O microrganismo em geral vive numa variedade de animais domésticos, selvagens e insetos, mais freqüentemente nos carrapatos. Os seres humanos podem adquirir a doença quando picados por carrapatos que parasitam animais infectados pela bactéria.

Poucos dados referentes à aparência patológica da febre Q estão disponíveis. Inflamação intersticial e alveolar associada a hemorragia, edema e necrose pulmonar, podem ocorrer.

Os pacientes com febre Q apresentam febre, mialgias, mal-estar, cefaléia, calafrios, tosse não-produtiva e, ocasionalmente, falta de ar e dor torácica. Manifestações extratorácicas da doença, como meningoencefalite, miocardite, trombose venosa e hepatite, ocorrem muitas vezes.

A radiografia torácica de pacientes com febre Q muitas vezes mostra áreas de consolidação multifocais, bilaterais, predominantemente nas bases, que podem ser arredondadas. Consolidação segmentar ou lobar pode ocorrer também. Derrame pleural é incomum. Áreas de atelectasia linear podem também ser vistas.

■ Vírus

Os vírus que causam infecção torácica são em geral transmitidos de pessoa a pessoa pelo contato das mãos, pelo contato de superfícies infectadas ou em transmissão por aerossol. Os microrganismos virais podem ser depositados na nasofaringe onde causam infecção respiratória superior, embora microrganismos menores possam ser carregados até aos pulmões, causando infecção respiratória dos tratos respiratórios inferiores como bronquite, bronquiolite e pneumonia.

Os vírus infectam as células interagindo com vários receptores existentes na membrana celular. Uma vez no interior das células, os vírus sofrem replicação. Esta replicação pode matar a célula hospedeira, o que dá lugar à liberação de mais vírus que irão infectar outras células. Por outro lado, a replicação viral pode não matar a célula hospedeira, mas o vírus continua a replicar-se dentro dela e libera vírions. Nesta situação, as células infectadas podem expressar antígenos virais que podem, por sua vez, provocar uma reação do sistema imunológico do hospedeiro. Por último, a infecção viral pode resultar na incorporação do vírus pelo DNA das células hospedeiras, apenas para causar doença posteriormente, numa reativação desta infecção latente.

As infecções virais podem ser classificadas dentro do grupo RNA e do grupo DNA. Os vírus RNA incluem os mixovírus (influenza, parainfuenza, sincicial respiratório e sarampo); os coronavírus, togavírus, reovírus, picornavírus, retrovírus, arenavírus e hantavírus. O grupo de vírus DNA inclui herpesvírus, adenovírus, papovavírus e poxvírus.

Vírus RNA

Influenza

A influenza é responsável por até 16 milhões de doenças respiratórias por ano nos Estados Unidos entre pacientes com menos de 20 anos de idade e até 4 milhões de pacientes com 20 anos e acima desta idade. Cada ano, verificam-se aproximadamente 150.000 hospitalizações por influenza e até 35.000 mortes decorrentes de complicações da doença. Esta aparece episodicamente em epidemias e em pandemia mundial. A transmissão do vírus ocorre via gotículas respiratórias. A transmissão direta de animais para seres humanos pode ocorrer também.

Surtos de influenza tendem a ocorrer no inverno. Os pacientes com maior risco de contrair a doença incluem os que apresentam diabetes melito, DPOC, doença renal crônica, fibrose cística ou doença cardíaca, idade avançada, imunocomprometimento e tabagistas.

Os vírus da influenza são divididos em tipos A, B e C. O tipo A é o mais freqüentemente responsável por doença grave e pela maioria das epidemias e pandemias. O vírus influenza B tende a causar infecções do trato respiratório superior, e o do tipo C causa infecções esporádicas e moderadas do trato respiratório inferior. A infecção pulmonar pelo vírus da influenza causa consolidação edematosa e hemorrágica, com lesão alveolar difusa e um infiltrado de células mononucleares associado. Torna também o hospedeiro mais suscetível a superinfecções com bactérias como pneumococos e estafilococos. Estas superinfecções podem ser fatais.

A infecção por influenza apresenta-se com tosse seca, cefaléia, mialgias, febre moderada e conjuntivite. Crianças jovens podem apresentar crupe e otite média. Quando ocorre infecção pulmonar, surgem sintomas de bronquite, seguidos, de perto, por sinais de doença grave que incluem cianose, hipoxemia, dispnéia e dor torácica. Superinfecção bacteriana pode ser anunciada pelo início de tosse com escarro purulento, aumento da febre e dor torácica, muitas vezes em paciente que já vinha melhorando.

A radiografia torácica mostra, na maioria das vezes, consolidações multifocais em mosaicos que podem ser uni ou bilaterais. Derrame pleural é relativamente raro. A TC e a TCAR podem mostrar consolidações múltiplas de espaços aéreos e opacidades em vidro fosco. Os achados de imagens são usualmente inespecíficos e se assemelham ao edema pulmonar não-cardiogênico.

Parainfluenza

Os vírus da parainfluenza são classificados em quatro tipos: os tipos 1, 2 e 3 são responsáveis pela maioria das doenças humanas Os vírus dos tipos 1 e 2 causam, usualmente, surtos de crupe e de bronquiolite em crianças pequenas, com incidência maior no outono e no inverno. O vírus parainfluenza tipo 3 pode causar pneumonia e bronquiolite aguda em crianças, muitas vezes na primavera. As infecções pelos vírus da parainfluenza são em geral autolimitadas.

Pelo fato dessas infecções serem autolimitadas, poucas informações relativas a suas características patológicas estão disponíveis.

A infecção com o vírus da parainfluenza em geral resulta em crupe ou, menos comumente, em bronquiolite aguda nas crianças. Os sintomas da bronquiolite viral aguda incluem tosse, dispnéia, e sibilos; o exame físico pode revelar crepitações. Em adultos, em geral causa tonsilite e faringite. A infecção do trato respiratório inferior é rara em adultos.

A radiografia de crianças com crupe pode mostrar estreitamento traqueal subglótico liso. O chamado sinal do "campanário" *(steeple sign)*. A bronquiolite pode manifestar-se com uma combinação de atelectasias multifocais e áreas de aprisionamento aéreo. A TCAR pode mostrar mais eficazmente estes sinais, mas raras vezes é indicada, a menos que o paciente seja imunocomprometido e o diagnóstico não seja absolutamente correto. Quando ocorre pneumonia por infecção com vírus da parainfluenza, as radiografias são na maioria das vezes normais ou mostram apenas uma opacidade em vidro fosco ou predomínio intersticial. A TCAR revela múltiplas opacidades focais e vidro fosco em muitos pacientes.

Vírus Sincicial Respiratório

O VSR é uma causa importante de doenças dos tratos respiratórios superior e inferior em crianças. Podem ocorrer infecções esporádicas, mas são comuns surtos em escolas e creches ou em berçários A infecção é transmitida por gotículas respiratórias ou contato de mãos e predominam no inverno. Crianças com doença cardíaca congênita ou com broncodisplasia apresentam risco aumentado.

O VSR pode causar lesão bronquiolar direta e no parênquima pulmonar, embora a hipersensibilidade possa contribuir também para a patogenia dessas infecções. O tamanho do inóculo viral pode desempenhar também papel na patogenia destas duas últimas infecções. Em crianças, o VSR causa tipicamente sintomas do trato respiratório superior, como faringite, rinite, otite média. As infecções do trato respiratório inferior produzem tosse, dispnéia, sibilos e retrações intercostais. O exame físico pode revelar crepitações.

Em adultos, o VSR causa usualmente sintomas do resfriado comum, sendo rara a infecção do trato respiratório inferior. Quando esta ocorre, em geral é em pacientes cronicamente debilitados, idosos ou imunocomprometidos, produzindo então sintomas sugestivos de pneumonia. A falência respiratória resultante de SARA pode ocorrer.

As radiografias torácicas de pacientes com infecção por VSR comumente mostram opacidades lineares periilares, espessamento de paredes brônquicas, áreas de consolidação esparsas e áreas de aprisionamento aéreo (Fig. 12-2). Muitas vezes os achados radiográficos parecem incompatíveis com o quadro clínico apresentado pelos pacientes. Pode ocorrer linfadenopatia hilar em poucos pacientes. A TCAR pode mostrar áreas de opacidades em vidro fosco e espessamento intersticial (Fig. 12-51).

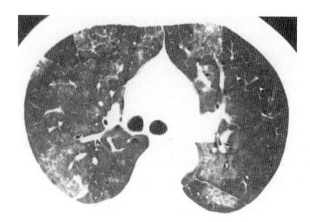

FIG. 12-51. Pneumonia por VSR em adulto. A TCAR mostra opacidade em vidro fosco esparsa associada a espessamento intersticial. Espessamento de septo interlobar também está visível.

Vírus do Sarampo

A incidência de sarampo foi reduzida de maneira extraordinária com a introdução de programas de imunização. Epidemias, particularmente em países em desenvolvimento, ainda constituem um problema. Adultos raramente contraem a doença e quando o fazem, possivelmente é por falta de exposição à infecção durante a infância.

O sarampo produz classicamente a pneumonia de células gigantes, que se manifesta quando células gigantes multinucleadas contendo inclusões virais infiltram os alvéolos e o epitélio brônquico. A pneumonia de células gigantes é característica de sarampo mas pode ser vista, também, na parainfluenza e na infecção pelo VSR.

Os pacientes com sarampo apresentam febre, mialgias, cefaléia, conjuntivite, tosse, rinorréia, seguidos pela característica erupção cutânea. A pneumonia, nesses casos, desenvolve-se ou antes ou no início da apresentação da erupção cutânea e apresenta-se com piora da tosse e da dispnéia. A superinfecção bacteriana pode ocorrer no sarampo, em geral após o paciente ter começado a melhorar clinicamente, quando então passa a apresentar piora da tosse produtiva purulenta, febre e dor no peito.

A pneumonia no sarampo manifesta-se usualmente nas radiografias torácicas como consolidações esparsas dos espaços aéreos, bilaterais e associadas a opacidades lineares periilares, espessamento de paredes brônquicas e pequenos nódulos. Em crianças as radiografias podem mostrar linfonodomegalia. A TC de pneumonia por sarampo pode mostrar áreas multifocais de opacidades em vidro fosco e consolidação, muitas vezes com pequenas opacidades nodulares.

Coronavírus

Até 2002, os coronavírus foram considerados sem importância como patógenos respiratórios, causando apenas coriza, faringite e outras afecções do aparelho respiratório superior. Contudo, no outono de 2002, uma nova doença respiratória, que foi nomeada de síndrome da angústia respiratória aguda (SARA) e que apareceu no sudoeste da

INFECÇÕES ESPECÍFICAS

China, foi atribuída a esse vírus. A doença foi rapidamente disseminada pela Ásia, Europa e América do Norte (especialmente no Canadá) nos meses seguintes. Por volta da primavera de 2003, mais de 4.400 casos de SARA foram comunicados, com 263 mortes (abril de 2003) relacionadas à referida infecção (mortalidade aproximada de 4%).

A Organização Mundial de Saúde definiu os casos de SARA como suspeitos ou prováveis. Um caso suspeito foi definido como SARA em paciente que se apresenta depois de 1º novembro de 2002 com febre superior a 38°C, tosse, dispnéia; história de contato íntimo com um paciente com SARA; história de viagem ou de residência em área acometida, acontecida 10 dias antes da apresentação dos sintomas. Um caso provável foi definido como suspeito com evidência radiográfica de opacidades compatíveis com pneumonia ou síndrome de angústia respiratória sem uma causa identificável.

Os pacientes que se apresentaram com SARA estavam entre a segunda e sétima décadas de vida, e não foi notada nenhuma predileção por sexo. Os pacientes acometidos podem ter doença subjacente ou podem ser saudáveis.

Os métodos de isolamento do vírus, a histologia, a microscopia eletrônica e outros métodos sofisticados têm mostrado que o agente causador da SARA é o Coronavírus. A infecção é transmitida por gotículas respiratórias ou contato direto. O padrão pulmonar predominante encontrado em necropsias é a lesão alveolar difusa com formação de membrana hialina. Parte das lesões tissulares na SARA pode ser atribuída à resposta do hospedeiro mediada por células.

Os sintomas mais comuns na apresentação da SARA incluem febre, dispnéia, tosse não-produtiva, mal-estar, calafrios ou rigidez e mialgias. O curso da doença pode ser moderado ou pode ocorrer falência respiratória hipoxêmica. Fatores associados ao aumento de risco de morte incluem idade avançada, doença crônica subjacente, níveis de desidrogenase láctica elevados e leucocitose alta no momento da apresentação da doença.

Achados Radiológicos. As anormalidades radiográficas começam a aparecer cerca de 12 dias após a exposição ao vírus (varia entre 4 a 26 dias) ou cerca de 5 dias após o início da febre. Nessa ocasião as radiografias podem ser normais, mas anormalidades desenvolvem-se usualmente em alguns dias após as primeiras tomadas radiográficas normais. As anormalidades radiográficas em pacientes com SARA consistem em consolidações mal definidas, inicialmente focais, e que permanecem unilaterais até sua resolução ou que podem, em vez disso, progredir para opacidades multifocais bilaterais ou, ainda, que podem ser detectadas logo no início como opacidades multifocais bilaterais. Quando ocorre progressão das anormalidades radiográficas, isso acontece rapidamente, em um período de poucos dias. As anormalidades radiográficas tendem a predominar nos lobos inferiores e serem periféricas em distribuição. Não ocorre linfadenopatia e derrames pleurais são raros em pacientes com SARA. O clareamento das imagens radiográficas pode ser demo-

rado e correr paralelo à melhora clínica. Foram relatadas perda de volume pulmonar e cicatrizes em poucos pacientes.

Os achados correspondentes a SARA na TCAR incluem predominância de opacidades em vidro fosco em lobos pulmonares inferiores, associada ao espessamento de septos interlobulares, ocasionalmente com consolidação. Em alguns pacientes, podem ser vistas opacidades com distribuição periférica. Quase metade dos pacientes que fizeram TCAR para esclarecimento de SARA mostraram alguma fibrose, incluindo distorção arquitetural, bronquiectasia por tração e opacidades lineares grosseiras. Estas alterações mais provavelmente serão encontradas em pacientes do sexo masculino idosos admitidos em UTI, em pacientes com picos de desidrogenase láctica relativamente altos e em pacientes que apresentam radiograficamente anormalidades mais extensas.

Hantavírus

São conhecidos vários hantavírus antigenicamente diferentes e causadores de doença humana, como febre hemorrágica com síndrome renal e síndrome pulmonar. O reservatório natural de hantavírus são roedores, em particular camundongos de cervos. A síndrome pulmonar por hantavírus é mais comumente encontrada em áreas rurais, especialmente no sudoeste dos Estados Unidos. A doença humana é adquirida por inalação de excrementos secos de roedores portadores do vírus.

A infecção por hantavírus causa edema intersticial e edema de espaços aéreos, acompanhados por infiltração linfocítica, mas com pequena evidência de trombose vascular ou de formação de membrana hialina.

Os pacientes com síndrome pulmonar por hantavírus apresentam febre, mialgias e cefaléia que progridem com tosse, dispnéia e hipotensão. Pode ocorrer falência respiratória hipoxêmica. E o percentual de mortes aproxima-se de 50%.

Os achados radiográficos da síndrome pulmonar por hantavírus incluem espessamento peribronquiolar, má definição dos hilos e espessamento septal interlobular. Pode ser encontrada também consolidação de espaço aéreo. Os pacientes que não apresentam esta última nas radiografias iniciais podem fazê-lo em radiografias posteriores. Derrame pleural ocorre em mais da metade dos pacientes e pode ser volumoso.

Togavírus (Rubéola)

Do ponto de vista de infecção respiratória humana, o togavírus é o único significativo. Crianças nascidas de mães infectadas com rubéola durante o primeiro trimestre da gravidez podem desenvolver anomalias congênitas. Os efeitos teratogênicos da rubéola congênita incluem anormalidades como estenose arterial pulmonar e pneumonite intersticial.

Crianças nascidas com estenose arterial pulmonar secundária à infecção por togavírus (rubéola) podem ser assintomáticas ou podem desenvolver hipotensão pulmonar e falência de ventrículo esquerdo. A pneumonia intersticial relacionada com a infecção por togavírus pode ser moderada ou pode produzir falência respiratória fulminante.

Vírus DNA

Herpesvírus

Sabe-se que existem vários tipos diferentes de herpesvírus, mas os do tipo 1, 2, 6 e 8, o varicela-zoster, o citomegalovírus e o Epstein-Barr são os mais importantes do ponto de vista de doença humana.

Os herpesvírus infectam pessoas e incorporam-se em suas células, onde permanecem latentes por toda a vida do hospedeiro. De tempos em tempos a infecção é reativada, notadamente quando a imunidade do hospedeiro baixa, dando lugar à doença declarada. Embora as reativações episódicas das doenças sejam em geral de menor importância, elas podem tornar-se muito significativas em pacientes imunocomprometidos.

Herpes Simples. O vírus do herpes simples tipo 1 (HSV-1) e o vírus do herpes simples do tipo 2 (HSV-2) podem usualmente causar ulcerações mucosas, como resultado da reativação da infecção latente.

A infecção por HSV-1 é muitas vezes adquirida na infância e afeta geralmente a cavidade oral. Após a reativação da doença latente, pode ocorrer infecção do trato respiratório inferior se o microrganismo for transferido para o interior da traquéia ou dos brônquios, como pode acontecer com a aspiração ou com intubação endotraqueal. Contudo, infecção manifesta da cavidade oral nem sempre está presente, o que implica outros mecanismos operativos. Os pacientes com infecção da traquéia e dos brônquios HSV-1 muitas vezes estão gravemente imunocomprometidos. O envolvimento traqueobrônquico é sugerido pela presença de febre e tosse produtiva, ocasionalmente em presença de lesões ulceradas da boca. Os sintomas de pneumonia por HSV-1 são inespecíficos. As radiografias torácicas podem mostrar consolidação multifocal devida à broncopneumonia. A TC e a TCAR podem também mostrar opacidade em vidro fosco e consolidação, muitas vezes associadas a pequenos nódulos.

A infecção pulmonar por HSV-2 é adquirida durante o parto, quando o feto passa pelo canal do parto maternal infectado O recém-nascido pode apresentar febre, icterícia, convulsões e sinais de pneumonia. As radiografias podem mostrar consolidações esparsas de espaço aéreo usualmente sem derrames.

O HSV-6 é o causador da roséola infantil (infecção da pele em crianças). Doença pulmonar por esse herpesvírus é excepcional, ocorrendo usualmente em pacientes imunocomprometidos.

O HSV-8 (também chamado de herpesvírus associado ao sarcoma de Kaposi) tem sido implicado na patogenia de ambos, sarcoma de Kaposi e linfoma de derrame primário (previamente conhecido como linfoma baseado em cavidade corporal). O linfoma de derrame primário apresenta acúmulo de líquido numa cavidade corporal, especialmente no espaço pleural e na cavidade peritoneal. O linfoma baseado em cavidade corporal tende a apresentar-se em pacientes com AIDS, com baixa contagem de CD4. Sensação de dispnéia (angústia respiratória) está comumente presente e o derrame pleural pode ser muito grande. O sarcoma de Kaposi é discutido no Capítulo 4.

Vírus Varicela-Zoster. A disseminação hematogênica do vírus da varicela desenvolve-se logo após o microrganismo ser inalado e, subseqüentemente, invade o epitélio respiratório. A replicação viral resulta num segundo episódio virêmico que causa erupção cutânea. Se ocorrer pneumonia, o vírus induzirá lesão alveolar difusa e produzirá pneumonia de células gigantes.

A varicela representa a infecção inicial pelo vírus varicela-zoster em pacientes nunca antes infectados, sendo também chamada de catapora. Trata-se de uma infecção de pele altamente contagiosa que em geral acomete crianças. Cerca de um em seis pacientes com infecção causada por varicela desenvolve infecção pulmonar coincidente; este número é mais alto para pacientes que se apresentam doentes o bastante para necessitar de admissão hospitalar, ou para pacientes imunocomprometidos. O zoster, também conhecido como "cobreiro", representa a reativação de infecção latente por varicela-zoster. Infecção pulmonar pode ocorrer com qualquer das formas de herpes varicela-zoster, embora seja mais comumente vista com a varicela. A pneumonia na varicela apresenta-se com febre alta, que é usual e rapidamente seguida por erupção cutânea dolorosa. As anormalidades radiográficas muitas vezes persistem após a recuperação clínica.

A pneumonia na varicela mostra-se, na radiografia do tórax, como pequenos nódulos difusos com 5 a 10 mm de diâmetro, os quais progridem para consolidação de espaço aéreo rapidamente. É comum haver linfadenopatia, sendo no entanto raro o derrame pleural. A resolução radiográfica das opacidades pulmonares pode levar semanas ou meses. Alguns pacientes desenvolvem pequenos nódulos calcificados múltiplos e bilaterais, medindo de 2 a 3 mm, sem calcificação de linfonodos hilares.

Citomegalovírus

A infecção congênita por citomegalovírus (CMV) pode ocorrer por disseminação transplacentária do microrganismo, ou pode ocorrer infecção neonatal durante a passagem do feto pelo canal do parto. A infecção adquirida com CMV é muito comum e em geral é assintomática. A infecção pulmonar por CMV é usualmente significativa apenas em pacientes com imunidade prejudicada. A imunidade mediada por células, nesta infecção, é particularmente importante na defesa contra a infecção por CMV. A infecção clinicamente declarada por CMV ocorre em geral como resultado da reativação de uma doença latente, embora a reinfecção a partir de uma fonte endógena possa ocorrer.

A infecção por CMV pode causar lesão celular direta, embora a reação do hospedeiro à infecção contribua

INFECÇÕES ESPECÍFICAS

também para o processo infeccioso. Contudo, ficou claro que, na maioria dos pacientes dos quais o CMV foi isolado, o microrganismo não era um patógeno pulmonar primário. Quando o CMV infecta células, quase sempre produz um padrão característico de inclusões intranucleares que preenchem a maior parte do núcleo celular e mostram-se separadas da membrana nuclear restante por um halo característico, que resulta na aparência chamada de "olho de coruja".

A infecção congênita por CMV apresenta-se com hepatoesplenomegalia, icterícia, coriorretinite, microcefalia, convulsões e púrpura trombocitopênica; retardo mental é muitas vezes o resultado. A infecção neonatal por CMV adquirida através do canal do parto é por vezes assintomática.

A infecção por CMV adquirida na infância ou na idade adulta é muitas vezes assintomática, ou apresenta-se com febre moderada, linfadenopatia e organomegalia.

Em pacientes imunocomprometidos, a infecção por CMV apresenta-se com tosse seca, febre e dispnéia. O diagnóstico repousa na demonstração da presença do microrganismo e das inclusões virais, em geral com lesão tissular associada, para provar que o microrganismo implicado é mesmo o CMV.

Achados Radiológicos. A infecção por CMV ocorre geralmente no cenário de imunidade prejudicada. Os achados radiográficos associados à infecção por CMV incluem opacidades reticulares bilaterais ou opacidades intersticiais, opacidades em vidro fosco difusas ou consolidações multifocais; tais radiografias podem ser normais (Fig. 12-52). Imagens de pequenos nódulos difusos são menos comuns nesta infecção e consolidação lobar é rara. Opacidades bilaterais são mais comuns que doença unilateral.

A TC revela áreas multifocais e bilaterais de opacidade em vidro fosco e focos de consolidações de espaço aéreo, ocasionalmente acompanhados por pequenos nódulos centrilobulares (Fig. 12-52 e Fig. 10-31B no Capítulo 10). Pequenos derrames pleurais são encontrados em menos da metade dos pacientes; linfadenopatia não é freqüente.

Vírus Epstein-Barr

O vírus Epstein-Barr (EBV) infecta os linfócitos B e células que pavimentam a faringe. Sua transmissão mais comum dá-se diretamente de pessoa-a-pessoa, embora também possa acontecer contaminação por transfusão de sangue.

O EBV causa mononucleose infecciosa, que se apresenta com hepatoesplenomegalia, linfadenopatia, faringite e febre. Quando ocorre envolvimento intratorácico, a linfadenopatia é a manifestação mais comum; raramente pode ocorrer pneumonia intersticial.

O paciente com mononucleose infecciosa apresenta febre, mal-estar, fraqueza, tosse produtiva mínima e faringite. Um dos mais característicos achados da mononucleose infecciosa no exame físico é a esplenomegalia.

O EBV é um importante patógeno relacionado com a patogenia de distúrbios linfoproliferativas, especialmente linfoma de Burkitt, linfomas em pacientes aidéticos e doença linfoproliferativa pós-transplante.

Adenovírus

A infecção esporádica por adenovírus não é uma causa rara de infecção respiratória na infância. Surtos de infecção por adenovírus foram relatados em recrutas militares e em outras situações nas quais os locais de convívio são muito restritos.

A infecção por adenovírus causa bronquite e bronquiolite que, nos casos graves, podem evoluir para broncopneumonia hemorrágica com edema e formação de membranas hialinas.

A infecção por adenovírus apresenta-se usualmente com faringite, febre, mialgia, mal-estar e tosse. A doença é usualmente moderada mas, em casos raros, pode evoluir com falência respiratória hipoxêmica. Como discutido previamente, a infecção por adenovírus pode produzir bronquiectasia e bronquiolite obliterante, inclusive a síndrome de Swyer-James.

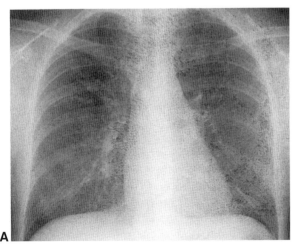
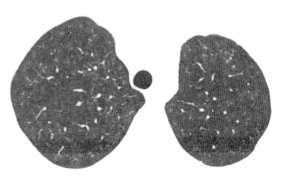

FIG. 12-52. Infecção por citomegalovírus em paciente imunocomprometido. **A.** A radiografia torácica é normal. **B.** A imagem axial de TC mostra pequenas áreas centrilobulares de opacidade em vidro fosco.

A pneumonia por adenovírus pode mostrar-se nas radiografias torácicas como broncopneumonia multifocal bilateral, associada a aprisionamento aéreo. Em uma das maiores séries estudadas e que detalharam a aparência da radiografia torácica da infecção adenovirótica, o colapso lobar foi um evento comum; o lobo superior direito foi particularmente envolvido. A resolução da infecção pode ser completa mas, ocasionalmente, resulta em cicatrizes pulmonares, em especial quando a infecção ocorre em paciente com menos de dois anos de idade.

■ Parasitas: Protozoários, Nematódeos (Vermes Redondos) e Vermes Planos

Amebíase

A amebíase é causada pelo protozoário *Entamoeba histolytica*. O microrganismo causa usualmente disenteria amebiana. Doenças pulmonar, do cólon e do fígado ocorrem como complicações.

A disenteria amebiana é mais prevalente nos países não desenvolvidos, nos quais a transmissão da parasitose de pessoa-a-pessoa ocorre pela rota fecal-oral. Nos Estados Unidos, muitos casos de disenteria amebiana ocorrem em imigrantes recém-chegados. Amebíase pulmonar é muito mais comum em homens e ocorre usualmente em adultos jovens e de meia-idade.

O ciclo vital da *E. histolytica* começa com o hospedeiro ingerindo cistos veiculados por água ou alimentos contaminados. A forma cística do microrganismo é ácido-resistente, o que lhe permite a passagem incólume pelo estômago e intestino delgado. Uma vez no intestino delgado, os cistos da *E. histolytica* abrem-se, dando saída a trofozoítos que migram a seguir para o cólon, de onde os microrganismos são passados, juntamente com as fezes, para completar seu ciclo vital.

A *E. histolytica* pode ser transportada para o fígado, no qual pode formar abscessos amebianos; tais abscessos quase sempre localizam-se na porção cranial do fígado, usualmente no lobo direito. De lá a disseminação transdiafragmática da infecção pode causar derrame pleural ou formar abscessos pulmonares. Muito raramente, infecção pulmonar ou pleural forma-se na ausência de um abscesso hepático por extensão dos microrganismos através das veias hemorroidárias, dos linfáticos transdiafragmáticos ou do ducto torácico, ou das veias hepáticas.

Os pacientes com abscesso amebiano pulmonar ou pleural apresentam-se usualmente com dor no quadrante superior direito, febre e tosse. Dor torácica pode estar presente e os pacientes podem também expectorar material característico semelhante a "pasta de enchovas" ou a "molho de chocolate" que usualmente indicam a presença de abscesso amebiano. Raramente ocorre bilioptise. Sintomas gastrointestinais são comuns, mas podem estar ausentes.

A infecção pulmonar amebiana apresenta-se usualmente como consolidação de espaço aéreo em lobo inferior, usualmente do lado direito, muitas vezes acompanhada por derrame pleural (Fig. 12-53), que pode ser volumoso. Pode ocorrer cavitação no interior da consolidação. O abscesso amebiano do fígado, quando não complicado com abscessos pulmonares, muitas vezes causa elevação do diafragma direito, promovendo atelectasia basilar; pequeno derrame pleural pode estar presente.

Toxoplasmose

A toxoplasmose é causada pelo protozoário *toxoplasma gondii*. *T. gondii* é um protozoário intracelular. As infecções humanas com este protozoário são extremamente comuns, embora muitas vezes sejam assintomáticas. A distribuição do *T. gondii* é mundial.

O hospedeiro definitivo do microrganismo é o gato, mas camundongos e ratos podem servir como hospedeiros intermediários. Os seres humanos são contaminados quando ingerem os oócitos do parasita, com água ou alimentos contaminados ou com carne mal passada. Uma vez ingeridos, os oócitos se desencistam e dão lugar a trofozoítos que podem cruzar os intestinos e disseminar-se pela corrente sanguínea. Os trofozoítos viajam usualmente até o coração, músculos esqueléticos e, mais comumente, para o cérebro, onde permanecem viáveis e podem causar infecções assim que o hospedeiro torne-se imunocomprometido. O *T. gondii* também pode ser transmitido aos fetos por via transplacentária.

A maioria das infecções causadas pelo *T. gondii* são assintomáticas. Quando ocorrem sintomas, eles em geral incluem febre moderada e linfadenopatia, assemelhando-se aos sintomas da mononucleose. Pacientes imunocomprometidos podem desenvolver toxoplasmose disseminada; neste quadro, quando ocorre pneumonia por *T. gondii* podem ser observadas tosse seca, taquipnéia e febre. Sintomas neurológicos podem ocorrer.

A infecção pulmonar declarada em pacientes imunocompetentes é rara. As radiografias do tórax podem mostrar opacidades lineares bilaterais, sugerindo processo intersticial, acompanhadas por linfadenopatia hilar. A TCAR revelará áreas esparsas de opacidades em vidro fosco, possivelmente com alguns focos de consolidação.

Ascaridíase

Ascaris lumbricoides é um nematódeo (verme redondo) que causa a maioria dos casos da infecção conhecida por ascaridíase. *Ascaris suum* pode também ser responsável.

A infecção por *A. lumbricoides* é adquirida pela ingestão de água ou de alimentos contaminados com os ovos do verme. As formas larvares desenvolvem-se dentro de ovos que alcançaram o interior do intestino delgado do hospedeiro. Quando tais ovos liberam as larvas, elas podem atravessar as paredes do intestino delgado e alcançar a circulação da veia porta. Levadas pelo sangue, as larvas podem alcançar a circulação capilar pulmonar e os alvéolos. Dali migram para as vias aéreas proximais e alcançam a laringe, de onde são engolidas. Eventualmente alcançam de novo o intestino delgado, onde se desenvolvem em formas adultas e podem produzir ovos que são passados ao exterior com as fezes, completando o ciclo

INFECÇÕES ESPECÍFICAS

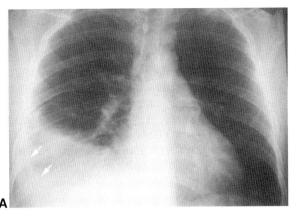 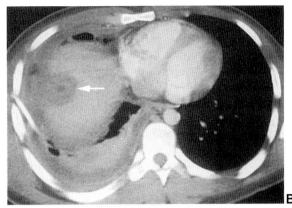

FIG. 12-53. Pneumonia amebiana e abscesso hepático. **A.** A radiografia torácica frontal mostra pneumonia no lobo inferior direito e derrame pleural direito *(setas)*, inicialmente interpretadas como pneumonia adquirida em comunidade e derrame parapneumônico. Os sintomas do paciente e as anormalidades radiográficas não resolveram com terapia dirigida àquela infecção. **B.** A imagem axial de TC através do fígado mostra uma consolidação do lobo inferior direito e uma lesão de baixa atenuação dentro do fígado *(seta)*.

vital dos vermes. A infecção por *A. lumbricoides* é mais comum no sudoeste da Ásia, na África e nas Américas Central e do Sul. Contudo, a infecção ocorre também nos Estados Unidos, especialmente na região sudeste.

Embora os vermes possam ser comparativamente grandes (acima de 30 cm de comprimento), a infecção por *A. lumbricoides* pode ser assintomática. A maioria dos pacientes sintomáticos queixa-se de distúrbios gastrointestinais. Quando os vermes migram pelos pulmões, podem causar broncopneumonia que, por sua vez, produz sintomas como dor torácica, taquipnéia (fôlego curto), tosse e hemoptise.

Quando infecção pulmonar está presente, é comum que se encontre consolidação de espaço aéreo. A pneumonia pode ser causada pela migração das larvas ou pela aspiração de vômito contendo larvas. Muitas vezes as opacidades de espaço aéreo são transitórias.

Estrongiloidose

Strongyloides stercoralis é o nematódeo que causa a maioria dos casos de estrongiloidose. O verme é endêmico em áreas tropicais, embora a infecção ocorra também nos Estados Unidos. Pacientes imunocomprometidos, particularmente em casos de AIDS, correm maior risco de contrair infecção.

A infecção humana começa com as larvas do *S. stercoralis* penetrando a pele do hospedeiro, de onde viajam para os pulmões via corrente sanguínea. Uma vez nos pulmões, as larvas migram pelas vias aéreas para a laringe, daí para o esôfago e finalmente alcançam o intestino delgado. Neste local as larvas desenvolvem-se para vermes adultos que põem ovos. Os ovos passam para as fezes e daí para o solo, onde perpetuam seu ciclo de vida. Os ovos também têm a habilidade de liberar larvas enquanto ainda no interior do intestino. Quando as larvas formam-se no intestino, elas podem transpor diretamente a parede intestinal, alcançar a corrente sanguínea e migrar de volta aos pulmões e de novo ao intestino. Esta habilidade é denominada auto-infecção, que permite ao verme perpetuar-se dentro do hospedeiro.

A maioria dos pacientes infectados com *S. stercoralis* é assintomática. Quando ocorrem sintomas, estes são tosse, taquipnéia e, por vezes, hemoptise.

A radiografia torácica pode mostrar áreas de consolidação de espaço aéreo esparsas. Outros padrões, como consolidação nodular, pequenos nódulos ou opacidades reticulares, já foram relatados. Derrames pleurais ocorrem em poucos pacientes.

Dirofilaríase

Dirofilárias são nematódeos. Várias espécies podem causar dirofilaríase, mas a espécie mais comum é a *Dirofilaria immitis*.

A infecção por *D. immitis* é encontrada primariamente no leste dos Estados Unidos, embora a infecção tenha sido encontrada na Europa, Canadá e América do Sul. Adultos são bem mais afetados do que as crianças. Cachorros constituem os hospedeiros definitivos mais comuns da *D. immitis*. Este organismo é o verme cardíaco dos cachorros. A infecção é causada pela picada de mosquitos, e os seres humanos tornam-se hospedeiros intermediários quando são picados por um mosquito infectado. Pelo fato da filária não poder completar seu ciclo vital em seres humanos, os microrganismos morrem e são transportados para a circulação arterial dos pulmões, onde podem incitar uma reação inflamatória.

Pacientes com infecção por *D. immitis* são usualmente assintomáticos. Podem ocorrer tosse, hemoptise e dor torácica. O diagnóstico é em geral descoberto pela biopsia de um nódulo pulmonar. Pode ocorrer eosinofilia sérica, não acentuada.

A aparência típica da radiografia torácica na infecção por *D. immitis* é a de um nódulo solitário, periférico e circunscrito (Fig. 9-33 no Capítulo 9). Menos comumente, são vistos múltiplos nódulos ou consolidação em espaço aéreo.

Eosinofilia Tropical

A eosinofilia tropical refere-se a uma condição semelhante à asma causada primariamente por dois nematódeos: *Wuchereria bancrofti e Brugia malayi*. Como implica o nome, a doença é vista mais comumente nos trópicos, mais precisamente no sudeste da Ásia, na África, Índia e nas Índias Ocidentais.

A eosinofilia tropical é adquirida quando um mosquito infectado pica uma pessoa e injeta as larvas nos seus linfáticos. As larvas amadurecem transformando-se em vermes adultos nos linfáticos, onde produzem microfilárias; as últimas alcançam a corrente sanguínea e são ingeridas por mosquitos não infectados, completando assim seu ciclo vital. À medida que as microfilárias viajam pela corrente sanguínea, elas podem ficar presas no interior de capilares pulmonares, de onde podem induzir reação de hipersensibilidade.

Os pacientes em geral apresentam tosse moderada e produtiva, ocasionalmente com hemoptise. Febre moderada, perda de peso e outros sintomas constitucionais podem ocorrer. A eosinofilia é comum.

As radiografias torácicas em pacientes com eosinofilia tropical mostram usualmente pequenos nódulos simétricos, com predominância nas bases ou padrões reticulares ou nodular. Pode ocorrer linfadenopatia. Derrames pleurais são raros.

Larva Migrans *Visceral (Toxocariose)*

Toxocara canis e Toxocara catis são dois microrganismos que causam a toxocariose (infecção por vermes redondos). O primeiro microrganismo em geral infecta cães e o segundo infecta gatos. A toxocariose ocorre tanto em regiões tropicais como em regiões temperadas. As formas sintomáticas da doença ocorrem mais comumente nas regiões tropicais.

Cachorros e gatos são normalmente hospedeiros definitivos para a *Toxocara* sp. Os ovos do parasita alcançam o solo quando os hospedeiros definitivos defecam. A toxocariose pode ocorrer quando seres humanos, principalmente crianças, ingerem terra contaminada com os ovos do parasita. Uma vez ingeridos, os ovos alcançam o intestino do hospedeiro humano e daí são carregados pela corrente sanguínea para vários órgãos, incluindo cérebro, fígado, olhos, pulmões e coração. As larvas não conseguem desenvolver-se adequadamente nesses órgãos e, em vez disso, migram para os tecidos circundantes, onde em geral morrem, provocando uma reação inflamatória granulomatosa.

Muitas vezes os pacientes infectados são assintomáticos. Quando ocorre infecção pulmonar declarada, tosse, taquipnéia e sintomas referentes a outros órgãos envolvidos (tal como cérebro) podem apresentar-se.

Áreas de consolidação esparsas, mal definidas, podem ser encontradas em espaços aéreos e são mostradas nas radiografias torácicas durante o curso da infecção pulmonar.

Paragonimíase

A paragonimíase é causada por vermes chatos do gênero *Paragonimus*. A maioria das infestações humanas é causada pelo *Paragonimus westermani*. A infestação ocorre mais freqüentemente no sudeste da Ásia e menos comumente na América Central e na África. É particularmente comum nas Filipinas. A doença ocorre, na América do Norte, em imigrantes das regiões citadas ou então em conseqüência de um microrganismo comparativamente raro encontrado na América do Norte – *Paragonimus kellicottii*.

Os seres humanos infestam-se quando ingerem o *Paragonimus* ao comer mariscos (moluscos) infestados. Os microrganismos ingeridos, denominados *metacercárias*, desenvolvem-se no intestino delgado do hospedeiro humano e migram através da parede intestinal para o peritônio. Daí, furam o diafragma para alcançar os pulmões, onde desenvolvem-se a vermes adultos. Dentro dos pulmões, põem ovos que ou são tossidos para fora ou engolidos e excretados com as fezes, alcançando o solo. No solo, desenvolvem-se em miracídios, que podem infectar caramujos de água fresca, nos quais continuam seu desenvolvimento até formarem cercárias, as quais, então, infectam mariscos (caranguejos, camarões de água doce, lagostas), nos quais completam seu ciclo vital.

Os sintomas típicos da infestação são febre, tosse, dor torácica e ocorrem quando os microrganismos estão migrando pelo parênquima pulmonar. A hemoptise torna-se um sintoma comum em pacientes com a doença crônica.

Achados Radiológicos

As radiografias torácicas de pacientes infectados com *P. westermani* muitas vezes mostram lesões císticas de paredes finas, de predominância basal, ou sombras anelares, por vezes acompanhadas por áreas mal definidas de consolidação nodular (Fig. 9-44 no Capítulo 9). Os cistos são geralmente pequenos (menos de 1 cm), mas podem alcançar até 5 cm. Áreas esparsas de consolidação não-segmentar podem também ser vistas e as sombras anelares, os nódulos e a consolidação podem ser vistos em conjunto ou separados. Na TC, pode haver espessamento em crescente de uma porção das lesões císticas, o que talvez represente os próprios vermes.

Derrames pleurais ocorrem em 50% dos pacientes. As lesões parenquimatosas pulmonares podem calcificar-se nos casos crônicos.

Em pacientes migrantes de regiões endêmicas para os Estados Unidos, um padrão parecido com o da TB pós-primária já foi descrito.

Esquistossomose

A esquistossomose é causada por vermes chatos do gênero Schistosoma. As espécies *Schistosoma mansoni, S. japonicum, S. mekongi e S. haematobium* são as mais importantes como agentes etiológicos desta infecção.

INFECÇÕES ESPECÍFICAS

A esquistossomose é uma infecção parasitária muito importante e cosmopolita. *S. mansoni e S. haematobium* são endêmicos no Oriente Médio e na África, enquanto o *S. japonicum* é endêmico no Japão, China, Filipinas. *S. mekongi* ocorre no sudeste da Ásia. *S. mansoni* pode também ser encontrado na América do Sul e Índias Ocidentais. A esquistossomose nos Estados Unidos na maioria das vezes é encontrada em imigrantes provindos de regiões endêmicas.

As cercárias vivendo na água em regiões endêmicas podem infectar os seres humanos que a bebem ou os microrganismos podem penetrar na pele de pessoas que trabalham em águas infectadas. Uma vez que as cercárias tenham penetrado pela pele, elas transformam-se numa forma conhecida por esquistossômulo e migram para a circulação venosa pulmonar. Daí, os microrganismos migram para a circulação porto-hepática e continuam desenvolvendo-se. Os vermes migram, a seguir, para a circulação mesentérica *(S. mansoni, S. japonicum e S. mekongi)* ou para as veias perivesiculares *(S. haematobium)*, e os vermes adultos reproduzem-se nessas vênulas. Carregada de ovos, a fêmea adulta penetra a submucosa do intestino ou da bexiga e põe ovos que, a seguir, podem ser passados para a água via fezes ou via urina. Na água, os ovos dão lugar às miracídias que, por sua vez, infectam os caramujos. Dentro dos caramujos, evoluem para cercárias, que por fim deixam o caramujo e infectam seres humanos e assim completam seu ciclo vital.

A liberação de ovos no interior de tecidos humanos pela fêmea adulta do verme precipita uma resposta inflamatória do hospedeiro que é, usualmente, a causa da doença clinicamente declarada. Os ovos podem produzir inflamação no interior das paredes dos órgãos em questão (bexiga ou intestino) ou eles podem ser liberados na circulação venosa associada e embolizar órgãos no sentido da corrente venosa. Em caso da infecção por *S. mansoni, S. japonicum e S. mekongi*, os ovos podem viajar pelo sistema venoso mesentérico até alcançar o fígado. Os ovos liberados pelo *S. haematobium* podem alcançar a veia cava inferior e viajar para os pulmões. Se houver desenvolvimento de cirrose, os ovos dos microrganismos que habitam tipicamente os vasos mesentéricos podem alcançar também os pulmões pela circulação colateral. Uma vez que os ovos alcancem os pulmões, eles podem espalhar-se dos capilares para os tecidos circundantes e induzir uma reação fibrótica que irá obliterar os pequenos vasos, acabando por produzir hipertensão pulmonar.

Uma reação febril transitória associada a sintomas gastrointestinais, com tosse e outros sinais físicos, pode ocorrer no início da infecção. À medida que se verifica a embolização de ovos para o pulmão, os pacientes podem apresentar tosse, falta de ar, hipoxia. Cronicamente, a hipertensão pulmonar, que se desenvolve numa minoria de pacientes e usualmente após infecções repetidas, apresenta-se com insuficiência cardíaca direita. *S. haematobium* pode causar hematúria.

Achados Radiológicos

Opacidades transitórias (semelhante à síndrome de Löeffler) podem ocorrer nas radiografias do tórax, à medida que os esquistossomas penetram a circulação pulmonar, logo após a infecção. A migração dos ovos dos vasos pulmonares para os tecidos circundantes, e a reação inflamatória resultante, podem produzir no hospedeiro anormalidades radiográficas evidentes: comumente consolidação focal ou multifocal. A hipertensão pulmonar causada pela esquistossomose tem a mesma aparência da produzida por outras causas: dilatação das artérias pulmonares centrais principais com afilamento das artérias periféricas. A cirrose pode ser causada pelos microrganismos que vivem na circulação venosa mesentérica.

Equinococose (Hidatidose)

A equinococose é primariamente causada pelas tênias (solitárias, cestódeos), *Echinococcus granulosus e Echinococcus multilocularis*. O *E. granulosus* é o responsável pela maioria dos casos de hidatidose.

Epidemiologia

E. granulosus causa infecção com duas de suas variantes básicas: a forma pastoral e a forma selvagem. Estas diferem em termos de seus hospedeiros definitivo e intermediário e em termos de suas distribuições geográficas. As manifestações clínicas e as aparências de imagens são também ligeiramente diferentes entre as duas formas de doença.

Os hospedeiros intermediários para a variedade mais comum de equinococose, a pastoral, são animais de fazendas como ovelhas, porcos, vacas e cavalos; os cachorros são os hospedeiros definitivos. Esta forma de doença é endêmica no sudeste europeu, no norte da África, no Oriente Médio e na Rússia.

Os hospedeiros definitivos para a forma selvagem de equinococos são os caninos (raposas, lobos e coiotes). Os hospedeiros intermediários para a forma selvagem do verme são alces americanos, veados e semelhantes. Esta última forma de equinococose é encontrada primariamente no Alasca e no Canadá.

Os hospedeiros definitivos para o *E. multilocularis* são também os caninos, incluindo cachorros, raposas e lobos. Os hospedeiros intermediários incluem uma variedade de roedores. *E. multilocularis* é endêmico no sul da Europa (especialmente Suíça e Alemanha), no Alasca, Rússia e Canadá.

O ciclo vital normal do equinococo começa com o hospedeiro intermediário usual ingerindo os ovos do verme, passados pelos hospedeiros definitivos para alimentos, água ou solo. Os ovos se desenvolvem em larvas no intestino dos hospedeiros intermediários e penetram pela parede intestinal e migram para o sistema venoso portal e daí para o fígado. Muitas larvas ficam presas no fígado, mas algumas escapam e acabam por se instalar na circulação pulmonar. A maioria das larvas são mortas, mas algumas desenvolvem-se em cistos contendo vermes imaturos. O ciclo vital é completado quando os hospedeiros definitivos alimentam-se dos restos dos hospedeiros intermediários e os cistos se desenvolvem em vermes adultos nos intestinos dos hospedeiros definitivos

Os seres humanos adquirem a doença ao ingerir água, alimentos ou solo contaminado pelas fezes contaminadas dos hospedeiros intermediários (estes microrganismos vivem usualmente no intestino delgado dos hospedeiros intermediários). Dessa forma, os seres humanos tornam-se um hospedeiro intermediário inadvertido.

Cerca de 60 a 70% dos casos de *E. granulosus* ocorrem no fígado e 15 a 30% ocorrem no parênquima pulmonar. Os poucos casos remanescentes ocorrem numa variedade de órgãos, incluindo cérebro, coração e rins. As anormalidades pulmonares são mais comuns do que os achados hepáticos na forma selvagem da doença.

Os cistos hidátidos que ocorrem nos hospedeiros intermediários consistem em uma cápsula externa fibrosa chamada de **pericisto** e de um **exocisto** e de um **endocisto.** O endocisto produz líquido e dá lugar a formas imaturas chamadas **cápsulas de filhote**s (ninhos). Formas larvais desenvolvem-se dentro dessas cápsulas-ninhos. Os cistos-filhos podem desenvolver-se diretamente das formas larvais no interior das cápsulas-ninho ou diretamente a partir dos exocistos, criando uma aparência geral de uma lesão cística multilocular nos estudos de imagens.

E. multilocularis tem um ciclo de vida similar ao do *E. granulosus.* Contudo, a estrutura do cisto que forma o *E. multilocularis* é diferente da que forma o *E. granulosus.* Ao contrário do *E. granulosus*, o exocisto do *E. multilocularis* é muito mal formado e o seu pericisto é inexistente.

A hidatidose causa sintomas por compressão das estruturas adjacentes ou por ruptura de um cisto que poderá ocasionar uma resposta inflamatória do hospedeiro, embora a maioria destes permaneça assintomática. A ruptura de um cisto pode ser anunciada por início abrupto de tosse, hemoptise, dor no tórax, febre e hipersensibilidade sistêmica. A produção de escarro purulento pode ocorrer com superinfecção bacteriana dos cistos hidátidos.

Achados Radiológicos

As radiografias de tórax em pacientes com equinococose geralmente mostram um único nódulo circunscrito ou massa de tamanho variável, de 1 a mais de 15 cm, no lobo inferior (Fig. 9-34 do Capítulo 9). Múltiplas lesões são vistas em 20 a 30% dos pacientes. Cistos hidátidos pulmonares crescem vagarosamente e, ao contrário de seus similares, em geral não se calcificam.

Cistos hidátidos pulmonares podem mudar de forma com a respiração e muitas vezes são deformados pela anatomia adjacente, como vasos ou estruturas mediastinais.

Se houver uma comunicação entre o cisto e árvore traqueobrônquica, podem ocorrer vários padrões radiográficos. Se o pericisto se romper, permitindo que o ar acesse o espaço potencial entre o pericisto e o exocisto, pode-se observar um sinal de crescente. Este sinal não é muito comum e praticamente é visto apenas na forma selvagem da equinococose. Se houver uma comunicação entre a árvore traqueobrônquica e o endocisto, um nível líquido pode formar-se dentro do cisto, acompanhado por consolidação do parênquima pulmonar ao redor, o que representa um vazamento do líquido do cisto. Além disso, se ocorrer comunicação traqueobrônquica com o cisto, a membrana cística pode entrar em colapso e flutuar no nível líquido, criando um contorno irregular para este nível, representando o sinal característico da "vitória-régia".

A TC geralmente mostra que a lesão arredondada ou oval em pacientes com equinococose pulmonar apresenta atenuação de líquido. A TC pode também, efetivamente, mostrar a membrana colabada, bem como as configurações dos cistos-filhos. A TC mostra efetivamente a invasão da parede torácica ou extensão cística pleural. Em raros pacientes nos quais a doença pulmonar hidátida é resultante da extensão de um foco infeccioso hepático que atravessa o diafragma, a TC pode mostrar a lesão cística do fígado em continuidade com a doença pleural e pulmonar.

Cisticercose

A forma larval da *Taenia solium* é a causa da cisticercose. A *T. solium* adulta vive usualmente de forma assintomática no intestino humano (hospedeiro definitivo). A doença é endêmica em partes da África e Europa, especialmente Portugal, Espanha e América Central.

Os seres humanos adquirem a infecção pela ingestão de carne mal passada que contenha cisticercos provenientes de hospedeiro intermediário, usualmente o porco. As formas imaturas ingeridas desenvolvem-se em vermes adultos dentro do intestino humano, liberando ovos nas fezes, os quais, por sua vez, são ingeridos por hospedeiros intermediários, completando assim o ciclo vital dos microrganismos. Os seres humanos podem servir tanto como hospedeiros intermediários como definitivos, criando um padrão conhecido como **auto-infecção.** Isto ocorre quando os seres humanos ingerem os ovos da tênia diretamente ou quando esses ovos são regurgitados de volta para o estômago. Com a auto-infecção, os ovos ingeridos abrem-se e liberam formas imaturas que migram pela parede intestinal para as veias mesentéricas e são carregadas para vários órgãos como cérebro, olhos e músculos esqueléticos, onde se desenvolvem em forma de cisticercos. A cisticercose em geral é assintomática. O envolvimento neurológico pode causar convulsões, e o envolvimento dos músculos respiratórios pode causar dor torácica.

A cisticercose pode apresentar pequenos nódulos calcificados de forma oval ou em bastão que são muitas vezes vistos na musculatura do tórax nas radiografias torácicas.

LEITURAS SELECIONADAS

Antonio GE, Wong KT, Hui DS, et al. Thin-section CT in patients with severe acute respiratory syndrome following hospital discharge: preliminary experience. Radiology 2003;28:810-815.

Brecher CW, Aviram G, Boiselle PM. CT and radiography of bacterial respiratory infections in AIDS patients. AJR Am J Roentgenol 2003;80:1203-1209.

Erasmus JJ, McAdams HP, Farrell MA, Patz EF, Jr. Pulmonary nontuberculous mycobacterial infection: radiologic manifestations. Radiographics 1999;9:1487-1505.

Franquet T, Müller NL, Gimenez A, et al. Spectrum of pulmonary aspergillosis: histologic, clinical, and radiologic findings. Radiographics 2001;1:825-837.

Gotway MB, Dawn SK, Caoili EM, et al. The radiologic spectrum of pulmonary *Aspergillus* infections. J Comput Assist Tomogr 2002;6:159-173.

Grinblat L, Shulman H, Glickman A, et al. Severe acute respiratory syndrome: radiographic review of 40 probable cases in Toronto, Canada. Radiology 2003;28:802-809.

Gruden JF, Huang L, Turner J, et al. High-resolution CT in the evaluation of clinically suspected *Pneumocystis carinii* pneumonia in AIDS patients with normal, equivocal, or nonspecific radiographic findings. AJR Am J Roentgenol 1997;69:967-975.

Kim EA, Lee KS, Primack SL, et al. Viral pneumonias in adults: radiologic and pathologic findings. Radiographics 2002;2:5137-5149.

Leung AN. Pulmonary tuberculosis: the essentials. Radiology 1999;10:307-322.

Leung AN, Brauner MW, Gamsu G, et al. Pulmonary tuberculosis: comparison of CT findings in HIV-seropositive and HIV-seronegative patients. Radiology 1996;98:687-691.

Lieberman D, Ben-Yaakov M, Lazarovich Z, et al. *Chlamydia pneumoniae* community-acquired pneumonia: a review of 62 hospitalized adult patients. Infection 1996;4:109-114.

Lieberman D, Porath A, Schlaeffer F, Boldur I. *Legionella* species community-acquired pneumonia. A review of 56 hospitalized adult patients. Chest 1996;109:1243-1249.

McAdams HP, Rosado de Christenson ML, Lesar M, Templeton PA, Moran CA. Thoracic mycoses from endemic fungi: radiologic-pathologic correlation. Radiographics 1995;5:255-270.

McAdams HP, Rosado de Christenson ML, Templeton PA, et al. Thoracic mycoses from opportunistic fungi: radiologic-pathologic correlation. Radiographics 1995;5:271-286.

Porath A, Schlaeffer F, Pick N, et al. Pneumococcal community-acquired pneumonia in 148 hospitalized adult patients. Eur J Clin Microbiol Infect Dis 1997;6:863-870.

Reittner P, Muller NL, Heyneman L, et al. *Mycoplasma pneumoniae* pneumonia: radiographic and high-resolution CT features in 28 patients. AJR Am J Roentgenol 2000;74:37-41.

Saurborn DP, Fishman JE, Boiselle PM. The imaging spectrum of pulmonary tuberculosis in AIDS. J Thorac Imaging 2002;7:28-33.

Sider L, Gabriel H, Curry DR, Pham MS. Pattern recognition of the pulmonary manifestations of AIDS on CT scans. Radiographics 1993;3:771-776.

Sullivan KM, Monto AS, Longini IM, Jr. Estimates of the US health impact of influenza. Am J Public Health 1993;3:1712-1716.

CAPÍTULO 13

PNEUMONIAS INTERSTICIAIS IDIOPÁTICAS

W. RICHARD WEBB

As pneumonias intersticiais idiopáticas (PII) são um grupo heterogêneo de doenças difusas do pulmão de causas desconhecidas e associadas a vários graus de inflamação pulmonar intersticial e fibrose. A American Thoracic Society e a European Respiratory Society estabeleceram um consenso e as PII foram classificadas em sete tipos, com base em seu padrão histológico, dados clínicos e aspectos radiológicos (Quadro 13-1). Um acrônimo é utilizado para cada uma das PII. O conhecimento deste acrônimo é importante, por ser de uso comum.

A seguir, em ordem decrescente de freqüência, estão listadas as PII:

1. Fibrose pulmonar idiopática (FPI).
2. Pneumonia intersticial não-específica (PINE).
3. Pneumonia em organização criptogênica (POC).
4. Pneumonia Intersticial Aguda (PIA).
5. Bronquiolite respiratória – doença pulmonar intersticial (BR-DPI).
6. Pneumonia intersticial descamativa (PID).
7. Pneumonia intersticial linfocítica (PIL).

Nesta classificação, faz-se uma distinção entre o padrão histológico da PII e a síndrome da clínica idiopática a ela associada. Em vários casos, estas têm designações diferentes (Quadro 13-1).

Embora as PII sejam designadas como idiopáticas, padrões histológicos idênticos, aspectos radiológicos e sintomas clínicos podem ocorrer em associação a doenças específicas ou exposições, incluindo doença colage-

QUADRO 13-1 PNEUMONIAS INTERSTICIAIS IDIOPÁTICAS: CLASSIFICAÇÃO E DIAGNÓSTICO DIFERENCIAL

Padrão histológico	Síndrome da clínica idiopática	Diagnóstico diferencial do padrão histológico
Pneumonia intersticial usual (PIU)	Fibrose pulmonar idiopática (FPI)	Doença colagenosa vascular, asbestose, intoxicação por drogas, radiação, pneumonite por hipersensibilidade crônica, fibrose pulmonar familiar
Pneumonia intersticial não-específica (PINE)	Pneumonia intersticial não-específica (PINE)	Doença colagenosa vascular, pneumonite por hipersensibilidade, toxidade a drogas, infecção, imunodeficiência
Pneumonia em organização (PO); também conhecida como bronquiolite obliterante e pneumonia em organização (BOOP)	Pneumonia em organização criptogênica (POC)	Infecção, obstrução brônquica, aspiração, reação a drogas, doença colagenosa vascular, inalação de fumaça tóxica, pneumonite por radiação, pneumonite por hipersensibilidade
Dano alveolar difuso (DAD)	Pneumonia intersticial aguda (PIA)	Síndrome da angústia respiratória aguda (SARA) de causa conhecida (p. ex., septicemia, choque, infecção, toxicidade a drogas, inalação tóxica, trauma)
Bronquiolite respiratória (BR)	Bronquiolite respiratória – doença intersticial do pulmão (BR-DPI)	Tabagismo (geralmente), inalação
Pneumonia intersticial descamativa (PID)	Pneumonia intersticial descamativa (PID)	Tabagismo (geralmente), inalação
Pneumonia intersticial linfocítica (PIL)	Pneumonia intersticial linfocítica (PIL)	Doença colagenose vascular (particularmente síndrome de Sjögren, artrite reumatóide e lúpus), distúrbio imunológico (p. ex., tireoidite de Hashimoto, anemia hemolítica auto-imune, *miastenia gravis*, anemia perniciosa, hepatite ativa crônica), infecção, imunodeficiência (p. ex., AIDS), toxicidade a drogas

PNEUMONIA INTERSTICIAL USUAL E FIBROSE PULMONAR IDIOPÁTICA

nosa vascular, reação a drogas, tabagismo e infecção (ver Quadro 13-1). A consideração dos padrões histológicos vistos na PII ajuda a se chegar ao diagnóstico diferencial. Uma das possíveis causas pode ser a síndrome idiopática (ver Quadro 13-1). Uma vez que os aspectos radiográficos das PII são avaliados junto com seus padrões histológicos, esta abordagem permite que a radiografia ou a TC de alta resolução (HRCT) sugira o diagnóstico diferencial adequado.

PNEUMONIA INTERSTICIAL USUAL E FIBROSE PULMONAR IDIOPÁTICA

A fibrose pulmonar idiopática (FPI) é a PII associada ao padrão histológico denominado *pneumonia intersticial usual* (PIU).

Histologicamente, a PIU é caracterizada por um padrão heterogêneo com focos de pulmão normal, inflamação intersticial, proliferação fibroblástica, fibrose intersticial e faveolamento. Anormalidades histológicas aparentemente representam estágios diferentes na evolução temporal da fibrose, uma combinação de estágio final e lesões mais ativas. Isto é chamado de *heterogeneidade temporal*; é característico da PIU e não é visto em outras pneumonias intersticiais idiopáticas. O envolvimento do pulmão é esparso, embora haja uma predominância nas regiões subpleurais e base pulmonar (Quadro 13-2).

A PIU pode estar associada a doença colágeno-vascular, asbestose, toxicidade a drogas, radiação, pneumonite por hipersensibilidade crônica, ou fibrose pulmonar familiar. A PIU idiopática é chamada de fibrose pulmonar idiopática, sendo esta responsável por 70% dos casos de PIU.

A FPI ocorre com maior freqüência em pacientes com mais de 50 anos (ver Quadro 13-2). Os sintomas incluem dispnéia progressiva, tosse, perda de peso, baqueteamento digital; os sintomas geralmente precedem a doença em 6 meses. Testes de função pulmonar (TFP) mostram restrição com uma capacidade difusamente reduzida. O tratamento é paliativo. A FPI tem prognóstico reservado, não tem cura e a sobrevida média é de 3 a 4 anos a partir da instalação dos sintomas. A taxa de sobrevida em 5 anos é de 20%. O transplante de pulmão pode ser necessário.

Os diagnósticos de FPI são limitados a pacientes com achados histológicos de PIU; em outras palavras, se não for PIU, não será FPI. O diagnóstico histológico exige biopsia pulmonar aberta. A biopsia por via transbrônquica não é suficiente para o diagnóstico, mas é utilizada para eliminar outras causas da doença pulmonar.

Na ausência de biopsia pulmonar, um diagnóstico de FPI pode ser baseado na combinação clínica, funcional e de achados em TCAR. Considera-se existir FPI se os quatro critérios principais e pelo menos três dos quatro critérios secundários (Quadro 13-3) forem preenchidos. Estes critérios destacam aspectos comuns desta doença.

QUADRO 13-2 PNEUMONIA INTERSTICIAL USUAL (PIU) E FIBROSE PULMONAR IDIOPÁTICA (FPI): ASPECTOS HISTOLÓGICOS, CLÍNICOS E DE TCAR

PIU: padrões histológicos

Características
- Inomogeneidade temporal
- Fibrose densa, freqüentemente em "faveolamento"
- Focos fibroblásticos
- Envolvimento pulmonar esparso
- Predominância subpleural e basal

Diagnóstico diferencial
- Idiopática (FPI)
- Doença colagenosa vascular
- Asbestose
- Toxicidade a drogas
- Radiação
- Pneumonite por hipersensibilidade crônica
- Fibrose pulmonar familial

FPI: Síndrome clínica idiopática

Idade > 50 anos

Dispnéia em evolução duração dos sintomas 3 meses ou mais

Crepitações

Testes de função pulmonar: restrição e alteração de troca gasosa

Tratamento altamente ineficiente (paliativo)

Sobrevida média de 3 a 4 anos

Achados em TCAR altamente precisos nos diagnósticos
- Faveolamento
- Reticulado
- Predominância subpleural e basal
- Opacidade com aspecto de vidro fosco leve

■ Achados Radiográficos

Em 80% dos pacientes com PIU/FPI, as radiografias mostram um padrão reticular bilateral com predominância nas bases pulmonares e regiões subpleurais (Figs. 13-1 e 13-2). Em seus estágios iniciais, um leve padrão reticular

---

QUADRO 13-3 CRITÉRIOS PARA DIAGNÓSTICO CLÍNICO DE FIBROSE PULMONAR IDIOPÁTICA

Critérios principais

Exclusão de causas conhecidas de doenças pulmonares infiltrativas como exposição ambiental, drogas e doenças do tecido conjuntivo

Testes de função pulmonar anormal com evidência de restrição ou alteração de troca gasosa

Achados de TCAR reticulados bibasais com mínima opacidade em vidro fosco

Biopsia pulmonar transbrônquica ou lavado broncoalveolar excluindo evidências de outra doença

Critérios secundários

Idade > 50 anos

Início insidioso de dispnéia ao esforço

Duração da doença > 3 meses

Crepitações inspiratórias bibasais

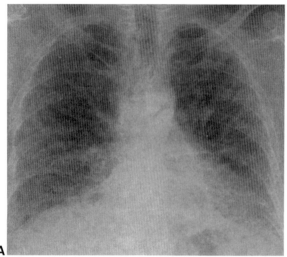
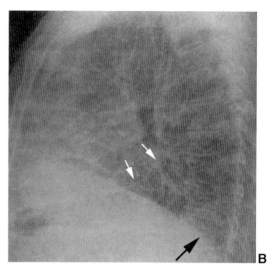
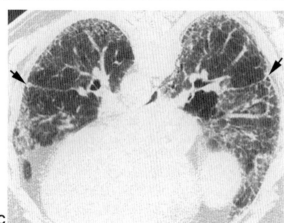

FIG. 13-1. Radiografia de tórax e TCAR em paciente com fibrose pulmonar idiopática histologicamente comprovada. **A.** A radiografia PA mostra volumes do pulmão reduzidos. Existe um aumento na opacidade reticular na periferia e na base do pulmão. Este aspecto e distribuição são típicos de FPI. **B.** A imagem de perfil mostra opacidade reticular aumentada nos ângulos costofrênicos posteriores *(setas pretas)*. Uma fissura principal *(setas brancas)* é deslocada posteriormente devido à fibrose mais acentuada no lobo inferior. **C.** A TCAR (decúbito ventral) mostra opacidades reticulares subpleurais extensas com leve faveolamento. As fissuras principais *(setas)* estão deslocadas posteriormente por causa da fibrose do lobo inferior.

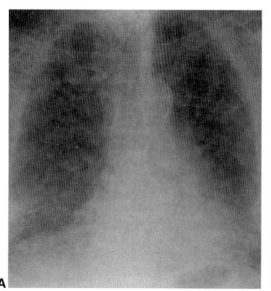
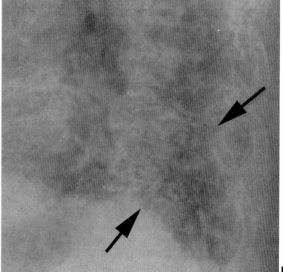

FIG. 13-2. Radiografia de tórax e TCAR em paciente com fibrose pulmonar idiopática. **A.** A radiografia PA mostra opacidade reticular mal definida na base do pulmão. **B.** Visão lateral ampliada mostrando padrão reticular acentuado *(setas)* nos ângulos costofrênicos posteriores. *(Continua.)*

PNEUMONIA INTERSTICIAL USUAL E FIBROSE PULMONAR IDIOPÁTICA

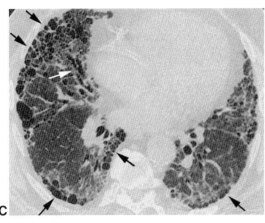
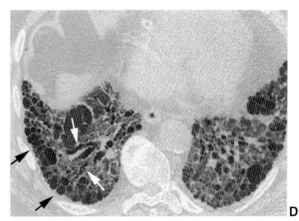

FIG. 13-2. (*Continuação.*) **C** e **D.** A TCAR mostra extenso faveolamento subpleural *(setas pretas)*, opacidades reticulares e bronquioectasia por tração *(setas brancas)*. O tamanho dos cistos do faveolamento varia de poucos milímetros a 2 cm em diâmetro.

pode ser visto na radiografia de perfil nos ângulos costofrênicos posteriores (ver Fig. 13-1B), nestes diagnósticos a radiografia de perfil geralmente é mais sensível do que a de frente. Com a evolução da fibrose, o padrão reticular torna-se mais acentuado; áreas císticas de faveolamento são visíveis em quase 50% dos casos (Fig. 13-2). Espessamento pleural ou derrame não é muito comum.

Devido à fibrose pulmonar, o volume diminuído do pulmão é característico (ver Fig. 13-1A), e uma série de radiografias do tórax é freqüentemente utilizada para monitorar a redução progressiva do tamanho do pulmão. Em conseqüência da fibrose aumentada e da perda de volume nos lobos inferiores, pode-se ver deslocamento posterior das fissuras principais (ver Fig. 13-1B).

Uma combinação de achados clínicos e radiológicos é suficiente para diagnosticar com precisão a FPI em quase 70% dos casos. Em 10% dos casos, as radiografias aparecem normais.

Achados na TCAR

Na TCAR, PIU/FPI geralmente são caracterizadas pela presença do faveolamento, opacidades reticulares irregulares e bronquiectasia por tração (ver Figs. 13-2 e 13-3 e Quadro 13-2). Em vários casos de FPI, achados de faveolamento são predominantes. Os cistos de faveolamento geralmente medem de 2 mm a 2 cm de diâmetro, mas podem ser maiores. O faveolamento pode ser assimétrico (Fig. 13-4).

Na TCAR, achados de PIU/FPI tipicamente apresentam predominância na periferia, bases pulmonares e regiões subpleurais. Uma predominância subpleural é evidente na TCAR em 80 a 95%, e faveolamento subpleural concêntrico (Fig. 13-5A) ou esparso (Fig. 13-6) é característico (ver Fig. 13-3). Em aproximadamente 70% dos pacientes a fibrose é mais acentuada nas zonas pulmonares inferiores; em quase 20% existe um mesmo grau de envolvimento em todas as zonas. Se os lobos superiores parecem anormais, o grau e severidade das anormalidades são tipicamente menores do que na base do pulmão. Faveolamento basal e subpleural associado a opacidade reticular irregular no lobo inferior é característico de FPI.

Opacidade em vidro fosco pode ser vista em pacientes com PIU/FPI, porém este achado caracteristicamente reflete a presença de fibrose pulmonar leve e é visto em associação com reticulado e bronquiectasia por tra-

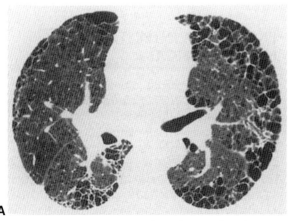
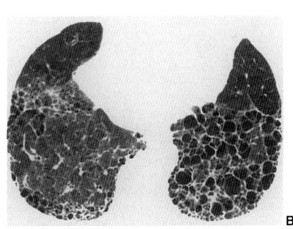

FIG. 13-3. TCAR em fibrose pulmonar idiopática com faveolamento. **A.** Faveolamento subpleural concêntrico é visível. **B.** Próximo da base do pulmão, os cistos do faveolamento são mais numerosos. A maioria dos cistos tem menos de 2 cm de tamanho.

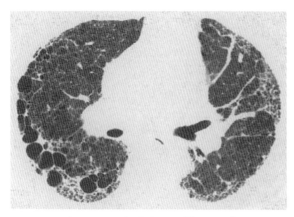

FIG. 13-4. Faveolamento assimétrico em fibrose pulmonar idiopática. Reticulado subpleural e faveolamento estão presentes. Os cistos do faveolamento são bem maiores no lado direito.

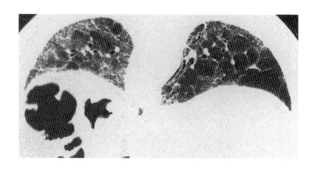

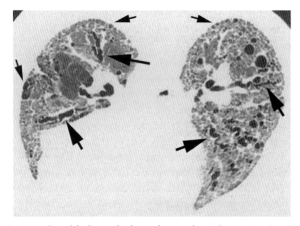

FIG. 13-5. Opacidades reticulares, bronquiectasia por tração e faveolamento em fibrose pulmonar idiopática. A TCAR em decúbito ventral mostra padrão reticular difuso na base do pulmão, com bronquiectasia por tração *(setas grandes)* e faveolamento subpleural leve *(setas pequenas).*

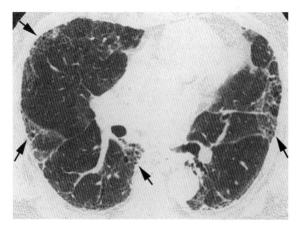

FIG. 13-6. Opacidades reticulares esparsas na região subpleural e faveolamento em fibrose pulmonar idiopática. Áreas de faveolamento *(setas)* envolvem de maneira esparsa a periferia pulmonar.

ção nas mesmas regiões pulmonares (Fig. 13-7); opacidade em vidro fosco é rara como um achado isolado.

Aumento de linfonodo mediastinal é visível na TC em mais de 70% de casos. Os linfonodos aumentados medem tipicamente menos de 15 mm.

Um diagnóstico seguro por TCAR de PIU pode ser baseado na presença de opacidades reticulares associadas a faveolamento e/ou bronquiectasia por tração, com distribuição predominantemente basal e subpleural. Se estes achados estiverem presentes, a precisão da TCAR em determinar o diagnóstico de PIU excede 90%. Na ausência de uma doença associada, FPI é o diagnóstico mais provável. Em pacientes com TCAR e achados clínicos típicos, a biopsia pulmonar raramente é realizada.

Na grande maioria dos pacientes com FPI, imagens seriadas de TCAR mostram um aumento na extensão do reticulado e do faveolamento. Esta progressão ocorre na maioria dos casos gradualmente ao longo de vários meses ou anos. Ocasionalmente os pacientes desenvolvem exacerbação aguda fulminante e algumas vezes fatal caracterizada por consolidação ou opacidade em vidro fosco (Fig. 13-8); a biopsia tipicamente mostra lesão alveolar difusa. Quando estas exacerbações ocorrem, a função pulmonar diminui.

PNEUMONIA INTERSTICIAL NÃO-ESPECÍFICA

Pneumonia intersticial não-específica (PINE) é menos comum do que PIU. O padrão histológico e a PII são, ambos, chamados de PINE.

De acordo com sua definição, é caracterizada histologicamente pela presença de proporções variadas de inflamação intersticial e fibrose, sem qualquer aspecto específico que possibilite um diagnóstico de PIU, PID, PO ou PIA. Por ouro lado, alguns pensam que seja uma entidade patológica específica, não um diagnóstico "não-específico". A PINE pode demonstrar padrões celulares ou fibróticos (Quadro 13-4). Ao contrário da PIU, lesões

PNEUMONIA INTERSTICIAL NÃO-ESPECÍFICA

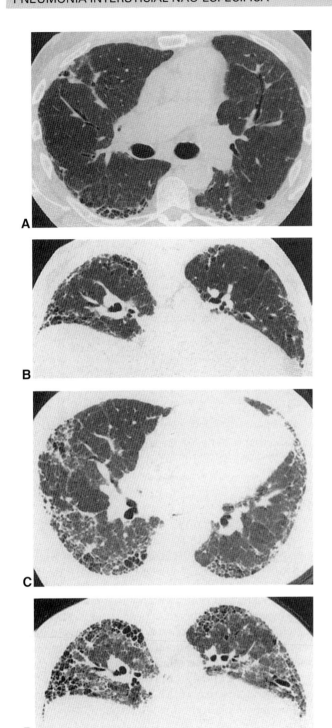

FIG. 13-8. Exacerbação aguda de fibrose pulmonar idiopática. TCAR em decúbito dorsal (**A**) e ventral (**B**) mostram reticulado subpleural e faveolamento nos lobos inferiores, característico de FPI. A TCAR em decúbito dorsal (**C**) e ventral (**D**) no momento de uma exacerbação aguda mostra progressão do faveolamento e um aumento de opacidade em vidro fosco. Isto reflete lesão alveolar difusa.

QUADRO 13-4	PNEUMONIA INTERSTICIAL NÃO-ESPECÍFICA: ASPECTO HISTOLÓGICO, CLÍNICO E DA HRCT

Padrões histológicos
Padrão celular
    Inflamação intersticial crônica leve a moderada
    Hiperplasia dos pneumócitos tipo II
    Ausência de fibrose densa
Padrão fibrótico
    Inflamação intersticial crônica leve a moderada
    Fibrose com ausência de heterogeneidade temporal e/ou distribuição esparsa de PIU
    Ausência de focos fibroblásticos ou inconspícuos
Diagnóstico diferencial
    Idiopática (pneumonia intersticial não-específica)
    Doença colagenosa vascular
    Pneumonite por hipersensibilidade
    Toxicidade a droga
    Infecção
    Imunodeficiência

Síndrome clínica idiopática
Idade 40-50 anos (mais jovem do que em PIU)
Dispnéia progressiva, por 18 meses ou mais (mais tempo do que em PIU)
Testes de função pulmonar: restrição e alteração de troca gasosa (menos grave do que em PIU)
Tratamento (esteróides) geralmente efetivo
Bom prognóstico
Achados na TCAR
    Opacidade em vidro fosco
    Reticulação irregular
    Consolidação esparsa
    Ausência de faveolamento, inconspícuo, ou mínimo
    Predominância subpleural concêntrica e basal
    A região subpleural pode ter sido poupada

A PINE pode ser idiopática ou pode estar associada a doença colagenosa-vascular, pneumonite por hipersensibilidade, toxicidade a droga, infecção ou imunodeficiência. Uma associação com doença colagenosa-vascular é particularmente comum, e a PINE é a anormalidade histológica mais comum presente em pacientes com doença colagenosa e anormalidade pulmonar.

Clinicamente, os pacientes com PINE apresentam sintomas similares aos da fibrose idiopática pulmonar, incluindo dispnéia e tosse, com uma duração média de 18 a 30 meses (ver Quadro 13-4). A média de idade na ocasião do diagnóstico é de 40-50 anos. Caracteristicamente, os pacientes respondem ao tratamento com esteróides, e o prognóstico é bom, embora possa variar de acordo com o grau de fibrose presente.

■ Achados Radiográficos

Os achados radiográficos consistem principalmente em opacidades mal definidas, opacidades em vidro fosco, ou consolidação predominantemente envolvendo as zonas

histológicas em pacientes com PINE são temporariamente homogêneas, dando a impressão do mesmo estágio na evolução da doença.

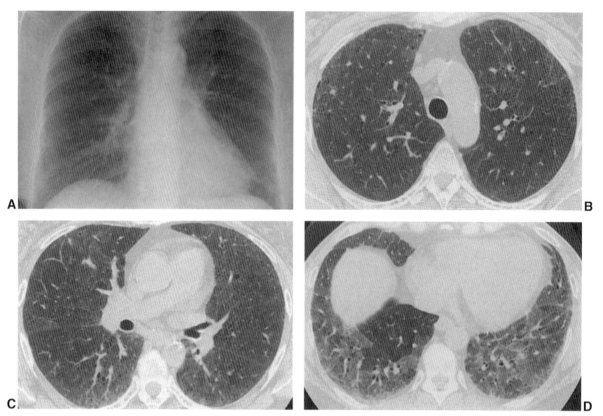

FIG. 13-9. Pneumonia intersticial não-específica. **A.** A radiografia do tórax mostra aumento sutil de opacidade nas bases do pulmão. **B-D.** A TCAR em três níveis mostra um aumento de opacidade em vidro fosco e reticulares, predominantes nas bases do pulmão e na periferia do pulmão.

inferiores dos pulmões (Figs. 13-9A e 13-10A). Outras manifestações incluem um padrão reticular ou uma combinação de padrões reticulares e de espaço aéreo. A radiografia do tórax é normal em até 10% dos casos ou mais.

■ Achados na TC

Uma vez que a histologia associada à PINE é variável, a TCAR mostra uma variação de combinações de opacidade em vidro fosco, opacidades reticulares irregulares e consolidação esparsa, em geral com predominância periférica e basal.

Embora possa existir faveolamento em pacientes com PINE, ele é incomum e tende a ser inconspícuo, particularmente em comparação com PIU e FPI. A presença de reticulado e faveolamento correlaciona-se com o padrão fibrótico de PINE. O padrão celular resulta em opacidade em vidro fosco.

Na maioria dos casos, opacidade em vidro fosco subpleural e esparsa ou concêntrica com predominância no lobo inferior é vista na TCAR; reticulação sobreposta é comum (ver Figs. 13-9 a 13-13). Embora predomine na periferia pulmonar, a PINE pode poupar a região subpleural imediata, um achado que pode ajudar a diferenciar de PIU e FPI (ver Figs. 13-11 a 13-13). Opacidades reticulares geralmente indicam fibrose e persistem após o tratamento; a opacidade em vidro fosco resolve-se com tratamento (Fig. 13-14). As anormalidades podem ser bem sutis e vistas, com certeza, apenas em imagens em decúbito ventral.

Existe considerável sobreposição entre os achados de TCAR vistos na PINE e aqueles presentes em outras pneumonias intersticiais. As anormalidades vistas na TCAR de pacientes com PINE podem mimetizar aquelas da PID (predominantemente opacidade em vidro fosco), POC (consolidação no espaço aéreo), PIA (consolidação no espaço aéreo) e ocasionalmente PIU (predominantemente reticulado no lobo inferior com ou sem a presença de faveolamento). O diagnóstico de PINE deve ser fortemente considerado se a TCAR mostrar uma anormalidade pulmonar subpleural ou basal, sem faveolamento.

PNEUMONIA EM ORGANIZAÇÃO CRIPTOGÊNICA

Pneumonia em organização (PO) é um padrão histológico caracterizado pela presença de pneumonia em organização esparsa, constituída predominantemente de células mononucleares, macrófagos espumosos *(foamy)* e fibrose em organização nos espaços aéreos periféricos, incluindo bronquíolos, ductos alveolares e alvéolos (Quadro 13-5). Este padrão histológico também é conhecido por BOOP – *bronquiolite obliterante e pneumonia em organização*, embora atualmente o termo preferido seja PO.

PNEUMONIA EM ORGANIZAÇÃO CRIPTOGÊNICA

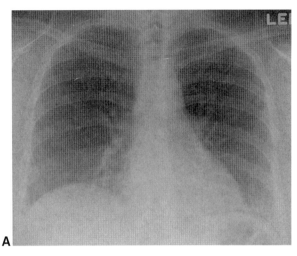

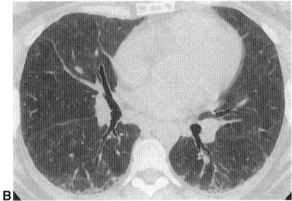

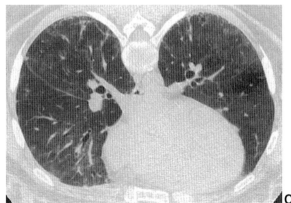

FIG. 13-10. Pneumonia intersticial não-específica. **A.** A radiografia de tórax mostra aumento sutil de opacidade em vidro fosco na base do pulmão. A TCAR em decúbito dorsal (**B**) e ventral (**C**) mostra opacidade reticular e opacidade em vidro fosco subpleural.

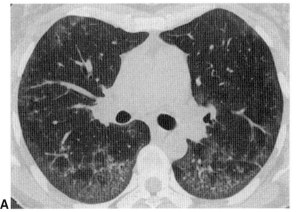

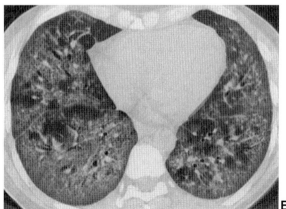

FIG. 13-11. Pneumonia intersticial não-específica com opacidade em vidro fosco. A TCAR em decúbito dorsal mostra opacidade em vidro fosco com alguma reticulação sobreposta. O pulmão imediatamente subpleural foi poupado.

Capítulo 13 | PNEUMONIAS INTERSTICIAIS IDIOPÁTICAS

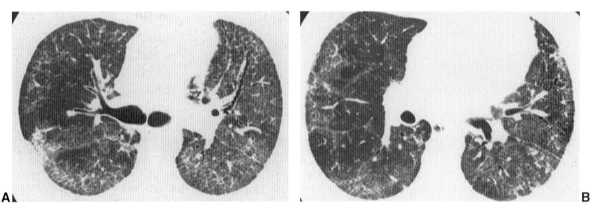

FIG. 13-12. Pneumonia intersticial não-específica com opacidade em vidro fosco e reticulado. A TCAR em decúbito dorsal mostra uma combinação de opacidade em vidro fosco e reticulado. O pulmão imediatamente subpleural foi poupado. Este achado ajuda a distinguir pneumonia intersticial não-específica de pneumonia intersticial usual.

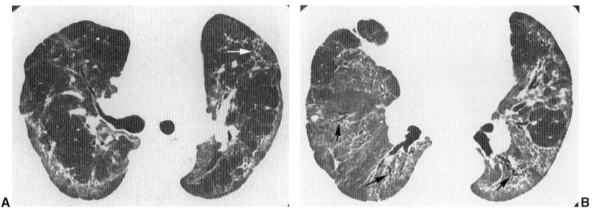

FIG. 13-13. Pneumonia intersticial não-específica com fibrose. A TCAR em decúbito dorsal mostra opacidade reticular e em vidro fosco. A presença de bronquiectasia por tração indica que existe fibrose. O pulmão imediatamente subpleural foi poupado. Ausência de faveolamento.

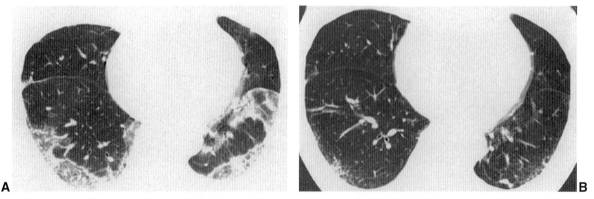

FIG. 13-14. Clareamento da pneumonia intersticial não-específica por tratamento. **A.** A TCAR inicial mostra opacidade em vidro fosco subpleural com reticulado sobreposto e áreas focais de consolidação. **B.** Após o tratamento com esteróides, houve uma redução significativa na opacidade em vidro fosco e consolidação. Alguma opacidade reticular persiste, devido à fibrose.

PNEUMONIA EM ORGANIZAÇÃO CRIPTOGÊNICA

QUADRO 13-5 PNEUMONIA EM ORGANIZAÇÃO (PO) E PNEUMONIA EM ORGANIZAÇÃO CRIPTOGÊNICA (POC): ASPECTOS HISTOLÓGICOS, CLÍNICOS E DE HRCT

PO: padrão histológico
Também conhecida como bronquiolite obliterante e pneumonia em organização
Características
    Fibrose em organização nos espaços aéreos distais
    Ausência de fibrose intersticial
    Distribuição esparsa
    Inflamação intersticial crônica leve
Diagnóstico diferencial
    Idiopática (POC)
    Infecção pulmonar
    Obstrução brônquica
    Aspiração
    Reação a droga
    Doenças colagenosas vasculares
    Inalação de fumaça tóxica
    Pneumonite por radiação
    Pneumonite por hipersensibilidade

POC: síndrome clínica idiopática
Média de idade de 55 anos
Vários meses de tosse, febre, dispnéia
TFP: restrição e alteração de troca gasosa (menos grave do que em PIU)
Tratamento (esteróides) efetivo
Bom prognóstico
Achados na TCAR
    Consolidação esparsa
    Opacidade em vidro fosco
    Distribuição peribrônquica ou subpleural
    Pequenos nódulos mal definidos
    Grandes nódulos ou massas
    Consolidação focal
    Sinal de Atoll *(Atoll Sign)*

A maioria dos exemplos de PO são idiopáticas, denominadas *pneumonia em organização criptogênica* (POC). Entretanto, PO também pode ser vista com uma variedade de doenças, incluindo infecção pulmonar, obstrução brônquica, aspiração, reações a drogas, doenças colagenosas vasculares e após inalação de fumaça tóxica. Pode, também, acompanhar pneumonite por radiação, pneumonite por hipersensibilidade, PIU, PINE e outros padrões.

Caracteristicamente, os pacientes com POC apresentam uma história de vários meses de tosse não-produtiva, febre baixa, mal-estar, e taquipnéia. Idade média de 55 anos. TFP caracteristicamente mostram um padrão restritivo. Clinica e funcionalmente, os achados podem ser similares aos da FPI, embora a duração dos sintomas em pacientes com POC seja inferior e sintomas sistêmicos sejam mais comuns. Pacientes, geralmente, respondem bem a terapia com corticosteróide e têm um bom prognóstico.

■ Achados Radiográficos

O aspecto radiológico característico de Po/Poc consiste em áreas unilaterais ou bilaterais, de consolidação do espaço aéreo, esparsas. Pequenas opacidades nodulares ou grandes nódulos podem ser os únicos achados ou, mais comumente, são vistos em associação com áreas de consolidação do espaço aéreo. Em alguns pacientes, a consolidação é periférica, um padrão similar ao visto em pneumonia eosinofílica crônica.

■ Achados em TCAR

Achados em tomografia computadorizada de alta resolução em pacientes com PO/POC variam e podem incluir o seguinte:

1. Consolidação esparsa (80% dos casos) ou opacidade em vidro fosco (60%), freqüentemente com distribuição subpleural e/ou peribrônquica (Figs. 13-15 a 13-18).
2. Nódulos pequenos e mal definidos (30% a 50% dos casos) que podem ser peribrônquicos ou peribronquiolar (p. ex.: centrilobular; Fig. 13-19).
3. Grandes nódulos ou massas, que podem ter formato irregular (ver Figs. 13-16 e 13-19).
4. Consolidação focal ou lobar (Fig. 13-20).
5. O sinal de *Atoll*, no qual opacidades em formato crescente ou anelar, freqüentemente com opacidade em vidro fosco no centro do anel (dando a impressão de um atoll de coral; ver Figs. 13-18A e 13-21).

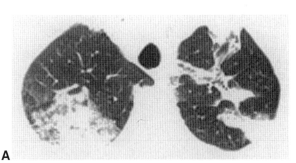

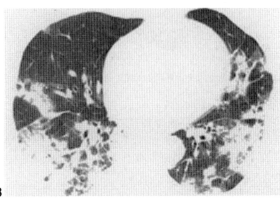

FIG. 13-15. TCAR em pneumonia em organização criptogênica/bronquiolite obliterante e pneumonia em organização. A aparência clássica de POC/BOOP é consolidação esparsa subpleural e peribrônquica. Neste paciente, a consolidação subpleural predomina.

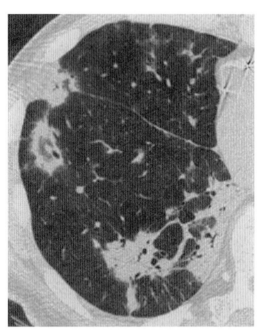

FIG. 13-16. Consolidação subpleural e peribrônquica em pneumonia em organização criptogênica/bronquiolite obliterante e pneumonia em organização. A TCAR mostra áreas de consolidação nodular irregular, várias relacionadas aos brônquios. Broncogramas aéreos são vistos nas opacidades.

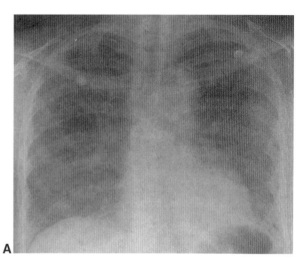

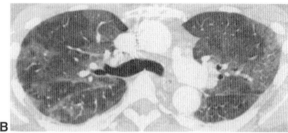

FIG. 13-17. Opacidade em vidro fosco, esparsa, na pneumonia em organização criptogênica/bronquiolite obliterante e pneumonia em organização. **A.** A radiografia de tórax mostra aumento da opacidade no pulmão. **B.** A TCAR mostra áreas esparsas de opacidade em vidro fosco.

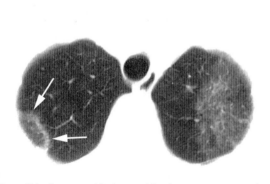

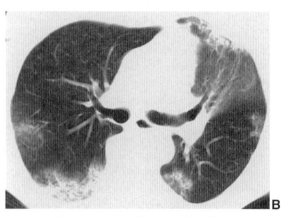

FIG. 13-18. Consolidação e opacidade em vidro fosco na pneumonia em organização criptogênica/bronquiolite obliterante e pneumonia em organização. **A.** A TC através dos lobos superiores mostra opacidade em vidro fosco no lobo superior esquerdo e uma opacidade de forma anelar a sua volta (setas). Isto representa a sinal de "atol". **B.** A TC mostra áreas esparsas de consolidação e opacidade em vidro fosco, com predominância subpleural.

Geralmente, PO/POC envolvem as zonas inferiores do pulmão com maior freqüência do que as superiores. Um padrão de consolidação peribrônquica ou periférica esparsa é comum, visto em mais de 70% dos casos, e deve ser suficiente para se fazer o diagnóstico no paciente com histórico característico de dispnéia progressiva e febre de baixo grau.

Outros achados em pacientes com PO/POC incluem derrames pleurais pequenos, presente em 30 a 35% dos casos, opacidades lineares irregulares, leve faveola-

PNEUMONIA EM ORGANIZAÇÃO CRIPTOGÊNICA

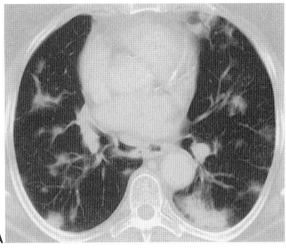
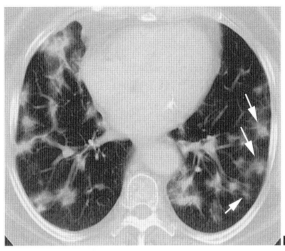

FIG. 13-19. Opacidades nodulares irregulares na pneumonia em organização criptogênica/bronquiolite obliterante e pneumonia em organização. **A.** A TC mostra opacidades nodulares irregulares. Uma área de consolidação subpleural é visível na porção posterior no lobo inferior esquerdo. **B.** Num nível inferior, múltiplas opacidades nodulares irregulares são visíveis, várias relacionadas aos brônquios. Alguns nódulos pequenos *(setas)* no lobo inferior esquerdo aparecem em localização centrilobular.

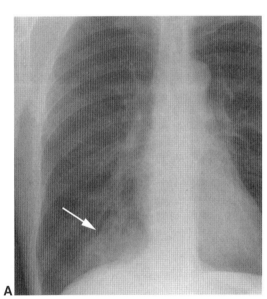
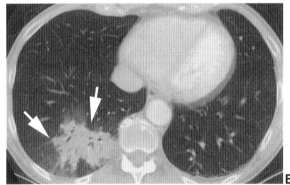

FIG. 13-20. Consolidação focal na pneumonia em organização criptogênica/bronquiolite obliterante e pneumonia em organização. **A.** A radiografia de tórax mostra consolidação focal no lobo inferior direito *(seta)*. **B.** A TCAR mostra uma área de consolidação periférica irregular no lobo inferior direito *(setas)*, contendo broncogramas aéreos.

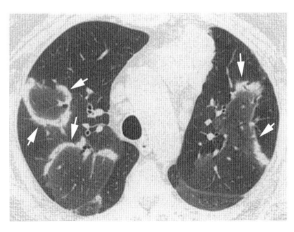

FIG. 13-21. Sinal de "atol" na pneumonia em organização criptogênica/bronquiolite obliterante e pneumonia em organização. Regiões de consolidação em forma decrescente *(setas)* envolvem ou destacam áreas de opacidade em vidro fosco.

mento, e *"crazy paving"* (pavimentação em mosaico), com sobreposição de opacidade em vidro fosco e espessamento septal interlobular.

PNEUMONIA INTERSTICIAL AGUDA

A pneumonia intersticial aguda (PIA) é uma doença fulminante de causa desconhecida, ocorrendo geralmente em pessoa previamente sadia. É associada ao padrão histológico *dano alveolar difuso (DAD)* com membranas hialinas alveolares e fibrose intersticial ativa difusa (Quadro 13-6). A aparência do DAD na PIA não é distinguível do DAD em pacientes com síndrome da angústia respiratória aguda (SARA) causada por sepse, choque, infecção, toxicidade a drogas, inalação tóxica, trauma, ou outras causas.

A média de idade de apresentação da doença é 50 anos. Uma doença prodrômica associada a sintomas de infecção respiratória superior virótica com freqüência está presente, seguida de um aumento rápido da dispnéia e colapso respiratório. Pacientes com PIA geralmente necessitam de ventilação mecânica, em 1 a 2 semanas do estabelecimento dos sintomas. Após a apresentação da doença, o paciente vai a óbito num período de 6 meses. A taxa de óbito é de 50% ou mais.

Devido a sua apresentação aguda e padrão histológico idêntico ao da SARA, a PIA tem sido chamada de SARA idiopática. Era conhecida anteriormente por *síndrome de Hamman-Rich*.

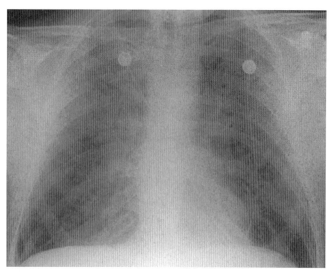

FIG. 13-22. Pneumonia intersticial aguda. Radiografia de tórax apresentando áreas difusas e mal definidas de opacidade em vidro fosco e consolidação.

QUADRO 13-6 DANO ALVEOLAR DIFUSO (DAD) E PNEUMONIA INTERSTICIAL AGUDA (PIA): ASPECTOS HISTOLÓGICOS, CLÍNICOS E DE HRCT

DAD: padrão histológico
Características:
   Distribuição difusa
   Aspecto temporal uniforme
   Membranas hialinas
   Espessamento da parede alveolar devido à fibrose em organização
   Sem evidência de infecção
Diagnóstico diferencial
   Qualquer causa de SARA

PIA: síndrome clínica idiopática
Síndrome da angústia respiratória aguda idiopática (SARA) ou Síndrome de Hamman-Rich
Média idade de 50 de anos
Doença precursora sugerindo infecção virótica
1 a 2 semanas de dispnéia progressiva
Testes de função pulmonar: restrição ou alteração de troca gasosa
Hipoxemia grave
Prognóstico ruim (50% vão a óbito)
Aspectos radiológicos de SARA
Achados radiológicos
   Consolidação difusa ou esparsa
   Opacidade em vidro fosco esparsa ou difusa
   Predominância no lobo inferior, posterior

■ Achados Radiográficos

A radiografia de tórax mostra consolidação bilateral nos espaços aéreos ou opacidade em vidro fosco difusa (50%) que pode predominar nas zonas pulmonares superior (25%) ou inferior (25%) (Figs. 13-22 a 13-24). Faveolamento poderá ser visto no final da doença. Os achados são similares aos de outras causas de SARA.

■ Achados em TCAR

Existem poucas razões para se fazer TCAR em pacientes com PIA. Os achados assemelham-se aos dos pacientes com SARA.

Nos primeiros estágios da PIA, a TCAR mostra opacidade em vidro fosco e reticular, bilateral, e consolidação, com tendência de apresentar-se difusa ou esparsa, indistinguível de outras causas de SARA. As anormalidades são mais graves nas zonas posteriores dos pulmões (ver Figs. 13-23C e 13-24C). Distorção na arquitetura pulmonar, bronquiectasia por tração e faveolamento podem ser vistos de acordo com a evolução da doença.

PNEUMONIA INTERSTICIAL DESCAMATIVA, BRONQUIOLITE RESPIRATÓRIA E DOENÇA INTERSTICIAL DO PULMÃO

A pneumonia intersticial descamativa (PID) é uma condição rara caracterizada histologicamente pela presença de numerosos macrófagos intra-alveolares, inflamação leve das paredes alveolares, e fibrose mínima. Na PID a distribuição é tipicamente difusa (Quadro 13-7).

Embora a PID seja classificada como uma PII, mais de 90% dos pacientes com PID são tabagistas. Na maioria dos casos, a PID é considerada uma doença relacio-

PNEUMONIA INTERSTICIAL DESCAMATIVA, BRONQUIOLITE RESPIRATÓRIA E DOENÇA INTERSTICIAL...

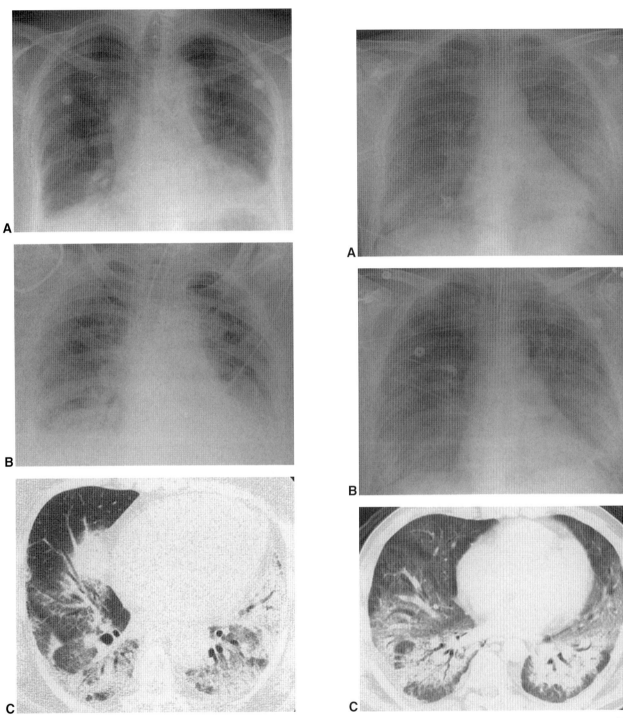

FIG. 13-23. Pneumonia intersticial aguda comprovada na necropsia. **A.** Na apresentação, a radiografia de tórax mostra consolidação mal definida nas bases do pulmão. **B.** Após 1 semana, o paciente foi intubado e a consolidação progrediu. A aparência é similar a outras causas de síndrome de angústia respiratória aguda. **C.** A TCAR mostra opacidade em vidro fosco e consolidação.

FIG. 13-24. Pneumonia intersticial aguda. **A.** Na apresentação, a radiografia de tórax mostra consolidação mal definida nas bases do pulmão. **B.** Após 1 dia, o paciente foi intubado e a consolidação progrediu. **C.** A TCAR mostra consolidação nas bases do pulmão.

nada ao fumo. Também, pode ser vista em associação a inalação tóxica, reação a drogas, histiocitose por células de Langerhans, leucemia, asbestose e pneumoconiose por metal pesado.

Se o infiltrado de macrófagos nos alvéolos for localizado e tiver uma predominância peribrônquica, é em geral chamado de *bronquiolite respiratória* (BR) e não PID (ver Quadro 13-7). BR, comumente, é um achado incidental nos pulmões de fumantes assintomáticos. Se os achados histológicos da BR forem associados a sintomas pulmonares, a síndrome resultante é chamada de *bronquiolite respiratória – doença pulmonar intersticial* (BR-DPI). A associação entre fumo e BR e BR-DPI é ainda mais forte do que com a PID.

Basicamente, PID, BR, e BR-DPI representam diferentes graus de envolvimento pulmonar pelo mesmo processo, sendo a BR a mais leve e mais localizada e a PID a mais extensa. A BR-DPI são mais comuns que as PID (ver Quadro 13-7).

PID e BR-DPI ocorrem com maior freqüência em pacientes de 30-50 anos de idade. Geralmente, os sintomas clínicos são de dispnéia lentamente progressiva e tosse seca.

O prognóstico de pacientes com PID e BR-DPI é muito bom. Parar de fumar leva a uma melhora dos sintomas. Pacientes que continuam a fumar podem melhorar clinicamente, mas aqueles com reclamações persistentes podem se beneficiar de terapia com esteróides. Foi sugerido que a BR (bronquiolite respiratória) pode ser a precursora de anormalidades crônicas das vias respiratórias ou enfisema centrilobular em indivíduos suscetíveis.

■ Achados Radiográficos

A anormalidade mais comum nas radiografias de tórax em pacientes com PID são opacidades em vidro fosco vistas nas zonas inferiores do pulmão (Fig. 13-25A). Entretanto, em até 25% dos pacientes com PID, as radiografias de tórax mostram-se normais. As radiografias de tórax em pacientes com BR-DPI podem ser normais ou podem

QUADRO 13-7 — PNEUMONIA INTERSTICIAL DESCAMATIVA (PID), BRONQUIOLITE RESPIRATÓRIA (BR) E BRONQUIOLITE RESPIRATÓRIA – DOENÇA INTERSTICIAL DO PULMÃO (BR-DPI): ASPECTOS HISTOLÓGICOS, CLÍNICOS E DE TCAR

PID e BR: padrões histológicos
PID – Características
  Distribuição difusa
  Macrófagos intra-alveolares
  Fibrose mínima
BR – Características
  Distribuição centrobronquiolar (peribronquiolar)
  Macrófagos intra-alveolares
  Fibrose mínima
Diagnóstico diferencial
  90% tabagistas (PID), BR incidência maior
  Idiopática
  Inalações
  Reação a drogas
  Histiocitose por células de Langerhans
  Leucemia
  Asbestose
  Pneumoconiose por metal pesado

PID e BR-DPI: Síndrome clínica idiopática
Idade 30-50 anos
Tosse e dispnéia progressiva
Teste de função pulmonar: restrição e alteração de troca gasosa
Prognóstico muito bom com a suspensão do fumo ou esteróides
PID – Achados na TCAR
  Opacidade em vidro fosco e reticular, difusa
  Predominância lobo inferior (60-75%), posterior
  Fibrose rara
  Lesões císticas ou enfisema
  Aprisionamento aéreo em imagens expiratórias
BR-DPI – Achados na TCAR
  Normal
  Opacidade em vidro fosco centrilobular ou esparsa
  Predominância no lobo superior 60-75%
  Espessamento da parede brônquica

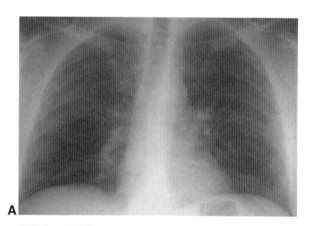

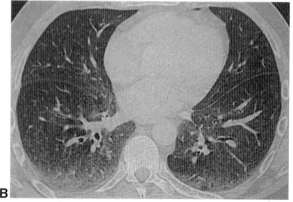

FIG. 13-25. Pneumonia Intersticial Descamativa. **A.** Radiografia de tórax mostra volume reduzido do pulmão e opacidade em vidro fosco obscura na região periférica do pulmão. **B.** TCAR mostra opacidade em vidro fosco na região periférica do pulmão.

mostrar opacidades mal definidas, bilaterais não específicas, geralmente com predominância nas zonas superiores.

■ Achados na TCAR

Em pacientes com PID, a anormalidade predominante na TCAR consiste em áreas de opacidade em vidro fosco (ver Figs. 13-25 e 13-26). Uma predominância subpleural e no lobo inferior é vista em 60 a 75%; uma distribuição difusa também pode ser vista. Embora opacidades reticulares sejam comumente associadas a opacidade em vidro fosco, faveolamento ou fibrose óbvia são raros.

Devido a sua associação com tabagismo, enfisema centrilobular é visível. Pequenos cistos, que não representam enfisema, também podem ser vistos em pacientes com PID (ver Fig. 13-26A). Aprisionamento aéreo esparso pode ser visto em cortes expiratórios, presumivelmente associado a comprometimento das vias aéreas pequenas, relacionado ao tabagismo (ver Fig. 13-26B).

Nem todos os pacientes com BR-DPI mostram anormalidades na TCAR . Quando anormais, os achados na TCAR incluem nódulos centrilobulares com opacidade em vidro fosco (40% dos casos), opacidades em vidro fosco, esparsas (50%), e espessamento das paredes brônquicas, provavelmente relacionado a tabagismo e bronquite.

Diferentemente de pacientes com PID, uma predominância no lobo superior é típica da BR-DPI. Um pequeno percentual de pacientes (25%) mostra algumas opacidades reticulares devido à fibrose. Na BR-DPI a fibrose é leve e tende a envolver principalmente as zonas pulmonares inferiores.

PNEUMONIA INTERSTICIAL LINFOCÍTICA

A pneumonia intersticial linfocítica (LIP) é caracterizada histologicamente por um infiltrado intersticial linfocítico denso consistindo predominantemente em linfócitos, plasmócitos e histiócitos (Quadro 13-8). As paredes alveolares são amplamente envolvidas. Podem estar presentes folículos linfóides. Se o infiltrado intersticial ocorrer primariamente em relação às pequenas vias aéreas, em associação com folículos linfóides, a anormalidade pode ser chamada de bronquiolite folicular.

QUADRO 13-8. PNEUMONIA INTERSTICIAL LINFOCÍTICA (PIL): ASPECTOS HISTOLÓGICOS, CLÍNICOS E DE TCAR

Padrões histológicos
Características
- Envolvimento da parede alveolar e intersticial difuso
- Infiltração por linfócitos, plasmócitos e histiócitos
- Hiperplasia linfóide

Diagnóstico diferencial
- Idiopática (rara)
- Doenças colagenosas vasculares
  - Síndrome de Sjögren
  - Artrite reumatóide
  - Lúpus eritematoso sistêmico
- Distúrbios Imunológicos
  - Tireoidite de Hashimoto
  - Anemia hemolítica auto-imune
  - *Miastenia gravis*
  - Anemia perniciosa
  - Hepatite ativa crônica
  - Cirrose biliar primária
- Infecção
- Imunodeficiência (p. ex., AIDS)
- Toxicidade a drogas

Síndrome clínica idiopática
Idade 40-50 anos
Tosse e dispnéia progressiva
Disproteinemia em 75%
Teste de função pulmonar: restrição e alteração de troca gasosa
Tratamento (esteróides) efetivo
Achados na TCAR variáveis
- Áreas esparsas ou difusas de opacidade em vidro fosco
- Nódulos centrilobulares mal definidos
- Pequenos nódulos bem definidos ou espessamento nos septos
- Espaços aéreos císticos isolados (sugerindo PIL)
- Doença cística difusa

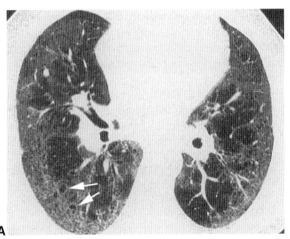
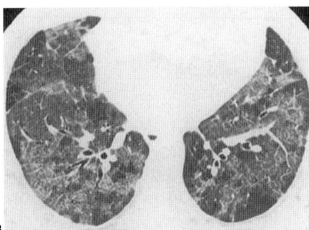

FIG. 13-26. Pneumonia intersticial descamativa em 2 pacientes diferentes. **A.** Opacidade em vidro fosco periférica associada a pequenas lesões císticas *(setas)*, que pode curar com tratamento. **B.** Áreas esparsas de opacidade em vidro fosco, associada a reticulação leve. Áreas lucentes similares a aprisionamento aéreo.

PIL é mais considerada por alguns como uma doença linfoproliferativa mais do que uma PII (pneumonia intersticial idiopática), porém esta questão ainda está em discussão.

A PIL raramente é idiopática e com freqüência ocorre em associação a doenças colagenosas-vasculares (particularmente Síndrome de Sjögren, artrite reumatóide e lúpus), doenças imunológicas (p. ex., tireoidite de Hashimoto, anemia hemolítica auto-imune, *miastenia gravis*, anemia perniciosa, hepatite crônica ativa), infecção, imunodeficiência (p. ex., AIDS) e toxicidade a drogas. A PIL em pacientes aidéticos ocorre geralmente em crianças; por outro lado, a maior parte dos pacientes com PIL são adultos (média de idade de 50 anos). A PIL é mais comum em mulheres.

A apresentação da PIL é freqüentemente aquela da doença subjacente (se presente). Os sintomas clínicos principais são tosse e dispnéia, progredindo por um período de alguns anos. Os esteróides são úteis no tratamento, mas em cerca de 1/3 dos pacientes a pneumonia evolui para fibrose pulmonar.

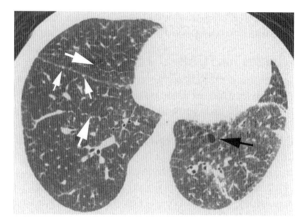

FIG. 13-28. Pneumonia intersticial linfocítica comprovada por biopsia em mulher com AIDS. Pequenos nódulos muito bem definidos são visíveis particularmente ao longo da fissura principal à direita *(setas brancas pequenas)*. Espessamento interlobular septal e nódulos são visíveis *(setas brancas grandes)*. Opacidade em vidro fosco apresenta-se também no lado esquerdo, onde um único cisto é visto no lobo inferior esquerdo *(seta preta)*.

Achados Radiográficos e na HRCT

As radiografias com maior freqüência mostram um padrão reticular envolvendo predominantemente as zonas inferiores do pulmão. Anormalidades menos comuns incluem um padrão nodular ou consolidação no espaço aéreo.

Achados na TCAR variam e refletem os locais predominantes de infiltrados linfocíticos. Os achados na TCAR de PIL incluem:

1. Áreas esparsas ou difusas de opacidade em vidro fosco (Fig. 13-27A) ou consolidação (ver Fig. 5-32 no Capítulo 5).
2. Nódulos centrilobulares muito mal definidos (ver Fig. 13-27A).
3. Nódulos pequenos bem definidos ou espessamento septal (Fig. 13-28; e Fig. 5-32 no Capítulo 5) mimetizando linfangite carcinomatosa.

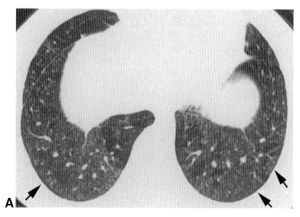
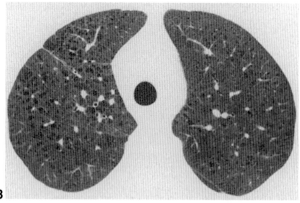

FIG. 13-27. Pneumonia intersticial linfocítica comprovada por biopsia em mulher de 20 anos de idade com histórico de artrite reumatóide juvenil. **A.** A TCAR mostra áreas esparsas de opacidade em vidro fosco na base do pulmão. Em algumas áreas *(setas)*, a opacidade em vidro fosco apresenta-se predominantemente centrilobular. **B.** A TCAR nos lobos superiores mostra cistos com parede fina, também característico de pneumonia intersticial linfocítica.

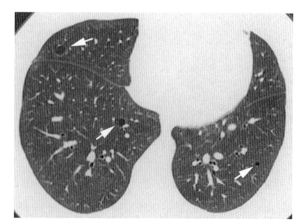

FIG. 13-29. Cistos pulmonares em paciente com síndrome de Sjögren e pneumonia intersticial linfocítica. Diversos cistos pulmonares isolados são visíveis *(setas)*.

PNEUMONIA INTERSTICIAL LINFOCÍTICA

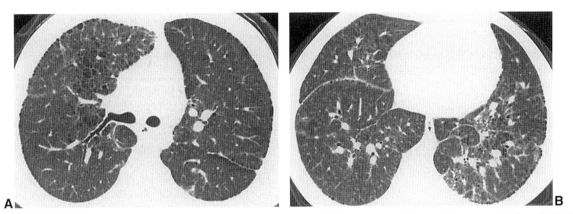

FIG. 13-30. Doença cística mimetizando faveolamento na pneumonia intersticial linfocítica associada a artrite reumatóide juvenil. **A.** Cistos espalhados e aglomerados, vários em localização subpleural, são vistos no lobo superior. **B.** A TCAR nas bases do pulmão mostra opacidade em vidro fosco, espessamento dos septos interlobulares e cistos subpleurais. A predominância de cistos no lobo superior é incomum no faveolamento.

QUADRO 13-9 — PNEUMONIAS INTERSTICIAIS – ACHADOS NA TCAR

Padrão histológico	Síndrome idiopática clínica	Achados na TCAR	Distribuição	Achados-Chave na TCAR
PIU	FPI	Reticulado Faveolamento Bronquiectasia por tração Opacidade em vidro fosco – rara	Periférica, basal, subpleural, esparsa	Subpleural, faveolamento basal
PINE	PINE	Opacidade em vidro fosco Reticulado Consolidação Faveolamento – incomum	Periférica, basal, subpleural, concêntrica	Opacidade em vidro fosco subpleural concêntrica sem faveolamento
PO (BOOP)	POC (Idiopática BOOP)	Consolidação esparsa Nódulos centrilobulares Nódulos grandes Consolidação focal Sinal de "atol"l	Basal, subpleural, peribroncovascular	Consolidação peribrônquica subpleural esparsa ou nódulos
DAD	PIA	Consolidação Opacidade em vidro fosco	Difusa, predominância no lobo inferior	Achados típicos de SARA
BR	BR-DPI	Nódulos centrilobulares Área esparsa de opacidade em vidro fosco	Difusa, predominância no lobo superior	Nódulos centrilobulares de opacidade em vidro fosco
PID	PID	Opacidade em vidro fosco Reticulado Cistos	Periférica, predominância no lobo inferior	Opacidade em vidro fosco difusa
LIP	LIP	Opacidade em vidro fosco Nódulos centrilobulares Espessamento dos septos ou nódulos císticos	Difusa	Opacidade em vidro fosco ou cistos infiltrados de ar

PIU, pneumonia intersticial usual; FPI, fibrose pulmonar idiopática; INE, pneumonia intersticial não-específica; PO, pneumonia em organização; POC, pneumonia em organização criptogênica; BOOP, bronquiolite obliterante e pneumonia em organização; DAD, dano alveolar difuso; PIA, pneumonia intersticial aguda; BR, bronquiolite respiratória; DPI, doença pulmonar intersticial; PID, pneumonia intersticial descamativa; PIL, pneumonia intersticial linfocítica.

4. Espaços aéreos císticos isolados, que podem parecer perivasculares e geralmente são limitados em número (ver Figs. 13-28 e 13-29).

5. Aparência cística difusa lembrando faveolamento (ver Figs. 13-27B e 13-30).

Infiltração na parede alveolar resulta em opacidade em vidro fosco ou consolidação; infiltração linfocítica predominantemente envolvendo bronquíolos (bronquiolite folicular) resulta em nódulos centrilobulares mal definidos; infiltrado intersticial resulta em padrão perilinfático de nódulos ou espessamento septal.

A presença de cistos infiltrados de ar no pulmão sugere PIL e é característica da síndrome de Sjögren (ver Capítulo 14). A presença destes cistos pode refletir a presença de obstrução bronquiolar associada a bronquiolite folicular.

UMA ABORDAGEM RADIOGRÁFICA PARA O DIAGNÓSTICO DAS PNEUMONIAS INTERSTICIAIS

Espera-se do radiologista uma sugestão de diagnóstico com base nos achados na TCAR em pacientes com sintomas respiratórios crônicos e em evolução. Nestes pacientes, o diagnóstico, com maior freqüência, é sarcoidose, pneumonia por hipersensibilidade, ou uma pneumonia intersticial. Felizmente, as TCAR destas doenças mostram aspectos suficientemente diferentes para dar uma boa orientação.

Geralmente, as imagens de TCAR são úteis na sugestão do diagnóstico das pneumonias intersticiais. Os achados na TCAR e os achados-chave para os diagnósticos estão no Quadro 13-9. Vale lembrar algumas regras importantes:

1. Faveolamento com predominância basal e subpleural é altamente sugestivo de PIU/FPI. Biopsia pulmonar raramente é realizada quando a TCAR mostra estes achados.

2. Opacidade em vidro fosco concêntrica no lobo inferior sem faveolamento sugere PINE. Em paciente com doença colagenosa-vascular, a biopsia raramente é realizada.

3. Consolidação nodular ou esparsa, peribrônquica ou subpleural, é característica de POC.

4. SARA em achados por radiografia simples ou TCAR, sem causa conhecida, pode ser PIA.

5. Opacidade em vidro fosco difusa ou centrilobular em tabagista é característica de PID ou BR-DPI.

6. Espaços aéreos císticos ou opacidade em vidro fosco podem representar PIL. PIL geralmente é associada a outras doenças.

LEITURAS SELECIONADAS

Akira M, Yamamoto S, Sakatani M. Bronchiolitis obliterans organizing pneumonia manifesting as multiple large nodules or masses. AJR Am J Roentgenol 1998;170:291-295.

American Thoracic Society/European Respiratory Society International Multidisciplinary Consensus Classification of the Idiopathic Interstitial Pneumonias. Am J Respir Crit Care Med 2002;165:277-304.

Colby TV, Myers JL. The clinical and histologic spectrum of bronchiolitis obliterans including bronchiolitis obliterans organizing pneumonia (BOOP). Semin Respir Dis 1992;13:119-133.

Hartman TE, Primack SL, Swensen SJ, et al. Desquamative interstitial pneumonia: thin-section CT findings in 22 patients. Radiology 1993;187:787-790.

Hartman TE, Swensen SJ, Hansell DM, et al. Nonspecific interstitial pneumonia: variable appearance at high-resolution chest CT. Radiology 2000;217:701-705.

Heyneman LE, Ward S, Lynch DA, et al. Respiratory bronchiolitis, respiratory bronchiolitis-associated interstitial lung disease, and desquamative interstitial pneumonia: different entities or part of the spectrum of the same disease process? AJR Am J Roentgenol 1999;173:1617-1622.

Johkoh T, Müller NL, Cartier Y, et al. Idiopathic interstitial pneumonias: diagnostic accuracy of thin-section CT in 129 patients. Radiology 1999;211:555-560.

Johkoh T, Müller NL, Pickford HA, et al. Lymphocytic interstitial pneumonia: thin-section CT findings in 22 patients. Radiology 1999;212:567-572.

Johkoh T, Müller NL, Taniguchi H, et al. Acute interstitial pneumonia: thin-section CT findings in 36 patients. Radiology 1999;211:859-863.

Katzenstein AL, Myers JL. Idiopathic pulmonary fibrosis: clinical relevance of pathologic classification. Am J Respir Crit Care Med 1998;157:1301-1315.

Lee KS, Kullnig P, Hartman TE, Müller NL. Cryptogenic organizing pneumonia: CT findings in 43 patients. AJR Am J Roentgenol 1994;162:543-546.

Müller NL, Colby TV. Idiopathic interstitial pneumonias: high-resolution CT and histologic findings. Radiographics 1997;17:1016-1022.

Park JS, Lee KS, Kim JS, et al. Nonspecific interstitial pneumonia with fibrosis: radiographic and CT findings in seven patients. Radiology 1995;195:645-648.

Primack SL, Hartman TE, Ikezoe J, et al. Acute interstitial pneumonia: radiographic and CT findings in nine patients. Radiology 1993;188:817-820.

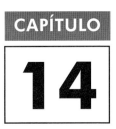

CAPÍTULO 14

COLAGENOSES

W. RICHARD WEBB

As doenças vasculares do colágeno podem estar associadas a anormalidades pulmonares focais ou difusas. O tipo e a freqüência das anormalidades pulmonares variam com a doença específica. As duas patologias mais comumente associadas à doença infiltrativa difusa do pulmão são a artrite reumatóide e a esclerose sistêmica progressiva (escleroderma).

A maioria das colagenoses pode causar pneumonia intersticial crônica com características clínicas, radiográficas, imagens de TCAR e patológicas indistinguíveis daquelas da pneumonia intersticial usual (PIU). Contudo, a colagenose está muitas vezes associada a outros achados patológicos não mostrados pela PIU, incluindo os da pneumonia intersticial não-específica (PINE), bronquiectasia, bronquiolite obliterante, pneumonia intersticial linfóide (PIL) e pneumonia em organização (PO), também conhecida como bronquiolite obliterante com pneumonia em organização (BOOP).

Como regra geral, a TCAR em pacientes com doença pulmonar resultante de colagenose mostra um padrão reticular mais fino e menos faveolamento do que é visto tipicamente em pacientes com PIU e com fibrose pulmonar idiopática (FPI), e opacidade em vidro fosco é mais comumente a anormalidade predominante.

ARTRITE REUMATÓIDE

A artrite reumatóide (AR) associa-se comumente a anormalidades torácicas, nas quais incluem-se pneumonia intersticial e fibrose, derrame pleural ou espessamento pleural, nódulos necrobióticos, pneumonia em organização (PO) e bronquiolite obliterante (Quadro 14-1).

Evidências clínicas de artrite precedem o desenvolvimento pulmonar ou a doença pleural em cerca de 90% dos pacientes, e desses pacientes, 90% apresentam fator reumatóide sérico positivo. Embora a AR seja duas vezes mais comum nas mulheres, suas manifestações extra-articulares, incluindo a doença pulmonar, são mais comuns nos homens Os achados radiográficos variam com a manifestação da AR presente (Quadro 14-1).

■ Doença Pleural

A doença pleural, seja o derrame ou o espessamento pleural, é comum nos pacientes com AR, sendo encontradas em até 40% das necropsias. Contudo, a evidência radiográfica do espessamento pleural ou do derrame pleural está presente em apenas 5 a 20% dos pacientes, em geral sem sintomas. Os derrames pleurais são usualmente pequenos e unilaterais e mais comuns do lado direito. Geralmente o derrame pleural não está associado a evidência radiográfica de doença pulmonar. Na TCAR, o derrame pleural é visto mais vezes do que nas radiografias e é encontrado em mais de 40% dos pacientes com achados de pneumonia intersticial.

QUADRO 14-1 ARTRITE REUMATÓIDE

- Artrite precede doença pulmonar em 90% dos casos
- Doença pulmonar mais comum em homens
- Derrame ou espessamento pleural em 5 a 20% dos casos
- Pneumonia intersticial em 10%-25%
    - Padrão histológico pode ser inespecífico de PIU, de PIL ou de PO/BOOP
    - Reticulado, vidro fosco, faveolamento
    - Reticulado usualmente mais fino que em fibrose pulmonar idiopática (FPI)
    - Predominância basal e periférica
    - Acometimento subpleural adjacente pode estar presente (atípico com FPI)
    - Faveolamento na porção anterior do lobo superior (atípico com FPI)
    - Consolidação com PO/BOOP
- Nódulos reumatóides
    - Periféricos e bem definidos
    - Síndrome de Caplan
- Bronquiectasia em 20%
- Bronquiolite obliterante rara
- Pneumonia intersticial linfocítica ou bronquiolite folicular
    - Aparência cística
    - Nódulos centrilobulares
- Hipertensão pulmonar

IPF, fibrose pulmonar idiopática; PO/BOOP, pneumonia em organização/bronquiolite obliterante com pneumonia em organização.

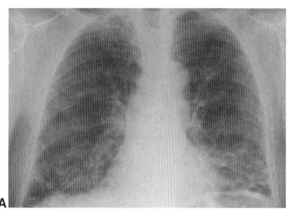 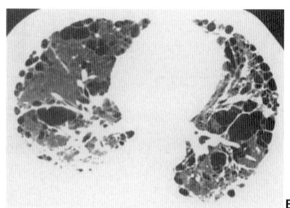

FIG. 14-1. Fibrose pulmonar com faveolamento em homem com artrite reumatóide. **A.** A radiografia torácica mostra padrão reticular grosseiro típico de faveolamento. O volume do pulmão está reduzido. **B.** Extenso faveolamento é visível na TC. Um derrame pleural direito também está presente.

■ Fibrose e Pneumonia Intersticial

A pneumonia intersticial e a fibrose, as manifestações pulmonares mais comuns da artrite reumatóide, são mais freqüentes em homens de meia-idade. A dispnéia é manifestação comum. Histologicamente, a aparência desta afecção pode ser a de pneumonia intersticial não-específica (PINE) ou de pneumonia intersticial usual (PIU).

Embora anormalidades da função pulmonar estejam presentes em até 40% dos pacientes com artrite reumatóide, apenas cerca de 5 a 10% dos pacientes com esta afecção apresentam radiograficamente doença intersticial detectável.

Na TCAR, a pneumonia intersticial pode estar associada a um espectro de anormalidades que vão desde opacidades em vidro fosco até reticulado fino e reticulado grosseiro com faveolamento. Os achados da fibrose pulmonar (reticulado irregular, bronquiectasia por tração e faveolamento) são vistos na TCAR em cerca de 10% dos pacientes; opacidade em vidro fosco é vista em 15%.

A aparência da artrite reumatóide com fibrose intersticial pode ser indistinguível da fibrose pulmonar idiopática (FPI) (Figs. 14-1 e 14-2). Contudo, porque alguns casos são associados ao padrão histológico da pneumonia intersticial não-específica (Capítulo 13), as opacidades reticulares visíveis na artrite reumatóide tendem a ser mais finas do que as vistas com FPI (Figs. 14-3 e 14-4) e a aparência em faveolamento é menos comum e menos grave. Também, o faveolamento na porção anterior do lobo superior parece ser mais comum nas doenças colagenosas vasculares do que na fibrose pulmonar intersticial (Figs. 14-2B e 14-4B).

A predominância nas regiões posterior e subpleural e nas bases pulmonares é típica das opacidades reticulares e da opacidade em vidro fosco (Fig. 14-5). A região subpleural pulmonar é relativamente poupada, achado este associado ao padrão histológico da PINE (Fig. 14-4).

A PO/BOOP pode ocorrer também em pacientes com AR, com características radiográficas e de TC típicas de consolidação esparsa ou nódulos (Capítulo 13).

■ Nódulos Reumatóides

Nódulos reumatóides (necrobióticos) constituem uma manifestação incomum da artrite reumatóide (AR). Sua histologia é idêntica à dos nódulos subcutâneos. São muitas vezes assintomáticos mas tendem a aparecer e desaparecer em conjunto com os nódulos subcutâneos. Seu

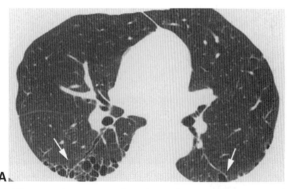 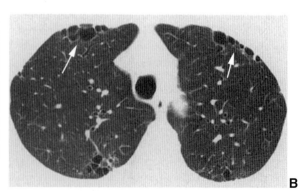

FIG. 14-2. Fibrose pulmonar com faveolamento em mulher com artrite reumatóide. **A.** Faveolamento subpleural esparso *(setas)* é visível na parte posterior do pulmão. **B.** Faveolamento esparso está presente, também, nos lobos superiores *(setas)* e são mais comuns em colagenoses vasculares do que em FPI.

ARTRITE REUMATÓIDE

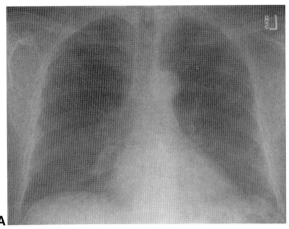

FIG. 14-3. Fibrose pulmonar na artrite reumatóide com opacidades reticulares. **A.** A radiografia torácica mostra alguma redução no volume pulmonar e uma ligeira anormalidade reticular não-específica nas bases pulmonares. **B.** Opacidades reticulares finas são visíveis nas bases pulmonares com evidência de bronquiectasia por tração. Não há evidência de faveolamento. **C.** Em nível mais alto, opacidades reticulares são menos severas e predominam do lado esquerdo. Uma predominância subpleural no lobo inferior é visível.

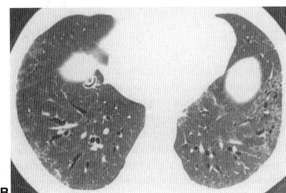
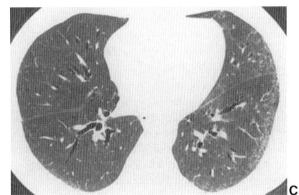

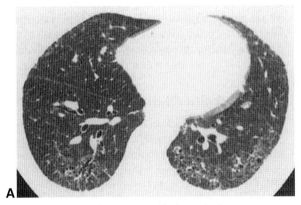
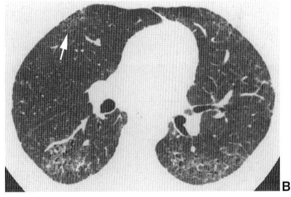

FIG. 14-4. Artrite reumatóide com opacidades reticulares que poupam a região subpleural. **A.** Opacidades reticulares finas são visíveis nas bases pulmonares, com evidência de bronquiectasia por tração. Embora haja predominância na região pulmonar subpleural, o pulmão imediatamente subpleural é envolvido com menor gravidade. Esta aparência tende a se associar patologicamente à pneumonia intersticial não-específica. **B.** Em nível superior, a região subpleural poupada é também visível. A despeito da ausência do aspecto de faveolamento no lobo inferior, no segmento superior, faveolamento esparso pode ser visto *(seta)*. Este achado sugere doença colagenosa vascular.

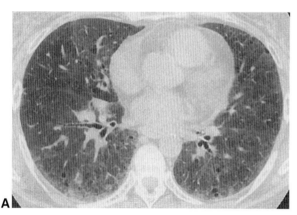
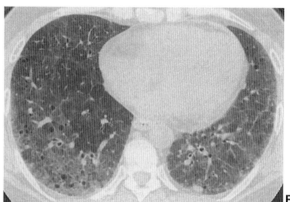

FIG. 14-5. Opacidade em vidro fosco em mulher com artrite reumatóide. **A.** A TCAR mostra opacidade em vidro fosco esparsa com predominância subpleural. **B.** A anormalidade é mais extensa nas bases pulmonares. Pequenos cistos são visíveis dentro do pulmão anormal. Estas podem representar bronquiectasias por tração associada a fibrose pulmonar ou cistos associados a PIL.

tamanho varia entre poucos milímetros a 5 cm ou mais e podem ser solitários ou múltiplos e numerosos. Os nódulos reumatóides predominam na periferia pulmonar e são tipicamente bem definidos (Fig. 14-6 e Fig. 9-49 no Capítulo 9). Eles podem cavitar, apresentando paredes espessas que vão se tornando finas à medida que vão curando-se. Derrame pleural pode ser associado e nódulos cavitários na periferia podem produzir pneumotórax.

■ Síndrome de Caplan

A síndrome de Caplan é uma manifestação rara da artrite reumatóide que ocorre em mineiros de carvão ou em pacientes com exposições ocupacionais a sílica. Nódulos estão presentes e assemelham-se, histologicamente, a nódulos necrobióticos, mas são caracterizados por camadas concêntricas de colágeno leve e de células carregadas de pó. A síndrome de Caplan é caracterizada por nódulos únicos ou múltiplos, cujos tamanhos vão de poucos milímetros a 5 cm de diâmetro, semelhantes aos nódulos reumatóides. Tais nódulos podem cavitar. Uma predominância em lobo superior pode ser vista, como acontece na silicose ou na pneumoconiose dos trabalhadores em minas de carvão, mas na síndrome de Caplan eles mostram-se em "cachos", ao contrário da progressão lenta dos nódulo na silicose.

■ Bronquiectasia

A bronquiectasia é associada à AR, particularmente em fumantes. Pode refletir infecção crônica que tem um aumento de incidência em pacientes com artrite reumatóide ou então associar-se com infecção, tornando-se um fator de risco da AR. A bronquiectasia está comumente presente em pacientes com bronquiolite obliterante (Fig. 14-7). Na TC, ela mostra-se em 20% dos pacientes.

■ Bronquiolite Obliterante

A bronquiolite obliterante (Capítulo 23) é uma manifestação rara de AR. Embora ela esteja muitas vezes associada a tratamento com penicilamina, nem sempre esta associação é sua causa. As radiografias são normais ou mostram pulmões com seus volumes aumentados. A TCAR pode mostrar bronquiectasias, perfusão em mosaico e aprisionamento aéreo (Fig. 14-7).

■ Bronquiolite Folicular e Pneumonia Intersticial Linfóide

A foliculite bronquiolar é também uma manifestação rara de comprometimento de vias aéreas por AR. Caracteriza-se por dispnéia. Um infiltrado linfocítico nas paredes das pequenas vias aéreas está histologicamente presente.

As radiografias podem mostrar um padrão reticular ou reticulonodular. Na TCAR podem-se ver pequenos nódulos centrilobulares ou o padrão de árvore em brota-

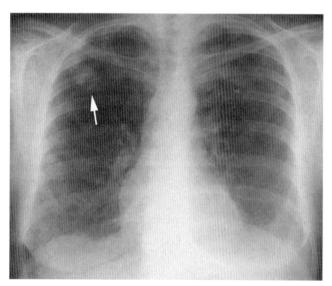

FIG. 14-6. Nódulo reumatóide. Um homem jovem com artrite reumatóide mostra um nódulo periférico bem definido no lobo superior direito. Pequeno derrame pleural também está presente *(seta)*.

ESCLEROSE SISTÊMICA PROGRESSIVA (ESCLERODERMA)

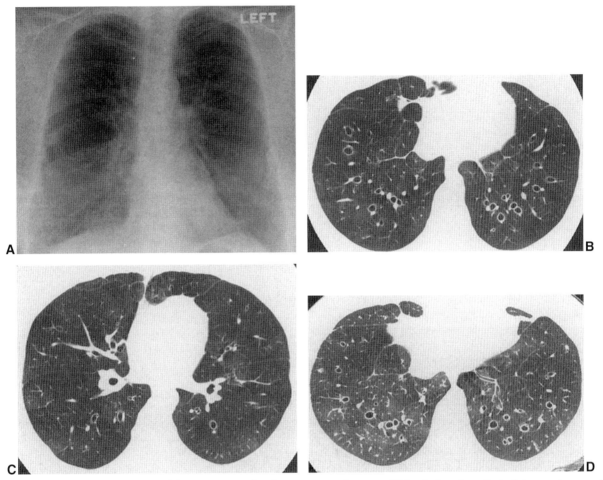

FIG. 14-7. Bronquiectasia e bronquiolite obliterante em mulher jovem com artrite reumatóide. **A.** A radiografia torácica mostra grande volume pulmonar. **B** e **C.** A escaniografia feita em diversos níveis mostra extensa bronquiectasia e diferenças regionais na atenuação pulmonar devido à perfusão em mosaico. **D.** A TCAR pós-expiratória no mesmo nível de **B** mostra aprisionamento aéreo esparso, típico da bronquiolite obliterante.

mento. Infiltrações linfocíticas mais extensas podem estar associadas a achados de PIL como opacidade em vidro fosco ou cistos pulmonares (Fig. 14-5 e Figs. 13-27 e 13-30 no Capítulo 13).

■ Hipertensão Pulmonar

A hipertensão pulmonar é usualmente secundária à fibrose pulmonar. Raramente desenvolve-se na ausência de doença pulmonar, talvez relacionada à vasculite.

ESCLEROSE SISTÊMICA PROGRESSIVA (ESCLERODERMA)

A esclerose sistêmica progressiva (ESP), também conhecida como escleroderma, é uma doença generalizada do tecido conjuntivo que se associa, muitas vezes, com vasculite. O número de mulheres atingidas é três vezes maior do que o dos homens. Apenas 1% dos pacientes apresenta sintomas pulmonares, mas até 75% têm evidência de doença pulmonar em alguma época do seu curso.

A esclerose sistêmica progressiva (ESP) produz algum grau de fibrose intersticial em quase todos os pacientes. Associa-se também, comumente, com PINE, PIU, vasculite pulmonar e hipertensão pulmonar (Quadro 14-2).

■ Fibrose e Pneumonia Intersticial

Como acontece com a artrite reumatóide, as radiografias torácicas podem parecer normais a despeito de testes de função pulmonar anormais. A incidência de doença intersticial pulmonar reconhecível radiograficamente é de cerca de 25%. As radiografias torácicas podem mostrar uma anormalidade reticular com predominância no lobo inferior, indistinguível da anormalidade da FPI. Em casos iniciais, opacidades em vidro fosco mal definidas podem ser vistas nas bases (Fig 14-8A). Com a evolução da doença, o reticulado pode passar de fino a grosseiro, associado a perda progressiva de volume pulmonar.

Os achados de TCAR de fibrose intersticial na ESP são similares aos da FPI, incluindo: (1) opacidade em vidro fosco (Fig. 14-8), (2) consolidação (Fig. 14-9), (3) opa-

QUADRO 14-2 ESCLERODERMA

Doença pulmonar em 75% dos casos
Mais comum em mulheres
Pneumonia intersticial
    Padrões histológicos: pneumonia intersticial, pneumonia intersticial usual, bronquiolite obliterante com pneumonia em organização
    Reticulados, vidro fosco, faveolamento
    Aparências semelhantes às de AR na TCAR
Derrame ou espessamento pleural em 35% dos casos
Dilatação esofágica em 40 a 80%
Linfonodomegalia mediastinal em 60%

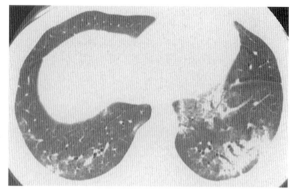

FIG. 14-8. Escleroderma com consolidação. A TCAR mostra consolidação periférica e opacidade em vidro fosco nos lobos inferiores. As regiões subpleurais mostram-se poupadas à esquerda. Isto pode indicar uma pneumonia organizada/bronquiolite obliterante com pneumonia em organização ou pneumonia intersticial não-específica.

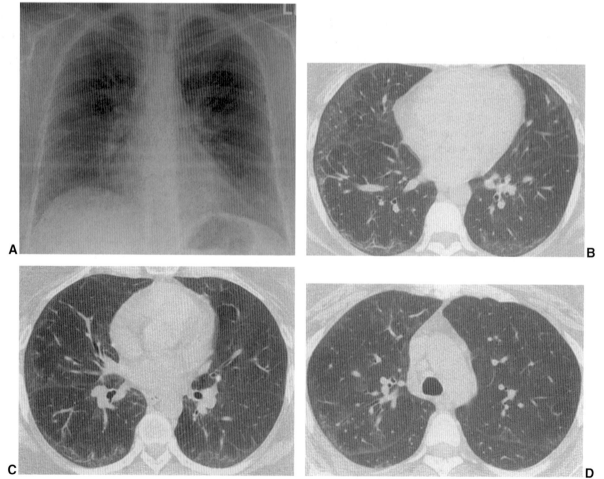

FIG. 14-9. Escleroderma com opacidade em vidro fosco. **A.** A radiografia torácica mostra um aumento de opacidade muito sutil nas bases pulmonares. **B-D.** Cortes de TCAR em três níveis mostram opacidade em vidro fosco e mínimo reticulado com predominância subpleural e no lobo inferior. O pulmão imediatamente subpleural está relativamente poupado. Esta aparência reflete, usualmente, a presença de pneumonia intersticial não-específica (biopsia) e é típica de escleroderma inicial.

ESCLEROSE SISTÊMICA PROGRESSIVA (ESCLERODERMA)

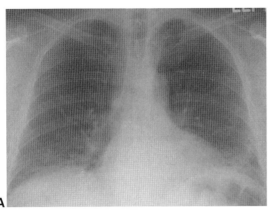 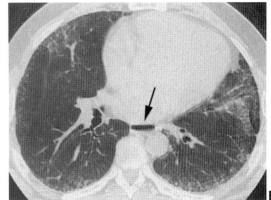

FIG. 14-10. Escleroderma com opacidades reticulares finas e dilatação esofágica. **A.** A radiografia de tórax mostra volume do pulmão reduzido e opacidades reticulares mal definidas nas bases do pulmão. **B.** A TCAR nas bases do pulmão mostra um padrão reticular fino sem faveolamento definido. O esôfago *(seta)* está dilatado e cheio de ar e líquido.

cidades reticulares finas (Fig. 4-10), (4) reticulado grosseiro ou irregular (Fig. 14-10), (5) bronquiectasia por tração (Fig. 14-11) e (6) faveolamento (Fig. 14-12). As anormalidades mostram, tipicamente, uma predominância no lobo inferior e envolvem, muitas vezes, a periferia pulmonar de maneira concêntrica. Como acontece com outras colagenoses, verifica-se uma tendência da ESP de mostrar um padrão reticular mais fino do que o padrão reticular exibido pela fibrose pulmonar idiopática (FPI). A opacidade em vidro fosco é mais comum do que com a FPI.

A aparência na TCAR pode refletir o padrão histológico presente. A opacidade em vidro fosco muitas vezes é conseqüente à pneumonia intersticial não-específica (PINE) (Fig. 14-9). A relativa preservação subpleural, como às vezes vista em pacientes com AR, pode refletir PINE (ver Figs. 14-9 e 14-10). A consolidação pode indicar PINE ou PO/BOOP (Fig. 14-9). Reticulado, bronquiectasia por tração ou faveolamento podem indicar pneumonia intersticial não-específica (PINE) fibrosada ou PIU.

A pneumonia intersticial associada a ESP segue um curso menos progressivo e tem prognóstico a longo pra-

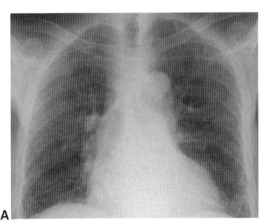

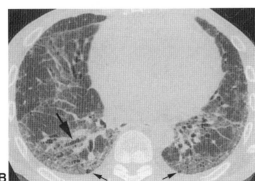 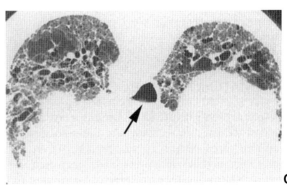

FIG. 14-11. Escleroderma com reticulado grosseiro e bronquiectasia por tração. **A.** A radiografia torácica mostra opacidades reticulares lateralmente, nas bases pulmonares. **B.** A TCAR da base pulmonar mostra reticulado grosseiro com bronquiectasia por tração *(seta grande)*. Faveolamento inicial *(setas pequenas)* pode estar presente. **C.** A TCAR das bases pulmonares feita com o paciente em pronação mostra o padrão reticular e a bronquiectasia por tração. O esôfago *(seta)* está dilatado e cheio de ar. Exceto pela presença da dilatação esofágica, esta aparência é indistinguível da apresentada pela fibrose pulmonar idiopática (FPI).

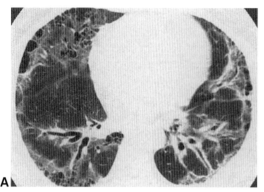 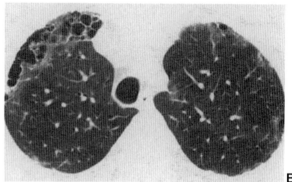

FIG. 14-12. Escleroderma com faveolamento. **A.** A TCAR da base pulmonar mostra extenso faveolamento associado a opacidade em vidro fosco. **B.** A TCAR através dos lobos superiores mostra faveolamento ântero-superior.

zo melhor do que o da FPI. A melhora após tratamento é mais comum em pacientes com componentes em vidro fosco mais acentuados do que naqueles nos quais predominam anormalidades reticulares.

■ Doença Pleural

O derrame ou o espessamento pleural é menos comum do que em outras doenças colagenosas e é visível nas radiografias em 10 a 15% dos casos. As TC mostram espessamento pleural difuso em 1/3 dos casos.

■ Outros Achados

Dilatação esofágica assintomática está presente em 40 a 80% dos casos (Figs. 14-10B e 14-11C). Hipertensão pulmonar pode ocorrer devida à doença pulmonar ou à vasculite, porém é mais típica da síndrome CREST (ver adiante). Linfonodomegalia mediastinal é vista na TC em aproximadamente 60% dos casos.

SÍNDROME CREST

A síndrome CREST (esclerose sistêmica limitada) é uma variante da esclerose sistêmica progressiva (ESP) (Quadro 14-3). É definida pela presença de calcificação subcutânea, fenômeno de Raynaud, disfunção da motilidade esofágica, esclerodactilia e telangiectasia. A hipertensão pulmonar é mais comum do que na ESP, ocorrendo em quase 10% dos pacientes. Por outro lado, as manifestações pulmonares e pleurais da síndrome CREST são similares às da ESP, mas tendem a ser menos graves e são associadas a melhor prognóstico.

LÚPUS ERITEMATOSO SISTÊMICO

O lúpus eritematoso sistêmico (LES) é uma doença auto-imune multissistêmica que se associa a aumento dos anticorpos antinucleares séricos circulantes (ANA) em 95% dos casos. O diagnóstico clínico é baseado na presença de pelo menos quatro das dez características seguintes: erupção cutânea, lúpus discóide, fotossensibilidade, úlceras orais, artrite, serosite, distúrbios renais, distúrbios neurológicos, distúrbios hematológicos ou distúrbios imunológicos. O LES é muito mais comum em mulheres do que em homens. Mais de 50% dos pacientes com LES desenvolvem doença pleural ou pulmonar (Quadro 14-4).

■ Doenças Pleural e Pericárdica

A doença pleural é a anormalidade mais comumente presente. Derrame ou espessamento pleural ocorrem em 70% dos casos e o derrrame pleural é visível em 35% das radiografias torácicas de pacientes com LES. Os derrames são usualmente bilaterais e pequenos.

Derrame pericárdico ou cardiomegalia está presente em 35% dos casos nas radiografias torácicas. O derrame pericárdico é visto, muito mais comumente, na TC do que nas radiografias. A cardiomegalia pode também refletir cardiomiopatia lúpica.

■ Doença Pulmonar

Uma variedade de anormalidades pulmonares pode ser vista no LES. Estas, muitas vezes, parecem não-específicas nas radiografias torácicas – opacidades focais ou opacidades esparsas, predominantes nas bases pulmonares.

QUADRO 14-3 SÍNDROME CREST
Variante de escleroderma
Sinais
Calcificação (subcutânea)
Fenômeno de Raynaud
Dismotilidade esofágica
Esclerodactilia
Telangiectasia
Hipertensão pulmonar em 10% dos casos
Doença pleural e pulmonar similares à ESP, mas menos grave

LÚPUS ERITEMATOSO SISTÊMICO

> **QUADRO 14-4** LÚPUS ERITEMATOSO SISTÊMICO
>
> Derrame pleural ou espessamento pleural em 70%
> Derrame pericárdico ou cardiomegalia em 35%
> Doença pulmonar:
>   Pneumonia (mais comum)
>   Pneumonite lúpica (5%)
>   Hemorragia pulmonar
>   Síndrome de "encolhimento pulmonar"
>   PO/BOOP
>   Fibrose pulmonar em 30%-35% na TCAR
>   Sinais similares aos de outras doenças vasculares colagenosas
>   Bronquiectasia
>   Hipertensão pulmonar

Pneumonia

A pneumonia, usualmente bacteriana, é a causa mais comum de anormalidade pulmonar no LES, respondendo por dois terços dos casos de doença pulmonar. Pode ser relacionada com a imunossupressão devida ao LES ou às drogas utilizadas na terapia.

Pneumonite Lúpica

Ocorre em cerca de 5% dos casos e é caracterizada por febre, dispnéia, tosse e, por vezes, hemoptise. Tende a aparecer associada a envolvimento multissistêmico concomitante. Radiografias torácicas e TC mostram áreas de consolidação esparsas, uni ou bilaterais ou opacidade em vidro fosco com ou sem derrame pleural. Pode ser observada uma predominância no lobo inferior. A histologia pode mostrar lesões alveolares difusas ou hemorragia, por vezes associada a imunocomplexos visíveis com corantes imunofluorescentes. O diagnóstico é geralmente feito por exclusão ou por outras manifestações como pneumonia.

Hemorragia Pulmonar Difusa

Ocorre em poucos pacientes com LES e é, provavelmente, uma manifestação da pneumonite lúpica. Apresenta-se tipicamente com anemia crescente e progressiva consolidação pulmonar vista nas radiografias (Fig. 14-13). A hemoptise pode ou não estar presente. A nefrite lúpica está comumente associada, compondo então uma síndrome pulmonar-renal. A melhora radiográfica pode ser rápida, ocorrendo em vários dias. A consolidação é tipicamente substituída por uma anormalidade intersticial durante o processo de resolução.

Síndrome do "Encolhimento Pulmonar"

A perda progressiva do volume pulmonar, denominada de síndrome do "encolhimento pulmonar", é uma manifestação comum do LES. A etiologia não está esclarecida mas acredita-se que se deva à disfunção diafragmática ou à dor pleurítica com restrição dos movimentos respiratórios. Os pacientes apresentam-se com dispnéia. As radiografias apresentam progressiva perda de volume nos lobos inferiores, associada, algumas vezes, a áreas lineares

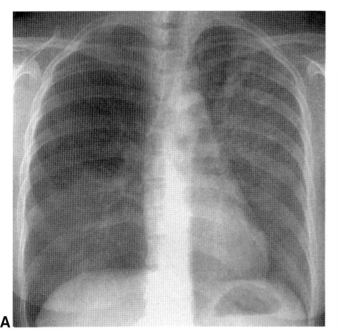
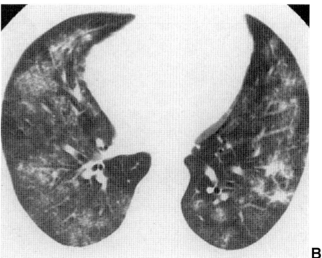

FIG. 14-13. Lúpus eritematoso sistêmico com hemorragia pulmonar. **A.** A radiografia torácica mostra áreas de consolidação e opacidade em vidro fosco envolvendo o pulmão esquerdo e o lobo inferior direito. Hemoptise presente. **B.** A TC em outro paciente mostra consolidação esparsa e opacidade em vidro fosco que poupam a região subpleural.

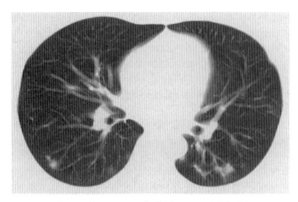

FIG. 14-14. Lúpus eritematoso sistêmico com PO/BOOP. A TC em paciente com lúpus eritematoso sistêmico e febre moderada mostra nódulos mal definidos na parte posterior do pulmão. Considerou-se infecção. A biopsia pulmonar mostrou OP/BOOP.

ou focais de atelectasia, contudo, anormalidades parenquimatosas estão usualmente ausentes. Em alguns pacientes, esta aparência nas radiografias torácicas correlaciona-se com fibrose pulmonar moderada.

Pneumonia em Organização (PO/BOOP)

A PO/BOOP, quando ocorre em LES, mostra achados típicos de consolidação esparsa no lobo inferior ou opacidades nodulares mal definidas (Fig. 14-14) com distribuição periférica ou peribrônquica. Os sintomas incluem febre moderada e dispnéia. Sua aparência mimetiza a da pneumonia.

Fibrose Pulmonar

A fibrose pulmonar é incomum no LES, se comparada com outras doenças colagenosas. A biopsia pode mostrar PINE ou menos provavelmente PIU. A fibrose pulmonar é evidente nas radiografias em aproximadamente 3 a 5% dos pacientes, mostrando predominância basal das opacidades reticulares. A incidência de anormalidades na TCAR compatíveis com fibrose é de 30 a 35%.

Os achados da pneumonia intersticial e de fibrose na TCAR incluem opacidades em vidro fosco, reticulado fino, bronquiectasia por tração e faveolamento nos casos avançados (Figs. 14-15 e 14-16). Opacidade em vidro fosco é vista em 10 a 15% dos pacientes com LES e consolidação em 5 a 10%. Estas anormalidades podem mostrar-se associadas a pneumonia, pneumonite lúpica, hemorragia pulmonar, pneumonia intersticial ou, ocasionalmente, BOOP. Verifica-se uma tendência da fibrose, em pacientes com LES, a ser mais fina do que em pacientes com FPI, e o faveolamento é muito raro. A fibrose pulmonar predomina na periferia e nas bases pulmonares, embora o envolvimento da região anterior do lobo

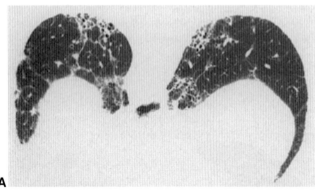
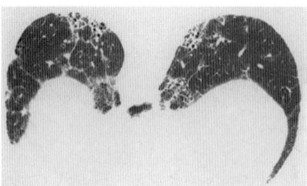

FIG. 14-15. LES com opacidades reticulares e bronquiectasia por tração. Cortes de TCAR, em pacientes em pronação em dois níveis, mostram opacidades reticulares espirais com bronquiectasia por tração.

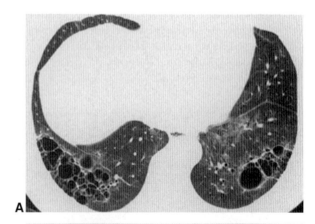
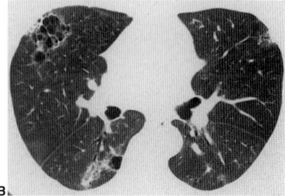

FIG. 14-16. LES com faveolamento esparso. Cortes de TCAR de base pulmonar (**A**) e através do médio do pulmão (**B**) mostram faveolamento esparso e consolidação. Faveolamento pulmonar anterior também está presente (**B**).

superior seja comum (Fig. 14-16). A fibrose tende a apresentar-se mais esparsa do que concêntrica (Figs. 14-15 e 14-16).

Doença de Via Aérea

Espessamento da parede brônquica e bronquiectasia é visto na TCAR em cerca de 20% dos pacientes, mas raramente mostra-se nas radiografias torácicas.

Hipertensão Pulmonar

A hipertensão pulmonar é rara no LES. Pode ser secundária a doença pulmonar ou a embolia, ou pode ser similar à hipertensão pulmonar primária.

POLIOMIOSITE-DERMATOMIOSITE

A poliomiosite-dermatomiosite (PM-DM) constitui um grupo de distúrbios caracterizado por fraqueza nos músculos proximais das pernas. Cerca de 50% dos pacientes mostram uma erupção característica diagnóstica da dermatomiosite. A PM-DM está muitas vezes associada a anticorpos nucleares e citoplásmicos. Mulheres são acometidas duas vezes mais do que os homens. Carcinomas, que podem originar-se em vários locais, estão associados a 5 a 15% dos casos (Quadro 14-5).

A PM-DM associa-se menos comumente a envolvimento pulmonar do que outras doenças do tecido conjuntivo. A incidência comunicada de anormalidades funcionais dos pulmões é de cerca de 30%, e aproximadamente 5% dos pacientes mostram anormalidades radiográficas torácicas. O padrão de envolvimento é tipicamente o da PINE, PIU ou PO/BOOP. O envolvimento do diafragma pode causar sua elevação, com conseqüente decréscimo dos volumes dos pulmões.

Os achados na TCAR da PM-DM incluem: (1) opacidade em vidro fosco (90% dos casos anormais; Fig. 14-17), (2) opacidades reticulares finas indicativas de fibrose (90%; Fig. 14-18), (3) consolidação (50%) e (4) faveolamento (15%) com predominância basal e subpleural. O padrão de fibrose pulmonar é semelhante ao de outras doenças do colágeno. Consolidação nas bases pulmonares tem sido associada a PO/BOOP.

Após tratamento com corticosteróides e imunossupressores, os achados anormais melhoram, com exceção da fibrose e do faveolamento.

QUADRO 14-5 POLIOMIOSITE-DERMATOMIOSITE

Mais comum em mulheres
Carcinoma em 5%-15% dos casos
Envolvimento pulmonar menos comum do que com outras colagenoses
    Padrões podem ser de pneumonia intersticial, PIU, PO/BOOP
    Achados na TCAR semelhantes aos de outras doenças do colágeno

---

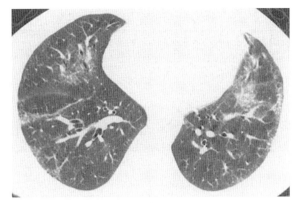

FIG. 14-17. Dermatomiosite com opacidade em vidro fosco. Opacidade em vidro fosco é visível na TCAR nas bases pulmonares.

DOENÇA MISTA DO TECIDO CONJUNTIVO

A doença mista do tecido conjuntivo (DMTC) é associada a achados clínicos e laboratoriais que se sobrepõem aos de ESP, LES e PM-DM. Altos títulos de anticorpos circulantes contra pequena ribonucleoproteína nuclear (snRNP) são necessários para firmar o diagnóstico (Quadro 14-6).

A DMTC associa-se comumente a evidências radiológicas e funcionais de doença pulmonar intersticial ou de derrame pleural, com prevalência de até 80%. A vasculite pulmonar, a hipertensão pulmonar e a hemorragia pulmonar são também associadas à DMTC.

Mais de dois terços de pacientes com DMTC apresentam testes funcionais pulmonares anormais, mas as

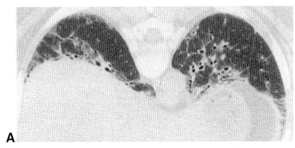

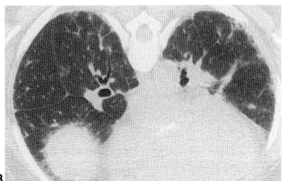

FIG. 14-18. Dermatomiosite com opacidades reticulares. Cortes em dois níveis, com paciente em pronação, mostram reticulado nas bases pulmonares posteriores. bronquiectasia por tração está presente (**A**), indicando a presença de fibrose.

| QUADRO 14-6 | DOENÇA MISTA DO TECIDO CONJUNTIVO |

- Achados de esclerose sistêmica progressiva, LES e PM-DM
- Derrame ou espessamento pleural em 10% dos casos
- Envolvimento pulmonar em 80% dos casos
  - Padrões de PI, PIU, PO/BOOP
  - Achados na TCAR similares aos de outras doenças colagenosas
- Hemorragia pulmonar
- Hipertensão pulmonar

anormalidades radiográficas são visíveis em apenas cerca de 20% dos casos. A doença pulmonar intersticial da DMTC mostra-se idêntica à de outras doenças colagenosas no exame histológico, nas radiografias e na TCAR (Fig. 14-19). O derrame ou o espessamento pleurais estão presentes em menos de 10% dos casos de DMTC.

SÍNDROME DE SJÖGREN

A síndrome de Sjögren (SS) consiste na tríade clínica de ceratoconjuntivite seca (secura da córnea e da conjuntiva), xerostomia (secura da boca e dos lábios) e inflamação recorrente da glândula paratireóide (Quadro 14-7). Embora a SS possa ocorrer isoladamente (SS primária), a maioria dos pacientes apresenta colagenose concomitante (SS secundária), mais comumente artrite reumatóide (menor número de LES e ESP concomitantes). A SS primária é associada a anticorpos nucleares e citoplásmicos e ocorre em pacientes cujas idades vão de 40 a 70 anos, sendo ainda mais comum em mulheres.

As manifestações pleuropulmonares são relativamente comuns e incluem PIL, bronquiolite folicular, PINE, PIU, PO/BOOP, inflamação glandular traqueobrônquica e pleurite com ou sem derrame. Hiperplasia linfóide focal e linfoma apresentam uma incidência aumentada na SS.

A freqüência de anormalidades radiográficas comunicadas varia de 2 a 30%. A anormalidade radiográfica mais freqüentemente encontrada consiste em um padrão reticular ou reticulonodular, usualmente de predominância basal. Este padrão pode ser causado por PIL, por fibrose intersticial ou, ocasionalmente, por linfoma.

Os achados na TCAR são muito inespecíficos, incluindo opacidades em vidro fosco, fibrose, bronquiectasia, tipicamente presentes nos lobos inferiores.

Uma aparência característica consiste na presença de múltiplos cistos pulmonares ocorrendo como uma anormalidade isolada (Fig. 13-29 no Capítulo 13) ou em associação com opacidade em vidro fosco. Estas anor-

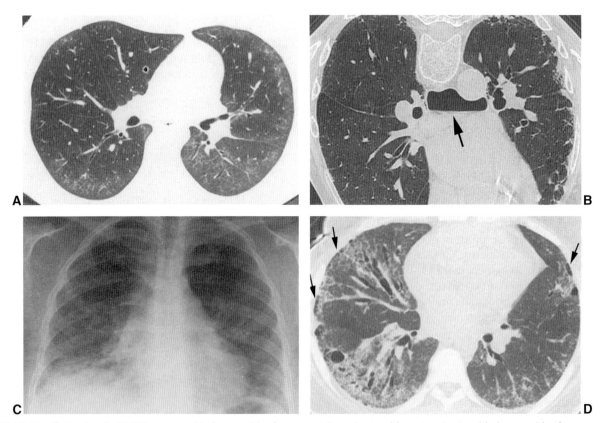

FIG. 14-19. Manifestações de DMTC com opacidades em vidro fosco em três pacientes diferentes. **A.** Opacidades em vidro fosco periféricas e concêntricas e reticulado fino são visíveis, com preservação da região pulmonar imediatamente subpleural. Esta aparência é típica de pneumonia intersticial não-específica. **B.** A TCAR em pronação mostra opacidades reticulares na periferia pulmonar. O esôfago está dilatado e cheio de ar e líquido *(seta)*. **C.** A radiografia torácica mostra diminuição do volume pulmonar com opacidades reticulares nas bases pulmonares. **D.** A TCAR no mesmo paciente anterior mostra opacidades reticulares na periferia pulmonar com bronquiectasia por tração e faveolamento inicial *(setas)*.

ESPONDILITE ANQUILOSANTE

QUADRO 14-7 SÍNDROME DE SJÖGREN

Primária ou secundária (associada a doença do colágeno)
Tríade de
    Ceratoconjuntivite seca
    Xerostomia
    Inflamação da glândula paratireóide
Mais comum em mulheres
Pneumonia intersticial linfocítica e bronquiolite folicular
    Cistos pulmonares característicos
Doença pulmonar com padrão de pneumonia intersticial, PIU,
    PO/BOOP
    TCAR similar a outras doenças do colágeno
Inflamação nas glândulas traqueobrônquicas
Pleurite com ou sem derrame
Hiperplasia linfóide focal ou linfoma
    Nódulos pulmonares ou massas

malidades refletem a presença de PIL, que é comum nesta doença. As manifestações na TCAR da PIL na SS são similares àquelas vistas na PIL associada a outras condições (ver Capítulo 13).

Linfomas em pacientes com SS podem produzir infiltrado intersticial difuso ou nódulos múltiplos. Hiperplasia linfóide focal pode apresentar-se como um nódulo solitário ou como nódulos pulmonares múltiplos (Fig. 5-31 no Capítulo 5).

ESPONDILITE ANQUILOSANTE

Fibrose pulmonar no lobo superior e apical é vista em menos de 1% dos pacientes com espondilite anquilosante, usualmente 10 anos ou mais após o início da doença; anormalidades histológicas incluem inflamação inespecífica, fibrose e, algumas vezes, bronquiolite obliterante ou pneumonia lipídica (Quadro 14-8).

Radiologicamente, o processo inicia-se como espessamento pleural apical; um infiltrado desenvolve-se e, caracteristicamente, progride para uma destruição pulmonar cística que pode ser uni ou bilateral. Os achados radiográficos torácicos podem mimetizar muito de perto os da tuberculose. Em geral não ocorrem sintomas, mas as cavidades tornam-se infectadas secundariamente, na maioria das vezes por *Aspergillus fumigatus*. A TCAR mostra anormalidades mais comumente do que as radiografias. Os achados mais comuns são bronquiectasias, enfisema parasseptal e fibrose apical.

QUADRO 14-8 ESPONDILITE ANQUILOSANTE

Fibrose do lobo superior em 1% dos casos
Espessamento pleural apical
Destruição cística do pulmão, bronquiectasia, enfisema parasseptal
Aspergiloma associado

LEITURAS SELECIONADAS

Aquino SL, Webb WR, Golden J. Bronchiolitis obliterans associated with rheumatoid arthritis: findings on HRCT and dynamic expiratory CT. J Comput Assist Tomogr 1994;18:555-558.

Arroliga AC, Podell DN, Matthay RA. Pulmonary manifestations of scleroderma. J Thorac Imag 1992;7:30-45.

Bankier AA, Kiener HP, Wiesmayr MN, et al. Discrete lung involvement in systemic lupus erythematosus: CT assessment. Radiology 1995;196:835-840.

Bhalla M, Silver RM, Shepard JO, McLoud TC. Chest CT in patients with scleroderma: prevalence of asymptomatic esophageal dilatation and mediastinal lymphadenopathy. AJR Am J Roentgenol 1993;161:269-272.

Fenlon HM, Casserly I, Sant SM, Breatnach E. Plain radiographs and thoracic high-resolution CT in patients with ankylosing spondylitis. AJR Am J Roentgenol 1997;168:1067-1072.

Fenlon HM, Doran M, Sant SM, Breatnach E. High-resolution chest CT in systemic lupus erythematosus. AJR Am J Roentgenol 1996;166:301-307.

Franquet T, Giménez A, Monill JM, et al. Primary Sjogren's syndrome and associated lung disease: CT findings in 50 patients. AJR Am J Roentgenol 1997;169:655-658.

Fujii M, Adachi S, Shimizu T, et al. Interstitial lung disease in rheumatoid arthritis: assessment with high-resolution computed tomography. J Thorac Imag 1993;8:54-62.

Gamsu G. Radiographic manifestations of thoracic involvement by collagen vascular diseases. J Thorac Imag 1992;7:1-12.

Kim JS, Lee KS, Koh EM, et al. Thoracic involvement of systemic lupus erythematosus: clinical, pathologic, and radiologic findings. J Comput Assist Tomogr 2000;24:9-18.

Mino M, Noma S, Taguchi Y, et al. Pulmonary involvement in polymyositis and dermatomyositis: sequential evaluation with CT. AJR Am J Roentgenol 1997;169:83-87.

Prakash UB. Respiratory complications in mixed connective tissue disease. Clin Chest Med 1998;19:733-746.

Primack SL, Müller NL. Radiologic manifestations of the systemic autoimmune diseases. Clin Chest Med 1998;19:573-586.

Remy-Jardin M, Remy J, Cortet B, et al. Lung changes in rheumatoid arthritis: CT findings. Radiology 1994;193:375-382.

Remy-Jardin M, Remy J, Wallaert B, et al. Pulmonary involvement in progressive systemic sclerosis: sequential evaluation with CT, pulmonary function tests, and bronchoalveolar lavage. Radiology 1993;188:499-506.

Schurawitzki H, Stiglbauer R, Graninger W, et al. Interstitial lung disease in progressive systemic sclerosis: high-resolution CT versus radiography. Radiology 1990;176:755-759.

Schwarz MI. Pulmonary and cardiac manifestations of polymyositis-dermatomyositis. J Thorac Imag 1992;7:46-54.

Tanoue LT. Pulmonary involvement in collage vascular disease: a review of the pulmonary manifestations of the Marfan syndrome, ankylosing spondylitis, Sjogren's syndrome, and relapsing polychondritis. J Thorac Imag 1992;7:62-77.

Taorimina VJ, Miller WT, Gefter WB, Epstein DM. Progressive systemic sclerosis subgroups: variable pulmonary features. AJR Am J Roentgenol 1981;137:277-285.

Tazelaar HD, Viggiano RW, Pickersgill J, Colby TV. Interstitial lung disease in polymyositis and dermatomyositis. Clinical features and prognosis as correlated with histologic findings. Am Rev Respir Dis 1990;141:727-733.

Wiedemann HP, Matthay RA. Pulmonary manifestations of systemic lupus erythematosus. J Thorac Imag 1992;7:1-18.

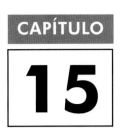

SARCOIDOSE

W. RICHARD WEBB

A sarcoidose é um distúrbio sistêmico de causa desconhecida, caracterizado pela presença de granulomas não-caseosos. Pode envolver qualquer órgão, mas a doença pulmonar é a que resulta em maior morbidade e mortalidade. Manifestações pulmonares estão presentes em 90% dos pacientes. Aproximadamente 25% dos pacientes apresentam sintomas respiratórios no diagnóstico, geralmente dispnéia, perda de peso, fadiga e algumas vezes febre ou sudorese noturna. Eritema nodoso é comum.

As lesões pulmonares podem resolver-se espontaneamente ou progredir para fibrose; de 20 a 25% dos pacientes apresentam diminuição funcional permanente. Linfonodomegalia hilar ou mediastinal é um achado comum.

A sarcoidose, com base em radiografias simples, tem sido descrita em estágios:

Estágio 0: Sem anormalidades visíveis (10% dos casos)
Estágio 1: Linfonodomegalia hilar ou mediastinal, não associada a doença pulmonar visível (50% dos casos)
Estágio 2: Linfonodomegalia hilar ou mediastinal, associada a doença pulmonar visível (30% dos casos)
Estágio 3: Lesão pulmonar difusa, sem aumento de linfonodos (10% dos casos)
Estágio 4: Esta designação é algumas vezes usada para referir-se à fibrose em estágio final

A utilidade deste sistema de estágios é limitada, embora exista alguma correlação entre os estágios e o curso da doença. As anormalidades radiológicas resolvem-se em 65% dos pacientes no estágio 1; 50% dos pacientes em estágio 2; e 20% dos pacientes em estágio 3. Entretanto, pacientes de um estágio não progridem necessariamente para o seguinte. Este sistema de estágios não é utilizado com tomografia computadorizada. A sensibilidade da TC é bem maior do que a da radiografia na detecção tanto do aumento de linfonodos como da doença pulmonar.

ANORMALIDADES DOS LINFONODOS

O aumento de linfonodos do mediastino é muito comum na sarcoidose, ocorrendo em 60 a 90% dos pacientes em algum estágio da doença. Menos da metade dos pacientes com essa anormalidade apresenta também doença pulmonar nas radiografias simples. Uma grande percentagem de pacientes com aumento de linfonodos mostra evidência de doença pulmonar na TC.

Caracteristicamente, o aumento de linfonodos envolve os linfonodos hilares ou os do mediastino, e massas de linfonodos mostram-se geralmente bilaterais e simétricas em radiografias do tórax. A combinação de linfonodomegalia (1) paratraqueal direita, (2) hilar direita e (3) hilar esquerda é denominada padrão 1-2-3, e é típica de sarcoidose (Fig. 15-1; ver também Figs. 8-44 e 8-45 no Capítulo 8). Linfonodomegalia na janela aortopulmonar também pode ser vista, achado que, algumas vezes, é denominado padrão 1-2-3-4 (ver Fig. 15-1A).

Em paciente com linfonodomegalia, as radiografias de tórax mostram anormalidades, em ordem decrescente de freqüência, nos hilos (85% a 95%), na região paratraqueal direita (75%), na janela aortopulmonar (50% a 75%), no espaço subcarinal (20%) e no mediastino anterior (10% a 15%; Fig. 15-2). A presença de aumento de linfonodo hilar é tão típica de sarcoidose que a ausência deste achado em paciente com linfadenopatia mediastinal leva ao questionamento do diagnóstico. Linfonodos da cadeia mamária interna, paravertebral e retrocrural aumentados também podem ser vistos, mas são bem menos comuns. Aumento de linfonodo hilar unilateral é visto em menos de 5% dos casos. Os linfonodos podem mostrar-se densos, pontilhados ou com calcificação em casca de ovo.

Na TC, linfonodo aumentado é visto em mais de 80% dos pacientes com sarcoidose. A maioria destes pacientes mostra aumento dos linfonodos hilar e mediastinal (ver Fig. 15-1B e C; ver também 8-44 e 8-45 no Capítulo 8). Entretanto, porque a TC pode mostrar linfonodos difíceis de serem avaliados em radiografias, a freqüência do envolvimento de regiões específicas é, de alguma forma, diferente na TC. Especificamente, o aumento de linfonodo hilar invariavelmente não é visto na TC de pacientes com adenopatia mediastinal. Em pacientes com linfonodos aumentados, a TC mostra anormalidades, com uma freqüência decrescente, no espaço paratraqueal direito (100%), janela aortopulmonar (95%), hilos (90%), espaço subcarinal (65%), espaço pré-vascular (50%) e mediastino posterior (15%). Na TC,

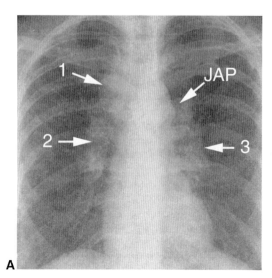

FIG. 15-1. O padrão 1-2-3 de linfonodos aumentados na sarcoidose. **A.** Numa radiografia de tórax, o aumento do linfonodo é visto no espaço paratraqueal direito *(1)*, hilo direito *(2)* e hilo esquerdo *(3)*. A presença de aumento do linfonodo na janela aortopulmonar *(JAP)* caracteriza o padrão 1-2-3-4. **B** e **C.** Na TC, aumento do linfonodo é visto no espaço paratraqueal direito *(1)*, hilo direito *(2)* e hilo esquerdo *(3)*. A linfonodomegalia na janela aortopulmonar *(JAP)* e subcarinal *(subc)* também é vista.

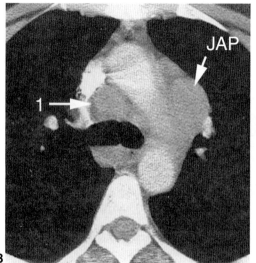
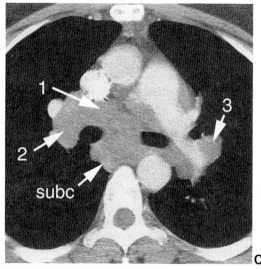

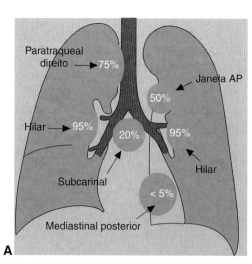
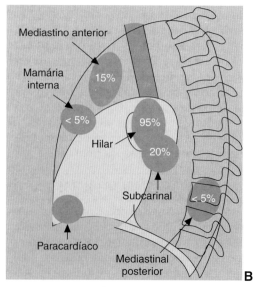

FIG. 15-2. Freqüência de aumento de linfonodos em pacientes com sarcoidose, como mostrado nas radiografias póstero-anterior (**A**) e lateral (**B**).

DOENÇA PULMONAR

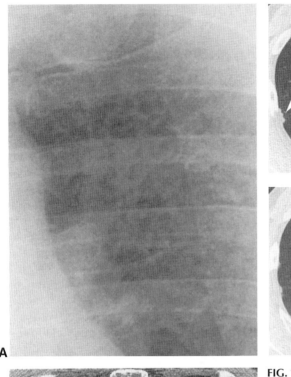
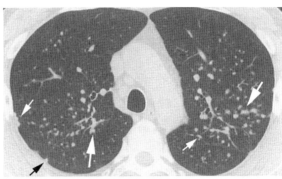
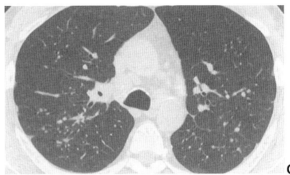
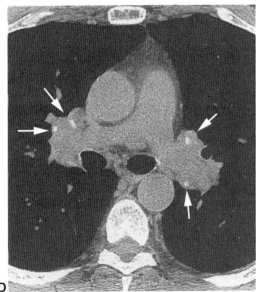

FIG. 15-3. Nódulos pulmonares na sarcoidose. **A.** Vista detalhada do lobo superior esquerdo mostrando nódulos pequenos e bem definidos. Os lobos inferiores mostram-se normais. Aumento hilar esquerdo também é visto. A maioria dos pacientes com nódulos pulmonares visíveis em radiografias também mostra aumento em linfonodos. **B.** A TCAR nos lobos superiores mostra distribuição perilinfática, esparsa, de nódulos com margem definida e com poucos milímetros em diâmetro. Os nódulos envolvem as superfícies pleurais e fissuras *(setas pequenas)* e as regiões peribroncovasculares *(setas grandes)*. **C.** Num nível inferior, os nódulos são menos numerosos, indicando uma predominância nos lobos superiores. **D.** Aumento de linfonodo hilar com calcificação *(setas)* é visível usando uma janela de tecido mole.

simetria, ou envolvimento bilateral, é visto com maior freqüência do que em radiografias.

Massas de linfonodos na sarcoidose podem ser bem grandes. A calcificação dos linfonodos é visível na TC em 25 a 50% dos casos e pode ser obscura ou densa ou mostrar aspecto pontilhado ou de casca de ovo (Fig. 15-3D; ver também Figs. 8-38A e 8-45 no Capítulo 8). Raramente os linfonodos aparecem necrosados, com baixa atenuação ou realçados na TC.

DOENÇA PULMONAR

■ Nódulos

Em pacientes com sarcoidose, são encontrados granulomas pulmonares relacionados com os linfáticos no espaço intersticial peribroncovascular, espaço intersticial subpleural e, em menor extensão, nos septos interlobulares. Isto é denominado distribuição **perilinfática** (ver Figs. 10-20 e 10-21 no Capítulo 10). Embora estes granulomas tenham tamanho microscópico, geralmente juntam-se para formar nódulos macroscópicos com vários milímetros ou mais de diâmetro.

Radiografias Simples

Doenças pulmonares são visíveis em radiografias em quase 40% dos pacientes, e usualmente são associadas a aumento de linfonodos (estágio 2). Anormalidades pulmonares freqüentemente são bilaterais e simétricas como vistas nas radiografias, com predominância no lobo supe-

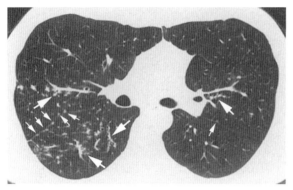

FIG. 15-4. Distribuição perilinfática de nódulos na TCAR. Os nódulos são pequenos, bem definidos, com vários milímetros de diâmetro. Estão localizados em relação ao interstício subpleural, às fissuras principais *(setas pequenas)* e ao interstício peribroncovascular adjacente aos vasos centrais *(setas grandes)*, dando a eles uma aparência arredondada como botão. Sua distribuição é esparsa.

rior em mais de 80% dos casos e uma distribuição difusa na maioria dos outros. Predominância no lobo inferior é incomum.

Um padrão nodular é mais comum em radiografias de tórax, sendo visto em quase metade dos casos (ver Figs. 15-3A e 15-6A). Os nódulos podem parecer bem definidos ou mal definidos e com aspecto de lanugem, com o diâmetro usualmente variando de poucos milímetros a 1 cm; um padrão reticulonodular é visto em outros 25%.

As radiografias não apresentam boa sensibilidade para mostrar doenças pulmonares. A TC de alta resolução (TCAR) ou a biopsia transbrônquica mostra lesão pulmonar em 80 a 90% dos pacientes, cujas doenças foram classificadas no estágio 1 (p. ex., doença pulmonar não visível).

TCAR

A TCAR mostra, caracteristicamente, nódulos pequenos, de poucos milímetros de diâmetro mas muito bem definidos.

Na maioria dos casos, uma distribuição perilinfática de nódulos é reconhecida na TCAR (ver Figs. 15-3B e C e 15-4 a 15-6; ver também Figs. 10-20 e 10-21 no Capítulo 10). Freqüentemente, os granulomas sarcóides predominam em relação a (1) interstício peribroncovascular para-hilar (p. ex., vasos e brônquios), (2) fissuras interlobulares, e (3) regiões subpleurais periféricas. Uma distribuição de nódulos relacionada a estas três regiões é altamente sugestiva de sarcoidose. Espessamento dos septos interlobulares ou nódulos ocorrendo em relação aos septos também podem ser vistos (Figs. 15-5 e 15-6B), mas este aspecto não é usualmente predominante. Nódulos peribroncovasculares periféricos também podem aparecer numa localização centrilobular (ver Fig. 15-6C). Em pacientes ocasionais, com doença extensa, os nódulos aparecem difusos e "aleatórios" em sua distribuição (ver Fig. 10-23 no Capítulo 10).

Predominância de nódulos no lobo superior é comum mas não é invariável (ver Figs. 15-3, 15-4, e 15-6). Geralmente, sarcóides exibem aparência de distribuição esparsa, com algumas regiões pulmonares bem anormais, enquanto outras parecem normais. Em mais de 50% dos pacientes, os nódulos podem ser poucos ou focais (Fig. 15-7), localizados em pequenas áreas em um ou ambos os pulmões.

Nódulos podem calcificar-se (Fig. 15-8). Estes podem estar associados a calcificação hilar ou linfonodos do mediastino.

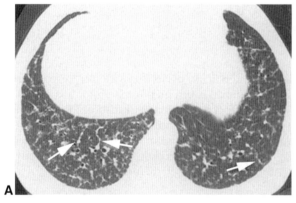
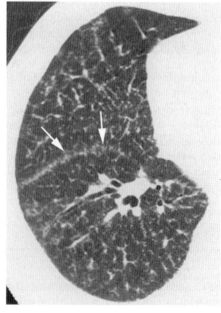

FIG. 15-5. TCAR mostrando nódulos perilinfáticos na sarcoidose, predominando em relação aos septos interlobulares. **A.** O corte na base do pulmão mostra numerosos septos espessos contendo nódulos *(setas)*. As superfícies pleurais também estão anormais. **B.** Em um nível superior, os nódulos são visíveis envolvendo a fissura *(setas)*.

DOENÇA PULMONAR

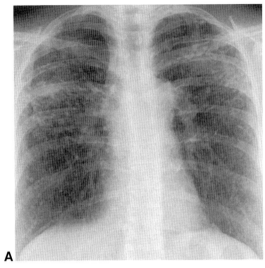
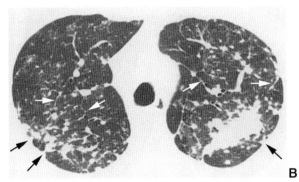
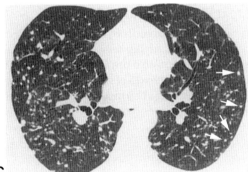

FIG. 15-6. Nódulos perilinfáticos na sarcoidose. **A.** A radiografia de tórax mostra muitos nódulos no pulmão, com predominância no lobo superior. Alguma confluência é vista nos lobos superiores. Elevação dos hilos indica alguma perda de volume no lobo superior, provavelmente devido à fibrose pulmonar sobreposta. **B.** A TCAR nos lobos superiores mostra múltiplos nódulos pequenos envolvendo o pulmão num padrão esparso. Nódulos subpleurais *(setas pretas)* e espessamento dos septos *(setas brancas)* são visíveis. Confluência de múltiplos nódulos peribroncovasculares é notada nas regiões posteriores. **C.** A TCAR num nível inferior mostra menos nódulos no pulmão *(setas)*. A distribuição é esparsa. Ambos os nódulos subpleurais e peribroncovasculares são visíveis. Alguns dos nódulos peribroncovasculares periféricos aparecem em localização centrilobular.

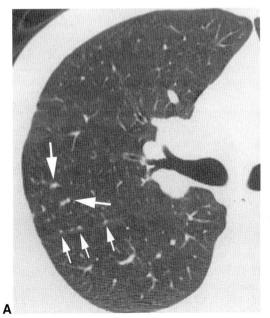
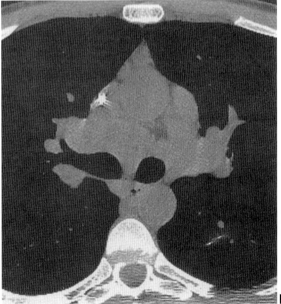

FIG. 15-7. Nódulos perilinfáticos sutis na sarcoidose. **A.** A TCAR mostra alguns nódulos em relação à fissura principal *(pequenas setas)*. Nódulos peribroncovasculares em relação aos pequenos vasos *(setas grandes)* também são vistos. **B.** Aumento de linfonodo hilar e mediastinal também é visto.

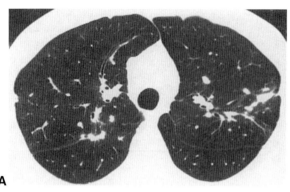
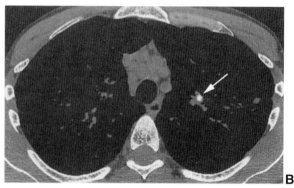

FIG. 15-8. Calcificação de nódulo pulmonar na sarcoidose. **A.** A TCAR mostra distribuição perilinfática de nódulos. **B.** O corte de janela de tecido mole mostra aumento de linfonodo mediastinal. Um nódulo pulmonar esquerdo está densamente calcificado *(seta)*.

▪ Grandes Nódulos e Massas

Opacidades mal definidas e grandes com ou sem broncogramas aéreos, com aspecto de consolidação, podem ser vistas em radiografia de tórax e TC em pacientes com sarcoidose. A localização pode ser periférica ou para-hilar (ver Figs. 15-6A e B, 15-9 e 15-10). Embora estas opacidades tenham sido chamadas sarcóides alveolares, elas são o resultado da confluência de um grande número de granulomas intersticiais.

Na TC, grandes nódulos (1 a 4 cm em diâmetro) são vistos em 15 a 25% dos pacientes (ver Figs. 15-6B, 15-9 e 15-10). Raramente com cavitação. Na TC, pequenos nódulos (p. ex., nódulos satélites) são vistos, com freqüência, na periferia destas massas (ver Figs. 15-9 e 15-10). Este aspecto é chamado de sinal da "galáxia". Geralmente é visto em pacientes com sarcoidose mas podem ser vistos em outras doenças granulomatosas e em alguns pacientes com neoplasia.

▪ Opacidade em Vidro Fosco

Pacientes com sarcoidose algumas vezes mostram na TCAR área esparsa de opacidade em vidro fosco que pode estar sobreposta a um fundo de nódulos intersticiais (Fig. 15-11). Este achado geralmente reflete a presença de numerosos microgranulomas. Na etiologia é similar a sarcóide alveolar.

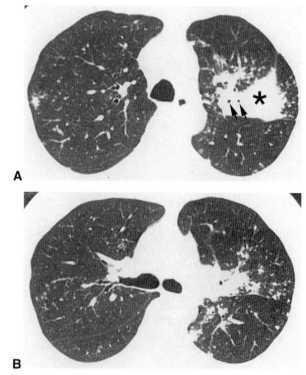

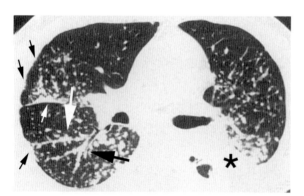

FIG. 15-9. Granulomas sarcóides confluentes resultando em massa. A TCAR mostra distribuição perilinfática de nódulos envolvendo as superfícies pleurais e fissura *(setas pequenas)* e interstício peribroncovascular *(setas grandes)*. Confluência de nódulos peribroncovasculares à esquerda (*) resultando em massa. Discretos nódulos satétiles são vistos na margem da massa, resultando no sinal da galáxia.

FIG. 15-10. Granulomas sarcóides confluentes resultando em massa. **A.** Confluência de nódulos peribronquiovasculares à esquerda (*) resultando em grande massa. Discretos nódulos satélites são vistos na margem da massa. Broncogramas aéreos *(setas)* são vistos na massa. Este aspecto é chamado de sarcoidose alveolar. **B.** Em um nível mais baixo, é visível uma distribuição esparsa de nódulos perilinfáticos.

DOENÇA PULMONAR

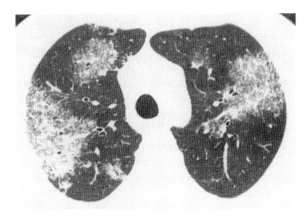

FIG. 15-11. Opacidade em vidro fosco na sarcoidose. A TCAR mostra um aglomerado de micronódulos com sobreposição de opacidade em vidro fosco.

■ Opacidades Reticulares e Fibrose

Em vários pacientes nos estágios 2 e 3 da doença, as anormalidades radiográficas desaparecem com o tempo. Um padrão reticular persistente é visto na radiografia do tórax em 15% dos casos; é indicativo de fibrose e pode estar associado a faveolamento. Uma vez que a doença ativa mostra-se esparsa, áreas de fibrose geralmente têm distribuição esparsa.

Opacidades reticulares usualmente têm predominância no lobo superior. Massas para-hilares, geralmente nos lobos superiores, podem estar visíveis devido à fibrose peribrônquica. Perda de volume do lobo superior com retração ascendente dos hilos é comum (ver Figs. 15-6A e 15-12A). Áreas de enfisema ou cistos contendo ar também podem ser visíveis na periferia do pulmão

O achado precoce mais comum de fibrose encontrado na TCAR é o deslocamento posterior do brônquio principal e dos brônquios do lobo superior, associado a opacidades reticulares irregulares (ver Figs. 15-12 e 15-13). Fibrose progressiva leva a massas de tecido fibroso peribroncovascular com aglomeração central de brônquios para-hilares e vasos, caracteristicamente mais acentuadas nos lobos superiores (Fig. 15-14). Este achado é freqüentemente associado a bronquiectasia por tração; as outras únicas doenças que comumente têm esta aparência são silicose e talcose.

O aspecto de faveolamento com cistos pulmonares pode estar presente em pacientes com sarcoidose, mas é relativamente incomum. Este faveolamento, visto em pacientes com sarcoidose, geralmente envolve as áreas média e superiores do pulmão, poupando as bases (Fig. 15-15); pode também envolver a área pulmonar central ou o pulmão peribroncovascular, um achado atípico de fibrose pulmonar idiopática (FPI). Raramente, o faveola-

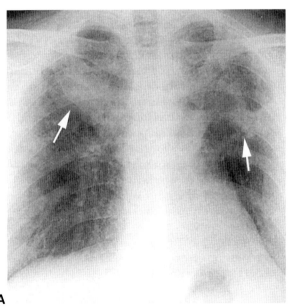

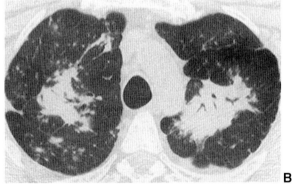

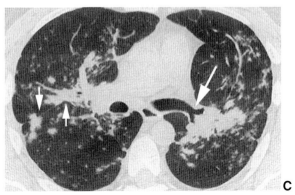

FIG. 15-12. Conglomerado de massas e fibrose pulmonar inicial na sarcoidose. **A.** A radiografia de tórax mostra retração ascendente dos hilos associada a opacidades semelhantes a massas nos lobos superiores *(setas)*. **B.** Na TCAR, massas com broncogramas aéreos estão visíveis nos lobos superiores. **C.** Deslocamento posterior do brônquio do lobo superior *(seta grande)* é um sinal de fibrose inicial. Distorção na arquitetura do pulmão com deslocamento das fissuras *(setas pequenas)* e curvatura dos vasos pulmonares também indica perda de volume e fibrose.

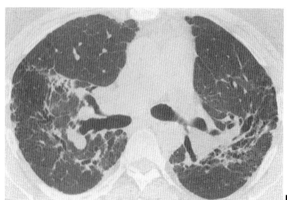
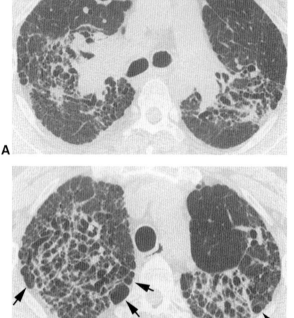

FIG. 15-13. Fibrose pulmonar na sarcoidose.
A e **B.** O corte de TCAR mostra deslocamento posterior dos hilos e brônquios superiores associado a opacidades reticulares irregulares e bronquiectasia por tração.
C. Bronquiectasia por tração extensa é vista nos lobos superiores, com áreas de enfisema subpleural *(setas)*.

mento pode envolver basicamente as zonas inferiores do pulmão e mimetizar a aparência vista na FPI.

A TC ajuda a determinar a presença e extensão de alguma complicação da sarcoidose. Embora a verdadeira sarcoidose cavitária seja rara, lesões císticas representando enfisema, bolhas ou bronquiectasia por tração são comuns em pacientes com fibrose extensa (ver Figs.

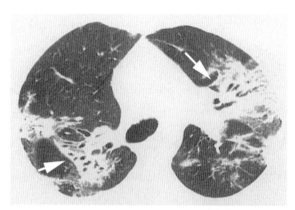

FIG. 15-14. Fibrose pulmonar na sarcoidose. A TCAR mostra massas peribroncovasculares de tecido fibroso *(setas)* com aglomeração central dos brônquios e bronquiectasia por tração. Os brônquios do lobo superior direito estão deslocados posteriormente. Outras áreas esparsas de fibrose também estão visíveis.

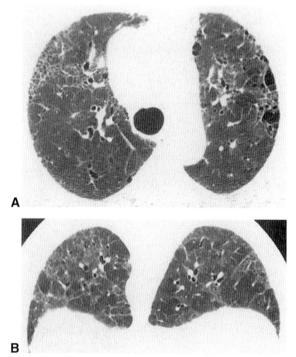

FIG. 15-15. Faveolamento na sarcoidose. **A.** Faveolamento está visível nos lobos superiores. Fibrose pulmonar central ou peribroncovascular também está presente. **B.** A TCAR em decúbito ventral na base do pulmão mostra espessamento septal interlobular e achados de fibrose pulmonar, mas o faveolamento não está presente. Esta distribuição é muito incomum com fibrose pulmonar idiopática.

DOENÇA PULMONAR

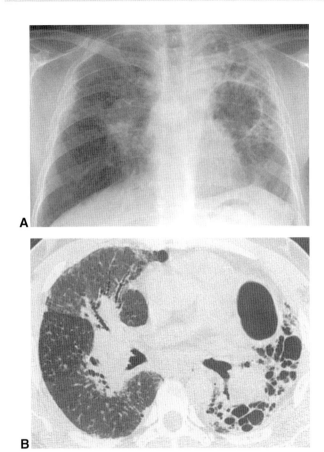

FIG. 15-16. Sarcoidose em estágio final com fibrose e lesões císticas. **A.** A radiografia de tórax mostra volume pulmonar reduzido, retração ascendente dos hilos e lesão cística no lobo superior esquerdo. **B.** A TCAR mostra fibrose pulmonar extensa com bronquiectasia por tração e múltiplas lesões císticas no lobo superior esquerdo. O aumento dos hilos representa hipertensão pulmonar.

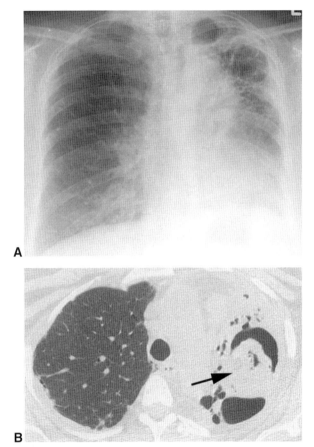

FIG. 15-18. Sarcoidose em estágio final com aspergiloma. **A.** A radiografia de tórax mostra extensa fibrose no lobo superior esquerdo com perda de volume e anormalidades císticas. **B.** A TCAR mostra uma bola de fungo *(seta)* dentro de um cisto no lobo superior esquerdo.

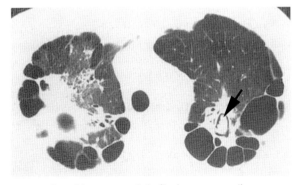

FIG. 15-17. Sarcoidose em estágio final com aspergiloma. A TCAR mostra fibrose no lobo superior, bronquiectasia por tração e enfisema. Um aspergiloma *(seta)* está presente dentro de um cisto no lobo superior esquerdo.

15-13C e 15-16 a 15-18). Micetoma sobreposto (aspergiloma) pode ser prontamente detectado na TC e é muito comum, sendo visto em pelo menos 10% dos pacientes com sarcoidose em estágio final (ver Figs. 15-17 e 15-18).

■ Anormalidades Brônquicas e Bronquiolares

Envolvimento das vias aéreas é comum na sarcoidose. Anormalidades brônquicas têm sido relatadas em quase 65% dos pacientes, primeiramente consistindo em espessamento brônquico de parede nodular ou pequenas lesões endobrônquicas (Fig. 15-19). A TCAR pode mostrar pequenos granulomas endobrônquicos. A obstrução dos brônquios lobares ou segmentares por granulomas endobrônquicos ou linfonodos peribrônquicos aumentados pode resultar em atelectasia; é comum o envolvimento do lobo médio (Fig. 15-20).

Envolvimento das vias aéreas pequenas por granulomas ou fibrose pode resultar em obstrução, manifestada na TCAR como perfusão em mosaico em cortes em inspiração (Fig. 15-21A) e aprisionamento aéreo em corte expiratório (ver Fig. 15-21B).

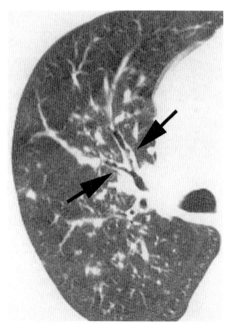

FIG. 15-19. Envolvimento das vias aéreas na sarcoidose. A TCAR mostra estreitamento nodular dos brônquios do lobo superior direito *(setas)*.

▪ Doença Pleural

Cerca de 1% dos pacientes com sarcoidose desenvolve anormalidades na pleura, tanto derrame ou espessamento pleural. Estas anormalidades podem refletir envolvimento pleural por sarcoidose.

▪ Anormalidades Cardíacas

Comumente a sarcoidose envolve o coração e pode resultar em cardiomiopatia, arritmias, lesões valvulares e insuficiência. A cardiomegalia, algumas vezes, é visível e pode ser uma pista para o diagnóstico. Hipertensão pulmonar pode ocorrer em pacientes com fibrose pulmonar.

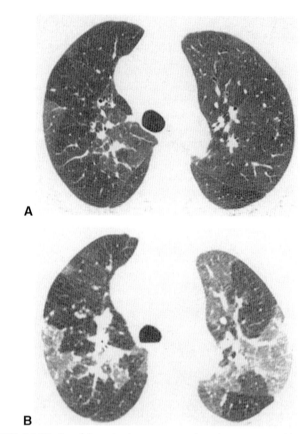

FIG. 15-21. Envolvimento de pequenas vias aéreas na sarcoidose. **A.** Corte inspiratório mostrando atenuação pulmonar não-homogênea devido à perfusão em mosaico. **B.** Corte expiratório mostrando aprisionamento aéreo.

LEITURAS SELECIONADAS

Brauner MW, Grenier P, Mompoint D, et al. Pulmonary sarcoidosis: evaluation with high-resolution CT. Radiology 1989;172:467-471.

Brauner MW, Lenoir S, Grenier P, et al. Pulmonary sarcoidosis: CT assessment of lesion reversibility. Radiology 1992;182:349-354.

Hamper UM, Fishman EK, Khouri NF, et al. Typical and atypical CT manifestations of pulmonary sarcoidosis. J Comput Assist Tomogr 1986;10:928-936.

Hansell DM, Milne DG, Wilsher ML, Wells AU. Pulmonary sarcoidosis: morphologic associations of airflow obstruction at thin-section CT. Radiology 1998;209:697-704.

Kirks DR, McCormick VD, Greenspan RH. Pulmonary sarcoidosis: roentgenographic analysis of 150 patients. AJR Am J Roentgenol 1973;117:777-786.

Lee KS, Kim TS, Han J, et al. Diffuse micronodular lung disease: HRCT and pathologic findings. J Comput Assist Tomogr 1999;23:99-106.

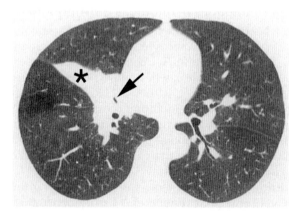

FIG. 15-20. Colapso do lobo médio devido à sarcoidose. O estreitamento do brônquio do lobo médio *(seta)* associando-se a sua atelectasia (*).

Lenique F, Brauner MW, Grenier P, et al. CT assessment of bronchi in sarcoidosis: endoscopic and pathologic correlations. Radiology 1995;194:419-423.

LEITURAS SELECIONADAS

Lynch DA, Webb WR, Gamsu G, et al. Computed tomography in pulmonary sarcoidosis. J Comput Assist Tomogr 1989;13:405-410.

McLoud TC, Epler GR, Gaensler EA, et al. A radiographic classification for sarcoidosis: physiologic correlation. Invest Radiol 1982;17:129-138.

Müller NL, Kullnig P, Miller RR. The CT findings of pulmonary sarcoidosis: analysis of 25 patients. AJR Am J Roentgenol 1989;152:1179-1182.

Müller NL, Mawson JB, Mathieson JR, et al. Sarcoidosis: correlation of extent of disease at CT with clinical, functional, and radiographic findings. Radiology 1989;171:613-618.

Nishimura K, Itoh H, Kitaichi M, et al. Pulmonary sarcoidosis: correlation of CT and histopathologic findings. Radiology 1993;189:105-109.

Palley SP, Padhani AR, Nicholson A, Hansell DM. Pulmonary sarcoidosis mimicking cryptogenic fibrosing alveolitis on CT. Clin Radiol 1996;51:807-810.

Patil SN, Levin DL. Distribution of thoracic lymphadenopathy in sarcoidosis using computed tomography. J Thorac Imaging 1999;14:114-117.

Remy-Jardin M, Beuscart R, Sault MC, et al. Subpleural micronodules in diffuse infiltrative lung diseases: evaluation with thin-section CT scans. Radiology 1990;177:133-139.

Remy-Jardin M, Giraud F, Remy J, et al. Pulmonary sarcoidosis: role of CT in the evaluation of disease activity and functional impairment and in prognosis assessment. Radiology 1994;191:675-680.

Traill ZC, Maskell GF, Gleeson FV. High-resolution CT findings of pulmonary sarcoidosis. AJR Am J Roentgenol 1997;168:1557-1560.

CAPÍTULO

16

DOENÇAS PULMONARES ALÉRGICAS: PNEUMONITE POR HIPERSENSIBILIDADE E DOENÇA PULMONAR EOSINOFÍLICA

W. RICHARD WEBER

PNEUMONITE POR HIPERSENSIBILIDADE

A pneumonite por hipersensibilidade (PH), também conhecida como alveolite alérgica extrínseca, é uma doença alérgica causada pela inalação de antígenos contidos numa variedade de poeiras orgânicas. O pulmão de fazendeiro, a mais bem conhecida das síndromes de PH, é resultante da inalação de microrganismos fúngicos (actinomicetos termofílicos) que crescem em feno úmido. Muitas outras síndromes PH foram relatadas e a lista continua a crescer. Como acontece no pulmão de fazendeiro, as síndromes de PH são denominadas em relação ao ambiente em que a exposição ocorre ou em relação às substâncias orgânicas envolvidas. Estas incluem pulmão de criadores de pássaros (antígeno: proteínas próprias de pássaros), pulmão de cultivadores de cogumelos (antígeno: actinomicetos termofílicos), pulmão de trabalhadores com malte (*Aspergillus* sp.), doença da casca de margem (*Cryptostroma* sp.), bagaçose (actinomicetos termofílicos das fibras de cana-de-açúcar) e PH associada a trabalhadores em construção civil e usuários de banhos quentes de banheiras, ofurôs (micobactéria). Em cerca de 50% dos casos, não se consegue identificar o antígeno responsável.

A exposição aguda de indivíduos suscetíveis a um antígeno ofensivo produz febre, calafrios, tosse seca e dispnéia; exposição prolongada pode produzir dificuldade respiratória progressiva com poucos ou mínimos sintomas sistêmicos. Episódios agudos recorrentes são comuns nas exposições repetidas.

Embora o mecanismo da produção da PH não seja claro, é sem dúvida associado a anticorpos circulantes (IgG e IgM). Estes, contudo, não são específicos da PH pois aparecem, também, comumente em indivíduos expostos porém assintomáticos. Há uma incidência reduzida de PH nos tabagistas. O prognóstico da pneumonite por hipersensibilidade é bom, se o paciente for removido do ambiente antigênico. Caso não seja, uma fibrose

progressiva pode produzir dificuldades respiratórias significativas e morte.

As anormalidades radiográficas e patológicas que ocorrem nos pacientes com PH são similares, independentemente dos antígenos responsáveis. Estas anormalidades podem ser classificadas em estágios agudo, subagudo e crônico. Muitas vezes verifica-se a coexistência de mais de um desses estágios.

■ Estágio Agudo

A exposição de indivíduos suscetíveis a grandes quantidades de antígenos pode provocar lesão pulmonar aguda com dispnéia (Quadro 16-1). O estágio agudo da PH é caracterizado pelo preenchimento alveolar por exsudato inflamatório neutrofílico e edema pulmonar ou hemorragia decorrente de lesão alveolar difusa.

As radiografias mostram tipicamente consolidação mal definida de espaço aéreo, predominante nas zonas pulmonares média e inferior. Contudo, podem mostrar-se normais, mesmo em face de sintomatologia acentuada. Nódulos mal definidos podem ser vistos também em espaços aéreos, em casos de exposição aguda. A TCAR nesse estágio pode mostrar consolidações bilaterais de espaços aéreos e pequenos nódulos centrilobulares mal definidos.

■ Estágio Subagudo

Após a resolução das anormalidades agudas, que pode levar vários dias, ou entre episódios de exposição aguda,

QUADRO 16-1	PNEUMONITE AGUDA POR HIPERSENSIBILIDADE (PH)

Exposição a grandes quantidades de antígenos

Dispnéia aguda

Lesão pulmonar aguda com danos alveolares difusos, edema ou hemorragia

Consolidação em espaço aéreo vista em radiografias e na TCAR

PNEUMONITE POR HIPERSENSIBILIDADE

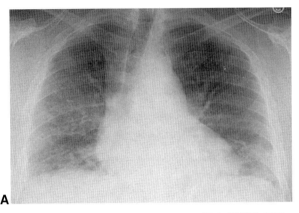

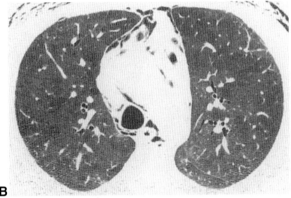

FIG. 16-1. Pneumonite por hipersensibilidade subaguda.
A. A radiografia torácica mostra volume pulmonar reduzido e aumento da opacidade pulmonar nas bases pulmonares.
B. A TCAR mostra opacidade em vidro fosco esparsa típica de pneumonite por hipersensibilidade subaguda. Enfisema subcutâneo e pneumomediastino também estão presentes.

um padrão nodular pobremente definido ou um aumento também mal definido da densidade pulmonar, com obscurecimento das margens vasculares (opacidade em vidro fosco), pode ser visível nas radiografias (Fig. 16-1). Esta aparência está relacionada com a presença de alveolite, de infiltrados intersticiais, de granulomas pequenos, irregulares, mal definidos e de bronquiolite celular. As anormalidades histológicas são usualmente mais graves quando em distribuição peribronquiolar. Como acontece com pacien-

QUADRO 16-2 PNEUMONITE POR HIPERSENSIBILIDADE SUBAGUDA

Exposição contínua ou recorrente ao antígeno
Infiltrados intersticiais, granulomas mal definidos, bronquiolite celular
TCAR
   Opacidade em vidro fosco, esparsa
   Nódulos centrilobulares
   Perfusão em mosaico
   Sinal do *Headcheese* (combinação de opacidade em vidro fosco com perfusão em mosaico)
   Aprisionamento de ar
   Cistos pulmonares
Pode progredir para fibrose

tes com doença aguda, as radiografias podem ser normais mesmo em face dos sintomas e de uma biopsia anormais (Quadro 16-2).

Na maioria das vezes, a TCAR é feita no estado subagudo da PH semanas a meses depois da primeira exposição ao antígeno. Na PH, a TCAR é mais sensível do que as radiografias torácicas e pode mostrar características típicas, mesmo quando as radiografias são normais.

Os achados típicos na TCAR incluem opacidades em vidro fosco esparsas (50 a 70%; Figs. 16-1B, 16-2 e 16-3), ou nódulos centrilobulares pequenos e mal definidos de opacidade em vidro fosco, usualmente com 3 a 5 mm de diâmetro (40%-70%; Figs. 16-2 e 16-4 até 16-9). Estas anormalidades são vistas, muitas vezes, conjugadas e podem ser difusas ou mais acentuadas nas zonas média e inferior do pulmão. A presença de nódulos de opacidade em vidro fosco ou vidro fosco esparso, num paciente com co-

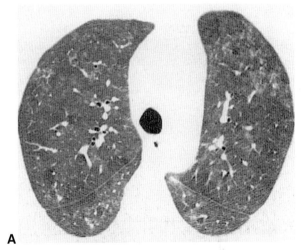

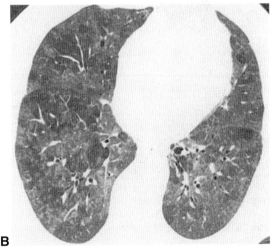

FIG. 16-2. PH subaguda em criador de pássaros. **A.** A TCAR dos lobos superiores mostra áreas esparsas de opacidade em vidro fosco e opacidades nodulares mal definidas com predominância centrilobular. **B.** A TCAR na base pulmonar mostra opacidades em vidro fosco. Áreas focais de lucência relativa representam perfusão em mosaico. A combinação de opacidade em vidro fosco esparsa e áreas de lucência é chamada de *Headcheese sign*, que é típico da pneumonite por hipersensibilidade.

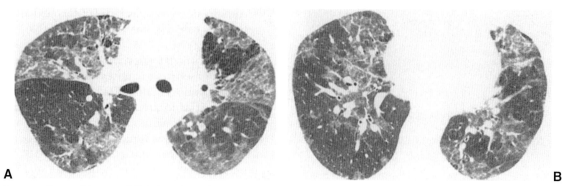

FIG. 16-3. Pneumonite por hipersensibilidade subaguda com opacidade tipo vidro fosco, esparsa. *Scans* através dos lobos superior e inferior mostram áreas de opacidade em vidro fosco.

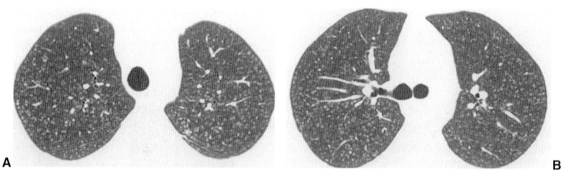

FIG. 16-4. Pneumonite subaguda por hipersensibilidade, com nódulos centrilobulares difusos. Os nódulos não envolvem as fissuras ou a superfície pleural periférica. Esta aparência correlaciona-se com a presença de infiltrados peribronquiolares e granulomas mal definidos.

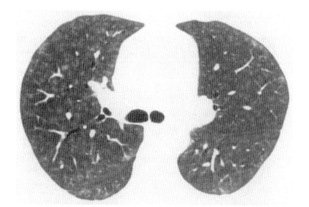

FIG. 16-5. PH subaguda em criador de pássaros, com nódulos centrilobulares de opacidade em vidro fosco. Os nódulos envolvem pequenos vasos e poupam as superfícies pleurais. A radiografia torácica, neste paciente, estava normal.

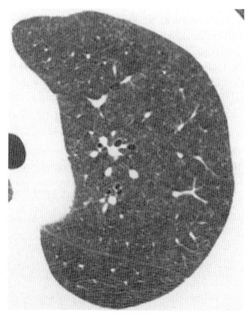

FIG. 16-6. PH subaguda com nódulos centrilobulares, representando "pulmão de banheira quente" (*hot-tub lung*). Pequenos nódulos mal definidos são visíveis.

PNEUMONITE POR HIPERSENSIBILIDADE

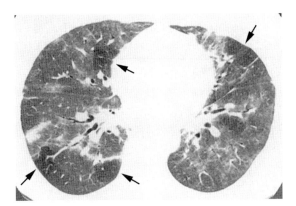

FIG. 16-7. Pneumonite por hipersensibilidade subaguda com o sinal do *Headcheese*. A TCAR mostra opacidade em vidro fosco esparsa e consolidação. Mostra, também, áreas de lucência *(setas)* contendo pequenos vasos representando perfusão em mosaico. A combinação da opacidade em vidro fosco com a perfusão em mosaico constitui o sinal do *Headcheese*. Este sinal reflete infiltração (a opacidade em vidro fosco) e obstrução bronquiolar com aprisionamento de ar (áreas de atenuação reduzida).

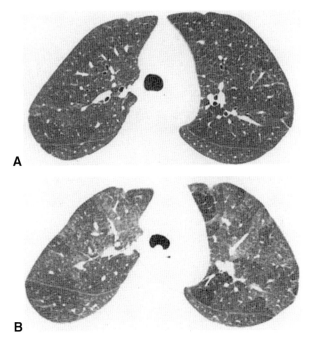

FIG. 16-9. Pneumonite por hipersensibilidade subaguda com aprisionamento de ar. **A.** *Scan* em inspiração mostrando uma aparência nodular fina e perfusão em mosaico sutil. **B.** *Scan* em inspiração mostra aprisionamento de ar em mosaicos com áreas geográficas de lucência. A dobra anterior da membrana posterior da traquéia indica uma boa expiração.

nhecida exposição a antígeno, somada aos sintomas típicos, constituem chaves diagnósticas na prática clínica.

Uma outra manifestação comum da PH subaguda é a presença de áreas focais de opacidade reduzida (perfusão em mosaico) na TCAR inspiratória (75 a 85%; Figs. 16-2B, 16-7, 16-8), ou aprisionamento aéreo na TCAR em expiração (90%; Figs. 16-8 e 16-9). Estas áreas usualmente apresentam margens medialmente definidas e uma configuração compatível com o envolvimento de um único lóbulo pulmonar ou com múltiplos e adjacentes lóbulos pulmonares.

Uma combinação de atenuação pulmonar aumentada (opacidade em vidro fosco) com uma atenuação pulmonar diminuída (perfusão em mosaico) em cortes em inspiração é chamada *Headcheese signal* porque assemelha-se ao salsichão de mesmo nome (Figs. 16-2B, 16-7 e 16-8). Este sinal é comum na PH e sugestivo de seu diagnóstico. Em alguns pacientes com PH, evidência de aprisionamento aéreo, *scans* em expiração é encontrada na ausência de anormalidades em *scans* em inspiração.

Em aproximadamente 10% dos pacientes com PH, são visibilizados cistos de paredes finas, com tamanho variando de poucos milímetros até mais de 2 cm de diâmetro. Os cistos têm distribuição aleatória e muitas vezes associados a opacidade em vidro fosco ou perfusão em mosaico. Eles resultam de bronquiolite ou obstrução bronquiolar.

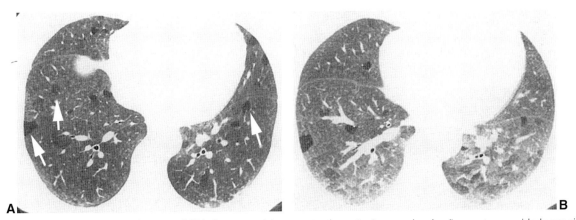

FIG. 16-8. Pneumonite subaguda por hipersensibilidade com aprisionamento de ar. **A.** *Scan* em inspiração mostra opacidade em vidro fosco difusa e nódulos centrilobulares, com numerosas áreas lobulares focais de lucências *(setas)* devidas à perfusão em mosaico. A combinação das opacidades em vidro fosco com áreas de perfusão em mosaico constitui o sinal do *Headcheese*. **B.** *Scan* em inspiração no mesmo nível mostra aprisionamento de ar nas regiões pulmonares de lucência.

454   Capítulo 16 | DOENÇAS PULMONARES ALÉRGICAS: PNEUMONITE POR HIPERSENSIBILIDADE...

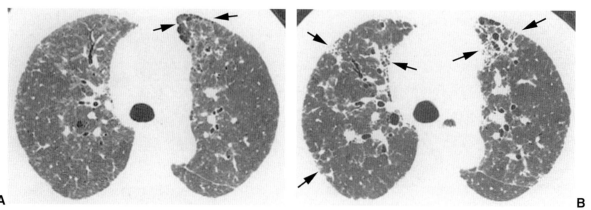

FIG. 16-10. Progressão da pneumonite por hipersensibilidade subaguda para a fibrose em criador de pássaros. **A.** A TCAR mostra opacidades em vidro fosco difusas e nódulos mal definidos de opacidade fosca. Fibrose focal está presente no lobo superior esquerdo *(setas)* com faveolamento inicial. **B.** A TCAR feita 15 meses depois mostra progressão do faveolamento e da reticulação devida à fibrose *(setas)*. A opacidade em vidro fosco diminuiu.

Os achados de PH subaguda usualmente resolvem-se em semanas a meses, se a exposição ao antígeno for suspensa ou se o paciente for tratado. Se a exposição continuar ou se ocorrer em repetidas exposições, os achados radiográficos de fibrose muitas vezes aumentam (Fig. 16-10), tornando-se superpostos às opacidades nodulares típicas da doença subaguda.

■ **Estágio Crônico**

O estágio crônico da PH é caracterizado pela presença de fibrose que pode desenvolver-se durante meses ou anos após a exposição inicial (Quadro 16-3).

Nas radiografias do tórax, os achados correspondentes à fibrose incluem opacidades reticulares irregula-

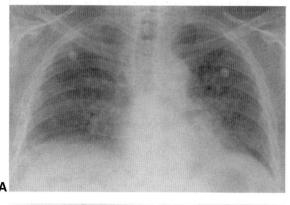

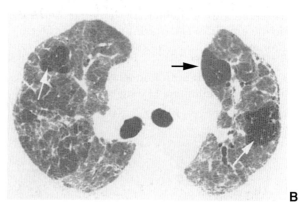

FIG. 16-11. PH crônica com fibrose. **A.** A radiografia torácica mostra acentuada redução no volume pulmonar e opacidades reticulares mal definidas nas bases pulmonares. **B.** A TCAR através dos lobos superiores mostra achados de fibrose com opacidades reticulares e bronquiectasias por tração. Lucências focais *(setas)* refletem perfusão em mosaico e o sinal *Headcheese*. **C.** A TCAR nas bases pulmonares mostra achados semelhantes. A bronquiectasia por tração é visível em ambos os lobos inferiores.

PNEUMONITE POR HIPERSENSIBILIDADE

QUADRO 16-3 PNEUMONITE POR HIPERSENSIBILIDADE CRÔNICA

Fibrose
TCAR
    Opacidades reticulares irregulares
    Bronquiectasia por tração
    Faveolamento
    Distribuição geralmente diferente da fibrose idiopática
    Muitas vezes mostra-se esparsa e para-hilar, em vez de subpleural
Podem estar superpostos achados de PH subaguda

res que predominam nas zonas médias ou inferiores do pulmão e podem ser para-hilares, peribroncovasculares ou periféricas em sua distribuição (Fig. 16-11A). Uma distribuição esparsa é comum. Em alguns casos, a fibrose na PH pode mimetizar a aparência de fibrose pulmonar idiopática (FPI).

Na TCAR, a PH crônica é caracterizada por fibrose, embora achados de doença subaguda estejam muitas vezes superpostos (Figs. 16-11 a 16-13). Os cortes em TC mostram opacidades reticulares irregulares que podem estar associadas a áreas esparsas bilaterais de opacidade em vidro fosco (90%), com pequenos nódulos mal defi-

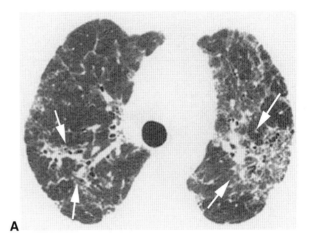

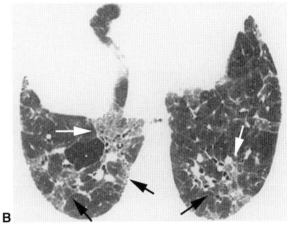

FIG. 16-13. PH crônica com fibrose. **A.** A TCAR através dos lobos superiores mostra opacidades reticulares em esparsas irregulares. Bronquiectasia por tração é visível bilateralmente, com uma predominância esparsa e para-hilar *(setas)*. **B.** Nas bases pulmonares, áreas de fibrose *(setas)* são em mosaicos e verifica-se falta da predominância subpleural própria da FPI. Lucências lobulares são também visíveis.

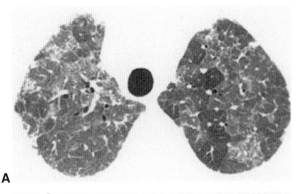

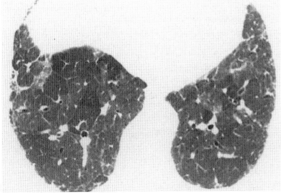

FIG. 16-12. PH crônica com fibrose. **A.** A TCAR através dos lobos superiores mostra opacidade em vidro fosco, o sinal do *Headcheese* e opacidades reticulares irregulares indicando fibrose inicial. **B.** Nas bases pulmonares, opacidades reticulares irregulares indicativas de fibrose e áreas de perfusão em mosaico são predominantes.

nidos (60%), com áreas de atenuação pulmonar reduzida devido à perfusão em mosaico e aprisionamento aéreo nos cortes em expiração. A fibrose por PH mostra-se com distribuição esparsa ou na região para-hilar (Fig. 16-13), faltando então a predominância subpleural da FPI; em alguns casos, porém, ela é predominantemente subpleural. O faveolamento não é comum (20% dos casos), mas diferentemente do que acontece na FPI, pode mostrar-se distribuído no lobo superior ou, muitas vezes, mostra-se em mosaicos ou peribroncovasculares e não-subpleurais (Fig. 16-14). Achados correspondentes à fibrose em pacientes com PH crônica mostram, na maioria das vezes, uma predominância no pulmão médio ou na zona pulmonar inferior, os tais achados são igualmente distribuídos pelas zonas pulmonares superior, média e inferior. A poupança relativa das bases pulmonares, verificada em muitos pacientes com PH crônica, permite distinguir esta entidade da FPI, na qual a fibrose predomina usualmente nas bases dos pulmões (Fig. 16-15).

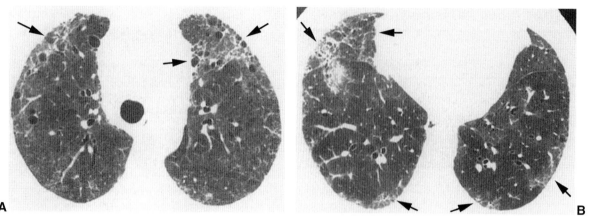

FIG. 16-14. Pneumonite por hipersensibilidade com fibrose. **A.** A TCAR através dos lobos superiores mostra opacidades reticulares irregulares, bronquiectasia por tração e faveolamento *(setas)*. **B.** Nas bases pulmonares, áreas em retalho de fibrose são visíveis *(setas)*.

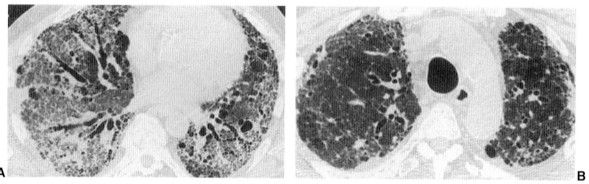

FIG. 16-15. Estágio final de pneumonite por hipersensibilidade com fibrose e faveolamento. **A.** A TCAR das bases pulmonares mostra extensa fibrose pulmonar com moderado faveolamento subpleural, bronquiectasia por tração e reticulação irregular. **B.** Achados semelhantes são vistos nos lobos superiores.

DOENÇA PULMONAR EOSINOFÍLICA

O termo *doença pulmonar eosinofílica* descreve um grupo de entidades caracterizado por abundante acúmulo de eosinófilos nos interstícios pulmonares e nos espaços aéreos. Eosinofilia periférica comumente está presente. Os critérios diagnósticos incluem: (1) Achados radiográficos ou na TC de doença pulmonar em associação com eosinofilia periférica, (2) eosinofilia do tecido pulmonar confirmada por biopsia e (3) aumento dos eosinófilos na lavagem broncoalveolar.

Os distúrbios podem ser classificados dentre aqueles de causa desconhecida e aqueles de causas conhecidas (Quadro 16-4). Alguma sobreposição é verificada entre essas categorias.

DOENÇA PULMONAR EOSINOFÍLICA IDIOPÁTICA

A doença pulmonar eosinofílica idiopática comum inclui (1) eosinofilia pulmonar simples, (2) pneumonia eosinofí-

QUADRO 16-4 CLASSIFICAÇÃO DA DOENÇA PULMONAR EOSINOFÍLICA

Doença pulmonar eosinofílica idiopática
Eosinofilia pulmonar simples
Eosinofilia pulmonar crônica
Eosinofilia pulmonar aguda
Síndrome hipereosinofílica
Síndrome de Churg-Strauss
Granulomatose broncocêntrica

Doença pulmonar eosinofílica idiopática e angiite
Granulomatose de Wegener
Poliarterite
Doença colagenosa vascular

Doença pulmonar eosinofílica de causa conhecida
Drogas
Parasitoses e eosinofilia pulmonar tropical
Fungos
Granulomatose broncocêntrica

DOENÇA PULMONAR EOSINOFÍLICA IDIOPÁTICA

lica crônica, (3) pneumonia eosinofílica aguda, (4) síndrome da hipereosinofilia e (5) síndrome de Churg-Strauss. Essas condições refletem um espectro de doenças associadas a sintomas que vão de moderados a graves e com anormalidades radiográficas que vão de focais a difusas.

Outras doenças idiopáticas podem também estar associadas a eosinofilia hematológica ou tissular e podem ser consideradas no diagnóstico diferencial das doenças pulmonares eosinofílicas. A vasculite faz-se tipicamente presente. Essas doenças incluem a granulomatose de Wegener (ver Capítulo 19), a poliarterite e as doenças colágenosas vasculares como artrite reumatóide e escleroderma, a síndrome CREST, poliomiosite-dermatomiosite e a síndrome de Sjögren (Capítulo 14). Elas são por vezes incluídas numa categoria de doença pulmonar eosinofílica com angiíte.

■ Eosinofilia Pulmonar Simples (Síndrome de Loeffler)

A eosinofilia pulmonar simples, também conhecida como síndrome de Loeffler, caracteriza-se por eosinofilia e achados radiográficos de áreas focais de consolidação, usualmente transitórias (Quadro 16-5). Embora achados semelhantes possam ser encontrados em associação com numerosos agentes etiológicos, particularmente parasitas e reações a drogas, o termo *eosinofilia pulmonar simples* deveria ser limitado aos casos nos quais as causas são desconhecidas. Aproximadamente um terço dos pacientes com este padrão tem uma doença idiopática. A doença pode ser autolimitada.

Os pacientes apresentam tipicamente tosse e ligeira dificuldade respiratória; muitas vezes, história de asma ou doença atópica está presente. Patologicamente, eosinófilos e histiócitos acumulam-se nas paredes alveolares e nos alvéolos.

As manifestações radiográficas são características e consistem em áreas de consolidação esparsas *(fleeting)*, transitórias e migratórias que desaparecem, espontaneamente, em um mês. Estas podem ser únicas ou múltiplas e, usualmente, apresentam margens mal definidas. Nas radiografias e na TCAR, as áreas de consolidação têm, muitas vezes, uma distribuição predominantemente periférica. Na TCAR, áreas de opacidade em vidro fosco, áreas focais de consolidação ou grandes nódulos podem ser vistos.

QUADRO 16-5 EOSINOFILIA PULMONAR SIMPLES (SÍNDROME DE LOEFFLER)

Idiopática
Eosinofilia (sangue periférico)
Dispnéia moderada
História de asma ou atopia muitas vezes presente
Consolidação focal, usualmente transitória e migratória
Pode ser autolimitada

QUADRO 16-6 PNEUMONIA EOSINOFÍLICA CRÔNICA

Idiopática
Eosinofilia sanguínea
Febre, perda de peso, dispnéia, por vezes, grave
Consolidação periférica esparsa, às vezes persistente
Opacidades esparsas (opacidade em vidro fosco)
Mimetiza pneumonia em organização/COP, mas usualmente mostra predominância lobar superior
Resolução rápida com esteróides

■ Pneumonia Eosinofílica Crônica

A pneumonia eosinofílica crônica é uma condição idiopática caracterizada por intenso preenchimento de alvéolos e infiltração intersticial por um infiltrado inflamatório misto, composto primariamente de eosinófilos (Quadro 16-6). A pneumonia eosinofílica crônica é usualmente associada a aumento de eosinófilos no sangue periférico. Clinicamente, os pacientes apresentam-se febris, com tosse, perda de peso, mal-estar e dispnéia. Tais sintomas às vezes são severos e duram 3 meses ou mais. Comprometimento respiratório ameaçador à vida pode ocorrer, mas esta situação não é comum.

Radiograficamente, a pneumonia eosinofílica crônica é caracterizada pela presença de consolidação homogênea e periférica de espaço aéreo ,"a fotografia negativa do edema pulmonar" (Figs. 16-16, 16-17; ver, também, Fig. 2-9A no Capítulo 2). As consolidações podem ser esparsas. Este padrão permanece imutável durante semanas ou meses, a menos que seja instituída uma terapia com corticosteróides; a pneumonia eosinofílica respon-

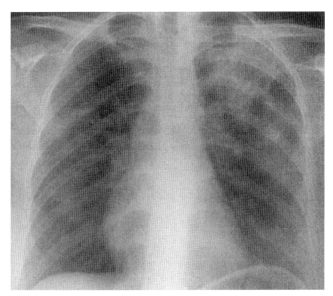

FIG. 16-16. Pneumonia eosinofílica crônica. A radiografia torácica mostra consolidação esparsa com predominância no lobo superior.

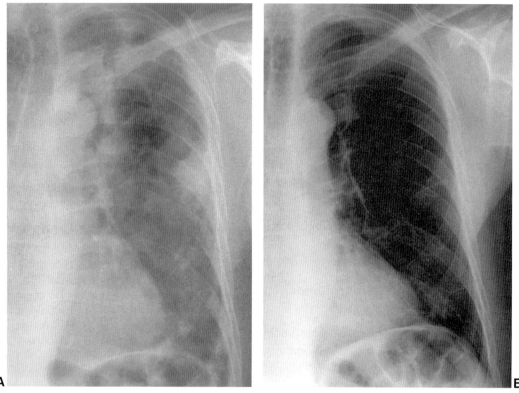

FIG. 16-17. Pneumonia eosinofílica crônica. **A.** A radiografia torácica mostra consolidações periféricas esparsas. **B.** Após tratamento com esteróide, as anormalidades foram resolvidas.

de prontamente à administração de esteróides. Uma predominância nos lobos superiores é comum (Fig. 16-17).

A combinação de eosinofilia no sangue, de consolidação periférica visível nas radiografias e de rápida resposta à terapia com esteróides é muitas vezes suficientemente característica para evitar a necessidade de uma biopsia pulmonar. Contudo, este quadro radiológico clássico é visto em apenas 50% dos casos. O diagnóstico pode ser difícil em pacientes com eosinofilia mínima no sangue ou naqueles nos quais uma distribuição periférica de infiltrados não esteja aparente.

Na TC, a pneumonia eosinofílica crônica é caracterizada por (1) consolidação, muitas vezes periférica esparsa (90%; Figs. 16-18 e 16-19), (2) opacidade esparsa ou opacidade periférica em vidro fosco (80%), por vezes associada a "pavimentação anárquica", (3) opacidades

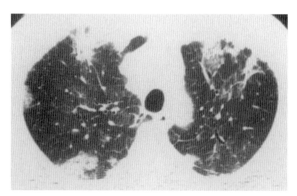

FIG. 16-18. Eosinofilia pulmonar crônica. A TCAR mostra áreas de consolidação esparsas envolvendo a periferia pulmonar.

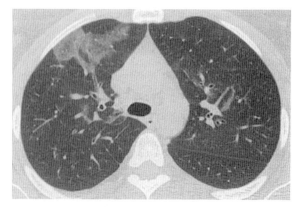

FIG. 16-19. Pneumonia eosinofílica crônica. A TCAR mostra opacidade em vidro fosco esparsa na periferia do lobo direito superior. Anormalidades similares são vistas em outros níveis.

DOENÇA PULMONAR EOSINOFÍLICA IDIOPÁTICA

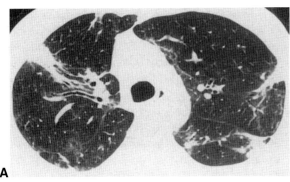 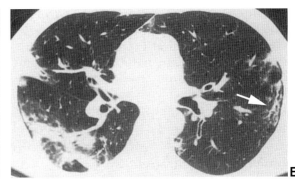

FIG. 16-20. Pneumonia eosinofílica crônica. A TCAR em dois níveis mostra consolidação esparsa na periferia pulmonar. Uma opacidade em faixa é visível (seta em **B**), em paralelo com a superfície pleural. Esta aparência mimetiza a da OP/BOOP.

lineares ou em forma de faixas (Fig. 16-20), usualmente vistas no período de resolução (5%) e (4) predominância das anormalidades nos lobos superiores.

Uma aparência idêntica à da pneumonia eosinofílica crônica pode ser vista em pacientes com eosinofilia pulmonar simples ou síndrome de Loeffler. Esta, contudo, é usualmente autolimitada e associada a infiltrados pulmonares transitórios ou fugazes. Neste caso as áreas de consolidação podem aparecer e desaparecer em dias; a pneumonia eosinofílica tem um curso mais protraído e as áreas de consolidação, neste caso, permanecem sem mudança por semanas ou meses.

A presença de consolidação de espaço aéreo periférica pode ser considerada apenas como sugestiva de pneumonia eosinofílica crônica, se dentro de um quadro clínico apropriado (ou seja, em pacientes com eosinofilia). Uma aparência idêntica de consolidação de espaço aéreo periférica pode ser vista na pneumonia em organização (OP/BOOP), embora esta envolva, muitas vezes, as zonas pulmonares mais baixas.

Pneumonia Eosinofílica Aguda

A pneumonia eosinofílica aguda é uma doença febril que se associa rapidamente a dispnéia e falência respiratória hipoxêmica (Quadro 16-7). O diagnóstico é baseado em achados clínicos de insuficiência respiratória aguda e na presença acentuadamente elevada de eosinófilos na lavagem do líquido broncoalveolar. A resposta a esteróides é imediata e o prognóstico é bom, sem incapacidades residuais.

As manifestações radiográficas são similares às do edema pulmonar. A primeira das manifestações radiográficas é a presença de opacidades reticulares, freqüentemente com linhas B de Kerley. Após poucas horas ou dias, os achados anteriores terão progredido para opacidades intersticiais bilaterais e consolidação em espaço aéreo, envolvendo principalmente as zonas pulmonares inferiores. Pequenos derrames pleurais bilaterais estão presentes na maioria dos pacientes.

Os achados na TCAR da pneumonia eosinofílica aguda incluem áreas bilaterais de opacidades em vidro fosco, espessamento septal interlobular liso, pequenos derrames pleurais e, ocasionalmente, áreas de consolidação. A combinação de opacidade em vidro fosco e de espessamento septal pode resultar na aparência do "pavimentação anárquica".

Síndrome da Hipereosinofilia

Esta síndrome é caracterizada por eosinofilia hematológica presente de modo persistente durante pelo menos 6 meses, associada a infiltração de múltiplos órgãos de eosinófilos maduros (Quadro 16-8). Uma causa básica pode ou não ser evidente. As principais causas de morbidade e de mortalidade são as que envolvem o coração e o SNC. O envolvimento pulmonar e pleural ocorre em aproximadamente 40% dos casos. Os sintomas pulmonares incluem tosse, sibilância e dispnéia.

As manifestações radiográficas não são específicas e consistem em focos transitórias de opacidade em vidro

QUADRO 16-7 PNEUMONIA EOSINOFÍLICA AGUDA

Idiopática
Eosinofilia no lavado broncoalveolar
Rápido progresso para falência respiratória
Achados radiográficos similares aos do edema pulmonar

QUADRO 16-8 SÍNDROME DA HIPEREOSINOFILIA

Idiopática
Eosinofilia no sangue
Infiltração de múltiplos órgãos por eosinófilos
Envolvimentos pulmonar e pleural em 40%
Opacidade em vidro fosco ou áreas de consolidação
Envolvimento cardíaco: cardiomegalia, edema pulmonar, derrame pleural
Prognóstico ruim

460 Capítulo 16 | DOENÇAS PULMONARES ALÉRGICAS: PNEUMONITE POR HIPERSENSIBILIDADE...

fosco, mal definida ou de áreas de consolidação. O envolvimento cardíaco leva, por fim, a cardiomegalia, edema pulmonar e derrame pleural. O prognóstico é ruim.

Os achados predominantes na TCAR são os de nódulos pulmonares bilaterais, de 1 cm de diâmetro ou menores, envolvendo principalmente as regiões pulmonares periféricas. Os nódulos podem exibir o "sinal do halo".

■ Síndrome de Churg-Strauss

A síndrome de Churg-Strauss (também conhecida por granulomatose de Churg-Strauss ou granulomatose alérgica e angiite) é um distúrbio multissistêmico caracterizado pela presença de (1) vasculite necrosante, (2) formação de granulomas extravasculares e (3) infiltração eosinofílica de vários órgãos, particularmente pulmões, pele, coração, nervos, trato gastrointestinal e rins. Nem todos estes três sinais precisam estar presentes (Quadro 16-9).

Os pacientes com tal síndrome estão usualmente na faixa etária de 40 a 50 anos e muitas vezes apresentam história de doenças alérgicas, incluindo asma, pólipos nasais ou sinusites. O critério para o diagnóstico inclui (1) asma, (2) hemoeosinofilia acima de 10%, uma história de alergia, (4) neuropatia, (5) opacidades pulmonares visíveis radiograficamente, migratórias e/ou transitórias, (6) anormalidades sinusais e (7) eosinofilia extravascular comprovada por biopsia. A presença de quatro ou mais destes critérios é 85% sensível para a doença e quase 100% específica para a síndrome de Churg-Strauss Esta síndrome pode aparecer associada a anticorpo antineutrófilo citoplasmático (ANCA), usualmente no padrão perinuclear (P-ANCA).

Tosse e hemoptise são sintomas comuns, embora o envolvimento de vários órgãos, inclusive da pele, assim como erupção, diarréia, neuropatia e insuficiência cardíaca congestiva, ditem sua própria sintomatologia.

Os pacientes respondem usualmente bem ao tratamento com esteróides, mas, sem esse tratamento, podem morrer em meses. Com o tratamento, a taxa de sobrevida em 5 anos é considerada boa e pode alcançar até 80% dos pacientes. Insuficiência renal associada implica prognóstico ruim.

Churg-Strauss pode envolver três fases:

1. Uma fase alérgica com rinite, sinusite e asma como características principais.

2. Uma fase eosinofílica associada a eosinofilia no sangue e nos tecidos, usualmente envolvendo pulmão e trato gastrointestinal. Anormalidades pulmonares assemelham-se, usualmente com eosinofilia pulmonar simples ou pneumonia eosinofílica crônica.

3. Fase de vasculite sistêmica ou de pequenos vasos na qual outros órgãos (coração, pele, sistema musculoesquelético, sistema nervoso e rins) são também envolvidos. Isto pode ocorrer anos após o desenvolvimento da eosinofilia.

As anormalidades radiográficas são comuns. As opacidades pulmonares têm sido identificadas em 50 a 70% dos pacientes nas fases eosinofílica e de vasculite da doença. Estas últimas consistem, muitas vezes, em áreas multifocais de consolidação transitórias, indistinguíveis da eosinofilia pulmonar simples ou da pneumonia eosinofílica crônica. Nódulos pulmonares ou massas, hemorragia, edema pulmonar e derrame pleural podem estar presentes. Em 40% dos casos, as anormalidades radiográficas pulmonares precedem o desenvolvimento da vasculite sistêmica. O envolvimento do coração pode resultar em cardiomegalia com achados da insuficiência cardíaca congestiva. Por outro lado, o derrame pleural é raro.

Os achados da TCAR são variáveis e não-específicos, refletindo manifestações pulmonares diferentes desta doença. Tais achados incluem: (1) consolidação ou opacidade em vidro fosco (60%), que pode ter distribuição periférica ou ser em mosaicos e geográfica; (2) nódulos ou massas pulmonares (20%), cujos diâmetros variam entre 0,5 a 3,5 cm em que podem ser centrilobulares ou conter broncogramas aéreos); (3) espessamento de paredes brônquicas e bronquiectasia (35%); e (4) espessamento de septos interlobulares devido a edema pulmonar (5%). Embora cavitação de nódulos ou de massas possa ocorrer, é muito menos comum do que na granulomatose de Wegener, com a qual há semelhanças clínicas e radiológicas. A ausência de cavitação ajuda no sentido de fazer distinção entre a síndrome de Churg-Strauss e a granulomatose de Wegener.

QUADRO 16-9 SÍNDROME DE CHURG-STRAUSS

Idiopática

Distúrbio multissistêmico:

   Vasculite necrotizante

   Granulomas extravasculares

   Infiltração eosinofílica

História de atopia

Neuropatia

Distúrbio sinusal

Envolvimento renal

P-ANCA

Três fases:

   Fase alérgica – com rinite, sinusite e asma

   Fase eosinofílica

      Eosinofilia no sangue e nos tecidos

      Eosinofilia pulmonar simples ou pneumonia eosinofílica crônica

   Fase de vasculite sistêmica ou de pequenos vasos

      Coração, rins, sistemas musculoesquelético e SNC envolvidos

      Nódulos ou massas pulmonares que podem cavitar

Resposta boa ao tratamento com esteróides

DOENÇA PULMONAR EOSINOFÍLICA COM ETIOLOGIA ESPECÍFICA

Causas conhecidas de doença pulmonar eosinofílica incluem reações a drogas, parasitas e fungos.

■ Doenças Relacionadas com Drogas

Drogas constituem uma causa importante da doença eosinofílica do pulmão. Muitas drogas foram apontadas como associadas à doença pulmonar eosinofílica; antibióticos, agentes antiinflamatórios não-esteróides e drogas citotóxicas. As reações vão desde as semelhantes às da eosinofilia pulmonar simples até às que imitam pneumonia eosinofílica aguda.

■ Infestações por Parasitas

As reações a parasitas provocam achados semelhantes aos da eosinofilia pulmonar. A maioria dos casos é devida a infestações por nematódeos (vermes redondos) como *Ascaris lumbricoides, Toxocara, Ancylostoma e Strongyloides stercoralis.*

A eosinofilia pulmonar tropical é causada pelo verme *Wuchereria bancrofti e Brugia malayi* com a maioria dos casos sendo relatados da Índia, África, América do Sul e sudoeste da Ásia. No este (Far East), o trematódeo (fluke) pulmonar *Paragonimus westermani* é o responsável típico desta patologia. Os sintomas não são específicos, incluindo febre, perda de peso, dispnéia, tosse e hemoptise. Os achados na TC da paragonomiase incluem consolidação pulmonar esparsa, lesões císticas cheias de ar ou de líquido, pneumotórax e derrame pleural.

■ Doença Pulmonar Causada por Fungos

A principal doença fúngica associada à eosinofilia pulmonar é a aspergilose broncopulmonar alérgica. Caracteriza-se por asma, eosinofilia periférica, bronquiectasia central, rolhas de muco e reação alérgica ao *Aspergillus fumigatus*. A doença em questão é descrita com pormenores no Capítulo 23. Contudo, outros padrões da doença podem resultar da exposição a fungos, incluindo pneumonite por hipersensibilidade (PH), pneumonia eosinofílica e granulomatose broncocêntrica.

QUADRO 16-10 GRANULOMATOSE BRONCOCÊNTRICA

Granulomas necrotizantes centrados nos brônquios e bronquíolos
Reação de hipersensibilidade
Eosinofilia periférica
História de asma em um terço
Associado a *Aspergillus*, micobactéria, doenças inflamatórias
Nódulos, massas, consolidação focal, impactação mucóide
Predomínio no lobo superior

■ Granulomatose Broncocêntrica

A anormalidade histológica característica vista em pacientes com granulomatose broncocêntrica é a inflamação granulomatosa necrotizante centrada em torno de bronquíolos e pequenos brônquios (Quadro 16-10). Pode associar-se a destruição completa da mucosa da via aérea e preencher sua luz com material necrótico. Nos asmáticos, a granulomatose broncocêntrica está mais comumente associada a *Aspergillus* e a hifas de fungos dentro destas lesões. A granulomatose broncogênica pode ser vista também em pacientes com infecção por micobactérias ou com doenças inflamatórias não-infecciosas como artrite reumatóide e pacientes imunossuprimidos.

A granulomatose broncocêntrica é considerada geralmente como uma reação por hipersensibilidade. Os pacientes são usualmente jovens; um terço deles tem história de asma; e eosinofilia periférica é vista em metade dos casos. A eosinofilia tissular está presente também nos pacientes asmáticos. Este processo pode estar associado a aspergilose alérgica broncopulmonar (AABP), mas as anormalidades na granulomatose broncocêntrica tendem a serem mais focais do que as anormalidades vistas na AABP. Os sintomas às vezes são moderados, com tosse, febre, dor no peito e hemoptise.

As radiografias torácicas podem mostrar uma área focal de consolidação ou um nódulo. Os achados na TC incluem uma lesão em massa espiculada ou consolidação lobar com perda moderada de volume associada. Impactação mucóide pode estar presente. As anormalidades predominantemente envolvem os lobos superiores. Massas e consolidações representam tecido necrótico associado a consolidação ou pneumonia eosinofílica.

LEITURAS SELECIONADAS

Adler BD, Padley SP, Müller NL, et al. Chronic hypersensitivity pneumonitis: high-resolution CT and radiographic features in 16 patients. Radiology 1992;185:91-95.

Allen JN, Davis WB. Eosinophilic lung diseases. Am J Respir Crit Care Med 1994; 150:1423-1438.

Arakawa H, Webb WR. Air trapping on expiratory high-resolution CT scans in the absence of inspiratory scan abnormalities: correlation with pulmonary function tests and differential diagnosis. AJR Am J Roentgenol 1998;170:1349-1353.

Bain GA, Flower CD. Pulmonary eosinophilia. Eur J Radiol 1996;23:3-8.

Buschman DL, Waldron JA, Jr., King TE, Jr. Churg-Strauss pulmonary vasculitis. High-resolution computed tomography scanning and pathologic findings. Am Rev Respir Dis 1990;142:458-461.

Cheon JE, Lee KS, Jung GS, et al. Acute eosinophilic pneumonia: radiographic and CT findings in six patients. AJR Am J Roentgenol 1996;167:1195-1199.

Ebara H, Ikezoe J, Johkoh T, et al. Chronic eosinophilic pneumonia: evolution of chest radiograms and CT features. J Comput Assist Tomogr 1994;18:737-744.

Gaensler EA, Carrington CB. Peripheral opacities in chronic eosinophilic pneumonia: the photographic negative of pulmonary edema. AJR Am J Roentgenol 1977;128:1-13.

Hansell DM, Moskovic E. High-resolution computed tomography in extrinsic allergic alveolitis. Clin Radiol 1991;43:8-12.

Hansell DM, Wells AU, Padley SP, Müller NL. Hypersensitivity pneumonitis: correlation of individual CT patterns with functional abnormalities. Radiology 1996;199:123-128.

Kang EY, Shim JJ, Kim JS, Kim KI. Pulmonary involvement of idiopathic hypereosinophilic syndrome: CT findings in five patients. J Comput Assist Tomogr 1997;21:612-615.

Kim Y, Lee KS, Choi DC, et al. The spectrum of eosinophilic lung disease: radiologic findings. J Comput Assist Tomogr 1997;21:920-930.

King MA, Pope-Harman AL, Allen JN, et al. Acute eosinophilic pneumonia: radiologic and clinical features. Radiology 1997;203:715-719.

Lynch DA, Newell JD, Logan PM, et al. Can CT distinguish hyper-sensitivity pneumonitis from idiopathic pulmonary fibrosis? AJR Am J Roentgenol 1995;165:807-811.

Mindell HJ. Roentgen findings in farmer's lung. Radiology 1970;97:341-346.

Primack SL, Müller NL. Radiologic manifestations of the systemic autoimmune diseases. Clin Chest Med 1998; 19:573-586.

Remy-Jardin M, Remy J, Wallaert B, Müller NL. Subacute and chronic bird breeder hypersensitivity pneumonitis: sequential evaluation with CT and correlation with lung function tests and bronchoalveolar lavage. Radiology 1993;198:111-118.

Silver SF, Müller NL, Miller RR, Lefcoe MS. Hypersensitivity pneumonitis: evaluation with CT. Radiology 1989;173:441-445.

Ward S, Heyneman LE, Flint JD, et al. Bronchocentric granulomatosis: computed tomographic findings in five patients. Clin Radiol 2000;55:296-300.

Winn RE, Kollef MH, Meyer JI. Pulmonary involvement in the hypereosinophilic syndrome. Chest 1994;105:656-660.

Worthy SA, Müller NL, Hansell DM, Flower CD. Churg-Strauss syndrome: the spectrum of pulmonary CT findings in 17 patients. AJR Am J Roentgenol 1998;170:297-300.

CAPÍTULO 17

DOENÇAS PULMONARES IATROGÊNICAS: DOENÇAS PULMONARES INDUZIDAS POR DROGAS E PNEUMONITES POR RADIAÇÃO

W. RICHARD WEBB

DOENÇA PULMONAR INDUZIDA POR DROGAS

Muitas drogas, tanto terapêuticas quanto ilícitas, podem ser associadas a doença pulmonar. Entretanto, a doença pulmonar induzida por droga tem poucas formas de manifestação. As reações patológicas específicas devido à toxicidade pulmonar por droga incluem as seguintes:

1. Edema pulmonar hidrostático e por permeabilidade aumentada.
2. Lesão alveolar difusa e síndrome da angústia respiratória aguda (SARA).
3. Hemorragia pulmonar.
4. Pneumonia em organização (OP/BOOP).
5. Pneumonia eosinofílica e reações por hipersensibilidade.
6. Pneumonite intersticial crônica com fibrose.
7. Lúpus eritematoso sistêmico (LES).
8. Vasculite pulmonar e hipertensão pulmonar.
9. Bronquiolite obliterante.

Cada um destes padrões está caracteristicamente associado a um grupo diferente de drogas, embora muitas delas possam resultar em mais de um tipo de padrão de reação pulmonar e algumas sobreposições entre estes padrões sejam comuns. Na maioria dos casos, os aspectos radiológicos das doenças pulmonares relacionados a drogas não são específicos e o diagnóstico deve basear-se na observação da relação temporal entre a administração da droga e o desenvolvimento das anormalidades pulmonares.

Devido ao grande número de drogas associadas a tais reações e às possíveis variedades dos padrões, um alto grau de suspeita deve ser mantido quando se avaliam pacientes com doenças pulmonares inexplicáveis, independentemente do que pareça ou que droga esteja sendo empregada no tratamento. O reconhecimento imediato de doença pulmonar induzida por droga é importante, uma vez que as anormalidades, se detectadas em seu início, podem ser curadas completamente com a descontinuidade da droga ou se terapia apropriada for instituída.

As anormalidades radiográficas associadas a lesão pulmonar relacionada com drogas variam de acordo com o padrão patológico presente e, com algumas exceções, o aspecto de cada padrão tende a ter a mesma aparência, indiferentemente da droga envolvida. A TC de alta resolução (TCAR) é mais sensível na definição das anormalidades radiográficas do que a radiografia do tórax.

QUADRO 17-1 DROGAS ASSOCIADAS A EDEMA PULMONAR
Aspirina e salicilatos
BCNU
Cocaína
Clorodiazepóxido
Codeína
Ciclofosfamida
Citosina arabinosídeo
Heroína
Hidroclorotiazida
Interleucina-2
Lidocaína
Metadona
Metotrexato
Nitrofurantoína
Drogas antiinflamatórias não-esteróides (AINEs)
OKT3
Propoxifeno
Tocolites (ritodrina e terbutalina)
Trimetoprim-sulfametoxazol
Antidepressivos tricíclicos

Edema Pulmonar

Edema pulmonar hidrostático pode resultar de drogas que afetam o coração ou a vascularidade sistêmica (Quadro 17-1). Um exemplo seria a cocaína, cujos achados são típicos (de qualquer causa de edema hidrostático). Derrame pleural pode estar presente.

Edema pulmonar por permeabilidade aumentada pode ocorrer também. O início da reação é geralmente repentino. Edema pulmonar com permeabilidade aumentada sem dano alveolar difuso resulta em achados típicos de edema pulmonar, incluindo espessamento septal interlobular (Linhas Kerley; ver Fig. 11-12 no Capítulo 11), opacidade em vidro fosco (ver Fig. 11-13 no Capítulo 11) e, numa extensão menor, consolidação. Esta ocorrência é típica da reação à interleucina-2, mas diversas outras drogas podem causar edema pulmonar. Dentre elas, aspirina, nitrofurantoína, heroína e agentes citotóxicos como metotrexato, ciclofosfamida e BCNU. Ao contrário do edema hidrostático, a ausência de derrame pleural é característica. Resposta imediata pode ocorrer com tratamento apropriado.

Lesão Alveolar Difusa

Lesão ou dano alveolar difuso (DAD) com SARA pode ser causado por uma variedade de drogas, mais tipicamente agentes citotóxicos (p. ex., bleomicina, busulfan e ciclofosfamida), nitrofurantoína, e amiodarona (Quadro 17-2). Como no edema pulmonar, o começo da reação é geralmente repentino e ocorre poucos dias após o início da quimioterapia.

DAD reflete uma lesão ou dano mais sério do que o edema pulmonar com permeabilidade aumentada. O estágio agudo ou exsudativo do DAD ocorre na primeira semana após a lesão e é caracterizado por necrose dos pneumócitos alveolares, edema, hemorragia e formação de membrana hialina. Radiografias e TC mostram, tipicamente, consolidações parenquimatosas extensas e bilaterais, geralmente mais acentuadas nas regiões pulmonares

QUADRO 17-2	DROGAS ASSOCIADAS A DANO ALVEOLAR DIFUSO
Amiodarona	
BCNU	
Bleomicina	
Busulfan	
Clorambucil	
Ciclofosfamida	
Citosina arabinosídeo	
Ouro	
Metotrexato	
Mitomicina	
Melfalan	
Nitrofurantoína	
Oxigênio	
Penicilamina	
Antidepressivos tricíclicos	
Vinblastina e alcalóides da vinca	

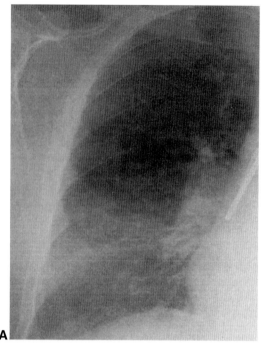

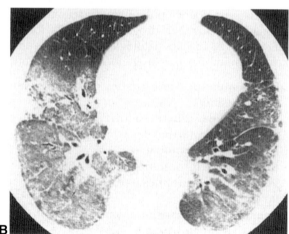

FIG. 17-1. Dano ou lesão alveolar difusa resultante de tratamento com doxorrubicina (Adriamicina). **A.** A radiografia oblíqua de tórax do pulmão direito mostra consolidação basilar. **B.** A TCAR mostra opacidade em vidro fosco e consolidação com predominância basal dependente.

pendentes; a ausência de espessamento septal interlobular e de Linhas de Kerley são características (Fig. 17-1). Além de uma relação temporal à quimioterapia, não existem dados clínicos ou imagens de TC que permitam a diferenciação destas aparências com outras causas da síndrome da angústia respiratória aguda (SARA). O estágio de reparo do DAD, caracterizado por hiperplasia celular e fibrose, ocorre após 1 a 2 semanas. Dependendo da gravidade das lesões pulmonares, as anormalidades podem regredir, estabilizar-se ou evoluir para o faveolamento.

Hemorragia Pulmonar

Hemorragia pulmonar difusa relacionada a drogas é incomum. Causas típicas incluem anticoagulantes, ciclofosfamida e penicilamina. Hemoptise pode ou não estar pre-

DOENÇA PULMONAR INDUZIDA POR DROGAS

QUADRO 17-3	DROGAS ASSOCIADAS À HEMORRAGIA PULMONAR
Anticoagulantes
Anfotericina B
Cocaína e crack
Ciclofosfamida
Citosina arabinosídeo
Penicilamina
Quinidina

sente (Quadro 17-3). Achados radiográficos e de TCAR são típicos de hemorragia pulmonar, com opacidade em vidro fosco, esparsas, bilaterais ou consolidação (ver Capítulo 19). A ausência de derrame pleural é típica.

Pneumonia em Organização/Bronquiolite Obliterante e Pneumonia em Organização

Pneumonia em organização/bronquiolite obliterante e pneumonia em organização (PO/BOOP) tem sido descrita em reação ao metotrexato, ouro, penicilamina, nitrofurantoína, amiodarona, bleomicina e busulfan (Quadro 17-4). Os sintomas incluem tosse progressiva, dispnéia e febre. Como outras causas de PO/BOOP (ver Capítulo 13), este padrão é caracterizado por consolidação ou opacidade em vidro fosco que pode ter uma distribuição esparsa ou ser nodular e pode predominar numa localização peribrônquica ou subpleural (Figs. 17-2 e 17-3). Nódulos pulmonares com ou sem o "sinal do atol" (em forma de anel) podem estar presentes (Figs. 17-2A e 17-3). PO/BOOP costumam predominar nos lobos inferiores (ver Fig. 17-3).

Reações por Hipersensibilidade e Pneumonia Eosinofílica

Reações por hipersensibilidade podem ser atribuídas a um grande número de drogas, porém são mais comuns devido aos metotrexato, nitrofurantoína, bleomicina, procarbazina, BCNU, ciclofosfamida, antiinflamatórios não-esteróides, sulfonamidas. Não há relação com dosagem cumulativa da droga (Quadro 17-5).

QUADRO 17-4	DROGAS ASSOCIADAS A PNEUMONIA EM ORGANIZAÇÃO/BRONQUIOLITE OBLITERANTE E PNEUMONIA EM ORGANIZAÇÃO
Amiodarona
Bleomicina
Busulfan
Ciclofosfamida
Ouro
Interferon
Metotrexato
Nitrofurantoína
Penicilamina
Sulfassalazina

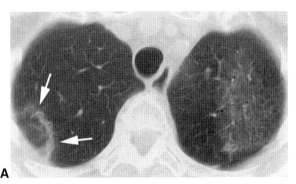

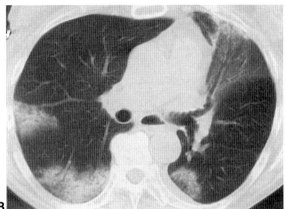

FIG. 17-2. Pneumonia em organização/bronquiolite obliterante e pneumonia em organização ocorrendo em associação com quimioterapia para carcinoma de mama. **A.** A TC através do ápice do pulmão mostra opacidade em vidro fosco no lobo superior esquerdo e um anel de opacidade em vidro fosco no lobo superior direito *(setas)*, representando o sinal de atol (em forma de anel) da PO/BOOP. **B.** A TC mostra áreas subpleurais, esparsas, de consolidação e opacidade em vidro fosco, típicas de PO/BOOP.

Reações por hipersensibilidade podem ter características de eosinofilia simples (Síndrome de Loeffler), pneumonia eosinofílica crônica, ou pneumonia eosinofílica aguda. Tosse e dispnéia, com ou sem febre, podem ser agudas em seu início ou progredir por um período de vários meses após o começo do tratamento. Eosinofilia periférica está presente em mais de 40% dos casos. Estas reações são caracterizadas nas radiografias de tórax e na TCAR por áreas de consolidação esparsas, ou opacidade em vidro fosco, que podem ser crônicas ou relativamente agudas, transitórias e passageiras. Uma distribuição periférica e subpleural pode ser vista.

Pneumonite Intersticial Crônica e Fibrose

Ambas, pneumonia intersticial usual (PIU) e pneumonia intersticial não específica (PINE), têm sido associadas a reação a drogas; em alguns casos o padrão pode sobrepor-se àqueles de PO/BOOP ou DAD. As apresentações clínica e radiográfica geralmente são idênticas àquelas da fibrose pulmonar idiopática. Uma longa lista de drogas foi associada ao desenvolvimento da pneumonite crônica,

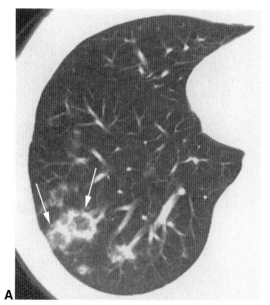
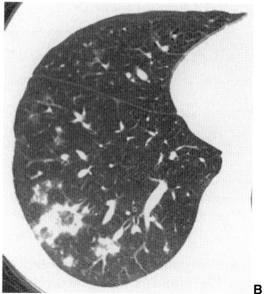
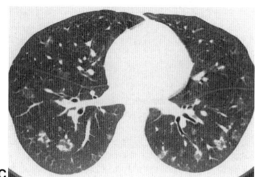

FIG. 17-3. Pneumonia em organização nodular/bronquiolite obliterante e pneumonia em organização relacionada a quimioterapia para sarcoma de Ewing. **A.** A TC através do lobo inferior direito mostra nódulos dispersos. Alguns apresentam as margens mais densas e opacidade em vidro fosco no centro, o chamado sinal do atol *(setas)*. **B.** A TCAR no mesmo nível. **C.** A TCAR em um nível diferente mostra nódulos bilaterais de atenuação própria de tecido mole e opacidade em vidro fosco, visíveis em ambos os lobos inferiores. Alguns nódulos mostram o sinal do atol.

QUADRO 17-5 DROGAS ASSOCIADAS À PNEUMONIA EOSINOFÍLICA E REAÇÕES POR HIPERSENSIBILIDADE

BCNU (carmustina)
Bleomicina
Ciclofosfamida (cytoxan)
Difenil-hidantoína
Eritromicina
Etambutol
Fluoxetina
Ouro
Imipramina
Isoniazida
Metotrexato
Nitrofurantoina
Drogas antiinflamatórias não-esteróides (AINEs)
Ácido paraminossalicílico
Penicilamina
Penicilina
Procarbazina
Sulfassalazina
Tetraciclina

QUADRO 17-6 DROGAS ASSOCIADAS A PNEUMONITE CRÔNICA E FIBROSE

Adriamicina
Amiodarona
BCNU (Carmustina)
Bleomicina
Busulfan
Clorambucil
Ciclofosfamida
Ouro
Metotrexato
Mitomicina
Nitrofurantoína
Penicilamina
Sulfassalazina
Tocainida

DOENÇA PULMONAR INDUZIDA POR DROGAS

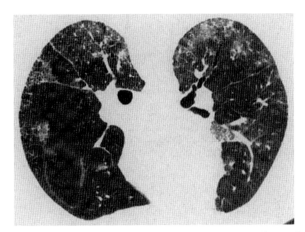

FIG. 17-4. Pneumonia Intersticial com fibrose após quimioterapia. A TCAR em posição supina mostra opacidade em vidro fosco subpleural e opacidades reticulares finas. Esta aparência é compatível com o padrão de pneumonia intersticial não-específica ou com o padrão da pneumonia intersticial usual (PIU) em seu início.

pode ser vista no começo dos casos (ver Figs. 17-4 a 17-8). Assim como nas radiografias de tórax, as anormalidades na TCAR são comumente bilaterais e simétricas, com envolvimento predominante na zona pulmonar inferior. Uma distribuição de anormalidades periférica e subpleural é comum, particularmente em pacientes com toxicidade à bleomicina. Fibrose esparsa pode ser vista em pacientes que utilizam nitrofurantoína. A extensão das anormalidades depende da gravidade do dano no pulmão. Dano moderado geralmente está limitado às regiões pulmonares subpleurais e posteriores das zonas inferiores do pulmão. Em pacientes com anormalidades mais graves, há um envolvimento maior do parênquima pulmonar restante.

■ Lúpus Eritematoso Sistêmico

O lúpus eritematoso sistêmico (LES) relacionado a tratamento com drogas não é distinguível clinicamente ou radiologicamente do LES idiopático (Quadro 17-7). Derrame pleural e derrame pericárdico são as manifestações mais comuns.

porém é mais comum este padrão ser resultante de agentes quimioterápicos citotóxicos como bleomicina, busulfan, metotrexato, doxorrubicina e carmustina (BCNU; Quadro 17-6). Nitrofurantoíina, amiodarona, ouro e penicilamina não são drogas citotóxicas que podem também resultar neste tipo de reação.

Radiografias simples em pacientes com pneumonite crônica e fibrose mostram tipicamente uma mistura de reticulação e consolidação; as anormalidades são geralmente bilaterais e simétricas, com envolvimento predominando na zona pulmonar inferior.

O padrão mais comum visto na TCAR, em pacientes com pneumonite crônica e fibrose, inclui opacidade reticular irregular (Fig. 17-4), faveolamento (Fig. 17-5), distorção da arquitetura, bronquiectasia por tração, com ou sem consolidação associada; opacidade em vidro fosco

■ Vasculite Pulmonar e Hipertensão Pulmonar

O uso de várias drogas pode resultar em anormalidades agudas ou crônicas nos pequenos vasos dos pulmões, com anormalidades histológicas incluindo vasculite pulmonar, arteriopatia plexogênica e doença pulmonar por oclusão venosa (Quadro 17-8).

Os aspectos radiográficos variam de acordo com as anormalidades presentes. Vasculite pulmonar pode resultar numa aparência similar do edema pulmonar ou hemorragia pulmonar, com consolidação difusa ou esparsa ou opacidade em vidro fosco. Arteriopatia plexogênica mostra achados de hipertensão pulmonar, com aumento das artérias pulmonares centrais. A doença pulmonar venoclusiva mimetiza o edema hidrostático, mas com o tamanho do coração normal.

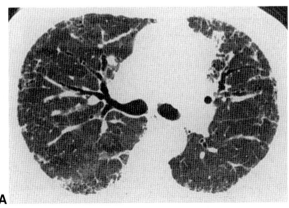 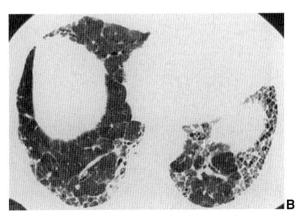

FIG. 17-5. Pneumonia intersticial com fibrose após quimioterapia com metotrexato. **A.** A TCAR através dos lobos superiores mostra opacidade reticular irregular e tração por bronquiectasia. **B.** A TCAR através das bases do pulmão mostra favo de mel com predominância subpleural. Este aspecto é igual ao da pneumonia intersticial usual e não se distingue da fibrose pulmonar idiopática.

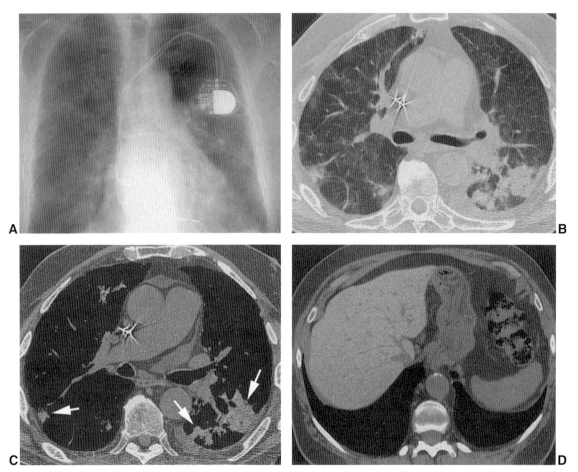

FIG. 17-6. Tratamento com amiodarona de pneumonia em organização/bronquiolite obliterante e pneumonia em organização (PO/BOOP). **A.** A radiografia de tórax mostra cardiomegalia, um marcapasso e a consolidação pulmonar esparsa. **B.** A TCAR mostra áreas de consolidação esparsa e opacidade em vidro fosco na periferia do pulmão. Este aspecto é típico de PO/BOOP. A presença de um pequeno derrame pleural à esquerda não é típica de PO/BOOP mas pode refletir parada cardíaca. **C.** A TCAR com uma janela de tecido mole mostra áreas de consolidação pulmonar mais densas do que as de tecido mole *(setas)*. Isto é comum em pacientes com toxicidade por amiodarona. Entretanto, o pulmão denso pode ser visto em qualquer paciente que esteja em tratamento prolongado com amiodarona e que tenha consolidação pulmonar; a densidade no pulmão não implica toxicidade. **D.** TC através do abdome superior mostrando o fígado denso.

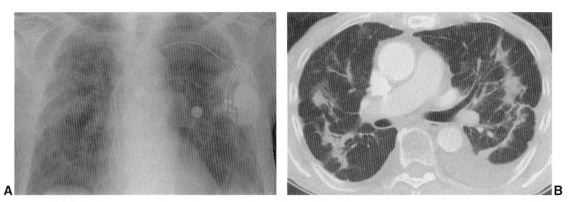

FIG. 17-7. Tratamento com amiodarona na fibrose pulmonar. **A.** A radiografia de tórax mostra um marcapasso e faixas de fibrose na periferia dos pulmões. **B.** A TCAR mostra opacidades reticulares irregulares, bronquiectasia por tração, áreas nodulares de consolidação na periferia do pulmão. Este aspecto tem a aparência de uma combinação de PO/BOOP com fibrose pulmonar. O derrame pleural à esquerda tem mais relação com insuficiência cardíaca.

REAÇÕES A DROGAS ESPECÍFICAS

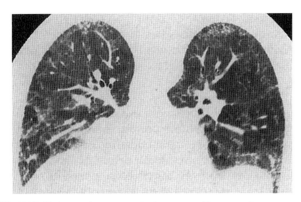

FIG. 17-8. Tratamento com amiodarona na fibrose pulmonar. A TCAR em posição supina mostra opacidades reticulares periféricas representando pneumonia intersticial não-específica ou pneumonia intersticial usual.

QUADRO 17-7 DROGAS ASSOCIADAS A LÚPUS ERITEMATOSO SISTÊMICO

Anticonvulsivos
Bloqueadores beta
Digital
Ouro
Hidralazina
Isoniazida
Levodopa
Nitrofurantoína
Drogas antiinflamatórias não-esteróides (AINEs)
Penicilamina
Penicilina
Fenotiazinas
Procainamida
Quinidina
Estreptomicina
Sulfonamidas
Tiouracil

QUADRO 17-8 DROGAS ASSOCIADAS A VASCULITE PULMONAR E HIPERTENSÃO PULMONAR

Anfetaminas (hipertensão pulmonar)
Drogas anoréxicas como fenfluramina e fenformin (hipertensão pulmonar)
Anticonvulsivantes
Cocaína (hipertensão pulmonar)
Hidralazina
Busulfan
Penicilina
Fenotiazinas
Quinidina
Sulfonamidas
Tiouracil

QUADRO 17-9 DROGAS ASSOCIADAS A BRONQUIOLITE OBLITERANTE

Ouro
Penicilamina
Sulfassalazina

■ Bronquiolite Obliterante

A reação pulmonar menos comum a drogas é a bronquiolite obliterante, um achado primariamente descrito em associação com terapia de penicilamina para artrite reumatóide (Quadro 17-9). Entretanto, a participação da penicilamina é controversa, uma vez que a bronquiolite obliterante pode ser vista em pacientes com artrite reumatóide que não foi tratada com esta droga. A bronquiolite obliterante também foi vista em pacientes tratados com sulfassalazina. As radiografias de tórax podem mostrar pulmão com grande volume. As anormalidades vistas nas TCAR consistem em espessamento das paredes brônquicas e um padrão de perfusão em mosaico, similar àquelas vistas com outras causas de bronquiolite obliterante (ver Figs. 10-36 e 10-38 no Capítulo 10 e Figs. 23-21 e 23-22 no Capítulo 23); a presença de aprisionamento de ar em imagem em expiração é característica.

REAÇÕES A DROGAS ESPECÍFICAS

Reação a drogas pode ocorrer durante o tratamento com uma grande variedade de agentes. A maior incidência de efeitos colaterais ocorre com agentes citotóxicos: mais de 10% dos pacientes que estão recebendo agentes quimioterápicos citotóxicos desenvolvem uma reação adversa. Algumas das drogas mais comuns que resultam em doença pulmonar significativa são descritas adiante. Drogas ilícitas comumente usadas também são responsáveis por reação a drogas, mas anormalidades pulmonares resultantes do uso de drogas ilícitas podem também refletir injeção de partículas (p. ex., talco) ou inalação de substâncias tóxicas.

■ Amiodarona

A amiodarona é uma droga iodetada usada no tratamento de taquiarritmias cardíacas refratárias. Acumula-se no fígado e pulmões, onde se torna aprisionada nos lisossomas dos macrófagos. Resulta em toxicidade pulmonar em 5% dos pacientes. Reações patológicas à amiodarona incluem DAD, PO/BOOP (ver Fig. 17-6) e pneumonite crônica com fibrose (ver Figs. 17-7 e 17-8). Os padrões radiográficos de reação pulmonar à amiodarona variam e incluem áreas de consolidação focal ou difusa, opacidades reticulares e menos comumente, nódulos mal definidos ou massas (ver Fig. 17-6).

Regiões de consolidação pulmonar nos pacientes acometidos por toxicidade pulmonar à amiodarona aparecem nas TC com menor definição, mais densas do que tecidos moles, devido a seu alto teor de iodina (ver Fig. 17-6C). Entretanto, o pulmão denso pode ser visto também em qualquer paciente em tratamento prolongado com amiodarona que desenvolve consolidação ou colapso do pulmão. Pacientes com toxicidade pulmonar à amiodarona quase sempre mostram na TC atenuação aumentada no fígado (ver Fig. 17-6D), embora este achado também seja encontrado em pacientes tratados com amiodarona e que não apresentam toxicidade à droga.

■ Aspirina e Salicilatos

Cerca de 5% dos asmáticos são sensíveis à aspirina; o uso causa broncoespasmo. Isto pode estar relacionado com a inibição da síntese da prostaglandina.

Edema pulmonar por permeabilidade pulmonar aumentada, induzida por salicilato, pode ocorrer quando o nível do salicilato excede 40 mg/dL, particularmente em idosos ou fumantes. Isto pode representar um efeito tóxico direto na permeabilidade capilar. A ventilação mecânica pode ser necessária no tratamento; a resolução do quadro tratado dura tipicamente uma semana.

■ Bleomicina

A bleomicina é uma droga citotóxica usada no tratamento de linfomas e alguns carcinomas. Toxicidade pulmonar por bleomicina é a doença pulmonar mais comum relacionada com a quimioterapia, com uma incidência de aproximadamente 4%. A toxicidade é relacionada ao acúmulo das doses que excedem 400 mg. Fatores de risco associados ao desenvolvimento da doença pulmonar incluem radiação recente, oxigenoterapia, doença renal e idade avançada.

Uma grande variedade de reações à bleomicina foi relatada, incluindo edema pulmonar (ver Fig. 11-12 no Capítulo 11), lesão alveolar difusa com falência respiratória, pneumonite crônica com fibrose, PO/BOOP e reações por hipersensibilidade. Os aspectos radiográficos e nas TCs variam de acordo com os danos induzidos.

Pneumonite com fibrose pulmonar apresenta-se tipicamente após 1 a 2 meses do início do tratamento, com dispnéia e tosse progressivas. As radiografias de tórax mostram reticulação, opacidade em vidro fosco e, algumas vezes, consolidação com predominância subpleural e lobar inferior. Com doença grave ou progressiva, é tipicamente visível o envolvimento mais difuso das regiões pulmonares inferiores, médias e superiores. A TCAR é mais sensível do que a radiografia para detectar a doença em seu início. Algumas anormalidades são curadas após a interrupção do tratamento em pacientes cujas doenças estejam no início.

Uma manifestação particular de toxicidade pulmonar à bleomicina é a presença de múltiplos nódulos pulmonares mimetizando a aparência de metástases e tendo características histológicas de PO/BOOP.

■ Busulfan

O busulfan é um agente alquilante usado no tratamento de doenças mieloproliferativas crônicas. A toxicidade pulmonar ao busulfan, reconhecida clinicamente, acontece em quase 5% dos casos. Geralmente, produz imagens de

pneumonite crônica e fibrose, PO/BOOP, ou DAD (danos alveolares difusos). Achados radiográficos e na TCAR incluem consolidação difusa ou esparsa ou reticulação.

■ Cocaína e Crack

O uso de agentes simpaticomiméticos como cocaína (ou seu derivado crack), tanto por injeção quanto por inalação, pode causar edema pulmonar hidrostático por indução de isquemia relacionada à disfunção transitória do miocárdio, vasoconstrição periférica grave com falência transitória do ventrículo esquerdo, arritmia cardíaca, ou infarto do miocárdio franco. A cocaína e o crack podem, também, causar lesão pulmonar aguda com edema pulmonar e com permeabilidade aumentada (ver Fig. 11-13 no Capítulo 11), hemorragia pulmonar, ou hipertensão pulmonar. A TCAR comumente revela opacidade em vidro fosco multifocal, ocasionalmente em distribuição centrilobular, associada a espessamento septal interlobular. Uma vez que edema pulmonar, hemorragia pulmonar e lesão pulmonar aguda podem não ser radiograficamente distinguíveis e podem ocorrer em combinação após o uso da cocaína ou crack, o desenvolvimento da insuficiência respiratória associada à evidência de opacidades bilaterais do espaço aéreo, com clareamento rápido após a interrupção do uso da droga, recebeu o termo de "pulmão de crack".

■ Ciclofosfamida (Cytoxan)

A ciclofosfamida é um agente alquilante usado no tratamento de uma variedade de doenças malignas e auto-imunes e é comumente utilizada em combinação com outros agentes terapêuticos; toxicidade pulmonar ocorre em menos de 1% dos casos. Os achados histológicos associados a lesão pulmonar são similares àqueles vistos em pacientes com toxicidade à bleomicina e incluem pneumonite crônica e fibrose, PO/BOOP, DAD, edema pulmonar e reações por hipersensibilidade. Os aspectos radiográficos variam de acordo com o caso.

■ Heroína e Narcóticos

O uso de heroína ou outros narcóticos pode resultar em edema pulmonar com permeabilidade aumentada. Possíveis mecanismos incluem um efeito tóxico na membrana capilar alveolar, efeitos no sistema nervoso central com edema neurogênico, hipoxemia e hipersensibilidade. Sintomas de dispnéia ocorrem tipicamente alguns minutos ou poucas horas após a injeção. As radiografias mostram achados típicos de edema com permeabilidade aumentada, com opacidade em vidro fosco para-hilar ou consolidação, mas esta aparência pode ser complicada pela associação com a aspiração. Pode, também, haver hemorragia. A resolução freqüentemente ocorre em 1 ou 2 dias.

■ Interleucina-2

A interleucina-2 é um fator de crescimento das células T utilizadas como um estimulante do sistema imunológico para o tratamento do câncer, particularmente melanoma

PNEUMONITES E FIBROSE POR RADIAÇÃO

e carcinoma da célula renal. Isto pode causar edema pulmonar com permeabilidade aumentada por um efeito tóxico direto no endotélio capilar. Os sintomas começam, tipicamente, em 2 a 8 dias do início do tratamento. As radiografias mostram achados característicos de edema intersticial ou de espaço aéreo. Derrame pleural, um achado raro em edema com permeabilidade aumentada, neste caso é comum. Clareamento aparece em alguns dias após a interrupção da droga.

■ Metotrexato

O metotrexato é um antagonista do folato usado no tratamento de doenças malignas e inflamatórias. Toxicidade pulmonar ocorre em 5 a 10% dos casos e não tem relação com a duração do tratamento ou com dosagem cumulativa.

Ao contrário de muitos outros agentes citotóxicos, o metotrexato geralmente resulta em anormalidades reversíveis. Os sintomas geralmente desenvolvem-se em semanas do início do tratamento e incluem febre, tosse, e dispnéia. Na maioria dos casos a aparência histológica é parecida com pneumonite por hipersensibilidade ou, menos freqüentemente, com PO/BOOP ou com o dano alveolar difuso (DAD); eosinofilia periférica está presente em metade dos casos. A radiografia de tórax mostra opacidades reticulares mal definidas, opacidade em vidro fosco, ou consolidação. Uma predominância basal é típica. A TCAR usualmente mostra opacidade em vidro fosco como a anormalidade predominante. Anormalidades radiográficas geralmente regridem após a descontinuação da droga. Alguma fibrose residual pode ser vista. Entretanto, pode resultar em fibrose e faveolamento (ver Fig. 17-5).

■ Nitrofurantoína

A nitrofurantoína é um antibiótico usado para o tratamento de infecções do trato urinário. Seu uso pode resultar em reações agudas ou crônicas; as reações agudas são bem mais comuns (responsáveis por 90% dos casos de toxicidade). O LES relacionado com nitrofurantoína também foi relatado.

Toxicidade aguda por nitrofurantoína é uma reação por hipersensibilidade e geralmente começa 1 dia a 2 semanas após o início da terapia. Os sintomas incluem febre, tosse, e dispnéia; eosinofilia periférica está presente na maioria dos pacientes. As radiografias de tórax mostram anormalidade intersticial com linhas de Kerley (p. ex., edema pulmonar) ou consolidação, a qual pode ser simétrica ou assimétrica. Derrame pleural, geralmente pequeno e unilateral, está presente em um terço dos casos. A interrupção do uso da droga resulta no desaparecimento das lesões em alguns dias.

Reação crônica à nitrofurantoína ocorre 2 meses a anos após o início de tratamento contínuo. Não tem relação com toxicidade aguda. Tosse insidiosa e dispnéia são mais comuns; não há febre e a eosinofília é rara. As radiografias mostram anormalidade reticular difusa com predominância basal devido à pneumonite crônica e

fibrose. O aspecto assemelha-se muito à fibrose pulmonar idiopática. A interrupção do uso da droga deve resultar em alguma melhora após alguns meses. O tratamento com esteróides pode também ser efetivo, mas a mortalidade é, mesmo assim, de 10%.

■ Drogas Antiinflamatórias Não-Esteróides

Estas drogas foram associadas a reação por hipersensibilidade com dispnéia aguda, tosse, febre de poucos graus e eosinofilia. Pode, também, estar associada a LES.

■ OKT3

O OKT3 é um anticorpo monoclonal direcionado contra as células-T, usado para tratar rejeição em transplantes de órgãos. Uma complicação comum é o edema pulmonar em pacientes com excesso de líquido, antes do início do tratamento. Conseqüentemente, as radiografias de tórax são realizadas rotineiramente antes do tratamento começar para exclusão de edema pulmonar preexistente ou insuficiência cardíaca.

■ Drogas Tocolíticas

Drogas tocolíticas utilizadas no tratamento do parto prematuro (p. ex., ritodrina e terbutalina) podem produzir edema pulmonar com permeabilidade aumentada em quase 1% dos casos. O problema começa 2 a 3 dias após o início do tratamento. O maior risco está associado à hiperidratação, à gestação de gêmeos e ao uso de esteróides. Recuperação rápida é característica.

■ Antidepressivos Tricíclicos

A overdose de antidepressivos tricíclicos pode estar associada a edema pulmonar com permeabilidade aumentada ou DAD com desenvolvimento de SARA como um efeito tóxico direto.

PNEUMONITES E FIBROSE POR RADIAÇÃO

Após radioterapia torácica externa, aproximadamente 40% dos pacientes desenvolvem anormalidades radiográficas e 7% desenvolvem pneumonite por radiação sintomática.

O desenvolvimento e aparecimento de lesão pulmonar por radiação depende de vários fatores, incluindo (1) o volume do pulmão irradiado, (2) o formato dos campos de radiação, (3) a dose de radiação, (4) o número de frações de radiação aplicadas, (5) o intervalo de tempo de aplicação da radiação, (6) irradiação prévia, (7) se quimioterapia também está sendo empregada, (8) retirada de terapia com corticosteróide, doença pulmonar preexistente (10) o tipo de radiação utilizada e (11) suscetibilidade do indivíduo.

De um modo geral, a radiação é mais bem tolerada pelo paciente se for administrada em pequenas doses, por um longo período de tempo, e em apenas um pulmão ou numa região pequena do pulmão. Para radiação unilateral com doses fracionadas, os achados radiológicos de pneumonite por radiação quase nunca são detectados com doses inferiores a 3.000 cGy; sua presença varia com doses entre 3.000 cGy e 4.000 cGy, e quase sempre é visível com doses de 4.000 cGy.

A possibilidade de seu aparecimento é aumentada por uma segunda seqüência de radiação, pela suspensão do tratamento com corticosteróide e pelo uso concomitante de quimioterapia. Achados radiológicos de pneumonite por radiação geralmente não estão associados a sintomas, embora alguns pacientes apresentem febre de baixo grau, tosse e dispnéia.

■ Pneumonite por Radiação

As anormalidades pulmonares relacionadas com a lesão por radiação foram divididas em manifestações iniciais e tardias. O estágio inicial de lesão pulmonar por radiação, denominado de pneumonite por radiação, ocorre em 1 a 3 meses após a completa terapia de radiação e é mais grave 3 a 4 meses após o tratamento. Pneumonite por radiação é associada a achados histológicos de danos alveolares difusos, exsudatos proteináceos intra-alveolares e membranas hialinas. Dependendo da gravidade da lesão pulmonar, estas anormalidades são completamente curadas, porém, com maior freqüência, se desenvolvem em organização progressiva, levando à fibrose.

■ Fibrose por Radiação

O estágio final de lesão pulmonar por radiação induzida, denominado de fibrose por radiação, desenvolve-se gradualmente em pacientes com pneumonite por radiação quando não ocorre a resolução total. A fibrose por radiação progride no campo previamente irradiado num período de 6 a 12 meses após a terapia de radiação ter sido completada e geralmente torna-se estável dentro de 2 anos de tratamento. Histologicamente, estão presentes fibrose densa com obliteração da arquitetura pulmonar e bronquiectasia por tração. Os pacientes podem apresentar fibrose por radiação sem histórico prévio de pneumonite aguda.

■ Achados Radiográficos e de TC

A marca registrada da pneumonite por radiação, em radiografias ou TC, é a homogeneidade, ou opacidade em

QUADRO 17-10 PNEUMONITE E FIBROSE POR RADIAÇÃO

Ocorrência multifatorial
Raramente ocorre abaixo de 3.000 cGy
Quase sempre visível acima de 4.000 cGy
Pneumonite por radiação
   1-3 meses após radiação completa
   Mais grave 3-4 meses após radiação
   Dano alveolar difuso
   Radiografias e TCAR
      Homogêneo ou opacidade em vidro fosco ou consolidação
      Margens correspondendo aos portos de radiação
      Anormalidades fora dos portais em 20%
Fibrose por radiação
   6-12 meses após radiação completa
   Inalterada após 2 anos
   Fibrose e bronquiectasia por tração
   Radiografias e TCAR
      Anormalidades persistindo após 9 meses
      Consolidação densa
      Margens correspondendo aos portos de radiação
      Bronquiectasia por tração típica
      Pode mimetizar faveolamento
      Perda de volume ipsolateral

vidro fosco ou consolidação que corresponde à localização das áreas irradiadas (Fig. 17-9). As anormalidades desobedecem tipicamente os limites anatômicos das regiões pulmonares, como fissuras lobares ou segmentos pulmonares. Pode ser vista perda de volume; esta se deve à obstrução de bronquíolos por exsudato inflamatório, perda de surfactante, ou ambas. Grandes vias aéreas são patentes e broncogramas aéreos são comumente visíveis. Espessamento pleural é visto por vezes adjacente às áreas irradiadas.

Embora os achados de pneumonite por radiação sejam caracteristicamente confinados a áreas de pulmão irradiadas, anormalidades moderadas (opacidade em vidro fosco ou consolidação) são detectadas fora do portal de radiação em quase que 20% dos casos, talvez relacio-

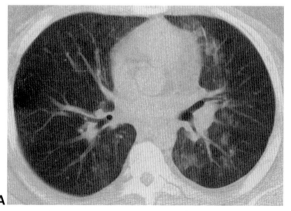 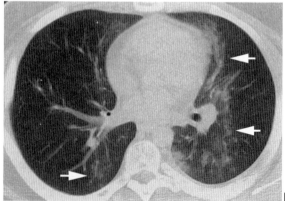

FIG. 17-9. Pneumonite por radiação aguda. **A.** Áreas de opacidade em vidro fosco esparsas são visíveis numa distribuição paramediastinal após radiação no mediastino. **B.** As áreas de anormalidades não são anatômicas mas têm margens definidas correspondendo aos portais de radiação *(setas)*. Pequena perda de volume está presente neste estágio.

PNEUMONITES E FIBROSE POR RADIAÇÃO

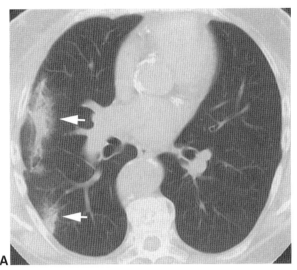
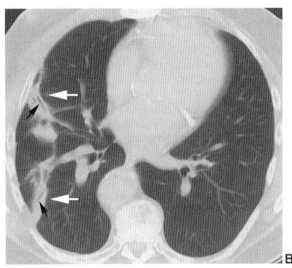

FIG. 17-10. Fibrose por radiação 12 meses após radioterapia axilar. A TC em dois níveis mostra consolidação na periferia do pulmão. As áreas anormais têm margem definida *(setas brancas)* devido ao portal utilizado. Consolidação densa é típica de fibrose. A bronquiectasia *(setas pretas)* por tração indica a presença de fibrose.

nadas a reação por hipersensibilidade ou PO/BOOP (Quadro 17-10).

Anormalidades persistentes ou progressivas em radiografias ou TC (mais de 9 meses após o tratamento) provavelmente são indicação de fibrose (Fig. 17-10). O desenvolvimento de fibrose por radiação pode ser reconhecido pelo aparecimento de faixas de opacidades, perda de volume progressiva, consolidação densa progressiva (ver Figs. 17-10 e 17-11), bronquiectasia por tração (ver Figs. 17-10B e 17-11), ou espessamento pleural no pulmão irradiado. Fibrose e perda de volume resultam, tipicamente, numa demarcação mais acentuada entre as regiões normais e irradiadas do pulmão do que aquelas vistas em pacientes com pneumonite por radiação (ver Figs. 17-10 e 17-11). Isto dá às regiões anormais do pulmão margens caracteristicamente acentuadas e bem definidas. Ocasionalmente, a aparência mimetiza faveolamento (Fig. 17-12), embora a distribuição esteja relacionada aos portos de radiação e seja bem diferente daquela da fibrose pulmonar idiopática. O pulmão adjacente pode parecer hiperinflado e pode mostrar bolhas. O hemitórax ipsolateral pode ter seu volume reduzido (ver Fig. 17-11).

Embora o espessamento pleural seja uma manifestação comum da radiação, os derrames pleurais não são comuns. Derrame relacionado à radiação desenvolve-se tipicamente nos 6 meses de tratamento, junto com a pneumonite por radiação, e sua resolução é espontânea. Acúmulo rápido de líquido sugere malignidade.

A calcificação de linfonodos mediastinais, particularmente após radiação de linfomas, o desenvolvimento de cistos tímicos, as pericardites e cardiomiopatia também podem ser vistas.

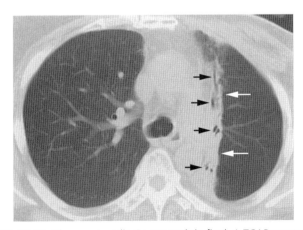

FIG. 17-11. Fibrose por radiação em estágio final. A TCAR mostra fibrose paramediastinal densa com um limite agudo *(setas brancas)*. A bronquiectasia por tração *(setas pretas)* é extensa. O hemitórax ipsolateral está com seu volume reduzido se comparado ao do lado oposto.

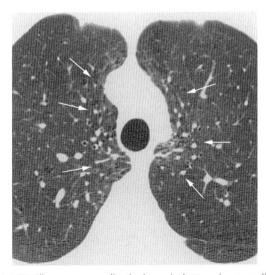

FIG. 17-12. Fibrose paramediastinal seguindo terapia por radiação para doença de Hodgkin. A TCAR mostra reticulação paramediastinal, bronquiectasia por tração e faveolamento *(setas)*.

LEITURAS SELECIONADAS

Aquino SL, Webb WR, Golden J. Bronchiolitis obliterans associated with rheumatoid arthritis: findings on HRCT and dynamic expiratory CT. J Comput Assist Tomogr 1994;18:555-558.

Aronchick JM, Gefter WB. Drug-induced pulmonary disorders. Semin Roentgenol 1995;30:18-34.

Bellamy EA, Husband JE, Blaquiere RM, Law MR. Bleomycin-related lung damage: CT evidence. Radiology 1985;156:155-158.

Bush DA, Dunbar RD, Bonnet R, et al. Pulmonary injury from proton and conventional radiotherapy as revealed by CT. AJR Am J Roentgenol 1999;172:735-739.

Cooper JA Jr. Drug-induced lung disease. Adv Intern Med 1997;42:231-268.

Cooper JAD, White DA, Matthay RA. Drug-induced pulmonary disease, part 1: cytotoxic drugs. Am Rev Respir Dis 1986;133:321-340.

Cooper JAD, White DA, Matthay RA. Drug induced pulmonary disease, part 2: noncytotoxic drugs. Am Rev Respir Dis 1986;133:488-503.

Davis SD, Yankelevitz DF, Henschke CI. Radiation effects on the lung: clinical features, pathology, and imaging findings. AJR Am J Roentgenol 1992;159:1157-1164.

Gotway MB, Marder SR, Hanks DK, et al. Thoracic complications of illicit drug use: an organ system approach. Radiographics 2002;22:119-135.

Kuhlman JE. The role of chest computed tomography in the diagnosis of drug-related reactions. J Thorac Imaging 1991;6:52-61.

Kuhlman JE, Teigen C, Ren H, et al. Amiodarone pulmonary toxicity: CT findings in symptomatic patients. Radiology 1990;177:121-125.

Libshitz HI. Radiation changes in the lung. Semin Roentgenol 1993;28:303-320.

Logan PM. Thoracic manifestations of external beam radiotherapy. AJR Am J Roentgenol 1998;171:569-577.

Movsas B, Raffin TA, Epstein AH, Link CJ Jr. Pulmonary radiation injury. Chest 1997;111:1061-1076.

Padley SPG, Adler B, Hansell DM, Müller NL. High-resolution computed tomography of drug-induced lung disease. Clin Radiol 1992;46:232-236.

Pietra GG. Pathologic mechanisms of drug-induced lung disorders. J Thorac Imag 1991;6:1-7.

Rosenow EC, Myers JL, Swensen SJ, Pisani RJ. Drug-induced pulmonary disease: an update. Chest 1992;102:239-250.

Rossi SE, Erasmus JJ, McAdams HP, et al. Pulmonary drug toxicity: radiologic and pathologic manifestations. Radiographics 2000;20:1245-1259.

Saxon RR, Klein JS, Bar MH, et al. Pathogenesis of pulmonary edema during interleukin-2 therapy: correlation of chest radiographic and clinical findings in 54 patients. AJR Am J Roentgenol 1991;156:281-285.

CAPÍTULO 18

PNEUMOCONIOSE

W. RICHARD WEBB

O termo *pneumoconiose* refere-se à presença de doença pulmonar relacionada à inalação de poeiras. Estas poeiras podem ser tóxicas, provocando fibrose e disfunção pulmonar (p. ex., asbestose e silicose), ou podem ser relativamente inertes, associadas a anormalidades radiográficas, porém causando pequena disfunção (p. ex., estanose e baritose). As poeiras orgânicas resultam em pneumonite por hipersensibilidade (ver Capítulo 16).

CLASSIFICAÇÃO DE PNEUMOCONIOSE

O International Labour Office (ILO) classifica as anormalidades nas radiografias simples de pacientes expostos à poeira com o propósito de realizar estudos epidemiológicos comparativos. Este sistema estabelece um método semiquantitativo com a finalidade de determinar o tipo e a extensão das anormalidades presentes. Entretanto, as classificações realizadas com este sistema não são específicas e têm pouco significado no diagnóstico. Além do mais, este sistema é complicado e difícil de memorizar, a não ser que seja utilizado regularmente. Ter alguma familiaridade com o sistema ILO é conveniente (Quadro 18-1).

Uma combinação de letras e números é utilizada para indicar o tipo e a extensão (profusão) das opacidades presentes.

■ Tipos de Opacidades

Os tipos de opacidades, pequenas e grandes, são indicados por uma letra, minúscula ou maiúscula.

Opacidades pequenas e redondas que são bem circunscritas e nodulares são indicadas como p, q, r, dependendo de seu diâmetro. Nódulos de até 1,5 mm de diâmetro são p, opacidades de 1,5 a 3 mm são q, e aquelas entre 3 e 10 mm são r.

Opacidades pequenas e irregulares têm aparência linear ou reticular e são indicadas com s, t, u, dependendo de sua espessura. Opacidades de até 1,5 mm são aquelas de 1,5 a 3 mm são t, e as de 3 a 10 mm são u.

Consideram-se como opacidades grandes as com mais de 10 mm. Estas são classificadas como A, quando uma lesão única ou um aglomerado de várias opacidades é maior do que 10 mm e 5 cm ou menos de diâmetro. B indica uma ou mais opacidades das maiores ou um número maior que o daquelas existentes em A, com uma área combinada que não exceda a área pulmonar superior direita. C é usado para opacidades maiores do que B.

■ Profusão

O número de opacidades pequenas e redondas ou irregulares é indicado pelo termo *profusão*. A profusão é graduada usando-se os quatro números, definidos a seguir, sendo mais facilmente determinada por comparação com um padrão de referência de um grupo de radiografias.

   0: Opacidades pequenas ausentes ou menos profusas do que as indicadas em 1.

QUADRO 18-1 CLASSIFICAÇÃO DE PNEUMOCONIOSE PELO INTERNATIONAL LABOUR OFFICE (ILO)

Tipos de opacidades

Opacidades pequenas e redondas (diâmetro)
p	≤ 1,5 mm
q	> 1,5 a 3 mm
r	> 3 a 10 mm

Opacidades pequenas e irregulares (espessura)
s	≤ 1,5 mm
t	> 1,5 a 3 mm
u	> 3 a 10 mm

Opacidades grandes (diâmetro)
A	Uma ou um aglomerado de várias opacidades > 10 mm a 5 cm
B	Maior ou mais numerosa que A, não exceda a área do lobo superior direito
C	Maior que B

Profusão (de opacidades pequenas)
0	Ausente ou menos profuso que 1
1	Definitivamente presente, mas em pequeno número (marcadores de pulmão normal ainda visíveis)
2	Opacidades pequenas numerosas (marcadores de limites de estruturas pulmonares normais parcialmente obscuras)
3	Opacidades pequenas muito numerosas (marcadores de limites de estruturas pulmonares normais geralmente obscuras)

1: Opacidades pequenas realmente presentes, mas em pequena quantidade (marcadores de limites das estruturas pulmonares ainda visíveis).

2: Opacidades pequenas numerosas (marcadores de limites de estruturas pulmonares normais parcialmente obscuras).

3: Opacidades pequenas muito numerosas (marcadores de limites de estruturas pulmonares normais geralmente obscuras).

Estas categorias podem ainda ter mais subdivisões com base nestas 4 categorias numéricas. Se, na interpretação de uma radiografia, mais de uma destas quatro categorias for definitivamente considerada, na ausência determinada de profusão, esta categoria será indicada após a classificação final e separada por uma barra. Por exemplo, se for determinado que um paciente tem profusão 1, mas se 2 também foi considerada, isto é indicado como 1/2. Se nenhuma alternativa foi considerada, o número é indicado duas vezes (p. ex., 1/1). A seguir, as possíveis probabilidades para profusão:

0/0	1/0	2/1	3/2
0/1	1/1	2/2	3/3
	1/2	2/3	

Pode ser usado também 0/– para indicar uma ausência óbvia de opacidades pequenas, enquanto 3/+ indica profusão bem maior do que 3/3.

■ Extensão

Em pacientes com opacidades grandes, o pulmão é dividido igualmente em três zonas (superior, média e inferior) utilizando-se linhas horizontais.

■ Precisão do Sistema ILO

O National Institute of Occupational Safety and Health (NIOSH) instituiu um curso e exames com o objetivo de certificar médicos no uso do sistema de classificação ILO. A complementação do curso define o médico como "Leitor A". Passando nos exames, o médico ganha o *status* de "Leitor B", devendo ser reexaminado a cada 4 anos. Leitores treinados mostram menos variação na interpretação das radiografias de pneumoconiose do que os não treinados.

Apesar disso, as categorias do ILO não são específicas e podem não indicar a doença pulmonar ou a presença de pneumoconiose. Aproximadamente 5% dos pacientes sem exposição ocupacional têm as radiografias interpretadas como tendo profusão de 1/0 de opacidades pequenas, comumente consideradas anormais e compatíveis com pneumoconiose.

ASBESTOSE E DOENÇA INDUZIDA POR ASBESTO

Asbesto é um mineral de silicato composto por quantidades variáveis de magnésio, ferro, cálcio e sódio. É encontrado na natureza sob a forma de fibras finas e é classificado como anfibólico ou serpentina, dependendo de seu tipo de fibra.

A toxicidade do asbesto parece estar relacionada com a forma da fibra do mineral e sua durabilidade após inalação. O anfibólico tem fibras finas e retas que lhe permitem penetrar profundamente no pulmão e causar doença com grande probabilidade de resultar em óbito. O anfibólio é importante na indústria e, com freqüência, responsável por doença induzida, incluindo crocidolite, amosite e tremolite. As fibras de asbesto-serpentina são curvas. O crisótilo é o único asbesto-serpentina comumente usado; é menos provável que cause doença do que o anfibólico.

O asbesto tem uma grande variedade de utilidades, principalmente na indústria da construção. A exposição ao asbesto pode ocorrer na sua mineração, na produção de produtos, em sua instalação durante a construção e durante o reparo ou retirada de materiais que o contenham.

QUADRO 18-2 DOENÇA PULMONAR POR EXPOSIÇÃO A ASBESTO

Asbestose
Fibrose pulmonar intersticial devido à exposição ao asbesto
Corpos de asbesto dentro do pulmão
Relacionada com a duração e a intensidade da exposição e outros fatores
Correlação com gravidade de doença pleural
20-30 anos após o início da exposição
Radiografias:
    ILO, s, t, ou u
    Margens do coração obscurecidas (*Shaggy heart sign*)
    Faveolamento
TCAR
    Achados de pneumonia intersticial usuais
    Aparência mimetiza a fibrose pulmonar idiopática
    Associação de doença pleural visível na maioria dos casos

Atelectasia redonda
Não indica, necessariamente, "asbestose"
Relacionada com espessamento pleural visceral ou parietal
Vista em 10% dos casos
Pode ser precedida por bandas parenquimatosas ou por pés-de-corvo (*crow's foot*)
Achados típicos na TC
    Redonda ou oval
    Adjacente à pleura
    Sinal de "cauda de cometa"
    Doença pleural ipsolateral
    Perda de volume
Achados atípicos são comuns

ASBESTOSE E DOENÇA INDUZIDA POR ASBESTO

Anormalidades induzidas por asbesto incluem asbestose, atelectasia redonda e doença pleural induzidas. Um aumento significativo na incidência de mesotelioma, câncer de pulmão e neoplasias extratorácicas (p. ex., mesotelioma peritoneal e gastrointestinal, renal, orofaringiano e carcinomas da laringe) também associa-se à exposição ao asbesto. A maioria dos pacientes com anormalidades induzidas não apresenta sintomas.

■ Asbestose

A doença do pulmão associada à inalação de fibras de asbesto é conhecida como asbestose (Quadro 18-2). A asbestose é definida como fibrose pulmonar intersticial, associada à presença de corpos de asbesto ou de fibras de asbesto intrapulmonares. Corpos de asbesto são visíveis ao microscópio e consistem em fibras translucentes de asbesto, cobertas com proteína e ferro. Anfibólios geralmente são responsáveis por corpos de asbesto. Fibras de asbesto sem cobertura são muito mais numerosas no pulmão do que corpos de asbesto.

A asbestose resulta da inflamação pulmonar associada à inalação de fibras de asbesto. O desenvolvimento da asbestose depende da duração e da intensidade da exposição, embora fatores relacionados ao hospedeiro, como o tabagismo, também estejam envolvidos. Existe uma correlação significativa entre a presença e a gravidade da doença pleural e a presença e a gravidade da asbestose.

Os sintomas de asbestose incluem dispnéia e baqueteamento digital, geralmente ocorrendo 20 a 30 anos após o início da exposição. Os sintomas são progressivos, mesmo sem a continuidade da exposição. Testes de função pulmonar mostram anormalidades restritivas. Achados associados à obstrução das vias aéreas podem refletir doença associada ao tabagismo (p. ex., enfisema) ou fibrose bronquiolar induzida por asbesto. Exposição de longa duração pode resultar em disfunção respiratória significativa, levando ao cor pulmonale e ao óbito. O risco de óbito está relacionado com a gravidade da fibrose determinada em exame clínico, funcional, ou radiograficamente.

Após a inalação, primeiro as fibras de asbesto são depositadas nos bronquíolos respiratórios e nos ductos alveolares, mas com o decorrer do tempo, a deposição se torna difusa e mais extensa. Em pacientes com asbestose, as alterações primárias da fibrose são peribronquiolares. Conforme a fibrose progride, ela envolve as paredes alveolares por todo o lóbulo e septos interlobulares. Faveolamento pode ser visto em casos avançados. Espessamento da pleura visceral geralmente encobre áreas de fibrose parenquimatosa. Na asbestose as anormalidades são geralmente mais graves na parte inferior dos pulmões, nas regiões pulmonares posteriores e em regiões subpleurais.

O diagnóstico de asbestose comumente se baseia em evidências indiretas, incluindo a combinação de anormalidades na radiografia de tórax, anormalidades restritivas nos testes de função pulmonar, achados físicos característicos e o conhecimento da exposição ao asbesto. Estes achados são limitados em sua precisão e ambos são inespecíficos e insensíveis no início da doença.

Embora muitos casos de asbestose tenham resultado de exposição antes, durante, ou nos anos após a 2ª Guerra Mundial, a incidência da doença está diminuindo, e novos casos com achados evidentes são incomuns.

Achados Radiográficos

A asbestose geralmente resulta em opacidades reticulares irregulares nas radiografias (classificação ILO s, t, ou u). Em seus estágios iniciais, aparece como uma reticulação fina nas bases do pulmão, com freqüência mais bem observada posteriormente, na vista de perfil (Fig. 18-1A e B). Conforme a doença progride, a reticulação torna-se mais grosseira e mais evidente, obscurecendo parcialmente as margens do coração (*shaggy heart sign*). Em casos mais avançados, faveolamento pode ser observado e as anormalidades tornam-se mais extensas, envolvendo a parte medial do pulmão. Achados radiográficos de asbestose geralmente não são detectados até 10 anos após a exposição, e o período latente algumas vezes pode chegar a 40 anos. Também, de 10 a 15% dos pacientes com asbestose comprovada podem apresentar imagens de tórax normais.

As combinações destes achados com anormalidades pleurais características devem sugerir o diagnóstico (ver Fig. 18-1). Contudo, achados de doença pleural em radiografia simples estão ausentes em cerca de 20% dos pacientes com evidência radiográfica de asbestose.

Achados na Tomografia Computadorizada de Alta Resolução (TCAR)

Na TCAR a asbestose pode resultar numa variedade de achados, dependendo da gravidade da doença.

Geralmente, os achados na TCAR refletem a presença de fibrose intersticial e são similares aos vistos em pacientes com pneumonia intersticial usual (PIU) e fibrose pulmonar idiopática. Embora nenhum destes achados seja específico para a asbestose, a presença de espessamento pleural parietal, em associação com fibrose pulmonar, é altamente sugestiva (ver Fig. 18-1C a E).

O espessamento dos septos interlobulares, reticulação fina (espessamento intersticial intralobular), bronquiectasia por tração, distorção arquitetural, linhas subpleurais e achados de faveolamento, dependendo da gravidade da doença, também podem ser vistos. O faveolamento, comum na asbestose avançada, tipicamente predomina no pulmão periférico e posterior (Figs. 18-1 a 18-3).

Pacientes com asbestose comumente mostram achados na TCAR indicativos de fibrose pulmonar, geralmente bilaterais e com freqüência simétricas(ver Figs. 18-1 a 18-3). A presença de anormalidade focal ou unilateral na TCAR não deve ser considerada suficiente para se afirmar o diagnóstico.

Bandas parenquimatosas, opacidades lineares de 2 a 5 cm de comprimento, usualmente estendendo-se para a superfície pleural, são comuns em pacientes com asbestose ou expostos a asbesto (Fig. 18-4). Estas, geralmente, refletem cicatrizes grosseiras ou áreas de atelectasia adjacentes às placas pleurais ou áreas de espessamento pleural

Capítulo 18 I PNEUMOCONIOSE

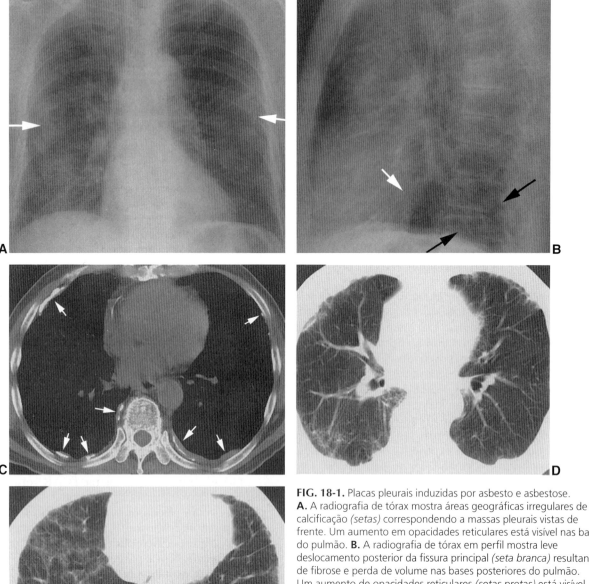

FIG. 18-1. Placas pleurais induzidas por asbesto e asbestose. **A.** A radiografia de tórax mostra áreas geográficas irregulares de calcificação *(setas)* correspondendo a massas pleurais vistas de frente. Um aumento em opacidades reticulares está visível nas bases do pulmão. **B.** A radiografia de tórax em perfil mostra leve deslocamento posterior da fissura principal *(seta branca)* resultando de fibrose e perda de volume nas bases posteriores do pulmão. Um aumento de opacidades reticulares *(setas pretas)* está visível posteriormente. **C.** A TC em janela de tecido mole mostra placas pleurais classificadas e áreas de espessamento pleural *(setas)*. **D.** A TC em janela pulmonar mostra opacidades reticulares irregulares na periferia do pulmão. Leve faveolamento pode estar presente. **E.** A TC nas bases do pulmão mostra reticulação extensa compatível com fibrose. Esta anormalidade em associação com placas pleurais indica probabilidade de asbestose.

visceral. Várias faixas parenquimatosas, no mesmo local podem compor a aparência do sinal *crow's foot*; esta anormalidade usualmente está relacionada com a sobreposição do espessamento pleural parietal ou visceral e pode preceder o desenvolvimento de atelectasia redonda. Estes achados não indicam necessariamente asbestose.

■ Atelectasia Redonda e Massas Fibróticas Focais

O termo *atelectasia redonda* se refere à presença de colapso pulmonar focal, com ou sem pregueamento do parênquima pulmonar (ver Quadro 18-2). Caracteristicamente, é associada a doença pleural, sendo então comum na exposição ao asbesto. Opacidade pulmonar focal em forma de massa refletindo a presença de atelectasia redonda ou de fibrose subpleural focal é vista em 10% dos pacientes com exposição significativa ao asbesto; comumente estão relacionadas com fibrose pleural visceral adjacente, com diâmetro medindo 2 cm a mais que 5 cm. Distinguir estas massas de câncer do pulmão é importante, uma vez que o câncer tem uma incidência crescente em indivíduos expostos ao asbesto.

Imagens simples mostram uma massa focal em associação com espessamento pleural e, com freqüência, em

ASBESTOSE E DOENÇA INDUZIDA POR ASBESTO

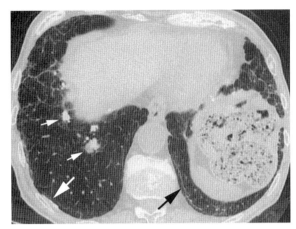

FIG. 18-2. Asbestose. A TCAR mostra placas pleurais *(seta branca grande)* na superfície pleural periférica. Opacidades nodulares irregulares *(setas pequenas)* na base do pulmão representam placas pleurais na superfície do diafragma, projetando-se para dentro do pulmão. Opacidades reticulares irregulares, espessamento dos septos interlobulares e uma linha subpleural *(seta preta)* estão visíveis nas bases do pulmão. Linhas subpleurais podem refletir doença pleural subjacente.

contato com a superfície pleural. Pode ser associada à curvatura dos vasos pulmonares ou brônquios que penetram a margem da lesão, constituindo assim o chamado "Sinal da cauda de cometa" (ver Fig. 2-42 no Capítulo 2). A TC é mais precisa na confirmação deste diagnóstico.

A atelectasia redonda é mais comum nos lobos ínfero-posteriores e algumas vezes bilateral ou simétrica. Pode ter ângulos agudos ou obtusos onde entra em contato com a pleura.

Se os critérios de atelectasia redonda listados anteriormente forem preenchidos, um diagnóstico seguro usualmente pode ser feito. Entretanto, casos atípicos podem freqüentemente ser encontrados em pacientes com exposição ao asbesto, com lesões descritas melhor como lenticulares, cuneiformes, ou irregulares, e fre-

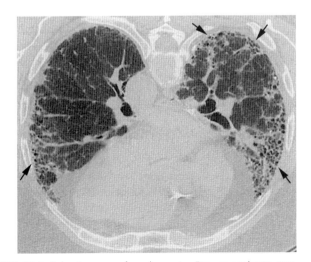

FIG. 18-3. Asbestose com faveolamento. Em um paciente com exposição a asbesto e espessamento pleural, a ACTR mostra faveolamento *(setas)* com predominância periférica e basal. Exceto pela presença de espessamento pleural, este aspecto é idêntico ao da FPI.

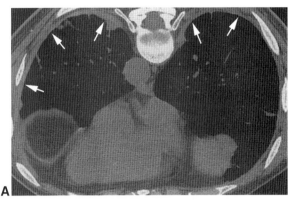

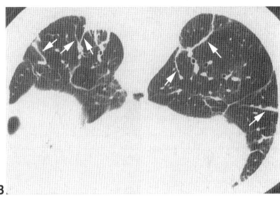

FIG. 18-4. Espessamento pleural difuso em exposição a asbesto com bandas parenquimatosas. **A.** A TCAR mostra espessamento pleural (concêntrico) difuso *(setas)*. **B.** Janela pulmonar no mesmo nível mostra opacidade linear grosseira *(setas)* prolongando-se para a superfície pleural anormal. Isto é chamado de bandas parenquimatosas; quando agrupadas, elas se parecem com um "pé de corvo". Estas não representam necessariamente asbestose e mais geralmente representam cicatrizes grosseiras ou áreas de atelectasia. Elas podem preceder o desenvolvimento da atelectasia redonda.

qüentemente separadas da pleura espessa por pulmão aerado (ver Figs. 2-45 e 2-46 no Capítulo 2). Se estas lesões não tiverem seu tamanho modificado por vários anos, provavelmente elas são benignas; caso contrário uma biopsia com agulha será necessária para distingui-las de câncer. A FDG-PET também pode ser útil; a atelectasia redonda não mostra a atividade intensa típica do câncer.

■ Doença Pleural Induzida por Asbesto

Doença pleural é a manifestação torácica mais freqüente de exposição ao asbesto (Quadro 18-3). Suas manifestações incluem: placas pleurais, derrame pleural induzido pelo asbesto e espessamento pleural difuso. O mesotelioma, um tumor comumente associado à exposição ao asbesto, é discutido no Capítulo 26.

Placas Pleurais e Espessamento Pleural Parietal

As placas pleurais são a característica mais comum da exposição ao asbesto. Elas se desenvolvem de 20 a 30 anos após o início da exposição. Elas são compostas por denso tecido fibroso e contêm fibras de asbesto, freqüentemente

QUADRO 18-3   DOENÇA PLEURAL INDUZIDA POR ASBESTO

Placas pleurais
10-20 anos após o início da exposição
Quase sempre pleuroparietais
Costelas recobertas
Mais freqüentemente póstero-laterais e nos domos do diafragma
Poupam os ângulos costofrênicos e apicais
Radiografias
    Calcificação em 10%-15% dos casos
    Irregular e "geográfica"
TC
    Placas em formato de mesas
    Geralmente aparece com alta atenuação
    Calcificação em 15%-20% dos casos
    Espessamento pleuroparietal pode ser visto na ausência de placas
Espessamento pleurovisceral
Lobos inferiores laterais
Pode estar associado a atelectasia redonda
Derrame pleural exsudativo benigno
Achado precoce
Primeiros 10 anos após exposição
3% de indivíduos expostos
Pequena, unilateral ou bilateral
Espessamento pleural difuso
5% dos pacientes
Relacionado com derrame pleural benigna anterior
Radiografias e TC
    Um quarto da parede torácica
    Pode envolver os ângulos costofrênicos

---

calcificadas. As placas quase sempre envolvem as superfícies pleurais parietais e freqüentemente são vistas contornando as costelas no tórax póstero-lateral e nos domos do diafragma. As placas tendem a poupar os ângulos apicais e costofrênicos. Elas são retas *(square shoulders)* aparentando um formato de planalto, em secção transversal, com espessura de 2 a 10 mm.

Áreas finas de espessamento pleuroparietal focal, sem placas espessas, podem ser vistas precocemente no curso da doença em pacientes expostos ao asbesto.

Espessamento Pleural Visceral

Espessamento pleural visceral pode ocorrer comumente ao longo da superfície pleural lateral dos lobos inferiores. Atelectasia redonda sobreposta pode ser vista.

Derrame Pleural Exsudativo Benigno

Derrame pleural exsudativo benigno pode ser uma manifestação precoce de exposição aos asbesto, sendo o único achado presente nos primeiros 10 anos após a exposição; ocorre em 3% dos indivíduos expostos. Os derrames podem ser associados a dor pleurítica e são com freqüência sorossangüinolentos. Derrame pleural induzida por asbesto pode ser unilateral ou bilateral, persistente ou recorrente. Geralmente menos do que 500 mL de volume. O diagnóstico é feito por exclusão; mesotelioma maligno precisa ser considerado no diagnóstico diferencial.

Espessamento Pleural Difuso

Espessamento pleural difuso é visto em até 5% dos pacientes com doença pleural. O espessamento pleural difuso representa, geralmente, síntese e fusão de camadas espessadas de pleura visceral e parietal, e comumente está relacionado com a presença anterior de derrame pleural benigno induzida por asbesto.

Achados Radiográficos na Doença Pleural

Embora radiografias simples possam diagnosticar placas induzida por asbesto, em alguns pacientes, elas são sensíveis apenas em cerca de 10 a 40% na detecção dessas placas. Placas pleurais são comumente visíveis na metade inferior do tórax e podem ser vistas de frente ou em perfil, ao longo das superfícies pleurais laterais (ver Figs. 18-1 e 18-6; ver também Fig. 26-10 no Capítulo 26). São mais numerosas entre a sexta e a décima costelas, ou em relação aos domos dos hemidiafragmas, poupando, porém, os ângulos costofrênicos. Uma vez que com freqüência elas estão em localização póstero-lateral, vistas bilaterais oblíquas são geralmente melhores para demonstrar sua presença.

Em perfil, elas são mais comumente vistas dentro das costelas, com até 1 cm de espessura e claramente contrastadas com a pleura normal adjacente. Elas são calcificadas em 10 a 15% dos casos; as placas diafragmáticas podem também estar calcificadas e isso ocorre com maior freqüência. Quando vistas de frente, as placas mostram-se redondas ou irregulares e em formato "geográfico"; são difíceis de reconhecer como tais, a não ser que estejam calcificadas, e podem mimetizar nódulos pulmonares. Espessamentos difusos ou focais das fissuras podem também ser vistos, e são indicativos de doença pleural visceral, porém são menos comuns. As placas geralmente são bilaterais.

O derrame pleural decorrente de exposição ao asbesto não tem características distintas. Pode ou não estar associado a placas.

Quando difuso, o espessamento pleural aparece como um aumento difuso ou concêntrico na espessura pleural. Geralmente é considerado presente, desde que a doença pleural continuamente envolva pelo menos um quarto da parede torácica. Pode afetar os ângulos costofrênicos, uma ocorrência rara de ser vista com as placas.

Quantidades de gordura extrapleural podem mimetizar espessamento pleural induzido por asbesto porque ocorrem em distribuição similar à das placas e envolvem a porção inferior póstero-lateral do tórax. No entanto, geralmente são mais longas, tendo margens cônicas ou afiladas, são lisas e simétricas, e algumas vezes são vistas com tão baixa atenuação quanto a do tecido conjuntivo.

ASBESTOSE E DOENÇA INDUZIDA POR ASBESTO

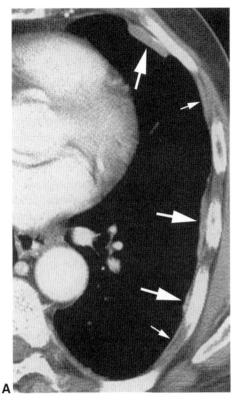

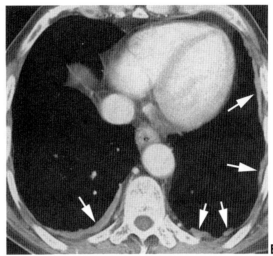

FIG. 18-5. Espessamento pleural induzido por asbesto.
A. A TC, em posição oblíqua, do hemitórax esquerdo mostra áreas focais de espessamento de pleura e placas pleurais *(setas grandes)*.
O espessamento pleural pode ser diagnosticado mais facilmente por dentro das costelas. Uma camada fina de gordura pode separar a pleura espessa da costela. Uma densidade linear similar vista entre as costelas *(setas pequenas)* é normal e representa músculo intercostal mais interno.
B. A TC em um nível diferente mostra placas e áreas concêntricas de espessamento pleural *(setas)*.

Achados de TC e de TCAR nas Doenças Pleurais

A TC e a TCAR são consideravelmente mais sensíveis do que as radiografias de tórax na detecção de anormalidades pleurais. Na TCAR, o espessamento pleural parietal é mais fácil de ser percebido por dentro dos segmentos de costelas visíveis (Fig. 18-5; ver também Fig. 26-10 do Capítulo 26). Nesta localização, a pleura espessada, mesmo com medida bem pequena, de 1 a 2 mm, pode ser facilmente diagnosticada. O espessamento pleural é também facilmente reconhecido nas regiões paravertebrais. Nestas regiões, os músculos intercostais estão anatomicamente ausentes, e qualquer faixa distinta de densidade indica espessamento pleural.

O espessamento pleural induzido por asbesto mostra-se macio e claramente definido. Quando precoce, o espessamento pleural é descontinuado. As placas geralmente são bilaterais (ver Fig. 18-5B), embora, em até um terço dos casos, elas apareçam unilaterais. A presença das placas pleurais bilaterais ou espessamento pleural focal é altamente sugestiva de exposição ao asbesto, particularmente quando a calcificação também é vista. Calcificação pleural é visível na TCAR em cerca de 15 a 20% dos pacientes. Freqüentemente, mesmo quando não estão grosseiramente calcificadas, as áreas de espes-

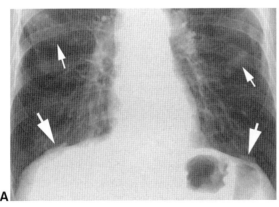

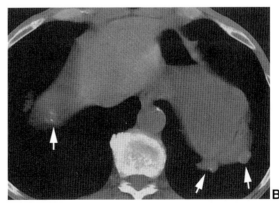

FIG. 18-6. Espessamento pleural induzido por asbesto. **A.** A radiografia de tórax mostra opacidades geográficas *(setas pequenas)* sobrepostas às bases do pulmão, representando placas pleurais. Placas pleurais também são visíveis nos domos dos hemidiafragmas *(setas grandes)*. **B.** A TC mostra placas *(setas)* na superfície do diafragma.

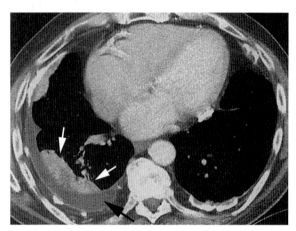

FIG. 18-7. Placas pleurais induzidas por asbesto, atelectasia redonda e derrame pleural devido a mesotelioma. Espessamento pleural extenso com calcificação está visível. Um derrame pleural à direita *(seta preta)* também está visível. Não é comum ver derrame pleural benigno com espessamento pleural tão distinto, e neste caso o derrame pleural reflete mesotelioma. Atelectasia redonda é visível no pulmão adjacente *(setas brancas)*.

samento pleural induzida por asbesto aparecem mais densas do que os músculos intercostais adjacentes, provavelmente devido a seu conteúdo mineral.

Uma vez que o domo do diafragma repousa imperfeitamente no plano da imagem de TC, a detecção de placas pleurais não calcificadas na superfície do diafragma pode ser difícil (ver Figs. 18-2 e 18-6). Entretanto, em alguns pacientes, placas pleurais diafragmáticas são vistas, profundamente no ângulo costofrênico posterior, abaixo da base do pulmão; neste local, a doença pleural pode ser localizada, com bastante certeza, na pleura parietal, uma vez que somente a pleura parietal está presente abaixo da base do pulmão. Placas pleurais ao longo do mediastino foram consideradas incomuns em pacientes com doença pleural induzida por asbesto, mas são visíveis em imagens de TC em cerca de 40% desses pacientes. Espessamento pleural paravertebral também é comum.

Na TC, o espessamento pleural difuso é definido pela presença de uma folha de pleura de 8 cm, espessa e numa dimensão craniocaudal, por 5 cm ao longo da superfície seccional cruzada do tórax (ver Fig. 18-4); calcificação extensa é incomum. Espessamento pleural difuso pode estar associado a diminuição significativa da função pulmonar.

Derrame pleural benigno é um achado precoce de doença pleural induzida por asbesto. Embora possa ser vista em associação com placas pleurais, não é comum em pacientes com doença pleural extensa. Derrame pleural também pode indicar a presença de mesotelioma (Fig. 18-7).

SILICOSE E PNEUMOCONIOSE DE MINERADORES DE CARVÃO

A silicose e pneumoconiose de mineiros de carvão (CWP) resultam da inalação de poeiras inorgânicas, têm histologias diferentes e devem ser consideradas como doenças distintas. Entretanto, as aparências radiográficas e as imagens na TCAR são bem similares, e não podem ser facilmente ou seguramente distinguíveis em casos individuais.

■ Silicose

A silicose é causada pela inalação de poeira contendo sílica (dióxido de silício ou SiO_2) (Quadro 18-4). A mineração de rocha dura ou de metal pesado é o trabalho mais freqüentemente associado à silicose crônica. Patologicamente, a lesão pulmonar primária, vista em pacientes com silicose, é um nódulo centrilobular, peribronquiolar, consistindo em camadas de tecidos conjuntivos laminados, denominado *nódulo silicótico*. Os nódulos medem de 1 a 10 mm de diâmetro, e embora difusos, geralmente são mais numerosos nos lobos superiores e regiões para-hilares. Enfisema focal (também conhecido como enfisema focal de poeira) circundando o nódulo é comum.

O diagnóstico de silicose demanda a combinação de um histórico correto de exposição à sílica e achados característicos na radiografia de tórax. O risco de silicose depende da dose de exposição e comumente torna-se evidente de 10 a 20 anos após o início da exposição. A progressão da doença, tanto radiograficamente quanto clinicamente, pode ocorrer por anos após o término da exposição. Grandes conglomerados de massas de nódulos silicóticos, a tão chamada fibrose maciça progressiva, pode resultar.

Uma manifestação única de exposição aguda a grandes quantidades de sílica é chamada de *silicoproteinose*; exceto pela presença de inalação de sílica, é indistinguível de proteinose alveolar pulmonar idiopática.

■ Pneumoconiose de Mineradores de Carvão (CWP)

A CWP resulta da inalação de poeira de carvão contendo pouca, se alguma, sílica; a exposição a outros materiais do carvão, como grafite (carbono puro), pode resultar em doença similar (Quadro 18-5). Como na silicose, uma história de 10 anos ou mais de exposição é necessária na consideração do diagnóstico. A lesão característica de CWP é a mácula de carvão *(coal macule)* formada por um acúmulo focal de poeira de carvão de 1 a 5 mm circundado por uma pequena quantidade de tecido fibroso. Como nos

QUADRO 18-4 SILICOSE

Poeira contendo dióxido de silício
Mineração de metal pesado e rocha dura
10 a 20 anos após início da exposição
Nódulos silicóticos
Peribronquiolares
Tecido conjuntivo laminado
Lobos superiores e regiões para-hilares
Progressão após exposição – fibrose maciça progressiva
Silicoproteinose
Silicose aguda com proteinose alveolar

SILICOSE E PNEUMOCONIOSE DE MINERADORES DE CARVÃO

QUADRO 18-5 PNEUMOCONIOSE DO MINEIRO DE CARVÃO

Poeira contendo carvão ou carbono
Mineração de carvão
10 a 20 anos após início da exposição
Mácula de carvão
  Peribronquiolar
  Poeira de carvão e pequena quantidade de fibrose
  Lobos superiores e regiões para-hilares
Progressão para massas conglomeradas

pacientes com silicose, esta anormalidade tem a tendência de envolver os bronquíolos respiratórios, sendo então primariamente centrilobular em localização. Com a progressão, máculas de carvão são circundadas por pequenas áreas de enfisema focal.

Achados Radiográficos e na TCAR

Nódulos Pulmonares Pequenos

Os achados radiográficos precoces e mais característicos, em pacientes com ambas silicose e CWP, consistem em nódulos pequenos e bem circunscritos, geralmente

QUADRO 18-6 ACHADOS RADIOGRÁFIGOS E DE HRCT EM PNEUMOCONIOSE DO MINERADOR DE CARVÃO (CWP) E SILICOSE

Silicose e CWP simples ou descomplicada
Nódulos bem circunscritos geralmente medindo 2 a 5 mm
Predominância nas zonas superiores e posteriores do pulmão
ILO p, q, ou r
Distribuição na TCAR centrilobular ou subpleural
Nódulos em silicose
  Podem chegar a 10 mm
  Mais bem definidos
  Maior probabilidade de calcificação (10 a 20%)

Silicose/CWP complicada
Opacidades grandes e massas conglomeradas
Sintomas mais graves, particularmente em silicose
Silicose
  Denominada de fibrose maciça progressiva
  Numerosos nódulos agregados associados a tecido fibroso denso
CWP
  Massa preta amorfa de poeira circundada de algum tecido fibroso
Massas podem cavitar (isquemia, tuberculose, infecção bacteriana)
ILO A, B, ou C
Massas lenticulares nos lobos superiores
  Nódulos nos lobos superiores diminuem de quantidade
  Nódulos satélites presentes
  Calcificação é comum
  Enfisema adjacente pode estar presente

Aumento do tamanho de linfonodos
Aumento de tamanho de nódulos hilares e mediastinais em 30 a 40%
Calcificação é comum
Calcificação em casca de ovo típica de silicose

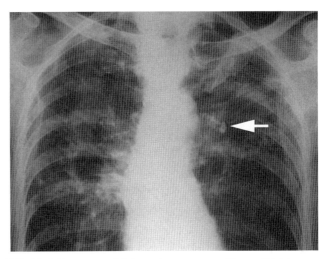

FIG. 18-8. Pequenos nódulos pulmonares em silicose. Nódulos pequenos estão visíveis bilateralmente nos lobos superiores. Aumento hilar também é visível. A calcificação de um linfonodo ou nódulo é visível no lobo superior esquerdo.

medindo 2 a 5 mm de diâmetro mas chegando a 10 mm em pacientes com silicose (Quadro 18-6). Estes podem ser difusos mas envolvem principalmente as zonas superiores e posteriores do pulmão (Fig. 18-8). Estes nódulos indicam silicose simples ou descomplicada ou CWP. No sistema ILO, são indicados com p, q, ou r.

Os nódulos de silicose tendem a ser mais bem definidos do que os de CWP e têm maior probabilidade de calcificar. A calcificação de nódulos eventualmente é visível em 10 a 20% dos pacientes com silicose e tem a tendência a envolver o nódulo inteiro. A calcificação em CWP pode primeiro envolver o centro de nódulos individuais.

A tomografia computadorizada de alta resolução é superior às TC e radiografia de tórax convencionais na detecção de nódulos pequenos em pacientes com silicose e CWP. Silicose simples ou CWP simples é caracterizada por nódulos pequenos com tendência a se apresentarem centrilobulares ou subpleurais. Mais tipicamente, os nódulos mostram uma predominância distinta nos lobos superiores e posteriores com aparência simétrica (Fig. 18-9). A calcificação dos nódulos é vista em mais de 30% dos casos. Silicose ou CWP mais grave é vista caracteristicamente na TC por um aumento da quantidade e tamanho dos nódulos.

Opacidades Grandes e Massas Conglomeradas

O aparecimento de grandes opacidades (por definição com mais de 1 cm), também chamado de massas conglomeradas ou fibrose maciça progressiva, indica a presença de silicose ou CWP complicada. As grandes opacidades têm a tendência a se desenvolver com o tempo e com a progressão da doença. No sistema ILO são indicadas como A, B, ou C.

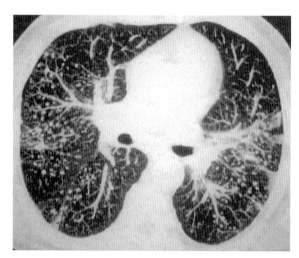

FIG. 18-9. TCAR de silicose. Múltiplos nódulos pulmonares pequenos e bem definidos estão visíveis. Os nódulos são bilaterais e simétricos e mostram predominância no lobo póstero-superior. Esta distribuição é característica. (Cortesia de Luigia Storto.)

Em pacientes com silicose, estas massas representam um conglomerado de nódulos silicóticos associado a tecido fibroso denso; em CWP, consistem em uma massa preta amorfa circundada por algum tecido fibroso. Em ambas silicose e CWP, estas massas podem necrosar e cavitar. A cavitação está relacionada a isquemia, tuberculose (que tem uma incidência crescente em ambas, silicose e CWP), ou infecção bacteriana anaeróbia.

Em radiografias simples estas massas são vistas primeiro na porção média ou periférica das zonas pulmonares superiores e com o tempo migram em direção aos hilos, deixando espaços enfisematosos entre eles e a superfície pleural. Na radiografia de perfil, estas massas podem apresentar formato lenticular, com orientação geralmente posterior, estando paralelas à fissura principal (Fig. 18-10; ver também Fig. 9-32 no Capítulo 9).

Pequenos nódulos podem também estar visíveis. Entretanto, porque estas massas se desenvolvem de conglomerados de pequenos nódulos, sua aparência é associada a um decréscimo correspondente no número de pequenos nódulos visíveis. Embora geralmente bilaterais, podem ser unilaterais ou assimétricos. Fibrose maciça progressiva pode, também, ocorrer nos lobos inferiores, mas é menos comum nesta localização.

Na TC, as massas conglomeradas geralmente são vistas em associação com um fundo de nódulos pequenos (Fig. 18-11). As massas conglomeradas comumente são ovais e, com freqüência, têm as margens irregulares. Cicatrização apical e bolhas adjacentes podem ser vistas e são mais conspícuas em pacientes com silicose do que naqueles com CWP. A calcificação associada a massas conglomeradas é comum (ver Fig. 18-11B). Áreas de necrose, vistas como atenuação baixa, com ou sem cavitação, podem estar presentes. O aumento da opacidade reticular não é um aspecto proeminente de silicose ou CWP, mas o faveolamento ocasionalmente é visto.

Embora a silicose simples e a CWP simples causem poucos sintomas e pequeno dano clínico, o desenvolvimento da silicose complicada ou CWP é associado a sintomas e deterioração da função pulmonar. Pacientes com silicose, dado um devido grau de anormalidades radiográficas, geralmente têm danos respiratórios maiores do que os pacientes com CWP. Além disso, a forma de silicose complicada tem um prognóstico pior do que a silicose simples, mas este não é necessariamente o caso com a CWP. Em pacientes com silicose, o tamanho das massas conglomeradas é com freqüência relacionado à gravidade dos sintomas.

Síndrome de Caplan

A síndrome de Caplan em pacientes com CWP ou silicose e artrite reumatóide pode ser vista, com grandes nódulos necrobióticos sobrepostos a pequenos nódulos. A síndrome de Caplan (ver Capítulo 14) é mais comum com CWP do que com silicose.

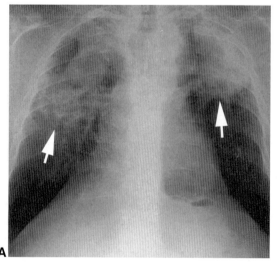 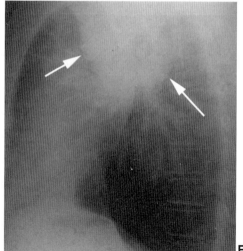

FIG. 18-10. Fibrose maciça e progressiva na silicose. Radiografias póstero-anterior (**A**) e lateral (**B**) mostram massas irregulares típicas *(setas)* em ambos os lobos superiores, associados a perda de volume.

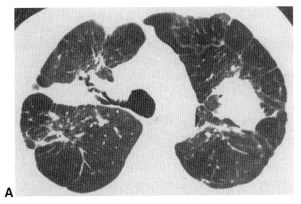
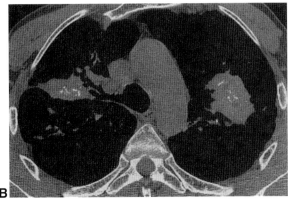
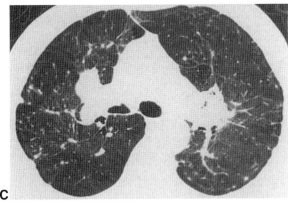

FIG. 18-11. Fibrose maciça progressiva na silicose. **A.** A TCAR mostra massas bilaterais no lobo superior associadas a distorção da arquitetura do pulmão. Este aspecto é característico de fibrose maciça progressiva. Pequenos nódulos (satélites) são vistos adjacentes à grande massa. **B.** Janela de tecido conjuntivo mostra calcificação dentro das massas, comum na silicose. **C.** Imagem de janela pulmonar em um nível inferior mostra múltiplos pequenos nódulos típicos de silicose. Aumento hilar é visível.

Aumento de Tamanho dos Linfonodos

Em radiografias simples, linfadenopatia hilar é visível em muitos pacientes (ver Fig. 18-8). Os linfonodos geralmente estão calcificados. A típica calcificação periférica, em casca de ovo, é vista em cerca de 5% dos casos de silicose (Fig. 18-12) e é quase patognomônica desta entidade em paciente com exposição. A calcificação dos linfonodos mediastinais também pode ser vista. A calcificação em casca de ovo não é típica de CWP; quando vista num paciente com

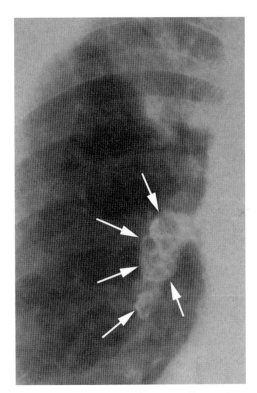

FIG. 18-12. Calcificação em casca de ovo na silicose. O aumento de linfonodo hilar direito com calcificação em casca de ovo está visível *(setas)*. Uma massa no lobo superior mal definida reflete fibrose maciça progressiva.

CWP, reflete a presença de sílica na poeira do carvão. Na TC, o aumento dos linfonodos do mediastino ou dos hilos é visível em 30 a 40% dos pacientes com silicose ou CWP.

TALCOSE

Talco é silicato de magnésio ocorrendo em folhas finas. Talcose ou doença pulmonar relacionada ao talco pode resultar da inalação ou injeção intravenosa. Entretanto, o talco é menos patogênico do que o asbesto ou sílica.

A inalação de talco pode resultar em pneumoconiose similar a asbestose, embora em grau mais moderado. Os achados incluem espessamento pleural ou calcificação, algumas vezes associados a fibrose intersticial. Entretanto, talco minerado ou comercializado está freqüentemente contaminado com outros minerais, como asbesto ou sílica. Se este for o caso, a pneumoconiose resultante tem mais probabilidade de parecer-se com silicose (talco ou talco-silicose, respectivamente).

A talcose secundária à injeção intravenosa de talco é vista quase exclusivamente em usuários de drogas destinadas ao uso oral, porém intencionalmente injetadas.

Essas drogas contêm talco como ingrediente inerte. Quando usuários de drogas injetam uma solução resultante do esfarelamento de comprimidos, numerosas partículas de talco ficam aprisionadas dentro de arteríolas e capilares pulmonares. As partículas resultam em peque-

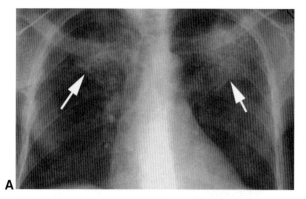
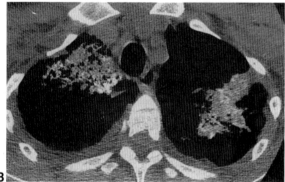

FIG. 18-13. Talcose com fibrose maciça progressiva.
A. A radiografia de tórax mostra massa mal definida no lobo superior similar àquelas vistas na silicose *(setas)*. **B.** Na TCAR, as massas contêm alta atenuação de talco.

nos granulomas compostos por células multinucleares gigantes, circundadas por uma pequena quantidade de tecido fibroso.

A manifestação radiológica inicial da talcose consiste em numerosos nódulos discretos de 1 mm ou menos de diâmetro. O acompanhamento, nas radiografias de tórax, mostra coalescência gradual dos nódulos em direção às regiões para-hilares dos lobos superiores. Eventualmente, a talcose resulta em massas conglomeradas nos lobos superiores, com semelhança acentuada com a fibrose maciça progressiva na silicose (Fig. 18-13A). Na TCAR, os pequenos nódulos podem aparecer centrilobulares. As massas para-hilares confluentes podem mostrar conteúdo de material de alta atenuação representando o talco (ver Fig. 18-13B).

PNEUMOCONIOSE DE SILICATO E DIVERSAS SÍLICAS

A exposição a uma variedade de outras substâncias contendo variadas quantidades de sílica (como na silicose) e silicatos (como na asbestose) pode resultar numa pneumoconiose parecida com uma ou com ambas, ou ainda com uma mistura das duas. Contudo, as anormalidades clínicas e radiográficas geralmente são menos intensas do que na silicose ou asbestose.

PNEUMOCONIOSE DE POEIRA INERTE

Algumas poeiras não são fibrogênicas quando inaladas. Elas resultam em poucos sintomas devido à ausência de fibrose, mas podem resultar em anormalidades radiográficas significativas.

A siderose resulta da inalação de poeira contendo ferro. As ocupações mais comuns envolvidas são as de soldadores, e soldadores que usam oxiacetileno, polidores e afiadores que podem inalar finas partículas de óxido ferroso durante seu trabalho. Alguma fibrose é resultante, mas as partículas acumulam-se em agregado de macrófagos em relação ao espaço peribronquiolar e ao linfático peribrônquico. Radiografia simples mostra pequenos agregados de nódulos com predominância para-hilar que podem parecer densos mas que podem clarear com o tempo. A TCAR mostra nódulos centrilobulares pequenos, tendo alguns deles uma aparência ramificada. Áreas focais de consolidação podem aparecer com atenuação muito alta devido à presença de ferro.

A estanose resulta da inalação de estanho, geralmente por mineiros ou refinadores. O estanho se acumula nos macrófagos circundando pequenas vias aé-

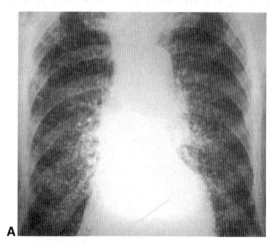
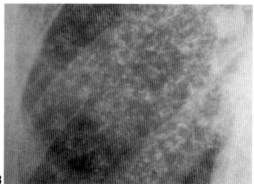

FIG. 18-14. Estanose em um minerador de estanho
A. A radiografia de tórax mostra numerosos nódulos pequenos e muito densos predominando nas zonas médias do pulmão.
B. Vista em posição oblíqua descendente *(conned-down)* mostra os nódulos muito densos. Isto representa acúmulo de estanho mas resulta em pouca fibrose.

reas. Nódulos mal definidos ou estreitos, opacidades ramificadas densas podem ser vistos, podendo mostrar-se bastante densos (Fig. 18-14).

Outras pneumoconioses, com aspecto similar incluem baritose (bário), argirossiderose (prata e ferro), antimônio e algumas exposições raras a terra.

BERILIOSE

A exposição ao berílio pode ocorrer na indústria de cerâmica, na produção de armas nucleares, ou na manufatura de lâmpadas fluorescentes. A beriliose aguda resulta da exposição maciça e tem a aparência de lesão pulmonar aguda, com edema pulmonar ou síndrome da angústia respiratória aguda (SARA). A beriliose crônica é uma doença pulmonar granulomatosa sistêmica resultante de exposição ocupacional ao berílio por vários anos. Um período latente de anos, entre a exposição e a apresentação, é típico da doença. A beriliose crônica é indistinguível da sarcoidose, histológica e radiograficamente, embora uma história de exposição e hipersensibilidade ao berílio permita o diagnóstico. O prognóstico pode ser ruim.

ALUMÍNIO

A inalação de poeiras contendo alumínio metálico ou oxidado tem sido associada a fibrose pulmonar, formação de granuloma, pneumonia intersticial descamativa e proteinose alveolar, mas a pneumoconiose relacionada à poeira de alumínio é rara. A TCAR pode mostrar faveolamento difuso ou subpleural semelhante à fibrose pulmonar idiopática, nódulos centrilobulares similares àqueles vistos em silicose, ou reticulação irregular.

PNEUMOCONIOSE POR METAL PESADO

Metal pesado é uma liga de carboneto de tungstênio e cobalto, algumas vezes misturado com outros metais. A exposição a metal pesado resulta em inflamação intersticial com fibrose e destruição pulmonar, que pode se desenvolver com poucos anos de exposição. Os achados radiográficos e na TC incluem opacidade reticular grosseira, consolidação, distorção arquitetural e bolhas subpleurais. Na TC, a bronquiectasia por tração pode ser vista. A distribuição pode ser esparsa ou com predominância no lobo inferior.

LEITURAS SELECIONADAS

Aberle DR, Balmes JR. Computed tomography of asbestos-related pulmonary parenchymal and pleural diseases. Clin Chest Med 1991;12:115-131.

Akira M. Uncommon pneumoconioses: CT and pathologic findings. Radiology 1995;197:403-409.

Akira M, Yamamoto S, Yokoyama K, et al. Asbestosis: high-resolution CT-pathologic correlation. Radiology 1990;176:389-394.

Akira M, Yokoyama K, Yamamoto S, et al. Early asbestosis: evaluation with high-resolution CT. Radiology 1991;178:409-416.

Bataan MR, Weber SL, Banks DE. Clinical aspects of coal workers' pneumoconiosis and silicosis. Occup Med 1993;8:19-34.

Gamsu G, Salmon CJ, Warnock ML, Blanc PD. CT quantification of interstitial fibrosis in patients with asbestosis: a comparison of two methods. AJR Am J Roentgenol 1995;164:63-68.

Gevenois PA, de Maertelaer V, Madani A, et al. Asbestosis, pleural plaques and diffuse pleural thickening: three distinct benign responses to asbestos exposure. Eur Respir J 1998;11:1021-1027.

Mossman BT, Churg A. Mechanisms in the pathogenesis of asbestosis and silicosis. Am J Respir Crit Care Med 1998;157:1666-1680.

Newman LS, Buschman DL, Newell JD, Lynch DL. Beryllium disease: assessment with CT. Radiology 1994;190:835-840.

Remy-Jardin M, Degreef JM, Beuscart R, et al. Coal worker's pneumoconiosis: CT assessment in exposed workers and correlation with radiographic findings. Radiology 1990;177:363-371.

Shida H, Chiyotani K, Honma K, et al. Radiologic and pathologic characteristics of mixed dust pneumoconiosis. Radiographics 1996;16:483-498.

Staples CA. Computed tomography in the evaluation of benign asbestos-related disorders. Radiol Clin North Am 1992;30:1191-1207.

Ward S, Heyneman LE, Reittner P, et al. Talcosis associated with IV abuse of oral medications: CT findings. AJR Am J Roentgenol 2000;174:789-793.

CAPÍTULO 19

HEMORRAGIA PULMONAR DIFUSA E VASCULITE PULMONAR

W. RICHARD WEBB

HEMORRAGIA PULMONAR DIFUSA

Fazer um diagnóstico específico de hemorragia pulmonar com base em achados radiológicos é difícil. Consolidação pulmonar visível em radiografia associada a hemoptise e anemia é forte indício do diagnóstico. Entretanto, radiografias de tórax e achados de TC freqüentemente não são específicos (Fig. 19-1), e a hemoptise pode estar ausente mesmo em pacientes com hemorragia suficiente para resultar em anemia.

Para fins do diagnóstico diferencial, a hemorragia pulmonar difusa deve ser distinguida de hemorragia pulmonar focal decorrente de anormalidades como bronquiectasia, bronquite crônica, infecção ativa (p. ex., tuberculose), infecção crônica, neoplasia, embolismo pulmonar, ou outras anormalidades vasculares como fístula arteriovenosa.

A hemorragia pulmonar difusa pode resultar de uma variedade de doenças. O diagnóstico diferencial da hemorragia pulmonar difusa inclui: (1) doença da membrana basal antiglomerular (síndrome de Goodpasture), (2) hemossiderose pulmonar idiopática, (3) vasculite de pequenos vasos associada a anticorpos anticitoplasmáticos neutrofílicos (ANCA; granulomatose de Wegener, Síndrome de Churg-Strauss, poliangiite microscópica), (4) doença vascular colagenosa (particularmente lúpus sistêmico eritematoso [LES] e vasculite mediada por imunocomplexos, (5) reação a drogas, (6) anticoagulação e (7) trombocitopenia (ver Fig. 19-1).

A síndrome de Goodpasture, vasculites e doenças colagenosas vasculares geralmente estão associadas a uma combinação de hemorragia pulmonar e anormalidades renais e podem ser chamadas de *síndromes pulmonares-renais*.

■ Achados Radiográficos de Hemorragia Pulmonar Difusa

Os achados radiográficos em doenças causadoras de hemorragia pulmonar difusa podem ser idênticos. Em geral, radiografias e TCAR mostram áreas esparsas ou difusas de consolidação ou opacidade em vidro fosco, na presença de hemorragia aguda (ver Figs. 19-1 a 19-3). Nódulos centrilobulares mal definidos podem ser vistos e predominar em alguns pacientes; algumas vezes são vistos em ra-

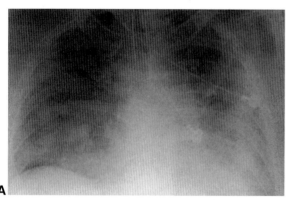
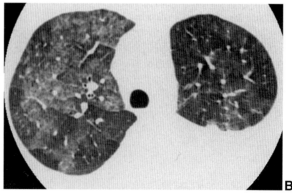

FIG. 19-1. Hemorragia pulmonar associada a leucemia e trombocitopenia. **A.** A radiografia de tórax mostra opacidade pulmonar aumentada e mal definida. **B.** A TCAR mostra áreas esparsas de opacidade em vidro fosco. A aparência não é específica e pode sugerir edema pulmonar ou infecção. Derrame pleural à esquerda também está presente.

HEMORRAGIA PULMONAR DIFUSA

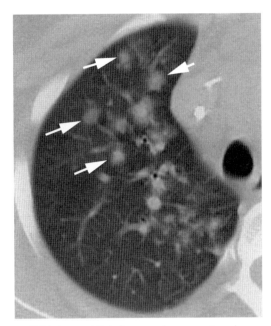

FIG. 19-2. Nódulos centrilobulares em hemorragia pulmonar. A imagem de TC em paciente com lúpus eritematoso sistêmico (LES) e hemorragia pulmonar mostra nódulos centrilobulares mal definidos *(setas)*.

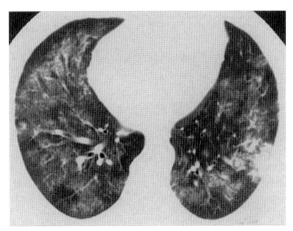

FIG. 19-4. Hemorragia pulmonar em LES com predominância para-hilar. Áreas esparsas de opacidade em vidro fosco e consolidação estão visíveis.

diografias, mas são mais facilmente vistos na TCAR (Fig. 19-2). As radiografias de tórax em pacientes com hemorragia pulmonar podem estar normais ou mostrar anormalidades muito sutis.

As opacidades podem ser difusas com envolvimento pulmonar uniforme (ver Fig. 19-3) ou podem mostrar predominância central e para-hilar poupando relativamente os ápices, a periferia do pulmão e os ângulos costofrênicos (ver Fig. 19-4). Geralmente os derrames pleurais não estão associados a hemorragia pulmonar, embora possam ser vistos em pacientes que também apresentam insuficiência renal.

Após alguns dias de um episódio agudo de hemorragia, macrófagos carregados com hemossiderina começam a se acumular nos interstícios. Esta ocorrência é manifestada na radiografia de tórax pela presença das linhas de Kerley, que podem ser vistas isoladas ou em conjunto com consolidação residual ou opacidade em vidro fosco. Na TCAR, espessamento interlobular septal pode substituir ou ser visto em associação a opacidade em vidro fosco (Fig. 19-5). Geralmente, após um episódio agudo de hemorragia, o completo clareamento do espaço aéreo e da opacidade intersticial ocorre em 10 dias a 2 semanas, a menos que ocorra outra hemorragia. Isso é consideravelmente mais lento do que o clareamento do edema pulmonar, cuja hemorragia é bem similar.

Em pacientes com episódios recorrentes de hemorragia pulmonar, uma anormalidade reticular persistente pode ser vista entre os episódios de sangramento. Isso indica presença de deposição intersticial de hemossiderina e fibrose pulmonar leve *(hemossiderose pulmonar)*. Po-

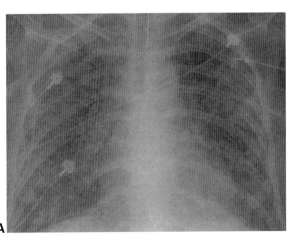
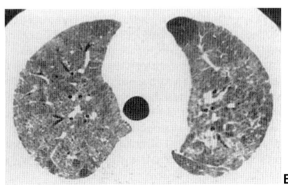

FIG. 19-3. Hemorragia pulmonar difusa com envolvimento pulmonar difuso. **A.** Opacidades intersticiais estão visíveis bilateralmente. A aparência não é específica. **B.** A TCAR em outro paciente com hemorragia pulmonar mostra opacidade difusa em vidro fosco.

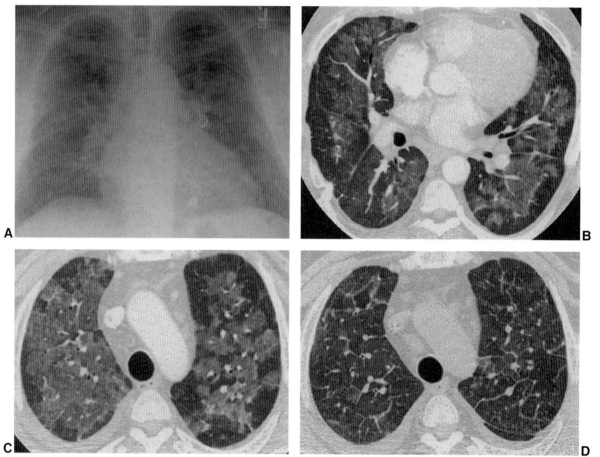

FIG. 19-5. Hemorragia pulmonar no LES. **A.** A radiografia de tórax mostra opacidade pulmonar mal definida. **B** e **C.** A TCAR mostra áreas esparsas de opacidade em vidro fosco, com predominância para-hilar. **D.** Três dias após **B** e **C**, a opacidade em vidro fosco resolveu-se. Espessamento septal interlobular agora é visível.

de ser vista em qualquer causa de hemorragia recorrente, mas é particularmente comum em pacientes com hemossiderose pulmonar idiopática, descrita adiante.

SÍNDROME DE GOODPASTURE

A doença da membrana basal antiglomerular (síndrome de Goodpasture) é mais característica em pacientes entre 20 e 30 anos de idade; homens são acometidos quatro vezes mais do que mulheres (Quadro 19-1). Hemoptise, geralmente leve, e anemia estão presentes em 90%. Outros sintomas incluem tosse, dispnéia e fraqueza. Achados de doenças renais são comuns mas não estão sempre presentes, incluindo hematúria, proteinúria e falência renal. Anticorpos antiglomerulares da membrana basal estão quase sempre presentes (95%) no soro. Estes anticorpos são direcionados contra colágeno tipo IV e reagem contra *(cross-react)* a membrana basal alveolar. Capilarite pulmonar está presente. A biopsia renal mostra glomerulonefrite com presença linear de IgG nos glomérulos.

Embora as radiografias simples possam parecer normais, geralmente elas mostram consolidações difusas de espaço aéreo ou opacidade em vidro fosco, geralmente bilaterais e simétricas e com freqüência com predominância periilar (Figs. 19-6A e 19-7). A TCAR comumente mostra consolidação ou opacidade em vidro fosco e pode ser anormal em face de achados sutis em radiografias simples ou radiografias normais (ver Fig. 19-6B).

QUADRO 19-1 SÍNDROME DE GOODPASTURE

Anticorpos antiglomerulares contra a membrana basal em 95%
Glomerulonefrite
Idade de 20-30 anos
Quatro vezes mais comum no homem do que na mulher
Hemoptise e anemia em 90%
Consolidação ou opacidade em vidro fosco

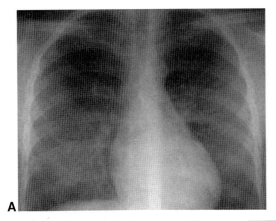

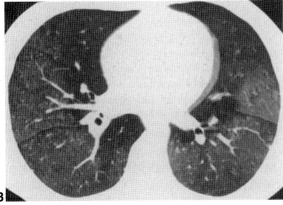

FIG. 19-6. Síndrome de Goodpasture. **A.** A radiografia de tórax mostra um aumento sutil na opacidade do pulmão. **B.** A TCAR mostra áreas esparsas de opacidade em vidro fosco.

Após um episódio agudo de hemorragia, as opacidades nos espaços aéreos tendem a se resolver, sendo substituídas por anormalidade intersticial ou espessamento septal.

HEMOSSIDEROSE PULMONAR IDIOPÁTICA

A hemossiderose pulmonar idiopática (HPI) é uma doença de origem desconhecida, caracterizada por episódios recorrentes de hemorragia pulmonar difusa, sem associação com glomerulonefrite ou anormalidade sorológica (Quadro 19-2). Achados patológicos incluem hemorragia alveolar, macrófagos carregados com hemossiderina e fibrose intersticial em grau variável, em casos de longa duração. A HPI é mais comum em crianças com menos de 10 anos ou jovens adultos. Em adultos, os homens são duas vezes mais acometidos do que as mulheres. A HPI algumas vezes associa-se a alergia ao leite de vaca, doença da tireóide, ou imunoglobulina. Recentemente uma gamopatia foi relatada em crianças expostas a mofo tóxico *(Stachybotrys)*. Os sintomas incluem tosse, hemoptise, dispnéia e anemia. Geralmente o diagnóstico é feito por exclusão. Cerca de 1/4 dos pacientes falece como resultado de insuficiência respiratória ou cor-pulmonale.

A Radiografia simples e OS achados em tcar são similares àqueles da Síndrome de Goodpasture. Os achados predominantes durante a fase aguda da doença incluem opacidade em vidro fosco difusa. No TCAR opacidades nodulares centrilobulares e mal definidas também podem ser vistas. Hemossiderose e fibrose podem desenvolver-se devido a episódios recorrentes de hemorragia.

VASCULITE PULMONAR

A hemorragia pulmonar pode ser associada a vasculite. Síndromes de vasculites sistêmicas são classificadas em três grupos com base no tamanho dos vasos primariamente envolvidos (Quadro 19-3): vasculite de grandes vasos, vasculite de vasos médios e vasculite de pequenos vasos. Estas são revisadas constantemente, com ênfase naquelas associadas a anormalidades pulmonares ou intratorácicas. As vasculites de pequenos vasos são as mais importantes como causa de hemorragia pulmonar. Embora a síndrome de Goodpasture não resulte em vasculite sistêmica, esta pode ser classificada como vasculite de pequenos vasos devido à presença de capilaridade pulmonar.

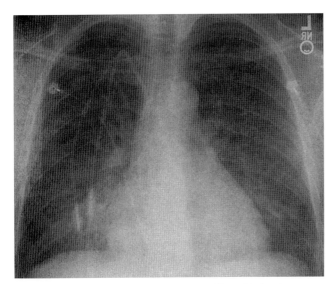

FIG. 19-7. Síndrome de Goodpasture. A radiografia de tórax mostra opacidade para-hilar e no lobo inferior mal definida. O coração aparece aumentado devido à deficiência renal e acúmulo de líquido e vê-se também um cateter para diálise.

QUADRO 19-2	HEMOSSIDEROSE PULMONAR IDIOPÁTICA
Anormalidades sorológicas ausentes	
Glomerulonefrite ausente	
Crianças ou adultos jovens	
Associada à exposição a mofo	

QUADRO 19-3   CLASSIFICAÇÃO DE VASCULITE PULMONAR

Vasculite de grandes vasos
Arterite de célula gigante (temporal)
Arterite de Takayasu
Vasculite de vasos médios
Poliarterite nodosa
Doença de Kawasaki
Vasculite de pequenos vasos
Anticorpo citoplásmico antineutrofílico (ANCA) associado
   Granulomatose de Wegener
   Granulomatose de Churg-Strauss
   Poliangiite microscópica
Vasculite por imunocomplexo
   Síndrome de Goodpasture
   Doenças vasculares colagenosas
   Púrpura de Henoch-Schönlein
   Doença de Behçet
   Síndrome antifosfolipídios
   Nefropatia por IgA
   Crioglobulinemia mista

VASCULITE DE VASOS GRANDES

■ Vasculite de Células Gigantes (Temporal)

Arterite temporal é relativamente comum. Os pacientes acometidos têm geralmente mais de 50 anos de idade. As artérias da cabeça e do pescoço estão caracteristicamente envolvidas, e os sintomas mais comuns são dor de cabeça e sensibilidade na região da artéria temporal.

As artérias pulmonares grandes e médias raramente estão envolvidas nesta doença. Embora sintomas respiratórios superiores, como tosse e rouquidão, ocorram em mais de 10% dos casos, falta correlação radiográfica. Alguns pacientes mostram anormalidades não-específicas como derrame pleural e opacidade reticular difusa, mas a causa disto não está clara.

■ Arterite de Takayasu

A arterite de Takayasu acomete artérias de tamanho grande e médio, com maior freqüência a aorta e seus ramos. Mulheres, geralmente com menos de 40 anos, são acometidas em 90% dos casos. No início da doença, a patologia mostra inflamação nos vasos, processo necrosante pobremente definido e granulomas não necrosados; em lesões posteriores, a fibrose vascular e a destruição do tecido elástico estão presentes. As artérias pulmonares estão envolvidas em 50% dos pacientes. Hipertensão pulmonar pode ocorrer na doença em estágio final, mas raramente é grave.

As anormalidades radiográficas geralmente refletem envolvimento aórtico, com anormalidades no contorno da aorta, como dilatação do arco, aorta descendente ondulada e calcificação aórtica prematura. A TC e RM mostram espessamento da parede aórtica concêntrica e estreitamento na luz aórtica.

Dilatação arterial pulmonar central pode ser vista em radiografia de tórax devido à hipertensão pulmonar mas é relativamente incomum. Na TC ou RM, estenose ou obstrução de segmento ou pequenas artérias pulmonares com freqüência são vistos em casos no estágio final. Isto pode estar associado a diminuição esparsa da atenuação do parênquima pulmonar periférico (p. ex., perfusão em mosaico), um achado que por vezes é também reconhecido nas imagens de tórax. Diminuição regional na perfusão do pulmão pode ser mostrada por cintilografia V/Q.

VASCULITE DE VASOS MÉDIOS

A poliarterite nodosa (PAN) clássica tipicamente afeta artérias sistêmicas pequenas a grandes, resultando em vasculite necrosante. O envolvimento das arteríolas, veias, vênulas e capilares está ausente, como na glomerulonefrite. Estas anormalidades indicam a presença de poliangiite microscópica, descrita adiante, que por outro lado pode parecer-se com PAN. Inflamação da artéria pulmonar é incomum e parece ser associada a anormalidades radiográficas específicas.

VASCULITE DE VASOS PEQUENOS ASSOCIADA A ANCA

■ Granulomatose de Wegener

A granulomatose de Wegener é uma doença multissistêmica de causa desconhecida, associada a envolvimento do trato respiratório superior (nasal, oral, ou inflamação do sinus), trato respiratório inferior (vias aéreas e pulmão) e rim. O envolvimento do trato respiratório superior ocorre em quase todos os pacientes; envolvimento do pulmão ocorre em 90%; glomerulonefrite ocorre em 80% (Quadro 19-4).

QUADRO 19-4   GRANULOMATOSE DE WEGENER

Doença multissistêmica
   Envolvimento do trato respiratório superior, em quase todos os pacientes
   Envolvimento do pulmão em 90%
   Glomerulonefrite ocorre em 80%
Idade de 30 a 60 anos
C-ANCA em 90%
Radiografias de tórax anormais em 75%, na apresentação
Múltiplos nódulos e massas
   Geralmente 2 a 4 cm
   Cavitação comum
   Cavidades cujas paredes afinam-se com o tratamento
Consolidação do pulmão devido à hemorragia
Envolvimento traqueobrônquico
   Espessamento da parede da traquéia
   Traquéia subglótica-envolvimento mais freqüente
   Estreitamento luminal

VASCULITE DE VASOS PEQUENOS ASSOCIADA A ANCA

A doença pulmonar associada à granulomatose de Wegener é caracterizada por inflamação granulomatosa e vasculite necrosante. Granulomatose de Wegener limitada, envolvendo apenas o pulmão, pode ocorrer.

A granulomatose de Wegener com maior freqüência afeta pacientes entre 30 e 60 anos de idade. A maioria dos pacientes tem sintomas de doença sinusal em sua apresentação (Fig. 19-8). Tosse e hemoptise também são comuns. Doença renal, associada a hematúria, proteinúria e deficiência renal geralmente está ausente na apresentação, mas desenvolve-se na maioria dos pacientes. Sintomas musculoesqueléticos ocorrem em cerca de 30% dos pacientes, geralmente consistindo em artralgia ou artrite. Manifestações neurológicas ocorrem em 20 a 30% dos pacientes. Envolvimento ocular ou dermatológico pode também ocorrer.

A presença de C-ANCA é característica, sendo vista em 90% dos casos; é menos freqüente em pacientes com doença limitada ao pulmão. A biopsia pulmonar auxilia melhor no diagnóstico do que a biopsia renal, que pode não ser específica.

A granulomatose de Wegener não tratada é associada a prognóstico ruim, com óbito geralmente ocorrendo em 6 meses do início da deficiência renal. Entretanto, uma alta taxa de remissão segue o tratamento com ciclofosfamida e esteróide. Recorrência pode ser precipitada por infecção.

Na apresentação, anormalidades na radiografia de tórax são visíveis em 75% dos pacientes com granulomatose de Wegener.

Nódulos e Consolidação do Pulmão

Múltiplos nódulos ou massas no pulmão são muito comuns, sendo vistas em mais da metade dos pacientes na apresentação (ver Figs. 19-8 e 19-9). Tipicamente, menos de 12 nódulos são visíveis. Na maioria dos casos, os nódulos são bilaterais e amplamente distribuídos sem predominância em qualquer área do pulmão. Um nódulo ou massa solitária pode ser vista, mas é menos comum. Geralmente, as massas variam de 2 a 4 cm de diâmetro, podendo ser bem maiores. As massas são redondas ou ovais e podem ser bem ou mal definidas. Calcificação das massas não ocorre.

Com a evolução da doença, nódulos e massas tendem a aumentar número e tamanho. Com tratamento, os nódulos geralmente resolvem após alguns meses. Resolução completa pode ocorrer.

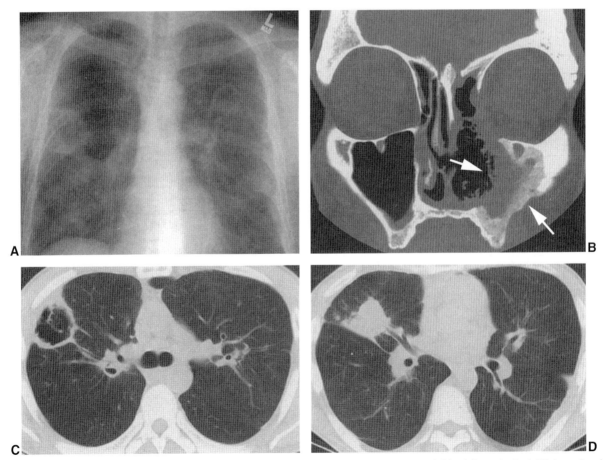

FIG. 19-8. Granulomatose de Wegener. **A.** A radiografia de tórax mostra massas pulmonares cavitárias bilaterais. **B.** A TC dos seios da face mostra espessamento de tecido mole no maxilar esquerdo, com espessamento e má definição da parede maxilar *(setas)*. **C** e **D.** Massa cavitária e massas sólidas de tecido mole estão visíveis na TC.

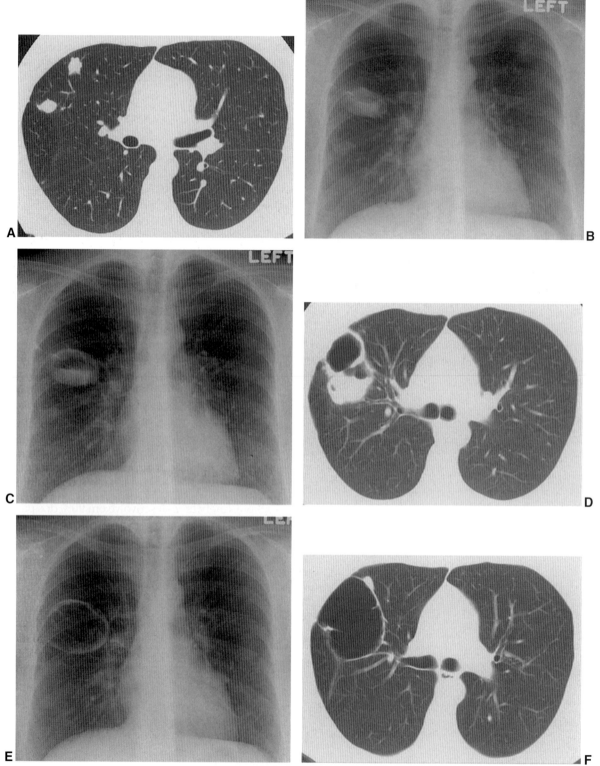

FIG. 19-9. Granulomatose de Wegener com progressão. **A.** A TC mostra dois nódulos pequenos no pulmão. **B.** A radiografia de tórax, um ano depois, mostra uma massa no lobo superior direito contendo um nível líquido. Outros nódulos mal definidos estão visíveis.
C. Duas semanas depois de **B**, houve um aumento no tamanho da massa do lobo superior direito com cavitação progressiva. A cavidade apresenta parede fina e novamente um nível líquido é visto. **D.** A TC 2 meses após **B** mostra uma massa cavitária irregular. **E.** A radiografia 3 meses depois de **B** mostra uma grande cavidade com parede fina. **F.** A TC após 5 meses depois de **B** mostra cavidade persistente com parede fina.

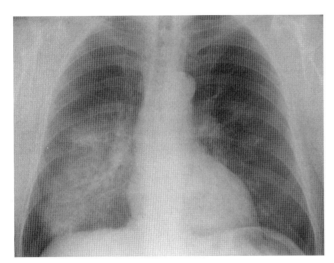

FIG. 19-10. Hemorragia pulmonar focal na granulomatose de Wegener. Consolidação focal é visível no lobo inferior direito.

Cavitação ocorre em aproximadamente 50% dos casos (ver Figs. 19-8 e 19-9). As cavidades geralmente têm parede espessa, com uma margem interior irregular. Níveis líquidos podem estar presentes. Tipicamente, nódulos e massas cavitárias ficam com a parede fina (ver Fig. 19-9) e diminuem de tamanho com o tratamento.

Na granulomatose de Wegener, consolidação do espaço aéreo ou opacidade em vidro fosco é o segundo achado mais comum nas radiografias e podem ocorrer com ou sem associação com nódulos e massas pulmonares. Estas áreas de consolidação comumente representam hemorragia pulmonar. Podem ser focais, difusas ou esparsas (Figs. 19-10 e 19-11).

Envolvimento Traqueobrônquico

Lesões traqueobrônquicas ocorrem em cerca de 15 a 25% dos pacientes com granulomatose de Wegener. Espessamento de parede concêntrico da via aérea devido à inflamação, com estreitamento da luz aérea está presente. O envolvimento da traquéia subglótica é mais típico (ver Fig. 22-11 no Capítulo 22), com envolvimento variável das cordas vocais, traquéia distal e brônquios principais proximais (ver Fig. 22-11 no Capítulo 22). Atelectasia pulmonar, segmentar ou lobar, podem aparecer. As anormalidades podem ser focais ou difusas. Estão detalhadamente descritas no Capítulo 22.

Outros Achados

Aumento de linfonodos hilares ou mediastinais pode ser visto, mas é incomum e nunca um achado isolado. Derrame pleural ocorre em cerca de 10% dos casos.

Granulomatose de Churg-Strauss

A granulomatose de Churg-Strauss é também associada a ANCA, geralmente P-ANCA (padrão perinuclear). Manifesta-se tipicamente por achados de eosinofilia pulmonar simples (consolidação fugaz), pneumonia eosinofílica crônica (p. ex., consolidação de áreas periféricas), ou edema pulmonar devido a envolvimento cardíaco com falência cardíaca. Raramente resulta em hemorragia pulmonar. É descrita no Capítulo 16.

Poliangiite Microscópica

A poliangiite microscópica resulta em vasculite sistêmica necrosante dos vasos pequenos. Embora a histologia seja similar à PAN clássica, o envolvimento das arteríolas, vênulas e capilares a distingue de PAN. Também, ANCA (geralmente P-ANCA) está presente em 80%; ANCA é raro em PAN.

A poliangiite microscópica ocorre tipicamente em adultos de meia-idade e nos homens, principalmente. Glomerulonefrite se desenvolve em 90% dos pacientes, e outros órgãos podem estar envolvidos. Hemorragia pulmonar relacionada com capilaridade ocorre em 25%, associada a dispnéia e hemoptise. Achados radiográficos são típicos de hemorragia pulmonar. Derrame pleural e edema pulmonar são vistos em cerca de 10%, provavelmente relacionado à doença renal. Raramente progride para fibrose pulmonar. O tratamento com ciclofosfamida e esteróides freqüentemente resulta em remissão.

VASCULITE POR IMUNOCOMPLEXO EM PEQUENOS VASOS

Depósito de imunocomplexos nas paredes dos pequenos vasos ocorre em várias síndromes de vasculite sistêmica. Doenças associadas a vasculite dos pequenos vasos e circulação de imunocomplexos incluem síndrome de Goodpasture, doenças vasculares colagenosas, síndrome de Behçet, púrpura de Henoch-Schönlein, crioglobulinemia mista, síndrome antifosfolipídica, nefropatia IgA e outras.

Doenças Vasculares Colagenosas

Hemorragia pulmonar difusa pode ocorrer com várias doenças colagenosas, provavelmente associada a circula-

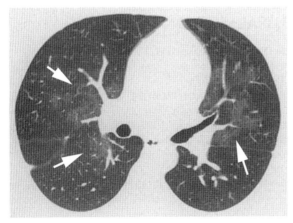

FIG. 19-11. Hemorragia pulmonar em retalhos na granulomatose de Wegener. Retalhos com opacidade de vidro são vistos em HRT (setas).

ção de imunocomplexos e vasculite dos pequenos vasos. O lúpus eritematoso sistêmico (LES) é a mais comum (ver Figs. 19-2, 19-4, 19-5 e 19-12). Hemoptise muitas vezes ocorre e pode ser maciça. Os achados radiográficos e de TCAR são similares a outras causas de hemorragia pulmonar difusa. As manifestações pulmonares de doenças colagenosas estão descritas no Capítulo 14.

▪ Doença de Behçet

A doença de Behçet é uma rara vasculite sistêmica de pequenos vasos, provavelmente devida à deposição de imunocomplexos. A doença é associada a ulcerações aftosas orais recorrentes, úlceras genitais, uveíte e lesões de pele do tipo de eritema nodoso. Outros órgãos e outras partes comumente estão envolvidos, incluindo as articulações (artrite), coração, rim, sistema gastrointestinal e pulmão.

A doença de Behçet é mais comum em adultos jovens (20 a 35 anos) e é particularmente comum no Oriente Médio (com maior ênfase na Turquia) e no Oriente (Japão). Uma incidência familiar sugere fatores hereditários, incluindo HLA-5. A vasculite da doença de Behçet resulta em trombose nos vasos, obstrução vascular, aneurismas e algumas vezes ruptura. O envolvimento dos vasos pulmonares ou intratorácicos ocorre em cerca de 5 a 10% dos casos.

Aneurismas da artéria pulmonar, embora uma entidade rara, são freqüentes na doença de Behçet envolvendo o tórax. Estes aparecem como uma ou mais opacidades periilar ou hilar, unilateral ou bilateral, arredondada e medindo vários centímetros de diâmetro. Na TC, estas podem ficar opacas com contraste, podem conter trombos, ou podem não opacificar devido à trombose. A má definição de um aneurisma pode estar associada a hemorragia adjacente. A hemoptise pode ocorrer devido ao extravasamento ou ruptura de um aneurisma e pode ser maciça e apresentar risco de vida. Sendo assim, aneurisma da artéria pulmonar está associado a prognóstico ruim.

Trombose da artéria pulmonar e oclusão podem estar associadas a infarto ou hemorragia pulmonar focal. Consolidação difusa ou esparsa também pode ser vista, provavelmente relacionada a várias áreas de hemorragia pulmonar.

Trombose da veia cava superior e veias braquiocefálicas pode ocorrer, resultando na síndrome da veia cava superior, edema mediastinal e alargamento do mediastino, como visto em radiografias de tórax. Líquido pleural pode ser visto, representando (1) derrame associado a infarto pulmonar, (2) hemotórax devido à ruptura de aneurisma arterial pulmonar, ou (3) quilotórax devido a grande obstrução venosa.

A síndrome de Hughes-Stovin, descrita na década de 1950, é caracterizada por aneurisma arterial pulmonar e trombose, trombose da veia cava superior, e tromboflebite. Provavelmente representa doença de Behçet ou uma variante desta.

▪ Púrpura de Henoch-Schönlein

A púrpura de Henoch-Schönlein é caracterizada por púrpura, dor abdominal, hemorragia gastrointestinal, artralgia e glomerulonefrite, embora nem todas estejam tipicamente presentes e glomerulonefrite ocorra em apenas 20%. Geralmente, é vista em crianças, e com freqüência depois de uma infecção do trato respiratório. Recorrência é comum, mas o prognóstico é bom. Deficiência renal crônica pode se desenvolver em alguns pacientes. Consolidação difusa ou esparsa pode resultar de capilaridade e hemorragia pulmonar. Hemoptise freqüentemente está associada. Derrame pleural pode ser visto.

▪ Crioglobulinemia Mista

Esta doença é caracterizada por púrpura, artralgia, glomerulonefrite, hepatoesplenomegalia e aumento de linfonodos. Globulinas séricas que se precipitam com o frio estão presentes. Muitos casos estão relacionados com infecção de hepatite C; outros estão associados a outras infecções, linfoma, doença linfoproliferativa, ou doenças vasculares colagenosas. Doença pulmonar é rara e difícil de ser caracterizada. Um padrão reticular difuso pode estar presente, mas o que isto representa não é claro.

LEITURAS SELECIONADAS

Aberle DR, Gamsu G, Lynch D. Thoracic manifestations of Wegener granulomatosis: diagnosis and course. Radiology 1990;174:703-709.

Cheah FK, Sheppard MN, Hansell DM. Computed tomography of diffuse pulmonary haemorrhage with pathological correlation. Clin Radiol 1993;48:89-93.

Connolly B, Manson D, Eberhard A, et al. CT appearance of pulmonary vasculitis in children. AJR Am J Roentgenol 1996;167:901-904.

Cordier JF, Valeyre D, Guillevin L, et al. Pulmonary Wegener's granulomatosis. A clinical and imaging study of 77 cases. Chest 1990;97:906-912.

Hoffman GS, Kerr GS, Leavitt RY, et al. Wegener granulomatosis: an analysis of 158 patients. Ann Intern Med 1992;116:488-498.

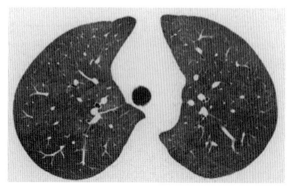

FIG. 19-12. Hemorragia pulmonar em lúpus. Opacidade em vidro fosco, em mosaico, é visível na TCAR.

LEITURAS SELECIONADAS

Mayberry JP, Primack SL, Müller NL. Thoracic manifestations of systemic autoimmune diseases: radiographic and high-resolution CT findings. Radiographics 2000;20:1623-1635.

Primack SL, Miller RR, Müller NL. Diffuse pulmonary hemorrhage: clinical, pathologic, and imaging features. AJR Am J Roentgenol 1995;164:295-300.

Primack SL, Müller NL. Radiologic manifestations of the systemic autoimmune diseases. Clin Chest Med 1998;19:573-586.

Reuter M, Schnabel A, Wesner F, et al. Pulmonary Wegener's granulomatosis: correlation between high-resolution CT findings and clinical scoring of disease activity. Chest 1998;114:500-506.

Seely JM, Effmann EL, Müller NL. High-resolution CT of pediatric lung disease: imaging findings. AJR Am J Roentgenol 1997;168:1269-1275.

Weir IH, Müller NL, Chiles C, et al. Wegener's granulomatosis: findings from computed tomography of the chest in 10 patients. Can Assoc Radiol J 1992;43:31-34.

Witte R, Gurney J, Robbins R, et al. Diffuse pulmonary alveolar hemorrhage after bone marrow transplantation: radiographic findings in 39 patients. AJR Am J Roentgenol 1991;157:461-464.

CAPÍTULO

20

DOENÇA PULMONAR DIFUSA ASSOCIADA A LIPÍDIOS: PNEUMONIA LIPÓIDE EXÓGENA E PROTEINOSE ALVEOLAR

W. RICHARD WEBB

A pneumonia lipóide (consolidação pulmonar contendo lipídios) pode ser endógena ou exógena. A pneumonia lipóide endógena pode ocorrer devido à obstrução brônquica, com acúmulo de fragmentos celulares ricos em lipídios, distal à lesão obstrutiva; algumas vezes é chamada de "pneumonia dourada" devido à cor amarela de sua estrutura patológica. O termo "pneumonia pós-obstrutiva" geralmente é adequado a esta condição.

PNEUMONIA LIPÓIDE EXÓGENA

A pneumonia lipóide exógena resulta da aspiração ou inalação crônica de gorduras ou óleos de origem animal, vegetal, ou petróleo (Quadro 20-1). A aspiração de óleos derivados de petróleo (óleo mineral) é a mais comum, geralmente associada a seu uso como laxativo. Óleos derivados de animais (p. ex., óleo de fígado de bacalhau, de tubarão, manteiga clarificada) e óleos derivados de vegetais geralmente são aspirados durante a ingestão ou por causa da anormalidade da motilidade esofágica com refluxo.

QUADRO 20-1 PNEUMONIA LIPÓIDE EXÓGENA

Aspiração crônica de gorduras ou óleos de origem animal, vegetal, ou derivado de petróleo

Anormalidade da motilidade esofágica com refluxo

Fibrose ou inflamações variáveis

Consolidação ou massas

Geralmente dependente ou no lobo inferior

TC

    Massas bem definidas ou mal definidas

    Quantidades variáveis de gordura de baixa atenuação (-35 a -75 UH)

    Necrose ou cavitação

    Opacidade em vidro fosco, em retalho, ou perfusão em mosaico

---

Aspiração aguda resulta numa pneumonia por aspiração. Aspiração crônica resulta em pneumonia lipóide associada a variadas fibroses e inflamações. O grau de inflamação pulmonar ou fibrose associada ao óleo aspirado é relacionado com a quantidade de ácido graxo livre presente. Geralmente, a gordura animal produz mais inflamação e fibrose do que a gordura vegetal ou óleos minerais, porque estes são hidrolisados por lipase pulmonar, desprendendo ácidos gordurosos.

Uma grande quantidade de material oleoso geralmente precisa ser aspirada por algum tempo antes dos sintomas evoluírem. Os sintomas incluem tosse, febre moderada e desconforto no peito; são menos comuns com aspiração de óleo mineral. Em alguns pacientes, a gordura pode ser identificada no exame de escarro.

■ Achados Radiográficos e na TC

Consolidação, massas mal definidas, ou algumas vezes achados de fibrose são vistos em radiografias de tórax (Figs. 20-1A, 20-2A, 20-3A). Uma distribuição no lobo inferior é típica mas nem sempre presente. As opacidades podem ser bilaterais ou unilaterais. Os aspectos radiográficos não são específicos.

A TC mostra massas que podem ser bem ou mal definidas, ou áreas de consolidação. Como nas radiografias de tórax, estas áreas têm a tendência de apresentar uma predominância no lobo inferior e geralmente são bilaterais. Uma localização dependente também é típica. Os brônquios podem ser vistos na direção das áreas anormais.

Se uma grande quantidade de lipídio foi aspirada, a TC pode mostrar áreas de consolidação de baixa atenuação (-35 a -75 UH) ou regiões de baixa atenuação dentro das massas visíveis (ver Figs. 20-1B a E e 20-2B); este achado é mais comum em pacientes com aspiração crônica de óleo mineral. Uma vez que a inflamação ou fibrose pode acompanhar a presença de material lipídico, a ate-

498

PNEUMONIA LIPÓIDE EXÓGENA

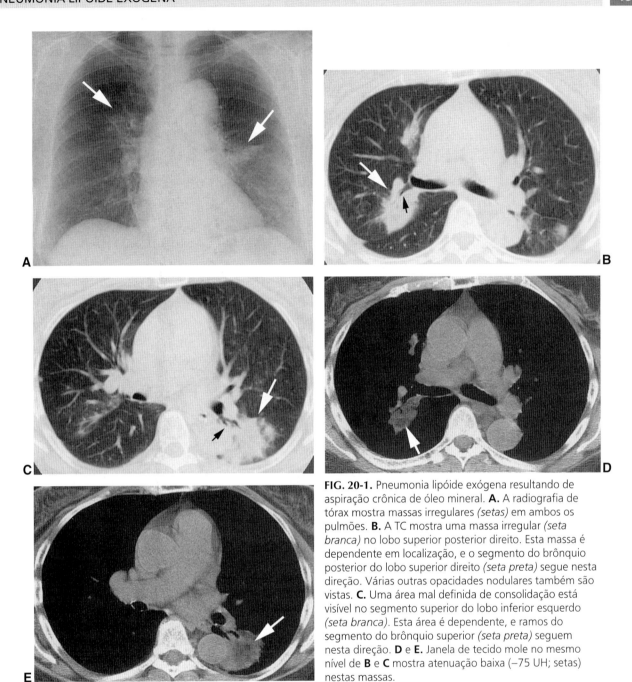

FIG. 20-1. Pneumonia lipóide exógena resultando de aspiração crônica de óleo mineral. **A.** A radiografia de tórax mostra massas irregulares *(setas)* em ambos os pulmões. **B.** A TC mostra uma massa irregular *(seta branca)* no lobo superior posterior direito. Esta massa é dependente em localização, e o segmento do brônquio posterior do lobo superior direito *(seta preta)* segue nesta direção. Várias outras opacidades nodulares também são vistas. **C.** Uma área mal definida de consolidação está visível no segmento superior do lobo inferior esquerdo *(seta branca)*. Esta área é dependente, e ramos do segmento do brônquio superior *(seta preta)* seguem nesta direção. **D** e **E.** Janela de tecido mole no mesmo nível de **B** e **C** mostra atenuação baixa (−75 UH; setas) nestas massas.

Capítulo 20 | DOENÇA PULMONAR DIFUSA ASSOCIADA A LIPÍDIOS: PNEUMONIA LIPÓIDE

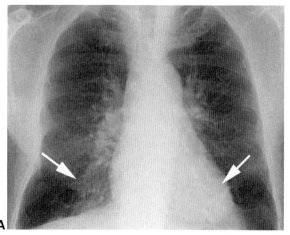
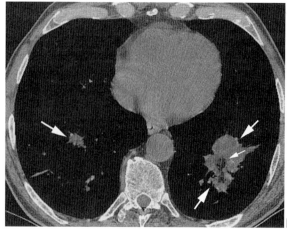

FIG. 20-2. Pneumonia lipóide exógena resultando de aspiração crônica de óleo mineral. **A.** A radiografia de tórax mostra consolidação irregular *(setas)* em ambos os lobos inferiores. **B.** A TC mostra massas irregulares *(setas grandes)* em ambos os lobos inferiores. A massa do lobo inferior esquerdo mostra baixa atenuação (−100 UH; *seta pequena*) dentro da massa, embora a maior parte da massa aparente ser de atenuação de tecido mole.

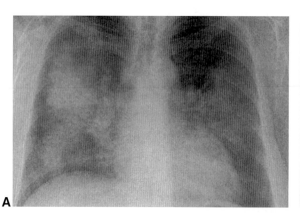
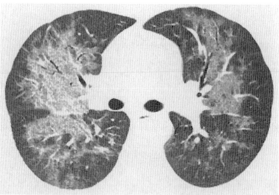

FIG. 20-3. Pneumonia lipóide exógena resultante de aspiração de óleo mineral. **A.** A radiografia de tórax mostra consolidação para-hilar em mosaico. **B.** A TCAR mostra consolidação para-hilar mal definida e opacidade em vidro fosco.

nuação na TC de consolidação ou massa não é necessariamente baixa, mas, com freqüência, pequenas áreas de óleo de baixa atenuação são visíveis em grandes massas (ver Figs. 20-1D, 20-1E, e 20-2B). Em alguns pacientes, necrose e cavitação estão presentes.

Opacidade em vidro fosco, em associação com espessamento septal interlobular, e linhas intralobulares (perfusão em mosaico) ou nódulos centrilobulares também podem ser vistos em TC (ver Fig. 20-3B). Fibrose pulmonar subpleural e faveolamento ocasionalmente são encontrados. Alguma resolução nas anormalidades pode ocorrer com o tempo.

PROTEINOSE ALVEOLAR PULMONAR

A proteinose alveolar pulmonar (PAP) é uma doença cuja característica é o preenchimento dos espaços alveolares com um material proteináceo PAS-positivo, rico em lipídios; é associado a uma anormalidade na produção ou na remoção de surfactante, embora a patogênese da PAP seja pouco entendida (Quadro 20-2). O interstício pulmonar é bastante normal.

QUADRO 20-2 PROTEINOSE ALVEOLAR PULMONAR

Preenchimento dos alvéolos por material lipoproteináceo PAS-positivo
Relacionado ao surfactante
Na maioria é idiopática
Também com silicose aguda, imunodeficiência, malignidades, quimioterapia
Sintomas moderados e insidiosos
Infecções sobrepostas com *Nocardia asteroides*, *Mycobaterium avium-intracellulare (MAC)*, e *Pneumocystis jiroveci (P. carinii)*
Tratamento com lavagem broncoalveolar
Radiografias mostram opacidades mal definidas, consolidação é incomum
TCAR
   Bilateral, em mosaico, e opacidade em vidro fosco geográfica
   Perfusão em mosaico é típica
   As anormalidades diminuem após a lavagem

PROTEINOSE ALVEOLAR PULMONAR

Na maioria dos casos, a PAP é considerada idiopática. Alguns casos resultam de exposição a poeiras (particularmente sílica; ver Fig. 20-5) ou de distúrbios imunológicos devido à imunodeficiência, malignidades hematológicas e linfáticas, ou quimioterapia.

Existe maior incidência de PAP em homens do que em mulheres, numa escala de 4:1. A idade dos pacientes vária de poucos meses a mais de 70 anos de idade, com dois terços dos pacientes girando em torno de 30 a 50 anos. Geralmente os sintomas são moderados e insidiosos. Eles incluem tosse não-produtiva, febre, dispnéia branda durante esforço. Cerca de 30% dos pacientes são assintomáticos.

■ Achados Radiográficos e na TCAR

As manifestações radiográficas da PAP são bilaterais, esparsas, difusas, ou consolidações nos espaços aéreos para-hilares ou opacidades em vidro fosco obscuras que geralmente são mais graves nas bases dos pulmões (Fig. 20-4A); consolidação densa e broncogramas aéreos são raros. Embora opacidades reticulares possam ser vistas, comumente são moderadas. O aspecto radiográfico geralmente parece com o do edema pulmonar, exceto pela ausência de cardiomegalia e derrame pleural.

Os achados de tomografia computadorizada de alta resolução (TCAR) (ver Figs. 20-4 e 20-5) em pacientes com PAP incluem:

1. Áreas bilaterais de opacidade em vidro fosco.
2. Espessamento liso de septos interlobulares nas regiões pulmonares, mostrando opacidade em vidro fosco (perfusão em mosaico).
3. Consolidação.
4. Distribuição esparsa ou geográfica.

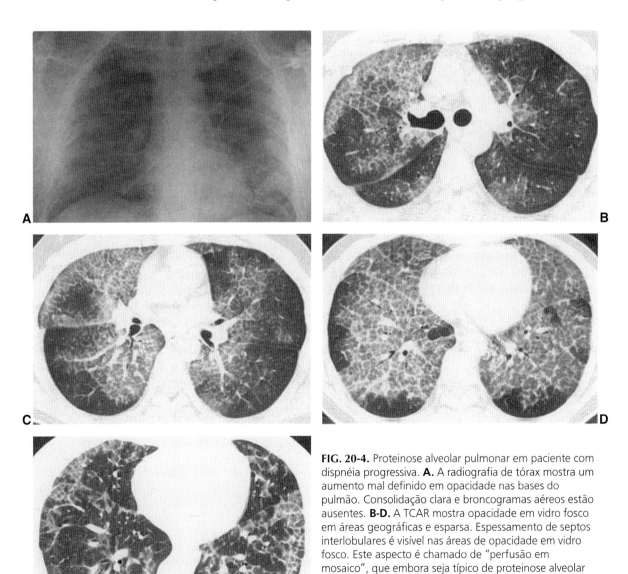

FIG. 20-4. Proteinose alveolar pulmonar em paciente com dispnéia progressiva. **A.** A radiografia de tórax mostra um aumento mal definido em opacidade nas bases do pulmão. Consolidação clara e broncogramas aéreos estão ausentes. **B-D.** A TCAR mostra opacidade em vidro fosco em áreas geográficas e esparsa. Espessamento de septos interlobulares é visível nas áreas de opacidade em vidro fosco. Este aspecto é chamado de "perfusão em mosaico", que embora seja típico de proteinose alveolar pulmonar, não é específico. **E.** TCAR no mesmo nível de **D**, após lavagem broncoalveolar. O espessamento de septos interlobulares continua visível, mas há um considerável decréscimo na opacidade em vidro fosco.

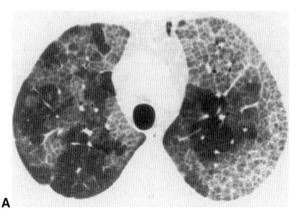
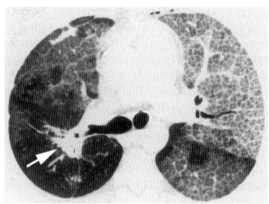

FIG. 20-5. Proteinose alveolar pulmonar em paciente com exposição grave a pó de sílica (p. ex., silicose aguda). **A.** A TCAR mostra opacidade em vidro fosco, esparsa e geográfica com perfusão em mosaico. **B.** Uma área focal de consolidação no pulmão direito *(seta)* é devida à infecção por *Nocardia*. Perfusão em mosaico é evidente.

Em vários pacientes, áreas de opacidade em vidro fosco ou consolidação estão nitidamente demarcadas ao redor do parênquima normal. Em alguns destes casos, opacidades pulmonares distintamente margeadas parecem demonstrar lóbulos. A distribuição da doença é variável, sendo algumas vezes basicamente central e em outras periféricas. Tipicamente é bilateral, podendo ser assimétrica.

A combinação de uma distribuição geográfica de áreas de opacidade em vidro fosco com espessamento liso de septos interlobulares, nas áreas da doença do espaço aéreo, resultando em aspecto de perfusão em mosaico, é altamente sugestiva de proteinose alveolar em pacientes com sintomas crônicos ou subagudos (ver Figs. 20-4B a D e 20-5). Entretanto, este aspecto pode ser visto em várias outras doenças, particularmente doenças agudas como a pneumonia ou edema pulmonar.

Infecção sobreposta, geralmente por *Nocardia asteroides*, é uma complicação comum de proteinose alveolar, resultando em áreas focais de consolidação densa ou formação de abscessos (ver Fig. 20-5B). Infecções pelo complexo *Mycobaterium avium-intracellulare* (MAC) e por *Pneumocystis jiroveci (P. carinii)* também foram relatadas em pacientes com PAP.

A lavagem broncoalveolar é usada para a retirada do material intra-alveolar. O tratamento bem-sucedido é associado a uma redução na densidade da opacidade em vidro fosco, embora o espessamento dos septos possa persistir, pelo menos temporariamente (ver Fig. 20-4E). Antes do advento da lavagem broncoalveolar, cerca de 30% dos pacientes morriam de insuficiência respiratória ou de infecção sobreposta, mas o prognóstico melhorou consideravelmente. Após as lavagens, muito pacientes ficam em remissão, porém alguns sofrem recaída; estes pacientes necessitam de tratamento a cada 6-24 meses, e alguns tornam-se imunes ao tratamento. Ocasionalmente, a fibrose intersticial pode evoluir.

LEITURAS SELECIONADAS

Franquet T, Giménez A, Bordes R, et al. The crazy-paving pattern in exogenous lipoid pneumonia: CT-pathologic correlation. AJR Am J Roentgenol 1998;170:315-317.

Godwin JD, Miller NL, Takasugi JE. Pulmonary alveolar proteinosis: CT findings. Radiology 1988;169:609-613.

Hugosson CO, Riff EJ, Moore CC, et al. Lipoid pneumonia in infants: a radiological-pathological study. Pediatr Radiol 1991;21:193-197.

Johkoh T, Itoh H, Mailler NL, et al. Crazy-paving appearance at thin-section CT: spectrum of disease and pathologic findings. Radiology 1999;211:155-160.

Lee KN, Levin DL, Webb WR, et al. Pulmonary alveolar proteinosis: high-resolution CT, chest radiographic, and functional correlations. Chest 1997;111:989-995.

Lee KS, Müller NL, Hale V, et al. Lipoid pneumonia: CT findings. J Comput Assist Tomogr 1995;19:48-51.

Prakash UBS, Barham SS, Carpenter HA, et al. Pulmonary alveolar phospholipoproteinosis: experience with 34 cases and a review. Mayo Clin Proc 1987;62:499-518.

Wang BM, Stern EJ, Schmidt RA, Pierson DJ. Diagnosing pulmonary alveolar proteinosis. A review and an update. Chest 1997;111:460-466.

CAPÍTULO 21

DOENÇAS PULMONARES DIFUSAS ASSOCIADAS A CALCIFICAÇÃO

W. RICHARD WEBB

Uma ampla variedade de doenças do pulmão pode estar associada a algum grau de calcificação pulmonar, sendo a maioria de doenças granulomatosas como sarcoidose ou tuberculose (Quadro 21-1).

Várias doenças pulmonares difusas estão associadas a extensa calcificação pulmonar como achado comum ou como manifestação primária da doença. Estes casos serão discutidos neste capítulo.

AMILOIDOSE PARENQUIMATOSA DIFUSA

O termo *amiloidose* refere-se a um grupo de condições caracterizadas por deposição extracelular de proteína fibrilar anormal. A amiloidose pode ser classificada por sua etiologia, pelas proteínas envolvidas, ou por sua manifestação primária (Quadro 21-2). As duas primeiras destas categorias se sobrepõem e podem gerar dúvidas. A terceira é a mais apropriada à avaliação radiológica da amiloidose, e é a mais fácil de ser lembrada.

■ Classificação por Etiologia

Uma classificação etiológica da amiloidose inclui (1) *amiloidose primária* (p. ex., aquela associada a um distúrbio nos plasmócitos ou não associado a doença subjacente); (2) *amiloidose secundária* (p. ex., aquela associada a distúrbios inflamatórios crônicos ou neoplasias, como doença de Hodgkin); (3) *amiloidose hereditofamiliar* (p. ex., tendo base genética); e (4) *amiloidose senil*, que geralmente ocorre em pacientes com mais de 70 anos de idade.

Pode ser dividida em formas sistêmicas (p. ex., envolvimento difuso de vários órgãos) ou formas localizadas (p. ex., envolvimento focal acentuadamente limitado a um órgão).

■ Classificação por Proteínas Específicas

Quando a amiloidose é classificada de acordo com a proteína específica anormal envolvida, os tipos mais importantes como produtores doenças pulmonares são amilóide L e amilóide A.

Amilóide L (AL, ou cadeia leve de amiloidose) é a forma mais comum de amiloidose sistêmica. Tanto pode ser idiopática como associada a distúrbios dos plasmócitos (cerca de 90% dos casos). O pulmão está envolvido em 70 a 90% dos pacientes com amiloidose AL. Quase sempre cardiomiopatia está presente se o pulmão estiver envolvido. O prognóstico geralmente é ruim. Amiloidose AL também pode resultar em envolvimento pulmonar localizado. AL tipicamente ocorre em pacientes com seus 50 ou 60 anos.

Amilóide A (AA) ocorre como amiloidose secundária em pacientes com doenças inflamatórias crônicas (p. ex., doença vascular colagenosa, infecções, doença inflamatória do intestino e febre mediterrânea familial) e algumas neoplasias como doença de Hodgkin. Algum grau de envolvimento pulmonar é comum, porém os depósitos são freqüentemente pequenos ou clinicamente insignificantes. O prognóstico é melhor do que o da AL.

Dentre os pacientes que apresentam envolvimento pulmonar por amiloidose, cerca de 65% têm amiloidose

---

QUADRO 21-1 CALCIFICAÇÃO PULMONAR DIFUSA OU MULTIFOCAL

Doenças Infecciosas
    Tuberculose
    Histoplasmose
    Pneumonia por varicela, curada
    Infecção parasitária
Sarcoidose
Silicose do "minerador de carvão", pneumoconiose
Metástases calcificadas
    Osteogênica e condrossarcoma
    Adenocarcinoma mucinoso
    Carcinoma da tireóide
Ossificação pulmonar com estenose mitral
Fibrose pulmonar com calcificação distrófica
Amiloidose
Microlitíase alveolar
Calcificação metastática

QUADRO 21-2 CLASSIFICAÇÃO DE AMILOIDOSE

Por etiologia

Amiloidose primária – distúrbio celular plasmático ou não associado a doenças subjacentes

Amiloidose secundária – associada a distúrbios inflamatórios crônicos ou a neoplasia

Amiloidose heredofamilial (hereditária)

Amiloidose senil – geralmente em pacientes com mais de 70 anos de idade

Amiloidose sistêmica (envolvimento difuso de múltiplos órgãos)

Amiloidose localizada (envolvimento focal acentuadamente limitado a um órgão)

Por proteínas específicas

Amilóide L (A – cadeia de amiloidose leve)
  Mais comum
  Geralmente primária
  Envolvimento do pulmão em 70%-90%, localizado ou difuso
  Envolvimento cardíaco
  Prognóstico ruim

Amilóide A
  Amiloidose secundária
  Envolvimento pulmonar de baixo grau
  Prognóstico melhor

Por manifestação

Amiloidose difusa alveolar e septal
  Geralmente primária sistêmica e AL
  Dispnéia devido à doença pulmonar ou cardíaca
  Nódulos pequenos ou opacidade reticular
  Consolidação
  Aumento do linfonodo
  Calcificação comum

Amiloidose nodular localizada
  Geralmente primária localizada e AL
  Geralmente assintomática
  Nódulos pulmonares, com freqüência calcificados
  Nódulos com crescimento lento

Amiloidose traqueobrônquica localizada
  Geralmente AL primária e localizada
  Estreitamento da traquéia e de brônquios, ou presença de massas
  Calcificação é comum

---

primária sistêmica (AL sistêmica), 30% tem amiloidose localizada (AL localizada), e 5% tem amiloidose secundária (AA).

■ Classificação por Manifestação

A partir de uma radiografia, é melhor classificar a amiloidose com base nas anormalidades que produz. Em geral, a amiloidose pulmonar é classificada em três tipos: (1) amiloidose septal alveolar ou difusa, (2) amiloidose nodular localizada e (3) amiloidose traqueobrônquica.

Amiloidose Difusa (Septal Alveolar)

A amiloidose primária sistêmica (AL sistêmica) com envolvimento pulmonar difuso pode resultar em dispnéia e insuficiência respiratória. Entretanto, os sintomas pulmonares podem estar mais relacionados com envolvimento cardíaco associado. Envolvimento pulmonar difuso é bem mais raro e pode ser incidental com amiloidose AA ou amiloidose senil. Ocasionalmente, amiloidose septal difusa reflete mais a doença localizada do que a sistêmica.

O pulmão pode estar difusamente envolvido, mesmo na ausência de uma anormalidade radiográfica. Se as radiografias estiverem anormais, um padrão reticular ou reticulonodular é tipicamente visível, geralmente bilateral e difuso ou com predominância basal e subpleural (Figs. 21-1 e 21-2A). Áreas de consolidação focais ou esparsas também podem ser vistas. As áreas anormais podem calcificar-se ou, raramente, mostrar ossificação. Com menor freqüência, um padrão nodular pequeno, mimetizando sarcoidose ou tuberculose miliar, pode ser identificado.

Aumento de linfonodos mediastinais ou hilares pode ser visto em pacientes com AL, como um achado isolado ou em associação com uma doença intersticial. Infiltração cardíaca com insuficiência cardíaca pode resultar em edema pulmonar ou derrame pleural.

Na TC, as manifestações pulmonares mais comuns de amiloidose parenquimatosa difusa consistem em múltiplos pequenos nódulos, geralmente medindo 2 a 4 mm de diâmetro (ver Fig. 21-2B e C), espessamento septal interlobular, opacidades reticulares claras, consolidação focal, focos de calcificação dentro de nódulos ou áreas de consolidação (Fig. 21-3) e bronquiectasia por tração. Uma predominância subpleural e basal pode ser encontrada.

A progressão da doença parenquimatosa difusa ocorre tipicamente no decorrer do tempo, com aumento nas opacidades reticulares, espessamento dos septos, tamanho e número de nódulos e opacidades consolidadas, e um aumento do tamanho e número das calcificações.

Como nas radiografias de tórax, outros achados vistos na TC incluem linfadenopatia, calcificação de linfonodos (Fig. 21-4) e derrame pleural. Aumento de linfonodos ocorre em mais de 75% dos casos.

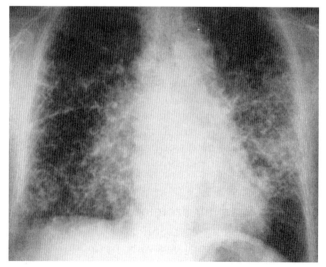

FIG. 21-1. Amiloidose alveolar septal difusa. Um padrão reticulonodular difuso está visível, com a anormalidade predominando nas bases do pulmão. Calcificação pulmonar e dos linfonodos está presente, e o coração está aumentado.

AMILOIDOSE PARENQUIMATOSA DIFUSA

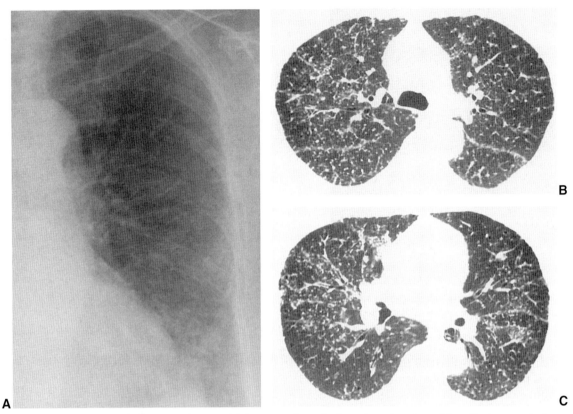

FIG. 21-2. Amiloidose alveolar septal difusa. **A.** Vista parcial de uma radiografia frontal mostrando padrão reticular no pulmão esquerdo, com predominância basal. **B** e **C.** A TCAR mostra anormalidade nodular difusa, com nódulos visíveis em relação a fissuras e septos interlobulares.

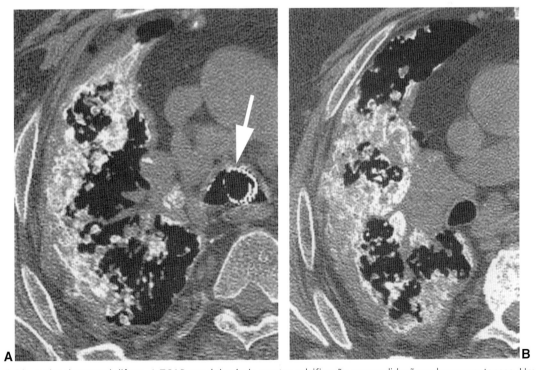

FIG. 21-3. Amiloidose alveolar septal difusa. A TCAR em dois níveis mostra calcificação e consolidação pulmonar extensas. Um *stent* na traquéia (*seta* em **A**) foi colocado devido a envolvimento e estreitamento na via aérea.

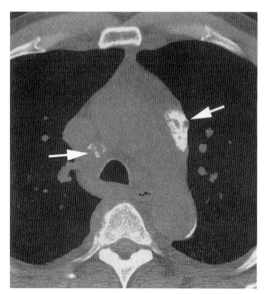

FIG. 21-4. Aumento de linfonodo e calcificação na amiloidose. Linfonodos no mediastino *(setas)* estão densamente calcificados.

Geralmente, o prognóstico dos pacientes está relacionado com o da doença subjacente ou com o envolvimento de outros órgãos como os rins, fígado e coração. Em alguns pacientes, o envolvimento pulmonar é tão intenso que o transplante é necessário.

Amiloidose Nodular Localizada

Os pacientes com amiloidose nodular localizada (AL localizada) em geral são assintomáticos. A amiloidose nodular localizada pode manifestar-se como nódulos pulmonares simples ou múltiplos, ou massas, geralmente bem definidas e redondas, medindo 0,5 a 5 cm em diâmetro (Fig. 21-5), com calcificação pontilhada ou densa em mais de 50% dos casos na TC e cavitação em menor percentagem. Os nódulos podem crescer lentamente ou manter-se estáveis por mais alguns anos.

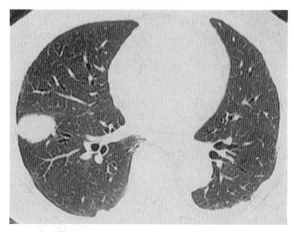

FIG. 21-5. Amiloidose nodular localizada. Um grande nódulo pulmonar direito é visível. Nódulos subpleurais pequenos ou espessamento pleural focal também estão visíveis.

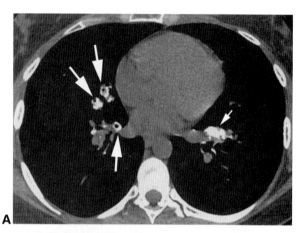

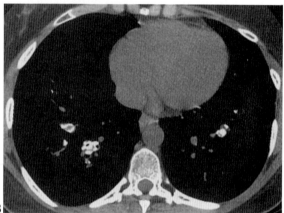

FIG. 21-6. Amiloidose traqueobrônquica. **A.** A TC mostra calcificação brônquica extensa *(setas grandes)*. Calcificação de linfonodo hilar *(seta pequena)* também está presente.
B. Calcificação da via aérea devido à deposição de amilóide também é vista, mais na periferia.

Amiloidose Traqueobrônquica Localizada

A AL localizada pode envolver a laringe, traquéia e brônquios centrais; depósito focal de amilóide dentro da parede de via aérea ou infiltração difusa podem estar presentes. Sintomas são comuns e incluem rouquidão, estridor, dispnéia, tosse, hemoptise e infecção recorrente. A traquéia é tipicamente envolvida, e a infiltração concêntrica ou nodular da parede é mais comum. A calcificação é também comum (Fig. 21-6; ver, também, Fig. 22-13 no Capítulo 22).

MICROLITÍASE PULMONAR ALVEOLAR

A microlitíase pulmonar alveolar é caracterizada pela presença de numerosos microcálculos (micrólitos ou calcosferitas) dentro dos alvéolos (Quadro 21-3). É muito rara, porém apresenta um aspecto radiográfico característico.

Histologicamente, as calcosferitas estão amplamente localizadas dentro da luz alveolar, embora provavelmente sejam formadas dentro das paredes alveolares.

MICROLITÍASE PULMONAR ALVEOLAR

QUADRO 21-3 MICROLITÍASE PULMONAR ALVEOLAR

Calcosferitas dentro dos espaços alveolares (consiste em fosfato de cálcio)
Muito raras
20-50 anos de idade
Incidência familial na metade dos casos
Geralmente assintomático no diagnóstico
Anormalidades progridem lentamente
Radiografias
    Pulmões densos
    Predominância basal
    Nódulos calcificados individuais visíveis
    Linha pleural negra
TCAR
    Predominância subpleural e perivascular de nódulos calcificados
    Linha pleural negra = enfisema

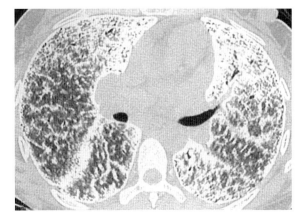

FIG. 21-8. TCAR em microlitíase alveolar. Calcificação pulmonar extensa está presente com predominância subpleural e perivascular.

Elas consistem em camadas concêntricas de fosfato de cálcio.

No estágio inicial da doença, as paredes alveolares parecem normais, embora fibrose possa ocorrer tardiamente no processo da doença. Enfisema também pode ser visto, particularmente nas regiões apicais e subpleurais.

Microlitíase pode ser vista em qualquer idade, porém a maioria dos casos ocorre em pacientes de 20 a 50 anos de idade. Sua etiologia é desconhecida, mas em cerca da metade dos casos a doença também ocorre em membros da família, particularmente irmãos, sugerindo transmissão por autossoma recessivo. Fatores ambientais também estão envolvidos no processo. Anormalidades no metabolismo de cálcio estão ausentes.

Os pacientes são tipicamente assintomáticos no diagnóstico, apesar de anormalidades radiográficas impressionantes. Existe tendência das anormalidades de evoluírem vagarosamente por vários anos, embora os achados possam permanecer estáveis. Dispnéia pode se desenvolver com a evolução da doença, com outros sintomas incluindo hemoptise e baqueteamento. Embora fibrose pulmonar e cor pulmonale possam se desenvolver, o prognóstico geralmente é bom. Não existe tratamento.

As radiografias mostram achados característicos. Apesar de seu pequeno tamanho, as calcosferitas individuais podem estar visíveis como discretos pontos densos, com diâmetros menores do que 1 mm (Fig. 21-7). Uma predominância basal é típica (ver Fig. 21-7). Quando limitada em número, as calcosferitas predominam numa localização subpleural e em relação aos vasos, aos brônquios e aos septos interlobulares. Quando em grande quantidade, elas parecem confluentes ficando muito densas, obscurecendo o hemidiafragma, o coração e contornos mediastinais. Se os pulmões estiverem suficientemente densos, o coração pode parecer relativamente lucente, um achado muito raro. Outro achado típico na radiografia de tórax, embora não seja sempre visto, é a linha pleural negra, uma faixa relativamente lucente na superfície da pleura (ver Fig. 21-7). Acreditava-se que este aspecto se deve ao fato de as calcosferitas pouparem a pleura, porém isto reflete pequenas áreas subpleurais de enfisema.

A TCAR mostra uma predominância lobarpóstero-inferior das calcificações, com uma grande concentração no parênquima subpleural e em associação com brônquios e vasos (Figs. 21-8 e 21-9). Uma distribuição perilobular e centrolobular das calcificações pode ser vista, ou as calcificações podem estar associadas aos sep-

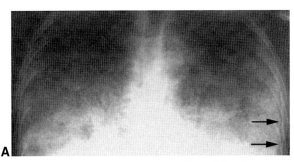
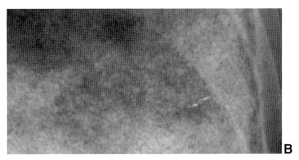

FIG. 21-7. Microlitíase alveolar. **A.** Radiografia frontal do tórax mostra envolvimento pulmonar difuso com predominância basal. Os pulmões parecem mais densos do que as costelas adjacentes. Note uma linha pleural negra à esquerda *(setas)*. **B.** Visão detalhada do pulmão esquerdo na região das setas mostradas em **A.** Calcosferitas densas e individuais estão visíveis. O pulmão subpleural aparece relativamente lucente. Isto é a linha pleural negra.

Capítulo 21 | DOENÇAS PULMONARES DIFUSAS ASSOCIADAS A CALCIFICAÇÃO

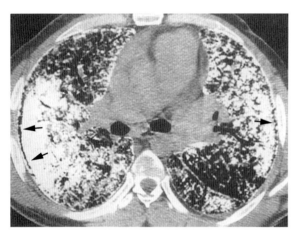

FIG. 21-9. HRCT em microlitíase alveolar. A calcificação pulmonar é confluente em algumas regiões e nodular em outras. Pequenas áreas de enfisema *(setas)* na periferia do pulmão são a razão da linha pleural negra.

QUADRO 21-4 CALCIFICAÇÃO METASTÁTICA

Calcificação devido à anormalidade do metabolismo de cálcio e fósforo
Hipercalcemia
   Insuficiência renal
   Hiperparatireoidismo secundário
   Hemodiálise crônica
Comumente afeta os pulmões
Envolvimento dos ápices mais comum (mais alcalino)
Radiografias
   Opacidades nodulares ou consolidação
TCAR
   Opacidades muitas vezes centrilobulares
   Pode ser opacidade em vidro fosco
   Pode ou não aparecer calcificado
Cintilografia óssea com radionuclídeo (^{99m}Tc-difosfonato) – é útil
Opacidades podem resolver com tratamento

tos interlobulares. Enfisema intraparenquimatosa pode ser visto. Enfisema parasseptal subpleural (p. ex., a linha pleural negra) é comum (ver Fig. 21-9). Em crianças ou pacientes no estágio inicial da doença, opacidade em vidro fosco ou reticulação pode ser um achado predominante, podendo ser difícil detectar as calcificações.

A calcificação de pequenos nódulos intersticiais vista na TCAR tem um diagnóstico diferencial limitado. Calcificação pulmonar multifocal, freqüentemente associada a nódulos pulmonares, também foi relatada em associação com amiloidose, doenças granulomatosas infecciosas como tuberculose, sarcoidose, silicose e pneumoconiose do minerador de carvão, talcose e calcificação metastática.

CALCIFICAÇÃO METASTÁTICA

O termo *calcificação metastática* refere-se à deposição de cálcio em tecidos moles devido ao metabolismo anormal de cálcio e fósforo (Quadro 21-4). Está associada à hipercalcemia e é mais comum em pacientes com insuficiência renal crônica e hiperparatireoidismo secundário e naqueles que se submetem a hemodiálise crônica.

A calcificação metastática afeta comumente o pulmão; é tipicamente intersticial, envolve os septos alveolares, bronquíolos e artérias pulmonares, e pode estar associada a fibrose pulmonar secundária. Os pacientes podem ser assintomáticos ou podem ter dispnéia. Com tratamento apropriado da anormalidade subjacente, a calcificação metastática pode resolver-se.

As anormalidades tipicamente predominam nos ápices dos pulmões porque são mais alcalinos do que as bases, aumentando a possibilidade de precipitação do sal de cálcio nesta região. Um grau mais alto de ventilação para perfusão nos ápices resulta num decréscimo na pressão parcial do CO_2 e um aumento correspondente no pH.

As radiografias simples são pouco sensíveis na detecção de calcificação metastática. Em alguns pacientes, nódulos mal definidos ou áreas em mosaico de opacidade aumentada podem ser vistos (Figs. 21-10 e 21-11A).

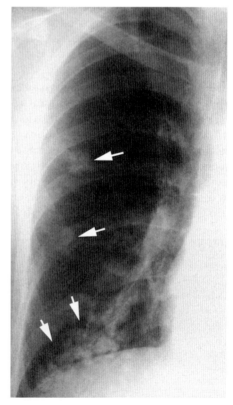

FIG. 21-10. Calcificação metastática em paciente com insuficiência renal e hiperparatireoidismo secundário. Opacidades nodulares densas *(setas)* estão visíveis no pulmão direito.

CALCIFICAÇÃO METASTÁTICA

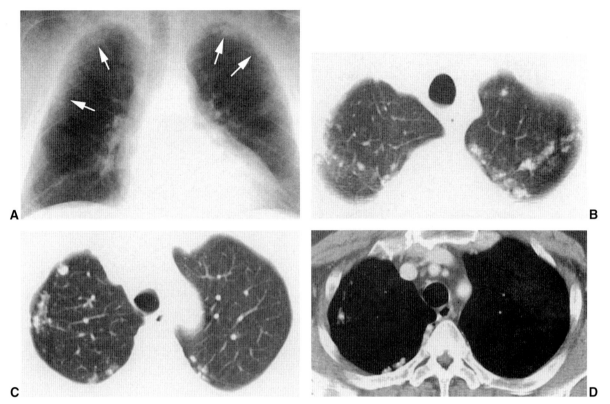

FIG. 21-11. Calcificação metastática na insuficiência renal. **A.** A radiografia de tórax mostra opacidades nodulares mal definidas *(setas)* com predominância nos ápices. **B** e **C.** Uma janela de TC do pulmão mostra opacidades nodulares nos lobos superiores periféricos. Estas opacidades aparecem em distribuição lobular ou centrilobular. **D.** A imagem de tecido mole mostra evidência de calcificação.

Os nódulos vistos em imagens de tórax usualmente aparentam ter cerca de 1 a 2 cm de diâmetro. Eles podem ou não aparentar ser de densidade de cálcio. Com a evolução da doença, estas opacidades tornam-se confluentes, mimetizando pneumonia. Uma predominância de opacidades nos ápices é típica, porém, não invariável (ver Fig. 21-11A).

A TC pode mostrar áreas de opacidade em vidro fosco, consolidação ou calcificação na ausência de anormalidades em radiografias simples. Numerosos nódulos mal definidos e algodonosos, medindo 3 a 10 mm de diâmetro, são típicos, mas podem aparecer opacidades focal, lobular, esparsa, ou difusa (Figs. 21-11 e 21-12). Mesmo com TCAR, estas opacidades podem não aparecer calcificadas. Uma predominância nos ápices é normal. Pode ser vista também calcificação de vasos na parede do tórax.

A cintilografia óssea com radionuclídeo (^{99m}Tc-difosfonato) (ver Fig. 21-12D) é altamente sensível para a detecção de calcificação metastática, e pode mostrar

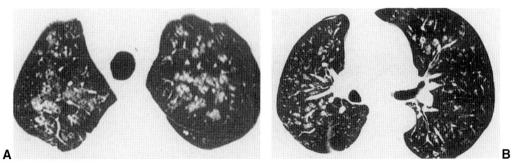

FIG. 21-12. Calcificação metastática na insuficiência renal. **A** e **B.** A TCAR, por uma janela de TC do pulmão, mostra opacidades nodulares nos lobos superiores. Estas opacidades aparecem em distribuição centrilobular. Imagem de tecido mole não mostra evidência óbvia de calcificação. (*Continua.*)

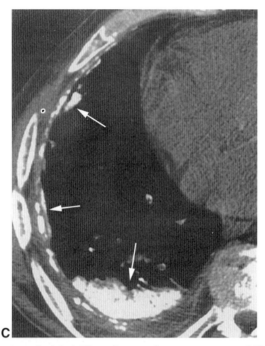
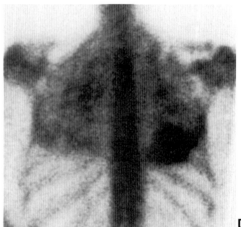

FIG. 21-12. *(Continuação.)* **C.** A TC nas bases pulmonares mostra calcificação subpleural densa e calcificação de pulmão consolidada *(setas).* **D.** A cintilografia óssea com radionuclídeo *(^{99m}Tc-diphosphonate)* mostra extrema captação de isótopos em ambos os pulmões.

absorção pelo pulmão quando as radiografias do tórax são normais. Elas podem confirmar o diagnóstico quando a TC mostra opacidades apicais típicas sem calcificações óbvias.

LEITURAS SELECIONADAS

Ayuso MC, Gilabert R, Bombi JA, Salvador A. CT appearance of localized pulmonary amyloidosis. J Comput Assist Tomogr 1987;11:197-199.

Cluzel P, Grenier P, Bernadac P, et al. Pulmonary alveolar microlithiasis: CT findings. J Comput Assist Tomogr 1991;15:938-942.

Graham CM, Stern EJ, Finkbeiner WE, Webb WR. High-resolution CT appearance of diffuse alveolar septal amyloidosis. AJR Am J Roentgenol 1992;158:265-267.

Hartman TE, Müller NL, Primack SL, et al. Metastatic pulmonary calcification in patients with hypercalcemia: findings on chest radiographs and CT scans. AJR Am J Roentgenol 1994;162:799-802.

Helbich TH, Wojnarovsky C, Wunderbaldinger P, et al. Pulmonary alveolar microlithiasis in children: radiographic and high-resolution CT findings. AJR Am J Roentgenol 1997;168:63-65.

Johkoh T, Ikezoe J, Nagareda T, et al. Metastatic pulmonary calcification: early detection by high-resolution CT. J Comput Assist Tomogr 1993;17:471-473.

Korn MA, Schurawitzki H, Klepetko W, Burghuber OC. Pulmonary alveolar microlithiasis: findings on high-resolution CT. AJR Am J Roentgenol 1992;158:981-982.

Kuhlman JE, Ren H, Hutchins GM, Fishman EK. Fulminant pulmonary calcification complicating renal transplantation: CT demonstration. Radiology 1989;173:459-460.

Pickford HA, Swensen SJ, Utz JP. Thoracic cross-sectional imaging of amyloidosis. AJR Am J Roentgenol 1997;168:351-355.

Utz JP, Swensen SJ, Gertz MA. Pulmonary amyloidosis. The Mayo Clinic experience from 1980 to 1993. Ann Intern Med 1996;124:407-413.

TRAQUÉIA

W. RICHARD WEBB

TRAQUÉIA NORMAL

A traquéia normal estende-se desde o aspecto inferior da cartilagem cricóide (no nível da sexta vértebra cervical) até a carina (ao nível da quinta vértebra torácica). Tem 10 a 12 cm de comprimento. No ponto em que passa posteriormente pelo manúbrio, divide-se em porção extratorácica e intratorácica; a porção extratorácica mede 2 a 4 cm de comprimento, enquanto a porção intratorácica mede 6 a 9 cm. Suas paredes anterior e lateral são apoiadas por 16 a 22 anéis de cartilagem hialina, em forma de ferradura. As porções posteriores incompletas desses anéis são ligadas por uma faixa fina de músculo liso e tecido fibroso – a *membrana traqueal posterior* (Fig. 22-1).

A aparência da traquéia em radiografia simples é descrita no Capítulo 7. Na TC, a traquéia mostra-se usualmente redonda ou oval, mas pode mostrar-se em forma de ferradura, triangular ou como uma pêra invertida em alguns pacientes normais. A parede traqueal é delineada, internamente, pelo ar existente no interior de sua luz e, externamente, pela gordura mediastinal, e é usualmente visível como uma faixa de tecido mole de 1 a 2 mm. A membrana traqueal posterior mostra-se mais fina que suas paredes anterior e lateral e apresenta-se em formas variáveis devido à ausência de cartilagem; pode mostrar-se convexa, côncava ou plana. As cartilagens traqueais podem mostrar-se calcificadas ou levemente mais densas do que o tecido mole adjacente. Essa calcificação é mais comum em pacientes idosos, particularmente nas mulheres (Fig. 22-2). Em pacientes com cartilagem calcificada, pouco tecido mole é visto na parede traqueal interna, em relação à cartilagem.

O diâmetro da traquéia é muito variável em indivíduos normais. Em homens normais o diâmetro traqueal fica em torno de 19,5 mm, com variação de 13 mm a 25 mm (média + 3 DP) no plano coronal e 13 a 27 mm no plano sagital. Nas mulheres, o diâmetro traqueal é ligeiramente menor, em torno de 17,5 mm, variando de 10 a 21 mm no plano coronal e 10 a 23 mm no plano sagital.

Na TC feita durante ou após expiração forçada, a membrana traqueal posterior abaula-se anteriormente, estreitando e, em alguns casos, quase obliterando a luz traqueal (Fig. 22-3). Em média, o diâmetro ântero-posterior da traquéia diminui mais de 30% durante a expiração forçada, devido ao abaulamento anterior da membrana posterior; o diâmetro transverso decresce apenas 10%.

■ Brônquio Traqueal

Um brônquio traqueal é aquele que tem sua origem na traquéia; pode destinar-se ao lobo superior direito (todo ou parte dele, usualmente o segmento apical), com incidência de cerca de 0,1%. Brônquio traqueal esquerdo também ocorre, mas é bem menos comum.

DOENÇAS ASSOCIADAS A ESTREITAMENTO DA TRAQUÉIA

O estreitamento focal da traquéia pode ser visto em casos de tumores traqueais, tuberculose, estenose traqueal ou estreitamento, traqueomalacia ou, ocasionalmente, com traquéia em bainha de sabre *(saber sheath trachea)*, granulomatose de Wegener, amiloidose, traqueobroncopatia osteocondroplásica e policondrite de repetição.

■ Tumores Traqueais

Tumores da traquéia são raros (Quadro 22-1). Os sintomas estão, muitas vezes, ausentes ou não são específicos (p. ex., tosse, dispnéia) e o diagnóstico precoce é difícil. Os tumores traqueais tendem a passar despercebidos nas radiografias do tórax e podem crescer muito antes de serem detectados. A TC é altamente sensível na detecção de tumores traqueais e na avaliação de sua disseminação. Juntos, os carcinomas espinocelulares e o carcinoma adenóide cístico respondem por mais de 85% dos tumores traqueais. Tumores de muitos outros tipos celulares, tanto epiteliais quanto mesenquimais, podem ocorrer na traquéia, porém são muito menos comuns.

Carcinomas espinocelulares são associados ao tabagismo, sendo multifocais em 10% dos casos, envolvendo muitas vezes a traquéia distal; um brônquio principal pode também ser envolvido (Figs. 3-19 e 3-20 no Capítu-

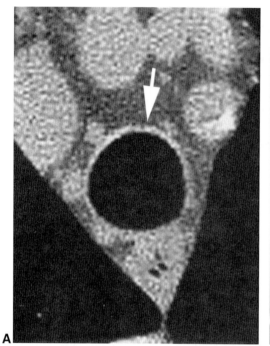
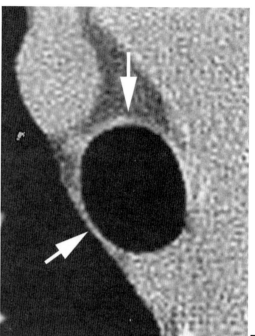
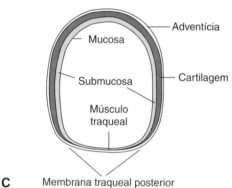

FIG. 22-1. A traquéia normal. **A.** TCAR através da traquéia normal. A parede traqueal *(seta)* é delineada externamente pela gordura mediastinal e é usualmente visível como uma faixa estreita de tecido mole de 1 a 2 mm de largura. A membrana traqueal posterior mostra-se usualmente mais fina do que suas paredes anterior e lateral e sua forma é variável por ser desprovida de cartilagem. Neste nível ela é parcialmente obscurecida pelo esôfago. **B.** Ao nível do arco aórtico, a parede traqueal *(setas)* é delineada pela gordura mediastinal e pelo pulmão direito; na região da faixa paratraqueal direita a parede traqueal mostra-se fina. **C.** Representação por diagrama dos componentes normais da parede traqueal.

lo 3). O carcinoma adenóide cístico origina-se de glândulas mucosas traqueais e, na maioria das vezes, nasce da parede traqueal póstero-lateral (Figs. 22-4 e 22-5B). É ligeiramente menos comum do que o carcinoma espinocelular.

Na TC, um tumor maligno traqueal primário pode mostrar-se como uma lesão polipóide, um lesão focal séssil, um estreitamento excêntrico da luz traqueal ou como um espessamento circular da parede (Fig. 22-5; também Figs. 3-19 e 3-20 no Capítulo 3). A ligação com a parede traqueal pode ser por uma base larga ou estreita e pedunculada. A TC pode superestimar a extensão longitudinal do tumor; a disseminação submucosa pode ser difícil de ser vista. Contudo, a TC é superior à broncoscopia na avaliação da disseminação extraluminal e da traquéia distal para avaliação de uma lesão obstrutiva.

Metástases traqueais podem ocorrer por extensão direta ou por disseminação hematogênica. A extensão direta de envolvimento da traquéia na maioria das vezes é secundária a tumor primário do pulmão, da laringe, do esôfago ou da tireóide. Estes tumores podem comprimir a traquéia, deslocando a cartilagem traqueal para dentro ou então invadem a luz traqueal, onde o tumor é visto como tecido anormal, interno em relação à cartilagem traqueal (Fig. 3-37 no Capítulo 3). Metástases hematogênicas originam-se usualmente de melanoma ou de carcinomas da mama, do cólon ou dos rins. Na TC, metástases hematogênicas podem aparecer como lesões únicas ou múltiplas, sésseis ou pedunculadas (Fig. 22-6).

Papiloma de células escamosas constitui o mais comum tumor benigno traqueal. Representa uma proliferação anormal de epitélio escamoso que pode ser séssil, papilar, lobulado ou polipóide. Papiloma solitário é associado ao tabagismo, sendo mais comum em adultos. A condição de papilomas múltiplos (papilomatose) começa usualmente na infância, com envolvimento da laringe e é associada a infecção pelo papiloma vírus humano. Na TC, um papiloma solitário aparece como um nódulo bem circunscrito, confinado à parede traqueal e que se projeta para o interior da luz; muitas vezes mostra ângulos agudos no local onde entra em contato com a parede da traquéia. A cartilagem da traquéia não é afetada. A papilomatose é caracterizada por numerosos nódulos envolvendo o comprimento da traquéia por inteiro (Fig.

DOENÇAS ASSOCIADAS A ESTREITAMENTO DA TRAQUÉIA

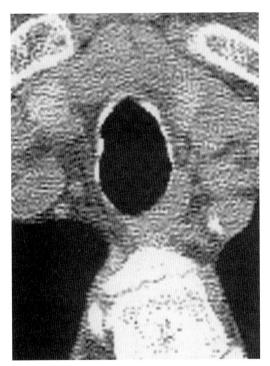

FIG. 22-2. Calcificação normal da cartilagem traqueal em mulher idosa. Calcificação descontínua da parede traqueal reflete calcificação de anéis individuais de cartilagem. A parede traqueal mostra-se fina.

QUADRO 22-1	TUMORES TRAQUEAIS

Malignos primários
Os mais comuns (85%)
    Carcinoma espinocelular
    Carcinoma adenóide cístico
Raros
    Outros tipos de carcinomas broncogênicos
    Tumor carcinóide
    Sarcoma
    Linfoma
Metastático
Invasão direta é a mais comum
    Carcinoma da tireóide
    Câncer da laringe
    Câncer do pulmão
    Câncer do esôfago
Metástases hematogênicas
    Melanoma
    Câncer da mama
    Carcinoma do cólon
    Carcinoma do rim
Benigno
Papiloma de células escamosas
Papilomatose
Hamartoma
Tumores mesenquimais

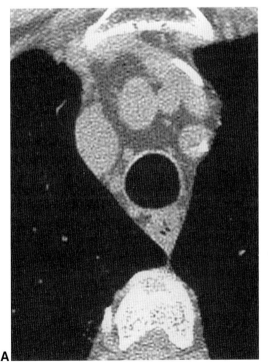
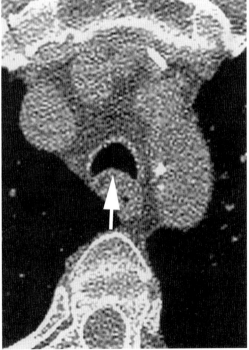

FIG. 22-3. TC normal em expiração. **A.** Na inspiração, a traquéia tem uma aparência redonda. **B.** Durante a expiração dinâmica forçada, o *scan* mostra acentuado abaulamento da membrana traqueal posterior *(seta)*. Esta aparência é normal. Pequenos estreitamentos ocorrem em ambos os lados, por causa da cartilagem traqueal.

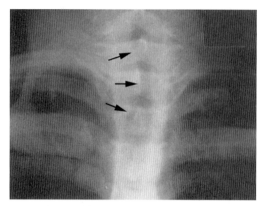

FIG. 22-4. Carcinoma adenóide cístico da traquéia proximal. Um estreitamento excêntrico *(setas)* da luz traqueal é causado por massa séssil que se origina na parede traqueal direita.

3-54 no Capítulo 3). Outros tumores traqueais benignos incluem o hamartoma e tumores de origem mesenquimal.

■ Traqueomalacia

Traqueomalacia refere-se à fraqueza da parede traqueal, usualmente coonseqüente a anormalidades da cartilagem traqueal (Quadro 22-2). Pode ser congênita e associada a cartilagem deficiente, mas, na maioria das vezes, é adquirida como resultado de lesões causadas por intubação, por compressão traqueal ou por massas extrínsecas ou ainda, por lesões vasculares (p. ex., aneurisma da aorta), infecção crônica ou doença obstrutiva pulmonar crônica, ou em associação com a traquéia em bainha de sabre *(saber sheath)*, por relapso de policondrite ou por traqueomegalia.

A flacidez anormal da parede traqueal pode resultar em tosse ineficaz, retenção de secreções, infecção crônica das vias aéreas e bronquiectasia. Os sintomas incluem infecções recorrentes, dispnéia, estridor.

Radiografias ou TC durante a inspiração podem mostrar um aumento ou um decréscimo do diâmetro traqueal. A marca registrada da traqueomaláacia é o significativo decréscimo do diâmetro traqueal ou colapso das paredes traqueais que ocorre na expiração forçada. O colapso traqueal pode ser difuso ou transversal. Deve ser distinguido da invaginação normal da membrana traqueal posterior; com expiração forçada, este fenômeno pode resultar em quase completa obliteração da luz traqueal em indivíduos normais (Fig. 22-3).

■ Tuberculose

A tuberculose (TB) envolve tipicamente tanto a traquéia distal quanto o brônquio principal proximal; doença traqueal isolada é rara. A inflamação ativa com tecido de granulação causa espessamento circular irregular da parede traqueal com estreitamento da luz traqueal. Em muitos casos, a infecção traqueal resulta da disseminação da doença a partir de linfonodos adjacentes; nódulos mediastinais aumentados ou densidade aumentada da gordura

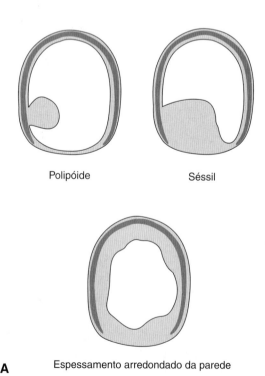
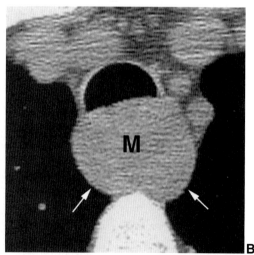

FIG. 22-5. Aparências na TC de tumor traqueal primário. **A.** Processos malignos traqueais podem mostrar-se em formas de pólipos, sésseis ou arredondados. **B.** O adenoma carcinóide cístico forma uma massa séssil *(M)* que nasce na parede posterior da traquéia e invade sua luz. A massa estende-se para o mediastino adjacente *(setas)*.

DOENÇAS ASSOCIADAS A ESTREITAMENTO DA TRAQUÉIA

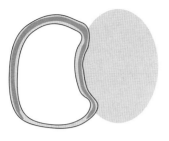
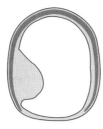
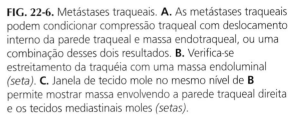

Compressão extrínseca   Massa endotraqueal

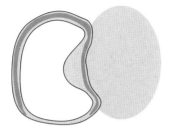

A Compressão extrínseca com invasão do lume

FIG. 22-6. Metástases traqueais. **A.** As metástases traqueais podem condicionar compressão traqueal com deslocamento interno da parede traqueal e massa endotraqueal, ou uma combinação desses dois resultados. **B.** Verifica-se estreitamento da traquéia com uma massa endoluminal *(seta)*. **C.** Janela de tecido mole no mesmo nível de **B** permite mostrar massa envolvendo a parede traqueal direita e os tecidos mediastinais moles *(setas)*.

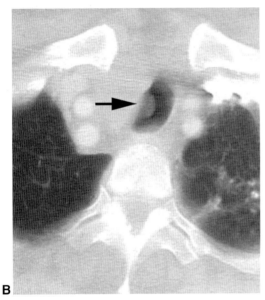
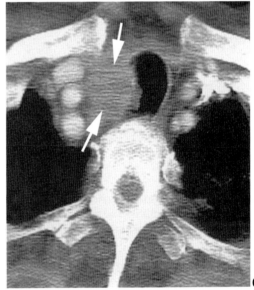

B **C**

mediastinal podem ser vistos. A TB traqueal pode ocorrer também devido à disseminação endobrônquica da infecção.

Com tratamento, o espessamentoo e o estreitamento traqueal são usualmente reversíveis, embora, em alguns pacientes, os estreitamentos produzidos resultem em diminuição da luz traqueal, mesmo sem espessamento da parede.

Estreitamentos brônquicos podem estar associados ao estreitamento traqueal. Os estreitamentos provocados pela TB na maioria das vezes envolvem o brônquio esquerdo principal, talvez porque este seja mais longo do que o direito. Os achados na TC que ajudam a diferenciar os estreitamentos por TB do carcinoma incluem um longo segmento de envolvimento circular e a ausência de massa intraluminal.

▪ Estenose Traqueal

Estenose traqueal congênita pode ser o resultado de uma cartilagem traqueal em forma de anel. A estenose adquirida em geral deve-se à intubação anterior ou a traqueostomia. A dispnéia progressiva que se segue à retirada do tubo (extubação) está tipicamente presente. Inflamação e necrose por pressão da mucosa traqueal ocorrem mais comumente na boca de traqueostomia ou no nível do tubo balonado, 1 a 1,5 cm proximal à ponta do tubo; em geral, 1,5 a 2,5 cm da parede traqueal são envolvidos; a

QUADRO 22-2 — DOENÇAS NÃO-NEOPLÁSICAS DA TRAQUÉIA

Doença	Extensão	Aparência	Associação
Traqueomalacia	Focal ou difusa	Colapso da parede traqueal/expiração	Congênita, intubação, massas externas, infecção crônica, DPOC, bainha de sabre, policondrite, traqueobroncomegalia
Tuberculose	Traquéia distal (e brônquio principal)	Precoce: espessamento concêntrico das paredes Tardio: estreitamentos ou distorção da cartilagem	Doença em linfonodos do mediastino
Estenose pós-intubação	Traquéia proximal	Precoce: espessamento concêntrico da parede Tardio: estreitamento, distorção/cartilagem	Malacia possível
Traquéia (saber-sheath)	Precoce: passagem torácica Tardia: traquéia intratorácica	Estreitamento bilateral, sagital, diâmetro normal ou >	DPOC, tosse crônica; malácia pode estar presente
Granulomatose de Wegener	Focal (traquéia subglótica) ou difusa	Espessamento concêntrico da parede e destruição de cartilagem	Ocorre 15%-25% dos casos; malacia ausente
Amiloidose	Focal (nodular) ou difusa	Concêntrica ou parede com espessamento nodular	Comum calcificação; malacia ausente
Traqueobroncomegalia osteocondroplásica	Difusa	Nódulos submucosos calcificados adjacentes à cartilagem traqueal, poupando a membrana posterior	Malacia ausente
Policondrite repetida	Difusa	Espessamento das paredes anterior e lateral, membrana posterior normal	Artrite e malacia podem estar presentes
Traqueobroncomegalia (Síndrome de Mounier-Kuhn)	Difusa	Diâmetro traqueal aumentado (> 3 cm); parede traqueal em conchas e divertículo	Bronquiectasia cística muitas vezes presentes, DPOC, fibrose pulmonar, Mafan, síndrome Ehlers-Danlos (cútis solta)

traquéia extratorácica é a que mais participa do processo. Estreitamento focal pode ser visto se a ponta do tubo pressionar uma parte da parede traqueal, usualmente a parede anterior.

A estenose aguda pós-intubação resulta de edema da parede traqueal ou de tecido granuloso intraluminal. Radiografias simples podem mostrar um estreitamento traqueal excêntrico ou em vidro de relógio. Na TC, isto pode ser visto como um tecido mole interno excêntrico ou concêntrico, em cartilagem traqueal com aparência normal (Fig. 22-7). A parede traqueal externa apresenta aparência normal, sem evidências de estreitamento ou de deformidade. Imagens expiratórias dinâmicas mostram pequenas mudanças quanto à dimensão da traquéia.

Em pacientes com estenose crônica e após intubação, ou que apresentem estreitamentos, a fibrose usualmente está presente, provocando deformidade na cartilagem traqueal. Na TC, espessamento da mucosa e da submucosa, se presente, mostra-se moderado, e a deformidade da cartilagem e/ou da membrana posterior, responsáveis pelo estreitamento da luz, podem ser vistos (Fig. 22-8). A área do estreitamento pode ser em faixa fina estreita ou pode mostrar-se em forma de rede, ou alongada. Imagens expiratórias dinâmicas podem ou não mostrar malacia significativa. Pela natureza focal da estenose, a correção com o uso de *stents* pode ser útil.

Estenose aguda e crônica podem também ser resultantes de sarcoidose e de histoplasmose, de granulomatose de Wegener e de colite ulcerativa.

■ Traquéia em Bainha de Sabre (Saber-Sheath Trachea)

Essa condição é comum e quase sempre aparece associada a DPOC. É caracterizada por acentuado decréscimo do diâmetro coronal da traquéia intratorácica, associado a um aumento no seu diâmetro sagital (Fig. 22-9); a traquéia extratorácica é normal. Embora a condição possa envolver a traquéia intratorácica inteira, nos estágios iniciais pode ser visível apenas na entrada torácica. Admite-se que isto seja conseqüente a ferimentos crônicos e a malacia da cartilagem traqueal, decorrente de tosse ou aumento da pressão intratorácica. O brônquio principal continua normal em seu tamanho.

Nas radiografias simples, o estreitamento da luz traqueal de um lado ao outro (side-to-side) é visto nas tomadas frontais, começando na entrada do tórax (Fig. 22-9). A faixa paratraqueal direita, que representa primaria-

DOENÇAS ASSOCIADAS A ESTREITAMENTO DA TRAQUÉIA

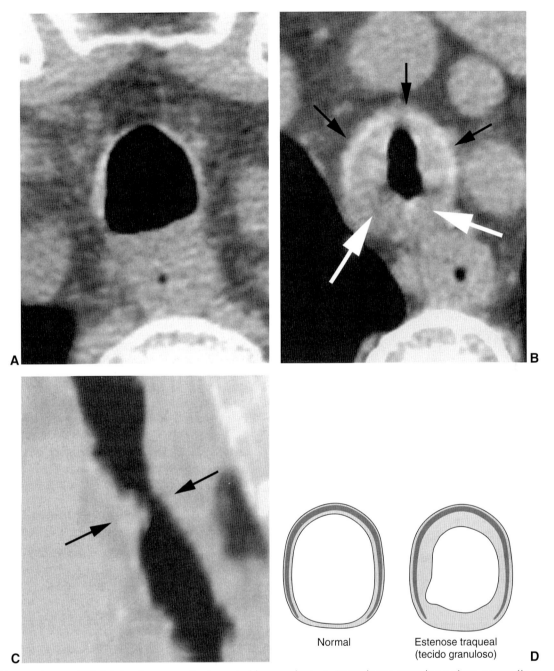

FIG. 22-7. Estenose traqueal pós-intubação, conseqüente ao tecido granuloso. **A.** Perto de sua entrada no tórax, a traquéia apresenta-se normal. **B.** Abaixo do nível mostrado em A, o estreitamento focal da luz traqueal está associado a aumento do tecido mole *(setas brancas)* no interior da luz traqueal. A cartilagem traqueal *(setas pretas)* parece normal, sem evidência de deformação ou de colapso. **C.** Deformação sagital por estreitamento traqueal focal *(setas).* **D.** Representação diagramática da estenose traqueal devida ao acúmulo de tecido granuloso, comparada com a aparência de traquéia normal. (Fonte: Webb EM, Elicker BM, Webb WR. Using CT to diagnose nonneoplastic tracheal abnormalities: appearance of the tracheal wall. AJR AM J Roentgenol 2000;174:1315-1321.)

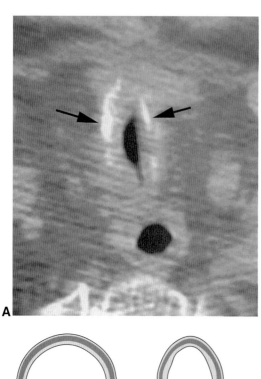
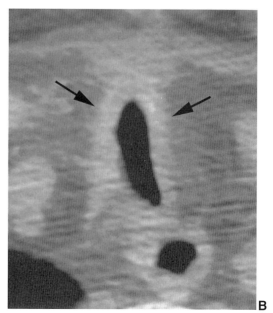
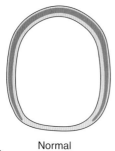
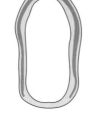
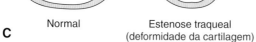

Normal | Estenose traqueal (deformidade da cartilagem)

FIG. 22-8. Estenose traqueal pós-intubação devido à estrutura. **A** e **B**. A TC em dois níveis mostra estreitamento de um lado ao outro da luz traqueal, resultando em deformidade da cartilagem *(setas)*. **C.** Diagrama de estenose traqueal devida à deformidade da cartilagem, comparada com a aparência da traquéia normal. (Fonte: Webb EM, Elicker BM, Webb WR. Using CT to diagnose nonneoplastic tracheal abnormalities: appearance of the tracheal wall. AJR J Roentgenol 2000; 174:1315-1321.)

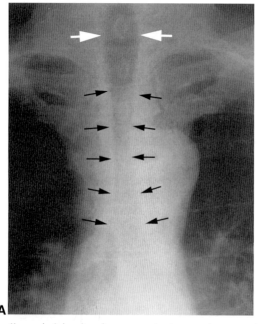
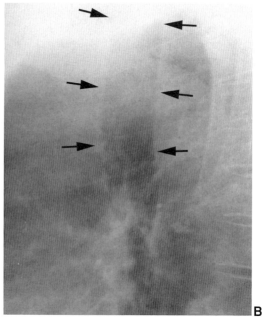

FIG. 22-9. Traquéia em bainha de sabre em paciente com doença pulmonar obstrutiva crônica. **A.** Radiografias AP mostram um estreitamento em ampulheta *(hourglass-shaped)* da traquéia intratorácica *(setas pretas)*. A traquéia extratorácica *(setas brancas)* mostra-se normal. **B.** Na projeção lateral, o diâmetro da traquéia mostra-se normal ou aumentado *(setas)*.

DOENÇAS ASSOCIADAS A ESTREITAMENTO DA TRAQUÉIA

mente a parede traqueal, aparece normal ou ligeiramente aumentada. Se o diâmetro traqueal, nas medidas radiográficas laterais, tiver 1,5 vezes o diâmetro visto no filme frontal, considera-se presente a traquéia em bainha de sabre.

Na TC, há um abaulamento interno das porções laterais da parede traqueal, com estreitamento da luz de lado a lado (Fig. 22-10). A parede traqueal usualmente conserva sua espessura normal. Durante a expiração forçada, a TC mostra, em muitos pacientes, aumento do abaulamento das paredes traqueais.

■ Granulomatose de Wegener

A granulomatose de Wegener é uma vasculite sistêmica. Em 90% dos casos, anticorpos séricos citoplasmáticos antineutrofílicos (ANCA) caracterizados por um padrão imunofluorescente granular difuso (anticorpo citoplas-

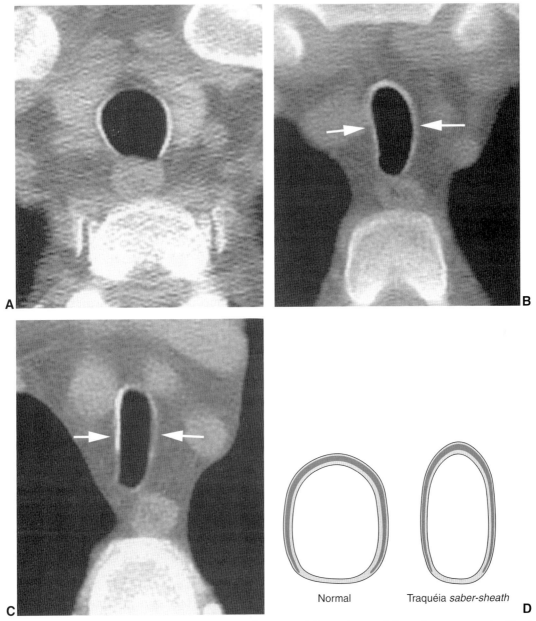

FIG. 22-10. Traquéia em bainha de sabre vista em TC. **A.** A traquéia extratorácica está normal. A cartilagem traqueal está calcificada e bem vista. **B** e **C.** A traquéia intratorácica, nos dois níveis, está acentuadamente estreitada de lado a lado *(setas)*, defeito esse associado a deformação da cartilagem traqueal. O diâmetro traqueal sagital está aumentado. A parede traqueal, por outro lado, está com aparência normal. **D.** Diagrama da traquéia em bainha de sabre. (Fonte: Webb EM, Elicker BM, Webb WR. Using CT to diagnose nonneoplastic tracheal abnormalities: appearance of the tracheal wall. AJR AM J Roentgenol 2000;174:1325-1321.)

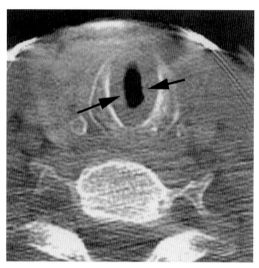

FIG. 22-11. Estenose traqueal subglótica, na granulomatose de Wegener. Tecido mole em excesso *(setas)* é visível na parte interna da cartilagem cricóide. Traqueostomia foi feita em nível inferior a esta localização.

mático antineutrofílico citoplasmático [C-ANCA]) estão presentes.

Ocorre envolvimento traqueobrônquico em cerca de 15% a 25% dos casos; os sintomas são comuns e incluem rouquidão, tosse estridor. O envolvimento traqueal subglótico é típico (Fig. 22-11), com envolvimento variável das cordas vocais, da traquéia distal e do brônquio principal proximal. As anormalidades podem ser focais ou difusas. Os achados patológicos incluem espessamento de parede circular e inflamação e estreitamento concêntrico da luz traqueal; ulceração da mucosa bem como a destruição da cartilagem cricóide e da cartilagem traqueal são menos comuns. O envolvimento traqueal pode tornar-se ameaçador à vida, mas o tratamento com a colocação de *stent* pode ajudar.

Radiografias simples mostram o estreitamento traqueal nas radiografias frontal e lateral; este estreitamento pode ser localizado ou difuso. Achados característicos na TC incluem espessamento circunferencial das paredes e estreitamento da luz traqueal (Fig. 22-12). Malacia não é um achado típico.

■ Amiloidose

Amiloidose traqueobrônquica é rara (ver Capítulo 21). Os sintomas são comuns e incluem rouquidão, estridor, dispnéia, tosse, hemoptise e infecções recorrentes.

A amiloidose traqueobrônquica primária usualmente fica confinada à traquéia, sem evidência de doença parenquimatosa concorrente. Os depósitos de substância amilóide são mais comumente difusos, ao longo do comprimento inteiro da traquéia, e encontram-se dentro da submucosa; o brônquio principal é comumente envolvido. Em radiografias simples e na TC, a amiloidose traqueobrônquica difusa usualmente produz espessamento nodular concêntrico na parede traqueal (Fig. 22-13). A calcificação ou ossificação é comum. Malacia não está presente. Raramente um nódulo único localizado na submucosa está presente, resultando um espessamento excêntrico da parede. Múltiplas lesões isoladas podem ser vistas também. Atelectasia pode associar-se ao envolvimento brônquico. A evolução é típica e, em alguns casos, a ressecção broncoscópica de lesões focais ou a colocação de *stent* em via aérea pode ajudar.

■ Traqueobroncopatia Osteocondroplásica

Trata-se de uma rara patologia benigna e caracterizada pelo desenvolvimento de nódulos cartilaginosos ou ósseos dentro da submucosa das paredes traqueais e brônquicas. É mais comum em homens acima dos 50 anos de idade e em geral é detectada incidentalmente. Alguns pacientes podem apresentar dispnéia, tosse, hemoptise e sibilação.

Os nódulos tendem a localizar-se na submucosa diretamente associada à cartilagem traqueal, poupando a membrana traqueal posterior. Os nódulos podem consistir em cartilagem ou exostoses, ocorrendo em relação ao pericôndrio da cartilagem traqueal, ou eles podem ser metaplásicos, nascendo de um tecido elástico.

Radiografias simples mostram extensa calcificação irregular brônquica central. Os achados na TC incluem espessamento de cartilagem com pequenos nódulos irregulares calcificados, ao longo da face externa, projetando-se para dentro da luz traqueal (Fig. 22-14). Tais nódulos medem tipicamente de 3 a 8 mm de diâmetro. Na expiração forçada, não se verifica decréscimo significativo no diâmetro traqueal. A aparência, nesta patologia, é muito mais irregular do que a vista com a calcificação normal da cartilagem. Calcificação brônquica central semelhante pode ser encontrada também em muitos pacientes.

■ Policondrite Recorrente

A policondrite de repetição é um distúrbio sistêmico caracterizado por episódios recorrentes de inflamação cartilaginosa que afeta, mais comumente, a cartilagem das orelhas, nariz, juntas, laringe e traquéia. Poliartrite não erosiva, deformidade nasal e condrite auricular são características, mas nem sempre estão presentes. As vias aéreas superiores são afetadas em mais de 50% dos casos, e a pneumonia recorrente é a causa mais comum de morte. O envolvimento traqueal difuso, caracterizado por um denso exsudato inflamatório, limita-se à cartilagem e ao pericôndrio e não afeta a mucosa ou a submucosa. Os achados histológicos incluem edema, tecido granuloso, destruição da cartilagem e, por fim, fibrose da parede traqueal. Ambas as porções extra e intratorácica da traquéia são envolvidas. O tratamento muitas vezes demanda o uso de *stents* brônquicos e traqueais para manter a patência das vias aéreas.

As radiografias simples em geral mostram estreitamento cilíndrico da traquéia intra e extratorácica e dos brônquios principais (Fig. 22-15). Na maioria dos casos,

DOENÇAS ASSOCIADAS A ESTREITAMENTO DA TRAQUÉIA

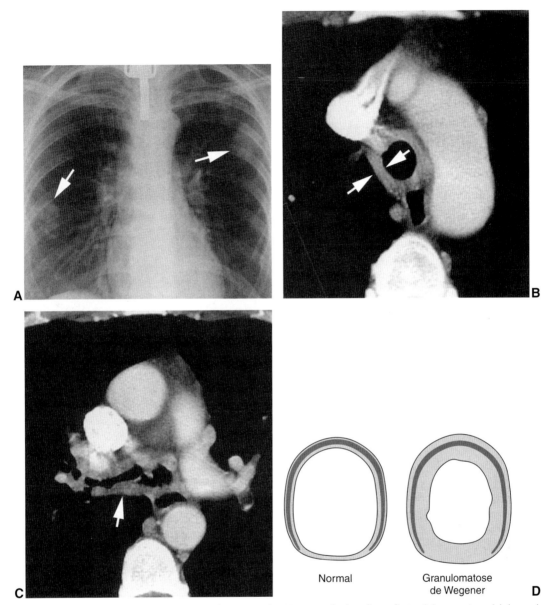

FIG. 22-12. Estreitamento traqueal e brônquico na granulomatose de Wegener. **A.** A radiografia torácica mostra nódulos pulmonares bilaterais *(setas)*. Traqueostomia presente. **B.** A TC mostra estreitamento traqueal associado a espessamento concêntrico da parede traqueal *(setas)*. **C.** Ao nível da carina, vê-se também espessamento da parede brônquica *(seta)*. **D.** Diagrama das anormalidades na granulomatose de Wegener. Espessamento concêntrico é visível. (Fonte: Webb EM, Elicker BM, Webb WR. Using CT to diagnose nonneoplastic tracheal abnormalities: appearance of the tracheal wall. AJR AmJ Roentgenol 2000;174:1315-1321).

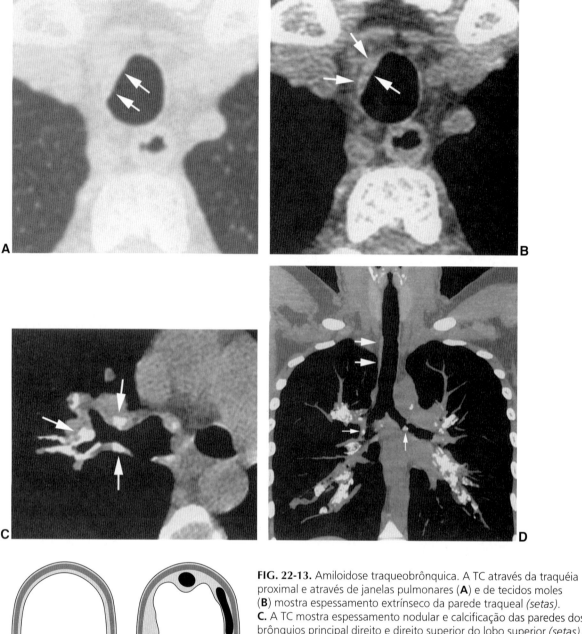

FIG. 22-13. Amiloidose traqueobrônquica. A TC através da traquéia proximal e através de janelas pulmonares (**A**) e de tecidos moles (**B**) mostra espessamento extrínseco da parede traqueal *(setas)*.
C. A TC mostra espessamento nodular e calcificação das paredes dos brônquios principal direito e direito superior do lobo superior *(setas)*.
D. A reformatação coronal mostra espessamento da parede traqueal *(setas grandes)* e espessamento focal e calcificação das paredes brônquicas *(setas pequenas)*. Calcificação linfonodal também é visível.
E. Representação esquemática da aparência da traquéia na amiloidose. Espessamento parietal modular ou concêntrico é visto algumas vezes com calcificação.

DOENÇAS ASSOCIADAS A ESTREITAMENTO DA TRAQUÉIA

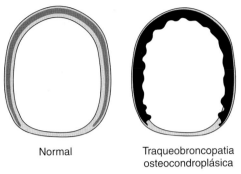

FIG. 22.14. Diagrama da aparência da traquéia na traqueobroncopatia osteocondroplásica. As cartilagens traqueais estão espessadas, exibindo pequenos e irregulares nódulos calcificados ao longo de sua parede externa, que fica abaulada para o interior da luz traqueal (Fonte: Webb EM, Elicker BM, Webb WR. Using CT to diagnose nonneoplastic tracheal abnormalities: appearance of the tracheal wall. AJR AM J Roentgenol 2000; 174:1315-1321).

a TC mostra espessamento das paredes traqueais, anterior e lateral, mas a membrana posterior mostra espessura normal (Figs. 22-16 e 22-17). Ambas as margens interna e externa das paredes traqueais espessadas são lisas em seu contorno. Colapso da cartilagem traqueal pode ser visto na doença crônica. Estreitamento de ambas as luzes da traquéia e dos brônquios principais também pode ser visto. O estreitamento da luz pode ser fixo ou pode aumentar com a expiração forçada (Fig. 22-18).

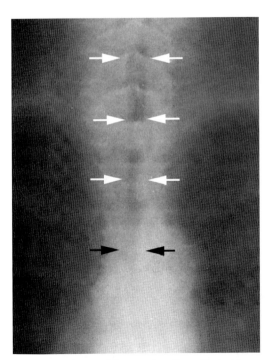

FIG. 22-15. Policondrite recidivante. A radiografia do tórax mostra um estreitamento cilíndrico da traquéia inteira *(setas)*.

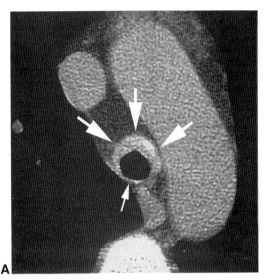

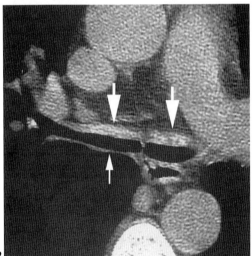

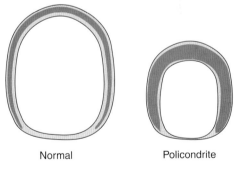

FIG. 22-16. Policondrite recidivante. **A.** A TC mostra estreitamento traqueal. As paredes traqueais lateral e anterior (*i. e.* as porções cartilaginosas) estão espessadas *(setas grandes)*. A membrana posterior tem espessura normal *(seta pequena)*. Esta aparência é característica. **B.** Estreitamento do brônquio principal também pode ser visto. As paredes brônquicas anteriores estão espessadas *(setas grandes)*, enquanto a parede posterior do brônquio parece normal *(seta pequena)*. **C.** Diagrama de policondrite recidivante. As paredes traqueais anterior e lateral estão espessadas; a membrana posterior está normal (Fonte: Webb EM, Elicker BM, Webb WR. Using CT to diagnose nonneoplastic tracheal abnormalities: appearance of the tracheal wall. AJR Am J Roentgenol 2000;174:1315-1321.)

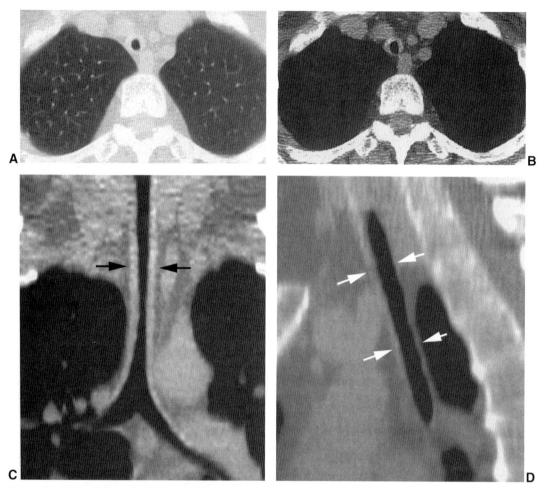

FIG. 22-17. Policondrite recidivante. **A** e **B.** Mostram acentuado estreitamento da luz traqueal, com espessamento típico das paredes traqueais anterior e lateral. **C.** Em exposição coronal vê-se estreitamento difuso da traquéia com espessamento de suas paredes laterais *(setas)*. **D.** Tomada sagital de imagem mostra estreitamento difuso da traquéia *(setas)*.

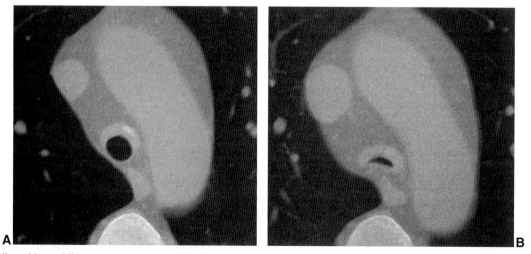

FIG. 22-18. Policondrite recidivante com traqueomalacia. A TC em expiratório (**B**) mostra colapso significativo da luz traqueal, comparado com um *scan* em inspiração (**A**).

DOENÇAS ASSOCIADAS A AUMENTO DO DIÂMETRO TRAQUEAL

■ Divertículo Traqueal

Divertículo traqueal é uma herniação focal da mucosa traqueal pela parede da traquéia. Pode ser visto em indivíduos normais, embora tenda a ser associado à DPOC. Em geral é assintomático e detectado incidentalmente.

Um divertículo traqueal quase sempre ocorre perto da entrada torácica, ao longo da região póstero-lateral direita da traquéia, entre as porções cartilaginosas e musculares da parede traqueal (Fig. 22-19). O divertículo pode mostrar-se como um cisto aéreo isolado, paratraqueal (Fig. 22-10), geralmente com poucos milímetros de diâmetro, como uma estrutura preenchida por ar, que se comunica com a luz traqueal (Fig. 22-19). Os divertículos são facilmente visíveis na TC, mas raramente são visíveis nas radiografias simples.

■ Síndrome de Mounier-Kuhnt (Traqueobroncomegalia)

Tal síndrome patológica, referida como síndrome de Mounier-Kuhn, é caracterizada por uma acentuada dilatação da traquéia e dos brônquios principais, muitas vezes em associação com diverticulose traqueal, infecções recorrentes do trato respiratório inferior e bronquiectasia (Quadro 22-2). A traqueobroncomegalia é diagnosticada, na maioria das vezes, em homens durante suas terceira e quarta décadas; é muito menos comum em mulheres. Pode haver história de infecções respiratórias recorrentes

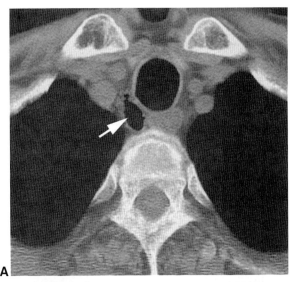

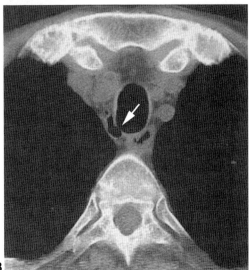

FIG. 22-20. Divertículo traqueal. **A.** Um cisto aéreo paratraqueal está presente no mediastino superior, representando um divertículo *(seta)*. **B.** Um defeito na parede traqueal póstero-lateral *(seta)* comunica-se com o divertículo.

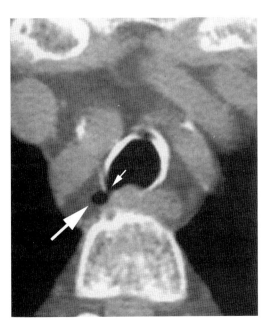

FIG. 22-19. Divertículo traqueal em paciente com DPOC. Um defeito na parede traqueal póstero-lateral *(seta pequena)* comunica-se com um pequeno divertículo *(seta grande)*. Esta localização é característica.

ou tosse crônica desde a infância, mas, isto não é relatado por todos os pacientes.

Embora o alargamento da traquéia seja visto em alguns pacientes com fibrose pulmonar crônica, ou com infecção crônica, a traqueobroncomegalia muito mais provavelmente tem origem congênita. O exame histológico da traquéia mostra uma deficiência de músculo liso e de fibras elásticas. A anormalidade da cartilagem também está presente, embora esta anormalidade provavelmente seja adquirida. A traqueomegalia também ocorre em associação com outros distúrbios congênitos, tais como síndrome de Marfan, fibrose cística, síndrome de Ehlers-Danlos e cútis laxa.

O diagnóstico é feito com base em achados radiográficos de diâmetros traqueal e brônquico aumentados. Dilatação usualmente envolve a traquéia intratoráci-

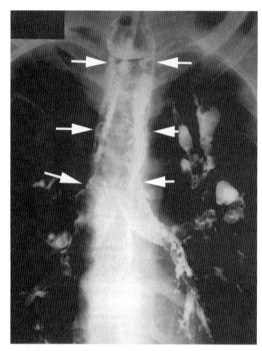

FIG. 22-21. Traqueobroncomegalia. Um broncograma mostra dilatação traqueal *(setas)* e parede traqueal com contorno sinuoso ou corrugado. Bronquiectasia central é também visível.

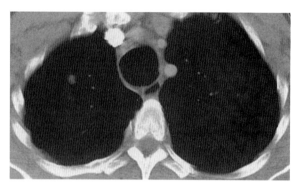

FIG. 22-22. Traqueobroncomegalia. A TC acima do arco aórtico mostra acentuada dilatação traqueal. A traquéia mede 37 mm de diâmetro.

ca e as primeiras poucas divisões dos brônquios (Fig. 22-21). A traqueobroncomegalia pode ser sugerida no homem quando o diâmetro da traquéia, medido em radiografias frontal e lateral, excede 25 a 27 mm, respectivamente; em mulher, o diagnóstico pode ser sugerido se estas medidas excederem 21 a 23 mm. A traquéia tende a ter um contorno corrugado ou um contorno em curvas (Fig. 22-21), por causa da protrusão da mucosa entre as cartilagens traqueais. Em visão lateral, isto é observado anteriormente. Divertículo traqueal franco pode também estar presente. Bronquiectasia comumente está presente e tende a envolver os brônquios centrais; as vias aéreas periféricas aparecem normais.

NaTC, um diâmetro traqueal acima de 3 cm (medido 2 cm acima do arco aórtico) e diâmetros de 2,4 a 2,3 cm para os brônquios principais direito e esquerdo têm sido usados para fazer o diagnóstico de traqueobronquiomegalia (Fig. 22-22), embora estas medidas sejam mais conservadoras do que as propostas para uso nas radiografias torácicas. As curvas traqueais são mais difíceis de serem vistas em secção transversal do que nos filmes do tórax. Divertículos, por outro lado, são mais facilmente vistos na TC ocorrendo tipicamente ao longo da parede traqueal póstero-lateral. Também é comum a presença de acentuada flacidez ou traqueomalacia, nos *scans* em expiração.

LEITURAS SELECIONADAS

Choplin RH, Wehunt WD, Theros EG. Diffuse lesions of the trachea. Semin Roentgenol 1983;18:38-50.

Gamsu G, Webb WR. Computed tomography of the trachea and mainstem bronchi. Semin Roentgenol 1983;18:51-60.

Goo JM, Im JG, Ahn JM, et al. Right paratracheal air cysts in the thoracic inlet: clinical and radiologic significance. AJR Am J Roentgenol 1999;173:65-70.

Im JG, Chung JW, Han SK, et al. CT manifestations of tracheobronchial involvement in relapsing polychondritis. J Comput Assist Tomogr 1988;12:792-793.

Kwong JS, Müller NL, Miller RR. Diseases of the trachea and main-stem bronchi: correlation of CT with pathologic findings. Radiographics 1992;12:647-657.

Mariotta S, Pallone G, Pedicelli G, Bisetti A. Spiral CT and endoscopic findings in a case of tracheobronchopathia osteochondroplastica. J Comput Assist Tomogr 1997;21:418-420.

Pickford HA, Swensen SJ, Utz JP. Thoracic cross-sectional imaging of amyloidosis. AJR Am J Roentgenol 1997;168:351-355.

Roditi GH, Weir J. The association of tracheomegaly and bronchiectasis. Clin Radiol 1994;49:608-611.

Screaton NJ, Sivasothy P, Flower CD, Lockwood CM. Tracheal involvement in Wegener's granulomatosis: evaluation using spiral CT. Clin Radiol 1998;53:809-815.

Shin MS, Jackson RM, Ho KJ. Tracheobronchomegaly (Mounier-Kuhn syndrome): CT diagnosis. AJR Am J Roentgenol 1988;150:777-779.

Stern EJ, Graham CM, Webb WR, Gamsu G. Normal trachea during forced expiration: dynamic CT measurements. Radiology 1993;187:27-31.

Webb EM, Elicker BM, Webb WR. Using CT to diagnose nonneoplastic tracheal abnormalities: appearance of the tracheal wall. AJR Am J Roentgenol 2000;174:1315-1321.

CAPÍTULO 23

DOENÇA DAS VIAS AÉREAS: BRONQUIECTASIA, BRONQUITE CRÔNICA E BRONQUIOLITE

W. RICHARD WEBB

MORFOLOGIA DAS VIAS AÉREAS

As vias aéreas dividem-se por ramificações dicotômicas. Há aproximadamente 23 divisões desde a traquéia aos alvéolos.

Brônquios são vias aéreas condutoras que contêm cartilagem em suas paredes. A anatomia dos brônquios lobares e segmentares está descrita no Capítulo 6.

Bronquíolos são vias aéreas que não contêm cartilagem. Os bronquíolos maiores medem cerca de 3 mm de diâmetro e têm paredes com cerca de 0 mm de espessura. Um bronquíolo terminal é o último conduto de ar e não participa de troca gasosa. Tem aproximadamente 0,7 mm de diâmetro e dá nascimento aos bronquíolos respiratórios. Um bronquíolo respiratório é o maior bronquíolo com alvéolo formando-se a partir de suas paredes e, assim, é o maior bronquíolo que participa da troca gasosa. Ele dá origem aos ductos alveolares e aos alvéolos.

BRONQUIECTASIA

A bronquiectasia é definida como dilatação localizada, irreversível da árvore brônquica. Usualmente, este termo é usado para referir-se apenas a vias aéreas que contêm cartilagem em suas paredes e maiores do que 2 a 3 mm de diâmetro.

■ Etiologia

A bronquiectasia está associada a uma grande variedade de causas (Quadro 23-1), mas em até 40% dos casos a causa não pode ser definida. A bronquiectasia é comumente associada a infecção aguda, crônica ou recorrente, particularmente infecção com bactérias e com micobactérias. Também essa doença muitas vezes está presente em pacientes portadores de bronquiolite obliterante ou com a síndrome de Swyer-James resultante de infecção por vírus ou por micoplasmas. A síndrome da imunodeficiência, incluindo a AIDS, as anormalidades na função de remoção mucociliar, anormalidades estruturais da parede brônquica e obs-

trução brônquica crônica são associadas a bronquiectasia, sobretudo porque elas acabam promovendo infecção.

Doenças não-infecciosas que causam inflamação nas vias aéreas e aprisionamento de muco podem também resultar em bronquiectasia. Estas incluem aspergilose broncopulmonar alérgica e, em menor extensão, asma.

QUADRO 23-1 CAUSAS DE BRONQUIECTASIA

Infecção
Bactéria (*Pseudomonas, Staphylococcus, Bordetella pertussis*)
Micobactéria [tuberculosis, Micobactéria *avium-intracellulare* (MAC)]
Vírus
Micoplasma

Estados de imunodeficiência
Congênitos (p. ex., hipogamaglobulinemia)
Adquiridos (p. ex., AIDS)

Anormalidades na função de remoção mucociliar
Fibrose cística (muco anormal)
Síndrome da discinesia ciliar (cílios anormais)
Síndrome de Young

Obstrução brônquica
Atresia brônquica congênita
Tumor endobrônquico
Compressão brônquica por linfonodos

Anormalidades de paredes brônquicas
Traqueobronquimegalia
Síndrome de Williams-Campbell

Reações imunes
ABPA
Asma
Rejeição de transplante de pulmão
Doença enxerto *versus* hospedeiro
Desequilíbrio proteinase-antiproteinase
Deficiência de alfa-1-antitripsina

Doenças sistêmicas
Doenças vasculares colagenosas
Doença inflamatória dos intestinos

A bronquiectasia pode ser vista também em pacientes com bronquiolite obliterante, resultante de rejeição pós-transplante de pulmão ou de doença do enxerto *versus* hospedeiro (GVHD) em pacientes submetidos a transplante de medula óssea.

As causas de bronquiectasia de base genética incluem: a fibrose cística; a síndrome de discinesia ciliar de Kartagener (Fig. 23-1); síndrome de Young; síndrome de Williams-Campbell (deficiência congênita de cartilagem brônquica); síndrome de Mounier-Kuhn (traqueobroncomegalia congênita); deficiência de alfa-1-antitripsina; síndromes de imunodeficiência que incluem a hipogamaglobulinemia de Bruton, a deficiência de IgA e as deficiências combinadas de IgA-IgG; a síndrome do linfoedema com unha amarela (unhas amarelas, linfedema e derrame pleural).

■ Anormalidades Patológicas

A bronquiectasia é geralmente associada a espessamento da parede brônquica, inflamação, destruição dos elementos musculares e elásticos dessa parede e a fibrose brônquica e peribrônquica. A perda de tecido muscular e elástico permite que os brônquios se dilatem em resposta à tração dos tecidos adjacentes (p. ex., a pressão intersticial normalmente negativa). O epitélio ciliado é usualmente substituído por epitélio não-ciliado ou escamoso. Estas anormalidades estruturais da parede brônquica encorajam infecções que, por sua vez, aumentam as lesões dos brônquios.

Inflamação e fibrose estão também associadas a obliteração de pequenas vias aéreas e uma redução do número de ramos brônquicos, particularmente quando a

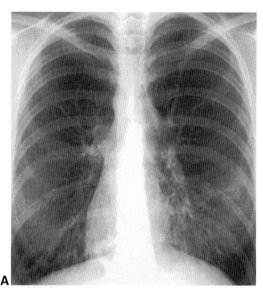
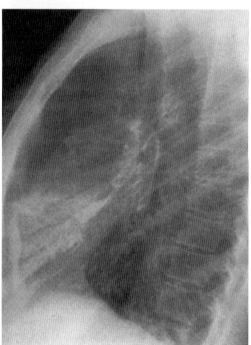
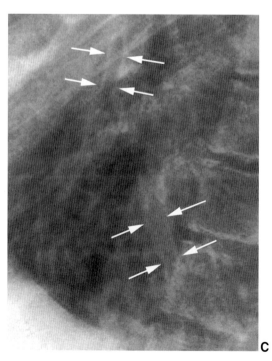

FIG. 23-1. Radiografia simples mostrando bronquiectasia na síndrome de Kartagener.
A. A radiografia ântero-posterior (AP) mostra o *situs inversus*. Opacidades lineares aumentadas são visíveis em ambas as bases pulmonares e representam paredes bronquiais espessadas ou "trilhos de bonde" (*tram tracks*). Esta aparência é característica de bronquiectasia cilíndrica. **B.** A radiografia lateral também mostra este sinal. **C.** Vista detalhada da radiografia lateral mostrando linhas paralelas que representam paredes brônquicas espessadas (trilhos de bonde) *(setas)*.

BRONQUIECTASIA

doença ocorre durante a infância, na qual os pulmões estão em crescimento.

Perda de volume é vista tipicamente no interior do pulmão afetado. O pulmão pode estar cheio de ar ou vazio. As artérias pulmonares que suprem o pulmão anormal estão usualmente reduzidas em número e em tamanho, e a perfusão pulmonar regional está decrescida também.

■ Diagnóstico Clínico

Em geral, o diagnóstico clínico de bronquiectasia só é possível nos pacientes mais gravemente acometidos e sua diferenciação de uma bronquite crônica pode ser difícil. A maioria dos pacientes apresenta produção de escarro purulento, infecções pulmonares recorrentes, febre, perda de peso e, por vezes, dispnéia. A hemoptise é também comum, ocorrendo em até 50% dos casos e pode mesmo constituir o único sinal clínico. A hemoptise está usualmente associada a aumento do diâmetro da artéria brônquica afetada pela inflamação crônica. A cultura do escarro muitas vezes revela infecção bacteriana com microrganismos como *Streptococcus pneumoniae, Pseudomonas, Haemophilus influenzae* e *Staphylococcus aureus. Aspergillus* sp. e micobactérias podem também estar presentes.

Os testes de função pulmonar podem mostrar obstrução do fluxo aéreo. Contudo, bronquite, bronquiolite ou enfisema muitas vezes acompanham a bronquiectasia e podem predominar como causa das anormalidades obstrutivas.

■ Classificação

Tradicionalmente, a bronquiectasia tem sido classificada em três tipos morfológicos: cilíndrica, varicosa e cística. A severidade da dilatação brônquica e as anormalidades anatômicas e, em menor extensão, as anormalidades funcionais, correlacionam-se com estes três tipos. A bronquiectasia cilíndrica está associada a anormalidades menos severas e a bronquiectasia cística com as mais severas. Contudo, fazer a diferenciação entre elas é menos importante na prática clínica do que é a determinação da extensão e da distribuição da doença.

Bronquiectasia Cilíndrica

Caracteriza-se por dilatação brônquica moderada. Os brônquios dilatados são relativamente uniformes em seus calibres e têm paredes grosseiramente paralelas. Muitas vezes, brônquios menores estão arrolhados com secreções purulentas O número das divisões brônquicas da carina à periferia está ligeiramente diminuído.

Bronquiectasia Varicosa

À medida que as anormalidades das paredes brônquicas tornam-se mais severas e que a dilatação brônquica aumenta, os brônquios podem assumir uma configuração irregular, em contas ou bulbosa, e a condição recebe, então, a denominação de bronquiectasia varicosa. Usualmente, os brônquios periféricos estão obliterados por tecido fibroso. O número das divisões brônquicas diminui consideravelmente.

Bronquiectasia Cística

Na bronquiectasia severa, as vias aéreas mostram-se balonadas, "císticas" ou "saculares", excedendo, muitas vezes 2 cm de diâmetro. A ramificação brônquica típica nas áreas de bronquiectasia fica difícil de ser identificada. Os cistos muitas vezes aparecem isolados e não associados a outra anormalidade das vias aéreas. Podem, ainda, ser vistos em localização subpleural. O número das divisões brônquicas a partir da carina até a periferia está acentuadamente reduzido.

■ Broncografia

Embora tradicionalmente considerada como padrão ideal para o diagnóstico da bronquiectasia, este exame foi substituído pela TC. Os mesmos sinais que eram considerados indicadores clássicos da bronquiectasia, quando vistos por broncografia, podem ainda ser usados na interpretação da TC. São os seguintes:

1. Dilatação brônquica proximal ou distal.
2. Contornos brônquicos anormais.
3. Falta do afilamento (redução de calibre) normal das vias aéreas periféricas.
4. Redução do número dos ramos brônquicos (*i. e.* "poda").
5. Defeito no preenchimento luminal devido ao acúmulo de muco.

■ Diagnóstico por Radiografia Simples

As radiografias simples são anormais em 80 a 90% dos pacientes com bronquiectasia, embora os sinais, muitas vezes não sejam específicos, sugerindo o diagnóstico em apenas 40% dos pacientes. Quanto mais severa a anormalidade, mais fácil sua visibilidade e, assim, maior é a possibilidade de ser feito um diagnóstico preciso.

Sombras de linhas paralelas ("trilhos de bonde"), representando espessamento de paredes brônquicas, são um sinal comum na bronquiectasia (Fig. 23-1). Podem até ser o único sinal encontrado em pacientes com bronquiectasia cilíndrica. Contudo, este sinal pode ser visto também no espessamento de parede brônquica na ausência de bronquiectasia e, portanto, não pode ser considerado específico. Quando visto em secção transversal, os brônquios com paredes espessadas mostram-se como sombras anelares (Fig. 23-2).

O reconhecimento de dilatação brônquica em radiografias simples é mais difícil, a menos que dilatação significativa ou anormalidades óbvias dos contornos estejam presentes (p. ex., na bronquiectasia varicosa). Os brônquios dilatados podem ser visíveis como estruturas tubulares cheias de ar, irregulares, ovais ou ramificadas (Fig. 23-2). Quando visto em corte transversal, um brônquio dilatado pode parecer maior que a artéria que lhe é adjacente. Esta condição é conhecida como o "sinal do sinete" e indica dilatação brônquica presente (Fig. 23-2B).

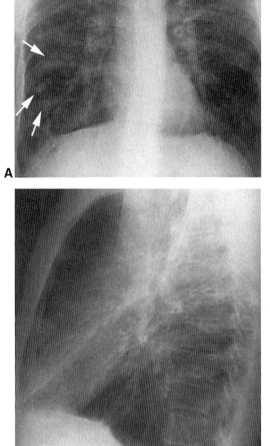
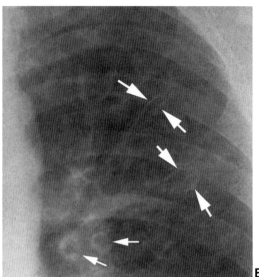

FIG. 23-2. Bronquiectasia na fibrose cística. **A.** Radiografia torácica mostrando alguns exemplos de trilhos e sombras em anel. Rolhas de muco *(setas)* em brônquios periféricos dilatados produzem opacidades nodulares e ramificadas. Como é típico, os volumes pulmonares são grandes. **B.** Vista detalhada do pulmão esquerdo mostra sombras aneladas *(setas pequenas)*, indicativas do sinal do sinete. Brônquios dilatados mostrados por suas paredes espessadas *(setas grandes)* apresentam contornos anormais. **C.** Vista lateral mostra trilhos e sombras aneladas. O espaço retroesternal está aumentado.

Rolhas de mucos ou liquido preenchendo os brônquios são algumas vezes visíveis e podem ajudar no reconhecimento de sua dilatação (Fig. 23-2). As rolhas de muco dentro de brônquios dilatados podem ser visíveis como opacidades ovais ("dedo enluvado") ou ramificadas lembrando "mão enluvada".

A bronquiectasia cística produz múltiplas lesões císticas cheias de ar, as quais podem ter paredes finas ou espessas e podem apresentar-se em forma de cachos de uvas; são lobares, esparsas ou difusas em sua distribuição. Múltiplos níveis líquidos são vistos, muitas vezes por causa da infecção ou da retenção de secreções (Fig. 9-28 no Capítulo 9). Pelo fato de os cistos comunicarem-se uns com outros através da árvore brônquica os níveis líquidos tendem a estar quase da mesma altura em todos os cistos afetados (p. ex., água fluindo para baixo, como em vasos comunicantes).

Achados radiográficos menos específicos muitas vezes vistos na bronquiectasia incluem: (1) perda da definição das marcas vasculares no pulmão afetado, presumivelmente secundária à inflamação peribrônquica ou à fibrose, (2) perda de volume no pulmão ou lobo pulmonar afetado (3) diminuição do diâmetro dos vasos em pulmão bronquiectásico aerado, (4) consolidação do pulmão anormal e (5) expansão compensatória do pulmão normal.

■ Diagnóstico por TC

A TC usada com colimação espessa (*i. e.* 10 mm) é relativamente imprecisa para o diagnóstico da bronquiectasia, com uma sensibilidade de apenas 60 a 80%. Contudo, o uso da TCAR com imagens captadas em intervalos de 1 cm, ou então a TC helical volumétrica, com colimação fina, (3 cm ou menos), é muito preciso no diagnóstico da bronquiectasia, com valores de sensibilidade e especificidade que excedem 95%. O uso de janela consistente e apropriada, com colocação em altura média e ampla (-600 a 700/1.000 a 1.500 UH) é importante. Janelas excessivamente baixas ou estreitas exageram a espessura da parede brônquica.

BRONQUIECTASIA

QUADRO 23-2 ACHADOS NA TCAR NA BRONQUIECTASIA

Achados específicos de dilatação brônquica
Razão broncoarterial aumentada
    Diâmetro brônquico interno > artéria pulmonar adjacente
    Sinal do anel de sinete
Falta de afilamento (redução do calibre) brônquico
Anormalidades de contorno
    Bronquiectasia cilíndrica – "trilhos de bonde"
    Bronquiectasia varicosa – "colar de pérolas"
    Bronquiectasia cística – "cachos de uvas"
Visibilidade de vias aéreas em 1 cm de pulmão periférico
Achados comuns, mas não-específicos
Espessamento das paredes brônquicas
Brônquios preenchidos por muco ou líquido
Achados auxiliares
Perda de volume pulmonar
Perfusão em mosaico
Aprisionamento de ar
Árvore em brotamento
Aumento do diâmetro de artérias brônquicas

Os achados específicos da bronquiectasia são os mesmos da dilatação brônquica (Quadro 23-2). Sinais menos específicos incluem espessamento de paredes brônquicas, irregularidades e presença de impactação de muco. Achados auxiliares comumente visto nesta patologia incluem perda de volume pulmonar, perfusão em mosaico visível em *scans* em inspiração, aprisionamento focal de ar, identificado por *scans* em expiração, sinal da árvore em brotamento e aumento do diâmetro de artéria brônquica.

Dilatação Brônquica

Como a bronquiectasia é definida pela presença de dilatação brônquica, o reconhecimento na TC de aumento do diâmetro brônquico constitui chave diagnóstica desta entidade. No TCAR a dilatação brônquica pode ser diagnosticada comparando-se o diâmetro do brônquio ao dos ramos arteriais adjacentes (ou seja avaliando a razão broncoarterial), detectando a ausência de afilamento brônquico, observando o contorno anormal de brônquios e identificando as vias aéreas na periferia pulmonar.

Aumento da Proporção Broncoarterial

Considera-se que existe bronquiectasia quando o diâmetro interno de um brônquio é maior que o diâmetro do ramo arterial adjacente (*razão* ou *proporção broncoarterial* maior que 1), quando fixada por imagem em corte transversal. Este achado não apenas reflete a presença de dilatação brônquica, mas indica também alguma redução da perfusão pulmonar nas regiões afetadas. A associação de um brônquio dilatado com um ramo arterial pulmonar adjacente de diâmetro muito menor foi denominada de *sinal do anel em sinete* (Fig. 23-3A e B). Este sinal é importante para o reconhecimento da bronquiectasia e para distin-

gui-la de outras lesões pulmonares císticas. É muito mais fácil vê-lo na TCAR do que em radiografias torácicas.

Uma proporção (razão) broncoarterial *levemente* maior do que 1 nem sempre indica a presença de bronquiectasia mas pode ser vista na ausência de anormalidades brônquicas parietais em pacientes asmáticos, em pacientes que vivem em grandes altitudes e numa pequena percentagem de pessoas normais. Portanto, a menos que a dilatação seja óbvia, a bronquiectasia não deve ser diagnosticada com base nessa proporção ligeiramente maior do que 1. Felizmente, o espessamento da parede brônquica e outras anormalidades tipicamente estão presentes na bronquiectasia verdadeira.

Ausência de Diminuição do Diâmetro Brônquico

A ausência de diminuição do diâmetro (afilamento) brônquico pode ser importante para o diagnóstico da bronquiectasia. Para que este sinal seja considerado presente, o diâmetro da via aérea envolvida deve permanecer imutável por pelo menos 2 cm distais do ponto de ramificação (Fig. 23-3A e C). Contudo, a detecção precisa deste achado é difícil, na ausência de secções contíguas de TCAR, especialmente quando estão sendo focalizadas vias aéreas verticais ou oblíquas.

Contornos Brônquicos Anormais

Como já mencionado, a bronquiectasia é classificada como cilíndrica, varicosa e cística. O reconhecimento de qualquer um destes contornos anormais confirma o diagnóstico.

A **bronquiectasia cilíndrica** apresenta aparência variada na TC, dependendo de como os brônquios anormais se mostrem no plano do corte (Fig. 23-3A e C) ou de se mostrarem perpendiculares a esse plano. Quando no plano do corte, os brônquios são visualizados ao longo de seus comprimentos e são reconhecidos como "trilhos de bonde" ramificados que não apresentam afilamento, podendo-se então diagnosticar bronquiectasia.

A **bronquiectasia varicosa** produz dilatação brônquica mais irregular, com aparência varicosa típica (Fig. 23-4A). As paredes brônquicas muitas vezes estão irregularmente espessas. O diagnóstico da bronquiectasia varicosa pode se feito facilmente apenas quando os brônquios envolvidos cursam horizontalmente o plano do corte. Esta aparência foi comparada a um colar de pérolas. Quando visto em corte transversal, os brônquios dilatados mostram-se como sombras anelares de paredes espessas, indistinguíveis das sombras da bronquiectasia cilíndrica.

A **bronquiectasia cística** é caracterizada pela presença de numerosos cistos (Fig. 23-4B). Em geral, as vias aéreas dilatadas em pacientes com bronquiectasia cística têm paredes espessas; contudo, os cistos podem apresentar paredes finas. Uma aparência ramificada clara de vias aéreas dilatadas geralmente não é encontrada, o que pode dificultar a afirmação diagnóstica. Esta aparência foi descrita como semelhante a um cacho de uvas.

532 | Capítulo 23 | DOENÇA DAS VIAS AÉREAS: BRONQUIECTASIA, BRONQUITE CRÔNICA E BRONQUIOLITE

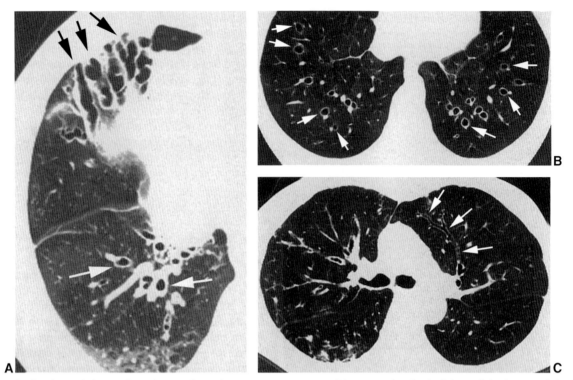

FIG. 23-3. Achados de TC de bronquiectasia em três pacientes. **A.** A TC mostra vários exemplos do sinal do anel de sinete no lobo inferior *(setas brancas)*. Anteriormente, os brônquios vistos no espaço de 1 cm da periferia não se afilam e apresentam uma aparência cilíndrica *(setas pretas)* e espessamento das paredes. **B.** Numerosos exemplos do sinal do anel de sinete *(setas)* são visíveis. **C.** Bronquiectasia cilíndrica com ausência do afilamento brônquico *(setas)*. Numerosos brônquios dilatados e com paredes espessadas são visíveis com tampões de muco no lobo direito posterior.

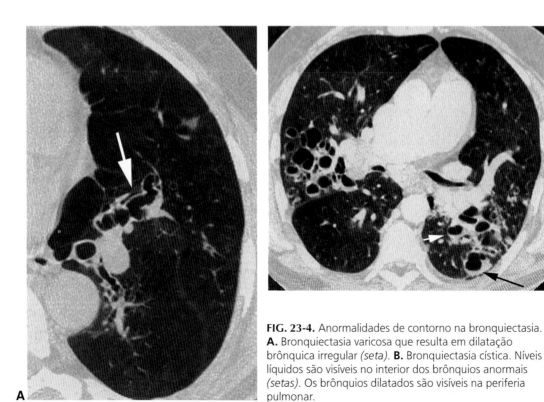

FIG. 23-4. Anormalidades de contorno na bronquiectasia. **A.** Bronquiectasia varicosa que resulta em dilatação brônquica irregular *(seta)*. **B.** Bronquiectasia cística. Níveis líquidos são visíveis no interior dos brônquios anormais *(setas)*. Os brônquios dilatados são visíveis na periferia pulmonar.

Visibilidade de Vias Aéreas Periféricas

Em indivíduos normais, as vias aéreas contidas na faixa de 2 cm periféricos dos pulmões não são vistas comumente, porque suas paredes são muito finas. No entanto, na fibrose peribrônquica e no espessamento das paredes dos brônquios em pacientes portadores de bronquiectasia, combinados com a dilatação da luz brônquica, é possível a visualização dessas pequenas vias aéreas da periferia pulmonar. Brônquios visíveis a 1 cm das superfícies pleurais costais indicam a presença de bronquiectasia (Figs. 23-3A e 23-4B), mas brônquios podem também ser visíveis dentro da área a 1 cm das superfícies pleurais mediastinais em indivíduos normais.

Espessamento da Parede Pleural

Embora o espessamento da parede brônquica seja um achado inespecífico, essa alteração está usualmente presente em pacientes com bronquiectasia (Fig. 23-3A e C). A identificação do espessamento da parede brônquica é altamente subjetiva. Contudo, pelo fato de a bronquiectasia e o espessamento da parede brônquica serem muitas vezes multifocais e não uniformes e difusos, uma comparação de duas ou mais regiões pulmonares pode ajudar na diferenciação diagnóstica. Deve-se enfatizar que o exame de quadros consistentes, através de janelas apropriadas, é muito importante para chegar-se ao diagnóstico de espessamento das paredes brônquicas porque estas podem variar, significativamente em seu espessamento aparente, dependendo do ajuste da janela da TC.

Impactação de Muco e Níveis Líquidos

A presença de muco ou de brônquios cheios de líquido é inespecífica, mas pode ajudar na confirmação do diagnóstico de bronquiectasia (Fig. 23-5). A aparência na TCAR de vias aéreas cheias de líquido ou de muco é dependente (orientada para baixo), tanto em tamanho como em orientação, do plano do corte. Vias aéreas maiores e cheias de muco produzem estruturas anormais lobulares ou ramificadas quando elas se situam no mesmo plano de corte da TC. Em secção transversa (*cross section*), brônquios impactados parecem semelhantes a vasos, mas, nos cortes com contraste, eles podem ser vistos com menos atenuação

Pacientes com bronquiectasia podem mostrar níveis líquidos dentro do brônquio anormal (Fig. 23-4B) devido às secreções retidas e à infecção crônica. Níveis líquidos dentro de múltiplos espaços císticos são típicos e, pelo fato de tenderem a se comunicar uns com os outros através dos brônquios, os níveis líquidos apresentam alturas semelhantes.

Perfusão em Mosaico e Aprisionamento de Ar

Muitos pacientes com bronquiectasia mostram também achados patológicos nas pequenas vias aéreas, tipo bronquiolite obliterante ou infecciosa. Conseqüentemente, os achados na TCAR de doença de pequenas vias aéreas como perfusão em mosaico (em *scans* em inspiração) e aprisionamento focal de ar (em *scans* em expiração), são freqüentes em pacientes com bronquiectasia.

Árvore em Brotamento

Esse termo refere-se à presença de estruturas nodulares na periferia pulmonar, em forma de Y, que lembram uma árvore em brotamento (Fig. 23-6; Fig. 10-28 no Capítulo 10). Esta aparência reflete a presença de bronquíolos centrilobulares dilatados ou cheios de muco ou de pus (o tronco e os ramos) associados à presença de áreas de pequenos nódulos (os brotos) nas pontas dos ramos. Este achado ou sinal é comum em pacientes com infecção de vias aéreas e, portanto, é comum em pacientes com várias causas de bronquiectasia.

Aumento de Diâmetro das Artérias Brônquicas

Artérias brônquicas aumentadas podem ser identificadas patologicamente, na maioria dos casos de bronquiectasia.

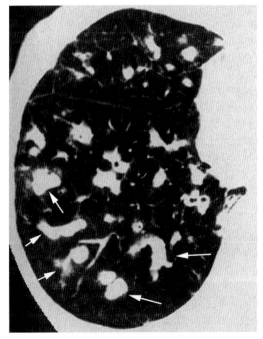

FIG. 23-5. Extenso arrolhamento de muco na bronquiectasia. Numerosos brônquios opacificados e dilatados são visíveis (*setas*), tanto ao longo de seus eixos quanto em secção transversal.

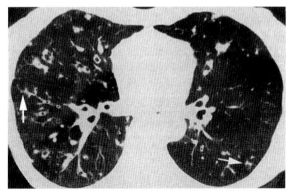

FIG. 23-6. Árvore em brotamento na bronquiectasia. Brônquios dilatados com paredes espessas são visíveis, com áreas de arrolhamento de muco. A imagem que lembra árvore em brotamento está visível na periferia pulmonar (*setas*).

Capítulo 23 | DOENÇA DAS VIAS AÉREAS: BRONQUIECTASIA, BRONQUITE CRÔNICA E BRONQUIOLITE

Esta condição pode resultar em hemoptise maciça e ameaçadora à vida. Com TC com multidetectores usando colimação fina e injeção de contraste, as artérias brônquicas anormalmente aumentadas podem ser identificadas; podem-se utilizar também arteriogramas brônquicos para o diagnóstico em pacientes com hemoptise. A embolização de artéria brônquica pode ser curativa em pacientes com hemoptise devida à bronquiectasia.

■ Severidade da Bronquiectasia

Foram desenvolvidos sistemas para graduar a severidade da bronquiectasia usando TC, mas tais sistemas não são empregados comumente na prática clínica. Contudo, tal severidade pode ser avaliada pelo diâmetro dos brônquios anormais. Há, também, uma significativa correlação entre a extensão da bronquiectasia e o volume expiratório forçado em 1 segundo (FEV_1). Além disso, pacientes com bronquiectasia cística são candidatos mais prováveis a desenvolver infecção e escarro purulento do que pacientes com bronquiectasia cilíndrica ou varicosa

■ Armadilhas no Diagnóstico da Bronquiectasia

Várias armadilhas potenciais devem ser evitadas no diagnóstico de bronquiectasia.

Artefatos produzidos pela movimentação respiratória e cardíaca podem causar sombras fantasmas que podem mimetizar, muito de perto, a aparência do sinal de "trilhos de bonde". A observação de outros artefatos relacionados aos movimentos de órgãos vizinhos ajuda a identificá-los apropriadamente.

A bronquiectasia é difícil de ser diagnosticada com certeza em pacientes com atelectasia. Brônquios normais podem dilatar-se na presença de atelectasia, porque o pulmão colapsado provoca aumento da tração na parede brônquica. Quando o colapso pulmonar se resolve, os brônquios tensionados voltam a seus tamanhos normais. Este fenômeno é conhecido como "bronquiectasia reversível" (Fig. 2-24 no Capítulo 2); este termo é paradoxal, já que parte da definição de bronquiectasia afirma que se trata de uma patologia irreversível.

A consolidação pode obscurecer a anatomia vascular tornando a avaliação das proporções broncoarteriais difícil ou impossível

A bronquiectasia pode ocorrer associada a doenças pulmonares fibróticas (bronquiectasia por tração). Logo, a bronquiectasia por tração não é considerada como doença primária de vias aéreas e não se associa a sintomas de infecção crônica. A aparência típica em saca-rolhas da bronquiectasia por tração e sua associação com fibrose óbvia são diagnósticas.

CAUSAS ESPECÍFICAS DE BRONQUIECTASIA

Em grande número de casos, a aparência radiográfica da bronquiectasia não é específica e não permite a determinação de sua causa. Contudo, um pequeno número de doenças (discutidas nas seções seguintes) exige atenção especial.

■ Fibrose Cística

Fibrose cística (FC) é a causa mais comum de insuficiência pulmonar nas primeiras três décadas da vida. É resultante de um defeito genético autossômico recessivo na estrutura do regulador de condutância transmembrana da FC (CFTR), o que condiciona um transporte anormal de cloretos através das membranas epiteliais (Quadro 23-3). Os mecanismos que levam a este defeito genético e à doença pulmonar não são totalmente compreendidos, mas o conteúdo de água anormalmente baixo do muco, nas vias aéreas, é, pelo menos, parcialmente responsável, resultando em decréscimo da remoção de muco, arrolhamentos de muco nas vias aéreas e aumento da incidência de infecções bacterianas nessas mesmas vias. A evolução da inflamação das paredes brônquicas para bronquiectasia é universal nos pacientes com doença de longa duração.

Embora um único defeito no CFTR seja responsável pela maioria dos casos, mais de 100 anormalidades genéticas podem estar associadas à fibrose cística. Estes

---

QUADRO 23-3 FIBROSE CÍSTICA (FC)

Defeito genético autossômico recessivo no regulador da condutância transmembrana, na fibrose cística

Transporte anormal de cloretos que resulta em muco anormal

Bronquiectasia e infecção universal

   Pseudomonas (90%)

   Aspergillus (50%)

   Mycobacteria (20%)

Achados radiográficos

Aumento de volume dos pulmões

Pequenas opacidades nodulares por impactação de pequenas vias aéreas

Espessamento de parede brônquica ou bronquiectasia

Impactação mucosa

Predominância no lobo superior direito

Atelectasia

Cistos (bronquiectasia, cavidades de abscessos, bolhas)

Pneumomediastino ou pneumotórax

Aumento hilar

Achados na TCAR

Bronquiectasia

   Brônquios centrais e lobos superiores envolvidos em todos os casos

   Tipicamente grave (varicosa e cística) e disseminada

Espessamento de parede brônquica

   Distribuição central e em lobo superior

   Lobo superior direito o primeiro a ser envolvido

Arrolhamento ou impactação de muco

Sinal da árvore em brotamento

Volumes pulmonares aumentados

Atelectasia

Perfusão em mosaico

Aprisionamento de ar na expiração

CAUSAS ESPECÍFICAS DE BRONQUIECTASIA

genótipos FC variantes muitas vezes causam doença menos severa com sintomas de FC. Indivíduos portadores do gene da FC podem ter uma vantagem seletiva; parecem ser mais resistentes à febre tifóide do que indivíduos da população geral.

Apresentação Clínica

Anormalidades pulmonares podem estar presentes logo nas primeiras semanas do nascimento. As manifestações mais precoces são retenção de muco nas pequenas vias aéreas periféricas, hiperplasia de glândulas mucosas e inflamação. A presença de infecção em vias aéreas é fundamental para o desenvolvimento de CF; os primeiros microrganismos envolvidos são o *S. aureus, H. influenzae* e espécies de *Pseudomonas*. Em adultos com FC predomina a presença de *Pseudomonas aeruginosa* (90% dos casos), embora *Aspergillus* (até 50% dos casos) e micobactérias (até 20% dos casos) possam também estar presentes. Lesões parietais dos brônquios e bronquiectasia ocorrem amplamente como resultado de infecção.

Achados clínicos de infecção crônica e de infecção recorrente em crianças, associados a anormalidade nos cloretos do suor, são usualmente diagnósticos. A hemoptise ocorre em mais da metade dos casos, por causa da hipertrofia da artéria brônquica.

Achados Radiográficos

Achados radiográficos típicos (Figs. 23-2 e 23-7) podem ajudar a confirmar o diagnóstico em pacientes com sintomas ou podem ser sugestivos em pacientes com apresentação atípica (p. ex., adultos jovens com variantes de fibrose cística).

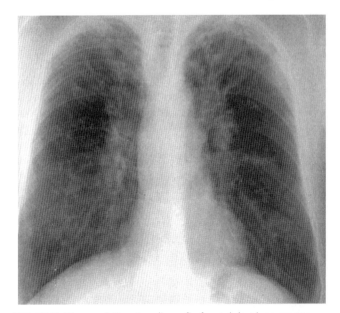

FIG. 23-7. Fibrose cística. A radiografia frontal do tórax mostra volume dos pulmões aumentado e achatamento dos hemidiafragmas. Os hilos estão aumentados e elevados devido à perda de volume no lobo superior. Bronquiectasia e arrolhamento de muco estão visíveis nos lobos superiores.

Logo no início da doença, as radiografias simples são normais. Anormalidades radiográficas iniciais incluem as seguintes:

1. Aumento dos volumes pulmonares devidos à obstrução de pequenas vias aéreas (aumento do espaço retroesternal, achatamento de hemidiafragmas).
2. Impactação de pequenas vias aéreas, resultando em pequenas opacidades nodulares ou reticulares na periferia do pulmão.
3. Acentuadas opacidades lineares nas regiões centrais ou superiores dos pulmões, devidas ao espessamento das paredes brônquicas ou à bronquiectasia.

As anormalidades mais precoces em pacientes com FC estão no lobo superior. Conseqüentemente, os achados podem incluir atelectasia do lobo direito superior ou espessamento de parede do brônquio do lobo superior direito, o que é mais bem visto em radiografias de perfil.

Em crianças maiores e em adultos, a bronquiectasia é típica, envolvendo muitas vezes brônquios nas regiões centrais dos pulmões *(bronquiectasia central)*. Os brônquios dilatados podem ser cilíndricos, varicosos ou císticos, dependendo da duração e da severidade da doença. Em pacientes adultos e naqueles com doença crônica, anormalidades adicionais podem incluir as seguintes:

1. Impactação mucóide.
2. Cistos nos lobos superiores, representando bronquiectasia cística, cavidades de abscessos curadas ou bolhas.
3. Atelectasia.
4. Pneumotórax (até 20% dos casos).
5. Alargamento dos hilos conseqüente a linfadenopatia ou hipertensão pulmonar.
6. Espessamento pleural (embora derrame pleural seja raro).

Na maioria dos pacientes com diagnóstico estabelecido de FC, os achados clínicos e as radiografias torácicas são suficientes para conduzir o tratamento clínico. Uma exacerbação significativa dos sintomas pode ocorrer com mudanças pouco visíveis no quadro radiográfico.

Achados na TCAR

A TCAR pode demonstrar anormalidades morfológicas em pacientes com FC inicial e que ainda estão clinicamente assintomáticos apresentando função pulmonar normal e/ou radiografias normais. Em pacientes com a doença mais avançada, a TCAR pode, também, mostrar anormalidades ainda não visíveis nas radiografias, inclusive bronquiectasia e arrolhamento de muco.

Na TC e na TCAR, a bronquiectasia é vista em todos os pacientes com FC avançada (Figs. 23-8 e 23-9). Os brônquios proximais ou para-hilares estão sempre envolvidos quando a bronquiectasia está presente e esta se limita aos brônquios centrais *(bronquiectasia central)* em cerca de um terço dos casos. Tipicamente, todos os lobos estão envolvidos, embora no início da doença, as anor-

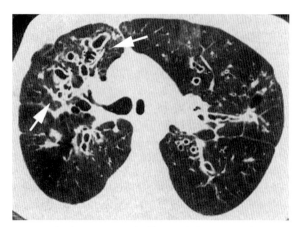

FIG. 23-8. Achados na TCAR de fibrose cística. Bronquiectasia periilar *(central)* está presente *(setas)*, com predominância no lobo superior direito. Áreas lucentes, esparsas refletem perfusão em mosaico. Alguma perda de volume no lobo pulmonar superior direito é evidente.

malidades muitas vezes sejam encontradas predominantemente nos lobos superiores com certa tendência a também predominar no lobo superior direito (fato comprovado em muitos pacientes). O diagnóstico diferencial da bronquiectasia central inclui também a aspergilose broncopulmonar alérgica, a tuberculose, a fibrose por radiação, a síndrome de Mounier-Kuhn (traqueobroncomegalia) e a síndrome de Williams-Campbell.

A bronquiectasia cilíndrica é a mais comum (95%) na TCAR; bronquiectasia varicosa e cística são visíveis em cerca de um terço dos casos. *Lesões císticas* representando bronquiectasia cística, cavidades em abscessos ou bolhas são visíveis em 50% dos pacientes e predominam, tipicamente, nas regiões subpleurais dos lobos superiores.

Espessamento da parede brônquica ou peribrônquica está presente comumente em pacientes com FC. Em geral é mais evidente do que a dilatação brônquica em pacientes com doença inicial e pode ser visto independentemente da bronquiectasia. O espessamento das paredes dos brônquios proximais do lobo superior direito é muitas vezes a primeira anormalidade visível na TCAR.

Arrolhamento de muco é visível em um quarto à metade dos casos e pode comprometer todos os lobos. Perda de volume, colapso ou consolidação podem ser vistos em até 80% dos pacientes.

Árvore em brotamento (ou seja, dilatação bronquiolar associada a infecção ou impactação de muco) é muitas vezes visível e pode ser um sinal precoce da doença em crianças.

Áreas focais de decréscimo da opacidade pulmonar representando *aprisionamento de ar* e *perfusão em mosaico* são comuns (Figs. 23-8 e 23-9). Estas podem mostrar-se envolvendo brônquios dilatados e com paredes espessadas ou com arrolhamento de muco. O aprisionamento de ar é muitas vezes visto nos *scans* em expiração.

Os volumes pulmonares podem mostrar-se aumentados na TC, embora este diagnóstico seja mais subjetivo e possa ser mais bem avaliado nas radiografias torácicas.

Aumento de tamanho de linfonodos hilares ou mediastinais e espessamento pleural podem ser vistos também, sobretudo devidos à infecção crônica. A dilatação da artéria pulmonar resultante de hipertensão pulmonar pode ser vista, também, em pacientes com doença de longa duração.

■ Aspergilose Broncopulmonar Alérgica (ABPA)

ABPA reflete uma reação de hipersensibilidade aos *Aspergillus* e, caracteristicamente, associa-se com eosinofilia, sintomas de asma tais como chiados e achados de bronquiectasia central ou proximal, usualmente com impactação mucosa, atelectasia e consolidação, similares às encontradas em pacientes com pneumonia eosinofílica (Quadro 23-4). ABPA ocorre, tipicamente, em adultos jovens, com história de asma ou atopia, e em 2% a 10% de pacientes com FC. Asma pode ser uma manifestação presente muitos anos antes do diagnóstico de ABPA.

ABPA resulta de ambos os tipos de respostas imunológicas ao crescimento de espécies de fungos (p. ex., *Aspergillus*): tipo I (hipersensibilidade mediada por IgE) e tipo III (reação por complexo antígeno-anticorpo mediado por IgG).

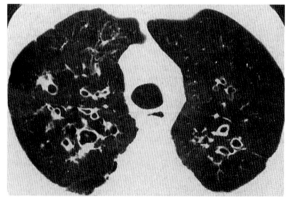 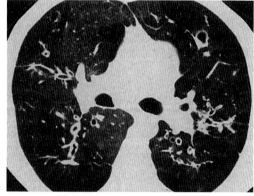

FIG. 23-9. Achados de TCAR na fibrose cística. Bronquiectasia central *(para-hilar)* e espessamento de parede brônquica estão presentes. A perfusão em mosaico produz opacidade pulmonar esparsa, com decréscimo do tamanho dos vasos na periferia do pulmão.

CAUSAS ESPECÍFICAS DE BRONQUIECTASIA

QUADRO 23-4 ASPERGILOSE BRONCOPULMONAR ALÉRGICA (ABPA)

Reação de hipersensibilidade ao *Aspergillus*

História de asma, atopia ou fibrose cística

Tipo I (hipersensibilidade mediada por IgG produz chiado respiratório

Tipo III (reação mediada por IgG complexo antígeno-anticorpo) resulta em bronquiectasia

Achados radiográficos

Consolidação (pneumonia eosinofílica)

Bronquiectasia central, no lobo superior ou disseminada

Arrolhamento de muco ("em dedo de luva")

Aumento de volume pulmonar

Perda de volume de lobo superior ou cicatriz

Achados na TCAR

Bronquiectasia central, disseminada

Comum predominância em lobo superior

Compactação de muco; rolha de muco de alta densidade

Árvore em brotamento

Atelectasia

Consolidação periférica ou opacidade em vidro fosco difusa

Perfusão em mosaico

Aprisionamento de ar na expiração

A resposta do tipo I resulta em imediata dificuldade respiratória (chiados) diante da exposição do paciente aos antígenos de *Aspergillus*. A reação do tipo III manifesta-se por inflamação brônquica em resposta à presença de fungos nas vias aéreas. Esta reação inflamatória eventualmente produz bronquiectasia, usualmente do tipo varicoso ou cístico, em sua aparência, e central em sua localização ou seja (bronquiectasia central), associada com a formação de rolhas mucosas que contêm fungos e células inflamatórias.

Apresentação Clínica

O acrônimo APE TRICS pode servir como ajuda para lembrar os critérios primários de ABPA: *A* (asma); *P* (precipitação de anticorpos); *E* (eosinofilia); *T* (testes cutâneos positivos para *A. fumigatus*); *R* (Radiologia); *I* (IgE elevada); *C* (bronquiectasia central); e *S* (soro-especificidade – IgE e IgG soro-específicas para *A. fumigatus*). O diagnóstico deABPA é quase certo quando seis destes oito critérios são preenchidos. Critérios secundários incluem a presença de *A. fumigatus* no escarro, uma história de expectoração de rolhas de muco, e reação cutânea retardada ao antígeno de *Aspergillus*.

Os sintomas são similares aos da asma, incluindo chiado, tosse e dispnéia. Ocasionalmente, febre, hemoptise e dor no peito podem estar associados. Pode ocorrer expectoração de rolhas mucosas contendo fungos.

Tipicamente, a ABPA caracteriza-se por exacerbações repetidas. A progressão da doença pode ser dividida em cinco fases, embora estas não sejam invariáveis: 1) apresentação aguda; (2) resolução das anormalidades pulmonares e declínio da IgE sérica; (3) recorrência;

(4) desenvolvimento de dependência aos corticosteróides; (5) fibrose pulmonar). Todas estas fases acabam, em geral, em fibrose pulmonar.

Achados Radiográficos

Os pacientes com uma exacerbação aguda de ABPA nas radiografias torácicas mostram consolidação em geral. Algumas consolidações são esparsas, no que se parecem com as da pneumonia eosinofílica. Podem ser periféricas ou para-hilares, envolvendo brônquios anormais. Consolidações segmentares ou lobares podem refletir obstrução brônquica por muco e atelectasia.

A bronquiectasia é também comumente visível com a doença aguda ou recorrente (Figs. 23-10 e 23-11). Os brônquios anormais são freqüentemente lobares ou segmentares e, portanto, de localização central. Podem ter uma aparência oval ou ramificada ou podem mostrar-se redondos quando vistos em cortes transversais. Rolhas de muco podem ser vistas dentro dos brônquios, delineadas por ar, ou podem preencher os brônquios em forma de dedo de luva ou de mão enluvada (Fig. 23-10). A presença de um brônquio de parede espessa e dilatada é referida muitas vezes como *broncocele*, enquanto uma *broncocele* contendo rolha de muco pode ser referida como *mucocele*. Essas tendem a predominar no lobo superior em pacientes com ABPA. A região pulmonar distal a um arrolhamento de muco pode estar colabada ou pode estar aerada devido à ventilação colateral. A região aerada pode mostrar-se hiperlucente e hipovascular devido ao aprisionamento de ar. O volume pulmonar pode estar aumentado por causa da asma.

Os achados radiográficos na ABPA (p. ex., bronquiectasia central com predominância no lobo superior (Figs. 23-10 e 23-11), arrolhamento de muco, consolidação, grandes volumes pulmonares) podem mimetizar os de fibrose cística (FC). Nos últimos estágios da doença, o lobo superior com suas cicatrizes e perda de volume pode mimetizar tuberculose anterior.

Achados na TC

A TCAR é mais sensível do que as radiografias simples na detecção de anormalidades das vias aéreas associadas a ABPA. Os achados na TCAR incluem bronquiectasia central (presente em 85% dos lobos), usualmente varicosa ou cilíndrica (Fig. 23-11B); oclusão brônquica devida a arrolhamento de muco (Figs. 23-10C e D e 23-11B a D); e espessamento de parede brônquica. É freqüente predominância no lobo superior mas não invariável. As vias aéreas comprometidas pela doença podem por vezes conter níveis hídricos ou um aspergiloma.

Em torno de 25% dos casos de ABP, as rolhas de muco apresentam maior atenuação que os tecidos moles (Figs. 23-10E e 23-11D); estas rolhas podem ser muito densas (mais de 100 UH). Este achado é fortemente sugestivo de ABPA e acredita-se serem as rolhas de muco devidas à concentração de oxalato de cálcio pelos fungos. Densas rolhas de muco podem ser vistas também na atresia brônquica (Capítulo 1).

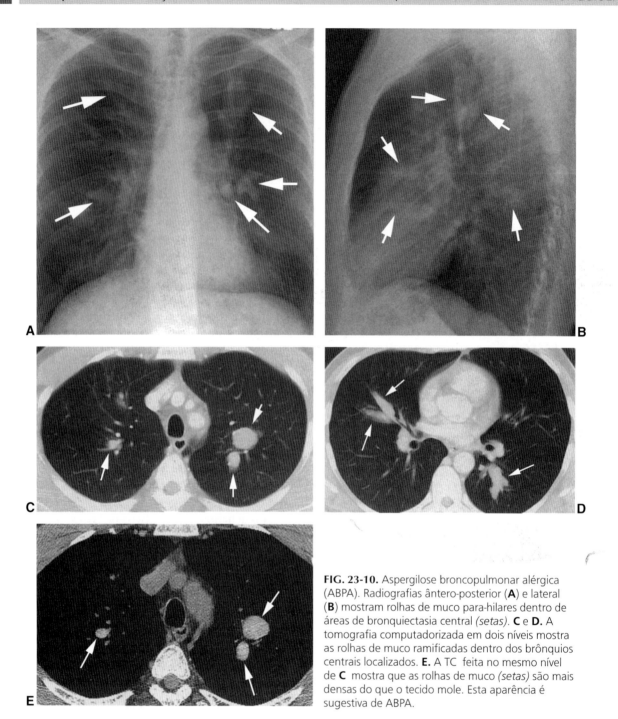

FIG. 23-10. Aspergilose broncopulmonar alérgica (ABPA). Radiografias ântero-posterior (A) e lateral (B) mostram rolhas de muco para-hilares dentro de áreas de bronquiectasia central *(setas)*. C e D. A tomografia computadorizada em dois níveis mostra as rolhas de muco ramificadas dentro dos brônquios centrais localizados. E. A TC feita no mesmo nível de C mostra que as rolhas de muco *(setas)* são mais densas do que o tecido mole. Esta aparência é sugestiva de ABPA.

A imagem de árvore em brotamento resultante de preenchimento dos bronquíolos por muco pode ser vista, mas na maioria dos pacientes com ABPA as vias aéreas periféricas mostram-se normais.

Anormalidades parenquimatosas, incluindo consolidação, colapso, cavitação e bolhas, podem ser identificadas em cerca de 40% dos casos, particularmente nos lobos superiores. Focos semelhantes aos da pneumonia eosinofílica podem ser vistos na exacerbação aguda da doença.

Perfusão em mosaico e aprisionamento de ar podem mostrar-se.

Asma

A asma caracteriza-se por inflamação altamente reversível das vias aéreas (Quadro 23-5). Patologicamente, os pacientes com asma mostram espessamento de paredes brônquicas e bronquiolares causado por inflamação, infiltração de eosinófilos, hiperplasia de músculos lisos, edema, excesso de produção de muco que pode causar arrolhamento de muco.

Os testes de função pulmonar mostram sinais de obstrução de vias aéreas (p. ex., aumento de resistência das vias aéreas, aumento total do volume pulmonar, aumento do volume residual e decréscimo da capacidade

CAUSAS ESPECÍFICAS DE BRONQUIECTASIA

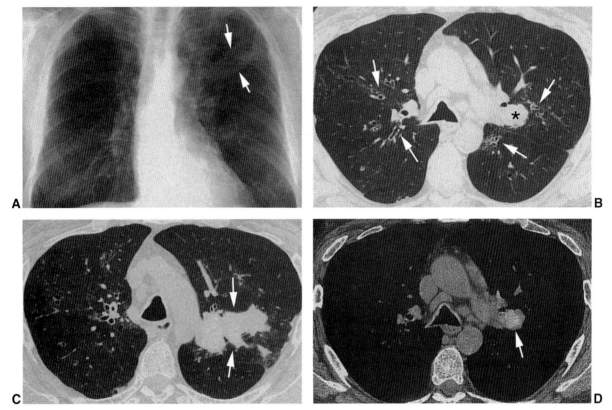

FIG. 23-11. Aspergilose broncopulmonar alérgica. **A.** Radiografias AP mostram uma rolha de muco no lobo central superior esquerdo *(setas)*. **B.** A TCAR mostra múltiplas áreas de bronquiectasia central e de espessamento das paredes brônquicas *(setas)* e uma grande rolha de muco central (*). **C.** A TCAR ligeiramente acima de **B** mostra a rolha de muco ramificada *(setas)*. **D.** ATC no mesmo nível de **B** mostra a rolha de muco *(seta)* mais densa do que o tecido mole.

QUADRO 23-5 ASMA

Inflamação e obstrução reversíveis de vias aéreas
Achados radiográficos sutis
    Aumento do volume pulmonar (30%-40%)
    Lucência aumentada (transparência, luminosidade)
    Espessamento de parede brônquica moderado (50%)
    Proeminência hilar moderada
Radiografias são mais úteis no diagnóstico de complicações
    Pneumonia
    Atelectasia
    Pneumomediastino e pneumotórax
TCAR usada para diagnóstico de complicações, ABPA ou enfisema
    Moderado espessamento de parede brônquica ou dilatação brônquica
    Compactação ou arrolhamento mucóide ou árvore em brotamento (20%)
    Perfusão em mosaico (20%-30%)
    Aprisionamento de ar na expiração (50%)

---

vital forçada) durante um episódio de asma, mas tipicamente retornam ao normal entre os ataques.

Achados Radiográficos

Os sinais radiográficos associados à asma são usualmente sutis. Eles incluem aumento do volume pulmonar (30 a 40%), aumento da transparência dos pulmões, modesto espessamento das paredes brônquicas (50%) e modesta proeminência da rede vascular hilar, esta última devida à hipertensão pulmonar transitória (10%). A bronquiectasia não é usualmente reconhecida mas pequenas rolhas de muco mostram-se por vezes. Complicações associadas à asma, embora pouco comuns, incluem pneumonia, atelectasia, pneumomediastino e pneumotórax. Pneumomediastino é mais freqüente do que pneumotórax. As anormalidades radiográficas são geralmente mais comuns e mais severas em crianças com asma.

Radiografias simples não são comumente usadas para fazer o diagnóstico de asma. As radiografias, na maioria dos casos, são normais e as anormalidades visíveis são usualmente inespecíficas e por isso têm utilidade limitada em pacientes com diagnóstico clinicamente estabelecido de asma e que se apresentam com um ataque agudo.

540 | Capítulo 23 | DOENÇA DAS VIAS AÉREAS: BRONQUIECTASIA, BRONQUITE CRÔNICA E BRONQUIOLITE

A correlação entre a severidade dos achados radiográficos e a severidade e reversibilidade do ataque de asma usualmente é pequena e as radiografias fornecem informações bastante significativas para alterar o tratamento em apenas 5% dos casos ou menos. Embora seja difícil generalizar a respeito do papel das radiografias em adultos e em crianças com asma aguda, os filmes radiográficos são utilizados muitas vezes para excluir a presença de pneumonia associada ou de outras complicações quando sintomas significativos ou achados clínicos e laboratoriais apropriados forem sugestivos.

Achados na TCAR

A TC não costuma ser comumente indicada na avaliação rotineira de pacientes asmáticos, mas às vezes é utilizada quando se supeita de complicações, particularmente ABPA, ou para o diagnóstico de enfisema em asmáticos fumantes.

A TCAR mostra leve espessamento das paredes brônquicas ou dilatação dos pequenos brônquios (diagnosticado quando a proporção broncoarterial for pouco maior que 1) em quase metade dos pacientes com asma não complicada.

Impactação mucóide e presença do sinal da árvore em brotamento têm sido relatadas em cerca de 20% dos casos, que tipicamente são resolvidos após o tratamento.

Perfusão em mosaico ou hiperlucência difusa têm sido observadas em *scans* de inspiração em 20 a 30% dos casos. A TC em expiração pode mostrar evidência de aprisionamento de ar, esparsa, em cerca de 50% dos pacientes asmáticos.

Embora asma e ABPA possam apresentar anormalidades similares, os pacientes com ABPA apresentam maior freqüência de bronquiectasia (95% *vs.* 30% para asma), maior incidência de impactação mucóide e anormalidades mais extensas e mais graves.

■ Infecção pelo Complexo *Mycobacterium Avium-Intracellulare*

A bronquiectasia associada a nódulos pulmonares é característica de infecção por micobactéria não-tuberculosa, resultante da presença do complexo *Mycobacterium avium-intracellulare* (MAC, descrita, em pormenores no Capítulo 12). É observada tipicamente em mulheres com mais de 60 anos.

■ Síndrome da Discinesia Ciliar e Síndrome de Kartagener

A síndrome da discinesia ciliar (SDC) é caracterizada por estrutura e movimento ciliares anormais e infecção crônica (Quadro 23-6). Bronquiectasia e sinusite são manifestações comuns. Cerca de metade dos pacientes com SDC também apresenta *situs inversus*. A combinação de bronquiectasia, sinusite e *situs inversus* é chamada *síndrome de Kartagener* (Fig. 23-1).

A SDC é uma anormalidade autossômica recessiva com incidência de cerca de 1 para 20.000 nascimentos. Homens e mulheres são igualmente acometidos. Uma variedade de anormalidades ultra-estruturais dos microtúbulos ciliares tem sido relatada em associação com esta síndrome, embora em alguns casos os cílios mostrem-se normais. Em homens, a síndrome pode estar associada a espermatozóides imóveis e conseqüente infertilidade. Nas mulheres, a fertilidade não é afetada. Outras anormalidades congênitas podem estar presentes. Nos pacientes com infecções crônicas e *situs inversus*, o diagnóstico não é difícil. Na ausência do *situs inversus* os critérios para atribuir a infecção crônica à SDC incluem imobilidade de espermatozóides, uma história familiar de SCI ou anormalidade ciliar verificada em biopsia.

Sintomas de bronquite recorrente, pneumonia e sinusite, muitas vezes datam da infância. As radiografias e a TC mostram, tipicamente, bronquiectasia bilateral com predominância basal (lobos inferior ou mediano). Bronquiectasia cilíndrica é a mais comum. O tratamento apropriado com antibióticos associa-se com uma expectativa de vida normal.

■ Síndrome de Young

A síndrome de Young, também chamada de *azoospermia obstrutiva*, é caracterizada por infertilidade masculina causada pela obstrução do epidídimo, bronquiectasia e sinusite. Clinicamente, pode assemelhar-se à síndrome da discinesia ciliar, mas não há anormalidades dos cílios. A causa é desconhecida. A aparência radiográfica da bronquiectasia não é específica.

■ Síndrome das Unhas Amarelas e Linfedema

Esta síndrome é caracterizada por: (1) crescimento vagaroso das unhas que são espessadas, curvas e de cor amarelo-esverdeadas; (2) linfedema, usualmente das extremidades inferiores, devida à hipoplasia linfática; (3) derrames pleurais exsudativos associados a dilatação pleural linfática. Não é necessário que as três manifestações estejam presentes; o derrame pleural é a manifestação menos comum. Sinusite crônica, infecções de vias aéreas e bron-

---

QUADRO 23-6 SÍNDROME DA DISCINESIA CILIAR E SÍNDROME DE KARTAGENER

Defeito genético autossômico recessivo

Estruturas ciliares anormais em sua estrutura e em seu movimento

Remoção mucociliar anormal

50% dos pacientes com *situs inversus*: síndrome de Kartagener

Sinusite comum

Bronquiectasia bilateral, tipicamente em lóbulos inferior ou médio

CAUSAS ESPECÍFICAS DE BRONQUIECTASIA

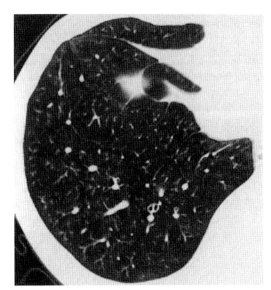

FIG. 23-12. Síndrome das unhas amarelas. A TCAR mostra árvore em brotamento no lobo inferior direito, manifestando infecção das vias aéreas.

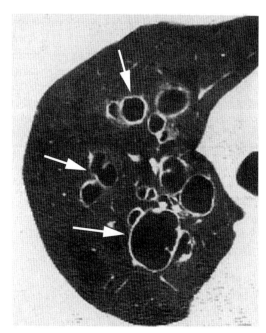

FIG. 23-13. Síndrome de Williams-Campbell com bronquiectasia cística muito acentuada *(setas)* visível nas regiões centrais do pulmão.

quiectasia estão presentes em cerca de metade dos pacientes (Fig. 23-12). A síndrome apresenta-se tipicamente na fase adulta.

▪ Síndrome de Mounier-Kuhn (Traqueobronquiomegalia)

Esta síndrome é caracterizada por acentuada dilatação da traquéia e dos brônquios principais, infecções recorrentes do trato respiratório inferior e bronquiectasia (Fig. 22-21 no Capítulo 22). Na maioria dos casos, é diagnosticada em homens com 30 a 40 anos de idade; é muito menos comum em mulheres. O achado de bronquiectasia central associada a dilatação da traquéia é diagnóstico. Sua descrição com detalhes pode ser vista no Capítulo 22.

▪ Síndrome de Williams-Campbell

Esta síndrome é um tipo raro de bronquiectasia cística congênita decorrente de um defeito na cartilagem dos quarto, quinto e sexto brônquios centrais. Radiografias e TCAR podem mostrar áreas de bronquiectasia cística com regiões distais de lucência anormal, provavelmente relacionada a aprisionamento de ar na inspiração ou bronquiolite (Fig. 23-13) e colapso na expiração. O balonamento do brônquio central durante a inspiração e o colapso na expiração pode ocorrer. Estes achados são úteis na diferenciação da síndrome de Williams-Campbell de outras causas de bronquiectasia cística.

▪ Deficiência de Alfa-1 Antitripsina

Além do enfisema, a bronquiectasia está presente (40%), muitas vezes em pacientes com deficiência de alfa-1 antitripsina. Esta situação correlaciona-se bem com o fato de aproximadamente 50% dos pacientes com tal deficiência manifestar sintomas de doenças das vias aéreas — em particular, a produção crônica de escarro, como se a bronquiectasia resultasse de um desequilíbrio de proteínase-antiproteinase (também responsável pelo enfisema). Isso será discutido no Capítulo 24.

▪ Bronquiectasia Associada a Doenças Sistêmicas

Bronquiectasia pode ser um achado importante em inúmeras doenças sistêmicas. De particular interesse é a associação entre bronquiectasia com doença vascular colagenosa e com doença intestinal inflamatória.

Doença Vascular Colagenosa

A artrite reumatóide (AR) pode associar-se a uma variedade de anormalidades parenquimatosas, inclusive com a fibrose pulmonar, e com a pneumonia organizada (PO/BOOP), com infecções do trato respiratório e nódulos necrobióticos. Doenças das vias aéreas, inclusive bronquiectasia e ectasia bronquiolar, podem ocorrer também em associação com a AR (Fig. 14-7 no Capítulo 14). Uma das hipóteses sugere que infecções bacterianas crônicas desencadeariam uma reação imune em indivíduos geneticamente predispostos, levando à AR; a bronquiectasia pode preceder a AR por alguns anos. Foi também sugerido que esteróides e terapia imunossupressora podem levar a um aumento da incidência de infecções respiratórias.

Na TCAR, a bronquiectasia é vista em até 35% dos pacientes, mesmo que as radiografias torácicas estejam normais. Outros achados incluem perfusão em mosaico nos *scans* inspiratórios (20%) e aprisionamento de ar nos *scans* expiratórios em 30% dos casos. A bronquiectasia pode ser identificada em até 20% dos pacientes portadores de lúpus eritematoso sistêmico (LES). Uma prevalência igualmente alta de patologia das vias aéreas foi notada em pacientes com síndrome de Sjögren primária.

Colite Ulcerativa e Doença Intestinal Inflamatória

Uma ampla faixa de anormalidades das vias aéreas foi identificada em pacientes portadores de colite ulcerativa: PO/BOOP, doença intersticial difusa pulmonar, estenose traqueal subglótica, bronquite crônica e a inflamação supurativa crônica tanto das vias aéreas pequenas quanto das grandes (Fig. 23-14). De modo semelhante ao que acontece com a AD, a doença pulmonar supurativa crônica pode preceder, coexistir ou seguir o desenvolvimento da doença intestinal inflamatória. Diferente de outras causas de bronquiectasia, a doença pulmonar crônica supurativa associada à colite ulcerativa muitas vezes responde à terapia com esteróides inalados. A bronquiectasia é associada também com a doença de Crohn.

Doenças das Vias Aéreas Relacionadas a HIV e AIDS

Uma forma acelerada de bronquiectasia pode ocorrer em pacientes infectados por HIV e em pacientes com a síndrome da imunodeficiência humana adquirida (AIDS). É provável que a bronquiectasia resulte de infecções bacterianas recorrentes ou crônicas das vias aéreas. Uma ampla faixa de microrganismos pode afetar as vias aéreas de pacientes com AIDS, sendo mais freqüentes *H.influenzae, P. aeruginosa, Streptococcus viridans, S. pneumoniae*, micobactérias e fungos como *Aspergillus* sp.

Os achados na TCAR incluem espessamento das paredes brônquicas, bronquiectasia, impactação brônquica ou bronquiolar com o aspecto de árvore em brotamento, consolidação e aprisionamento de ar (Fig. 23-15). É típica a predominância das afecções nos lobos inferiores, usualmente com envolvimento de ambos.

Até 10% de todos os casos de aspergilose comunicados em pacientes com AIDS têm suas vias aéreas acometidas. A infecção por *Aspergillus* é tipicamente tardia no curso da AIDS e usualmente está associada a terapia com corticosteróides e à granulocitopenia. Há vários tipos distintos de aspergilose das vias aéreas, que incluem a traqueobronquite necrotizante, aspergilose invasiva e a aspergilose broncopulmonar obstrutiva.

A traqueobronquite necrotizante e a aspergilose invasiva de via aérea foram discutidas no Capítulo 12.

A **aspergilose broncopulmonar obstrutiva** apresenta-se tipicamente com febre aguda, dispnéia e tosse, asso-

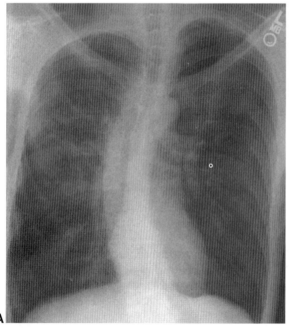
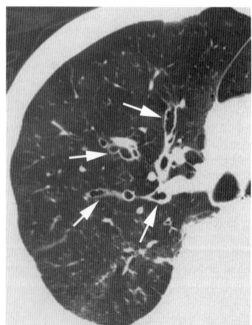

FIG. 23-14. Bronquiectasia na doença de Crohn. **A.** A radiografia do tórax mostra grandes volumes pulmonares e evidência de espessamento brônquico, particularmente nos lobos superiores. **B.** A TCAR mostra bronquiectasia e espessamento das paredes brônquicas *(setas)*.

BRONQUITE CRÔNICA

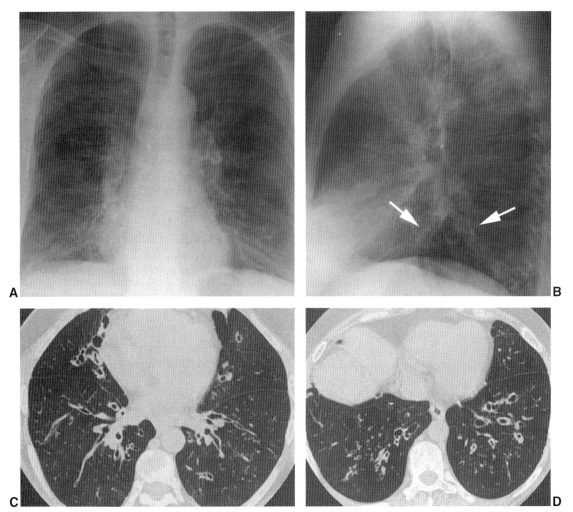

FIG. 23-15. Doença de via aérea relacionada com AIDS. **A.** A radiografia torácica em AP mostra opacidades aumentadas nas bases pulmonares. **B.** A radiografia de perfil mostra espessamento de parede brônquica *(setas)*. **C** e **D.** A TCAR através das bases pulmonares mostra evidência de bronquiectasia e espessamento de parede brônquica, típica de doença de vias aéreas relacionada com AIDS.

ciadas a expectoração de bastões de fungos. É caracterizada na TC pela presença de impactação mucosa, tipicamente envolvendo as vias aéreas dos lobos inferiores. Sugeriu-se que esta forma de doença é única de pacientes com AIDS.

Diferenciação das Causas de Bronquiectasia por TC

A confiança em radiografias e em TC para distinguir entre as diferentes causas de bronquiectasia é limitada. Contudo, aplicam-se várias regras gerais:

1. Bronquiectasia do lobo inferior é mais típica das infecções e síndromes da infância, associadas a função de remoção mucociliar deteriorada (Figs. 23-12 e 23-16).
2. Bronquiectasia bilateral de lobo superior é vista, mais comumente, em pacientes com fibrose cística (FC) e ABPA (Figs. 23-8 a 23-11).
3. Bronquiectasia unilateral no lobo superior é mais comum em pacientes com tuberculose (Fig. 23-17).
4. Bronquiectasia central é mais comum em pacientes com ABPA e FC(Figs. 23-8 a 23-11).
5. Bronquiectasia severa e extensa é mais comum em pacientes com ABPA e FC (Figs. 23-8 a 23-11).

BRONQUITE CRÔNICA

A bronquite crônica é uma condição pouco caracterizada que, na falta de uma definição mais precisa, é considerada como positiva num determinado paciente quando este apresenta produção crônica de catarro (tosse produtiva, por vários dias em mais de 3 meses durante 2 anos sucessivos) que não é causada por doença específica, como bronquiectasia ou tuberculose.

Anormalidades morfológicas em pacientes com bronquite crônica incluem espessamento de parede brônquica, hiperplasia de músculos lisos, inflamação, aumento de tamanho de glândulas mucosas e anormalidades bronquiolares, conjunto de sinais esse muitas vezes referido como doença de pequenas vias aéreas ou

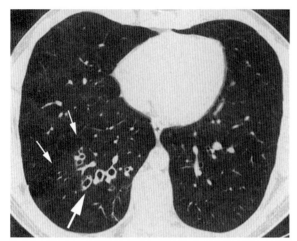

FIG. 23-16. Bronquiectasia unilateral de lobo inferior. Bronquiectasia do lobo inferior direito *(seta grande)* associada a perda de volume lobar e deslocamento posterior da fissura. Esta aparência é bastante compatível com doença durante a infância.

vias aéreas em pacientes com alguma combinação de bronquite crônica com bronquiolite crônica e enfisema é referida como doença pulmonar obstrutiva crônica (DPOC). Em alguns pacientes com bronquite crônica e DPOC, a obstrução aérea progressiva com hipoxemia conduz à hipertensão pulmonar e ao *cor pulmonale*.

■ Achados Radiográficos

As radiografias torácicas são normais em 40 a 50% dos pacientes considerados como portadores de bronquite crônica. As anormalidades visíveis em radiografias simples são usualmente muito sutis e inespecíficas, consistindo em moderado espessamento de paredes brônquicas, visíveis como "trilhos de bonde" ou sombras anelares e um aumento geral de sinais pulmonares inespecíficos, por vezes referidos como "tórax sujo". Achados de aumento do volume pulmonar ou hiperlucência usualmente, mas não sempre, indicam enfisema associado. A presença de "traquéia em bainha de sabre" na radiografia torácica pode sugerir este diagnóstico, embora esta imagem possa ser observada, também, com outras causas de obstrução crônica de vias aéreas. O alargamento da artéria pulmonar central indicativo de *cor pulmonale* pode também ser visto.

bronquiolite crônica. Contudo, critérios patológicos específicos do diagnóstico de bronquite crônica são considerados alusivos e esta entidade é mais considerada como uma síndrome clínica sem correlatos anatômicos precisos. A bronquite crônica é amplamente relacionada ao tabagismo, à poluição atmosférica e à infecção. Verifica-se maior risco em homens e em pacientes mais velhos.

A bronquite crônica não causa, necessariamente, sinais de disfunção pulmonar conseqüente a obstrução de vias aéreas. Contudo, por causa de sua associação comum com a bronquiolite crônica e com o enfisema, a doença pulmonar obstrutiva costuma, muitas vezes, estar presente. A ocorrência de obstrução funcional de

■ Achados em TC

Achados de enfisema na TCAR são muitas vezes predominantes em pacientes com sintomas de bronquite crônica. Algum espessamento de parede brônquica ou anormalidades centrilobulares de vias aéreas, tais como árvore em brotamento, podem ser visíveis na TCAR, em pacientes com achados clínicos associados a esta entidade (Fig. 23-18), mas achados específicos na TCAR estão usualmente ausentes. Aprisionamento de ar pode estar presente.

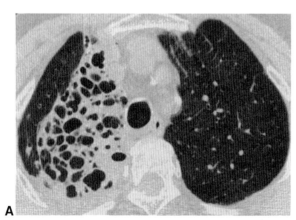
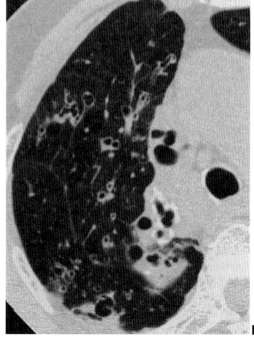

FIG. 23-17. Bronquiectasia unilateral de lobo superio, na tuberculose. **A.** Bronquiectasia do lobo superior direito associada a atelectasia é visível por TCAR. O lobo superior esquerdo mostra-se normal. **B.** Em nível inferior, espessamento de parede brônquica e bronquiectasia são visíveis.

BRONQUIOLITE

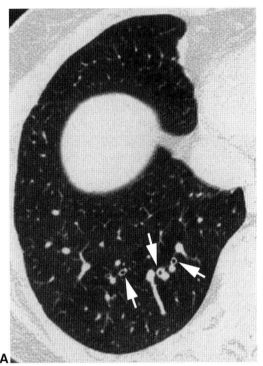
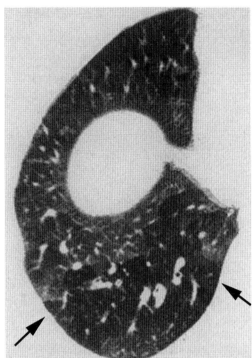

FIG. 23-18. TCAR em paciente com sintomas de bronquite crônica. **A.** Cortes inspiratórios mostram espessamento de paredes brônquicas (setas) no lobo inferior, sem evidência de bronquiectasia (i.e., dilatação brônquica). **B.** Cortes expiratórios mostram aprisionamento de ar (setas) nesta região.

Nem as radiografias torácicas nem a TCAR têm utilidade no diagnóstico de pacientes com bronquite crônica. Estas técnicas de imagens em geral têm mais valor na exclusão de outras causas de produção crônica de catarro ou de obstrução de fluxo aéreo, como bronquiectasia ou enfisema. A associação de enfisema com bronquite crônica em pacientes com obstrução crônica de fluxo aéreo (DPOC) será discutida no Capítulo 24.

BRONQUIOLITE

Bronquiolite é um termo não-específico utilizado para descrever a inflamação de pequenas vias aéreas. Foram propostas numerosas classificações para incluir o amplo espectro de condições clinicopatológicas associadas a inflamação bronquiolar.

A bronquiolite é muitas vezes classificada pela sua aparência histológica. Contudo, do ponto de vista diagnóstico, uma classificação radiológica é mais apropriada e mais fácil de ser usada.

■ Classificação Histológica da Bronquiolite

Histologicamente, a bronquiolite é classificada de maneiras diferentes por diferentes autores, mas várias entidades são reconhecidas consistentemente (Quadro 23-7). Estas incluem bronquiolite celular, bronquiolite respiratória, bronquiolite obliterante (constritiva) e bronquiolite obliterante com pólipos intraluminais, também conhecida como bronquiolite obliterante por pneumonia em organização (BOOP) e, atualmente, cada vez mais referi-

da simplesmente como pneumonia em organização (PO; ver Capítulo 13).

Bronquiolite Celular

A bronquiolite celular é vista num grupo diverso de doenças caracterizadas por inflamação das paredes bronquiolares ou da luz bronquiolar, muitas vezes associada a fibrose. Esta classificação inclui, mais comumente, as seguintes doenças: (1) bronquiolite infecciosa (viral, micoplasma, bacteriana, micobacteriana e fúngica); (2) panbronquiolite; (3) bronquiolite folicular; (4) bronquiolite associada a pneumonite por hipersensibilidade; e (5) bronquiolite associada à asma. A pneumonite por hipersensibilidade (ver Capítulo 16) e a asma já foram discutidas.

Bronquiolite Infecciosa

A bronquiolite infecciosa ocorre de formas diferentes em crianças pequenas e em adultos, embora as diferenças entre estes dois grupos representem mais as duas extremidades de um espectro do que entidades distintas.

Bronquiolite Infecciosa em Crianças

Bronquiolite aguda é tipicamente uma doença de lactentes e de crianças menores de 3 anos de idade. Causada por infecção, na maioria das vezes por vírus sincicial respiratório ou por adenovírus, *Mycoplasma pneumoniae* ou por *Chlamydia* sp. O exame patológico mostra necrose do epitélio bronquiolar, com infiltrado de células inflamatórias peribronquiolar e edema bronquiolar. Por causa do pe-

Capítulo 23 | DOENÇA DAS VIAS AÉREAS: BRONQUIECTASIA, BRONQUITE CRÔNICA E BRONQUIOLITE

QUADRO 23-7 CLASSIFICAÇÃO HISTOLÓGICA DA DOENÇA BRONQUIOLAR

Bronquiolite celular

Bronquiolite infecciosa (viral, micoplasma, bactéria, micobactéria, fungo)

Panbronquiolite difusa

Bronquiolite folicular

    Primária na pneumonite intersticial linfóide, doença do colágeno, imunodeficiência

    Secundária em infecções

Pneumonite por hipersensibilidade

Asma

Bronquiolite respiratória

Bronquiolite obliterante (constritiva)

Infecção (viral, bactéria, micoplasma)

Inalação de fumaça tóxica

Tratamento com certas drogas

Doença vascular colagenosa, particularmente AR

Rejeição crônica ao pulmão transplantado

Transplante de medula com doença crônica de enxerto *versus* hospedeiro

Idiopática

Bronquiolite obliterante com pólipos intraluminais

Sinônimos com PO/BOOP

queno tamanho dos bronquíolos, em crianças pequenas pode haver significativa obstrução dos mesmos.

Os sintomas incluem aqueles próprios das infecções do trato respiratório superior, seguidos por dispnéia, taquipnéia, chiado e, por vezes, cianose e insuficiência respiratória. Os sintomas severos persistem por alguns poucos dias, usualmente seguidos por completa recuperação.

Os achados radiográficos na bronquiolite aguda incluem hiperinflação, áreas de consolidação esparsas ou atelectasia, faixas de opacidades periilares tipo "trilhos de bonde" resultantes do espessamento brônquico ou espessamento intersticial e opacidades reticulares ou reticulonodulares. A TCAR pode mostrar perfusão em mosaico ou aprisionamento de ar.

Hiperinflação é um dos sintomas mais específicos para afirmação do diagnóstico de bronquiolite, mas sua incidência decresce com o aumento da idade do pequeno paciente. Comum em crianças com menos de dois anos, é rara em pacientes com mais de 5 anos, Em pacientes com mais idade, achados de consolidação, atelectasia e opacidades reticulonodulares são predominantes.

Estas anormalidades resolvem-se em quase todos os casos, mas uma pequena percentagem pode causar bronquioloectasia, bronquiolite obliterante (constritiva) e bronquiectasia. Esta situação é mais comum quando a infecção é causada por adenovírus.

Bronquiolite Infecciosa em Adultos

A bronquiolite infecciosa em crianças maiores de 5 anos e em adultos pode estar associada a uma variedade de microrganismos, incluindo também os que acabamos de citar.

Os microrganismos adicionais incluem bactérias (*H. influenzae, Bordetella pertussis*), micobactérias atípicas como MAC, tuberculose e fungos. A bronquiolite infecciosa ocorre também com doenças crônicas das vias aéreas, como bronquiectasia, bronquite crônica e DPOC (p. ex., bronquiolite crônica), fibrose cística (FC), síndromes de imunodeficiência, incluindo AIDS, ou broncopneumonia.

As radiografias simples do tórax podem revelar, em adultos com bronquiolite infecciosa, evidências de espessamento de paredes brônquicas ou bronquiectasia, áreas de consolidação esparsas ou nodulares e mal definidas, devidas à broncopneumonia associada, ou opacidades nodulares pequenas ou reticulonodulares. Hiperinsuflação e aprisionamento de ar são menos comum que em crianças.

A TCAR mostra comumente imagens de árvore em brotamento (Figs. 23-12 e 23-19; ver também Fig. 10-28 no Capítulo 10). A imagem de árvore em brotamento é mais típica de infecções por bactérias ou micobactérias, mas pode, por vezes, mostrar-se em pacientes com infecções virais, fúngicas e por micoplasmas. Nódulos centrilobulares mal definidos ou rosetas de nódulos são quase sempre visíveis em associação com o sinal da árvore em brotamento (Fig. 23-19B); estes podem representar bronquíolos dilatados vistos em secções transversais de áreas nodulares, de inflamação peribronquiolar ou de pneumonia. Áreas lobulares de consolidação podem acompanhar as anormalidades bronquiolares em pacientes com "pneumonia lobar" (broncopneumonia). O espessamento de paredes brônquicas ou a bronquiectasia podem estar associados.

Raramente é necessário obter uma biopsia para confirmar o diagnóstico. A presença do sinal de árvore em brotamento quase sempre indica a presença de infecção; este sinal conduz a uma confirmação diagnóstica pelo exame bacteriológico do escarro. Infecções virais ou por micoplasma podem produzir mosaicos de aprisionamento de ar, na ausência de outros achados.

Como acontece com crianças, as anormalidades resolvem-se com o tratamento apropriado, na grande maioria dos pacientes. Como nas crianças, também num pequeno número de pacientes a doença pode evoluir para bronquioloectasia, bronquiolite obliterante (bronquiolite constritiva) e bronquiectasia.

Panbronquiolite Difusa

A panbronquiolite difusa (PBD) é uma doença de etiologia desconhecida que é particularmente comum no Japão e na Ásia Oriental. Acredita-se que seja causada por uma infecção, embora o microrganismo responsável ainda não tenha sido isolado; suscetibilidade genética também estaria em jogo.

A PBD afeta tipicamente pacientes de meia-idade e homens são envolvidos duas vezes mais que mulheres. A PBD é caracterizada por sintomas de tosse crônica, produção de escarro e dispnéia. Quase três quartos dos pacientes apresentam sinusite associada. A doença é progressiva e é marcada por freqüentes episódios de infec-

BRONQUIOLITE

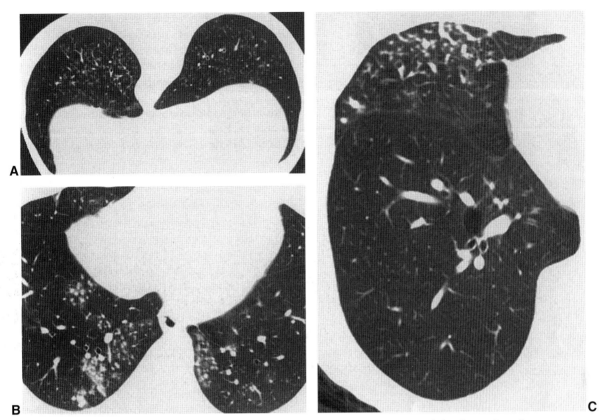

FIG. 23-19. Bronquiolite infecciosa em três pacientes. **A.** Cortes em paciente em pronação, com infecção por *Pseudomonas*, mostram a aparência de árvore em brotamento nos lobos póstero-inferiores. **B.** Em outro paciente com bronquiolite bacteriana, nódulos centrilobulares mal definidos são visíveis em ambos os lobos inferiores. **C.** A TCAR através do lobo inferior direito em mulher com infecção pelo complexo *Mycobacterium avium-intracellulare*. Árvore em brotamento é a anormalidade principal.

ção superposta, tipicamente por *P. aeruginosa*. A terapia de rotina exige a administração de baixas doses de eritromicina por longo tempo. Testes de função pulmonar mostram de leve a moderada obstrução do fluxo aéreo. Pode vir a piorar e resultar em falência respiratória. Em quase 20% dos casos o óbito ocorre em 5 anos do início da doença, mas 30% dos pacientes vivem até 10 anos.

Histologicamente, achados característicos de PBD incluem infiltrados agudos ou crônicos de células inflamatórias centrilobulares e peribronquiolares associados a dilatação bronquiolar e exsudatos inflamatórios intraluminais. Hiperplasia linfóide e acúmulo de macrófagos espumosos são comumente vistos. Esta combinação de achados tem sido referida como "unidade lesional" da panbronquiolite difusa e é considerada marca registrada desta síndrome. A PBD envolve, caracteristicamente, os bronquíolos respiratórios. Numa minoria de pacientes, há também evidência de bronquiectasia periférica.

As radiografias torácicas de pacientes com PBD não são específicas e, usualmente, mostram opacidades nodulares pequenas ou reticulonodulares disseminadas em ambos os pulmões e aumento dos volumes pulmonares. O espessamento das paredes brônquicas pode produzir os sinais de trilhos de bonde, periilares.

Os achados na TCAR em pacientes com a panbronquiolite difusa são similares ao encontrado nas bronquiolites infecciosas, em adultos, e incluem as imagens de árvore em brotamento centrilobulares; nódulos centrilobulares mal definidos; bronquíolos centrilobulares dilatados, cheios de ar e com paredes espessas; aumento do volume pulmonar e perfusão em mosaico ou aprisionamento de ar.

Bronquiolite Folicular

A bronquiolite folicular é caracterizada pela proliferação de folículos linfóides nas paredes dos bronquíolos e no interstício peribronquiolar, associada a estreitamento bronquiolar. Mais comumente, trata-se de um achado incidental, em pacientes com doença crônica das vias aéreas (bronquiectasia ou bronquioloectasia), associado a inflamação ou infecção (bronquiolite folicular secundária (Fig. 23-20). Neste quadro, a bronquiolite folicular associa-se, muitas vezes, com achados clínicos e radiológicos de infecção (bronquiectasia, árvore em brotamento). Sua distinção da bronquioloectasia infecciosa é desnecessária.

A bronquiolite folicular (foliculite bronquiolar primária) pode ocorrer também em pacientes com AR, síndrome de Sjögren, distúrbios imunodeficientes incluindo AIDS e reações de hipersensibilidade. A bronquiolite folicular primária é comumente associada a dispnéia progressiva e resposta variável ao tratamento com corti-

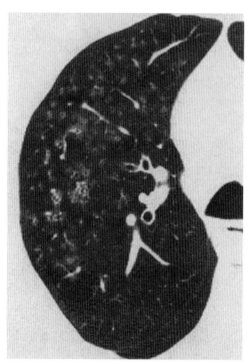

FIG. 23-20. Bronquiolite folicular secundária em paciente com infecção de vias aéreas. A TCAR mostra nódulos centrilobulares mal definidos.

costeróides. Em alguns casos, pode haver associação com infecção.

Em pacientes com bronquiolite folicular, as radiografias torácicas podem mostrar-se normais ou podem mostrar padrão reticular difuso ou reticulonodular. A TCAR mostra, tipicamente, imagens de árvore em brotamento, ou opacidades nodulares pequenas em distribuição centrilobular e peribroncovascular (Fig. 23-20). Na maioria dos casos, estes nódulos medem 1 a 3 mm de diâmetro. Nódulos centrilobulares ou peribrônquicos maiores e mal definidos de opacidade em vidro fosco podem ser vistos também.

Bronquiolite Respiratória

Broquiolite respiratória faz parte de um grupo de doenças das vias aéreas e pulmões relacionadas com o hábito de fumar e caracterizadas por inflamação bronquiolar, acúmulo de macrófagos pigmentados dentro dos bronquíolos respiratórios e dos alvéolos e algum grau de fibrose. Este espectro, em ordem de gravidade, inclui bronquiolite respiratória (BR), bronquiolite respiratória com doença pulmonar intersticial (BR-DPI) e pneumonia intersticial descamativa (PID; ver Capítulo 13).

A BR é muitas vezes um achado incidental na biopsia de fumantes assintomáticos. Fumantes portadores de BR-DPI apresentam sinais e sintomas de doença pulmonar intersticial e, histologicamente, mostram uma forma exagerada de BR, com evidências de inflamação e fibrose mais extensas. Os achados em radiografias e na TCAR de pacientes com bronquiolite respiratória e BR-DPI e pneumonite intersticial descamativa (PID) são discutidos detalhadamente no Capítulo 13.

As radiografias torácicas são normais, em muitos pacientes com BR ou BR-DPI. A TCAR pode ser normal ou pode mostrar opacidades em vidro fosco e centrilobulares mal definidas, com predominância nos lobos pulmonares médio e superior, com ou sem acompanhamento de grandes áreas de opacidade em vidro fosco e difusas. Perfusão em mosaico multifocal e/ou aprisionamento de ar podem ser visíveis em alguns pacientes.

Bronquiolite Obliterante

A bronquiolite obliterante (bronquiolite constritiva) caracteriza-se pela presença de fibrose concêntrica envolvendo os tecidos da submucosa e os peribrônquicos dos bronquíolos terminais e dos bronquíolos respiratórios, do que resultam estreitamento ou obliteração brônquica (Quadro 23-8). Anormalidades das grandes vias aéreas como bronquiectasia podem ser vistas em alguns casos (Figs. 10-36 e 10-38 no Capítulo 10 e Fig. 14-7 no Capítulo 14). Obstruções progressivas de via aérea e dispnéia severa que não responde à terapia com esteróides são típicas.

Mais comumente, a bronquiolite obliterante (BO) resulta de: (1) infecção (viral, bacteriana, micoplasma); (2) inalação de fumos tóxicos (p. ex., dióxido de nitrogênio ou pulmão dos enchedores de silos, dióxido de enxofre, amônia, clorados, fosforados, fumaça); (3) tratamento com drogas (ex. penicilamina ou ouro); (4) doença vascular colagenosa, particularmente artrite reumatóide (Fig. 14-7 no Capítulo 14); (5) rejeição crônica a pulmão transplantado (Fig. 23-21A; Fig. 10-38 no Capítulo 10); e (6) transplante de medula óssea com doença crônica do tipo enxerto *versus* hospedeiro (Fig. 23-21B). Raramente, é idiopática ou pode estar associada ao consumo de substâncias tóxicas tais como o *Sauropus androgynus*, uma

QUADRO 23-8 BRONQUIOLITE OBLITERANTE (CONSTRITIVA) E SÍNDROME DE SWYER-JAMES

Fibrose concêntrica envolvendo bronquíolos respiratórios terminais
Obstrução bronquiolar
Várias outras causas
Radiografias muitas vezes inespecíficas
Grandes volumes pulmonares
Aumento de lucência (60%)
Redução de tamanho de vasos periféricos
Bronquiectasia central (35%)
Achados na TCAR
Perfusão em mosaico (usualmente em mosaicos) (85%-90%)
Bronquiectasia
Aprisionamento de ar na expiração (comum distribuição em mosaicos)
Aprisionamento de ar na expiração com *scans* em inspiração normais
Síndrome de Swyer-James
Anormalidades radiográficas unilaterais
Pulmão acometido, muitas vezes com volume reduzido

BRONQUIOLITE

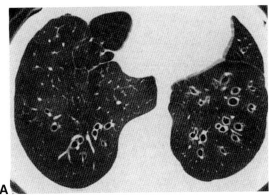 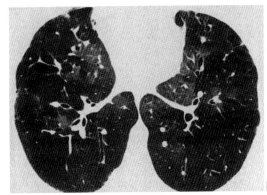

FIG. 23-21. Perfusão em mosaico e bronquiectasia em dois pacientes com bronquiolite obliterante. **A.** Paciente com rejeição crônica a transplante de pulmão mostra bronquiectasia e perfusão em mosaico, na TCAR. **B.** Em paciente com doença de enxerto *versus* hospedeiro, após transplante de medula óssea, a inomogeneidade na atenuação representa perfusão em mosaico. Note a diminuição do tamanho dos vasos nas regiões pulmonares lucentes.

planta consumida na Coréia, ou ainda hiperplasia neuroendócrina com tumor neuroendócrino.

A bronquiolite obliterante (BO) produz imagens radiográficas similares, não importa qual seja sua causa. As radiografias torácicas são normais, em um terço dos casos. As anormalidades visíveis muitas vezes são sutis e incluem hiperinflação, aumento da transparência pulmonar (60%), redução periférica das sombras dos vasos e achado correspondente à bronquiectasia central (35%; ver Fig. 10-36 no Capítulo 10 e Fig. 14-7 no Capítulo 14). Embora a maioria dos pacientes com BOP apresente anormalidades bilaterais, por causa da natureza sutil dos achados radiográficos na BO, apenas os pacientes que apresentam doença unilateral predominante são facilmente diagnosticados nas radiografias simples. Esta ocorrência foi intitulada *Síndrome de Swyer-James* (Fig. 11-9 no Capítulo 11).

A TCAR é muito mais sensível do que as radiografias torácicas, em pacientes com BO. Seus achados são similares, independentemente da causa da doença e incluem áreas focais ou multifocais, precisamente definidas, de decréscimo da atenuação pulmonar associada a vasos de calibres menores (perfusão em mosaico) em 85 a 90% dos casos (Fig. 23-20; ver também Fig. 10-36 no Capítulo 10). Estas áreas podem ser lobares, segmentares ou podem envolver lóbulos pulmonares individuais secundários. O aprisionamento de ar é tipicamente visível nas áreas lucentes mostradas na TCAR em expiração (Fig. 23-22; ver também Fig. 10-38 no Capítulo 10). Em alguns pacientes com BO, a presença do aprisionamento de ar nos cortes expiratórios pode ser o único sinal de anormalidade na TCAR. Bronquiectasia, tanto central como periférica, pode também estar presente e, quando visível, ocorre em regiões pulmonares lucentes. Raramente opacidades centrilobulares mal definidas ou imagens de árvore em brotamento podem constituir o achado predominante, mas as anormalidades em pequenas vias aéreas reconhecíveis são usualmente inconspícuas no paciente com BO.

A *síndrome de Swyer-James* (seus sinônimos menos desejáveis incluem síndrome de McLeod, enfisema unilateral, enfisema lobar unilateral, pulmão hiperlucente unilateral) é caracterizada por achados radiográficos de BO predominantemente unilaterais (Fig. 23-23; ver também Fig. 11-9 no Capítulo 11). Trata-se do resultado de infecção do trato respiratório inferior, usualmente devida a vírus, a micoplasmas, a *B. pertussis* ou a tuberculose quando ocorrem na infância. Lesões nos bronquíolos terminais e nos respiratórios causam o desenvolvimento incompleto dos alvéolos. A síndrome de Swyer-James foi descrita em 1950 e mereceu atenção excessiva como uma entidade específica.; contudo, serviu para ilustrar as características típicas dos achados em radiografias simples de BO: hiperlucência unilateral de um lobo ou de um segmento pulmonar associado a decréscimo do tamanho de artérias pulmonares. O volume do pulmão afetado muitas vezes fica diminuído por causa do desenvolvimento anormal. Esse volume pode, no entanto, estar normal ou mesmo aumentado. Áreas de atelectasia e de bronquiectasia podem estar associadas. Aprisionamento de ar pode ser visto nas radiografias em expiração. Os pacientes estão usualmente assintomáticos e as anormalidades citadas são detectadas incidentalmente. Contudo, dispnéia ou infecções recorrentes podem estar associadas. Cortes de ventilação-perfusão mostram defeitos iguais.

Bronquiolite Obliterante com Pólipos Intraluminais

Essa entidade é um processo definido pela presença de pólipos de tecido granuloso (corpos de Mason) dentro dos bronquíolos respiratórios e dos ductos alveolares. Contudo, a anormalidade histológica predominante é, usualmente, uma pneumonia em organização associada e, até recentemente, o termo *bronquiolite obliterante por pneumonia em organização* (BOOP) era o mais usado para referir-se a esta entidade. A tendência corrente é a de ignorar a lesão brônquica e referir-se a esta condição como pneumonia em organização (PO).

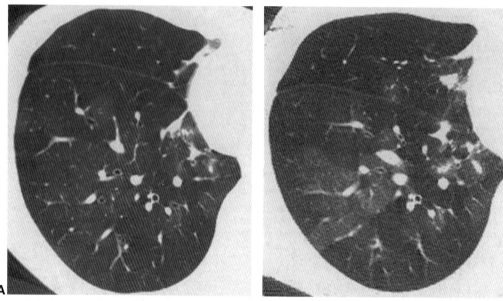

FIG. 23-22. Perfusão em mosaico e aprisionamento de ar em paciente com bronquiolite obliterante resultante de inalação de fumaça. **A.** A TCAR em inspiração mostra sutil perfusão em mosaico. Não há evidência de bronquiectasia. **B.** Corte expiratório dinâmico mostrando aprisionamento de ar indicativo de bronquiolite obliterante.

A PO caracteristicamente produz doença pulmonar mais restritiva do que obstrutiva e é mais apropriadamente considerada na categoria da pneumonia intersticial (ver Capítulo 13). A TCAR mostra tipicamente focos unilaterais ou bilaterais de consolidações de espaços aéreos, não-segmentares, esparsos e nódulos centrilobulares mal definidos ou grandes nódulos irregulares. A maioria dos pacientes responde ao tratamento com corticosteróides.

■ Classificação Radiográfica e por TCAR de Bronquiolite

As radiografias torácicas de pacientes com bronquiolite usualmente mostram-se normais ou mostram anormalidades inespecíficas, incluindo opacidades em vidro fosco, vasos pulmonares mal definidos e opacidades nodulares ou reticulares também mal definidas. Volumes pulmonares aumentados podem ser devidos ao aprisionamento de ar, particularmente em pacientes com bronquiolite obliterante. Anormalidades das vias aéreas maiores, tal como a bronquiectasia, podem estar associadas em alguns casos.

A TCAR é muito útil na avaliação da doença bronquiolar (Quadro 23-9). Bronquíolos anormais podem estar associados a anormalidades características. Sinais diretos na TCAR de doença bronquiolar resultam da presença de dilatação, de impactação e de espessamento das paredes bronquiolares ou de inflamação peribronquiolar. Os sinais indiretos mais importantes de doença bronquiolar são as perfusões em mosaico nos cortes inspiratórios e o aprisionamento de ar nos cortes expiratórios.

Com base nos achados primários na TCAR, a bronquiolite pode ser classificada em um de quatro grupos, uma abordagem que é mais prática do ponto de vista do diagnóstico do que é uma classificação histológica:

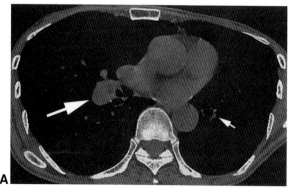
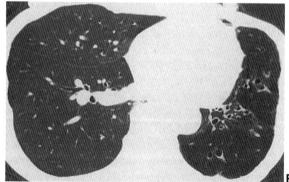

FIG. 23-23. TCAR na síndrome de Swyer-James. **A.** A TC mostra a artéria pulmonar esquerda *(seta pequena)* como muito menor do que a direita *(seta grande)*. **B.** O pulmão esquerdo está hiperlucente com diminuição do tamanho do vaso. Bronquiectasia, um achado comum na bronquiolite obliterante, está também presente.

BRONQUIOLITE

551

QUADRO 23-9 CLASSIFICAÇÃO RADIOGRÁFICA (TCAR) DA DOENÇA BRONQUIOLAR

Doença bronquiolar com "árvore em brotamento"
Típica de bronquiolite celular
Usualmente causada por infecção
    Mycobacterium tuberculosis
    Micobactérias atípicas (*Mycobacterium-avium-intracellulare*)
    Infecções bacterianas (pacientes com fibrose cística ou imunossuprimidos)
    Infecções fúngicas (p. ex., *Aspergillus* invasivos de vias aéreas)
    Infecções virais ou por micoplasma
    Panbronquiolite asiática
Outras causas
    Bronquiolite folicular (doença vascular colagenosa ou ILP)
    Asma
    ABPA
    Disseminação tumoral endobrônquica
Doenças bronquiolares com nódulos centrilobulares mal definidos
Pneumonite subaguda por hipersensibilidade
Bronquiolite infecciosa (viral, pneumonia por *Pneumocystis carinii*)
Bronquiolite respiratória
Bronquiolite folicular e pneumonite intersticial linfóide
PO/BOOP
Doença bronquiolar associada a atenuação pulmonar reduzida
Bronquiolite obliterante (bronquiolite constritiva)
Pneumonite por hipersensibilidade
Bronquiolite respiratória
Asma
Doença bronquiolar associada a opacidade em vidro fosco ou consolidação
PO/BOOP
Bronquiolite respiratória
Bronquiolite infecciosa

1. Doença bronquiolar associada à imagem de árvore em brotamento.
2. Doença bronquiolar associada a opacidades nodulares centrilobulares mal definidas.
3. Doença bronquiolar associada a perfusão em mosaico.
4. Doença bronquiolar associada a opacidade em vidro fosco focal ou difusa.

Doença Bronquiolar Associada à Imagem de "Árvore em Brotamento"

A imagem tipo árvore em brotamento mostrada pela TCAR é caracterizada pela presença de opacidades centrilobulares ramificadas ou em forma de Y, que lembram uma árvore cheia de brotos. Usualmente é vista melhor na periferia pulmonar. Esta aparência é muito típica da bronquiolite celular e, na prática clínica, quase sempre é o resultado de infecção aguda ou crônica (p. ex., bronquiolite infecciosa, fibrose cística, TB, MAC). Infecções bacteri-

anas e micobacterianas são mais comuns em pacientes que apresentam a imagem da árvore em brotamento, mas estes achados podem também ser vistos com infecções virais, por micoplasma e por fungos.

Ocasionalmente, árvore em brotamento ocorre sem infecção em pacientes asmáticos, em portadores de aspergilose broncopulmonar alérgica, de bronquiolite obliterante, de bronquiolite folicular, asma e de disseminação endobrônquica de carcinoma bronquioloalvolar. A perfusão em mosaico nos cortes inspiratórios e o aprisionamento de ar em cortes expiratórios podem estar presentes. Anormalidades de grandes vias aéreas (p. ex., bronquiectasia ou espessamento de parede brônquica) podem também ser encontradas. A despeito das anormalidades associadas, apenas poucos bons exemplos da imagem de árvore em brotamento são necessários em pacientes para caraterizar este padrão.

Doença Bronquiolar Associada a Nódulos Centrilobulares Mal Definidos

A marca registrada das doenças bronquiolares associadas a nódulos centrilobulares mal definidos é o encontro destes nódulos sem associação com imagens de árvore em brotamento. Este aspecto resulta, usualmente, de inflamação peribronquiolar ou de fibrose e associa-se a uma vasta faixa de entidades patológicas, inclusive a bronquiolite celular da pneumonite por hipersensibilização, por bronquiolite infecciosa (particularmente quando em associação com pneumonia viral ou pneumonia por *Pneumocystis*), por bronquiolite respiratória, por doença pulmonar, por bronquiolite intersticial, por IPIL e bronquiolite folicular e PO. A despeito do grande número de doenças incluídas nesta categoria, na maioria dos casos o diagnóstico é simplificado pela correlação clínica com os sinais, sintomas, histórias de exposições ocupacionais e ambientais.

Doenças Bronquiolares Associadas a Perfusão em Mosaico

Doenças bronquiolares associadas a perfusão em mosaico como anormalidade predominante incluem bronquiolite obliterante ou a bronquiolite celular da pneumonia por hipersensibilidade, BR e asma. Em pacientes com bronquiolite celular, pode-se encontrar associação com outros achados como árvore em brotamento ou nódulos centrilobulares.

■ Doenças Bronquiolares Associadas a Opacidade Focal em Vidro Fosco ou a Consolidação

Uma associação com opacidade focal em vidro fosco ou com consolidação é característica da pneumonia em organização (PO); aprisionamento de ar e árvore em brotamento estão caracteristicamente ausentes. A bronquiolite respiratória ou, na maioria das vezes, BR-DPI, podem associar-se com opacidades em vidro fosco esparsas; aprisionamento de ar pode também estar presente. Algumas causas de bronquiolite infecciosa, como pneumonia viral ou por micoplasma, são associadas a consolidação esparsa ou a opacidade em vidro fosco; aprisionamento de ar e imagem de árvore em brotamento podem estar presentes com estas doenças.

LEITURAS SELECIONADAS

Akira M, Kitatani F, Lee Y-S, et al. Diffuse panbronchiolitis: evaluation with high-resolution CT. Radiology 1988;168:433-438.

Aquino SL, Gamsu G, Webb WR, Kee SL. Tree-in-bud pattern: frequency and significance on thin section CT. J Comput Assist Tomogr 1996;20:594-599.

Arakawa H, Webb WR. Air trapping on expiratory high-resolution CT scans in the absence of inspiratory scan abnormalities: correlation with pulmonary function tests and differential diagnosis. AJR Am J Roentgenol 1998;170:1349-1353.

Cartier Y, Kavanagh PV, Johkoh T, et al. Bronchiectasis: accuracy of high-resolution CT in the differentiation of specific diseases. AJR Am J Roentgenol 1999;173:47-52.

Chang AB, Masel JP, Masters B. Post-infectious bronchiolitis obliterans: clinical, radiological and pulmonary function sequelae. Pediatr Radiol 1998;28:23-29.

Cohen M, Sahn SA. Bronchiectasis in systemic diseases. Chest 1999;116:1063-1074.

Friedman PJ. Chest radiographic findings in the adult with cystic fibrosis. Semin Roentgenol 1987;22:114-124.

Garg K, Lynch DA, Newell JD, King TE. Proliferative and constrictive bronchiolitis: classification and radiologic features. AJR Am J Roentgenol 1994;162:803-808.

Gosink BB, Friedman PJ, Liebow AA. Bronchiolitis obliterans: roentgenographic-pathologic correlation. AJR Am J Roentgenol 1973;117:816-832.

Gruden JF, Webb WR, Warnock M. Centrilobular opacities in the lung on high-resolution CT: diagnostic considerations and pathologic correlation. AJR Am J Roentgenol 1994;162:569-574.

Helbich TH, Heinz-Peer G, Eichler I, et al. Cystic fibrosis: CT assessment of lung involvement in children and adults. Radiology 1999;213:537-544.

Howling SJ, Hansell DM, Wells AU, et al. Follicular bronchiolitis: thin-section CT and histologic findings. Radiology 1999;212:637-642.

Kang EY, Miller RR, Müller NL. Bronchiectasis: comparison of pre-operative thin-section CT and pathologic findings in resected specimens. Radiology 1995;195:649-654.

King TE. Overview of bronchiolitis. Clin Chest Med 1993;14:607-610.

Lynch DA. Imaging of small airways disease. Clin Chest Med 1993;14:623-634.

Lynch DA, Newell JD, Tschomper BA, et al. Uncomplicated asthma in adults: comparison of CT appearance of the lungs in asthmatic and healthy subjects. Radiology 1993;188:829-833.

McGuinness G, Naidich DP, Leitman BS, McCauley DI. Bronchiectasis: CT evaluation. AJR Am J Roentgenol 1993;160:253-259.

Müller NL, Miller RR. Diseases of the bronchioles: CT and histopathologic findings. Radiology 1995;196:3-12.

Naidich DP, McCauley DI, Khouri NF, et al. Computed tomography of bronchiectasis. J Comput Assist Tomogr 1982;6:437-444.

Nishimura K, Kitaichi M, Izumi T, Itoh H. Diffuse panbronchiolitis: correlation of high-resolution CT and pathologic findings. Radiology 1992;184:779-785.

Padley SPG, Adler BD, Hansell DM, Müller NL. Bronchiolitis obliterans: high-resolution CT findings and correlation with pulmonary function tests. Clin Radiol 1993;47:236-240.

Park CS, Müller NL, Worthy SA, et al. Airway obstruction in asthmatic and healthy individuals: inspiratory and expiratory thin-section CT findings. Radiology 1997;203:361-367.

Shah RM, Sexauer W, Ostrum BJ, et al. High-resolution CT in the acute exacerbation of cystic fibrosis: evaluation of acute findings, reversibility of those findings, and clinical correlation. AJR Am J Roentgenol 1997;169:375-380.

Ward S, Heyneman L, Lee MJ, et al. Accuracy of CT in the diagnosis of allergic bronchopulmonary aspergillosis in asthmatic patients. AJR Am J Roentgenol 1999;173:937-942.

Wood BP. Cystic fibrosis:1997. Radiology 1997;204:1-10.

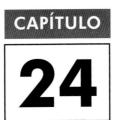

CAPÍTULO 24

ENFISEMA E DOENÇA PULMONAR OBSTRUTIVA CRÔNICA

W. RICHARD WEBB

Enfisema, conforme definição da American Thoracic Society, é uma "condição do pulmão caracterizada por um aumento anormal e permanente dos espaços aéreos distais ao bronquíolo terminal, acompanhado de destruição de suas paredes", porém "com ausência de fibrose evidente". Atualmente, estima-se que 2 milhões de pessoas nos Estados Unidos sofram de enfisema, sendo uma causa significativa de morbidade e mortalidade.

A idéia geral é que o enfisema resulta de um desequilíbrio na relação dinâmica entre fatores elastolíticos e antielastolíticos do pulmão, geralmente relacionados ao tabagismo ou deficiência enzimática. Acredita-se que a atividade anormal da elastase ou a perda da retração elástica condicione a destruição do tecido, sendo este o distúrbio patológico principal presente em pacientes com esta doença.

A seguir, os mecanismos relacionados com a evolução de enfisema em fumantes:

1. Inalação de fumaça de tabaco atrai macrófagos para o espaço aéreo distal e para os alvéolos [referida como bronquiolite respiratória – (RB)].
2. Os macrófagos, junto com as células epiteliais do espaço aéreo, liberam substâncias quimiotáxicas que atraem os neutrófilos induzindo-os a liberar elastases e outras enzimas proteolíticas.
3. Estas elastases têm a habilidade de cindir uma variedade de proteínas, incluindo colágeno e elastina. A elastina do pulmão geralmente é protegida de dano excessivo elastase-induzido pelos inibidores alfa-1-protease (alfa-1-antiprotease ou alfa-1-antitripsina) e outras antiproteinases em circulação.
4. O tabagismo tende a interferir na função da alfa-1-antiprotease.
5. Em combinação, estas interações em fumantes resultam em dano estrutural no espaço aéreo distal e nos alvéolos, levando a enfisema.

A deficiência hereditária de alfa-1-antiprotease resulta em destruição pulmonar e enfisema quando os neutrófilos liberam elastases e outras enzimas proteolíticas em resposta à infecção pulmonar.

CLASSIFICAÇÃO DE ENFISEMA

O enfisema geralmente é classificado em três subtipos principais, com base na distribuição anatômica das áreas de destruição pulmonar: (1) enfisema centrilobular, acinar proximal, ou centriacinar; (2) enfisema pan-lobular ou pan-acinar; (3) enfisema paraseptal ou acinar distal. Os termos *centrilobular*, *panlobular* e *paraseptal* geralmente são aceitos e serão utilizados neste capítulo para descrever estes três tipos de enfisema. Em seus estágios iniciais, estas três formas de enfisema podem ser distinguidas morfologicamente com facilidade. Entretanto, conforme o enfisema vai se agravando, a distinção entre seus tipos fica mais difícil.

O **enfisema centrilobular** predominantemente afeta os bronquíolos respiratórios na porção central dos ácinos, envolvendo então a porção central dos lóbulos secundários. Geralmente é conseqüente ao tabagismo e envolve principalmente as zonas pulmonares superiores.

O **enfisema panlobular** envolve todos os componentes do ácino, mais ou menos uniformemente, envolvendo então os lóbulos secundários por inteiro. A associação do enfisema panlobular com a deficiência dos inibidores de alfa-1-protease (alfa-1-antitripsina) é clássica, embora também possa ser encontrado sem essa deficiência de protease em fumantes, em pessoas idosas, distal à obliteração bronquiolar e brônquica, e associada ao uso de drogas ilícitas.

O **enfisema paraseptal** predominantemente envolve os ductos e sacos alveolares na periferia do pulmão, com áreas de destruição geralmente margeadas por septos interlobulares. Isto pode ser um fenômeno isolado em adultos jovens, com freqüência associado ao pneumotórax espontâneo, ou pode ser observado em pacientes idosos com enfisema centrilobular.

Bolhas podem evoluir em associação com qualquer tipo de enfisema, porém é mais comum que isso aconteça com o enfisema centrilobular ou paraseptal. A *bolha* é uma área nitidamente demarcada de enfisema, medindo 1 cm ou mais de diâmetro, com uma parede com menos de 1 mm de espessura. Em alguns pacientes com enfisema, as formações bolhosas podem ser bem grandes, resultando em comprometimento significativo da função respiratória; esta síndrome, por vezes, é chamada de *enfisema bolhoso*. Bolhas são mais comuns na região subpleural, representando focos de enfisemas parassseptais associados a aprisionamento de ar e aumento progressivo.

O **aumento irregular do espaço aéreo** é um outro tipo de enfisema que ocorre em pacientes com fibrose pulmonar; esta forma é também chamada de *paracicatricial* ou *enfisema irregular*. Comumente é encontrada adjacente a cicatrizes parenquimatosas localizadas, fibrose pulmonar difusa, e em pneumoconioses, particularmente aquelas pneumoconioses associadas a fibrose maciça progressiva.

ENFISEMA E DOENÇA PULMONAR OBSTRUTIVA CRÔNICA (DPOC)

Em pacientes com enfisema, os testes de função pulmonar mostram geralmente achados de obstrução crônica no fluxo aéreo e capacidade expiratória de difusão reduzida. A obstrução no fluxo aéreo em pacientes com enfisema é conseqüente ao colapso das vias aéreas na expiração que, por sua vez, é resultante principalmente da destruição do parênquima pulmonar e perda da resistência e do apoio das vias aéreas. A capacidade anormal de difusão deve-se à destruição do parênquima do pulmão e do leito vascular pulmonar.

É importante ter em mente que muitos pacientes com enfisema também sofrem de bronquite; ambas as condições são doenças relacionadas ao fumo.

O termo *doença pulmonar obstrutiva crônica* (DPOC) com freqüência é usado para descrever pacientes com obstrução crônica e fortemente irreversível das vias aéreas, mais comumente associada a alguma combinação de enfisema e bronquite crônica. O próprio termo indica alguma incerteza no que diz respeito à patogênese exata das anormalidades funcionais presentes; pode também ser usado para se referir à doença, geralmente associada a obstrução das vias aéreas, como enfisema e bronquite crônicos, mesmo que nenhuma obstrução tenha sido demonstrada nos testes de função pulmonar.

Sintomas respiratórios em pacientes com doença pulmonar obstrutiva crônica (DPOC) comumente incluem tosse crônica, produção de escarro e dispnéia. Embora a tosse e a produção de escarro sejam manifestações fortes de bronquite crônica em pacientes com doença pulmonar obstrutiva crônica (DPOC), freqüentemente é difícil determinar a contribuição relativa da doença das vias aéreas e do enfisema para o distúrbio respiratório. Anormalidades típicas da função pulmonar no enfisema incluem redução da relação de volume expiratório forçado em 1 segundo (FEV_1) com a capacidade vital forçada (FVC), FEV_1 e a capacidade expiratória.

■ Achados Radiográficos

As anormalidades radiográficas em pacientes com doença pulmonar obstrutiva crônica (DPOC) são praticamente as mesmas daquelas apresentadas no enfisema. Incluem

volume aumentado do pulmão e destruição do pulmão (bolhas ou vascularidade reduzida). Quando ambos os achados são usados como critério para diagnóstico, uma sensibilidade como 80% foi relatada, embora a possibilidade de um diagnóstico positivo dependa da gravidade da doença, Quando somente sinais de destruição do pulmão são usados par o diagnóstico, as radiografias simples têm sensibilidade de apenas 40%. Embora a precisão das radiografias de tórax no diagnóstico de enfisema seja controversa, a partir de alguns estudos realizados pode-se concluir que o enfisema moderado a grave pode ser diagnosticado radiograficamente, enquanto o enfisema leve é difícil de ser detectado.

A presença de volume pulmonar aumentado, ou hiperinsuflação, é importante para a realização do diagnóstico de enfisema por radiografias simples. Entretanto, a hiperinsuflação não é um sinal direto desta doença, e achados de aumento de volume pulmonar não são específicos. Estes achados podem estar ausentes em alguns pacientes com enfisema, porém presentes em pacientes com outras formas de doença pulmonar obstrutiva.

Achados radiográficos simples de hiperinsuflação (Figs. 24-1 e 24-2; Quadro 24-1) incluem o seguinte:

1. Altura do pulmão de 29,9 cm ou mais, medida a partir da cúpula do diafragma direito ao tubérculo da primeira costela.
2. Retificação do hemidiafragma direito na projeção de perfil, com altura menor que 2,7 cm medida dos ângulos costofrênicos póstero-anteriores.
3. Retificação do hemidiafragma direito em radiografia póstero-anterior, com o nível mais alto da cúpula do hemidiafragma direito menor do que 1,5 cm acima da linha perpendicular desenhada

---

QUADRO 24-1 ACHADOS RADIOGRÁFICOS NO ENFISEMA

Volume pulmonar aumentado

Radiografia frontal

≥ 29,9 cm entre a cúpula diafragmática direita e o tubérculo da primeira costela

Achatamento do hemidiafragma direito com altura < 1,5 cm

Hemidiafragma direito no ou abaixo do nível da 7ª costela anterior

Ângulos costofrênicos laterais cegos

Escorregamentos *(slips)* diafragmáticos visíveis

Radiografia de perfil

Achatamento do hemidiafragma direito com altura < 2,7 cm

Espaço aéreo retroesternal aumentado, medindo > 4,4 cm

Ângulo esterno-diafragmático medindo 90 graus ou mais

Apagamento dos ângulos costofrênicos posteriores

Destruição pulmonar

Bolhas

Lucências pulmonares

Tamanho dos vasos diminuído

ENFISEMA E DOENÇA PULMONAR OBSTRUTIVA CRÔNICA (DPOC)

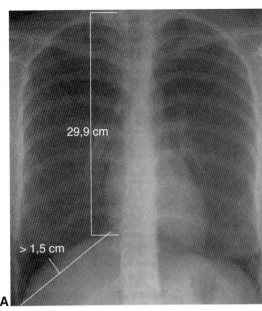
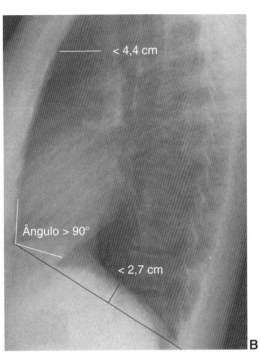

FIG. 24-1. Enfisema – Medidas em radiografias simples. **A.** Achados radiográficos simples no enfisema, em radiografia AP, incluem a altura do pulmão 29,9 cm ou mais, medida a partir da cúpula diafragmática direita até a raiz da primeira costela e na retificação do hemidiafragma direito numa radiografia póstero-anterior, com o nível mais alto da cúpula hemidiafragmática direita inferior a 1,5 cm acima de uma linha perpendicular desenhada entre o ângulo costofrênico lateralmente e o ângulo vertebrofrênico medialmente.
B. Achados de enfisema na radiografia lateral incluem retificação do hemidiafragma direito, com uma altura menor que 2,7 cm medida a partir do ângulo costofrênico anterior para posterior; espaço aéreo retroesternal aumentado, medindo mais de 4,4 cm num nível 3 cm abaixo da junção manubrioesternal; e um ângulo esterno-diafragmático medindo 90 graus ou mais.

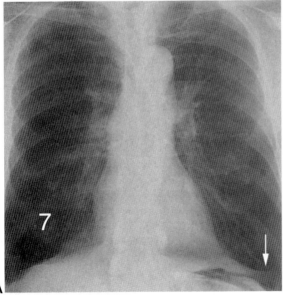
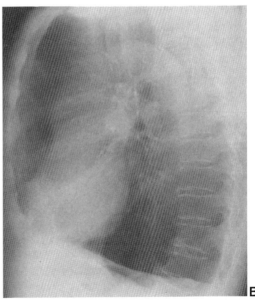

FIG. 24-2. Enfisema – Radiografia de tórax. **A.** Radiografia AP mostra altura pulmonar aumentada com retificação do diafragma. A cúpula do hemidiafragma direito está abaixo do nível da 7ª costela direita anterior (7). A obliteração do ângulo costofrênico é comum com o volume pulmonar aumentado, como também são visíveis os folhetos (preenchimento) diafragmáticos (seta) estendendo-se para a parede do tórax. Os pulmões aparecem lucentes, e o tamanho dos vasos é reduzido. A proeminência leve dos hilos provavelmente reflete hipertensão pulmonar. **B.** A vista lateral mostra aumento na profundidade e espaço retroesternal lucente. Os diafragmas estão achatados e aparecem invertidos (p. ex., sua curvatura normal é invertida).

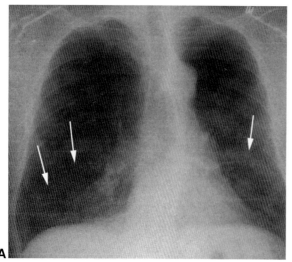

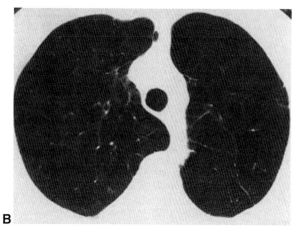

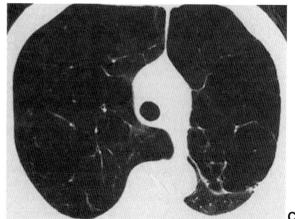

FIG. 24-3. Enfisema centrilobular grave. **A.** As radiografias de tórax mostram áreas lucentes nos lobos superiores, com os vasos ficando invisíveis. Isso confirma o diagnóstico de enfisema grave ou bolhas. Os vasos aparecem inferiormente deslocados *(setas)*. Este é um achado comum com enfisema grave ou bolhas. **B** e **C.** TCAR em dois níveis mostrando enfisema centrilobular grave com redução acentuada no tamanho dos vasos. Áreas de enfisema tornaram-se confluentes, tendo a aparência de enfisema panlobular.

lateralmente, entre o ângulo costofrênico e o ângulo vertebrofrênico medial.

4. Espaço aéreo retroesternal aumentado, medindo mais de 4,4 cm num nível 3 cm abaixo da junção esterno-manubrial.
5. Hemidiafragma direito no ou abaixo do nível da parte final da 7ª costela anterior.
6. Ângulo esterno-diafragmático medindo 90 graus ou mais.

O apagamento dos ângulos costofrênicos ou diafragmáticos, assim como as lobulações diafragmáticas visíveis na radiografia PA são achados comuns de volume pulmonar aumentado; a inversão dos hemidiafragmas pode ser vista em radiografias de perfil (Fig. 24-2).

A presença de bolhas nas radiografias de tórax é o único sinal específico da destruição do pulmão causada por enfisema, e geralmente significa que enfisema parasseptal ou centrilobular grave está presente (Fig. 24-3). Entretanto, este achado é incomum e pode não refletir a presença da doença generalizada. Bolhas são geralmente visíveis na periferia pulmonar, com finas paredes e mostram-se hipertransparentes, sem sinais pulmonares visíveis em seu interior. Hipertransparência nos pulmões podem indicar a presença de bolhas quando estas não estão visíveis como estruturas discretas

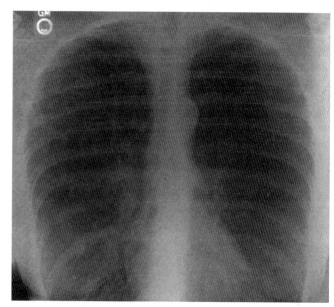

FIG. 24-4. Enfisema centrilobular grave. A radiografia de tórax mostra área lucente predominando nos lobos superiores com vasos de tamanho reduzido.

ENFISEMA E DOENÇA PULMONAR OBSTRUTIVA CRÔNICA (DPOC)

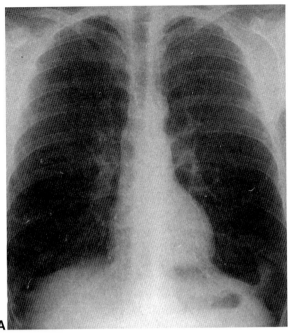
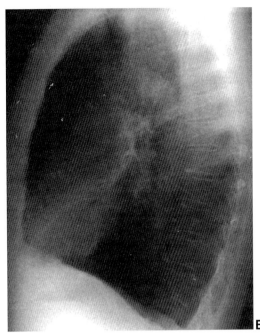

FIG. 24-5. Enfisema panlobular em homem de 34 anos de idade secundário à deficiência de alfa-1-antitripsina. **A.** Na vista AP, o volume dos pulmões está aumentado. Os pulmões aparecem mais lucentes nas bases, e o tamanho dos vasos é maior nos lobos superiores. **B.** Achados de enfisema, com volume pulmonar e área lucente aumentados, também estão visíveis na imagem lateral. Os vasos aparecem pequenos nas bases pulmonares.

Uma redução do tamanho dos vasos pulmonares ou afilamento de vaso na periferia do pulmão também pode indicar destruição do pulmão em pacientes com enfisema (ver Fig. 24-2), mas a este achado falta sensibilidade, o que o torna não confiável. Ausência focal ou deslocamento dos vasos pode refletir a presença de bolhas (ver Fig. 24-3) e vascularidade reduzida (ver Figs. 24-3 e 24-4). No enfisema panlobular, hipertransparência e vascularidade diminuída geralmente parecem envolver o pulmão uniformemente ou ter uma predominância basal (Fig. 24-5).

Hipertensão pulmonar pode se desenvolver em pacientes com enfisema e doença pulmonar obstrutiva crônica, como resultado de destruição do leito vascular pulmonar. Em seus estágios iniciais, esta condição é manifestada pela dilatação das artérias pulmonares centrais (ver Fig. 24-2). Posteriormente, o desenvolvimento de *cor pulmonale* pode resultar em cardiomegalia e no aumento do ventrículo direito.

▪ Achados na TCAR

A tomografia computadorizada (TC) com colimação espessa não é adequada para a realização do diagnóstico de enfisema, porém a tomografia computadorizada de alta resolução (TCAR) é altamente precisa. Na TCAR, o enfisema é caracterizado pela presença de áreas com atenuação anormalmente baixa, que podem ser facilmente contrastadas com o parênquima pulmonar normal circundante, se uma janela de proporção suficientemente baixa for utilizada (–600 UH para –700 UH). A TCAR é altamente precisa no diagnóstico do enfisema, e os achados têm grande correlação com sua patologia.

Na maioria dos casos, áreas focais de enfisema podem ser facilmente distinguíveis de cistos pulmonares ou de faveolamento; com exceção de enfisema parasseptal ou de bolhas, áreas focais de enfisema não apresentam paredes distintas.

Embora vários achados aumentados na TC de volume pulmonar possam, também, ser vistos em pacientes com doença pulmonar obstrutiva crônica (DPOC) e enfisema, sua identificação geralmente é secundária à observação mais direta da destruição do pulmão característica dos vários tipos de enfisema.

Enfisema Centrilobular

O enfisema centrilobular de grau leve a moderado é caracterizado na TCAR pela presença de múltiplas pequenas áreas redondas de atenuação baixa anormal, com diâmetro de vários milímetros a 1 cm, distribuídas por todo o pulmão, geralmente com predominância no lobo superior (Fig. 24-6 e Quadro 24-2). Áreas lucentes com freqüên-

QUADRO 24-2 ENFISEMA CENTRILOBULAR

Afeta os bronquíolos respiratórios na parte central dos lóbulos
Tabagismo
Predominância nos lobos superiores
Pequenas áreas redondas de atenuação baixa
Paredes comumente invisíveis
Medindo vários milímetros a 1 cm de diâmetro
Pode estar associado a bolhas
Pode tornar-se confluente

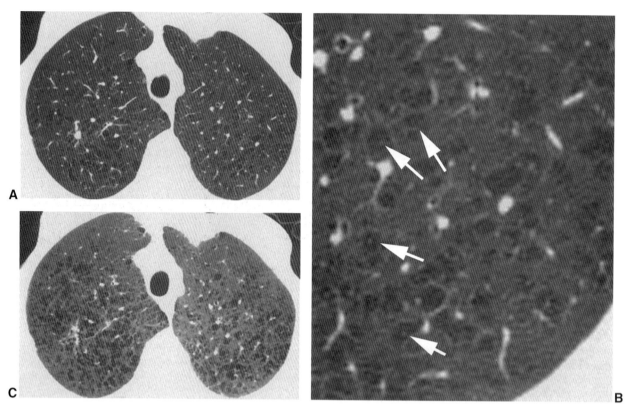

FIG. 24-6. TCAR no enfisema centrilobular. **A.** A TCAR através dos lobos superiores mostra múltiplas áreas lucentes pequenas, com uma distribuição salpicada. Isto é característico de enfisema centrilobular. Os buracos individuais não apresentam paredes visíveis. Um pequeno nódulo, no lobo superior direito, representa um carcinoma. **B.** Vista oblíqua (coned-down) do lobo superior esquerdo mostra aparência característica de enfisema centrilobular. As paredes não são visíveis. Algumas áreas de enfisema são vistas circundando pequenas artérias centrilobulares (setas). **C.** Imagem projetada de intensidade mínima, de uma pilha de 5 imagens de TCAR, mostra a distribuição típica do enfisema centrilobular.

cia parecem estar agrupadas perto dos centros dos lóbulos pulmonares secundários, circundando a ramificação arterial centrilobular. Embora a localização centrilobular das áreas lucentes não seja sempre distinguida na TC ou na TCAR, a presença de múltiplas pequenas áreas de enfisema espalhadas por todo o pulmão é diagnóstica de enfisema centrilobular. Na maioria dos casos, as áreas de baixa atenuação carecem de paredes visíveis (ver Figs. 24-6 e 24-7), embora paredes muito finas e relativamente inconspícuas sejam ocasionalmente vistas na TCAR e, provavelmente, estejam relacionadas com fibrose circundante. Em pacientes com enfisema centrilobular, bolhas dentro do pulmão podem apresentar paredes visíveis (Fig. 24-8); enfisema paraseptal e bolhas subpleurais são vistos com freqüência.

No enfisema centrilobular de maior gravidade, áreas de destruição podem se tornar confluentes. Quando isto ocorre, a distribuição centrilobular de anormalidades não é mais reconhecível na TCAR (ou na patologia). Esta aparência pode mimetizar bastante a do enfisema panlobular e, nesta situação, uma distinção entre elas tem pouco significado clínico (ver Fig. 24-3B e C).

Enfisema Panlobular

O enfisema panlobular é caracterizado pela destruição uniforme do lóbulo pulmonar, produzindo áreas dispersas de atenuação baixa anormal nos pulmões (Quadro 24-3). O pulmão envolvido aparece anormalmente lucente, e os vasos pulmonares no pulmão afetado aparecem em menor número e menores que os normais, e assim podem ser quase inconspícuos (Figs. 24-9 e 24-10). Ao contrário do enfisema centrilobular, o enfisema panlobular quase sempre apresenta-se generalizado ou mais grave nos lobos inferiores. Lucências focais, que são mais carac-

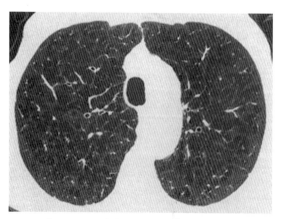

FIG. 24-7. Enfisema centrilobular grave. Áreas lucentes múltiplas e focais são vistas nos lobos superiores, sem paredes visíveis.

ENFISEMA E DOENÇA PULMONAR OBSTRUTIVA CRÔNICA (DPOC)

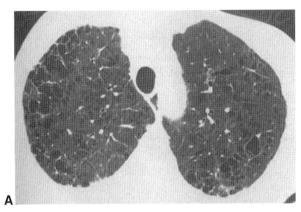

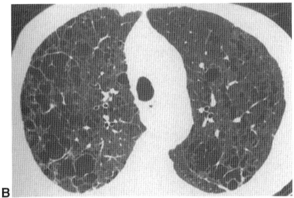

FIG. 24-8. Enfisema centrilobular com bolhas. Enfisema centrilobular é visível nos lobos superiores. Áreas de enfisema maiores que 1 cm são bolhas. Geralmente elas apresentam paredes visíveis. Áreas de enfisema numa localização imediatamente subpleural representam enfisema parasseptal.

terísticas de enfisema centrilobular ou enfisema parasseptal, e bolhas são relativamente incomuns, mas podem ser vistas em regiões do pulmão que exibem menos anormalidades.

No enfisema panlobular grave, a aparência característica de extensa destruição pulmonar e a pobreza associada às marcas vasculares são facilmente distintas do parênquima pulmonar normal. Por outro lado, enfisema panlobular leve ou mesmo moderadamente grave pode ser muito sutil e difícil de detectar. Enfisema panlobular difuso, sem associação com áreas focais de destruição pulmonar ou bolhas, pode ser difícil de distinguir da pequena obstrução difusa dos espaços aéreos e do aprisionamento de ar resultante de bronquiolite obliterante.

QUADRO 24-3 ENFISEMA PANLOBULAR

Afeta o lobo por inteiro
Deficiência de alfa-1-antitripsina ou tabagismo
Difusa ou com predominância no lobo inferior
Diminuição difusa na atenuação pulmonar
Áreas focais de destruição ou bolhas geralmente ausentes
Redução do tamanho dos vasos
Pode ser sutil em seus estágios iniciais

Cerca de 40% dos pacientes com deficiência de alfa-1-antitripsina mostram bronquiectasia ou espessamento da parede brônquica na TCAR. Pacientes com deficiência de alfa-1-antitripsina são mais suscetíveis a dano das vias aéreas durante episódios de infecção do que os pacientes normais, devido ao mesmo desequilíbrio protease-antiprotease que leva ao enfisema.

Enfisema Parasseptal

Enfisema parasseptal é caracterizado pelo envolvimento da parte distal do lóbulo secundário e, assim, afeta mais a localização subpleural (Quadro 24-4). Áreas de enfisema parasseptal subpleural têm, geralmente, paredes visíveis, porém estas paredes são muito finas e freqüentemente correspondem aos septos interlobulares (Fig. 24-11). Mesmo o enfisema parasseptal leve é facilmente detectado pela TCAR.

Áreas de enfisema parasseptal maiores do que 1 cm de diâmetro são chamadas, com mais propriedade, de bolhas (ver Fig. 24-11). Bolhas subpleurais geralmente são consideradas como manifestação de enfisema parasseptal, embora sejam vistas em todos os tipos de enfisema e também como um fenômeno isolado.

A TCAR pode ser útil na detecção de bolhas subpleurais apicais invisíveis em radiografias em pacientes com

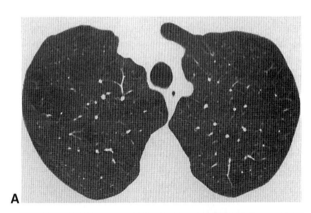

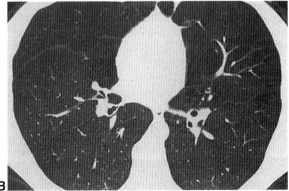

FIG. 24-9. Enfisema panlobular em deficiência de alfa-1-antitripsina (imagem do mesmo paciente da Fig. 24-5). Imagens de HRCT através dos lobos superiores (**A**) e inferiores (**B**) ambas mostram uma diminuição na atenuação do pulmão e no tamanho dos vasos. Áreas focais lucentes, como vistas no enfisema centrilobular, não estão presentes.

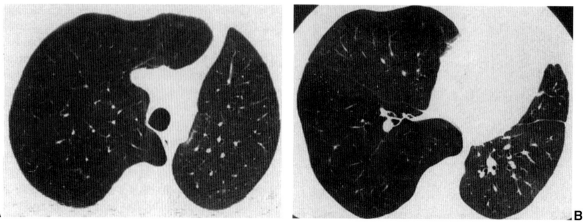

FIG. 24-10. Enfisema panlobular em deficiência de alfa-1-antitripsina (pulmão direito) em paciente com transplante de pulmão esquerdo. TCAR através dos lobos superiores (**A**) e inferiores (**B**) mostram uma diminuição na atenuação do pulmão e no tamanho dos vasos. O pulmão direito é consideravelmente maior do que o pulmão (normal) esquerdo. A atenuação do pulmão esquerdo normal, o tamanho vascular e o volume podem ser contrastados com o do pulmão enfisematoso.

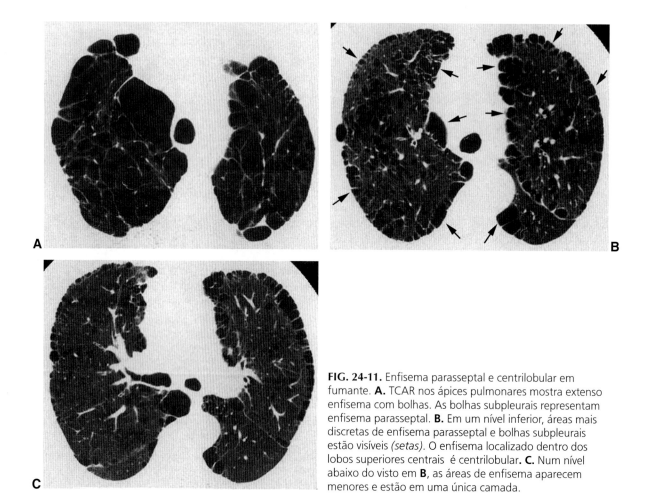

FIG. 24-11. Enfisema parasseptal e centrilobular em fumante. **A.** TCAR nos ápices pulmonares mostra extenso enfisema com bolhas. As bolhas subpleurais representam enfisema parasseptal. **B.** Em um nível inferior, áreas mais discretas de enfisema parasseptal e bolhas subpleurais estão visíveis *(setas)*. O enfisema localizado dentro dos lobos superiores centrais é centrilobular. **C.** Num nível abaixo do visto em **B**, as áreas de enfisema aparecem menores e estão em uma única camada.

ENFISEMA E DOENÇA PULMONAR OBSTRUTIVA CRÔNICA (DPOC)

QUADRO 24-4 ENFISEMA PARASSEPTAL

Afeta lóbulos subpleurais
Tabagismo ou idiopático
Predominância súpero-inferior
Pode estar associado a enfisema centrilobular
Lucências subpleurais focais margeadas por septos interlobulares
Bolhas comuns

---

pneumotórax idiopático espontâneo. Esta forma de pneumotórax ocorre, com maior freqüência, em jovens adultos altos, e acredita-se ser devida à ruptura da bolha subpleural. Enfisema subpleural apical é visível na TC em 80 a 90% dos pacientes com pneumotórax espontâneo.

Embora o enfisema parasseptal possa mimetizar superficialmente a aparência de faveolamento, várias diferenças possibilitam a distinção entre estas entidades. O enfisema parasseptal ocorre em apenas uma camada na superfície pleural (ver Fig. 24-11B e C), enquanto o faveolamento tipicamente aparece em várias camadas. O enfisema parasseptal é mais grave nos ápices (ver Fig. 24-11), porém o faveolamento é quase sempre mais grave nas bases. Freqüentemente, este enfisema é associado a espaços císticos superiores a 1 cm; estes tipos de espaços não são comuns no faveolamento.

Enfisema Bolhoso

O termo *enfisema bolhoso* não representa uma entidade patológica específica, mas se refere à presença de enfisema associado a bolhas de grandes dimensões (Quadro 24-5). Geralmente, é visto em pacientes com enfisema centrilobular ou parasseptal (ver Figs. 24-8 e 24-11). Uma síndrome de enfisema bolhoso, ou *enfisema bolhoso gigante*, tem sido descrita com base em aspectos radiológicos e clínicos, e também é conhecida como síndrome do pulmão evanescente ou "doença bolhosa primária do pulmão". Enfisema bolhoso gigante com freqüência é visto em homens jovens, sendo caracterizado pela presença de bolhas, grandes e progressivas, no lobo superior, ocupando um volume significativo do hemitórax, e comumente são assimétricas (Figs. 24-12 e 24-13). Arbitrariamente, costuma-se dizer que, caso as bolhas ocupem pelo menos um

---

QUADRO 24-5 ENFISEMA BOLHOSO

Enfisema associado a bolhas
Pode ser visto com enfisema parasseptal ou centrilobular
Tabagismo ou idiopático
Vanishing lung syndrome – "doença bolhosa primária do pulmão"
Bolhas grandes
Geralmente no lobo superior
Geralmente assimétrico
Compressão do pulmão normal
Bolhas aumentam ou algumas vezes curam

---

terço do hemitórax, a presença do enfisema bolhoso gigante está constatada. A maioria dos pacientes com este tipo de enfisema é tabagista, porém esta entidade também pode ocorrer em não-fumantes.

Caracteristicamente, com o passar do tempo, as bolhas aumentam de tamanho progressivamente. Raramente acontece a redução do tamanho ou o desaparecimento espontâneo das bolhas, geralmente como resultado de infecção secundária ou obstrução das vias aéreas adjacentes. Pneumotórax espontâneo é comum.

■ Avaliação Quantitativa de Enfisema

Embora imagens axiais rotineiras de TCAR sejam geralmente suficientes para a avaliação de enfisema, imagens com projeções de intensidade mínima (MinIP) podem ser utilizadas, especialmente em casos com doença sutil. Reconstruções coronais podem ser úteis para mostrar a distribuição do enfisema.

O enfisema pode ser quantificado visualmente ou baseado em medições de TC. Em geral, a quantificação do enfisema como leve, moderado ou grave, e a determinação de seu tipo e distribuição são suficientes para os propósitos clínicos.

A análise computadorizada de dados digitais obtidos pela TCAR tem sido também usada para determinar a gravidade do enfisema. O método mais simples envolve o uso de um valor limiar abaixo do qual a presença do enfisema é considerada, e a determinação da percentagem do pulmão abaixo deste limiar; esta técnica é chamada de "máscara de densidade" ou "índice de pixel". A densidade normal do pulmão, geralmente, varia entre −770 UH a −875 UH; na TCAR, a presença do enfisema é considerada caso a densidade seja menor do que −950UH.

■ Complicações e Exacerbações do Enfisema e Doença Pulmonar Obstrutiva Crônica (DPOC)

Complicações agudas de DPOC incluem pneumonia, infecção de bolhas e pneumotórax.

A pneumonia pode ter uma aparência típica com consolidação densa, porém, em pacientes com enfisema moderado ou grave e em pacientes com bolhas, a consolidação pulmonar pode não ser homogênea e pode destacar as áreas de destruição do pulmão ou "buracos". Nesta situação, o pulmão pode ter uma aparência cística ou de "queijo suíço"; este aspecto pode mimetizar cavitação.

A presença de um nível líquido numa bolha preexistente pode indicar infecção, hemorragia, ou neoplasia. O espessamento da parede de uma bolha pode ser visto com infecção crônica, particularmente associada ao *Aspergillus*, micetoma, ou neoplasia.

Pneumotórax pode ocorrer em pacientes com enfisema, particularmente com a presença de enfisema parasseptal e bolhas. DPOC é a causa mais comum de pneumotórax secundário espontâneo (pneumotórax

Capítulo 24 | ENFISEMA E DOENÇA PULMONAR OBSTRUTIVA CRÔNICA

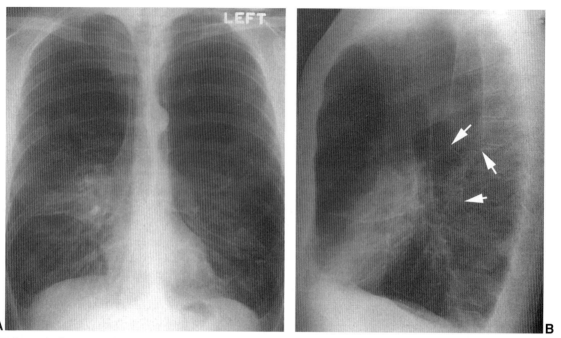

FIG. 24-12. Enfisema bolhoso num homem jovem. Bolha grande é visível nos lobos superiores, com deslocamento do pulmão normal para as bases. As paredes da bolha são visíveis (*setas* em **B**).

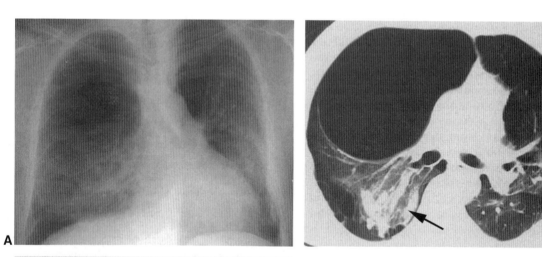

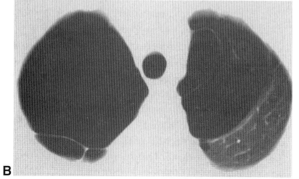

FIG. 24-13. Enfisema bolhoso. **A.** A radiografia de tórax mostra área lucente nos ápices do pulmão. O lobo superior direito tem o volume aumentado com o mediastino empurrado para a esquerda. O pulmão normal é comprimido nas bases pulmonares. **B.** A TCAR mostra grandes bolhas nos lobos superiores, a direita maior do que a esquerda. Uma parte normal comprimida do pulmão está visível à esquerda. **C.** Uma grande bolha no lado direito continua visível ao nível da carina. O pulmão normal direito está comprimido e com atelectasia *(seta)*. O contorno desta coleção de ar indica que é uma bolha ao contrário de pneumotórax, que seria concêntrico e não arredondado.

associado a uma doença específica). Em alguns pacientes com enfisema, o pneumotórax e bolhas podem ser difíceis de distinguir pela radiografia de tórax. A TC pode ser valiosa nestas situações.

A exacerbação dos sintomas em pacientes com DPOC pode ocorrer devido a uma destas complicações. Entretanto, com maior freqüência, as exacerbações são conseqüências de anormalidades não associadas a alterações radiográficas distintas, como a piora na infecção das vias aéreas, o aumento da secreção mucosa e a obstrução das pequenas vias aéreas. Apenas cerca de 15% dos pacientes com exacerbação de DPOC mostram achados radiográficos anormais significativos, e, com base nestas anormalidades, o tratamento é modificado em apenas 5%. Recomenda-se que radiografias de tórax sejam realizadas em pacientes com uma exacerbação de DPOC apenas no caso de haver histórico de doença cardíaca ou insuficiência cardíaca congestiva, abuso de droga intravenosa, convulsões, imunossupressão, outra doença pulmonar, ou uma contagem elevada de glóbulos brancos no sangue, febre, dor no peito, ou edema.

A Utilidade da TCAR no Diagnóstico de Enfisema e DPOC

A TCAR é mais sensível e precisa do que a radiografia simples para diagnosticar a presença, o tipo e a extensão do enfisema. Além disso, a TCAR tem uma especificidade maior no diagnóstico do enfisema; não é comum o diagnóstico exagerado do enfisema em indivíduos normais ou em pacientes com hiperinsuflação grave devida a outras causas.

Entretanto, na prática médica, a TCAR raramente é utilizada para diagnosticar enfisema. Geralmente, é suficiente para traçar o diagnóstico, alguma combinação do histórico de tabagismo, capacidade de difusão baixa, obstrução das vias aéreas em provas de função pulmonar e radiografias de tórax mostrando grandes volumes pulmonares ou destruição pulmonar. Por outro lado, alguns pacientes com enfisema precoce podem se apresentar clinicamente com achados mais típicos de doença pulmonar intersticial ou doença vascular pulmonar, em especial falta de ar e baixa capacidade de difusão sem evidência de obstrução das vias aéreas, nas provas de função pulmonar ou enfisema nas radiografias de tórax. Nestes pacientes, HRCT pode ser valiosa para diagnosticar o enfisema, evitando a biopsia pulmonar.

A TCAR também pode ser valiosa na avaliação pré-operatória dos pacientes antes do tratamento cirúrgico do enfisema (p. ex., bulectomia, transplante pulmonar, cirurgia para redução de volume). A TCAR tornou-se uma rotina na avaliação destes pacientes, tanto antes quanto depois da operação. Utiliza-se para determinar o tipo, gravidade e distribuição do enfisema (ver Fig. 24-14). A cirurgia para redução de volume do pulmão, na qual áreas de pulmão enfisematoso sofrem ressecção, é mais indicada quando o enfisema está localizado nos lobos superiores.

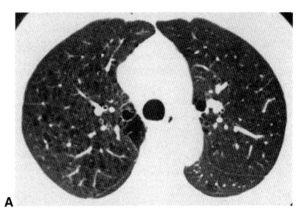
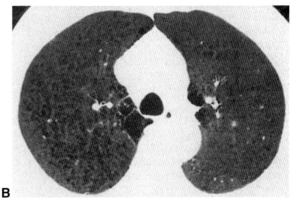
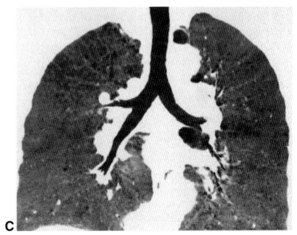

FIG. 24-14. Distribuição de enfisema centrilobular, mostrado por TC, utilizando reformação volumétrica. **A.** A TCAR em paciente com enfisema centrilobular mostra áreas lucentes predominando no lobo superior direito. **B.** A imagem com projeção de intensidade mínima, no mesmo nível, mostra a predominância da doença no lobo superior direito. **C.** A reformação coronal com projeções de intensidade mínimas mostra a predominância dos lobos superiores, típica de enfisema centrilobular.

LEITURAS SELECIONADAS

American Thoracic Society. Standards for the diagnosis and care of patients with chronic obstructive pulmonary disease (COPD) and asthma. Am Rev Respir Dis 1987;136:225-243.

Arakawa H, Kurihara Y, Nakajima Y, et al. Computed tomography measurements of overinflation in chronic obstructive pulmonary disease: evaluation of various radiographic signs. J Thorac Imag 1998;13:188-192.

Burki NK. Roentgenologic diagnosis of emphysema: accurate or not? Chest 1989;1178-1179.

Burki NL, Krumpelman JL. Correlation of pulmonary function with the chest roentgenogram in chronic airway obstruction. Am Rev Respir Dis 1980;121:217-223.

Fishman A, Martinez F, Naunheim K, et al. A randomized trial comparing lung-volume-reduction surgery with medical therapy for severe emphysema. N Engl J Med 2003;348:2059-2073.

Foster WL Jr, Gimenez EI, Roubidoux MA, et al. The emphysemas: radiologic-pathologic correlations. Radiographics 1993;13:311-328.

Gevenois PA, de Maertelaer V, De Vuyst P, et al. Comparison of computed density and macroscopic morphometry in pulmonary emphysema. Am J Respir Crit Care Med 1995;152:653-657.

Gevenois PA, De Vuyst P, de Maertelaer V, et al. Comparison of computed density and microscopic morphometry in pulmonary emphysema. Am J Respir Crit Care Med 1996;154:187-192.

Guest PJ, Hansell DM. High resolution computed tomography (HRCT) in emphysema associated with alpha-1-antitrypsin deficiency. Clin Radiol 1992;45:260-266.

Janoff A. Elastases and emphysema. Current assessment of the protease-antiprotease hypothesis. Am Rev Respir Dis 1985;132:417-433.

Lesur O, Delorme N, Fromaget JM, et al. Computed tomography in the etiologic assessment of idiopathic spontaneous pneumothorax. Chest 1990;98:341-347.

Pratt PC. Role of conventional chest radiography in diagnosis and exclusion of emphysema. Am J Med 1987;82:998-1006.

Rationale and design of the National Emphysema Treatment Trial (NETT): a prospective randomized trial of lung volume reduction surgery. J Thorac Cardiovasc Surg 1999;118:518-528.

Reich SB, Weinshelbaum A, Yee J. Correlation of radiographic measurements and pulmonary function tests in chronic obstructive pulmonary disease. AJR Am J Roentgenol 1985;144:695-699.

Remy-Jardin M, Remy J, Gosselin B, et al. Sliding thin slab, mini-mum intensity projection technique in the diagnosis of emphysema: histopathologic-CT correlation. Radiology 1996;200:665-671.

Sherman S, Skoney JA, Ravikrishnan KP. Routine chest radiographs in exacerbations of chronic obstructive pulmonary disease: diagnostic value. Arch Intern Med 1989;149:2493-2496.

Slone RM, Gierada DS, Yusen RD. Preoperative and postoperative imaging in the surgical management of pulmonary emphysema Radiol Clin North Am 1998;36:57-89.

Stern EJ, Webb WR, Weinacker A, Müller NL. Idiopathic giant bullous emphysema (vanishing lung syndrome): imaging findings in nine patients. AJR Am J Roentgenol 1994;162:279-282.

Sutinen S, Christoforidis AJ, Klugh GA, Pratt PC. Roentgenologic criteria for the recognition of nonsymptomatic pulmonary emphysema: correlation between roentgenologic findings and pulmonary pathology. Am Rev Respir Dis 1965;91:69-76.

Thurlbeck WM, Müller NL. Emphysema: definition, imaging, and quantification. AJR Am J Roentgenol 1994;163:1017-1025.

Thurlbeck WM, Simon G. Radiographic appearance of the chest in emphysema. AJR Am J Roentgenol 1978;130:429-440.

CAPÍTULO 25

DOENÇAS PULMONARES CÍSTICAS DIFUSAS

W. RICHARD WEBB

Um **cisto** é uma lesão pulmonar de parede fina bem definida contendo ar, com 1 cm ou mais de diâmetro. Os cistos podem ser encontrados em pacientes com enfisema (p. ex., bolhas; ver Figs. 24-3, 24-8, 24-12, e 24-13 no Capítulo 24); faveolamento (p. ex., grandes cistos com faveolamento; ver Fig. 10-17B no Capítulo 10); pneumonia (p. ex., pneumatocele) (Fig. 25-1); bronquiectasia cística (p. ex., brônquios dilatados) (Fig. 25-2, ver também Fig. 9-28 no Capítulo 9); pneumonite por hipersensibilidade subaguda; trauma com laceração do pulmão (ver Fig. 9-36 no Capítulo 9); múltiplas cavidades em fase de cura; e algumas infecções parasitárias (Quadro 25-1). O diagnóstico diferencial (ver Quadro 9-6 no Capítulo 9) justapõe-se ao de múltiplas massas com cavitações.

Várias doenças pulmonares raras são caracterizadas por cistos como anormalidades primárias. Tais doenças raras incluem a histiocitose de células de Langerhans, linfangiomiomatose, esclerose tuberosa, neurofibromatose, PIL e síndrome de Sjögren. Outra doença rara é a papilomatose traqueobrônquica, discutida no Capítulo 3.

HISTIOCITOSE PULMONAR DE CÉLULAS DE LANGERHANS (HISTIOCITOSE X PULMONAR)

O termo *histiocitose de células de Langerhans* (HCL) refere-se a um grupo de doenças de etiologia desconhecida, na maioria das vezes reconhecido durante a infância, na qual o acumulo de células de Langerhans envolve um ou mais sistemas corporais, incluindo ossos, pulmões, hipófise, membranas mucosas e pele, linfonodos e fígado. Esta doença é conhecida também, como *Histiocitose X* ou *granuloma eosinofílico* (Quadro 25-2). O envolvimento do pulmão na HCL é comum, sendo observado em 40% dos pacientes, e pode ser uma anormalidade isolada. Em pacientes com doenças multissistêmicas, outras partes comumente atingidas incluem os ossos e as glândulas.

Nos estágios iniciais da doença, a HCL é caracterizada pela presença de granulomas contendo um grande número de células de Langerhans e eosinófilos, resultando na destruição do tecido pulmonar. As lesões da HCL apresentam tipicamente distribuição peribronquiolar. Nos estágios finais da doença, os granulomas celulares são substituídos por fibrose e cistos pulmonares. Embora a HCL seja caracterizada pela proliferação de células, por clonagem, é mais provável que, em adultos, represente uma resposta imunitária anormal resultante de um estímulo antigênico não identificado do que resultante de uma neoplasia.

Mais de 90% dos pacientes adultos são fumantes, e considera-se que a maioria dos casos de HCL se relacione com o fumo. A maioria dos pacientes com HCL pulmonar são adultos jovens ou de meia-idade (média de idade de 32 anos). Comumente, apresentam sintomas como tosse e dispnéia. Mais de 20% dos pacientes apresentam pneumotórax.

Comparado a pacientes com doenças multissistêmicas, os pacientes com envolvimento pulmonar isolado têm um bom prognóstico; a doença regride espontaneamente em 25% dos casos e estabiliza-se clinica e radiologicamente em 50%. Nos restantes 25% dos casos, a doença segue um curso progressivo e descendente, resultando em destruição cística pulmonar difusa. Num pequeno número de casos, o óbito pode resultar de insuficiência respiratória ou hipertensão pulmonar.

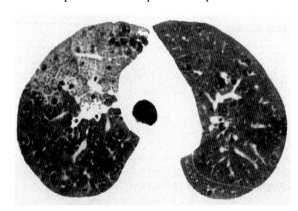

FIG. 25-1. Pneumonia por *Pneumocystis* com pneumatocele. Opacidade em vidro fosco representando pneumonia aguda está associada a múltiplos cistos pulmonares agrupados. Esta aparência é comum em pneumonia por *Pneumocystis*.

Capítulo 25 | DOENÇAS PULMONARES CÍSTICAS DIFUSAS

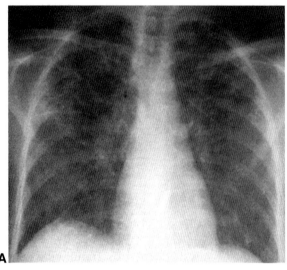

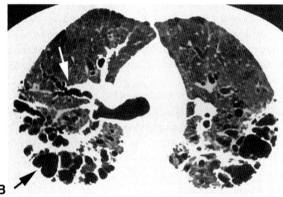

FIG. 25-2. Sarcoidose com extensa bronquiectasia cística no lobo superior. **A.** A radiografia de tórax mostra uma aparência cística nos lobos superiores. **B.** A TCAR mostra bronquiectasia cística, possivelmente associada a áreas de enfisema. Brônquios anormais e cistos ramificados (setas) são uma indicação para o diagnóstico correto.

QUADRO 25-1 MÚLTIPLOS CISTOS PULMONARES

Bolhas
Faveolamento
Pneumonia com pneumatocele (p. ex., *Pneumocystis*)
Bronquiectasia cística
Pneumonite por hipersensibilidade (subaguda)
Trauma com laceração pulmonar
Cavidades em processo de cura (p. ex., abscessos, granulomatose de Wegener, nódulos reumatóides cavitários)
Infecções parasitárias (p. ex., *echinococcus*)
Histiocitose de células de Langerhans (HCL)
Linfangiomiomatose
Esclerose tuberosa
Neurofibromatose
Pneumonia intersticial linfocítica
Síndrome de Sjögren

QUADRO 25-2 HISTIOCITOSE DE CÉLULAS DE LANGERHANS

Envolvimento pulmonar de 40%; pode ser uma anormalidade isolada
90% dos pacientes adultos são fumantes
Granulomatose em estágios iniciais
Cistos pulmonares em estágio final
Cistos com formatos irregulares
Predominância no lobo superior
Preservação dos ângulos costofrênicos
Nódulos ou nódulos cavitários, em alguns casos

▪ Achados Radiográficos

Os achados radiográficos de HCL incluem padrões reticulares, nodulares e reticulonodulares, com freqüência em combinação (Figs. 25-3 e 25-4A e B); uma aparência cística pode mimetizar faveolamento. As anormalidades são em geral bilaterais e envolvem predominantemente as áreas médias e superiores do pulmão, preservando relativamente os ângulos costofrênicos. Os volumes dos pulmões apresentam-se caracteristicamente normais ou aumentados (ver Fig. 25-4A e B), uma aparência incomum na presença de opacidades reticulares e faveolamento.

▪ Achados na TCAR

Em quase todos os pacientes, a TCAR demonstra espaços aéreos císticos, os quais, comumente, têm menos do que 10 mm de diâmetro (ver Figs. 25-4 a 25-6). Os cistos pulmo-

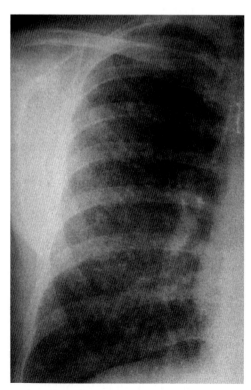

FIG. 25-3. Histiocitose de células de Langerhans (HCL). A radiografia de tórax mostra um padrão nodular ou reticulonodular predominando na zona pulmonar média.

HISTIOCITOSE PULMONAR DE CÉLULAS DE LANGERHANS (HISTIOCITOSE X PULMONAR)

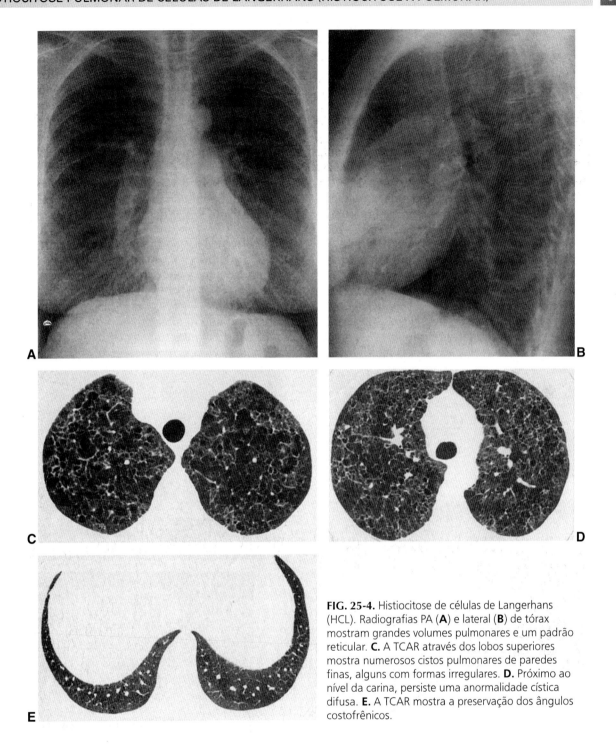

FIG. 25-4. Histiocitose de células de Langerhans (HCL). Radiografias PA (**A**) e lateral (**B**) de tórax mostram grandes volumes pulmonares e um padrão reticular. **C.** A TCAR através dos lobos superiores mostra numerosos cistos pulmonares de paredes finas, alguns com formas irregulares. **D.** Próximo ao nível da carina, persiste uma anormalidade cística difusa. **E.** A TCAR mostra a preservação dos ângulos costofrênicos.

nares têm paredes, que podem ser finas e quase imperceptíveis ou que podem ter até vários milímetros de espessura. A presença de paredes distintas faz com que seja possível diferenciar estes cistos de áreas de enfisema. Embora os vários cistos tenham uma aparência arredondada, eles podem também apresentar formas bizarras, sendo bilobulados ou com aparência de folha de trevo (*clover leaf*) (ver Figs. 25-4 a 25-6). É comum a predominância nos lobos superiores, tanto de tamanho quanto na quantidade de cistos (ver Figs. 25-4 e 25-6). Grandes cistos ou bolhas (com mais de 10 mm de diâmetro) são vistos em mais da metade dos casos; alguns cistos são maiores do que 20 mm. Faveolamento autêntico, geralmente sugerido na radiografia de tórax, não ocorre.

Em alguns pacientes, cistos são as únicas anormalidades visíveis nas TCAR, porém, em muitos casos, pequenos nódulos também estão presentes (geralmente com menos de 5 mm de diâmetro) (Fig. 25-5). Nódulos maiores, algumas vezes excedendo 1 cm, podem ser vistos, mas são bem menos comuns (25%). Em casos indivi-

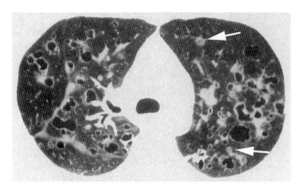

FIG. 25-5. Histiocitose de células de Langerhans (HCL). A TCAR mostra numerosos cistos de formas irregulares nos lobos superiores. Nódulos *(setas)* também são visíveis.

duais, os nódulos podem variar consideravelmente de quantidade, o que, possivelmente, depende da atividade da doença; pode haver uma pequena quantidade de nódulos ou uma miríade. Com freqüência, as margens dos nódulos podem ser irregulares, particularmente quando existe envolvimento cístico ou doença reticular. Nas TCAR, muitos nódulos podem se apresentar como peribrônquicos ou peribronquiolares e, sendo assim, com localização centrilobular. Alguns nódulos, particularmente aqueles maiores de 1 cm de diâmetro, podem mostrar centros lucentes que, presumivelmente, correspondem a pequenas "cavidades". Entretanto, estas cavidades algumas vezes representam uma luz bronquiolar dilatada e circundada por granulomas peribronquiolares, com espessamento intersticial.

Em quase todos os casos, as bases pulmonares e os sulcos costofrênicos são relativamente preservados (ver Fig. 25-4). Uma predominância no lobo superior, em tamanho e quantidade de cistos, está presente na maioria dos pacientes (ver Fig. 25-6), e predominância basal nunca é observada.

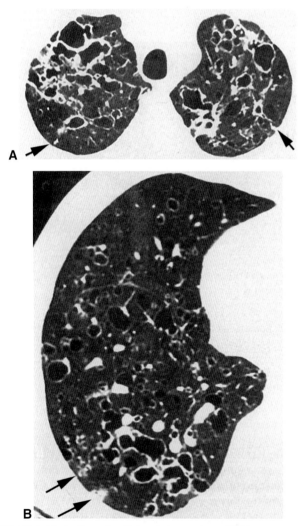

FIG. 25-6. Histiocitose de células de Langerhans (HCL). **A.** A TCAR mostra numerosos cistos de formas irregulares nos lobos superiores. Os cistos apresentam paredes espessas. Isto é uma característica da doença em estágio inicial. Os nódulos *(setas)* também são visíveis. **B.** A TCAR na base pulmonar direita mostra cistos menores e menos numerosos, assim como nódulos *(setas)*.

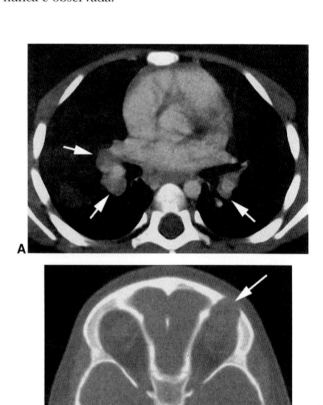

FIG. 25-7. Histiocitose de células de Langerhans (HCL) em criança de 2 anos de idade. **A.** A TC de tórax mostra aumento de linfonodo hilar *(setas)*. **B.** Uma lesão lítica *(seta)* no crânio também é visível.

LINFANGIOMIOMATOSE

As lesões pulmonares podem evoluir numa seqüência característica, começando com nódulos centrilobulares, seguidos por cavitação, formação de cistos com paredes espessas e, por fim, cistos com paredes finas. As lesões nodulares podem regredir espontaneamente ou podem ser substituídas por cistos, porém as lesões císticas, uma vez formadas, persistem tornando-se indistintas de enfisema difuso.

Aumento de linfonodo mediastinal ou hilar associado ou lesões líticas nos ossos também podem estar presentes (Fig. 25-7).

LINFANGIOMIOMATOSE

A linfangiomiomatose ou linfangioleiomiomatose (LAM) é uma doença rara caracterizada pela proliferação progressiva de células musculares lisas com aparência imatura (células LAM) em relação aos bronquíolos, pequenos vasos pulmonares e linfáticos, no tórax e no abdome (Quadro 25-3). A infiltração peribronquiolar acaba levando à obstrução bronquiolar e destruição do parênquima pulmonar, com formação de cistos isolados no pulmão. Nódulos muito pequenos (1 a 3 mm) também podem estar presentes, representando proliferação focal de pneumócito do tipo II. Angiomiolipomas podem estar presentes em 15% dos casos.

A proliferação de células fusiformes pode também envolver os nódulos hilares, mediastinais e extratorácicos, algumas vezes causando dilatação dos linfáticos intrapulmonares e do ducto torácico. O envolvimento dos linfáticos pode levar a derrame pleural quiloso ou ascítico. A proliferação de células nas paredes das veias pulmonares pode causar obstrução venosa e levar a hipertensão venosa pulmonar, da qual resulta hemoptise.

A linfangiomiomatose ocorre quase exclusivamente em mulheres em idade fértil, geralmente entre os 17 e os 50 anos de idade. Casos ocasionais podem ocorrer em mulheres na pós-menopausa, provavelmente devido a uma lenta evolução. Embora a etiologia da LAM ainda seja obscura, uma anormalidade cromossômica foi relatada em alguns casos.

A maioria dos pacientes apresenta-se à consulta com dispnéia, pneumotórax ou tosse. A média do intervalo desde o início dos sintomas ao diagnóstico é de 3 a 5 anos. Uma proporção de 60% de pacientes apresenta derrame pleural quiloso; até 80% têm pneumotórax; de 30 a 40% apresentam traços de sangue no escarro ou hemoptise bem definida. Quase todos os pacientes apresentam, no início, função pulmonar anormal.

Melhora clínica tem sido relatada com o prosseguimento do tratamento com progesterona, tamoxifeno, ou outro agente antiestrogênico, radioterapia ou ooforectomia. Entretanto, a resposta a este tratamento é variável. A evolução é característica, e a maioria dos pacientes morre em 5 a 10 anos, contados a partir dos sintomas. Como conseqüência, a LAM é agora considerada como indicação para transplante de pulmão. A anormalidade pode recorrer mesmo no pulmão transplantado.

■ Achados Radiográficos

Em radiografias simples, 80% dos pacientes com LAM mostram um padrão reticular bem definido. Em pacientes com a doença em estágio adiantado, um padrão cístico mimetizando o de faveolamento pode ser visto (Figs. 25-8 e 25-9). Os pulmões em geral aparecem difusamente anormais, com suas bases e ápices com o mesmo grau de envolvimento. Como na histiocitose de Langerhans, o volume do pulmão freqüentemente aparece aumentado, apesar da presença de reticulação.

Anormalidades pleurais podem preceder, acompanhar, ou serem vistas depois do reconhecimento da doença pulmonar. Cerca de 50% dos pacientes apresentam

---

QUADRO 25-3 LINFANGIOMIOMATOSE

Proliferação de células musculares lisas com aparência imatura (células LAM)
Mulheres em idade fértil
Idêntica à doença pulmonar vista na esclerose tuberosa
Destruição pulmonar cística
Derrames quilosos
Angiomiolipomas renais presentes em 15%
Cistos pulmonares
Formato arredondado
Distribuição difusa
Envolvimento dos ângulos costofrênicos
Nódulos

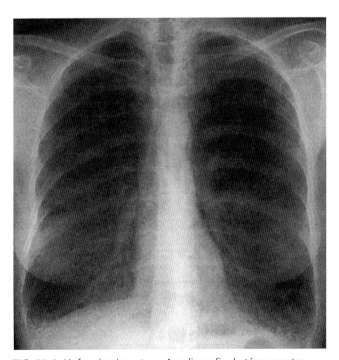

FIG. 25-8. Linfangiomiomatose. A radiografia de tórax mostra volume aumentado do pulmão com opacidades reticulares nas bases do pulmão. O apagamento dos ângulos costofrênicos é resultado de derrames quilosos.

Capítulo 25 | DOENÇAS PULMONARES CÍSTICAS DIFUSAS

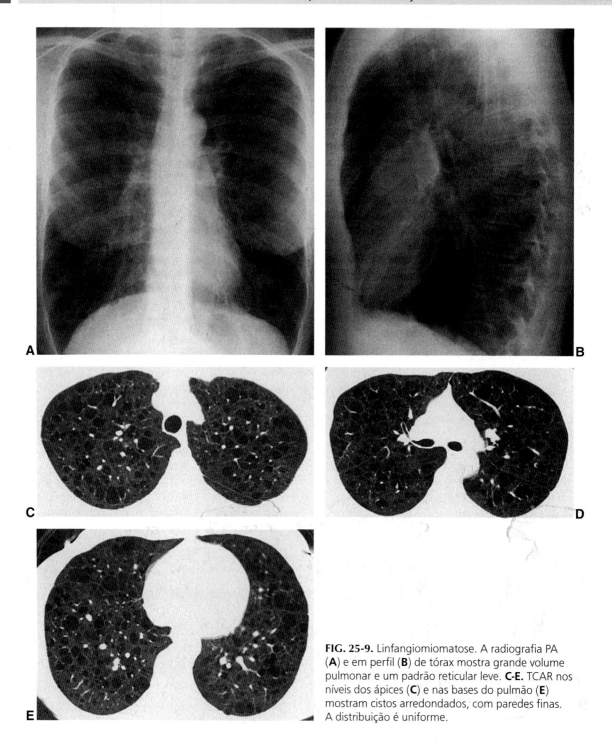

FIG. 25-9. Linfangiomiomatose. A radiografia PA (A) e em perfil (B) de tórax mostra grande volume pulmonar e um padrão reticular leve. C-E. TCAR nos níveis dos ápices (C) e nas bases do pulmão (E) mostram cistos arredondados, com paredes finas. A distribuição é uniforme.

evidências radiográficas de pneumotórax no estágio inicial, e derrame pleural unilateral ou bilateral está presente em 10 a 20% dos casos (ver Fig. 25-8). Cerca de 10 a 25% dos pacientes, no princípio, têm radiografias com aparência normal, apesar da presença de cistos pulmonares.

■ **Achados na TCAR**

Nas TCAR, pacientes com LAM mostram, caracteristicamente, cistos pulmonares arredondados, isolados, com paredes finas (ver Fig. 25-9). Estes cistos geralmente medem 2 a 5 mm de diâmetro, mas podem ser maiores. O seu tamanho tende a aumentar com a evolução da doença. Em pacientes com a doença bem evoluída, na qual 80% ou mais do parênquima pulmonar já estão envolvidos, a maioria dos cistos tem mais de 1 cm de diâmetro. Comumente as paredes dos cistos pulmonares são finas e quase imperceptíveis. Cistos pulmonares com formas irregulares, como são vistos em pacientes com HCL, são raros.

Na maioria dos casos os cistos estão distribuídos difusamente nos pulmões, do ápice à base, sem poupar nenhuma zona pulmonar (ver Fig. 25-9); envolvimento pul-

ESCLEROSE TUBEROSA

monar difuso é visto, mesmo em pacientes com doença leve.

Na maioria dos pacientes, a TCAR mostra o parênquima pulmonar normal entre os cistos. Em alguns casos, entretanto, um leve aumento nas *markings* lineares intersticiais, espessamento dos septos interlobulares, ou áreas de opacidade em vidro fosco, em mosaicos, também, estão visíveis. Estas últimas provavelmente representam áreas de hemorragia pulmonar. Ocasionalmente, pequenos nódulos são vistos, porém eles não são aspectos importantes desta doença como são na histiocitose de células de Langerhans (HCL).

Em muitos casos, um diagnóstico específico pode ser feito com TC, quando as características arredondadas, difusas, e paredes finas dos cistos pulmonares são identificadas em mulher em idade fértil.

Em pacientes com LAM, a TCAR, bem como a radiografia de tórax, podem mostrar pneumotórax em associação com cistos. Outros aspectos de LAM incluem derrame pleural e adenopatia hilar, mediastinal e retrocrural. Angiomiolipomas renais podem ser vistos nos *scans* das áreas superiores do abdome.

ESCLEROSE TUBEROSA

A esclerose tuberosa (ET) é uma doença genética de caráter autossômico dominante com manifestações neurocutâneas (adenomas sebáceos/lesões faciais) que associadas a convulsões epilépticas e retardo mental, formam uma tríade sintomática clássica da doença. Também se associa a anormalidades do tipo de angiomiolipomas renais, rabdomiomas cardíacos e facomas da retina.

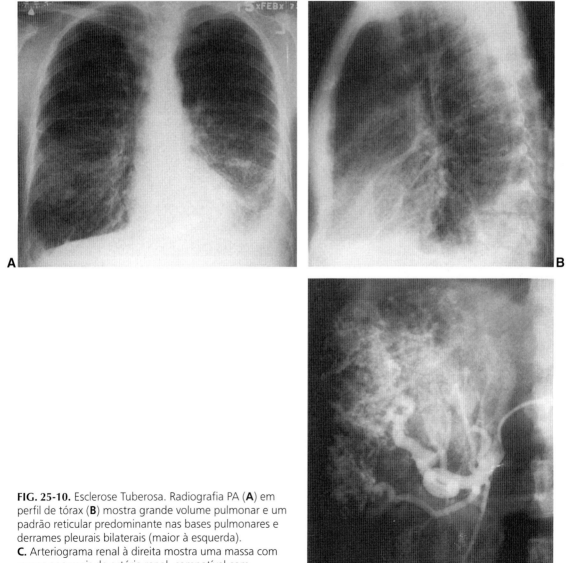

FIG. 25-10. Esclerose Tuberosa. Radiografia PA (**A**) em perfil de tórax (**B**) mostra grande volume pulmonar e um padrão reticular predominante nas bases pulmonares e derrames pleurais bilaterais (maior à esquerda).
C. Arteriograma renal à direita mostra uma massa com ramos anormais de artéria renal, compatível com angiomiolipoma.

Cerca de 1% dos pacientes com ET tem doença pulmonar praticamente idêntica à da LAM, embora possam ser encontradas diferenças histológicas sutis entre as duas entidades. Não é errado pensar na doença pulmonar que acompanha a ET como um subtipo de LAM. Os sintomas apresentados são similares. Embora a ET e a LAM acometam igualmente ambos os sexos, as anormalidades pulmonares têm sido descritas quase exclusivamente em mulheres. Os achados radiográficos são indistinguíveis em ambos os casos (Figs. 25-10 e 25-11), embora a presença de angiomiolipomas renais seja mais sugestiva de esclerose tuberosa. Contudo, angiomiolipomas podem ser vistos na LAM, na ausência de esclerose tuberosa.

NEUROFIBROMATOSE

Neurofibromatose é um distúrbio genético comum, acometendo cerca de 1 em cada 3.000 indivíduos. Manifestações torácicas são típicas e incluem as seguintes:

1. Anormalidades na costela, incluindo costelas em forma de fitas e com chanfraduras inferiores.
2. Escoliose.

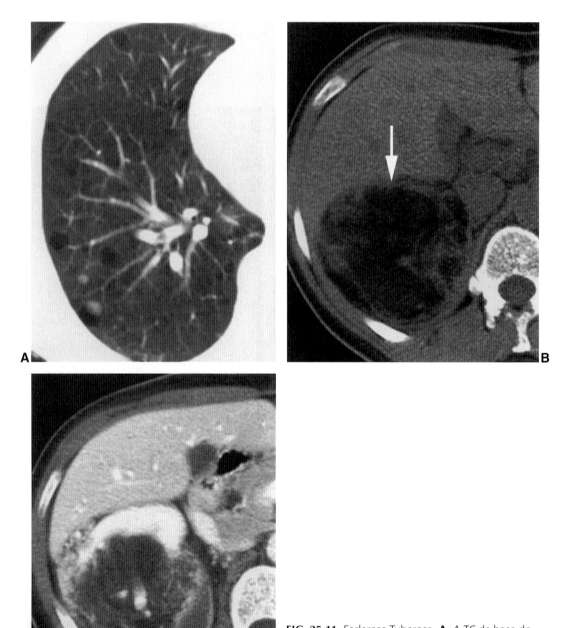

FIG. 25-11. Esclerose Tuberosa. **A.** A TC da base do pulmão mostra lesões císticas e pequenos nódulos. ASTC sem contraste (**B**) e com contraste (**C**) mostram um angiomiolipoma de baixa atenuação (*seta* em **B**) no rim direito.

PNEUMONIA INTERSTICIAL LINFÓIDE E SÍNDROME DE SJÖGREN'S

3. Neurofibromas cutâneos ou subcutâneos mimetizando a presença de nódulos pulmonares em radiografias de tórax.
4. Neurofibroma intercostal ou mediastinal ou schwannoma (ver Figs. 8-65 a 8-68, no Capítulo 8).
5. Paraganglioma torácico meningocele (ver Figs. 8-71 no Capítulo 8).

A doença pulmonar está presente em 10 a 20% dos pacientes adultos com neurofibromatose. Esta é caracterizada histologicamente por bolhas nos lobos superiores e fibrose intersticial nas bases dos pulmões. A apresentação de dispnéia é típica nos pacientes portadores da doença.

Geralmente, as radiografias mostram áreas lucentes no lobo superior ou bolhas, que comumente são simétri-

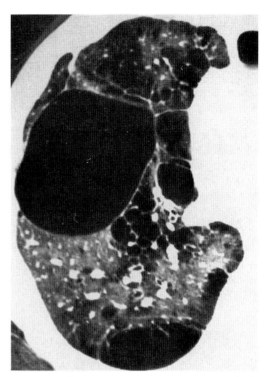

FIG. 25-13. Neurofibromatose. A TCAR mostra cistos e bolhas que não se pode distinguir de enfisema.

cas. Um padrão reticular, que algumas vezes é caracterizado pelas linhas B de Kerley, é visto nas bases dos pulmões em 50% dos casos (Fig. 25-12). Tipicamente, o volume do pulmão está aumentado, com retificação dos diafragmas. A TCAR pode mostrar cistos isolados ou bolhas (Fig. 25-13).

PNEUMONIA INTERSTICIAL LINFÓIDE E SÍNDROME DE SJÖGREN'S

A pneumonia intersticial linfóide (PIL) é um distúrbio linfoproliferativo benigno caracterizado por um infiltrado de linfócitos e de células plasmáticas difuso e intersticial. A PIL com freqüência ocorre em associação a doença vascular colagenosa e síndrome de Sjögren.

Embora tanto a LIP quanto a síndrome de Sjögren possam mostrar uma variedade de anormalidades radiográficas ou na TCAR incluindo um padrão reticular ou reticulonodular e opacidade em vidro fosco esparsa ou difusa (ver Capítulo 13 e 14), múltiplos cistos de paredes finas podem ser as manifestações primárias da doença colagenosa, representando PIL (ver Figs. 13-27, 13-29, e 13-30 no Capítulo 13). Os cistos podem ser grandes ou pequenos, podem ser uma alteração isolada ou podem vir acompanhados por outros achados de PIL ou da síndrome de Sjögren, como a opacidade em vidro fosco. Os cistos tendem a apresentar-se em menor quantidade do que em pacientes com HCL ou LAM.

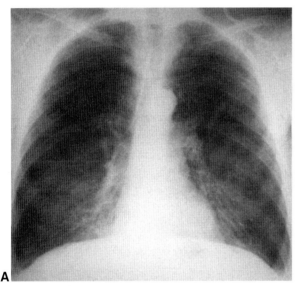

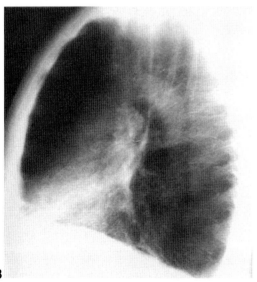

FIG. 25-12. Neurofibromatose. Radiografia de tórax em PA (**A**) e perfil (**B**) mostra grande volume pulmonar com área lucente no lobo superior e um padrão reticular predominante na base dos pulmões.

LEITURAS SELECIONADAS

Aberle DR, Hansell DM, Brown K, Tashkin DP. Lymphangiomyomatosis: CT, chest radiographic, and functional correlations. Radiology 1990;176:381-387.

Brauner MW, Grenier P, Mouelhi MM, et al. Pulmonary histiocytosis X: evaluation with high resolution CT. Radiology 1989;172:255-258.

Chu SC, Horiba K, Usuki J, et al. Comprehensive evaluation of 35 patients with lymphangioleiomyomatosis. Chest 1999;115:1041-1052.

Howarth DM, Gilchrist GS, Mullan BP, et al. Langerhans cell histiocytosis: diagnosis, natural history, management, and outcome. Cancer 1999;85:2278-2290.

Johkoh T, Müller NL, Pickford HA, et al. Lymphocytic interstitial pneumonia: thin-section CT findings in 22 patients. Radiology 1999;212:567-572.

Kirchner J, Stein A, Viel K, et al. Pulmonary lymphangioleiomyomatosis: high-resolution CT findings. Eur Radiol 1999;9:49-54.

Kitaichi M, Nishimura K, Itoh H, Izumi T. Pulmonary lymphangioleiomyomatosis: a report of 46 patients including a clinicopathologic study of prognostic factors. Am J Respir Crit Care Med 1995;151:527-533.

Lenoir S, Grenier P, Brauner MW, et al. Pulmonary lymphangiomyomatosis and tuberous sclerosis: comparison of radiographic and thin-section CT findings. Radiology 1990;175:329-334.

Moore AD, Godwin JD, Müller NL, et al. Pulmonary histiocytosis X: comparison of radiographic and CT findings. Radiology 1989;172:249-254.

Müller NL, Chiles C, Kullnig P. Pulmonary lymphangiomyomatosis: correlation of CT with radiographic and functional findings. Radiology 1990;175:335-339.

Templeton PA, McLoud TC, Müller NL, et al. Pulmonary lymphangioleiomyomatosis: CT and pathologic findings. J Comput Assist Tomogr 1989;13:54-57.

CAPÍTULO 26

PLEURA E DOENÇAS PLEURAIS

W. RICHARD WEBB

FISSURAS INTERLOBARES

As fissuras interlobares representam a invaginação da pleura visceral que separa os lobos pulmonares. Reconhecer as fissuras é essencial para a localização e para o diagnóstico de ambas as anormalidades, tanto pleural quanto parenquimatosa.

■ Fissura Maior (Oblíqua)

Do lado esquerdo, a fissura maior separa o lobo inferior do lobo superior. Do lado direito, separa o lobo inferior dos lobos superior e médio (ver Figs. 2-29 e 2-30 no Capítulo 2).

As fissuras maiores originam-se posteriormente acima do nível do arco aórtico, próximas ao nível da quinta vértebra torácica, e angulam-se anterior e inferiormente, quase paralelas à sexta costela. Posteriormente o aspecto superior da fissura maior esquerda é ascendente para a direita em 75%. Elas terminam ao longo da superfície diafragmática pleural anterior de cada hemitórax, vários centímetros atrás da parede anterior do tórax.

Partes de uma ou ambas as fissuras maiores estão quase sempre visíveis na radiografia de perfil. Uma opacidade triangular fina, representando gordura, é vista em 20% dos casos no ponto em que a fissura maior entra em contato com o hemidiafragma. Uma opacidade similar pode ser vista também com uma pequena porção de líquido pleural.

As fissuras maiores podem ser distinguíveis nas radiografias de perfil de diversas maneiras:

1. A superfície direita do hemidiafragma está visível na maioria dos pacientes em sua totalidade, enquanto a superfície anterior do hemidiafragma esquerdo geralmente está obscurecida pelo coração; se uma fissura estiver visível em continuidade com a parte anterior do diafragma inteiro, é a fissura maior direita.
2. O hemidiafragma esquerdo pode ser identificado por sua relação íntima com a bolha estomacal; o que permite a identificação do ângulo costofrênico posterior esquerdo, das costelas esquerdas posteriores e da fissura maior esquerda, em continuidade com as costelas posteriores.

3. As costelas posteriores direitas em geral estão projetadas posteriormente para a esquerda, numa radiografia lateral esquerda bem posicionada e mostram-se maiores do que as costelas, por estarem mais afastadas do filme e mais magnificadas. Isto é chamado do sinal da "grande costela" *(big rib sign)*. Uma fissura em continuidade com as "grandes costelas" é a fissura maior direita.
4. A fissura maior direita pode ser identificada, se vista, em contato com a fissura menor.

Em indivíduos normais, as fissuras maiores não são claramente visíveis em radiografias frontais. Em 5 a 10% dos pacientes, entretanto, uma opacidade curvilínea sutil pode ser vista na parte superior do tórax estendendo-se superior e medialmente do tórax lateral, e representando o contato da fissura maior superior com a parede torácica póstero-lateral; esta opacidade provavelmente está relacionada com uma pequena porção de gordura que entra pela margem da fissura. Tipicamente, é bem margeada em sua superfície inferior, e mal definida superiormente. Uma opacidade similar, porém mais evidente, pode ser observada como derrame pleural (Fig. 26-1) estendendo-se para a parte posterior da fissura maior.

Na TC, as fissuras maiores são orientadas obliquamente ao plano do *scan*, e por causa do volume médio, sua aparência é variável, dependendo da espessura do corte.

Com uma fatia de 7 a 10 mm de espessura, as fissuras são vistas em apenas 20 a 40% dos casos, embora a localização de cada fissura possa ser sugerida devido à presença de uma banda sem vascularidade, com vários centímetros de espessura, dentro do parênquima pulmonar. Estas bandas aparecem sem vascularidade devido ao pequeno tamanho dos vasos localizados na periferia pulmonar, em cada lado da fissura. Em até 20% dos casos, as fissuras maiores são vistas em *scans* com colimação espessa, como opacidades em bandas mal definidas, devido ao volume médio da fissura com pulmão adjacente ou hipoinsuflação das partes pendentes dos lobos superiores, adjacentes à fissura. Às vezes a fissura é visível como uma opacidade linear.

575

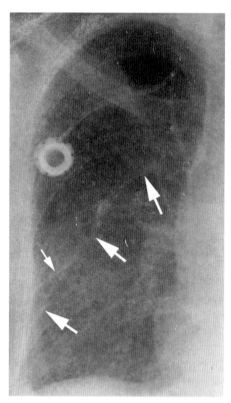

FIG. 26-1. Pequeno derrame pleural demarcando a fissura maior posterior. A localização normal da fissura maior onde se encontra com a parede torácica póstero-lateral é bem demonstrada *(setas grandes)*. Neste caso, é bem margeada em sua superfície inferior e mal definida superiormente. A fissura menor também é visível *(seta pequena)*.

Na TC obtida usando colimação fina ou técnica de alta resolução, geralmente as fissuras maiores aparecem como linhas finas, bem definidas, circundadas por um plano do pulmão relativamente avascular e com uma espessura de cerca de 1 cm. A orientação das fissuras maiores varia em níveis diferentes. No tórax superior, as fissuras maiores formam um ângulo póstero-lateral desde o mediastino (ver Fig. 2-30A no Capítulo 2). Dentro do tórax inferior, as fissuras maiores formam um ângulo ântero-lateral desde o mediastino. Em quase 20% dos casos, um espessamento focal da fissura é visto na TC, logo acima de seu ponto de contato com o diafragma; isto representa gordura estendendo-se para dentro da fissura.

Se uma porção da fissura for invisível na TCAR, isto indica, provavelmente, que a fissura está incompleta, com fusão parcial dos lobos (Fig. 26-2). Fissuras incompletas fornecem uma passagem para ventilação colateral ou disseminação de doença de um lobo para o outro. Em 70% dos casos a fissura maior direita apresenta-se incompleta, e algum grau de fusão está presente entre os lobos superior e inferior (em 70%) e entre os lobos inferiores e médios (em 50%). À esquerda, relatou-se que a fissura maior é completa em 30 a 60% dos pacientes.

Em alguns casos, movimentos cardíacos durante o *scan* resultam numa imagem confusa chamada de "sinal de dupla fissura"; quando esta imagem está presente, a fissura é vista, no mesmo *scan*, em duas localizações.

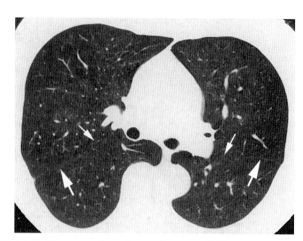

FIG. 26-2. Fissuras maiores incompletas. A TCAR mostra, com aparência normal, as fissuras maiores, lateralmente *(setas grandes)*. Medialmente, as fissuras estão invisíveis *(setas pequenas)*.

■ Fissura Menor (Horizontal)

A fissura menor ou horizontal separa o aspecto (limite) superior do lobo médio direito do lobo superior direito. A fissura menor apresenta-se incompleta em mais de 80% dos casos. Com maior freqüência, apresenta-se lateralmente (ver Figs. 2-29 e 2-30 no Capítulo 2).

Em radiografias frontais, a fissura menor ou uma porção dela é visível em 50 a 80% dos casos, aparecendo como uma linha horizontal grosseira, em geral no nível da quarta costela anterior ou perto dela. Seu contorno é variável, mas sua parte lateral freqüentemente é visível em posição inferior à sua parte média. Medialmente, a fissura em geral parece surgir ao nível do hilo direito e da artéria pulmonar interlobar.

Na radiografia de perfil, a porção anterior da fissura menor é geralmente inferior à sua parte posterior. A parte posterior da fissura pode ser vista terminando na fissura maior ou estendendo-se posteriormente a ela.

Na TC convencional obtida com colimação de 7 a 10 mm a fissura menor raramente é vista, uma vez que sua posição é geralmente paralela ao plano do *scan*. Entretanto, caracteristicamente a posição da fissura menor pode ser presumida por causa de uma vasta região sem vascularidade na parte anterior do pulmão direito e anterior à fissura maior, ao nível dos brônquios intermediários. Esta região sem vascularidade representa pulmão periférico em cada lado da fissura, localizado sobre o plano da imagem ou perto dele. Geralmente, esta região é triangular, com um dos ângulos no hilo pulmonar e os outros dois lateralmente. Entretanto, há considerável variação na apresentação da fissura menor devido às variações em sua orientação e em sua curvatura. Em alguns casos, o plano sem vascularidade da fissura menor aparece retangular, arredondado, ou elíptico.

O aspecto da fissura menor na TCAR é bastante variável (Fig. 26-3). Dependendo de sua orientação e contorno, a fissura pode apresentar-se como: (1) uma opaci-

FISSURAS INTERLOBARES

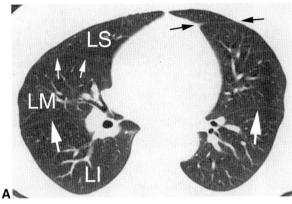

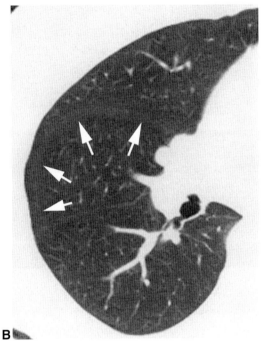

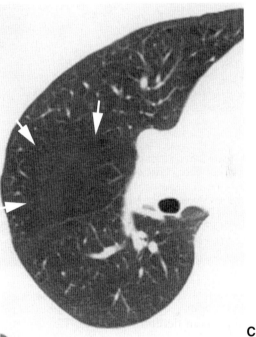

FIG. 26-3. Aparências em TC das fissuras menores. **A.** A TCAR feita através das bases dos pulmões mostra as fissuras maiores *(setas grandes)* e a fissura menor direita como uma opacidade linear estendendo-se do ponto medial para o lateral *(setas brancas pequenas).* As fissuras delineiam os lobos superior *(LS)*, médio *(LM)* e inferior *(LI).* Uma fissura menor esquerda está visível também *(setas pretas)*, separando a língula do restante do lobo superior. **B.** No mesmo paciente, em um nível mais acima, a fissura menor está visível como uma opacidade curvilínea ou em forma de anel *(setas).* **C.** Ligeiramente acima de **B**, as fissuras estão sobre o plano da imagem. A região da fissura está visível como uma área sem vascularidade *(setas).*

dade linear, direcionada ântero-posteriormente; (2) uma opacidade linear estendendo-se do aspecto medial para o lateral, paralelo e anterior à fissura maior (ver Fig. 26-3A); (3) um círculo ou anel (ver Fig. 26-3B); ou (4) uma opacidade mal definida ou regiões sem vascularização resultam da fissura assentada no plano da imagem (ver Fig. 26-3C).

Uma vez que a fissura menor com freqüência forma um ângulo caudal, os lobos inferior, médio e superior também podem ser vistos em uma só TCAR (ver Fig. 26-3A). Se este for o caso, as fissuras maior e menor podem apresentar uma aparência similar, a fissura maior sendo posterior e a menor sendo anterior; nesta situação, o lobo inferior é mais posterior, o lobo superior é mais anterior, e o lobo médio fica no meio. Se a fissura menor for côncava e caudal, pode ter uma aparência de anel, com o lobo médio no centro do anel (ver Fig. 26-3B).

■ Fissuras Acessórias

Fissuras acessórias separam um segmento do pulmão ou uma parte de um lobo do restante do mesmo lobo; numerosas fissuras acessórias foram identificadas. Cerca de 50% dos pulmões têm fissuras acessórias, mas estas não são vistas com freqüência em radiografias.

Uma **fissura ázigo** está presente numa proporção de 1/200 indivíduos, definindo a presença de um **lobo ázigo** (Fig. 26-4). Um lobo ázigo representa partes dos segmentos apical ou posterior do lobo superior direito. Uma fissura ázigo e um lobo ázigo formam-se quando a veia ázigo é aprisionada no lobo superior direito, durante a gestação. A fissura ázigo consiste em quatro camadas da pleura (duas parietais e duas viscerais) e, inferiormente, contém o arco da veia ázigo. Na radiografia frontal, a fissura ázigo tem uma aparência característica curvilínea, adjacente ao mediastino direito e lateralmente convexa; a veia ázigo tem uma aparência de lágrima na extensão inferior da fissura. A fissura ázigo é identificada na TC como uma linha curva e fina. Ela se estende da veia braquiocefálica direita, anterior, para uma posição adjacente ao aspecto póstero-lateral direito das vértebras T4 e T5 (ver Fig. 26-4B e C). Uma fissura ázigo esquerda, associada à veia intercostal superior esquerda, raramente é vista.

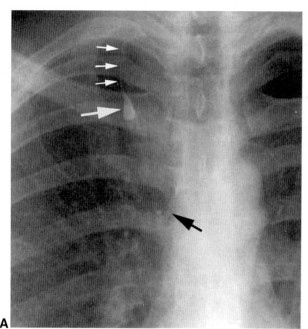
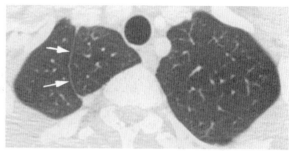
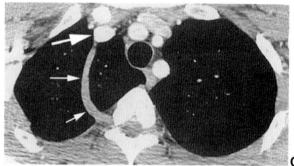
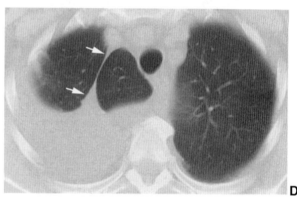

FIG. 26-4. Fissuras ázigo e lobos ázigo. **A.** A radiografia de tórax mostra aparência curvilínea característica da fissura ázigo, adjacente ao mediastino direito *(setas pequenas)*. O arco ázigo é visto dentro do lobo superior direito *(seta branca grande)* e tem uma aparência de lágrima. O arco ázigo não é visto em sua posição normal *(seta preta)*. **B.** A TC mostra a aparência curvilínea característica da fissura ázigo *(setas)*. **C.** Em um nível inferior, o arco ázigo *(setas pequenas)* estende-se da veia braquiocefálica direita anteriormente *(seta grande)* para uma localização paravertebral e posterior. **D.** Espessamento da fissura ázigo *(setas)* devido a derrame pleural à direita em outro paciente.

A **fissura acessória inferior** separa o segmento basal médio de cada lobo inferior dos segmentos basais restantes. Está presente anatomicamente em 30 a 45% dos lobos. Em radiografias simples, esta fissura é vista em 10%, estendendo-se superior e medialmente do terço médio do hemidiafragma. Na TC é vista em 15% dos casos estendendo-se lateral e anteriormente da região do ligamento pulmonar inferior para unir-se à fissura maior (Fig. 26-5).

A **fissura acessória superior** demarca o segmento superior do restante do lobo inferior; é mais comum à direita. É vista quase no mesmo nível da fissura menor.

A **fissura menor esquerda** está presente anatomicamente em cerca de 10% dos pulmões normais, separando a língula da parte restante do lobo superior esquerdo (Figs. 26-3A e 26-6). É vista em cerca de 1% de radiografias simples, mostrando-se ligeiramente mais alta do que a fissura menor direita.

LIGAMENTOS PULMONARES INFERIORES E NERVOS FRÊNICOS

Cada um dos ligamentos pulmonares inferiores direito e esquerdo representa uma camada dupla da pleura que serve para ancorar o pulmão ao mediastino. Esses ligamentos são formados por dobras da pleura visceral, alinhando as superfícies médias dos lobos inferiores com a superfície pleural do mediastino. Estendem-se inferior e posteriormente, logo abaixo dos hilos pulmonares, até o diafragma. Os ligamentos podem terminar antes de atingir o diafragma ou estender-se além da superfície média diafragmática. Podem dividir o espaço pleural médio, abaixo dos hilos, em compartimentos anterior e posterior. Podem, também, conter vasos sistêmicos suprindo os pulmões.

Os ligamentos pulmonares inferiores não são visíveis em radiografias de tórax. Na TC, são vistos muito pequenos, finos, lineares ou como opacidades triangulares

LIGAMENTOS PULMONARES INFERIORES E NERVOS FRÊNICOS

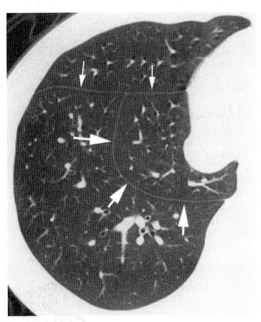

FIG. 26-5. Fissura acessória inferior. A fissura *(setas grandes)* separa o segmento medial basal do lobo inferior do restante dos segmentos basais. A fissura maior *(setas pequenas)* é observada anteriormente.

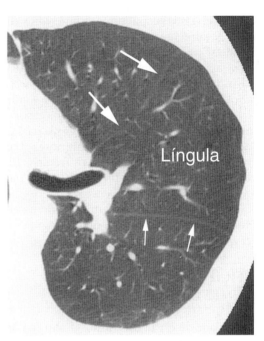

FIG. 26-6. Fissura menor esquerda. A fissura menor *(setas grandes)* separa os segmentos lingulares do restante do lobo superior. A fissura maior *(setas pequenas)* também é vista.

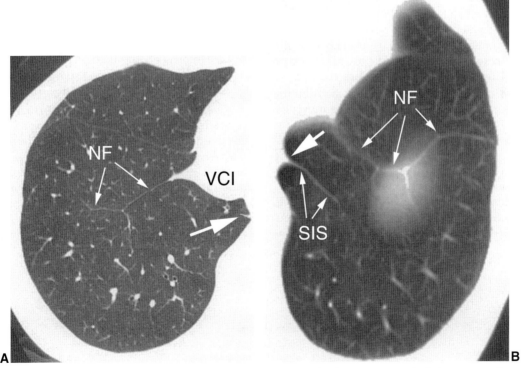

FIG. 26-7. Ligamentos pulmonares inferiores e reflexões pleurais sobre os nervos frênicos. **A.** A TCAR à direita mostra o ligamento pulmonar inferior como uma opacidade triangular fina *(seta grande)* surgindo na região do esôfago. A reflexão pleural sobre o nervo frênico direito *(NF)* é vista lateral à veia cava inferior *(VCI)*. **B.** A TC à esquerda mostra o ligamento pulmonar inferior como uma opacidade triangular *(seta grande)* lateral ao esôfago. Uma opacidade linear estende-se do ligamento pulmonar inferior para dentro do pulmão representando o septo intersublobar *(SIS)*. A reflexão (dobra) pleural sobre o nervo frênico esquerdo *(NF)* é vista em posição mais anterior.

abaixo do nível das veias pulmonares inferiores direita e esquerda e geralmente adjacentes ao esôfago (Fig. 26-7). Embora não se estendam ao parênquima pulmonar, com freqüência aparecem contíguos a um septo de tecido conjuntivo, no pulmão medial, chamado de *septo intersublobular* (Fig. 26-7B). Em TC, os ligamentos pulmonares inferiores são visíveis em 40 a 70% dos casos.

Linhas finas similares podem ser vistas na TC, anteriores aos ligamentos pulmonares inferiores, representando pregas pleurais sobre os nervos frênicos direito e esquerdo (ver Fig. 26-7). No lado direito, esta opacidade em geral é vista lateralmente à veia cava inferior (ver Fig. 26-7A). As dobras ou pregas pleurais podem ser vistas estendendo-se sobre a superfície do diafragma.

SUPERFÍCIES PLEURAIS E PAREDE ADJACENTE DO TÓRAX

Uma quantidade de estruturas dispostas em camadas circunda o pulmão e delimita o aspecto interior da cavidade torácica. O conhecimento de sua anatomia é útil para o entendimento da radiografia normal e dos achados na TC e dos aspectos das doenças pleurais (Fig. 26-8).

A espessura combinada das camadas da pleura visceral e parietal que envolve os pulmões, e o espaço pleural que conterá líquido, é menor do que 0,5 mm.

Externa à pleura parietal encontra-se uma camada de tecido areolar frouxo (gordura extrapleural) que separa a pleura parietal da fáscia endotorácica. Esta camada de gordura extrapleural é muito fina em vários locais mas pode estar bem espessa sobre as costelas lateral e póstero-lateral, resultando em camada gordurosa extrapleural com vários milímetros de espessura.

A cavidade torácica é revestida por fáscia endotorácica fibroelástica que reveste a superfície dos músculos intercostais, as costelas envolvidas, mistura-se com o pericôndrio, com o periósteo das cartilagens costais e com o externo anteriormente, e posteriormente torna-se contínua com a fascia pré-vertebral que cobre os corpos vertebrais e os discos intervertebrais.

Externa à fascia endotorácica estão três camadas de músculos intercostais. A camada mais interna de músculos intercostais passa entre as superfícies internas das

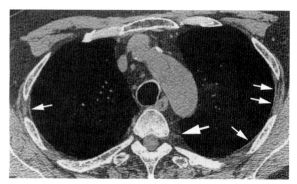

FIG. 26-9. TCAR normal na superfície da pleura. Uma faixa branca e fina entre as costelas adjacentes *(setas pequenas)* representa a faixa intercostal, representando primeiramente o músculo intercostal mais profundo. Nas regiões paravertebrais, o músculo intercostal mais profundo está anatomicamente ausente. Nesta localização *(seta grande)*, não existe uma linha definida visível.

costelas adjacentes e é relativamente fina; é separada dos músculos intercostais internos e externos por uma camada de gordura e pelos vasos e nervos intercostais.

Embora os músculos intercostais mais internos sejam incompletos no tórax anterior e posterior, outros músculos (os torácicos transversos e subcostais) podem ocupar o mesmo plano relativo. Anteriormente, o músculo torácico transverso consiste em quatro ou cinco faixas que surgem do processo xifóide ou externo inferior e passam superior e lateralmente desde a segunda até a sexta cartilagem intercostal. Os vasos mamários internos localizam-se externos do torácico ao músculo transverso *(transversus thoracis)*. Posteriormente, os músculos subcostais são músculos finos, e variáveis que se estendem da face interna do ângulo das costelas inferiores, cruzando uma ou duas costelas e espaços intercostais, para a face interna de uma costela abaixo.

Na TC de vários indivíduos normais, uma faixa de tecido mole de 1 a 2 mm de espessura é visível nos espaços intercostais ântero-laterais e póstero-laterais *(faixa intercostal)*, no ponto de contato entre o pulmão e a parede torácica (Fig. 26-9). Esta linha a princípio representa o músculo intercostal mais profundo e mais interno, porém reflete também a combinação da espessura da pleura visceral com a da pleura parietal, o espaço pleural contendo líquido, a fáscia endotorácica e camadas de

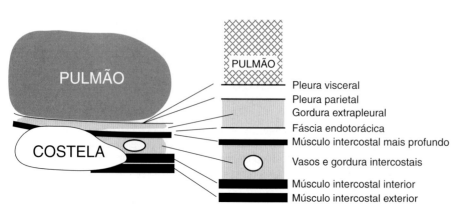

FIG. 26-8. Estrutura normal da superfície da pleura.

DIAGNÓSTICO DE ESPESSAMENTO PLEURAL

gordura. Embora as camadas pleurais, o espaço pleural contendo líquido, a gordura extrapleural e a fáscia endotorácica passem internamente pelas costelas, em geral elas não são vistas nesta localização. Uma faixa de tecido mole visível passando internamente às costelas ou interna em relação à faixa intercostal (e separada desta pela gordura extrapleural) geralmente representa espessamento pleural ou derrame pleural.

Nas regiões paravertebrais, o músculo intercostal mais interno é anatomicamente ausente. Nesta localização, uma linha muito fina (a *linha paravertebral*) algumas vezes é visível na TC na interface pulmonar/parede torácica; esta linha representa a combinação das espessuras das pleuras visceral e parietal com a fáscia endotorácica. Uma faixa de tecido mole visível nas regiões paravertebrais geralmente representa espessamento pleural ou derrame pleural.

DIAGNÓSTICO DE ESPESSAMENTO PLEURAL

■ Espessamento da Pleura Parietal

A maioria das causas de "espessamento pleural" visível em radiografias ou em TC afeta primeiramente a pleura parietal. Na TC o espessamento da pleura parietal resulta em cinco achados (Fig. 26-10; e Figs. 18-5 e 18-6 no Capítulo 18):

1. Uma faixa com densidade de tecido mole, de 1 mm ou mais de espessura, por dentro das costelas (ver Fig. 26-10B e C).
2. Uma faixa com densidade de tecido mole, de 1 mm ou mais de espessura, interna ao músculo intercostal mais profundo e separada dele por uma camada fina de gordura extrapleural (Fig. 26-10C).

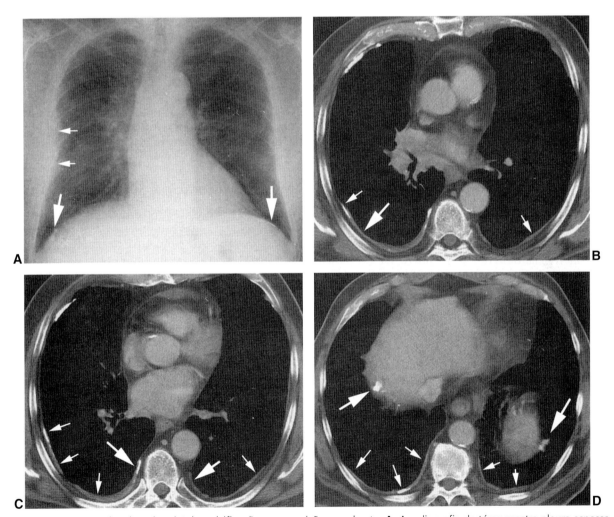

FIG. 26-10. Espessamento da pleural parietal e calcificação na exposição ao asbesto. **A.** A radiografia de tórax mostra pleura espessa separando pulmão aerado das costelas adjacentes *(setas pequenas)*. Calcificação pleural *(setas grandes)* está visível na superfície dos hemidiafragmas. **B.** A TC mostra pleura parietal espessa interna às costelas *(seta grande)* e também interna à faixa intercostal (p. ex., músculo intercostal mais profundo; *setas pequenas*). Em ambas as localizações, uma camada espessa de gordura extrapleural separa a pleura espessada da parede torácica. Calcificação pleural também é vista. **C.** Pleura parietal espessa é vista interna às costelas e à faixa intercostal (p. ex., músculo intercostal mais profundo; *setas pequenas*). Uma faixa densa nas regiões paravertebrais *(setas grandes)* indica espessamento pleural. **D.** No nível do diafragma, a pleura espessa está visível nas regiões paravertebrais e interna às costelas *(setas pequenas)*. A pleura calcificada na superfície dos hemidiafragmas *(setas grandes)* é típica de exposição ao asbesto.

3. Uma faixa densa distinta na região paravertebral, de 1 mm ou mais de espessura (ver Fig. 26-10C)
4. Calcificação pleural (ver Fig. 26-10B a D).
5. Aumento assimétrico da camada de gordura extrapleural, mostrando-se com baixa atenuação (ver Fig. 26-10B).

Achados visíveis de espessamento da pleura parietal em radiografias de tórax (ver Fig. 26-10) incluem os seguintes:

1. Apagamento do ângulo costofrênico lateral ou do posterior (isto também pode resultar de derrame pleural).
2. Uma faixa de densidade de tecido mole, com alguns milímetros ou mais de espessura, tanto focal quanto difusa, separando o pulmão das costelas adjacentes e da parede torácica (também pode resultar de derrame pleural).
3. Tecido mole espessado visível internamente às costelas em pacientes com pneumotórax.
4. Calcificação pleural.
5. Um aumento assimétrico de gordura extrapleural que se mostra com baixa atenuação.

■ Espessamento da Pleura Visceral

Espessamento da pleura visceral identificável geralmente ocorre em associação com espessamento pleural parietal e derrame pleural, sendo o empiema sua causa mais comum. O espessamento da pleura visceral ocorrendo na ausência de espessamento da pleura parietal é raro, podendo, no entanto, ser visto em pacientes com doença pulmonar como abscesso pulmonar ou fibrose pulmonar difusa.

O espessamento da pleura visceral nem sempre pode ser diferenciado do espessamento da pleura parietal em radiografias de tórax, embora possa mostrar-se como uma das seguintes aparências:

1. Espessamento de uma fissura (com maior freqüência, isto reflete derrame pleural).
2. Separação do pulmão das costelas adjacentes e da parede torácica, focal ou difusa, ocorrendo em associação à doença pulmonar contígua (isto, também, pode resultar de espessamento da pleura parietal ou de derrame pleural).
3. Pleura espessa na superfície do pulmão, em pacientes com pneumotórax.

Na TC, o espessamento da pleura visceral pode mostrar-se com qualquer uma das seguintes aparências:

1. Uma faixa distinta de tecido mole na superfície pulmonar, em pacientes com derrame pleural e parênquima pulmonar normal.
2. Uma faixa acentuada na superfície pulmonar em pacientes com pulmão anormal (o espessamento da pleura visceral freqüentemente chega a um ponto de acentuação bem mais intenso do que o pulmão sem ar).

ACHADOS NORMAIS QUE MIMETIZAM ESPESSAMENTO PLEURAL

Diversos achados normais podem mimetizar os achados de espessamento ou de derrame pleural.

■ Coxins Normais de Gordura

A gordura extrapleural normal é mais abundante sobre as costelas (da quarta até à oitava) póstero-lateral e pode formar coxins de gordura com vários milímetros de espessura que se estendem para o interior dos espaços intercostais. Em radiografias simples, a presença de uma faixa de tecido mole passando por entre as costelas e assim separando o pulmão da parede torácica, geralmente é tomada como indicadora da presença de um espessamento ou derrame pleural. Entretanto, em pacientes normais com espessamento adiposo extrapleural ou coxins de gordura, uma aparência similar pode ser vista. A doença pleural e o espessamento adiposo geralmente podem ser diferenciados; ao contrário do espessamento e do derrame pleural, o espessamento normal de gordura tem tipicamente contorno simétrico e liso, e mostra baixa atenuação. Não se associa a apagamento do ângulo costofrênico.

A gordura extrapleural normal pode ser vista algumas vezes, na TC, por entre as costelas, constituindo uma imagem de densidade muito baixa, sendo facilmente distinguível de espessamento pleural.

■ Músculos Torácicos Subcostais e Transversos

Estes músculos são invisíveis em radiografias de tórax. Na TC, uma linha com espessura de 1 a 2 mm pode ser vista, algumas vezes, por entre uma ou mais costelas, ao longo da parede torácica posterior, ao nível do coração, representando o músculo subcostal (Fig. 26-11). Esta estrutura pode mimetizar a aparência de espessamento pleural focal. O músculo subcostal é visível em poucos pacientes.

Anteriormente, ao nível do coração e adjacente ao processo xifóide do esterno, os músculos torácicos transversos quase sempre são visíveis na TC, internamente às extremidades finais das costelas ou cartilagens costais (ver Fig. 26-11).

Em contraste com o espessamento pleural, estes músculos são lisos, de espessura uniforme e bilateralmente simétricos.

■ Veias Intercostais Paravertebrais

Elas não são visíveis em radiografias de tórax. Nas TC em alguns indivíduos normais, segmentos das veias intercostais vistos em regiões paravertebrais mimetizam espessamento pleural. A continuidade destas opacidades com as veias ázigo ou hemiázigo é algumas vezes visível, permitindo sua correta identificação (ver Fig. 26-11). Também, quando vistas usando-se janela pulmonar, estes segmentos de veias intercostais não indentam a superfície pulmonar, como faria um espessamento pleural focal.

DIAGNÓSTICO DE DERRAME PLEURAL

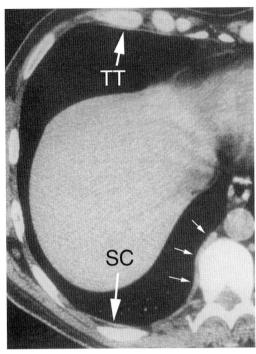

FIG. 26-11. Achados normais mimetizando espessamento pleural. A TC mostra os músculos subcostais *(SC)*, músculo torácico transverso *(TT)* e veias intercostais *(setas pequenas)*.

DIAGNÓSTICO DE DERRAME PLEURAL

■ Radiografias Simples

O derrame pleural não pode ser diferenciado do espessamento em radiografias simples, a não ser que mostre uma calcificação com alta densidade ou que gorduras de baixa densidade relacionadas à pleura espessada sejam visíveis, ou coleção de ar seja identificada dentro de um acúmulo de líquido pleural.

O espaço pleural estende-se inferiormente, abaixo do pulmão visível, em relação ao diafragma e às costelas. Em indivíduos de pé, o líquido pleural primeiro acumula-se nas porções mais inferiores do espaço pleural, incluindo os ângulos costofrênicos e regiões subpulmonares. A existência de líquido na pleura tem, no apagamento do ângulo costofrênico, seu primeiro sinal identificável em radiografia simples (Fig. 26-12A e B).

Pelo menos 175 mL de líquido pleural precisam estar presentes para resultar no apagamento do ângulo costofrênico lateral visto em radiografia frontal, e mesmo com a presença de 500 mL a identificação pode não ocorrer. O apagamento do ângulo costofrênico posterior na radiografia em perfil exige 75 mL (ver Fig. 26-12B). No ângulo costofrênico posterior, apagamento pode ser diagnosticado algumas vezes em perspectiva frontal olhando-se através da sombra dos órgãos contidos na parte superior do abdome; o apagamento do ângulo costofrênico posterior resulta numa margem pulmonar inferior mais definida do que é normalmente vista. Em uma imagem bem feita em decúbito lateral, apenas 10 mL de líquido são vistos. Coleções muito pequenas de líquido pleural, tanto unilaterais como bilaterais, são vistas em poucos indivíduos normais.

Com o aumento do derrame, o líquido pode ser visto na lateral dos lobos inferiores, separando o pulmão das costelas adjacentes. Uma vez que o pulmão é fixado medialmente pelos hilos e ligamentos pulmonares inferiores, as porções de líquido na pleura usualmente são menores (Fig. 26-13) e mais difíceis de serem identificadas. Derrames maiores resultam em aparência típica de menisco, com seu nível de líquido e sua densidade aparecendo maiores no hemitórax lateral. A margem separando o pulmão aerado do líquido pleural com freqüência é acentuada e bem definida.

Podem-se ver coleções mediais de líquido quando os derrames são maiores. Com maior freqüência, elas se acumulam nas porções posteriores, com espessamento das faixas paravertebrais. As coleções podem ser triangulares, simulando colapso do lobo inferior.

O líquido pleural em geral acumula-se no espaço pleural subpulmonar *(derrame subpulmonar)*, permitindo que a base do pulmão nele flutue. Acúmulos de líquido subpulmonar podem ser difíceis de identificar em radiografias frontais, embora usualmente apresente-se algum apagamento do ângulo costofrênico, um ângulo costofrênico raso ou enevoado. Entretanto, maior retração superior da lateral do pulmão (provavelmente porque o lobo inferior medial é fixado pelo ligamento pulmonar inferior) produz um deslocamento lateral do que aparenta ser a cúpula do diafragma, com o pulmão lateral em relação ao pico, apresentando forte angulação descendente (Fig. 26-14). No lado esquerdo, a separação de 2 cm entre a base pulmonar e o topo da bolha estomacal é caracteristicamente reconhecida como evidência de derrame subpulmonar, mas esta distância é variável em indivíduos normais.

Na perspectiva de perfil (Fig. 26-14B), um derrame subpulmonar pode, com freqüência: (1) elevar o pulmão posterior achatando sua superfície inferior; (2) insinuar-se para o interior da fissura maior, resultando em espessamento triangular e focal dessa fissura; e (3) achatar o contorno inferior da região do pulmão anterior à fissura, que então se angula acentuadamente para baixo.

O líquido pode estender-se para as fissuras maiores e menores. Isto é fácil de reconhecer nas radiografias laterais como espessamento da fissura. Na radiografia frontal, o líquido que se estende à fissura maior póstero-lateral tipicamente resulta em opacidade em arco, acentuadamente definida em sua porção medial e inferior (ver Fig. 26-1). O líquido que penetra o aspecto lateral da fissura menor, separando ligeiramente os lobos, causa geralmente uma opacidade semelhante a um espinho de rosa; ver Figs. 26-12A, 26-13A e 26-14B).

Grandes derrames pleurais resultam em atelectasia pulmonar significativa ou completa (ver Fig. 26-13), causando um desvio do mediastino para o lado oposto. Deslocamento descendente ou inversão do hemidiafragma pode ser reconhecido à esquerda devido ao deslocamento da bolha estomacal para baixo. A radiografias de pacientes eretos ou semi-eretos são menos sensíveis para

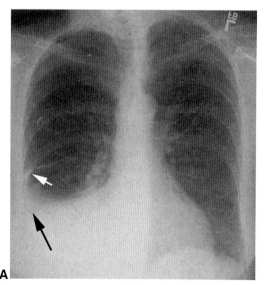

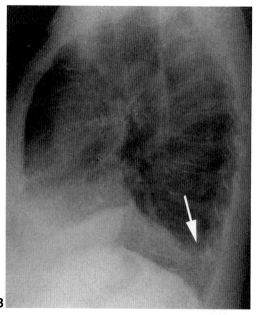
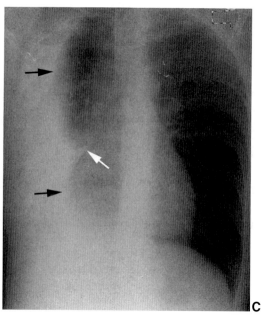

FIG. 26-12. Derrame pleural associado a cirrose. **A.** A radiografia póstero-anterior de tórax mostra apagamento do ângulo costofrênico direito *(seta preta)*. Geralmente isto indica a presença de 175 mL de líquido pleural. Líquido entrando pela fissura menor *(seta branca)* com aparência de "espinho de rosa". Isto é chamado de sinal de "espinho" do derrame pleural. **B.** A radiografia lateral mostra elevação da base do pulmão por uma coleção de líquido subpulmonar e apagamento do ângulo costofrênico posterior *(seta)*. O apagamento do ângulo costofrênico posterior ocorre com um mínimo de 75 mL de líquido. **C.** A radiografia em decúbito mostra um grande derrame *(setas pretas)* separando o pulmão aerado da parede torácica. O líquido entra na fissura maior *(seta branca)*.

mostrar derrame pleural. Sinais de derrame em radiografias em supinação incluem aumento de densidade de um hemitórax devido à formação de camadas de derrame posteriormente, apagamento dos ângulos costofrênicos laterais, obscurecimento ou má definição do hemidiafragma, e espessamento de faixa paravertebral, geralmente no hemitórax inferior, devido ao acumulo de líquido nas canaletas viscerais posteriores. Com grandes derrames, um capuz apical *(apical cap)* pode ser visto.

Nas radiografias em decúbito, um aumento na separação do pulmão da parede torácica indica a presença de derrame pleural livre (ver Fig. 26-12C). A inalteração da espessura indica espessamento pleural ou derrame pleural loculado.

■ Achados na TC

O derrame pleural é visto usualmente em imagens com atenuação mais baixa do que o espessamento pleural ou pulmão consolidado ou colapsado, em *scans* sem contraste, e assim pode ser diferenciado destes. Em *scan* com contraste, tanto o pulmão sem ar quanto a pleura espessada aparecem realçados, e esta diferença é acentuada (Fig. 26-13B).

Na posição supina, o derrame pleural livre acumula-se primeiro na parte mais pendente do espaço pleural, posterior ao lobo inferior. A espessura do derrame pleural livre comumente diminui nas partes menos pendentes do tórax, ou seja, anterior e superiormente. À medida que o derrame aumenta de tamanho, torna-se mais espesso e envolve o pulmão, estendendo-se anterior e superiormente e penetrando as fissuras.

Quando o derrame pleural livre se acumula, o pulmão diminui de volume mas tende a manter seu formato normal. Por isso, na TC, um derrame pleural livre geralmente aparece em forma de crescente. Derrames pleurais menores podem ser difíceis de ser diferenciados do espessamento pleural. Grandes derrames com freqüência penetram as fissuras maiores, deslocando os lobos inferi-

DIAGNÓSTICO DE DERRAME PLEURAL

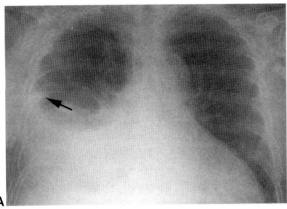 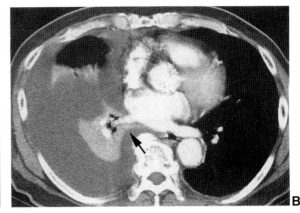

FIG. 26-13. Derrame pleural com doença do fígado. **A.** A radiografia de tórax mostra um grande derrame pleural direito com o apagamento do ângulo costofrênico e um sinal de espinho *(seta)*. **B.** Um grande derrame é visível na TC. O lobo inferior está colabado. Como o pulmão está repuxado medialmente pela vasculatura hilar e pelo ligamento pulmonar inferior *(seta)*, a maior parte do líquido acumula-se lateralmente.

ores medial e posteriormente. A atelectasia é comum em pacientes com grandes derrames, e o pulmão com atelectasia pode ser visto flutuando dentro do líquido.

Derrame Pleural versus Ascite

Derrame subpulmonar e líquido pleural nos ângulos costofrênicos podem ser vistos na TC, abaixo das bases pulmonares, e podem mimetizar coleções de líquidos na cavidade peritoneal. A configuração curvilínea paralela da pleura e cavidades peritoneais, ao nível dos recessos peri-hepático e periesplênico, permite que o líquido em qualquer das cavidades apareça como uma coleção em crescente, afastando o fígado ou baço da parede torácica adjacente.

Entretanto, coleções de líquido pleural e ascite podem ser distinguíveis de várias maneiras.

As coleções de líquido pleural no ângulo costofrênico posterior são mediais e posteriores ao diafragma e causam deslocamento lateral do sinal do crus* (sinal do "crus deslocado"). Coleções de líquido peritoneal são anteriores e laterais em relação ao diafragma; o deslocamento lateral do sinal do crus* não é visível.

---

*(crus medial – pilar mediano do diafragma; ligamento fibroso do diafragma às superfícies ântero-laterais dos corpos vertebrais das vértebras lombares 1º, 2º, 3º e/ou 4º. Fonte: Stedman-Medical Dictionary.)

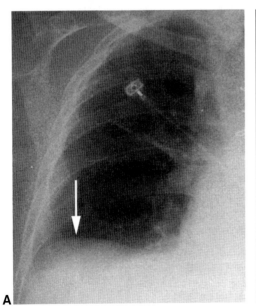 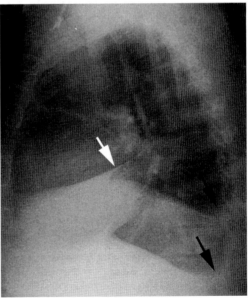

FIG. 26-14. Derrame pleural subpulmonar direito. **A.** A radiografia póstero-anterior do tórax não mostra evidência de apagamento do ângulo costofrênico. Parece haver deslocamento lateral do domo do diafragma *(seta)*. **B.** A radiografia lateral mostra apagamento de ambos os ângulos costofrênicos *(setas pretas)* e líquido entrando na fissura maior direita, resultando no sinal de espinho *(seta branca)*. Achatamento da superfície inferior dos lobos também é característico do derrame subpulmonar.

O líquido pleural também pode ser diferenciado de ascite pela claridade da interface do líquido com o fígado e o baço – "sinal de interface". Com o líquido pleural a interface é enevoada, enquanto com a ascite é bem definida.

O líquido que é visto posterior ao fígado está no espaço pleural; o espaço peritoneal não se estende para esta região, a tão chamada área nua do fígado *(bare-area sign)*.

O método mais confiável para localizar líquido é identificar sua relação com o diafragma, caso esteja visível. Em pacientes com líquido tanto pleural quanto peritoneal, o diafragma sempre pode ser visto como uma estrutura curvilínea uniforme, de densidade muscular, com líquido de densidade relativamente baixa, posterior e anterior a ele. Líquido posterior ou lateral ao diafragma é pleural – "sinal do diafragma" *(diaphragm sign)*.

Um grande derrame pleural permitirá que o lobo inferior flutue anteriormente e perca volume (Fig. 26-15). Na TC, a margem posterior do lobo inferior, quando circundada anterior e posteriormente por líquido, pode aparentemente representar o diafragma (um "pseudodiafragma"), com líquido pleural posteriormente e ascite anteriormente. Entretanto, *scans* seqüenciais em níveis mais cefálicos podem usualmente permitir a interpretação correta. Tipicamente, a densidade arqueada da atelectasia do lobo inferior torna-se mais espessa superiormente, é contígua com o restante do lobo inferior e freqüentemente contém broncogramas aéreos.

COLEÇÕES LÍQUIDAS LOCULADAS

Coleções de líquido pleural loculadas estão limitadas, em extensão, por adesões pleurais. Geralmente, ocorrem em associação com derrame pleural exsudativo rico em proteína, como no empiema. Freqüentemente são elípticas ou lenticulares.

■ Achados Radiográficos

O aparecimento de líquido pleural loculado em radiografias de tórax varia com sua localização e com a projeção da radiografia. Caracteristicamente, uma coleção loculada aparece com sua margem bem marcada quando sua superfície está paralela ao foco dos raios X, e mal definida quando vista de frente (Fig. 26-16 A e B). Assim, uma coleção loculada, no espaço pleural lateral, vai aparecer com sua margem bem definida na radiografia frontal e mal definida no perfil. Para uma coleção loculada anterior ou posterior, o oposto é verdadeiro.

Coleções de líquido, localizadas nas fissuras, podem estar loculadas ou podem ocorrer na ausência de adesões pleurais. Estas são mais comuns em pacientes com deficiência coronária congestiva e geralmente é transitória. Uma vez que mimetizam a presença de lesão pulmonar focal, têm sido referidas como "tumor fantasma" ou "pseudotumor". Tipicamente, as coleções de líquido são arredondadas ou lenticulares e podem mostrar uma opacidade triangular pontilhada ou um "bico" no ponto em que se juntam com a fissura (Figs. 26-17 e 26-18).

Coleções de líquido na fissura menor freqüentemente aparecem com a margem bem definida e lenticular em ambas as radiografias póstero-anterior e de perfil. As coleções na fissura maior podem ser mal definidas na imagem frontal.

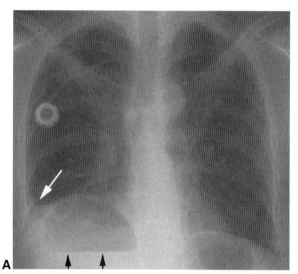

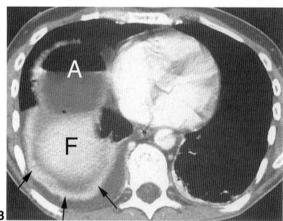

FIG. 26-15. "Pseudodiafragma" com derrame pleural e colapso no lobo inferior. **A.** Radiografia de tórax mostra apagamento do ângulo costofrênico *(seta branca)* devido ao derrame pleural direito. O nível líquido visível representa um abscesso subfrênico. **B.** A TC mostra a cavidade do abscesso *(A)* numa localização subfrênica. O fígado *(F)* também está visível neste nível. O lobo inferior colapsado *(setas)* envolvido pelo líquido pleural mimetiza o hemidiafragma.

■ Achados na TC

Achados na TC de líquido loculado incluem: (1) uma coleção localizada; (2) um formato lenticular ou elíptico (mais comum do que em crescente); (3) localização não-dependente (ex.: anterior, lateral ou póstero-lateral; Figs. 26-16 C e 26-18 para 26-20). Múltiplas septações podem ser vistas

COLEÇÕES LÍQUIDAS LOCULADAS

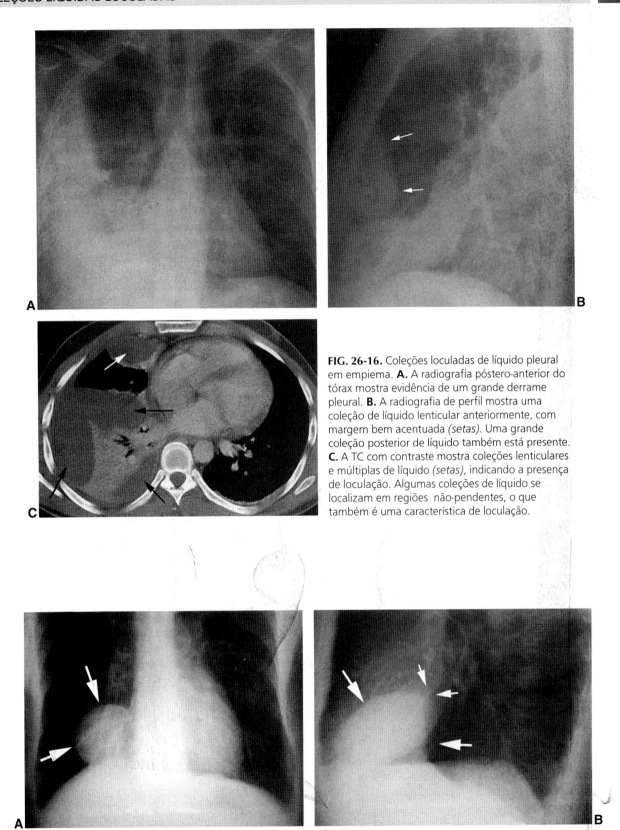

FIG. 26-16. Coleções loculadas de líquido pleural em empiema. **A.** A radiografia póstero-anterior do tórax mostra evidência de um grande derrame pleural. **B.** A radiografia de perfil mostra uma coleção de líquido lenticular anteriormente, com margem bem acentuada *(setas)*. Uma grande coleção posterior de líquido também está presente. **C.** A TC com contraste mostra coleções lenticulares e múltiplas de líquido *(setas)*, indicando a presença de loculação. Algumas coleções de líquido se localizam em regiões não-pendentes, o que também é uma característica de loculação.

FIG. 26-17. Pseudotumor em deficiência cardíaca congestiva. **A.** A radiografia de tórax mostra uma opacidade arredondada *(setas)* representando líquido localizado na fissura maior. **B.** Na imagem de perfil, a coleção parece lenticular *(setas grandes)*. Um bico *(setas pequenas)* é visto na junção com a fissura maior. Esta coleção se resolveu.

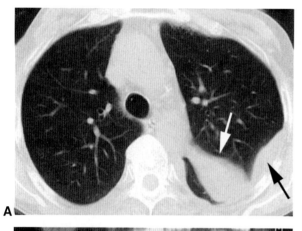
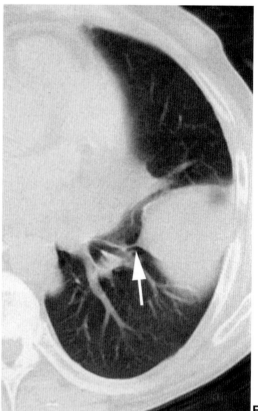
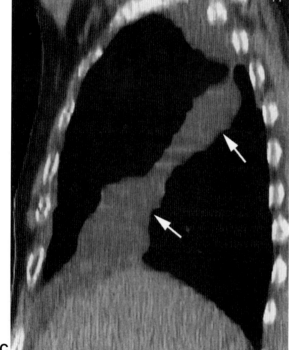

FIG. 26-18. Líquido localizado na fissura maior em paciente com cirrose e ascite. **A.** Uma coleção lenticular de líquido *(seta branca)* é vista na fissura. Uma coleção loculada também está presente perifericamente *(seta preta)*. **B.** Em um nível inferior, uma coleção arredondada é vista na fissura. Um bico (seta) é visível medialmente. **C.** A Reformatação sagital mostra espessamento de líquido em toda fissura maior *(setas)*.

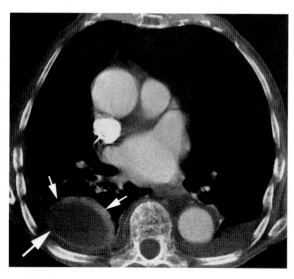

FIG. 26-19. Empiema estreptocócico. A TC mostra uma coleção de líquido, de forma lenticular, loculada, na base direita, associada a espessamento de ambas as camadas de pleura parietal *(seta grande)* e visceral *(setas pequenas)*, o tão chamado sinal de pleura-dividida *(split-pleura sign)*. A pleura espessada é acentuada com infusão de contraste. O derrame pleural à esquerda não está associada a espessamento pleural e pode ser um exsudato ou transudato.

TIPOS DE DERRAME: EXSUDATOS E TRANSUDATOS

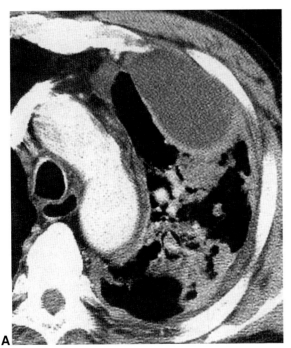 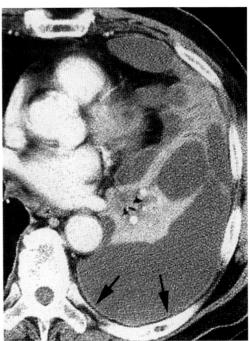

FIG. 26-20. Empiema em múltiplas localizações. A TC em dois níveis mostra múltiplas coleções loculadas de líquido com espessamento pleural parietal *(setas)*.

se ar estiver presente dentro de um derrame loculado, resultando em múltiplas coleções de ar localizadas ou níveis líquidos (Fig. 26-21). Derrames loculados com freqüência estão associados a espessamento pleural e são mais bem vistos se houver utilização de contraste (ver Figs. 26-16C e 26-19). Se ambas as superfícies das pleuras visceral e parietal estiverem espessas, envolvendo a coleção de líquido, diz-se haver a presença do sinal de pleura dividida (*split-pleura sign*), (ver Fig. 26-19).

Uma coleção loculada ou focal de líquido pleural, numa fissura maior ou menor, pode ter uma aparência confusa nas imagens de TC e pode ser interpretada incorretamente como uma massa parenquimatosa. Uma análise cuidadosa da seqüência de imagens pode geralmente confirmar a relação da massa opaca com o plano da fissura. Se a anormalidade tiver a densidade de líquido, o diagnóstico torna-se mais provável. As margens da massa podem se afiar para conformar-se à fissura, formando um "bico", principalmente se for realizada TC com colimação fina (ver Fig. 26-18). A correlação entre a TC e a radiografia simples pode ajudar, particularmente na localização de líquido na fissura menor.

TIPOS DE DERRAME: EXSUDATOS E TRANSUDATOS

Os derrames pleurais, com base em sua composição, são classificados como exsudatos ou transudatos. Esta distinção geralmente é feita por toracocentese. Outras causas específicas de derrame pleural são quilotórax e hemotórax.

■ Exsudatos

Derrame exsudativo reflete a presença de anormalidade pleural associada a maior permeabilidade dos capilares pleurais (Quadro 26-1). Os derrame exsudativos têm um alto teor de proteína. De acordo com os critérios geralmente aceitos pelo menos um dos critérios de derrame exsudativo dentre os apresentados a seguir está presente:

1. Uma razão proteína de líquido pleural e a proteína sérica maior que 0,5.

FIG. 26-21 Empiema contendo ar devido a toracentese. A pleura parietal está espessa *(setas)*. Múltiplas bolhas de ar indicam um derrame proteináceo multiloculado. Pode-se concluir que este derrame seja um exsudato. O diagnóstico diferencial de uma coleção de líquido contendo ar também incluiu fístula broncopleural e microrganismos formadores de gás.

QUADRO 26-1	CAUSAS DE DERRAME EXSUDATIVO
Pneumonia (derrame parapneumônico)	
Empiema	
Tuberculose	
Neoplasia	
Embolismo pulmonar	
Doenças vasculares colagenosas	
Doenças abdominais (pancreatite, abscesso, cirurgia)	
Síndrome de Dressler (pós-pericardiotomia)	
Exposição ao asbesto	
Síndrome de Meig	
Uremia	
Endometriose	
Reação a drogas	
Radiação	

QUADRO 26-2	CAUSAS DE DERRAME TRANSUDATIVO
Deficiência cardíaca congestiva	
Doença pericárdica	
Cirrose	
Gravidez e parto	
Hipoalbuminemia	
Super-hidratação	
Deficiência renal	
Síndrome nefrótica	
Diálise peritoneal	
Mixedema	

2. Uma razão entre o nível de desidrogenase láctica (LDH) pleural e o nível de LDH sérico maior que 0,6.

3. Um nível de LDH no líquido pleural maior que 2/3 do limite superior do soro normal.

Critérios menos específicos usados para diagnosticar um exsudato incluem líquido pleural de gravidade específica excedendo 1.016 e um nível de proteína excedendo 3 g/dL.

Causas comuns de derrame exsudativo incluem pneumonia com derrame parapneumônico, empiema, pleurite tuberculosa, neoplasia, embolismo pulmonar, doenças colagenosas como o lúpus ou artrite reumatóide, doenças abdominais (pancreatite, abscesso, cirurgia), síndrome de Dressler (pós-pericardiotomia), exposição a asbesto, síndrome de Meig, uremia, endometriose, reação a drogas e radioterapia.

■ Transudatos

Derrame transudativo não é associado a doença pleural. Geralmente, resulta de anormalidades sistêmicas causando um desequilíbrio nas forças hidrostáticas e osmóticas que governam a formação de líquido pleural. Estas são baixas em proteína e não estão de acordo com os critérios para derrame exsudativo listados anteriormente.

Causas comuns de derrame transudativo (Quadro 26-2) incluem insuficiência cardíaca congestiva, doença pericárdica, cirrose, gravidez e parto, hipoalbuminemia, superidratação, deficiência renal, síndrome nefrótica, diálise peritoneal e mixedema.

■ Diferenciando Exsudato de Transudato

A distinção entre exsudato e transudato é importante para o diagnóstico diferencial e planejamento clínico. Os números da TC, relativos à atenuação de tecidos, não são confiáveis para determinar o conteúdo de proteína ou a gravidade específica do líquido ou seu tipo, se exsudato ou transudato. A maioria dos derrames, em TC, aparece com atenuação semelhante à da água (20 a 30 UH) independentemente de sua causa.

O aparecimento da pleura parietal na TC realizada com contraste é útil na predição da natureza de uma coleção líquida pleural associada. A visibilidade da pleura parietal indica que há espessamento (pleura aparente é pleura espessa). A presença de pleural parietal espessa, em associação com um derrame pleural, indica que a coleção de líquido é um exsudato (ver Figs. 26-19 a 26-21). Este achado está presente em cerca de 60% nos derrames exsudativos, e sua precisão na predição da presença de um exsudato é de quase 100%. Se espessamento pleural não está visível, um derrame associado pode ser um exsudato ou um transudato (ver Fig. 26-19).

Usando a ultra-sonografia, a presença de septação, não septação complexa, ou ecogenicidade homogênea pode ser usada para predizer a presença de um exsudato com uma sensibilidade e um valor positivo previsto de 65% e 100%, respectivamente. Derrame anecóico pode ser tanto exsudativo quanto transudativo.

Caso a TC, por qualquer motivo (geralmente toracocentese), mostre ar na coleção de líquido, e múltiplas bolhas de ar, ou se múltiplos níveis estiverem visíveis (mais de um nível líquido – ver Fig. 26-21), pode-se suspeitar da presença de proteínas e de derrame multiloculado como na ultra-sonografia. Um exsudato pode ser diagnosticado com confiança.

■ Causas de Derrame Pleural Exsudativo e Transudativo

Abscesso Abdominal

Infecções abdominais podem estar associadas a derrame pleural ipsolateral. O derrame pode ser pequeno e ser um transudato ou exsudato. Achados típicos incluem pequeno derrame pleural, elevação do hemidiafragma e atelectasia no lobo inferior. Abscesso subfrênico é associado a derrame pleural em 80% dos casos; pode ocorrer em qualquer dos lados. Abscesso hepático está associado a derrame em tipicamente 20% dos casos, caracteristicamente no lado direito. Abscesso esplênico está associado a derrame do lado esquerdo em 30%.

Cirurgia Abdominal

Metade dos pacientes que se submetem a uma cirurgia abdominal apresenta pequeno derrame pleural no decorrer dos

TIPOS DE DERRAME: EXSUDATOS E TRANSUDATOS

três primeiros dias pós-operatórios. Derrames que se desenvolvem após este período provavelmente têm outra causa. A incidência de derrame pleural é alta em associação à cirurgia do abdome superior, líquido peritoneal, e atelectasia. Transplante de fígado ortotópico quase sempre está associado a derrames do lado direito ou bilaterais.

Exposição ao Asbesto

A exposição ao asbesto resulta em derrame pleural exsudativo benigno em alguns indivíduos expostos. A condição tem aspecto de natureza inflamatória e está associada à presença de fibras de asbesto na superfície pleural. Está relacionada com a dosagem e uma relativa manifestação precoce da doença, geralmente ocorrendo dentro de 20 anos do início da exposição ao asbesto. Os pacientes em geral são assintomáticos, porém podem ter dores no peito. Geralmente, os derrames são unilaterais e de tamanho pequeno a moderado. Comumente são autolimitados, durando alguns meses, mas podem ser recorrentes. Espessamento pleural difuso aparece em cerca de 20% dos casos. O apagamento do ângulo costofrênico, embora incomum com derrame pleural induzido pelo asbesto, pode refletir fibrose pleural leve. Atelectasia redonda pode estar associada.

Cirrose e Ascite

A cirrose está associada ao derrame pleural, mas a freqüência do derrame é bem maior se a ascite estiver presente. Caracteristicamente, derrames são do lado direito ou bilaterais; derrames isolados à esquerda são mais raros. No desenvolvimento do derrame o mais importante é a passagem de líquido para o tórax através dos defeitos diafragmáticos. A redução da pressão oncótica plasmática decorrente de hipoalbuminemia também pode contribuir para a formação de derrame. Os derrames são transudativos e podem ser grandes.

Doenças Vasculares Colagenosas

Derrame pleural exsudativo é comum em pacientes com doença vascular colagenosa mais comumente no lúpus eritematoso sistêmico (LES) e na artrite reumatóide (AR).

O LES está associado a derrame pleural em quase que 70% dos casos. A presença de artrite ou artralgia é comum. Os derrames geralmente são pequenos e bilaterais e são exsudatos. Também pode estar presente o derrame pericárdico. Os sintomas incluem dor pleurítica, febre e dispnéia.

Cerca de 5 a 20% de pacientes com AR têm derrame. Os derrames nesses pacientes são exsudatos e apresentam baixo teor de glicose, alto LDH e alto fator reumatóide. Dos pacientes com derrame, 8% são homens e 80% destes apresentam nódulos subcutâneos. Os derrames na AR podem ser assintomáticos ou associados a dor no peito. Geralmente são pequenos, unilaterais e do lado direito. Podem ser transitórios, persistentes, ou recorrentes. Podem resultar em fibrose pleural. O empiema também tem uma grande incidência em pacientes com AR.

Insuficiência Cardíaca Congestiva

O derrame pleural está presente em metade dos pacientes com insuficiência cardíaca congestiva. Esta condição é a causa mais comum dos derrames transudativos, embora o derrame exsudativo também possa ocorrer. Na insuficiência cardíaca congestiva, o líquido pleural acumula-se primariamente porque o líquido pulmonar intersticial (edema) passa para o espaço pleural. Derrames bilaterais estão presentes em 70% dos casos; quando unilateral, o derrame pleural é mais comum do lado direito (20%) do que no esquerdo (10%). Embora derrame unilateral possa ser visto, um grande derrame pleural unilateral sugere um diagnóstico alternativo. Em um paciente com insuficiência cardíaca congestiva, a toracocentese provavelmente será empregada caso exista febre ou dores pleurais no tórax, se o coração apresentar tamanho normal, e se o derrame for unilateral e de tamanho suficiente, ou bilateral, mas assimétrico.

Síndrome de Dressler

A síndrome de Dressler (também conhecida como síndrome pós-cardiotomia, síndrome pós-ferimento cardíaco, síndrome pós-infarto do miocárdio) ocorre em poucos pacientes com infarto do miocárdio, com ferimento do pericárdio ou do miocárdio, ou após cirurgia cardíaca. Caracteristicamente, ocorre entre 2 a 3 semanas após a ação do agente precipitador do episódio e associa-se a dor no peito, febre, dispnéia e leucocitose. As radiografias mostram derrame pleural (85%), consolidação pulmonar (75%) e achados de derrame pericárdico (50%). Os derrames pleurais são exsudativos e geralmente contêm sangue. Geralmente, são bilaterais e pequenos; quando unilaterais, quase sempre são do lado esquerdo. A síndrome de Dressler pode ser autolimitada ou recorrente. Acredita-se ser de mediação imunológica. O tratamento inclui aspirina, drogas antiinflamatórias não-esteróides, ou esteróides.

Reação a Drogas

Uma variedade de drogas pode provocar derrame pleural, geralmente exsudativo. O derrame pode estar relacionado com o desencadeamento do LSE induzido por droga (ver Capítulo 14), pode refletir reações alérgicas, ou pode ser um efeito primário da droga na superfície pleural. Reações alérgicas com eosinofilia podem estar relacionadas com derrame pleural em pacientes que estão recebendo metotrexato ou outra droga citotóxica, nitrofurantoína, propiltiouracil e relaxantes musculares (dantrolene); a associação com doença pulmonar é comum. As drogas contendo ergotamina, como metisergida (tratamento de enxaqueca) e bromocriptina (tratamento de doença de Parkinson) podem causar derrame pleural e fibrose.

Síndrome de Meig

A síndrome de Meig foi definida, originalmente, como ascite e derrame pleural associados a fibroma de ovário, mas desde então, a definição é utilizada para referir-se a outros tumores ovarianos. Os derrames pleurais são exsudativos ou transudativos e ocorrem no lado direito (65%), no lado esquerdo (10%), ou em ambos os lados (25%); são grandes. A retirada do tumor do ovário resulta na resolução da ascite e do derrame pleural.

Mixedema

O derrame pleural ocorre em quase a metade dos pacientes com mixedema, geralmente associado a derrame pericárdico. Insuficiência cardíaca ou doença renal associada podem contribuir. O derrame pode ser um exsudato ou um transudato.

Neoplasia

O derrame pleural é comum em pacientes com tumores pleurais primários ou metastáticos. Os derrames são exsudativos e podem conter sangue. Os derrames malignos também são exsudatos, mas nem todos os derrames exsudativos em pacientes com câncer são malignos. Derrames exsudativos em pacientes com processo maligno podem refletir envolvimento da pleura, obstrução linfática, ou pneumonia. Derrame pleural nestes pacientes é descrito detalhadamente adiante.

Doença Pericárdica

O derrame pleural é comum em pacientes com doença pericárdica inflamatória. Elas se localizam no lado esquerdo (70%), são bilaterais em 20% dos casos e localizam-se no lado direito em 10% de pacientes. Os derrames do lado esquerdo são predominantes devido à inflamação local. Em pacientes com pericardite constritiva, os derrames podem resultar de pressão venosa do lado esquerdo ou do direito; neste quadro, como em pacientes com insuficiência cardíaca congestiva, com maior freqüência os derrames são bilaterais ou do lado direito.

Pancreatite

A pancreatite aguda resulta em derrame em 10 a 20% dos casos. Devido à relação da cauda do pâncreas com o hemidiafragma esquerdo, comumente os derrames são do lado esquerdo (70%) ou são bilaterais. São exsudativos e, com freqüência, hemorrágicos e contendo alto índice de amilase.

A pancreatite crônica, na maioria dos casos (70%), também resulta num derrame à esquerda, contendo alto índice de amilase. Na maioria das vezes são do lado esquerdo ou de ambos os lados. Pseudocistos comumente estão presentes. Uma associação de pseudocistos mediastinais com uma ruptura para dentro do espaço pleural pode resultar numa fístula pancreaticopleural com grande derrame pleural.

Abscesso pancreático, geralmente à esquerda, pode estar associado a derrame pleural contendo altos índices de amilase.

Derrame Parapneumônico e Empiema

Os derrames pleurais são comuns em pacientes com pneumonias; são denominados **derrames parapneumônicos.** São tipicamente exsudativos, são pequenos e esté-

reis e apresentam níveis normais de glicose e valores normais de pH. Geralmente, resolvem-se com tratamento antibiótico adequado porém podem evoluir para empiema, que é um derrame exsudativo infectado que freqüentemente exige drenagem. Estas entidades serão descritas com detalhes adiante.

Gravidez

Em 10% das mulheres grávidas são observados derrames pleurais pequenos, bilaterais e transudativos. Em até 25% das mulheres acometidas, os derrames são vistos por pouco tempo após o parto.

Embolismo Pulmonar

O derrame pleural ocorre em 30% dos pacientes com embolismo pulmonar (EP) e geralmente associa-se ao infarto. O derrame é mais comum em pacientes que se queixam de hemoptise ou dores pleurais no tórax (50%) do que naqueles com dispnéia (25%). Exsudatos são mais comuns (75%) do que transudatos (25%). Geralmente são unilaterais, mas isto depende da distribuição dos êmbolos. Os derrames são comumente pequenos e não aumentam depois de 3 dias, e a maioria resolve-se em uma semana. Consolidação associa-se em metade dos casos.

Radiação (Terapêutica)

Cerca de 5% dos pacientes recebendo radiação no tórax desenvolvem um derrame pleural exsudativo pequeno em associação com pneumonite por radiação. O derrame ocorre no lado da radiação e evolui num período de 6 meses de radiação. Com o tempo, resolve-se lentamente.

Doenças Renais

Graves manifestações de doença renal podem estar associadas ao derrame pleural:

1. Insuficiência renal com super-hidratação pode resultar em derrame transudativo. Glomerulonefrite aguda pode ser a causa desta ocorrência. Os derrames usualmente são bilaterais.

2. Síndrome nefrótica pode resultar em derrame transudativo devido a aumento na pressão hidrostática e à hipoalbuminemia que resultam em decréscimo da pressão oncótica plasmática. Os derrames geralmente são bilaterais e subpulmonares em sua localização.

3. A uremia pode resultar em pleurite fibrinosa e um derrame exsudativo com sangue que usualmente é unilateral e grande. Febre, dor no peito e dispnéia estão presentes com freqüência. Derrame pericardíaco freqüentemente está associado. Espessamento pleural fibrótico crônico pode ser o resultado final.

4. Hidronefrose pode resultar em urinoma retroperitoneal e derrame pleural ipsolateral. O derrame é um transudato, mas contém alto teor de creatinina.

5. Diálise peritoneal pode causar derrame, geralmente do lado direito. Aparentemente o líquido entra no espaço pleural através de lesões diafragmáticas.

QUILOTÓRAX

O *derrame quiloso* ou *quilotórax* contém linfa intestinal, tem alto índice de proteínas e ácidos graxos e baixo índice de colesterol. Caracteristicamente, parece leitoso. O quilotórax resulta do extravasamento do ducto torácico (25%) ou da obstrução linfática do tórax por tumor (50% dos casos). A obstrução simples dos ductos torácicos não resulta em quilotórax; pode ser resolvida sem chegar a essa evolução.

Os ductos torácicos originam-se na cisterna de linfa (quilo) no abdome superior e penetram o tórax, ao longo da face anterior direita da coluna; cruza para a esquerda na altura de T6, seguindo ao longo da parede lateral esquerda do esôfago, posterior à aorta descendente, e entra na veia braquiocefálica ou subclávia à esquerda. Aproximadamente 2 L/dia de quilo passa pelo ducto torácico, embora este volume varie com dieta.

O derrame quiloso é mais comum em pacientes com linfoma, neoplasia metastática, ou outras massas mediastinais (Quadro 26-3); após cirurgia torácica [quilotórax é uma complicação de cirurgias cardiovasculares (0,5%) e de cirurgias esofágicas (4%)] ou de traumatismo torácico (ex.: trauma penetrante ou não-penetrante, fratura vertebral torácica); em doenças inflamatórias de linfonodos mediastinais; fibrose mediastinal; trombose da veia central; linfangiomiomatose; ascite quilosa; e algumas anormalidades congênitas.

O derrame quiloso pode ser pequeno ou maciço e uni ou bilateral. Estes derrames contêm proteína, gordura e sua atenuação na TC (Fig. 26-22) parece com a atenuação da água. Raramente, um derrame quiloso apresenta atenuação menor que 0 UH.

Após trauma torácico e ruptura no ducto, o quilo acumula-se tipicamente no mediastino antes de evoluir para quilotórax. O alargamento do mediastino ou uma coleção de líquido localizada pode ser vista antes da evolução para quilotórax. Uma vez que o local do ducto torácico é à direita da linha média, no tórax inferior, e à

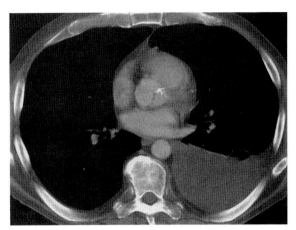

FIG. 26-22. Derrame quiloso em linfoma. O derrame não está associado a espessamento pleural e não tem características diferenciais.

esquerda, no tórax superior, lesão do ducto inferior tende a causar derrame do lado direito, enquanto lesão no ducto superior causa derrame do lado esquerdo. Geralmente o quilotórax pós-cirúrgico é do lado esquerdo. Trauma fechado usualmente resulta em quilotórax do lado direito.

O quilotórax traumático com freqüência se resolve ao mesmo tempo em que o ducto torácico se cura. A redução no líquido da linfa pode ajudar a alcançar este resultado. Um *shunt* pleuroperitoneal pode ser utilizado para essa redução. A utilização dessa drenagem, porém, pode levar à mánutrição. A ligação do ducto é passível de cura. O quilotórax associado a linfoma geralmente é tratado com radiação.

O *pseudoquilo* ou derrame quiliforme contém colesterol, mas não contém quilo. Pode ser visto em pacientes com doença inflamatória crônica, como tuberculose ou artrite reumatóide ou em pacientes com destruição das células presentes em um derrame pleural. Freqüentemente os derrames são crônicos, ficando presentes durante anos.

HEMOTÓRAX

O termo "hemotórax" refere-se a uma coleção de líquido pleural que apresenta um hematócrito superior em 50% ao hematócrito do sangue. Na TC, um hemotórax é um líquido de alta atenuação (maior do que 50 UH), contendo coágulo relativamente denso, ou um duplo nível líquido, com o líquido mais denso localizado posteriormente (Fig. 26-23).

A maioria dos casos é traumática, mas uma lista seleta de entidades pode resultar em hemotórax espontâneo. Isto inclui ruptura ou dissecção de um aneurisma, neoplasia pulmonar ou pleural, pneumotórax, coagulopatia, ruptura de uma malformação arteriovenosa pulmonar, e endometriose pleural ou pulmonar (ver adiante).

QUADRO 26-3 CAUSAS DE QUILOTÓRAX

Causa	Prevalência
Tumor	50%
Linfoma	35%
Outro tumor	15%
Trauma	25%
Cirurgia	20%
Outro trauma	5%
Miscelânea	25%
Congênitas	5%
Outras	20%

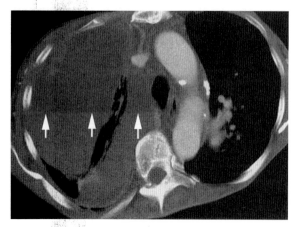

FIG. 26-23. Hemotórax traumático iatrogênico relacionado com toracocentese. Um grande derrame pleural, à direita, mostra um fluido distinto ou nível de hematócrito *(setas)*. O exame do fluido pendente mostra um excesso de 60 UH.

O tratamento inclui drenagem ou algumas vezes toracotomia para controle de sangramento. Empiema pode complicar o hemotórax. A organização de um hemotórax pode resultar em fibrose pleural e calcificação.

CORPO DE FIBRINA

Um derrame exsudativo em resolução ou um hemotórax pode depositar um coágulo de fibrina (*corpo de fibrina ou "pleural mouse"*) no espaço pleural. Os corpos de fibrina têm geralmente 1 a 2 cm de diâmetro, mimetizando um nódulo solitário, mas estão localizados no espaço pleural e, algumas vezes, pode mover-se quando o paciente muda de posição (Fig. 26-24). Resolvem-se tipicamente no decorrer do tempo, mas podem manter-se estáveis ou aumentar.

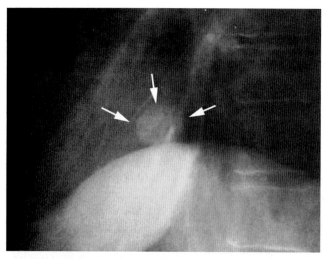

FIG. 26-24. Bola de fibrina. A imagem lateral oblíqua (*coned-down*) mostra uma opacidade nodular pequena e bem definida na superfície pleural *(setas)*. Esta bola move-se no espaço pleural.

QUADRO 26-4	DERRAME PARAPNEUMÔNICO SIMPLES

Aumento da permeabilidade da pleura visceral
Exsudatos comuns
Estéril com glicose normal
Tamanho pequeno a moderado
Localização pendente
Sem loculação
Menisco em radiografias simples
Formato em crescente na TC
50% associado a espessamento pleural
Resolve com tratamento apropriado com antibiótico

DERRAME PARAPNEUMÔNICO E EMPIEMA

Líquido pleural acumula-se em aproximadamente 40% dos pacientes com pneumonia. O termo *derrame parapneumônico* é usado para descrever esta ocorrência. Geralmente estes derrames são classificados em três estágios, também conhecidos como os três estágios do empiema. A progressão de um estágio para o seguinte não ocorre necessariamente.

■ Derrame Parapneumônico Simples (Estágio Exsudativo)

Um derrame parapneumônico simples resulta, provavelmente, de permeabilidade aumentada da pleura visceral, ocorrendo em associação com inflamação pulmonar, em pacientes com pneumonia (Quadro 26-4). Comumente, os derrames neste estágio são exsudatos tipicamente pequenos e estéreis e têm um nível normal de glicose (mais de 40 a 60 mg/dL) e pH (maior do que 7,2).

Os derrames parapneumônicos em geral são (1) pequenos a moderados, (2) são dependentes pendentes da localização, (3) não mostram evidências de serem loculados, (4) mostram um menisco em radiografias sim-

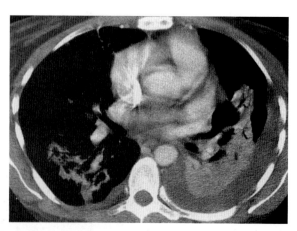

FIG. 26-25. Derrame parapneumônico simples. O derrame pleural à esquerda tem localização pendente, com formato em crescente, é pequeno e não se associa a espessamento pleural ou achados de localização. Pneumonia bilateral e um pequeno derrame pleural à direita estão presentes.

DERRAME PARAPNEUMÔNICO E EMPIEMA

ples, (5) aparecem com formato em crescente na TC (Fig. 26-25). Cerca de 50% dos derrames parapneumônicos são associados a espessamento pleural visível em tomografia computadorizada. O espessamento visceral pleural e o sinal de pleura-dividida *(split-pleura sign)* podem, também, estar presentes.

O derrame parapneumônico simples em geral resolve-se com tratamento apropriado da pneumonia com antibiótico e raramente precisa de drenagem. Um derrame parapneumônico que exige drenagem é chamado de *derrame parapneumônico complicado* e com freqüência é um empiema.

■ Empiema (Estágio Fibropurulento)

Geralmente, o termo **empiema** é usado quando o derrame pleural está com infecção, embora a verdadeira definição requeira a presença de pus no espaço pleural (Quadro 26-5). Mesmo que a maioria dos empiemas ocorra em associação à pneumonia, aproximadamente 10% não estão associados a doença pulmonar evidente.

Mais ou menos 75% dos empiemas bacterianos resultam de infecções anaeróbias ou de infecções mistas, anaeróbias e aeróbias. Microrganismos anaeróbicos comuns incluem *Bacteroide* sp., *Fusobacterium,* cocos anaeróbicos e microaerofílicos e *Clostridium.* Microrganismos aeróbicos comuns são *Staphylococcus aureus, Streptococcus pneumoniae, Haemophilus influenzae* e bacilos entéricos Gram-negativos. A tuberculose pode produzir empiema.

O empiema é caracterizado pela presença de microrganismos infecciosos no líquido pleural, aumento do derrame, de glóbulos brancos e de células polimorfonucleares no líquido, depósito de fibrina ao longo das superfícies pleurais, uma tendência para loculação, níveis descendentes de glicose (menor do que 40 mg/dL), pH (inferior a 7,2), e aumento dos níveis de LDH (superior a 1.000 UI/L).

QUADRO 26-5 EMPIEMA

"Derrame parapneumônico fibropurulento"

A maioria dos empiemas ocorre com pneumonia

10% sem associação com doença pulmonar

Infecções anaeróbias ou infecções mistas anaeróbias e aeróbias

Neutrófilos polimorfonucleares no líquido

Depósito de fibrina ao longo das superfícies pleurais

Diminuição da glicose

Baixos valores de pH (< 7,2)

LDH aumentado (> 1.000 UI/L)

Formato elíptico ou lenticular em radiografias ou TC

Localização não decúbito-dependente

Demarcação precisa do pulmão adjacente

Sinal da pleura-dividida *(split-pleura sign)*

Ar = toracocentese, fístula broncopleural, organismo de formação de gás

Empiema necessita de – envolvimento da parede torácica

   TB, actinomicose etc.

Em paciente com pneumonia, a presença de derrame pleural loculado ou localizado sugere fortemente a presença de um empiema (ver Figs. 26-16, 26-19, 26-20, e 26-21). Em radiografias simples, o empiema com freqüência tem um formato lenticular, com tendência a parecer maior, ou mais bem definido em uma projeção (p. ex.: como visto na radiografia póstero-anterior) do que na outra (p. ex.: na radiografia de perfil; ver Fig. 26-16). Em radiografias pode ser difícil ou mesmo impossível diferenciar um empiema contendo ar de um abscesso pulmonar periférico contíguo com a parede torácica. Esta distinção é importante porque o tratamento dos empiemas geralmente é feito com toracotomia e com antibióticos sistêmicos, enquanto a maioria dos abscessos pulmonares necessita apenas de antibiótico em seu tratamento.

Os achados clássicos de empiema na TC (ver Figs. 26-16 e 26-19 a 26-21) incluem (1) formato elíptico ou lenticular, (2) localização não-dependente, (3) demarcação precisa do pulmão adjacente, (4) o sinal de pleura-dividida (as superfícies visceral e pleural acentuadas são separadas pela coleção de líquido), (5) as camadas de pleura espessadas mostram-se geralmente lisas e de espessamento uniforme quando evidenciadas por contraste ou delimitadas por ar, e (6) empiemas comprimem e deslocam o pulmão adjacente e os vasos.

Ao contrário do empiema, os abscessos pulmonares (ver Figs. 9-39 e 9-40 no Capítulo 9) tendem a: (1) ser arredondados, (2) ser mal definidos, (3) ter paredes desgrenhadas, de espessura irregular e (4) a destruir o pulmão sem deslocar os vasos.

Em pacientes com derrame parapneumônico ou empiema, é comum (60 a 80% dos casos) ver espessamento de gordura extrapleural na TC, quando o espessamento pleural parietal está presente. Atenuação acentuada de gordura extrapleural representando edema é menos comum (30% dos casos).

Nem todos os empiemas mostram os achados clássicos. Muitos deles têm formato em crescente e são de localização decúbito-dependentes e sem loculação, não sendo distinguíveis de um simples derrame parapneumônico. O espessamento pleural parietal ou acentuação da pleura sempre é visto na TC, enquanto o espessamento pleural visceral ou acentuação é visto em 50% dos casos; portanto, o sinal da pleura dividida está ausente em cerca de metade dos casos.

Fístula Broncopleural

A fístula broncopleural (FBP) resulta da ruptura da pleura visceral, com freqüência em associação com abscesso pulmonar e empiema. A menos que tenha havido uma toracocentese recente, gás dentro de uma coleção de líquido pleural é sugestivo de evidência de fístula broncopleural. A presença de um organismo formador de gás é menos comumente associada à presença de gás no espaço pleural. Raramente num paciente com abscesso pulmonar o local da fístula broncopleural (p. ex., o ponto de descontinuidade da pleura visceral) pode ser demonstrado em TC. Este tipo de fístula é indicação para drenagem torácica.

| QUADRO 26-6 | PELÍCULA PLEURAL |

Empiema crônico
Fibrose pleural
Restrição da função pulmonar (p. ex., aprisionamento pulmonar)
Espessamento pleural liso
Redução no tamanho do hemotórax
Calcificação pleural

Empyema Necessitatis

O empiema (freqüentemente associado a pneumonia) pode envolver a parede torácica por extensão direta; isto é chamado de *empyema necessitatis* ou *empyema necessitans*. A tuberculose é a causa de cerca de 70% dos casos de *empyema necessitatis*, mas outros microrganismos como *Actynomices, Nocardia*, e outra bactéria ou fungo podem ser a causa. Espessamento de gordura extrapleural extenso, edema ou gordura extrapleural e coleções subcutâneas de pus podem ser vistos na TC.

Drenagem de Empiema

A indicação de colocação de dreno em paciente com derrame parapneumônico varia, dependendo da condição clínica. Contudo, um dos seguintes critérios usualmente é suficiente: (1) pus denso na toracocentese, (2) reagente Gram-positivo no líquido pleural, (3) cultura positiva de líquido pleural, (4) glicose do líquido pleural abaixo de 60 mg/dL, (5) pH do líquido pleural menor do que 7,2 e (6) LDH maior do que 1.000 UI/L, ou (6) um derrame parapneumônico que não resolve com tratamento antibiótico.

■ Película Pleural (Estágio de Organização)

Em pacientes com empiema crônico, o crescimento e organização de fibroblastos podem resultar em extensa fibrose pleural e o desenvolvimento de uma *película pleural* fibrótica *(fibrotórax)* que impede a expansibilidade do pulmão (Quadro 26-6). Isto pode causar retração pulmonar e diminuição do volume do pulmão ("aprisionamento pulmonar").

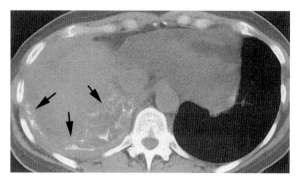

FIG. 26-27. Pleurodese por talco. Espessamento pleural e talco estão visíveis *(setas)*.

O espessamento pleural liso é visto tipicamente em radiografias simples ou em TC (Fig. 26-6). O espessamento da gordura extrapleural com freqüência é visto na TC, separando a pleura parietal espessa do músculo intercostal ou da costela. A calcificação, que geralmente é focal em seu estágio inicial, pode tornar-se extensa. Isto é mais comum com tuberculose.

Um achado muito importante para o diagnóstico da película pleural, na radiografia simples ou TC é a redução do volume do hemitórax afetado (ver Fig. 26-26). Coleções de líquidos loculadas resultantes de infecção ativa podem ser vistas na TC em associação com película pleural.

Em conjunto com empiema crônico, uma película pleural pode resultar de derrame pleural crônico e inflamação na ausência de infecção. Isto pode ser visto em pacientes com doenças vasculares colagenosas, exposição ao asbesto, uremia e hemotórax.

■ Calcificação Pleural

A calcificação pleural pode estar associada a fibrose pleural, independentemente de sua causa. Com maior freqüência é vista com a película pleural em pacientes que tiveram tuberculose curada ou empiema bacteriano, hemotórax, ou exposição ao asbesto. Quando presente, associa-se comumente ao aumento do espessamento da gordura extrapleural.

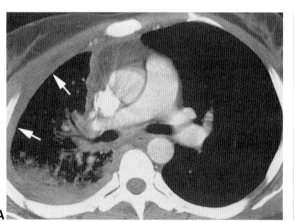
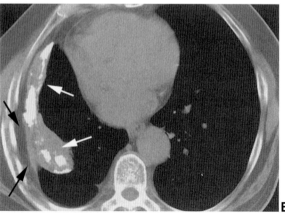

FIG. 26-26. Película pleural em dois pacientes. **A.** Em um paciente com empiema crônico, espessamento pleural liso é visível *(setas)*, com redução no volume do hemitórax afetado. **B.** Seguindo o empiema tuberculoso, forma-se um espessamento pleural direito e verifica-se calcificação *(setas brancas)*. A gordura extrapleural está espessada *(setas pretas)*. O volume do hemitórax está reduzido.

NEOPLASIAS PLEURAIS

■ Pleurodese Induzida por Talco

A pleurodese induzida por talco usada para tratar pacientes com derrame pleural crônico, pode mimetizar a aparência de calcificação pleural. Caracteristicamente, acúmulos densos de talco dentro do espaço pleural são vistos, em associação ao espessamento pleural (Fig. 26-27). Com freqüência, um acúmulo de talco é visível posterior à base do pulmão.

NEOPLASIAS PLEURAIS

■ Diagnósticos Radiográficos

Neoplasia, primária ou metastática, é uma causa comum de massa pleural, derrame pleural, ou espessamento pleural.

Massas Pleural e Extrapleural

As lesões localizadas na periferia do tórax, em contato com a parede torácica, são classificadas comumente como extrapleural, pleural, ou parenquimatosa e são caracterizadas, radiologicamente, pelo ângulo (agudo ou obtuso) formado pela interface entre a lesão e a pleura adjacente.

Massas extrapleurais geralmente deslocam a pleura visceral e parietal, formando um ângulo obtuso entre a lesão e a parede torácica. Anormalidades associadas, incluindo massas de tecido mole ou destruição de costela, podem ajudar a confirmar a massa como extrapleural. Tipicamente, essas massas têm margens bem delineadas nos pontos de contato com o pulmão e de afastamento das veias pulmonares para longe delas.

Massas pleurais, surgindo da pleura visceral ou parietal, geralmente estão confinadas ao espaço pleural e têm um aspecto similar ao das lesões extrapleurais. A presença de um ângulo obtuso é comum, a não ser que a lesão seja grande (Fig. 26-28). Grandes lesões pleurais podem formar ângulos agudos no ponto de contato com a parede torácica, embora algum espessamento pleural seja visível, com freqüência, adjacente a elas. Como as massas extrapleurais, as lesões pleurais têm margens bem definidas e afastam as veias pulmonares delas.

Massas parenquimatosas pulmonares, quando periféricas, podem fazer contato com a pleura. Tipicamente, uma lesão pulmonar periférica forma um ângulo agudo com a superfície pleural. Massas pulmonares, na presença de invasão pleural, podem resultar em ângulos obtusos na parede torácica. Lesões pulmonares são, geralmente, mal definidas em seus aspectos internos e com maior probabilidade podem envolver os vasos, em vez de deslocá-los.

Derrame Pleural

O derrame pleural é comum em pacientes com malignidade na pleura, mesmo primária ou metastática. Estes derrames apresentam uma variedade de causas, porém comumente são exsudatos.

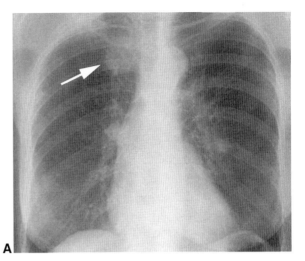
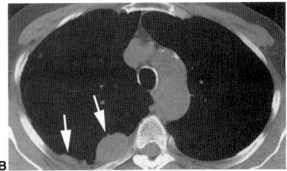

FIG. 26-28. Metástase pleural de condrossarcoma.
A. A radiografia de tórax mostra uma massa no ápice direito.
B. A TC mostra massa pleural com ângulos obtusos. Nenhum derrame pleural associado. Isto não é comum com metástase pleural e implica lesão de crescimento lento.

Um **derrame maligno** é secundário a envolvimento pleural por tumor e contém células malignas. As causas mais comuns de derrame maligno são os cânceres pulmonar e mamário. A citologia do líquido pleural é positiva em 80 a 90% dos pacientes com malignidade pleural, com a mais alta freqüência em pacientes com adenocarcinoma. Estes derrames são exsudatos.

Derrames exsudativos em pacientes com malignidade podem também refletir obstrução venosa pulmonar ou linfática, por tumor ou pneumonia. Esta é uma característica incontestável do câncer pulmonar. Apenas pacientes com demonstração de células tumorais no líquido pleural são considerados portadores de doença incurável.

Derrames malignos podem ser pequenos, grandes e unilaterais, bilaterais, ou assimétricos. Um derrame grande e unilateral sugere malignidade ou infecção (Figs. 26-29 a 26-31). Independentemente de sua causa, derrames exsudativos em pacientes com câncer geralmente exigem drenagem no tratamento.

Espessamento Pleural

A presença de espessamento pleural na TC, em paciente com malignidade e derrame pleural, indica a presença de um exsudato (ver Fig. 26-29), mas não é de grande valor

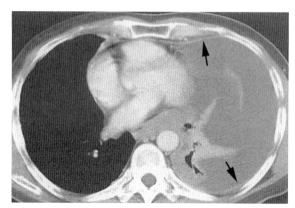

FIG. 26-29. Grande derrame maligno unilateral. O derrame é grande e a presença de espessamento pleural *(setas)* indica que é do tipo exsudativo.

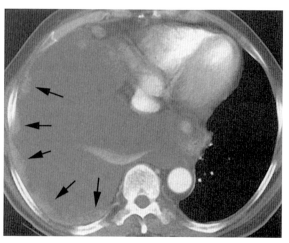

FIG. 26-31. Metástase pleural em carcinoma de cólon, com espessamento pleural nodular. Grande espessamento nodular da pleura parietal está presente *(setas)*. Este aspecto sugere fortemente malignidade.

para o diagnóstico de derrame maligno. O espessamento pleural é visto em 30% dos pacientes que apresentam câncer com derrame maligno e em 40% dos com derrame benigno. Comumente, o derrame pleural é a única anormalidade vista nas radiografias simples em pacientes com derrame maligno. Em pacientes com grande envolvimento pleural por tumor, um espessamento pleural nodular pode ser visto (ver Figs. 26-30 e 26-31). Tumor metastático pode também conferir ao espaço pleural uma forma concêntrica.

Os achados na TC, mais especificamente no diagnóstico de doenças pleurais malignas, estão listados a seguir. Se um ou mais destes achados forem considerados como indicadores de malignidade, em geral o diagnóstico apresenta 75% de precisão.

1. Espessamento pleural nodular (ver Figs. 26-30 e 26-31).
2. Espessamento pleural circunferencial (espessamento pleural envolvendo o pulmão; Fig. 26-32).
3. Espessamento pleural parietal maior do que 1 cm.
4. Espessamento pleural mediastinal (ver Fig. 26-32).

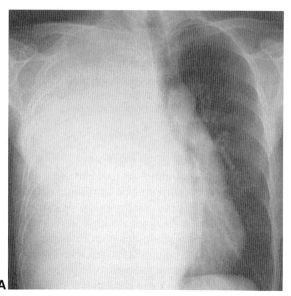

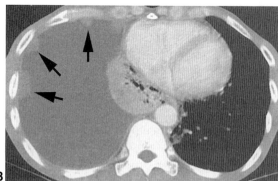

FIG. 26-30. Metástase pleural. **A.** A radiografia de tórax mostra um grande derrame pleural à direita com deslocamento mediastinal para a esquerda. **B.** A TC mostra espessamento pleural nodular *(setas)* com um grande derrame e colapso pulmonar à direita.

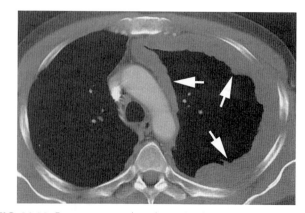

FIG. 26-32. Espessamento pleural concêntrico com adenocarcinoma metastático. Quatro achados de malignidade estão visíveis: espessamento pleural nodular, espessamento pleural circunferencial *(setas)*, espessamento pleural parietal maior do que 1 cm e espessamento pleural mediastinal.

METÁSTASES PLEURAIS

As metástases pleurais resultam, tipicamente, em derrame pleural. A TC pode mostrar pleura normal com derrame pleural, espessamento pleural liso (ver Fig. 26-29), massas pleurais localizadas (ver Figs. 26-28, 26-30 e 26-31), ou grande espessamento pleural nodular (ver Fig. 26-32). As massas pleurais localizadas sugerem fortemente a presença de metástases. Espessamento pleural nodular pode ser visto com tumor metastático ou mesotelioma. Em pacientes com metástases, um grande espessamento pleural nodular é mais típico de adenocarcinoma, porém isto é visto numa minoria dos casos.

Em radiografias de tórax, o derrame pleural em geral é o único achado visível. Entretanto, em alguns pacientes com metástase pleural, particularmente de timoma invasivo, a metástase pleural pode não estar associada a derrame e ser visível como massa pleural arredondada ou lenticular.

LINFOMA

Em pacientes com linfoma, particularmente aqueles com doença de Hodgkin, derrames exsudativos comumente resultam de obstrução linfática mediastinal e são resolvidos com radiação no mediastino; o espessamento pleural pode ou não estar presente.

Espessamento acentuado de tecidos moles extrapleurais pode ser visto com linfoma ou leucemia, freqüentemente associado a aumento de linfonodos mediastinais posteriores. Isto pode resultar numa película de tecido mole mimetizando o aspecto de mesotelioma (ver Figs. 5-25, 5-30, e 5-37 no Capítulo 5). Esta aparência é associada ao derrame.

MESOTELIOMA

O mesotelioma (também conhecido como mesotelioma maligno ou difuso) é uma neoplasia altamente maligna e progressiva, com um prognóstico péssimo (Quadro 26-7). Na maioria dos pacientes, o mesotelioma maligno está re-

---

QUADRO 26-7 MESOTELIOMA

Comumente relacionado à exposição ao asbesto

Incidência maior que 5% em indivíduos altamente expostos

Período de latência de 20-40 anos

Surge em relação á pleura parietal

Epitelial (50%), sarcomatoso (25%), ou um misto de vários tipos de células (25%)

Derrame pleural

Espessamento pleural lobulado ou concêntrico

Sinal de mediastino congelado – (*Frozen mediastinum sign*)

Envolvimento da fissura

Invasão da parede torácica ou metástases distantes

Prognóstico ruim

---

lacionado a exposição ao asbesto. Embora o mesotelioma seja raro, na população em geral, sua incidência em trabalhadores que sofreram forte exposição ao asbesto chega a 5%. Um período de latência, de 20 a 40 anos, é típico, entre o início da exposição e o desenvolvimento do tumor. A média de idade no diagnóstico é de 60 anos. Os sintomas incluem dor no peito, dispnéia e perda de peso.

O mesotelioma surge em relação à pleura parietal. É classificado patologicamente como epitelial (50%), sarcomatoso (25%), ou misto (25%). O tipo epitelial tem um diagnóstico um pouco melhor e tende a estar associado a derrame pleural. O derrame pleural é pequeno ou ausente com tumor sarcomatoso. Diagnosticar histologicamente o mesotelioma pela citologia do líquido pleural é difícil e comumente a biopsia é necessária. Técnicas histológicas especiais podem ser utilizadas para diferenciar o mesotelioma do adenocarcinoma.

O mesotelioma é caracterizado morfologicamente por grande espessamento pleural nodular, que pode envolver as fissuras. Geralmente ocorre derrame pleural hemorrágico. A forma mais comum de disseminação do mesotelioma maligno é por infiltração local na pleura. Metástases hematogênicas estão presentes em 50% dos pacientes, embora quase sempre este evento tenha pouco isignificado.

■ Achados Radiográficos

Radiografias simples podem mostrar derrame pleural como a anormalidade inicial (Fig. 26-33) ou espessamento pleural concêntrico ou lobulado (Fig. 26-34). Estas imagens podem refletir nódulos de tumor, coleções de líquido pleural multiloculado, ou ambos. O espessamento da fissura maior é comum devido ao tumor.

Por causa do espessamento pleural e da infiltração do mediastino, o hemitórax envolvido pode ter o volume normal, apesar da presença de um grande derrame (o sinal do mediastino congelado, *frozen mediastinum sign*). O hemitórax pode também estar reduzido em seu volume devido à restrição da expansão do pulmão. Espessamento pleural induzido por asbesto ou placas também podem ser vistos (ver Capítulo 18).

■ Achados em TC

Coleções de líquido pleural são visíveis na TC em 75% dos casos (ver Fig. 26-33B). O espessamento pleural é visto em 90%. No estágio inicial da doença, o derrame pleural pode ser visto na ausência de visível espessamento pleural, mas este achado é raro.

Espessamento pleural concêntrico nodular é altamente sugestivo de mesotelioma (Figs. 26-34B e 26-35). Entretanto, espessamento pleural pode ser também fino e liso (Fig. 26-36) ou de contorno irregular ou nodular. Massas pleurais localizadas são raras. No estágio inicial da doença, o espessamento pleural pode aparecer localizado e descontínuo. Conforme a doença evolui, esse espessamento torna-se contínuo, aumenta em espessura e nodularidade, e a quantidade de líquido pode diminuir enquanto as camadas da pleura se fundem.

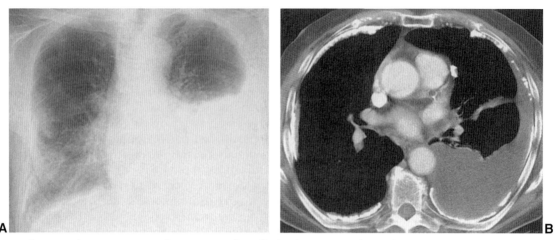

FIG. 26-33. Exposição ao asbesto com mesotelioma. **A.** A radiografia de tórax mostra placas pleurais e um grande derrame pleural à esquerda. **B.** A TC mostra extensas placas pleurais e um espessamento pleural à esquerda, sem massa óbvia. Isto reflete mesotelioma à esquerda.

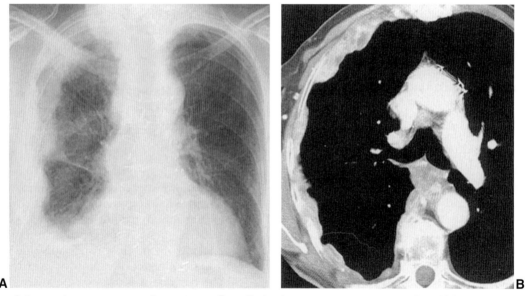

FIG. 26-34. Exposição ao asbesto com mesotelioma. **A.** A radiografia de tórax mostra espessamento pleural lobulado direito típico deste tumor. **B.** A TC mostra espessamento pleural nodular extenso.

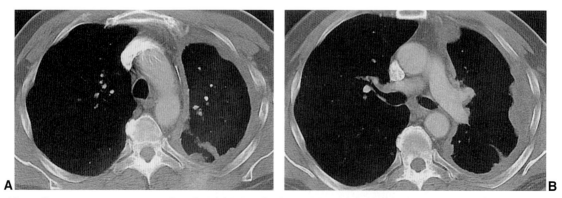

FIG. 26-35. Mesotelioma com espessamento pleural nodular concêntrico. A TC em dois níveis mostra espessamento pleural nodular concêntrico, típico de mesotelioma. Note redução no volume do hemitórax acometido devido à retração pulmonar.

MESOTELIOMA

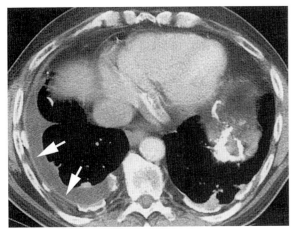

FIG. 26-36. Mesotelioma. A TC mostra espessamento pleural leve *(setas)* e derrame pleural. Placas pleurais extensas da exposição ao asbesto também estão presentes.

QUADRO 26-8 SISTEMA DE ESTADIAMENTO PARA MESOTELIOMA

Estágio[a]	Descrição
T1	Tumor limitado à pleura parietal ipsolateral ou associado a foco dissipado do envolvimento da pleura visceral
T2	Tumor pleural parietal ipsolateral com envolvimento do diafragma ou envolvimento confluente da pleura visceral
T3	Tumor pleural parietal ipsolateral com parede torácica mediastinal limitada, ou invasão pericárdica
T4	Parede torácica extensa, subdiafragmática, mediastinal, ou invasão pericárdica

[a] T designações descrevendo a extensão da invasão local. N e M designações são idênticas àquelas usadas para câncer pulmonar (ver Capítulo 3).

Pode ser difícil distinguir o líquido do tumor na TC, uma vez que os nódulos dos tumores às vezes podem aparecer com baixa atenuação (Fig. 26-37). Entretanto, o *scan* em decúbito ou com pacientes reclinados *(prone scan)* pode ajudar a distinguir tumor subjacente de líquido livre. O realce da pleura após a infusão de contraste pode também ajudar a diferenciar tumor de coleções de líquidos adjacentes. Geralmente a calcificação reflete a exposição ao asbesto, porém também se pode ver calcificação de tumor.

Embora o mesotelioma na maioria das vezes seja detectado ao longo da parede torácica lateral, o espessamento pleural mediastinal ou concêntrico é visto quando a doença encontra-se em estado adiantado. O hemitórax anormal pode parecer contraído e fixado (40%), com pouca variação de tamanho durante a inspiração (ver Fig. 26-35). O espessamento das fissuras, particularmente a parte inferior da fissura maior, pode refletir infiltração tumoral ou derrame pleural associado; nas TCs o envolvimento das fissuras é de 85% (ver Fig. 26-35A).

▪ Estadiamento

O mesotelioma tem um prognóstico ruim, apresentando média de sobrevivência de cerca de 1 ano. Um pequeno percentual de pacientes atinge uma taxa de sobrevida de até 5 anos. A pneumonectomia extrapleural pode ser utilizada no tratamento, geralmente em combinação com quimioterapia e radiação, e em pacientes no estágio inicial da doença, pode haver um aumento da sobrevida.

O sistema de estadiamento proposto para o mesotelioma é similar ao sistema TNM (Sistema de classificação de tumores malignos) usado para câncer pulmonar, porém tem pouca utilidade na clínica médica devido ao prognóstico ruim relacionado com este tumor (Quadro 26-8; ver Fig. 26-37). O estadiamento é similar ao utilizado para câncer pulmonar.

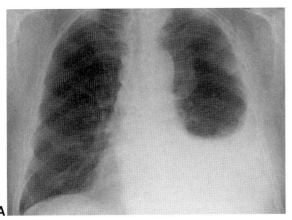
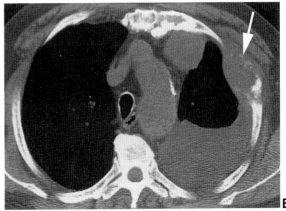

FIG. 26-37. Mesotelioma com invasão da parede torácica. **A.** A radiografia de tórax mostra um grande derrame e um nódulo pleural periférico. **B.** O líquido e as áreas nodulares do tumor são difíceis de distinguir, exceto pela invasão tumoral da parede torácica *(setas)*.

QUADRO 26-9	TUMOR FIBROSO LOCALIZADO

Sem relação com exposição ao asbesto
Associado a dor no peito, hipoglicemia (5%), osteoartropatia pulmonar hipertrófica (35%)
30% maligno; 70% benigno
Surge em relação à pleura visceral
Derrame pleural raro
Massa pleural focal
Prognóstico bom

TUMOR FIBROSO LOCALIZADO DA PLEURA

O Tumor fibroso (TFP) localizado da pleura era conhecido, antigamente, como mesotelioma benigno, mas não é de origem mesotelial e nem necessariamente benigno. Aproximadamente 30% destes tumores são malignos, embora tenham um bom prognóstico. Não é associado a exposição ao asbesto (Quadro 26-9).

Geralmente, o TFP é encontrado por acaso em radiografia de tórax. Entretanto, pode ser associado a hipoglicemia (5% dos casos), osteoartropatia pulmonar hipertrófica (1/3 dos casos), ou dor no peito. Os sintomas resolvem-se com a retirada do tumor.

O TFP surge da pleura visceral em 70% dos casos. Caracteristicamente, aparece solitário, liso, bem definido, com freqüência como uma lesão grande, em contato com a superfície pleural (Figs. 26-38 e 26-39). Quando pequeno, o TFP tende a apresentar ângulos obtusos na superfície pleural; quando grandes, os ângulos comumente são agudos. O TFP pode ser visto na fissura, mimetizando a aparência de líquido loculado (ver Fig. 26-38). Podem surgir também num pedículo e mover-se

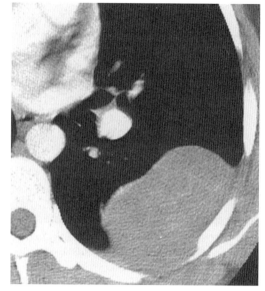

FIG. 26-39. Tumor fibroso localizado, mostrando-se como uma massa bem definida, em contato com a superfície pleural. Espessamento pleural presente adjacente à massa.

conforme a mudança de posição do paciente. Não é comum a presença de derrame pleural.

Na TC, mesmo que ângulos agudos estejam visíveis, um leve espessamento pleural geralmente é visível adjacente à massa (ver Fig. 26-39). Este espessamento pode refletir uma pequena quantidade de líquido acumulado no espaço pleural no ponto em que as superfícies pleural e visceral são separadas pela massa. As massas podem ter aspecto homogêneo. Com ou sem infusão de contraste, a necrose pode resultar numa aparência multicística. Grandes artérias podem ser vistas suprindo a massa. A calcificação pode estar presente (Fig. 26-40).

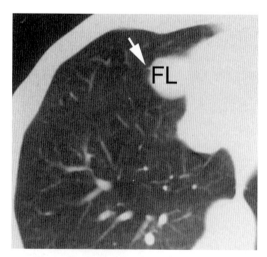

FIG. 26-38. Tumor fibroso localizado na fissura maior direita. O tumor fibroso localizado (FL) deita-se sobre o plano da fissura maior e mostra um pequeno bico (seta) no ponto de contato com a fissura. A massa aparece lisa e oval.

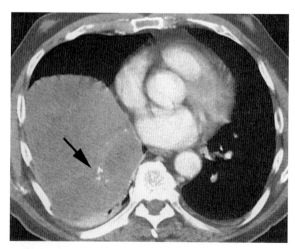

FIG. 26-40. Grande tumor fibroso localizado no espaço pleural inferior. Aparece um pouco inomogêneo na atenuação e mostra calcificação focal (seta) visível.

PNEUMOTÓRAX

O pneumotórax é classificado como espontâneo ou traumático.

■ Pneumotórax Espontâneo

Os pneumotórax espontâneos são os que ocorrem sem associação a traumas, e são classificados como primários ou secundários.

Pneumotórax Espontâneo Primário

O pneumotórax espontâneo primário ocorre sem causa antecedente em paciente por outro lado saudável. Com freqüência ocorre com o paciente em repouso e, em geral, é resultado da ruptura de uma bolha subpleural apical (Fig. 26-41). O pneumotórax espontâneo primário tem maior incidência entre pacientes jovens (20 a 40 anos), homens (80% dos pacientes acometidos são homens), altos e magros e fumantes (90% são fumantes). A dor é comum, e um pequeno derrame pleural está presente em 10 a 20%, manifestada por nível líquido. Em metade dos pacientes, o pneumotórax é recorrente e do mesmo lado; recorrência do lado oposto ocorre em 15%.

Pneumotórax Espontâneo Secundário

O pneumotórax espontâneo secundário ocorre em pacientes com doença pulmonar subjacente. Mais comumente associado à doença pulmonar obstrutiva crônica. Outras doenças incluem as associadas a cistos pulmonares (histiocitose, linfangiomiomatose, pneumatocele), cavitação (tuberculose, câncer pulmonar, metástases, abscesso pulmonar, embolismo séptico; Fig. 26-42; ver também Fig. 3-26 no Capítulo 3), aprisionamento de ar (asma, fibrose cística), diminuição pulmonar (qualquer causa de fibrose ou faveolamento como pneumonite intersticial, radiação, doença vascular colagenosa, e sarcoidose), ou doenças do tecido conjuntivo (síndromes de Ehlers-Danlos e Marfan).

Devido à doença pulmonar subjacente, pacientes com pneumotórax espontâneo secundário com freqüência são sintomáticos. Estes tipos de pneumotórax não apresentam características específicas, porém o pulmão subjacente aparece anormal. As taxas de recorrência são mais altas do que as do pneumotórax espontâneo primário.

■ Pneumotórax Ex-Vácuo

O pneumotórax ex-vácuo é uma causa rara de pneumotórax espontâneo secundário, ocorrendo em pacientes com atelectasia lobar aguda, comumente devido à obstrução brônquica (ver Fig. 3-27 no Capítulo 3). Um colapso repentino resulta num rápido decréscimo na pressão intrapleural adjacente ao lobo colapsado. Por sua vez, isto resulta na entrada de ar, de tecido e de sangue no espaço pleural. O pneumotórax resultante é visto adjacente ao lobo colapsado.

■ Pneumotórax Catamenial e Endometriose Pleural

O desenvolvimento de pneumotórax coincidente com a menstruação, chamado de pneumotórax catamenial, é

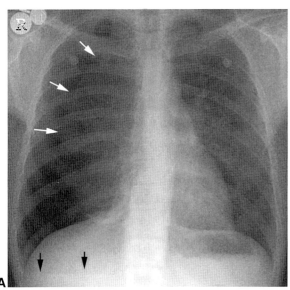

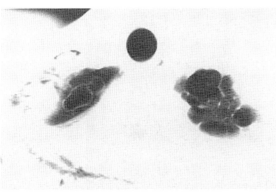

FIG. 26-41. Pneumotórax espontâneo primário em fumante. **A.** A radiografia de tórax mostra um grande pneumotórax à direita *(setas brancas)*. Um nível líquido *(setas pretas)* está visível na base direita. **B.** A TC de acompanhamento mostra bolha apical. Enfisema subcutâneo reflete drenagem torácica.

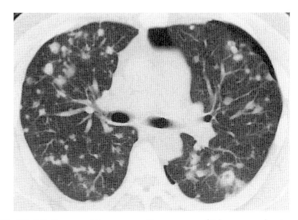

FIG. 26-42. Pneumotórax espontâneo secundário em paciente com tumor de células gigantes metastático e cavitário. Nódulos pulmonares múltiplos e um pequeno pneumotórax à esquerda estão visíveis.

raro. O começo dos sintomas ocorre em 48 horas do início da menstruação. Caracteristicamente, ocorre em mulheres de mais de 30 anos. Na maioria dos casos (90%) atinge o lado direito. A recorrência é típica. Dois mecanismos primários foram sugeridos:

1. Durante as menstruações o ar pode atingir o espaço peritoneal, pela vagina, útero e trompas de falópio. De lá pode entrar no espaço pleural através das falhas do diafragma, que também são bastante comuns do lado direito.
2. Implantes endometriais podem entrar no espaço pleural pelo mesmo caminho, resultando em endometriose pleural. No caso dos implantes envolverem a pleura visceral e pulmão periférico, este acontecimento, durante a menstruação, pode levar ao pneumotórax e/ou hemoptise. Este mecanismo é mais comum do que o primeiro.

Endometriose pleural pode, também, resultar em hemotórax catamenial. Como no pneumotórax catamenial a endometriose pleural acontece do lado direito em 90%. Nódulos pleurais e massas acentuadas podem ser vistos em conjunto com derrame pleural, os quais aumentam e diminuem com as alterações hormonais. Este aspecto pode ser visto, tanto no espaço pleural quanto no abdominal. As falhas do diafragma permitindo a entrada de ar ou endométrio, no espaço pleural, podem ser resultantes de implantes endometriais diafragmáticos necrosados.

■ Pneumotórax Traumático

Pneumotórax traumático refere-se a pneumotórax causado por trauma torácico (penetrante ou não, acidental ou iatrogênico) ou ventilação mecânica. O pneumotórax associado a ventilação mecânica geralmente é resultado de altas pressões de ventilação; comumente ocorre devido à ruptura alveolar que, por outro lado, causa enfisema intersticial, pneumomediastino e ruptura do pneumomediastino para o interior do espaço pleural. O pneumotórax não causa pneumomediastino; é justamente ao contrário. Também, o ar intersticial pode se dirigir para uma localização subpleural, formar uma bolha subpleural e romper diretamente para o interior do espaço pleural. O pneumotórax traumático comumente exige drenagem torácica.

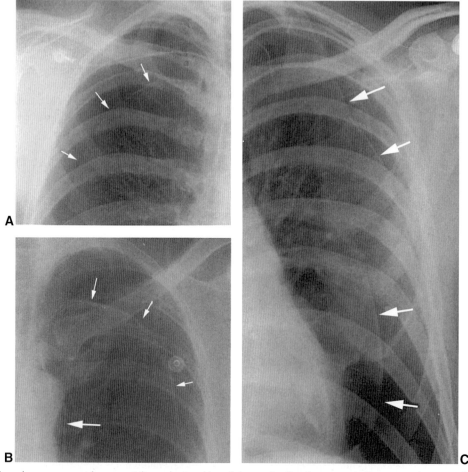

FIG. 26-43. Linha pleural em pneumotórax, em três pacientes. Uma linha muito fina (*setas*; mais fina no paciente em "**A**") está visível na margem do pulmão. Nenhuma marcação pulmonar está visível em sua periferia. Uma linha pleural pode, também, ser vista medialmente (*seta* grande em "**B**").

PNEUMOTÓRAX

Achados Radiográficos

Paciente Ereto

Em um paciente ereto, em geral, o ar acumula-se primeiramente sobre o ápice do pulmão. A visibilidade do pneumotórax é acentuada na expiração.

A presença de uma linha visível na pleura visceral é um achado importante para se fazer um diagnóstico definitivo do pneumotórax no paciente em posição ereta (Fig. 26-43). Isto é visível como uma linha bem fina na superfície pleural, com ar negro no espaço pleural acima ou lateral a ela, e ar no pulmão em localização abaixo ou medial. O ar pode entrar na fissura, contornando as superfícies pleurais.

Na ausência de doença pulmonar subjacente ou adesões pleurais, o pulmão em colapso parcial mantém sua forma normal. Marcações pulmonares não são vistas periféricas à linha pleural.

Uma dobra de pele pode mimetizar pneumotórax, mas uma linha pleural não está visível, e marcações pulmonares podem ser vistas em sua periferia (Fig. 26-44). O pneumotórax aumenta relativamente de volume durante a expiração, embora pneumotórax significativos sejam vistos em inspiração (Fig. 26-45).

A distinção entre uma bolha e um pneumotórax baseia-se geralmente em seu formato. Os pneumotórax têm, caracteristicamente, formato crescente e suas pontas afinam em direção à base do pulmão; as bolhas são arredondadas (ver Fig. 24-13 no Capítulo 24). Entretanto, em alguns casos, fazer esta diferenciação pode ser difícil. Pneumotórax loculado pode ser bem parecido com bolha.

Aproximadamente a metade da densidade do pulmão refere-se ao sangue circulante. Quando o pulmão entra em colapso, pela pressão de um pneumotórax, um aumento significativo na densidade do pulmão não está necessariamente visível, porque também ocorre redução do volume pulmonar quando sua perfusão é reduzida. Até o pulmão ficar bem pequeno (Fig. 26-46), sua densidade não aumenta significativamente.

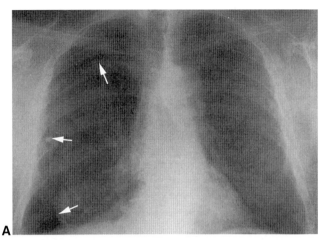

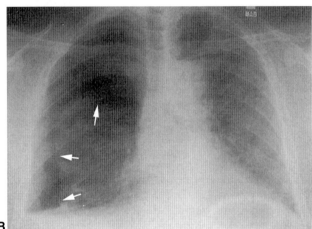

FIG. 26-45. Radiografias inspiratória e expiratória em pneumotórax espontâneo. O volume relativo do pneumotórax *(setas)* é menor na inspiração (**A**) do que na expiração (**B**).

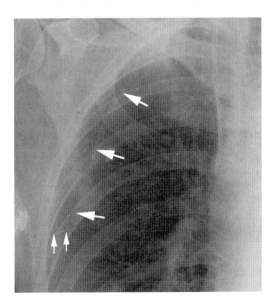

FIG. 26-44. Uma dobra de pele mimetizando pneumotórax. Uma dobra de pele *(setas grandes)* mimetiza pneumotórax, mas uma linha pleural distinta não está visível, e marcações pulmonares *(setas pequenas)* podem ser vistas em sua periferia.

Paciente em Posição Supina

Em pacientes na posição supina (deitado sobre as costas), o pneumotórax livre comumente acumula-se no espaço pleural anterior. Uma linha pleural visceral pode ser vista medialmente em alguns pacientes (ver Fig. 26-43B), mimetizando pneumomediastino. Um pneumotórax subpneumônico com uma linha pleural visceral visível pode ser visto na base do pulmão. Achados menos específicos de pneumotórax em pacientes na posição supina incluem:

1. O ângulo costofrênico pode aparecer anormalmente profundo e lucente por causa do ar no espaço pleural ântero-lateral, o sinal "sulco profundo" *(deep sulcus sign)* (Fig. 26-47).
2. Aumento lucente no tórax ou no abdome superior.
3. Visualização do ângulo costofrênico anterior como uma margem separada do diafragma, mas paralelo

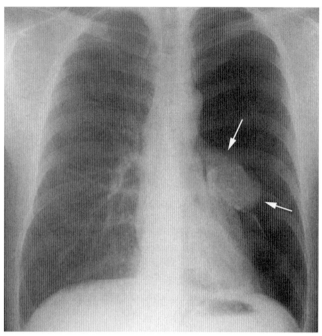

FIG. 26-46. Pneumotórax espontâneo total. O pulmão esquerdo está reduzido ao tamanho de um punho *(setas)*. Neste tamanho, tecido pulmonar comprimido provoca densidade no pulmão. Não afastamento do mediastino.

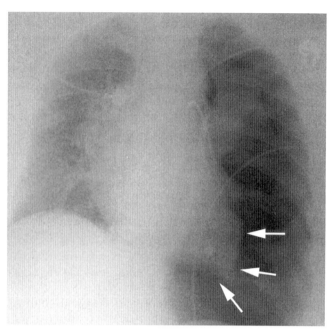

FIG. 26-48. Pneumotórax por tensão com um sinal de sulco profundo *(deep sulcus sign)*. Pneumotórax à esquerda destaca gordura no ápice cardíaco, dando uma aparência de calombo *(setas)*. O hemidiafragma esquerdo está deslocado inferiormente e o mediastino foi afastado para o lado oposto.

a ela, sinal de "duplo diafragma" *(the double diaphragm sign)*.
4. Aumento de visibilidade do hemidiafragma (porque aparece delimitado por ar), apesar de doença pulmonar (ver Fig. 26-47).

5. Aumento de visibilidade da margem do coração ou mediastino (porque aparece delimitada por ar; ver Fig. 26-47).
6. Ar na fissura menor.
7. A aparência de um calombo no ápice do coração, devido à alteração no formato do coxim de gordura do epicárdio, na presença de pneumotórax (Fig. 26-48).

■ Achados na TC

Radiografias expiratórias do paciente em pé e TC são igualmente sensíveis na demonstração de um pneumotórax. A TC, ao demonstrar pneumotórax, é consideravelmente mais sensível do que radiografia em posição supina. Na TC, a imagem de um pneumotórax aparece como ar no espaço pleural, fora da pleura pulmonar e visceral (ver Fig. 26-48). Mesmo um pneumotórax bem pequeno é visível no espaço pleural anterior. O diagnóstico geralmente é bem definido, embora a diferenciação de um pneumotórax medial de um pneumomediastino possa ser difícil em alguns casos.

■ Pneumotórax por Tensão

Pneumotórax por tensão significa que a pressão do ar intrapleural excede a pressão atmosférica, geralmente durante o ciclo respiratório; pode apresentar risco para a vida. O pneumotórax por tensão verdadeiro é raro. Com maior freqüência é visto em pacientes usando ventilação mecânica ou paciente com trauma torácico. Qualquer pneumotórax, em paciente com ventilação por pressão

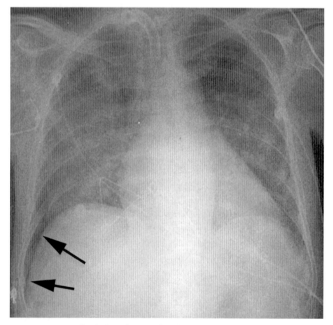

FIG. 26-47. O sinal de sulco profundo (*deep sulcus sign*) em pneumotórax. Uma radiografia em posição supina, em paciente com edema pulmonar, mostra um pneumotórax à direita, manifestado pelo sulco profundo *(setas)* do lado direito. O diafragma direito e as margens do coração, à direita, permanecem agudas, apesar da doença pulmonar na base do pulmão.

positiva, deveria ser considerado pneumotórax. É difícil diagnosticar o pneumotórax por tensão por meio de radiografias de tórax. O afastamento do mediastino para longe do pneumotórax não é um achado confiável de tensão e pode ser visto com qualquer pneumotórax de grande porte. Entretanto, este achado, em conjunto com sintomas clínicos de comprometimento circulatório, geralmente é considerado como diagnóstico. Deslocamento para baixo ou inversão do hemidiafragma também sugere tensão (ver Fig. 26-48).

Em um paciente com pulmões normais, geralmente o pneumotórax por tensão resulta em total colapso pulmonar. Entretanto, na presença de doença pulmonar subjacente, como no edema pulmonar, pneumonia, ou doença pulmonar obstrutiva crônica, ou em pacientes recebendo ventilação por pressão positiva, o colapso total pode não ocorrer. O colapso pulmonar total também pode não indicar tensão (ver Fig. 26-46).

■ Hidropneumotórax

Hidropneumotórax, a combinação de líquido com ar no espaço pleural, é prontamente diagnosticada na posição em pé, por causa da presença de um nível de líquido aéreo (ver Fig. 26-41). Em pacientes na posição supina ou semi-ereto, uma linha pleural visível ou outros achados de pneumotórax podem ser vistos em combinação com densidade pleural acentuada ou achados de líquido pleural. Uma pequena quantidade de líquido é vista em 20 a 40% dos pacientes com pneumotórax, independentemente de sua causa.

■ Estimativa do Tamanho de um Pneumotórax

Não existe uma correlação precisa entre o tamanho do pneumotórax e a necessidade de tratamento, embora 30% dos pneumotórax geralmente exigem tratamento. Os sintomas são mais importantes para determinar quais pacientes necessitam de tratamento, e isto depende tanto do tamanho do pneumotórax quanto da doença pulmonar subjacente. Mesmo assim, uma estimativa do tamanho do pneumotórax geralmente é solicitada.

O tamanho do pneumotórax pode ser estimado por média da distância interpleural (Quadro 26-10). A distância que separa a superfície pleural do pulmão da

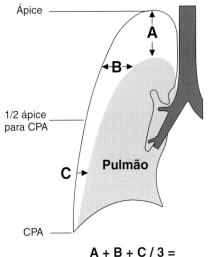

FIG. 26-49. Método para calcular a média da distância interpleural.

parede torácica adjacente (como a profundidade ou a espessura do pneumotórax) é medida em três locais (Fig. 26-49). Para tirar estas medidas, divida o hemitórax verticalmente em duas metades, desde seu ápice até o ângulo costofrênico. Então, meça a distância entre o pulmão e o tórax lateral no ponto mediano de ambas as metades superior e inferior; a terceira medida é tirada verticalmente acima do ápice do pulmão. A média destas medidas (p. ex., a média da distância interpleural) se correlaciona com o tamanho do pneumotórax em ambos os pacientes em pé ou em posição supina (ver Quadro 26-10). Embora a precisão desta estimativa seja limitada, também é a necessidade de determinar acuradamente o tamanho de um pneumotórax. Ao revisar o Quadro 26-10, note que a média da distância interpleural em milímetros é aproximadamente igual à percentagem do pneumotórax em um paciente de pé; e adicione 9% em um paciente na posição supina.

LEITURAS SELECIONADAS

Adler BD, Padley SPG, Müller NL. Tuberculosis of the chest wall: CT findings. J Comput Assist Tomogr 1993;17:271-273.

Alexander E, Clark RA, Colley DP, Mitchell SE. CT of malignant pleural mesothelioma. AJR Am J Roentgenol 1981;137:287-291.

Aquino SL, Chen MY, Kuo WT, Chiles C. The CT appearance of pleural and extrapleural disease in lymphoma. Clin Radiol 1999;54:647-650.

Aquino SL, Webb WR, Gushiken BJ. Pleural exudates and transudates: diagnosis with contrast-enhanced CT. Radiology 1994;192:803-808.

Berkman YM, Auh YH, Davis SD, Kazam E. Anatomy of the minor fissure: evaluation with thin-section CT. Radiology 1989;170:647-651.

QUADRO 26-10 ESTIMANDO O TAMANHO DE UM PNEUMOTÓRAX

Média da distância interpleural (mm)	Pneumotórax – percentual	
	Imagem: de pé	Imagem: supino
10	14%	19%
20	23%	29%
30	32%	39%
40	40%	49%
50	49%	59%

Berkman YM, Davis SD, Kazam E, et al. Right phrenic nerve: anatomy, CT appearance, and differentiation from the pulmonary ligament. Radiology 1989;173:43-46.

Broaddus VC, Light RW. What is the origin of pleural transudates and exudates? [editorial] Chest 1992;102:658-659.

Choi BG, Park SH, Yun EH, et al. Pneumothorax size: correlation of supine anteroposterior with erect posteroanterior chest radiographs. Radiology 1998;209:567-569.

Choi JA, Hong KT, Oh YW, et al. CT manifestations of late sequelae in patients with tuberculous pleuritis. AJR Am J Roentgenol 2001;176:441-445.

Cooper C, Moss AA, Buy JN, Stark DD. CT appearance of the normal inferior pulmonary ligament. AJR Am J Roentgenol 1983;141:237-240.

Dynes MC, White EM, Fry WA, Ghahremani GG. Imaging manifestations of pleural tumors. Radiographics 1992;12:1191-1201.

Federle MP, Mark AS, Guillaumin ES. CT of subpulmonic pleural effusions and atelectasis: criteria for differentiation from subphrenic fluid. AJR Am J Roentgenol 1986;146:685-689.

Godwin JD, Tarver RD. Accessory fissures of the lung. AJR Am J Roentgenol 1985;144:39-47.

Godwin JD, Vock P, Osborne DR. CT of the pulmonary ligament. AJR Am J Roentgenol 1983;141:231-236.

Halvorsen RA, Fedyshin PJ, Korobkin M, et al. Ascites or pleural effusion? CT differentiation: four useful criteria. Radiographics 1986;6:135-149.

Hulnick DH, Naidich DP, McCauley DI. Pleural tuberculosis evaluated by computed tomography. Radiology 1983;149:759-765.

Im JG, Webb WR, Rosen A, Gamsu G. Costal pleura: appearances at high-resolution CT. Radiology 1989;171:125-131.

Kawashima A, Libshitz HI. Malignant pleural mesothelioma: CT manifestations in 50 cases. AJR Am J Roentgenol 1990;155:965-969.

Lee KS, Im JG, Choe KO, et al. CT findings in benign fibrous mesothelioma of the pleura: pathologic correlation in nine patients. AJR Am J Roentgenol 1992;158:983-986.

Leung AN, Müller NL, Miller RR. CT in differential diagnosis of diffuse pleural disease. AJR Am J Roentgenol 1990;154:487-492.

Marks BW, Kuhns IR. Identification of the pleural fissures with computed tomography. Radiology 1982;143:139-141.

Mirvis S, Dutcher JP, Haney PJ, et al. CT of malignant pleural mesothelioma. AJR Am J Roentgenol 1983;140:665-670.

Patz EF, Shaffer K, Piwnica-Worms DR, et al. Malignant pleural mesothelioma: value of CT and MR imaging in predicting resectability. AJR Am J Roentgenol 1992;159:961-966.

Proto AV, Ball JB. Computed tomography of the major and minor fissures. AJR Am J Roentgenol 1983;140:439-448.

Raasch BN, Carsky EW, Lane EJ, et al. Radiographic anatomy of the interlobar fissures: a study of 100 specimens. AJR Am J Roentgenol 1982;138:1043.

Rabinowitz JG, Cohen BA, Mendelson DS. The pulmonary ligament. Radiol Clin North Am 1984;22:659-672.

Rhea JT, DeLuca SA, Greene RE. Determining the size of pneumothorax in the upright patient. Radiology 1982;144:733-736.

Rost RC Jr, Proto AV. Inferior pulmonary ligament: computed tomographic appearance. Radiology 1983;148:479-483.

Schmitt WGH, Hübener KH, Rücker HC. Pleural calcification with persistent effusion. Radiology 1983;149:633-638.

Stark DD, Federle MP, Goodman PC, et al. Differentiating lung abscess and empyema: radiography and computed tomography. AJR Am J Roentgenol 1983;141:163-167.

Vix VA. Extrapleural costal fat. Radiology 1974;112:563-565.

Waite RJ, Carbonneau RJ, Balikian JP, et al. Parietal pleural changes in empyema: appearances at CT. Radiology 1990;175:145-150.

CAPÍTULO 27

TROMBOEMBOLISMO PULMONAR

MICHAEL B. GOTWAY, GAUTHAM P. REDDY E SAMUEL K. DAWN

A trombose venosa profunda (TVP) e a embolia pulmonar (EP) representam finais diferentes do espectro de uma única doença – o tromboembolismo venoso (TEV). O TEV é um problema comum, no entanto muitas abordagens para e estabelecimento de seu diagnóstico e numerosos métodos de investigação para essa finalidade podem ser empregados. A familiaridade com os fatores de risco para o TEV, com suas apresentações clínicas, com suas avaliações laboratoriais e por imagens é extremamente importante para todos os médicos, particularmente para os radiologistas.

RADIOGRAFIA TORÁCICA

Os achados radiográficos da embolia pulmonar já foram exaustivamente estudados. Embora as radiografias torácicas em pacientes com EP possam ser completamente normais, alguma anormalidade em geral existe. Entre os pacientes que fizeram parte do estudo prospectivo do diagnóstico da embolia pulmonar (PIOPED) e que não apresentavam doença cardiopulmonar anterior, foram encontradas radiografias anormais em 84% dos pacientes com EP comprovado e 66% dos pacientes sem comprovação. Contudo, anormalidades radiográficas no quadro de EP são geralmente inespecíficas e transitórias e geralmente não permitem um diagnóstico específico. No entanto, num ambiente clínico apropriado, alguns achados radiográficos ou combinações destes podem sugerir o diagnóstico de EP e, portanto, servem como sugestão para a realização de outras imagens que eventualmente possam confirmar ou excluir o diagnóstico.

■ Anormalidades Vasculares dos Pulmões

Hipertransparência focal periférica além de um vaso ocluído, muitas vezes acompanhada de pequena dilatação do vaso pulmonar central, é conhecida como *sinal de Westermark* (Fig. 27-1) e é um achado bastante inespecífico, visto apenas em 7 a 14% dos casos de EP documentados no estudo PIOPED. Acredita-se que este sinal seja causado pela obstrução embólica da artéria pulmonar ou de vasoconstri-

ção hipóxica secundária à ventilação de um pulmão pobremente irrigado. Este sinal na maioria das vezes é muito sutil e não reconhecido em muitos casos, podendo ser mimetizado por outras doenças pulmonares comuns como enfisema.

A dilatação da rede vascular pulmonar central pode ocorrer, também, na EP e por ser sutil, passar facilmente despercebida. Este achado pode ser o resultado da distensão do vaso por um trombo ou por elevação aguda da pressão da artéria pulmonar, secundária à presença de êmbolos distais. A dilatação da artéria pulmonar direita descendente, que se mostra ocasionalmente como a configuração de uma "salsicha", pode ser vista em numerosos pacientes com EP aguda, e o tamanho e forma da artéria podem normalizar-se após a resolução do evento embólico. Essa dilatação não é específica da EP e pode ser resultante de uma hipertensão pulmonar dependente de diferentes causas.

Edema pulmonar pode ocorrer, raramente, em associação com EP; este achado é encontrado, na maioria dos casos, em pacientes com doença cardiopulmonar subjacente e pode ser causado por insuficiência ventricular esquerda, precipitada por EP.

■ Opacidades Parenquimatosas Focais

Anormalidades parenquimatosas focais, particularmente atelectasia, foram as anormalidades mais comuns nas radiografias de tórax de pacientes com EP nas séries do estudo PIOPED, ocorrendo em mais de dois terços dos pacientes. Opacidades lineares ocorrem por vezes perto das bases pulmonares e acredita-se que representem áreas de atelectasia subsegmentares relacionadas a rolha de muco, hipoventilação ou, talvez, ao fechamento de via aérea distal ou ainda à diminuição de substância surfactante. Tais opacidades são comumente transitórias; quando persistem, elas podem representar áreas de cicatrização secundárias a infartos anteriores.

Consolidação focal em espaço aéreo pode ocorrer em pacientes com EP e pode representar hemorragia pulmonar, sem infarto ou infarto pulmonar verdadeiro com necrose isquêmica de tecido. Estimativas da fre-

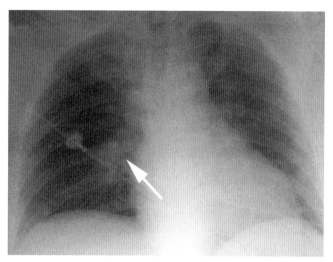

FIG. 27-1. Sinal de Westermark. A radiografia torácica frontal de mulher de 55 anos com início agudo de dispnéia após cirurgia mostra lucência aumentada através do pulmão direito, com alargamento da artéria pulmonar direita interlobar *(seta)*. Foi diagnosticado tromboembolismo agudo usando-se TC helicoidal logo após a obtenção da radiografia.

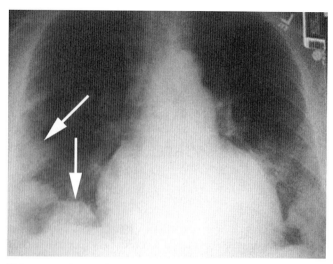

FIG. 27-2. Infarto pulmonar. A radiografia torácica frontal em homem de 36 anos com início abrupto de dispnéia e hemoptise mostra várias opacidades subpleurais bilaterais, em forma de cunha nos lobos inferiores *(setas)* representando infartos pulmonares. Note que as margens mediais e truncadas das opacidades olham para os hilos pulmonares. Embolia pulmonar ficou comprovada por TC helicoidal.

qüência de infarto pulmonar em pacientes com EP variam de 10 a 60%. O infarto pulmonar ocorre, mais provavelmente, quando há reserva cardiopulmonar diminuída, porque ambos os sistemas arteriais, pulmonar e brônquico, estão prejudicados. Os infartos são muitas vezes múltiplos e ocorrem mais freqüentemente nas regiões subpleurais dos lobos inferiores, usualmente em 12 a 24 horas após o início dos sintomas. São variáveis em tamanho e, muitas vezes, não apresentam broncograma aéreo, achado esse que pode favorecer o diagnóstico diferencial entre infarto e pneumonia. Os infartos são tipicamente mal definidos, mas podem progredir em vários dias, para uma opacidade focal discreta. A descrição clássica de infarto pulmonar, o "sinal de corcunda" de Hamptom *(Hampton hump)*, é uma opacidade subpleural circunscrita, com margem mediana convexa, arredondada ou truncada, voltada para o hilo pulmonar (Fig. 27-2). Este achado, contudo, não é nem comum e nem específico.

Cavitação com infarto brando (não infectado) é rara, sendo mais provável quando a área infartada tiver mais de 4 cm de diâmetro. Quando ocorre cavitação, em geral se torna visível em duas semanas após o aparecimento da opacidade de espaço aéreo.

Quando tais opacidades forem secundárias à hemorragia pulmonar sem infarto, a resolução da anormalidade é geralmente rápida; contudo, o infarto verdadeiro com necrose tecidual isquêmica em geral leva semanas ou meses para apresentar resolução, deixando cicatrizes lineares ou, ocasionalmente, espessamento pleural. A resolução de um infarto pulmonar tem sido relacionada ao "derretimento de um cubo de gelo", ou seja, o infarto vai se resolvendo pela dissolução periférica, enquanto a pneumonia vai se resolvendo, gradualmente, de maneira irregular e retalhada.

■ Derrame Pleural e Anormalidades Diafragmáticas

Derrame pleural é detectado pela radiografia torácica em cerca da metade dos pacientes com EP e usualmente é unilateral e pequeno. Quando ocorre infarto pulmonar, os derrames pleurais podem ser maiores, hemorrágicos e podem levar mais tempo para curar. A elevação diafragmática é comum, mas este achado não é específico.

■ Radiografia Torácica no Diagnóstico de Embolia Pulmonar

As anormalidades nas radiografias torácicas em pacientes com EP são usualmente inespecíficas e não estabelecem e nem excluem o diagnóstico de embolia pulmonar. A sensibilidade e a especificidade das radiografias torácicas no diagnóstico de EP são apenas de 33% e 59%, respectivamente. O principal valor das radiografias torácicas está na detecção de diagnósticos que podem simular clinicamente a EP, como pneumotórax, edema pulmonar, pneumonia ou fraturas de costelas. Além disso, uma radiografia torácica prévia e recente é necessária para a interpretação da cintilografia da ventilação/perfusão (V̇/Ṗ).

ULTRA-SOM DE VEIAS DA EXTREMIDADE INFERIOR

A fonte primária de EP é a trombose do sistema venoso profundo das extremidades inferiores; cerca de 90% das EP originam-se das extremidades inferiores (TVP). Fontes menos comuns incluem as veias pélvicas profundas, as veias renais e as veias das extremidades superiores. A EP dependente de TVP nestes locais menos comuns ocorre muitas vezes dentro de um contexto clínico sugestivo,

ULTRA-SOM DE VEIAS DA EXTREMIDADE INFERIOR

enquanto até 50% das TVP das pernas podem ser clinicamente silenciosas. Além disso, a TVP muitas vezes é assintomática, mesmo com evidência clínica de EP. Em quase um terço dos pacientes com EP, mas sem evidências clínicas de TVP, a presença silenciosa desta afecção pode ser revelada pela venografia contrastada. Pelo fato do exame clínico não ser confiável para a detecção de TVP e sendo a morbidade e a mortalidade relacionadas com a falha no diagnóstico desta afecção significativas, muito esforço tem sido dirigido para o desenvolvimento de métodos precisos para a detecção da TVP. Os métodos tradicionais de diagnóstico da TVP, como pletismografia por impedância e venografia contrastada (VC), têm sido substituídos em sua maior parte na prática clínica por técnicas laboratoriais e de imagens, incluindo exames com dímero, venografia por ressonância magnética acentuada por contraste VRM e por ultra-som de extremidades inferiores. A venografia contrastada (VC) tem sido considerada o padrão ideal para a detecção de TVP. Contudo, por tratar-se de um método invasivo caro e, ocasionalmente, indutor de trombose venosa, não é considerado como ótimo para a confirmação de trombose venosa profunda. Nas duas últimas décadas, a ultra-sonografia das extremidades inferiores suplantou outros métodos de imagem e métodos fisiológicos para a avaliação inicial da suspeita de TVP. A natureza não-invasiva, a disponibilidade e a facilidade do seu emprego e sua precisão resultaram na ampliação de seu uso como estudo inicial na avaliação diagnóstica da suspeita de TVP.

■ Técnica

As técnicas de ultra-som usadas na avaliação da TVP incluem imagem em tempo real escala cinza *(Real-Time Gray Scale Imaging)* com e sem compressão, Doppler de onda contínua ou Doppler pulsado (pulsed Doppler); imagens por Doppler colorido e técnicas auxiliares como a manobra de Valsalva e aumento manual do fluxo sanguíneo. O uso de transdutor linear de alta freqüência *(linear high frequency array transducer)* é preferido por apresentar uma resolução espacial ideal. Para pacientes mais obesos pode ser necessário um transdutor para garantir penetração adequada nos tecidos e, assim, visualizar com sucesso o sistema venoso profundo de extremidade inferior. As imagens das veias das pernas serão tomadas, tanto no plano transverso quanto no longitudinal, desde o nível do ligamento inguinal até a trifurcação poplítea, incluindo a veia femoral comum, a veia femoral superficial, a poplítea, a safena em sua junção com a veia femoral comum. Veias normais mostram-se como estruturas tubulares anecóides. Embora, ocasionalmente, a trombose possa ser diagnosticada pela sonografia em escala cinza (Fig. 27-3), a imagem em tempo real apenas não é suficiente para excluir TVP porque o trombo pode apresentar ecogenicidade variável e, muitas vezes, ser anecóico, especialmente se o embolismo for agudo; portanto, a ultra-sonografia com compressão tornou-se a manobra mais confiável para avaliar a TVP. Com a ultra-sonografia com compressão, o sistema venoso é visualizado em plano transverso e comprimido em série, desde o ligamento inguinal à fossa poplítea, em

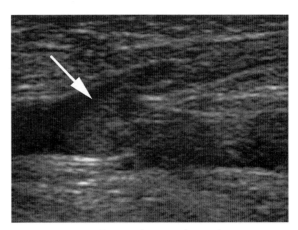

FIG. 27-3. Demonstração por ultra-som de trombose venosa profunda segundo os parâmetros em escala cinza. A imagem longitudinal da veia femoral comum em sua função com a veia safena mostra material ecogênico preenchendo a veia femoral comum *(seta)*, compatível com o diagnóstico de trombose venosa profunda.

intervalos de 1 cm a 2 cm, enquanto são exercidas leves pressões com o transdutor. O diagnóstico de TVP é estabelecido ao se demonstrar a falta de sinais de compressão venosa conseqüente ao trombo intraluminal (Fig. 27-4).

Métodos adicionais empregados durante o ultra-som das pernas para esclarecer suspeita de TVP incluem a manobra de Valsalva, análise por Doppler espectral e análise por Doppler colorido. Em resposta a uma manobra de Valsalva, uma veia normal dilata-se e pode alcançar mais de 50% de seu diâmetro original como resultado do impedimento da drenagem venosa da sua parte superior, em relação à área examinada, enquanto veias com trombo agudo mostram alterações patológicas em suas paredes e não permitem que ocorra tal dilatação. Ausência de resposta apropriada à manobra de Valsalva pode indicar também trombose ou obstrução de veias mais centrais que estão fora do campo de visão, tais como a veia cava inferior. A manobra de Valsalva exige cooperação adequada do paciente e geralmente é limitada à avaliação da veia femoral comum, que é suficientemente grande para mostrar as mudanças de calibre induzidas pelo volume de sangue alterado pela manobra. Embora uma resposta venosa anormal às manobras de Valsalva confirme o diagnóstico de TVP quando indica falta de compressibilidade venosa, uma resposta normal a essas manobras corrobora os achados de uma compressibilidade normal, mostrada no exame por ultra-som. Consideradas isoladamente, tais manobras levam à conclusão de que não são suficientemente sensíveis ou específicas para confirmar ou excluir o diagnóstico de TVP.

A análise por Doppler espectral é particularmente útil para vasos que não podem ser visualizados diretamente (tais como as porções médias das veias subclávias, a veia cava central inferior [VCI], a veia cava superior [VCS] e as veias braquiocefálicas). As formas onduladas de veias centrais patentes, exibidas pelo Doppler espec-

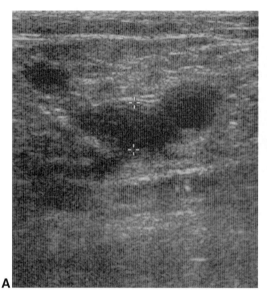 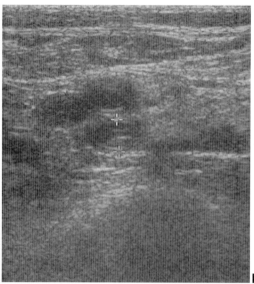

FIG. 27-4. Trombose venosa profunda (TVP): ultra-sonografia com compressão. **A.** A imagem transversa em repouso mostra a veia femoral comum (indicada por compassos calibradores). **B.** Imagem de compressão transversal mostra que a veia femoral comum não está completamente comprimida (veia marcada pelos calibradores), o que é compatível com trombose venosa profunda.

tral, mostram normalmente movimentos fásicos relacionados com os da respiração. Uma onda de forma monofásica sugere obstrução remota ao ponto venoso sob suspeita. Essa forma anormal de onda pode indicar TVP central, embora a estenose ou a compressão extrínseca de veias centrais possam resultar em forma de onda similar.

A imagem com Doppler colorido é uma adição útil à ultra-sonografia por compressão das extremidades inferiores. O Doppler colorido tem valor na identificação e na avaliação de estruturas venosas profundas, nas quais a aplicação da compressão venosa direta é difícil como a veia femoral superficial no hiato do adutor e as veias ilíacas (Fig. 27-5). Em pacientes nos quais a tomada de imagens mostra-se difícil, como obesos ou pacientes no pós-operatório, ou ainda naqueles com membros edemaciados, o Doppler colorido é uma ferramenta útil na identificação e avaliação dessa anatomia venosa profunda. A trombose venosa é mostrada nas imagens com Doppler colorido como ausência do fluxo colorido no interior da luz do vaso na linha basal (Fig. 27-6). Em pacientes com suspeita clínica de TVP e com exame tecnicamente adequado, a imagem por Doppler colorido demonstra sensibilidade (95%) e especificidade (98%) para o diagnóstico de TVP femoropoplítea. Contudo, em casos de pacientes de alto risco e assintomáticos (p. ex., pacientes com cirurgia ortopédica recente ou com traumatismo importante), a sensibilidade das imagens por Doppler colorido na detecção da TVP femoropoplítea é muito menor, talvez devido à presença de segmento curto ou trombo não-oclusivo, a uma proporção relativamente alta de trombos limitados às veias das panturrilhas ou ao decréscimo geral na prevalência de TVP das pernas em localidades onde a profilaxia desta afecção é feita rotineiramente.

O aumento do fluxo no emprego do Doppler espectral é conseguido colocando-se a janela do Doppler *(Doppler gate)* sobre a veia examinada, no plano longitudinal e comprimindo-se manualmente a panturrilha. A resposta normal é uma rápida subida e descida da velocidade do fluxo sanguíneo da veia examinada. Tal reposta implica a patência do sistema venoso entre o ponto suspeito e a área da compressão manual. A falta de resposta normal ao aumento do fluxo pode indicar trombo não-oclusivo, embora esta observação não seja específica para tal diagnóstico.

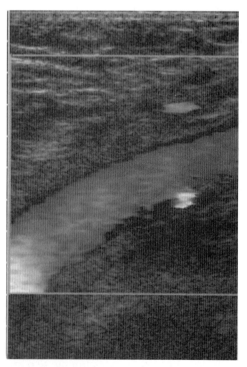

FIG. 27-5. Tomografia venosa normal com Doppler colorido. A imagem longitudinal da veia ilíaca externa mostra sinal de preenchimento do vaso normal. O Doppler colorido é útil para a avaliação de segmentos venosos que não são passíveis das manobras da ultra-sonografia por compressão, tal como a veia ilíaca externa.

ULTRA-SOM DE VEIAS DA EXTREMIDADE INFERIOR

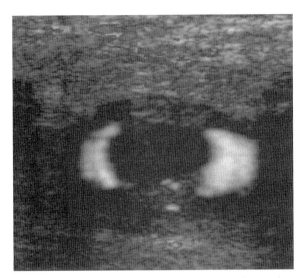

FIG. 27-6. Ultra-som com Doppler colorido mostrando trombose venosa profunda. A imagem transversa com Doppler colorido mostra exclusão do sinal Doppler colorido do centro da veia, compatível com trombose venosa.

■ Precisão do Ultra-Som com Compressão

O exame por ultra-som com compressão tem se mostrado preciso em estudos comparativos múltiplos entre este exame, venografia contrastada e pletismografia por impedância, em pacientes sintomáticos. Quando os resultados de várias séries são combinados, a ultra-sonografia com compressão demonstra uma sensibilidade de pelo menos 93% e uma especificidade de 98% em TVP femoropoplítea, e estes números provavelmente aumentariam mais um pouco com a adição das técnicas Doppler espectral e Doppler colorido. Contudo, a precisão geral diagnóstica pela ultra-sonografia em paciente sintomático é inferior quando a análise inclui trombose venosa potencial de vasos da panturrilha.

A confiabilidade no resultado negativo do ultra-som com compressão é alta. Os estudos de resultado não mostram efeitos deletérios resultantes da suspensão da terapia anticoagulante em pacientes com suspeita clínica de TVP cujos exames por ultra-sonografia por compressão foram negativos na manifestação da doença e no teste de acompanhamento feito uma semana depois.

Os dados sobre a precisão da ultra-sonografia com compressão em populações de pacientes assintomáticos, porém de alto risco (p. ex., após cirurgia ortopédica), são conflitantes com algumas séries mostrando pequena sensibilidade para o ultra-som das pernas (inclusive com as técnicas de Doppler colorido e espectral), enquanto outros estudos mostram resultados melhores. Os dados conflitantes podem ser resultantes de diferentes planejamentos do estudo e de diferenças entre as populações estudadas.

■ Veias da Panturrilha

A importância do diagnóstico de trombose isolada de veia da panturrilha é controversa. Embora muitos pesquisadores afirmem que a embolia pulmonar não se origina de veias da panturrilha, nem todas as fontes de informação concordam que a trombose de veias de panturrilha seja autolimitada. Estudos venográficos têm mostrado que 40% dos casos de trombose na panturrilha sem tratamento permanecerão abaixo do joelho, 40% sofrerão lise e 20% poderão alcançar o sistema femoropoplíteo. Uma vez que tais trombos ultrapassem os joelhos, 50% podem associar-se com cintilografia V/P anormal, indicando possível embolia pulmonar (EP). Muitos médicos não tratam trombose de veia da panturrilha agressivamente, mas a terapia anticoagulante é certamente garantida para pacientes com trombos proximais. Portanto, é clinicamente recomendável detectar trombos venosos antes que haja migração proximal. A trombose de veia da panturrilha pode ser demonstrada com imagem seriada por pletismografia de impedância, por ultra-sonografia com compressão, ou pelo exame direto das veias da panturrilha. Os resultados de estudos feitos a partir de ultra-sonografia com compressão em pacientes sintomáticos têm mostrado que é seguro suspender os anticoagulantes em pacientes que apresentem um exame inicialmente negativo, por ultra-som com compressão, desde que os sintomas que os levaram ao exame inicial não persistam. Se tais sintomas persistirem após o exame inicial, deve-se repetir a ultra-sonografia; poucos pacientes com exame inicialmente negativo, mas com sintomas persistentes, acabarão mostrando que têm tromboembolismo femoropoplíteo no exame subseqüente de ultra-som com compressão. Esta observação presumivelmente reflete migração proximal de trombose venosa de panturrilha que não foi detectada por exame prévio.

Outro método de abordar uma suspeita de trombose venosa na panturrilha consiste no exame direto de suas veias com ultra-som. A técnica de sonografia de veia de panturrilha é padronizada, mas as taxas de exames tecnicamente adequados variam amplamente, já que a sonografia das veias da panturrilha é difícil de ser executada. Vários estudos mostram resultados encorajadores para a detecção de trombose de veia da panturrilha, quando os exames são tecnicamente satisfatórios, embora os resultados sejam variáveis. De novo, a imagem por Doppler colorido é um adjunto útil do ultra-som com compressão rotineira na avaliação de pacientes sintomáticos com potencial trombose venosa de panturrilha. Contudo, a ultra-sonografia com compressão, com ou sem o apoio de Doppler, é um teste não sensível para tromboembolismo venoso de panturrilha quando pretendido para pacientes de alto risco, porém assintomáticos. Do mesmo modo que na ultra-sonografia de panturrilha com compressão, a utilidade da imagem com Doppler colorido pode ser limitada pela dificuldade da obtenção de um estudo tecnicamente adequado.

■ Trombose Venosa do Braço

O ultra-som é uma excelente ferramenta de exame para a avaliação da trombose potencial dos braços. A ultra-sonografia rotineira com compressão pode ser utilizada na jugular e nos sistemas venosos braquiocefálicos, mas os aspectos mediais das veias subclávias e da veia cava superior são inacessíveis à compressão direta. Portanto, a avaliação destes vasos exige o uso de técnicas de Doppler espectral e colorido. A trombose pode ser identificada pela ausência de fluxo colorido dentro da luz do vaso, ocasionalmente acompanhado por material ecogênico que o preenche parcial ou completamente. A análise pelo Doppler espectral é particularmente valiosa para a avaliação de uma trombose potencial dos braços. A patência das estruturas venosas centrais que não podem ser visualizadas diretamente é deduzida pela presença dos movimentos fásicos (rítmicos) que acompanham a respiração normal. O fluxo monofásico nas veias jugulares e subclávias sugere uma anormalidade venosa central como TVP, estenose ou compressão extrínseca. A familiaridade com estes métodos é importante porque a incidência de tromboembolismo pulmonar, no contexto da TVP de membro superior, pode alcançar a taxa expressiva de 12%. Além disso, a incidência da TVP de extremidade superior está aumentando expressivamente por causa do aumento do uso de cateteres internos de longa duração na nutrição parenteral total, na quimioterapia e em outras indicações.

ULTRA-SONOGRAFIA COM COMPRESSÃO NA AVALIAÇÃO DO TROMBOEMBOLISMO VENOSO

A ultra-sonografia por compressão é útil, como estudo inicial, em pacientes que se apresentam com suspeita clínica de embolia pulmonar, particularmente em pacientes com sintomas de TVP unilateral. Em tais circunstâncias, se a TVP das pernas for demonstrada por ultra-sonografia com compressão, a terapia com anticoagulantes deve ser instituída sem outros testes. Esta abordagem é rápida e barata e evita o uso de radiação ionizante. Embora 90% das embolias pulmonares tenham origem no sistema venoso dos membros inferiores (isso torna razoável iniciar a avaliação de TVP nessa região), em um terço de pacientes com EP comprovada, a venografia contrastada das pernas é negativa para EP. Trombo não-oclusivo, embolização completa do coágulo não reconhecida por não deixar resíduos nas pernas e trombo originado de segmentos venosos não submetidos ao imageamento (p. ex., veias pélvicas profundas) podem causar esta aparente discrepância. Assim, fica claro que um resultado negativo no ultra-som com compressão das pernas não é suficientemente sensível para excluir EP, em pacientes com suspeita clínica desta afecção.

Para pacientes com resultados não-diagnósticos de cintilografia $\dot{V}/P$, (intermediários ou sugerindo pequena probabilidade de EP), a ultra-sonografia com compressão pode ser tentada em um esforço para evitar o rastreamento por TC ou a angiografia pulmonar. Nesta situação, se o exame de ultra-sonografia com compressão for positivo, o tratamento com anticoagulantes pode ser instituído sem necessidade de outros testes. A ultra-sonografia com compressão revelou uma relação custo/eficácia quando utilizada para este fim, uma vez que apenas os pacientes que apresentam resultados normais nesse exame precisarão de outros métodos de avaliação em caso de suspeita de embolia pulmonar (EP).

CINTILOGRAFIA DA VENTILAÇÃO/PERFUSÃO

A cintilografia tem ocupado uma posição central na avaliação do tromboembolismo venoso por mais de três décadas. Embora a escaniografia por TC venha sendo preferida atualmente em muitas instituições como o teste diagnóstico inicial para pacientes com suspeita de EP, a escaniografia pulmonar $\dot{V}/P$-planar ainda é utilizada comumente para investigação em casos de suspeita de EP.

■ Anatomia e Fisiologia Pulmonares

É necessário um conhecimento básico da fisiologia pulmonar normal para apreciar as alterações da função pulmonar que ocorrem em pacientes com EP. Uma pneumoconstrição reflexa pode ocorrer nos alvéolos que são ventilados mas não perfundidos (isto é, com relação $\dot{V}/\dot{Q}$ anormalmente alta); a tensão de dióxido de carbono (CO_2) anormalmente baixa provoca este tipo de resposta; contudo, este reflexo não é comumente observado e é geralmente transitório, porque os pacientes inalam CO_2 do espaço morto da traquéia para os alvéolos mal perfundidos, e a circulação brônquica continua fornecendo algum CO_2 para o alvéolo isquêmico, moderando assim este reflexo de constrição brônquico. Anormalidades de ventilação podem produzir hipoxia que, por sua vez, induz vasoconstrição reflexa. Portanto, a hipoxia alveolar (áreas de $\dot{V}/\dot{Q}$ anormalmente baixas) causa uma redistribuição de fluxo de sangue pulmonar para longe dos alvéolos hipoventilados. Estas respostas pulmonares às alterações da ventilação e da perfusão regionais constituem a base para a cintilografia $\dot{V}/P$.

■ Técnica

Cintilografia de Ventilação

O agente mais comumente utilizado para a realização da cintilografia de ventilação é o *xenônio-133*. Trata-se de um gás inerte, com um fóton principal de energia de 81 keV e meia-vida física de 5,3 dias. As vantagens do *xenônio-133* são seu custo relativamente baixo, sua ampla disponibilidade e o fato de permitir a obtenção de imagens em um único movimento respiratório (*single breath*), equilíbrio e imagens desbotadas. Uma de suas desvantagens é a baixa energia de seus fótons (81keV) o que, em geral, exige que os *scans* ventilatórios sejam obtidos antes dos *scans* de perfusão. Se imagens de perfusão com tecnécio forem obtidas antes do estudo ventilatório com *xenônio-133*, a dispersão inferior (*downscatter*) de fótons do tecnécio-99m (^{99m}Tc) com 140 keV de energia do fóton principal será detectada na janela do xenônio do analisador de altura e de pulso e degradará as imagens de ventilação. Se o estudo da ventilação tiver que ser feito ou repetido após a conclusão do estudo de perfusão, as imagens da ventilação podem ser melhoradas se uma imagem de fundo (*background image*) com ^{99m}Tc for obtida usando a janela do xenônio-133. Esta imagem de fundo poderá então ser subtraída das imagens subseqüentes de ventilação do xenônio-133, para melhorar sua qualidade.

CINTILOGRAFIA DA VENTILAÇÃO/PERFUSÃO

Imagens com xenônio-133 são obtidas geralmente em projeção posterior ereta para permitir a avaliação da maior quantidade de volume pulmonar. A imagem no movimento respiratório único (*single breath image*) é obtida quando o paciente expira completamente e, a seguir, inala aproximadamente 5 a 20 mCi (200-740 MBq) do gás xenônio-133, em seguida suspende a respiração por 15 a 30 segundos para permitir a obtenção de uma imagem estática. Então, o paciente é instruído a respirar uma mistura de xenônio exalado e oxigênio por 3 a 5 minutos, conforme sua tolerância, enquanto são obtidas imagens de equilíbrio estático; as imagens assim obtidas representam a distribuição do volume aerado do pulmão. Por fim, imagens desbotadas *(washout images)* são obtidas fazendo o paciente respirar ar puro enquanto uma série de imagens obtidas a cada 15 a 30 segundos, durante 3 minutos enquanto o xenônio é expelido dos pulmões. A eliminação normal do xenônio é simétrica bilateralmente e completa-se, em geral, em 2 a 3 minutos. Áreas de eliminação retardada podem estar indicando aprisionamento de ar e são comumente observadas em pacientes com doença pulmonar obstrutiva – DPOC.

O xenônio-127 tem sido usado para cintilografia de ventilação e apresenta a vantagem de energias de fótons mais altas (172, 203 e 375 keV), o que permite que o estudo da perfusão possa ser feito em primeiro lugar. A realização do estudo de perfusão em primeiro lugar permite a projeção que melhor mostra os defeitos da perfusão e assim a seleção dos casos mais apropriados para a avaliação pretendida; permite, ainda, uma comparação direta entre os estudos da ventilação e os da perfusão e a omissão de estudos de ventilação se o *scan* da perfusão estiver normal. O xenônio-127 apresenta também a vantagem de uma meia-vida relativamente longa (36,4 dias). Contudo, suas vantagens são contrabalançadas por disponibilidade limitada e pelo seu custo elevado. O kripton-81 também apresenta a vantagem de seus fótons emitirem energia mais alta (176 e 192 keV), porém é dispendioso e tem meia-vida curta (13 segundos), o que não satisfaz os critérios da técnica de movimento respiratório único e do desbotamento das imagens.

Imagens da ventilação podem também ser obtidas por meio de aerossóis marcados com ^{99m}Tc. Estes aerossóis marcados com tecnécio apresentam a vantagem da energia ideal de fótons (140 keV), ampla disponibilidade, ótima meia-vida do agente radioativo e ainda o fato de não precisarem dos sistemas de exaustão que devem ser empregados nos estudos com o gás xenônio. As desvantagens dos aerossóis incluem a inabilidade de obter movimento respiratório único *(single breath)*, imagens desbotadas e de apresentar uma taxa levemente mais alta de estudos técnicos inadequados, quando comparada às imagens obtidas com xenônio. Esta última dificuldade resulta da deposição central do marcador e de sua inadequada penetração periférica, um problema que é mais comum em pacientes fumantes.

O aerossol mais amplamente usado é o ^{99m}Tc etiquetado como ácido dietilenotriamina-pentacético (DTPA). A dose de 25 a 35 mCi (900 a 1300 MBq) do aerossol ^{99m}Tc-DTPA é inalada via nebulizador, e as imagens iniciais são obtidas na posição ereta, numa contagem *(counts)* aproximada de 200.000. Projeções múltiplas podem ser obtidas. O aerossol de DTPA é absorvido pela membrana alveolocapilar, com um tempo de eliminação de meia-vida de 45 a 60 minutos, ocasionalmente mais rápido em fumantes. Quando o estudo com aerossol é feito antes do estudo da perfusão, apenas 1mCi (37 MBq) de atividade relacionada com o aerossol está presente nos pulmões. Portanto, o aerossol contribui com pouca atividade para as imagens de perfusão quando 4 a 5 mCi (148 a 185 MBq) são utilizados por último.

Cintilografia de Perfusão

A cintilografia pulmonar por perfusão é feita com ^{99m}Tc-albumina macroagregada (MAA). As partículas do MAA variam de 10 a 40 µm de tamanho, o que lhes permite localizar-se nas arteríolas pré-capilares por bloqueio mecânico. O efeito fisiológico de bloqueio vascular pulmonar é usualmente insignificante porque menos de 0,1% das arteríolas pulmonares pré-capilares são obstruídas e o bloqueio é temporário, devido à meia-vida biológica das partículas de ^{99m}Tc-MAA ser de apenas 6 a 8 horas.

Cerca de 1 a 5 mCi (37 a 185 MBq) de ^{99m}Tc-MAA são injetados por via intravenosa durante a suspensão da respiração pelo paciente que está em posição supina. As injeções são feitas em supinação para minimizar o gradiente de perfusão normal entre o ápice e a base pulmonares do paciente ereto e assegurar uma distribuição igual do marcador. O sangue puxado para a seringa, durante a venopunctura, não deve ser aí deixado porque pequenos trombos de sangue podem formar-se. Estas seringas serão etiquetadas com o nome do marcador, e a injeção desses trombos marcados resultará em "pontos quentes" na imagem da perfusão. O marcador é injetado vagarosamente durante vários ciclos respiratórios. O número de partículas injetadas vai de 200.000 a 700.000, devendo ser um pouco menor quando injetadas em crianças, mulheres grávidas ou pacientes com derivações direita-esquerda ou com hipertensão pulmonar. Em tais circunstâncias, o número de partículas injetadas deveria decrescer para 100.000. Qualquer outro decréscimo no número de partículas produz inomogeneidade do marcador e resulta em imagens com degradação.

A tomada de imagens é feita imediatamente após a injeção do marcador, de preferência com o paciente ereto, para minimizar a movimentação do diafragma e maximizar o volume pulmonar. A tomada das imagens pode ser feita tanto em posição supina ou em decúbitos, como for necessário. A tomada de imagens é feita com uma câmara de grande campo visual e com uma janela paralela e um colimador para todos os propósitos, ou colimador divergente. As imagens planares são obtidas em múltiplas projeções (usualmente anterior, posterior, tanto em oblíquo quanto posterior, e ambas em projeções laterais. Outras projeções especializadas podem ser obtidas conforme desejado. Cada projeção é conseguida aproximadamente com contagens de 500.000 a 750.000 *(counts)*. A primeira incidência lateral é feita com contagem de 500.000 *(counts)* e a lateral oposta é conseguida com o mesmo tempo necessário para obter a primeira incidência lateral.

■ Interpretação

Um *scan* de ventilação normal mostra atividade do marcador pulmonar relativamente homogênea nas imagens tomadas durante um único movimento respiratório (*single-breath*) ou na fase de equilíbrio. Durante a fase de eliminação, a atividade do marcador desvanece vagarosamente e as bases levam um pouco mais de tempo do que o restante dos pulmões para depurar. A eliminação do marcador está completa em 2 a 3 minutos. Aerossóis de ^{99m}Tc DTPA também demonstram atividade homogênea do marcador do ápice à base pulmonar, mas diferentemente dos *escans* obtidos com xenônio, a traquéia e os brônquios podem ser vistos normalmente. Ocasionalmente, o movimento da deglutição pode ser detectado no esôfago e no estômago.

Scans normais de perfusão revelam atividade de marcador homogênea, com defeitos previsíveis nos locais esperados do coração, do hilo pulmonar e do arco aórtico, dependendo da projeção obtida.

Vários esquemas foram imaginados para interpretar os cintilogramas de $\dot{V}/\dot{Q}$ (ventilação/perfusão). Estes esquemas baseiam-se no princípio de que a embolia pulmonar (EP) causa redução ou ausência do fluxo de sangue pulmonar numa área do pulmão, produzindo um defeito de perfusão. Pelo fato de os alvéolos relacionados com os vasos ocluídos permanecerem aerados, um $\dot{V}/\dot{Q}$ "desencontro" (*mismatch*) é criado. Infelizmente, existem muitas causas de defeitos de perfusão não relacionadas à EP e a própria EP nem sempre resulta nesse desencontro no $\dot{V}/\dot{Q}$. Conseqüentemente, a EP não é nem diagnosticada nem excluída pelo rastreamento do $\dot{V}/\dot{Q}$ pulmonar; em vez disso, a probabilidade de EP num dado paciente é resultado da interpretação do *scan* pulmonar. Estas probabilidades são baseadas em critérios que avaliam a forma, o número, a localização e o tamanho dos defeitos no *scan* de perfusão, em combinação com os achados no *scan* da ventilação pulmonar e na radiografia torácica. Os defeitos de perfusão são classificados em lobar, segmentar ou subsegmentar; defeitos que não se conformam com a anatomia pulmonar segmentar são considerados defeitos não-segmentares. A forma dos defeitos de perfusão é também importante. Defeitos de perfusão que resultam de EP usualmente tomam a forma de cunha e contatam a superfície pleural (Fig. 27-7). Defeitos que não se estendem até a superfície pleural podem mostrar uma margem de atividade imediatamente abaixo dessa superfície, mas periférico em relação ao defeito de perfusão – achado conhecido como sinal do "vergão" (*stripe sign*) Tais anormalidades de perfusão em geral não resultam de EP. O número dos defeitos de perfusão achados também podem ter algum valor na determinação da possibilidade de EP. Os defeitos isolados da perfusão em geral não são relacionados à EP, enquanto defeitos de perfusão subsegmentares múltiplos associam-se em cerca de 50% dos casos. O tamanho do defeito de perfusão também é significativo. O tamanho é gradu-

ado como pequeno quando ocupa menos de 25% de um segmento pulmonar anatômico; moderado quando representa 25% até 75% de um segmento pulmonar; grande quando for maior do que 75% de um segmento pulmonar anatômico. O *scan* de perfusão é interpretado com referência à radiografia torácica e o tamanho de um defeito de perfusão é comparado a qualquer anormalidade correspondente encontrada nessa radiografia. Os esquemas interpretativos principais (McNeil, Biello, PIOPED anterior e o PIOPED revisado) foram divididos em quatro categorias diagnósticas com base na probabilidade de EP na angiografia pulmonar: alta probabilidade, probabilidade intermediário-indeterminada, baixa probabilidade e cintilografia de perfusão normal. Além dessas categorias, os critérios do PIOPED original incluem o grupo de probabilidade muito baixa, no qual a prevalência de EP, angiograficamente documentada, foi de 9%.

Séries PIOPED

As séries destinadas à Investigação Prospectiva do Diagnóstico do Embolismo Pulmonar (PIOPED) representam o maior dos estudos previsores que examinam o papel da cintilografia $\dot{V}/\dot{Q}$, em pacientes com suspeita de EP. Os critérios PIOPED de interpretação dos *scans* obtidos são destinados a fornecer categorias diagnósticas que possam ser aplicadas a todos os pacientes estudados com cintilografia $\dot{V}/\dot{Q}$. De 5.587 solicitações de cintilografia pulmonar nas séries do PIOPED, 3.016 pacientes foram escolhidos para participar da experimentação e 1.493 pacientes foram selecionados no final. Entre os pacientes selecionado, 931 foram encaminhados para angiografia mandatória e, por fim, 755 deles completaram o protocolo. Sessenta e nove dos pacientes selecionados para angiografia não fizeram o exame porque seus *scans*-$\dot{V}/\dot{Q}$ pulmonares foram interpretados como normais, e 107 pacientes selecionados para angiografia também não a fizeram, a despeito da solicitação do procedimento pelo protocolo do estudo. *Scans* $\dot{V}/\dot{Q}$ pulmonares foram comparados com *scans* pulmonares e a variação para ambos os estudos foi anotada. O acompanhamento dos pacientes foi feito durante um ano após sua entrada no estudo. *Scans* $\dot{V}/\dot{Q}$ diagnósticos foram obtidos em 931 dos 933 pacientes. Entre os pacientes com cintilografia diagnóstica, 13% (124/931 pacientes) tiveram interpretações dos exames como normais ou quase normais e 2% deles tiveram interpretações normais. As freqüências de EP angiograficamente comprovado para cada categoria de *scans*-$\dot{V}/\dot{Q}$ foram relatadas nas séries do PIOPED e a familiaridade com estes dados é importante para qualquer médico envolvido com pacientes com suspeita de EP. A prevalência de EP angiograficamente comprovada nas séries PIOPED foi de 88% (alta probabilidade de interpretação por *scan*), 33% (probabilidade intermediária dessa interpretação), 16% (baixa probabilidade de interpretação por *scan*) e de 9% (interpretação normal ou quase normal) do estudo.

Por outro lado, somente 102 de 251 pacientes com EP documentada por angiografia apresentaram sensibilidade para sua detecção por interpretações dos *scans* de

CINTILOGRAFIA DA VENTILAÇÃO/PERFUSÃO

alta probabilidade, fato que indica que essa sensibilidade é apenas de 41%. Esta sensibilidade da $\dot{V}/\dot{Q}$-cintilografia para a detecção de EP aumenta para 82%, no caso da interpretação de probabilidades alta e intermediária, por *scan*, serem consideradas em conjunto; a sensibilidade aumenta para 98% quando os resultados da interpretação, de escaniogramas de probabilidade alta, intermediária e baixa forem considerados em conjunto. Contudo, a especificidade de $\dot{V}/\dot{Q}$ escaniográficos pulmonares cai de 98% para 52% e para 10%, quando os resultados da interpretação escaniográfica de probabilidades alta e intermediária e os resultados de probabilidade baixa forem considerados, respectivamente, em conjunto.

A variação verificada na interpretação de $\dot{V}/\dot{Q}$ pelos diferentes observadores nas séries PIOPED foi de 5%, 8% e 6% respectivamente, para as categorias de escaniogramas-$\dot{V}/\dot{Q}$ de probabilidades muito alta, muito baixa e normal. Contudo a variação da classificação entre observadores para as categorias de escaniogramas indicadoras de possibilidades intermediária e baixa foi mais alta – 25% e 20%, respectivamente.

O valor de predição positivo de alta probabilidade por interpretação de escaniogramas pulmonares nas séries PIOPED, em pacientes sem uma história embólica prévia, foi de 91%. Contudo, esse valor cai para 74% em pacientes com episódios embólicos anteriores.

Integração da Avaliação Clínica da Possibilidade de Embolia Pulmonar, com Interpretação Escaniográfica

A importância da integração de pré-testes clínicos de probabilidades de EP, com a interpretação de $\dot{V}/\dot{Q}$-escaniogramas foi posta em evidência pela PIOPED (Quadro 27-1). Quando, num quadro de EP, com prevalência de 16% (comprovada angiograficamente), uma interpretação escaniográfica *de baixa probabilidade* foi combinada com uma suspeita clínica baixa para EP (probabilidade de EP de 0 a 19%), o valor de predição negativo de um escaniograma de baixa probabilidade aumentou de 84% para 96% (p. ex., a prevalência de EP numa angiografia decresce de 16% a 4%). De modo semelhante, o valor de predição negativo de uma interpretação de um escaniograma normal/próximo do normal eleva-se de 91 a 98% quando combinado com baixa avaliação clínica para a possibilidade de EP. O valor de predição positivo de uma interpretação de escaniograma de alta probabilidade é aumentado de 88% a 96% quando combinado com uma alta suspeita clínica (80 a 100% de possibilidade de EP). Ao contrário, quando uma interpretação de um escaniograma de alta probabilidade foi combinada com uma baixa suspeita clínica de EP, o valor de predição positivo desse escaniograma interpretado como de alta probabilidade cai de 88% para 55%. Portanto, a avaliação clínica da possibilidade de EP, combinada com os resultados da interpretação dos escaniogramas, melhora a precisão diagnóstica da $\dot{V}/\dot{Q}$-cintilografia. Infelizmente, a maioria dos pacientes integrados às pesquisas PIOPED apresentou interpretações de $\dot{V}/\dot{Q}$-escaniogramas (escaniogramas de ventilação/perfusão) de probabilidades intermediárias para EP, combinadas com avaliação clínica da probabilidade intermediária. Logo, os pacientes que participaram desse estudo não se beneficiaram da confiabilidade deste diagnóstico de precisão e, portanto, necessitaram de outros métodos de avaliação diagnóstica.

■ Escaniografias Pulmonares de Baixa Probabilidade

Os resultados de estudos de $\dot{V}/\dot{Q}$ mostraram que a maioria dos pacientes com escaniogramas interpretados como de baixa probabilidade para EP mostram-se bem com a retirada da terapia anticoagulante, mesmo quando a freqüência de EP, angiograficamente comprovada, estiver sabidamente entre 14 a 15%. Esta aparente discrepância pode ser explicada por EP subclínico bem tolerado. Contudo, pacientes com pequena reserva cardiopulmonar (p. ex., hipotensão, edema pulmonar coexistente, falência do ventrículo direito, taquiarritmias) e ao mesmo tempo com escaniogramas interpretados como de baixa probabilidade não compartilham necessariamente o mesmo prognóstico favorável, havendo, portanto, necessidade de reavaliação diagnóstica. Além disso, pacientes com escaniogramas de baixa probabilidade e testes prévios de avaliação clínica de alta probabilidade, ou ainda com significativos fatores de risco para tromboembolismo venoso (TEV), certamente precisam de avaliação adicional.

■ Cintilografia Ventilação/Perfusão e Doença Pulmonar Obstrutiva

O diagnóstico clínico de EP é ainda mais difícil em pacientes com doença pulmonar obstrutiva crônica (DPOC) porque as manifestações clínicas de EP podem ser facilmente confundidas com uma exacerbação de DPOC e os testes laboratoriais não são suficientemente sensíveis ou específicos para distinguir entre uma e outra afecção. Infelizmente, a cintilografia $\dot{V}/\dot{Q}$ é muitas vezes anormal em pacientes com DPOC moderado a grave. Contudo, foi demonstrado que a utilidade do diagnóstico por cintilografia $\dot{V}/\dot{Q}$ na avaliação de EP não diminui no quadro de doença cardiopulmonar preexistente, embora as interpretações de escaniogramas apontando para probabilidade-intermediária ocorram mais freqüentemente em tais pacientes. Além disso, a acurácia diagnóstica da escanio-

---

QUADRO 27-1 INTERPRETAÇÃO DE *SCAN* E AVALIAÇÃO CLÍNICA DA PROBABILIDADE DE EMBOLISMO PULMONAR

Scan (probabilidade)	Alta (80% a 100%)	Intermediária (20% a 79%)	Baixa (0% a 19%)
Alta	96%	88%	56%
Intermediária	66%	28%	16%
Baixa	40%	16%	4%
Normal – próximo do normal	0%	6%	2%
Total	68%	30%	9%

grafia pulmonar em pacientes com DPOC é aumentada quando integrada com a avaliação clínica indicadora da probabilidade de EP.

■ Radiografia Torácica e Cintilografia Ventilação/Perfusão

O principal papel da radiografia torácica na avaliação de suspeita de EP é a exclusão de diagnósticos que clinicamente o simulam, como edema pulmonar, pneumotórax, pneumonia, derrame pleural. Contudo, a radiografia do tórax é também essencial para a interpretação segura de escaniogramas $\dot{V}/\dot{Q}$. Radiografias póstero-anteriores e laterais, do paciente em posição ereta, idealmente obtidas o mais próximo possível da escaniografia $\dot{V}/\dot{Q}$ deveriam ser consideradas. Defeitos de perfusão substancialmente maiores do que as anormalidades radiográficas são sugestivos de EP, enquanto defeitos de perfusão substancialmente menores do que as correspondentes anormalidades mostradas em radiografias não são comumente associados a EP.

ANGIOGRAFIA PULMONAR EM PACIENTES COM EMBOLIA PULMONAR

A angiografia pulmonar serviu como padrão ideal para o diagnóstico da embolia pulmonar (EP) durante décadas. A angiografia tem sido tradicionalmente indicada sempre que houver uma discrepância entre a suspeita clínica de EP e os resultados de outras modalidades de imagens existentes, quando o resultado da cintilografia $\dot{V}/\dot{Q}$ for interpretado como sendo de alta probabilidade mas existirem contra-indicações para terapia com anticoagulantes ou quando condições que possam resultar em escaniogramas $\dot{V}/\dot{Q}$ pulmonares falso-positivos de alta-probabilidade (p. ex., carcinoma pulmonar, pneumonia) coexistirem com a suspeita clínica de EP. A angiografia pulmonar muitas vezes é obtida antes de intervenções como a fragmentação mecânica do trombo, trombólise arterial por cateter, terapia trombolítica periférica ou tromboendarterectomia cirúrgica sejam iniciadas. Por fim, a angiografia tem sido usada para estabelecer o diagnóstico de doença tromboembólica crônica, em pacientes com hipertensão pulmonar, e para a avaliação da síndrome hepatopulmonar. Contudo, a ampla utilização da TC helicoidal, especialmente combinada com escaniogramas de TC de fatias múltiplas (*multislice*-TCMD), tem substituído amplamente a angiografia pulmonar para estas indicações, a menos que intervenções via cateteres sejam antecipadas.

QUADRO 27-2 CONTRA-INDICAÇÕES RELATIVAS À ANGIOGRAFIA PULMONAR

Alergia documentada ao contraste

Elevada pressão diastólica final ventricular direita (> 20 mmHg) e/ou pressão arterial pulmonar (> 70 mmHg)

Bloqueio do ramo esquerdo

Insuficiência renal/falência

Diátese hemorrágica

■ Contra Indicações Relativas à Angiografia Pulmonar

Alergia a contraste iodado, pressão arterial pulmonar elevada, bloqueio do ramo esquerdo, diáteses hemorrágicas e insuficiência renal são as contra-indicações primárias relativas à angiografia pulmonar (Quadro 27-2). Pré-medicação com corticosteróides, antes da angiografia, pode ser empregada para pacientes que são alérgicos a contraste iodado.

Pacientes com pressões arteriais pulmonares mais altas que 70 mmHg e com pressão diastólica final ventricular direita (RVEDP) maior que 20 mmHg foram identificados em faixa de risco de 2 a 3% de maior mortalidade por angiografia pulmonar, comparados a pacientes com pressão RVEDP normal ou pouco elevada. A despeito disto, pessoas com pressões arteriais elevadas constituem muitas vezes uma população significativa de pacientes necessitada de angiografia pulmonar. Conseqüentemente, a presença de pressões elevadas no circuito pulmonar é mais uma indicação para angiografia seletiva do que uma contra-indicação absoluta ao procedimento por si só.

Há um risco de induzir um completo bloqueio cardíaco durante a cateterização cardíaca direita, em pacientes com bloqueio do ramo esquerdo. Portanto, o procedimento de avaliação por eletrocardiograma deveria ser feito. Se for encontrado um bloqueio do ramo esquerdo, um marcapasso temporário deve ser instalado antes de iniciar o procedimento.

Diáteses hemorrágicas podem usualmente ser controladas pela administração dos produtos hemáticos apropriados. A hemostasia no local da entrada venosa em geral é conseguida com pressão manual. O risco de insuficiência renal após o procedimento pode ser reduzido mantendo-se hidratação adequada antes, durante e depois do procedimento. Pré-medicação com N-acetilcisteína pode também ser feita em pacientes com insuficiência mediana. Elevação transitória da creatinina sérica pode ocorrer em seguida ao procedimento, mas raramente a diálise torna-se necessária.

Reações indesejáveis menores ao material de contraste, como náusea, vômito e sensação de calor, usualmente exigem apenas observação e espera. Reações alérgicas menores, como urticária, podem também ser controladas por observação ou com anti-histamínicos, desde que não haja evidência de edema laríngeo presente. A presença desta última complicação constitui uma reação alérgica mais séria que exige conduta imediata e agressiva.

■ Técnica

Uma preparação angiográfica e técnica padrão são usadas, inclusive monitoramento cardíaco contínuo. Uma abordagem transfemoral com a técnica padrão de Seldinger é empregada, quando possível, ainda que o cateterismo seja feito através da jugular interna, subclávia ou veias braquiais, quando necessário. Uma bainha vascular deve ser colocada (tipicamente a 7 F). Uma injeção manual através da bainha é feita para confirmar a permeabilidade da veia cava inferior.

ANGIOGRAFIA PULMONAR EM PACIENTES COM EMBOLIA PULMONAR

Um cateter 6.7 F de Grollman (Cook, Bloomington, N) ou um cateter tipo "rabo de porco" com uma ponta de arame flexível (*deflecting wire*) é usado para manobrar através do coração, diretamente em direção às artérias pulmonares. A correlação com estudos de imagens anteriores mostra qual o lado a ser cateterizado primeiro.

A pressão da artéria pulmonar deveria ser medida rotineiramente. A pressão da aurícula direita que se aproxima da pressão diastólica ventricular final direita também deve ser medida. Para pacientes com elevada pressão arterial pulmonar ou elevada RVEDP, a cateterização seletiva, o uso de agentes de contraste de baixa osmolalidade e não-iônicos, o uso de balão de oclusão e o de baixas taxas de injeção devem ser garantidos.

As imagens são obtidas nas projeções oblíqua e ântero-posterior. Cateterização subseletiva e magnificação de imagens podem suplementar o exame. Taxas de injeção de aproximadamente 20 mL/s, para um total de 40 mL, para corte de filme angiográfico (*cut film angiography* – CFA) *versus* 20 a 25 mL/s para uma injeção de 1 segundo na angiografia de subtração digital (ASD) são empregados tipicamente.

A ASD está sendo cada vez mais empregada nas técnicas angiográficas e suplantou os métodos de filmes cortados (*cut films*). A qualidade da imagem ASD revelou-se igual àquela do filme cortado e a concordância entre os diferentes observadores pode ser mais alta nos métodos que empregam ASD. Os estudos feitos com ASD apresentam menos "casos não diagnosticados" do que os estudados com filmes cortados – 3% de angiogramas no estudo PIOPED (filmes cortados) foram considerados não-diagnósticos, enquanto trabalhos recentes que empregaram a técnica com ASD indicam que menos de 1% dos exames com ASD não são diagnósticos. Por fim, os benefícios adicionais de exigência de menor quantidade de contraste e de menos tempo para o procedimento tornam o ASD um método atrativo de imagens.

▪ Interpretação

A especificidade da angiografia pulmonar aproxima-se de 100%, tanto para ASD quanto para CFA, quando um defeito de preenchimento (Figs. 27-7 e 27-8) ou uma obstrução pulmonar abrupta (Fig. 27-9), com ou sem delineamento do final do êmbolo ("margem de fuga"), são exibidos no quadro clínico apropriado. Critérios auxiliares que são sugestivos, mas não específicos, do diagnóstico de EP incluem retorno venoso retardado, vascularidade tortuosa e fluxo pulmonar decrescido. Os achados angiográficos no tromboembolismo pulmonar crônico incluem formação de bolsas, irregularidade íntima, tortuosidade, tramas ou faixas com dilatação pós-estenose, estreitamento abrupto e obstrução vascular completa.

▪ Confiabilidade da Angiografia Pulmonar para o Diagnóstico da Embolia Pulmonar Aguda

Angiogramas pulmonares verdadeiramente falso-negativos são extremamente raros. A freqüência citada de 5 a 10% de angiografias pulmonares falso-positivas reflete a combinação de estudos tecnicamente limitados com a influência do ritmo dos angiogramas relativos aos eventos embólicos.

Uma interpretação negativa de um angiograma pulmonar exclui, essencialmente, o diagnóstico de EP clinicamente significativa. Nas séries PIOPED, apenas quatro pacientes (0,6%) apresentavam evidência clínica, inclusive na informação da necropsia de EP, a despeito dos resultados angiográficos negativos.

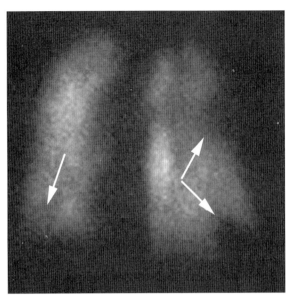

FIG. 27-7. Alta probabilidade de embolismo pulmonar agudo, visto em cintilografia V̇/Q̇. Imagem de perfusão posterior mostra numerosos defeitos segmentares de perfusão, em forma de cunha *(setas)*.

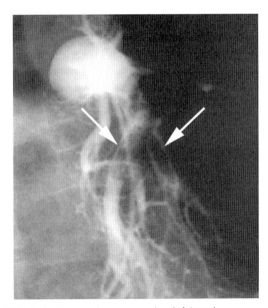

FIG. 27-8. Embolismo pulmonar agudo: defeitos de preenchimento na angiografia pulmonar. O angiograma pulmonar esquerdo em homem de 50 anos de idade com cintilografia V̇/Q̇ indeterminada mostra defeitos de preenchimento intraluminal *(setas)* dentro da vasculatura segmentar do lobo inferior esquerdo.

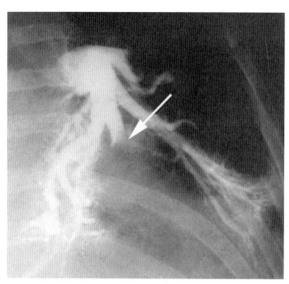

FIG. 27-9. Embolia pulmonar aguda: cortes abruptos de circulação vascular. O angiograma do pulmão esquerdo de um homem de 45 anos com cintilografia V/Q de resultados indeterminados mostra corte abrupto da coluna de contraste *(seta)* dentro de artéria segmentar do lobo inferior esquerdo.

■ Complicações

Fatalidades relacionadas com o procedimento ocorrem em aproximadamente 0,2 a 0,5% dos pacientes que se submetem à angiografia pulmonar. O estudo PIOPED não mostrou nenhuma relação estatisticamente significativa entre a pressão arterial pulmonar e a freqüência das complicações, embora outras investigações tenham mostrado que pacientes com elevada pressão pulmonar arterial ou com pressões diastólicas ventriculares direitas finais apresentam maior risco de complicações enquanto submetidos à angiografia pulmonar. Estudos recentes de ASD sugerem que a incidência de complicações fatais e não-fatais na angiografia pulmonar é menor do que a previamente descrita, devido ao uso de monitoração cardíaca de rotina, cateteres modernos, agentes de contraste com baixa osmolaridade, não-iônicos e, ainda, o estar prevenido para as complicações potenciais de injeções não seletivas, na presença de pressões arteriais elevadas.

Complicações maiores, porém não-fatais, ocorrem em cerca de 1 a 3% dos exames. Estas complicações incluem angústia respiratória que requer intubação e ressuscitação, perfuração cardíaca (embora esta complicação não tenha sida comunicada na série PIOPED e tenha sido quase eliminada desde a introdução dos cateteres "rabo de porco"), arritmias importantes e sérias reações ao contraste, insuficiência renal que pode necessitar de hemodiálise e hematomas que podem exigir transfusões.

A incidência de complicações menores pode ocorrer após angiografia pulmonar em cerca de 5% dos procedimentos. Estas complicações incluem disfunção renal, angina, angústia respiratória, reações ao contraste (respondem prontamente às medicações e líquidos) e arritmias transitórias.

■ Angiografia Pulmonar por TC Helicoidal

O uso de TC para o diagnóstico de EP foi descrito pela primeira vez em 1980, embora as baixas velocidades das varreduras e a falta de técnicas dinâmicas limitassem sua utilidade para pacientes ocasionais com suspeita de abrigar grandes êmbolos centrais. A despeito dos progressos na tecnologia da TC durante os anos seguintes, este método teve pouco valor para o diagnóstico de EP até o advento dos *scanners* de TC helicoidal.

O uso sistemático da TC helicoidal de detector único (*single-slice*) (SSCT) para o diagnóstico de EP aguda foi descrito pela primeira vez em 1992. Por causa de sua proclamada precisão e das limitações conhecidas e ainda da pequena disponibilidade de outras modalidades de técnicas de imagens usadas para o diagnóstico da EP, o uso da TC helicoidal foi rapidamente adotado e, em muitas instituições, tornou-se o estudo preferido para os casos de suspeita de embolia pulmonar. Desde que a TC multidetectores (TCMD) foi introduzida em 1998, o interesse pelo uso da varredura por TC helicoidal e o interesse por esse método para o diagnóstico de EP tornou-se ainda mais amplo. Experiências posteriores aclararam a utilidade da TC helicoidal no diagnóstico de EP e apontaram também suas limitações, embora poucos dados relacionados com os benefícios adicionais da varredura por TCMD estejam disponíveis.

■ Considerações Técnicas

Quando um paciente com suspeita de EP é submetido à varredura por TC (escaniografia) um protocolo específico para esta técnica de imagens é usado, com o fim de aperfeiçoar a informação diagnóstica pretendida. Atenção cuidadosa a numerosos parâmetros escaniográficos é essencial para garantir a alta qualidade dos estudos.

Faixa de Varredura e Direção

Para o uso da TC helicoidal com detector único (SSCT), os *scans* devem incluir a faixa inteira de sistema arterial pulmonar visível sem, necessariamente, incluir outras áreas do tórax que poderiam aumentar a dose de radiação e, possivelmente, afetar de maneira adversa o ritmo ou tempo do estudo. Escaniogramas SSCT deveriam cobrir a porção superior do arco aórtico a aproximadamente 2 a 3 cm abaixo das veias pulmonares inferiores ou cerca de 10 a 12 cm do volume do tecido em paciente de porte médio. A varredura deveria continuar em direção craniocaudal. A vantagem de fazer a varredura nesta direção é que o movimento respiratório é mais acentuado nas bases pulmonares, precisamente na área onde o fluxo pulmonar é máximo e, portanto, onde a maioria dos êmbolos pulmonares (EPs) se localizam. Portanto, numa varredura de direção craniocaudal, caso o paciente seja incapaz de manter apnéia durante a varredura completa, a degradação da qualidade do escaniograma teria maior probabilidade de ocorrer nas regiões superiores do pulmão, onde o movimento respiratório é mínimo e trombo isolado é menos provável.

Para a tomografia computadorizada de multidetectores (TCMD), a faixa do *scan* não precisa ser limitada a uma

ANGIOGRAFIA PULMONAR EM PACIENTES COM EMBOLIA PULMONAR

porção do tórax. Escaniogramas são feitos tão rapidamente com estas máquinas que imagens do tórax inteiro podem ser tiradas, da base ao ápice, em uma única apnéia.

Duração da Apnéia

Uma única apnéia de aproximadamente 20 segundos é possível em quase 90% dos pacientes que se apresentam para detecção de imagem. A apnéia inspiratória é desejável porque resulta num aumento da resistência pulmonar vascular e, portanto, promove a acentuação do contraste pulmonar arterial. A habilidade do paciente para manter a apnéia pode ser acentuada por hiperventilação ou por administração de oxigênio antes de se iniciar o procedimento. Pacientes que não são capazes de manter a apnéia durante toda a tomada das imagens, uma respiração pequena ou silenciosa durante o estudo em geral não é problemática.

Concentração de Contraste/Velocidades de Injeção

Em geral, um de três protocolos para a injeção do contraste deve ser seguido:

Alta concentração (270 a 320 mg/mL) e baixa velocidade de injeção (3 mL/s)

Baixa concentração (120 a 200 mg/mL), velocidade de injeção muito alta ($\geq$ 5 mL/s)

Alta concentração (300 a 360 mg/mL) e alta velocidade ($\geq$ 3 mL/s).

O protocolo de alta concentração/baixa velocidade de injeção tem a vantagem de ser fácil de usar mesmo com cateteres IV de pequeno calibre, mas esta técnica não é de uso generalizado. O protocolo de baixa concentração/velocidade de injeção muito alta tem a vantagem de baixo risco de artefatos na veia cava superior quando veias dos braços são injetadas e pode melhorar a visualização das pequenas artérias pulmonares. Contudo, o contraste em geral deve ser diluído manualmente, incorrendo, portanto, em risco de contaminação da solução estéril. A maioria das instituições injeta contraste não-iônico e não-diluído por via endovenosa, numa taxa de 3 mL/s ou maior no caso de angiogramas pulmonares por CT pulmonar (hCTPA). O protocolo de alta concentração e alta velocidade de injeção maximiza a opacificação arterial pulmonar e permite o uso de seringas pré-carregadas, sendo, portanto, conveniente e eficaz.

Em algumas instituições é costume injetar solução salina após a injeção de contraste. As injeções de salina, muitas vezes chamadas por *saline chasers*, permitem o uso de quantidades menores de contraste intravenoso e ao mesmo tempo, a obtenção de imagens de excelente qualidade. O uso de *saline chasers* exige uma injeção de dupla ação *(dual power injector)* capaz de, primeiro, injetar o contraste e, então, injetar imediatamente a solução salina, logo no fim da injeção de contraste. Dado o amplo uso de hCTPA, mesmo as pequenas reduções nas quantidades de contraste intravenosos necessárias para estes estudos podem produzir redução de custo significativa.

Independentemente do protocolo de injeção seguido, a injeção de contraste deve ser mantida durante todo o tempo da realização do *scan* para evitar o desbotamento *(washout)* e conseqüente fluxo de artefatos nas artérias pulmonares.

Colimação e Incremento de Reconstrução

Nos sistemas SSCT, as imagens de colimação a cada 2 a 3 mm, com estreita reconstrução por sobreposição (tipicamente de 1 a 2 mm) são, tipicamente, de excelente qualidade. Para obter a imagem de um dado volume de tecido, uma colimação mais estreita, com mesa de transporte mais veloz (arremesso aumentado – *increased pitch*), é preferida à colimação com mesa de transporte mais vagarosa. Dobrando os resultados dos *pitchs* em apenas cerca de 30% na espessura efetiva da fatia, de modo que possam ser obtidas imagens de maiores volumes de tecido com colimação estreita, melhora-se a resolução espacial.

A incrível velocidade dos sistemas TCMD permite a detenção rápida da imagem do tórax, usando uma colimação muito estreita, maximizando assim a resolução. Tipicamente, a colimação de 1 ou de 2 mm é empregada na varredura com TCMD (com ou sem reconstrução por sobreposição). Reconstruções por sobreposição melhoram a qualidade da imagem posterior ao processamento, mas isso à custa de aumento da requisição dos dados de armazenamento.

Momento Exato para Injeção IV do Bolo de Contraste

O momento exato *(timing)* para a opacificação arterial pulmonar é crítico para obtenção de um estudo de qualidade adequada. Embora apenas o sistema arterial pulmonar precise ser examinado, pode ser desejável opacificar as veias pulmonares e o átrio esquerdo, como comprovação de que a varredura não tenha terminado antes da completa opacificação do sistema arterial pulmonar. Para a maioria dos pacientes, o tempo de 20 segundos após uma injeção de contraste em membro superior é suficiente para produzir acentuação adequada do sistema arterial pulmonar. Tempo maior é necessário quando a injeção de contraste é feita em um dos membros inferiores, ou quando o paciente apresenta função reduzida do ventrículo direito. Por outro lado, o controle do tempo de injeção do bolo poder ser feito manualmente. Uma quantidade limitada de contraste pode ser injetada enquanto obtém a imagem (de segundo em segundo) sobre o segmento principal da artéria pulmonar, após uma demora de 10 segundos. O momento do pico da acentuação pode ser determinado visualmente ou medindo-se a atenuação dos valores da TC. Uma vez reconhecido o tempo para alcançar o pico da acentuação, a demora apropriada da varredura deve então ser programada. Por fim, *softwares* para controle do tempo de injeção do bolo encarregam-se do trabalho de verificação do tempo apropriado *(timing)* da escaniografia. Tais programas permitem ao usuário colocar cursores destinados às regiões de interesse, sobre vaso ou vasos usados para propósitos de verificação do tempo *(timing)* e para o *scanner* demarcar automaticamente uma curva de atenuação, à medida que as imagens da região selecionada da para o *timing* forem obtidas, uma vez por segundo, depois de uma pequena demora (tipicamente 8 a 10 segundos). O *scan* é disparado manualmente no momento em que o *timing* apropriado é obtido. Utilizando este método, o *timing* apropriado é assegurado, sem a necessidade de se recorrer a um bolo controlado manualmente.

Pitch

Para os sistemas espirais simples, o pitch apropriado depende da colimação empregada. É preferível empregar valores mais altos com colimação mais estreita do que o contrário. Assim, o volume deve ser aumentado até o valor que for necessário para adquirir o volume do *scan*, numa única apnéia. Com SSCT de subsegundos, valores da *pitch* variando entre 1,7 a 2,0 são usados.

Velocidades rápidas devem ser usadas para angiografia pulmonar por TCMD. Não é necessário usar a maior velocidade de mesa, particularmente com sistemas de 16 ou mais cortes. Um equilíbrio entre a colimação, a velocidade da mesa e o tempo da aquisição deve ser obtido.

Revisão da Imagem e Processamento Posterior

Examinar os quadros no monitor do *scanner* ou o uso da *work station* é recomendável para o diagnóstico. A habilidade de ver quadros contíguos em seqüência rápida e de mudá-los rapidamente pode ser muito útil na prática clínica.

Imagens multiplanares reformatadas podem ser úteis às vezes para identificar anormalidades de pequenas artérias que apresentem um curso oblíquo e podem ser particularmente úteis para demonstrar êmbolos pulmonares crônicos. Reconstruções tridimensionais podem ser feitas, incluindo verificação de volume e, ocasionalmente, são úteis para mostrar relacionamentos anatômicos complexos.

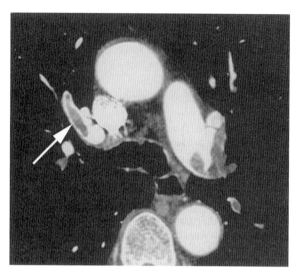

FIG. 27-11. Embolia pulmonar aguda: o "sinal de trilho de bonde" em angiografia pulmonar por TC helicoidal axial em homem de 45 anos com falta de ar que mostra um defeito de preenchimento intraluminal linear *(seta)* no interior da artéria pulmonar do segmento anterior do lobo superior direito.

■ Angiografia Pulmonar por TC Helicoidal – Achados na Embolia Pulmonar

A EP aguda é diagnosticada quando um defeito de preenchimento intraluminal é visto envolvido por um grau variável de contraste. Um trombo agudo pode parecer como central, dentro de uma artéria pulmonar, quando visto em seção transversal (sinal do *doughnut*) (Fig. 27-10), ou pode ser delineado pelo contraste quando a imagem estiver ao longo de seu eixo (o sinal do "trilho de bonde") (Fig. 27-11); estes são os únicos sinais absolutamente confiáveis de EP aguda. Em alguns pacientes com êmbolos agudos, um trombo excêntrico, aderente à parede do vaso, pode ser visto, mas este achado é mais típico em pacientes com EP crônica. Uma artéria obstruída pode ser vista com um vaso não opacificado, mas este achado também pode ser visto com êmbolos crônicos.

Achados Auxiliares em Pacientes com Embolia Pulmonar

Achados auxiliares em angiografias pulmonares por TC helicoidal que sugerem EP incluem perfusão em mosaico, consolidações periféricas e derrames pleurais.

Mais de 50% de atenuação parenquimatosa pulmonar vista na TC devem-se ao fluxo sanguíneo pulmonar. Portanto, qualquer processo que altere esse fluxo tem potencial para produzir alterações visíveis na atenuação parenquimatosa. A opacidade pulmonar inomogênea resultante de alteração de seu fluxo sanguíneo tem sido referida como *perfusão em mosaico*. Embora a perfusão em mosaico na maioria das vezes seja relacionada com alterações no fluxo sanguíneo pulmonar, induzidas por alterações de

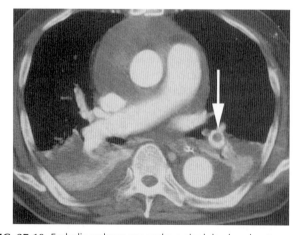

FIG. 27-10. Embolia pulmonar aguda: o sinal do *doughnut* presente em angiografia pulmonar por TC helicoidal.
O angiograma por TC pulmonar axial em homem de 60 anos com falta de ar após reparo cirúrgico em dissecção de aorta mostra um defeito redondo de preenchimento *(seta)* da artéria pulmonar do lobo inferior esquerdo. Material de alta atenuação envolvendo a aorta ascendente representa hemorragia pós-cirúrgica.

ANGIOGRAFIA PULMONAR EM PACIENTES COM EMBOLIA PULMONAR

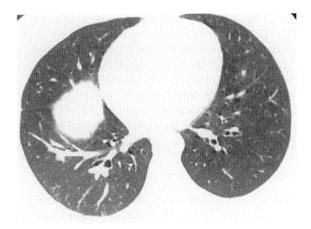

FIG. 27-12. Embolia pulmonar aguda: oligoemia. Angiograma pulmonar por TC axial em homem de 26 anos previamente saudável que desenvolveu síncope depois de um procedimento neurocirúrgico mostra decréscimo da atenuação do parênquima pulmonar associada a diminuição do tamanho da vascularidade do lobo inferior esquerdo.

vias aéreas, causas vasculares, inclusive êmbolos, também podem induzir perfusão em mosaico (Fig. 27-12).

Consolidações periféricas podem representar hemorragia pulmonar com ou sem infarto, particularmente quando tais opacidades têm a forma de cunha e localização subpleural (Fig. 27-13). Entre pacientes submetidos à hCTPA, há uma incidência mais alta de opacidades parenquimatosas naqueles que apresentaram êmbolos do que nos pacientes nos quais êmbolos não foram visíveis. Infelizmente, consolidações periféricas, mesmo num quadro de suspeita de EP, raramente são diagnósticas por si mesmas.

Derrames pleurais muitas vezes estão presentes em pacientes com EP, mas são vistos comumente em pacientes nos quais EP é excluída. Não há características de derrame pleural que permitam o diagnóstico específico de EP.

Venografia por TC

Na seqüência de um estudo por TC para diagnóstico de possível EP, a venografia por TC das extremidades superiores, da pelve e da veia cava inferior pode ser feita sem injeção adicional de contraste. Podem-se obter imagens do abdome inteiro, da pelve e das extremidades inferiores, desde a sínfise pubiana aos platôs tibiais, ou os *scans* podem ser limitados às veias pélvicas ou aos segmentos venosos femoropoplíteos. *Scans* obtidos 3 minutos depois do início da injeção de contraste mostram veias opacificadas nas pernas e na pelve e trombos são vistos como defeitos de preenchimento no interior das veias (Fig. 27-14). A adição de venografia à angiografia pulmonar por TC helicoidal permite a avaliação do tromboembolismo venoso, além de avaliar a EP. Vários estudos têm comprovado que a adição de venografia por TC aumenta a possibilidade do diagnóstico de certeza para TEV, quando comparado com a angiografia pulmonar por TC helicoidal isoladamente.

Precisão da TC no Diagnóstico da Embolia Aguda

A precisão da hCTPA para diagnosticar êmbolos pulmonares depende do tamanho da artéria afetada e do tamanho dos êmbolos. Êmbolos agudos em artérias pulmonares de grande calibre podem ser diagnosticados com uma acurácia de 100%. Em pacientes com suspeita de embolismo maciço, a hCTPA deveria ser diagnóstica.

Em geral, o conjunto de dados fornecidos por numerosos estudos sugere valores de sensibilidade de cerca de 90% e valores que excedem 90% quando referentes à especificidade do diagnóstico, por SSCT, de embolismo nos ramos de artérias pulmonares principais e de ramos segmentares em pacientes com suspeita de EP escolhidos aleatoriamente; contudo, os valores reportados de

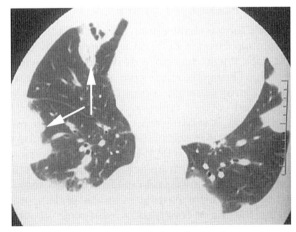

FIG. 27-13. Embolia pulmonar aguda: infarto pulmonar. Angiograma pulmonar por TC helicoidal, através de janelas pulmonares, em homem de 36 anos com embolia pulmonar comprovada (mesmo paciente da Fig. 27-2) mostra opacidades pulmonares subpleurais em forma de cunha *(setas),* representando infarto pulmonar.

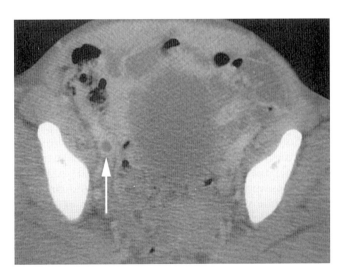

FIG. 27-14. Trombose venosa profunda demonstrada por TC angiográfica indireta. Imagem axial, através da pelve, obtida 3 minutos após a injeção intravenosa de meio de contraste para a porção torácica de um angiograma por TC helicoidal mostrando defeito de preenchimento, com a veia ilíaca externa direita *(seta)* apresentando trombose venosa profunda.

sensibilidade variam entre 53 a 100% em diferentes estudos, com especificidade variando entre 78 a 96%.

Para êmbolos pequenos, subsegmentares, a sensibilidade e a acurácia reduzem, com taxas de sensibilidade relatadas de 53 a 63%. Contudo, trombos limitados a pequenos vasos são incomuns em pacientes com EP. No total, 6 a 30% dos pacientes com EP apresentam somente êmbolos subsegmentares. Deve-se observar que a mais alta freqüência de êmbolos subsegmentares isolados (30%) e a mais baixa sensibilidade da SSCT (53%) têm sido reportadas em pacientes com scans $\dot{V}/\dot{Q}$ não-diagnósticos (de probabilidade baixa a intermediária), enquanto a mais baixa freqüência de êmbolos subsegmentares (6%) e a mais alta precisão da SSCT são encontradas quando pacientes não selecionados e com suspeita de EP são avaliados. Entre os estudos que mostraram as taxas de sensibilidade mais inferiores para SSCT (53 a 63%), um número significativo de pacientes apresentou pequenos trombos. Em tais estudos, os pacientes submetiam-se a ambos, SSCT e arteriografia pulmonar, muito provavelmente por causa de scans $\dot{V}/\dot{P}$ com radionuclídeos não esclarecedores do diagnóstico; pacientes com scans não-diagnósticos apresentaram prevalência de pequenos êmbolos, comparativamente alta.

É questionável se êmbolos limitados a vasos subsegmentares (aqueles mais provavelmente perdidos com hCTPA) são mesmo clinicamente significativos. Algumas evidências defendem a argumentação de que pequenos êmbolos são clinicamente insignificantes em pacientes que não apresentam evidências de TVP e que têm uma reserva cardiopulmonar normal. Por outro lado, cerca de 8% de pacientes com suspeita de EP que são portadores de doença cardiopulmonar subjacente e que apresentaram imagens pulmonares com radionuclídeos não-diagnósticas morrem por EP se o tratamento não for considerado. Estes dados implicam que pequenos trombos são potencialmente significativos em pacientes com reserva cardiopulmonar limitada.

As controvérsias relativas à precisão da hCTPA para o diagnóstico de EP são complexas e refletem, em parte, as diferenças entre as populações estudadas, bem como as diferentes metodologias empregadas. Ao interpretar estes dados, é importante reconhecer que a arteriografia pulmonar, considerada como o padrão ideal para a comparação em muitos estudos sobre hCTPA relacionados com o diagnostico de EP, é imperfeita, particularmente para o diagnóstico de pequenos trombos. Vários pesquisadores mostraram que a angiografia pulmonar apresenta grande variabilidade de interpretação entre diferentes observadores no diagnóstico de pequenos trombos; isto deveria ser lembrado ao avaliar os resultados dos estudos com hCTPA. Além disso, a melhor resolução fornecida pela escaniografia por TCMD poderia traduzir-se em detecção mais precisa de pequenos trombos, porém tais dados não estão ainda disponíveis.

Por fim, talvez, a mais importante questão a ser respondida em relação ao uso da hCTPA para esclarecimento de embolismo pulmonar seja se a terapia anticoagulante deve ou não ser retirada com segurança em pacientes com escaniogramas por hCTPA interpretados como negativos para EP. Os resultados de vários estudos, de extensões variadas, que detalham tal informação, têm sido comunicados, todos indicando que o valor de predição negativa da hTCPA alcança ou excede 98% e oferece confiabilidade equivalente à da angiografia pulmonar ou dos resultados normais de perfusão exibidos por cintilografia.

Comparação com Outras Modalidades

A precisão da hCTPA no diagnóstico da EP foi comparada àquela da cintilografia $\dot{V}/\dot{Q}$ em vários estudos, e ficou demonstrado que a hCTPA tem uma sensibilidade mais alta e especificidade similar, quando comparada à cintilografia $\dot{V}/\dot{Q}$. Além disso, a hCTPA assegura o benefício adicional de sugerir ou confirmar diagnósticos clínicos alternativos em pacientes cujos scans hCTPA foram interpretados como negativos. Quando considerados juntos, os scans negativos e positivos, mas com diagnósticos alternativos presentes nos scans negativos, um diagnóstico confiável pode ser obtido com hCTPA em 90% ou mais dos pacientes.

Vários estudos avaliaram a acurácia da ecocardiografia transtorácica e transesofágica com hCTPA para a detecção de EP aguda. Esses métodos foram considerados como de precisão limitada para detectar EP. O maior papel da ecocardiografia na avaliação de pacientes com EP está na estratificação de riscos para os pacientes com EP comprovada. Vários pesquisadores mostraram que pacientes com EP e com evidência cardiográfica de sofrimento ventricular direito (p. ex., aumento do ventrículo direito, anormalidades na movimentação de suas paredes e arqueamento do septo interventricular) estão em maior risco de morrer e, portanto, são candidatos a intervenções mais agressivas, tais como trombólise farmacológica ou mecânica.

■ Embolia Pulmonar Crônica

A hCTPA é um excelente estudo para a avaliação de pacientes com suspeita de EP. Vários achados em scans hCTPA são especificamente sugestivos de doença tromboembólica crônica. Histopatologicamente, êmbolos pulmonares crônicos são tipicamente aderentes às paredes do vaso comprometido. Assim, êmbolos crônicos são excêntricos em sua localização e aparecem, em geral, como um espessamento liso ou por vezes nodular da parede do vaso nos estudos de scans por hCTPA (Fig. 27-15). Quando uma artéria é vista em secção transversal, os êmbolos crônicos podem mostrar-se envolvendo uma parede do vaso, podem mostrar-se em forma de ferradura ou podem, ocasionalmente, mostrar-se concêntricos, com contraste no centro do vaso, aparência essa que, possivelmente, reflita recanalização de vaso previamente ocluído. Os êmbolos crônicos podem ocasionalmente calcificar e as artérias pulmonares principais podem mostrar-se dilatadas por causa da hipertensão pulmonar associada. Adicionalmente, pequenos defeitos lineares de preenchimento, ou "teias"

CILADAS NO DIAGNÓSTICO DE EMBOLIA PULMONAR

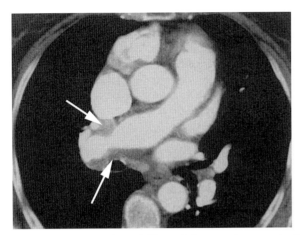

FIG. 27-15. Doença tromboembólica crônica: trombo organizado aderente. A imagem pulmonar por TC helicoidal mostra trombo em organização ao longo das paredes laterais da artéria pulmonar direita *(setas)*, compatível com o diagnóstico de embolia pulmonar crônica.

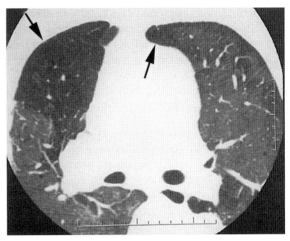

FIG. 27-17. O angiograma axial por TC helicoidal fotografada através de janelas pulmonares mostra opacidades pulmonares bilaterais e inomogêneas, com vasos pequenos e anormais aparecendo nas regiões pulmonares de baixa atenuação *(setas)*. Este achado é compatível com a perfusão em mosaico devida à doença tromboembólica crônica.

(Fig. 27-16), são indicativos de EP crônico. Regiões geográficas de perfusão em mosaico (oligoemia) podem ser encontradas também em pacientes com EP crônica (Fig. 25-17), com ou sem sinais centrais de EP crônica. Muitas vezes, os vasos pulmonares mostram-se menores nas regiões de baixa atenuação, um achado que sugere causa vascular para a opacidade pulmonar inomogênea, independentemente da etiologia em alterações das vias aéreas. De modo geral, hCTPA tem uma sensibilidade de 94 a 100% e uma especificidade de 96 a 98% para o diagnóstico de embolia pulmonar (EP).

CILADAS NO DIAGNÓSTICO DE EMBOLIA PULMONAR

É essencial atenção redobrada para as várias ciladas existentes no caminho do diagnóstico da embolia pulmonar aguda (EP) para chegar-se a um diagnóstico preciso. Tais

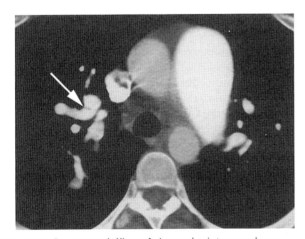

FIG. 27-16. Doença embólica crônica: redes intravasculares. A imagem de angiograma pulmonar por TC helicoidal axial mostra um defeito de preenchimento linear dentro da artéria pulmonar do lobo superior direito *(seta)*, compatível com embolia pulmonar crônica.

ciladas podem ser divididas, conforme sua etiologia, em anatômicas e técnicas. Ciladas anatômicas incluem linfonodos, veias pulmonares, volumes médios variáveis de artérias pulmonares, brônquios obstruídos, cateteres arteriais, derivações cardíacas *(shunts)* e sarcoma arterial pulmonar. Causas técnicas de ciladas na angiografia pulmonar por TC helicoidal incluem a movimentação respiratória e a cardíaca, momento impróprio de administração do bolo de contraste e o *"quantum mottle"*. É necessário conhecimento detalhado da anatomia broncovascular normal para uma interpretação acurada dos estudos de angiograma pulmonar por TC helicoidal (hTCPA).

■ Ciladas Anatômicas

Linfonodos

Linfonodos hilares normais comumente simulam EP aguda nas imagens de hCTPA. Mostram-se como estruturas de tecidos moles que são tipicamente laterais às artérias segmentares do lobo pulmonar anterior, em relação às artérias do lobo inferior. O conhecimento das localizações anatômicas típicas dos linfonodos torna possível diferenciá-los de uma verdadeira EP.

Veias Pulmonares

As veias pulmonares cursam no interior dos septos de tecido conjuntivo, separadas das artérias pulmonares e dos brônquios que correm juntos. O conhecimento desta relação anatômica permite evitar que se faça o diagnóstico de um artefato, dentro de uma veia pulmonar, como sendo EP aguda. Quando for encontrado um defeito de enchimento, particularmente nas porções periféricas do pulmão, se o vaso que exibe este defeito estiver imediatamente adjacente ao brônquio, o defeito focado está dentro de uma artéria pulmonar, o que leva, então, ao diagnóstico de EP. Quando o vaso que mostra o defeito de enchimento não está acompanhado por um brônquio, a possibilidade é que seja uma veia pulmonar e, portanto, o diagnóstico de EP fica afastado. Além disso, as veias pulmonares podem ser seguidas seqüencialmente até sua confluência na aurícula esquerda, permitindo a distinção fácil entre artérias e veias.

Volume Parcial de Artérias Pulmonares

Vasos orientados no plano transverso são os mais difíceis de retratar. Ocasional e particularmente no lobo superior esquerdo, o volume parcial da artéria pulmonar segmentar anterior pode criar a aparência de um defeito de enchimento intraluminal. A verdadeira natureza da anormalidade pode ser reconhecida pela locação e pela orientação características dos vasos afetados, particularmente quando a imagem caudal imediata à imagem que está mostrando o potencial defeito de enchimento revela apenas pulmão – isto implica que a imagem em questão representa volume correspondente ao volume médio da superfície inferior de uma artéria pulmonar com parênquima pulmonar adjacente. Tais artefatos de volume são muito menos comuns em exames com TCMD do que em SSCT.

Brônquios Impactados

Raramente, um brônquio calcificado com impactação mucosa cria aparência de um defeito de enchimento intraluminal envolvido por contraste. A revisão por janelas pulmonares, em locais apropriados, mostra a ausência de um brônquio preenchido com ar e a revisão das imagens, através de uma janela pulmonar mais larga, pode revelar calcificação de paredes brônquicas simulando, superficialmente, contraste intravenoso no interior de uma artéria pulmonar envolvendo um defeito de preenchimento intraluminal. Novamente, afirmamos que não há substituto para o conhecimento detalhado da anatomia broncovascular pulmonar, indispensável para a interpretação correta de estudos por hCTPA.

Comunicações Arteriovenosas (Shunts) Intra e Extracardíaca

Comunicações (*shunts*) intracardíacas como defeitos septais atrioventriculares podem produzir comunicações esquerda-direita ou eventualmente direita-esquerda de sangue arterial e venoso. Uma das causas mais comuns de *shunt* extracardíaco esquerda-direta é a hipertrofia broncoarterial, induzida por doença inflamatória parenquimatosa pulmonar crônica. Nesta circunstância, o fluxo é dirigido das artérias brônquicas para o interior das artérias pulmonares; este fluxo retrógrado induz potencialmente artefatos de fluxo que podem criar a aparência de defeitos de baixa atenuação dentro do sistema arterial pulmonar.

A presença de forame oval patente foi associada a opacificação arterial pulmonar reduzida e má qualidade das imagens por hCTPA. Quando ocorrem *shunts* direita-esquerda, a má opacificação das artérias pulmonares pode ser resultante da comunicação de sangue acentuado por contraste, através dos defeitos septais atrioventriculares, resultando em intensa acentuação das câmaras cardíacas esquerdas e da aorta, bem como diminuição da acentuação arterial pulmonar. Pelo fato de o forame oval patente poder estar presente em 15 a 25% da população geral, o potencial de *shuntings* em pacientes que irão submeter-se a hCTPA e o potencial para produzir estudos hCTPA de pior qualidade podem ser significativos.

Cateteres Arteriais Pulmonares

A ponta de um cateter arterial pulmonar pode criar um pequeno defeito de preenchimento no interior de uma artéria pulmonar. Provavelmente este artefato será encontrado com maior freqüência conforme aumente o emprego da hCTPA para a investigação de suspeita de EP aguda em pacientes criticamente doentes; por definição, estes pacientes estão praticamente com risco aumentado de tromboembolismo venoso. O artefato é facilmente reconhecido se o cateter for localizado; contudo, o bolo de contraste denso pode, ocasionalmente, obscurecer a visibilidade do cateter. Em tais circunstâncias, a revisão da imagem refutada (*scout image*) mostrará a localização da ponta do cateter.

Sarcoma da Artéria Pulmonar

O sarcoma da artéria pulmonar é provavelmente a mais rara cilada no diagnóstico da suspeita de EP. Estes tumores são visualizados como defeitos intraluminais de preenchimento nas artérias pulmonares centrais. Quando reconhecido no pré-operatório, o tumor é muitas vezes confundido com EP. A natureza polipóide do crescimento tumoral, a acentuação do próprio tumor intravascular e os nódulos pulmonares ipsolaterais podem revelar a verdadeira natureza da anormalidade.

■ Ciladas Técnicas

Movimentação Respiratória e Cardíaca como Artefatos

Artefatos de movimento resultam muitas vezes em defeitos aparentes, de baixa atenuação dentro das artérias pulmonares; o reconhecimento do artefato depende da identificação da presença de efeitos de movimentos em outras estruturas na mesma imagem. Pelo fato destes artefatos dependentes de movimento poderem ser agressivos e tornar o escaniograma não-diagnóstico por sua má qualidade, toda tentativa de limitar essa degradação movimento-dependente deveria ser feita. Ocasionalmente, pode ser indicado repetir a escaniografia após corrigidos os fatores de distorção identificados.

Imprópria Injeção do Bolo

Uma avaliação precisa da angiografia pulmonar por hCT exige uma acentuação adequada do sistema arterial pulmonar. Métodos para conseguir injetar o bolo de contras-

IMAGENS POR RESSONÂNCIA MAGNÉTICA

te no apropriado tempo (*timing*) foram discutidos previamente. Pelo fato do fluxo laminar dentro dos vasos fazer com que o fluxo do sangue central nesses vasos seja mais rápido do que o fluxo em sua periferia, a varredura após o bolo de contraste ter sido injetado pode raramente criar a aparência de um defeito de preenchimento simulador de EP (Fig. 27-18). Se o bolo chegar muito tarde (como pode acontecer em paciente com estenose venosa na extremidade injetada), nenhum contraste estará presente dentro do sistema pulmonar arterial no momento que o *scan* é iniciado. Uma vez que o erro nesse *timing* seja reconhecido, a correção é usualmente fácil; o exame pode então ser executado novamente no tempo *(timing)* apropriado.

Quantum Mottle *(baixa Relação Sinal/Ruído)*

O *quantum mottle* (ou ruído excessivo nas imagens) pode resultar num estudo de qualidade insatisfatória. Este tipo de artefato é mais freqüentemente encontrado quando se utiliza pequeno campo de visão (FOV) associado a colimação muito estreita, como na TCMD. Para reduzir este inconveniente, o campo de visão deveria ser apropriadamente regulado e o mA deve, também, ser aumentado convenientemente; com conseqüente aumento da dose de radiação.

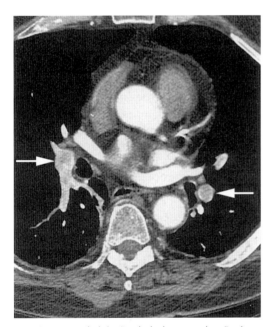

FIG. 27-18. O tempo de injeção do bolo, quando não é adequado, constitui uma das ciladas do diagnóstico da embolia pulmonar. O angiograma pulmonar axial por TC, iniciado muito depois do início da injeção intravenosa do contraste, mostra defeitos de preenchimento evidentes, nas artérias pulmonares direita e esquerda do lobo inferior *(setas)*. Estes defeitos (artefatos) são criados pelo fluxo laminar do contraste que transita mais lentamente ao longo da periferia do que o fluxo central do mesmo. Este descompasso de velocidades entre os fluxos periféricos e o central do contraste faz com que o sangue acentuado pelo contraste desapareça antes que as imagens comecem a ser feitas. O *scan* repetido com a injeção de contraste feita no 'tempo' apropriado não mostrou evidência de EP.

Êmbolo Pulmonar Incidental

Êmbolo pulmonar incidental pode ser detectado em quase 1 a 2% de pacientes submetidos à TC torácica com acentuação por contraste, por razões não relacionadas com embolia, na maioria das vezes por indicações oncológicas; tais pacientes, na maioria das vezes, apresentam alto risco de tromboembolismo. Este achado é de extrema importância e pode resultar, muitas vezes, em mudanças significativas no tratamento do paciente.

IMAGENS POR RESSONÂNCIA MAGNÉTICA

Imagens do tórax por ressonância magnética (RM) apresentam desafios significativos, incluindo a falta relativa de sinal, devido à escassez de prótons no interior do tórax, à suscetibilidade para formação de artefatos resultantes do ar e das interfaces dos tecidos moles torácicos e à degradação da imagem devida aos movimentos cardíaco e respiratório. Nos últimos anos, o desenvolvimento de gradientes mais rápidos e mais fortes e a evolução da angiografia por ressonância magnética com contraste (ARM) tornaram possíveis a obtenção de imagens diagnósticas do sistema vascular pulmonar. Assim, a imagem do sistema vascular pulmonar por RM evoluiu significativamente. Técnicas adicionais para a obtenção de imagem cardiopulmonar — RM de perfusão pulmonar e 3-hélio hiperpolarizado — também foram investigadas e podem fornecer informações diagnósticas ímpares. A venografia por RM da pelve e das extremidades inferiores demonstrou ser essa técnica muito precisa para o diagnóstico de TVP e que a mesma pode ser combinada com o exame torácico para fornecer uma avaliação abrangente de pacientes com suspeita de TEV.

■ Técnicas

Técnicas de angiografia por RM convencionais, como bi ou tridimensional (2D, 3D) *(time-of-fligth)*, dependem da distribuição do contraste pelo fluxo sanguíneo entre os vasos e os tecidos circundantes. A investigação inicial com estes métodos rendeu resultados promissores para a imagem das artérias pulmonares, especialmente para a avaliação de EP. Contudo, os métodos *time-of-flight* apresentam várias limitações, inclusive insensibilidade a fluxo pequeno, excessivos artefatos causados pelos movimentos respiratórios e pela pulsação, e resolução espacial relativamente pobre. A introdução das técnicas de angiografia 3D por RM usando agentes de contrastes quelados (gadolínio) representa um grande avanço na obtenção de imagem por RM da embolia pulmonar. Por causa do efeito de encurtamento do gadolínio, a angiografia 3D por RM contrastada não se baseia no fluxo sanguíneo para produzir imagens dos vasos. Portanto, uma imagem vascular de alta qualidade pode ser feita sem artefatos produzidos pelo fenômeno do fluxo. Protocolos monofásicos simples de suspensão única da respiração, com tempos entre os *scans* entre 20 a 30 segundos, ou protocolos multifásicos, ou protocolos com tempo entre *scans* menores que 10 segundos são hoje em dia rotineiramente possíveis e permitem uma imagem de alta qualidade, mesmo em pacientes gravemente dispnéicos.

O protocolo para a realização de angioressonância 3D varia entre instituições. Bobinas *phased-array* devem ser utilizadas para otimizar a relação sinal/ruído. Um localizado em gradiente-eco (GRE) é obtido no plano transversal. A angioressonância 3D obtida com a seqüência *spoiled* gradiente-eco coronal (SPGR) é, então, prescrita a partir das imagens transversais. Vinte e oito imagens são adquiridas utilizando-se uma espessura de corte de 2,6 a 3 mm, tempo de repetição (TR) de 4 a 7 m/s (milissegundos), tempo de eco (TE) de 1 a 2 m/s (milisegundos) e ângulo (*flip angle)* de 45°.

A seqüência angiográfica (SPGR) é completada durante uma apnéia de 20 a 25 segundos. Para ajudar a manter a apnéia o paciente pode receber oxigênio por uma cânula nasal, na taxa de 2 L/min. O contraste com gadolínio (aproximadamente 0,1 a 0,2 mmol/mL) é administrado por uma veia antecubital com o uso de um injetor de potência (2 mL/s, 40 mL no total), muitas vezes seguido por uma mistura salina (*saline chaser).* Neste caso, o *scan* é iniciado aproximadamente 5 a 10 segundos após o início da injeção do meio de contraste, enquanto se obtém as imagens das artérias pulmonares. O espaço de tempo para a tomada das imagens pode ser otimizado com o uso de um *software* destinado a controlar a injeção do bolo, ou então fazendo uma prova preliminar com o uso de um bolo-teste, para estimar o tempo de circulação.

A seqüência completa é coberta em aproximadamente 20 a 30 segundos, e o estudo completo pode ser feito em 30 a 45 minutos. Nas angiografias 3D por RM, as reconstruções das projeções multiplanares de intensidade máxima, realizadas em *Workstation off-line*, freqüentemente são inestimáveis para a interpretação do estudo.

Para uma ótima avaliação de vasos, a angiografia por RM 3D pode ser suplementada, em alguns casos, por uma seqüência em plano transverso como uma cine-aquisição de espaço-k segmentado (suspensão da respiração). Esta seqüência requer acoplamento com eletrocardiógrafo para produzir múltiplas imagens e, em cada locação, uma imagem da fase do ciclo cardíaco.

Recentemente, foram desenvolvidos novos contrastes para RM *(blood pool agents).* Alguns desses agentes são partículas grandes como o dextran ou os complexos de óxido de ferro, enquanto outros se ligam a proteínas séricas, o que lhes permite permanecer no sistema vascular por várias horas. Porque tais agentes circulam por um prolongado período de tempo, eles permitem a aquisição de imagens repetidas, tornando possível combinar imagem de artérias pulmonares e vasos pélvicos e de extremidade inferior.

▪ Vantagens e Desvantagens da RM para o Diagnóstico da Embolia Pulmonar

A angiografia RM 3D acentuada por gadolínio comprovou-se útil em numerosas aplicações torácicas, inclusive no diagnóstico de EP. As vantagens desta técnica sobre o emprego da hCTPA e sobre a angiografia pulmonar incluem o uso do agente de contraste gadolínio quelado e a ausência de radiação ionizante. Ao contrário do meio de contraste iodado, os quelantes de gadolínio não são nefrotóxicos e o risco de reações ao contraste são muito baixos. As limitações da angiografia por RM incluem o tempo relativamente longo de apnéia pelo paciente e o fato da RM ser contra-indicada em pacientes selecionados que podem estar correndo o risco de EP, inclusive aqueles que usam marcapasso.

▪ Embolia Pulmonar na RM e na ARM

Os achados de EP estudada por RM e ARM são dependentes da seqüência de imagens empregada. O sinal T1 curto emitido pela meta-hemoglobina do êmbolo pulmonar modifica-se para alto sinal ponderado em T1 na imagem. Nas seqüências obtidas durante a apnéia (*breathhold*), o êmbolo pulmonar mostra-se usualmente como um sinal de intensidade muito baixa relativo aos defeitos de preenchimento, dentro de uma coleção de sangue que produz sinal de alta intensidade; já nas seqüências acentuadas por contraste na ARM 3D, os êmbolos mostram-se como focos de sinal muito baixo envoltos por alto sinal intraluminal contrastante.

De modo muito semelhante à hCTPA, a EP é diagnosticada quando um defeito de preenchimento intra-arterial é identificado. Artérias pulmonares expandidas sem acentuação podem também sugerir embolização pulmonar aguda. A doença tromboembólica crônica pode ser sugerida quando defeitos excêntricos de preenchimento (Fig. 27-19) ou teias intravasculares forem identificados, muitas vezes pela presença de um segmento principal arterial pulmonar alargado, refletindo hipertensão pulmonar.

▪ Acurácia da RM e da ARM no Diagnóstico de Embolia Pulmonar

Os estudos que examinam a acurácia das técnicas diagnósticas da RM para embolia pulmonar são menores e muito menos numerosos do que os estudos que detalham outros métodos de imagem usados para avaliar pacientes com suspeita de EP, incluindo a hCTPA. Contudo, existem dados disponíveis, a partir de estudos clínicos e experimentais, que utilizaram RM para o diagnóstico de EP. O *pool* de análises de resultados de vários estudos mostra que a sensibilidade das técnicas da RM para a detecção de EP varia na faixa de 75 a 100%, com especificidade em geral maior que 90%. Comunicações da concordância de interobservadores afirmam que os exames com RM para diagnóstico de EP têm mostrado bons resultados, embora a taxa de estudos tecnicamente inadequados tenha sido levemente superior para RM do que para hCTPA. É previ-

LEITURAS SELECIONADAS

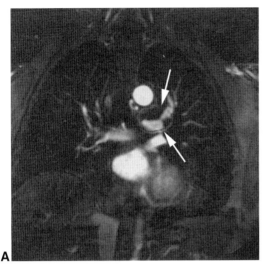 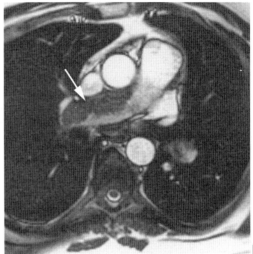

FIG. 27-19. Doença tromboembólica crônica em imagem por ARM. **A.** A imagem coronal da ARM mostra um defeito periférico de baixo enchimento na artéria pulmonar principal *(setas)*, representando doença tromboembólica crônica. **B.** A imagem cinética axial mostra sinal baixo ao longo da parede anterior da artéria pulmonar direita *(seta)*.

sível que as técnicas RM/ARM mostrem sua mais alta sensibilidade em relação a êmbolos centrais, verificando-se a diminuição desta sensibilidade para êmbolos menores e, especialmente, para a embolia pulmonar em artérias subsegmentares.

■ Imagens da Perfusão e da Ventilação dos Pulmões por RM

A obtenção de imagem da perfusão e da ventilação pulmonar já é possível. Existem vários métodos de imagem da perfusão pulmonar. A perfusão pulmonar pode ser feita em combinação com a ARM 3D, usando agentes de contraste contendo gadolínio e uma seqüência com curtos TR e TE numa combinação com o tempo *(time-resolved fashion)*, pela observação do efeito do primeiro passo *(first-pass effect)*. À medida que o contraste penetra no volume a ser estudado, regiões de perfusão reduzida tornam-se cada vez mais evidentes. Os vasos acentuam-se primeiramente e, logo a seguir, acentua-se o parênquima pulmonar. Esta técnica permite a demonstração de defeitos de perfusão do parênquima pulmonar, bem como de êmbolos intraluminais produtores destas anormalidades de perfusão. A perfusão pulmonar por RM pode ser feita, também, usando um *pool* de agentes de contraste no sangue. Pelo fato desses agentes circularem por um período de tempo mais prolongado, a imagem da perfusão do pulmão pode ser seguida por imagem de extremidade inferior e da pelve para inspeção de potencial TVP. Por fim, a perfusão pulmonar por RM pode ser feita por métodos que não usam contraste, com marcadores de movimentação arteriais *(arterial spin labeling)*; esta técnica é capaz de distinguir um tecido estacionário de outro em movimento e fornecer, assim, informações sobre o fluxo sanguíneo pulmonar.

As técnicas preliminares por RM para a obtenção de imagem ou para o estudo por imagens da ventilação pulmonar têm sido estudadas nos últimos anos. Utilizando gases nobres hiperpolarizados ou oxigênio molecular, o estudo por imagens com a RM já é possível. As técnicas de estudo da ventilação por RM podem ser combinadas com os métodos da RM para estudo da perfusão pulmonar e, assim, criar um mapa da ventilação/perfusão pulmonar de modo similar à cintilografia V̇/Q̇. Contudo, as experiências com estas técnicas são limitadas e, embora promissoras, futuros refinamentos técnicos serão necessários.

LEITURAS SELECIONADAS

Fraser RS, Müller NL, Colman N, Pare PD. Diagnosis of Diseases of the Chest. Philadelphia: WB Saunders, 1999: pp 1897-1945.

Frazier AA, Galvin JR, Franks TJ, Rosado-De-Christenson ML. From the archives of the AFIP: pulmonary vasculature: hypertension and infarction. Radiographics 2000;20:491-524.

Gotway MB, Edinburgh KJ, Feldstein VA, et al. Imaging evaluation of suspected pulmonary embolism. Curr Probl Diagn Radiol 1999;28:129-184.

Gotway MB, Patel RA, Webb WR. Helical CT for the evaluation of suspected acute pulmonary embolism: diagnostic pitfalls. J Comput Assist Tomogr 2000;24:267-273.

Remy-Jardin M, Remy J. Spiral CT angiography of the pulmonary circulation. Radiology 1999;212:615-636.

Remy-Jardin M, Remy J, Wattinne L, Giraud F. Central pulmonary thromboembolism: diagnosis with spiral volumetric CT with the single-breath-hold technique-comparison with pulmonary angiography. Radiology 1992;185:381-387.

Tapson VF, Carroll BA, Davidson BL, et al. The diagnostic approach to acute venous thromboembolism. Clinical practice guideline. Am J Respir Crit Care Med 1999;160:1043-1066.

van Beek EJR, Wild JM, Fink C, et al. MM for the diagnosis of pulmonary embolism. J Magn Res Imag 2003;18:627-640.

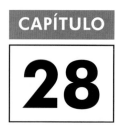

HIPERTENSÃO ARTERIAL PULMONAR

MICHAEL B. GOTWAY, GAUTHAM P. REDDY, SAMUEL K. DAWN e AKHILESH SISTA

ANATOMIA E FISIOLOGIA DA CIRCULAÇÃO PULMONAR

A circulação pulmonar consiste em duas redes paralelas: a circulação arterial pulmonar e a circulação arterial brônquica. As artérias pulmonares correm ao longo das vias aéreas lobares, segmentares e subsegmentares, no nível dos bronquíolos terminais. As artérias pulmonares pequenas que vão do nível subsegmentar aos bronquíolos terminais possuem uma camada média muscular espessa e variam em tamanho de 50 a 1000 μm. Estas artérias pulmonares pequenas perdem progressivamente muito da camada muscular média, assim como a flexibilidade de sua membrana externa. No nível dos bronquíolos respiratórios e dos ductos alveolares são chamadas de arteríolas pulmonares e variam em tamanho de 50 a 150 μm. Estes vasos se ramificam nas paredes alveolares e formam uma vasta rede de capilares. Estes capilares sanguíneos agrupam-se formando as vênulas que coalescem progressivamente e formam as veias, que correm pelos septos interlobulares, por fim esvaziando-se no átrio esquerdo.

A circulação brônquica, responsável por cerca de 1% da ejeção cardíaca sistêmica, origina-se da aorta torácica ou das artérias intercostais. As artérias brônquicas (em média duas por pulmão) seguem pelos hilos pulmonares ao longo do ramo principal do brônquio até o nível dos bronquíolos terminais e formam um plexo que se estende da adventícia penetrando a submucosa da via aérea associada. As artérias brônquicas formam anastomoses com artérias pulmonares, primeiro nos níveis capilares e pós-capilares.

Ao contrário do sistema traqueobrônquico, no qual o principal componente da resistência ao fluxo aéreo está localizado nas grandes vias aéreas, o ponto principal de resistência para o fluxo sanguíneo arterial pulmonar está localizado no nível das pequenas artérias e arteríolas musculares pulmonares. As mudanças de calibre dos vasos neste nível regulam a pressão arterial pulmonar e são críticas para tornar ótima a correspondência ventilação/perfusão.

A circulação pulmonar é um sistema de baixa pressão – a pressão média arterial é aproximadamente 1/6 da pressão média arterial da circulação sistêmica. Esta pressão baixa é mantida num nível relativamente estável mesmo em presença de um grande aumento no fluxo sanguíneo pulmonar, como o que pode ocorrer durante exercícios. Isto é possível porque, quando o corpo está em repouso, numerosos capilares pulmonares normalmente não estão em perfusão; estes capilares são "recrutados" quando o aumento do fluxo sanguíneo pulmonar precisa ser controlado.

PATOGÊNESE

A hipertensão pulmonar é definida como uma pressão sistólica arterial pulmonar igual ou maior do que 25 mmHg em repouso, ou 30 mmHg em exercício, ou ainda quando se tem uma pressão média arterial pulmonar igual ou maior do que 18 mmHg. A hipertensão venosa pulmonar está presente quando a pressão venosa pulmonar, que costuma ser aproximada àquela medida por aparelho de pressão capilar pulmonar, é igual ou excede 18 mmHg. Vários mecanismos podem produzir a diminuição da quantidade das pequenas artérias pulmonares, e assim, causar o aumento da resistência vascular pulmonar, com conseqüente aumento da pressão arterial pulmonar. Estes mecanismos incluem oclusão arterial intraluminal, contração muscular de pequenas artérias pulmonares, remodelagem vascular com espessamento da parede, ou condições que produzem hipertensão venosa pulmonar. Vários destes mecanismos podem operar simultaneamente em um paciente com hipertensão pulmonar.

O endotélio vascular pulmonar responde às mudanças na tensão do oxigênio, pressão transmural e fluxo sanguíneo pulmonar, e participa ativamente na regulação da pressão arterial pulmonar, através da elaboração de várias substâncias vasoativas, como a prostaciclina, óxido nítrico e a endotelina. Os agentes têm um efeito direto no tônus muscular liso da rede vascular pulmonar (promovendo relaxamento e vasodilatação) e também podem afetar diretamente a função plaquetária. Anormalidades na função das células endoteliais ou danos dessas células podem ser as anomalias fundamentais que, no final, produzem mudanças na estrutura vascular observadas em pacientes com hipertensão pulmonar.

MANIFESTAÇÕES GERAIS POR IMAGENS

Várias anormalidades histopatológicas podem ser observadas em pacientes com hipertensão pulmonar, com alguma variação dependente da causa da hipertensão. Em geral, independentemente da causa específica da hipertensão pulmonar, as artérias pulmonares ficam dilatadas, ao ponto de ocasionalmente serem consideradas como aneurismas. A aterosclerose arterial pulmonar, embora ocasionalmente presente em pequeno grau nas grandes artérias pulmonares de adultos normais, muitas vezes é extensiva a pacientes com hipertensão pulmonar e, nesse caso, comumente envolve pequenas artérias. A hipertensão pulmonar relacionada à aterosclerose pulmonar arterial tem patologia semelhante à da aterosclerose em artérias sistêmicas, embora as características das complicações (necrose, ulceração e calcificação) sejam relativamente raras. O espessamento da camada muscular média das pequenas artérias pulmonares é uma característica comum em muitos casos de hipertensão pulmonar, em geral resulta de uma combinação de hiperplasia e hipertrofia da camada muscular. Muitas vezes, a extensão de tecido muscular para o interior das arteríolas que normalmente não contêm músculos – a chamada "arterialização"– pode ser observada em pacientes com hipertensão arterial pulmonar.

O termo *arteriopatia pulmonar plexogênica* refere-se a uma constelação de mudanças vasculares histopatológicas que freqüentemente são encontradas em pacientes com hipertensão pulmonar primária, mas, também, podem ser vistas em pacientes com hipertensão pulmonar de outras etiologias, como doença hepática, disfunção do tecido conjuntivo, doença cardiovascular congênita e algumas medicações prescritas para perda de peso. Características histopatológicas presentes na arteriopatia pulmonar plexogênica incluem uma combinação de necrose fibrinóide, lesões de dilatação, lesões plexiformes, fibrose íntima e vasculite. Lesões plexiformes afetam as pequenas artérias musculares variando de 100 a 200 µm de tamanho, geralmente perto de pontos de ramificação de tronco vascular, e consistem em um vaso muscular focalmente dilatado com sua membrana elástica interna rompida, que contém canais vasculares muito estreitos, entremeados de fibroblastos e tecido conjuntivo. As lesões plexiformes são características de hipertensão pulmonar grave e de longa duração.

MANIFESTAÇÕES GERAIS POR IMAGENS

O achado característico de hipertensão arterial pulmonar nas radiografias de tórax, TC, ou RM é a dilatação das artérias pulmonares centrais com um rápido afilamento dos vasos pulmonares, à medida que correm perifericamente (Fig. 28-1). Este padrão está presente, independentemente da etiologia da hipertensão pulmonar.

A radiografia de tórax pode revelar o aumento do segmento da artéria pulmonar principal e dilatação das artérias pulmonares interlobares direita e esquerda em pacientes com hipertensão pulmonar de qualquer etiologia. Foi sugerido que a hipertensão arterial pulmonar

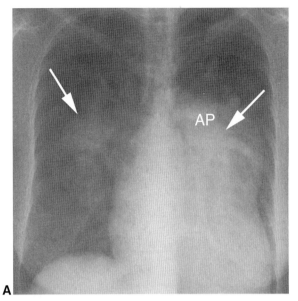
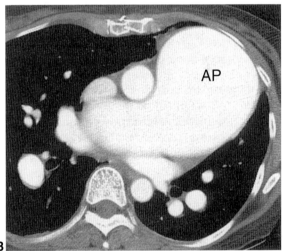

FIG. 28-1. Hipertensão arterial pulmonar: aumento da artéria pulmonar. **A.** A radiografia frontal de tórax mostra um expressivo aumento da artéria pulmonar principal (*AP*) e artérias pulmonares interlobares bilaterais *(setas)*. **B.** A TC mostra expressivo aumento da artéria pulmonar principal (*AP*).

pode ser diagnosticada nas radiografias de tórax se o diâmetro transverso da artéria pulmonar interlobar direita, medida do aspecto lateral do vaso até sua porção medial adjacente ao brônquio intermédio, exceder 15 mm em mulheres e 16 mm em homens. Da mesma forma, uma artéria pulmonar esquerda aumentada, também, pode indicar a presença de hipertensão pulmonar. A medida da artéria pulmonar esquerda é mais bem realizada na radiografia de perfil desde o orifício do lobo superior esquerdo do brônquio ao aspecto posterior do vaso; quando esta medida exceder 18 mm, a presença da hipertensão pulmonar é provável.

O segmento arterial pulmonar principal não pode ser medido na radiografia de tórax, mas é facilmente medido na TC ou RM. O limite máximo para um segmento arterial pulmonar principal normal em TC axial ou imagens de RM é de 29 mm. Quando o segmento da artéria pulmonar principal excede este tamanho (ver Fig. 28-1), quase sempre a hipertensão pulmonar está presente, mas não invariavelmente. Além disso, a hipertensão pulmonar pode estar presente num paciente com segmento da artéria pulmonar principal de tamanho normal. Melhor do que medir esta artéria é comparar seu tamanho com o da aorta ascendente, próxima à base do coração. Se a artéria se apresentar maior do que a aorta, há presença de elevadas pressões pulmonares.

Quando a hipertensão pulmonar é prolongada e grave, pode estar presente calcificação das artérias pulmonares, geralmente afetando as artérias pulmonares principal, direita ou esquerda e, menos comumente, as artérias pulmonares lobares. Este achado geralmente, mas não invariavelmente, está associado a doença vascular irreversível.

Embora a radiografia de tórax e a TC possam geralmente indicar a presença da hipertensão pulmonar, a ecocardiografia é o exame mais comumente usado para avaliação não-invasiva de possível hipertensão pulmonar. A ecocardiografia, utilizando onda contínua ou Doppler, proporciona medição não-invasiva da pressão arterial pulmonar e também permite avaliação morfológica detalhada de ventrículo direito. Também é utilizada na avaliação das mudanças hemodinâmicas da circulação arterial pulmonar, em resposta a uma variedade de desafios, como exercício ou agentes farmacológicos; esta técnica é chamada de estresse ecocardiográfico.

A ressonância magnética (RM) pode fornecer informação funcional equivalente àquela proporcionada pelo ecocardiograma (incluindo estresse ecocardiográfico), como a direção e a velocidade do fluxo sanguíneo, além de informações anatômicas específicas. As técnicas de RM são bem qualificadas para a avaliação dos pacientes com hipertensão pulmonar porque elas permitem tanto um detalhamento anatômico quanto um exame funcional amplo do sistema cardiovascular.

CLASSIFICAÇÃO

Numerosos esquemas de classificação foram desenvolvidos para categorizar as causas da hipertensão pulmonar. Um dos métodos tem sido examinar a doença de uma perspectiva fisiológica, usando as relações entre pressão, resistência vascular pulmonar e fluxo pulmonar. Neste tipo de classificação, doenças que causam aumento de resistência, aumento do fluxo, ou aumento da pressão vascular pulmonar estão agrupadas separadamente. A Organização Mundial de Saúde classificou a hipertensão pulmonar em hipertensão arterial pulmonar, hipertensão venosa pulmonar, hipertensão pulmonar secundária à hipoxemia por doença respiratória, hipertensão pulmonar secundária à doença tromboembólica e hipertensão pulmonar secundária a processos que afetam diretamente a vasculatura pulmonar. Outros estudiosos classificaram a hipertensão arterial pulmonar em etiologias pré e pós-ca-

| **QUADRO 28-1** | CLASSIFICAÇÃO DA HIPERTENSÃO ARTERIAL PULMONAR |

Etiologias pré-capilares	Etiologias pós-capilares
Hipertensão pulmonar primária	Doença cardiovascular à esquerda
	Estenose mitral
	Cor *triatriatum*
	Doença da válvula aórtica
	Tumores cardíacos
Hipertensão pulmonar associada a:	Compressão venosa pulmonar extrínseca
Doença hepática	Mediastinite fibrosante
Infecção por HIV	
Drogas e toxinas	
Doença cardiovascular congênita	Doença venoclusiva pulmonar
Doença tromboembólica crônica	
Embolização não-trombótica	
Êmbolos neoplásicos	
Partículas e corpo estranho	
Parasitas	
Hipoxia alveolar crônica	
DPOC – Doença pulmonar obstrutiva crônica	
Doença pulmonar intersticial	
Síndromes de hipoventilação	
Capilaridade pulmonar	
Hemangiomatose	

pilares (Quadro 28-1). Este esquema de classificação é de uso comum e é utilizado neste capítulo, embora delineações adicionais sejam definidas do outro sistema de classificação descrito.

■ Hipertensão Pulmonar Pré-Capilar

As possíveis causas de hipertensão pulmonar pré-capilar são: hipertensão arterial pulmonar primária, *shunt* cardiovascular congênito esquerda-direita, tromboembolismo pulmonar, embolização arterial pulmonar não-trombótica (incluindo tumor, partículas e tromboembolismo parasítico) e hipoxia alveolar crônica.

■ Hipertensão Pulmonar Primária (HPP)

Etiologia e Patogênese

A etiologia da hipertensão pulmonar primária é desconhecida. A doença é mais comum em mulheres do que em homens. Existem duas formas de hipertensão pulmonar primária – familiar e esporádica. A forma familiar é responsável por 10% dos casos de HPP, mostra herança autossômica dominante com penetração incompleta e foi localizada no cromossoma 2.

Geralmente, a HPP pode ser atribuída a um desequilíbrio entre agentes vasodilatadores e vasoconstritores,

CLASSIFICAÇÃO

com uma relativa insuficiência de prostaciclina e expressão de óxido nítrico da sintase, e aumento na expressão da endotelina-1.

Os fatores que provocam a doença são desconhecidos, porém sua progressão patológica está bem caracterizada. Hipertrofia arterial medial, proliferação íntima e fibrose, arterites necrosantes, e lesões plexiformes são manifestações da proliferação progressiva e da destruição da circulação arterial pulmonar. Trombo organizado sobreposto pode estar presente, tornando difícil a distinção entre a hipertensão pulmonar tromboembólica crônica e a hipertensão pulmonar primária.

Várias condições que estão associadas à hipertensão arterial pulmonar são caracterizadas histopatologicamente por arteriopatia pulmonar plexogênica. Estas condições incluem distúrbios do tecido conjuntivo (particularmente lúpus eritematoso sistêmico, esclerose sistêmica progressiva), hipertensão arterial pulmonar associada a doença hepática, a síndrome de imunodeficiência adquirida (AIDS) e efeitos de algumas drogas prescritas para perda de peso, como a fenfluramina. Acredita-se que o mecanismo da hipertensão portal seja a degradação hepática incompleta dos fatores humorais que promovem a vasoconstrição e os efeitos inflamatórios na circulação pulmonar. O HIV (vírus da imunodeficiência humana) demonstrou infectar diretamente as células endoteliais da circulação pulmonar, fortalecendo a teoria de que o dano endotelial tem sua participação na patogênese da HPP, embora haja pouca evidência de um efeito citotóxico direto do HIV no endotélio vascular pulmonar. A hipertensão pulmonar neste aspecto é similar histopatologicamente à HPP; é o aspecto clínico que define estas síndromes que a diferenciam da HPP.

Apresentação Clínica

Pacientes com HPP costumam apresentar dispnéia durante exercício. Outros sintomas apresentados são fadiga, síncope, dor no peito e ocasionalmente tosse. O fenômeno de Raynaud pode apresentar-se em alguns pacientes, particularmente naqueles com hipertensão pulmonar associada a doenças do tecido conjuntivo, como lúpus eritematoso sistêmico e esclerose sistêmica progressiva.

Hipertensão pulmonar associada a doença do fígado geralmente ocorre com cirrose, e muito raramente em pacientes com hipertensão porta não-cirrótica devida à fibrose portal ou hiperplasia nodular multifocal. A maioria dos pacientes com cirrose não desenvolve hipertensão arterial pulmonar; hipertensão pulmonar ocorre em menos de 1% destes pacientes. Entretanto, a média pode ser mais alta se consideramos pacientes com cirrose aguda, como aqueles que aguardam transplante de fígado. Hipertensão arterial pulmonar associada a cirrose melhora lentamente após o transplante do fígado.

Pacientes com hipertensão pulmonar induzida por AIDS têm apresentação similar àqueles com HPP, exceto que isto acontece em indivíduos com pouco menos idade. Geralmente, os pacientes ainda estão relativamente imunocompetentes – na maioria, a contagem de CD4 está acima de 200 células/μL na apresentação.

O prognóstico de HPP é desanimador, com a maioria dos pacientes indo a óbito em 2 a 5 anos do diagnóstico.

Manifestações por Imagens

As radiografias de tórax em pacientes com HPP mostram aumento das artérias pulmonares esquerda, direita e principal, freqüentemente com o aumento do ventrículo e do átrio direito. A TC de alta resolução (TCAR) pode mostrar que as artérias pulmonares periféricas estão substancialmente maiores do que o normal (Fig. 28-2). A TC e a RM com técnica de sangue escuro (*black blood MR technique*) mostrarão com maior vantagem estes mesmos achados. Ocasionalmente, as imagens de RM de sangue escuro mostrarão sinal aumentado nas artérias pulmonares como resultado de fluxo lento.

A TC de alta resolução pode demonstrar opacidade pulmonar inomogênea, representando a presença de perfusão parenquimatosa pulmonar diferenciada. As regiões de atenuação parenquimatosa pulmonar diminuída representam áreas de perfusão em mosaico, e os vasos nestas regiões do pulmão, em geral são visivelmente menores do que seus pares, nas regiões de atenuação pulmonar aumentada. Embora doenças das vias aéreas possam resultar num padrão similar ao da perfusão em mosaico, as causas vasculares deste tipo de perfusão e as causadas por alterações nas vias aéreas podem ser distinguidas através de imagens pós-expiratórias. Quando causadas por doença das vias aéreas, as diferenças na atenuação pulmonar tornam-se acentuadas em imagem pós-expiratória, enquanto um aumento proporcional da atenuação nas áreas de ambos os tipos de atenuações, aumentadas ou diminuídas, é esperado em pacientes com doença vascular pulmonar.

Ocasionalmente, a TCAR mostra opacidade em vidro fosco centrilobular, em pacientes com HPP, representando focos hemorrágicos ou granulomas de colesterol.

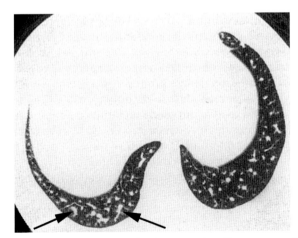

FIG. 28-2. Hipertensão arterial pulmonar pré-capilar; aumento de artérias pulmonares periféricas. A TC axial através das bases pulmonares em pacientes com hipertensão pulmonar induzida por fenfluramina mostra que as artérias pulmonares periféricas estão anormalmente grandes *(setas)*.

É comum a cintilografia de ventilação/perfusão ($\dot{V}/\dot{Q}$) ser anormal em pacientes com HPP, e com freqüência sua interpretação pode sugerir uma pequena probabilidade de tromboembolismo pulmonar.

A arteriografia pulmonar em pacientes com hipertensão arterial pulmonar mostra redução dos vasos periféricos e sua aparência de saca-rolha ocasionalmente com visualização de vasos colaterais subpleurais.

Em geral, hipertensão pulmonar pré-capilar não-HPP decorrente das condições associadas a arteriopatia plexogênica pulmonar é radiograficamente indistinguível da hipertensão pulmonar primária. Os pacientes com hipertensão pulmonar associada a doença do tecido conjuntivo podem mostrar evidência de doença pulmonar fibrótica.

■ Doenças Cardiovasculares Congênitas: *Shunts* Esquerda-Direitas

Etiologia e Patogênese

Shunts intracardíacos e extracardíacos esquerdo-direito, como nos defeitos nos septos ventriculares, defeitos nos septos atriais, na anomalia parcial de retorno venoso pulmonar e no ducto arterioso patente produzem aumento no fluxo sanguíneo através do leito arterial pulmonar. Este fluxo aumentado produz persistentemente aumento do tônus vasomotor nas artérias pulmonares e por fim leva ao desenvolvimento de arteriopatia plexogênica pulmonar e vasculopatia irreversível. Eventualmente, o *shunt* esquerda-direita pode reverter, produzindo *shunt* direita-esquerda – este aspecto representa a evolução da síndrome de Eisenmenger.

A maioria dos pacientes com *shunt* esquerda-direita congênito submeteu-se a cirurgia corretiva durante a infância ou na primeira infância, antes da instalação de grave hipertensão pulmonar. Para os raros pacientes que não sofreram cirurgia na infância, a biopsia pulmonar pode ser realizada a fim de avaliar o sucesso potencial de intervenção cirúrgica para reverter a vasculopatia. Este sistema de graduação histopatológico, que é chamado de *sistema de graduação de Heath-Edwards*, originalmente utilizava uma escala de seis pontos; recentemente foi proposta uma escala de três pontos. Este sistema permite a previsão da reversibilidade da doença. Os Graus I e II (hipertrofia medial, proliferação íntima e neomuscularização) representam doença moderada e reversível. O Grau III, caracterizado por fibrose íntima e obliteração luminal, é considerado como caso limítrofe. Graus mais elevados, correspondendo a lesões plexiformes, aneurismas e arterites necrosadas, são considerados irreversíveis, e a cirurgia reparadora da anormalidade não iria reverter a hipertensão pulmonar.

Apresentação Clínica

Muitos pacientes com doença cardíaca congênita e *shunts* esquerda-direita são assintomáticos. Os pacientes que apresentam os sintomas em geral relatam palpitações, fadiga, falta de ar e dispnéia durante exercício. Em alguns pacientes pode ocorrer a falência cardíaca. O exame físico pode revelar alguns murmúrios cardíacos.

Manifestações por Imagens

O aumento crônico do fluxo pulmonar causa mudanças radiográficas estereotípicas associadas a hipertensão pulmonar – aumento no tamanho do tronco pulmonar e artérias pulmonares centrais, calibre dos vasos periféricos diminuído e dilatação da câmara ventricular direita. Entretanto, é importante notar que o tamanho normal da câmara pode representar aumento nas pressões pulmonares com evolução para a síndrome de Eisenmenger.

A TC pode mostrar calcificação (Fig. 28-3) e trombo nas artérias pulmonares principais, secundário à pressão alta e ao fluxo turbulento nos vasos afetados. A angiografia pulmonar por TC helicoidal (hCTPA) também pode mostrar uma visão direta das conexões vasculares anormais como os defeitos nos septos atriais (Fig. 28-4), anomalia parcial de retorno venoso pulmonar (Fig. 28-5) e ducto arterioso patente.

As imagens de RM, além de revelarem artérias pulmonares dilatadas e aumento no ventrículo direito, podem também mostrar conexões atriais ou ventriculares anormais (Fig. 28-6A), assim como sinal intravascular anormal, como jatos de diferentes pressões entre as câmaras vasculares (ver Fig. 26-6B).

As imagens de TC ou RM podem revelar dilatação do ducto patente, possivelmente com formação de aneurisma ou calcificação mural.

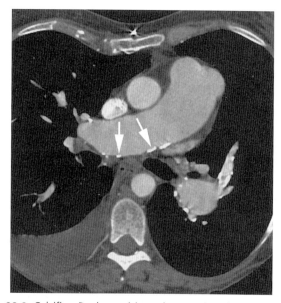

FIG. 28-3. Calcificação das artérias pulmonares em hipertensão pulmonar pré-capilar devido à doença cardiovascular congênita. Angiograma pulmonar por TC axial mostra calcificação das paredes arteriais pulmonares *(setas)*, diagnóstica de hipertensão arterial pulmonar.

CLASSIFICAÇÃO

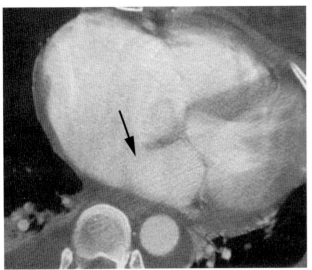

FIG. 28-4. Hipertensão pulmonar pré-capilar devido à doença cardiovascular congênita. hCTPA axial mostra descontinuidade do septo interatrial *(seta)*, representando um defeito no septo atrial.

■ Tromboembolismo Pulmonar Crônico

Etiologia e Patogênese

A tromboembolia tem numerosas fontes, incluindo as veias profundas da pelve e coxas, o átrio direito, cateteres permanentes, ou tromboembolia séptica em pacientes com endocardite envolvendo a válvula tricúspide ou válvulas pulmonares. Geralmente os êmbolos são múltiplos e bilaterais, com uma predileção para a circulação pulmonar direita. A doença tromboembólica aguda pode produzir elevações transitórias nas pressões arteriais pulmona-

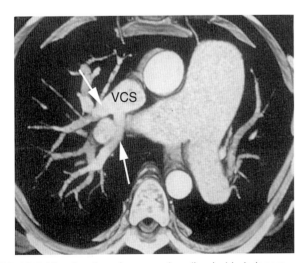

FIG. 28-5. Hipertensão pulmonar pré-capilar devido à doença cardiovascular congênita. A imagem axial de volume conseguida por exame de TC helicoidal (hCTPA) mostra veias pulmonares do lobo superior direito *(setas)* drenando para o aspecto posterior da veia cava superior *(VCS)*, representando anomalia parcial no retorno venoso pulmonar. Note a artéria pulmonar principal aumentada.

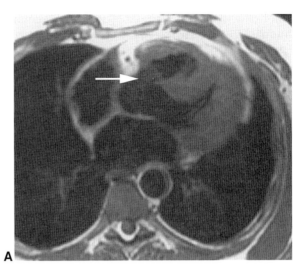

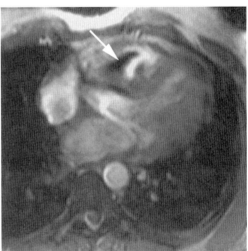

FIG. 28-6. Hipertensão pulmonar pré-capilar devido à doença cardiovascular congênita. **A.** A imagem spin eco helicoidal axial ponderada em T1 (Axial *T1-weighted spin echo image*) mostra um defeito septal ventricular acima da crista *(setas)*. **B.** Imagem axial mostrando um fluxo de jato de sinal baixo no ventrículo direito *(seta)*, confirmando o *shunt* esquerda-direita através do defeito septal ventricular.

res, porém as elevações são mais prováveis conseqüências de doença tromboembólica crônica, que ocorre em menos de 1% dos pacientes com embolia aguda.

Tromboembolia induz à hipertensão arterial pulmonar por ocluir o leito vascular pulmonar. O desenvolvimento desta oclusão pode ser resultado de numerosos e repetidos pequenos episódios tromboembólicos, alguns poucos grandes episódios embólicos que não se resolvem por completo, ou o desenvolvimento de trombose *in situ* em pequenos vasos e migração proximal da trombose, sem real embolização de fontes venosas profundas. Existem dados que sugerem que mecanismos tardios exercem um papel significativo na evolução de hipertensão pulmonar tromboembólica crônica. O evento final que, comumente, leva ao desenvolvimento de hipertensão pulmonar elevada é cicatriz arterial pulmonar mediada por citocinas resultantes da lise de tromboêmbolos pulmonares. Esta cicatrização arterial pode ocorrer após apenas um episódio tromboembólico.

Patologicamente, embolia crônica pode se organizar, formando canais vasculares interligados, com tecido conjuntivo. Bandas e redes fibrosas, representando trombos em organização, são vistas, freqüentemente em associação com trombos recentes. As pressões pulmonares elevadas produzem, também, mudanças histológicas características de hipertrofia medial, proliferação da íntima e obliteração luminal, com freqüência, associadas com arteriosclerose. Não há presença de lesões plexogênicas.

Apresentação Clínica

Pacientes com alto risco de desenvolver doença tromboembólica crônica incluem aqueles com câncer, doença cardíaca ou pulmonar crônica, e problemas com coágulos. Pacientes com hipertensão pulmonar tromboembólica crônica, geralmente reclamam de dispnéia durante exercício, dor no peito, tosse, e síncope. Lúpus anticoagulante pode ser encontrado em 20% dos pacientes com hipertensão pulmonar tromboembólica crônica. O início de hipertensão pulmonar, em pacientes com doença tromboembólica crônica, indica um prognóstico ruim.

O tratamento da hipertensão pulmonar tromboembólica crônica depende da intensidade que a carga do coágulo representa dentro da circulação pulmonar. Se a tromboembolia estiver em artérias lobares ou mais próximo a elas, o paciente será candidato a tromboembolectomia cirúrgica. A tromboembolia distal aos vasos segmentares proximais não é apropriada para ressecção cirúrgica, e anticoagulantes orais constituem o tratamento de preferência.

Manifestações por Imagens

A radiografia do tórax pode ser normal no início do desenvolvimento da hipertensão tromboembólica crônica. Mais tarde, os achados característicos da hipertensão arterial pulmonar são vistos, incluindo o aumento das artérias pulmonares principais, direita e esquerda. Opacidades subpleurais representando infartos pulmonares recentes ou remotos podem ser encontradas.

Angiografia pulmonar por TC helicoidal é o método de escolha para avaliação da hipertensão pulmonar tromboembólica central crônica. Defeitos de preenchimento excêntricos, adjacentes à parede do vaso, representam trombos organizados e são característicos da doença tromboembólica crônica. Estes trombos podem calcificar-se. A natureza excêntrica destes trombos, em organização, pode ser mostrada, com vantagem, por imagens multiplanares reformadas (Fig. 28-7). Trombos em organização podem sofrer recanalização, caso em que a TC mostrará pequenos focos de contraste dentro de vasos ocluídos. Defeitos de preenchimento intraluminal lineares representando redes intravasculares podem também ser vistos. O estreitamento abrupto de artérias pulmonares com redução do diâmetro das mesmas é comum em pacientes com hipertensão pulmonar tromboembólica crônica e hCTPA pode mostrar também artérias brônquicas acentuadamente atrofiadas, nestes pacientes.

HRCT pode mostrar opacidades pulmonares inomogêneas distribuídas geograficamente, em pacientes com hipertensão pulmonar tromboembólica crônica, representando perfusão em mosaico. Os vasos dentro das regiões de baixa atenuação parenquimatosa pulmonar, muitas vezes são visíveis como menores do que seus pares nas áreas de atenuação parenquimatosa normal ou

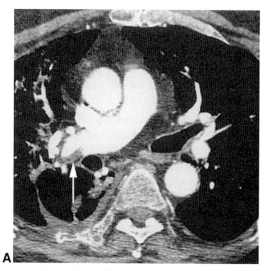
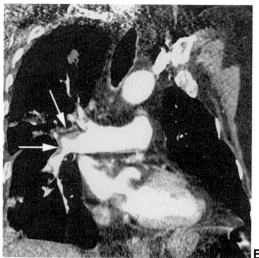

FIG. 28-7. Imagens reformadas auxiliam na avaliação da imagem da doença tromboembólica crônica. **A.** Angiografia pulmonar por TC axial mostra um defeito de preenchimento excêntrico (seta) na artéria pulmonar direita distal, consistente com doença tromboembólica crônica. **B.** Imagem reformada coronal tem a vantagem de mostrar a natureza excêntrica do defeito de preenchimento (setas).

aumentada. Pequenos focos de consolidação subpleural, representando áreas de infarto pulmonar anterior, também, podem tornar-se evidentes.

Escaniograma V̇/Q̇ muitas vezes é interpretado como sendo de alta-probabilidade, em pacientes com hipertensão pulmonar tromboembólica crônica, embora a cintilografia possa subestimar o grau do distúrbio hemodinâmico associado com hipertensão pulmonar tromboembólica crônica. Além disso, nas séries do Estudo Prospectivo Diagnóstico Da Embolia Pulmonar (PIOPED) o valor previsor positivo de uma interpretação do escaniograma V̇/Q̇ de alta-probabilidade caiu de 91% para 74% dos pacientes que tinham uma história anterior de doença tromboembólica, representando uma perda de especificidade na interpretação de um escaniograma de alta-probabilidade. Outros estudos mostraram altas sensibilidades e especificidades da cintilografa V̇/Q̇, na detecção da hipertensão pulmonar tromboembólica crônica porém as limitações desta técnica usualmente favorecem a hCTPA, como o primeiro passo da avaliação diagnóstica destes pacientes.

Achados de hipertensão pulmonar tromboembólica crônica, em RMI e em angiografia por ressonância magnética (ARM), são similares aos achados em TC. Trombos organizados crônicos mostram-se, como focos adjacentes à parede vascular, com sinais muito baixos nas imagens de peso T1. Redes e estenoses vasculares e artérias brônquicas hipertrofiadas podem ser visíveis.

Angiografia pulmonar mostra, tipicamente, a tortuosidade vascular, redes, faixas, estenoses, "defeitos em bolsas", interrupções vasculares abruptas ou oclusões em pacientes com hipertensão pulmonar tromboembólica crônica.

EMBOLIZAÇÃO PULMONAR ARTERIAL NÃO-TROMBÓTICA

Embolia não-trombótica para a circulação arterial pulmonar pode produzir hipertensão arterial pulmonar pré-capilar. Etiologias em potencial incluem êmbolos tumorais, partículas como as de mercúrio, de talco e de parasitas.

■ Embolização Tumoral

Etiologia e Patogênese

Cerca de 25% dos pacientes, com tumor maligno sólido, podem produzir microêmbolos que se alojam na circulação pulmonar. A etiologia mais comum da microembolização tumoral é o câncer gástrico, mas os cânceres de mamas, pulmões, ovários, renais, hepatocelulares e os de próstata podem também produzir êmbolos tumorais. A maioria destes êmbolos oclui, preferencialmente, pequenas artérias e arteríolas, com exceção dos mixomas atriais e carcinomas renais que podem formar tromboembolias maiores e localizadas mais centralmente.

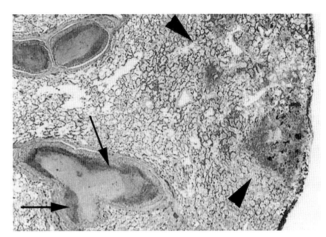

FIG. 28-8. Êmbolo tumoral arterial pulmonar em um paciente com carcinoma. Este espécime histológico mostra tumor preenchendo pequenas artérias pulmonares *(setas)*, produzindo uma configuração ramificada. Infarto hemorrágico também está presente *(pontas de seta)*.

Espécimes histológicas, de pacientes com embolização tumoral pulmonar, mostram tumor visível dentro de artérias pulmonares, muitas vezes acompanhado por tumor linfático, trombos em organização, infarto pulmonar e fibrose da íntima (Fig. 28-8). Vasos maiores podem ser afetados e também pequenas artérias pulmonares periféricas (no nível das artérias centrilobulares). Ocasionalmente, hiperplasia mixóide da íntima pode estar presente e pode induzir obliteração arteriolar. Esta situação é conhecida por *microangiopatia tumoral trombótica*.

Apresentação Clínica

Pelo fato de os êmbolos tumorais serem bem pequenos, sintomas relacionados a embolização tumoral são raros. Se a carga embólica for suficientemente grande, os pacientes podem apresentar dispnéia por exercício, hipoxemia, dor no peito, tosse, síncope e até mesmo, falência miocárdica direita.

Manifestações de Imagens

Radiografias do tórax em pacientes com embolização tumoral intravascular mostram-se, muitas vezes, normais, mas por vezes podem mimetizar carcinomatose linfática pulmonar.

Adicionalmente aos achados característicos da hipertensão pulmonar e do tromboembolismo, imagens de TC de pacientes com êmbolos tumorais podem revelar linfadenopatia, carcinomatose linfangítica e opacidades periféricas em forma de cunha, representando infartos, como descrito previamente. Quando êmbolos afetam vasos maiores, tais como as artérias subsegmentares, a TC pode revelar estes vasos com uma aparência "em contas" (como um colar de contas). Quando vasos menores são afetados (no nível centrilobular) as "contas" e a nodularidade podem ser observadas e os vasos afetados podem assumir a configuração de ramificados, parecendo-se com "árvore-em-brotamento".

A cintilografia pulmonar pode revelar defeitos de perfusão subsegmentares diversos, indistinguíveis dos defeitos das doenças tromboembólicas. A angiografia pulmonar pode mostrar uma fase arterial tardia, defeitos de preenchimento intravascular com aparência "em contas" e desbaste periférico.

■ Embolização de Partículas

Etiologia e Patogênese

Embolização intravascular por mercúrio pode produzir hipertensão pulmonar. Após a injeção, o mercúrio cria êmbolos em pequenos vasos que, eventualmente, migram para o interstício pulmonar adjacente, onde o metal provoca uma resposta inflamatória e granulomatosa que produz obstrução vascular e, eventualmente, hipertensão pulmonar.

Talcose pulmonar resulta da injeção intravenosa de talco. Talco é uma solução insolúvel usada como agente agregador em vários medicamentos. Quando usuários de drogas intravenosas abusam de substâncias contendo talco, eles injetam na veia uma suspensão contendo comprimidos esfarelados destinados ao uso oral, assim fazendo a embolização de pequenas artérias pulmonares com talco. O talco pode migrar dos vasos para o interstício pulmonar circundante, onde sua presença provoca uma resposta de corpo estranho granulomatoso. Trombose vascular com recanalização, hipertrofia arterial da camada média, fibrose, e partículas refratárias de talco estão presentes em espécimes histológicos.

Apresentação Clínica

Mercúrio pode ser injetado no sistema vascular, acidentalmente, ou intencionalmente. Injeção intencional de mercúrio, com maior freqüência, representa tentativa de suicídio.

Geralmente a talcose pulmonar produz alguns sintomas, mas os pacientes podem apresentar sintomas crônicos, progressiva falta de ar, dispnéia em exercício, e tosse. Os sintomas podem progredir mesmo após a interrupção do uso de drogas.

Manifestações por Imagens

Em radiografias de tórax, a embolização por mercúrio aparece como nódulos definidos, ramificados, simétricos, muito densos, representando depósito de mercúrio intra-arterial. Depósitos do metal podem, também, coletados no coração, particularmente no ápice do ventrículo direito.

Radiografias de tórax, de pacientes com embolização por talco, mostram pequenas opacidades nodulares difusas e bilaterais, de cerca de 1 a 2 mm de diâmetro por todo o parênquima pulmonar. Massas conglomeradas periilares associadas a fibrose, produzindo retração do parênquima pulmonar e relativa hipertransparência no pulmão inferior, podem ser vistas em alguns pacientes.

TC pode mostrar numerosos pequenos micronódulos com ou sem opacidade em vidro fosco, ou em mosaico. Opacidades fibróticas do lobo superior, parecendo-se com fibrose maciça progressiva, podem estar presentes. Estas opacidades fibróticas podem mostrar alta atenuação devido à presença de talco.

■ Embolização por Parasita

Etiologia e Patogênese

Esquistossomose cardiopulmonar, com maior freqüência, resulta de infecção por *Schistosoma mansoni*, que é endêmico no Oriente Médio, África e América do Sul. Geralmente, ocorre uma latência de um período de 5 anos ou mais, depois do início da infecção, antes da doença cardiopulmonar desenvolver-se. Os ovos do parasita migram para os pulmões, pelo portal sistêmico colateral, e se alojam em artérias musculares de tamanho médio e em arteríolas. Dentro da circulação pulmonar, os ovos provocam uma reação inflamatória que resulta em hipertrofia da camada medial da artéria invadida, formação de granuloma, hiperplasia da intima, deposição de colágeno e fibrose, e arterite obliterante. Uma alveolite eosinofílica associada pode estar presente.

Apresentação Clínica

Os sintomas presentes na embolização por parasita incluem hepatosplenomegalia, sintomas de falência miocárdica direita, dispnéia e tosse. Pacientes com esquistossomose cardiopulmonar sempre têm cirrose e hipertensão portal.

Manifestações por Imagens

Radiografias de tórax, de pacientes com embolização por parasita, mostram achados consistentes com hipertensão arterial pulmonar. Pequenos nódulos representando granulomas parasitários podem estar evidentes. Raramente vê-se infarto pulmonar com embolização por parasita.

HRCT pode mostrar nódulos, proeminências e espessamento interstcial, e opacidade em vidro fosco associados com os achados clássicos da hipertensão pulmonar.

HIPOXIA ALVEOLAR CRÔNICA

■ Etiologia e Patogênese

Etiologias de hipoxia alveolar crônica que podem produzir hipertensão arterial pulmonar incluem doença pulmonar obstrutiva crônica (COPD), doença pulmonar interstcial, e síndromes de hipoventilação, como a apnéia do sono. Estes distúrbios produzem hipoxia, associada ou não à acidose, pelo $\dot{V}/\dot{Q}$ contrastante ($\dot{V}/\dot{Q}$ *mismatching*), *shunt*, ou hipoventilação alveolar. Outras condições associadas, tais como a policitemia, a destruição da membrana alveolocapilar, o fluxo arterial sistêmico através de anastomoses arteriais com a artéria pulmonar brônquica e tromboembolia pulmonar podem também participar da hipertensão arterial pulmonar induzida pela hipoxia alveolar crônica.

HIPERTENSÃO PULMONAR PÓS-CAPILAR

Doença Pulmonar Obstrutiva Crônica – DPOC

A doença pulmonar obstrutiva crônica é um conjunto que compreende quatro doenças – enfisema, bronquite crônica, asma, e bronquiectasia – que tem as mesmas características de obstrução das vias aéreas em expiração forçada. $\dot{V}/\dot{Q}$ discordante (*mismatching*) é o mecanismo primário de hipoxemia na doença pulmonar obstrutiva crônica, e a hipoxia alveolar regional resulta, fisiologicamente, em vasoconstrição hipóxica e aumento na resistência da vascular arterial pulmonar. A hipertensão arterial pulmonar que resulta desta seqüência de eventos é exacerbada pela destruição capilar alveolar presente em pacientes com doença pulmonar obstrutiva crônica.

A hipertensão pulmonar no paciente com DPOC está associada a um prognóstico ruim, a taxa de sobrevida em cinco anos foi de 10% nos pacientes com pressão arterial pulmonar maior do que 45 mmHg.

Doença Pulmonar Intersticial

Hipertensão arterial pulmonar associada a doença pulmonar intersticial é produzida parcialmente por hipoxemia. Também podem estar envolvidas as restrições fibróticas de vasos pulmonares, limitando sua elasticidade, e a redução da área da superfície vascular. Como mencionado anteriormente, nos casos das doenças do tecido conjuntivo, o desenvolvimento da hipertensão pulmonar pode estar relacionado com os mecanismos imunológicos.

A esclerose sistêmica progressiva produz mudanças na vasculatura, com maior freqüência que a artrite reumatóide ou o lúpus eritematoso sistêmico e, assim, tem uma maior associação com hipertensão pulmonar. O início da hipertensão pulmonar em pacientes com esclerose sistêmica progressiva tem um prognóstico ruim — a sobrevida de 5 anos para doentes com esclerose sistêmica progressiva associada com hipertensão pulmonar é de apenas 10%, comparada com a sobrevida de pacientes com esclerose sistêmica progressiva mas sem hipertensão pulmonar que é de 75%.

Síndromes de Hipoventilação Alveolar

Síndromes de hipoventilação alveolar, tais como síndrome de hipoventilação por obesidade, ou apnéia obstrutiva do sono, resultam em PO_2 cronicamente baixo e PCO_2 elevado. A hipoxemia crônica produz vasoconstrição arterial pulmonar e aumenta a resistência arterial pulmonar, resultando em hipertensão pulmonar.

▪ Apresentação Clínica

A apresentação clínica, tanto da Doença Pulmonar Obstrutiva Crônica quanto das Doenças Pulmonares Intersticiais, é dominada pela presença de doença pulmonar, e a hipertensão pulmonar pode não ser reconhecida até o desenvolvimento do *cor pulmonale*.

▪ Manifestações por Imagens

Nas radiografias de tórax o aspecto da hipertensão pulmonar causada por doença pulmonar obstrutiva crônica e hipoxia alveolar crônica é similar ao da hipertensão pulmonar motivada por qualquer outra causa. A presença de volumes pulmonares anormalmente elevados e outros estigmas da doença pulmonar obstrutiva crônica são elementos-chave para diagnosticar a doença pulmonar obstrutiva como causa da hipertensão pulmonar. Reticulado basilar e volume pulmonar reduzido sugerem doença pulmonar intersticial em pacientes com hipertensão pulmonar pré-capilar. A HRCT é mais sensível e específica do que a radiografia de tórax para o diagnóstico da hipertensão pulmonar associada, com a doença pulmonar obstrutiva crônica, bem como com as doenças pulmonares intersticiais.

HIPERTENSÃO PULMONAR PÓS-CAPILAR

Hipertensão pulmonar pós-capilar resulta de qualquer processo que eleve a pressão venosa pulmonar. Quando a pressão do sistema venoso pulmonar sobe, ocorre uma elevação concomitante da pressão do sistema arterial com a finalidade de manter o fluxo no leito capilar pulmonar. Quando a pressão no leito arterial pulmonar sobe, as mudanças histológicas de expansão da camada média da proliferação da íntima, e da fibrose progressiva, tomam lugar como acontece na hipertensão pulmonar pré-capilar.

As etiologias que com maior freqüência produzem hipertensão pulmonar pós-capilar são as doenças que afetam o lado esquerdo do coração, tais como, falência ventricular, hipertensão sistêmica, doença da válvula mitral. Raras lesões obstrutivas do lado esquerdo que podem produzir hipertensão pulmonar pós-capilar incluem mixoma atrial, cor *triatriatum*, e outras anomalias cardíacas congênitas do lado esquerdo. Obstrução venosa pulmonar, como as que podem ocorrer com mediastinite fibrosante, pode também produzir hipertensão pulmonar pós-capilar. Por fim, uma causa muito rara de hipertensão pulmonar pós-capilar é a doença venosa oclusiva.

▪ Doenças Cardiovasculares do Lado Esquerdo

Dentre as doenças cardiovasculares do lado esquerdo, as causas mais comuns de hipertensão venosa pulmonar são: disfunção do ventrículo esquerdo, estenose aórtica, regurgitação aórtica, estenose mitral, ou uma obstrução intra-atrial por tumor ou trombo. Em pacientes com tumor ou trombo do lado esquerdo, o tamanho da lesão obstrutiva correlaciona-se com o grau da hipertensão pulmonar.

Hipertensão pulmonar secundária surge quando o aumento da pressão venosa necessita da pressão arterial elevada para promover o avanço do fluxo. Assim sendo, as mudanças histopatológicas no sistema arterial são causadas, secundariamente, pelo aumento da pressão venosa. Espécimes histopatológicos do sistema venoso mostram hipertrofia da camada média, espessamento intersticial, edema, hemossiderose, e, ocasionalmente, infarto venoso.

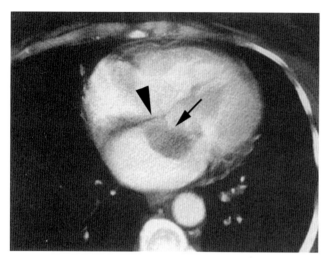

FIG. 28-9. Mixoma atrial esquerdo em caso de hipertensão pulmonar pós-capilar. Esta imagem em TC axial mostra defeito de preenchimento no átrio esquerdo junto do folheto da válvula mitral anterior *(seta)* e uma porção do septo interatrial *(ponta de seta)*.

A apresentação clínica da doença cardiovascular à esquerda é variável e depende do distúrbio específico a ser considerado. Doenças cardiovasculares crônicas do lado esquerdo, freqüentemente, provocam progressivas falta de ar e intolerância ao exercício, dor no peito, síncope, tosse; outro sintoma que também pode ser notado é o edema nas extremidades inferiores. Os mixomas atriais podem provocar os mesmos sintomas, ou podem produzir sintomas de embolização sistêmica ou sintomas constitucionais, tais como febre e perda de peso.

Radiografias de tórax e imagens de TC mostram os achados característicos de hipertensão venosa, incluindo espessamento septal interlobular (linhas de Kerley A e B) e derrame pleural, com ou sem opacidade no espaço aéreo, representando edema alveolar. Se já ocorreu o desenvolvimento da hipertensão pulmonar secundaria, a proeminência da artéria pulmonar central estará sobreposta.

Algumas doenças cardiovasculares, do lado esquerdo, têm aspectos radiológicos que podem permitir um diagnóstico específico pela radiografia de tórax ou TC. A estenose mitral pode resultar em micronódulos ossificados dentro do parênquima pulmonar. Mixomas atriais, se calcificados, ocasionalmente podem ser vistos, em radiografias de tórax, no átrio esquerdo. Em TC com contraste, os mixomas aparecem como defeitos de preenchimento numa câmara cardíaca (geralmente, no átrio esquerdo), com freqüência junto ao septo interatrial ou folheto da válvula mitral anterior (Fig. 28-9).

Ecocardiograma é o método de imagem escolhido, com maior freqüência, para a avaliação das doenças cardíacas do lado esquerdo ou suspeição de tumores cardíacos. O ecocardiograma que permite acesso à informação cardíaca funcional útil, tais como estimativas do volume e pressão da câmara e volume de ejeção. Este exame, também, tem a capacidade de determinar o grau de alterações funcionais devido ao tamanho de uma lesão cardíaca causada pela presença de uma massa, o grau da disfunção valvular causada pela lesão, e a mobilidade da lesão.

A RM possui a vantagem de mostrar, também, a localização e morfologia das massas cardíacas, tais como mixomas atriais. Além disso, fornece dados funcionais valiosos, análogos aos obtidos pelo ecocardiograma.

■ Mediastinite Fibrosante

A mediastinite fibrosante representa a proliferação progressiva de tecido fibroso e colágeno por todo o mediastino, produzindo o encapsulamento e compressão das estruturas mediastinais. Infecções granulomatosas, particularmente as causadas por *Histoplasma capsulatum* e *Mycobacterium tuberculosis*, são as causas mais comuns de mediastinite fibrosante.

O depósito de tecido fibroso na mediastinite fibrosante afeta geralmente estruturas relativamente deformáveis tais como a veia cava superior, a traquéia e vias aéreas centrais, as artérias pulmonares, as veias pulmonares, e o esôfago. A hipertensão pulmonar pode ser produzida pelo encapsulamento fibroso de ambas as artérias pulmonares ou de veias pulmonares de drenagem. O primeiro produz hipertensão pulmonar pré-capilar, que freqüentemente é confundida com doença tromboembólica crônica, e o segundo produz hipertensão pulmonar pós-capilar. A obstrução venosa pulmonar tem sua distribuição em mosaico, produzindo uma gama de variações nas medições da pressão, em cunha, capilar pulmonar, embora a pressão em cunha geralmente seja elevada. Cateterismo cardíaco revela tamanho do coração à esquerda e pressões normais.

Mediastinite fibrosante produz mudanças histopatológicas características de hipertensão venosa, incluindo hipertrofia da média, espessamento septal secundário por edema, macrófagos carregados de hemossiderina, infarto venoso, e a típica alteração vascular da hipertensão arterial pulmonar. Trombos podem ser achados nas veias afetadas.

Os sintomas predominantes da mediastinite fibrosante dependem das estruturas mais gravemente envolvidas. Geralmente, os pacientes apresentam-se com sintomas não específicos para hipertensão venosa pulmonar, tais como dispnéia e hemoptise. O tratamento para o distúrbio é limitado; se for diagnosticada a fibrose focal de uma veia pulmonar, o tratamento cirúrgico pode ser efetivo. Os corticosteróides mostraram eficácia limitada na reversão da doença.

Radiografias de tórax, freqüentemente, mostram um mediastino distendido com proeminência hilar e linfonodos calcificados. Achados de hipertensão venosa pulmonar, incluindo espessamento septal interlobular e edema alveolar, podem estar presentes. Mediastinite fibrosante pode resultar em estenose das vias aéreas, a qual pode causar perda de volume lobar.

TC revela extensa infiltração dc tecido mole anormal no mediastino. Mediastinite fibrosante devido a *Histoplasma capsulatum*, comumente, produz grande calcificação de linfonodo, que é rapidamente identificada na TC. A tomografia computadorizada com contraste pode mostrar formação venosa colateral extensa devido a envolvimento fibrótico de veias torácicas sistêmicas, tais como a veia cava superior ou veia ázigo. Compressão da artéria pulmonar pode ser diretamente visualizada (Fig. 28-10). Infartos venosos pulmonares, aparecendo como subpleurais, com consolidação em forma de cunha, podem ser vistos em pacientes com envolvimento venoso pulmonar. Cintilografia V̇/Q̇ pode mostrar *(unmatched)* contrastantes defeitos de perfusão focal. Falta de perfusão unilateral de um pulmão foi relatada em pacientes com mediastinite fibrosante.

Achados angiográficos pulmonares variam, dependendo da localização da obstrução. Se a circulação arterial é afetada primariamente, o estreitamento assimétrico das artérias pulmonares estará presente. Quando as veias pulmonares são afetadas primariamente, a fase venosa de uma arteriografia mostrará estenose, dilatação, ou obstrução, freqüentemente perto da junção da veia afetada e do átrio esquerdo.

Doença Pulmonar Venoclusiva – (DPVO)

Doença pulmonar venoclusiva é uma condição idiopática similar à hipertensão pulmonar primária, porém afetando a circulação venosa pulmonar. A DPVO foi observada em associação à gravidez, a drogas (bleomicina, carmustina, contraceptivos orais), a ingestão tóxica, e a transplante de medula, bem como aos mecanismos imunológicos e as infecções virais, que também foram implicadas como etiologias potenciais. O aspecto hemodinâmico característico da DPVO é normal, ou somente com a pressão de cunha levemente elevada nos capilares pulmonares, com função e pressão atrial e ventricular esquerdas normais. A doença pulmonar venoclusiva afeta o leito venoso numa distribuição em mosaico, responsável por alguma variação nas medições da pressão em cunha.

Espécimes histopatológicos em pacientes com DPVO mostram obliteração em veias e vênulas pulmonares pequenas, por fibrose. Lesões plexiformes estão ausentes, porém proliferação capilar pode ser vista, sugerindo a presença de angiogênese. Episódios anteriores de infração e hemorragia alveolar podem ser encontrados.

Pacientes apresentam-se com dispnéia crônica e progressiva, hemoptise, e mal-estar, comumente durante a infância e adolescência. A distinção, entre pacientes com doença pulmonar venoclusiva (DPVO) e aqueles com doença intersticial pulmonar é importante. Esta diferenciação é valiosa porque a terapia para hipertensão pulmonar induzida por doença pulmonar intersticial é vasodilatação, que pode vir a precipitar edema pulmonar em pacientes com DPVO. O prognóstico para DPVO é ruim, com a maioria dos pacientes vindo a falecer em três anos após o diagnóstico.

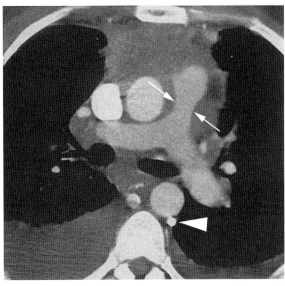

FIG. 28-10. Hipertensão pulmonar pós-capilar. TC mostra tecido mole anormal no mediastino anterior, e compressão da artéria pulmonar principal *(setas)*. Note a presença de uma veia hemiázigo intensamente contrastada *(ponta de seta)*. Múltiplas biopsias revelaram tecido fibroso, consistente com mediastinite fibrosante.

Radiografia de tórax, em pacientes com DPVO, mostra aspectos característicos de hipertensão pulmonar, mas freqüentemente a evidência de edema pulmonar também está presente. Aumento do átrio esquerdo e redistribuição do fluxo sanguíneo, nos lobos superiores, estão ausentes, tornando possível distinguir DPVO de estenose mitral. HRCT mostra pequenas veias pulmonares centrais, mosaicos, opacidades em vidro fosco em regiões dependentes, septos interlobulares ligeiramente espessos, e derrames pleurais.

Cintilografia V̇/Q̇ mostra perfusão em mosaico, com maior probabilidade de hipertensão arterial sobreposta ser secundária. Angiograma pulmonar mostra estigmas de hipertensão pulmonar, incluindo artérias pulmonares aumentadas com redução periférica, mas com preenchimento retardado das veias pulmonares centrais e uma fase intensificada parenquimatosa prolongada. Estes últimos achados são secundários à obstrução presente no sistema venoso.

LEITURA SELECIONADA

Fraser RS, Müller NL, Colman N, Pare PD. Diagnosis of Diseases of the Chest. Philadelphia: WB Saunders, 1999:1897-1945.

Frazier AA, Galvin JR, Franks TJ, Rosado-DeChristenson ML. From the archives of the AFIP: pulmonary vasculature: hypertension and infarction. Radiographics 2000;20:491-524.

Remy-Jardin M, Remy J. Spiral CT angiography of the pulmonary circulation. Radiology 1999;212:615-636.

CAPÍTULO 29

DIAGNÓSTICO POR IMAGEM DA AORTA TORÁCICA POR TOMOGRAFIA COMPUTADORIZADA E RESSONÂNCIA MAGNÉTICA

GAUTHAM P. REDDY, MICHAEL B. GOTWAY e CHARLES B. HIGGINS

A aorta pode ser estudada diretamente por meio de imagens obtidas com várias modalidades de recursos técnicos: angiografia por RX, por ecocardiografia transesofágica (ETE), por tomografia computadorizada multidetectores (TCMD) e imagens por ressonância magnética (RM). Pelo fato de algumas doenças da aorta torácica constituírem risco para a vida, a aorta deve ser avaliada, minuciosamente, quando uma patologia for suspeitada. Para uma avaliação diagnóstica abrangente da aorta torácica, sua luz, sua parede e a região periaórtica devem ser vistas para que se possa avaliar doenças intraluminal, mural e extramural. A patologia da aorta pode envolver qualquer destas três localizações ou todas elas. As técnicas de imagens devem ter a capacidade de avaliar a aorta torácica inteira, bem como as origens dos vasos que formam os arcos vasculares, para que possam definir a extensão do envolvimento. Em alguns pacientes o estado da válvula aórtica e do anel (annulus) precisam, também, ser delineados. Estudos por imagens médicas são necessários para o diagnóstico inicial e, em algumas circunstâncias, para o acompanhamento da progressão da doença, no decorrer do tempo.

A TCMD e a RM são as principais formas de avaliação da aorta torácica. A escolha de quando utilizar cada um destes métodos varia entre as diversas instituições. Em muitos centros a TCMD é o método de escolha para pacientes com quadros agudos e graves e a RM para pacientes estáveis.

As vantagens do TCMD são sua velocidade, o uso fácil e a independência do operador. Em muitas instituições a TCMD é o exame de primeira escolha para avaliação de patologia aórtica aguda, incluindo dissecção, hematoma intramural, ruptura de aneurisma, úlcera penetrante e ferimento traumático agudo. Com TCMD podem ser feitas imagens de pulmões e de pleura e isto é de especial importância num quadro agudo, porque as doenças vasculares e avasculares podem ter apresentações clínicas semelhantes, o que torna difícil diferenciá-las, com base nos seus sinais e sintomas.

RM é um método não invasivo, valioso para avaliações morfológicas e funcionais abrangentes da aorta torácica. Essa técnica apresenta várias vantagens: permite imagens multiplanares, faz o contraste intrínseco entre o sangue coletado e a parede do vaso, garante uma ampla variedade de contrastes entre tecidos moles, o que por sua vez permite o delineamento das estruturas vasculares e perivasculares, apresenta a habilidade para avaliar tanto a morfologia quanto a função do sistema vascular, evita, se necessário, o uso de agente iodado de contraste e garante a ausência da radiação ionizante. Por causa dessas vantagens, a RM permanece o método ótimo para avaliar doenças da aorta em pacientes que não estão agudamente doentes. RM pode servir como modalidade complementar de imagens em síndromes aórticas agudas, quando a TC for contra-indicada (paciente com insuficiência renal) ou quando as imagens por TC não proporcionarem uma avaliação completa do processo mórbido.

TÉCNICAS

■ Tomografia Computadorizada *Multidetectores*

As técnicas de tomografia computadorizada multidetectores (TCMD) evoluíram rapidamente na medida em que escâneres com filas adicionais de detectores tornaram-se disponíveis. Contudo, certas variáveis devem ser otimizadas para produzirem a mais alta qualidade de imagens: colimação, *pitch*, FOV, incremento de reconstrução, quantidade de contraste, taxa, momento inicial e duração do tempo da administração de contraste, distância a ser varrida (escaneada), miliamperagem (mA) e tempo de rotação do tubo. Ocasionalmente, um compromisso entre estes parâmetros é necessário para otimizar o uso do escâner.

Tomografia computadorizada multidetectores (TCMD) da aorta torácica deveria ser iniciada com uma série não contrastada para avaliar a possibilidade de um hematoma intramural. Uma fatia de 5 mm de espessura é suficiente. Esta série é seguida pelo escâner de contraste.

TCMD de ótima qualidade requer uma colimação de 1 a 2,5 mm que garanta uma excelente resolução espacial e permita imagens reconstruídas de alta qualidade. O tórax inteiro, o abdome e a pelve podem ser escaneados rapidamente. Um *pitch* de 1,5 a 2 permite que um grande volume de cobertura seja obtido em tempo razoável. O FOV deveria alcançar, pelo menos, de uma costela externa à outra, na maior largura do tórax. Pode ser usado um intervalo de reconstrução que proporcione uma sobreposição de aproximadamente 50%, na espessura da fatia ou corte, para gerar imagens de excelente qualidade.

Não há, ainda, um consenso em relação à concentração de iodo que deveria ser usada na TCMD. Entre 300 a 360 mg/mL é usualmente uma concentração apropriada. Cerca de 100 a 140 mL de agente de contraste é injetado numa velocidade de 3 a 5 mL/s. Estas taxas podem ser conseguidas usando um cateter intravenoso de calibre 20. Um tempo de espera padrão de 25 segundos para o *scan*, contados a partir do início da injeção, é, usualmente, suficiente para a TCMD. Contudo, pacientes com função cardíaca diminuída ou com uma estenose não suspeitada da veia injetada podem requerer maior tempo para atingir opacificação ótima do vaso. Um bolo de teste pode ser usado para determinar o tempo de circulação, mas o método preferido envolve o uso de um *software* que programe a circulação do bolo. Tal programa já costuma estar acoplado à maioria dos aparelhos de *scan*.

A fase com contraste deveria estender-se desde a entrada do tórax até abaixo da bifurcação da aorta na pelve para avaliar a possibilidade de a patologia estender-se até os arcos vasculares e artérias ilíacas.

A mA (miliamperagem) usada é crítica para a obtenção de estudos de alta qualidade. Valores de 120 a 150 mA por rotação do tubo são usualmente suficientes para a maioria dos pacientes. No entanto, pacientes com sobrepeso necessitam de um ajustamento maior na mA. A TCMD da aorta é melhor conseguida com menor tempo de rotação possível do tubo, tão baixa quanto 400 m/s, com os aparelhos correntemente disponíveis.

■ RM – Ressonância Magnética

Várias técnicas de RM são adequadas para o imageamento torácico. As seqüências mais importantes são os ECG-*gated spin-echo* (SE) e gradiente-eco (GRE), bem como angiografia por RM (angio-RM) tridimensional. Respeitando o eixo longo da aorta, as angiografias podem ser feitas paralelamente (sagital oblíqua ou sagital) ou perpendicularmente (transversa). O uso de planos ortogonais ajuda a distinguir entre patologias intraluminais, murais e extramurais e reduz a média volumétrica parcial. ECG-*gating* é utilizado para a aquisição de SE e GRE, mas não para angio-RM.

Um protocolo típico para o imageamento da aorta torácica consiste nas seqüências SE (*spin*-eco), GRE (gradiente-eco) e angio-RM (angiografia por RM). As imagens transversas são obtidas de um nível de 1 cm acima do arco aórtico até o nível do diafragma, usando uma espessura de fatia ou corte de 5 a 8 mm. Imagens em modo cine-adquiridas através de seqüências de gradiente rápido, em apnéia no plano transversal, são obtidas no mesmo plano anatômico (seqüências adquiridas em *steady-state* [FISP] ou *balanced fast-field echo* [FFE]), com espessura de corte de 10 mm. Uma seqüência de SE é conseguida no plano sagital oblíquo ou sagital (espessura do corte de 3 a 5 mm) para exibir a extensão inteira do arco aórtico, juntamente à aorta ascendente e à porção proximal da aorta descendente, na mesma imagem. Esta seqüência pode ser útil para visualizar as origens dos vasos do arco, o que é importante quando se suspeita de uma dissecção aórtica. A seqüência de imagens oblíquas sagitais é recomendada para ser feita desde a imagem transversa, ao nível do arco aórtico. Angio-RM 3D, com contraste, é feita no plano sagital ou no oblíquo sagital.

Com a técnica SE, a técnica da recuperação por inversão dupla é usada para suprimir o sinal do sangue intraluminal. A luz aórtica, nesse caso, é homogeneamente preta. Embora esta técnica possa ter seu valor, o sinal da luz não é completamente preto quando o fluxo for desordenadamente lento. O tempo de repetição (TR) iguala-se ao tempo de um batimento cardíaco, usualmente de 400 a 1100 m/s, e o tempo do Eco (TE) é de 30 a 40 m/s.

As seqüências GRE conferem brilho homogêneo à corrente sanguínea. Estas seqüências são especialmente úteis para avaliação aórtica, porque elas mostram patologias intraluminais tais como um defeito no preenchimento, na coleção brilhante de sangue. O sinal brilhante do sangue, nas imagens do GRE, é secundário à acentuação do fluxo. Com a radiofreqüência do imageamento por GRE, pulsos ou vibrações são aplicados para saturar o volume do tecido. Porque o TR é curto, há pouco tempo para a recuperação do sinal emitido por tecido estacionário. O sinal máximo é emitido pelo sangue fluindo para o interior do volume do tecido, pelo fato deste sangue conter os únicos prótons que não foram saturados pelos pulsos RF. Fluxo sanguíneo lento, que resulta em decréscimo de sua acentuação, é o primeiro fator causador de depressão de sinal nas imagens GRE. A perda de sinais no imageamento por GRE pode ocorrer, também, como conseqüência de distúrbio no fluxo causado por dispersão de fase intravoxel, tais como a que ocorre com a turbulência de um jato líquido.

No tórax as seqüências GRE são, muitas vezes, efetuadas como cine-aquisições, durante apnéia. As cine-imagens-GRE são feitas em fatias ou cortes iguais. Um sinal de ECG é conseguido juntamente com os dados das imagens, de modo que essas podem ser reconstruídas em múltiplos *chassis* do ciclo cardíaco (Eco-*gating*). Usualmente 16 a 32 *chassis* ou cortes são conseguidos em cada nível anatômico. O tempo de repetição (TR) fica na faixa de 20 a 30 m/s e o TE usualmente é de 3 a 5 m/s.

Angio-RM 3D, com agente de contraste intravenoso (gadolínio quelado), repousa sobre o efeito do encurtamento T1 do gadolínio, para produzir sinal de alta intensidade, nos vasos sanguíneos, evitando assim artefatos relativos ao fluxo. O protocolo para angio-RM 3D varia entre as instituições. Um dos mais eficazes desses protocolos prescreve angio-RM em plano sagital ou em sagital oblíquo. ECG-*gating* (sinal de ECG acoplado com imagens) não é solicitado para fazer essa seqüência. De 28 a 40 imagens são obtidas quando se usa uma fatia ou corte de espessura de 1,2 a 2 mm e tempo de repetição (TR) de 3 a 5 ms. TE de 1 a 2 ms, e *flip angle* de 45 graus.

A seqüência angio-RM é feita durante a suspensão da respiração, por 20 a 25 segundos. O paciente pode receber, durante o exame, oxigênio por cânula nasal, numa concentração de 2 L/min, para ajudá-lo a manter a respiração suspensa. O agente de contraste é administrado por veia antecubital com o uso de um injetor (2 mL/s. num total de 20 a 40 mL [0,1 a 0,3 mL/kg] em adultos.) O *timing* (momento do início e tempo da injeção de contraste) pode ser otimizado quando se bate as imagens em tempo real para a detecção do bolo, ou fazendo-se uma apreciação preliminar com o emprego de um bolo-teste que estimará o tempo de circulação. Reconstruções de projeções de intensidade máxima multiplanares podem ser valiosas para a interpretação do estudo e para a exibição das imagens.

DIMENSÕES NORMAIS DA AORTA TORÁCICA

Tamanhos normais da aorta torácica (tamanho médio e desvio padrão) foram determinados numa população de adultos jovens, e deveriam ser como segue, quando medidas em imagens RM e TC.

Seio de Valsalva: 3,3 ± 0,4 cm.
Meio da aorta ascendente: 3 ± 0,4 cm.
Aorta proximal descendente: 2,4 ± 0,4 cm.

Um diâmetro que excede a 4 cm é considerado como indicador de aorta torácica dilatada.

PSEUDOCOARCTAÇÃO

A pseudocoarctação é causada pelo alongamento do arco aórtico e torção no local onde a aorta é presa pelo ligamento arterioso (Fig. 29-1). Embora a aparência da aorta na pseudocoarctação seja semelhante à da coarctação verdadeira, não há o desenvolvimento da circulação colateral porque não há gradiente de pressão através do local da torção.

DISSECÇÃO DA AORTA

Dissecção da aorta é a separação da parede da aorta resultante de uma ruptura de sua camada íntima. O sangue pode penetrar na parede aórtica através da ruptura da camada íntima e estender-se proximal e distalmente na camada média, deslocando a íntima para dentro. A dissecção pode entrar na luz em um ou mais locais de fenestração. Tipicamente, o sangue flui em ambos os canais, o verdadeiro e o falso, embora o canal falso, por vezes, esteja trombosado. A dissecção pode romper a camada adventícia e causar tamponamento pericárdico, exsanguinação, hemorragia pleural ou hematoma periaórtico. Se a dissecção evoluir ou ocluir ramos da aorta, pode condicionar isquemia cerebral, infarto do miocárdio, insuficiência renal ou infarto mesentérico.

A dissecção da aorta pode resultar de um hematoma intramural que, por sua vez, é causado pela ruptura dos *vasa vasorum*, ou seja, das pequenas artérias que suprem a parede aórtica. Os *vasa vasorum* rotos sangram para o interior da parede aórtica, podendo provocar uma ruptura da íntima e a separação desta da parede. Se a íntima não se separar da parede, causando uma franca dissecção, então o hematoma permanece intramural. O hematoma intramural pode ser localizado ou pode estender-se ao longo da parede, em direção distal ou em direção proximl ou, algumas vezes, romper-se através da adventícia. Um hematoma intramural pode ser considerado como sendo uma forma de dissecção e seu tratamento é similar ao que se faz com uma dissecção franca.

O fator predisponente mais comum da dissecção aórtica é a hipertensão. Outras etiologias incluem distúrbios do tecido conjuntivo, tais como a síndrome de Marfan ou Ehlers-Danlos, a válvula aórtica bicúspide, aneurismas aórticos e arterite.

A extensão longitudinal da dissecção ou do hematoma intramural é um fator importante na determinação do tratamento. A dissecção pode começar em qualquer lugar da aorta. Os locais mais comuns de origem de uma dissecção estão logo acima do seio de Valsalva ou logo

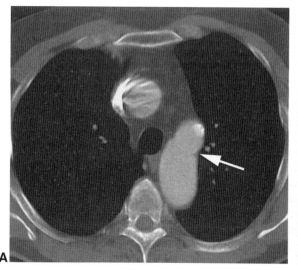
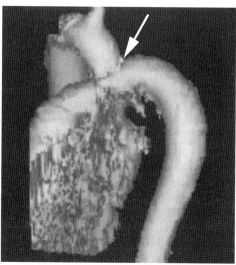

FIG. 29-1. Pseudocoarctação. Imagem axial (**A**) e reformulação volumétrica (**B**) de uma TC com contraste mostram torção *(setas)* distal do arco aórtico.

DISSECÇÃO DA AORTA

do outro lado da origem da artéria subclávia esquerda. A dissecção progride, tipicamente, na direção do fluxo de sangue (dissecção avançada), embora ocasionalmente a dissecção possa progredir em sentido oposto ao fluxo (dissecção retrógrada). Dependendo do local e da extensão do envolvimento aórtico, a dissecção aórtica pode ser classificada como Stanford tipo A (envolvendo a aorta ascendente) ou Stanford B (envolvendo a aorta descendente apenas, além da origem da artéria subclávia esquerda). Outra classificação, a do sistema DeBakey, divide as dissecções em três tipos: o tipo I envolve a aorta ascendente e estende-se até a aorta descendente; o tipo II envolve apenas a aorta ascendente e o tipo III envolve apenas a aorta descendente, distalmente à origem da artéria subclávia esquerda.

O tipo A (I e II) de dissecção apresenta quatro complicações que ameaçam a vida: hemorragia pericárdica e tamponamento; ruptura da válvula aórtica e insuficiência aórtica aguda; dissecção da artéria coronária com infarto do miocárdio; dissecção da artéria carótida e AVC. Portanto, pacientes com o tipo A de dissecção usualmente submetem-se à cirurgia imediata. O tipo B de dissecção pode ser controlado clinicamente. O hematoma intramural também pode ser classificado nos tipos A e B. A história natural dos hematomas intramurais do tipo A e B é semelhante à dos outros tipos A e B de dissecção. Contudo, o prognóstico do tipo A de hematoma intramural, com terapia médica, é melhor do que aquele de dissecção do tipo A. A dissecção não é completamente erradicada, seja com o tratamento cirúrgico ou com o tratamento médico, portanto monitoração contínua é necessária para avaliar a progressão do processo ou de suas possíveis complicações.

■ Abordagem para a Avaliação

Por ser uma ameaça à vida, a dissecção aórtica deve ser diagnosticada rápida e definitivamente. Os objetivos iniciais dos exames por imagens são os de estabelecer o diagnóstico pela demonstração do hematoma intramural ou do *flap* da íntima, a luz falsa e o de identificar a extensão da dissecção. O envolvimento do arco dos vasos e das artérias coronárias deve ser avaliado. É, também, vital identificar hematoma pericárdico que possa resultar em tamponamento e por isso constitui indicação para cirurgia imediata. Outros achados que deveriam ser identificados são os hematomas periaórticos ou mediastinais, bem como a hemorragia pleural.

Por causa da natureza não-invasiva da TCMD e da RM estes exames constituem as técnicas ideais para a avaliação inicial da dissecção da aorta e para a vigilância de pacientes tratados por dissecção aórtica.

■ Imageamento

O diagnóstico da dissecção da aorta pela TCMD baseia-se na avaliação de ambas as imagens, sem e com contraste. Escaniografias não contrastadas são úteis para demonstrar alta atenuação do hematoma intramural ou da trombose da falsa luz (Fig. 29-2). Imagens sem contraste podem, também, mostrar deslocamento interno da calcificação da íntima. O achado mais confiável para o diagnóstico da dissecção por TCMD é a presença de um *flap* da camada íntima, separando a luz falsa da verdadeira (Figs. 29-3 e 29-4). Escaniografias com contraste podem revelar, também, a patência de vasos ramificados e podem demonstrar as diferenças de fluxo entre as luzes falsa e verdadeira.

O hematoma intramural apresenta-se como uma área em crescente ou circunferencial de espessamento de alta densidade, na parede da aorta, em TCMD não contrastada. Embora a hiperatenuação possa ser apreciada em imagens feitas com contraste, os achados são vistos usualmente e mais facilmente em imagens não contrastadas (Fig. 29-2).

Em exames por RM, o diagnóstico definitivo de dissecção requer a identificação do *flap* da íntima ou de um hematoma intramural. O *flap* da íntima mostra-se, muitas vezes, como uma estrutura linear no interior da aorta. (Fig. 29-5). Quando existe fluxo rápido nas luzes falsa e verdadeira, o flap intimal pode ser caracterizado entre os flow void (ausência de sinal secundário ao fluxo rápido) caracterizado em ambas as luzes nas imagens ponderadas em SE. A dissecção usualmente acomete um longo segmento da aorta, embora dissecção focal possa ocorrer (Fig. 29-5). Quando existe fluxo rápido nas luzes verdadeira e falsa, o *flap* intimal pode ser caracterizado nas

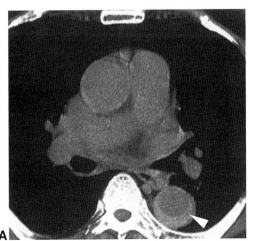
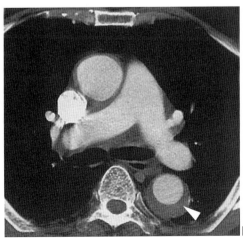

FIG. 29-2. Imagens por TC, não contrastada (**A**) e contrastada (**B**) mostram um hematoma intramural do tipo B *(pontas de seta)* na aorta descendente. O hematoma intramural manifesta-se como um espessamento de alta densidade da parede aórtica, na TC sem contraste.

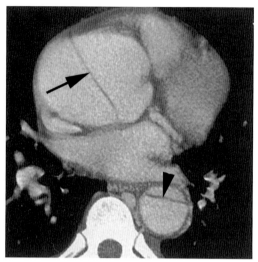

FIG. 29-3. Dissecção do tipo A. TC com contraste revela *flap* na camada íntima da aorta ascendente *(seta)* e da descendente *(ponta de seta)*.

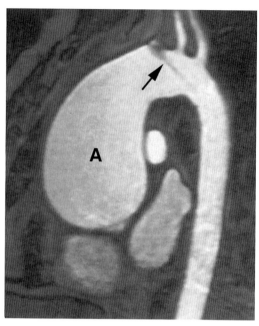

FIG. 29-5. Dissecção focal em paciente com ectasia anular da aorta. A projeção oblíqua sagital de máxima intensidade de uma angiografia por RM, com gadolínio, mostra um *flap* na camada íntima *(seta)* no arco aórtico *(A)*, consistente com ectasia aórtica anular.

imagens obtidas com a seqüência SE entre as imagens de ausência de sinal ("flow void"). A dissecção usualmente acomete longos segmentos da aorta, no entanto dissecções focais podem ocorrer (Fig. 29-5). O fluxo sanguíneo é mais lento no falso canal, resultando no enchimento parcial ou completo desta luz, com sinal de intensidade variável entre as luzes verdadeira e falsa.

RM pode ser usada para determinar se os ramos aórticos (as artérias que nascem no arco ou na celíaca, a mesentérica superior e a renal) derivam do verdadeiro ou do falso canal (Fig. 29-6). RM pode também identificar a extensão do *flap* da íntima no interior dos ramos do arco aórtico. Hematoma intramural é diagnosticado em

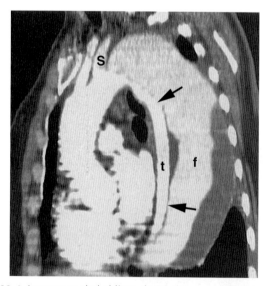

FIG. 29-4. Imagem sagital oblíqua de TC *scan* com contraste mostra dissecção do tipo B que começa distalmente, justaposta à origem da artéria subclávia esquerda *(s)*. O *flap* da íntima *(setas)* separa a luz verdadeira *(t)* da falsa luz dilatada *(f)*. Note a acentuação relativamente pequena da falsa luz, indicando fluxo relativamente lento.

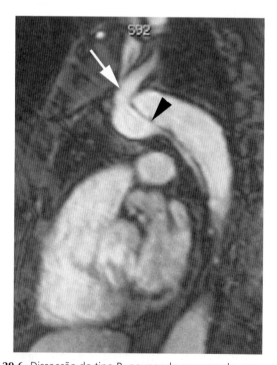

FIG. 29-6. Dissecção do tipo B, poupando os vasos do arco. Imagem sagital de RM com contraste mostra um *flap* da íntima *(ponta de seta negra)* começando justo-distal à origem da artéria subclávia esquerda *(seta branca)*. A dissecção não se estende para a artéria subclávia esquerda.

ANEURISMA DA AORTA TORÁCICA

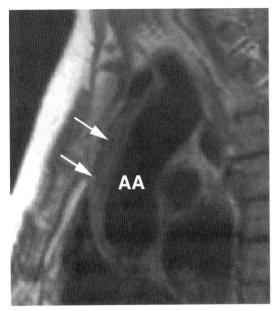

FIG. 29-7. Hematoma intramural do tipo A. Imagens por ECG-gated sagital spin-eco RM mostra espessamento com sinal intermediário alto (setas) da parede da aorta ascendente (AA), consistente com a presença de hematoma intramural.

imagens SE (spin-eco), pela presença de material com sinal de intensidade intermediária ou alta, dentro da parede da aorta (Fig. 29-7). A parede está espessada excentricamente ou em sua circunferência.

TCMD ou RM podem avaliar a mais crítica complicação da dissecção, que deixa vazar sangue da aorta para o pericárdio, mediastino ou para a pleura (Fig. 29-8). Dentro de poucas horas após a hemorrhagia, o sangue, em geral, apresenta sinal de alta intensidade nas imagens spin-eco (SE).

Ocasionalmente pode ser difícil diferenciar entre canais verdadeiros e falsos. A luz verdadeira localiza-se, usualmente, ao longo do aspecto póstero-lateral esquerdo da aorta torácica descendente e da aorta abdominal. Em muitos casos, a luz verdadeira está comprimida pela falsa luz. Quando o *flap* de dissecção aparece como uma estrutura circular ou oval dentro do centro da aorta, o centro dessa estrutura representa a verdadeira luz.

Para a avaliação da dissecção, a precisão diagnóstica de ambas RM e TC helicoidal é alta. Suas sensibilidade e especificidade estão acima de 95%. Esta precisão diagnóstica da RM e da TC foi comparada com a precisão da ecografia transesofágica (ETE). Enquanto a sensibilidade das três técnicas é de quase 100%, alguns estudos mostraram que a especificidade da RM e da TC pode ser significativamente melhor do que a ETE. A precisão do angio-RM, com gadolínio, é semelhante àquela do *spin*-eco, do gradiente-eco e da RM, respectivamente. Contudo, a angiografia por ressonância magnética é menos sensível em caso de hematoma intramural e de patologia periaórtica. Por causa de terem semelhante precisão diagnóstica, RM e TC, uma ou outra, pode ser usada para a avaliação da dissecção aórtica. Em algumas instituições TCMD pode ser preferível, num quadro agudo, e RM quando a situação não é aguda.

■ Acompanhamento (*Follow-up*) do Paciente

As dissecções do tipo A são tratadas cirurgicamente, enquanto as do tipo B são geralmente tratadas clinicamente. Em ambos os grupos de pacientes, a TCMD e a RM podem ser usadas para monitorar a progressão da doença e para identificar complicações tais como formação de aneurisma na falsa luz (Fig. 29-9), compressão e oclusão de ramos arteriais, e dissecção recorrente e progressiva. A RM mostrou dilatação aneurismática do falso canal em ambos os tipos A e B de dissecções e patência persistente do falso canal, na maioria dos pacientes, depois do reparo da aorta ascendente. Trombose do falso canal e remodelação da aorta torácica podem ocorrer em alguns pacientes.

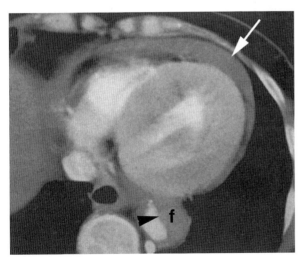

FIG. 29-8. Complicação de dissecção do tipo A. TC com contraste revela derrame pericárdico (seta branca) indicativo de hemopericárdio. Note a trombose da falsa luz (f), separada da luz verdadeira por um *flap* da íntima (ponta de seta preta).

ANEURISMA DA AORTA TORÁCICA

Um aumento no diâmetro da aorta que exceda a 4 cm é chamado de *dilatação*, e um diâmetro acima de 5 cm é chamado de *aneurisma*. O tamanho máximo do diâmetro da aorta é uma importante determinante do risco de ruptura. Quando o diâmetro da aorta é maior do que 6 cm, o risco de ruptura, em curto prazo, é maior de 30%.

Os aneurismas da aorta torácica variam em forma e tamanho. Aneurismas saculares são localizados e não envolvem a circunferência inteira da aorta (Fig. 29-10). Aneurismas fusiformes envolvem a circunferência inteira da aorta e podem estender-se por um longo comprimento no vaso (Fig. 29-11). Ectasia aórtica anular resulta de necrose medial cística, condição que se associa com a síndrome de Marfan, embora possa, também, ser idiopática. Neste tipo de lesão, a raiz da aorta e, muitas vezes, aorta ascendente inteira estão aumentadas em diâmetro

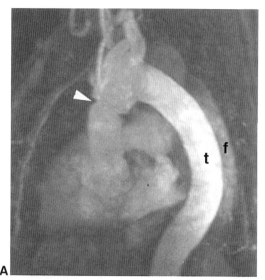
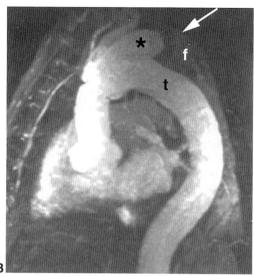

FIG. 29-9. Aneurisma de falsa luz. **A.** Projeção sagital de máxima intensidade (MIP) de uma angiografia RM, com contraste, cerca de 1 mês depois do reparo de uma dissecção do tipo A, com enxerto, na aorta ascendente. Note o artefato da sutura no local da anastomose *(ponta de seta)*, com aparência enganadora de um leve estreitamento. A falsa luz *(f)* está amplamente trombosada e, portanto, pobremente opacificada. **B.** MIP sagital de uma angiografia RM (angio-RM) contrastada, nove meses mais tarde, mostra um aneurisma *(seta)* da falsa luz *(f)* bem como formação de bolsa externa (*) a partir da luz verdadeira *(t)* no arco aórtico.

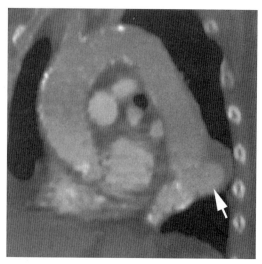

FIG. 29-10. Aneurisma sacular. Reconstrução sagital oblíqua de TC com contraste demonstra um aneurisma sacular *(seta)* na aorta descendente.

deiros são, na maioria das vezes, secundários à aterosclerose. Outras etiologias de aneurismas verdadeiros incluem os distúrbios do tecido conjuntivo tais como na síndrome de Marfan, arterite (arterite de células gigantes ou de Takayasu), necrose medial cística idiopática, complicações de doença da válvula aórtica e aneurisma do ducto remanescente. Aneurismas micóticos resultam de infecção da parede aórtica e oclusão dos *vasa vasorum* por êmbolo séptico; isto causa o enfraquecimento da

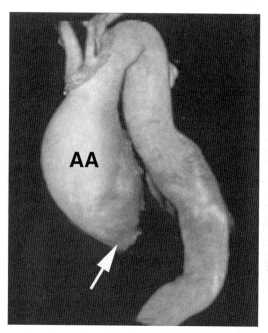

FIG. 29-11. Aneurisma fusiforme. Reconstrução volumétrica de uma angiografia RM com contraste mostra um grande aneurisma fusiforme da aorta ascendente *(AA)*. Não é uma ectasia anular da aorta, pois a raiz dessa artéria *(seta)* não está alargada.

(Fig. 29-12; ver também Fig. 29-5). Muitos aneurismas envolvendo a aorta torácica envolvem, também, a aorta abdominal.

No aneurisma verdadeiro, as três camadas da parede da aorta estão intactas, enquanto o pseudo-aneurisma resulta de rompimento focal da parede da aorta, contido pela camada adventícia e pelo tecido fibroso circundante. Causas comuns dos pseudo-aneurismas são trauma (Fig. 29-13) e infecção (Fig. 29-14). Os aneurismas verda-

ANEURISMA DA AORTA TORÁCICA

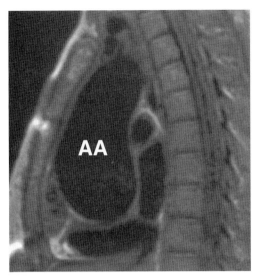

FIG. 29-12. Ectasia anular da aorta em paciente com a síndrome de Marfan. Note o aumento acentuado e difuso da raiz da aorta e da aorta ascendente (AA).

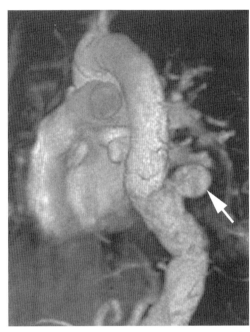

FIG. 29-14. Pseudo-aneurisma micótico. Reconstrução volumétrica de angiografia RM, com gadolínio, revela um pseudo-aneurisma (seta) da aorta descendente.

parede que, por sua vez, resulta na formação de aneurisma. Etiologias de aneurisma micótico incluem êmbolos sépticos causados por drogas IV e por cateteres de demora, infecção das válvulas protéticas ou infecção da placa aterosclerótica. Agentes infecciosos comuns incluem *Salmonella*, *Staphylococcus aureus*, estreptococos, tuberculose e fungos tais como *Candida* e *Aspergillus*.

Aneurismas micóticos são geralmente saculares e podem crescer rapidamente (Fig. 29-14). Tais aneurismas podem associar-se com a infiltração da gordura periaórtica, inflamação e formação de gás. Os aneurismas micóticos apresentam alto risco para ruptura.

▪ Avaliação por Imagens

Na avaliação por imagens dos aneurismas da aorta torácica, os objetivos primários são as medidas do diâmetro máximo do vaso, a demonstração da extensão do aneurisma, a identificação de envolvimento de ramos arteriais e a detecção de hematoma periaórtico. A demonstração de trombo mural é importante em pacientes que se apresentam com embolização periférica.

TCMD pode demonstrar, com precisão, a extensão e o diâmetro de um aneurisma aórtico torácico. Essa técnica delineia, prontamente, o lume aórtico, o trombo associado e a calcificação. O envolvimento de ramos aórticos e o efeito local do aneurisma, tal como a compressão brônquica, são, também, claramente mostrados pela TCMD.

Os achados mostrados pela TCMD, correspondentes à ruptura de aneurisma aórtico, incluem líquido de alta densidade na parede da aorta, no espaço pleural ou no pericárdio (Fig. 29-15). Hematoma mediastinal também sugere a possibilidade de rompimento de aneurisma da aorta. O sinal da aorta drapeada pode indicar uma ruptura anterior contida. Este sinal manifesta-se ao mostrar a parede posterior indistinta ou o alinhamento estreito da parede posterior com o contorno dos corpos vertebrais adjacentes.

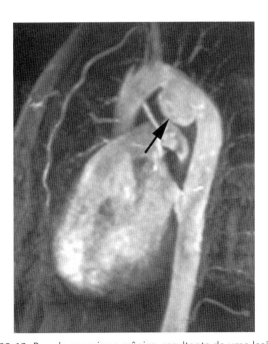

FIG. 29-13. Pseudo-aneurisma crônico, resultante de uma lesão por desaceleração. Projeção sagital oblíqua de máxima intensidade, de angiografia RM, demonstra um pseudo-aneurisma (seta) na região ductal que é um local clássico para pseudo-aneurismas traumáticos. O paciente esteve envolvido em acidente com veículo motor, em alta velocidade, alguns anos antes.

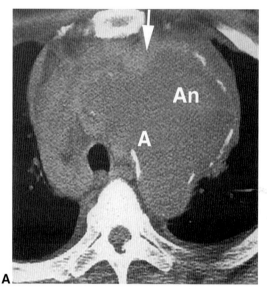 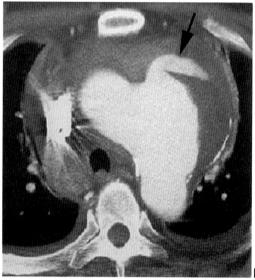

FIG. 29-15. Ruptura de aneurisma. **A.** TC não contrastada, ao nível do arco aórtico *(A)*, mostra um grande aneurisma sacular *(An)* com margem parcialmente calcificada. O material de alta densidade *(seta branca)* no mediastino representa hematoma secundário ao vazamento do conteúdo do aneurisma. **B.** TC pós-contraste mostra a úlcera penetrante da aorta *(seta preta)*, admitida como responsável pela ruptura.

A RM retrata, prontamente, o tamanho e a extensão do aneurisma, nas porções ascendente e descendente da aorta torácica. O tamanho externo do aneurisma e o tamanho da luz patente podem ser vistos. Pelo fato da RM, diferentemente da angiografia, poder demonstrar a parede externa da aorta, ela permite a mensuração acurada do diâmetro do aneurisma, mesmo quando houver espessamento da parede ou trombo mural. O trombo mural e a placa aterosclerótica são retratados como espessamento da parede da aorta excêntrico ou concêntrico. A luz patente pode ser, usualmente, determinada pelo fluxo de saída, em *spin*-eco (SE) e MR. Contudo, fluxo lento pode produzir sinal intraluminal em imagens SE, fluxo lento pode ser diferenciado de trombo com GRE cine-RM ou com angio-RM com contraste. Angio-RM é especialmente eficaz para demonstrar a extensão do aneurisma da aorta torácica, sua relação com os ramos aórticos e as dimensões precisas, especialmente no arco aórtico.

A identificação de hematoma periaórtico ou de hematoma mediastinal é vital na avaliação da possibilidade de uma ruptura de aneurisma. Em imagens *spin*-eco, o hematoma aparece, usualmente, como uma área de alto sinal de intensidade, embora possa, também, produzir sinal de intensidade intermediária, durante as primeiras poucas horas depois da hemorragia. RM pode delinear a extensão da hemorragia, que pode espalhar-se através do mediastino ou ficar restrita à região periaórtica, espaço pleural, espaço subpleural ou pericárdio.

RM é um meio eficaz, não invasivo e acurado para monitorizar a progressão de aneurismas aórticos. Se o diâmetro da aorta for maior que 6 cm ou se houver rápido aumento em seu diâmetro, reparo cirúrgico faz-se necessário. Pelo fato da RM ser um método não-invasivo e acurado, é também um ótimo método para o acompanhamento seqüencial da aorta em pacientes com alto risco para desenvolver dissecção, tais como os pacientes com as síndromes de Marfan e Ehlers-Danlos (Fig. 29-5).

Pseudo-aneurismas podem ser revelados pela TCMD, por angio-RM com contraste, ou por uma combinação de imagens de RM transversas e sagitais ou sagitais oblíquas. RM é ótima para retratar a extensão longitudinal de um pseudo-aneurisma. Pseudo-aneurismas pós-traumáticos vistos em TCMD e RM, na maioria das vezes, estão localizados no local do ligamento arterioso e envolvem ou a circunferência aórtica inteira ou apenas a parede anterior (Fig. 29-13).

ATEROSCLEROSE E ÚLCERA AÓRTICA PENETRANTE

Trombo aórtico costuma estar presente na parede de aneurismas e, por vezes, nas regiões de aterosclerose, e podem produzir embolização periférica. Num paciente com embolia periférica, o átrio esquerdo e a aorta são avaliados para apontar a fonte do êmbolo. As fontes mais comuns são o átrio esquerdo (pacientes com fibrilação atrial) ou o ventrículo esquerdo, em pacientes com cardiomiopatia dilatada ou infarto miocárdico recente. A embolização a partir de trombo aórtico é menos comum.

Imagens por cine-RM são úteis porque elas retratam a movimentação do trombo dentro da luz aórtica e podem distinguir o trombo de sinal causado por fluxo sanguíneo lento. Angio-RM é, também, eficaz (Fig. 29-16B), mas pode ser de difícil interpretação se o fluxo lento

ÚLCERA AÓRTICA PENETRANTE

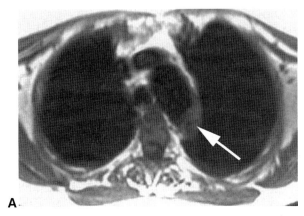
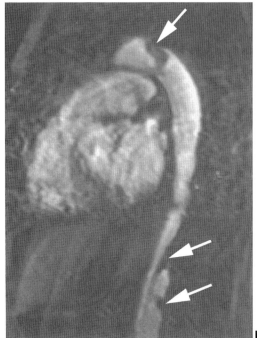

FIG. 29-16. Trombo aórtico. Imagem RM *spin*-eco axial *ECG-gated* (**A**) e fonte sagital e imagem de fonte sagital (**B**) de angiografia RM pós-gadolínio, mostrando múltiplas áreas de trombo aórtico *(setas)*, provavelmente fonte de êmbolos periféricos.

produzir sinal intraluminal. Pela avaliação do coração e da aorta, num exame único, RM pode ser utilizada para proporcionar uma investigação abrangente das fontes possíveis da embolização periférica.

TCMD capta, prontamente, a locação e a morfologia do trombo aórtico e da placa de aterosclerose. Trombos e placas aparecem, tipicamente, com material de baixa densidade, adjacente à parede aórtica, no lado luminal de calcificações da íntima. Embora a ETE seja usada mais comumente para investigação específica do trombo aórtico, doenças no aspecto cranial da aorta ascendente e do arco aórtico podem ser identificadas mais eficazmente com TCMD.

ÚLCERA AÓRTICA PENETRANTE

Úlcera aórtica penetrante ocorre quando uma placa aterosclerótica se ulcera, rompe a camada íntima da parede e estende-se para a camada média. Isto pode resultar em hemorragia mural (hematoma intramural) e extensão ao longo da camada média ou, raramente, dissecção franca ou ruptura através da adventícia. A localização mais comum desse evento é a aorta torácica descendente, em sua parte média. A apresentação clínica de uma úlcera aórtica é semelhante à da dissecção, geralmente com início abrupto de dor torácica ou de dor costal. A úlcera penetrante envolvendo a aorta ascendente é tratada cirurgicamente, enquanto as úlceras na aorta descendente podem ser tratadas clinicamente.

A úlcera aórtica penetrante aparece em TCMD, não contrastada, como um hematoma intramural. A TCMD contrastada mostra um foco de agente contrastante projetando-se além dos limites da luz (Fig. 29-17). Acentuação aórtica mural e, raramente, extravasamento ativo do contraste podem ser vistos. Complicações tais como dissecção, pseudo-aneurisma ou ruptura da aorta podem estar presentes (Fig. 29-15B).

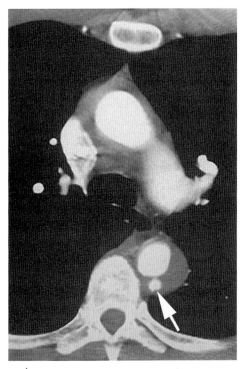

FIG. 29-17. Úlcera aórtica penetrante. *Scan* de TC com contraste mostra uma úlcera penetrante *(seta)* na aorta descendente.

Angio-RM pode ser especialmente eficaz para a demonstração de uma úlcera penetrante. Seqüências SE e GRE são valiosas para mostrar um hematoma intramural associado com uma úlcera, bem como pseudo-aneurisma causado pela extensão através da adventícia.

FERIMENTO AÓRTICO TRAUMÁTICO AGUDO

Ferimento aórtico traumático agudo (ATAI – *Acute Traumatic Aortic Injury*) resulta, usualmente, de desaceleração severa, tais como acidente com veículo motorizado em alta velocidade ou queda de grande altura. ATAI provoca exsanguinação e morte imediata em 80 a 90% dos pacientes nesse tipo de acidente. Entre os pacientes com ATAI que sobrevivem ao traumatismo inicial, a mortalidade pela lesão não tratada é alta, cerca de 1% por hora nas primeiras 48 horas. Portanto, é essencial que ATAI seja diagnosticado rapidamente e reparado cirurgicamente ou com a colocação de um enxerto com *stent* endovascular. Se a lesão não for diagnosticada e tratada e o paciente sobreviver, assim mesmo pode desenvolver, ao longo do tempo, pseudo-aneurisma crônico

Os locais mais comuns desse ferimento são o istmo da aorta (90%), a aorta ascendente (5 a 10%) e a aorta descendente perto do hiato diafragmático (1 a 3%). Uma laceração quase circular está presente, muitas vezes, embora lesões parciais possam ocorrer. Podem coexistir ferimentos nos vasos do arco aórtico.

TCMD pode ser usada em conjunto com angiografia ou pode ser feita isoladamente. Os achados de ATAI, em TCMD, podem ser classificados em diretos e indiretos. O achado direto mais comum de ATAI é um pseudo-aneurisma (Fig. 29-18). Outros sinais diretos incluem o contorno anormal da aorta ou uma mudança abrupta de calibre, torção da aorta (pseudocoarctação), oclusão de um segmento da artéria e um *flap* da camada íntima. Extravasamento do agente de contraste é raro. Pacientes com achados diretos de ATAI devem ser levados à cirurgia, imediatamente.

Achados indiretos de ATAI incluem hematomas mediastinal e retrocrural (Fig. 29-19). Embora um hematoma mediastinal ou retrocrural levante a possibilidade de ATAI, este achado não é específico porque o hematoma em questão pode resultar de um sangramento venoso no mediastino. Quando hematoma mediastinal for notado, sua relação com a aorta é imperiosa. Um hematoma que obscureça o plano de gordura que envolve a aorta ou o arco dos vasos é suspeito de ATAI oculto ou de lesão de vaso ramificado e pode ser avaliado com angiografia. Se um hematoma mediastinal não tiver contato direto com a aorta ou com grandes artérias, então a causa é sangramento mediastinal venoso e a aortografia não é necessária.

Para o diagnóstico de ATAI, a sensibilidade de TC helicoidal aproxima-se de 100% e sua especificidade é maior que 80%. Dados relativos ao uso de TCMD para o diagnóstico de ATAI não estão ainda disponíveis, mas espera-se que TCMD seja, ao menos, tão preciso quanto uma TC helicoidal-detector único.

ABSCESSO PERIAÓRTICO

Em pacientes com endocardite bacteriana, RM pode ser usada para identificar complicações tais como um absces-

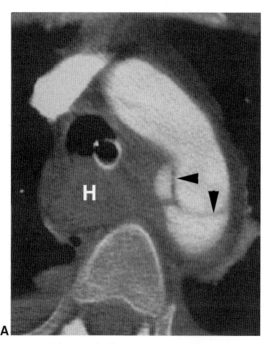 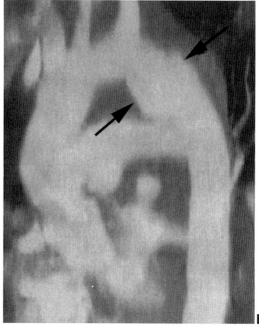

FIG.29-18. Lesão traumática aguda da aorta. **A.** TC pós-contraste mostra hematoma *(H)* adjacente ao arco aórtico, com ruptura da íntima *(pontas de seta)* no arco distal. **B.** Reconstrução sagital oblíqua da imagem mostra um pseudo-aneurisma *(setas)* no local da lesão.

AORTITE

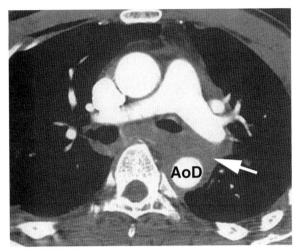

FIG. 29-19. Hematoma mediastinal. Corte de TC contrastada em paciente que caiu de grande altura demonstra um hematoma mediastinal *(seta)* adjacente à aorta descendente *(AoD)*. O hematoma mediastinal é um sinal indireto, mas não específico de lesão aórtica.

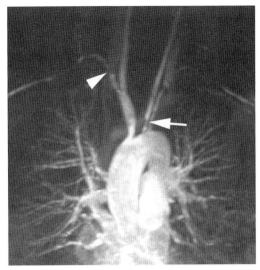

FIG. 29-21. Arterite de Takayasu. Projeção coronal oblíqua de máxima intensidade de um ARM, com contraste do arco aórtico. Note as múltiplas estenoses nos vasos do arco, mais severas nas artérias carótida comum proximal esquerda *(seta)* e subclávia direita *(ponta de seta)*.

so periaórtico. As cavidades do abscesso podem ser semelhantes a um falso aneurisma com a cavidade comunicando-se com a aorta. RM pode mostrar um fluxo derramando-se na cavidade, o que implica em comunicação com a luz aórtica (Fig. 29-20). RM pode ser usada para monitorar a progressão das cavidades destes abscessos.

AORTITE

Na aortite, RM e TCMD podem mostrar espessamento mural bem como estenose, oclusão ou dilatação da aorta e seus ramos (Fig. 29-21). A arterite de Takayasu é caracterizada pelo espessamento da parede da aorta ou dos vasos do arco com estenose da aorta torácica inferior ou da aorta abdominal, melhor representada em RM. Em pacientes na fase aguda da aortite, RM-SE com contraste demonstram espessamento e acentuação da parede aórtica (Fig. 29-22). RM e TCMD podem ser de especial valor em pacientes com severa estenose ou oclusão dos vasos do arco ou da aorta abdominal, porque a passagem de um cateter angiográfico pelo interior da aorta torácica pode ser particularmente difícil. Angio-RM e TCMD com contraste desempenham um importante papel na avaliação de pacientes com aortite, porque as seqüências SE e RM GRE têm precisão limitada para identificar estenoses de ramos arteriais aórticos e vasos mais periféricos.

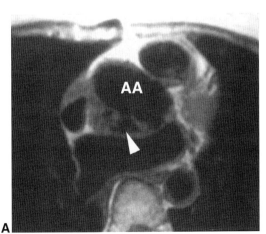
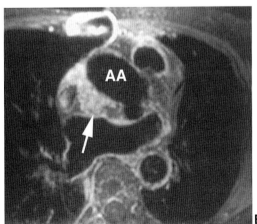

FIG. 29-20. Abscesso periaórtico e pseudoaneurisma. **A.** Imagem axial por RM acoplada ao ECG mostra um pseudo-aneurisma *(ponta de seta)* da aorta ascendente *(AA)* secundário a um abscesso periaórtico. **B.** Imagem por axial *ECG-gated* e contrastada com gadolínio demonstra realce periaórtico *(seta)* no local do abscesso.

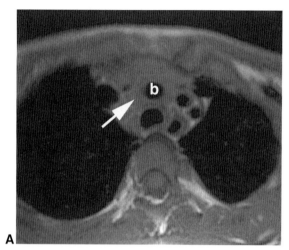 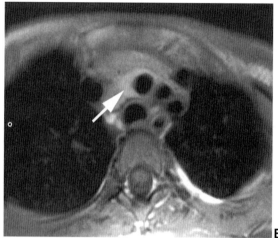

FIG. 29-22. Arterite de Takayasu: fase ativa. Sem contraste (**A**) e com contraste (**B**). Imagens de RM acoplada ao ECG axial *spin*-eco mostra espessamento e realce *(setas)* da parede da artéria braquiocefálica *(b)*.

NEOPLASIA AÓRTICA TORÁCICA

Envolvimento secundário da aorta por um tumor mediastinal ou carcinoma broncogênico pode ocorrer. Imagens por TC e RM podem mostrar envolvimento da aorta capaz de tornar o tumor inoperável. Neoplasias aórticas primárias são raras e incluem angiossarcoma ou sarcoma de células fusiformes.

A neoplasia aórtica pode manifestar-se como massa irregular projetando-se para o interior da luz do vaso. TCMD e RM podem redefinir a extensão intravascular e a perivascular da neoplasia. Achados que sugerem envolvimento tumoral secundário são o espessamento irregular da parede aórtica, massa intraluminal e extensão tumoral no entorno maior que 180 graus da circunferência aórtica.

COMPLICAÇÕES DE ENXERTOS AÓRTICOS

RM e TCMD podem ser usadas para mostrar complicações de enxertos colocados na aorta torácica. Complicações pós-operatórias sérias incluem deiscência de sutura, mais comumente presente na anastomose proximal. Deiscência de sutura pode causar formação de pseudo-aneurisma; pseudo-aneurisma no local de reimplante de artéria coronária pode causar isquemia e enfarte miocárdicos. Aneurisma e dissecção podem ocorrer, também, especialmente em pacientes com necrose cística medial.

RM e TCMD são úteis para identificar pseudo-aneurismas, hemorragias periaórticas no período pós-operatório precoce ou tardio, e infecção do enxerto. A habilidade da RM para retratar patologia extraluminal bem como intraluminal é uma vantagem bem definida sobre a angiografia. Em imagens de RM axial ou TCMD, um pseudo-aneurisma sacular pode não ser identificado tão prontamente, porque esta lesão pode causar ligeira dilatação aórtica. Portanto, um aneurisma fusiforme pode ser mostrado mais efetivamente pela angio-RM em plano sagital ou em plano oblíquo sagital ou por reconstruções em TCMD.

LEITURA SELECIONADA

Chung JW, Park JH, Im JG, et al. Spiral CT angiography of the thoracic aorta. Radiographics 1996;16:811-824.

Dyer DS, Moore EE, Mestek MF, et al. Can chest CT be used to exclude aortic injury? Radiology 1999;213:195-202.

Ganaha F, Miller DC, Sugimoto K, et al. Prognosis of aortic intramural hematoma with and without penetrating atherosclerotic ulcer: a clinical and radiological analysis. Circulation 2002;106:342-348.

Khan IA, Nair CK. Clinical, diagnostic, and management perspectives of aortic dissection. Chest 2002;122:311-328.

Krinsky GA, Rofsky NM, DeCorato DR, et al. Thoracic aorta: comparison of gadolinium-enhanced three-dimensional MR angiography with conventional MR imaging. Radiology 1997;202:183-193.

Laissy JP, Blanc F, Soyer P, et al. Thoracic aortic dissection: diagnosis with transesophageal echocardiography versus MR imaging. Radiology 1995;194:331-336.

Levy JR, Heiken JP, Gutierrez FR. Imaging of penetrating atherosclerotic ulcers of the aorta. AJR Am J Roentgenol 1999;173:151-154.

Prince MR, Narasimham DL, Jacoby WT, et al. Three dimensional gadolinium-enhanced MR angiography of the thoracic aorta. AJR Am J Roentgenol 1996;166:1387-1397.

Winkler ML, Higgins CB. Magnetic resonance imaging of perivalvular infectious pseudoaneurysms. AJR Am J Roentgenol 1986;147:253-256.

CAPÍTULO 30

RADIOGRAFIA DA DOENÇA CARDÍACA ADQUIRIDA

CHARLES B. HIGGINS

A radiografia de tórax é um dos primeiros pontos de partida na avaliação da doença cardíaca, fornecendo a primeira indicação da presença de doença cardíaca, porém, com maior freqüência, é utilizada para determinar a gravidade de doença preexistente ou suspeita. A gravidade de algumas doenças cardíacas é logo percebida na radiografia de tórax, enquanto outras importantes doenças causam pequena ou nenhuma alteração nos vasos pulmonares ou na silhueta cardíaca. Conseqüentemente, a radiografia torácica tem apenas um valor limitado na avaliação de algumas doenças, enquanto em outras servem como um dos critérios mais sensíveis e confiáveis no acompanhamento da evolução da doença. A propensão de diversas doenças cardíacas para causar substancial cardiomegalia serve como uma linha divisória importante no sistema utilizado para distinguir algumas doenças cardíacas adquiridas.

ABORDAGEM DA RADIOGRAFIA DE TÓRAX NA DOENÇA CARDÍACA ADQUIRIDA

Uma abordagem sistemática é dirigida no sentido de discernir sobre os achados pertinentes nas radiografias e, para cada achado, estreitar a lista de considerações diagnósticas. Uma abordagem não sistemática pode levar a um risco desnecessário de se falhar na avaliação de aspectos relevantes da anatomia cardiovascular.

Uma abordagem sistemática em cinco passos permite o exame ordenado da radiografia de tórax, e a cada passo é possível estreitar as possibilidades diagnósticas (Figs. 30-1 e 30-2). Uma classificação radiográfica de doença cardíaca adquirida é usada em associação com a avaliação dos cinco passos (ver Fig. 30-2; Quadro 30-1).

Os cinco passos na avaliação da radiografia de tórax em pacientes com suspeita de doença cardíaca são (1) estruturas musculoesqueléticas torácicas, (2) vascularidade pulmonar; (3) tamanho global do coração, (4) dilatação de câmaras específicas, e (5) grandes artérias (aorta ascendente, botão aórtico, segmento pulmonar arterial principal).

■ Estrutura Musculoesquelética Torácica

O exame da parede torácica revela evidências de cirurgias prévias, como deformidades nas costelas ou no esterno, além de suturas metálicas. Deformidades no esterno tais como *pectus* podem servir como uma indicação para lesões cardíacas associadas a elas, como síndrome de Marfan e prolapso da válvula mitral; ou talvez a deformidade seja responsável por um murmúrio cardíaco ou mesmo por sintomas causados por compressão cardíaca. A redução do diâmetro ântero-posterior do tórax pode ser causada pela retificação da coluna dorsal (síndrome da "coluna reta") ou por *pectus excavatum*. Um diâmetro ântero-posterior estreito é definido como uma distância entre o esterno e a margem anterior do corpo vertebral menor que 8 cm e uma relação do diâmetro transverso (determinado pela imagem de frente) com o diâmetro ântero-posterior (determinado pela imagem de perfil) maior que 2,75. O diâmetro ântero-posterior é o diâmetro máximo que vai da superfície inferior do esterno até a margem anterior do corpo vertebral.

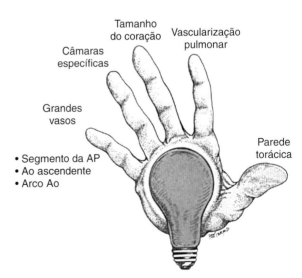

FIG. 30-1. Abordagem dos cinco passos na análise da radiografia de tórax na doença cardíaca.

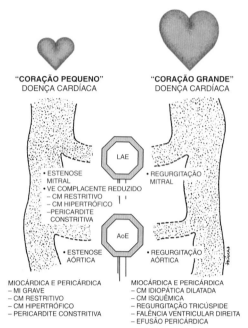

FIG. 30-2. Etapas do diagnóstico de lesões cardíacas hemodinamicamente importantes. Sinalização marcando as radiografias torácicas guiam a análise.

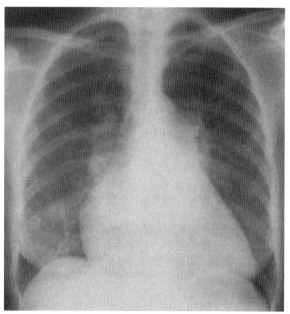

FIG. 30-3. Hipertensão venosa pulmonar em doença da válvula mitral. A radiografia mostra a redistribuição de fluxo sanguíneo pulmonar (vasos do lobo superior maiores do que os vasos do lobo inferior) indicando grau I de hipertensão venosa pulmonar. Cardiomegalia e retificação da margem cardíaca superior esquerda indicando dilatação do átrio esquerdo.

■ Vascularidade Pulmonar (Edema Pulmonar)

Existem 3 passos para determinar a vascularidade pulmonar: o tipo de anormalidade (maior circulação arterial pulmonar *versus* hipertensão venosa pulmonar); a gravidade da anormalidade vascular pulmonar; e a determinação da simetria, assimetria ou mesmo natureza focal da anormalidade. Em pacientes com doença cardíaca adquirida, o tipo de anormalidade geralmente é hipertensão venosa pulmonar (HVP). Os principais sinais de HVP são aumento ou igualdade dos diâmetros dos vasos dos lobos superiores se comparados aos inferiores; perda dos contornos ou da clara visualização da artéria pulmonar do lobo inferior direito; proeminência do interstício pulmonar, especialmente o aparecimento das linhas A e B de Kerley; margens vasculares pulmonares e/ou vasos hilares pouco distintos; perda do ângulo hilar direito; e preenchimento alveolar (Figs. 30-3 a 30-6). Depois de repetidos episódios de edema pulmonar em casos prolongados de doença da válvula mitral, linhas intersticiais permanentes ou nódulos ossificados podem aparecer. Nódulos ossificados são pequenos focos de metaplasia óssea que aparecem nos

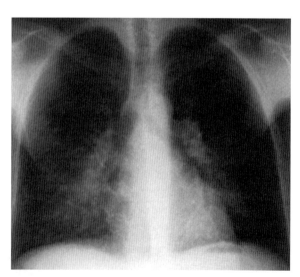

FIG. 30-4. Edema pulmonar intersticial após infarto agudo do miocárdio. A radiografia mostra edema pulmonar intersticial com linhas B de Kerley, margens vasculares indistintas e espessamento peribrônquico.

QUADRO 30-1 CLASSIFICAÇÃO RADIOGRÁFICA DE DOENÇA CARDÍACA ADQUIRIDA

Coração pequeno (C/T < 0,55)	Coração grande (C/T > 0,55)
Estenose aórtica	Insuficiência aórtica
Hipertensão arterial	Insuficiência mitral
Estenose mitral	Insuficiência da tricúspide
Infarto agudo do miocárdio	Estados hipervolêmicos
Cardiomiopatia hipertrófica	Cardiomiopatia congestiva
Cardiomiopatia restritiva	Cardiomiopatia isquêmica
Pericardite constritiva	Derrame pericárdico
	Massa paracardíaca

ABORDAGEM DA RADIOGRAFIA DE TÓRAX NA DOENÇA CARDÍACA ADQUIRIDA

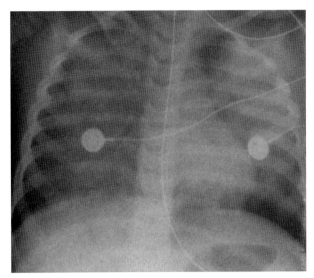

FIG. 30-5. Edema pulmonar não cardíaco. Edema pulmonar alveolar com coração de tamanho normal em criança após afogamento.

> **QUADRO 30-2** SINAIS DE HIPERTENSÃO VENTRICULAR PULMONAR EM DECORRÊNCIA DO GRAU DE GRAVIDADE
>
> **Grau I: redistribuição vascular**
> Igual nos vasos dos lobos superiores e inferiores
> Vasos dos lobos superiores maiores
> **Grau II: edema intersticial**
> Linhas A ou B de Kerley
> Proeminência aumentada do interstício
> Espessamento peribrônquico
> Perda do ângulo hilar
> Aumento e perda das características dos hilos
> Edema subpleural (maior espessura da pleura)
> Perda de visibilidade de grande parte do ramo descendente da artéria pulmonar direita
> **Grau III**
> Sombras acinares confluentes (edema alveolar pulmonar)
> Preenchimento alveolar peri-hilar
> Preenchimento alveolar do lobo inferior ou mais generalizada

pulmões somente depois de vários episódios de edema e HVP crônica. Focos de hemossiderina podem formar nódulos fibróticos em pacientes que apresentaram vários episódios de edema, bem como após vários episódios de hemorragia pulmonar.

A gravidade da HVP pode ser determinada pela observação dos sinais. Na radiografia, a intensidade da HVP pode ser dividida em 3 graus: grau I (redistribuição do volume sanguíneo pulmonar); grau II (edema pulmonar intersticial); grau III (edema pulmonar alveolar; Quadro 30-2). A pressão venosa pulmonar (ou pressão média em cunha atrial esquerda) associada com edema varia dependendo da disfunção cardíaca ser aguda ou crônica (Quadro 30-3). A pressão venosa em doença crônica é maior, aproximadamente 5 mmHg, para cada grau de HVP se comparada à da doença aguda.

HVP Assimétrica

A distribuição assimétrica da HVP ou edema pulmonar levanta uma vasta possibilidade de diagnósticos (Quadro 30-4, Fig. 30-7). A causa mais comum desta assimetria é provavelmente gravitacional; pacientes com doença cardíaca freqüentemente dormem sobre seu lado direito em virtude da conscientização da evidente pulsação à esquerda (ponto proeminente de impulso máximo na presença de cardiomegalia). A segunda causa mais freqüente é doença pulmonar preexistente como doença pulmonar obstrutiva crônica, a qual destrói partes do leito vascular pulmonar. Edema ou distensão venosa pulmonar aparece na porção pulmonar normal ou naquela com menor gra-

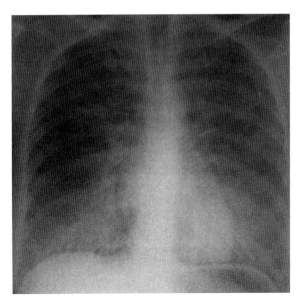

FIG. 30-6. Edema pulmonar alveolar com coração de tamanho normal em paciente com mixoma no átrio esquerdo obstruindo a válvula mitral.

> **QUADRO 30-3** CORRELAÇÃO ENTRE PRESSÃO (Média)[a] ATRIAL ESQUERDA E GRAU DE HIPERTENSÃO VASCULAR PULMONAR
>
> | | Pressão no átrio esquerdo ||
> | | Doença aguda (infarto do miocárdio) | Doença crônica (estenose mitral) |
> |---|---|---|
> | Grau I | 12-19 mmHg | 15-25 mmHg |
> | Grau II | 20-25 mmHg | 25-30 mmHg |
> | Grau III | > 25 mmHg | > 30 mmHg |
>
> [a]Pressão média no átrio esquerdo é geralmente inferida pela pressão média em cunha pulmonar. Correlação entre a pressão atrial esquerda e sinais radiográficos de edema pulmonar somente é justa em virtude da fase tardia entre mudanças rápidas de pressão e mudanças lentas nas alterações radiográficas.

QUADRO 30-4 — EDEMA PULMONAR UNILATERAL

Gravitacional
Doença pulmonar crônica (enfisema)
Obstrução arterial pulmonar unilateral
    Doença tromboembólica
    Obstrução extrínseca de artéria pulmonar
    Câncer pulmonar, aneurisma aórtico torácico, fibrose no mediastino
Obstrução venosa pulmonar unilateral
    Tumor no átrio esquerdo
    Tumor mediastinal encapsulando veias pulmonares
    Fibrose no mediastino
Edema pulmonar reexpandido
    Pós-pneumotórax, pós-toracocentese

QUADRO 30-5 — EDEMA PULMONAR NÃO-CARDIOGÊNICO

Afogamento
Asfixia
Obstrução de vias aéreas superiores
Altitude elevada
Pressão intracraniana elevada
Edema pulmonar reexpandido
Gases nocivos
    Inalação de fumaça
    Dióxido nitroso (doença dos trabalhadores de silos)
    Dióxido sulfúrico
    Outros
Drogas
    Aspirina
    Valium, librium, barbitúricos, heroína, cocaína, metadona
Venenos – paration
Reação à transfusão sanguínea
Reação ao meio de contraste
Síndrome da Angústia Respiratória do Adulto

vidade em seu comprometimento. Edema pulmonar unilateral pode ocorrer contralateralmente a uma artéria pulmonar estenótica grave ou ocluída. Este edema unilateral pode aparecer contralateralmente a uma embolia pulmonar, ou uma estenose arterial pulmonar causada por anomalias congênitas (estenose arterial do ramo pulmonar, interrupção proximal ou agenesia de uma artéria pulmonar) ou doenças adquiridas (carcinoma broncogênico, arterite de Takayasu, mediastinite fibrosante, tumores no mediastino). Edema unilateral menos freqüente pode ser causado por obstrução unilateral das veias pulmonares devido a tumores pulmonares ou no mediastino, tumores primários ou secundários do coração e pericárdio, fibrose mediastinal, e complicações do procedimento de Mustard e outros procedimentos utilizados no tratamento das doenças congênitas do coração. Finalmente, edema pulmonar induzido por insuflação de um pulmão previamente colapsado ou após toracocentese deve ser considerado.

Edema pulmonar pode ocorrer na ausência de doença cardíaca preexistente. Este edema não-cardiogênico geralmente é conseqüência de dano na membrana alveolar-capilar, causando um extravasamento de líquido para o pulmão com pressão venosa pulmonar e pressão oncótica capilar ou quase normais. Uma lista parcial mostrando várias situações nas quais isto acontece pode ser vista no Quadro 30-5.

■ Tamanho Geral do Coração

Doença cardíaca adquirida pode ser dividida em dois grupos, dependendo da presença ou ausência de substancial cardiomegalia. A doença cardíaca do "coração pequeno" está associada a um coração de tamanho normal ou somente uma leve cardiomegalia. Para fins de nossa discussão, definiremos um índice cardiotorácico (IC) menor que 0,55 como consistente com este grupo de lesões. A escolha de 0,55 obviamente é um tanto arbitrária. O IC é calculado usando a convenção de medida do diâmetro torácico como a distância da margem interna das costelas, ao nível do ápice do hemidiafragma direito, e o diâmetro cardíaco como a distância horizontal entre as margens mais à direita e mais à esquerda da sombra cardíaca. O segundo grupo, chamado de doença cardíaca do "coração grande", é caracterizado por substancial cardiomegalia (IC maior que 0,55).

Os fatores fisiopatológicos associados à doença do "coração pequeno" são sobrecarga de pressão e redução da complacência ventricular. Os fatores fisiopatológicos associados à doença do "coração grande" são sobrecar-

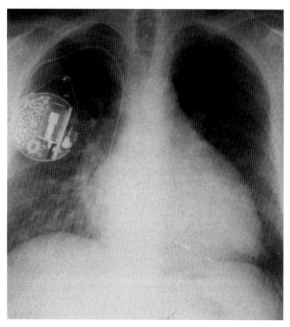

FIG. 30-7. Edema pulmonar assimétrico. Edema pulmonar unilateral em paciente com tumor metastático obstruindo seletivamente as veias pulmonares direitas. Note a grande densidade do campo inferior direito do pulmão.

ABORDAGEM DA RADIOGRAFIA DE TÓRAX NA DOENÇA CARDÍACA ADQUIRIDA

ga de volume e falência do miocárdio. Derrame pericárdico também está incluído neste grupo.

As lesões cardíacas incluídas nos dois grupos estão listadas no Quadro 30-1. Os principais tipos de sobrecarga de pressão nas doenças adquiridas são estenose mitral, aórtica e hipertensão. Os principais tipos de sobrecarga de volume nas doenças adquiridas são insuficiência aórtica, mitral, e tricúspide e estados hipervolêmicos. Doenças cardíacas que provocam redução da complacência ventricular ou resistência à expansão total dos ventrículos são infarto agudo do miocárdio, cardiomiopatia hipertrófica, cardiomiopatia restritiva e pericardite constritiva.

■ Dilatação de Câmara Específica

Enquanto o quarto passo da avaliação da radiografia de tórax não for atingido, não se deve tentar determinar se há dilatação de uma câmara específica. Uma observação crítica é a identificação da dilatação do átrio esquerdo. Também é útil determinar qual ventrículo está dilatado ou se ambos estão. Algumas vezes, não é possível determinar precisamente o tipo de dilatação ventricular pela radiografia de tórax. A seguir, estão descritos os sinais radiográficos observados em cada câmara cardíaca dilatada.

Dilatação do Átrio Esquerdo

1. Densidade dupla retrocardíaca direita. Distância do meio da densidade dupla (margem lateral do átrio esquerdo) para o meio do brônquio esquerdo é menor do que 7 cm em mais de 90% dos pacientes normais e maior do que 7 cm em 90% de pacientes com dilatação do átrio esquerdo, provado

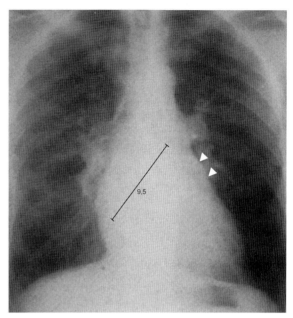

FIG. 30-9. Duplo arco à esquerda na insuficiência mitral. A dimensão do átrio esquerdo é o comprimento de uma linha do meio da densidade dupla até a margem medial do brônquio esquerdo. Um valor acima de 7 cm indica dilatação do átrio esquerdo. Note, também, dilatação do apêndice atrial esquerdo *(pontas de seta)*.

por ecocardiografia (Figs. 30-8 e 30-9). Em casos graves de dilatação do átrio esquerdo, a sua margem direita pode estender-se mais para a direita do que para a margem do átrio direito (Fig. 30-10).

2. Dilatação do apêndice atrial esquerdo. É vista como uma saliência ao longo da margem cardíaca esquerda bem abaixo do segmento principal da artéria pulmonar (Figs. 30-8 a 30-10). Tendo o brônquio esquerdo como um ponto de referência, a saliência acima dele é o principal segmento arterial pulmonar, enquanto a saliência ao nível e/ou logo abaixo do brônquio esquerdo é o apêndice do átrio esquerdo.

3. Deslocamento da carina e/ou elevação do brônquio esquerdo (Figs. 30-10 e 30-11).

4. Orientação horizontal da porção distal do brônquio esquerdo.

5. Deslocamento posterior do brônquio para o lobo superior esquerdo (ver Fig. 30-11). Na radiografia de perfil, a sombra circular do brônquio do lobo superior direito e brônquio esquerdo está localizada dentro da coluna aérea traqueal. A dilatação do átrio esquerdo causa deslocamento posterior do brônquio esquerdo neste nível, ficando além do plano da traquéia.

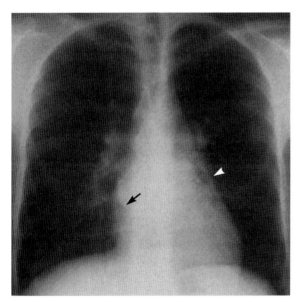

FIG. 30-8. Estenose mitral causando dilatação do átrio esquerdo. Convexidade discreta ao longo da margem cardíaca superior esquerda é causada pela dilatação do apêndice atrial esquerdo *(ponta de seta)*. Note densidade dupla retrocardíaca direita *(seta)* causada por dilatação da câmara atrial esquerda.

Dilatação do Átrio Direito

1. Saliência lateral da margem direita do coração na radiografia póstero-anterior (ver Fig. 30-11)

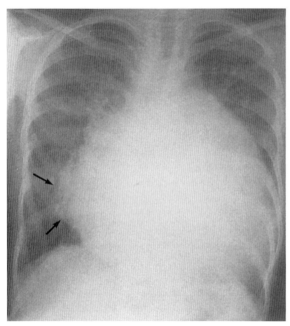

FIG. 30-10. Insuficiência mitral. Nota-se cardiomegalia e dilatação marcada do átrio esquerdo com hipertensão ventricular pulmonar. O átrio esquerdo está dilatado a ponto de formar a margem direita do coração na imagem frontal *(setas)*.

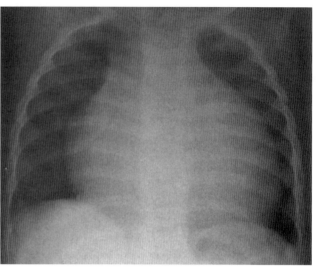

FIG. 30-12. Insuficiência tricúspide. Grave dilatação do átrio direito é evidenciada pelo alongamento da sombra atrial direita. O comprimento da margem do átrio direito excede a 60% da altura das estruturas cardiovasculares mediastinais.

2. Alongamento da margem direita do coração na imagem póstero-anterior. Uma regra básica é que uma margem atrial direita excedendo 60% do comprimento da sombra cardiovascular mediastinal é um sinal de substancial dilatação do átrio direito (Fig. 30-12).

Dilatação do Ventrículo Esquerdo

1. Na imagem póstero-anterior, deslocamento para esquerda e para baixo do ápice cardíaco. O vetor da dilatação do ventrículo esquerdo está para a esquerda e para baixo se comparado com o vetor da dilatação do ventrículo direito, que está apenas para a esquerda ou ainda para a esquerda e para cima (Figs. 30-13 e 30-14).

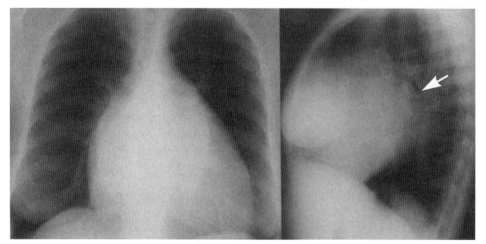

FIG. 30-11. Insuficiência mitral e tricúspide. Radiografias frontal (**esquerda**) e lateral (**direita**) mostram densidades duplas acentuadas em ambos os lados da coluna em virtude da dilatação marcada do átrio esquerdo. Dilatação do átrio direito é mostrada pelo aumento da convexidade à direita na imagem frontal. Margem cardíaca superior esquerda proeminente na imagem frontal é causada por dilatação das vias de saída do ventrículo direito. Imagem lateral mostra deslocamento posterior do brônquio esquerdo *(seta)* causado pelo átrio esquerdo dilatado e obliteração do espaço retrocardíaco causado pela dilatação do ventrículo direito.

ABORDAGEM DA RADIOGRAFIA DE TÓRAX NA DOENÇA CARDÍACA ADQUIRIDA

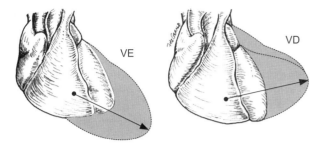

FIG. 30-13. "Vetores de dilatação" para os ventrículos direito e esquerdo. Para a dilatação do ventrículo esquerdo, *(VE)* o vetor é direcionado para a esquerda e caudal. Para a dilatação do ventrículo direito *(VD)*, o vetor é direcionado para a esquerda ou para a esquerda e levemente cranial.

2. Na imagem de perfil, a margem posterior do coração está deslocada posteriormente. O sinal de Hoffman-Rigler é medido 2 cm acima da interseção do diafragma e da veia cava inferior. Uma medição positiva de dilatação do ventrículo esquerdo é uma margem posterior do coração estendendo-se além de 1,8 cm atrás da sombra da veia cava inferior, neste nível.

Dilatação do Ventrículo Direito

1. Na imagem póstero-anterior, a margem esquerda do coração está deslocada lateralmente de forma direta ou lateral e ligeiramente de modo superior (ver Fig. 30-13). Em algumas situações, isto causa

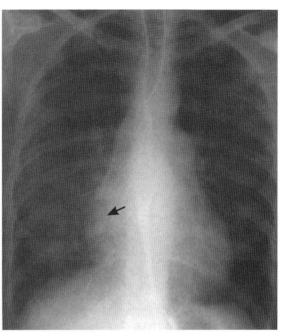

FIG. 30-15. Estenose mitral com hipertensão arterial pulmonar e edema pulmonar intersticial. Cardiomegalia é causada pela dilatação do ventrículo direito. O vetor de dilatação do ventrículo é diretamente lateral, indicando dilatação do ventrículo direito. A porção mais lateral do ápice está localizada acima do diafragma. A dilatação do átrio esquerdo está indicada pelo duplo arco à direita *(seta)*. Hipertensão arterial pulmonar está indicada pela dilatação arterial pulmonar.

deslocamento do ápice cardíaco para cima (Fig. 30-15); na forma extrema isto causa o "formato de bota" (Fig. 30-16).

2. Na imagem de perfil, o espaço retroesternal está ocupado pelo ventrículo direito dilatado. A dilatação do ventrículo direito é inferida pelo contato da margem direita do coração maior do que 1/3 do comprimento do esterno. Uma proeminente convexidade na margem cardíaca anterior em vez de uma superfície lisa habitual é um sinal precoce da dilatação do ventrículo direito.

Sinais Indicativos de Lesões das Válvulas Cardíacas

Na radiografia de tórax existem três sinais que chamam atenção para certa válvula cardíaca:

1. Dilatação do átrio esquerdo.
2. Dilatação da aorta ascendente.
3. Dilatação do átrio direito.

Estes sinais apontam especificamente para o seguinte:

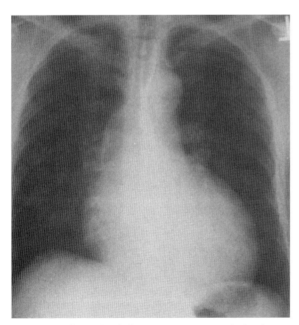

FIG. 30-14. Insuficiência aórtica. O contorno ventricular é aumentado ao longo do vetor esquerdo ínfero-lateral, fazendo com que o ápice se incline sobre o hemidiafragma esquerdo. A concavidade ao longo da margem cardíaca superior esquerda indica que o ventrículo direito não está dilatado. Existe a dilatação da aorta torácica.

1. Válvula mitral (átrio esquerdo).
2. Válvula aórtica (aorta ascendente).
3. Válvula tricúspide (átrio direito).

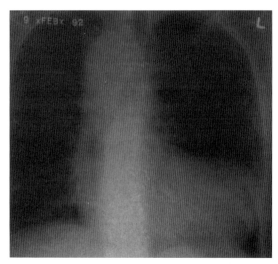

FIG. 30-16. Tetralogia de Fallot após correção total com insuficiência pulmonar grave. Dilatação substancial do ventrículo direito está evidente. O vetor de dilatação do ventrículo é para a esquerda e cranial, causando levantamento do ápice em relação ao diafragma. Note o arco aórtico à direita.

Utilizando nosso sistema de classificação (doença do "coração grande" *versus* "coração pequeno") e aplicando os sinais descritos, podemos analisar a radiografia de tórax de acordo com o diagrama de fluxo mostrado na Fig. 30-2. Este esquema, obviamente, funciona bem com doenças que causem alterações típicas no Raios X de tórax. Claro que uma lesão cardíaca específica nem sempre causa aspectos típicos devido a outras anormalidades associadas, ou porque a lesão é muito leve, ou porque não estava presente por tempo suficiente para alterar a morfologia cardíaca num grau perceptível na radiografia torácica.

O esquema pode ser descrito resumidamente considerando um RX de tórax que mostre um coração de tamanho normal ou uma leve cardiomegalia em um paciente com doença cardíaca significante. Isto significa que a lesão pode causar uma sobrecarga na pressão (hipertensão, estenose aórtica ou estenose mitral) ou redução da complacência do ventrículo esquerdo. Se o sinal do átrio esquerdo estiver presente, então a atenção é dirigida para a válvula mitral (ver Fig. 30-8). O diagnóstico pode ser estenose da válvula mitral ou resistência ao esvaziamento do átrio esquerdo. As doenças que reduzem significativamente a complacência do ventrículo esquerdo (e aumentem a sua pressão diastólica) causam resistência ao esvaziamento do átrio esquerdo e por conseqüência causam aumento de seu tamanho. Doenças que podem reduzir a complacência do VE são cardiomiopatia hipertrófica, cardiomiopatia restritiva e pericardite constritiva. Infarto agudo do miocárdio pode, também, reduzir a complacência do VE, mas em geral o período de tempo não é suficiente para causar dilatação do átrio esquerdo. Qualquer causa de hipertrofia do VE, se for suficientemente grave, pode reduzir a sua complacência.

Se a aorta ascendente estiver dilatada, então este sinal aponta para a válvula aórtica, indicando estenose aórtica (Fig. 30-17). Hipertensão sistêmica pode produzir um aspecto similar, embora geralmente cause mais dilatação de toda a aorta torácica do que só da aorta ascendente. Se nenhum sinal for identificado, provavelmente o diagnóstico não será de lesão valvular. A ausência de sinais deve dirigir a atenção para uma doença que esteja atingindo diretamente o miocárdio ou pericárdio, tais como infarto agudo do miocárdio, cardiomiopatia hipertrófica, cardiomiopatia restritiva e pericardite constritiva. No entanto, mesmo estas últimas doenças,

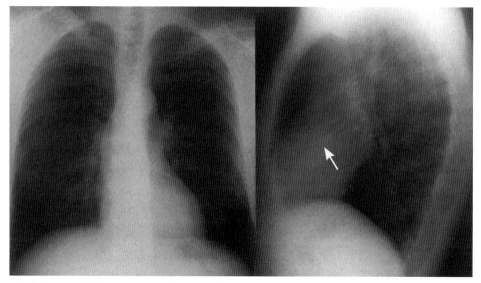

FIG. 30-17. Estenose aórtica com calcificação em homem com 43 anos de idade. Radiografia de frente (**esquerda**) mostra um aspecto quase normal exceto pelo aumento da aorta ascendente. Imagem de perfil (**direita**) demonstra grande calcificação *(seta)* da válvula aórtica.

ASPECTOS RADIOGRÁFICOS DE LESÕES CARDÍACAS ESPECÍFICAS

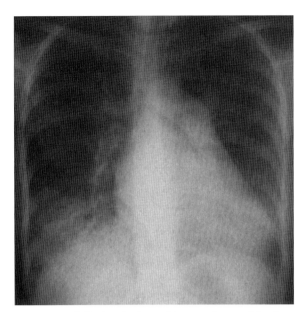

FIG. 30-18. Insuficiência mitral com hipertensão arterial pulmonar. Nota-se cardiomegalia e dilatação do ventrículo e do átrio esquerdos. A dilatação arterial pulmonar indica hipertensão arterial pulmonar. Nota-se, também, pneumonia no lobo inferior direito.

algumas vezes, podem induzir dilatação do átrio esquerdo, como descrito anteriormente.

A avaliação para um paciente sofrendo de substancial cardiomegalia deve adotar os seguintes passos. O "coração grande" sugere que existe ou uma lesão por sobrecarga de volume (insuficiência valvular) ou falência do miocárdio ou derrame pericárdico. Estados hipervolêmicos representam certamente uma sobrecarga de volume e podem causar substancial cardiomegalia, porém algumas vezes causam apenas cardiomegalia leve. Se a

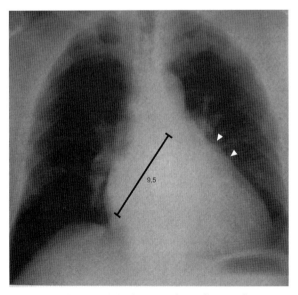

FIG. 30-19. Insuficiência mitral causando cardiomegalia e dilatação do ventrículo e átrio esquerdos. Note o apêndice atrial esquerdo dilatado (pontas de seta). Dimensão do átrio esquerdo é de 9,5 cm.

dilatação do átrio esquerdo é notada, então os sinais apontam insuficiência mitral (Figs. 30-18 e 30-19). Se a aorta ascendente estiver dilatada na doença do "coração grande", então este sinal indica insuficiência aórtica (ver Fig. 30-14). Se o átrio direito estiver dilatado, então este sinal indica insuficiência tricúspide (ver Fig. 30-11). Insuficiência pulmonar adquirida é uma condição rara, exceto como conseqüência de uma operação para obstrução do trato de saída do ventrículo direito, e não é considerada neste esquema. Se não houver a presença de sinais, então as considerações diagnósticas favorecidas são cardiomiopatia (dilatada) congestiva ou derrame pericárdico.

ASPECTOS RADIOGRÁFICOS DE LESÕES CARDÍACAS ESPECÍFICAS

■ Estenose Aórtica

A estenose aórtica é uma lesão causada por sobrecarga de pressão para a qual o mecanismo de compensação é a hipertrofia concêntrica do VE (Quadro 30-6). A hipertrofia concêntrica do VE causa uma pequena redução no volume do mesmo, porém causa um pequeno aumento no tamanho geral do coração. Consequentemente, a estenose aórtica é uma doença claramente associada à doença do "coração pequeno". O aumento cardíaco é inexistente ou pequeno. O aspecto radiográfico característico é dilatação da aorta ascendente (ver Figs. 30-17, 30-20 e 30-21). Geralmente, a vascularidade pulmonar também é normal durante o curso da estenose aórtica. Entretanto, na fase descompensada da doença, pode haver evidência de hipertensão venosa pulmonar (HVP) em virtude de falência do VE. Ocasionalmente, quando a hipertrofia do VE reduz a sua complacência consideravelmente, pode também haver sinais de HVP, mesmo na ausência da dilatação do VE.

■ Hipertensão

A doença hipertensiva é uma lesão de sobrecarga de pressão e consequentemente associada ao coração de tamanho normal durante a fase compensada desta doença (Quadro 30-7; Fig. 30-22). A gravidade ou mesmo a presença da hipertrofia do VE não é confiável se determinada pela radiografia do tórax.

QUADRO 30-6	ASPECTOS RADIOGRÁFICOS EVIDENTES DE ESTENOSE AÓRTICA

Dilatação da aorta ascendente em virtude de dilatação pós-estenótica (ver Figs. 30-17 e 30-20)
Cardiomegalia ausente ou leve em estágios de compensação
Cardiomegalia substancial somente após a ocorrência de falência do miocárdio
Nenhuma hipertensão venosa pulmonar ou edema pulmonar é observado na maior parte da evolução desta doença
Calcificação da válvula aórtica pode ser vista em radiografia, porém é mais bem observada na TC (ver Fig. 30-21)

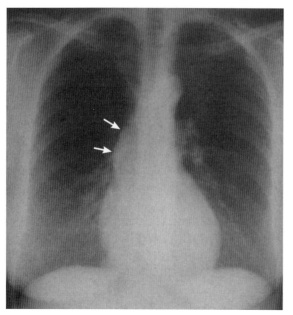

FIG. 30-20. Estenose aórtica. Radiografia frontal mostra tamanho normal do coração e vascularidade pulmonar normal. A única anormalidade neste paciente de 40 anos é a dilatação da aorta ascendente *(setas)*. O arco aórtico posterior apresenta tamanho normal.

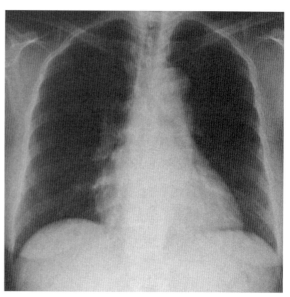

FIG. 30-22. Hipertensão sistêmica. Imagem frontal mostra cardiomegalia na margem e proeminência de toda a aorta torácica.

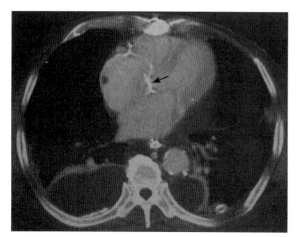

FIG. 30-21. Imagem de TC mostra calcificação da válvula aórtica *(seta)* em paciente com estenose da válvula aórtica.

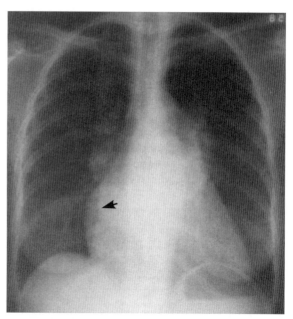

FIG. 30-23. Estenose mitral. Radiografia torácica frontal mostra dilatação do átrio esquerdo e ventrículo direito. Dilatação do átrio esquerdo está indicada pela densidade dupla retrocardíaca direita *(seta)* na radiografia de frente. Nota-se hipertensão arterial pulmonar demonstrada pela dilatação das artérias pulmonares principal e central. A aorta torácica é inconspícua. Dilatação do ventrículo direito está indicada pelo deslocamento lateral da margem ventricular (levantamento do ápice) na imagem de frente.

QUADRO 30-7 ASPECTOS RADIOGRÁFICOS EVIDENTES DE HIPERTENSÃO ARTERIAL

Dilatação da aorta-ascendente torácica, arco e aorta descendente (ver Fig. 30-22)

Cardiomegalia ausente ou leve até a ocorrência de falência do miocárdio

Nenhum edema pulmonar ou hipertensão venosa pulmonar até a ocorrência de disfunção diastólica, em virtude de hipertrofia ventricular esquerda grave ou falência do miocárdio

ASPECTOS RADIOGRÁFICOS DE LESÕES CARDÍACAS ESPECÍFICAS

■ Estenose Mitral

Freqüentemente a estenose mitral pode ser diagnosticada pelos aspectos da radiografia de tórax (ver Figs. 30-8, 30-15, 30-23 e 30-24). Da mesma forma, fornece considerável percepção da gravidade da doença. Enquanto a estenose mitral é uma lesão de sobrecarga de pressão que causa pequeno aumento no tamanho geral do coração, durante a primeira fase da doença ela produz dilatação característica do átrio esquerdo e do apêndice atrial esquerdo e produz sinais de HVP (Quadro 30-8).

■ Cardiomiopatia hipertrófica

A radiografia de tórax não é específica nem sensível para o diagnóstico de cardiomiopatia hipertrófica. Mais de 50% dos pacientes com cardiomiopatia hipertrófica apresentam radiografias normais. Poucos pacientes apresentam alguma anormalidade nas radiografias de tórax, que geralmente são vagas e não indicativas para esta doença. Uma vez que alguns pacientes com esta doença apresentam redução na complacência do VE, a radiografia algumas vezes mostra HVP, que freqüentemente é leve. O tamanho do coração geralmente é normal. Em pacientes com redução na complacência do VE, o tamanho atrial esquerdo pode estar dilatado. Aproximadamente 30% dos pacientes com sintomas de cardiomiopatia hipertrófica apresentam associação com insuficiência mitral, que por sua vez pode levar a dilatação do átrio esquerdo. Uns poucos pacientes apresentam uma aparência quadrada na margem cardíaca esquerda. Isto é causado por uma evaginação proeminente da margem superior esquerda do coração. Este aumento focal é conseqüência de uma dilatação exagerada do septo ventricular superior ou de seu trato de saída (Quadro 30-9).

■ Cardiomiopatia Restritiva

Cardiomiopatia restritiva é uma doença relativamente rara, que pode ocorrer numa forma idiopática ou pode ser conseqüência de várias doenças infiltrativas do ventrículo esquerdo. Tipos de processos infiltrativos do ventrículo esquerdo que podem produzir cardiomiopatia restritiva incluem sarcoidose, hemocromatose e amiloidose.

Durante os estágios iniciais da cardiomiopatia restritiva, o tamanho do coração está dentro dos limites normais. Esta cardiomiopatia tem como seu principal déficit fisiológico uma redução da complacência do ventrí-

---

QUADRO 30-8 ASPECTOS RADIOGRÁFICOS EVIDENTES DE ESTENOSE MITRAL

Presença de hipertensão venosa pulmonar ou edema (ver Fig. 30-15)

Edema pulmonar pode ser observado intermitentemente

Cardiomegalia leve é observada em estenose mitral isolada (ver Figs. 30-8, 30-15 e 30-24)

Dilatação do átrio esquerdo é característica (ver Figs. 30-8, 30-15, 30-23, e 30-24)

Dilatação do apêndice atrial esquerdo é freqüente e sugere uma etiologia reumática (ver Figs. 30-8 e 30-24)

Dilatação do ventrículo direito indica algum grau de hipertensão arterial pulmonar ou insuficiência tricúspide associada

Dilatação do segmento arterial pulmonar indica associação com hipertensão arterial pulmonar (ver Fig. 30-23)

Dilatação do ventrículo direito na ausência de proeminência da artéria pulmonar principal sugere associação com insuficiência tricúspide. O átrio direito também é dilatado na regurgitação tricúspide (ver Fig. 30-11)

A aorta ascendente e arco aórtico geralmente são inconspícuos na estenose mitral isolada. Mesmo leve dilatação da aorta torácica levanta dúvidas sobre a associação com doença da válvula aórtica

---

QUADRO 30-9 ASPECTOS RADIOGRÁFICOS EVIDENTES DE CARDIOMIOPATIA HIPERTRÓFICA

Normal na maioria dos pacientes

Cardiomegalia leve e hipertensão venosa pulmonar numa minoria dos pacientes

Dilatação do átrio esquerdo pode ser causada por associação com insuficiência mitral ou redução da complacência ventricular esquerda

Na forma obstrutiva (estenose subaórtica), dilatação da aorta ascendente não é freqüente

Dilatação do ventrículo esquerdo pode ocorrer no estágio final da doença

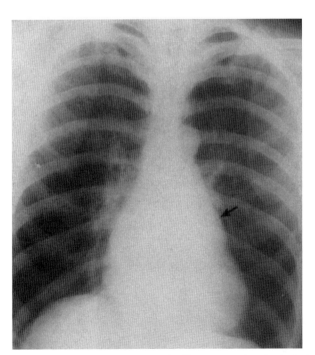

FIG. 30-24. Estenose mitral causando dilatação moderada do átrio esquerdo e apêndice atrial. A parede do apêndice está calcificada (seta).

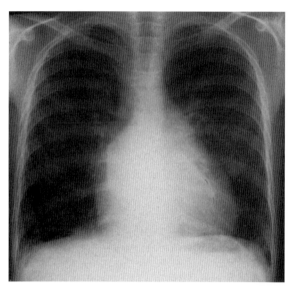

FIG. 30-25. Cardiomiopatia restritiva. Tamanho normal do coração com dilatação do átrio esquerdo.

QUADRO 30-10	ASPECTOS RADIOGRÁFICOS EVIDENTES DE CARDIOMIOPATIA RESTRITIVA

Hipertensão venosa pulmonar é característica
Edema pulmonar pode ocorrer intermitentemente
Tamanho normal do coração ou cardiomegalia leve na maioria dos pacientes (ver Figs. 30-25 e 30-26)
Dilatação do átrio esquerdo (ver Fig. 30-26)
Apêndice atrial esquerdo tipicamente não é dilatado
Cardiomegalia moderada ou grave pode resultar no estágio final da doença

culo esquerdo. Devido à reduzida complacência, freqüentemente ocorre uma elevação na pressão venosa pulmonar, que se reflete na radiografia de tórax como vários graus de HVP (Figs. 30-25 e 30-26). Desta forma, devido à redução da complacência do VE, ocorre uma elevação na pressão atrial esquerda, que pode causar uma dilatação no átrio esquerdo visível na radiografia. Porque as principais características radiográficas desta doença são HVP e dilatação atrial esquerda, a radiografia simples pode mimetizar a aparência de estenose mitral. Nas doenças em estágio avançado, com freqüência pode-se ver algum grau de dilatação no ventrículo esquerdo, que juntamente com a dilatação atrial esquerda geralmente resultam em cardiomegalia de leve a moderada (ver Fig. 30-26). Entretanto, em alguns pacientes a cardiomiopatia restritiva pode evoluir para cardiomiopatia congestiva, que é associada com considerável cardiomegalia e dilatação do VE (Quadro 30-10).

■ Infarto Agudo do Miocárdio

Na maioria dos pacientes apresentando infarto agudo do miocárdio, a radiografia simples é obtida na sala de emergência. A primeira radiografia ou a tirada dentro das 24 h da ocorrência do evento é normal em aproximadamente 50% dos pacientes com infarto agudo inicial. Nos outros 50%, o achado mais freqüente é algum grau de HVP ou edema pulmonar, juntamente com tamanho normal do coração (Fig. 30-27). O déficit fisiológico principal na fase inicial do infarto agudo do miocárdio é uma diminuição abrupta da complacência do VE, o que resulta numa elevação da pressão venosa pulmonar. Esta elevação é refletida na radiografia por graus variados de HVP ou edema pul-

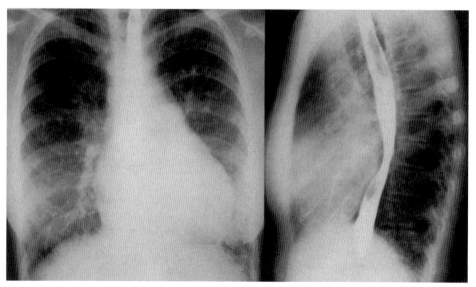

FIG. 30-26. Cardiomiopatia restritiva. Radiografias frontal (**esquerda**) e de perfil (**direita**) mostram edema pulmonar intersticial e dilatação do átrio esquerdo e do ventrículo direito.

ASPECTOS RADIOGRÁFICOS DE LESÕES CARDÍACAS ESPECÍFICAS

monar. Em pacientes sofrendo seu primeiro infarto agudo do miocárdio é raro, mesmo quando o quadro é grave ou eventualmente letal, apresentar cardiomegalia ou dilatação perceptível do VE.

A radiografia simples dá uma idéia da gravidade do infarto agudo do miocárdio. A estimativa da gravidade é determinada pelo grau da HVP. De fato, foi demonstrada uma relação entre o grau de HVP na radiografia simples dentre as primeiras 24 horas e as taxas de sobrevivência iniciais e finais após o início do infarto do miocárdio (Fig. 30-28). A radiografia simples pode, também, ser útil na demonstração de complicações, tais como ruptura cardíaca; derrame pericárdico; aneurisma do ventrículo esquerdo, tanto verdadeiro ou falso; ruptura do músculo papilar e falência cardíaca congestiva intratável.

A radiografia de tórax aparece normal em alguns pacientes que apresentam aneurisma verdadeiro do VE. Entretanto, em muitos pacientes há evidências de uma configuração cardíaca anormal, especialmente uma evaginação anormal ao longo da porção média da margem cardíaca esquerda ou na região do ápice cardíaco (Fig. 30-29). Os contornos anormais geralmente se apresentam nestas regiões porque um dos locais mais comuns do aneurisma verdadeiro do VE é a parede ântero-lateral ou a parede apical do VE. Calcificação da região ântero-lateral do VE é sugestiva de aneurisma (Fig. 30-30). Calcificação numa área de infarto é mais facilmente demonstrada na TC (Fig. 30-31).

Uma evaginação anormal que esteja localizada na parede posterior da parede diafragmática do VE deveria levantar a possibilidade de um falso aneurisma VE (Fig. 30-32). Enquanto somente aproximadamente 5% dos aneurismas verdadeiros do VE atingem a parede dia-

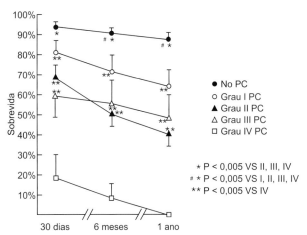

FIG. 30-28. Taxas de sobrevivência 30 dias, 6 meses e 12 meses em relação à gravidade da HVP no RX inicial de pacientes após IAM. Com qualquer grau de HVP, a sobrevivência é diminuída comparada a pacientes sem HVP (De Battler A, Karliner JS, Higgins CB, et al. The initial chest x-ray film in acute myocardial infarction: prediction of early and late mortality and survival. Circulation 1980; 61:1004.)

fragmática superior e parede posterior, estes locais são os mais freqüentes para o falso aneurisma do VE. Conseqüentemente, um contorno anormal ou uma densidade dupla localizada nestes locais podem levar em consideração este diagnóstico. A distinção entre um aneurisma falso e um verdadeiro é importante por causa da conhecida propensão do aneurisma falso ser complicado por uma ruptura posterior. Outros sinais de falso aneurisma visíveis na radiografia simples são um aneurisma muito grande com projeção proeminente para fora da superfície posterior ou diafragmática do coração (ver Fig. 30-32), e um aumento no tamanho do aneurisma em estudos seqüenciais. Um aneurisma falso é mais freqüentemente associado com oclusão, tanto da artéria coronariana direita quanto da circunflexa, enquanto um aneurisma verdadeiro é, com maior freqüência, associado à oclusão da artéria coronariana descendente anterior esquerda.

Ruptura de músculo papilar é um evento grave que, geralmente, causa edema pulmonar agudo e várias vezes intratável. Ruptura parcial do músculo papilar, resultando em insuficiência mitral de pouca gravidade, pode produzir um grau moderado de regurgitação mitral com pequena ou mesmo nenhuma evidência de edema pulmonar. Os achados radiográficos mais preocupantes em ruptura de músculo papilar aguda são edema pulmonar com pequena dilatação do átrio esquerdo ou cardiomegalia. Se o paciente sobreviver por várias semanas ou meses, então graus variáveis de dilatação do átrio esquerdo e cardiomegalia podem estar presentes.

Ruptura pós-infarto do septo ventricular pode produzir uma imagem radiográfica muito similar àquela da insuficiência mitral aguda. Os sinais radiográficos de

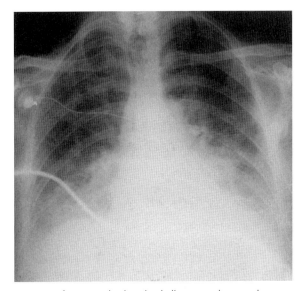

FIG. 30-27. Infarto agudo do miocárdio com edema pulmonar alveolar. Note preenchimento alveolar nas regiões periilares e lobos inferiores com coração do tamanho normal.

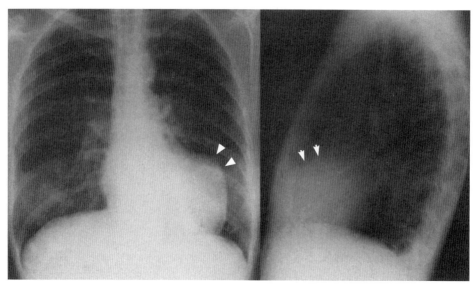

FIG. 30-29. Verdadeiro aneurisma do VE complicando infarto do miocárdio. Imagem frontal (**esquerda**) e de perfil (**direita**). Evaginação anormal da margem esquerda do coração *(pontas de seta)* é típica de um aneurisma envolvendo o segmento apical e/ou ântero-lateral do VE. Imagem de perfil mostra uma densidade dupla anterior *(setas)*, característica de um aneurisma ântero-lateral.

defeito do septo ventricular agudo incluem uma dilatação na proeminência das artérias pulmonares (p. ex., circulação elevada na artéria pulmonar), geralmente edema pulmonar, e graus leves de cardiomegalia. De novo, se o paciente suportar o episódio e sobreviver por várias semanas ou meses, então o grau de cardiomegalia pode ser mais considerável, e pode também haver sinais de dilatação do átrio esquerdo.

A síndrome de Dressler, outra complicação do IAM, ocorre nas primeiras semanas a meses após o infarto. Isto é uma resposta auto-imune a vários antígenos que são liberados durante este evento. Esta resposta auto-imune envolve as superfícies pericárdicas e pleurais, resultando em derrames. Radiografias de tórax, nesta síndrome, mostram um aumento no tamanho do coração como conseqüência de derrame pericárdico, juntamente com evidência de derrames pleurais bilaterais ou unilaterais (Quadro 30-11).

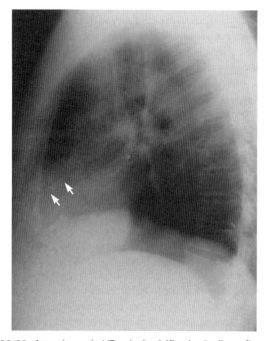

FIG. 30-30. Aneurisma do VE apical calcificado. Radiografia torácica de perfil mostra calcificação *(setas)* na região ântero-lateral do VE.

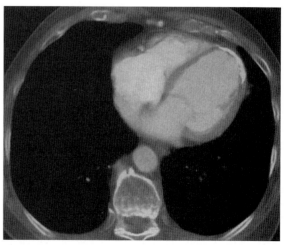

FIG. 30-31. Imagem de TC mostra calcificação mural no local de um antigo infarto do miocárdio apical.

ASPECTS RADIOGRÁFICOS DE LESÕES CARDÍACAS ESPECÍFICAS

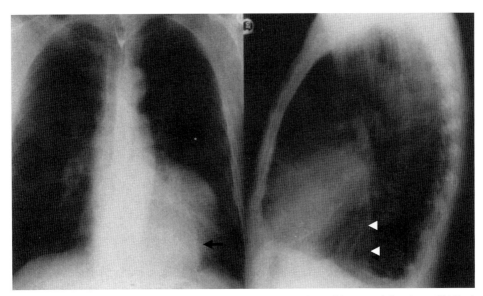

FIG. 30-32. Falso aneurisma do VE complicando infarto do miocárdio. Radiografia frontal (**esquerda**) e de perfil (**direita**) mostra densidade retrocardíaca esquerda *(seta)* na vista frontal e grande evaginação posterior *(pontas de seta)* do contorno ventricular esquerdo na vista de perfil. Tamanho grande e localização posterior são características de falso aneurisma.

■ Pericardite Constritiva

A pericardite constritiva é uma doença que vem sendo encontrada com maior freqüência. Atualmente, as causas principais são iatrogênicas. O fator indutor mais freqüente é hemorragia pós-operatória associada com cirurgia cardíaca, especialmente procedimentos de revascularidade coronariana. O segundo fator é irradiação mediastinal e o terceiro fator é a ocorrência de episódios recorrentes de pericardite viral. A pericardite urêmica é uma doença que pode também resultar em pericardite constritiva, mas geralmente esta doença produz um tipo efusivo/constritivo de doença pericárdica. Em países do Terceiro Mundo, a tuberculose continua a ser uma das maiores causas da pericardite constritiva.

A radiografia simples, com freqüência, mas nem sempre, é anormal em pacientes com pericardite constritiva hemodinamicamente significativa. Por causa da constrição pericárdica ocorre restrição no enchimento do átrio esquerdo durante a diástole, com uma subseqüente elevação da pressão no átrio esquerdo e na pressão venosa pulmonar. A elevação da pressão venosa pulmonar é mostrada na radiografia de tórax por sinais de HVP, tais como redistribuição do fluxo e edema pulmonar alveolar ou intersticial. O tamanho geral do coração geralmente é normal ou apresenta apenas leve cardiomegalia (Fig. 30-33). Com freqüência, ocorre dilatação do átrio esquerdo, mas o tamanho ventricular é normal. O reconhecimento da calcificação pericárdica apóia ou pode inicialmente sugerir o diagnóstico de pericardite constritiva (Fig. 30-34; Quadro 30-12).

QUADRO 30-11 ASPECTOS RADIOGRÁFICOS EVIDENTES DE INFARTO AGUDO DO MIOCÁRDIO

Raios X de tórax normal em cerca de 50% no primeiro infarto agudo

Tamanho normal do coração com hipertensão venosa pulmonar ou edema pulmonar em cerca de 50% no primeiro infarto agudo (ver Fig. 30-27)

Cardiomegalia comumente é indicativo de infarto agudo em paciente com histórico de infartos prévios

Cardiomegalia pode ser indicativo de cardiomiopatia isquêmica

Sinais de complicação do infarto agudo do miocárdio

Edema pulmonar intratável pode ocorrer com ruptura muscular papilar (insuficiência mitral) ou ruptura do septo ventricular (*shunt* esquerdo-direito)

Silhueta cardíaca dilatada pode ser causada por derrame pericárdico

Contorno cardíaco anormal pode ser um sinal de aneurisma verdadeiro (proeminência das regiões ântero-lateral ou apical) (ver Fig. 30-29) ou falso (proeminência das regiões posterior ou diafragmática) (ver Fig. 30-32)

QUADRO 30-12 ASPECTOS RADIOGRÁFICOS EVIDENTES DE PERICARDITE CONSTRITIVA

Hipertensão venosa pulmonar

Tamanho normal do coração ou cardiomegalia leve

Dilatação do átrio esquerdo pode estar perceptível

Contornos cardíacos achatados são patognomônicos, mas não são observados com freqüência (ver Fig. 30-33)

Calcificação da margem cardíaca, especialmente dos sulcos atrioventriculares e interventriculares (ver Figs. 30-33 e 30-34)

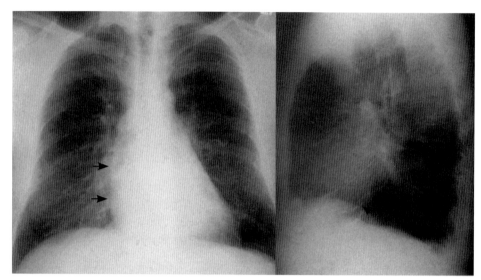

FIG. 30-33. Pericardite constritiva. Radiografias frontal (**esquerda**) e de perfil (**direita**) mostram hipertensão ventricular pulmonar de grau I e contorno cardíaco direito achatado *(setas)*, características de pericardite constritiva. Imagem de perfil mostra calcificação *(ponta de seta)* no sulco interventricular posterior.

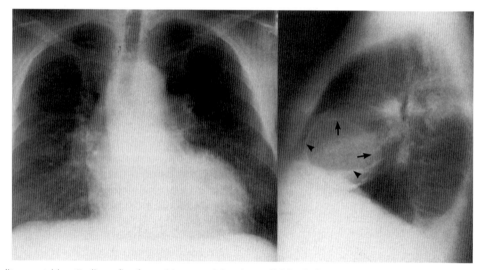

FIG. 30-34. Pericardite constritiva. Radiografias frontal (**esquerda**) e de perfil (**direita**) mostram calcificações pericárdicas. A calcificação envolve os sulcos atrioventricular *(setas)* e interventriculares *(pontas de seta)*.

DOENÇA CARDÍACA DO "CORAÇÃO GRANDE"

■ Insuficiência Aórtica

A insuficiência aórtica é caracterizada na radiografia simples por um grau substancial de cardiomegalia, predominantemente devido à dilatação do VE (ver Figs. 30-14 e 30-35). Um sinal indicando a alteração na válvula aórtica está presente nesta doença, consistindo na dilatação da aorta ascendente, botão aórtico, e geralmente da aorta torácica descendente. Em oposição à estenose aórtica, a dilatação da aorta torácica envolve o botão aórtico, bem como a aorta ascendente. Conseqüentemente, a doença cardíaca do "coração grande" com este tipo de sinal é indicativa de insuficiência aórtica.

A gravidade da insuficiência aórtica é mostrada na radiografia simples. Uma vez que esta é uma lesão de sobrecarga de volume, a extensão da dilatação do volume do coração está relacionada com a gravidade e a duração da insuficiência aórtica. Pela maior parte do curso desta doença, a vascularidade pulmonar é normal. Por conseguinte, a presença de HVP em um paciente com insuficiência aórtica indica falência do VE e, com freqüência, está associada a doença da válvula aórtica em estágio final (Quadro 30-13).

■ Insuficiência Mitral

A radiografia simples na insuficiência mitral mostra vários graus de HVP, cardiomegalia, dilatação do átrio esquerdo, dilatação do VE (ver Figs. 30-9 a 30-11, 30-18 e

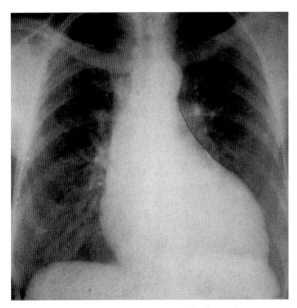

FIG. 30-35. Insuficiência aórtica. Radiografia frontal mostra cardiomegalia marcada com deslocamento do contorno ventricular lateral e caudal, indicando dilatação do VE. A aorta ascendente e o contorno do arco aórtico posterior estão dilatados. Concavidade (*linha pontilhada*) ao longo da margem cardíaca superior esquerda indica dilatação do ventrículo direito.

QUADRO 30-13 ASPECTOS RADIOGRÁFICOS EVIDENTES DE INSUFICIÊNCIA AÓRTICA

Ausência de hipertensão venosa pulmonar ou edema pulmonar até tarde no curso desta lesão
Cardiomegalia moderada ou grave (ver Figs. 30-14 e 30-35)
Dilatação do VE (ver Figs. 30-14 e 30-35)
Dilatação da aorta ascendente e arco aórtico (ver Figs. 30-14 e 30-35)

30-19) e algumas vezes sinais de dilatação da câmara do lado direito (ver Figs. 30-10 e 30-11). Na presença de insuficiência mitral isolada, a aorta ascendente é relativamente pequena. Conseqüentemente, o reconhecimento de proeminência da aorta ascendente em paciente com doença de válvula mitral isolada leva à possibilidade de associação com doença da válvula aórtica.

O apêndice atrial esquerdo geralmente está dilatado em paciente com etiologia reumática da insuficiência mitral (ver Figs. 30-10 e 30-19), e por outro lado, não está dilatado em pacientes com etiologia não-reumática.

Geralmente, a gravidade da HVP na insuficiência mitral é menor do que na estenose mitral isolada. A maioria dos pacientes com compensação da insuficiência mitral tem sinais mínimos ou mesmo nenhum sinal de HVP. Uma regra prática é que estenose mitral causa HVP que seja proeminente em relação ao grau da dilatação atrial esquerda, enquanto a insuficiência mitral é associada com dilatação do átrio esquerdo desproporcional à gravidade esperada de HVP. Pacientes com estenose mitral combinada com gravidade mitral podem apresentar tanto uma dilatação atrial esquerda bastante substancial como sinais acentuados de HVP. O átrio esquerdo gigante pode estar associado tanto com estenose mitral ou insuficiência, porém com maior freqüência é causada pela última. É mais provável que a margem direita do átrio esquerdo estenda-se além da margem do átrio direito do que causar uma dupla densidade retrocardíaca direita (ver Fig. 30-10).

A radiografia simples pode ser útil na avaliação da gravidade da insuficiência mitral, porque esta é uma lesão de sobrecarga de volume, e o tamanho geral do coração pode ser um indicador razoável da gravidade da doença. Da mesma forma, o tamanho geral do coração pode ser de alguma utilidade no prognóstico de pacientes que estejam sendo submetidos à substituição de válvula mitral. Em geral, pacientes com um menor grau de cardiomegalia têm uma taxa maior de sobrevida em 5 anos após a substituição da válvula mitral (Quadro 30-14).

■ Insuficiência Tricúspide

Pode ser difícil distinguir os sinais de insuficiência tricúspide em radiografias simples. Sinais de dilatação atrial direita geralmente são dúbios e a distinção do padrão nor-

QUADRO 30-14	ASPECTOS RADIOGRÁFICOS EVIDENTES DE INSUFICIÊNCIA MITRAL

Vários graus de hipertensão venosa pulmonar ou edema pulmonar (menos grave do que estenose mitral)
Cardiomegalia moderada a grave (ver Figs. 30-9 a 30-11, 30-18 e 30-19)
Dilatação ventricular esquerda (ver Figs. 30-9 e 30-10)
Dilatação atrial esquerda (ver Figs. 30-9 e 30-10)
Dilatação do apêndice atrial esquerdo (etiologia reumática; ver Figs. 30-10 e 30-19)

QUADRO 30-15	ASPECTOS RADIOGRÁFICOS EVIDENTES DE INSUFICIÊNCIA AÓRTICA

Ausência de hipertensão venosa pulmonar ou edema pulmonar (regurgitação tricúspide isolada)
Hipertensão venosa pulmonar ou edema indica associação com doença da válvula mitral
Cardiomegalia moderada a grave (ver Figs. 30-11, 30-12, 30-36)
Dilatação ventricular direita
Dilatação atrial direita (ver Figs. 30-11, 30-12, 30-36)

mal não é bem precisa. De fato, deve ocorrer dilatação substancial do átrio direito para que seja possível reconhecer esta ocorrência. Em geral, o melhor sinal de dilatação do átrio direito é alongamento da margem atrial direita (ver Fig. 30-12). Os sinais radiográficos de insuficiência tricúspide são normais ou talvez apresentem reduzida proeminência da vascularidade pulmonar, cardiomegalia, dilatação do átrio direito, e ocasionalmente sinais de dilatação da veia cava superior e inferior (ver Figs. 30-11 e 30-12).

Cardiomegalia, associada ao sinal de dilatação atrial direita, indicaria o possível diagnóstico de insuficiência tricúspide. O contorno cardíaco em pacientes com esta patologia pode ser semelhante ao daqueles com cardiomiopatia congestiva e derrame pericárdico. A cardiomegalia mais extrema é vista na insuficiência tricúspide grave de longa duração, podendo causar o coração de "parede a parede" (Fig. 30-36 e Quadro 30-15).

■ **Cardiomiopatia Congestiva**

O aspecto radiográfico em cardiomiopatia congestiva é relativamente não específico. Geralmente apresenta algum grau de HVP e substancial cardiomegalia (Figs. 30-37 e 30-38). Caracteristicamente, a cardiomegalia ocorre sem a presença de sinais de válvulas aórtica, mitral ou tricúspide. Por conseqüência, diante de substancial cardiomegalia (doença cardíaca do "coração grande"), sem sinais radiográficos, deve-se considerar o diagnóstico de cardiomiopatia congestiva. Claro que um aspecto semelhante pode ocorrer com derrame pericárdico. Atualmente, a causa mais freqüente de cardiomiopatia congestiva ou dilatada é doença isquêmica do coração. Entretanto, de um ponto de vista estrito de classificação, a doença isquêmica do coração não deve ser considerada como parte do grupo de cardiomiopatias congestivas, que de fato é definida pela *International Conference on Myocardial Disease* co-

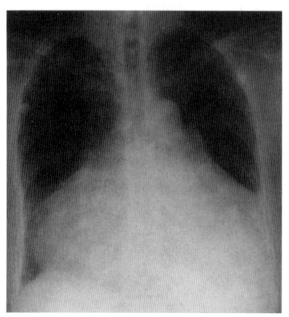

FIG. 30-36. Insuficiência tricúspide. Os aspectos desta lesão são vascularidade pulmonar diminuída, cardiomegalia marcada, e dilatação atrial e ventricular direita. A grave dilatação da câmara do lado direito produziu o "coração de parede a parede".

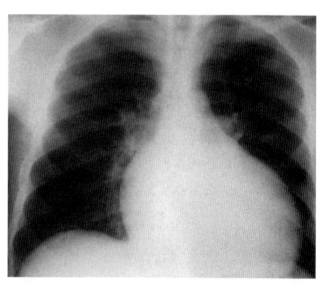

FIG. 30-37. Cardiomiopatia congestiva dilatada. Radiografia de frente mostra dilatação biventricular e hipertensão venosa pulmonar leve (grau I). Dilatação do VE é indicada por um vetor de dilatação ventricular direcionado lateral e caudalmente na imagem de frente. Dilatação do ventrículo direito é indicada pela convexidade proeminente da margem cardíaca esquerda superior na imagem de frente.

DOENÇA CARDÍACA DO "CORAÇÃO GRANDE"

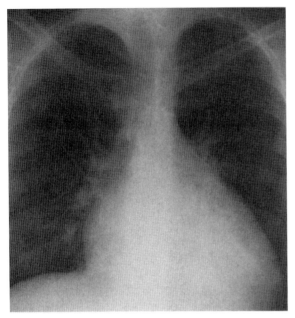

FIG. 30-38. Cardiomiopatia congestiva dilatada. Radiografia frontal mostra moderada cardiomegalia, com aumento biventricular, mas sem dilatação atrial esquerda identificável.

QUADRO 30-16 ASPECTOS RADIOGRÁFICOS EVIDENTES DE CARDIOMIOPATIA CONGESTIVA (DILATADA)

Hipertensão venosa pulmonar ou edema pulmonar pode ou não estar presente
Cardiomegalia moderada a grave (ver Figs. 30-37 e 30-38)
Dilatação do ventrículo esquerdo
Dilatação atrial esquerda com freqüência é evidente, mas pode ser provocada por insuficiência mitral causada por dilatação ventricular esquerda

mo uma cardiomiopatia dilatada sem identificação etiológica conhecida (Quadro 30-16).

■ Derrame Pericárdico

A configuração cardíaca no derrame pericárdico é relativamente não específica. Assumiu-se que a presença de substancial cardiomegalia na ausência de sinais de HVP pode ser uma dica para a presença de derrame pericárdico (Figs. 30-39 e 30-40). Este aspecto radiográfico é na verdade bastante inespecífico. Semelhante ao aspecto da cardiomiopatia congestiva, a configuração cardíaca é aquela da cardiomegalia sem os sinais radiográficos. Um aspecto específico levando ao diagnóstico de derrame pericárdico é relativamente incomum nesta entidade. A chamada "aparência de moringa" do coração é não específica e difícil de reconhecer. O sinal de "coxim de gordura" visto na radiografia de perfil permite a sua identificação, mas ocorre em poucos pacientes (ver Fig. 30-39). O sinal de variação de densidade ocasionalmente também está presente na radiografia frontal (ver Fig. 30-40). Isto consiste em uma menor densidade na periferia do contorno cardíaco comparada à porção central do contorno do coração. A causa desta variação de densidade é que o feixe do RX só encontra líquido próximo da periferia do derrame pericárdico, enquanto no centro do derrame pericárdico o feixe de raio precisa passar tanto pela água anteriormente quanto pela substância cardíaca mais ao centro.

Com o uso freqüente do ecocardiograma, grandes derrames pericárdicos têm sido encontrados cada vez com menor freqüência no estudo radiográfico. A presença de qualquer grau de derrame pericárdico pode ser facilmente reconhecida pelo ecocardiograma (Quadro 30-17).

■ Massas Paracardíacas

O aumento do contorno cardíaco pode nem sempre ser indicativo de aumento cardíaco propriamente dito ou de derrame pericárdico. Deve-se considerar a possibilidade rara de que o aumento represente uma massa cardíaca ou

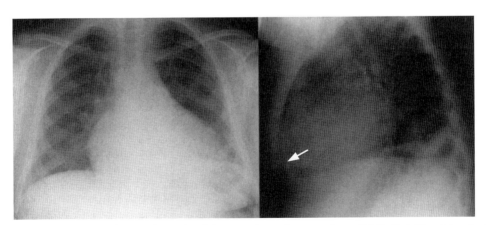

FIG. 30-39. Derrame pericárdico. Sinal do "coxim de gordura" é mostrado em imagem de perfil (**direito**). Uma faixa de densidade de água (*seta*) separa duas camadas de gordura na superfície externa do pericárdio parietal e debaixo do pericárdio visceral.

Capítulo 30 | RADIOGRAFIA DA DOENÇA CARDÍACA ADQUIRIDA

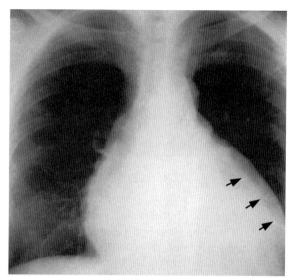

FIG. 30-40. Derrame pericárdico. Sinal da variação de densidade cardíaca causada pela transição da densidade perto da margem da silhueta cardíaca *(setas)*.

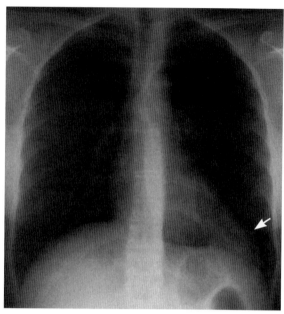

FIG. 30-42. Cisto pericárdico. Radiografia frontal mostra uma massa *(seta)* adjacente ao ápice cardíaco.

QUADRO 30-17	ASPECTOS RADIOGRÁFICOS EVIDENTES DE DERRAME PERICÁRDICO

Ausência de hipertensão venosa pulmonar ou edema pulmonar

Aumento da silhueta cardíaca moderado a grave

Derrame pleural associado não é raro

Aspectos específicos, tais como sinais de "coxim de gordura" e/ou "densidade variável" são evidentemente raros (ver Figs. 30-39 e 30-40)

paracardíaca (Figs. 30-41 e 30-42). Esta consideração deve ser levantada diante do reconhecimento de um contorno cardíaco alterado. Dentre as várias causas de massas paracardíacas, devem ser considerados cistos pericárdicos, tumores paracardíacos tais como linfoma e tumores de células germinais, tumores cardíacos como rabdomioma ou diversos sarcomas, metástase em linfonodos no ângulo pericardiofrênico, eventração ou hérnia diafragmática, tumores neurais do nervo frênico, e diversos tipos de tumores musculares no esqueleto surgidos do diafragma. O diagnóstico de massas paracardíacas pode ser feito prontamente por TC e com maior precisão ainda por RM.

CONTORNOS CARDÍACOS ANORMAIS

■ Dilatação do Segmento Arterial Pulmonar Principal

A dilatação do segmento arterial pulmonar principal geralmente é ocasionada pela dilatação da própria artéria pulmonar principal (Fig. 30-43). Existem diversas causas de dilatação da artéria pulmonar principal (Quadro 30-18).

A dilatação do segmento arterial pulmonar principal é o principal indicador de hipertensão arterial pulmonar (ver Fig. 30-43). Hipertensão pulmonar grave pode causar calcificação nas artérias pulmonares centrais (Fig. 30-44). Sempre que alguém reconhece dilatação do segmento arterial pulmonar principal em um paciente que não tenha doença valvular pulmonar conhecida, o diagnóstico diferencial de hipertensão arte-

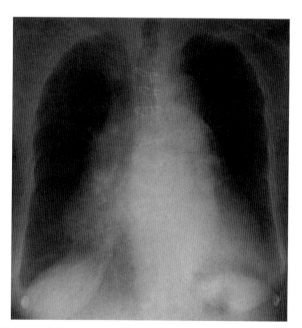

FIG. 30-41. Massa paracardíaca direita causada por hematoma pericárdico loculado após cirurgia cardíaca.

CONTORNOS CARDÍACOS ANORMAIS

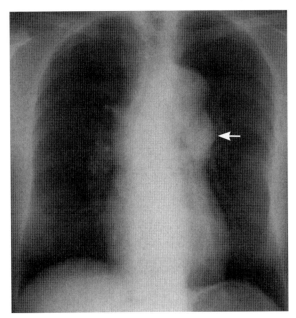

FIG. 30-43. Marca de dilatação da artéria pulmonar *(seta)* em conseqüência da síndrome de Eisenmenger causada por ducto arterioso patente. A artéria pulmonar principal e o arco aórtico estão moderadamente dilatados.

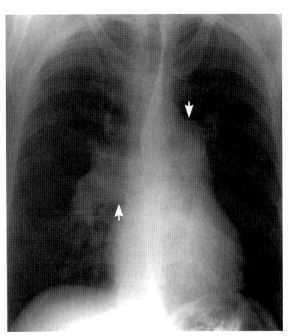

FIG. 30-44. Hipertensão arterial pulmonar devido a complexo de Eisenmenger; a lesão subjacente era um defeito do septo atrial. Imagem frontal mostra os segmentos arteriais pulmonares direito e principal *(seta)* dilatados. Existe calcificação *(seta)* nas artérias pulmonares consistentes com um nível de pressão arterial sistêmica na circulação pulmonar.

rial pulmonar deve ser considerado. O diagnóstico diferencial de hipertensão pulmonar deve levar a uma organização sistemática de possibilidades diagnósticas. Existem 5 categorias de diagnóstico de hipertensão arterial pulmonar: (1) hipertensão arterial pulmonar resultante de HVP; (2) hipertensão arterial pulmonar resultante de *shunts* esquerda-direita resultando em doença arteriolar pulmonar (arteriopatia); (3) hipertensão arterial pulmonar resultante de obliteração do leito vascular pulmonar na doença pulmonar crônica; (4) hipertensão arterial pulmonar resultante de obliteração do leito vascular pulmonar como conseqüência de embolia pulmonar ou esquistossomose; e (5) hipertensão pulmonar primária. Sinal radiográfico que permite o diagnóstico diferencial de diversas causas incluem o reconhecimento do seguinte:

1. Sinais de HVP indicariam a possibilidade da hipertensão arterial pulmonar ser secundária a HVP.
2. Sinais de doença pulmonar crônica, tais como doença pulmonar obstrutiva crônica ou doença pulmonar intersticial indicariam esta como a etiologia.
3. Vascularidade pulmonar assimétrica ou sinais de cicatriz pulmonar podem indicar a presença de doença tromboembólica crônica.
4. Dilatação marcada das artérias pulmonares centrais ou sinais de dilatação das câmaras cardíacas específicas podem indicar a presença de *shunt* esquerda-direita prévio que resultou em síndrome de Eisenmenger.

■ Dilatação da Região do Apêndice Atrial Esquerdo ou Segmento Médio da Margem Esquerda do Coração

Uma evaginação na região do apêndice atrial esquerdo na vista frontal deve levar a uma série de considerações de diagnósticos diferenciais. A região do apêndice atrial esquerdo é considerada como a região imediatamente adjacente e abaixo do brônquio esquerdo (ver Figs. 30-8, 30-10,

---

QUADRO 30-18 DILATAÇÃO DA ARTÉRIA PULMONAR PRINCIPAL: ETIOLOGIA

Hipertensão arterial pulmonar
Excesso de fluxo sanguíneo pulmonar (*shunts* esquerda-direita, estados crônicos de hipervolemia)
Estenose da válvula pulmonar
Insuficiência pulmonar
Válvula pulmonar congênita ausente (artéria pulmonar aneurismática)
Ausência do pericárdio esquerdo
Aneurisma da artéria pulmonar
Dilatação idiopática da artéria pulmonar

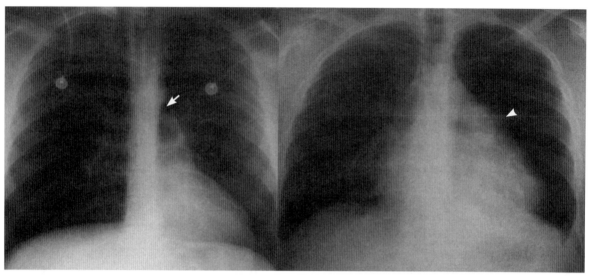

FIG. 30-45. Ausência completa (**esquerda**) e parcial (**direita**) do pericárdio esquerdo. Ausência completa causa um desvio do coração para a esquerda sem um desvio do mediastino (note a posição central da traquéia) e uma convexidade proeminente da margem cardíaca esquerda superior. Pulmão *(seta)* aparece entre a aorta e artéria pulmonar, indicando uma ausência do pericárdio neste local. Ausência parcial causa uma convexidade proeminente *(ponta de seta)* da margem cardíaca médio-esquerda, especialmente na região do segmento do apêndice atrial esquerdo.

30-18 e 30-19). Isto é contrastante com a região do segmento arterial pulmonar principal, situado acima do brônquio esquerdo. As duas estruturas normais situadas nesta área são o apêndice atrial esquerdo e o trato de saída ventricular direito; o átrio esquerdo é situado posteriormente a esta região. A porção de saída do septo ventricular também está localizada nesta região. O pericárdio cobre o apêndice atrial esquerdo e o trato de saída ventricular direito nesta região como em outras partes do coração. Ocasionalmente, outras estruturas estão anormalmente posicionadas nesta região, sendo as principais um apêndice atrial direito em justaposição e uma transposição da aorta ascendente associada à região de saída ventricular direita invertida.

Os diagnósticos diferenciais de uma dilatação ou evaginação do segmento médio da margem esquerda do coração são múltiplos (Quadro 30-19; Fig. 30-45).

Aumento da Margem Inferior Esquerda do Coração – Região Ventricular

Aumento ao longo da margem inferior esquerda do coração na região dos ventrículos é mais freqüentemente causado por dilatação do ventrículo direito ou do esquerdo (ver Fig. 30-13). Uma evaginação convexa anormal nesta região tem um diagnóstico diferencial limitado (Quadro 30-20).

QUADRO 30-19 DILATAÇÃO DO SEGMENTO MÉDIO DA MARGEM ESQUERDA DO CORAÇÃO: ETIOLOGIA

Apêndice atrial esquerdo dilatado (doença da válvula mitral de origem reumática)
Ausência parcial de pericárdio esquerdo (ver Fig. 30-45)
Dilatação do trato de saída do ventrículo direito, tal como ocorre com *shunts* esquerda-direita
Forma assimétrica de cardiomiopatia hipertrófica (ocorre numa minoria dos casos)
Transposição das grandes artérias
Justaposição de apêndices atriais (anomalia rara usualmente associada a atresia tricúspide)
Aneurisma ventricular esquerdo
Tumor cardíaco
Aneurisma ou pseudo-aneurisma da artéria coronária circunflexa esquerda
Cisto pericárdico ou tumor
Tumor mediastinal

QUADRO 30-20 EVAGINAÇÃO DA MARGEM ESQUERDA INFERIOR DO CORAÇÃO: ETIOLOGIA

Aneurisma ventricular
Tumor ventricular
Cisto pericárdico, divertículo ou tumor
Tumor mediastinal ou pulmonar
Coxim de gordura pericárdico

CONTORNOS CARDÍACOS ANORMAIS

QUADRO 30-21	AUMENTO DO CORAÇÃO DIREITO E DE SUA MARGEM DIREITA

Dilatação atrial direita
Coxim de gordura pericárdico
Eventração ou hérnia diafragmática
Cisto pericárdico ou divertículo
Tumor pericárdico
Tumor cardíaco
Tumor diafragmático
Tumor mediastinal

■ Dilatação da Margem Direita do Coração

Aumento do contorno direito do coração em visão frontal geralmente é atribuído a dilatação atrial direita. Existem outras poucas anormalidades que, também, podem aumentar este contorno e produzir uma anormalidade no mesmo (Quadro 30-21).

■ Calcificação Cardíaca

A calcificação das estruturas cardiovasculares centrais é freqüente, sendo um importante sinal diagnóstico. Em poucos casos, calcificação de forma e localização específica é patognomônica para uma certa doença. As várias calcificações cardiovasculares incluem as seguintes:

1. Calcificação aórtica ascendente. Mais freqüentemente observada na margem ântero-lateral direita da aorta ascendente em indivíduos idosos, especialmente na presença de doença da válvula aórtica.

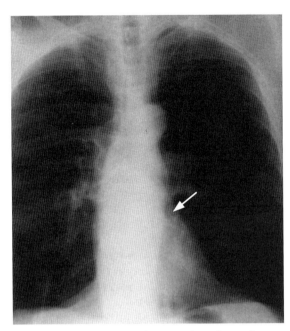

FIG. 30-47. Calcificação na artéria coronariana descendente anterior esquerda (seta). Este é o local mais comum onde calcificação arterial coronariana é observada na radiografia frontal.

No passado, era considerada como uma característica de aortite sifilítica.

2. Calcificação anular mitral (Fig. 30-46). Esta é uma densa calcificação em forma de C na região da válvula mitral. Pode ser uma causa de insuficiência mitral. Freqüentemente observada em pacientes idosos aparentemente normais.

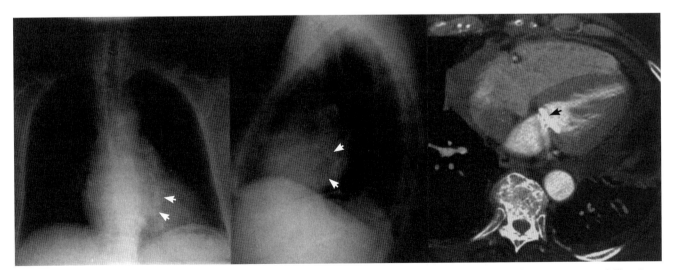

FIG. 30-46. Calcificação anular mitral. Visões frontal (**esquerda**) e de perfil (**meio**) e imagem de TC (**direita**) mostram uma calcificação em forma de C (setas) no anel mitral.

3. Calcificação anular aórtica, uma calcificação circular na região da válvula aórtica. A extensão desta calcificação para a região do sistema condutor pode produzir uma insuficiência cardíaca completa.
4. Calcificação valvular (aórtica e mitral). Calcificação da válvula aórtica com suficiente extensão e densidade a ponto de ser visualizada na radiografia (ver Fig. 30-17) é quase sempre associada com estenose aórtica hemodinamicamente importante (gradiente maior que 50 mmHg).
5. Calcificação arterial coronariana. Freqüentemente observada por fluoroscopia ou TC. Ambas têm de ser densas e extensas o suficiente para serem reconhecidas na radiografia torácica (Fig. 30-47).
6. Calcificação mural ventricular esquerda. Mais freqüentemente localizada nas regiões ântero-lateral ou apical do ventrículo esquerdo e marca o local de um infarto do miocárdio transmural ou aneurisma (ver Figs. 30-30 e 30-31).
7. Calcificação pericárdica é indicativa de pericardite constritiva. Geralmente localizada nos sulcos cardíacos interventriculares ou atrioventriculares (ver Figs. 30-33 e 30-34).
8. Locais raros de calcificação podem representar tumores intracardíacos (mixoma atrial esquerdo), tumor pericárdico (dermóide) ou granulomas curados (tuberculoma miocárdico). Um processo extremamente raro do ventrículo esquerdo, a fibrose eosinofílica de Loeffler, pode causar calcificação na parede ventricular esquerda.

LEITURA SELECIONADA

Higgins CB. Essentials of Cardiac Radiology and Imaging. Philadelphia: JB Lippincott, 1992.

Miller SW. Cardiac Radiology: The Requisites. Boston: Mosby-Year Book, 1996.

Skorton DJ, Shelbert HR, Wolf GL, Brundage BH. Cardiac Imaging. Philadelphia: WB Saunders, 1996.

Steiner RM. Radiology of the heart and great vessels. In: Braunwald E, Zipes DP, Libby P. Heart Disease. Ed 16. Philadelphia: WB Saunders, 2001.

CAPÍTULO

31

RADIOGRAFIA DA DOENÇA CARDÍACA CONGÊNITA

CHARLES B. HIGGINS

O diagnóstico radiográfico das doenças cardíacas congênitas pode ser um tópico confuso por causa da grande quantidade de lesões congênitas cardíacas existentes. A avaliação da radiografia simples pode, geralmente, fornecer apenas uma noção do tipo genérico da lesão congênita do coração, mas não uma indicação clara das lesões específicas. Uma abordagem correta das estuturas na radiografia simples deve ser adotada. Tal abordagem deve basear-se nas observações radiográficas que podem ser feitas com algum grau de certeza e nas quais haja um mínimo de controvérsias. Tal abordagem deve, também, aproveitar as informações clínicas nas quais o examinador possa confiar. O sistema de classificação depende de observações clínicas e de achados radiográficos.

CLASSIFICAÇÃO CLÍNICA E RADIOGRÁFICA DA DOENÇA CARDÍACA CONGÊNITA

Esta classificação depende de duas informações dos dados clínicos: (1) se o distúrbio é ou não cianótico e (2) se estão presentes sintomas de insuficiência cardíaca tais como dispnéia, taquipnéia, taquicardia e freqüentes infecções respiratórias. Os achados radiográficos mais representativos são: (1) aumento ou decréscimo da vascularidade arterial pulmonar e (2) cardiomegalia ou coração quase do tamanho normal.

Este sistema de classificação permite que muitas das lesões maiores que envolvem desvios *(shunts)* direito-esquerda ou esquerda-direita possam ser classificadas em quatro categorias (Quadro 31-1). Um quinto grupo reúne pacientes com congestão pulmonar venosa primária (Quadro 31-2). Portanto, ao interpretar o RX de tórax, o médico deve tentar decidir em que classe ou categoria de lesão cardíaca congênita as lesões se encaixam. As decisões sobre as lesões específicas são baseadas, usualmente, na freqüência estatística de uma lesão cardíaca em particular, dentro de um ou de mais grupos de pacientes. Baseados nos achados clínicos e radiográficos, há cinco grupos de lesões cardíacas congênitas. Os grupos e os critérios usados nesta classificação são os seguintes:

Grupo I: desvios (shunts) esquerda-direita

Não cianótico: Por vezes, sintomas de congestão pulmonar ou de insuficiência cardíaca congestiva.

Sinais radiográficos de circulação arterial pulmonar acentuada (Fig. 31-1).

Grupo II: desvios direita-esquerda com cardiomegalia pequena ou ausente

Cianose.

Vascularidade arterial pulmonar normal ou reduzida, e pequena ou nenhuma cardiomegalia (Fig. 31-2).

Grupo III: desvios direita-esquerda com cardiomegalia expressiva

Cianose.

Evidência radiográfica de fluxo sanguíneo pulmonar normal ou decrescido e cardiomegalia (Fig. 31-3).

Grupo IV: lesões mistas (ambos os tipos de desvios, direita-esquerda e esquerda-direita)

Cianose.

Evidência radiográfica de vascularidade arterial pulmonar aumentada e, geralmente, cardiomegalia (Fig. 31-4).

Freqüentemente, é difícil fazer a distinção entre vascularidade pulmonar diminuída e normal. Esta observação pode ser muito simplificada, contudo, quando nos lembrarmos de que a vascularidade pulmonar normal, como a de uma radiografia num paciente com cianose, pode ser equiparada com a vascularidade pulmonar diminuída. Conseqüentemente, a maior observação na radiografia, em termos de vascularidade pulmonar, num paciente cianótico, consiste em determinar se a vascularidade pulmonar está aumentada. Vascularidade pulmonar normal ou aumentada em paciente com cianose indica que a lesão produz um desvio direita-esquerda. O aumento da vascularidade pulmonar, em paciente cianótico, indica que há uma lesão mista; a cianose é indicadora de desvio direita-esquerda e a vascularidade pulmonar aumentada é um sinal de desvio esquerda-direita.

679

QUADRO 31-1 — CLASSIFICAÇÃO DE DESVIOS POR LESÕES

Grupo I – Lesões: acianóticas; aumento da circulação arterial pulmonar
Comunicação interatrial (CIA)
Conexão venosa pulmonar anômala parcial (RVPAP)
Defeito septal atrioventricular (defeito do coxim endocárdico)
Comunicação interventricular (CIV)
Ducto arterioso patente (DAP)
Outros desvios em nível aórtico (ruptura de aneurisma do sinus de Valsalva e da janela aorticopulmonar)

Grupo II – Lesões: cianóticas; vascularidade pulmonar diminuída sem cardiomegalia
Tetralogia de Fallot
Transposição com estenose pulmonar e CIV
Ventrículo direito com duplo trato de saída (*double outlet*) com estenose pulmonar e CIV
Ventrículo esquerdo com duplo trato de saída e com estenose pulmonar e CIV
Ventrículo único (conexão atrioventricular, univentricular) com estenose pulmonar
Transposição corrigida com estenose pulmonar e CIV
Atresia pulmonar com septo ventricular intacto, do tipo I
Estenose pulmonar com defeito septal atrioventricular
Síndrome do ventrículo direito hipoplásico
Alguns tipos de atresia tricúspide (grande CIA e estenose ou atresia pulmonar)

Grupo III – Lesões: cianóticas; vascularidade pulmonar reduzida e cardiomegalia
Anomalia de Ebstein
Estenose pulmonar severa, com CIA ou forâmen oval patente.
Alguns tipos de atresia tricúspide (CIA restritivo)
Atresia pulmonar com septo ventricular intacto, do tipo II
Regurgitação transitória tricúspide do recém-nascido

Grupo IV – Lesões: cianóticas; aumento da circulação arterial pulmonar
Transposição de grandes artérias (TGA)
Tronco arterioso
Retorno venoso pulmonar anômalo total
Atresia tricúspide
Ventrículo único (conexão atrioventricular única)
Ventrículo direito com duplo trato de saída
Ventrículo esquerdo com duplo trato de saída
Defeito septal atrioventricular (forma completa)
Síndrome do coração hipoplásico
Fístulas pulmonares arteriovenosas

CIA, defeito septal atrial; CIV, defeito septal ventricular.

QUADRO 31-2 — LESÕES DO GRUPO V

Hipertensão venosa pulmonar (congestão)
Cardiomegalia desproporcional à vascularidade pulmonar
Doença cardíaca não-estrutural em recém-nascidos
Asfixia
Hipervolemia, hiperviscosidade
Super-hidratação
Transfusão gemelar
Transfusão materno-fetal
Estiramento excessivo do cordão
Taquicardia atrial paroxística
Bloqueio cardíaco
Hipoglicemia
Hipocalcemia
Hipertensão sistêmica
Doença cardíaca estrutural no recém-nascido
Síndrome da hipoplasia esquerda do coração
Conexão venosa pulmonar totalmente anômala, tipo III
Coarctação da aorta
Estenose aórtica severa
Fibroelastose endocárdica
Artéria coronária com origem anômala na artéria pulmonar
Miocardite intra-uterina

Grupos de Lesões Cardíacas Congênitas

Grupo I

Todos os desvios esquerda-direita estão contidos no grupo; conseqüentemente este é o grupo no qual a maioria dos pacientes com doença cardíaca congênita está classificada. Os critérios que colocam um paciente dentro de uma dessas categorias são, em sua maior parte, dependentes do reconhecimento clínico da ausência de cianose, com a demonstração subseqüente, por radiografia torácica, da vascularidade arterial pulmonar aumentada (Figs. 31-1 e 31-5 a 31-9). O grau de cardiomegalia é usualmente proporcional ao aumento da vascularidade pulmonar. Os desvios esquerda-direita são lesões que causam sobrecarga de volume. Conseqüentemente, há freqüente cardiomegalia que deveria ser proporcional à proeminência da

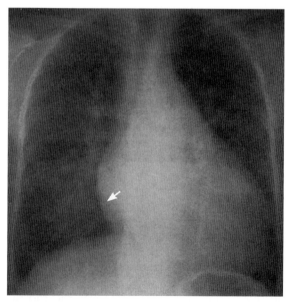

FIG. 31-1. Ducto arterioso patente. Note a circulação arterial pulmonar acentuada (indicada por vasos hilares proeminentes) e cardiomegalia. Existe uma densidade dupla *(seta)* atrial esquerda e arco aórtico aumentado e cardiomegalia.

CLASSIFICAÇÃO CLÍNICA E RADIOGRÁFICA DA DOENÇA CARDÍACA CONGÊNITA

681

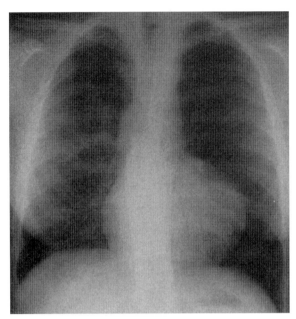

FIG. 31-2. Tetralogia de Fallot. Note a vascularidade pulmonar diminuída, sem cardiomegalia. O segmento principal da artéria pulmonar mostra-se côncavo e os vasos hilares são pequenos. O ápice está situado alto em relação ao diafragma.

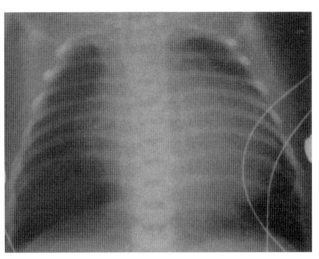

FIG. 31-3. Anomalia de Ebstein. Note a vascularidade pulmonar diminuída com cardiomegalia. Vasos hilares são pequenos e as artérias pulmonares segmentares quase não são visíveis, especialmente nos lobos superiores. O vetor do aumento do ápice do coração posiciona-se diretamente na lateral, indicando aumento do ventrículo direito.

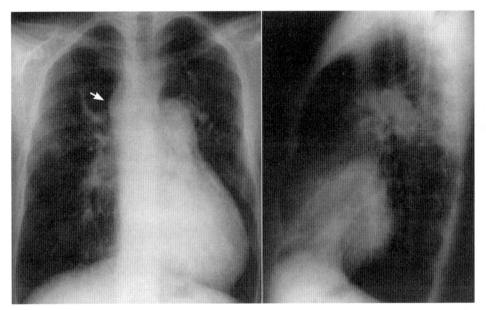

FIG. 31-4. Tronco arterioso tipo I. Note o aumento da circulação arterial pulmonar em presença de cianose e de cardiomegalia. Há uma aorta alargada com arco à direita *(seta)*.

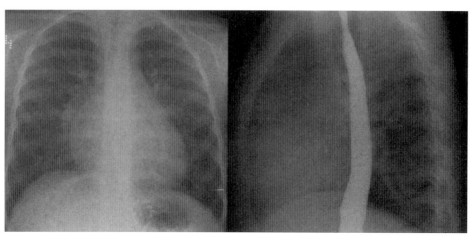

FIG. 31-5. Defeito septal atrial. Vistas frontal (**esquerda**) e lateral (**direita**). A circulação pulmonar arterial aumentada é mostrada por artérias pulmonares segmentares e por artérias hilares dilatadas. A ausência da dilatação do átrio esquerdo indicada pela ausência da impressão no esôfago preenchido com bário é característica de um desvio atrial.

vascularidade pulmonar. Quando existe cardiomegalia desproporcional à vascularidade arterial pulmonar, então numerosas possibilidades devem ser consideradas. Uma delas é que o desvio esquerda-direita está diminuindo de tamanho, por causa de um decréscimo no tamanho do defeito do septo ventricular. Outra consideração é a coexistência de lesões cardíacas adicionais, tais como doença miocárdica primária ou coarctação da aorta.

Dois sinais podem ser utilizados para ajudar na distinção entre os vários tipos de desvios esquerda-direita (Fig. 31-8). O primeiro deles é proporcionado pelo aumento do átrio esquerdo que indica que a lesão predominante não é um desvio ao nível do átrio em questão, mas sim um defeito do septo ventricular (CIV) ou um ducto arterioso patente. O defeito do septo atrial e a conexão venosa pulmonar parcialmente anômala têm esses dois sinais ausentes (Fig. 31-5). O outro sinal é o aspecto do arco aórtico. Um arco aórtico proeminente ajuda a diferenciar uma comunicação interventricular de um ducto arterioso patente. O arco aórtico, usualmente, tem uma dimensão normal ou é pequeno no defeito do septo ventricular (Fig. 31-6). Ducto arterioso patente é associado com aumento atrial esquerdo e arco aórtico proeminente (Figs. 31-1 e 31-7). Em crianças (primeira infância), a proeminência do arco aórtico pode ser difícil de ser reconhecida, logo, esse sinal pode não ser sempre significativo. Conseqüentemente, já que um CIV é a lesão mais freqüente, este deveria ser o diagnóstico quando houver aumento do átrio esquerdo, com alargamento do arco aórtico não claramente definido. Uma exceção a esta regra é no caso da criança prematura na qual um ducto arterioso patente (DAP) ser, estatisticamente, a lesão cardíaca congênita

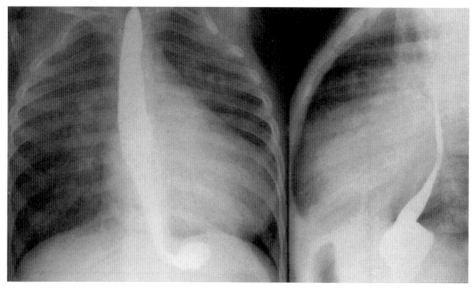

FIG. 31-6. Defeito septal ventricular. Vistas frontal (**esquerda**) e lateral (**direita**). A circulação arterial pulmonar aumentada é evidenciada por artérias desviadas e vasos hilares proeminentes. O coração está aumentado proporcionalmente ao aumento da circulação. O aumento do átrio esquerdo produz impressão sobre o esôfago cheio de bário e deslocamento do mesmo, o que pode ser visto na radiografia lateral.

CLASSIFICAÇÃO CLÍNICA E RADIOGRÁFICA DA DOENÇA CARDÍACA CONGÊNITA

683

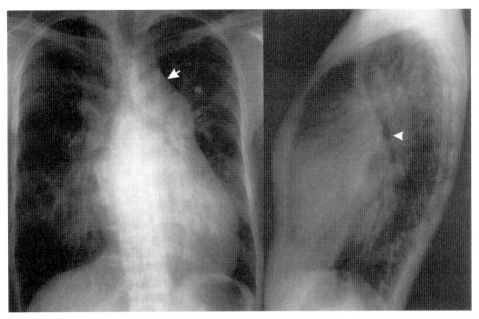

FIG. 31-7. Ducto arterioso patente. Vistas frontal (**esquerda**) e lateral (**direita**). Note cardiomegalia e circulação arterial pulmonar aumentada. O arco aórtico proeminente *(seta)* e a aorta descendente são sinais diagnósticos de ducto arterioso patente (PDA). Na vista lateral, o átrio esquerdo aumentado causa deslocamento posterior do brônquio esquerdo *(ponta de seta)*.

mais freqüente. A radiografia da criança prematura com DAP, usualmente não apresenta sinais de aumento ou dilatação do átrio esquerdo e do arco aórtico.

A radiografia simples pode ser útil na determinação da gravidade e da progressão dos desvios esquerda-direita. A sobrecarga volumétrica grave com grandes desvios esquerda-direita causa congestão venosa pulmonar ou

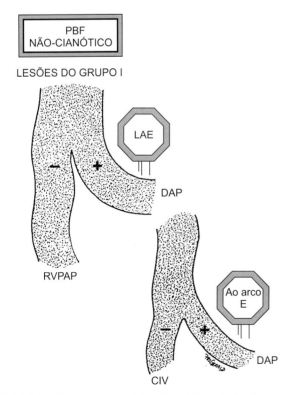

FIG. 31-8. Sinalizações no caminho diagnóstico de desvios esquerda-direita.

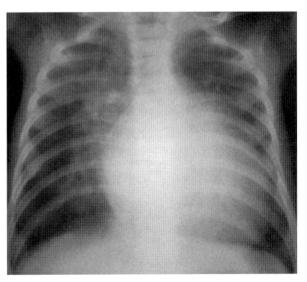

FIG. 31-9. Defeitos do septo ventricular. Desvio esquerda-direita de grande volume, causando edema pulmonar, circulação pulmonar arterial gravemente aumentada e cardiomegalia. A indistinção das artérias segmentares e hilares no lado direito é causada pelo edema intersticial.

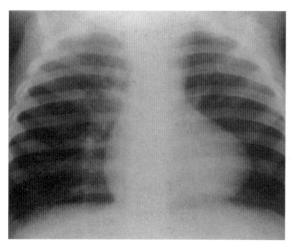

FIG. 31-10. Tetralogia de Fallot. Note a oligoemia pulmonar com diminuição maior da vascularidade à esquerda, especialmente no lobo superior. Tamanho normal do coração e segmento da artéria pulmonar côncavo são características em infantes.

edema pulmonar, que se adicionam ao aumento da circulação arterial pulmonar (Fig. 31-9). Em indivíduos com grandes desvios esquerda-direita, poderia haver, também, cardiomegalia substancial.

Grupo II

Uma lesão é incluída no Grupo II quando houver cianose e a radiografia simples mostrar vascularidade pulmonar diminuída ou normal e ausência de cardiomegalia substancial (Figs. 31-2, 31-10 e 31-11). A fisiopatologia que produz esta constelação de achados envolve um desvio intracardíaco não restritivo e uma severa obstrução ao fluxo sanguíneo pulmonar. O desvio intracardíaco não restritivo permite a equalização das pressões entre duas câmaras e este fato previne uma dilatação substancial do ventrículo direito. Conseqüentemente, há em geral pouca ou nenhuma cardiomegalia. Um exemplo da importância do tamanho do defeito intracardíaco está em pacientes com atresia tricúspide. O paciente com essa atresia e com um grande defeito do átrio septal apresenta pequena ou nenhuma cardiomegalia (Fig. 31-12). Por outro lado, o paciente com atresia tricúspide e com defeito do septo atrial restritivo experimenta substancial dilatação atrial que resulta em cardiomegalia. Conseqüentemente, o primeiro paciente sem cardiomegalia ou com pequeno aumento do volume cardíaco seria classificado no grupo II, e o último, no grupo III. Atresia tricúspide pode ser classificada no grupo IV, quando houver, associado, um aumento do fluxo sanguíneo pulmonar causado por um desvio grande esquerda-direita, ao nível do septo ventricular, ou a concorrência da transposição de grandes vasos. A transposição de grandes artérias (TGA) ocorre aproximadamente em 30% dos pacientes com atresia tricúspide.

Estatisticamente, a lesão mais freqüente no grupo II é a tetralogia de Fallot. As restantes considerações diagnósticas são, em sua maior parte, variantes dessa tetralogia. Alguns exemplos destas lesões são TGA com severa estenose pulmonar e com CIV não restritivo e ventrículo direito com duplo trato de saída mais estenose pulmonar grave e um CIV não restritivo. O Quadro 31-1 apresenta uma lista completa razoável de considerações para o diagnóstico diferencial no grupo II. Entretanto, a radiografia simples nem sempre permite a escolha de um diagnóstico específico dentre estas lesões.

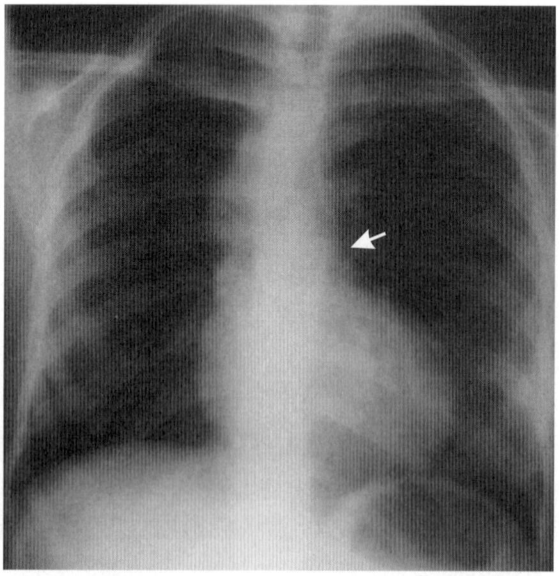

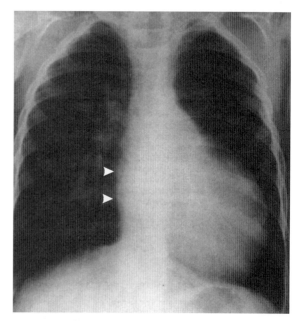

FIG. 31-11. Atresia pulmonar com defeito septal ventricular (tetralogia de Fallot grave). Oligoemia pulmonar, ausência do segmento arterial pulmonar principal *(seta)* e tamanho normal do coração são característicos. Há um arco aórtico direito.

FIG. 31-12. Atresia tricúspide com grande defeito septal atrial não restritivo. Verifica-se vascularidade pulmonar diminuída e apenas ligeira cardiomegalia. Note a margem atrial direita achatada *(pontas de seta)* que é uma característica desta lesão quando há um grande defeito do átrio septal não-restritivo.

CLASSIFICAÇÃO CLÍNICA E RADIOGRÁFICA DA DOENÇA CARDÍACA CONGÊNITA

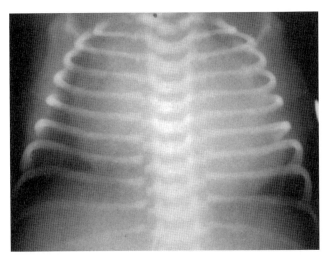

FIG. 31-13. Atresia pulmonar com septo ventricular intacto, do tipo II. A regurgitação tricúspide substancial associada a esta anomalia (tipo II) causa dilatação das câmaras direitas, especialmente dilatação atrial.

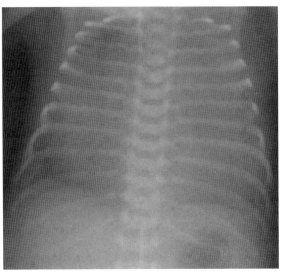

FIG. 31-15. Regurgitação tricúspide do recém-nascido. Vascularidade pulmonar decrescida e cardiomegalia acentuada presente devida à dilatação da câmara do lado direito. Extrema cardiomegalia produzindo um coração "parede-a-parede" é, usualmente, devida à regurgitação tricúspide grave.

Grupo III

As lesões do grupo III diferem das do grupo II pela observação radiológica de cardiomegalia (Figs. 31-3 e 31-13 a 31-15). Estes pacientes apresentam cianose, vascularidade pulmonar normal ou diminuída, e grau substancial de cardiomegalia. A câmara cardíaca que está freqüentemente dilatada nesta lesão é o átrio direito. Muitos dos pacientes, nesta categoria, apresentam substancial regurgitação tricúspide, o que constitui um mecanismo patogênico maior da dilatação atrial direita e cardiomegalia. A extensão do coração de parede-a-parede (da parede torácica, esquerda à direita), deveria levar à consideração diagnóstica de lesão causadora de regurgitação tricúspide.

Não há, estatisticamente, uma consideração diagnóstica dominante nesta categoria, mas as seguintes lesões devem ser consideradas no diagnóstico diferencial: estenose pulmonar grave com um defeito septal atrial ou forame oval patente; atresia pulmonar do tipo II com septo ventricular intacto; atresia tricúspide com defeito restritivo do átrio septal; anomalia de Ebstein. Na criança com mais idade e no adulto com esta constelação de sinais, o diagnóstico mais provável é o de anomalia de Ebstein (Fig. 31-14). A anomalia de Uhl é uma causa rara de configuração cardíaca similar à de Ebstein. Outro diagnóstico pouco usual nesta categoria, que aparece apenas no período neonatal, é a regurgitação tricúspide do recém-nascido (Fig. 31-15). Nesta entidade, há freqüentemente substancial cardiomegalia, fluxo sanguíneo pulmonar diminuído e cianose dentro dos poucos primeiros dias de vida. Contudo, com a redução da resistência pulmonar, no decorrer do tempo, a quantidade da regurgitação tricúspide diminui e a cardiomegalia normaliza-se.

Grupo IV

Uma lesão está incluída neste grupo quando a radiografia mostrar aumento da circulação pulmonar arterial em presença de cianose. O tamanho do coração está, geralmente, aumentado. A observação de vascularidade pulmonar aumentada em paciente com cianose é um achado contra-

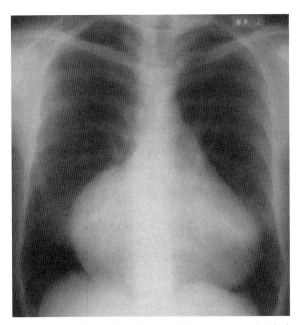

FIG. 31-14. Anomalia de Ebstein em adulto. Note vascularidade pulmonar diminuída e acentuada cardiomegalia. Os proeminentes bojo e alongamento da margem cardíaca direita são indicativos de dilatação atrial direita severa.

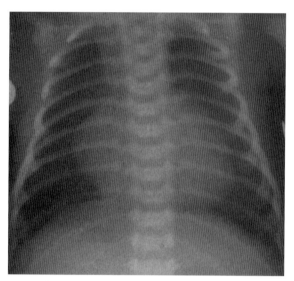

FIG. 31-16. Transposição de grandes artérias. Aumento da circulação arterial pulmonar e um coração de formato ovóide, com uma base estreita (pedículo vascular) são traços característicos.

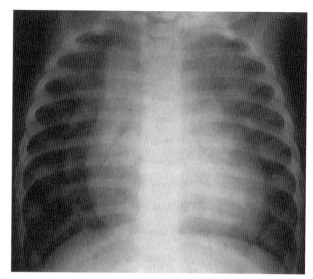

FIG. 31-18. Conexões venosas totalmente anômalas, supracardíacas (tipo I). Note o aumento da circulação arterial pulmonar e a cardiomegalia. A dilatação da região supracardíaca é causada por uma veia vertical dilatada, situada no lado esquerdo e pela veia cava direita superior. Esses sinais são característicos desta anomalia.

ditório e deveria alertar o observador para a presença de uma lesão mista, em vez de apenas um desvio esquerda-direita. Uma ajuda para memorizar o diagnóstico principal nesta categoria é a letra T. O diagnóstico mais comum nesta categoria é a transposição de grandes artérias TGA que é a mais freqüente lesão cianótica congênita no nascimento (Fig. 31-16). As outras considerações diagnósticas são o tronco arterioso (Fig. 31-17), conexão venosa pulmonar anômala total (Fig. 31-18), em a atresia tricúspide e ventrículo único. O ventrículo direito de duplo trato de saída, bem como o ventrículo esquerdo de duplo trato de saída são considerados nesta categoria, mas podem, também, ser lembrados quando se pensa em TGA, já que estas lesões são essencialmente híbridas da TGA. A lesão que é mais freqüentemente esquecida neste grupo é a malformação múltipla pulmonar arterial e venosa. O paciente com este tipo múltiplo de lesões apresenta, freqüentemente, ligeira a moderada cianose e, por causa das malformações severas intrapulmonares, há a aparência de aumento da vascularidade pulmonar arterial.

■ Congestão Pulmonar Venosa ou Edema Pulmonar

Um quinto grupo de lesões congênitas é aquele de lesões que produzem, primariamente, congestão pulmonar e que alteram a vascularidade venosa, em vez de alterar a vascularidade arterial pulmonar. Pacientes com estas lesões podem apresentar desvios, mas sua inclusão no grupo V requer que o evento fisiopatológico dominante seja a congestão venosa pulmonar (Figs. 31-19 a 31-21; Quadro 31-2).

As particularidades clínicas das lesões do grupo V são a ausência de cianose e, freqüentemente, sintomas graves de insuficiência cardíaca (dispnéia, taquipnéia e taquicardia). Os achados radiológicos mais evidentes são a falta de distinção da vascularidade pulmonar, especialmente na área periilar, ou edema pulmonar intersticial (Figs. 31-19 e 31-21). Outra observação que coloca as lesões neste grupo é cardiomegalia proeminente desproporcional em comparação com a proeminência da vascularidade pulmonar (ver Figs. 31-19 e 31-20).

As lesões incluídas nesta categoria estão listadas no Quadro 31-2. As freqüências estatísticas das lesões, nesta categoria, são também importantes na decisão do diagnóstico que incluirá condições que produzem estresses reversíveis sobre o coração do recém-nascido, bem como

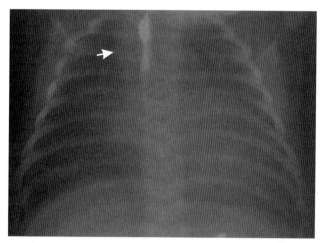

FIG. 31-17. Tronco arterioso. Aumento da circulação arterial pulmonar e arco aórtico à direita *(seta)* são características do tronco arterioso.

CLASSIFICAÇÃO CLÍNICA E RADIOGRÁFICA DA DOENÇA CARDÍACA CONGÊNITA

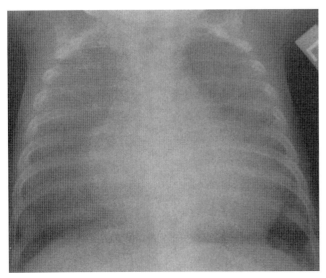

FIG. 31-19. Fibroelastose endocárdica. Edema pulmonar e cardiomegalia são sinais característicos do grupo V de lesões.

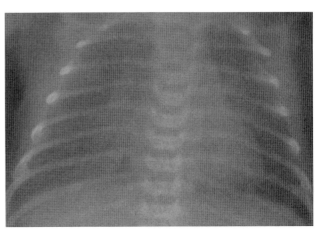

FIG. 31-21. Conexão venosa totalmente anômala, do tipo III. Radiografia mostrando edema pulmonar e tamanho normal do coração.

lesões cardíacas estruturais. Tais lesões tendem a apresentar-se em tempos determinados, após o nascimento; por exemplo, as causas não estruturais de congestão venosa pulmonar ou de edema apresentam-se, usualmente, dentro do primeiro ou do segundo dia de vida. Anormalidades que podem ser encontradas dentro do primeiro dia de vida incluem anemia severa (hidropisia fetal), asfixia, hipocalcemia, hipoglicemia, anormalidades do ritmo cardíaco, hipervolemia e miocardite intra-uterina. A congestão pulmonar venosa com substancial cardiomegalia que se apresenta em torno do primeiro dia de vida é uma característica de coração esquerdo hipoplásico (Fig. 31-22). A congestão pulmonar venosa com um coração de tamanho essencialmente normal, apresentando-se em torno do primeiro dia de vida, é a característica de uma conexão venosa totalmente anômala, do tipo infradiafragmático, com obstrução (Fig. 31-21). Em crianças que apresentam estas características entre a 1ª e a 3ª semanas de vida, o diagnóstico estatisticamente mais freqüente é o de coarctação da aorta (Fig. 31-23). A incisura cortical inferior das costelas (*rib notching*) não é evidente em crianças com coarctação.

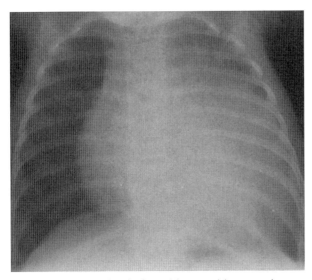

FIG. 31-20. Origem anômala da artéria coronária esquerda que nasce da artéria pulmonar. Cardiomegalia desproporcional à vascularidade pulmonar numa criança não-cianótica. Dilatação do átrio esquerdo (densidade retrocardíaca direita dupla) causada por regurgitação mitral, a partir de infarto do músculo papilar.

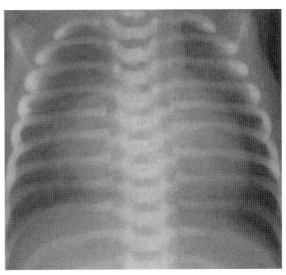

FIG. 31-22. Lado esquerdo do coração hipoplásico. Note a congestão venosa pulmonar, edema e cardiomegalia. Átrio direito e ventrículo proeminentes e arco aórtico posterior são aspectos característicos desta lesão.

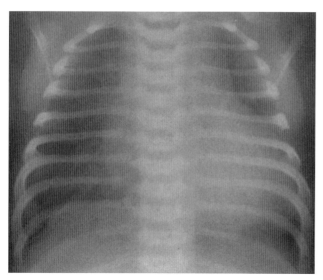

FIG. 31-23. Severa coarctação da aorta de recém-nascido. Verifica-se acentuada cardiomegalia com edema pulmonar.

■ Características Radiográficas Evidentes de Lesões Específicas

Acianóticas

Defeito do Septo Atrial e Conexão Venosa Pulmonar parcialmente Anômala

Há quatro tipos de defeitos dos átrios septais: *secundum* (o mais freqüente); *primum*; *sinus venosus (localizações inferior e superior da veia cava); sinus coronário* (menos freqüente). O tipo *primum* faz parte, usualmente, de um defeito septal atrioventricular que anteriormente era denominado defeito do coxim endocárdico. Somando-se a este defeito, existe um forame oval patente em muitas crianças com doença cardíaca congênita, o qual pode ser repuxado, dentro de um quadro de pressões direitas elevadas. Um aneurisma pode, também, formar-se no local da fina fossa oval;

isto pode ocorrer como anomalia isolada ou pode coexistir com um defeito septal ou com um forame oval. Os defeitos são nomeados de acordo com suas posições no septo atrial; *ostium secundum* na região da fossa oval que fica, aproximadamente, no meio do septo; *ostium primum*, na parte inferior do septo e avizinhando-se das válvulas atrioventriculares; *sinus venosus* na parte superior do septo ou margeando o óstio da veia cava superior ou no septo inferior e margeando o óstio inferior da veia cava inferior. Um raro tipo de defeito ocorre no local onde normalmente situa-se o óstio coronário e coexiste com a ausência de parede separando o seio coronário do átrio esquerdo, de modo que a veia cava superior esquerda associada penetra dentro do átrio esquerdo. A coexistência de grandes defeitos, *primum* e *secundum*, constitui um átrio comum.

O defeito do septo atrial isolado e a conexão venosa pulmonar parcialmente anômala conduzem a desvios esquerda-direita. Um forame oval estirado ou um defeito septal atrial podem permitir um desvio predominante direita-esquerda, em lesões complexas com grave obstrução do lado direito (p. ex., atresia tricúspide). O volume do desvio através de comunicação interatrial depende, usualmente, do tamanho do defeito e da relativa distensibilidade dos dois ventrículos. A parede do ventrícu-

---

QUADRO 31-4 ASPECTOS RADIOGRÁFICOS EVIDENTES DE DEFEITO DO ÁTRIO SEPTAL COM HIPERTENSÃO ARTERIAL PULMONAR

Artérias pulmonares principal e central dilatadas (Fig. 31-24)

Disparidade entre a dilatação das artérias central e lobar e a das artérias periféricas

Calcificação da artéria pulmonar principal ou central

Início de grave hipertensão arterial pulmonar pode estar associada com redução no grau da cardiomegalia ou com tamanho cardíaco normal

Cardiomegalia pode ser persistente por causa da insuficiência tricúspide causada por grave hipertensão pulmonar

---

QUADRO 31-3 ASPECTOS RADIOGRÁFICOS EVIDENTES DE DEFEITO DO ÁTRIO SEPTAL

Sobrecarga da circulação arterial pulmonar: geralmente desvio 2:1 deve existir antes que a pletora pulmonar esteja universalmente presente. Cerca de 50% a 60-% dos pacientes com menos de 2:1 desvios têm apenas pletora pulmonar leve ou mesmo não evidente. Edema pulmonar é raro no defeito do átrio septal simples

Dilatação do átrio direito (Fig. 31-5)

Dilatação do ventrículo direito

Dilatação dos segmentos arteriais pulmonares principais e hilares: em pacientes com mais idade a artéria pulmonar direita está, por vezes, muito proeminente (Fig. 31-24)

Arco aórtico e aorta ascendente pequenos

Pequena sombra da veia cava superior

QUADRO 31-5 ASPECTOS RADIOGRÁFICOS EVIDENTES DE COARCTAÇÃO VENOSA PULMONAR PARCIALMENTE ANÔMALA

Circulação pulmonar acentuada: pode ser aparente ou mais grave apenas no pulmão com drenagem anômala

Dilatação do átrio direito

Dilatação do ventrículo direito

Dilatação dos segmentos arteriais pulmonares hilar e principal

Pequena aorta ascendente e pequeno arco aórtico

Dilatação de veia cava superior, veia ázigo, seio coronário ou de outras veias sistêmicas, dependendo do local da conexão

Proeminente veia cava superior esquerda

Curso anormal de veias pulmonares através do pulmão ou com relação às margens mediastinais (Fig. 31-25)

CLASSIFICAÇÃO CLÍNICA E RADIOGRÁFICA DA DOENÇA CARDÍACA CONGÊNITA

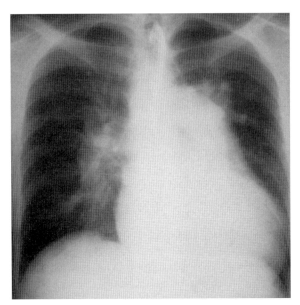

FIG. 31-24. Defeito do septo atrial em adulto. A radiografia mostra sobrecarga circulatória pulmonar arterial e cardiomegalia devidas à dilatação da câmara do lado direito. Dilatação severa das artérias pulmonares centrais é um aspecto desta anomalia no adulto. A artéria pulmonar está muito proeminente.

QUADRO 31-6	ASPECTOS RADIOGRÁFICOS EVIDENTES DA SÍNDROME DA CIMITARRA

Estrutura vascular curvada dilatada cursando medialmente em direção à direita do diafragma: esta estrutura aumenta de diâmetro enquanto se aproxima do diafragma (ver Fig. 31-25)
Posição do coração à direita
Hipoplasia do pulmão direito

lo direito é mais distensível do que a do ventrículo esquerdo durante a diástole, e por isso o sangue flui, preferencialmente, para o ventrículo, neste tempo (diástole). Contudo, a obstrução do fluxo para o ventrículo direito pode reverter este esquema. Um grande defeito do átrio septal é definido como um defeito que resulta na equalização das pressões entre os átrios (Quadros 31-3 a 31-6; Figs. 31-24 a 31-25).

Defeito Septal Atrioventricular (Defeito do Coxim Endocárdico)

Os coxins endocárdicos embrionários contribuem para o desenvolvimento das porções mediais das válvulas mitral e tricúspide, do septo *primum* atrial e da porção de entrada do septo ventricular (Fig. 31-26). Defeitos nesta região já foram chamados de defeitos dos coxins endocárdicos, porém, mais recentemente, receberam a denominação de **defeitos septais atrioventriculares.** A lesão fundamental é uma válvula atrioventricular comum e deficiência variável do septo atrial *primum* e da entrada do septo ventricular. A válvula atrioventricular nesta anomalia apresenta cinco folhetos, com dois deles recobrindo o septo ventricular e a abertura para ambos os ventrículos. Estes dois folhetos são os folhetos anterior e posterior cooptados. Uma forma incompleta deste defeito ocorre quando existe uma lingüeta de tecido conectando os folhetos coptados. Nesta forma a lingüeta fica presa à crista de entrada do septo ventricular. A anomalia existe na forma completa com uma única válvula atrioventricular, defeito septal atrial *primum*, e CIV. Em sua forma completa não existe tecido conjuntivo entre os folhetos cooptados. Diz-se que formas

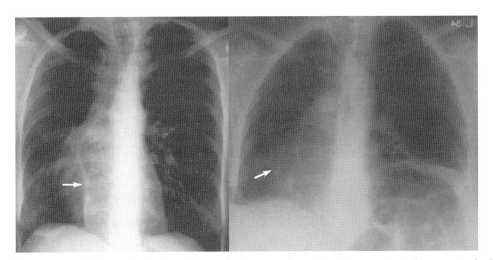

FIG. 31-25. Dois pacientes com a síndrome da cimitarra. **Esquerda:** Radiografia mostrando uma veia cimitarra perto do diafragma direito, e posicionada à direita do coração e um pequeno pulmão direito. A veia em cimitarra *(seta)* vai se alargando no seu curso para o diafragma. **Direita:** Radiografia mostrando múltiplas veias anômalas *(setas)* arqueando-se em direção ao hemidiafragma direito. O diâmetro aumentado das veias das superiores para as inferiores indica que elas são veias anômalas e não artérias pulmonares. O coração está posicionado à direita. Verifica-se uma eventração incidental do hemidiafragma esquerdo.

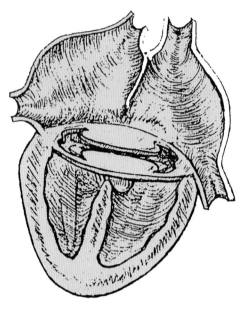

FIG. 31-26. Diagrama da forma completa de defeito septal atrioventricular. O defeito consiste de um defeito do átrio septal *primum*, um defeito septal de entrada e de uma única válvula do atrioventricular cobrindo o defeito septal ventricular.

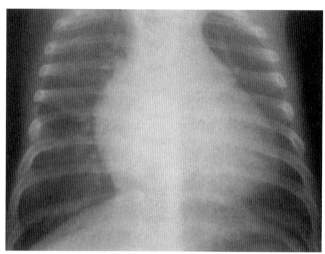

FIG. 31-27. Defeito atrioventricular septal *primum* mais defeito do átrio septal. A radiografia mostra sobrecarga circulatória pulmonar arterial e cardiomegalia devidas à dilatação do átrio e do ventrículo direitos. O vetor da dilatação ventricular coloca-se lateralmente e superiormente, produzindo um deslocamento do ápice cardíaco alto acima do diafragma. Bojo proeminente da margem atrial superior direita é uma característica dos defeitos do septo atrial *primum*.

incompletas existem quando há duas valvas atrioventriculares. As valvas individuais são formadas pela lingüeta de conexão. Partes das valvas são, freqüentemente, deficientes, tais como subdesenvolvimento de folhetos septais da valva tricúspide e fissura no folheto anterior da valva mitral. Na realidade esta "fissura" é a comissura entre o folheto anterior cooptado e o folheto mural da porção do lado esquerdo da valva atrioventricular.

A lesão incompleta mais comum é um defeito septal atrial *primum* e uma "fissura" na valva mitral, causando um variável grau de regurgitação mitral. Pelo fato do defeito septal atrial *primum* estar situado imediatamente acima da fissura, a regurgitação mitral pode atravessar o defeito e entrar no átrio direito. Conseqüentemente, o átrio esquerdo pode não estar dilatado, mesmo em pacientes com substancial regurgitação mitral (Quadro 31-7; Figs. 31-27 e 31-28).

QUADRO 31-7 ASPECTOS RADIOGRÁFICOS EVIDENTES DE DEFEITO DO SEPTO ATRIOVENTRICULAR

Aspectos esqueléticos da trissomia 21, tais como 11 costelas, duplo centro de ossificação do manúbrio e corpos vertebrais altos

Circulação arterial pulmonar aumentada; severo nas formas completas e pode estar associado ao edema pulmonar. Pneumonia concorrente é freqüente na forma completa, especialmente na criança com mongolismo

Dilatação do átrio direito: a margem superior do átrio direito apresenta-se, com freqüência, proeminente (ver Figs. 31-27 e 31-28)

Dilatação do ventrículo direito (ver Fig. 31-28)

Dilatação dos segmentos arteriais pulmonares principal e central

Átrio esquerdo dilatado pode estar presente, mas geralmente não é grave e pode estar ausente, a despeito da regurgitação mitral

Aorta torácica pequena

Válvula mitral com fissura sem defeito *primum* (rara) produz a configuração radiográfica da regurgitação mitral

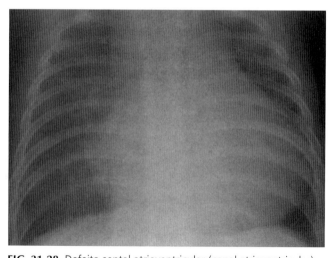

FIG. 31-28. Defeito septal atrioventricular (canal atrioventricular). A sobrecarga circulatória arterial pulmonar e a cardiomegalia são devidas à dilatação do átrio e do ventrículo direitos. Verifica-se alongamento da margem atrial direita, indicando substancial dilatação atrial direita.

CLASSIFICAÇÃO CLÍNICA E RADIOGRÁFICA DA DOENÇA CARDÍACA CONGÊNITA

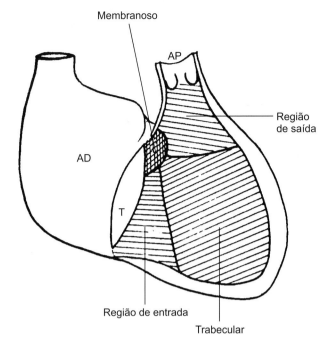

FIG. 31-29. As regiões do septo ventricular. Os tipos de defeitos são nomeados de acordo com a região do septo que é completamente ou parcialmente defeituosa. *AP*, artéria pulmonar; *AD*, átrio direito; *T*, válvula tricúspide. (Fonte: Higgins CB, et al. Congenital Heart Disease: Echocardiography and Magnetic Resonance Imaging. New York: Raven Press, 1990.)

Defeito do Septo Ventricular (Comunicação Interventricular – CIV)

CIVs têm sido caracterizados por sua localização septal: perimembranoso, de saída, de entrada e trabecular (Fig. 31-29). Defeitos nas regiões perimembranosas e no trato de saída têm sido descritos, também, em relação à crista supraventricular do ventrículo direito, como tipos infracristal (mais freqüente) e supracristal. Enquanto qualquer CIV perimembranoso ou de saída causa regurgitação aórtica, o tipo supracristal causa freqüentemente prolapso do *sinus* direito de Valsalva e regurgitação aórtica. O tecido do *sinus* prolapsado pode reduzir o tamanho e até obliterar o defeito do septo. O defeito na região de saída pode ser causado pela má posição do septo de saída, do que resulta uma pequena região de fluxo ventricular e uma aorta cavalgando o defeito septal (tetralogia de Fallot). CIVs não são incomumente múltiplos. Defeitos múltiplos no septo trabecular produzem um septo do tipo "queijo suíço".

Um pequeno CIV é aquele no qual o diâmetro ou área seccional é menor do que a área do anel aórtico. Um defeito grande e não restritivo permite a equalização das pressões nos dois ventrículos. CIV isolado causa um desvio esquerda–direita no qual o volume do fluxo é determinado pela área seccional transversa do defeito e pela resistência vascular pulmonar. Em grande defeitos o desvio da circulação não é restrito pelas dimensões do defeito, sendo apenas controlado pela resistência vascular pulmonar. Com baixa resistência vascular pulmonar o volume do desvio é grande, causando severa pletora da circulação pulmonar e, eventualmente, edema pulmonar com elevada pressão final diastólica ventricular esquerda. Com resistência mais alta, o fluxo de sangue é menos volumoso, mas verifica-se hipertensão arterial pulmonar. A resistência vascular pulmonar aumentada e a hipertensão arterial pulmonar podem ser devidas à constrição arteriolar pulmonar (reversível) ou à arteriopatia (irreversível).

A maioria dos CIVs isolados fecham-se espontaneamente. O processo de fechamento é, freqüentemente, marcado por aneurisma do septo ventricular. O aneurisma consiste, usualmente, de porções do folheto septal da válvula tricúspide, aderente à margem do defeito; um orifício pode desenvolver-se no folheto aderido. Embora o defeito supracristal possa ser obstruído pelo *sinus* de Valsalva prolapsado, ele, na verdade, não se fecha. O CIV de entrada raramente se fecha espontaneamente.

No período pós-parto imediato, a resistência vascular pulmonar ainda não decresceu aos níveis da resistência vascular do adulto. Essa resistência neonatal elevada limita o desvio esquerda-direita através de defeitos grandes. A resistência pulmonar arteriolar tende a alcançar o ponto mais baixo (nadir) em 4 a 6 semanas depois do nascimento, quando a acentuação da circulação pulmonar atinge seu pico. Por causa do processo do fechamento gradual e de um decréscimo relativo do defeito, devido ao crescimento cardíaco, tal defeito é fisiologicamente máximo durante o primeiro ano de vida. Sendo a CIV uma lesão de sobrecarga de volume diretamente relacionada ao excesso do fluxo sanguíneo pulmonar, o aumento cardíaco é proporcional ao grau da sobrecarga circulatória (Quadro 31-8; Figs. 31-6, 31-9 e 31-30).

Ducto Arterioso Patente (DAP)

O ducto arterioso conecta a aorta descendente proximal à artéria pulmonar esquerda proximal superior à bifurcação da artéria pulmonar. Com a imagem-em-espelho do arco aórtico direito, o ducto conecta a artéria inominada distal

QUADRO 31-8 ASPECTOS RADIOGRÁFICOS EVIDENTES DO DEFEITO SEPTAL VENTRICULAR HEMODINAMICAMENTE IMPORTANTE

Circulação arterial pulmonar acentuada (Figs. 31-6 e 31-9): edema pulmonar é freqüente durante a infância, em presença de grandes desvios (*shunts*)

Dilatação do átrio esquerdo (Figs. 31-6 e 31-30): isto pode não ser fácil de identificar, durante a infância

Dilatação de um ou de ambos os ventrículos

Dilatação dos segmentos arteriais pulmonares, principal e central (ver Fig. 31-9)

Dilatação desproporcional das artérias centrais pulmonares, se comparada com a vasculatura periférica, o que sugere o complexo de Eisenmenger, mas pode, também, ser observada com desvios muito grandes. Pode ocorrer calcificação arterial pulmonar no complexo de Eisenmenger

Pequena aorta torácica: alega-se que ocorre arco aórtico, à direita, em cerca de 2% dos defeitos septais ventriculares

Capítulo 31 | RADIOGRAFIA DA DOENÇA CARDÍACA CONGÊNITA

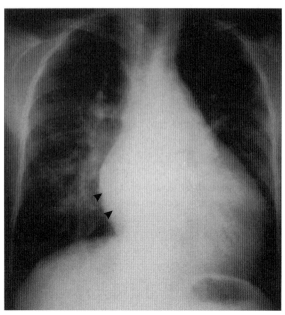

FIG. 31-30. Defeito do septo ventricular (CIV). Radiografia mostra aumento do fluxo pulmonar e cardiomegalia. Uma densidade dupla retrocardíaca direita *(pontas de seta)* indica dilatação atrial esquerda. Arco aórtico de tamanho normal.

QUADRO 31-9	ASPECTOS RADIOGRÁFICOS EVIDENTES DE PDAs HEMODINÂMICAS SIGNIFICATIVAS

Circulação arterial pulmonar aumentada (ver Figs. 31-1 e 31-7)

Dilatação ou aumento do átrio esquerdo (ver Fig. 31-7)

Dilatação do ventrículo esquerdo (Figs. 31-1 e 31-7)

Dilatação do arco aórtico (Figs. 31-1 e 31-7): enquanto isto pode não ser evidente em crianças novas, mostra-se como característica invariável em crianças com mais idade e em adultos. Pode ser possível identificar proeminência da aorta ascendente e deslocamento lateral da aorta descendente

Dilatação dos segmentos arteriais pulmonares, principal e central: com tendência a ser menos proeminente do que no defeito do átrio septal

Contorno anormal do arco aórtico posterior e aorta descendente proximal: em muitas pessoas normais há uma dilatação localizada da aorta, no local em que se prende o ligamento arterioso, o fuso aórtico (infundíbulo). Este infundíbulo aórtico está dilatado em pacientes com ducto arterioso patente. As sombras combinadas do arco posterior e do infundíbulo aórtico causam aparente alongamento, proeminência ou contorno atípico do botão aórtico. A janela aórtico-pulmonar pode ser obliterada ou convexa em relação ao PDA do paciente

Calcificação na janela aórtico-pulmonar devida à calcificação das paredes do ducto, em indivíduos com mais idade (Fig. 31-32)

---

esquerda com a artéria pulmonar esquerda. Com imagem não invertida, o arco direito (artéria subclávia retroesofágica), o ducto conecta a aorta proximal descendente direita com a artéria proximal pulmonar esquerda e forma um anel vascular.

O ducto arterioso patente fecha-se no primeiro dia do nascimento em recém-nascidos a termo, mas o ducto arterioso persistente é freqüente na criança prematura. Desvio esquerda-direta significante em crianças prematuras, durante o período perinatal, é quase sempre devido ao DAP. O desvio é predominantemente esquerda-direita e causa sobrecarga na circulação pulmonar, a qual, se for severa, leva ao edema pulmonar. Contudo, desvio direita-esquerda através de DAP pode ser encontrado em recém-nascidos se a resistência vascular pulmonar não diminuir a partir dos níveis fetais (circulação fetal persistente).

O DAP ocorre como uma anomalia isolada, mas também apresenta-se, freqüentemente, associado com outras anomalias simples ou complexas. Há uma propensão para ocorrerem anomalias tríplices – DAP, coarctação da aorta e CIV. DAP está, também, freqüentemente presente em lesões cianóticas com severa obstrução ao fluxo de sangue pulmonar, tal como acontece com a atresia pulmonar. Nestes casos, o DAP pode sustentar a vida, mas não é confiável para manter o fluxo sanguíneo pulmonar normal porque pode ser severamente constritivo ou mesmo obliterar-se com o passar do tempo.

O DAP de grande calibre pode produzir grande desvio esquerda-direita porque existe um gradiente entre a aorta e a artéria pulmonar durante o ciclo cardíaco. O fluxo através do ducto arterioso patente é controlado pelo calibre do ducto e pela resistência pulmonar. A sobrecarga volumétrica (excesso de fluxo de sangue pulmonar) causa a dilatação do átrio e do ventrículo esquerdos. O desvio esquerda-direita recircula, continuamente, nos pulmões, no átrio e no ventrículo esquerdos, na aorta ascendente e no arco aórtico. O volume injetado na câmara do lado esquerdo causa uma elevada pressão diastólica ventricular esquerda. Com grandes desvios, o excesso do fluxo sanguíneo e a elevada pressão diastólica do ventrículo esquerdo podem eventualmente levar ao edema pulmonar. O fluxo excessivo e a elevada pressão venosa pulmonar podem levar à hipertensão arterial que, por sua vez, induz à hipertrofia ventricular direita. O resultado eventual do processo é a arteriopatia pulmonar e a síndrome de Eisenmenger (Quadros 31-9 e 31-10; Figs. 31-31 e 31-32).

QUADRO 31-10	ASPECTOS RADIOGRÁFICOS EVIDENTES DO DUCTO ARTERIOSO PATENTE COM HIPERTENSÃO ARTERIAL PULMONAR

Artérias pulmonares, principal e central, dilatadas (Fig. 31-31)

Disparidade na dilatação das artérias central e lobar, quando comparadas com as artérias periféricas

Calcificação das artérias pulmonares principais ou centrais

Calcificação dos ductos (trilhas) na janela aórtico-pulmonar (Figs. 31-31 e 31-32)

Início de hipertensão pulmonar arterial é usualmente acompanhado pelo decréscimo da cardiomegalia ou no tamanho normal do coração (Fig. 31-31)

Dilatação do arco aórtico e da aorta descendente proximal (ver Fig. 31-31)

CLASSIFICAÇÃO CLÍNICA E RADIOGRÁFICA DA DOENÇA CARDÍACA CONGÊNITA

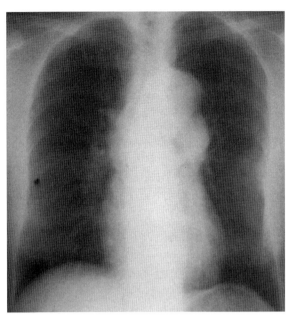

FIG. 31-31. Complexo de Eisenmenger, causado por ducto arterioso patente. A radiografia do tórax não mostra acentuação da circulação arterial pulmonar, mas em vez disso revela vasos periféricos atenuados, tamanho do coração normal e acentuada dilatação do segmento principal da artéria pulmonar e da aorta.

Janela Pulmonar Aórtica

Esta rara anomalia é uma grande conexão entre a aorta ascendente e a artéria pulmonar principal. Ambas as válvulas semilunares estão presentes e esta característica serve para distinguir a lesão estudada da lesão do tronco arterioso. A lesão em questão causa, usualmente, um grande desvio esquerda-direita e edema pulmonar na infância.

A fisiologia desta lesão é semelhante à do DAP, mas é invariavelmente severa e assim quase todos os casos apresentam-se durante a primeira infância. A lesão quase nunca é encontrada na infância tardia na adolescência ou vida adulta. Se um paciente não-tratado precocemente for raramente diagnosticado após a infância precoce, ele apresentará hipertensão arterial irreversível.

Se o paciente sobrevive à infância, os aspectos radiográficos deveriam parecer-se com os do DAP. A aparência radiográfica usual é a de circulação pulmonar gravemente sobrecarregada e edema pulmonar. A aorta ascendente e o segmento arterial pulmonar principal são mais proeminentes do que no DAP infantil.

Aneurisma e Fístula Congênitos do Sinus de Valsalva

O aneurisma começa como uma bolsa externa em forma de funil sobre uma região congenitamente enfraquecida, na junção da camada média da aorta com uma fibrose anular da válvula aórtica. O aneurisma congênito surge do seio coronário direito e do seio não coronário. Os aneurismas do seio coronário direito rompem-se para o interior do ventrículo direito ou do átrio direito enquanto os do seio não coronários rompem-se para o interior do átrio direito. Esta entidade deveria ser distinguida da dilatação aneurismática difusa dos seios que ocorrem na síndrome de Marfan. Uma ruptura grande e aguda pode causar edema pulmonar intratável. Todas as fístulas para o coração direito causam sobrecarga volumétrica do coração esquerdo já que se verifica uma sobrecarga volumétrica nas câmaras que recebem o sangue. Dependendo do local da ruptura, a sobrecarga de volume do ventrículo direito, do átrio direito ou de ambos também ocorre. Estas lesões podem, também, estar associadas com a regurgitação aórtica e com CIV perimembranosa ou supracristal (Quadro 31-11).

Fístula Arteriovenosa Coronária

Trata-se de uma fístula ou de angiodisplasia da artéria coronária para uma veia coronária, seio coronário, átrio direito, ventrículo direito, ou para artéria pulmonar. Pode haver muitos locais de comunicação. A artéria coronária envolvida está, usualmente, dilatada e tortuosa. A artéria coronária direita é a mais freqüentemente envolvida e, mais freqüentemente, comunica-se com o átrio ou ventrículo direito. O desvio é usualmente pequeno e não produz

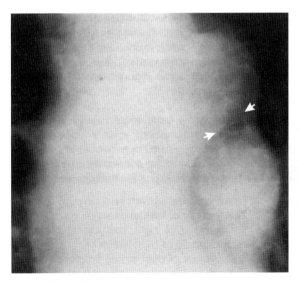

FIG. 31-32. Vista obliqua da janela aorto-pulmonar do paciente da Figura 31-31 mostra linhas paralelas de calcificação (setas) na parede do ducto patente.

QUADRO 31-11	ASPECTOS RADIOGRÁFICOS EVIDENTES DA FÍSTULA DO SEIO CORONÁRIO

Aumento na circulação da artéria pulmonar ou edema pulmonar
Dilatação das câmaras cardíacas do lado esquerdo
Dilatação ventricular direita (ruptura dentro do ventrículo direito ou átrio direito)
Dilatação do átrio direito (ruptura no interior do átrio direito)
Dilatação dos segmentos arterial central e arterial principal pulmonares
Raramente o aneurisma é suficientemente grande de modo a ocasionar dilatação assimétrica na base da aorta
Calcificação curvilínea do aneurisma (rara)

sobrecarga circulatória pulmonar reconhecível ou aumento do coração causado por sobrecarga volumétrica.

Sobrecarga de circulação arterial pulmonar e cardiomegalia geralmente não são evidentes. A artéria coronária com ectasia quase nunca é perceptível na radiografia torácica. Ectasia da artéria coronária circunflexa pode causar uma protuberância localizada na margem cardíaca superior esquerda na região próxima ao átrio esquerdo, na radiografia frontal. Calcificação raramente ocorre em artéria coronária com ectasia.

Cianótica

Tetralogia de Fallot

Os maiores componentes desta anomalia são causados por um deslocamento do septo de saída (septação conal) em direção ao ventrículo direito, do que resulta um diminuído fluxo ventricular direito e falha de alinhamento da porção de saída com o restante do septo ventricular. A última anormalidade causa um grande CIV (infracristal) e a aorta é localizada imediatamente sobre o defeito. Conseqüentemente, o sangue ventricular direito é ejetado diretamente para o interior da aorta. Verifica-se uma relação entre os diâmetros das artérias aórtica e pulmonar; a aorta ascendente está substancialmente dilatada na presença de estenose pulmonar grave e da atresia pulmonar. O CIV é do tipo não restritivo, portanto as pressões são iguais nos ventrículos. Múltiplos CIVs podem ocorrer nesta anomalia.

A obstrução ao fluxo do sangue pulmonar é freqüentemente difusa e existe em múltiplos níveis, causando estenoses subvalvular, valvular e supravalvular. Há, invariavelmente, estenose infundibular. O anel e a artéria pulmonar proximal são usualmente hipoplásicas, a estenose pode envolver, inteiramente, a região de saída do sangue e pode incluir grave hipoplasia das artérias pulmonares segmentar e intraparenquimatosa. A forma extrema de tetralogia de Fallot é constituída por atresia pulmonar com CIV não restritivo. Estenose de ramo pulmonar arterial, especialmente na origem da artéria pulmonar esquerda, pode causar fluxo de sangue pulmonar assimétrico. Contudo, mesmo em ausência de estenose de ramo, o fluxo preferencial ocorre para o pulmão direito, devido à orientação do trato de saída de fluxo do ventrículo direito. Um arco aórtico direito está presente em cerca de 20% dos pacientes com tetralogia; a incidência é de cerca de 25% com atresia pulmonar e CIV (forma extrema de tetralogia).

A fisiologia da anomalia consiste em fluxo de sangue pulmonar reduzido e falta de saturação do sangue arterial. Por causo do fluxo de sangue reduzido nos pulmões, as câmaras cardíacas esquerdas são pequenas. Aspectos radiográficos são mostrados nos Quadros 31-12 e 31-13 e Figs. 31-2, 31-10, 31-11, 31-33 e 31-34.

Nos primeiros dias de vida, a radiografia torácica pode não ser típica, mas torna-se característica mais tarde. A regressão do timo revela o segmento da artéria pulmonar principal côncavo, o que é uma das características da tetralogia de Fallot.

QUADRO 31-12	ASPECTOS RADIOGRÁFICOS EVIDENTES DA TETRALOGIA DE FALLOT

Vascularidade pulmonar diminuída (Figs. 31-2, 31-10, 31-11 e 31-33); vascularidade normal em paciente cianótico, corresponde à vascularidade diminuída já que a distinção entre a vascularidade normal e a ligeiramente diminuída é freqüentemente difícil

Tamanho do coração normal ou quase normal

Proeminência e/ou dilatação do ventrículo direito pode condicionar um ápice cardíaco exaltado (Figs. 31-2, 31-10 e 31-33)

Segmento arterial pulmonar principal ausente ou côncavo (Figs. 31-11 e 31-33)

Artérias pulmonares hilares pequenas, mais evidentes na vista lateral

Vascularidade pulmonar assimétrica é freqüente por causa da associação com estenose do ramo arterial pulmonar

Aorta ascendente e arco aórtico proeminentes

Arco aórtico direito (20% a 25% dos casos; Figs. 31-11 e 31-33)

QUADRO 31-13	ASPECTOS RADIOGRÁFICOS EVIDENTES DA TETRALOGIA DE FALLOT COM VÁLVULA PULMONAR AUSENTE

Vascularidade distal pulmonar diminuída

Dilatação aneurismal das artérias pulmonares principais central e principal (Fig. 31-34)

Tamanho cardíaco variável, dependendo da severidade da regurgitação pulmonar

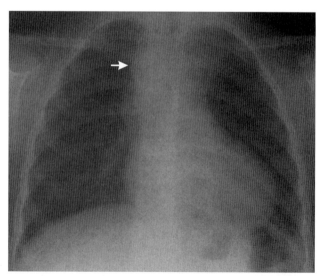

FIG. 31-33. Tetralogia de Fallot. Radiografia mostra vascularidade pulmonar reduzida, tamanho normal do coração, proeminência do ventrículo direito, segmento arterial pulmonar principal côncavo e arco aórtico à direita (seta).

CLASSIFICAÇÃO CLÍNICA E RADIOGRÁFICA DA DOENÇA CARDÍACA CONGÊNITA

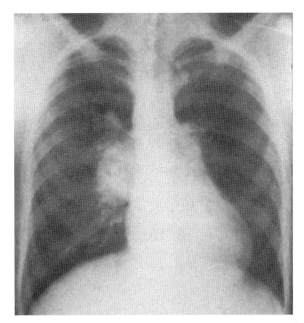
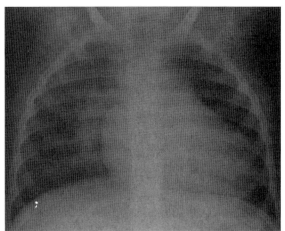

FIG. 31-34. Tetralogia de Fallot com válvula pulmonar ausente em adulto (**esquerda**) e criança (**direita**). Dilatação aneurismática dos segmentos principal e direito da artéria pulmonar é diagnóstica dessa anomalia. Note a disparidade de tamanho da região arterial hilar direita e segmentos periféricos das artérias pulmonares.

Depois do reparo cirúrgico da tetralogia, numerosos achados radiográficos podem ser identificados, tais como aneurisma no remendo sobre a saída de fluxo do ventrículo direito; assimetria da vascularidade devida à persistente estenose de ramo arterial pulmonar; e progressiva dilatação ventricular direita, devida à regurgitação pulmonar, complicando um reparo transanular (Fig. 31-35). Sobrecarga circulatória arterial pulmonar pode desenvolver-se quando um CIV hemodinamicamente residual existe depois de um reparo bem sucedido de estenose de fluxo.

Transposição de Grandes Artérias (TGA)

TGA é uma das várias anormalidades da conexão arterial ventricular. As outras são ventrículo direito com duplo trato de saída, ventrículo esquerdo também com duplo trato de saída e tronco arterioso. Todas estas anomalias são lesões mistas e todas produzem cianose e, na ausência de obstrução ao fluxo sanguíneo, todas são associadas com sobrecarga circulatória arterial.

Na transposição de grandes artérias, a aorta nasce do ventrículo direito e a artéria pulmonar nasce do ventrículo esquerdo. A base da aorta está posicionada anteriormente à artéria pulmonar. Se a aorta estiver colocada à direita da artéria pulmonar, aplica-se ao defeito a denominação de dextro-TGA; se a aorta estiver à esquerda da artéria pulmonar, a denominação será levo-TGA (l-TGA). Se a aorta estiver diretamente anterior à artéria pulmonar, o termo ântero-TGA é algumas vezes usado.

A conseqüência fisiológica da TGA é a sobrecarga circulatória da artéria pulmonar e a cianose, esta devida à combinação dos desvios esquerda-direita e direita-esquerda (lesões mistas). Por serem as circulações pulmonar e sistêmica paralelas, a maioria do sangue ejetado pelo ventrículo esquerdo na artéria pulmonar é recirculada. A gravidade dessa sobrecarga circulatória é, usualmente, maior do que a da presença do CIV e reduzida em presença de estenose pulmonar. O tamanho do coração aumenta em relação com a sobrecarga circulatória pulmonar. Hipertensão arterial pulmonar e arteriopatia tendem a acontecer precocemente na vida de crianças com TGA. A arteriopatia pulmonar e a hipertensão fixa

FIG. 31-35. Tetralogia de Fallot com severa regurgitação pulmonar, vários anos após o reparo. A cardiomegalia é causada pela acentuada dilatação ventricular direita como está indicado pela elevação do ápice.

desenvolvem-se, não raramente, aos 6 a 12 meses de vida, em crianças com TGA mais CIV.

A TGA é a mais freqüente lesão cardíaca cianótica. Sem intervenção cirúrgica, a maioria dos infantes morre no primeiro ano de vida.

Sua aparência radiográfica é influenciada, grandemente, pelas lesões associadas. TGA é a mais freqüente anomalia causadora de sobrecarga circulatória pulmonar em criança cianótica (Fig. 31-36). A presença de significante estenose pulmonar produz uma aparência radiográfica similar à da tetralogia de Fallot (vascularidade pulmonar diminuída e coração de tamanho normal, em criança cianótica). Durante o primeiro dia ou primeiros dias de vida, esta aparência radiográfica pode não ser característica, já que um timo proeminente esconde a região estreita dos grandes vasos e o fluxo de sangue pulmonar está, ainda, limitado pela alta resistência pulmonar própria da vida intra-uterina. Depois da involução do timo, no recém-nascido estressado, a estreita base do coração torna-se evidente (Quadro 31-14 e Fig. 31-16).

Transposição Corrigida (l-TGA)

Transposição corrigida consiste em transposição arterioventricular e discordância atrioventricular. A aorta origina-se do ventrículo direito e este é invertido e com conexão com o átrio esquerdo. Há uma transposição ventricular em L, com o ventrículo morfológico direito à esquerda do ventrículo esquerdo morfológico. Portanto, o fluxo sanguíneo, na circulação central, é corrigido; o sangue pulmonar venoso flui para o átrio esquerdo, para o ventrículo direito e para a aorta. A maioria dos pacientes com transposição corrigida tem um número significante de anomalias cardíacas. As mais freqüentes são estenose pulmonar, CIV, anomalia de Ebstein (regurgitação tricúspide para o átrio esquerdo) e bloqueio cardíaco completo (Quadro 31-15; Fig. 31-36).

Ventrículo Direito com Duplo Trato de Saída

Ventrículo direito com duplo trato de saída é uma anomalia na qual mais de 50% de ambos os grandes vasos originam-se do ventrículo direito. A aorta está posicionada mais para a direita da artéria pulmonar e origina-se, completamente, no ventrículo direito, enquanto a artéria pulmonar pode originar-se inteiramente do ventrículo direito ou tem uma origem biventricular (malformação de Taussig-Bing). O CIV está sempre presente e outras anomalias

> **QUADRO 31-14** ASPECTOS RADIOGRÁFICOS PROEMINENTES DA TRANSPOSIÇÃO
>
> Circulação arterial aumentada: fluxo pulmonar assimétrico, maior à direita, por vezes aparente
>
> Edema pulmonar freqüente, especialmente na presença de CIV ou DAP
>
> Cardiomegalia: relação cardiotorácica > 0,58, no período neonatal, constitui cardiomegalia no período neonatal
>
> A dilatação específica de câmaras é difícil de ser identificada em recém-natos; em crianças com mais idade, verifica-se dilatação do átrio esquerdo e do ventrículo direito
>
> Pedículo vascular estreito: os grandes vasos são usualmente mas nem sempre inconspícuos (Fig. 31-16). A aorta ascendente tem posição mais medial do que normalmente e é escondida no mediastino. Do mesmo modo, a artéria pulmonar coloca-se medialmente dentro do mediastino, de modo que o segmento principal arterial pulmonar típico não está presente. Portanto há incongruência de sobrecarga pulmonar arterial com um pequeno ou ausente segmento arterial principal pulmonar. Na TGA completa, a aorta está à direita ou à esquerda da artéria pulmonar, tornando a largura do pedículo normal ou aumentada.
>
> Arco aórtico direito ocorre em cerca de 5% dos pacientes com TGA, geralmente associado com estenose pulmonar e CIV.
>
> Com estenose pulmonar presente, e CIV, há menor vascularidade pulmonar e coração de tamanho normal, produzindo uma aparência similar à da tetralogia de Fallot.

CIA, defeito septal atrial; TGA, transposição de grandes artérias; CIV, defeito septal ventricular.

> **QUADRO 31-15** ASPECTOS RADIOGRÁFICOS EVIDENTES DE TRANSPOSIÇÃO CORRIGIDA
>
> Convexidade proeminente da margem cardíaco esquerda (Fig. 31-36). A convexidade pode estender-se quase até o arco ou envolver apenas a base do coração
>
> Sombra da aorta ascendente, à direita, é invisível (Fig. 31-36)
>
> Cruzamento da margem da aorta ascendente com a margem lateral da aorta proximal descendente
>
> Ausência de segmento principal arterial pulmonar convexo, mesmo na presença de sobrecarga circulatória arterial. Algumas vezes há inclinação superior da artéria pulmonar direita e inclinação inferior da artéria pulmonar esquerda
>
> Dilatação do átrio esquerdo pode ser causada por sobrecarga da circulação pulmonar, por sua vez causada por CIV ou por regurgitação tricúspide conseqüente à anomalia de Ebstein

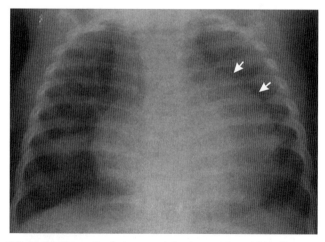

FIG. 31-36. Correção de transposição de grandes artérias (laço *(loop)* L-ventricular com l-TGA). Há uma proeminente convexidade alongada da margem cardíaca superior esquerda. Isto é causado pela aorta ascendente, posicionada mais para a esquerda da artéria pulmonar e pela inversão da região de saída do ventrículo direito.

CLASSIFICAÇÃO CLÍNICA E RADIOGRÁFICA DA DOENÇA CARDÍACA CONGÊNITA

associadas são freqüentes. A fisiologia do ventrículo direito com duplo trato de saída é determinada, em maior grau, pela posição do CIV. Um CIV orientado para a válvula aórtica (CIV subaórtico) causa um fluxo preferencial do ventrículo esquerdo para o interior da aorta e é, freqüentemente, associado com significante estenose pulmonar, resultando em fisiologia e aparência radiográfica semelhantes às da tetralogia de Fallot. Na ausência de estenose pulmonar, o ventrículo esquerdo, preferencial para o fluxo aórtico, pode tornar a cianose mínima. Um CIV localizado abaixo da válvula pulmonar (malformação de Taussig-Bing) causa fluxo preferencial do ventrículo esquerdo para a artéria pulmonar e, conseqüentemente, grave sobrecarga circulatória. O fluxo de saída do ventrículo direito dirige-se preferencialmente para o interior da aorta; conseqüentemente, a cianose está presente. Coarctação ou interrrupão do arco aórtico, por vezes, associa-se com o CIV subpulmonar. Um grande CIV pode estar situado abaixo da origem de ambos os grandes vasos (CIV duplo) ou pode estar deslocado para longe de ambas as origens (CIV não compromissado). As grandes artérias tendem a ficar lado a lado na base do coração, mas qualquer um desses vasos pode estar localizado mais anteriormente.

Esta é uma lesão mista que causa combinação de cianose (desvio direita-esquerda) e sobrecarga circulatória arterial pulmonar (desvio esquerda-direita). A gravidade da estenose pulmonar e a posição do CIV determinam, inicialmente, a gravidade relativa dos dois desvios.

Ventrículo esquerdo com duplo trato de saída é uma anomalia excepcionalmente rara na qual ambas as artérias originam-se de um ventrículo esquerdo morfológico. A apresentação e a aparência radiológica são similares à do ventrículo direito com duplo trato de saída (Quadros 31-16 e 31-17; Fig. 31-37).

Atresia Tricúspide

Atresia tricúspide é a ausência de uma conexão direta entre o átrio e o ventrículo direito. A atresia pode ser devida a uma membrana ou a uma saliência muscular entre as câmaras. Um defeito do septo atrial ou um forame oval patente está sempre presente. Outras lesões associadas são freqüentes e são, usualmente, importantes na determinação da fisiologia e da apresentação clínica da lesão. As lesões mais freqüentemente associadas são a TGA, CIV e estenose pulmonar. Uma classificação da atresia tricúspide é baseada na presença ou na ausência dessas lesões associadas. Atresia tricúspide sem TGA pode ser (1) com atresia pulmonar, mas sem CIV; (2) com estenose pulmonar e um CIV pequeno e restritivo; ou (3) sem estenose pulmonar e CIV grande e não restritivo. A atresia tricúspide com TGA pode ser (1) com atresia pulmonar e grande CIV; (2) com estenose pulmonar e grande CIV; ou (3) sem estenose pulmonar e grande CIV.

A forma mais comum de lesão é a de atresia tricúspide com estenose pulmonar e grandes artérias normalmente relacionadas e CIV restritivo. TGA está presente em cerca de 30% de pacientes com atresia tricúspide. Usualmente, a atresia tricúspide esta associada a CIV e sem estenose pulmonar.

Quando o CIV for grande e a estenose pulmonar pequena ou não existente, verifica-se sobrecarga da circulação pulmonar. Esta é a situação tanto para os casos da relação entre as grandes artérias ser normal, quanto para os casos de TGA. A restrição do fluxo sanguíneo pulmonar existe, usualmente, nos níveis pulmonares valvular e subvalvular ou nos casos de CIV restritivo. Uma

---

QUADRO 31-17 ASPECTOS RADIOGRÁFICOS EVIDENTES DE DORV COM ESTENOSE PULMONAR

Vascularidade pulmonar diminuída

Tamanho cardíaco normal ou quase normal

Proeminência ventricular direita

Segmento arterial pulmonar principal discreto

Arco aórtico direito em cerca de 10%-15% dos pacientes

QUADRO 31-16 ASPECTOS EVIDENTES DE DORV SEM ESTENOSE PULMONAR SIGNIFICATIVA

Sobrecarga circulatória arterial pulmonar: é uma das causas de cianose e da sobrecarga pulmonar arterial (Fig. 31-37)

Cardiomegalia

Dilatação atrial esquerda, ventriculares esquerda e direita: a distinção entre ventrículos esquerdo e direito dilatados durante a infância é inconclusiva

Pedículo de grande artéria dilatado de lado a lado, devido à posição da aorta e da artéria pulmonar (Fig. 31-37): isto nem sempre é evidente. Pode ser uma característica distintiva se comparada com a aparência de d-TGA

Segmento pulmonar arterial principal proeminente: isto pode, também, ser uma característica distintiva para DORV, em comparação com d-TGA

Sinais de coarctação ou interrupção do arco aórtico

DORV, ventrículo direito com duplo trato de saída; TGA, transposição de grandes artérias.

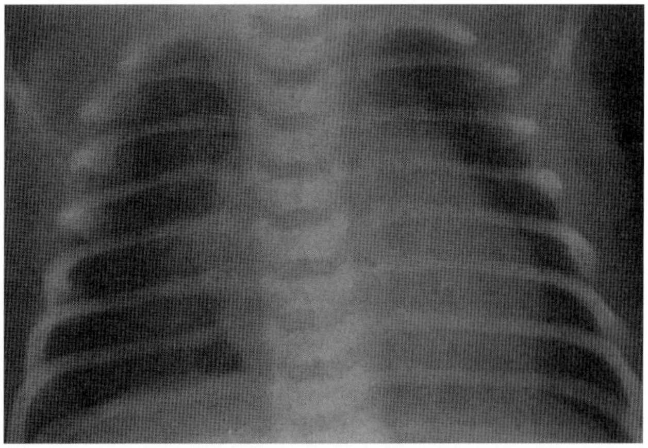

FIG. 31-37. Ventrículo direito com dupla saída. Note a sobrecarga circulatória pulmonar e a cardiomegalia. Região de grande vaso proeminente é mostrada. A distinção com a região estreita de grande vaso como é vista na d-TGA está evidente.

| QUADRO 31-18 | ASPECTOS RADIOGRÁFICOS EVIDENTES DE ATRESIA TRICÚSPIDE |

Com relação normal entre os grandes vasos, CIV e estenose pulmonar, a aparência é igual à da tetralogia de Fallot (Fig. 31-12). Vascularidade pulmonar diminuída, artérias pulmonares centrais pequenas, e tamanho do coração normal ou quase normal. Aspecto distintivo da tetralogia de Fallot, quando visível, é a proeminência do átrio e de ventrículo esquerdo e margem atrial direita achatada (Fig. 31-12)

Com TGA e CIV e sem estenose pulmonar, o aspecto típico da d-TGA está presente. Há acentuação da circulação pulmonar, cardiomegalia e um pedículo vascular estreito. Um aspecto distintivo pode ser a margem atrial direita (dilatação atrial direita), com freqüência proeminente na d-TGA, mas não proeminente e nem plano na atresia tricúspide se a comunicação interatrial for grande (Figs. 31-12, 31-38 e 31-40)

Na comunicação interatrial pequena e restritiva, o átrio direito pode estar muito dilatado, a ponto de causar considerável cardiomegalia vista na radiografia frontal (Fig. 31-39)

Atresia tricúspide com TGA associa-se, às vezes, com justaposição esquerda de aurículas atriais; a aurícula atrial direita estende-se para traz das grandes artérias e acomoda-se sobre a aurícula atrial esquerda. Isto causa uma margem cardíaca proeminente e achatamento da margem cardíaca direita (Fig. 31-40)

CIV, defeito septal ventricular; TGA, transposição das grandes artérias.

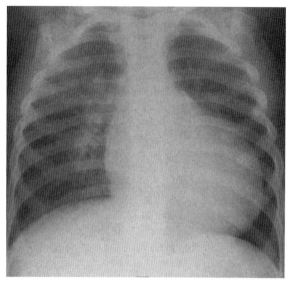

FIG. 31-38. Atresia tricúspide com transposição de grandes artérias. A radiografia mostra a base estreita do coração característica da transposição. Margem atrial direita plana é uma característica de atresia tricúspide com defeito do átrioseptal não-restritivo.

pequena comunicação septal atrial limita, também, o fluxo pulmonar e causa adicionalmente dilatação do átrio direito. A despeito da obstrução da saída do átrio direito, este, usualmente, não fica dilatado, pois uma grande comunicação interatrial faz com que ele funcione como um conduto venoso similar às veias cavas (Quadro 31-18; Figs. 31-12 e 31-38 a 31-40).

Ventrículo Único

Ventrículo único é constituído por um ventrículo predominante que recebe ambas as válvulas atrioventriculares (ventrículo de duplo trato de entrada) e uma minúscula porção remanescente do outro ventrículo. Um termo mais específico das anomalias agrupadas sob este título é *"conexões atrioventricular univentricular"*. Ambas as grandes artérias podem originar-se do ventrículo dominante ou uma delas pode originar-se do pequeno ventrículo remanescente. O ventrículo dominante pode ser o direito ou o esquerdo.

O ventrículo único é freqüentemente associado com uma anormalidade da conexão atrioventricular, tal como TGA ou ventrículo direito com duplo trato de saída. Os grandes vasos relacionados normalmente são raros, em casos de ventrículo único. O tipo ventricular esquerdo único é freqüentemente associado com uma câmara invertida de saída do ventrículo direito e com l-TGA. O ventrículo dominante comunica-se com a câmara de saída através de um "forame bulboventricular".

A fisiologia é determinada, em grau substancial, pela obstrução associada com o fluxo da artéria pulmonar ou da aorta. Verifica-se uma mistura do sangue venoso sistêmico e sangue pulmonar no ventrículo dominante e por isso ocorrem cianose e sobrecarga pulmonar circulatória. A presença e a gravidade da sobrecarga circulatória pulmonar são reguladas pela estenose pulmonar. Se esta for grave, a fisiologia e a apresentação clínica são similares às da tetralogia de Fallot. Se a obstrução ao fluxo pulmonar não estiver presente, então a fisiologia e a apresentação clínica são similares às da transposição dos vasos. A fisiologia do ventrículo comum é idêntica à do grande CIV que é, realmente, a designação própria para tal lesão (Quadro 31-19; Fig. 31-41).

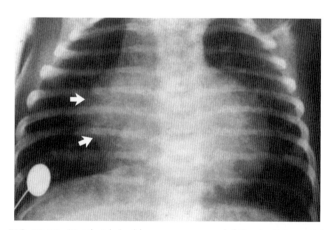

FIG. 31-39. Atresia tricúspide com pequeno defeito do átrio septal restritivo e grande defeito septal ventricular. O pequeno defeito do átrio septal é responsável pela dilatação atrial e correspondente cardiomegalia. Grande defeito ventricular septal resulta em sobrecarga circulatória pulmonar.

CLASSIFICAÇÃO CLÍNICA E RADIOGRÁFICA DA DOENÇA CARDÍACA CONGÊNITA

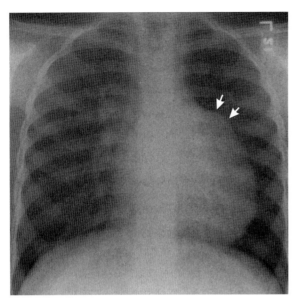

FIG. 31-40. Atresia tricúspide, transposição e justaposição das aurículas atriais. Margem cardíaca superior esquerda proeminente *(setas)* é devida à posição anormal da aurícula atrial direita, no lado esquerdo, acima da aurícula atrial esquerda.

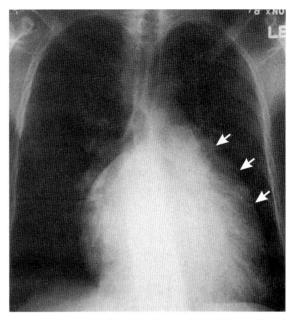

FIG. 31-41. Ventrículo único com câmara de saída invertida (alça ou *loop* em L) e I-TGA. Convexidade proeminente da margem cardíaca superior esquerda representa a câmara de saída invertida do ventrículo direito *(setas)* e a aorta ascendente em transposição.

Tronco Arterioso

Tronco arterioso *(Truncus arteriosus)*, é um tronco único que se origina do coração e que supre as artérias pulmonares, sistêmicas e coronárias. O tronco abre-se num grande CIV. Trata-se de uma lesão mista com ambos os desvios esquerda-direita e direita-esquerda. Dois sistemas de classificação para o tronco arterioso ainda são usados. O mais antigo e mais familiar foi proposto por Collett e Edward em 1949. Os tipos são agrupados de acordo com o local de origem das artérias pulmonares no tronco (Quadro 31-20; Fig. 31-42).

A válvula do tronco pode ter de duas a cinco pontas. As válvulas com número de pontas maior ou menor que três são, freqüentemente, incompetentes e a insuficiência do troco pode ser grave. Hemitronco não é infreqüente; uma artéria pulmonar origina-se da aorta ascendente e a outra se origina, diretamente, do ventrículo direito. Estenose na origem das artérias pulmonares direita e/ou esquerda é comum, especialmente nos tipos II e III de Collett e Edward. Conseqüentemente, assimetria do fluxo de sangue ocorre nesta anomalia. Um arco aórtico à direita é comum (Quadros 31-21 e 31-22).

QUADRO 31-19 ASPECTOS RADIOGRÁFICOS EVIDENTES DE VENTRÍCULO ÚNICO

Na relação normal das artérias, sem estenose pulmonar, a aparência desta malformação é semelhante à do CIV ou à da d-TGA, dependendo da corrente preferencial no ventrículo. Há sobrecarga circulatória pulmonar e cardiomegalia

Com significante estenose pulmonar e uma relação normal das grandes artérias, a aparência é de reduzida vascularidade pulmonar e normal ou quase normal tamanho cardíaco. A aparência é a da tetralogia de Fallot

Com a d-TGA, a aparência pode ser a típica desta malformação. O fluxo de sangue pulmonar pode estar aumentado ou diminuído

Com a I-TGA, a aparência pode ser a típica desta malformação. Um botão ao longo da margem cardíaca superior esquerda pode ser devido à intersecção do contorno de uma câmara de saída ventricular direita com o ventrículo dominante (Fig. 31-41)

CIV, defeito septal ventricular; TGA, transposição das grandes artérias.

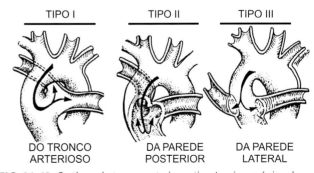

FIG. 31-42. Os tipos de tronco arterioso: tipo I, origem única da artéria pulmonar principal; tipo II, origens separadas das artérias pulmonares, esquerda e direita, que saem da parede dorsal do tronco; tipo III, origens separadas das artérias pulmonares esquerda e direita que saem do lado esquerdo e direito do tronco.

QUADRO 31-20 — DOIS SISTEMAS DE CLASSIFICAÇÃO PARA TRONCO ARTERIOSO

Tipo	Descrição
Agrupado segundo local de origem das artérias pulmonares no tronco	
I	Uma artéria pulmonar principal com origem na porção proximal do tronco, geralmente do aspecto póstero-lateral esquerdo
II	Artérias direita e esquerda com origens individuais na porção posterior do tronco
III	Uma das duas artérias pulmonares nasce da porção lateral do tronco
IV	Nenhuma artéria pulmonar nasce do tronco ascendente (aorta) e sim da aorta descendente. Este tipo não é realmente um tronco arterioso, mas sim atresia pulmonar com CIV e fluxo sanguíneo principal pulmonar de artérias brônquicas ou de outras artérias sistêmicas que se originam da aorta descendente
Classificação de Van Pragh e Van Pragh	
I	Artéria pulmonar comum surge do tronco
II	Artérias pulmonares direita e esquerda surgem em locais separados do tronco
III	Ausência de uma das artérias pulmonares e a outra artéria pulmonar surgindo do ducto
IV	Artéria pulmonar comum surge do tronco com interrupção do arco

QUADRO 31-21 — ASPECTOS RADIOGRÁFICOS EVIDENTES DO TRONCO ARTERIOSO

Sobrecarga arterial pulmonar (Figs. 31-4 e 31-17): assimetria de fluxo não é rara, mesmo chegando à pletora de um lado e oligoemia do outro

Hipertensão venosa pulmonar ou edema é freqüente, especialmente do tipo I

Cardiomegalia: o tamanho do coração é, freqüentemente, mas nem sempre, proporcional à sobrecarga circulatória. A cardiomegalia pode também estar relacionada com a insuficiência do tronco

Dilatação das quatro câmaras pode estar presente

Dilatação do átrio e do ventrículo esquerdo é, geralmente, identificada

Segmento principal arterial pulmonar proeminente (tipo I; Fig. 31-4) ou segmento pulmonar arterial principal reduzido (tipo II ou III): no tipo I, a artéria pulmonar esquerda ocupa uma posição mais alta do que a usual e uma configuração de vírgula na medida em que curva para cima e para a esquerda (ver Fig. 31-4)

Arco aórtico direito em cerca de 35% dos pacientes (Figs. 31-4 e 31-17)

Aorta ascendente dilatada: há duas lesões cianóticas que são freqüentemente associadas com uma grande sombra aórtica ascendente; uma delas causa vascularidade pulmonar diminuída (tetralogia de Fallot) e a outra causa sobrecarga na vascularidade pulmonar (tronco arterioso)

A fisiologia desta anomalia é caracterizada por excesso de fluxo sanguíneo pulmonar e, freqüentemente, sobrecarga volumétrica preferencialmente das câmaras esquerdas. Esta é uma das lesões que causam sobrecarga circulatória arterial pulmonar em paciente cianótico. Insuficiência cardíaca congestiva e edema pulmonar são complicações comuns.

Conexão Venosa Pulmonar totalmente Anômala

Todas as veias pulmonares conectam-se com uma estrutura venosa sistêmica ou diretamente com o átrio direito. Esta é outra das anomalias mistas. Em geral, as veias pulmonares formam uma confluência central antes de entrarem no sistema venoso. Menos freqüentemente, elas não estão todas num só local e podem drenar para diferentes locais. Esta anomalia é dividida em três tipos baseados no local da drenagem venosa pulmonar.

No tipo supracardíaco, as conexões são feitas com a veia inominada esquerda, com a veia cava superior ou com a veia ázigo. Uma veia vertical, situada no lado esquerdo, conecta a confluência venosa pulmonar à veia inominada esquerda. O tipo cardíaco apresenta conexões com o átrio direito ou com o seio coronário. No tipo infracardíaco a conexão faz-se abaixo do diafragma, na veia porta ou em um de seus ramos, no ducto venoso

ou na veia hepática. Neste caso, uma longa veia cursa desde a confluência venosa pulmonar e, através do hiato esofágico, alcança seu local de conexão sob o infradiafragmático. A drenagem venosa pulmonar é sempre obstruída neste tipo de malformação por causa de vários mecanismos, incluindo o estreitamento ou estenose da veia de conexão no seu local de conexão com o sistema venoso ou com a própria veia sistêmica. A necessidade do sangue venoso pulmonar em passar através dos sinusóides hepáticos faz, também, considerar a circulação portal como um local adicional de obstrução. Contudo, a pressão venosa portal não é superior à pressão venosa pulmonar em indivíduos normais. Raramente, uma conexão venosa totalmente anômala infradiafragmática associa-se com a obstrução venosa pulmonar.

QUADRO 31-22 — FREQÜÊNCIA DE ARCO AÓRTICO DIREITO EM DOENÇA CARDÍACA CONGÊNITA

Anormalidade	Freqüência (%)
Tetralogia de Fallot	20
Atresia pulmonar com DSV	25
Tronco arterioso	35
Ventrículo com dois tratos de saída	12
Atresia tricúspide	10-15
Transposição de grandes artérias	5-8
Defeito ventricular	2

CLASSIFICAÇÃO CLÍNICA E RADIOGRÁFICA DA DOENÇA CARDÍACA CONGÊNITA

QUADRO 31-23 ASPECTOS RADIOGRÁFICOS EVIDENTES DE VCPTA SEM OBSTRUÇÃO VENOSA

Sobrecarga arterial pulmonar (Figs. 31-18 e 31-43)

Hipertensão venosa pulmonar e edema podem estar presentes com sobrecarga extrema de volume

Cardiomegalia. Esta é usualmente proporcional à sobrecarga circulatória pulmonar arterial

Dilatação do átrio direito e do ventrículo direito

A dilatação do sistema venoso no interior do qual ocorre a drenagem do sangue, ou a conexão venosa anômala, pode ser visível como a aparência do boneco de neve (Figs. 31-18 e 31-43), veia cava superior direita dilatada ou veia ázigo e seio coronário dilatado

CVPTA, conexões venosas pulmonares totalmente anômalas.

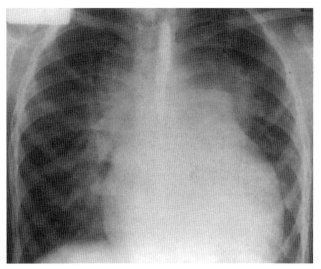

FIG. 31-43. Conexão venosa pulmonar totalmente anômala, supracardíaca tipo I. Note a sobrecarga circulatória pulmonar, a cardiomegalia e o alargamento do mediastino superior criando aparência referida como de boneco de neve. Esta aparência é causada pela veia vertical que está conectando a veia inominada esquerda (dilatação esquerda) e a veia cava superior também dilatada (dilatação direita).

A fisiologia da conexão venosa pulmonar completamente anômala depende da existência ou não da obstrução venosa. A mistura do sangue sistêmico com o sangue venoso pulmonar ocorre no átrio direito e há, obrigatoriamente, desvio direita-esquerda de sangue venoso misturado através de uma conexão interatrial. O tamanho da comunicação determina o volume do fluxo para o coração esquerdo. O fluxo preferencial do átrio direito dá-se, usualmente, para o ventrículo direito e para a artéria pulmonar, causando um grande volume de sangue recirculado. Na conexão pulmonar venosa totalmente anômala supradiafragmática, o volume do fluxo de sangue pulmonar é muito alto e é sua maior característica, enquanto a cianose pode ser pequena. A sobrecarga volumétrica dos pulmões pode ser tão grande que ocorre edema pulmonar.

Na conexão venosa pulmonar totalmente anômala com obstrução, as principais características são a hipertensão venosa pulmonar e o edema pulmonar. O fluxo para os pulmões não é muito grande. Pelo fato de haver menos sangue venoso pulmonar para misturar-se com o sangue venoso sistêmico dessaturado, a cianose é evidente. A conexão venosa pulmonar totalmente anômala pode ocorrer em associação com numerosas anomalias. É uma lesão freqüente em pacientes com a síndrome da asplenia (Quadros 31-23 e 31-24; Fig. 31-43).

QUADRO 31-24 ASPECTOS RADIOGRÁFICOS EVIDENTES DE VCPTA COM OBSTRUÇÃO VENOSA

Edema pulmonar (ver Fig. 31-21)

Tamanho cardíaco normal

Proeminência do átrio direito e, menos freqüente, do ventrículo direito

Raramente a veia conectora pode ser identificada na vista lateral, em posição retrocardíaca. Um gole de bário pode mostrar a impressão anterior do esôfago

CVPTA, conexões venosas pulmonares totalmente anômalas.

Anomalia de Ebstein

A anomalia de Ebstein é a deformidade da válvula tricúspide na qual um ou mais folhetos são deslocados para o interior da região de fluxo interno do ventrículo direito. Os folhetos têm linhas de fixação ao ventrículo direito, de diferentes comprimentos. O deslocamento para o interior do ventrículo direito e a deformação da válvula causam regurgitação tricúspide e as fixações murais, no ventrículo direito, podem causar obstrução ao fluxo pulmonar de sangue. Os folhetos septal e posterior são envolvidos, enquanto o folheto anterior apresenta, geralmente, uma fixação normal no anel atrioventricular. Uma porção pequena ou mesmo substancial da região de fluxo ventricular direito tem uma parede fina, na qual falta o tecido miocárdico ventricular (atrialização do ventrículo direito). Um forame oval patente ou defeito do septo atrial *secundum* está presente em 80% dos casos.

A conseqüência fisiológica da lesão é, quase sempre, a regurgitação tricúspide e, usualmente, uma comunicação direita-esquerda de pequeno volume. Cianose pode estar ausente ou ser muito leve. Ocasionalmente, o defeito principal é a obstrução da válvula tricúspide devida à limitação da entrada atrioventricular pelas pequenas fendas e deslocamento dos folhetos valvulares. Nesta circunstância, o desvio direita-esquerda é mais grave. Em cerca de 20% dos pacientes sem comunicação interatrial a cianose não se faz presente (Quadro 31-25).

Atresia Pulmonar com Septo Ventricular Intacto

Atresia pulmonar com septo ventricular intacto existe sob duas formas: hipoplasia do ventrículo direito e válvula

> **QUADRO 31-25** ASPECTOS RADIOGRÁFICOS EVIDENTES DA ANOMALIA DE EBSTEIN
>
> Vascularidade pulmonar diminuída (Figs. 31-3 e 31-14)
> Cardiomegalia (Figs. 31-3 e 31-14)
> Átrio direito dilatado: a margem cardíaca direita é alongada, com convexidade proeminente
> Dilatação do ventrículo direito, o qual é menos evidente do que o átrio
> Segmento pulmonar arterial principal e segmentos hilares são pequenos. Contudo, o fluxo de saída do ventrículo direito pode produzir uma proeminência justo-caudal ao segmento pulmonar arterial, na vista frontal
> Aorta torácica pequena

> **QUADRO 31-27** ASPECTOS PULMONARES EVIDENTES DE ATRESIA PULMONAR TIPO II
>
> Vascularidade pulmonar diminuída (Fig. 31-13)
> Cardiomegalia (Fig. 31-13)
> Átrio e ventrículo direitos dilatados
> Segmento arterial pulmonar pequeno
> Aorta torácica pode estar dilatada

com leve regurgitação tricúspide ou sem regurgitação (tipo I) ou ventrículo direito dilatado, com significante regurgitação tricúspide (tipo II). Esta entidade é distinta da atresia pulmonar com CIV (forma extrema de tetralogia de Fallot).

A fisiologia desta lesão consiste em reduzido fluxo de sangue pulmonar, de modo que o volume de sangue plenamente oxigenado que entra no átrio esquerdo é pequeno. O desvio de quase todo o sangue venoso sistêmico ocorre através da comunicação interatrial. Verifica-se então a mistura de sangue dessaturado com sangue oxigenado no átrio esquerdo. Pelo fato do volume de sangue venoso pulmonar estar diminuído, a cianose é intensa. O sangue alcança o pulmão pelo ducto arterioso patente (DAP) ou pelas artérias brônquicas (Quadros 31-26 e 31-27).

Estenose Pulmonar

Estenose valvular pulmonar existe em duas síndromes distintas. O tipo mais freqüente apresenta-se de maneira inócua, com sintomas leves, murmúrio sistólico e radiografia torácica levemente anormal. Raramente os infantes apresentam-se com sintomas graves e cardiomegalia acentuada. A gravidade da estenose valvular é tão grande que o ventrículo direito dilata-se acentuadamente causando in-suficiência. Por causa da elevada pressão diastólica do lado direito, há considerável desvio direita-esquerda através de um defeito do septo *secundum* ou de forame oval alongado. Quando a estenose é tão severa que ocorre a insuficiência do ventrículo direito, a entidade é denominada de estenose pulmonar crítica (Quadros 31-28 e 31-29; Fig. 31-44).

> **QUADRO 31-28** ASPECTOS EVIDENTES DE ESTENOSE PULMONAR VALVULAR COMPENSADA
>
> Vascularidade pulmonar normal
> Tamanho do coração normal
> Ventrículo direito dilatado ou proeminente: isto é detectado, usualmente, de início na vista lateral como uma convexidade proeminente da margem cardíaca anterior ou preenchendo o espaço retroesternal
> Dilatação pós-estenótica do segmento arterial pulmonar principal (Fig. 31-44)

> **QUADRO 31-26** ASPECTOS RADIOGRÁFICOS EVIDENTES DA ATRESIA PULMONAR DO TIPO I
>
> Vascularidade pulmonar diminuída
> Tamanho cardíaco normal ou leve cardiomegalia
> Segmento principal arterial pulmonar côncavo e artérias pulmonares hilares pequenas
> Ápice virado para cima. Esta aparência pode ser por causa da dilatação do ventrículo esquerdo em presença de um ventrículo direito diminuído
> Aorta torácica pode estar dilatada

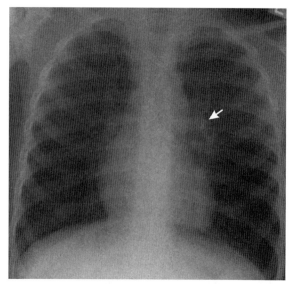

FIG. 31-44. Estenose valvular pulmonar. A radiografia mostra dilatação dos segmentos da artéria pulmonar principal e esquerda *(seta)*. Os ramos descendentes da artéria pulmonar esquerda, freqüentemente, mostram-se proeminentes.

CLASSIFICAÇÃO CLÍNICA E RADIOGRÁFICA DA DOENÇA CARDÍACA CONGÊNITA

QUADRO 31-29 ASPECTOS RADIOGRÁFICOS EVIDENTES DE ESTENOSE PULMONAR CRÍTICA

Vascularidade pulmonar diminuída
Cardiomegalia
Dilatação do átrio direito e do ventrículo direito
Dilatação do segmento pulmonar arterial principal

Coração Esquerdo Hipoplásico

Esta lesão apresenta as várias ou todas as seguintes características: aorta ascendente hipoplásica, estenose ou atresia severa da aorta, ventrículo esquerdo hipoplásico (parede espessa e cavidade diminuta), atresia mitral. As artérias coronárias são perfundidas por fluxo direita-esquerda, através de um ducto arterioso patente (DAP), e retrodirecionado para a aorta ascendente. Uma comunicação do átrio septal está presente, de modo que a mistura do sangue pulmonar e venoso ocorre no átrio direito. Conseqüentemente verifica-se uma sobrecarga volumétrica das câmaras direitas e excesso de fluxo de sangue pulmonar. A apresentação clínica usual é a de severa insuficiência cardíaca congestiva nos primeiros dias de vida (Quadro 31-30; Fig. 31-22).

Coarctação da Aorta

Coarctação da aorta é um estreitamento do arco aórtico distal e/ou da aorta descendente proximal devido a um discreto anel fibromuscular ou um túnel estreitado longo do istmo aórtico. Pode, também, haver hipoplasia da porção posterior do arco aórtico. A coarctação ocorre, usualmente, adjacente ao lado de fixação do ligamento arterioso e distal à artéria subclávia esquerda. A coarctação é, raramente, proximal à origem da artéria subclávia esquerda. A coarctação pode estender-se para dentro da origem da artéria subclávia esquerda, causando a estenose da mesma. Ambas estas situações causam diminuição da pressão arterial na artéria pulmonar esquerda, se comparada com essa pressão na artéria pulmonar direita. A origem anômala da artéria subclávia direita (artéria subclávia direita retroesofágica) de um local distal à coarctação causa pressão arterial menor no braço direito.

QUADRO 31-30 ASPECTOS RADIOGRÁFICOS EVIDENTES DE CORAÇÃO ESQUERDO HIPOPLÁSICO

Sobrecarga circulatória arterial e/ou edema pulmonar (Fig. 31-22)
Cardiomegalia (Fig. 31-22)
Câmaras direitas proeminentes, especialmente o átrio direito (Fig. 31-22)
Por causa do ducto patente, o arco aórtico pode estar proeminente (Fig. 31-22)

A coarctação pode ser associada a uma larga variedade das lesões congênitas, mas duas delas com freqüência notável: DAP e CIV. A tríade constituída por coarctação, CIV e PDA foi chamada de síndrome da coarctação e é especialmente freqüente quando a lesão se apresenta na infância. Uma válvula aórtica bicúspide ocorre numa alta percentagem de pacientes.

A fisiologia é a da hipertensão nas artérias que se originam proximalmente ao local da coarctação e fluxo de sangue reduzido para as artérias que se originam abaixo da coarctação. Se a coarctação for proximal ao local de origem de uma das artérias subclávias, então há hipertensão em apenas um braço e chanfradura da costela apenas no lado da hipertensão. As causas de chanfradura de costela são listadas no Quadro 31-31. A quarta e a oitava costelas são aquelas que usualmente apresentam chanfradura; a terceira e a nona costelas são menos freqüentemente chanfradas. A chanfradura ou incisura consiste em regiões escavadas na superfície inferior da porção posterior das costelas. A superfície superior posterior é raramente envolvida. Esclerose pode delinear os locais escavados de costelas. As chanfraduras são raras em pacientes com menos de 5 anos de idade. Essa alteração depende da origem da artéria subclávia ipsola-

QUADRO 31-31 CAUSAS DE INCISURAS NAS COSTELAS

Obstrução da aorta
  Coarctação da aorta
  Interrupção da aorta
  Obstrução adquirida da aorta: aortite de Takayasu, obstrução aterosclerótica e outras
  Causas raras de coarctação: neurofibromatose, síndrome de Williams, síndrome rubeolosa
Obstrução arterial subclávia
  Desvio de Blalock-Taussig (acima de duas costelas)
  Arterite de Takayasu (usualmente unilateral)
  Aterosclerose
Fluxo pulmonar gravemente reduzido
  Tetralogia de Fallot
  Atresia pulmonar
  Atresia tricúspide
  Atresia ou ausência unilateral de uma artéria pulmonar
  Enfisema pulmonar
  Doença tromboembólica pulmonar crônica
Obstrução da veia cava superior
Desvios vasculares
  Desvio pulmonar arteriovenoso
  Desvio arteriovenoso intercostal
  Desvio arteriovenoso intercostal-pulmonar
Neuroma intercostal
Poliomielite (margem superior)
Hiperparatireoidismo

(Modificado de Felson B. Chest Roentgenology. Philadelphia: WB Saunders, 1973.)

QUADRO 31-32 ASPECTOS RADIOGRÁFICOS EVIDENTES EM COARCTAÇÃO COMPENSADA

Incisuras nas costelas (Fig. 31-45)

Partes moles onduladas retroesternais devido a artérias mamárias internas dilatadas e tortuosas (local do fluxo colateral)

Aparência anormal do arco aórtico (Fig. 31-45)

Uma incisura ou indentação na aorta proximal descendente seguida por uma dilatação pós-estenótica causa o sinal do algarismo 3 na aorta (Fig. 31-45) e uma figura-3 reversa no esôfago preenchido com bário

Proeminência ventricular esquerda

Aorta ascendente proeminente

Um botão aórtico duplicado pode ser causado pelo encurvamento do arco posterior e da aorta proximal descendente causando um *kicking* da mesma. Isto é chamado de pseudocoarctação da aorta quando não existir nenhum gradiente de pressão

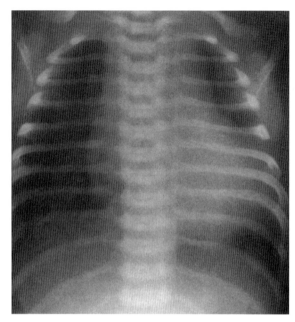

FIG. 31-46. Coarctação da aorta em recém-nascido. A radiografia mostra grave cardiomegalia sem sobrecarga circulatória arterial pulmonar. São características do grupo V de lesão, entre as quais a coarctação da aorta é a mais freqüente causa, depois da primeira semana de vida.

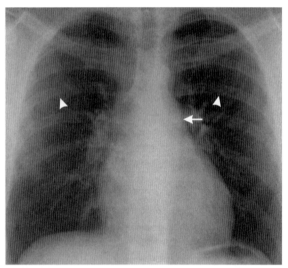

FIG. 31-45. Coarctação da aorta. Contorno anormal do arco e da aorta proximal descendente. O botão aórtico duplicado é devido à dilatação pós-estenótica *(seta)* na aorta descendente proximal. Uma configuração que lembra o número 3 é causada pelo chanfro no local da coarctação com dilatação pós-estenótica.
A chanfradura da costela está presente *(pontas de seta)*.

teral, proximal ao local de coarctação. Coarctação proximal à origem da artéria subclávia esquerda causa apenas chanfraduras de costelas do lado direito, enquanto uma origem anômala da artéria subclávia direita de local abaixo da coarctação produz chanfradura unilateral esquerda.

A hipertensão causa, geralmente, hipertrofia do ventrículo esquerdo, mas pode induzir dilatação ventricular esquerda e insuficiência, se for extremamente grave. A dilatação do ventrículo esquerdo, a insuficiência miocárdica e o edema pulmonar ocorrem, mais provavelmente, na primeira infância (Quadros 31-32 e 31-33; Figs. 31-45 e 31-46).

Interrupção do Arco Aórtico

O arco aórtico pode ser interrompido em qualquer um dos três lugares a seguir: além da artéria subclávia esquerda (tipo A); entre a artéria subclávia esquerda e as artérias carótidas comuns esquerdas (tipo B); entre a artéria inominada e a artéria carótida esquerda (tipo C). Os tipos A e B ocorrem, aproximadamente, em freqüências iguais; o

QUADRO 31-33 ASPECTOS RADIOGRÁFICOS EVIDENTES EM COARCTAÇÃO DESCOMPENSADA

Hipertensão pulmonar ou edema

Cardiomegalia (Fig. 31-46)

Dilatação do ventrículo esquerdo

Sobrecarga arterial pulmonar presente, com CIV associado e ducto arterioso patente

Incisuras nas costelas ausentes durante a infância

Botão aórtico não característico na infância. O único sinal pode ser o deslocamento lateral da faixa aórtica descendente

QUADRO 31-34 ASPECTOS RADIOGRÁFICOS EVIDENTES NA INTERRUPÇÃO DO ARCO AÓRTICO

Variedade isolada tem a aparência descrita na coarctação

Interrupção com CIV e ducto arterioso patente causa sobrecarga na circulação pulmonar e, usualmente, edema pulmonar severo com cardiomegalia (Fig. 31-47)

A traquéia é, por vezes, identificada repousando exatamente na linha mediana, e não existe indentação ou entalhe na mesma (Figs. 31-47 e 31-48)

Se estiver presente um ducto arterioso patente, o arco posterior pode estar proeminente, contudo a traquéia sem indentação permanece exatamente na linha mediana (Fig. 31-47)

CLASSIFICAÇÃO CLÍNICA E RADIOGRÁFICA DA DOENÇA CARDÍACA CONGÊNITA

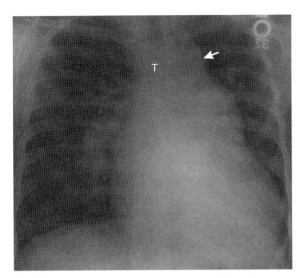

FIG. 31-47. Interrupção do arco aórtico com defeito do septo ventricular e ducto arterioso patente. A radiografia mostra sobrecarga circulatória arterial pulmonar devida à dilatação do ventrículo esquerdo e dilatação dos segmentos principal arterial pulmonar e dos segmentos do arco aórtico. A despeito do arco aórtico dilatado *(seta)* a traquéia *(T)* está situada diretamente na linha mediana.

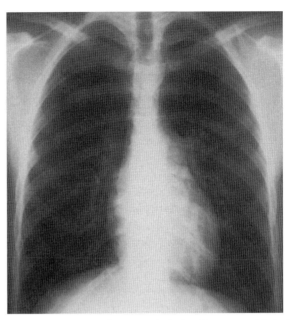

FIG. 31-49. Estenose aórtica supraclavicular. Uma concavidade é vista na região ocupada pela aorta ascendente.

tipo C é raro. Artéria subclávia direita origina-se, algumas vezes, ectopicamente, como um quarto ramo aórtico nesta anomalia, a qual é referida como interrupção do tipo B2. Nestas circunstâncias, a hipertensão fica confinada às artérias carótidas.

Esta lesão pode existir em forma isolada, mas, geralmente, é associada com CIV e DAP. Há uma associação com ventrículo direito com duplo trato de saída, com CIV subpulmonar (malformação de Taussig-Bing; Quadro 31-34; Figs. 31-47 e 31-48).

QUADRO 31-35 ASPECTOS RADIOGRÁFICOS EVIDENTES EM ESTENOSE AÓRTICA NÃO-COMPLICADA

Tamanho do coração normal

Dilatação da aorta ascendente: isto ocorre na estenose valvular em cerca da metade dos pacientes com estenose membranosa subvalvular leve

Aorta ascendente é pequena na forma supravalvular (Fig. 31-49)

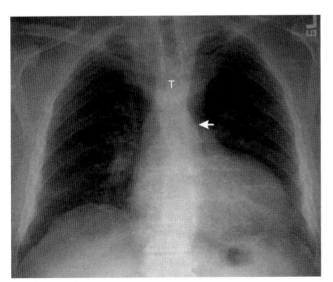

FIG. 31-48. Interrupção do arco aórtico como anomalia isolada. Radiografias mostram traquéia bem centralizada na linha mediana e aorta proximal descendente dilatada *(seta)* abaixo da região estreita da interrupção.

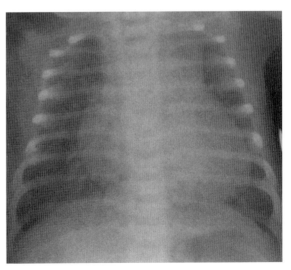

FIG. 31-50. Estenose aórtica grave. Radiografia de uma criança mostra edema pulmonar e cardiomegalia.

QUADRO 31-36	ASPECTOS RADIOGRÁFICOS EVIDENTES EM ESTENOSE AÓRTICA CRÍTICA

Hipertensão venosa pulmonar ou edema (Fig. 31-50)

Cardiomegalia (Fig. 31-50)

Dilatação do ventrículo esquerdo

Estenose Aórtica

Estenose aórtica congênita é causada por válvula aórtica bicúspide, unicúspide e unicomissurada ou por válvulas displásicas. A anomalia pode ser tão severa a ponto de induzir insuficiência ventricular esquerda intratável (este-nose aórtica crítica). A estenose ocorre, também, nas regiões subvalvular e supravalvular (Quadros 31-35 e 31-36; Figs. 31-49 e 31-50; ver, também, Quadro 32-1 no Capítulo 32).

LEITURA SELECIONADA

Elliott LB. Cardiac Imaging in Infants, Children, and Adults. Philadelphia: JB Lippincott, 1991.

Higgins CB. Radiography of congenital heart disease. In: Essentials of Cardiac Radiology and Imaging. Philadelphia: JB Lippincott, 1992:49.

CAPÍTULO

32

DOENÇA CARDÍACA VALVULAR

CHARLES B. HIGGINS

Os objetivos do imageamento na doença cardíaca valvular são os que seguem:

1. Identificação de estenose ou de insuficiência de uma ou mais válvulas.
2. Estimativa do gradiente de pressão (ou área do orifício valvular) da severidade ou da grandeza do volume de regurgitação.
3. Quantificação do volume, da massa e da função ventriculares.
4. Monitorização seqüencial do volume, massa e função. Determinação da resposta à terapia.
5. Exclusão de significante doença arterial coronária, especialmente anterior à cirurgia.

A ecocardiografia é a técnica mais utilizada para a avaliação da doença valvular. Na maioria das vezes, ela substitui o cateterismo cardíaco para fazer o diagnóstico definitivo e a avaliação da severidade da disfunção valvular. Os aspectos ecocardiográficos da doença cardíaca valvular constituem os tópicos de numerosos capítulos nos livros-textos de medicina. O papel corrente da angiografia é a exclusão de doença arterial coronária significante, antes da cirurgia, ou como um fator contribuinte para a falência do miocárdio nestes pacientes. Futuramente, imageamento não invasivo das artérias coronárias por RM e por TC multidetector poderão ser suficientes para estes propósitos.

Todas as lesões valvulares exercem um estresse no ventrículo comprometido. A estenose valvular exerce uma sobrecarga de pressão que envolve um mecanismo compensatório de hipertrofia do miocárdio. A regurgitação exerce uma sobrecarga volumétrica que condiciona dilatação da câmara envolvida. Eventualmente, estes mecanismos compensatórios são dissipados e, no estágio final da doença valvular cardíaca, manifestam-se a falência do miocárdio e o estado de baixa ejeção cardíaca.

ESTENOSE AÓRTICA

A estenose aórtica é, usualmente, descrita em três níveis anatômicos: supravalvular, valvular e subvalvular. A classificação dos tipos de estenose aórtica é apresentada no Quadro 32-1.

Estenose supravalvular quase sempre se trata de uma anomalia congênita, seja como lesão isolada ou como parte da síndrome de Williams. O estreitamento supravalvular apresenta de modo imperfeito três configurações: constrição focal na junção sinotubular (configuração em ampulheta) com dilatação pós-estenótica no meio e na porção distal da aorta ascendente; membrana focal na junção sinotubular; e estreitamento da junção sinotubular até logo abaixo da origem da artéria inominada. A síndrome de Williams é caracterizada por hipercalcemia, fácies de elfo, variável retardamento mental e personalidade característica (personalidade festeira), hipertensão e estenose arterial periférica.

Concomitantemente, as lesões cardiovasculares que se associam, variavelmente, com a estenose aórtica supravalvular incluem: (1) estenose aórtica valvular e pulmonar, (2) estenose periférica arterial pulmonar, (3) hipoplasia aórtica difusa, (4) estenoses focais dos ramos do arco aórtico e da aorta abdominal e (5) estenose das artérias coronárias.

Contudo, as artérias coronárias estão, usualmente, dilatadas porque elas originam-se abaixo da obstrução, na junção sinotubular e, portanto, estão sujeitas à pressão elevada.

Estenose aórtica valvular pode ser de etiologia congênita ou adquirida. A causa congênita é, na maioria das vezes, uma válvula aórtica bicúspide. Uma causa menos comum é uma válvula unicúspide; este tipo de válvula causa estenose mais severa e, geralmente, apresenta-se no primeiro ano de vida. Uma patologia rara é a presença de válvula primitiva que consiste, usualmente, em um *annulus* hipoplásico, contendo um anel de tecido gelatinoso. Esta lesão apresenta-se, também, na maioria das vezes, durante a infância. A estenose aórtica reumática ocorre, comumente, em associação com a estenose mitral ou com regurgitação. A estenose aórtica degenerativa é, atualmente, a causa mais freqüente de estenose aórtica por calcificação no adulto. Embora a estenose aórtica degenerativa já tenha sido considerada como resultante de fibrose prematura e calcificação de uma válvula aórtica bicúspide, atualmente é reconhecida como degeneração de válvulas aórticas tricúspides, em

QUADRO 32-1 — CLASSIFICAÇÃO DA ESTENOSE AÓRTICA

Supravalvular
Congênita
    Formato de ampulheta
    Membranas ou diafragma fibroso
    Difusa
Valvular
Congênita
    Bicúspide
    Unicúspide
    Primitiva
    Hipoplasia anular
Adquirida
    Reumática
    Degenerativa
Subvalvular
Congênita
    Discreta
    Membranosa
    Túnel fibromuscular
    Tecido valvular extramitral
    Estenose subaórtica hipertrófica idiopática
       (cardiomiopatia hipertrófica – tipo assimétrico)

pacientes idosos. A válvula aórtica bicúspide degenera-se em estenose aórtica hemodinamicamente significante, na quarta ou quinta décadas da vida; a válvula aórtica tricúspide degenera-se em estenose hemodinamicamente significante, depois da sexta década. Com o envelhecimento da população, este tipo de estenose aórtica está se tornando o mais encontrado dos tipos adquiridos de estenose aórtica e é caracterizado por calcificação pesada (estenose aórtica cálcica).

Estenose aórtica subvalvular. A estenose aórtica subvalvular congênita é causada, mais comumente, por uma fina membrana situada a 1 cm abaixo dos folhetos (cúspides) aórticos. Outros tipos consistem em um discreto anel fibromuscular ou um estreitamento, semelhante a um túnel, no local de saída do ventrículo esquerdo (VE). Tecido gelatinoso redundante, preso ao folheto anterior da válvula mitral, pode também, raramente, causar estenose subvalvular isolada ou como parte de uma anomalia do coxim endocárdico. A estenose subaórtica muscular é causada pela forma assimétrica da cardiomiopatia hipertrófica.

■ Radiografia

Os achados radiográficos, na **estenose valvular aórtica,** dependem da severidade, do nível de obstrução valvular e da idade do paciente, na sua apresentação (Quadro 30-6 no Capítulo 30). As imagens de raios X, em infantes que apresentam sintomas de insuficiência cardíaca, são caracterizadas por edema pulmonar e cardiomegalia. Cardiomegalia sem edema pulmonar pode ocorrer também. Por outro lado, raios X em crianças mais velhas e em adultos podem mostrar apenas dilatação da aorta ascendente. Na

presença de severa hipertrofia do VE (reduzida complacência ventricular) ou no início da falência do miocárdio, a hipertensão venosa pulmonar ou edema podem tornar-se evidentes. Isto ocorre, usualmente, tarde na história natural da estenose aórtica não complicada. A extensão e a densidade da calcificação valvular aórtica é, *grosso modo*, paralela à severidade da estenose em adultos com menos de 70 anos. Por outro lado, a dilatação da aorta ascendente não se correlaciona com a severidade da estenose e pode ser substancial com uma válvula bicúspide não obstrutiva.

Estenose aórtica supravalvular pode condicionar uma base cardíaca estreita com a região da aorta ascendente inconspícua (mediastino superior direito; ver Capítulo 31). Com a **estenose aórtica subvalvular**, a dilatação da aorta ascendente não é, muitas vezes, evidente no raios X do tórax. Isso só é discernível em cerca de 50% dos pacientes com o tipo de estenose subvalvular membranosa.

■ Ressonância Magnética

Ressonância magnética (RM) pode ser usada para identificar disfunção valvular e avaliar o efeito da lesão nos volumes, massa e função ventriculares. Além de identificar estenose valvular e regurgitação, o gradiente através das válvulas estenosadas e o volume da regurgitação valvular podem também ser quantificados. Estudos de RM seqüencial podem ser usados para monitorar a gravidade da lesão valvular e a função ventricular, no decorrer do tempo e em resposta à terapia.

Identificação da Estenose Aórtica

A estenose aórtica é identificada por imagens cine-RM. O imageamento por cine-RM consiste em imagens de múltiplo gradiente eco (GRE), nas quais o sangue, em condições normais de fluxo, apresenta alto sinal de intensidade que torna suas imagens brilhantes e brancas. Fluxo em jato de alta velocidade, como ocorre quando o fluxo atravessa uma estenose valvular ou quando o fluxo retrógrado passa através de um orifício regurgitante, produz uma ausência de sinal (sinal *void*, ou seja, região de sinal de baixa intensidade, dentro do sinal brilhante do *pool* sanguíneo). A identificação da estenose valvular, nas imagens GRE, é baseada na aparência típica da câmara ou da grande artéria situada abaixo da corrente. A ausência de sinal de uma válvula disfuncional mostra-se como uma área de sinal diminuído ou ausente, persistindo durante quase o tempo todo da sístole ou da diástole. A estenose aórtica é detectada, prontamente, nas imagens coronais, axiais e sagitais nos planos do eixo longo que mostram áreas de perda de sinal distal à válvula, durante a sístole ventricular (Fig. 32-1).

O reconhecimento da ausência de sinal em imagens de cine-RM é criticamente dependente do valor do tempo de exposição (TE) empregado. O referido sinal diminui em áreas com valores de TE decrescidos. Na verdade, a ausência de sinal pode não ser detectada com valores de TE menores que 6 ms. Para a detecção deste sinal, TE de 12 ms ou maior é geralmente usado.

ESTENOSE AÓRTICA

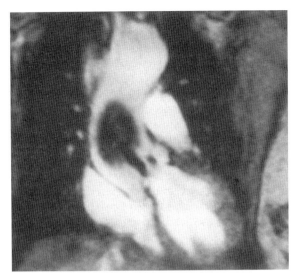

FIG. 32-1. Imagem cine (gradiente-eco) RM, no plano coronal, durante a sístole, mostra ausência de sinal emanando da válvula aórtica em paciente com estenose valvular aórtica.

Estimativa do Gradiente Valvular

O gradiente valvular é estimado usando-se a velocidade codificada cine-RM (VEC; fase contrastada). VEC cine-RM mede as mudanças de fases que se acumulam na medida em que os núcleos de hidrogênio movem-se através do gradiente do campo magnético. As mudanças de fase na rede de prótons, em relação ao grau de mudanças de fase, dentro dos vários *voxels*, são exibidas em níveis de cor cinza. Porque a mudança de fase é basicamente proporcional ao movimento, no decorrer do tempo, a VEC cine-RM pode ser utilizada para medir a velocidade do fluxo. A reprodução dos dados VEC proporciona uma imagem amplificada (informação anatômica) e uma imagem fásica (informação da velocidade em direção selecionada; Fig. 32-2). A direção da velocidade codificada pode ser selecionada em qualquer orientação ou em todas as três dimensões. A secção transversa do vaso pode ser medida pelo desenho do contorno de uma região de interesse na imagem amplificada. A mesma região de interesse é, então, aplicada na imagem fásica correspondente, nas quais a velocidade espacial média é medida. O produto da área da região visada pela velocidade média espacial fornece o volume instantâneo do fluxo para um quadro específico de tempo do ciclo cardíaco. A integração de todos os volumes instantâneos de fluxo, através do ciclo cardíaco (usualmente 16 ou mais alto), fornece o volume do fluxo por batida cardíaca (Fig. 32-2B). Esta técnica foi comprovada *in vitro*, com fluxos fantasmas e, *in vivo*, pela comparação das mensurações de fluxo, na artéria pulmonar e na aorta, com os volumes de ejeção esquerdo e direito medidos por cine GRE em voluntários sadios.

Embora a ausência de sinal no cine GRE, causado por turbulência, permita a identificação da estenose ou da regurgitação, a perda de sinal pode, potencialmente, viciar a quantificação da velocidade em tais locais. Foi demonstrado, contudo, que a redução do tempo do Eco para 3,6 ms ou menos minimiza o problema da perda de sinal e que as velocidades de jato maiores que 6 ms podem ser medidas, com precisão, num fluxo fantasma, por RM de fase contrastada. Os picos sistólicos das velocidades de jato, maiores de 5 m/seg, foram medidos com esta técnica em pacientes com estenose aórtica. Estes valores determinados por GRE, na mudança de fase, correlacionaram-se com o fluxo Doppler e com as mensurações por cateterismo. Usando a mensuração da velocidade de pico por imagens VEC RM, o gradiente de pressão pode ser estimado pela equação de Bernoulli modificada como $\Delta P = 4V^2$, em que ΔP = queda da pressão no percurso da estenose (mmHg) e V = pico de velocidade em m/s. Um exemplo do uso de VEC para estimar o gradiente através da estenose valvular aórtica, co-

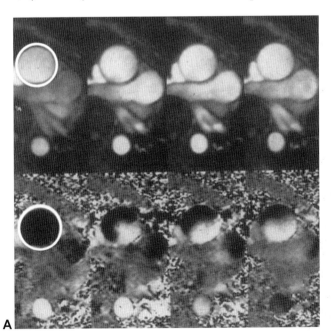

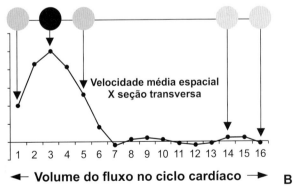

FIG. 32-2. A. Quatro imagens de magnitude (acima) e fase (abaixo), adquiridas durante o ciclo cardíaco para medir o fluxo sanguíneo na aorta. As regiões de interesse são delimitadas ao redor da aorta para medir nas imagens de magnitude a área seccional e nas imagens de fase para medir a velocidade média. **B.** Diagrama esquemático do fluxo sanguíneo aórtico ao longo do tempo durante um ciclo cardíaco. Cada ponto na curva é derivado de um par de imagens adquiridas em 16 fases diferentes ao longo do ciclo cardíaco.

mo derivado da mensuração por VEC de um pico de velocidade de 4 metros por segundo, parece com os valores que seguem:

$\Delta P = 4V$
$\Delta P = 4(4)^2$
$\Delta P = 64$ mmHg

Contudo, deveria ser anotado que esta mensuração por VEC tem suas limitações. O número de imagens reconstruídas para um ciclo cardíaco pode apresentar falta de resolução temporal para capturar o instante exato em que ocorre o pico de velocidade. A direção do fluxo codificado pode diferir da direção do fluxo do jato. Estas limitações podem ser minimizadas pelo uso de codificação tridimensional do fluxo, mas esta solução reduz ainda mais a resolução temporal.

Quantificação do Volume, Massa e Função do Ventrículo Esquerdo

A massa e a função ventriculares podem ser medidas com precisão a partir de um conjunto tridimensional de imagens RM que podem ser tomadas em qualquer plano. Em contraste com a ecocardiografia e com a cineangiocardiografia, o imageamento por RM não se firma sobre concepções geométricas ou cálculos baseados em amostragem parcial do volume cardíaco. Tipicamente, um conjunto de cortes contíguos que envolvem o coração por inteiro, do ápice à bifurcação da artéria pulmonar, é adquirido. Imagens cine-RM são, tipicamente, adquiridas nas 16 fases do ciclo cardíaco. Estas imagens podem ser amarradas juntas e mostradas em formato de filme. Quando as imagens são vistas como um filme, é possível avaliar, globalmente, o ventrículo direito e a função do ventrículo esquerdo (VE) e avaliar, também, o espessamento parietal e a movimentação das paredes para definir a função miocárdica regional. O imageamento cine-RM, com suspensão da respiração, é possível quando se adquirem linhas múltiplas de espaço-k, dentro de um intervalo R-R. Parâmetro típico desses conjuntos (TR = 9 m/s,TE = 2,8 m/s matriz = 256 × 128 *pixels*, linhas de espaço-k coletadas a cada intervalo R-R) permite a aquisição de 128 passos de fase codificada, em apenas 16 batimentos cardíacos, ou dentro de um período de suspensão da respiração. Em anos recentes, o eco planar híbrido e as seqüências balanceadas e fixas, livres de precessão, foram desenvolvidas para proporcionar mais imagens (quadros) por ciclo cardíaco e reduzir, substancialmente, o tempo de aquisição de imagem. A técnica ideal para maximizar o contraste entre o sangue e o miocárdio é o uso de seqüências balanceadas fixas, livres de precessão – verdadeiras imagens rápidas com precessão fixa (FISP), eco balanceado de campo rápido (FFE) e (FIESTA) (Fig. 32-3).

Os volumes cavitários ventriculares são calculados, simplesmente, como sendo a soma da área cavitária × a espessura da fatia. Variabilidades interobservadoras dos volumes diastólico final e sistólico final do ventrículo esquerdo foram mostradas como menores do que 5% a 10%, respectivamente. As mensurações das massas de VE menores do que 5% são altamente precisas, com excelentes estudos cruzados das variações por diferentes observadores. Pelo fato do estudo cruzado do imageamento por cine-RM e das variações volumétricas e medidas de massa ter apresentado pequenas variabilidades, esta técnica é ideal para monitorar a eficácia da terapia em pacientes com estenose aórtica.

REGURGITAÇÃO AÓRTICA

A regurgitação aórtica impõe uma sobrecarga de volume ao VE como conseqüência do fluxo retrógrado através da válvula aórtica durante a diástole. Por causa desse excessivo volume diastólico, o ventrículo esquerdo torna-se dilatado. A regurgitação pode ser causada pela falta de cooptação dos folhetos ou cúspides valvulares, pela dilatação anelar e pela dilatação da aorta ascendente. A regurgitação aórtica tem diferentes e numerosas causas (Quadro 32-2); Com algumas dessas causas, pode haver mais de uma anormalidade, em mais de um local (p. ex., síndrome de Marfan, ectasia ou dilatação aorto-anular e policondrite recidivante).

■ Radiografia

Os achados radiográficos do tórax são influenciados pela severidade e pela cronicidade da regurgitação aórtica e pela existência ou não de patologia associada da aorta

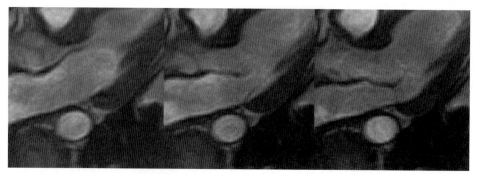

FIG. 32-3. Vistas amplificadas de imagens cine-RM (seqüências balanceadas fixas de precessão livre) no plano do fluxo do ventrículo esquerdo representam o abrir e o fechar das válvulas aórtica e mitral. As imagens mostram pontos de três tempos: diástole (**esquerda**), diástole próxima do fim (**centro**) e sístole (**direita**).

REGURGITAÇÃO AÓRTICA

QUADRO 32-2 ETIOLOGIA DA REGURGITAÇÃO AÓRTICA

Anormalidade aórtica cúspide
    Válvula aórtica bicúspide
    Doença reumática
    Endocardite infecciosa
    Defeito septal ventricular supracristal
    Sífilis
Anormalidade aórtica anular
    Ectasia aortoanelar
    Hipertensão sistêmica
    Síndrome de Marfan
    Dissecção aórtica (tipo A)
    Espondilite anquilosante
    Policondrite recidivante
Anormalidade da aorta ascendente
    Ectasia aortoanelar
    Síndrome de Marfan
    Síndrome de Ehlers-Danlos
    Dissecção aórtica (tipo A)
    Policondrite recidivante
    Aneurisma da aorta ascendente

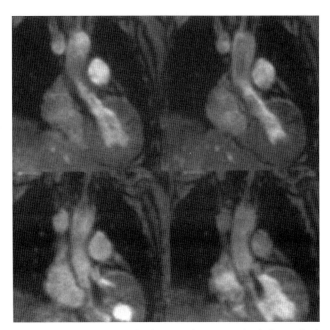

FIG. 32-4. Imagens coronais cine-RM, durante a sístole (**superior**) e diástole (**inferior**). Ausência de sinal emanando da válvula aórtica fechada, na diástole, indica regurgitação aórtica.

ascendente (Quadro 30-13 no capítulo 30). As características típicas da regurgitação crônica são: (1) ausência de hipertensão venosa pulmonar e de edema pulmonar, (2) cardiomegalia devida à dilatação do ventrículo esquerdo e (3) dilatação da aorta ascendente e do arco aórtico. A hipertensão venosa pulmonar e o edema ocorrem, usualmente, mais tarde na história natural da regurgitação aórtica crônica e significa o início da falência do miocárdio. Por outro lado, a regurgitação aguda, tal como ocorre com a endocardite infecciosa, pode produzir edema pulmonar, mesmo com o coração estando em seu tamanho normal. Dilatação severa da aorta ascendente pode refletir patologias específicas tais como ectasia aortoanelar, síndrome de Marfan ou aneurisma da aorta ascendente.

QUADRO 32-3 DOENÇA SISTÊMICA OU SÍNDROMES HEREDITÁRIAS ASSOCIADAS A REGURGITAÇÃO AÓRTICA

Síndromes hereditárias
Síndrome de Marfan
Síndrome de Ehlers-Danlos
Osteogênese imperfeita
Pseudoxantoma elástico
Doenças sistêmicas
Artrite reumatóide
Variantes reumatóides
    Espondilite anquilosante
    Artrite psoriática
    Síndrome de Reiter
Policondrite recidivante
Aortite de células gigantes
Sífilis (aortite luética)

Ressonância Magnética

RM é utilizada para identificar a presença e quantificar o volume da regurgitação aórtica. É também usada para monitorar o efeito da regurgitação no volume, na massa e na função do VE.

Identificação da Regurgitação Aórtica

Imagens por cine gradiente eco (Cine GRE) mostra o jato regurgitante como uma ausência de sinal. Este sinal inicia-se na válvula aórtica fechada e projeta-se para o interior do VE, durante a maior parte da diástole ou durante a diástole inteira (Figs. 32-4 a 32-6). A área e o volume do referido sinal correspondem, *grosso modo*, à severidade da regurgitação e, portanto, serve como uma estimativa quantitativa da regurgitação aórtica. Contudo, o tamanho do sinal depende do valor do tempo de exposição (TE) usado e pode não ser evidente com TE menor de 6 m/s. Adicionalmente, o tamanho da ausência de sinal pode ser influenciado pelo orifício regurgitante, pela pressão diastólica e função do VE, pela pressão aórtica e pela orientação do plano da imagem em relação à direção do jato regurgitante.

A aceleração do fluxo proximal ao orifício regurgitante (zona convergente proximal) produz um segundo *"flow void"* (ou seja, ausência de sinal por fluxo) na aorta, logo abaixo da válvula. A área deste sinal proporciona, também, uma estimativa da severidade da regurgitação. Contudo, esta mensuração não é empregada na prática clínica.

Quantificação do Volume Regurgitante

O imageamento cine-RM pode, também, ser usado para avaliar o volume regurgitante pela determinação dos volumes de ejeção do ventrículo direito (VD) e do ventrículo

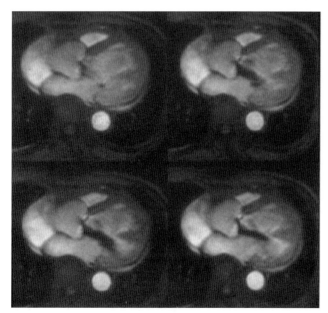

FIG. 32-5. Imagens axiais cine-RM iniciando no fim da sístole (**superiores esquerdas**) e na diástole inicial, média e tardia (**inferior direita**). Um sinal *void* emana da válvula aorta na diástole, indicando regurgitação aórtica.

esquerdo (VE). Em indivíduos normais, o volume de ejeção do VD é quase equivalente ao volume de ejeção do VE. Os volumes de ejeção são calculados a partir de um bloco de imagens RM, como sendo a diferença entre os volumes diastólico e sistólico de cada ventrículo. O volume regurgitante pode ser calculado pela diferença entre os volumes de ejeção dos ventrículos direito e esquerdo. Estes cálculos são válidos apenas para pacientes com uma única válvula regurgitante. Em pacientes com regurgitação aórtica e regurgitação mitral combinadas, este método avalia a regurgitação total de volume do lado esquerdo do coração.

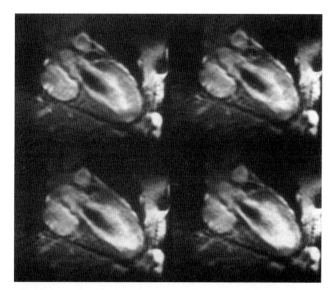

FIG. 32-6. Imagens cine-RM em plano coronal adquiridas durante a diástole. Uma ausência de sinal inicia-se na válvula aórtica e é projetada na câmara do VE, indicando regurgitação aórtica.

Outro método para a quantificação da regurgitação é o uso da VEC cine-RM. Com esta técnica, o volume regurgitante pode ser calculado por dois modos diferentes. No primeiro, o volume regurgitado pode ser avaliado pela diferença entre o fluxo sistólico, na aorta ascendente (volume de ejeção do VE), e o fluxo sistólico na artéria pulmonar principal (volume de ejeção do VD). Os dois volumes de ejeção são calculados por mensurações, temporalmente integradas, dos volumes de fluxo durante a sístole ao fazer o imageamento perpendicular à aorta proximal ascendente e outro perpendicular à artéria pulmonar principal.

VEC cine-RM pode discriminar entre fluxo anterógrado e fluxo retrógrado, durante o ciclo cardíaco, capacitando o fluxo retrógrado a ser medido, diretamente, para quantificar a regurgitação. Por exemplo, *voxels* brilhantes na aorta ascendente, durante a sístole, indicam fluxo anterógrado, enquanto *voxels* escuros, na diástole, representam fluxo retrógrado causado pela regurgitação aórtica (Fig. 32-7A). Alta precisão e reprodutibilidade em estudos cruzados ($r = 0,97$) de mensuração por VEC RM, de fluxo diastólico retrógrado, na aorta ascendente, têm sido encontradas em pacientes com regurgitação aórtica crônica. Fluxo aórtico diastólico retrógrado iguala o volume aórtico regurgitante (Fig. 32-7B). As mensurações de volumes regurgitantes e frações, por este método, relacionam-se intimamente com a mensuração volumétrica cine-RM ($r > 0,97$). Feita num grupo de pacientes avaliado em duas ocasiões diferentes, demonstrou alta reprodutibilidade em estudos cruzados ($r > 0,97$). Este fato sugere que essa abordagem é útil para o acompanhamento e para a monitoração da resposta à terapia em pacientes com regurgitação aórtica.

Quantificação de Volumes, Massa e Função do Ventrículo Esquerdo

Como já foi discutido na seção sobre estenose aórtica, a cine-RM proporciona mensurações de volumes, massa e função ventriculares altamente precisas e reprodutíveis. A alta reprodutividade em estudos cruzados destas mensurações tornam esta abordagem atraente para a monitoração de parâmetros, no decorrer do tempo, de pacientes com regurgitação aórtica, com o fim de documentar respostas à terapia farmacológica e reconhecer o momento apropriado para a substituição de válvulas.

Cine-RM revelou o efeito típico da regurgitação aórtica no VE. De acordo com a severidade da regurgitação, verifica-se um aumento nos volumes finais diastólico e sistólico do ventrículo esquerdo. Embora a espessura da parede do VE possa estar dentro dos limites normais (menos de 12 mm no fim da diástole), sua massa total pode estar substancialmente aumentada por causa do aumento do volume final diastólico (massa = espessura média da parede × volume diastólico final). A cine-RM demonstra elevado volume de ejeção do VE. O volume total de ejeção consiste no volume de ejeção efetivo mais o volume regurgitante. Durante a fase compensada da regurgitação aórtica, o volume da ejeção efetiva permanece nos limites normais.

ESTENOSE MITRAL

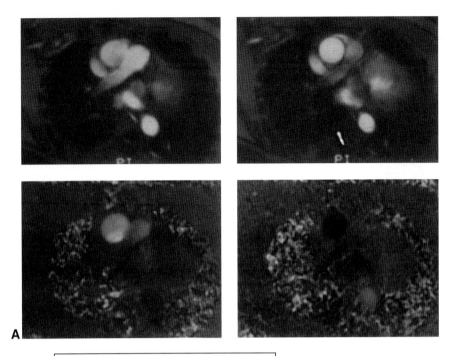

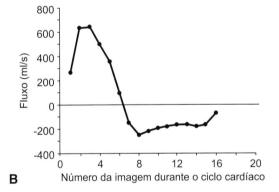

FIG. 32-7. A. Imagens cine-RM de velocidade codificada no plano axial em regurgitação aórtica. Imagens com magnificação (**superiores**) e fásicas (**inferiores**) durante a sístole (**esquerda**) e diástole (**direita**). Note que nas imagens fásicas o fluxo anterógrado na sístole é representado por *voxels* brilhantes enquanto no fluxo retrógrado (regurgitado pela válvula aórtica) na diástole, é representado por *voxels* escuros na aorta ascendente. **B.** Uma curva de fluxo-*versus*-tempo derivada de pares de imagens em 16 fases do ciclo cardíaco mostra valores negativos (fluxo retrógrado) na diástole. A área sob a curva com valores negativos representa o volume da regurgitação aórtica.

As fórmulas seguintes são relevantes para a regurgitação aórtica:

Volume de ejeção do VE total = volume de ejeção efetivo + volume regurgitante.

Volume regurgitante = volume de ejeção do VE – volume de ejeção do VD.

Fração regurgitante = volume regurgitante/volume de ejeção total do VE.

ESTENOSE MITRAL

A estenose mitral é, usualmente, adquirida e quase sempre sua causa é a febre reumática. Representa a mais importante lesão da doença reumática do coração. Outras etiologias são raras e incluem a estenose congênita que pode ser valvular, subvalvular (válvula mitral em pára-quedas) ou supravalvular; o mixoma atrial esquerdo e exuberante calcificação anelar. A estenose mitral é muitas vezes acompanhada por variável grau de regurgitação mitral.

A estenose mitral causa elevada pressão atrial esquerda através da diástole, e hipertensão pulmonar venosa que produz hipertensão pulmonar arterial. Em casos de estenose mitral de longa duração, a hipertensão arterial pulmonar pode ser grave e a regurgitação pulmonar acontece, eventualmente, através de um anel pulmonar dilatado. O ventrículo direito pode dilatar-se, causando regurgitação tricúspide a partir de um anel dilatado.

■ Radiografia

A radiografia torácica proporciona uma boa sensibilidade em relação à severidade da estenose mitral por mostrar a relativa gravidade da hipertensão pulmonar venosa (Qua-

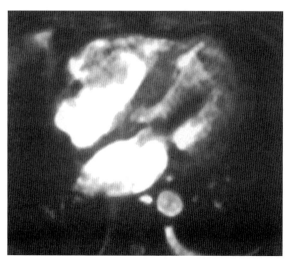

FIG. 32-8. Imagem axial cine-RM, adquirida durante a diástole, mostra ausência de sinal nascendo nos folhetos abertos da válvula mitral aberta.

dro 30-8 no Capítulo 30). Na doença moderada, pode haver somente equalização ou reversão do diâmetro dos vasos dos lobos pulmonares superior e inferior (cefalização). Nos casos de doença mais severa ou se houver uma superposição de estado hipovolêmico, de edema pulmonar intersticial ou de edema pulmonar alveolar, o edema pulmonar torna-se evidente. O espessamento interlobular septal (linhas B de Kerley) é, usualmente, um sinal de edema intersticial, mas pode tornar-se permanente em conseqüência de fibrose ou de deposição de hemossiderina, depois de múltiplos episódios de edema pulmonar. Raramente, nódulos de alta densidade (nódulos calcificados), nos lobos inferiores, podem ser conseqüência de múltiplos episódios de edema pulmonar alveolar e de hemorragia.

Na estenose mitral compensada, apenas discreta cardiomegalia ou tamanho normal do coração é visto. O átrio esquerdo está invariavelmente dilatado, causando uma densidade dupla retrocardíaca direita. Uma convexidade sobre a margem cardíaca superior, na vista frontal, indica dilatação do apêndice atrial esquerdo. Este achado quase sempre é evidente na estenose mitral reumática. A dilatação do segmento arterial pulmonar e do coração direito indica hipertensão pulmonar arterial. A dilatação do coração direito, na ausência de dilatação arterial pulmonar, indica, usualmente, a concomitância com regurgitação tricúspide reumática.

A aorta ascendente e o arco aórtico são, caracteristicamente, pequenos na doença valvular mitral isolada. Até uma ligeira proeminência da aorta torácica deveria levantar suspeita de doença valvular aórtica reumática.

■ Ressonância Magnética

A ressonância magnética pode ser empregada para identificar a estenose valvular mitral e qualquer regurgitação mitral associada; para estimar o gradiente através da válvula; e para quantificar o volume, a massa e a função ventriculares.

Identificação da Estenose Mitral

Imagens cine-RM, utilizando um tempo de exposição (TE) maior que 6 m/s, mostra uma ausência de sinal emanando da válvula mitral aberta, na diástole, e projetado para o interior do ventrículo esquerdo (Fig. 32-8). Este sinal é bem retratado em imagens tiradas nos planos dos longos eixos axial e sagital. Regurgitação mitral associada mostra-se como uma ausência de sinal projetado para o interior do átrio esquerdo, durante a sístole. Do mesmo modo,

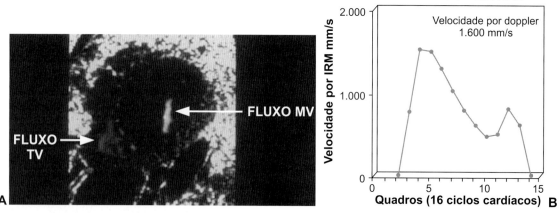

FIG. 32-9. A. Uma imagem fásica de velocidade adquirida em plano perpendicular à direção do fluxo, através da válvula mitral estenosada. A área de alta intensidade e de forma elíptica é o canal de fluxo da válvula mitral estenosada (VM). Esta área é interrogada para fornecer o pico da velocidade durante a diástole e para estimar o gradiente de pressão, usando a equação modificada de Bernouilli (gradiente de pico = 4 × velocidade do pico)^2. **B.** Velocidade versus curva de tempo, na estenose mitral. O pico da velocidade no início da diástole é levemente inferior ao pico de velocidade medido por Doppler-ecocardiografia.

REGURGITAÇÃO MITRAL

as ausências de sinal podem ser reconhecidas nas câmaras cardíacas, do lado direito, se houver qualquer associação com regurgitação pulmonar ou tricúspide.

Estimativa do Gradiente Valvular

VEC (fase contrastada) cine-RM é adquirida em planos perpendiculares ou paralelos ao jato estenótico (*"flow void"*) para amostragem do pico de velocidade do jato (como foi discutido anteriormente, na seção sobre estenose aórtica). A imagem fásica diastólica, contendo as velocidades mais altas, pode ser selecionada. Então, os *voxels* representantes do pico de velocidade podem ser procurados na referida imagem de fase (Fig. 32-9). Usando mensuração do pico de velocidade, o gradiente de pressão pode ser estimado através da equação de Bernoulli modificada — $\Delta P = 4V^2$, onde ΔP = gradiente de pressão de pico da estenose mitral e V = pico de velocidade diastólica através da válvula mitral. Em geral, espera-se que o método RM subestime o gradiente de pressão quando comparado com o Eco-Doppler por ter um menor percentual de amostras. Estudos comparativos mostraram uma boa correlação entre ambas as técnicas, mas o método MR apresentou a tendência de subestimar o gradiente.

Quantificação dos Volumes, Massa e Função Ventriculares Esquerdos

Alguma versão de imagens cine-RM é usada para quantificar os volumes, a massa e a função do ventrículo esquerdo. Como já foi discutido previamente, a cine-RM é um método altamente preciso e reprodutível para a monitoração da função do VE. A estenose mitral isolada está, usualmente, associada a volumes e fração de ejeção do VE menores do que as médias normais.

REGURGITAÇÃO MITRAL

A regurgitação mitral pode ser causada por uma anormalidade de qualquer porção do aparelho mitral ou por dilatação do VE. A disfunção pode envolver um ou mais dos vários componentes: folhetos, cordame, músculos papilares anterior e posterior ou anel. As etiologias da regurgitação mitral são apresentadas no Quadro 32-4.

A regurgitação mitral crônica produz dilatação do átrio e do ventrículo esquerdos. A hipertensão pulmonar venosa e o edema pulmonar são, usualmente, menos severos que na estenose mitral. A hipertensão arterial pulmonar é menos comum e menos severa do que na estenose.

O início agudo da regurgitação mitral, tal como poderia ocorrer na ruptura do cordame ou de músculo papilar, desencadeia o início repentino de hipertensão pulmonar venosa, sem tempo para que os mecanismos de compensação tornem-se operantes. Edema pulmonar severo pode acontecer como resultado desta situação. Neste acontecimento, o átrio e o ventrículo esquerdos são normais em tamanho. Verificou-se que a ruptura do músculo papilar posterior, ou das cordas por ele supor-

---

QUADRO 32-4 ETIOLOGIA DA REGURGITAÇÃO MITRAL

Perfuração ou distorção de folheto valvular
    Cardite reumática
    Degeneração mixomatosa (prolapso da válvula mitral)
    Endocardite bacteriana
    Cardiomiopatia hipertrófica (formato assimétrico)
    Tumor atrial esquerdo (mixoma)
    Congênitos (válvula mitral em pára-quedas; válvula mitral fissurada)
    Lúpus eritematoso sistêmico
Cordame
    Degeneração mixomatosa (ruptura espontânea de corda)
    Traumático (levantamento de peso, etc.)
    Endocardite bacteriana
Músculo papilar
    Ruptura por infarto agudo
    Disfunção durante isquemia miocárdica
    Válvula mitral congênita (em pára-quedas)
Annulus (anel)
    Dilatação anelar com aumento do ventrículo esquerdo
    Calcificação anelar (perianelar)
    Degeneração mixomatosa

---

tadas, causa edema pulmonar confinado ao lobo superior direito ou edema mais severo nesta região.

A calcificação mitral anular é, ocasionalmente, a única causa da regurgitação. A causa da calcificação é geralmente desconhecida, mas essa lesão ocorre, na maioria das vezes na hipertensão, na estenose aórtica, na cardiomiopatia hipertrófica, na hiperlipidemia e na hipercalcemia. É fácil distinguir o prolapso da válvula mitral do mangual (*flail*). O **prolapso** é o balonamento do meio da válvula além do anel, durante a sístole; as pontas dos folhetos aos quais a cordoalha se prende não passam além do anel. O **mangual** (*flail*) é indicado pela passagem das pontas dos folhetos mitrais além do anel (*annulus*) e para o interior do átrio esquerdo durante a sístole.

■ Radiografia

As características radiográficas da regurgitação mitral são reguladas pela duração e pela severidade da lesão e de sua associação com outras lesões mitrais ou de outras válvulas (Quadro 30-14 no Capítulo 30). A regurgitação mitral crônica e isolada é uma lesão de sobrecarga volumétrica que causa dilatação do átrio e do ventrículo esquerdos. Na ausência de falência do miocárdio, o grau de cardiomegalia tem uma relação grosseira com a severidade da regurgitação. Sinais de hipertensão pulmonar venosa e arterial são menos intensos que na estenose mitral. As causas não-reumáticas de regurgitação mitral não causam, usualmente, dilatação radiograficamente discernível do apêndice atrial esquerdo.

O início agudo da regurgitação mitral é caracterizado por edema pulmonar com coração de tamanho normal. A ruptura do músculo papilar posterior ou do cordame associado pode causar edema pulmonar focal severo ou edema mais grave do lobo superior direito.

Prolapso da Válvula Mitral

O prolapso da válvula mitral pode ser observado em cerca de 5% dos ventriculogramas esquerdos. Patologicamente é causado por degeneração mixomatosa dos folhetos mitrais valvulares e das cordoalhas tendinosas. Alguns pacientes com prolapso mitral apresentam regurgitação pequena na maioria dos casos. Contudo, uma complicação que pode ocorrer – ruptura das cordoalhas tendinosas – pode induzir regurgitação severa. Outras complicações incluem arritmias supraventricular e ventricular, endocardite bacteriana e êmbolos cerebrais. Contração anormal de segmentos do ventrículo esquerdo e anormalidade em sua forma foram observadas em alguns pacientes com prolapso da válvula mitral.

■ Ressonância Magnética

RM pode ser usada para identificar a regurgitação mitral, quantificar o volume regurgitante e medir os volumes, a massa e a função do ventrículo esquerdo.

Identificação da Regurgitação Mitral

Cine-RM nos eixos longos axial e sagital (quatro câmaras), ou no eixo longo sagital pode ser empregada para mostrar a ausência de sinal causado pelo fluxo em jato da regurgitação mitral. A ausência de sinal origina-se na válvula fechada durante a sístole e é dirigida para o interior do átrio esquerdo (Figs. 32-10 e 32-11). A demonstração do sinal requer, usualmente, o uso de um tempo de exposição (TE) maior do que 8 m/s. A proeminência da ausência de sinal e seu tamanho aumentam na medida em que se aumenta o TE. O sinal referido aparece no decorrer de todo o tempo ou de quase todo o tempo da sístole. O tamanho da ausência de sinal, com TE contrastado, relaciona-se com a severidade da regurgitação mitral. Ausências de sinal transitórias podem ser vistas adjacentes à válvula mitral normal, quando esta se fecha.

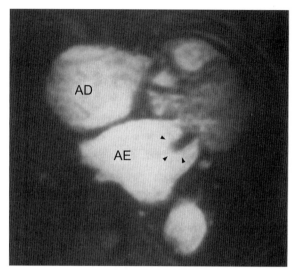

FIG. 32-11. Imagem axial cine-RM em sístole mostra um *"flow void" (setas)* projetado para o interior do átrio esquerdo *(AE)* (regurgitação mitral). *AD*, átrio direito.

Quantificação da Regurgitação Mitral

A regurgitação mitral é quantificada usando VEC cine-RM adquirida em plano paralelo e perto do anel mitral. Uma abordagem desta quantificação consiste em medir o fluxo retrógrado através da válvula (para o interior do átrio esquerdo) durante a fase sistólica. Ficou provado que esta operação é complicada porque o fluxo em jato ocorre em múltiplas orientações em qualquer indivíduo. Uma outra abordagem mais consistente envolveu a mensuração do fluxo interno diastólico através do anel mitral e do fluxo externo sistólico na aorta proximal ascendente (Fig. 32-12). Em indivíduos normais, estes valores são equivalentes e cada qual representa a medida do volume de ejeção (Fig. 32-13). Na regurgitação mitral o fluxo mitral diastólico excede o fluxo sistólico de saída da aorta; a diferença representa o volume regurgitante (Fig. 32-13). Qualquer regurgitação aórtica concomitante invalida esta abordagem.

Como foi discutido anteriormente, um método volumétrico pode, também, ser usado para estimar o volume da regurgitação mitral. Usando imagens de cine-RM (plano de eixo curto) que envolvam o comprimento dos ventrículos, a área dos ventrículos esquerdo e direito é medida nas imagens diastólica-final e sistólica-final, em cada nível anatômico, para proporcionar os volumes diastólico final e sistólico final. O volume de ejeção do ventrículo esquerdo excede o volume de ejeção do ventrículo direito, por um volume igual ao da regurgitação

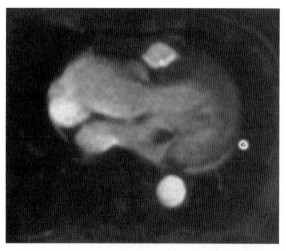

FIG. 32-10. Imagem axial cine-RM de sístole mostra *"flow void"* emanando da válvula mitral fechada e projetando-se para o interior do átrio esquerdo. Isto é causado por regurgitação mitral.

ESTENOSE PULMONAR VALVULAR

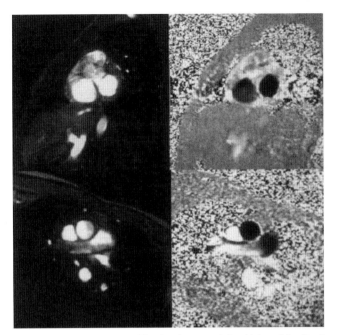

FIG. 32-12. Imagens magnificadas (**esquerda**) e fásicas (**direitas**) no anel mitral (**superior**) e na aorta proximal ascendente (**inferior**). Estas imagens são utilizadas para medir o fluxo dirigido para dentro e o fluxo dirigido para fora do ventrículo esquerdo. O fluxo para dentro excede o volume do fluxo para fora do ventrículo de um tanto correspondente aos volumes da regurgitação mitral (ver Fig. 32-13).

mitral. Este método é válido apenas para regurgitação mitral isolada; ele não se aplica em presença de uma lesão regurgitante do ventrículo direito ou de regurgitação aórtica.

As fórmulas que seguem são relevantes para os cálculos da avaliação da regurgitação mitral:

Volume de ejeção = volume diastólico final – volume sistólico final (método volumétrico)

Volume regurgitante mitral = volume regurgitante/volume de ejeção do VE (método volumétrico)

Fração regurgitante mitral = fluxo interno mitral – fluxo externo aórtico (método VEC)

Volume regurgitante mitral = fluxo interno mitral – fluxo externo aórtico (método VEC)

Fração regurgitante mitral = volume regurgitante/fluxo interno mitral (método VEC)

Quantificação do Volume, Massa e Função do Ventrículo Esquerdo

Imagens cine-RM que englobam o ventrículo esquerdo são utilizadas para avaliar o volume do VE, a massa e sua função. Por causa da precisão e da reprodutibilidade da volumetria do VE, com o uso de cine-RM, esta técnica é ideal para o monitoramento dos volumes do VE, de sua função e para avaliar a terapia ou definir os critérios para intervenção cirúrgica.

ESTENOSE PULMONAR VALVULAR

Estenose pulmonar é resultante da obstrução da saída do sangue do ventrículo direito. Pode ser dividida em quatro tipos, dependendo do nível da obstrução: valvular, supravalvular, subvalvular e medioventricular. Usualmente, a estenose pulmonar é uma anomalia congênita.

A estenose pulmonar raramente é causada pela doença reumática. A sua etiologia é mostrada no Quadro 32-5.

■ Radiografia

A característica da estenose valvular pulmonar é a dilatação dos segmentos arteriais pulmonares principal e esquerdo. Na ausência de um defeito intracardíaco associado não há oligoemia. A obstrução, em qualquer nível, pode causar dilatação do ventrículo direito. As características radiográficas da estenose pulmonar congênita são discutidas no Capítulo 31.

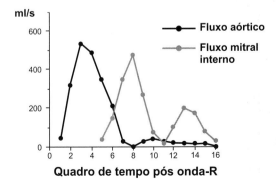
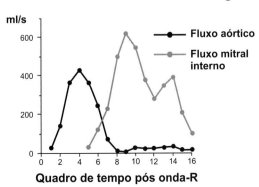

FIG. 32-13. Fluxo *versus* curva de tempo para aorta proximal (fluxo externo ventricular esquerdo) e válvula mitral (fluxo interno ventricular) em indivíduo normal e em paciente com regurgitação mitral. A área sob o fluxo para dentro ou interno é consideravelmente maior do que a área sob a curva para fora em paciente com regurgitação mitral

QUADRO 32-5 ETIOLOGIA DA ESTENOSE PULMONAR

Estenose valvular
Congênita
    Diafragma perfurado no centro
    Válvula bicúspide
    Válvula displásica
    Adquirida
    Tetralogia de Fallot
Adquirida
    Cardite reumática
    Síndrome carcinóide
Supravalvular
Congênita
    Síndrome de Williams
    Tetralogia de Fallot
Adquirida
    Cirúrgica (*banding*, etc.)
    Síndrome carcinóide
    Rubéola
    Doença de Behçet
    Arterite de Takayasu
Subvalvular
Congênita
    Estreitamento infundibular isolado
    Tetralogia de Fallot
Adquirida
    Hipertrofia infundibular (cardiomiopatia hipertrófica)
    Tumor
Medioventricular
Faixas musculares anômalas (ventrículo direito com dupla câmara)

■ Ressonância Magnética

Cine-RM mostra a ausência de sinal causada pelo fluxo em jato da estenose valvular pulmonar. O local da origem deste sinal marca o nível da obstrução. Um sinal que se origina na válvula e se projeta para o interior da artéria pulmonar indica estenose pulmonar valvular. RM pode ser usada para excluir causas raras de estenose tais como tumores ou cardiomiopatia hipertrófica.

VEC e cine-RM podem ser usadas para estimar o gradiente através da válvula estenosada. Trata-se da mais acurada técnica para quantificar os volumes do ventrículo direito e sua massa. A massa é calculada como sendo a massa da parte livre do VD (o septo, por convenção, é designado como parte do VE).

REGURGITAÇÃO PULMONAR

Regurgitação pulmonar, na maioria das vezes, é causada por hipertensão pulmonar arterial. Pode ocorrer na anomalia congênita na qual a válvula pulmonar está ausente. Quase sempre ocorre depois de valvuloplastia pulmonar e de correção cirúrgica da tetralogia de Fallot. A regurgitação pulmonar pode ser severa depois do reparo da tetralo-

gia e após muitos anos causar severa dilatação e falência do ventrículo direito. Muitos pacientes com regurgitação pulmonar têm, também, regurgitação tricúspide, resultante da dilatação do ventrículo direito.

■ Radiografia

A principal característica da regurgitação pulmonar é a dilatação do segmento arterial pulmonar principal das artérias pulmonares centrais e do ventrículo direito.

■ Ressonância Magnética

A cine-RM mostra uma ausência de sinal diastólico emanando da válvula pulmonar e projetando-se para o interior do ventrículo direito (Capítulo 35). VEC cine-RM pode ser utilizada para quantificar o volume da regurgitação. Correntemente, é usada para monitorar o volume regurgitante em pacientes depois do reparo da tetralogia de Fallot. O volume total da regurgitação valvular, no lado direito do coração (regurgitação pulmonar e tricúspide), pode ser considerado como sendo a diferença entre os volumes de ejeção do ventrículo direito e do ventrículo esquerdo, com o emprego das mensurações volumétricas de um bloco de imagens cine-RM que englobe a extensão do coração. Se o volume da regurgitação pulmonar for medido, diretamente por VEC cine-RM, num plano perpendicular à artéria pulmonar principal, o volume regurgitante tricúspide pode ser referido como sendo a diferença entre o volume regurgitante medido por ambas as técnicas. A técnica volumétrica fornece o volume regurgitante total do lado direito; as mensurações feitas através de VEC cine-RM na artéria pulmonar fornecem apenas o volume regurgitante pulmonar.

Cine-RM pode ser utilizada para quantificar o volume direito, a massa e a função do ventrículo direito. Com essa técnica foram demonstrados substanciais aumentos nos volumes e massa do ventrículo direito e hipocinesia generalizada em pacientes com regurgitação pulmonar severa depois do reparo da tetralogia de Fallot.

ESTENOSE TRICÚSPIDE

A **estenose tricúspide** adquirida é incomum, em comparação com a estenose das válvulas do lado esquerdo. A estenose tricúspide congênita é rara em comparação com a estenose pulmonar congênita. Outras causas de estenose tricúspide são raras (Quadro 32-6).

■ Radiografia

A mais importante característica na radiografia é a dilatação isolada do átrio direito. A dilatação do átrio direito pode ser difícil para discernir nos raios X de tórax. A veia cava superior e a veia ázigo podem estar dilatadas.

LEITURA SELECIONADA

QUADRO 32-6 ETIOLOGIA DA ESTENOSE TRICÚSPIDE

Congênita

Hipertensão arterial pulmonar

Cardite reumática

Síndrome carcinóide

Tumores atriais ou no ventrículo direito

Tumores pericárdicos e paracardíacos (compressão do anel tricúspide)

Pericardite focal constritiva (constrição do anel tricúspide)

Calcificação anular tricúspide (perianelar)

■ Ressonância Magnética

Cine-RM mostra ausência de sinal, na diástole, através da válvula tricúspide estenosada. VEC (fase contraste) cine-RM pode ser usada para medir o pico de velocidade e, portanto, estimar o pico do gradiente de pressão.

REGURGITAÇÃO TRICÚSPIDE

■ Radiografia

A regurgitação tricúspide produz cardiomegalia com dilatação atrial e do ventrículo direito (Quadro 30-15 no Capítulo 30). O mais notável grau de cardiomegalia pode ocorrer com regurgitação tricúspide crônica e severa. Uma silhueta cardíaca que se estende de uma parede torácica à outra (parede-a-parede) usualmente é devida à regurgitação tricúspide severa. Esta lesão não produz hipertensão venosa pulmonar ou edema. Em casos graves, a vascularidade pulmonar pode mostrar-se atenuada.

■ Ressonância Magnética

Cine-RM demonstra uma ausência de sinal no interior do átrio direito, emanando da válvula tricúspide. Cine-RM é empregada também para quantificar volume, massa e função do ventrículo direito. Com a regurgitação tricúspide isolada, o volume de ejeção do ventrículo direito excede o volume do ventrículo esquerdo por um volume igual ao da regurgitação tricúspide.

LEITURA SELECIONADA

Armstrong WF, Feigenbaum H. Echocardiography. In Braunwald E, Libby P, Zipes D (eds). Heart Disease, 6th ed. Philadelphia: WB Saunders, 2001:160.

Braunwald E. Valvular heart disease. In Braunwald E, Libby P, Zipes D (eds). Heart Disease, 6th ed. Philadelphia: WB Saunders, 2001:1643.

Sondergaard L, Stahlberg F, Thomsen C. Valvular heart disease. In Higgins CB, de Roos Λ (eds). MRI and MRΛ of the Cardiovascular System. Philadelphia: Lippincott Williams & Wilkins, 2003:155.

CAPÍTULO

33

DOENÇAS MIOCÁRDICAS E PERICÁRDICAS

CHARLES B. HIGGINS e GABRIELE A. KROMBACH

A aquisição de imagens por ressonância magnética é uma técnica altamente eficiente para a avaliação morfológica e funcional das miocardiopatias. No entanto, é utilizada com muito menor freqüência do que o ecocardiograma para o diagnóstico dessas cardiomiopatias. Em comparação com o ecocardiograma, o conjunto de dados tridimensional (3D) disponíveis com a RM fornece um método mais preciso e melhor reprodutível para qualificar os volumes, massas e funções ventriculares. A aquisição de imagens por tomografia computadorizada multidetectora, referenciada ao ECG e a feixe de elétrons TC (TCMD), também proporciona dados tridimensionais e, conseqüentemente, deveria ter desempenho similar.

Tanto a RM quanto a TC podem mostrar o pericárdio. Conseqüentemente, estas técnicas são muito eficazes para o diagnóstico da pericardite constritiva e de outras doenças pericárdicas.

Este capítulo discutirá a aplicação de RM nas doenças pericárdica e miocárdica. TC multidetectora (TCMD) e TC de feixe de elétrons podem ser usadas para muitas das mesmas aplicações.

TÉCNICAS

As aquisições conseguidas pelo ECG-*gated spin* eco (SE) nos planos axial e coronal são, costumeiramente, utilizadas para demonstrar a morfologia dos ventrículos e do pericárdio. Um limite bem demarcado do endocárdio é obtido com imagens turbo-SE de fatia única ou múltiplas. Essas imagens são obtidas durante a suspensão da respiração no estágio preparatório e fazem a recuperação de pulsos por dupla inversão, aplicada a sinal corrompido do *pool* de sangue (Fig. 33-1). Imagens SE ponderadas T1, reforçadas por contraste, podem ser utilizadas para demonstrar hiper-realce diferenciado, regional ou focal em locais de inflamação, de lesão isquêmica ou de fibrose associada com algumas doenças miocárdicas.

Imagens cine-RM são adquiridas com o propósito de quantificar volumes, massa e função global ventriculares. Imagens cine-RM são obtidas com padrão gradiente-eco, em seqüências intercaladas gradiente-eco ou em seqüências ecoplanares intercaladas. Um conjunto dessas imagens, em múltiplos níveis, captando o coração in-

teiro, proporciona uma coleção de dados volumétricos para a mensuração direta dos volumes de ejeção finais diastólico e sistólico, e volumes de ejeção, massa e fração de ejeção de ambos os ventrículos esquerdo e direito. O *pool* de sangue mostra-se brilhante nas imagens gradiente-eco. O contraste entre o sangue brilhante e o miocárdio ventricular mostra-se alto, com as mais recentes e rápidas seqüências gradiente-eco. Estas técnicas livres equilibradas de precisão fixa (*these balanced steady-state free precision*) representada por FISP verdadeiro e seqüências de Eco em estado de equilíbrio de campo rápido (bFFE) proporcionam um sinal brilhante homogêneo do *pool* de sangue, através do ciclo cardíaco e, ainda mais, resolução temporal relativamente alta, num período de aquisição curto (Fig. 33-2). Seqüências cine-RM são adquiridas, usualmente, no eixo cardíaco curto, englobando ambos os ventrículos da base ao ápice em um ou mais planos do eixo longo para a quantificação dos volumes e da função ventriculares (Fig. 33-3). Em imagens cine-RM, a regurgitação valvular, associada com cardiomiopatias ou com a estenose subvalvular que acompanha algumas formas de cardiomiopatia hipertrófica, pode ser reconhecida por um sinal *void* (fluxo em jato de alta velocidade). O reconhecimento do sinal *void* depende do uso de um valor do tempo de Eco (TE) maior do que 6 m/s.

Cine-RM com velocidade codificada (VEC; contraste de fase) pode ser usada para medir o fluxo de sangue no interior da aorta ou da artéria pulmonar, para quantificar o volume de ejeção ventricular esquerdo (VE) ou ventricular direito (VD), respectivamente. Usa-se o método, também, para a mensuração direta do volume da regurgitação valvular que pode acompanhar algumas cardiomiopatias.

CLASSIFICAÇÃO DAS CARDIOMIOPATIAS

De acordo com o consenso da OMS e da *International Society and Federation for Cardiology*, as cardiomiopatias são definidas como doenças do miocárdio associadas com disfunção cardíaca. Com base nas características fisiopatológicas, elas foram divididas em quatro principais categorias: cardiomiopatia do VD dilatada, hipertrófica,

CLASSIFICAÇÃO DAS CARDIOMIOPATIAS

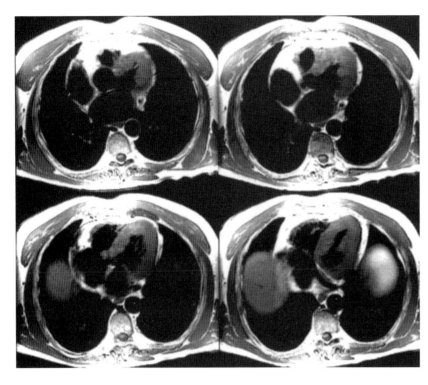

FIG. 33-1. Imagens rápidas *spin*-eco de dupla-inversão (sangue negro) no plano transaxial de um paciente com a forma apical de cardiomiopatia hipertrófica. Imagens arrumadas a partir da base (**esquerda**) ao ápice (**direita**).

restritiva e arritmogênica. Adicionalmente, as doenças do miocárdio que são associadas com distúrbios cardíacos ou sistêmicos específicos são chamadas de *cardiomiopatias específicas*.

Cardiomiopatia dilatada caracteriza-se pela dilatação e função contrátil diminuída do ventrículo esquerdo ou de ambos os ventrículos. Os volumes sistólico e diastólico finais estão aumentados, enquanto o volume de ejeção e a fração de ejeção estão decrescidos (Fig. 33-4). Regurgitação mitral de pequena a moderada e regurgitação tricúspide estão, freqüentemente, associadas com a dilatação ventricular. A espessura da parede do ventrículo esquerdo está, usualmente, dentro do padrão normal, de modo que disso resulta um aumento geral na massa do ventrículo esquerdo. A causa mais comum de cardiomiopatia dilatada é a isquemia miocárdica secundária à doença arterial coronária na qual o grau de disfunção miocárdica não pode ser explicado, freqüentemente, pela extensão óbvia do infarto do miocárdio. Hipertensão, doenças virais, alcoolismo, diabetes, obesidade, várias toxinas e fatores hereditários também levam à cardiomiopatia dilatada. A característica clínica mais comum da cardiomiopatia dilatada é a falência do ventrículo esquerdo. Trombo mural pode formar-se no ventrículo esquerdo dilatado, promovendo o risco de embolização sistêmica; o trombo mural pode ser prontamente demonstrado em imagens cine-RM.

Na **cardiomiopatia hipertrófica**, uma variedade de padrões de distribuição de hipertrofia miocárdica imprópria desenvolve-se na ausência de um estresse hemodinâmico óbvio (pós-carga aumentada), tal como estenose aórtica ou hipertensão sistêmica. A doença é transmitida geneticamente em cerca da metade dos casos e segue um padrão hereditário autossômico dominante de penetrância variável. Manifestações possíveis são o envolvimento simétrico do ventrículo esquerdo inteiro ou de ambos os ventrículos, hipertrofia assimétrica do septo superior, da porção mediana do septo ventricular ou do ápice. Cardiomiopatia obstrutiva e não obstrutiva podem ser distinguidas pelas alterações hemodinâmicas associadas. Cardiomiopatia septal hipertrófica assimétrica pode causar a obstrução do trato de saída do fluxo do VE. A marca registrada dessa cardiomiopatia é a este-

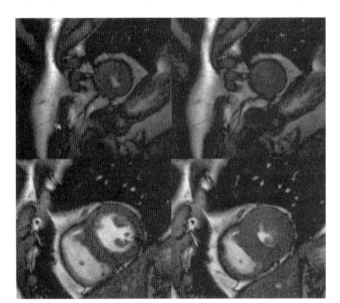

FIG. 33-2. Cine-imagens de precessão livre de imobilidade/estado-fixo (*FFE – fast field echo* – em estado de equilíbrio), em paciente com a forma apical de cardiomiopatia hipertrófica (mesmo paciente da Fig. 33-1), em dois níveis anatômicos, durante a diástole (**em cima**) e a sístole (**embaixo**).

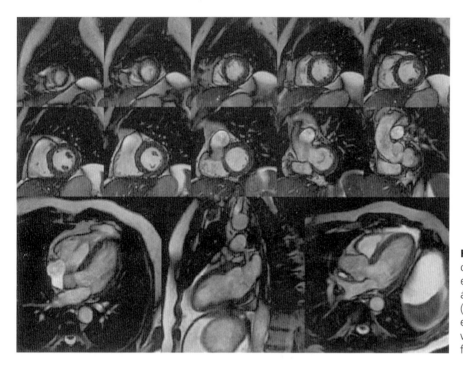

FIG. 33-3. Em cima e no centro. Seqüência de imagens cine-RM (FFE em estado de equilíbrio) no eixo cardíaco curto, a partir do ápice (**em cima à esquerda**) para a base (**embaixo à direita**). **Embaixo.** Imagens no eixo horizontal longo (**esquerda**), eixo vertical longo (**meio**) e planos de saída de fluxo ventricular esquerdos (**direita**).

nose dinâmica subvalvular aórtica. Durante a diástole, o trato do fluxo externo do VE mostra-se normal ou levemente estreitado por causa da presença da hipertrofia septal superior. Estenose crescente desenvolve-se durante a sístole, na medida em que o folheto anterior da válvula mitral move-se em direção anterior, para o septo, estreitando, dessa maneira, o trato do fluxo de saída. Embora rara no Ocidente, a hipertrofia apical é prevalente no Japão. Este tipo de cardiomiopatia não causa obstrução do trato de saída do fluxo. Cardiomiopatia hipertrófica simétrica é reconhecida também, e pode apresentar forma particularmente severa. O envolvimento do ventrículo direito é uma característica da doença em infantes e em crianças.

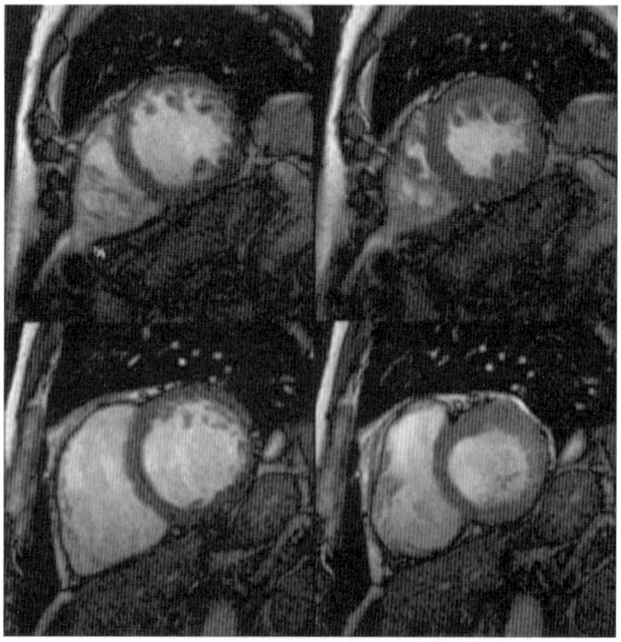

Cardiomiopatia restritiva é caracterizada por enchimento ventricular dificultado, secundário à rigidez do miocárdio. O fluxo para o interior do ventrículo é rápido, durante a fase inicial da diástole; então entra em *plateau* e pouco preenchimento é verificado na fase diastólica final. A pressão diastólica final é elevada, em ambos os ventrículos, enquanto a função sistólica é normal ou levemente reduzida. A fibrose endomiocárdica e a endocardite de Loeffler são, agora, classificadas como tipos de cardiomiopatia restritiva. A endocardite de Loeffler é associada com hipereosinofilia. A degranulação dos eosinófilos endomiocárdicos é suspeita de ser responsável pela necrose focal e subseqüente fibrose e pela formação de trombo mural. O aumento da rigidez das paredes ventriculares e a redução da cavidade por trombos organizados contribuem para o padrão de preenchimento restritivo. A fibrose endomiocárdica, uma entidade diferente com um pico de distribuição geográfica na África equatorial, não é associada com hipereosinofilia. Nesta doença, a fibrose do ápice e das regiões subvalvulares conduz à cardiomiopatia restritiva. Doenças de armazenamento de glicogênio, fibrose decorrente de radiação e certas doenças infiltrativas, tais como amiloidose e sarcoidose, podem, também, causar cardiomiopatia restritiva. Muitos casos de cardiomiopatia restritiva são idiopáticos.

Cardiomiopatias específicas são doenças miocárdicas que estão associadas com uma doença cardíaca ou sistêmica específica. Hemocromatose, sarcoidose, ami-

FIG. 33-4. Imagens de cine-RM em dois níveis na diástole final (**esquerda**) e na sístole final (**direita**), em paciente com cardiomiopatia dilatada.

loidose e cardiopatia hipertensiva ou metabólica são exemplos de cardiomiopatias específicas. A cardiomiopatia dilatada pode ser resultante de inflamação (miocardite). Formas idiopáticas, infecciosas ou auto-imunes de cardiomiopatias têm sido distinguidas.

Várias classificações consideram, também, a cardiomiopatia infiltrativa como uma categoria adicional. A definição de cardiomiopatia infiltrativa refere-se, unicamente, ao mecanismo histopatológico de infiltração do tecido miocárdico, e as doenças desse grupo podem causar tanto cardiomiopatia restritiva como cardiomiopatia dilatada. A hemocromatose é um exemplo de cardiomiopatia infiltrativa do tipo dilatado, enquanto a amiloidose e a sarcoidose usualmente encaixam-se no padrão restritivo.

CARACTERÍSTICAS DAS IMAGENS

■ Cardiomiopatia Dilatada

As características morfológicas da cardiomiopatia dilatada são claramente apresentadas em ECG-*gated* SE RM ou cine-MR. As alterações morfológicas incluem a dilatação do ventrículo esquerdo (Fig. 33-4) e, algumas vezes, do ventrículo e átrio direitos. A espessura da parede do ventrículo esquerdo usualmente permanece normal. As características de RM da cardiomiopatia dilatada são, freqüentemente, inespecíficas e, por isso, as várias causas subjacentes não podem ser distinguidas. Contudo, usualmente é possível distinguir entre as formas isquêmicas e as não-isquêmicas de cardiomiopatia dilatada. Na maioria dos casos de cardiomiopatia dilatada não-isquêmica, a espessura da parede do ventrículo esquerdo é uniforme; não se reconhece nenhum afinamento regional da parede (Fig. 33-4). Se a dilatação cardíaca for causada por isquemia do miocárdio, usualmente uma ou mais áreas regionais de afinamento severo da parede com ou sem aneurisma ventricular podem ser encontradas. RM pode demonstrar dilatação ventricular localizada depois da oclusão de uma importante artéria coronária, em lugar de dilatação ventricular global, que é característica da cardiomiopatia dilatada. RM com acentuação por contraste, retardada, pode ser utilizada para mostrar hiperrealce, 10 a 15 minutos após uma dose endovenosa de quelato de gadolínio, no local de infarto anterior do miocárdio, para distinguir pacientes com cardiomiopatia isquêmica.

Massa, espessura e volumes ventriculares podem ser quantificados com cine-RM para determinar a severidade da cardiomiopatia dilatada. Mensurações por cine-RM de volumes, massa e fração de ejeção do ventrículo esquerdo, em cardiomiopatia dilatada, têm sido mostradas como sendo altamente reprodutíveis entre diferentes estudos. O conjunto de dados 3D, com RM, é especialmente útil para a monitoração da dimensão e da função ventriculares esquerdas, no decorrer do tempo. Por causa de seu alto grau de precisão e de reprodutibilidade, RM pode ser utilizada para monitorar o efeito do tratamento em pacientes individuais e em estudos clínicos para avaliar a eficácia de intervenções terapêuticas novas. Por exemplo, decréscimo significante no volume sistólico do VE, estresse da parede, massa e um aumento na fração de ejeção têm sido mostrados na cardiomiopatia dilatada, depois do tratamento com enzima inibidor da conversão da angiotensina e outras terapias.

Embora o ventrículo direito esteja, usualmente, menos dilatado e sua função sistólica não esteja tão gravemente deprimida, anormalidades diastólicas do VD, tais como um tempo aumentado para alcançar o pico de enchimento têm sido detectadas pela cine-RM e VEC (contraste de fase) cine-RM. O perfil da velocidade de preenchimento *(inflow)* diastólico medido na região da válvula tricúspide está achatado em comparação com o mesmo perfil de voluntários sadios. Suspeita-se de que a morfologia e a função alteradas do ventrículo esquerdo causem alterações funcionais no preenchimento do ventrículo direito.

As intensidades de sinal mostradas em SE e em imagens gradiente-eco não foram consideradas consistentemente alteradas na cardiomiopatia dilatada, exceto na cardiomiopatia associada com hemocromatose (Fig. 33-5). O encurtamento dos tempos de relaxamento foi mostrado por imagens SE e gradiente-eco do miocárdio sobrecarregado com ferro. Em alguns pacientes com cardiomiopatia dilatada causada por miocardite, o Gd-DTPA (ácido pentaacético de dilenetriamina de gadolínio) produz hiper-realce regional do miocárdio em imagens ponderadas T1. Contudo, este hiper-realce é um achado não-específico que pode ser causado por isquemia, fibrose, infiltração inflamatória, edema e outras alterações. Num paciente com cardiomiopatia dilatada, o hiper-realce regional é, usualmente, indicativo de cardiopatia isquêmica.

■ Cardiomiopatia Hipertrófica

O diagnóstico inicial de cardiomiopatia hipertrófica é quase sempre estabelecido por ecocardiograma. A característica típica, em qualquer modalidade de aquisição de imagem, é uma razão entre a espessura do septo no final da diástole com a parede póstero-lateral maior do que 1,3

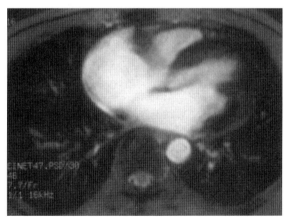

FIG. 33-5. Imagens cine-RM em paciente com hemocromatose. Note o fraco sinal do miocárdio causado pela deposição de ferro.

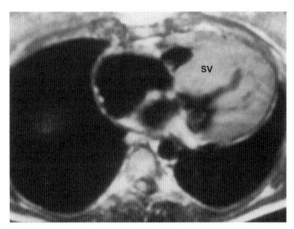

FIG. 33-6. Imagem *ECG-gated SE* transaxial de paciente com a forma assimétrica de cardiomiopatia hipertrófica. Note o espessamento assimétrico do septo ventricular *(SV)*.

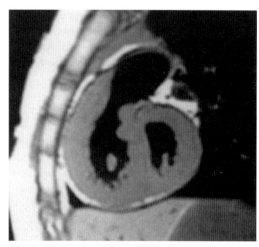

FIG. 33-8. Imagem *ECG-gated SE* sagital de uma criança nova com a forma concêntrica de cardiomiopatia hipertrófica que afeta, mais gravemente, o ventrículo direito.

(R > 1,3). Pelo fato de nem todos os pacientes terem hipertrofia assimétrica, um critério adicional é considerar a hipertrofia concêntrica (espessura da parede no final da diástole maior que 1,2 cm) na ausência de uma causa para hipertrofia, tais como hipertensão, estenose aórtica ou extremo exercício isométrico. A RM capacita uma precisa delineação do local e da extensão do miocárdio hipertrófico, em pessoas com cardiomiopatia hipertrófica (Figs. 33-1, 33-2 e 33-6 a 33-10). RM visualiza locais possíveis de hipertrofia (Figs. 33-1, 33-2 e 33-8) com igual fidelidade. O mais importante papel da RM é o de avaliar as formas pouco comuns da hipertrofia, que são de difícil acesso pelo ecocardiograma. Uma outra indicação para a RM é o monitoramento da massa do ventrículo esquerdo.

Um exame abrangente que também focaliza o impacto funcional da hipertrofia inclui mensuração da massa do VE do volume e da fração de ejeção por cine-RM. Na cardiomiopatia hipertrófica, as espessuras da parede, no fim da sístole e no fim da diástole, estão aumentadas (Fig. 33-2).

A razão mediana entre a espessura septal e a espessura da parede livre foi mostrada com a RM, como sendo de 1,5 + 0,8 no tipo assimétrico de cardiomiopatia hipertrófica septal, comparada com 0,9 ± 0,3 em voluntários saudáveis e 0,8 ± 0,2 na hipertrofia concêntrica do VE. Uma razão entre a espessura septal diastólica final e a espessura da parede livre maior que 1:3:1 é considerada como sendo altamente sugestiva da cardiomiopatia septal hipertrófica (Fig. 33-6). A massa total do ventrículo esquerdo está substancialmente aumentada na cardiomiopatia hipertrófica.

Além de definir o local e a severidade da hipertrofia, RM pode diferenciar entre a cardiomiopatia hipertrófica obstrutiva e a não-obstrutiva. Na forma obstrutiva, o fluxo do jato no trato estreitado de saída causa um *sinal void* nas imagens em gradiente-eco. Um possível gradiente de fluxo de saída pode ser quantificado pelo mapeamento da velocidade nos locais proximal e distal da estenose. Adicionalmente, regurgitação mitral, que é freqüente em

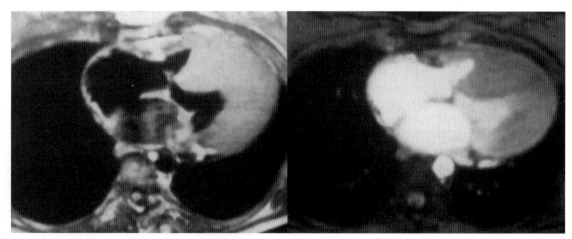

FIG. 33-7. Imagens *ECG-gated SE* (**esquerda**) e imagens transaxiais cine-RM (**direita**) em paciente com a forma simétrica de cardiomiopatia hipertrófica.

CARACTERÍSTICAS DAS IMAGENS

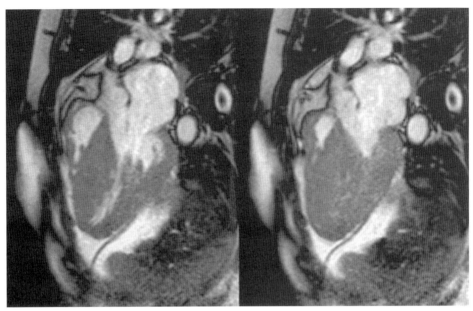

FIG. 33-9. Imagens sagitais cine-RM na diástole (**esquerda**) e na sístole (**direita**) na forma obstrutiva da cardiomiopatia hipertrófica. Note grave hipertrofia septal na diástole e obliteração da cavidade na sístole. (Cortesia de Scott Flamm, Houston, TX.)

cardiomiopatia hipertrófica, pode ser detectada pela cine-RM. Isto causa um *sinal void* que se projeta no átrio esquerdo durante a sístole em imagens cine-RM. O volume da regurgitação mitral pode ser quantificado tanto pelo cálculo da diferença do volume de ejeção dos ventrículos como pela mensuração da diferença no volume do fluxo interno e externo do ventrículo esquerdo por meio de VEC (contraste de fase) cine-RM.

Cine-RM miocárdica-*tagged* mostrou um profundo distúrbio do padrão de contração regional do ventrículo esquerdo na cardiomiopatia hipertrófica. Movimento de parede no septo hipertrófico e rotação cardíaca na região posterior do ventrículo esquerdo são nitidamente reduzidos. Encurtamento longitudinal e circunferencial dos ventrículos também é reduzido. Ao mesmo tempo, a torção ventricular é aumentada e o espessamento do

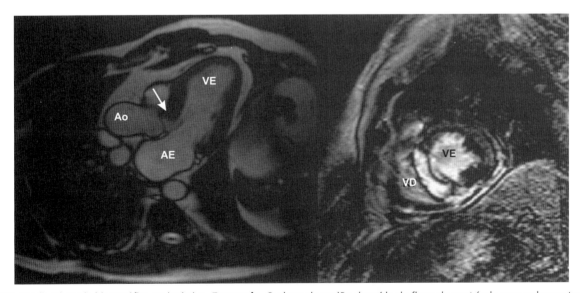

FIG. 33-10. Cardiomiopatia hipertrófica assimétrica. **Esquerda.** O plano da região de saída de fluxo do ventrículo esquerdo mostra hipertrofia septal (*seta*). **Direita.** Depois da ablação do septo (injeção alcoólica dentro da artéria septal) uma imagem gradiente-eco de inversão-recuperação tirada do eixo curto, 10 minutos depois da administração de quelato de gadolínio, mostra um realce tardio do infarto septal induzido. *Ao*, aorta; *AE*, átrio esquerdo; *VE*, ventrículo esquerdo; *VD*, ventrículo direito.

miocárdio é mais heterogêneo do que em voluntários sadios.

Devido a sua alta precisão e facilidade de reprodução na quantificação da massa do VE, a RM tem potencial para monitorar a resposta à terapia na cardiomiopatia hipertrófica. A ablação do septo tem sido usada em pacientes com cardiomiopatia hipertrófica obstrutiva para causar infarto do tecido hipertrófico e, deste modo, reduzir o gradiente no trato de saída do ventrículo esquerdo (Fig. 33-10). RM definiu o tamanho do infarto e demonstrou uma melhoria contínua na área do trato do fluxo externo, durante o acompanhamento.

O hiper-realce regional retardado depois da administração do contraste de gadolínio foi mostrado em alguns pacientes com cardiomiopatia hipertrófica. O sinal de realce mostrou-se significantemente maior na maioria das regiões hipertróficas do que nas outras regiões ventriculares. Um local característico de super-realce é o septo ventricular perto de sua junção com a parede ventricular anterior. É bem provável que o aumento da intensidade do sinal seja causado por injúria isquêmica miocárdica regional, fibrose ou ambas.

VEC cine-RM tem demonstrado uma redução no fluxo sanguíneo por unidade de miocárdio em repouso e em resposta ao vasodilatador (dipiridamol) em pacientes com cardiomiopatia hipertrófica. Fluxo sanguíneo coronário para o miocárdio do VE foi medido no *sinus* coronário por VEC cine-RM e normalizado pela massa ventricular para expressar o fluxo do VE do miocárdio como milímetros por minuto e por grama. A proporção entre o vasodilatador induzido para diminuir o fluxo coronário (reserva de fluxo coronário) foi de 1,72 ± 0,49 em cardiomiopatia hipertrófica e 3,01 ± 0,75 ($p < 0,01$) em indivíduos normais.

Cardiomiopatia Restritiva

O objetivo principal da RM e TC em pacientes com cardiomiopatia restritiva é a diferenciação dessas entidades de pericardite constritiva que se apresenta com mesmo quadro clínico. Uma vez que ambas as doenças apresentam aspectos hemodinâmicos similares, a distinção isolada em níveis clínicos ou por hemodinâmica medida por cateterismo cardíaco é problemática. Entretanto, o diagnóstico diferencial é essencial, uma vez que a pericardite constritiva pode ser tratada efetivamente com ressecção cirúrgica do pericárdio, ao passo que a cardiomiopatia restritiva, geralmente, é fatal. Em pericardite constritiva, o pericárdio é quase sempre espesso, enquanto a cardiomiopatia restritiva não apresenta este aspecto.

A RM e a TC são confiáveis ao demonstrar o espessamento do pericárdio. A TC pode também mostrar calcificação do pericárdio, um aspecto altamente sugestivo de pericardite constritiva. A precisão do diagnóstico da RM, na diferenciação entre estas duas doenças, foi de 93% numa série de pacientes sintomáticos.

Os aspectos da RM de cardiomiopatia restritiva, que são característicos, porém, não específicos, são causados

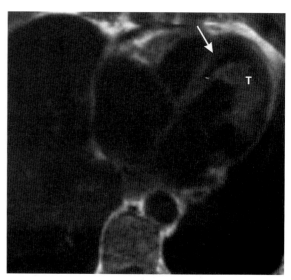

FIG. 33-11. Imagem *ECG-gated SE* transaxial em paciente com fibrose endomiocárdica eosinofílica (síndrome de Loeffler). Note a baixa intensidade do sinal do miocárdio subendocárdico (fibrose subendocárdica; *seta*) nas regiões ântero-apical e ântero-septal, e a massa adjacente de sinal intenso, na câmara, causada pelo trombo mural *(T)*.

pelo enfraquecido preenchimento diastólico dos ventrículos. Enfraquecida expansão diastólica dos ventrículos causam dilatação dos átrios, das veias cava inferior e superior e veias hepáticas. Além do mais, a estase sanguínea nos átrios leva a uma intensidade de sinal elevada nas cavidades atriais em imagens SE. O padrão de preenchimento restritivo dos ventrículos pode ser quantificado e monitorado durante a terapia pela medição do fluxo diastólico, através das válvulas mitral e tricúspide, com o VEC cine-RM. Avaliação de possível regurgitação valvar atrioventricular é, também, importante em pacientes com cardiomiopatia restritiva, podendo ser feita com cine-RM ou VEC cine-RM.

Em fibrose endomiocárdica, áreas de fibrose miocárdicas circunscritas foram detectadas como áreas com sinal de baixa intensidade em imagens ponderadas T-1 e T-2. As paredes ventriculares podem estar gravemente espessas pelo depósito de tecido fibrótico subendocárdico, o que causa estreitamento das cavidades e, além disso, contribui com a redução diastólica do preenchimento ventricular. Trombos murais adjacentes à fibrose subendocárdica são aspectos característicos; ambos podem ser mostrados em imagens SE ou cine-RM (Fig. 33-11).

Diversas cardiomiopatias específicas podem resultar em padrão de preenchimento restritivo, das quais a mais comum é a amiloidose cardíaca.

CARDIOMIOPATIAS ESPECÍFICAS

Amiloidose

Depósito intersticial de fibrilas amilóides causa o espessamento das paredes atriais e ventriculares e dos folhetos

CARDIOMIOPATIAS ESPECÍFICAS

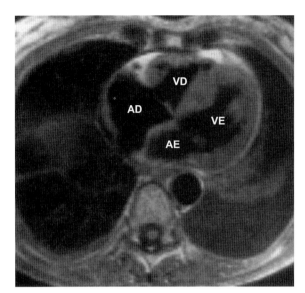

FIG. 33-12. Imagem *ECG-gated SE* transaxial, em paciente com doença amilóide do coração. O depósito amilóide causou o espessamento do septo ventricular (espessamento septal assimétrico), do septo atrial, da parede do átrio direito *(AD)* e das válvulas atrioventriculares. *AE,* átrio esquerdo; *VE,* ventrículo esquerdo; *VD,* ventrículo direito.

(leaflets) das válvulas atrioventriculares (Fig. 33-12). Grandes depósitos de amilóides no miocárdio do ventrículo podem produzir aspectos morfológicos simulando aqueles da cardiomiopatia hipertrófica. Porém, estas duas entidades podem ser diferenciadas por contrações ventriculares divergentes. Em contraste à contração ventricular hiperdinâmica, vista na cardiomiopatia hipertrófica, a contração sistólica é reduzida na amiloidose. A fração de ejeção e o espessamento da parede sistólica são debilitados. A amiloidose, comumente, leva à cardiomiopatia restritiva com dilatação dos átrios. Alterações nos graus T1 e T2 de relaxamento do miocárdio podem ser detectadas. Em pacientes com amiloidose, a intensidade do sinal do miocárdio foi encontrada reduzida nas imagens ponderadas T1 e T2, em comparação com voluntários sadios e em pacientes com cardiomiopatia hipertrófica.

■ Sarcoidose

A sarcoidose pode manifestar-se no miocárdio com granulomas típicos e causar cardiomiopatia restritiva. Apenas 5% dos pacientes com sarcoidose sistêmica apresentam evidências clínicas de envolvimento cardíaco, mas na autópsia, pode ser encontrada em 20% a 30% dos pacientes. Os sintomas cardíacos são altamente sugestivos de envolvimento do miocárdio em pacientes com sarcoidose sistêmica. Contudo, em pacientes com manifestações clínicas de sarcoidose miocárdica e que não apresentam a doença sistêmica, o diagnóstico é desafiador e a biopsia miocárdica é usualmente necessária para a confirmação. Pelo fato da distribuição da infiltração ser em mosaicos, a biopsia não dirigida pode associar-se com resultados falso-negativos. A RM mostrou granulomas sarcóides como nódulos de sinal de alta intensidade, em imagens ponderadas T2 e como áreas focais de hiper-realce em imagens ponderadas T1, depois da administração de Gd-DTPA. Estes achados não são específicos e podem ser observados em outras doenças inflamatórias. Contudo, eles podem ajudar como guias para biopsias miocárdicas e têm sido utilizados para monitorar a resposta à terapia com esteróides. Depois que os granulomas regridem, persistem cicatrizes pós-inflamatórias. Estas podem ser delineadas como regiões de espessamento de parede diminuído ou ausente, ou como regiões de afinamento da parede diastólica.

■ Hemocromatose

A hemocromatose pode ser primária ou secundária. A primária é uma doença hereditária autossômica recessiva. A secundária desenvolve-se principalmente quando o paciente recebe inúmeras transfusões de sangue para o tratamento da talassemia e de anemias hemolíticas. Outras causas comuns são o abuso crônico de álcool e hemodiálise de tempo prolongado. Na hemocromatose primária, o ferro é depositado no fígado e no pâncreas, mas o baço permanece normal. Esta característica distingue a hemocromatose primária dos tipos secundários, nos quais o ferro é também depositado no baço. O aumento do depósito de ferro nos miócitos cardíacos causa disfunção diastólica e sistólica. Depois de um período inicial assintomático, a cardiopatia causada pela sobrecarga de ferro apresenta-se, inicialmente, como disfunção diastólica com padrão de preenchimento restritivo. Quando a sobrecarga de ferro alcança um nível crítico, as anormalidades funcionais sistólicas ocorrem e a doença toma a forma de miocardiopatia dilatada.

O ferro reduz as taxas de relaxamento T1 e T2 por introduzir perda de homogeneidade em campos magnéticos locais, causando redução da intensidade do sinal miocárdico, especialmente nas imagens cine-RM (Fig. 33-5). A quantidade do decréscimo de sinal nas imagens ponderadas T2 correlaciona-se com o nível do ferro tecidual, mas não com os níveis de ferro sérico. MR é uma ferramenta valiosa para a estimação não-invasiva da concentração do ferro no coração e para monitorar a terapia.

■ Cardiomiopatia Ventricular Direita Arritmogênica

Cardiomiopatia ventricular direita arritmogênica (CVDA) pode ter aspectos característicos na SE e na cine-RM. Os achados típicos são a deposição transmural de gordura na parede livre do ventrículo direito, como pode ser visto em imagens SE ponderadas T1 (Figs. 33-13 e 33-14). Imagens SE ponderadas T1 podem mostrar, também, a deposição focal de gordura na parede do miocárdio como manchas brilhantes rodeadas pelo sinal de intensidade média do miocárdio. Outro modo de apresentar-se é o abaulamento ou o afinamento da parede livre do VD (Fig. 33-15). Esse afinamento da parede livre do VD é difícil de ser interpretado porque a espessura da parede livre varia entre as pessoas normais. Outras características morfológicas adicio-

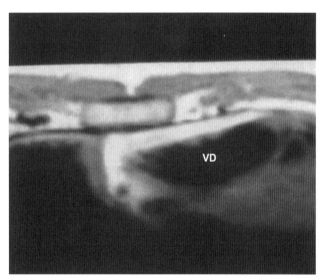

FIG. 33-13. Imagem *ECG-gated SE* mostra gordura transmural na parede livre do ventrículo direito *(VD)* em paciente com displasia (VD) arritmogênica.

nais incluem saculação focal, aneurismas e dilatação do ventrículo direito. Cine-RM pode demonstrar disfunção contrátil regional ou global do ventrículo direito (Fig. 33-16). Demonstrou, também, discinesia regional e aneurismas. Em casos adiantados, dilatação grave do ventrículo direito e regurgitação tricúspide podem estar presentes. Para o diagnóstico definitivo de CVDA, a anormalidade de contração regional ou global deveria ser identificável em cine-RM.

Achados em RM sugerindo o diagnóstico de CVDA constitui, agora, um critério maior para estabelecer o diagnóstico que não é definitivamente comprovado pelos achados em RM isolada; as características na RM são usadas em associação com achados clínicos e eletrofisiológicos para estabelecer o diagnóstico. Além do

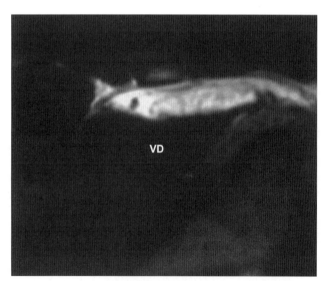

FIG. 33-14. Imagem *ECG-gated SE* ponderada T1 mostra gordura transmural na parede do ventrículo direito *(VD)* em paciente com displasia (VD) arritmogênica.

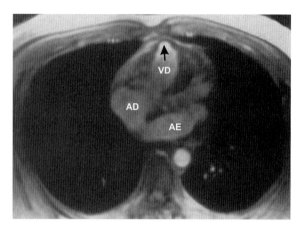

FIG. 33-15. Imagem cine-RM mostra discinesia regional *(seta)* do ventrículo direito em paciente com displasia ventricular *(VD)* arritmogênica. *AE,* átrio esquerdo; *AD,* átrio direito; *VD,* ventrículo direito.

mais, estudos em RM podem ser equivocados para o diagnóstico, e a RM pode não ser confiável para excluir os estágios iniciais desta doença.

MIOCARDITE

Nos estágios iniciais da miocardite, os sintomas clínicos são, muitas vezes, dominados por queixas não específicas tais como fadiga, fraqueza e palpitações. A dor torácica, na ausência de isquemia miocárdica, é um sintoma mais sugestivo de pericardite ou de miocardite. Disfunção profunda dos ventrículos pode ser verificada em estágios mais adiantados da doença depois que a miocardite aguda já tenha provocado cardiomiopatia dilatada. A maioria dos casos de miocardite é causada por infecções virais; os agentes são o citomegalovírus em 45% dos casos e o coxsachievírus B em 30%. Correntemente, uma tentativa de diagnóstico de miocardite é confirmada por biopsia endomiocárdica, que mostra, tipicamente, edema intersticial, infiltração linfocitária e necrose de miócitos. RM tem sido proposta como um teste diagnóstico não-invasivo, para o diagnóstico e para monitorar a resposta à terapia. Por causa do edema intersticial, o tempo de relaxamento de T2 está aumentado, de modo que o sinal pode estar aumentado nas imagens ponderadas T2. Embora esta característica tenha sido demonstrada numa pequena série de pacientes, seqüências ponderadas T2 freqüentemente são de qualidade inferior e apresentam tendência a artefatos por movimento. O advento de seqüências de imagens rápidas, tomadas durante a suspensão da respiração, melhorou, substancialmente, a qualidade da imagem, e recentes avaliações de tais seqüências, em pacientes com miocardite, mostraram resultados promissores.

Outra abordagem para a avaliação da inflamação do miocárdio é a demonstração de realce miocárdico tardio, regional ou difuso, em imagens ponderadas T1, depois da administração de Gd-DTPA. O realce tardio em imagens SE ponderadas T1 tem mostrado hiper-realce

DOENÇA PERICÁRDICA

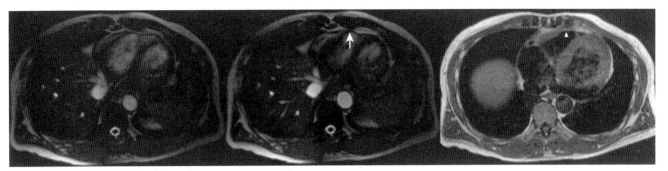

FIG. 33-16. Imagens cine-RM na diástole (**esquerda**) e na sístole (**centro**) mostram discinesia regional *(seta)* da porção ântero-apical do ventrículo direito. Imagem SE (**direita**) mostra afinamento da parede regional *(cabeça de seta)*.

do miocárdio logo depois do início dos sintomas. Pode haver hiper-realce tanto focal como difuso do miocárdio do ventrículo esquerdo. A extensão do hiper-realce correlacionou-se, grosseiramente, com a disfunção do ventrículo direito e com o estado funcional clínico. Contudo, o realce do contraste do miocárdio e o aumento do tempo de relaxamento T2 são achados não-específicos que podem, também, ser encontrados na cardiomiopatia hipertrófica e dilatada idiopática, na sarcoidose e no infarto do miocárdio. Quando um paciente com diagnóstico presuntivo de miocardite é avaliado, os achados na aquisição de imagens devem ser interpretados em relação à situação clínica.

Na doença de Lyme, que é causada pelo espiroqueta *Borrelia burgdorferi*, RM demonstra sinais de miopericardite. Suas feições características são o espessamento da parede ventricular juntamente com hipocinesia regional ou global, áreas de intensidade aumentada na parede ventricular e derrame pericárdico. As alterações da parede ventricular são localizadas predominantemente na parede ântero-lateral na região apical do septo.

A doença de Chagas é causada pelo protozoário *Trypanosoma cruzi*. Esta infecção é caracterizada por fases aguda, intermediária e crônica. Na doença crônica de Chagas, o coração é o mais afetado dos órgãos e infiltração linfocítica pode ser observada. Regiões de inflamação focal mostraram-se fortemente realçadas nas imagens ponderadas T1, depois da administração de Gd-DTPA. Aneurisma apical do ventrículo esquerdo é uma característica da doença crônica de Chagas.

TRANSPLANTE DO CORAÇÃO E REJEIÇÃO AO TRANSPLANTE

A mensuração do volume ventricular, da massa miocárdica e da fração de ejeção com cine-RM pode ser utilizada para monitorar a morfologia e a função do coração transplantado. Num estudo recente, dois meses após um bem sucedido transplante de coração a RM mostrou um aumento da massa do ventrículo esquerdo, conjugado com um decréscimo do volume de estresse endossistólico da parede, em comparação com voluntários normais. Estas mudanças foram interpretadas como um sinal de remodelação precoce do ventrículo esquerdo.

A rejeição aguda é uma das principais causas de morte durante o primeiro ano de transplante. Correntemente, a biopsia endomiocárdica representa o padrão-ouro para avaliar esta condição. Para reduzir a necessidade da biopsia, uma modalidade de exame que pudesse substituir este teste invasivo ou mostrar, eficientemente, o tempo apropriado para sua realização, seria desejável. RM como uma modalidade não-invasiva foi considerada para este propósito e três diferentes abordagens foram avaliadas: (1) caracterização do tecido pela avaliação do tempo de relaxamento T2, (2) avaliação das mudanças na intensidade do sinal depois da administração do contraste de quelato de gadolínio e (3) avaliação das mudanças na espessura da parede do miocárdio.

O coração transplantado não apenas está sob risco de rejeição mas também está sujeito aos efeitos colaterais da terapia imunossupressora. Por exemplo, a hipertrofia ventricular pode ser causada por ciclosporina. Portanto, se tivermos que melhorar o sucesso dos transplantes a longo prazo, além do acompanhamento regular e individual dos receptores de transplante é necessária, também, a avaliação das novas abordagens terapêuticas. Para este propósito, a RM é a preferida a outras modalidades de aquisição de imagens devido à sua precisão e reprodutibilidade os estudos para quantificar o volume e a massa ventriculares. Por exemplo, a felodipina, um bloqueador de canais de cálcio, mostrou-se capaz de reverter a hipertrofia induzida pela ciclosporina, como foi comprovado pela cine-RM.

DOENÇA PERICÁRDICA

■ Pericárdio Normal

O pericárdio é composto por tecido fibroso e aparece escuro nas imagens SE T1 e T2. Na área do ventrículo direito, localiza-se entre a camada de gordura mediastinal brilhante e a gordura subepicárdica, que proporciona um contraste natural de alto nível, de modo que a sensibilidade para a visualização do pericárdio nesta região é de 100%. Em regiões adjacentes ao pulmão, o contraste natural é inferior, de modo que a sensibilidade para a visualização da área da parede lateral do ventrículo esquerdo é, também, menor. A espessura média do pericárdio em imagens RM vai de 1 a 2 mm. Estudos anatômicos têm mostrado que a espessura do pericárdio fica na faixa de 0,4 a 1 mm. A superestimação em RM foi presumida como resultante de perda de sinal induzida pelo movimento do líquido pericárdico normal que não pode ser, prontamente, distinguido do próprio pericárdio. A espessura do pericárdio depende, também, do nível anatômico e aumenta em direção ao diafragma. Este efeito é resultante da inserção do ligamento do pericárdio ao diafragma e de sua direção tangencial em relação ao plano da imagem. Conseqüentemente, a mensuração da espessura do diafragma é mais confiável no nível ventricular médio. O pericárdio estende-se, aproximadamente, até o nível médio da aorta ascendente com bifurcação da artéria pulmonar. Ele forma um tubo que engloba ambas as grandes artérias. Um segundo tubo pericárdico mais posterior envolve a veia cava superior. Ambos os compartimentos são conectados pelo *sinus* transverso que é visível na RM em 80% dos casos. Quase sempre é visto líquido no recesso pericárdico superior nas imagens RM. Os recessos superiores, mais freqüentemente vistos, estão atrás da aorta ascendente e entre a aorta e a artéria pulmonar.

▪ Derrame Pericárdico

A RM é muito sensível para a detecção de derrame pericárdico generalizado ou loculado. O derrame pericárdico constituído de líquido simples emite um baixo sinal em imagens SE ponderadas T1 e um sinal alto nas imagens gradiente-eco (Fig. 33-17). O espaço pericárdico contém, normalmente, de 10 a 50 mL de líquido. RM pode detectar um derrame pericárdico de apenas 30 mL e, na maioria dos indivíduos normais, o líquido pode ser visto no recesso pericárdico superior. RM proporciona informação da localização do derrame pericárdico e é especialmente eficaz para demonstrar efusões loculadas (Fig. 33-18). Por causa dessa distribuição desigual, o volume total de líquido não pode ser calculado a partir da largura

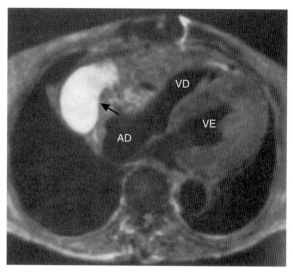

FIG. 33-18. Imagem *SE* de peso T1 mostra uma efusão hemorrágica loculada *(seta)*. Sinal alto nesta seqüência é característico da efusão hemorrágica. *VE*, ventrículo esquerdo; *VD*, ventrículo direito; *AD*, átrio direito.

do espaço pericárdico pela aplicação de uma fórmula matemática simples. Contudo, uma estimativa semiquantitativa pode ser obtida medindo-se a largura do espaço pericárdico em frente do ventrículo direito. Um derrame moderado está associado a uma largura de mais de 5 mm. Derrame loculado ocorre quando o líquido fica preso por adesões entre o pericárdio visceral e o parietal. RM é mais sensível do que o ecocardiograma na detecção de derrame loculado por causa de seu largo campo de visão.

Derrame hemorrágico pode ser distinguido do não hemorrágico por seu característico sinal de intensidade. O derrame hemorrágico (hemopericárdio) aparece brilhante em imagens SE ponderadas T1 (Fig. 33-18). Efusões não hemorrágicas apresentam sinal de baixa intensidade nas imagens ponderadas T1 (Fig. 33-17). Posterior diferenciação de efusão não hemorrágica, como transudativa ou exsudativa, não é confiável quando

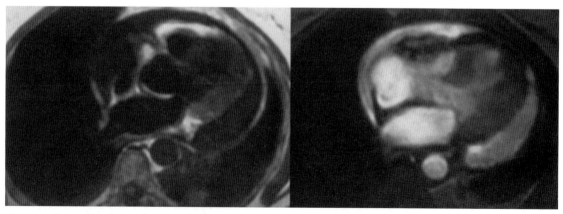

FIG. 33-17. Imagens *SE* ponderadas T1 (**esquerda**) e gradiente-eco (cine-RM; **direita**) de efusão pericárdica. Há um baixo sinal na imagem SE e um alto sinal da imagem gradiente-eco.

DOENÇA PERICÁRDICA

baseada em diferenças de intensidade de sinais. O movimento do líquido durante o ciclo cardíaco induz efeitos *void* de fluxo, o que torna problemática a avaliação acurada da intensidade do sinal. Efusão pericárdica não hemorrágica produz sinal alto em imagens cine-RM. (Fig. 33-17).

■ Espessamento Pericárdico e Pericardite Aguda

O espessamento pericárdico é definido como um aumento da espessura pericárdica até 4 mm ou mais. Mostra-se como um alargamento da linha pericárdica de baixo sinal se for causado por um aumento do tecido fibroso. É difícil distinguir o espessamento de um pequeno aro de derrame pericárdico por seus sinais de intensidade em imagens SE ponderadas T1. Contudo, a distribuição do derrame pericárdico difere, consideravelmente, do padrão do espessamento. O acúmulo de líquido é tipicamente póstero-lateral ao ventrículo esquerdo ou localiza-se no recesso posterior, como foi mencionado antes. Se o líquido não for preso por adesões pericárdicas, sua distribuição muda durante o círculo cardíaco.

Na pericardite aguda, exsudato e edema, mais do que um aumento de tecido fibroso, podem causar espessamento pericárdico (Fig. 33-19). Há, invariavelmente, um derrame bem como espessamento pericárdico. Depois da administração do contraste gadolínio, há proeminente realce do pericárdio espessado.

■ Pericardite Constritiva

A pericardite constritiva é associada com a fibrose pericárdica progressiva que faz com que o pericárdio encolha e, desde modo, limite a expansão ventricular diastólica. Trata-se de uma reação não específica a várias condições, tais como pericardite infecciosa, doença do tecido conjuntivo, neoplasia, trauma, diálise renal prolongada, cirurgia cardíaca e terapia por radiação. Correntemente, a pericardite constritiva na maioria das vezes é seqüela de cirurgia cardíaca na Europa e na América do Norte. Contudo, a pericardite tuberculosa permanece como causa principal de pericardite constritiva nos países do Terceiro Mundo. As características diagnósticas da pericardite constritiva são pericárdio espessado (Fig. 33-20) acoplado com sinais de preenchimento diastólico do ventrículo direito prejudicado, tais como dilatação da veia cava inferior, das veias hepáticas e do átrio direito. O volume do ventrículo direito está freqüentemente normal ou reduzido. Por vezes o ventrículo direito mostra-se alongado ou estreitado de modo a apresentar aparência tubular e o septo ventricular pode ter uma forma sigmóide. O espessamento do pericárdio é, algumas vezes, localizado (Fig. 33-21). A precisão diagnóstica da RM bem como da TC na pericardite constritiva excede 90%. Como foi acima mencionado, a RM faz, efetivamente, a distinção entre a pericardite constritiva e a cardiomiopatia restritiva. Causas localizadas de pericardite constritiva podem causar anormalidades anatômicas e alterações funcionais pouco usuais. A constrição pericárdica da ranhura atrioventricular tem se mostrado na RM como um espessamento pericárdico limitado a esta região, a par da dilatação do átrio direito e um ventrículo direito normal ou pequeno (Fig. 33-21). Na cine-RM verifica-se, freqüentemente, abaulamento diastólico precoce do sistema ventricular, para o lado do ventrículo esquerdo (abaulamento septal diastólico)

■ Ausência de Pericárdio

A ausência congênita do pericárdio resulta de anormalidades do suprimento vascular ao pericárdio, durante seu desenvolvimento embriogênico. É relativamente rara e, usualmente, assintomática. Contudo, ausência parcial do pericárdio pode apresentar-se com dor no peito causada pela herniação da base do ventrículo esquerdo, através do defeito, com compressão dos ramos arteriais coronários esquerdos, pela margem do defeito. A ligação do pericárdio ao esterno e ao diafragma estabiliza a posição do coração dentro do tórax. Conseqüentemente, a completa ausência do pericárdio, no lado esquerdo, é associada com deslocamento do coração para a esquerda devido à falta do pericárdio como estrutura estabilizadora (Fig. 33-22). Um achado característico na TC transaxial em ima-

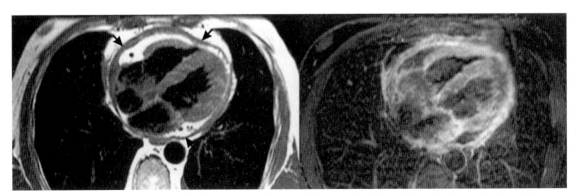

FIG. 33-19. Pericardite aguda; imagens SE ponderadas T1 antes (**esquerda**) e depois (**direita**) da administração de quelato de gadolínio. O pericárdio espessado *(setas)* está bem realçado pelo contraste.

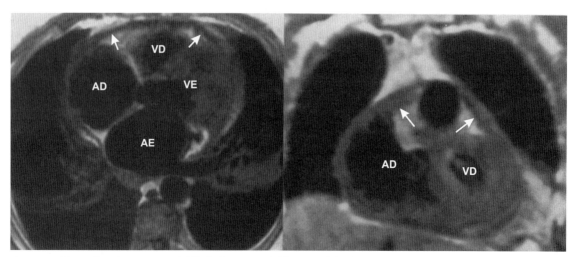

FIG. 33-20. Imagens SE ponderadas T1 coronal (**direita**) e transaxial (**esquerda**), demonstram pericárdio espessado *(setas)*. A imagem coronal mostra pericárdio espessado *(setas)* estendendo-se sobre a artéria pulmonar *(AP)*. *AE,* átrio esquerdo; *VE,* ventrículo esquerdo; *VD,* ventrículo direito; *AD,* átrio direito.

gens RM é uma interposição de parênquima pulmonar entre o botão aórtico e a artéria pulmonar principal. A ausência do baixo sinal da linha pericárdica é um achado característico adicional. Na ausência parcial do pericárdio esquerdo, a RM mostra, rotineiramente, a herniação do apêndice atrial esquerdo, mas também a base do ventrículo esquerdo em alguns casos. Esta última observação é de extrema importância, pois esta complicação é potencialmente letal.

■ Cistos e Divertículos Pericárdicos

Cistos pericárdicos são causados por anormalidades no desenvolvimento e alega-se que ocorrem quando uma pequena porção do pericárdio é pinçado durante o desenvolvimento embrionário. Pseudocisto pode desenvolver-se depois de pericardiotomia cirúrgica. 90% dos cistos pericárdicos estão localizados nos ângulos cardiofrênicos (70% à direita e 20% à esquerda). Contudo, eles podem ocorrer em qualquer lugar no pericárdio e um cisto pericárdico em local inusitado não pode, por vezes, ser distinguido de um cisto tímico ou broncogênico. Os cistos pericárdicos não se comunicam, usualmente, com a cavidade pericárdica. Um cisto preenchido com líquido simples (baixo conteúdo de proteínas) aparece escuro em imagens ponderadas T1 e homogeneamente brilhante em imagens ponderadas T2 (Fig. 33-23). O cisto não se realça depois da administração de quelato de gadolínio. Se o cisto for preenchido com sangue ou líquido proteináceo, ele mostra-se brilhante nas imagens ponderadas T1. A margem pericárdica é visível com o característico sinal de baixa intensidade do pericárdio.

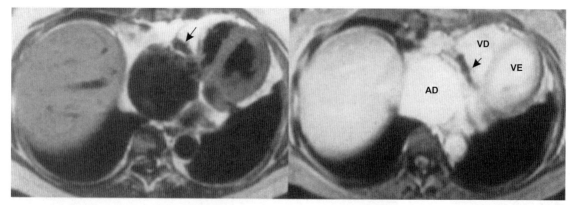

FIG. 33-21. Pericardite focal constritiva. Imagens SE ponderadas T1 (**esquerda**) e cine-RM (**direita**) demonstram espessamento pericárdico focal no sulco atrioventricular direito *(seta)*. Verifica-se estreitamento grave no anel tricúspide pela constrição do pericárdio espessado. *VE;* ventrículo esquerdo; *AD,* átrio direito; *VD,* ventrículo direito.

DOENÇA PERICÁRDICA

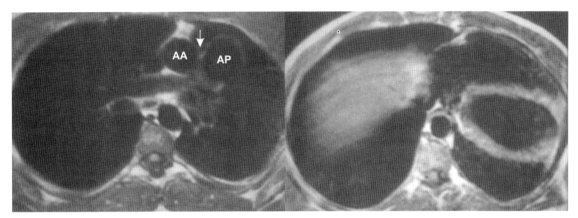

FIG. 33-22. Ausência de pericárdio. Imagens *ECG-gated SE* transaxial ao nível das grandes artérias (**esquerda**) e dos ventrículos (**direita**) mostra pulmão *(seta)* entreposto entre a aorta ascendente *(AA)* e a artéria pulmonar *(AP)*. O coração está deslocado para o hemitórax esquerdo.

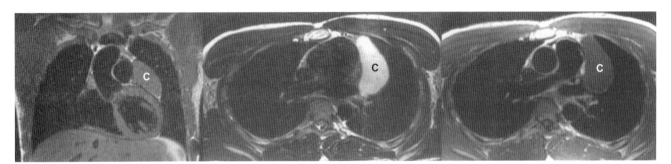

FIG. 33-23. Cisto pericárdico. Imagens *SE* ponderadas T1 coronal (**esquerda**) e ponderadas T2 transaxial (**meio**) e imagem axial ponderadas T1 após administração de contraste com quelato de gadolínio (**direita**) mostram massa pericárdica (cisto; *C*) com baixa intensidade nas imagens ponderadas T1 e sinal alto homogêneo nas imagens ponderadas T2, mas nenhum realce por contraste.

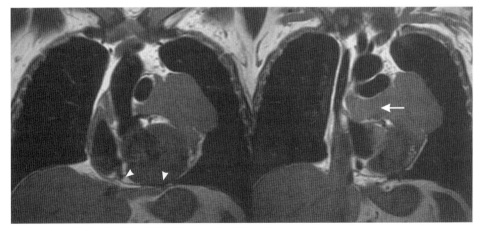

FIG. 33-24. Imagens *ECG-gated SE* coronais ao nível da artéria pulmonar direita (**esquerda**) e a 1 cm mais ventral (**direita**) mostram um extenso sarcoma pericárdico. O tumor infiltrou-se através do lado esquerdo da cavidade pericárdica e no recesso superior *(seta)*. O tumor localizou-se entre o ventrículo esquerdo e o pericárdio *(pontas de seta)*, com um componente adicional que se estende para fora do pericárdio.

Em contraste com os cistos pericárdicos, os divertículos comunicam-se com a cavidade pericárdica. Eles correspondem a um defeito congênito ou adquirido no pericárdio parietal. RM pode demonstrar variações no tamanho de um divertículo durante as mudanças de posição do corpo.

■ Tumores Pericárdicos

Tumores pericárdicos primários ocorrem menos freqüentemente do que os secundários. O mesotelioma é o mais comum dos tumores malignos primários do pericárdio. Os fibrossarcoma, angiossarcoma e teratoma também ocorrem no pericárdio. A caracterização da entidade tumoral só é possível para os dermóides, lipomas e lipossarcomas de baixo grau, que mostram sinal de alta intensidade nas imagens ponderadas T1. Contudo, a extensão das lesões, suas relações com a estrutura cardíaca e com os grandes vasos, e seus efeitos na função cardíaca podem ser avaliados (Fig. 33-24). Uma massa pericárdica contendo estruturas vasculares discretas pode sugerir angiossarcoma do pericárdio.

Tumores secundários ocorrem ou por extensão mediastinal, por tumores pulmonares ou por metástases. Metástases pericárdicas foram encontradas em 22% dos pacientes com câncer, durante a autópsia. Elas são, mais freqüentemente, causadas por carcinomas do pulmão e das mamas, por leucemia ou por linfoma. As metástases, muitas vezes, causam derrame hemorrágico. Nestes casos, pode tornar-se difícil distinguir o tumor propriamente dito do líquido circundante por causa do sinal de alta intensidade do líquido hemorrágico. A visualização dos depósitos metastáticos pode ser melhorada pelo hiper-realce, depois da administração de contraste de gadolínio, enquanto o líquido pericárdico não sofre realce.

RM pode ser usada para avaliar a infiltração do tumor no pericárdio. A interrupção da linha pericárdica pode ser usada para distinguir uma massa que se infiltra no pericárdio de uma lesão que o alcança, mas não atravessa seus limites. Se o pericárdio for visível adjacente a uma massa, a invasão pericárdica não é provável.

LEITURAS SELECIONADAS

Boxt LM, Rozenshtein A. Right ventricular dysplasia and outflow tract tachycardia. In: Higgins CB, de Roos A (eds). Cardiovascular MRI and MRA. Philadelphia: Lippincott Williams & Wilkins, 2003:122.

Frank H, Globits S. Magnetic resonance imaging of myocardial and pericardial diseases. JMRI 1999;10:617.

Friedrich MG, Strohm O, Schulz-Menger J, et al. Contrast media-enhanced MR imaging visualizes myocardial changes in the course of viral myocarditis. Circulation 1998;97:1802.

Kawada N, Sakuma H, Yamakado T, et al. Hypertrophic cardiomyopathy: magnetic resonance measurements of coronary blood flow and vasodilator flow reserve in patients and healthy subjects. Radiology 1999;211:129.

Masui T, Finck S, Higgins CB. Constrictive pericarditis and restrictive cardiomyopathy: evaluation with MR imaging. Radiology 1992;182-369.

CAPÍTULO

34

MASSAS CARDÍACAS E PARACARDÍACAS

CHARLES B. HIGGINS e GABRIELE A. KROMBACH

O termo *massa* é usado, neste capítulo, em lugar de *tumor*, porque as massas mais freqüentes no interior de uma câmara cardíaca são trombos e não tumores. Tumores primários são raros. Tumores secundários metastáticos ou representando extensão direta de tumores primários de outros órgãos são cerca de 40 vezes mais freqüentes do que tumores cardíacos primários.

Tomografia computadorizada (TC) e imagem de ressonância magnética (RM) podem ajudar a determinar a presença e a extensão de tumores cardíacos e paracardíacos. Estas modalidades, especialmente a RM, podem, também, por vezes, caracterizar massas. Embora a TC possa ser adequada para avaliação de massa cardíaca e paracardíaca, a RM é, usualmente, o método empregado para este propósito. Conseqüentemente, este capítulo está focado nos achados revelados por RM.

Por causa do largo campo de visão que abrange as estruturas cardiovasculares, mediastino e pulmões adjacentes, simultaneamente, TC e RM mostram a extensão tumoral intra e extracardíaca. Adicionalmente, a habilidade de adquirir imagens, multiplanar, torna a RM especialmente adequada para a demarcação da relação espacial de uma massa com várias estruturas cardíacas e mediastinais. A abordagem multiplanar supera o problema de avaliação do volume da massa, encontrado na interface diafragmática, quando se usa a técnica de imageamento transaxial única, tal como a TC. Estas características permitem uma delineação clara da possível infiltração de uma lesão nas estruturas cardíacas e mediastinais adjacentes. Além disso, a RM permite a avaliação dos parâmetros funcionais tais como espessamento da parede ventricular, fração de ejeção ou velocidade do fluxo nos vasos adjacentes. Portanto, o impacto de um tumor na função cardíaca pode ser avaliado.

Na prática clínica, a RM é mais utilizada para verificar ou excluir uma possível massa sugerida, inicialmente, pela ecocardiografia. A ecocardiografia descreve, claramente, a morfologia cardíaca e proporciona uma avaliação dos parâmetros funcionais. A eficácia da ecocardiografia transtorácica é, contudo, limitada pela janela acústica que varia consideravelmente com o hábito físico do paciente. A qualidade da ecocardiografia pode ser mui-

to diminuída pela obesidade ou por doença pulmonar obstrutiva crônica. A ecocardiografia transesofágica supera esse problema, mas acrescenta o da invasão. O contraste dos tecidos moles, conseguido com a ecocardiografia, permanece limitado em comparação com o obtido pela RM. Usualmente, o envolvimento pericárdico e a infiltração do miocárdio podem ser melhor visualizados pela RM.

A caracterização tecidual baseada em tempos de relaxamento T1 e T2 é possível em grau limitado. Contudo, a diferenciação definitiva entre tumores benigno e maligno não é usualmente conseguida. A maioria dos tumores cardíacos apresenta baixo a intermediário sinal em T1 e alto sinal nas imagens em T2. Contudo, combinações das características de imagem da massa cardíaca, tais como localização e intensidade de sinal, em imagens ponderadas em T1 e T2, um possível realce depois de administração de contraste paramagnético e uma possível supressão do sinal com a aplicação de técnica de saturação de gordura podem tornar, em alguns casos, o diagnóstico específico altamente provável.

TÉCNICAS

■ Tomografia Computadorizada

TC *multislice* ou de único detector no plano axial, após injeção do contraste intravenoso são utilizados para identificar e determinar a extensão de massas. Para esta avaliação, a TC de feixe de elétrons ou aquisições com reconstruções retrospectivas sincronizadas ao ECG em tomógrafos com múltiplos detectores não são necessárias. A colimação é usualmente de 5 mm. Reconstrução retrospectiva de dados volumétricos, em plano coronal ou sagital, pode ser útil.

■ Imageamento por Ressonância Magnética

Imagens *spin-echo* SE axiais trigadas ao ECG ponderadas em T1 do tórax inteiro são adquiridas, inicialmente, para a avaliação de suspeitas massas cardíacas ou paracardíacas. Adicionalmente, tais imagens são adquiridas freqüentemente no plano sagital ou no coronal, para delinear as

735

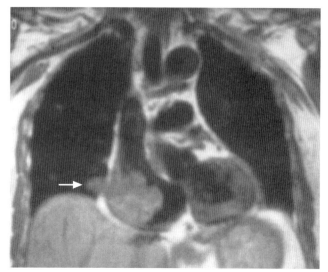

FIG. 34-1. Angiossarcoma. Imagem *ECG-gated spin*-eco (acoplamento de ECG com *SE*) no plano coronal mostra um grande tumor no átrio direito estendendo-se através da parede atrial *(seta)*. O largo campo de visão do plano coronal demonstra a extensão deste angiossarcoma.

ar o contraste entre o miocárdio e o tecido tumoral que, usualmente, apresenta um tempo de relaxamento T2 mais longo e também são usadas para delinear possíveis componentes necróticos ou císticos de uma massa. A comparação da intensidade dos sinais de uma massa, em imagens ponderadas em T1 e T2, pode, até certo grau, permitir a caracterização do tecido. Por exemplo, lipomas têm intensidade de sinal relativamente alta, em imagens ponderadas em T1 e sinal de intensidade moderada em imagens ponderadas em T2. Lesões císticas (preenchidas com líquido simples) apresentam sinal de baixa intensidade em imagens ponderadas em T1 e sinal de alta intensidade em imagens ponderadas em T2 (Fig. 34-3). A administração de Gd-DTPA (gadolínio dietilenotriamina pentaacético ácido) geralmente melhora o contraste entre o tecido tumoral e o miocárdio em imagens ponderadas em T1 e pode facilitar a caracterização do tecido. A hiperacentuação do tecido tumoral pela RM pós-administração de agentes de contraste indica um espaço extracelular de tecido tumoral aumentado, em comparação com o miocárdio normal (Fig. 34-4) ou um alto grau de vascularidade da massa. A aplicação de uma seqüência de saturação de gor-

regiões que são exibidas de modo subótimo no plano transaxial, tal como a superfície diafragmática do coração. As imagens coronais facilitam a avaliação de massas que envolvem a janela aortopulmonar, os hilos pulmonares e as massas mediastinais que se estendem através da junção cervicotorácica. O largo campo de visão oferecido pelas imagens sagitais e coronais pode mostrar, prontamente, a extensão dos tumores (Figs. 34-1 e 34-2). O contraste entre o tumor intramural e o miocárdio normal pode ser baixo nas imagens sem contraste ponderadas em T1. Imagens transaxiais ponderadas em T2 são adquiridas para acentu-

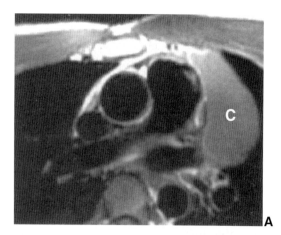

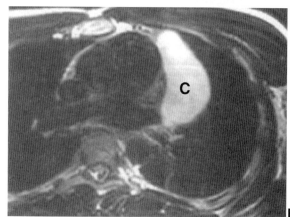

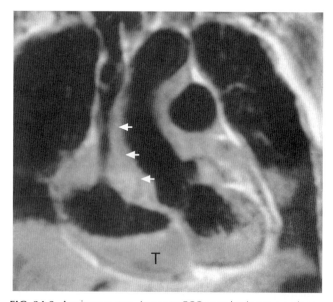

FIG. 34-2. Angiossarcoma. Imagem *ECG-gated spin*-eco no plano coronal mostra um tumor *(T)* que se infiltrou através da cavidade do átrio direito e estendeu-se em torno da veia cava superior *(setas)*.

FIG. 34-3. Cisto pericárdico. Imagens *ECG-gated spin*-eco ponderadas T1 (**A**) e T2 (**B**) de um cisto pericárdico (C). O líquido simples no cisto tem tipicamente sinal baixo em imagens ponderadas em T1 e alto sinal homogêneo em imagens ponderadas em T2.

TÉCNICAS

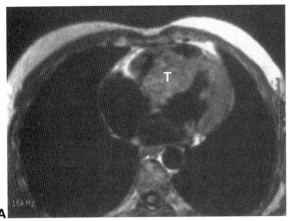 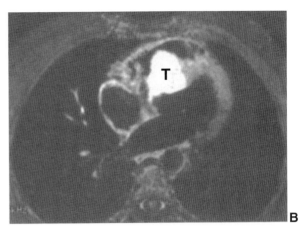

FIG. 34-4. Angiossarcoma. Imagens *ECG-gated spin*-eco ponderadas em T1 antes (**A**) e depois (**B**) da administração de gadolínio quelado mostram hiperacentuação do tumor *(T)*, comparado com o miocárdio septal. A imagem pós-contraste usa saturação de gordura.

dura, que suprime o sinal brilhante da gordura, é eficaz para a caracterização de lipomas (Fig. 34-5).

Em pacientes com tumores cardíacos, a cine-RM proporciona informação de valor no que diz respeito ao movimento da massa cardíaca em relação às estruturas cardiovasculares. Pelo fato das imagens cine-RM serem adquiridas com seqüências gradiente-eco, um contraste diferente é obtido em relação à técnica SE. Em imagens SE, o sangue fluindo aparece com um sinal de baixa intensidade, enquanto as imagens de eco-GRE mostram um *pool* sanguíneo com sinal de alta intensidade. Como na técnica gradiente-eco, a cine-RM produz efeitos de susceptibilidade que costumam ocorrer na presença de substâncias paramagnéticas; estas causam distúrbio da homogeneidade local do campo magnético. Trombos subagudos e trombos crônicos contêm substâncias que induzem esse efeito de susceptibilidade magnética, o qual por sua vez diminui a intensidade de sinal em imagens de gradiente-eco (GRE). Esta situação pode facilitar a delineação destas massas intraluminais que emitem sinal de baixa intensidade, em contraste com o sinal brilhante do sangue intracavitário. Raramente tumores que contêm abundante ferro ou cálcio podem emitir sinais de baixa intensidade e são muito bem delineados nas seqüências cine gradiente-eco. Massas delineadas em imagens tomográficas podem ser descritas por sua localização como intracavitárias, intramurais, intrapericárdicas ou paracardíacas (Fig. 34-6).

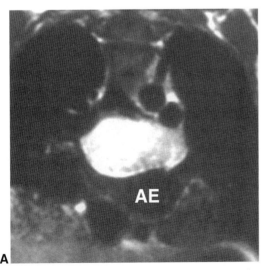 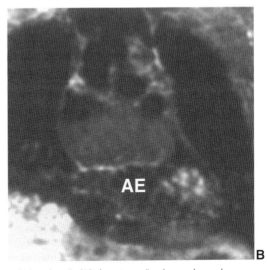

FIG. 34-5. Lipoma. Imagens *ECG-gated spin*-eco em plano coronal, antes (**A**) e depois (**B**) da saturação da gordura, de massa situada acima do átrio esquerdo *(AE)*. O sinal da massa está suprimido com a saturação por gordura.

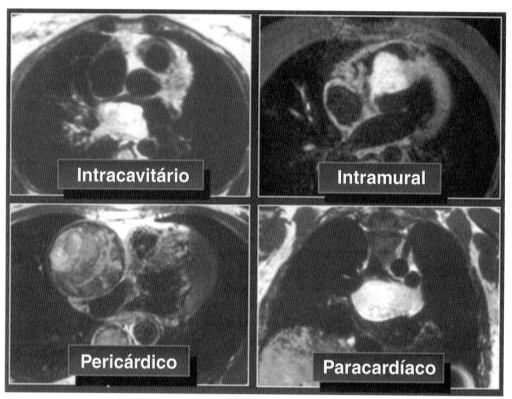

FIG. 34-6. Localização de massas em imageamento tomográfico.

TUMORES CARDÍACOS PRIMÁRIOS BENIGNOS

Cerca de 80% de tumores cardíacos primários são benignos. Embora esses tumores não produzam metástases nem invasão local, eles podem produzir morbidade e mortalidade significantes, por causar arritmias, obstrução valvular ou embolismo. Uma localização intramiocárdica pode interferir com os caminhos normais da condução e produzir arritmias, obstruir o fluxo de sangue coronário ou diminuir a complacência ou a contratilidade do miocárdio, por mudar a estrutura do mesmo.

■ Mixoma

Mixoma, o mais comum tumor cardíaco benigno, responde por 25% das massas cardíacas primárias. Localiza-se no átrio esquerdo em 75% dos casos e, no átrio direito, em 20% dos casos. Este tumor é usualmente esférico, mas sua forma pode variar durante o ciclo cardíaco, por causa de sua consistência gelatinosa. Mixomas do átrio esquerdo são tipicamente presos por um pedículo estreito à área da fossa oval (Fig. 34-7, esquerda). Infreqüentemente, os mixomas apresentam embasamento largo, no septo atrial (Fig. 34-7, direita). Contudo, um embasamento mural grande é mais freqüentemente encontrado com tumores malignos. A extensão do embasamento pode ser difícil de avaliar em tumores grandes que preenchem quase a cavidade inteira, pois eles são comprimidos contra o septo. Como resultado, o tumor parece ter uma larga base de contato com o septo atrial, em imagens RM estáticas. Os mixomas podem crescer através de um forame oval patente e estenderem-se para ambos os átrios, condição essa que foi descrita como aparência de halteres (*dumbbell*). A cine-RM permite a avaliação da mobilidade do tumor e pode ajudar a identificar o local e a extensão de sua fixação à parede ou paredes das câmaras cardíacas. Com esta técnica ficou demonstrado que os mixomas prolapsam através da válvula atrioventricular (Fig. 34-8) ou para dentro do ventrículo correspondente, durante a diástole.

Usualmente os mixomas mostram sinal de intensidade intermediário (isointenso ao miocárdio), em imagens SE ponderadas em T1. Em imagens SE ponderadas em T2, mixomas exibem, normalmente, sinal de intensidade maior do que o do miocárdio. Contudo, mixomas com sinal de intensidade muito baixo têm também sido observados. Estroma fibroso, calcificação e deposição de ferro paramagnético seguindo hemorragia intersticial podem reduzir a intensidade do sinal do tumor nas imagens ponderadas em T2. Raramente mixomas são invisíveis em imagens SE, devido à falta de contraste com o *pool* sanguíneo escuro. Tais tumores podem ser delineados com imagens cine-RM, nas quais eles aparecem com alto contraste contra o sangue brilhante circundante. A maioria dos mixomas mostra sinal de intensidade aumentada, depois da administração de Gd-DTPA, em imagens ponderadas em T1 (Fig. 34-9) e isso, provavelmente, é secundário ao espaço intersticial aumentado e conseqüente maior distribuição do volume do agente de contraste dentro do tumor quando comparado ao tecido normal.

TUMORES CARDÍACOS PRIMÁRIOS BENIGNOS

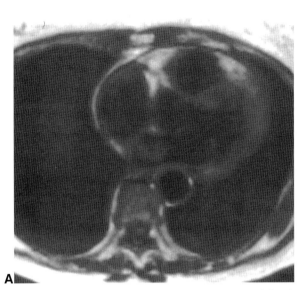
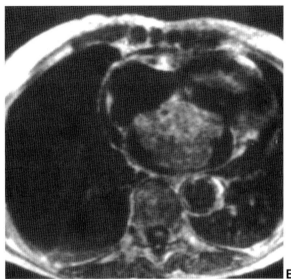

FIG. 34-7. Mixomas. Imagens *ECG-gated spin*-eco mostram dois mixomas atriais esquerdos com um estreito ponto de ligação (pedículo **A**) e um largo ponto de ligação (**B**) no lado esquerdo do septo atrial.

■ Lipoma e Hipertrofia Lipomatosa do Septo Atrial

Lipomas são relatados como a segunda causa mais comum de tumor cardíaco benigno em adultos, mas podem, em verdade, ser a mais comum. Podem ocorrer em qualquer idade, mas são encontrados, mais freqüentemente, em adultos de meia idade e nos mais velhos. Os lipomas são constituídos de células adiposas maduras encapsuladas e de células gordurosas fetais. A consistência do tumor é macia e lipomas podem alcançar um grande tamanho sem causar sintomas. Tipicamente localizam-se no átrio direito (Fig. 34-10) ou no septo atrial. Originam-se da superfície endocárdica e têm uma larga base de fixação. Lipomas têm a mesma intensidade de sinal da gordura subcutânea e epicárdica em todas as seqüências RM. Pelo fato da gordura ter um tempo de relaxamento T1 curto, os lipomas apresentam alto sinal de intensidade nas imagens ponderadas em T1, que pode ser suprimido nas seqüências com a saturação da gordura (Fig. 34-10). Geralmente apresentam sinal de intensidade homogêneo, mas podem apresentar poucas septações finas. Os lipomas não realçam com a administração de contraste. Nas imagens ponderadas em T2, apresentam sinal de intensidade intermediário.

A hipertrofia lipomatosa do septo atrial é considerada como entidade distinta do lipoma intracavitário. A hipertrofia lipomatosa do septo atrial é mais comum e é apontada como sendo a causa das arritmias supraventriculares. A hipertrofia lipomatosa é definida como sendo uma deposição de gordura no septo atrial, em torno da

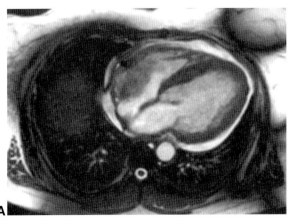
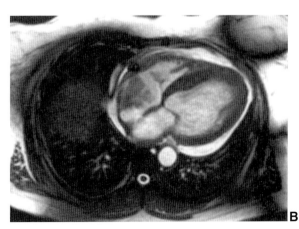

FIG. 34-8. Mixoma. Imagens cine-RM (precessão livre e fixação balanceada) no plano axial mostram um mixoma atrial direito na diástole (**A**) e na sístole (**B**). A movimentação do tumor é evidente com o movimento dentro da válvula tricúspide durante a diástole.

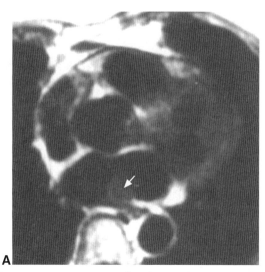 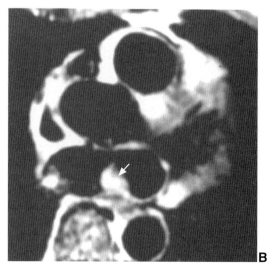

FIG. 34-9. Mixoma. Imagens *ECG-gated SE* de um mixoma antes (**A**) e depois (**B**) da administração de gadolínio. O tumor *(setas)* aumenta substancialmente a intensidade de seu sinal.

fossa oval, excedendo 2 cm no diâmetro transverso. Ela priva a fossa oval, uma aparência característica que é claramente delineada com imagens SE ponderadas em T1 (Fig. 34-11). A hipertrofia lipomatosa tem a mesma composição celular do lipoma, mas não é encapsulada e infiltra-se através do tecido do septo atrial. Não se trata de neoplasia verdadeira. O tecido gorduroso pode estender-se, em grau considerável, do septo para o interior de ambos os átrios. A sua intensidade de sinal, em RM, é similar à dos lipomas.

■ Fibroelastoma Papilar

Os fibroelastomas papilares constituem cerca de 10% dos tumores primários benignos cardíacos. Estes tumores consistem em frondes de tecido conjuntivo alinhados por endotélio. Os fibroelastomas papilares prendem-se às válvulas por curtos pedículos, em aproximadamente 90% dos casos. Usualmente não excedem 1 cm de diâmetro. Fibroelastomas papilares foram encontrados nas válvulas aórtica (29%), mitral (2%), pulmonar (13%) e tricúspide (17%). Tumores do lado direito permanecem geralmente assintomáticos. Sintomas associados com fibroelastoma são relacionados com embolização de trombos, que podem acumular-se no tumor. Por causa de seu alto conteúdo de tecido fibroso, eles apresentam baixa intensidade de sinal em imagens ponderadas em T2. O diagnóstico de tumores valvulares é desafiador por causa de seu pequeno tamanho, baixo contraste em relação ao sangue, em imagens SE ponderadas em T2, e localização em válvulas de

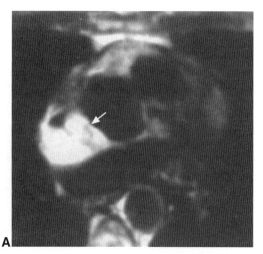 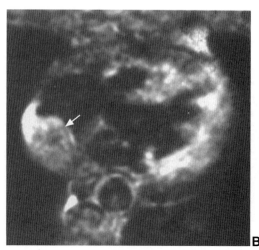

FIG. 34-10. Lipoma. Imagens *ECG-gated spin*-eco de um lipoma *(setas)* do átrio direito sem (**A**) e com (**B**) saturação de gordura. Com a saturação de gordura o sinal da massa atrial direita é reduzido.

TUMORES CARDÍACOS PRIMÁRIOS BENIGNOS

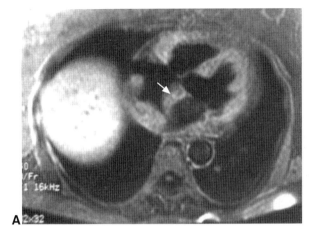
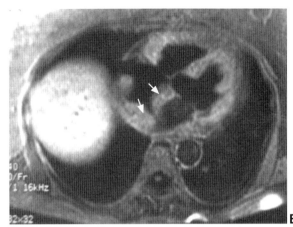
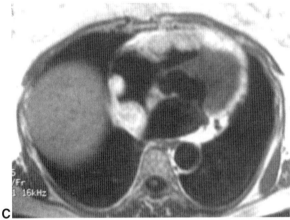

FIG. 34-11. Hipertrofia lipomatosa (infiltração) do septo atrial *(setas)*. Imagens *ECG-gated spin*-eco ponderadas em T1 antes (**A** e **B**) e depois (**C**) de saturação por gordura mostram o septo atrial espessado por infiltração gordurosa. O sinal da gordura é diminuído na imagem com saturação de gordura.

movimentos rápidos. Com os recentes avanços na tecnologia de seqüências rápidas cine-RM e com a melhora da homogeneidade do sinal brilhante do *pool* sanguíneo, a visualização do movimento de válvulas durante o ciclo cardíaco tornou-se possível. Pequenas massas ligadas às válvulas têm sido adequadamente detectadas com RM. Em muitos casos, tais lesões podem ser avaliadas apenas com cine-RM. Nestes casos, as características da intensidade do sinal, depois da administração do contraste Gd-DTPA, não podem ser avaliadas e o diagnóstico diferencial entre trombo e tumor pode não ser possível. Cine-RM pode ser usada para avaliar o efeito de tumores valvulares na função valvar; Essa técnica demonstra o fluxo em jato causado por obstrução ou por regurgitação.

▪ Rabdomioma

Rabdomiomas são os tumores cardíacos mais comuns em crianças, representando 40% de todos os tumores cardíacos neste grupo etário. Trinta a 50% dos rabdomiomas ocorrem em pacientes com esclerose tuberosa. Os rabdomiomas podem variar em tamanho e são freqüentemente múltiplos. Caracterizam-se por localização intramural e envolvem, igualmente, o ventrículo esquerdo e o direito. Tumores pequenos inteiramente intramurais podem ser difíceis de serem identificado. Tumores grandes distorcem a forma da parede miocárdica ou podem protuberar no interior da cavidade. Tumores maiores podem, também, distorcer o contorno epicárdico do coração. Os rabdomiomas podem apresentar intensidade de sinal semelhante à do miocárdio normal, em imagens SE, e podem mostrar intenso realce depois da administração do contraste gadolínio.

▪ Fibroma

Fibroma é o segundo tumor cardíaco benigno mais comum em crianças. Trata-se de um tumor de tecido conjuntivo composto por fibroblastos trançados entre fibras de colágeno. Surge dentro de paredes do miocárdio. Diferente da maioria de outros tumores cardíacos primários, os fibromas, usualmente, não mostram mudanças císticas, hemorragia ou necrose focal, mas a calcificação distrófica é comum. Podem causar arritmias e já foram reportados casos de sua associação com morte súbita. Aproximadamente 30% destes tumores permanecem assintomáticos e podem ser descobertos incidentalmente na investigação de murmúrios cardíacos, de alterações do ECG ou de anormalidades nas radiografias do tórax. Os fibromas localizam-se, na maioria dos casos, dentro do septo ou da parede anterior do VD e podem alcançar grandes diâmetros (Figs. 34-12 e 34-13). Em imagens RM ponderadas em T2, eles mostram-se caracteristicamente hipointensos em relação ao miocárdio circundante, o que é compatível com

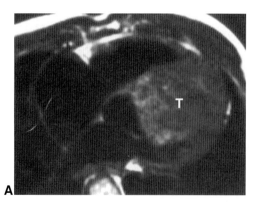 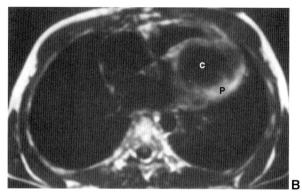

FIG. 34-12. Fibroma. Imagens *ECG-gated T1-SE* antes (**A**) e depois de (**B**) administração de gadolínio mostram um fibroma *(seta)* do septo ventricular em uma criancinha. Verifica-se realce da periferia da massa, mas não de seu centro.

o curto tempo de relaxamento em T2, característico do tecido fibroso. Em imagens ponderadas em T1, os fibromas podem, também, mostrar-se isointensos em relação ao miocárdio. Eles mostram realce periférico tardio logo após a administração do contraste gadolínio. A administração desse contraste tem sido eficaz para demarcar esses tumores mais claramente em relação ao miocárdio normal (Figs. 34-12 e 34-13). O realce do miocárdio comprimido, na margem do tumor, facilita o delineamento das bordas do tumor não realçado. O realce tardio da massa inteira (15 a 20 minutos depois da administração), tem sido, também, observado.

O diagnóstico diferencial das massas intramurais, em crianças, deve ser feito entre rabdomioma e fibroma. Se o tumor for solitário e apresentar sinal de baixa intensidade em imagens ponderadas em T2, a maior possibilidade é a de tratar-se de fibroma. Se tumores múltiplos estiverem presentes com alta intensidade em T2, o diagnóstico mais provável é o de rabdomiomas.

■ Feocromocitoma

Feocromocitomas derivam de células neuroendócrinas agrupadas nos paragânglios viscerais, na parede posterior do átrio esquerdo, no teto do átrio direito, no septo atrial, atrás da aorta ascendente e ao longo das artérias coronárias. Embora possam ser encontrados em cada uma dessas localizações, predominam em torno do átrio esquerdo (Figs. 34-14 e 34-15). A maioria localiza-se do lado de fora da câmara cardíaca. Usualmente apresentam uma larga interface com o coração. A hipertensão, o seu sintoma mais comum, é resultante da superprodução de catecolaminas pela massa tumoral. A média da idade, no momento do diagnóstico, é de 30 a 50 anos. Os feocromocitomas cardíacos são em geral benignos e intensamente vasculari-

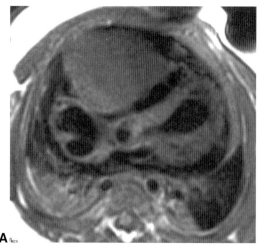 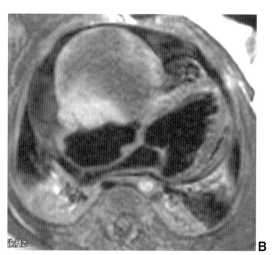

FIG. 34-13. Fibroma. Imagens transaxiais *ECG-gated SE*, ponderadas em T1, antes (**A**) e depois (**B**) da administração de gadolínio em uma criança. A periferia da grande massa mostra realce. O centro da massa mostra baixa intensidade em imagem cine-RM. A massa forma um bojo a partir da parede livre do ventrículo direito.

TUMORES CARDÍACOS PRIMÁRIOS MALIGNOS

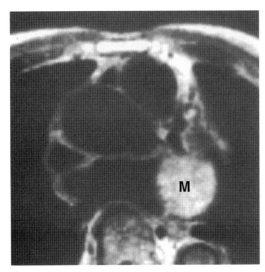

FIG. 34-14. Feocromocitoma. Imagens *ECG-gated T1 SE* mostram uma massa de sinal de alta intensidade *(M)* adjacente ao átrio esquerdo.

zados. Seu tamanho médio fica em torno de 3 a 8 cm, na ocasião do diagnóstico. Os feocromocitomas mostram-se hiperintensos nas imagens T2 do miocárdio, e isointensos ou hiperintensos nas imagens T1 (Figs. 34-14 e 34-15). Depois da administração de Gd-DTPA mostram intenso realce devido à sua rica vascularidade. Este realce pode ser heterogêneo, com áreas centrais não realçadas, relacionadas com necrose tumoral. A combinação dos achados de imagem com os sintomas clínicos e com as evidências bioquímicas de superprodução de catecolaminas permite usualmente um diagnóstico de confiança.

▪ Hemangioma

Os hemangiomas cardíacos são compostos de células endoteliais que formam canais vasculares interconectados. Estas cavidades vasculares são separadas por tecido conjuntivo. De acordo com o tamanho desses canais, os hemangiomas são divididos em capilares, cavernosos ou do tipo venoso. Calcificação que pode ser identificada facilmente em T, está muitas vezes presente nestes tumores. Os hemangiomas podem envolver o endocárdio, o miocárdio ou o epicárdio. Já foram encontrados em todas as câmaras e também no pericárdio. Nas imagens T2 os hemangiomas são hiperintensos. Nas imagens T1 eles apresentam sinal de intensidade intermediário, mas podem ter intensidade maior do que a do miocárdio (Fig. 34-16). Devido às calcificações entremeadas e de possíveis *flow voids* nas áreas de sangue corrente nos canais dos hemangiomas, eles podem apresentar sinal de intensidade inomogêneo. Usualmente mostram intenso realce depois da administração do contraste gadolínio devido à sua rica vascularidade.

TUMORES CARDÍACOS PRIMÁRIOS MALIGNOS

Um quarto dos tumores cardíacos primários é maligno; sarcomas representam o maior número, seguido por linfomas cardíacos primários. As características dos tumores cardíacos primários malignos são as seguintes: envolvimento de mais de uma câmara cardíaca; extensão para as veias pulmonares, artérias pulmonares ou veia cava; largo ponto de ligação com a parede de uma câmara ou das câmaras; necrose no interior do tumor; extensão para fora do coração; derrame pericárdico hemorrágico. Uma localização combinada intramural e intracavitária é outra característica sugestiva de tumores malignos (Fig. 34-17). RM é eficaz para demonstrar invasão do pericárdio e extensão para a gordura pericárdica (Figs. 34-1 e 34-18). A infiltração pericárdica é mostrada por RM como uma ruptura, espessamento ou nodularidade, muitas vezes combinados com derrame pericárdico. O tamponamento cardíaco conseqüente ao derrame pericárdico hemorrágico pode ser demonstrado como uma indentação da parede atrial direita livre durante a diástole.

Extensão para o mediastino e metástases são sinais claros de malignidade. Os órgãos mais freqüentemente envolvidos são os pulmões, as pleuras, os linfonodos mediastinais e o fígado. O crescimento rápido de tumores malignos cardíacos pode causar necrose focal na parte central do tumor. Áreas necrosadas são delineadas como regiões de sinal de baixa intensidade dentro da massa hipercontrastada depois da administração de Gd-DTPA (Fig. 34-19).

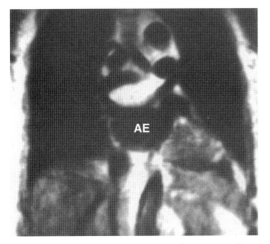

FIG. 34-15. Feocromocitoma. Imagem no plano coronal, *ECG-gated* T1. A massa *(M)* origina-se do corpo aórtico e está situada acima do átrio esquerdo *(AE)*. Apresenta sinal de alta intensidade nas imagens T1.

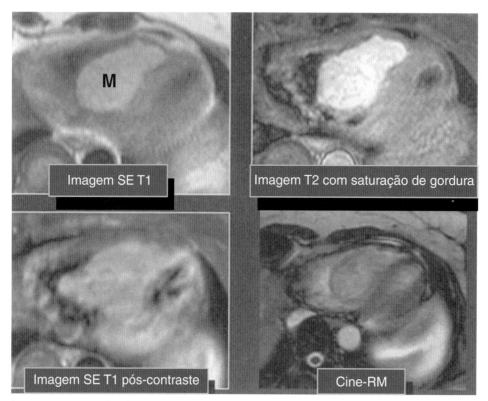

FIG. 34-16. Hemangioma. Imagem ponderada T1 (**superior esquerda**). Imagem ponderada T2 com saturação de gordura (**superior direita**), imagem ponderada T1 depois de administração de contraste (gadolínio) (**inferior esquerda**) e imagem *spin*-eco e gradiente-eco cine-RM (**inferior direita**) mostram uma grande massa *(M)* que se origina no septo e se insinua para o bojo no interior da cavidade ventricular direita. A massa apresenta alto sinal em todas as seqüências.

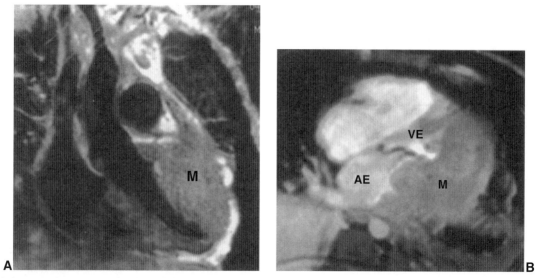

FIG. 34-17. Linfoma. Imagens coronal *spin*-eco (**A**) e gradiente-eco (cine-RM; **B**) mostram grande massa *(M)* que envolve a parede lateral do ventrículo esquerdo e se estende para as cavidades do ventrículo esquerdo *(VE)* e átrio esquerdo *(AE)*.

TUMORES CARDÍACOS PRIMÁRIOS MALIGNOS

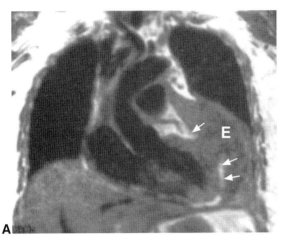
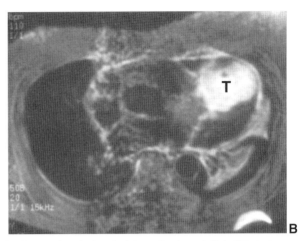

FIG. 34-18. Rabdomiossarcoma. Imagem coronal (**A**) e imagem axial *spin*-eco, depois de administração de gadolínio (**B**). As imagens coronais mostram derrame pericárdico loculado *(E)* com alta intensidade em T1 (derrame hemorrágico). A linha epicárdica de gordura *(setas)* está interrompida pelo tumor, que se estende para o interior do espaço pericárdico. A imagem axial, depois da administração de contraste, mostra o tumor *(T)* exibindo realce marcado, enquanto o líquido pericárdico não realça.

▪ Angiossarcoma

Angiossarcomas são os tumores cardíacos malignos mais comuns, constituindo um terço deles (Figs. 34-1, 34-2, 34-4, 34-20 e 34-21). Ocorrem, predominantemente, em homens entre 20 a 50 anos de idade. Esta entidade foi dividida em duas formas clínico-patológicas. Mais freqüentemente angiossarcomas são encontrados no átrio direito (Figs. 34-1, 34-2, 34-20 e 34-21). Nesta forma, não há evidência de sarcoma de Kaposi. Outra forma é caracterizada pelo envolvimento do epicárdio ou do pericárdio, na presença de sarcoma de Kaposi. Estas lesões são usualmente pequenas, localizadas e assintomáticas. Esta forma é associada com a síndrome de imunodeficiência adquirida. Angiossarcomas consistem de espaços vasculares anastomosados, de maneira mal definida, forrados por células endoteliais e agregados avasculares de células fusiformes envolvidas por estroma de colágeno. Imageamento SE ponderado em T1 geralmente demonstra tumor de sinal

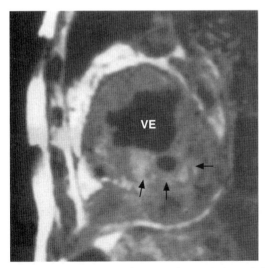

FIG. 34-19. Sarcoma do ventrículo esquerdo. Imagem sagital depois de administração de gadolínio mostra realce da massa *(setas)*, envolvendo a parede diafragmática do ventrículo esquerdo *(VE)*. A região necrosada central não realça. Verifica-se um derrame pericárdico loculado abaixo da parede diafragmática.

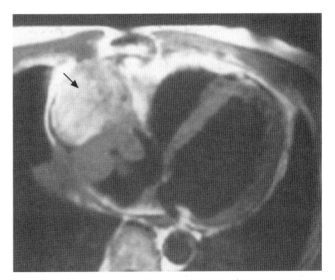

FIG. 34-20. Angiossarcoma. Imagem *ECG-gated SE* mostra massa preenchendo a maior parte do átrio direito e estende-se através da parede atrial. O tumor sofreu intensidade heterogênica com a alta intensidade em T1. A região de sinal de alta intensidade *(seta)* representa hemorragia intratumoral.

de intensidade heterogênea, com áreas focais de alta intensidade que, provavelmente, representam hemorragia (ver Fig. 34-20). Contudo, angiossarcomas podem, também, apresentar sinal de intensidade homogêneo. Depois da administração de contraste, os angiossarcomas mostram realce intenso. Alguns dos tumores mostram regiões de intensidade baixa, tanto em imagens ponderadas em T1 como nas em T2. Estas regiões centrais têm sinal de alta intensidade em imagens cine gradiente-eco que representam canais vasculares (Fig. 34-21). Este achado é muitas vezes descrito como tendo "aparência de couve-flor". Os casos com infiltração pericárdica difusa têm mostrado acentuado realce linear ao longo dos espaços vasculares.

■ Rabdomiossarcoma

Rabdomiossarcomas são os tumores cardíacos malignos mais comuns em crianças. Podem surgir em qualquer local do miocárdio e são, na maioria das vezes, múltiplos. A intensidade de seu sinal em RM é variável. Os rabdomiossarcomas podem ser isointensos ao miocárdio, em imagens ponderadas em T1 e T2, mas áreas de necrose podem exibir sinal de intensidade heterogêneo e realce esparso depois da administração de Gd-DTPA (Fig. 34-18). Extensão extracardíaca para as artérias pulmonares e para a aorta descendente tem sido claramente delineada com RM.

■ Outros Sarcomas: Fibrossarcoma, Osteossarcoma, Leiomiossarcoma, Lipossarcoma

Outros possíveis sarcomas primários são fibrossarcomas, osteossarcomas, leiomiossarcomas e lipossarcomas. Estes são tumores raros, representando, aproximadamente, 4% das massas cardíacas primárias. As características da intensidade do sinal destas entidades não são específicas. A maioria destes tumores mostra intensidade de sinais isointensa ao sinal do miocárdio normal em imagens T1 e hiperintensa em T2. A maioria destes tumores mostra sinal de intensidade aumentado nas imagens T1 depois da administração de Gd-DTPA, de modo que as lesões tornam-se mais evidentes e a delineação das margens tumorais torna-se mais clara.

■ Linfoma

Linfoma cardíaco primário é menos comum que um linfoma secundário, situação essa que representa, usualmente, a disseminação de um linfoma não-Hodgkin. Linfoma primário do coração ocorre, na maioria dos casos, em pacientes imunocomprometidos e é altamente agressivo. Embora o linfoma cardíaco primário seja raro, é obrigatório considerar esta entidade no diagnóstico de tumores cardíacos malignos, porque a quimioterapia precoce é geralmente eficaz. Estes tumores nascem, na maioria das vezes, no lado direito do coração, especialmente no átrio direito, mas têm também sido encontrados em outras câmaras (Fig. 34-17). Um grande derrame pericárdico freqüentemente está presente. Morfologias variáveis de massas têm sido descritas; tanto a forma polipóide circunscrita quanto a forma de lesões infiltrantes definidas têm sido encontradas. Os linfomas podem mostrar-se hipointensos nas imagens T1 e hiperintensos nas T2. Depois da administração de Gd-DTPA, podem ser observados realce homogêneo ou heterogêneo, dependendo da presença de necrose. Alguns linfomas consistem de uma grande massa mediastinal extracardíaca, bem como de uma massa invasiva das câmaras cardíacas (Fig. 34-22).

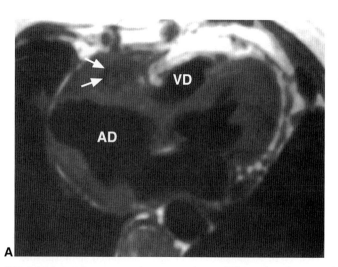
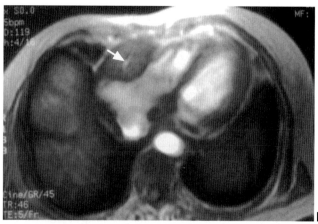

FIG. 34-21. Angiossarcoma. Imagem *spin*-eco (SE) ponderada em T1 (**A**) e imagem gradiente eco (GRE) T1 (**B**) mostram componentes de massa ao longo da parede atrial direita e na cavidade pericárdica. Note as regiões sinuosas da massa pericárdica representando canais vasculares. Estes canais apresentam sinal de alta intensidade por causa do fluxo de sangue nas imagens GRE *(setas)*. AD, átrio direito; VD, ventrículo direito.

TUMORES CARDÍACOS PRIMÁRIOS MALIGNOS

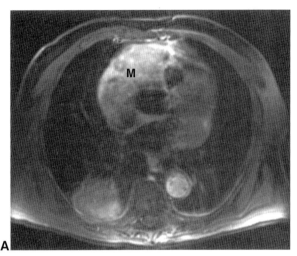 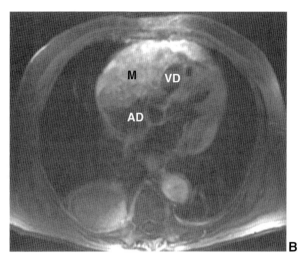

FIG. 34-22. Linfoma. Imagem SE-T1 com saturação de gordura e depois da administração de gadolínio ao nível do átrio direito (**A**) e do ventrículo direito. (**B**). A massa *(M)* invade a cavidade atrial direita e a parede ventricular direita. *AD*, átrio direito; *VD*, ventrículo direito.

▪ TUMORES CARDÍACOS SECUNDÁRIOS

Tumores secundários do coração e do pericárdio são cerca de 40 vezes mais freqüentes do que tumores primários. Três rotas de disseminação para o coração podem ser discernidas: (1) extensão direta de tumores intratorácicos (mediastino e pulmões); (2) extensão de tumores abdominais através da veia cava inferior para o átrio direito (carcinomas renal, adrenal e hepático); (3) metástases.

Extensão Direta de Tumores Adjacentes

Tumores do pulmão e do mediastino podem infiltrar, diretamente, o pericárdio e o coração (Figs. 34-23 e 34-24). É importante reconhecer a invasão do coração porque tal tumor, usualmente, não é passível de ressecção. No linfoma mediastinal, a possível invasão do pericárdio pode mudar o estadiamento do tumor. RM é especialmente indicada para delinear os tumores paracardíacos e sua possível extensão para o coração graças a seu largo campo de visão. RM mostra, claramente, a extensão destes tumores para as estruturas cardíacas e a evidência de possível derrame pericárdico hemorrágico ou não hemorrágico. Esta técnica é ainda eficaz para a demonstração da invasão do pericárdio e do miocárdio no câncer pulmonar avançado.

▪ Metástases

Melanomas, leucemias e linfomas (Fig. 34-22) são os tumores que mais freqüentemente geram metástases para o

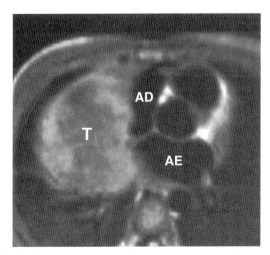

FIG. 34-23. Tumor mediastinal *(T)* invadindo o pericárdio e as paredes atriais. *AE*, átrio esquerdo; *AD*, átrio direito.

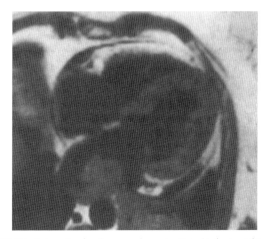

FIG. 34-24. Extensão de câncer pulmonar através da parede atrial esquerda.

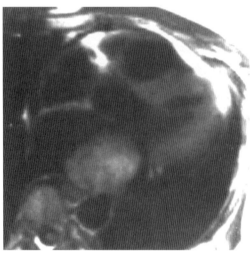

FIG. 34-25. Metástase para o átrio esquerdo. Imagens axiais *ECG-gated* T1 *spin*-eco.

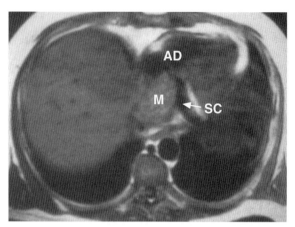

FIG. 34-27. Carcinoma de células renais. Extensão direta da massa *(M)* para o interior do átrio direito via veia cava inferior. *SC*, seio coronário; *AD*, átrio direito.

coração, mas as metástases cardíacas podem derivar-se de quase todos os tumores malignos do corpo. Os melanomas são os que mais comumente metastatizam para o coração, onde são freqüentemente encontrados em autópsias. Os mecanismos de disseminação metastática de tumores para o coração são a semeadura direta no endocárdio, a passagem de êmbolo tumoral através das artérias coronárias ou a disseminação linfática retrógrada através dos canais linfáticos broncomediastinais. RM é altamente eficaz para delinear a localização e a extensão de tumores metastáticos nas câmaras cardíacas (Figs. 34-25 e 34-26) e para avaliar seu potencial de periculosidade.

■ Extensão Transvenosa para o Coração

Outra via de invasão cardíaca de tumores secundários é a extensão tumoral através de grandes veias que se conectam com as câmaras cardíacas. Trombo tumoral derivado de carcinomas do rim, do fígado ou da glândula suprarenal pode estender-se para o átrio direito, através da veia cava inferior (Fig. 34-27) e carcinoma primário do timo pode estender-se ao coração através da veia cava superior. A avaliação da possível ligação de tais tumores à parede atrial é mandatória para planejamento cirúrgico. Se as paredes atriais não estiverem infiltradas, a ressecção completa do tumor pode ainda ser possível.

TROMBO INTRACARDÍACO

Trombo é a massa intracardíaca mais comum envolvendo com maior freqüência o VE ou o átrio esquerdo. O trombo atrial é encontrado em pacientes com doença da válvula mitral ou com fibrilação atrial. Trombo mural do ventrículo esquerdo é associado com regiões acinéticas ou discinéticas do ventrículo. Na maioria das vezes tais trombos são localizados no ventrículo esquerdo, em local de infarto miocárdico (Fig. 34-28) ou em cardiomiopatia dilatada. Contudo, qualquer região da cavidade ventricular com sangue estagnado é propícia à formação de trombo. A RM é especialmente vantajosa para detectar trombos no apêndice atrial esquerdo. Tais trombos são difíceis de avaliar com o emprego da ecocardiografia transtorácica (Fig. 34-29).

Em imagens SE, a intensidade do sinal do trombo pode variar de baixa a alta, dependendo das alterações da composição do trombo relativas ao seu tempo. A intensidade do sinal do trombo pode, com o tempo, ser influenciada pela decomposição paramagnética de produtos da hemoglobina, tais como metaemoglobina intracelular e hemossiderina ou substâncias superparamagnéticas tais como a ferritina. Trombo recém-formado usualmente mostra sinal de alta intensidade nas imagens SE T1 e T2, enquanto trombos mais antigos apresentam

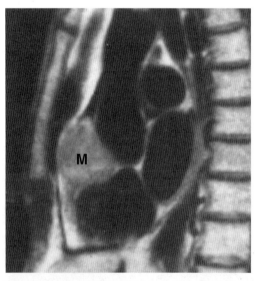

FIG. 34-26. Metástase para o apêndice do átrio direito. Imagem sagital *ECG-gated* T1 *spin*-eco mostra grande massa *(M)* preenchendo e expandindo o apêndice atrial direito.

DIFERENCIAÇÃO ENTRE MASSAS CARDÍACAS E VARIANTES ANATÔMICAS NORMAIS

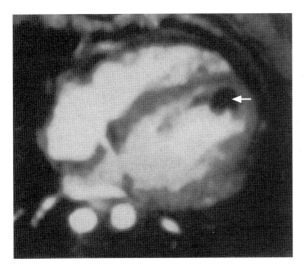

FIG. 34-28. Trombo ventricular esquerdo após infarto do miocárdio. Imagem axial (cine-RM) gradiente-eco mostra massa intracavitária com sinal de baixa intensidade *(seta)*.

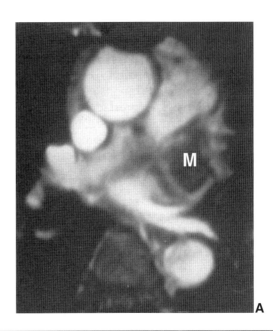

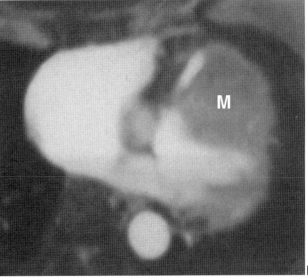

FIG. 34-29. Trombo no apêndice atrial esquerdo (**A**) e tumor metastático no ventrículo direito (**B**). Imagem axial gradiente-eco (cine-RM) mostra massa *(M)* com baixa intensidade preenchendo o apêndice atrial esquerdo. A massa *(M)* no ventrículo direito apresenta sinal de intensidade intermediária.

sinal de baixa intensidade em T1 eT2. Alto sinal intracavitário em imagens SE causado por fluxo de sangue que flui vagarosamente pode ser difícil de ser distinguido de um trombo. Contudo, este problema pode ser superado seja usando seqüências SE depois da inversão de pulsos para anular o sinal intracavitário seja utilizando cine-RM.

DIFERENCIAÇÃO ENTRE TUMOR E COÁGULO SANGUÍNEO

A distinção entre coágulo e tumor é mais confiável quando feita por seqüências gradiente-eco (GRE). A técnica com GRE é mais sensível à suscetibilidade e efeitos T2* do que a técnica com SE (*spin*-eco). Como os vários produtos da degradação do sangue percorrem diferentes estágios de suscetibilidade magnética, eles continuam a causar encurtamento do relaxamento T2; disso resulta um sinal de baixa intensidade do trombo em imagens GRE (Figs. 34-28 e 34-29). Uma exceção a esta generalização é o trombo recém-formado que pode apresentar sinal de alta intensidade. O tecido tumoral é, usualmente, hiperintenso, em comparação com o tecido do miocárdio e com o músculo esquelético nas imagens SE T2 e nas imagens cine-RM. Contudo, alguns mixomas contendo substancial quantidade de ferro produzem sinal baixo e assim mimetizam um trombo. Outro método para diferenciar tumor de trombo é o que utiliza imagens ponderadas em T1, que utilizam Gd-DTPA. O trombo não mostra realce depois da administração de Gd-DTPA, enquanto os tumores mostram realce (Fig. 34-9). O tumor pode usualmente ser diferenciado do trombo pelo uso de imagens GRE e por imagens SE ponderadas em T1 depois da administração de Gd-DTPA.

DIFERENCIAÇÃO ENTRE MASSAS CARDÍACAS E VARIANTES ANATÔMICAS NORMAIS

Uma armadilha potencial na avaliação de massas intracardíacas pode surgir de um diagnóstico equivocado de variantes anatômicas normais, tais como uma crista *terminalis* proeminente, válvula de Eustachio ou rede de Chiari. A crista *terminalis* é uma faixa fibromuscular que se estende entre os óstios das veias cava superior e da inferior, na parede atrial posterior direita e que representa um resíduo do septo espúrio, onde o seio venoso foi incorporado dentro da parede atrial direita. A rede de Chiari é um retículo situado no átrio direito, preso à região da crista *terminalis* e que se estende às válvulas da veia cava inferior e do seio coronário ou, por vezes, ao assoalho do átrio direito, perto do óstio do *sinus* coronário. A rede de Chiari é derivada das válvulas venosas. Estas estruturas sofrem regressão até um grau variável, e um resíduo semelhante a um nódulo no átrio direito pode ser visível, na RM, em alguns pacientes. Estar alerta a estas variantes pode prevenir interpretação equivocada entre essa variação anatômica e massas locais.

LEITURAS SELECIONADAS

Araoz PA, Eklund HE, Welch TJ, et al. CT and MR imaging of primary cardiac malignancies. Radiographics 1999;19:1421.

Araoz PA, Mulvagh SL, Tazlaar HD, et al. CT and MR imaging of benign primary cardiac neoplasms with echocardiographic correlation. Radiographics 2000;20:1303.

Barakos JA, Brown JJ, Higgins CB. MR imaging of secondary cardiac and pericardiac lesions. AJR Am J Roentgenol 1989;153:47-50.

Fujita N, Caputo GR, Higgins CB. Diagnosis and characterization of intracardial masses by magnetic resonance imaging. Am J Cardiol Imaging 1994;8:69.

Mader MT, Poulton TB, White RD. Malignant tumors of the heart and great vessels: MR imaging appearance. Radiographics 1997;17:145.

Schvartzman PR, White RD. Imaging of cardiac and paracardiac masses. J Thorac Imaging 2000;15:265.

Siripornpitak S, Higgins CB. MRI of primary malignant cardiovascular tumors. J Comput Assist Tomogr 1997;21:462.

CAPÍTULO

35

IMAGEM POR RESSONÂNCIA MAGNÉTICA DA DOENÇA CARDÍACA CONGÊNITA

CHARLES B. HIGGINS e GAUTHAM P. REDDY

Os objetivos gerais das imagens na doença cardíaca congênita são a delineação precisa da anatomia cardiovascular e a contribuição quantitativa funcional. A avaliação da doença cardíaca congênita foi uma das primeiras aplicações da imagem de ressonância magnética (RM) cardíaca e continua a ser uma de suas indicações mais importantes. A RM apresenta significantes vantagens sobre as outras modalidades, incluindo a ecocardiografia e angiografia para a avaliação definitiva das anomalias cardiovasculares congênitas. RM não necessita de uso de contraste ou radiação ionizante. A ausência de radiação ionizante é uma grande vantagem da RM em crianças que, no passado, eram submetidas a grandes doses de radiação durante a cineangiografia para o diagnóstico inicial e monitorização pós-operatória.

O papel da RM foi altamente influenciado pelo visível sucesso da ecocardiografia como a primeira técnica de imagem não invasiva na doença cardíaca congênita. As primeiras aplicações foram em lesões não completamente avaliadas pela ecocardiografia. Entretanto, melhoramentos tecnológicos substanciais, especialmente imagens gradiente-eco rápidas (*steady-state free precessation* – SSFP) e angiografia por ressonância magnética (ARM) acentuada com contraste, torna a RM ao menos igual à ecocardiografia no diagnóstico de todos os tipos de doença cardíaca congênita em crianças e adultos. A ecocardiografia ainda é considerada como a modalidade mais efetiva e mais fácil de ser aplicada em infantes. Por outro lado, RM está começando a ser reconhecida como mais efetiva em doença cardíaca congênita em adolescentes e adultos.

Atualmente, os principais indicadores para RM nestas doenças são:

1. Anomalias na aorta torácica, como coarctação e anomalias no arco aórtico.
2. Anomalias arteriais pulmonares e atresia pulmonar.
3. Doença cianótica complexa, como atresia das valvas atrioventriculares e ventrículos de entrada-dupla.
4. Anormalidades das conexões venosas pulmonares.
5. Avaliação pós-operatória de procedimentos complexos.

6. Anomalias das artérias coronárias.
7. Doença cardíaca congênita em adolescentes e adultos.

TÉCNICAS

Estudos de RM são direcionados para conseguir-se uma visão precisa da anatomia cardiovascular e a quantificação funcional ventricular e do fluxo sanguíneo. Uma vantagem da RM, em doença cardíaca congênita, é a de medir os volumes e função do ventrículo direito.

Para crianças com menos de 8 a 10 anos e crianças que não queiram ou não possam ficar imóveis e cooperativas durante o imageamento, uma sedação leve sem entubação é utilizada, geralmente, sob controle de anestesista. A droga preferida é propofol intravenoso. Pressão sanguínea, número de batimentos cardíacos/min. e saturação de oxigênio são monitorados durante o procedimento.

■ Anatomia

Avaliação da anatomia é realizada com uma ou mais das seguintes técnicas: *ECG-gated multislice spin*-eco (imagens de sangue negro); *breath-hold single-slice or multislice turbo spin*-eco (sangue negro); *balanced SSFP steady-state free precessation* (sangue branco); e *contrast-enhanced 3D MRA* (angiografia 3D pós-contraste). A última técnica, geralmente, é utilizada para a avaliação de anomalias das grandes artérias, veias pulmonares e *shunts* cirúrgicos.

■ Função

As técnicas utilizadas na avaliação funcional dos ventrículos direito e esquerdo são as técnicas de gradiente-eco (GRE), genericamente chamadas de cine-RM. Existem muitas seqüências cine-RM; as utilizadas com maior freqüência são: a cine-RM padrão; cine-RM com a respiração suspensa (*interleaved* cine-RM); RM equilibrada (*balanced* SSFP); e cine-RM em tempo real. Devido à otimização da homogeneidade pelo contraste, entre o sangue cavitário e

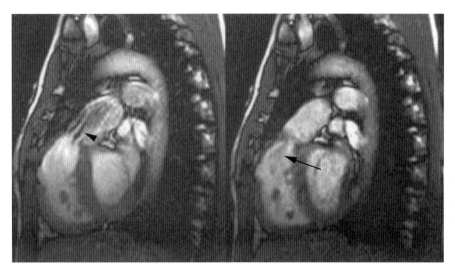

FIG. 35-1. Tetralogia de Fallot pós-cirúrgica. Imagens cine-RM sagitais em sístole (**esquerda**) e diástole (**direita**) demonstram um sinal ausente *(ponta de seta)* projetado na artéria pulmonar (estenose pulmonar) e um sinal ausente *(seta)* para o ventrículo direito (regurgitação pulmonar).

o miocárdio, as seqüências balanceadas de SSFP (*balanced FFE; true FISP; FIESTA*) são, atualmente, as preferidas. A assim chamada seqüência de tempo real pode ser vantajosa para infantes e crianças que não têm condições de prender a respiração.

Imagens cine-RM são utilizadas para quantificação volumétrica e funcional ventricular. Os volumes ventriculares direito e esquerdo são indexados a áreas corporais (EDV/m^2 e ESV/m^2). Vantagens da RM comparada ao ecocardiograma são sua precisão e sua possibilidade de reprodução para quantificar o volume e função ventriculares. Para volumes ventriculares, as imagens são adquiridas em planos cardíacos de eixos curtos.

Imagens cine-RM são utilizadas, também, para avaliar a função valvular. Planos aproximadamente paralelos aos folhetos da valva ou cúspides podem demonstrar o movimento valvar, assim como o plano de eixo longo horizontal avalia o movimento da valva mitral. O jato de alta velocidade causado pela estenose valvular e regurgitação pode ser identificado em imagens cine-RM como um *flow void* (Fig. 35-1). Entretanto, *flow voids* podem não ser detectados se o tempo do eco (TE) for menor do que 6 m/s, e os *flow voids* visíveis tornarem-se menores com valor de TE decrescente.

Volume e Velocidade do Fluxo Sanguíneo

A quantificação do fluxo sanguíneo é feita utilizando-se RM com código de velocidade (VEC; contraste de fase). Em imagem seqüencial com contraste, a intensidade do sinal significa a velocidade sanguínea a cada pixel. Imagens seqüenciais ECG-*gated* contrastadas podem ser produzidas de forma que cada imagem mostre a velocidade, em tempos diferentes, no ciclo cardíaco. Porque estas são cine-imagens, elas podem ser chamadas de VEC cine-RM. Uma região demarcada ao redor de um vaso sanguíneo dará a velocidade média no vaso naquele ponto do ciclo cardíaco. A área de interseção do vaso pode ser multiplicada pela velocidade média espacial, para obter-se o fluxo no vaso sanguíneo.

Cine-RM VEC é usada para medir o volume de regurgitação valvular (Fig. 35-2): fluxo diferencial em artérias pulmonares centrais; *shunt* de fluxo sistêmico-pulmonar; fluxo por condutores (conduítes de Rastelli e Fontan); e fluxo colateral em coarctação.

LESÕES ACIANÓTICAS

■ *Shunts* Esquerda-Direita

A ecocardiografia fornece informações diagnósticas essenciais na maioria dos *shunts* esquerda-direita. RM é usada para alguns propósitos específicos. As indicações principais para lesões específicas são as seguintes: defeito septal atrial (CIA) do tipo *sinus* venoso, anomalia parcial da conexão venosa pulmonar e defeito septal ventricular supracristal (CIV). Cine-RM VEC pode, também, ser usada para medir a razão entre o fluxo sistêmico e o pulmonar.

Comunicação Interatrial (CIA)

Imagens SE e cine-RM nos planos transaxial ou de quatro câmaras demonstram o local do CIA (Fig. 35-3). A RM claramente aponta o defeito na porção do septo que separa a veia cava superior do átrio esquerdo e isto é diagnóstico de CIA do tipo *sinus* venoso (Fig. 35-4). Mostra, também, a anomalia na conexão da veia pulmonar do lobo superior direito para a veia cava superior adjacente ao defeito septal. Em imagens RM *spin*-eco, a estreita fossa oval pode ser confundida com uma CIA. Para evitar este erro, o defeito deve estar evidente em dois níveis anatômicos adjacentes ou confirmado por um jato de *flow void* através do defeito na cine-RM.

A mensuração através da cine-RM VEC na artéria pulmonar principal e aorta ascendente proximal pode ser feita para calcular a razão entre o fluxo pulmonar e o sistêmico (Qp/Qs) (Fig. 35-5). Os planos da imagem são colocados perpendicularmente à direção do fluxo sanguíneo, em cada artéria, usando imagens sagitais para localizar seus planos. Boas correlações foram encontra-

LESÕES ACIANÓTICAS

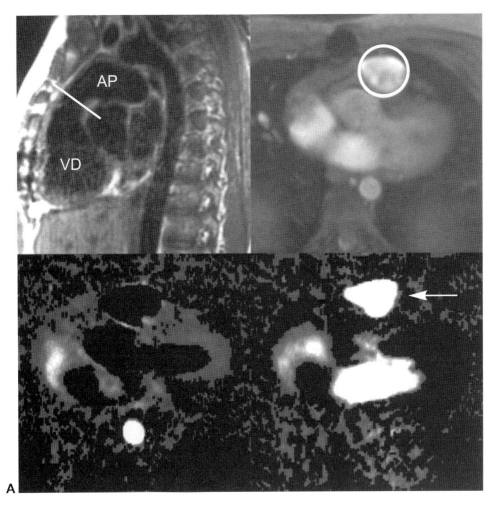

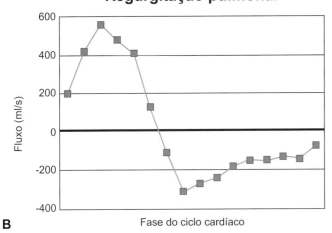

FIG. 35-2. A. Tetralogia de Fallot pós-cirúrgica. Imagem *spin-eco* sagital (**superior esquerda**), imagem de magnitude axial (**superior direita**), imagens sistólicas, em fases (**inferior esquerda**) e diástole (**inferior direita**). Imagens por contraste, em fases, mostram fluxo para frente em sístole (voxel escuro), e fluxo retrógrado em diástole (voxel brilhante; *seta*). Área de interesse para medição de fluxo é mostrada na artéria pulmonar. **B.** Curva de fluxo *versus* tempo mostra os fluxos para frente e retrógrado na artéria pulmonar. Área sob componente negativo da curva revela uma quantificação direta do volume de regurgitação.

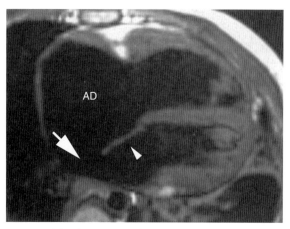

FIG. 35-3. Defeito do septo atrial tipo *secundum*. Imagem *ECG-gated* transaxial *spin-eco* mostra o defeito *(seta)* no septo atrial *(ponta de seta)*. AD, átrio direito.

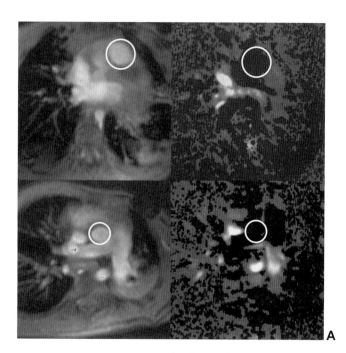

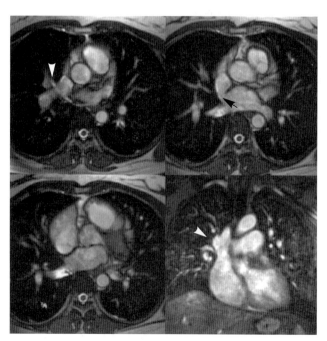

FIG. 35-4. Defeito do septo atrial *sinus venosus*. Imagens Cine-RM em três planos axiais (**imagens superiores e inferior esquerda**) e no plano coronal (**inferior direita**) mostram o defeito *(seta)* na porção do septo atrial entre a veia cava superior e o átrio esquerdo. A veia pulmonar do lobo superior direito *(pontas de seta)* conectando-se à junção da veia cava superior *(VCS)* com o átrio direito está associada com o defeito *sinus venosus*. Imagem coronal mostra a dilatação da VCS no local da conexão da veia pulmonar anômala.

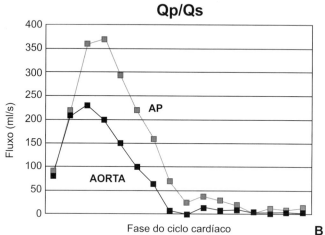

FIG. 35-5. A. Defeito do septo atrial. Imagens de magnitude (**esquerda**) e fase (**direita**) de cine-RM VEC em planos perpendiculares ao eixo longo da artéria pulmonar (**superior**) e da aorta ascendente proximal (**inferior**). Regiões de interesse circundam a aorta e artéria pulmonar. **B.** Fluxo *versus* curvas de tempo para a aorta e artéria pulmonar. Por causa do *shunt* esquerda-direita, a área abaixo da curva da artéria pulmonar é maior. A área abaixo de cada curva fornece uma medição direta da razão entre o fluxo pulmonar e o sistêmico (2.1:1).

LESÕES ACIANÓTICAS

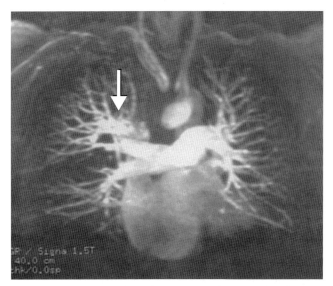

FIG. 35-6. Conexão venosa pulmonar parcialmente anômala. Angio-RM 3D (acentuada por contraste) mostra conexão anômala da veia pulmonar superior direita (seta) à veia cava superior.

das para Qp/Qs, medidas por cine RM VEC e amostras oximétricas adquiridas por cateterismo cardíaco.

ConexãoVenosa Pulmonar parcialmente Anômala

A RM e angio-RM são os procedimentos de escolha para a identificação da presença e conexões desta anomalia. Neste sentido a angiografia por ressonância magnética (angio-RM) é crucial (Figs. 35-6 e 35-7). A conexão das veias pulmonares do lado direito com uma veia comum que cur-

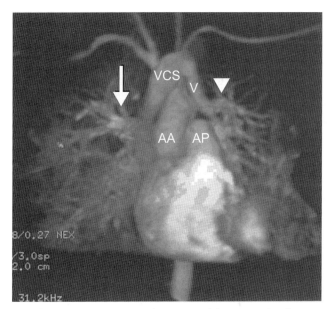

FIG. 35-7. Conexão venosa pulmonar parcialmente anômala. Angio-RM 3D acentuada por contraste mostra conexão anômala da veia superior esquerda (ponta de seta) para uma veia vertical, e da veia superior direita (seta) para a veia cava superior. AA, aorta ascendente; AP, artéria pulmonar; VCS, veia cava superior; V, veia vertical.

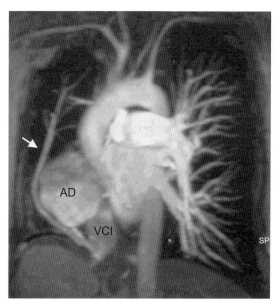

FIG. 35-8. Conexão venosa pulmonar parcialmente anômala na Síndrome da Cimitarra. Angio-RM 3D acentuada por contraste mostra a veia em cimitarra (seta) conectando-se com a veia cava inferior, artéria pulmonar direita hipoplásica, e posicionamento direito do coração. VCI, veia cava inferior; AD, átrio direito. (Cortesia de Gus Bis, Detroit, MI.)

sa para a veia cava inferior pode ser mostrada na síndrome da Cimitarra (Fig. 35-8).

Defeito Septal Interventricular – CIV

RM no plano transaxial, eixo longo horizontal ou de quatro câmaras pode demonstrar, com precisão, o local dos CIVs simples ou múltiplos (Fig. 35-9). O CIV supracristal é caracterizado por um defeito que fica entre a saída do ventrículo direito e a base da aorta (Fig. 35-10). Em cine-RM, um *flow void*, aparentemente passa da base da aorta (na verdade, passa bem debaixo da valva aórtica) para a região de saída do ventrículo direito e para dentro da artéria pulmonar proximal (ver Fig. 35-10). cine-RM VEC pode ser usada para calcular Qp/Qs para CIVs.

Aorta para Shunts do Lado Direito

RM raramente é usada para demonstrar *ductus arteriosus* visível ou janela aórtico-pulmonar (Fig. 35-11). Com aperfeiçoamentos recentes em angiografia coronária (angio-RM), esta pode ser útil para demonstrar a presença e locais de esvaziamento das fístulas arteriovenosas coronárias. RM e angio-RM são muito úteis na demonstração de *sinus* de aneurismas Valsalva e fístulas.

■ Defeito Septal Atrioventricular/Canal Atrioventricular (Defeito do Coxim Endocárdico)

Estes termos denotam um espectro de anormalidades que tem em comum uma septação anormal entre os átrios e os ventrículos. Eles também são chamados defeitos do coxim

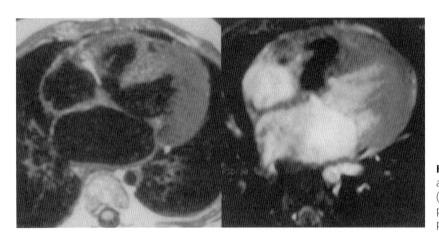

FIG. 35-9. Defeito septal ventricular. Imagens axiais *spin*-eco (**esquerda**) e gradiente-eco (**direita**) mostram um defeito no septo ventricular perimembranoso. Uma falha de sinal no defeito é projetado no ventrículo direito.

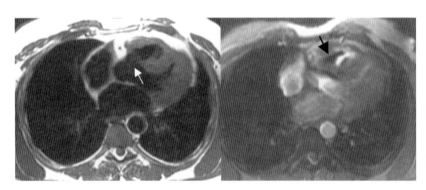

FIG. 35-10. Defeito septal ventricular supracristal. Imagens *spin*-eco (**esquerda**) e cine-RM (**direita**) no plano axial demonstram defeito (*seta branca*) na porção de saída do septo. Um fraco *flow void* (*seta preta*) projeta-se na região superior do local de ejeção ventricular direita.

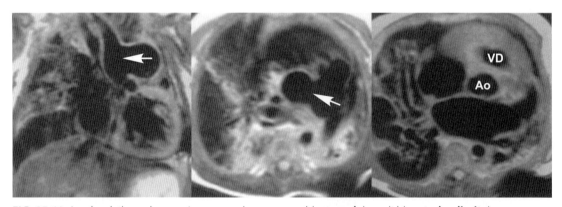

FIG. 35-11. Janela aórtico-pulmonar. Imagens *spin*-eco coronal (**esquerda**) e axial (**central e direita**) demonstram um defeito *(seta)* entre a aorta ascendente proximal e a artéria pulmonar. *Ao*, aorta; *VD*, região de ejeção do ventrículo direito.

LESÕES ACIANÓTICAS

endocárdico porque os defeitos são considerados como anormalidades dos coxins endocárdicos embriológicos que crescem junto ao centro do coração e dividem os átrios dos ventrículos.

No coração normal, o septo atrioventricular separa o átrio direito do ventrículo esquerdo. O septo atrioventricular fica entre a valva tricúspide normal com localização mais apical e a valva mitral (Fig. 35-12). Em todos os casos de defeito no septo atrioventricular, as valvas tricúspide e mitral estão no mesmo nível, e o septo atrioventricular é defeituoso. Esta relação anormal pode ser mostrada na RM, nos planos transaxial ou de quatro câmaras. Na forma mais branda do defeito do septo atrioventricular, o *shunt* vai do ventrículo esquerdo para o átrio direito, e isto pode estar evidente na cine-RM. Em outros casos, o septo atrial adjacente ao orifício da valva atrioventricular pode, também, estar ausente, resultando num *ostium primum* CIA. Alguns pacientes apresentam uma entrada de CIV, geralmente localizada na mesma imagem axial da valva atrioventricular ou valvas. Nos casos mais graves, ambas as porções, atrial e ventricular do septo, ao redor da origem da válvula, estão ausentes. Esta condição é referida como **canal atrioventricular completo**. Isto cria um orifício comum e contínuo da valva atrioventricular e folhetos (Fig. 35-13).

▪ Coarctação da Aorta

A RM é o procedimento preferido para o diagnóstico definitivo e para avaliar a gravidade da coarctação da aorta. A RM mostrou-se eficaz para a avaliação pré-operatória da coarctação e para avaliar no pós-operatório a recorrência da coarctação e a hipertensão persistente. Na avaliação da coarctação, as seqüências de *spin*-eco (SE) são tiradas nos planos axial, sagital e sagital-oblíquo. O diâmetro do estreitamento pode ser medido com precisão na RM, especi-

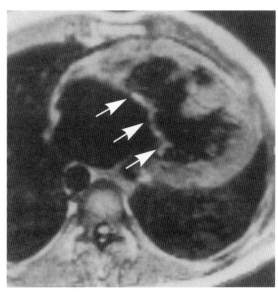

FIG. 35-13. Defeito no coxim endocárdico (canal atrioventricular). Imagem *spin*-eco axial mostra um grande defeito na porção de entrada do septo ventricular. Uma única valva atrioventricular *(setas)* gira as entradas de ambos os ventrículos.

almente com o uso de cortes finos (3-mm), pelo centro da estenose. Imagens sagital-oblíquas finas, através do plano de eixo longo da aorta, mostram o diâmetro da estenose e fornecem uma mensuração precisa de sua extensão (Fig. 35-14).

A imagem sagital-oblíqua mostra, também, a dimensão do istmo aórtico (região entre a artéria subclávia, o ligamento arterioso e o arco aórtico). Em alguns casos, um simples corte de 3 mm, neste plano, pode não mostrar a coarctação e arco devido à tortuosidade do arco e da aorta descendente proximal, mas a avaliação pode ser feita por imagens adjacentes. Angio-RM 3D com realce por gadolínio pode mostrar toda a aorta torácica, em uma única imagem, com a utilização de técnicas de projeção de intensidade máxima ou por interpretação da reconstrução de volume *(volume-rendering)* (Fig. 35-15). A angio-RM com realce por gadolínio também é útil para mostrar os vasos colaterais (Fig. 35-16).

Cine-RM VEC pode ser usada para demonstrar a presença de e estimar o volume da circulação colateral para a aorta descendente, abaixo do local da coarctação (Fig. 35-17). Isto é conseguido pela utilização de dois planos de imagens perpendiculares à aorta; um plano fica cerca de 2 cm além da coarctação e o outro ao nível do diafragma. Na aorta normal, o volume do fluxo é maior (cerca de 5 a 7% maior) no local proximal. Por outro lado, numa coarctação hemodinâmica significativa, o volume do fluxo é maior no diafragma, por causa do fluxo através das artérias mamária e intercostal e outras colaterais em direção da aorta distal. A presença de fluxo de maior volume no nível diafragmático é considerada como um indicador funcional de significado hemodinâmico da coarctação. Existe uma relação linear grosseira

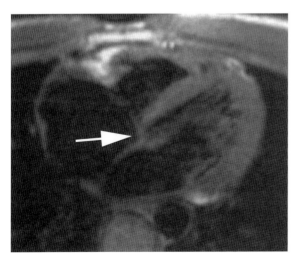

FIG. 35-12. Septo atrioventricular. Imagem *spin*-eco axial mostra a porção pequena *(seta)* do septo ventricular separando o ventrículo esquerdo e o átrio direito. Observe a posição mais ventral da valva tricúspide em relação à valva mitral.

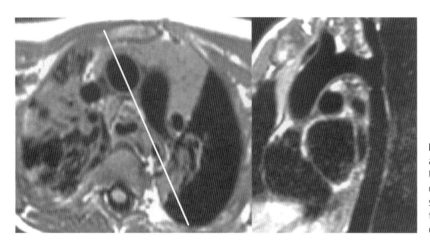

FIG. 35-14. Coarctação da aorta. Imagens *spin-eco* axial (**esquerda**) e sagital oblíqua (**direita**). Uma linha seccionando a aorta ascendente e a descendente, na coarctação, prescreve o plano sagital oblíquo (plano de eixo longo da aorta torácica). Esta última imagem mostra o local da coarctação junto com o arco.

entre o percentual da estenose e o volume da circulação colateral. Depois da recanalização por *stent* da coarctação, a cine-RM VEC demonstrou o retorno do fluxo colateral, uma vez que o volume do fluxo no sítio proximal torna-se maior do que no sítio distal. Teoricamente, a cine-RM VEC pode ser usada, também, para estimar o gradiente através da coarctação. Utilizando um plano perpendicular à coarctação, o pico de velocidade do fluxo pode ser estimado. Aplicando-se a fórmula modificada de Bernoulli (pico de gradiente de pressão = 4 × pico de velocidade^2), o pico de gradiente é estimado.

■ Anomalias do Arco

Existem inúmeros tipos de anomalias do arco que resultam de reabsorção anormal dos segmentos anterior e posterior da configuração embrionária de arco-duplo. Entretanto, as únicas encontradas com alguma freqüência são: arco duplo completo patente, arco duplo com componente posterior atrésico do arco esquerdo (Fig. 35-18), arco direito com artéria subclávia esquerda aberrante (retroesofágica) (Fig. 35-19) e arco esquerdo com artéria subclávia direita aberrante. As três primeiras formas produzem anéis vasculares completos que estreitam a traquéia e o esôfago. A compressão da traquéia é feita pelo componente da aorta, situado entre o corpo vertebral e o esôfago. O anel vascular formado pelo arco direito e artéria subclávia esquerda anormal é completado pelo componente poste-

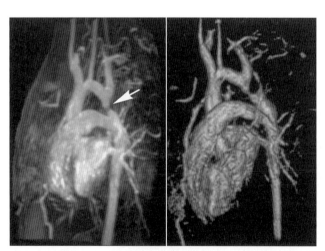

FIG. 35-15. Coarctação da aorta. Angio-RM 3D com realce por contraste no plano sagital mostra uma discreta coarctação justaductal *(seta)* na projeção de máxima intensidade (**esquerda**) e a reconstrução em 3D do volume-apresentado (**direita**).

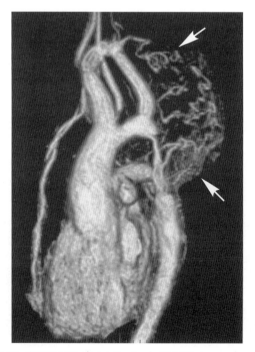

FIG. 35-16. Coarctação da aorta. Angio-RM 3D com realce por contraste no plano sagital mostra segmento longo de coarctação causado por arterite de Takayasu. Observe as conexões arteriais colaterais abundantes *(setas)*.

LESÕES ACIANÓTICAS

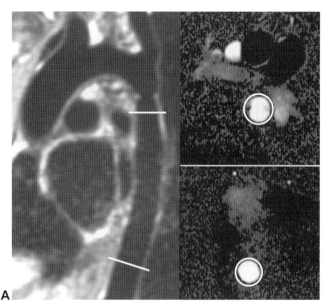
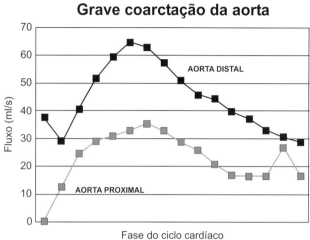

FIG. 35-17. A. Coarctação da aorta. Locais de planos de imagens para fases e magnitude na aorta proximal (**superior**) e distal (**inferior**) usada para estimar o volume do fluxo colateral. **B.** Fluxo *versus* curvas de tempo para as aortas descendente proximal e distal mostra um grande volume de fluxo na distal se comparada à aorta proximal causada por fluxo retrógrado nos ramos aórticos abaixo da coarctação. O volume de fluxo colateral é estimado como a diferença de volume de fluxo (áreas sob as curvas) nos dois locais.

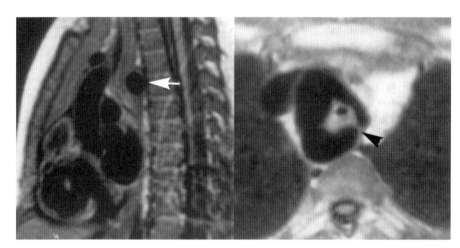

FIG. 35-18. Arco aórtico duplo. Imagens *spin*-eco em planos axial (**direita**) e sagital (**esquerda**) mostram compressão posterior da traquéia por um componente retroesofágico *(seta)* de arco duplo. O plano axial mostra que o arco direito é o mais largo dos dois e mostra, também, um segmento posterior atrésico pequeno *(ponta de seta)* do arco esquerdo.

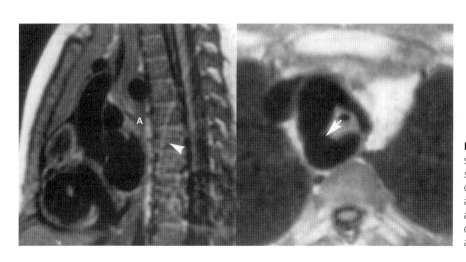

FIG. 35-19. Arco aórtico direito com artéria subclávia esquerda aberrante. Imagens *spin-eco* axial (**esquerda**) mostram o arco direito *(A)* e artéria subclávia esquerda aberrante *(ponta de seta)*. Outra imagem axial mostra o divertículo *(seta)* do arco descendente, que é o local de origem da artéria subclávia esquerda.

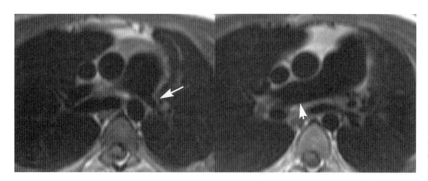

FIG. 35-20. Estenose no tronco arterial pulmonar. Imagens *spin*-eco transaxial mostram estenose *(seta)* da artéria pulmonar esquerda. Para comparação, observe o tamanho da artéria pulmonar direita *(ponta de seta)*.

rior que está ligado, anteriormente, por um ligamento arterioso esquerdo. Com a imagem-espelho *(mirror-image)*, do arco aórtico direito, o ligamento segue entre a artéria inominada esquerda e a artéria pulmonar proximal esquerda. Por outro lado, no arco aórtico direito, sem imagem-espelho, o ligamento segue entre a aorta descendente e a artéria pulmonar proximal esquerda. No local da junção dos ligamentos, existe uma dilatação ou divertículo da aorta descendente. Esta dilatação localizada e presa anteriormente pelo ligamento do lado esquerdo é a estrutura que comprime a traquéia e o esôfago, mais do que a artéria subclávia esquerda por si mesma. Estes arranjos anatômicos podem ser facilmente mostrados nas RM, no plano transaxial.

Para a avaliação das anomalias do arco, as imagens *spin*-eco são feitas em planos sagitais (fatias de 5 mm de espessura) e transaxiais (fatia de 3 mm de espessura) (ver Fig. 35-18). Estas imagens mostram a anomalia aórtica e verifica que o componente anormal produz compressão na via aérea. As imagens cine-RM podem ser usadas para mostrar a natureza pulsátil da obstrução da via aérea. Em alguns casos, o local da compressão máxima de via área é na carina ou mesmo envolvendo o brônquio proximal.

Angio-RM 3D com realce por contraste pode ser usada para demonstrar a anomalia do arco. A angio-RM geralmente é feita no plano sagital.

■ Anomalias Arteriais Pulmonares

As anomalias arteriais pulmonares são avaliadas usando-se a RM *spin*-eco (Fig. 35-20) e angio-RM 3D acentuada por contraste (Fig. 35-21) para descrever a morfologia e VEC (contraste de fase) RM para medir o fluxo sanguíneo. As imagens *spin*-eco são feitas no plano transaxial, seguidas de imagens ao longo do eixo longo das artérias pulmonares, direita (plano coronal oblíquo) e esquerda (plano sagital oblíquo). Angio-RM 3D acentuada por contraste geralmente é feita no plano coronal; um período curto de aquisição é ótimo para descrever as artérias pulmonares antes da acentuação da aorta e do coração esquerdo. Seqüência cine-VEC é obtida perpendicularmente ao eixo longo dos segmentos arteriais pulmonares da direita, da esquerda e do principal. Comparado ao ecocardiograma, a RM é mais útil para o exame das artérias pul-

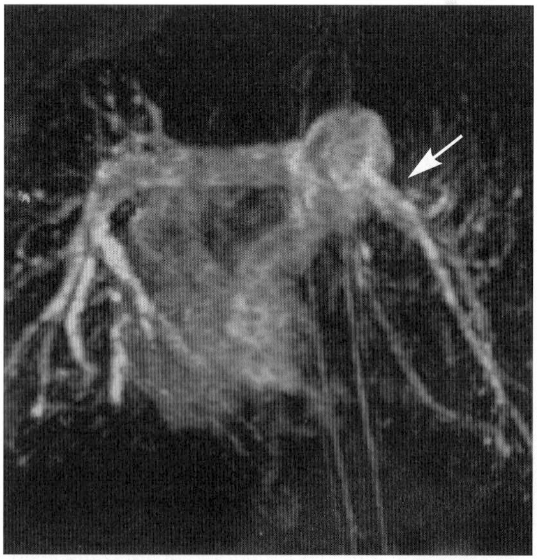

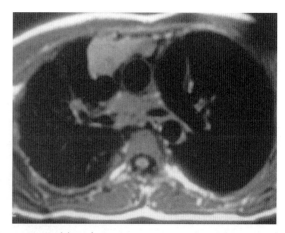

FIG. 35-21. Estenose no tronco arterial pulmonar. Angio-RM3D com realce por contraste, no plano coronal, mostra estenose *(seta)* na artéria pulmonar esquerda.

FIG. 35-22. Artéria pulmonar ausente. Imagem *spin-eco* axial mostra ausência da artéria pulmonar direita. Não existe artéria pulmonar cursando entre a aorta ascendente e o brônquio direito.

LESÕES ACIANÓTICAS

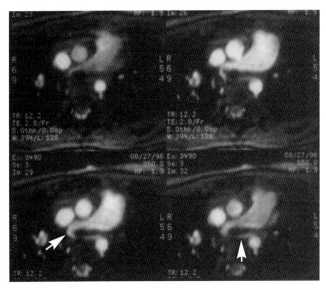

FIG. 35-23. Artéria pulmonar em laço. Imagens gradiente-eco no plano axial arrumadas no sentido crânio-caudal (**superior esquerdo para inferior direito**) demonstram a origem da artéria pulmonar esquerda *(setas)* e da artéria pulmonar direita proximal. A artéria pulmonar esquerda curva-se ao redor e posteriormente ao brônquio direito.

monares direita e esquerda bem como as artérias lobar e segmentar. RM é particularmente útil para demonstrar a estenose das artérias pulmonares central e periférica (ver Figs. 35-20 e 35-21), ausência de artéria pulmonar (Fig. 35-22), artéria pulmonar elevada, em laçada (*sling*) (Fig. 35-23). RM e angio-RM são as técnicas preferidas para a avaliação de estenose arterial pulmonar residual após reparo da tetralogia de Fallot (Fig. 35-24).

O significado hemodinâmico da estenose arterial pulmonar é avaliado pela cine-RM VEC através de medição separada do fluxo sanguíneo de cada artéria pulmonar (Fig. 35-25). Uma vez que o fluxo da artéria pulmonar principal é medido, também esses valores podem ser expressos como o percentual do total fluxo sanguíneo pulmonar para cada pulmão. A mensuração pode ser feita antes e depois da angioplastia para documentar os benefícios terapêuticos, embora estas medições não possam ser realizadas com a presença de *stents* de aço inoxidável.

Estenose Aórtica Congênita

RM não é usada para avaliar a estenose aórtica congênita; isto é realizado com o ecocardiograma. O papel principal da RM é a avaliação da gravidade da dilatação pós-estenótica da aorta ascendente. Grave ectasia aortoanelar da aorta ascendente proximal, em associação com estenose aórtica, pode ocorrer na infância (Fig. 35-26). RM e angio-RM no plano sagital são ótimas para demonstrar as dimensões da aorta. Cine-RM VEC pode ser usada para quantificar regurgitação aórtica concomitante.

Anomalias Arteriais Coronarianas

Angio-RM coronária foi reconhecida como a técnica mais confiável para demonstrar anomalias de origem e curso das artérias coronárias. Anomalias coronárias podem ocorrer como lesões isoladas ou em associação com outras anomalias cardíacas congênitas, especialmente tetralogia de Fallot.

Anomalias arteriais coronárias podem ser classificadas como principal (origem de uma artéria coronária da artéria pulmonar) ou menor (origem ectópica da aorta). Origem ectópica da aorta pode ser inócua ou potencialmente letal. As lesões potencialmente letais têm seu curso proximal entre a base da aorta e a região de saída de ventrículo direito (curso interarterial). Com origem ectópica inócua, o curso proximal da artéria defeituosa passa ventralmente para a região de saída do ventrículo direito ou por trás da aorta (curso retroaórtico). Enquanto seletiva, a arteriografia (Raios X) coronária pode demonstrar a origem ectópica, mas, em geral, não pode definir precisamente ou confiavelmente o curso proximal da artéria.

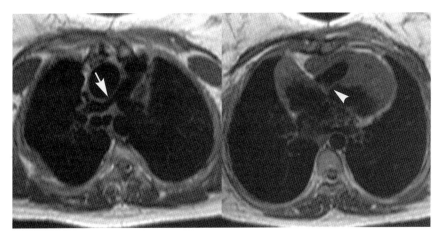

FIG. 35-24. Estenose arterial pulmonar direita *(seta)* depois de reparo por Tetralogia de Fallot. Observe o remendo *(ponta de seta)* no local do defeito septal ventricular.

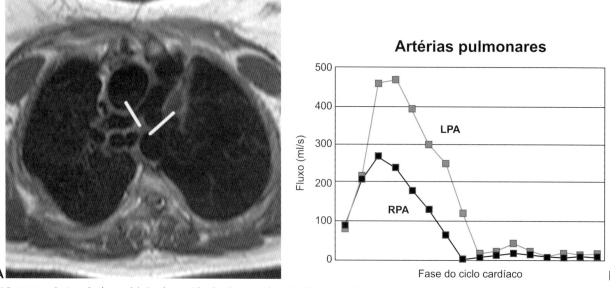

FIG. 35-25. A. Locais de aquisição de seqüência cine-RM de velocidade-codificada (contraste de fase) para as artérias pulmonares, direita e esquerda. **B.** Fluxo *versus* curvas de tempo para as artérias pulmonares, direita e esquerda, demonstra diminuição drástica de fluxo na artéria pulmonar direita.

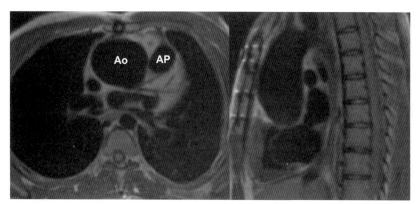

FIG. 35-26. Dilatação pós-estenótica da aorta ascendente. Imagens *spin*-eco sagital e axial mostram dilatação de aneurisma do *sinus* de Valsalva e da aorta ascendente. *Ao*, aorta; *AP*, artéria pulmonar.

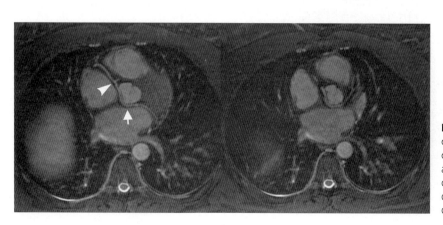

FIG. 35-27. Origem anômala da artéria coronária esquerda da artéria coronária direita com um curso retroaórtico. Duas seções adjacentes da coronária, angio-RM mostram a origem ectópica da artéria coronária esquerda da coronária direita *(ponta de seta)* e passagem da artéria esquerda por trás da aorta *(seta)*.

LESÕES CIANÓTICAS

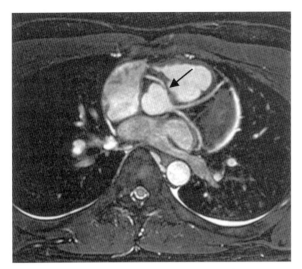

FIG. 35-28. Origem ectópica da artéria coronária direita com um curso interarterial. Angio-RM coronária mostra a origem da artéria coronária direita *(seta)* do final direito do *sinus* de Valsalva esquerdo numa posição na qual a porção proximal da artéria está comprimida entre a aorta e a região de ejeção do ventrículo direito.

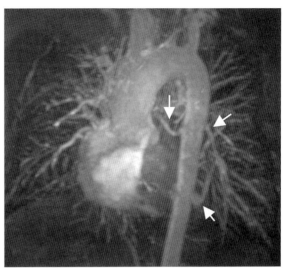

FIG. 35-30. Atresia pulmonar com defeito septal ventricular. Angio-RM 3D acentuada por contraste, no plano coronal, mostra várias artérias colaterais sistêmicas grandes *(setas)*, originadas da aorta descendente, correndo para a artéria pulmonar.

A abordagem corrente para angio-RM coronária emprega a técnica do navegador respiratório-compensado 3D, com respiração livre *(respiratory navigator-compensated 3D free-breathing)*. Esta técnica mostra claramente a origem da artéria coronária no *sinus* de Valsalva e seu curso proximal. Uma única artéria coronária pode surgir tanto do *sinus* de Valsalva direito ou esquerdo, ou ambas as artérias coronárias podem surgir, individualmente, de um *sinus* de Valsalva (Fig. 35-27). Em uma criança com dor no peito ou síncope durante exercício ou morte súbita abortada, a angio-RM coronária tem que excluir o curso interarterial proximal (Fig. 35-28).

LESÕES CIANÓTICAS

■ Tetralogia de Fallot

A tetralogia de Fallot consiste de obstrução da região de saída ventricular direita (geralmente, em vários níveis), saída do defeito do septo ventricular (CIV) mal alinhada, aorta aumentada por sobre o CIV, e um ventrículo direito hipertrabeculado e hipertrofiado. Estes aspectos estão definidos, claramente, em imagens RM *spin*-eco, nos planos transaxial e sagital (Fig. 35-29). Imagens transaxiais demonstram o CIV e a posição da aorta por sobre o defeito. Imagens transaxial e sagital são usadas para avaliar o tamanho das artérias pulmonares (central e principal) e mostrar a estenose focal. Imagem orientada num plano paralelo ao eixo longo das artérias pulmonares direita (plano coronal oblíquo) e esquerda (plano sagital oblíquo) é usado para avaliar a gravidade da estenose arterial pulmonar central, que é comum nesta anomalia. Angio-RM 3D com realce por contraste *(contrast-enhanced 3D MRA)* também é usada para demonstrar estenose arterial pulmonar e a fonte sistêmica de fluxo colateral aos pulmões (Fig. 35-30). Cine-RM VEC pode ser usada para definir fluxo sanguíneo diferencial para os dois pulmões.

A tetralogia de Fallot, geralmente, é curada ao se reparar a estenose arterial pulmonar e fechar o CIV. Estenose da artéria principal ou de suas ramificações, o

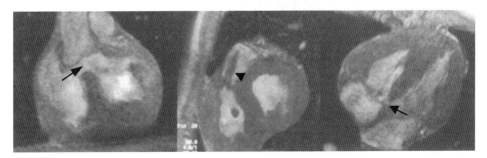

FIG. 35-29. Tetralogia de Fallot. Imagens cine-RM coronal oblíqua (**esquerda**), sagital (**centro**) e axial (**direita**) mostram defeito do septo ventricular *(setas)*, aorta sobre o defeito, e estenose pulmonar *(ponta de seta no fluxo void)*.

tamanho do trato de saída do fluxo ventricular direito e o tamanho do ventrículo direito são importantes para avaliar o planejamento pré-operatório e são bem delineados pela RM. As anomalias coronárias podem ocorrer em pacientes com tetralogia de Fallot. A mais importante é a origem da artéria coronária descendente anterior esquerda, situada na artéria coronária direita, com a artéria defeituosa passando na parte anterior ao trato de saída ventricular direito. Tamanhos adequados das artérias pulmonares centrais e a presença de uma confluência central podem significar que o paciente é um candidato ao procedimento Rastelli que conecta o ventrículo direito à artéria pulmonar.

■ Atresia Pulmonar

Atresia pulmonar com CIV é uma forma extrema de tetralogia de Fallot, na qual está faltando uma conexão direta do ventrículo direito com a artéria pulmonar. Em RM axial, uma camada sólida de músculo na região do trato de saída do ventrículo direito indica um infundíbulo com um final cego. Nenhuma conexão entre o ventrículo direito e a confluência da artéria pulmonar (se presente) mostra-se evidente em imagens seqüenciais (Fig. 35-31). A atresia pode ser focal, limitada ao nível da válvula ou mais extensa. A extensão da atresia pode ser determinada através da inspeção de tomogramas axiais seqüenciais. Atresia pulmonar focal membranosa pode não ser diferenciada de estenose grave, em imagens RM axial, por causa da média parcial do volume. O uso de imagens *spin*-eco de 3 mm de espessura reduz parte dos efeitos do volume. Cine-RM, nos planos axial ou sagital, pode estabelecer a presença ou ausência de fluxo através da válvula. Uma aorta acentuadamente dilatada é vista sobrepondo-se a um CIV peri-membranoso (ver Fig. 35-31). O sangue comumente é levado aos pulmões pela via sistêmica até os canais colaterais pulmonares que podem ser vistos como vasos anormais, originando-se da aorta descendente e seguindo para os pulmões ou conectando-se às artérias pulmonares (ver Fig. 35-31). Estas são mais bem observadas em imagem angio-RM 3D com contraste (ver Fig. 35-30).

A correção cirúrgica da atresia da artéria pulmonar com CIV geralmente consiste em colocar um conduíte que ligará o ventrículo direito às artérias pulmonares centrais (se presentes) ou a uma confluência cirurgicamente criada entre as artérias pulmonares e as artérias sistêmicas maiores com os vasos colaterais pulmonares (procedimento de unifocalização). Por conseguinte, é importante que o cirurgião saiba se existe uma confluência nativa das artérias pulmonares, seu tamanho e o número e tamanho dos vasos colaterais. RM *spin*-eco axial é excelente nesta definição. Os canais colaterais são bem visíveis em angio-RM com contraste (ver Fig. 35-30).

A avaliação do tamanho das artérias pulmonares centrais é importante, em pacientes com tetralogia de Fallot, com grave estenose ou atresia pulmonar. Imagens RM transaxial de cortes finos (3 mm) podem, prontamente, revelar os tamanhos das artérias pulmonares esquerda, direita e principal. A artéria pulmonar direita é observada na imagem que contém o brônquio principal direito, cursando em frente do brônquio direito; a artéria pulmonar esquerda é vista, na imagem que contém o brônquio esquerdo, passando por cima do brônquio principal esquerdo ou é vista na imagem imediatamente superior. A identificação das artérias pulmonares centrais e de uma confluência central das artérias pulmonar direita e pulmonar esquerda é uma capacidade única da RM, uma vez que a opacificação dos vasos com contraste não é necessária. As artérias pulmonares são, com fre-

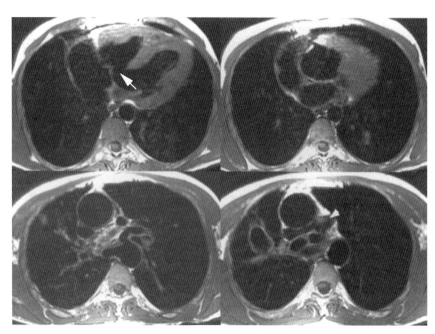

FIG. 35-31. Atresia pulmonar com defeito septal ventricular. Imagens *spin*-eco axial arrumadas em ordem caudal (**superior esquerda**) para cranial (**inferior direita**) demonstram uma grande artéria única (aorta) na base do coração que se sobrepõe ao defeito septal ventricular *(seta)*. A parede ventricular direita está hipertrofiada. Observe a confluência central *(ponta de seta)* das artérias pulmonares, esquerda e direita, distal ao segmento atrésico.

LESÕES CIANÓTICAS

qüência, hipoplásicas, ou as artérias centrais ou periféricas podem apresentar uma ou mais estenoses.

A cine-RM pode ser usada para identificar o suprimento de sangue para os pulmões. Artérias pulmonares e brônquicas mostram um sinal brilhante na cine-RM. Em imagens transaxiais, ao nível da carina, as artérias pulmonares podem ser diferenciadas das artérias brônquicas: artérias brônquicas ou sistêmicas para artérias pulmonares colaterais surgem da aorta ou de suas ramificações e, geralmente, estão localizadas dorsalmente nos brônquios, enquanto as artérias pulmonares estão localizadas ventralmente nos brônquios. Em algumas ocasiões, uma artéria brônquica originando-se da artéria subclávia é vista em posição ventral no brônquio.

■ Atresia Pulmonar com Septo Ventricular Intacto

Um CIV não é identificado nesta forma de atresia pulmonar com septo ventricular intacto. Nesta variedade de atresia pulmonar, a RM é eficaz ao demonstrar o tamanho do ventrículo direito, que varia de hipoplasia acentuada à dilatada. As artérias pulmonares comumente estão normais ou quase normais em tamanho e não apresentam estenose.

Imagens cine-RM podem ser adquiridas no plano de eixo curto para quantificar os volumes dos ventrículos direito e esquerdo. O tamanho do ventrículo direito é decisivo para determinar o procedimento cirúrgico. Um ventrículo direito de tamanho adequado é necessário para considerar-se o tratamento com um conduíte ligando o ventrículo direito às artérias pulmonares.

A saída de sangue do ventrículo direito, nesta anomalia, dá-se por regurgitação tricúspide ou fluxo retrógrado através de sinusóide miocárdico e de artérias coronárias para a aorta. Cine-RM pode demonstrar e dar alguma idéia sobre a gravidade da regurgitação tricúspide.

■ Anormalidades das Conexões Ventriculoarteriais

Estas anormalidades consistem em total transposição das grandes artérias (TGA), correção na transposição das grandes artérias (CTGA), ventrículo direito com dupla saída (DORV) e ventrículo esquerdo com dupla saída. A última anomalia é muitíssimo rara. *Truncus arteriosus* também é considerado como tal.

Um fator decisivo na avaliação destas anomalias é a determinação da morfologia dos ventrículos. Isto é rapidamente conseguido usando-se imagens transaxiais que mostram as características do ventrículo direito: infundíbulo (túnel de miocárdio) separando as valvas atrioventricular e as semilunares; faixa moderadora; e aspecto da superfície do septo ventricular direito corrugado (Fig. 35-32). O ventrículo esquerdo mostra continuação fibrótica direta entre as duas valvas, músculos papilares e a superfície lisa do aspecto do septo ventricular esquerdo.

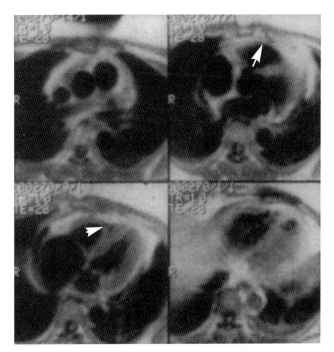

FIG. 35-32. Características ventriculares. Imagens *spin*-eco axial em ordem cranial (**superior esquerda**) para caudal (**inferior direita**) mostram um cone (túnel completo do miocárdio; *seta*) separando as valvas pulmonares e tricúspide. Esta é uma característica distinta do ventrículo direito. O ventrículo direito também tem uma faixa moderadora *(ponta de seta)* e a valva tricúspide está posicionada mais ventralmente do que a valva mitral.

As conexões ventriculoarteriais podem ser concordantes ou discordantes. Conexões concordantes são as do ventrículo direito para as artérias pulmonares e ventrículo esquerdo para a aorta. Conexões discordantes ocorrem num grupo diverso de anomalias nas quais as grandes artérias estão invertidas (transposição). Ambas as grandes artérias surgem predominantemente de um dos ventrículos (saída-dupla do ventrículo). As conexões ventriculoarteriais e as relações arteriais são representadas nas imagens de RM coronal e transversa.

Uma grande artéria é considerada conectada a um ventrículo se mais da metade de seu orifício surgir desse ventrículo. Uma série de imagens transaxiais estendendo-se do arco aórtico para o diafragma demonstra estas conexões. A determinação inicial é identificar, inequivocamente, a aorta, seguindo-se uma das grandes artérias até o arco. Se esta grande artéria (aorta) conectar-se ao ventrículo direito e a artéria pulmonar ao ventrículo esquerdo, então o diagnóstico de TGA completo está estabelecido (Fig. 35-33). Na base do coração, a aorta é anterior e à direita da artéria pulmonar, na maioria dos casos, é chamada de d-TGA. As imagens transaxiais demonstram também a posição dos ventrículos em relação a si mesmos e suas conexões aos átrios (conexões atrioventriculares). Tipicamente, na presença de *situs solitus* as imagens mostram o ventrículo direito situado à direita do ventrículo esquerdo e conectado ao átrio direito (*loop* D ventricular). Se os ventrículos estiverem invertidos, o

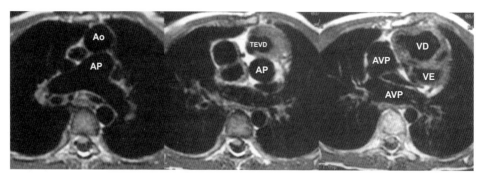

FIG. 35-33. Transposição em d de grandes artérias. Imagens *spin-eco* arrumadas em ordem cranial (**esquerda**) para caudal (**direita**) mostram a aorta *(Ao)* ventral e levemente para a direita da artéria pulmonar *(AP)*. A aorta é mostrada conectada ao ventrículo direito *(VD)* e a artéria pulmonar para o ventrículo esquerdo *(VE)*. Existe uma modificação no átrio (Procedimento Mustard), separando a válvula mitral do átrio venoso pulmonar *(AVP)*. *TEVD*, trato de ejeção ventricular direito.

ventrículo direito fica à esquerda do ventrículo esquerdo e conectado ao átrio esquerdo (*loop* L ventricular). Os tipos mais freqüentes de TGA são: TGA completa (*situs solitus*, *loop* D ventricular; d-TGA; ver Fig. 35-33) e TGA corrigida (*situs solitus, loop* L ventricular, l-TGA; Fig. 35-34). A última anomalia é considerada corrigida (transposição corrigida) em termos de fluxo sanguíneo para a circulação central, desde que sangue venoso sistêmico flua do átrio direito para o ventrículo esquerdo e para a artéria pulmonar para oxigenação normal, impedindo cianose obrigatória. Imagens RM transaxiais também demonstram anomalias associadas freqüentemente com transposição completa e corrigida, do tipo CIA, CIV, estenose da artéria pulmonar valvular e subvalvular, atresia tricúspide, e anomalia de Ebstein.

Imagens RM transaxiais demonstram conexão entre ambas as grandes artérias com o ventrículo direito em DORV (Fig. 35-35). Raramente ambas as grandes artérias conectam-se ao ventrículo esquerdo anatômico, indicando ventrículo esquerdo de saída dupla. Imagens transaxiais são muito eficientes para demonstrar a relação do CIV obrigatório para as grandes artérias em DORV. O defeito pode estar bem abaixo do orifício aórtico (CIV subaórtico) ou do orifício da artéria pulmonar (CIV subpulmonar); debaixo dos dois orifícios (CIV duplamente comprometido); ou um pouco da distância entre ambos foi removida (CIV não comprometido; Quadro 35-1).

■ Truncus Arteriosus

Truncus Arteriosus foi classificado por Collet e Edwards com base na origem da artéria pulmonar do tronco arterial comum. No tipo I, um septo divide a origem da aorta e do tronco pulmonar. No tipo II, as artérias pulmonares direita e esquerda estão próximas uma da outra, porém, surgem separadamente do tronco pulmonar. No tipo III, artérias pulmonares direita e esquerda surgem mais afastadas lateralmente. Os defeitos classificados como *truncus* tipo IV, de fato, são atresia pulmonar com CIV e não *truncus arteriosus*.

Imagens RM axial, sagital e coronal na base do coração podem mostrar o *truncus arteriosus* alinhado sobre o CIV (Fig. 35-36). As origens das artérias pulmonares

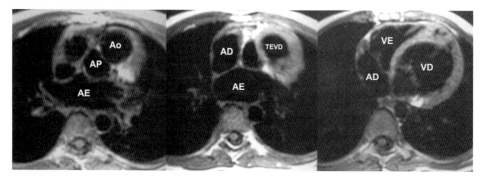

FIG. 35-34. Transposição em l de grandes artérias. Imagens *spin-eco* axiais do cranial (**esquerda**) para o caudal (**direita**) demonstrando a aorta *(Ao)* ventral e para a esquerda da artéria pulmonar. Está conectada ao ventrículo direito morfológico *(VD)*, que está à esquerda do ventrículo esquerdo *(VE)*. O ventrículo direito está conectado ao átrio esquerdo. A artéria pulmonar *(AP)* está conectada ao ventrículo esquerdo, o qual é conectado ao átrio direito. *TEVD*, trato de ejeção ventricular direito.

LESÕES CIANÓTICAS

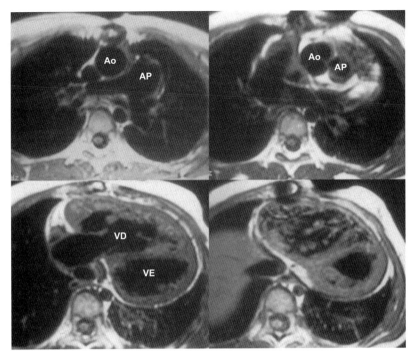

FIG. 35-35. Ventrículo direito com saída dupla. Imagens *spin*-eco axiais do cranial (**superior esquerda**) para o caudal (**inferior direita**). Na base do coração, a aorta (*Ao*) e artéria pulmonar (*AP*) estão lado a lado. Ambas as grandes artérias estão conectadas ao ventrículo direito (*VD*). Há *coni* abaixo de ambas as grandes artérias, e trabeculação do lado do ventrículo direito do septo ventricular. *VE*, ventrículo esquerdo.

principais do *truncus*, no tipo I, podem ser delineadas com RM. Imagens axiais podem mostrar os tamanhos relativos dos ventrículos. Porque a RM pode mostrar uma pequena câmara infundibular na atresia pulmonar, essa técnica pode ser usada para distinguir *truncus arteriosus* de atresia pulmonar.

Os tamanhos relativos e confluência das artérias pulmonares são peças úteis de informação porque o tratamento cirúrgico envolve excisão das artérias pulmonares do tronco comum e a criação de um conduíte do ventrículo direito para as artérias pulmonares (procedimento de Rastelli). Também importante na avaliação é a demonstração do arco aórtico direito (35%) e de outras anomalias do arco. Cine-RM e cine-RM VEC podem ser utilizadas para identificar e quantificar a gravidade da regurgitação do tronco. Cine-RM também pode ser usada para quantificar o volume e a massa dos dois ventrículos.

QUADRO 35-1 SUMÁRIO ANATÔMICO DAS ANORMALIDADES DAS CONEXÕES VENTRÍCULO-ARTERIAIS

Transposição completa
Situs solitus (átrio direito do lado direito do peito)
Loop D ventricular (ventrículo direito à direita do ventrículo esquerdo)
d-TGA (aorta anterior e à direita da artéria pulmonar)

Transposição corrigida
Situs solitus
Loop L-ventricular (ventrículo direito à esquerda do ventrículo esquerdo)
l-TGA (aorta anterior e à esquerda da artéria pulmonar)

Ventrículo direito de saída dupla
Orifício da aorta > 50% sobre o ventrículo direito
Orifício pulmonar > 50% sobre o ventrículo direito
Subaórtico, subpulmonar, comprometimento duplo ou CIV sem comprometimento

Ventrículo esquerdo de saída dupla
Orifício da aorta > 50% sobre o ventrículo esquerdo
Orifício pulmonar > 50% sobre o ventrículo esquerdo

Truncus arteriosus
Uma grande artéria aumentada (*truncus*) sobre ambos os ventrículos
CIV logo abaixo do orifício do *truncus*

TGA, transposição das grandes artérias; CIV, defeito septal ventricular.

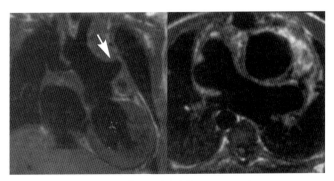

FIG. 35-36. *Truncus arteriosus*, tipo I. Imangens *spin*-eco nos planos coronal (**esquedo**) e axial (**direito**) demonstram uma grande artéria simples surgindo do coração. A artéria pulmonar (*seta*) surge do lado esquerdo do *truncus*, e o arco aórtico está à direita.

ANÁLISE DE DOENÇA CARDÍACA CONGÊNITA COMPLEXA USANDO RM: ABORDAGEM SEGMENTAR

A análise de doença cardíaca congênita complexa requer uma abordagem sistematizada. Atualmente, o acesso mais comumente usado é o segmentar, no qual o coração é dividido em três segmentos principais (átrios, ventrículos e grandes vasos) e as conexões entre eles (atrioventricular e ventriculoarterial). Imagens transaxiais do arco aórtico ao abdome superior claramente demonstram a anatomia do segmento cardiovascular e as conexões de um segmento ao outro (conexões atrioventricular e conexões ventriculoarteriais) e os tipos de *situs*.

■ *Situs* Visceroatrial

O átrio direito e o átrio esquerdo são descritos por sua estrutura morfológica e não necessariamente por sua posição. Um átrio com os aspectos morfológicos de um átrio esquerdo que raramente pode estar localizado à direita da linha mediana é chamado de átrio esquerdo morfológico. Imagens RM transaxiais podem facilmente demonstrar os aspectos morfológicos característicos dos átrios.

Os aspectos mais característicos dos átrios são os apêndices. Em uma imagem RM axial, o apêndice do átrio direito aparece como uma estrutura triangular, com uma base larga abrindo para o átrio direito. Isto constitui um fator para a distinção com o apêndice do átrio esquerdo que é longo e estreito, com projeção em forma de dedo, com um orifício estreito. Os apêndices dos átrios são suas partes as mais constantes, mesmo em anormalidades complexas. Se for difícil identificar os apêndices atriais, a próxima estrutura mais confiável será a drenagem da veia cava inferior (VCI). A conexão atrial com a VCI é considerada como o átrio direito morfológico. A veia cava superior e o dreno venoso pulmonar são variáveis e não são usados para identificar a morfologia atrial.

■ Laço *(Loop)* Ventricular

A curvatura normal para a direita do tubo cardíaco primitivo coloca o ventrículo direito morfológico no lado direito do coração. Esta curvatura à direita é chamada de *loop* D (D = dextro, direito). Se o tubo cardíaco primitivo curvar-se para a esquerda, o resultado é chamado de *loop* L (L = levo, esquerda), na qual o ventrículo direito morfológico está localizado no lado esquerdo do coração. Um coração com o ventrículo direito morfológico do lado esquerdo apresenta um *loop* L ventricular. Em *situs solitus*, um *loop* D é normal e em *situs inversus* um *loop* L é normal.

Conexões atrioventriculares podem ser concordantes ou discordantes. Normalmente, nas conexões atrioventriculares concordantes o átrio direito está conectado com o ventrículo direito e o átrio esquerdo com o ventrículo esquerdo. As valvas atrioventriculares permanecem com seus respectivos ventrículos, independente do tipo do *loop* ventricular. A valva mitral faz parte do ventrículo esquerdo e a valva tricúspide faz parte do ventrículo direito, exceto em pacientes com ventrículo de entrada dupla. A identificação da morfologia ventricular indica o tipo de valvas atrioventriculares nos ventrículos.

Conexões atrioventriculares discordantes vão do átrio direito para o ventrículo esquerdo e do átrio esquerdo para o ventrículo direito. TGA corrigida congênita é um exemplo de uma anomalia com discordância atrioventricular.

■ Relações entre as Grandes Artérias

Imagens transaxiais na base do coração definem claramente a relação normal da artéria pulmonar anterior à esquerda da aorta. Estas imagens também identificam conexões ventriculoarteriais: o tipo concordante (aorta conectada ao ventrículo esquerdo e artéria pulmonar conectada ao ventrículo direito) e discordante (aorta conectada ao ventrículo direito e artéria pulmonar conectada ao ventrículo esquerdo).

TGA completa é um exemplo de concordância atrioventricular e discordância ventrículo-arterial. TGA corrigida é um exemplo da discordância atrioventricular e ventrículo-arterial. Dupla discordância resulta em sangue fluindo num padrão serial normal, pela circulação pulmonar e sistêmica.

■ Anormalidades das Conexões Atrioventriculares

Conexões Atrioventriculares Discordantes

O átrio direito conecta-se ao ventrículo esquerdo e o átrio esquerdo conecta-se ao ventrículo direito, constituindo conexões discordantes, em transposição corrigida (ver Figs. 35-34 e 35-37). Uma das anomalias mais freqüentes em pacientes com *situs inversus* é a transposição corrigida. Nesta anomalia, o átrio direito anatômico (situado à esquerda da linha mediana) conecta-se discordantemente ao ventrículo esquerdo e o átrio esquerdo anatômico (situado à direita da linha mediana) conecta-se ao ventrículo direito. Imagem-espelho *(mirror-image)* de dextrocardia ocorre com a inversão do *situs*. Em contraste, dextrocardia isolada consiste de *situs solitus* com ápice cardíaco à direita (ver Fig. 35-37).

Ventrículo com Entrada Dupla (Ventrículo Único; Coração Univentricular)

Esta anomalia complexa consiste de um ventrículo de tamanho adequado e um ventrículo rudimentar. O tipo mais freqüente é o ventrículo esquerdo de entrada dupla: ambas as valvas atrioventriculares conectam-se ao ventrículo esquerdo morfológico. O ventrículo esquerdo aumentado está anexado a uma saída do ventrículo direito rudimentar via forame bulboventricular (Fig. 35-38). Em algumas circunstâncias, l-TGA é uma anomalia associada.

Cine-RM pode fornecer um conjunto de imagens diastólicas final e de imagens sistólico-final abrangendo todo o coração; conseqüentemente, é o método ideal

ANÁLISE DE DOENÇA CARDÍACA CONGÊNITA COMPLEXA USANDO RM: ABORDAGEM SEGMENTAR   769

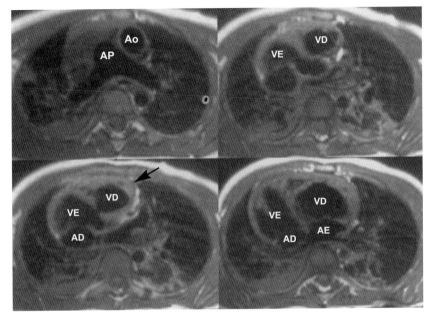

FIG. 35-37. *Situs solitus* com transposição corrigida e dextrocardia isolada. Imagens *spin*-eco axiais arrumadas do cranial (**superior esquerda**) para o caudal (**inferior direita**). O átrio direito *(AD)* está à direita e o átrio esquerdo *(AE)* está à esquerda, indicando *situs solitus*. O ventrículo direito *(VD)* está posicionado à esquerda do ventrículo esquerdo *(VE)*. A aorta *(Ao)* posicionada anteriormente e à esquerda da artéria pulmonar *(AP)*. Observe o *conus (seta)* e faixa moderadora no ventrículo do lado esquerdo, indicando estar um ventrículo direito morfológico num loop L ventricular. Então, este arranjo de conexões é um *situs solitus*, *loop* L ventricular, transposição em I, que constitui um TGA corrigido. O ápice cardíaco está à direita, o que indica dextrocardia isolada.

para quantificar os volumes, massa e função do ventrículo dominante e do rudimentar. Dados volumétricos podem ser essenciais para o planejamento cirúrgico (procedimento de Fontan *versus* reparo de dois ventrículos).

Atresia da Válvula Atrioventricular

Ambas as valvas tricúspide ou mitral podem apresentar atresia; a atresia tricúspide é a mais comum. Esta atresia é associada com d-TGA em quase 50% dos pacientes. Também é associada freqüentemente à estenose pulmonar valvular ou subvalvular ou à atresia. Invariavelmente o ventrículo direito é hipoplásico. Imagens RM transaxiais demonstram uma barra de músculo e gordura através da entrada atrioventricular do ventrículo direito (Fig. 35-39). Ambas as imagens *spin*-eco e cine-RM mostram o grau de hipoplasia do ventrículo direito, comunicação interatrial, VSD e conexões ventriculoarteriais. Em alguns casos, uma

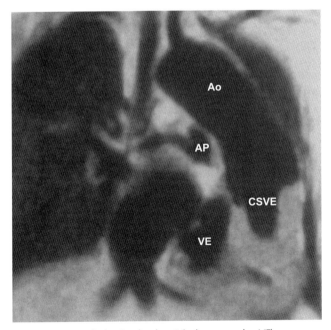

FIG. 35-38. Ventrículo simples (ventrículo esquerdo; *VE*) com entrada dupla com pequena câmara de saída ventricular esquerda *(CSVE)*. Note que a aorta *(Ao)* está à esquerda, indicando I-TGA. Há atresia pulmonar com reconstituição distal da artéria pulmonar *(AP)*.

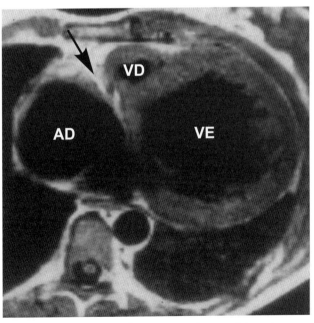

FIG. 35-39. Atresia tricúspide. Imagem *spin*-eco axial mostra uma faixa de gordura e músculo *(seta)* separando o átrio direito *(AD)* do ventrículo direito hipoplásico *(VD)*. O ventrículo esquerdo *(VE)* está aumentado.

membrana separa o átrio direito do ventrículo direito (válvula tricúspide não perfurada). As aberturas septais ventriculares e atriais permitem que o sangue venoso sistêmico flua para os ventrículos.

RM, geralmente, é usada para avaliar a atresia tricúspide após vários estágios de correções cirúrgicas. Imagens RM *spin*-eco e angio-RM 3D, com contraste, são eficientes para mostrar a anatomia da anastomose de Glenn (Fig. 35-40), o procedimento de Fontan e o estado das artérias pulmonares centrais (Fig. 35-41). Cine-RM VEC pode ser usada para quantificar fluxo sanguíneo no *shunt* de Glenn (veia cava superior), conduíte de Fontan (veia cava inferior para conduíte da artéria pulmonar) e artérias pulmonares.

■ Malformação Ebstein

Malformação Ebstein é uma anormalidade primária da valva tricúspide, em que o folheto anterior e o septal da valva aderem à parede do ventrículo direito. Os folhetos tornam-se livres a uma distância variável, numa localização mais apical do que a usual, fazendo com que o orifício da valva tricúspide seja deslocado para o ápice. O anel atrioventricular direito ainda define a margem do ventrículo direito anatômico; entretanto, porque o orifício da valva está mais apical do que de costume, a parte funcional do ventrículo direito está truncada. A porção do ventrículo direito que é basal para o orifício da valva torna-se "atrializada". Isto significa que o ventrículo funciona mais como parte do átrio do que como ventrículo direito. A porção

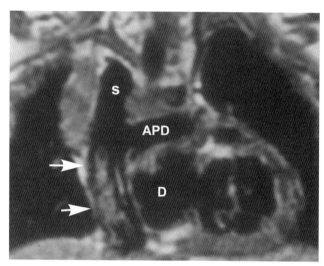

FIG. 35-41. Procedimento de Fontan, tipo extra-atrial. Imagem *spin*-eco coronal mostra o conduíte *(setas)* entre a veia cava inferior e a artéria pulmonar direita *(APD)*. A veia cava superior *(S)* está conectada com a parte superior da artéria pulmonar direita (anastomose de Glenn). O conduíte está localizado lateral ao átrio direito *(D)*, portanto a conotação extra-atrial de Fontan.

"atrializada" do ventrículo direito tem parede fina e não é trabeculada, e pode vir a ficar dilatada. Esta anomalia quase sempre é associada ao CIA.

RM pode demonstrar a posição da valva tricúspide (Fig. 35-42), e cine-RM pode ser usada para quantificar o tamanho da câmara e a fração de ejeção do ventrículo direito funcional. Cine-RM também demonstra falha de sinal sistólico projetada no átrio direito, indicando regurgitação tricúspide, o que está invariavelmente presente nesta anomalia.

■ Síndrome do Coração Esquerdo Hipoplásico

O termo *Síndrome do coração esquerdo hipoplásico* refere-se a várias diferentes anomalias, todas as quais levam ao subdesenvolvimento do ventrículo esquerdo. Geralmente, é causada por estenose aórtica ou atresia, estenose mitral ou atresia, ou ambas. Como na atresia tricúspide, o grau de hipoplasia ventricular varia, dependendo da localização e da gravidade da obstrução. Por exemplo, em atresia mitral sem uma grande CIA e CIV, o ventrículo esquerdo pode ser uma pequena massa de músculo sem lume visível (Fig. 35-43). Por outro lado, se a válvula mitral está patente e o problema primário é uma das hipoplasias valvulares aórticas, o ventrículo esquerdo pode estar normal em tamanho e hipertrofiado. Em todos os casos, o átrio direito tende a estar aumentado e o ventrículo direito a estar dilatado e hipertrofiado. A RM axial pode, prontamente, mostrar o aumento da câmara e hipertrofia ventricular.

Na maioria dos casos de síndrome hipoplásica do coração esquerdo, pouco sangue flui pela aorta ascendente. O sangue tende a fluir da artéria pulmonar pelo *ductus arteriosus* até a aorta, e depois, em retrocesso, para

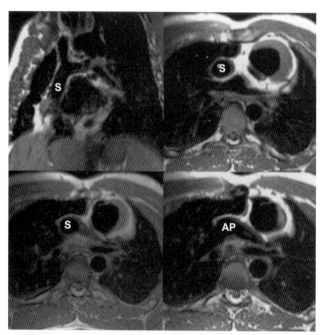

FIG. 35-40. *Shunt* de Glenn. Imagens *spin*-eco coronal (**superior esquerda**) e axial arrumadas do cranial (**superior direita**) para o caudal (**inferior direita**). A veia cava superior *(S)* é conectada à artéria pulmonar direita, com fluxo para ambas as artérias pulmonares (*shunt* de Glenn bidirecional).

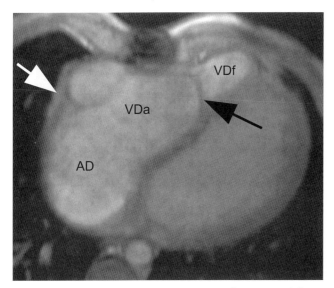

FIG. 35-42. Anomalia de Ebstein. Imagem gradiente-eco axial mostra que os ligamentos dos folhetos septais *(seta preta)* da valva tricúspide estão deslocados para o ventrículo direito. O nível do anel tricúspide *(seta branca)* é o local normal de ligação. Câmaras do lado direito estão aumentadas por causa da regurgitação tricúspide. *AD*, átrio direito; *VDa*, ventrículo direito atrializado; *VDf*, ventrículo direito funcional.

a raiz da aorta para suprir as artérias coronárias. Como resultado, a aorta ascendente é, geralmente, muito pequena e a artéria pulmonar principal, que recebe a maior parte da ejeção do coração, é muito grande. Os diâmetros das grandes artérias são claramente definidos nas imagens RM axiais.

Síndrome hipoplásica do coração esquerdo é tratada com o procedimento Norwood, no qual o grande ventrículo direito é forçado a bombear sangue para a circulação sistêmica. Consegue-se isto seccionando *(severing)* a artéria pulmonar principal e procedendo a anastomose do coto proximal da artéria pulmonar com a aorta ascendente. A circulação pulmonar é restabelecida, uma vez que o sangue sistêmico é direcionado para a circulação pulmonar, inicialmente, por um *shunt* sistêmico-pulmonar e depois com o procedimento Fontan. Um papel importante da RM nesta síndrome é a avaliação morfológica e funcional dos vários estágios do procedimento Norwood.

■ Conexão Venosa Pulmonar totalmente Anômala

No embrião, as veias pulmonares crescem do botão pulmonar embrionário e se juntam para formar uma confluência, que normalmente é incorporada à parede posterior do átrio esquerdo. Entretanto, se esta confluência ligar-se ao sistema circulatório em outro lugar, uma situação é criada em que todo o retorno venoso pulmonar fica anormal: conexão venosa pulmonar totalmente anômala (CVPTA). Geralmente é classificada dependendo da localização da inserção venosa. Pode ser supracardíaca (tipo I), na qual a confluência venosa pulmonar geralmente drena para a veia cava superior ou para uma "veia vertical" anômala à esquerda que, em retorno, drena para a veia braquiocefálica esquerda. CVPTA ao nível cardíaco (tipo II) geralmente drena para o átrio direito. No tipo III, a confluência venosa pulmonar drena abaixo do diafragma para dentro da veia cava inferior ou do sistema venoso portal. Enquanto as veias pulmonares passam abaixo do diafragma, a obstrução do fluxo freqüentemente resulta em hipertensão venosa pulmonar.

A RM mostrou-se altamente precisa para o diagnóstico da conexão venosa pulmonar anômala. A CVPTA pode ser diagnosticada quando a RM demonstra que nenhuma veia pulmonar está drenando para o átrio esquerdo. RM tricúspide e angio-RM acentuada por contraste de gadolínio podem demonstrar a localização da conexão anômala junto com aumento da veia cava superior ou *sinus* coronário, ou a presença de veia pulmonar comum posterior ou, ainda, sobre o átrio esquerdo.

■ Anormalidades do *Situs*

As estruturas abdominais à direita e estruturas torácicas geralmente estão do mesmo lado do átrio direito morfológico, bem como os órgãos do lado esquerdo geralmente estão do mesmo lado do átrio esquerdo morfológico. Num desenvolvimento anômalo, no qual ambos os átrios têm os mesmos aspectos morfológicos de um átrio direito (isomerismo do átrio direito), as estruturas viscerais e torácicas tendem a estar do lado direito. Do mesmo modo que o átrio esquerdo bilateral (isomerismo do átrio esquerdo) está associado com estruturas viscerais torácicas bilaterais à esquerda.

Os brônquios e as artérias pulmonares têm uma relação característica em síndromes de isomerismo. Em isomerismo do átrio direito (AD), ambos os pulmões geralmente têm três lobos e ambos os brônquios têm o padrão do brônquio direito – ou seja, a artéria pulmonar

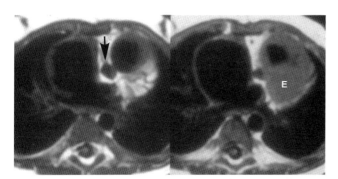

FIG. 35-43. Síndrome hipoplásica do coração pequeno. Imagens *spin*-eco axiais demonstram a aorta ascendente gravemente hipoplásica *(seta)* e falta de cavitação do ventrículo esquerdo *(E)* no nível à mostra.

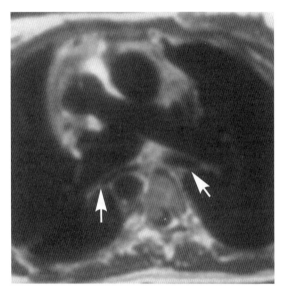

FIG. 35-44. Isomerismo à direita. Imagem *spin*-eco axial ao nível do brônquio principal *(setas)* mostra que ambas as artérias pulmonares estão situadas ventralmente ao brônquio.

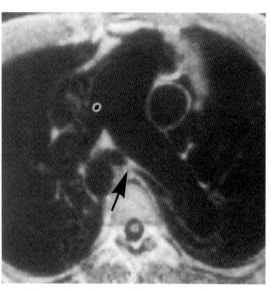

FIG. 35-45. Isomerismo à esquerda. Imagem *spin*-eco axial ao nível da carina *(seta)*. Ambas as artérias pulmonares seguem acima do brônquio principal.

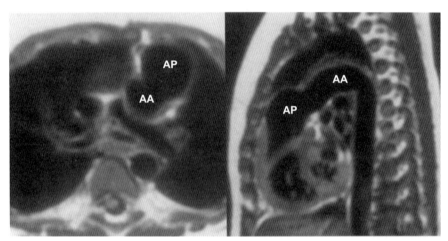

FIG. 35-46. Procedimento de Norwood. Imagens *spin*-eco axial (**esquerda**) e sagital (**direita**) mostram a anastomose da artéria pulmonar proximal *(AP)* para a aorta ascendente *(AA)*. Vista sagital mostra artéria pulmonar *(AP)* conectada à aorta ascendente *(AA)* distal reconstruída e arco. O fluxo sanguíneo para artéria pulmonar distal é reconstituído com um *shunt* central (não está à mostra).

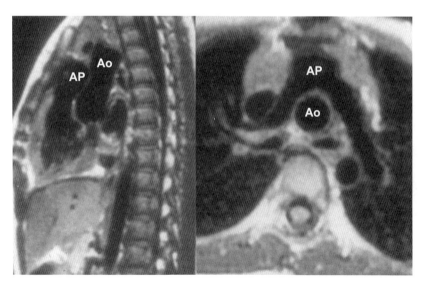

FIG. 35-47. Procedimento de Jatene. Imagens *spin*-eco nos planos sagital (**esquerda**) e axial (**direita**) mostram a correção arterial. A aorta *(Ao)* acima da anastomose está situada entre as artérias pulmonares direita e esquerda. Esta posição pode causar estreitamento do ramo das artérias pulmonares. *AP*, artéria pulmonar.

corre na frente e abaixo do brônquio principal (um tipo de brônquio conhecido como um brônquio epiarterial) (Fig. 35-44). Freqüentemente, o isomerismo do lado direito está associado com a síndrome de asplenia. O fígado é grande e cruza a linha mediana, e com freqüência o baço está ausente.

Em isomerismo à esquerda, ambos os pulmões têm dois lobos e ambas as artérias pulmonares, direita e esquerda, passam sobre seus respectivos brônquios. Este tipo de padrão brônquico é conhecido por hipoarterial porque o brônquio passa abaixo da artéria pulmonar (Fig. 35-45). Isomerismo à esquerda está associado à síndrome de poliesplenia, caracterizada por múltiplos baços. A veia cava inferior freqüentemente está interrompida pela continuação da veia ázigo.

Imagens RM coronal e transaxial são muito eficientes ao mostrar a anatomia das artérias pulmonares de modo a estabelecer o diagnóstico de isomerismo. RM também define claramente a anatomia sistêmica venosa pulmonar e a morfologia dos apêndices atriais.

■ Avaliação Pós-Operatória

A RM é excelente para a avaliação pós-operatória de doenças cardíacas congênitas. O grande campo de visão permite a demonstração efetiva de reparos complexos usados para corrigir lesões complexas.

Angio-RM 3D acentuada por contraste e imagens tomográficas demonstram anastomoses cirúrgicas conduítes e *shunts*. Além disso, o conjunto de dados em 3D disponíveis nas imagens contíguas de cine-RM, em múltiplas fases do ciclo cardíaco, permite quantificar, com precisão, os volumes ventriculares direito e esquerdo, massa e função. Uma vez que a cine-RM tem alta possibilidade de reprodução em estudos cruzados, é a melhor técnica disponível para monitoramento seqüencial dos volumes ventriculares, massa e função pós-cirúrgicas.

Spin-eco e ARM 3D acentuada por contraste têm demonstrado a anatomia de reparos complexos como o procedimento de Norwood para coração esquerdo hipoplásico (Fig. 35-46); procedimento de Jatene (transposição arterial – *arterial switch*) para TGA (Fig. 35-47); procedimento de Fontan para ventrículo único funcional (ver Fig. 35-41); procedimento de Rastelli para atresia pulmonar (Fig. 35-48); e vários reparos da tetralogia de Fallot (ver Figs. 35-1 e 35-48).

Cine-RM VEC é empregada para quantificar o volume e a fração da regurgitação pulmonar (ver Fig. 35-2), fluxo do volume por vários componentes no reparo de Fontan e fluxo diferencial nas artérias pulmonares centrais (ver Fig. 35-25). Após vários procedimentos cirúrgi-

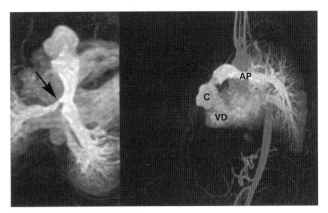

FIG. 35-48. Procedimento de Rastelli. ARM 3D acentuada por contraste em planos axial oblíquo (**esquerdo**) e sagital (**direito**) mostra um conduíte *(C)* entre o ventrículo direito *(VD)* e a artéria pulmonar *(AP)*. O plano axial oblíquo demonstra uma estenose *(seta)* da artéria pulmonar direita.

cos em doença congênita do coração cianótico, estenose residual das artérias pulmonares centrais é freqüente. Cine-RM VEC pode ser usada para demonstrar disparidade do fluxo entre as artérias pulmonares direita e esquerda e mudança depois de angioplastia.

LEITURAS SELECIONADAS

Araoz PA, Reddy GP, Higgins CB. Congenital heart disease: morphology and function. In: Higgins CB, de Roos A (eds). MRI and MRA of Cardiovascular System. Philadelphia: Lippincott Williams & Wilkins, 2002:302.

Donnelly LF, Higgins CB. MR imaging of conotruncal abnormalities. AJR Am J Roentgenol 1996;166:925-928.

Fogel MA, Hubbard AM, Fellows KE, et al. MRI for physiology and function in congenital heart disease; functional assessment of the heart preoperatively and postoperatively. Semin Roentgenol 1998;33:239.

Higgins CB, Silverman NH, Kersting-Sommerhof BA, Schmidt K. Congenital Heart Disease: Echocardiography and Magnetic Resonance Imaging. New York: Raven Press, 1990.

Kilner PJ. Adult congenital heart disease. In: Higgins CB, de Roos A, eds. MRI and MRA of Cardiovascular System. Philadelphia: Lippincott Williams & Wilkins, 2002:353.

Reddy GP, Higgins CB. Congenital heart disease: measuring physiology with MM. Semin Roentgenol 1998;33:228.

Roest AAW, Helbing WA, van der Wall EE, de Roos A. Postoperative functional evaluation of congenital heart disease. In: Higgins CB, de Roos A (eds). MRI and MRA of Cardiovascular System. Philadelphia: Lippincott Williams & Wilkins, 2002:339.

CAPÍTULO 36

RESSONÂNCIA MAGNÉTICA DA DOENÇA CARDÍACA ISQUÊMICA

CHARLES B. HIGGINS

As avaliações da doença cardíaca isquêmica por técnicas de imagens não-invasivas comumente envolvem imagens nucleares e ecocardiograma no diagnóstico inicial, monitoramento e avaliação da gravidade da doença. Angiografia coronária tem sido utilizada na definição precisa de estenose arterial coronariana e para guiar intervenções terapêuticas. Nas duas primeiras décadas de imagem por ressonância magnética (RM) cardiovascular, sua aplicação em doença cardíaca isquêmica foi muito pequena. Entretanto, com a introdução de aparelhos de RM adaptados para imagens cardiovasculares, a capacidade de compreensão da avaliação da doença cardíaca isquêmica foi demonstrada.

Para se atingir esta compreensão é necessário seguir os seguintes passos:

1. Detectar e avaliar a gravidade da doença cardíaca isquêmica.
2. Definir a anatomia coronariana.
3. Avaliar e monitorar a revascularidade miocárdica
4. Determinar a viabilidade miocárdica.
5. Demonstrar complicações do infarto do miocárdio.

Analisaremos o papel da RM na realização destas tarefas. A avaliação da doença cardíaca isquêmica por RM permanece tecnicamente complexa por causa da numerosa aquisição de seqüências usadas para conseguir uma avaliação abrangente. As várias seqüências serão descritas resumidamente em relação às tarefas específicas.

DETECÇÃO DA DOENÇA CARDÍACA ISQUÊMICA

■ Estresse Funcional

Estresse farmacológico é utilizado para induzir uma contração regional anormal como um indicador funcional de uma estenose arterial coronariana hemodinamicamente significativa. Este é o método utilizado para identificar

doença cardíaca isquêmica pelo ecocardiograma. O estresse farmacológico geralmente é obtido por uma infusão de dobutamina. A dose é gradualmente aumentada para simular um estresse intermediário ($20\ \mu g/kg/min$) e depois um pico ($40\ \mu g/kg/min$). Um nível máximo de estresse deve atingir uma freqüência cardíaca igual a 85% da taxa máxima determinada para a idade. A atropina pode ser administrada para o alcance desta freqüência.

Cine-RM é realizada no plano de eixo-curto, em múltiplos níveis, e num dos planos de eixo-longo no estado basal *(base line)*, em estresse intermediário, e em estresse de pico usando-se uma seqüência *balanced steady-state free precession* (variavelmente chamada pelos fabricantes como *balanced fast field eco [balanced FFE] true FISP, ou FIESTA)*. Com estas seqüências, imagens cine-RM consistindo de 16 a 40 fases podem ser adquiridas em três localizações anatômicas, prendendo a respiração por 10 a 20 segundos (Fig. 36-1).

Para a análise, o ventrículo esquerdo, como mostrado nas imagens de múltiplos eixos-curtos e uma imagem de eixo-longo vertical, é dividido em 17 segmentos, de acordo com o consenso do protocolo da *American Heart Association*. Disfunção ventricular esquerda durante o estresse é indicada por um decréscimo segmentar no espessamento da parede, movimento da parede ou ambos (Fig. 36-2). A especificidade e sensibilidade para detectar estenose isquêmica significativa (redução do diâmetro luminal maior que 50%) da artéria coronariana servindo o segmento disfuncional é de cerca de 85%. Este nível de precisão diagnóstica é equivalente ao estresse ecocardiográfico.

■ Estresse da Perfusão

Estresse farmacológico é usado para evocar um déficit de perfusão no miocárdio suprido por uma artéria coronariana com estenose isquêmica significativa. Os agentes farmacológicos utilizados são dipiridamol e adenosina. Imagens de RM são adquiridas em plano de eixos-curtos, em três a cinco níveis anatômicos, durante a primeira passagem do quelato de gadolínio injetado na veia (0,03 a 0,05

DETECÇÃO DA DOENÇA CARDÍACA ISQUÊMICA

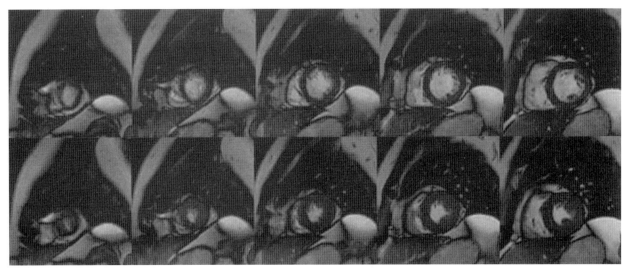

FIG. 36-1. Imagens cine-RM diastólico-final (**em cima**) e sistólico-final (**embaixo**) no eixo curto estendendo-se do ápice (**esquerda**) para a base (**direita**) dos ventrículos.

mmol/kg; Fig. 36-3). Uma recuperação de saturação ou recuperação inversa na seqüência do *fast gradiente-eco* é usada para diminuir o sinal do miocárdio antes da chegada do contraste. As imagens, em cada nível anatômico, são adquiridas numa taxa de cerca de 1 por segundo, durante 30 segundos. Um déficit de perfusão regional geralmente é visível (ver Figs. 36-3 e 36-4). O defeito pode ser subendocárdico ou quase transmural. Análise quantitativa da curva de intensidade-tempo regional durante a passagem inicial do contraste pode melhorar a precisão do diagnóstico. O primeiro parâmetro discriminatório é a subida máxima da curva.

As especificidade e sensibilidade para identificar estenose hemodinâmica significativa são de cerca de 85%. A precisão diagnóstica de imagem da perfusão por RM foi definida como igual ou melhor do que *single photon emission tomography* (SPECT) e *positron emission tomography* (PET). Entretanto, as experiências com imagem

DIASTÓLICO FINAL

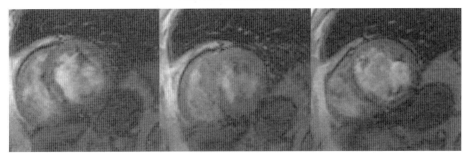

SISTÓLICO FINAL

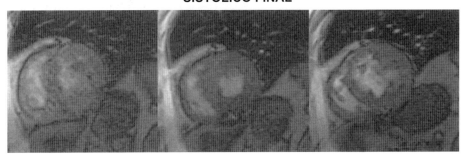

FIG. 36-2. Imagens diastólico-final e sistólico-final num nível anatômico simples em estado basal (**esquerda**) e durante estresse induzido intermediário (**centro**) e de pico (**direita**) por infusão de dobutamina. No pico do estresse há uma redução grave no espessamento da parede e no movimento da parede na região ântero-septal do ventrículo esquerdo. (Cortesia de Gregory Hundley, M.D., Winston-Salem, NC.)

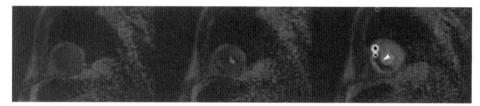

FIG. 36-3. Imagens de eixo curto de inversão-recuperação antes (**esquerda**) e depois da chegada do quelato de gadolínio na cavidade ventricular esquerda (**centro**) e miocárdio (**direita**) demonstrando um grande déficit de perfusão transmural no septo ventricular *(ponta de seta)*.

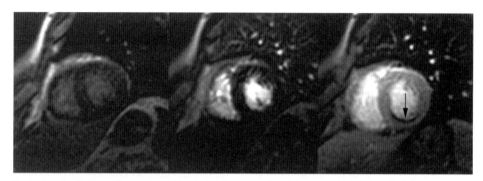

FIG. 36-4. Imagens de eixo curto de inversão-recuperação em várias tomadas de tempo depois da administração de quelato de gadolínio demonstram um déficit de perfusão subendocárdica *(seta)* na parede posterior do ventrículo esquerdo. (Cortesia de Scott Flamm, M.D., Houston, TX.)

da perfusão por RM foram limitadas, assim as comparações com as outras duas técnicas devem ser consideradas, ainda, como tentativas. Uma vantagem esperada da imagem de perfusão por RM é maior sensibilidade na detecção de pequenos déficits de perfusão subendocárdica (ver Fig. 36-4) e para demonstrar doença tricoronária com isquemia miocárdica difusa (Fig. 36-5).

■ Reserva de Fluxo Coronário

Cine-RM velocidade-codificada (VEC; contraste de fase) pode ser usada para medir a velocidade e volume do fluxo de grandes artérias coronárias individuais. Geralmente, é realizada com uma versão desta seqüência na qual se prende a respiração. Esta seqüência fornece um par de imagens de aproximadamente 12 a 16 fases do ciclo cardíaco. O par consiste de imagens de magnitude e fase adquiridas perpendicularmente à direção do fluxo sanguíneo (Fig. 36-6). Um *set* de imagens é adquirido em estado basal e de vasodilatação induzida por dipiridamol ou adenosina. Com estas imagens, o pico de velocidade do fluxo pode ser calculado em cada estado (ver Fig. 36-6). Reserva de fluxo coronário é a razão entre o fluxo máximo e o fluxo basal. Um valor normal é considerado como uma proporção maior do que 2,3 a 2,5. Na presença de estenose hemodinamicamente significativa (redução do diâmetro luminal maior que 50%), é menor do que 2,3.

Esta técnica pode ser usada para demonstrar a estenose hemodinâmica antes do tratamento. Depois da colocação do *stent*, a medição da reserva do fluxo coronário com RM pode ser usada para monitorar o *status* funcional coronário, com a finalidade de detectar recorrência da estenose.

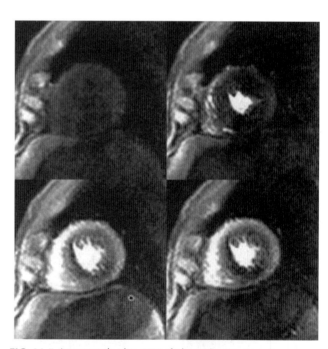

FIG. 36-5. Imagens de eixo-curto de inversão-recuperação, realizadas antes e com três intervalos de tempo, depois da chegada do quelato de gadolínio no ventrículo esquerdo mostram déficit de perfusão por toda a circunferência do miocárdio, indicando a semelhança com a doença tricoronária. (Cortesia de Hajime Sakuma, M.D., Mie, Japão.)

ANATOMIA CORONÁRIA

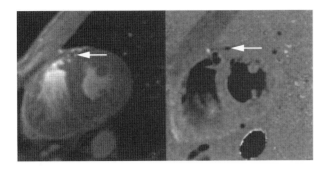

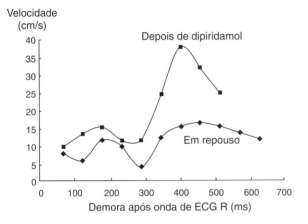

Curva de velocidade do fluxo sangüíneo

FIG. 36-6. Em cima. Cine-RM com velocidade-codificada no plano de eixo-curto consistindo em imagens de magnitude (**esquerda**) e fase (**direita**). Estas imagens, adquiridas em 16 fases do ciclo cardíaco, podem ser usadas na averiguação do fluxo e velocidade de fluxo na artéria coronária descendente anterior esquerda *(seta)*. **Embaixo.** O gráfico mostra a velocidade *versus* a curva de tempo da velocidade de fluxo arterial coronário descendente anterior esquerdo nos estado basal e no estado dilatado, provocado por dipiridamol.

Fluxo coronário anormal e reserva de fluxo podem ocorrer em doenças vasculares e do miocárdio, na ausência de uma estenose das artérias coronarianas epicárdicas. Cine-RM VEC pode ser usada para medir a média do fluxo para o miocárdio ventricular esquerdo averiguando o fluxo no *sinus* coronário. Cerca de 90% do fluxo para o miocárdio ventricular esquerdo é conduzido pelo *sinus* coronário. Uma vez que o fluxo coronário total é proporcional à massa do ventrículo esquerdo, o fluxo coronário total é normalizado levando em consideração a massa do ventrículo esquerdo para expressar o fluxo do miocárdio em mL/min/g. A massa ventricular esquerda é medida com uma pilha de imagens cine-RM circundando todo o ventrículo esquerdo. Para calcular a reserva de fluxo coronário as imagens VEC são adquiridas no estado basal e de vasodilatação. Uma reserva de fluxo coronário anormalmente baixa já foi mostrada por este método, em pacientes submetidos a transplante de coração, com cardiomiopatia hipertrófica e cardiomiopatia dilatada.

ANATOMIA CORONÁRIA

Uma série de técnicas de RM foi explorada com a finalidade de demonstrar a anatomia da artéria coronariana. Estas incluíram técnicas de aquisição em 2 e 3 dimensões (2D e 3D); técnicas com a respiração presa e solta e seqüências de RM de sangue branco e sangue preto. Nenhuma técnica se mostrou totalmente adequada, de modo que muitos experimentos com várias técnicas de imagem continuam sendo realizados. Atualmente, 3D, técnicas de respiração solta com compensação respiratória parecem ser mais eficientes. Os dados de 3D usados na reconstrução das artérias coronarianas estão restritos a um pequeno período do ciclo cardíaco (cerca de 50 m/s) quando tem pouco movimento respiratório. O movimento diafragmático é monitorado (eco navegador) para minimizar o efeito da excursão respiratória do coração, e utiliza-se apenas cerca de 10% dos movimentos mais rasos do diafragma. A conspicuidade das artérias coronarianas é aumentada utilizando-se vários pré-pulsos que reduzem o sinal da gordura circundante e do tecido do miocárdio.

Em situações otimizadas, imagens impressionantes das artérias coronarianas podem ser produzidas usando-se volumes restritos selecionados, ao longo do curso previsível da artéria coronariana principal, ou mais recentemente, através da angio-RM coronariana de todo o coração (*whole-heart coronary* MRA) (Fig. 36-7). Entretanto, a sensibilidade e a especificidade para demonstrar

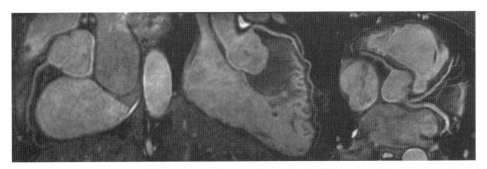

FIG. 36-7. Angio-RM das artérias coronarianas, direita e esquerda, usando seqüência FFE em equilíbrio circundando todo o coração. (Cortesia de Oliver Weber, PhD San Francisco, CA.)

estenose hemodinamicamente significativa (estreitamento luminal maior que 50%) continua marginal na aplicação clínica de rotina. A sensibilidade e especificidade da angio-RM, para este objetivo, são de cerca de 90 e 50%, respectivamente. Entretanto, angio-RM coronariana apresenta uma boa precisão diagnóstica na identificação das principais estenoses, à esquerda, e doença tricoronariana. Importante dizer que, uma angio-RM coronariana normal tem quase 100% de valor prognóstico negativo para as principais estenoses, à esquerda, e as doenças tricoronarianas.

AVALIAÇÃO DA REVASCULARIDADE DO MIOCÁRDIO

As técnicas de RM podem ser utilizadas para demonstrar a morfologia e o fluxo sanguíneo nos conduítes de revascularidade, na artéria mamária interna e nas veias safenas transplantadas. Realce de contraste ARM 3D, enquanto a respiração está presa, pode demonstrar a estenose no conduíte. A estenose hemodinamicamente significativa pode ser avaliada com o uso do cine-RM VEC (contraste de fase) pela aquisição em plano perpendicular ao eixo-longo (direção do fluxo) do conduíte. Conduítes de revascularidade sem estenose, similares às artérias coronarianas normais, podem mostrar pico de fluxo diastólico maior, se comparados ao fluxo sistólico (fluxo diastólico/fluxo sistólico é maior do que 1). Conduítes com estenose têm um fluxo sistólico maior (fluxo diastólico/fluxo sistólico menor do que 1) ou essencialmente padrões de fluxo não pulsáteis. Fluxo basal e reserva de fluxo coronário também foram encontrados menores em conduítes com estenose significativa. Entretanto, o fluxo basal é altamente influenciado pelo *status* do leito vascular miocárdico servido *(subserved)* por um *bypass* e várias anastomoses distais. Freqüentemente, reserva de fluxo coronário é menor do que 2 mesmo em conduítes sem estenose, desde que as artérias coronarianas nativas distais não estejam normais.

VIABILIDADE MIOCÁRDICA

Existem duas abordagens, usando-se RM, para determinar viabilidade miocárdica regional depois de lesão isquêmica. Uma abordagem sonda a reserva contrátil de um segmento disfuncional do ventrículo esquerdo usando uma dose baixa do agonista beta-adrenérgico, dobutamina (5 a 10 μg/kg/min). Cine-RM realizada no estado basal mostra segmentos do ventrículo esquerdo com disfunção contrátil, comumente grave hipocinese ou acinese, que levanta a questão da viabilidade residual nos segmentos. Com estimulação de uma dose baixa de dobutamina, segmentos compostos de miocárdio bastante viável demonstram melhora no movimento e espessamento da parede (mais de 2 mm) durante a sístole. Um sinal adicional de um segmento com viabilidade residual é espessamento de parede no final da diástole, maior do que 5,5 mm.

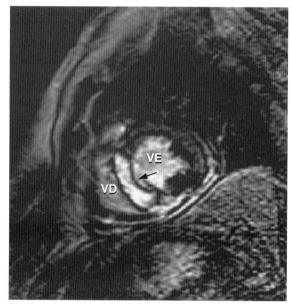

FIG. 36-8. Imagem gradiente-eco com inversão-recuperação no plano de eixo-curto usando um tempo de inversão que atenua o sinal do miocárdio normal. A imagem foi adquirida 15 minutos depois da administração intravenosa de 0,2 mmol/kg de quelato de gadolínio. Vê-se realce por contraste demorado (persistente) de um infarto do miocárdio septal *(seta)*. *VE*, ventrículo esquerdo; *VD*, ventrículo direito.

Outra abordagem para a avaliação da viabilidade é o realce por contraste demorado *(delayed contrast-enhancement)*. Esta técnica emprega uma seqüência de gradiente-eco com inversão-recuperação com um tempo estabelecido de inversão para atenuar o sinal de miocárdio normal em 10 a 15 minutos depois da administração média de contraste. Num tempo de 10 a 15 minutos depois da administração intravenosa de 0,2 mmol/kg de quelato de gadolínio, a seqüência de RM é realizada. Neste tempo, o contraste no miocárdio viável é substancialmente *(cleared)* limpo, porém o miocárdio inviável

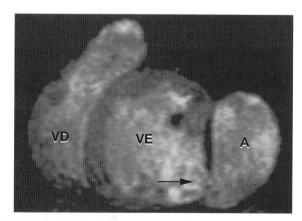

FIG. 36-9. Imagem gradiente-eco num plano coronal oblíquo mostra um aneurisma falso, de grande proporção, na parede póstero-lateral do ventrículo esquerdo. Um *ostium* estreito *(seta)* conecta o aneurisma à câmara de ventrículo esquerdo. *A*, pseudo-aneurisma; *VE*, ventrículo esquerdo; *VD*, ventrículo direito.

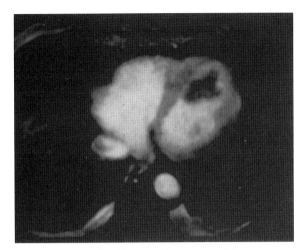

FIG. 36-10. Imagem cine-RM num plano transaxial mostra um trombo mural no local de um infarto miocárdico ântero-apical.

(necrosado ou fibrosado) mostra o realce por contraste mais demorado (Fig. 36-8).

A determinação da viabilidade miocárdica regional é de importância clínica, uma vez que segmentos reconhecidos como inviáveis não se beneficiam da revascularização. Por outro lado, aqueles reconhecidos como viáveis demonstram melhora na função regional depois da revascularização.

COMPLICAÇÕES DO INFARTO DO MIOCÁRDIO

Imagens cine-RM ou clctrocardiograma-*gated spin*-eco podem demonstrar as complicações que podem ser causadas pelo infarto do miocárdio, tais como verdadeiro e falso aneurisma ventricular esquerdo (Fig. 36-9), trombo mural (Fig. 36-10) e regurgitação mitral devida à disfunção muscular papilar ou ruptura. RM é particularmente eficaz para demonstrar o estreitamento do *ostium* entre a câmara ventricular esquerda e o aneurisma falso (Fig. 36-9).

LEITURAS SELECIONADAS

Baer FM, Theissen P, Scheider CA, et al. Dobutamine magnetic resonance imaging predicts contractile recovery of chronically dysfunctional myocardium after successful revascularization. J Am Coll Cardiol 1998;31:1040.

Gerber BL, Garot J, Bluemke DA, et al. Accuracy of contrast-enhanced magnetic resonance imaging in predicting improvement of regional myocardial function in patients after acute myocardial infarction. Circulation 2002;106:1083.

Hundley WG, Hamilton CA, Thomas MS, et al. Utility of fast cine magnetic resonance imaging and display for the detection of myocardial ischemia in patients not well suited for second harmonic stress echocardiography. Circulation 1999;100:1697.

Kim WY, Danias PG, Stuber M, et al. Coronary magnetic resonance angiography for the detection of coronary stenosis. N Engl J Med 2001;345:1863.

Nagel E, Klein C, Paetsch I, et al. Magnetic resonance perfusion measurements for the noninvasive detection of coronary artery disease. Circulation 2003;108:432.

Romani K, Judd RM, Holy TA, et al. Contrast magnetic resonance imaging in the assessment of myocardial viability in patients with stable coronary artery disease and left ventricular dysfunction. Circulation 1998;98:2687.

Sakuma H, Higgins CB. Coronary blood flow measurements. In: Higgins CB, de Roos A, eds. MRI and MRA of the Cardiovascular System. Philadelphia: Lippincott Williams & Wilkins, 2003:284.

Sechtem U, Baer FM, Voth E, et al. Stress functional MRI: detection of ischemic heart disease and myocardial viability. J Magn Res Imag 1999;10:667.

Stuber M, Botnar RM, Kissinger KV, Manning WJ. Coronary MRA: technical approaches. In: Higgins CB, de Roos A, eds. MRI and MRA of the Cardiovascular System. Philadelphia: Lippincott Williams & Wilkins, 2003:252.

Watzinger N, Saeed M, Wendland MF, et al. Myocardial viability: magnetic resonance assessment of functional reserve and tissue characterization. J Cardiol Magn Reson 2001;3:195.

CAPÍTULO 37

TOMOGRAFIA COMPUTADORIZADA DA DOENÇA ISQUÊMICA CARDÍACA

GARY R. CAPUTO e DOUGLAS P. BOYD

A doença coronária do coração causou 515.204 mortes nos Estados Unidos no ano 2000 e é a principal causa de morte, atualmente, neste país. Cerca de 12.900.000 americanos – 6,3 milhões do sexo masculino e 6,6 milhões do sexo feminino – vivos, atualmente, têm uma história de ataque cardíaco, angina de peito, ou ambos. Estima-se que, neste ano, 1,1 milhão de americanos vão sofrer seu primeiro ataque coronário ou um ataque recorrente. Aproximadamente 515.000 destas pessoas irão morrer, sendo que cerca de 250.000 sem ser hospitalizada. Na maioria delas as mortes serão repentinas e causadas por parada cardíaca, geralmente resultantes de fibrilação ventricular.

Cerca de 7,6 milhões de americanos de 20 anos ou mais sobreviveram a um ataque do coração, e cerca de 6,6 milhões apresentam angina de peito. A prevalência de angina nesta faixa etária é maior em mulheres do que em homens. De 1990 a 2000, a taxa de mortalidade por doença coronária caiu em 25%, mas os números atuais de mortes diminuíram apenas 7,6%.

CUSTO DE DOENÇA CARDIOVASCULAR

Estima-se que o custo direto e indireto do tratamento da doença cardiovascular e de urgências cardíacas será de 351,8 bilhões de dólares em 2003, de acordo com a *American Heart Association* e o *National Heart Lung and Blood Institute* (NHLBI). Os custos com médicos e outros profissionais, da internação hospitalar e de outros serviços tais como internação em casas de apoio *(nursing homes)*, ou *home care*, medicação e atendimento médico permanente constituem os custos diretos. Os custos indiretos incluem a perda na produtividade que resulta da doença ou da morte. Isto é apenas o custo econômico; o verdadeiro custo em termos humanos é o sofrimento incalculável da perda.

A doença da artéria coronária, geralmente é silenciosa até a ocorrência de um evento maior e catastrófico. Portanto, marcadores tais como calcificação coronária, que pode indicar que uma pessoa está desenvolvendo um processo de aterosclerose coronária, ganharam importância nos últimos anos. Este capítulo revisa a sig-

nificância e fisiopatologia da calcificação coronária, os métodos correntes de imageamento disponíveis para sua descoberta, caracterização de placa vulnerável usando TC (tomografia computadorizada) e desenvolvimentos recentes em angiografia coronária por TC.

Placas complexas na camada íntima arterial das coronárias tornam-se comumente calcificadas, e a presença de cálcio foi reconhecida, por muitos anos, como um sinalizador de aterosclerose coronária. Há mais de 50 anos, Blankenhorn detectou numa série de necropsias envolvendo 89 pacientes que quase sempre a calcificação coronária estava associada com placa da íntima. Embora a calcificação seja um sinalizador confiável do processo de aterosclerose, sua presença não significa necessariamente a presença de estenose significante em local específico. Placas que apenas estreitam, mínima ou moderadamente, o lume da artéria coronariana podem ser vulneráveis e podem romper-se, produzindo oclusão trombótica.

Faixas de gordura, lesões ateroscleróticas detectáveis em seu início, podem ocorrer na primeira década de vida e sabe-se que aumentam na segunda década. Placas ateroscleróticas são compostas por massas lipídicas cobertas por uma capa fibrosa que pode afinar-se e romper-se, expondo o sangue do interior do lume ao colágeno, lipídios e células de músculos lisos da parede do vaso, levando a depósito de resíduos e ativação do sistema de coagulação em cascata, resultando, finalmente, em formação de trombo. Os trombos podem causar oclusão do vaso e infarto, ou podem se incorporar à parede do vaso como uma placa complexa, causando gradual estreitamento do lume do vaso. A calcificação comumente é associada à formação de placa complexa. A deposição de cálcio é, geralmente, mais proeminente nos segmentos arteriais coronários proximais, com deposição em porções distais ocorrendo raramente na ausência de envolvimento proximal (Fig. 37-1).

Alguns estudiosos questionam ser a prevalência de calcificação coronária dependente apenas do aumento da idade. Essa calcificação seria, sim, um sinal do proces-

DETECÇÃO DE CALCIFICAÇÃO ARTERIAL CORONÁRIA

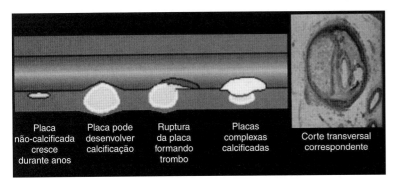

FIG. 37-1. Progressão típica do processo de aterosclerose, com placa não-calcificada evoluindo para placa complexa calcificada.

so geral de envelhecimento. Mesmo assim, uma relação direta entre a gravidade da aterosclerose coronária e a extensão da calcificação coronariana foi demonstrada em vários estudos patológicos quantitativos.

DETECÇÃO DE CALCIFICAÇÃO ARTERIAL CORONÁRIA

Radiografia simples do tórax, fluoroscopia, *single-detector helical ct* (TC helicoidal de detecção simples), *multidetector ct* (TC de multidetecção), e *electron beam ct* – (TC por feixe de elétrons – TCFE) foram usadas na detecção de calcificação na artéria coronária. Esta calcificação não é facilmente detectada em radiografia de tórax, com uma precisão de apenas 42% quando comparada à fluoroscopia, é útil somente se a calcificação coronária presente for extensa. No passado, a fluoroscopia foi amplamente utilizada na detecção de calcificação da artéria coronária. Sua sensibilidade em detectar esta calcificação, como um indicador de uma estenose hemodinâmica significativa (com redução no diâmetro de 50% ou mais), é de 40 a 79%, com uma especificidade de 52 a 95% quando comparada com angiografia. A sensibilidade da fluoroscopia com subtração digital melhorou a sensibilidade do exame fluoroscópico (92% *versus* 63%). As desvantagens da fluoroscopia incluem sua sensibilidade, que é apenas moderada; sua dependência da competência e experiência do técnico; a duração do estudo; e a quantidade de quadros necessários. Esta técnica é ainda mais limitada em conseqüência dos hábitos corporais do paciente, das estruturas anatômicas sobrepostas, e das variações nos equipamentos de imageamento. A quantificação do cálcio não é possível com a fluoroscopia, nem a distinção entre as variações intra e interobservadores, e também o filme nem sempre é obtido.

Porque o cálcio causa atenuação no feixe de Raios X, a TC é extremamente sensível na detecção da calcificação. Até anos recentes, a TC convencional tem sido limitada por causa da pobre resolução temporal, artefatos provocados por movimentos fisiológicos, média de volumes, artefatos ruins para registrar respiração e inabilidade de quantificar a extensão da placa. Estudos preliminares realizados nos anos 1980 compararam a detecção de calcificação com *scans*, em fatia simples, com TC convencional de velha geração contra 70% ou mais de detecção de estenose com angiogramas. A descoberta de calcificação extensa demonstra um valor de previsão altamente positivo para doença arterial coronária significativa. Os angiogramas mostraram alguma estenose em 88% dos vasos calcificados e em 57% de vasos não calcificados detectados em TC-*scans*. Destes vasos sem estenose luminal, 33% ainda assim mostravam evidências de calcificação. Dentre os vasos com algum grau de estenose, 69% mostraram alguma calcificação. Seções de 10 mm de espessura foram usadas neste estudo, e os tempos de *scan* não foram relatados, o que pode ter resultado na perda de calcificações menores. De modo geral, o TC-*scan* de velha geração foi considerado superior à fluoroscopia, na detecção de calcificação das artérias coronárias, bem como em relação à angiografia, na detecção de calcificação em doença significativa da artéria coronária.

Chegou-se a conclusão que a TCFE (TC por feixe de elétrons) apresenta vantagens significativas sobre TC-*scan* de geração convencional (de fatia única) na detecção de calcificação da artéria coronária por causa de sua capacidade de fazer imagens rápidas e com alta resolução espacial. Seções de 3 mm de espessura podem ser escaneadas, em 100 m/s, sem a utilização de contraste com uma dose de radiação menor do que 1,1 cGy, com tamanho de 0,25 a 0,5 mm_2, que possibilitam a detecção de pequenas porções de cálcio com considerável precisão. Uma vez que nenhum valor específico de unidade de Hounsfield (UH), é indicativo de presença de calcificação numa lesão, alguns estudiosos escolheram um nível arbitrário de +130 UH. Este nível foi escolhido porque a atenuação de tecidos moles é de cerca de +50 UH, e considerou-se que +130 UH é um aumento significativo, e que qualquer estrutura registrando +130 UH provavelmente conteria cálcio. Uma área de densidade de 2 mm^2 ou maior é considerada como uma lesão calcificada, enquanto uma área de menos de 2 mm^2 é considerada como ruído. Toda a árvore arterial coronária pode ser imageada, usando-se a velocidade de 100 m/s, durante uma pausa respiratória que minimiza o movimento cardíaco. Usando o método de análise Agatston, pesos UH de 1 a 130 para 200 UH, 2 a 201 para 299 UH, 3 a 300 para 399 UH, e 4 a 400 UH e acima destes, são verificados e multiplicados pela área de cada lesão para obter um (*score*) registro individual da lesão. Estes *scores* são somados por toda a árvore arterial coronária para obter o *score* total da calcificação coronária. TC-*scanner* ou *software*

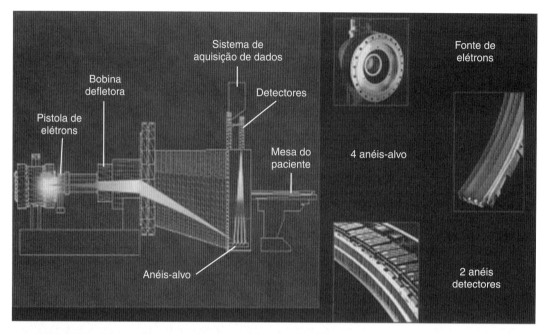

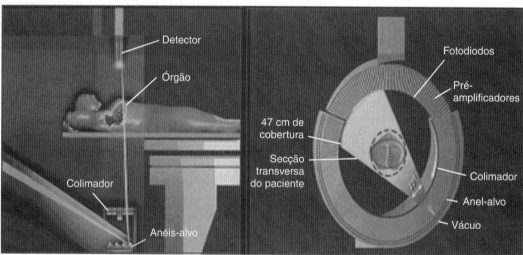

FIG. 37-2. Configuração do feixe elétrons CT (TCFE). No *Scanner* TCFE (TC por feixe de elétrons) feixe de elétrons é gerado por uma fonte de elétrons que é focalizada em um dos quatro anéis-alvo de tungstênio dentro do tubo abaixo do paciente. Cada varredura de 210 graus do feixe de elétrons no anel-alvo produz um feixe de raios X, em forma de leque de 30 graus, que passa pelo paciente em direção aos detectores acima, produzindo uma imagem seccional cruzada.

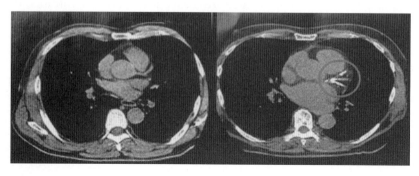

FIG. 37-3. Exames de imagens de TCFE na detecção de calcificação coronária. **Esquerda.** Mostra a artéria coronária principal esquerda e proximal descendente anterior esquerda sem evidência de calcificação. **Direita.** Densa calcificação na coronária principal esquerda, proximal descendente anterior esquerda, ramo intermediário e artérias coronárias circunflexas proximais *(círculo)*.

workstation (estação de trabalho com programas específicos) ajuda o operador a quantificar a área de calcificação, o que é importante no monitoramento da progressão ou possível regressão da doença. Reconstrução tridimensional é conseguida através de aquisição de varredura contígua. A determinação da reprodutibilidade intra e interobservadores tem coeficiente correlacionado de 0,99. Alguns estudiosos consideraram que densidade entre +115 e +130 UH indica precursores de formação de calcificações (Figs. 37-2 e 37-3).

O uso de TCFE para detectar depósitos de calcificação foi primeiramente relatado por Tanenbaum *et al.* e Janowitz *et al.* O estudo anterior usou tempos de varredura de 50 m/s e 1,5 mm² de resolução espacial, e angiografia coronária para examinar 54 pacientes, e uma redução no diâmetro do lume de 50% da artéria coronária principal esquerda e 70% para todas as outras artérias coronarianas foi significativa. A angiografia coronariana mostrou doença arterial coronária significativa em 43 pacientes e, em 88% destes, cálcio foi detectado em ao menos uma artéria coronariana, com uma especificidade de 100%. A primeira grande série na qual a TCFE foi usada para detectar calcificação nas artérias coronarianas, em 584 indivíduos com idade entre 30 a 69 anos com e sem histórias de doenças arteriais coronarianas, foi realizada por Agatston *et al.*, e empregaram 100 m/s, com *scan* de 3-mm de espessura. Cento e nove pacientes tinham história de doença arterial coronariana – ou uma história de infarto do miocárdio (22 pacientes) ou evidências de angiografia com estreitamento de mais de 50% no diâmetro das artérias coronarianas (87 pacientes). Do total dos pacientes, 475 com a idade média de 48 anos não apresentaram. Diferenças significativas ($p = 0,0001$) foram encontradas entre os dois grupos, com sensibilidades de 71% a 74% e especificidades de 70% a 91%. O valor prognóstico negativo de um *score* 0 para calcificações foi de 94% a 100%. A TCFE mostrou cálcio em 90% e a fluoroscopia em 52% dos 50 pacientes que se submeteram a ambos os procedimentos. O estudo mostrou que a média do *score* total de cálcio aumentou com a idade. A TCFE mostrou-se uma técnica excelente na detecção e na quantificação da calcificação das artérias coronarianas. A prevalência de calcificação coronariana no grupo entre 30 a 39 anos foi de 25% em indivíduos sem história de doença arterial coronariana, *versus* 100% em indivíduos com história de doença arterial coronariana. A prevalência de calcificação em indivíduos sem doença arterial coronariana aumentou para 39% nas idades 40 a 59, 73% nas idades de 50 a 59, e 74% nas idades de 60 a 69. A comparação com indivíduos apresentando doença arterial coronariana foi de 88% (40 a 49 anos), 96% (50 a 59 anos), e 100% (60 a 69 anos), com $p < 0.0001$ entre todos os grupos. Os autores concluíram que o *score* total de cálcio e de seu aumento na quantidade de lesões devido ao envelhecimento, foi significantemente maior naqueles pacientes com história de doença arterial coronariana do que naqueles que não apresentam a doença (Fig. 37-4).

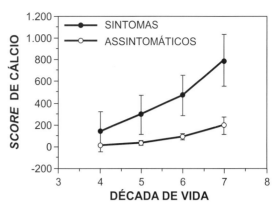

FIG. 37-4. Comparação de pacientes a partir do estudo de Agatston *et al.*, submetidos ao TCFE com história de doença arterial coronária sintomática *(curva superior) versus* pacientes assintomáticos *(curva inferior)*. Os autores concluíram que o *score* de cálcio total e o número de lesões aumentaram com o passar dos anos, e a calcificação foi significativamente maior nos pacientes com histórico de doença arterial coronária do que nos outros. Barras de erros mostram dois padrões de desvio próximos da média.

Stanford *et al.*, num grupo de 50 pacientes de duas instituições, submetidos a angiografia coronariana, determinaram a ausência de cálcio na TCFE-*scan*, demonstrando ser esta técnica um indicador significante da ausência de doença arterial coronariana. Somente um paciente mostrou estenose coronariana significativa, na ausência de calcificação. A TCFE mostrou ser um método não-invasivo, capaz de detectar calcificação e demonstrar evidência de aterosclerose coronariana quando a doença está em estágio pré-clínico não obstrutivo. Porque a presença de calcificação coronariana é um fator de risco independente da doença arterial coronariana, TCFE é superior para análise convencional de fator de risco na detecção de doença não-obstrutiva no prognóstico de eventos cardíacos futuros. Geralmente, acredita-se que o cálcio nas artérias coronarianas esteja associado com aterosclerose e que sua quantidade reflete a extensão do processo aterosclerótico. Alguns pesquisadores sugeriram que um estudo da calcificação arterial coronariana que não mostra nenhum cálcio significantemente diminui a necessidade de se continuar testando.

PAPEL COMPLEMENTAR DA TCFE E TÉCNICAS NUCLEARES CARDIOLÓGICAS

Ambas TCFE e técnicas nucleares cardiológicas são valiosas e complementares na avaliação não-invasiva de pacientes com suspeita de doença arterial coronariana. Entretanto, elas fornecem informações diferentes sobre o paciente examinado. Berman e colegas propuseram o conceito de que a TCFE fornece informações anatômicas na aterosclerose coronariana, em contraste com a SPECT (tomografia computadorizada por emissão de fóton único) que avalia o significado fisiológico da estenose coronariana, tornando estas duas técnicas altamente complementares. Ao selecionar um destes testes diagnósticos, é importante considerar as questões levantadas para um único paciente. A TCFE é melhor recomendada para avaliar o risco de um paciente desenvolver doença arterial coronariana clínica. O nível do risco vai determinar quem necessita o acompanhamento médico intenso. A TCFE e avaliação clínica, sozinhas, geralmente são suficientes; em alguns casos exames nucleares podem ser de valor adicional. Outra questão, num paciente com suspeita de doença arterial coronariana, é o risco de morte cardíaca. A determinação do nível de risco pode levar em consideração a revascularidade coronariana. TCFE e estudos nucleares cardiológicos operam, aparentemente, de forma complementar na análise desta questão.

Em pacientes com conhecida aterosclerose coronariana, outra questão importante é o risco de eventos cardíacos subseqüentes, especialmente em pacientes assintomáticos, nos quais a revascularidade pode não ser apropriada, a não ser que exista substancial risco cardíaco de morte. TCFE e SPECT são complementares nesta situação. Estudos demonstraram que pacientes com baixo *score* de TCFE apresentam baixo risco cardíaco de mortalidade e, geralmente, não precisam fazer outros exames. Uma questão clínica que ainda está em discussão é se um paciente com TCFE anormal precisará ainda submeter-se a outras avaliações cujos exames apresentem risco. Embora as conclusões destes estudos variem em algum grau, foi documentado que a razão do risco para o paciente com um TCFE anormal é maior do que 1. Os dados iniciais dos prognósticos da pequena população analisada com o TCFE até o momento são promissores, mas somente informações preliminares estão disponíveis para casos de risco cardíaco e de mortalidade com TCFE. Em contraste, múltiplos estudos em cardiologia nuclear considerando o risco satisfatório em dezenas de milhares de pacientes foram realizados. Grandes populações foram estudadas com técnicas de cardiologia nuclear com a finalidade de se prever a doença cardíaca. A extensão e gravidade dos defeitos de perfusão miocárdica, causadas por estresse, constituem um fator forte de morte cardíaca, com a taxa de mortalidade aumentando em proporção ao grau de anormalidade causada pelo estresse em estudos com SPECT. A combinação da perfusão e função, conforme medição realizada por SPECT-gated de perfusão miocárdica, fornece ainda mais informação na previsão de morte cardíaca do que a fornecida apenas pela medição da perfusão por estresse.

Claramente, a relação custo-benefício não seria recomendada a todos os pacientes submetidos à TCFE, e o mesmo em relação ao exame SPECT, que é mais caro, de modo que um paradigma deverá ser desenvolvido. Berman *et al.* avaliaram a freqüência de isquemia por estresse induzido através da SPECT de perfusão miocárdica em 292 homens e 78 mulheres, ambos submetidos a SPECT de perfusão miocárdica e TCFE para calcificação coronariana. A calcificação coronariana dos pacientes foi classificada, da seguinte forma: nenhuma (*score* 0 de cálcio coronário), mínima (*score* 1 a 10 de cálcio coronário), leve (*score* 11 a 100 de cálcio coronário), moderada (*score* 101 a 399 de cálcio coronário), e extensa (*score* > 400 de cálcio coronário). Estes pesquisadores encontraram apenas um paciente com *scores* de 100 ou menos cálcio coronário, que tinha um SPECT de perfusão miocárdica anormal. De modo geral, 12% dos pacientes com *score* moderado tinham SPECT de perfusão miocárdica anormal, e 47% dos pacientes com *score* maior tinham SPECT de perfusão miocárdica anormal. Dados recentes de Miranda *et al.* confirmaram estes achados. Em 233 pacientes consecutivos sem história de doença arterial coronariana que fizeram TCFE e SPECT de perfusão miocárdica, nenhum paciente com *score* menor que 100 teve SPECTs de perfusão miocárdica anormais. Na categoria de *score* moderado, 4,1% dos pacientes demonstraram SPECT de perfusão miocárdica anormal, e daqueles com *score* > 400, 15% demonstram SPECT de perfusão miocárdica anormal. Estes pesquisadores demonstraram que nesta população o ponto exato (*cutpoint*) para prever-se por esta técnica (SPECT) a ocorrência de perfusão miocárdica anormal é um *score* de cálcio coronário de 399. A confirmação deste limite forneceria a confirmação da indicação de aterosclerose coronariana extensa, como proposto originalmente por Rumberger *et al.* Levando em conta este *cutpoint* em 399, a sensibilidade e especificidade para prever uma perfusão miocárdica anormal por SPECT tiveram uma concordância de 82% e 62%, respectivamente. Estes dados validaram os critérios estabelecidos, previamente, para aterosclerose coronariana extensa e achados prévios na relação entre estudos de SPECT e TCFE. Entretanto, seus achados sugerem, também, que as freqüências de *scans* anormais em pacientes com *score* de cálcio coronário > 400 podem ser menores do que antes sugerido.

Miranda *et al.* desenvolveram um paradigma para o uso do TCFE e SPECT na avaliação da doença arterial coronariana e no risco de estratificação. Pacientes com probabilidade muito baixa de doença arterial coronariana não terão provavelmente garantido o exame. Pacientes com probabilidade de doença arterial coronariana baixa a intermediária, mas portadores de fatores de risco para tal afecção, seriam submetidos à avaliação com TCFE. Se o resultado do exame com TCFE for anormal, e o *score* de cálcio coronário for > 400, o tratamento médico é indicado. A agressividade do tratamento médico deve ser determinada pelo grau dos fatores de risco e o nível da anormalidade encontrada na TCFE. Se o *score* for maior que 400, o paciente seria comumente considerado candidato a SPECT. Pacientes em risco de acidente coronário de mais de 1% ao ano evidenciado por SPECT e avaliação clínica seria candidato apropriado para angiografia coronariana. Pacientes com probabilidade intermediária a alta, de doença arterial coronariana, deveriam ser candidatos apropriados ao imediato estudo de SPECT. Aqueles pacientes considerados portadores probabilidade ainda maior devem ser encaminhados diretamente para o cateterismo Naqueles pacientes com probabilidade intermediária a alta, a TCFE pode ser apropriada, no caso de SPECT-*scans* serem consideradas

AVALIAÇÃO DA TCFE (TC POR FEIXE DE ELÉTRONS) NA PROGSRESSÃO E NA REGRESSÃO DA DOENÇA...

normais, para avaliar a extensão da aterosclerose e para guiar o médico na definição do tratamento. TCFE também pode ajudar a motivar estes pacientes a se comprometerem com o médico na administração do tratamento indicado para sua doença arterial coronariana.

AVALIAÇÃO DA TCFE (TC POR FEIXE DE ELÉTRONS) NA PROGRESSÃO E NA REGRESSÃO DA DOENÇA ARTERIAL CORONÁRIA

Várias tentativas de reduzir o colesterol com estatinas demonstraram um benefício positivo na prevenção primária e secundária de mortalidade. A habilidade não-invasiva de seguir a progressão e regressão da aterosclerose pode fornecer aos médicos ferramentas efetivas para avaliar terapias dirigidas à possível prevenção ou tratamento da doença arterial coronariana. Cálcio na artéria coronariana, identificado com TCFE, está intimamente relacionado com a perigosa placa aterosclerótica, que se mostrou um poderoso indicador de eventos cardíacos futuros. Estudos recentes demonstraram a habilidade da TCFE em monitorar a progressão do aumento da placa coronariana, documentar a resposta de um indivíduo à alteração do fator de risco e à intervenção médica. Estudos preliminares demonstraram progressão lenta de cálcio nas artérias coronarianas, resultado da terapia redutora de lipídios que já demonstrou reduzir a morbidade e mortalidade cardíacas. Lentificar a expansão da carga aterosclerótica, ao reduzir o acúmulo contínuo de cálcio na artéria coronariana, finalmente mostrou reduzir o risco de infarto do miocárdio e de morte por esta causa.

TCFE (TC por feixe de elétrons) pode ser utilizada para avaliar alterações na aterosclerose coronariana em resposta à terapia não-invasiva, através da quantificação de cálcio na artéria coronariana medida em intervalos. Janowitz *et al.* demonstraram que a progressão do *score* era mais acentuada em pacientes com doença arterial coronariana obstrutiva, se comparada com pacientes que não tiveram manifestação clínica da doença (27% *versus* 18%). Maher *et al.*, num estudo preliminar (n = 81), demonstraram um aumento no *score* de cálcio na artéria coronariana de 24% por ano, depois da determinação da linha base. Budoff *et al.*, num estudo maior (n = 299), com uma média de acompanhamento de 2,2 anos, demonstraram que o *score* de cálcio na artéria coronariana aumentou em média 33% por ano, prevendo que o *score* de cálcio na artéria coronariana irá mais do que duplicar, em média a cada 2,5 anos. Mitchell *et al.*, observaram 347 pacientes por 1,4 ano, demonstrando um aumento na média anual dos *scores* de cálcio na artéria coronariana de 21% em homens e 18% em mulheres. Goodman *et al.*, em um pequeno estudo com pacientes jovens em estágio final de doença renal, demonstraram uma média de aumento no *score* de cálcio de 59% ao ano, com o *score* dobrando em 20 meses. Callister *et al.* usando TCFE em estudo de observação de um ano, demons-

traram o efeito da terapia com estatina em 149 pessoas assintomáticas com alto nível de colesterol. Houve um significante aumento líquido (*net*) na média do *score* do volume de cálcio entre os indivíduos que não foram tratados com medicação para redução de colesterol (alteração média, $52 \pm 36\%$; $p < 0.001$). Na visita de acompanhamento, uma redução líquida no *score* do volume de cálcio foi observada apenas nos 65 pacientes tratados com estatina cujos níveis de colesterol com baixa-densidade de lipoproteína (LDL-C) final estavam abaixo de 120 mg/dl (média de alteração no *score*, $27 \pm 23\%$; $p = 0,01$ para comparação com indivíduos sem tratamento). Indivíduos com tratamento menos agressivo e com um nível de LDL-C maior do que 120 mg/dl mostraram um aumento no *score* de cálcio de $25 \pm 22\%$ ($p < 0.001$ para comparação com indivíduos com tratamento agressivo).

Budoff *et al.* fizeram um estudo de observação em 123 pessoas com hipercolesterolemia. Participantes que relataram o uso de estatina (n = 60) apresentaram uma taxa anual de progressão de 15%, em seus *scores* de TCFE, comparados a um aumento de 39% ao ano para 62 pessoas do grupo sem tratamento ($p < 0.001$). Isto representou uma redução de 61% na proporção da progressão obtida com o tratamento de estatina.

Resultados preliminares de um estudo em andamento com 160 pessoas com comprovada doença arterial coronariana demonstrou uma lentificação no processo de aterosclerose resultante do tratamento de pacientes com grave hipercolesterolemia. Tratamento combinado com sinvastatina, niacina e vitamina E resultou em uma progressão anual no *score* de cálcio de 20% quando comparado à média de 40% de progressão observada no grupo sem tratamento.

Dois estudos relataram o resultado de pacientes, observados em seqüência, com o objetivo de verificar a evidência da progressão de cálcio coronário. Em um estudo, Raggi *et al.* observaram 269 indivíduos assintomáticos por um tempo médio de 2,5 anos. Dos 22 eventos cardiovasculares registrados ao final do período de acompanhamento (morte, infarto do miocárdio e revascularidade), 20 eventos ocorreram em pacientes com contínua expansão no *score* do volume de cálcio coronário. Somente dois eventos (um infarto do miocárdio e uma angioplastia coronariana) ocorreram em pacientes com evidência de estabilização da doença ($p < 0,001$ para testes em proporções). Num segundo estudo, Shah *et al.* avaliaram 225 indivíduos com risco moderado a alto, assintomáticos, com *scores* de TCFE acima de 20 em sua linha basal (81% masculinos, idade média de 60 ± 9 anos). Todos os indivíduos foram submetidos a seqüências de *scans* TCFE em um intervalo mínimo de 1 ano e eram entrevistados durante as visitas de acompanhamento. O tempo entre os *scans* era em média de 3 anos, com uma abrangência de 1 a 7 anos. Um total de 30 eventos ocorreram em 23 pacientes: 8 infartos do miocárdio, 4 AVCs, 13 angioplastias coronarianas e 5 cirurgias de *bypass*. Nos pacientes que sofreram os eventos, a média do *score* de cálcio na artéria coronariana (método de Agatston) apresentou aumento de 35% ao ano. Este *score* foi significativamente maior do que a alteração de cálcio na artéria coronariana medida em pacientes que não tiveram eventos cardíacos (alteração anual média de 22%, *p* = 0,04). Dos 23 pacientes que apresentaram os eventos, 78% demonstraram significante progressão no *score* de cálcio na artéria coronariana (definido como > 20% por ano), enquanto apenas 37% dos pacientes, sem eventos durante o acompanhamento, mostraram grau de progressão (p < 0,001 para testes proporcionais). Nenhum indivíduo que apresentou um evento coronário exibiu regressão ou estabilização do cálcio na artéria coronariana. Uma estimativa de eventos anuais, 6,45%, foi observada em pacientes com progressão expressiva (cálcio na artéria coronariana > 20% por ano). Esta progressão foi significativamente maior do que 1,5% da estimativa de evento anual em indivíduos com progressão de 1% a 20%, ou 0% para os indivíduos com regressão (*score* de cálcio mais baixo na visita de acompanhamento) ou estabilização. O risco relativo de um evento cardíaco naqueles que mostraram progressão nas taxas de cálcio coronário foi 17,7 vezes maior (95% de intervalos confiáveis de 13-38, *p* < 0,001) do que naqueles sem progressão significativa (alteração de cálcio na artéria coronariana < 20% ao ano), dados verificados em diversos tipo de análises. O único outro fator independente atuante na previsão foi a idade (média de casualidade 6,7, *p* = 0,008). Hipertensão, diabetes, hipercolesterolemia, tabagismo, histórico familiar de prematura doença arterial coronariana e gênero (sexo) falharam na previsão de eventos. Nestes dois estudos, eventos cardiovasculares foram fortemente associados com a rápida progressão da placa aterosclerótica, avaliada pela TCFE para cálcio coronário.

IMAGEM DA CALCIFICAÇÃO CORONÁRIA USANDO TOMOGRAFIA COMPUTADORIZADA MULTIDETECTORA (MDCT)

Os *scanners* multidetectores (MDCT) tiveram significantes aperfeiçoamentos em sua habilidade de realizar imagens cardíacas. Anteriormente limitados pelos artefatos resultantes do movimento cardíaco e de suas velocidades baixas de aquisição de imagens, os *scanners* de última geração são capazes, agora, de obter várias fatias com uma resolução de tempo de menos de 100 m/s., numa tentativa de minimizar os artefatos de movimento. Isto é realizado usando-se ECG-*gated* (eletrocardiográfico-*gating*) prospectivo e retrospectivo, detectores *multislice* e algoritmos de reconstrução parcial ou segmentar. Os principais fabricantes de TC comprometeram recursos significativos para criar protocolos de otimização e desenvolvimento nas aplicações cardíacas em busca do grande mercado potencial de imagens cardíacas, incluindo a quantificação de cálcio coronário, TC angiografia e análise funcional. Dado o grande dispêndio de recursos, a atual resolução espacial mais alta em plano *(in-plane)* e em axial-z *(z-axis)*, e a superioridade da relação sinal-barulho dos *scanners* multidetectores (não obstante o custo de maior carga de radiação), parece que estes serão capazes de realizar imagens cardíacas com uma abordagem de qualidade que possivelmente suplante a oferecida pelos *scanners* TCFE de geração mais antiga.

Poucos estudos foram publicados sobre a detecção de cálcio na artéria coronariana com TC helicoidal *single-slice*, e menos ainda sobre a detecção com multidetector MDCT. Isto não é surpresa, levando-se em conta o fato de que *scanners* TC helicoidal *single-slice* e MDCT capazes de fazer imagem cardíaca só foram disponibilizados recentemente. Vários estudos foram realizados na comparação de TCFE e TC helicoidal *single-slice* nos mesmos pacientes. Carr *et al.*, num estudo com 36 pacientes, encontraram um coeficiente de correlação de 0,98 para *score* de cálcio. Becker *et al.* estudaram um grupo de 100 pacientes e chegaram ao mesmo resultado. Embora o número de pacientes, nestes estudos, seja pequeno e a grande extensão dos *scores* de cálcio tenha a tendência de produzir alto coeficiente de correlação, parece que os *scores* são similares, senão idênticos (Fig. 37-5).

Alguns pesquisadores da TCFE declararam que os dados desenvolvidos em estudos da TCFE e baseados na idade, gênero, nos percentuais do *score* de cálcio e no perfil de risco não deveriam ser aplicados nos *scores* de cálcio obtidos por TC helicoidal *single-slice* e MDCT. Atualmente, nenhum dado sustenta a posição de que *scores* de cálcio, de diferentes fabricantes de TC, são comparáveis ou que estudos seqüenciais realizados para comparar progressão ou regressão da doença podem ser feitos usando-se diferentes *scanners*. Com TCFE, entretanto, a maioria dos centros está usando protocolos similares ou idênticos.

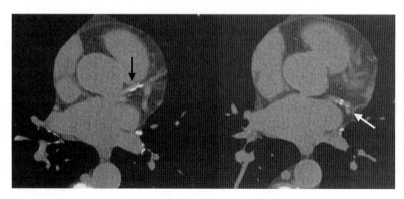

FIG. 37-5. Imagens prospectivas MDCT-*gated*, com fatias de espessura de 2,5 mm, demonstrando calcificação nas artérias coronárias proximal descendente anterior esquerda *(seta preta)* e circunflexa *(seta branca)*.

CARACTERIZAÇÃO DE PLACA ARTERIAL CORONÁRIA VULNERÁVEL

A reprodutibilidade de *scores* de cálcio por TC helicoidal *single-slice* ou MDCT é outra questão que deve ser tratada. Em estudos limitados, a reprodutibilidade de dados de *scores* de cálcio por TC helicoidal *single-slice* parece ser comparável aos da TCFE, se não melhor. A melhoria da proporção sinal-ruído e a melhor resolução espacial da TC helicoidal *single-slice* pode ser uma vantagem na reprodutibilidade. Alguns dados sugerem que os *scores* de volumes por TC helicoidal *single-slice* podem ser melhor reproduzíveis do que os *scores* de Agatston. Até que maior gama de estudos adicionais examinando a equivalência dos *scores* de cálcio da TC helicoidal de fatia única e os derivados de MDCT seja completada, continua sendo prudente a aplicação clínica de ambas juntamente ao cuidado ao usar a base de dados de TCFE. Espera-se que no futuro um banco de dados específicos dos fabricantes seja desenvolvido para *scores* de cálcio da TC helicoidal *single-slice* e MDCT. Entretanto, dada à relativa grande variação na reprodutibilidade da TCFE, é improvável que erros clínicos significativos ocorram na utilização das linhas guias gerais desenvolvidas a partir dos dados de TCFE, para a estratificação de risco de indivíduos assintomáticos, por *scores* da TC helicoidal *single-slice* ou da MDCT. Este pode não ser o caso em indivíduos sintomáticos, quando a ausência de cálcio (*score* de cálcio 0) está sendo usada para excluir doença arterial coronariana. Estudos de TCFE mostraram um alto grau de precisão na exclusão de doença arterial coronariana em pacientes que entram nas emergências hospitalares com dor no peito, quando o *score* de cálcio for 0 (zero). Estudos comparativos são ainda necessários entre *scanners* helicoidais *single-slice* e MDCT para mostrar precisão similar, principalmente quando são usados os de *single-slice*.

CARACTERIZAÇÃO DE PLACA ARTERIAL CORONÁRIA VULNERÁVEL

Pesquisas demonstraram que em pacientes que deram entrada em setores de emergência com dor no peito, e sem sinais iniciais objetivos de isquemia miocárdica, uma TC por feixe de elétrons (TCFE) para cálcio coronário indicou um excelente prognóstico de grande evento cardíaco dentro de 1 a 4 meses subseqüentes. TCFE produziu valor preditivo negativo na proporção de 98% a 100%. Em pacientes sintomáticos submetidos à angiografia coronariana, valores aumentados de cálcio coronário detectado pela TCFE foram altamente preditivos de eventos subseqüentes acima de 30 meses. O cálcio coronário está associado, muito de perto, ao desenvolvimento de placa aterosclerótica coronariana. O uso de TCFE na medição quantitativa acurada levou a um maior interesse de se compreender a importância clínica do cálcio coronário, particularmente em termos de possibilidades para identificar placas coronárias instáveis que sublinham as síndromes clínicas coronarianas agudas. Estudos histopatológicos demonstraram que o cálcio é um aspecto freqüentemente encontrado nas placas que se romperam, mas a presença ou ausência de cálcio, isoladamente, não permite distinção confiável entre placas estáveis *versus* instáveis.

O risco de síndrome coronariana aguda, causada por ruptura de placa e trombose, depende mais da composição da placa do que da gravidade da estenose. Assim, a avaliação não-invasiva confiável da configuração da placa constituiria um passo avançado, importante, na estratificação do risco em pacientes com doença arterial coronariana conhecida ou suspeita. Placas propensas à ruptura nas artérias coronarianas, as chamadas placas vulneráveis, têm a tendência de apresentar uma capa fibrosa fina (espessura de 65 a 150 mm) e um *core* altamente lipídico. Síndromes coronarianas agudas geralmente resultam de ruptura de uma placa vulnerável, modestamente estenótica, não visível em angiografia por Raios-X. Lesões coronarianas, em fases variadas de desenvolvimento, podem estar presentes na mesma artéria, e em áreas de calcificação em outras áreas adjacentes e provavelmente terão placas carregadas de lipídios (*lipid-laden*) em seu conteúdo. Dados de distribuição de TC, com atenuação do *voxel* (em UH), variam de negativa (placa lipídica) a altamente positiva (de cálcio).

Teichholz *et al.* estudaram o potencial da TCFE na avaliação da placa lipídica e na desomogeneidade quantitativa em locais que não apresentavam calcificação aparente, em segmentos proximais da artéria coronariana descendente anterior esquerda, usando diferenças de distribuição na atenuação do *voxel*. Estes investigadores perceberam que a atenuação média do *voxel*, no grupo com aterosclerose coronariana, foi significantemente menor do que a do grupo normal ($25,4 \pm 2,8$ *versus* $36,3 \pm 2,1$ UH, $p < 0.005$). Isto sugere que havia mais placas lipídicas na região de interesse em uma artéria coronariana, para o grupo com aterosclerose coronariana, do que numa região de interesse similar no grupo normal. O percentual de atenuação do *voxel* inferior a 0 UH foi significantemente maior no grupo com aterosclerose coronariana do que no grupo normal ($22,9 \pm 2,3$ *versus* $7,3 \pm 1,0\%$, $p < 0.00001$). Isto também é consistente com a noção de que há mais placas lipídicas na artéria coronariana descendente anterior esquerda de pacientes com *score* de cálcio anormal. O desvio padrão de atenuação do *voxel* para o grupo com aterosclerose coronariana era significantemente maior daquele do grupo normal ($31,8 \pm 1,0$ *versus* $23,9 \pm 0,7$ UH, $p < 0,00001$). Isto sugere mais inomogeneidade numa região de interesse de uma artéria coronariana, no grupo com aterosclerose coronariana, do que no grupo normal. Análises similares foram realizadas usando um subgrupo de 20 pacientes, do grupo de aterosclerose coronariana, com o *score* geral de cálcio abaixo de 300. Os resultados não foram significativamente diferentes daqueles apresentados pelo total da população aterosclerótica. Seus resultados sugerem que os dados de distribuição de TCFE, com atenuação do *voxel*, são úteis para avaliar quantitativamente a placa lipídica e inomogeneidade associada com o processo aterosclerótico.

Schroeder *et al.* conduziram um estudo com multidetector-TC (MDCT) destinado a avaliar a precisão na determinação da configuração da lesão coronariana. Os resultados foram comparados com os achados de ultra-som intracoronário. O ultra-som intracoronário e a TC *multislice* (Somatom Volume Zoom, Siemens, Forchheim, Germany) foram realizados em 15 pacientes. Composição de placa foi analisada de acordo com ultra-som coronário (ecodensidade de placa: mole, intermediária, calcificada) e critérios da MDCT (densidade da placa expressa em UH). Trinta e quatro placas foram analisadas. Com ultra-som intracoronário, as placas foram classificadas como moles (n = 12), intermediárias (n = 5) e calcificadas (n = 17). Usando MDCT, placas moles tinham uma densidade de 14 ± 26 UH (numa faixa de –42 a + 47 UH), placas intermediárias de 91 ± 21 UH (61 a 112 UH) e placas calcificadas de 419 ± 194 UH (126 a 736 UH). Diferenças significativas de densidade de placas foram notadas dentre os três grupos ($p < 0.0001$). Os resultados destes investigadores indicaram que a configuração da lesão coronariana pode ser corretamente diferenciada por MDCT.

Estes estudos preliminares sugeriram que a propensão de ruptura das placas moles pode ser detectada por TCFE e MDCT, e estes métodos não-invasivos podem tornar-se uma importante ferramenta de diagnóstico para estratificação de risco no futuro (Figs. 37-6 e 37-7).

VALOR CLÍNICO DA DETECÇÃO DE CALCIFICAÇÃO CORONÁRIA

Embora as taxas de mortalidade tenham caído durante a ultima década, a morbidade cardiovascular ainda persiste altamente difundida, bem como a necessidade de se melhorar os programas de detecção e prevenção para se atingir a história natural da doença. Os fatores de risco convencionais isolados nem sempre são de ajuda na estimativa completa do risco cardiovascular em um paciente individual. Informação individual do paciente relativa ao desenvolvimento e extensão do processo aterosclerótico nas artérias coronárias permite intervenções no tratamento que podem reduzir a morbidade cardiovascular e possível mortalidade de um indivíduo. Por décadas, os médicos se preocuparam com os diagnósticos e cuidados de doença arterial coronária obstrutiva juntamente com sua quantificação. Entretanto, parece que a carga total da doença aterosclerótica, mais do que a gravidade da estenose focal, pode ser um indicador prognóstico significante de eventos cardíacos subseqüentes. Assim sendo, tecnologias de imageamento não-invasivo dirigidas à detecção de doença aterosclerótica, mais do que à quantificação da estenose luminal, ganharam a atenção dos médicos. Espera-se que estas técnicas melhorem a estratificação de risco no paciente individual quando as informações geradas por estas técnicas forem adicionadas aos fatores de risco convencionais para aterosclerose.

Calcificação arterial coronariana é um marcador de aterosclerose indicando ateromatose íntima, geralmente antes da ateromatose reduzir o diâmetro luminal em 50%, sendo que depois deste ponto, tornam-se detectáveis em eletrocardiograma com estresse ou SPECT. A quantidade de calcificação aumenta com a idade e com envolvimento de múltiplos vasos, mas não se equaciona com estenose em local específico. A calcificação arterial coronariana nem sempre prevê futuros eventos cardíacos em casos específicos: já foi demonstrado, repetidamente, que oclusões trombóticas com infarto podem ocorrer em áreas de placas não calcificadas. Entretanto, a maioria dos pacientes com eventos coronários irá ter calcificação detectável em algum lugar de sua árvore arterial coronariana. Progressão rápida de placa aterosclerótica, conforme avaliação pelo método de detecção de cálcio coronário pela TCFE, foi fortemente associada com eventos cardiovasculares. TC aparentemente é a melhor técnica para detectar calcificação arterial coronariana. Os tempos significativamente mais rápidos de *scan* TCFE, combinados com imagens de alta resolução, fornecem vantagens sobre outras técnicas. *Single-slice* heli-

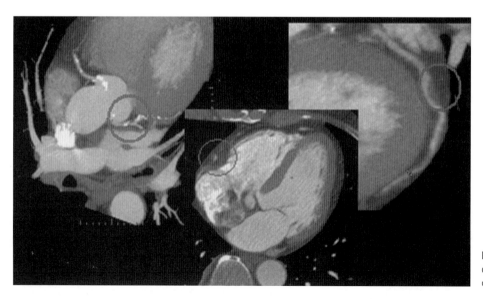

FIG. 37-6. Angio-MDCT coronário demonstrando placas calcificadas e não calcificadas *(círculos)*.

ANGIOGRAFIA CORONÁRIA POR FEIXE DE ELÉTRONS

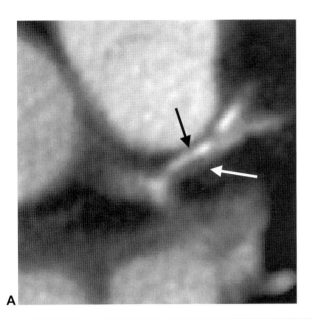

FIG. 37-7. A. TCFE (C-150) artéria coronária anterior esquerda proximal descendente demonstrando placa complexa dura *(seta preta)* e mole *(seta branca)*. **B.** TCFE (C-150) análise de histograma demonstrando proporções de UH; cinza clara, 0 a 113; branca, 114 a 254; preta, 255 a 343; e cinza-escuro, 344 ou acima. Se um limiar de 130 UH é usado para cálcio, placa macia estaria presente na região cinza-claro e placa complexa calcificada nas regiões branca, preta e cinza-escuro.

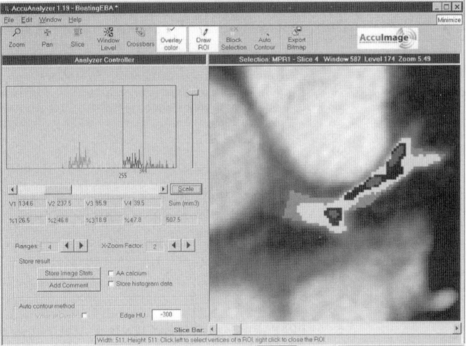

coidal TC e MDCT são outras técnicas que estão sendo avaliadas, atualmente, em sua precisão na detecção de calcificação e os resultados preliminares são muito promissores.

Hoje em dia, a detecção de calcificação arterial coronariana tem utilidade em (1) detecção prévia de calcificação em pessoas assintomáticas, nas quais modificação nos fatores de risco pode ser uma indicação; (2) avaliação da progressão ou possível regressão de calcificação como um indicador da atividade do processo aterosclerótico; e (3) demonstração da ausência de calcificação em todos os examinados, porém num pequeno percentual de pessoas (menos que 5%) isto parece excluir estenose significativa.

ANGIOGRAFIA CORONÁRIA POR FEIXE DE ELÉTRONS

Angiografia coronariana seletiva foi a referência padrão para definir a presença, o local e a gravidade da doença arterial coronariana por muitos anos. Mais de um milhão destes procedimentos, a um custo de vários bilhões de dólares, são realizados anualmente nos Estados Unidos. Estes procedimentos são invasivos, caros (mais de 5000 dólares) e trabalhosos; geralmente necessitam de uma pequena internação para monitoração; e têm uma taxa bem estabelecida de morbidade (1,5%) e mortalidade (0,15%). Estudos patológicos demonstraram que a gravidade das estenoses arteriais coronarianas são, freqüentemente, subestimadas durante a angiografia coronariana, possivelmente por causa da limitação na resolução das imagens fluoroscópicas e na inerente projeção das imagens. Há muito se aguarda pelo desenvolvimento de um exame menos invasivo e menos oneroso (cerca de $ 2000) para o imageamento das artérias coronarianas, porém várias tentativas para se conseguir este procedimento de forma não-invasiva falharam. O movimento rápido durante o ciclo cardíaco com o movimento respiratório sobreposto e os diâmetros pequenos dos vasos permanecem como obstáculos desanimadores na visualização não-invasiva das artérias coronarianas. Porque a doença arterial coronariana permanece como a principal doença cardíaca afetando adultos, e é a principal e particular causa de morte na América, a demonstração não-invasiva anatomopatológica da artéria coronariana continua sendo o "santo Graal" para os investigadores do imageamento cardíaco.

Em anos recentes, a TCFE, desenvolvida por Boyd na Universidade da Califórnia, San Francisco, nos anos 80, emergiu como a tecnologia com o potencial de realizar angiografia coronariana não-invasiva, com uma exposição de radiação em um terço da utilizada no angiograma diagnóstico coronário convencional.

VALOR CLÍNICO DA ANGIOGRAFIA CORONÁRIA NÃO-INVASIVA

Importante ter em mente que num futuro previsível as modalidades de imageamento tomográfico não-invasivo, para doença arterial coronária, ainda não alcançarão o mesmo nível de qualidade de imagem como as que são obtidas com as técnicas invasivas (angiografia coronariana seletiva) e nem irão fornecer os meios para intervenções no tratamento. Entretanto, estes métodos podem encontrar seu nicho clínico no tratamento da doença arterial coronariana, se ficar definida de forma confiável a exclusão da presença de estenose coronariana significante que seria um alvo, em potencial, para terapia de revascularidade. Os métodos não-invasivos para visualização coronariana deveriam ser avaliados no contexto de tentar-se evitar os métodos invasivos "negativos" como angiogramas coronários que não indicam a terapia de revascularidade. Se métodos não-invasivos para visualização coronariana puderem ser aplicados em certos pacientes, cuidadosamente e com habilidade, aqueles poderão ser efetivamente integrados ao *spectrum* de ferramentas diagnósticas disponíveis para os cardiologistas usarem em pacientes com doença arterial coronariana suspeita ou estabelecida.

As indicações clínicas para angiogramas coronários por feixe de elétrons (*electron beam coronary angiography* – EBCA) estabelecidas por Budoff *et al.* são as seguintes:

1. Pós-cirurgia de *bypass* para avaliar a patência do enxerto.
2. Pós-angioplastia ou após colocação de *stent*, para avaliar a desobstrução da artéria.

3. Após teste de estresse (ou imagem com estresse) quando os resultados clínicos não forem claros.
4. Acompanhamento de pessoas com angiografia prévia realizada para definir algumas lesões conhecidas.
5. Avaliação de pessoas com medo da angiografia tradicional para definir sua anatomia coronária.
6. Acompanhamento anual em pacientes com transplante cardíaco.
7. Como potencial alternativa ao exame não-invasivo para avaliar doença obstrutiva.

Indicações projetadas e de desdobramento incluem as seguintes:

1. Probabilidade baixa a intermediária, estenose coronariana significante hemodinâmica (SPECT somada a *score* de estresse).
2. Avaliação de sintomas atípicos em pacientes submetidos a *bypass* na artéria coronariana ou à angioplastia coronariana transluminal percutânea.
3. Avaliação de anomalias coronarianas congênitas.

Indicação futura pode incluir avaliação não-invasiva de ponte muscular miocárdica, pacientes com cardiomiopatia e análise do fluxo coronário por estresse farmacológico. Contra-indicações clínicas são similares àquelas para angiografia coronariana convencional. Os pacientes incluídos são os seguintes:

1. Aqueles com insuficiência renal crônica (creatinina acima de 2,0 mg/dl).
2. Aqueles com grave alergia ao meio de contraste.
3. Aqueles com anatomia de alto risco (definido por história ou exame não-invasivo), que provavelmente necessitarão de revascularidade subseqüente.
4. Aqueles com calcificação coronariana extensa (*score* total de calcificação coronariana total acima de 1500), a qual pode, potencialmente, obscurecer, hemodinamicamente, estenose coronariana significante.

PREPARAÇÃO DO PACIENTE E AQUISIÇÃO DE SCAN

As três modalidades de *scanner* TCFE (TC por feixe de elétrons) têm a habilidade de adquirir informação similar àquela fornecida por um angiograma coronário convencional (Fig. 37-8).

Uma linha intravenosa é iniciada na fossa antecubital direita ou esquerda. Um exame de calcificação coronária, sem contraste, no padrão de fatia de 3 mm de espessura é realizado com profunda respiração suspensa (modo *single-slice*). Um estudo de fluxo dinâmico no paciente em jejum (modo *multislice* de repouso) é feito com a administração de aproximadamente 25 ml de contraste não-iônico, em 3 a 4 cm³/s. Quando modelos mais antigos de TCFE *scanners* (como: C-150, C-300) são usados, segue-se a seleção de tempo apropriada, e administram-se 4 L/min de oxigênio nasal, 0,4 mg de nitroglice-

PREPARAÇÃO DO PACIENTE E AQUISIÇÃO DE SCAN

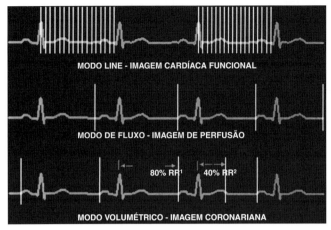

FIG. 37-8. Três modalidades de *scanner* TCFE em estudo angio-TC coronário. O modo de fluxo *multislice* é utilizado no primeiro passo do estudo para marcar o tempo do bolo e perfusão miocárdica qualitativa. O modo cine *multislice* é usado na determinação dos volumes cardíacos e da fração de ejeção ventricular. O modo *single-slice* de volume é usado para a calcificação coronária e porções angiográficas do exame.

rina em *spray*, e infusão de cerca de 125 ml de agente de contraste em 3 a 4 ml/s, para aquisição com *single-slice* de imagens 3 × 2 axiais com imagens de 100 m/s tiradas com ECG-*gated*, começando com 40% de intervalos R-R, durante uma única pausa respiratória. Finalmente, usando o mesmo bolo de contraste, o estudo do movimento da parede do coração com ECG-*gated* dinâmico em repouso é então realizado com a modalidade cine *multislice*. Quando o último modelo de TCFE (e-Speed) é usado, serão adquiridas imagens a cada 50 m/s, com espessura de fatias contíguas de 1,5 mm., no tempo de cinco a oito quadros *(frames)*, captando em uma aquisição a anatomia coronariana e o movimento da parede ventricular. As imagens com contraste são então reconstruídas, em *workstation*, usando-se *software* de imagens em 4 dimensões. O oxigênio nasal aumenta, significativamente, a capacidade do paciente de prender a respiração. Nitroglicerina é opcional, mas dilata as artérias coronarianas, o que ajuda na definição da anatomia coronariana (Figs. 37-9 a 37-11).

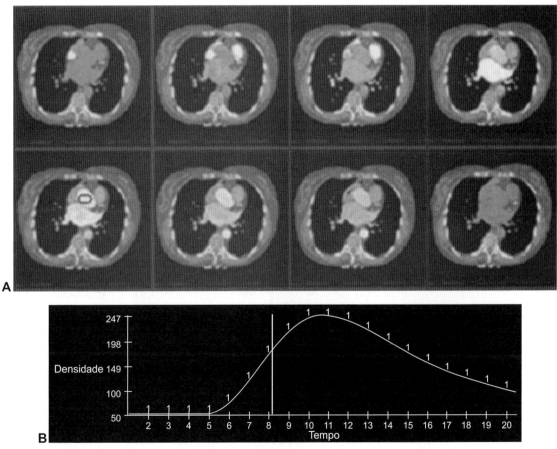

FIG. 37-9. A. *ECG-gated multislice*, estudo do fluxo dinâmico na base do coração demonstrando a passagem do contraste das câmaras cardíacas direitas *(superior esquerda)* para as câmaras cardíacas esquerdas *(inferior direita)*. Estas imagens são usadas para determinar o tempo do bolo ao se colocar uma região de interesse na raiz da aorta *(círculo na inferior esquerda)* e regiões de interesse miocárdicas em níveis cardíacos baixos para perfusão miocárdica qualitativa. A região de interesse colocada na raiz da aorta no painel superior é usada para criar uma curva de tempo-densidade a partir das imagens do fluxo dinâmico. **B.** O tempo ideal na realização da aquisição da angiografia coronária é determinado pela demora entre o começo da injeção e do escaneamento mais o tempo de conseguir 50 a 65% da densidade de pico, como indicado pela linha vertical. Neste exemplo, uma demora de 6 segundos é somada a 8 segundos para obter uma demora de 14 segundos que será usada na aquisição da angiografia coronária.

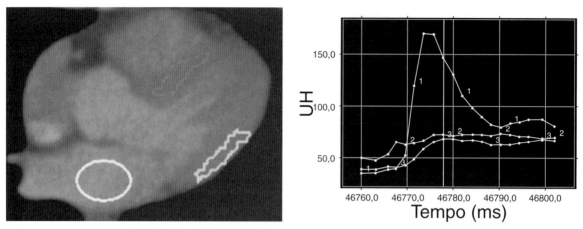

FIG. 37-10. O estudo dinâmico do fluxo também pode ser usado por meio da análise de regiões de interesse, comparando o fluxo do septo e da parede posterior do ventrículo esquerdo com o átrio esquerdo em repouso (1, aorta; 2, septo; 3, parede posterior). Estudos estão em andamento para avaliar a utilização da adenosina na obtenção de imagens após *stress* farmacológico para a detecção de estenoses coronarianas hemodinamicamente significativas.

Um conjunto de dados tridimensionais é obtido ao se agrupar vários tomogramas bidimensionais. A reformatação tomográfica, multiplanar, ao longo dos eixos das artérias coronárias, pode ser conseguida durante o tempo de um a três quadros adquiridos durante o ciclo cardíaco (e mais recentemente, tempo de um a seis quadros, usando-se e-*Speed*) com um dispositivo cine dinâmico. Reconstruções tridimensionais são feitas usando-se uma superfície sombreada ou técnica de obtenção do volume (Fig. 37-12).

O uso da TCFE para detectar a patência aortocoronária do enxerto foi relatado já em 1986. Investigações subseqüentes mostraram que os tomogramas transaxiais são muito precisos, sensíveis e específicos para detectar se os enxertos – *bypass* – estavam patentes ou ocluídos. Num estudo com 56 pacientes, Achenbach *et al.* relataram uma sensibilidade e especificidade de 100% para enxerto ocluído, e 100% de sensibilidade com 97% de especificidade para estenose do enxerto, em 84% dos segmentos avaliados. Técnicas curvilíneas 3-D, recentemente introduzidas, são capazes de reconstruir completamente o enxerto, possibilitando então a avaliação de obstruções não-ocluídas com alta precisão diagnóstica, sensibilidade e especificidade.

Diversos estudos comparando TCFE com angiografia coronária convencional para visualização de estenose arterial coronária de nascença e estudos em voluntários sadios foram publicados. A qualidade da imagem era suficiente para permitir avaliação confiável das artérias coronarianas, com relativamente alta sensibilidade e especificidade na detecção de estenose significativa num percentual grande de casos.

A precisão diagnóstica pode ser reduzida por artefatos provocados pelos movimentos cardíacos (particularmente no caso das artérias coronarianas direita e circun-

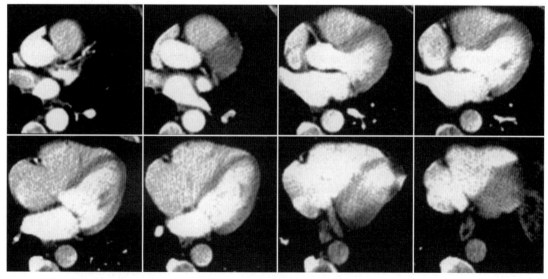

FIG. 37-11. *ECG-gated multislice*, estudo do cine dinâmico. Estas imagens são usadas na determinação dos volumes cardíacos e da fração de ejeção ventricular.

ANGIO-TC MULTIDETECTORA CORONÁRIA

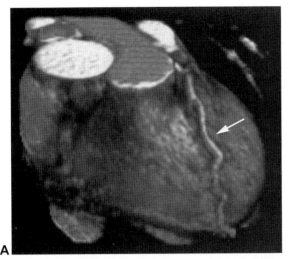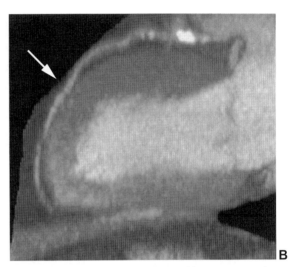

FIG. 37-12. Um homem de 66 anos de idade com *scores* de calcificação na artéria coronária progredindo rapidamente. TCFE (C-150) mostra volume obtido (**A**) e vista da projeção curvilinear (**B**) da artéria coronária descendente anterior esquerda *(setas)*.

flexa), pelos movimentos respiratórios, pela sobreposição de estruturas anatômicas, por problemas na realização do ECG devidos a ritmo cardíaco irregular e por problemas para acessar o lume por causa da presença de grandes calcificações sobrejacentes (Fig. 37-13; Quadro 37-1).

Pesquisa e estudos clínicos com angio-TCFE coronariana estão, atualmente, em andamento em vários proeminentes centros médicos acadêmicos nos Estados Unidos e em outros países. O valor preditivo negativo de uma angiografia coronariana por feixe de elétrons para captar a presença de estenose hemodinamicamente significante está provavelmente na ordem de 95 a 98%, com mais estudos clínicos em andamento (Figs. 37-14 a 37-16).

Num estudo com 50 pacientes, Achenbach *et al.* relataram uma sensibilidade de 94% e especificidade de 82% para a detecção de alto grau de reestenose, usando angio-*electron-beam* coronariana, com contraste depois de angioplastia transluminal percutânea com 88% de segmentos coronários disponíveis (Fig. 37-17).

CARACTERIZAÇÃO DE ANOMALIAS CORONARIANAS

Anomalias arteriais coronárias são observadas em cerca de 1% de pacientes que foram diagnosticados com angiografia coronariana, e são detectadas em cerca de 1% dos exames rotineiros de autópsia. Embora a maioria destas anomalias não tenha significado hemodinâmico, suas conseqüências prováveis incluem isquemia miocárdica e morte súbita. Portanto, a habilidade em identificar anomalias em artéria coronariana e em definir seu curso anatômico exato constitui pré-requisito para qualquer modalidade que necessite de imageamento arterial coronário não-invasivo. Atualmente, o método de diagnóstico de escolha para detectar anomalias coronarianas é a angiografia coronariana invasiva. Entretanto, interpretações erradas são comuns. A angio-*electron-beam* coronariana, com contraste, permite não só a visualização das artérias coronarianas e a detecção de estenose significante, como também a caracterização do curso das artérias coronárias anômalas. Assim, o uso da angiografia invasiva como padrão-ouro para definir o curso das artérias coronarianas anômalas pode não mais ser justificado, e a técnica de Angio-TC coronariana pode tornar-se o método de escolha para avaliar anomalia coronariana congênita (Figs. 37-18 a 37-20).

ANGIO-TC MULTIDETECTORA CORONÁRIA

A TC convencional foi revolucionada, nos últimos anos, pela disponibilidade de sistemas detectores de TC-*multislice*. Ao serem introduzidos, estes sistemas eram capazes de adquirir até 4 fatias simultâneas. Sistemas atualmente disponíveis são capazes de adquirir 8, 16 ou mais fatias simultaneamente. Adicionados, à velocidade de rotação dos tubos de 500 m/s, a reconstrução parcial algorítmica e a conexão eletrocardiográfica retrospectiva e prospectiva, permitiram aos aparelhos mais atuais obter imagens com tempo aproximados de 300 ms. de rotação. Se o coração de um paciente apresentar freqüência cardíaca de 60 a 70 batimentos/min ou menos, imagens de qualidade aceitável, com o pequeno movimento cardíaco ligado a essa freqüência baixa, podem ser criadas quando estas imagens forem reconstruídas durante o tempo da menor movimentação do coração no ciclo cardíaco (freqüência < 70 a 80 batidas/min). Em velocidades mais rápidas do coração, artefatos de movimento podem resultar em imagens que não são interpretáveis. Este problema foi minorado, em parte, pelo uso de algoritmos de reconstrução segmentar, que utilizam dados de diferentes batimentos cardíacos e diferentes anéis de detecção na reconstrução de imagens, com resoluções temporais iguais ao tempo de

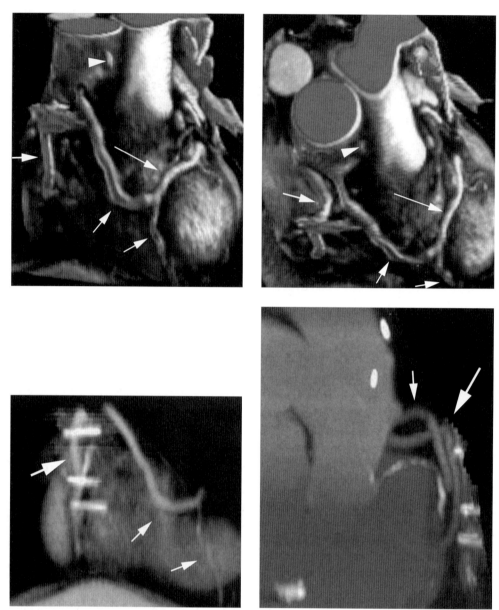

FIG. 37-13. TCFE (C-150) obtenção do volume e vistas de projeção em mulher com 72 anos de idade que recusou a angiografia coronária invasiva. Situação após 4 *bypass*-enxertos nos vasos arteriais coronários, com três pontes de safena com enxertos *bypass*. **A.** Ponte de enxerto *(seta longa)* para a porção média da artéria coronária descendente anterior esquerda *(setas pequenas inferiores no centro)* que está mal visualizada, pequeno ramo diagonal marginal da artéria circunflexa ocluído com toco (*stump* – *ponta de seta*), e enxerto na artéria coronária direita *(seta grande à esquerda)* com sua superfície inferior colada (*attached*) ao externo. **C** e **D.** A porção proximal da ponte enxertada mostra estreitamento moderado. **B** e **D.** A artéria coronária descendente anterior esquerda distal está gravemente afetada e com má aparência. **D.** A artéria coronária direita está com calcificação expressiva.

ANGIO-TC MULTIDETECTORA CORONÁRIA

QUADRO 37-1 DIVERSOS ESTUDOS COMPARATIVOS ENTRE ANGIOGRAFIA CORONÁRIA CONVENCIONAL E ANGIO-TCFE (TOMOGRAFIA COMPUTADORIZADA POR FEIXE DE ELÉTRONS)

Estudo[a]	Pacientes	(%) Segmentos não-avaliados[b]	(%) sensibilidade[c]	(%) especificidade
Nakanish, 1997	37	–	74	95
Schermend, 1998	28	12	82	88
Reddy, 1988	23	10	88	79
Rensing, 1998	37	19	77	94
Achenbach, 1998	125	25	92	94
Budoff, 1999	52	11	78	71
Achenbach, 2000	36	20	92	91
Leber, 2001	87	24	78	93
Ropers, 2002	118	24	90	66
Nikolau, 2002	20	11	85	77

[a]Todos estes estudos usaram tecnologia de detecção antiga usada nos *scanner* TCFE de antiga geração (C100/C150/C300), que são inferiores à nova tecnologia empregada pelo *e-Speed Scanner*. A maior velocidade, melhor resolução e cine capacidade irá aumentar os segmentos avaliáveis e melhorar a sensibilidade e especificidade.
[b]Segmentos coronários que não podiam ser avaliados devido a artefatos de movimento, calcificação ou não-visualização.
[c]Em segmentos avaliáveis.
(De Achenbach S, Moshage W, Ropers D, et al. Noninvasive, three-dimension visualization of coronary artery bypass grafts by electron beam tomography. Am J Cardiol 1997;79:856-861.)

reconstrução mínimo, dividido pelo número de batimentos cardíacos utilizado (aproximadamente 70 m/s, no caso de 4 batimentos) e velocidade da rotação do tubo *(gantry)* de 500 m/s. Esta técnica presume que o coração está sempre na mesma fase e na mesma posição da aquisição prévia, o que pode ser uma suposição errada. A utilização de dados de vários batimentos cardíacos introduz a possibilidade de erros na média dos dados obtidos ou registros errados das mudanças no ritmo cardíaco. Esta técnica tem sido usada em outras modalidades de imageamento cardíaco, mais notavelmente na ressonância magnética e nas técnicas nucleares, para mostrar movimento de parede cardíaca.

Aquisição de imagens com MDCT empregando algoritmos de reconstrução segmentar tenta melhorar a resolução temporal, mas pode complicar a aquisição de dados e pode requerer mais refinamento antes que a MDCT seja confiável para todos os pacientes. Uma relação complexa existe entre a freqüência cardíaca e a aquisição de dados por múltiplos anéis detectores. A variação do grau de inclinação *(pitch)* da mesa ou da velocidade da rotação do tubo *(gantry)* foram sugeridas como

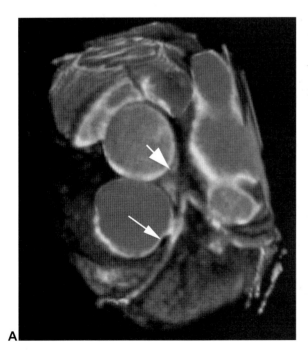

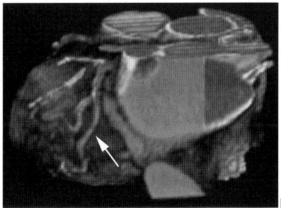

FIG. 37-14. Coronariografia de homem de 71 anos de idade classificado como não-portador de doença da artéria coronária. **A.** Vista cranial angulada do volume obtido da artéria coronária principal esquerda *(seta grande)*, artéria coronária descendente anterior esquerda *(seta pequena)* e artéria coronária circunflexa. **B.** Artéria coronária circunflexa e seu ramo marginal obtuso *(seta)*.

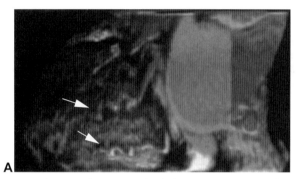 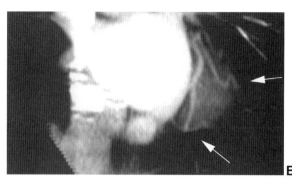

FIG. 37-15. Um homem de 66 anos de idade com *scores* de calcificação na artéria coronária progredindo rapidamente. Reprodução volumétrica (**A**) e projeção (**B**) vistas da artéria coronária circunflexa e seu ramo marginal obtuso *(setas brancas pequenas)*.

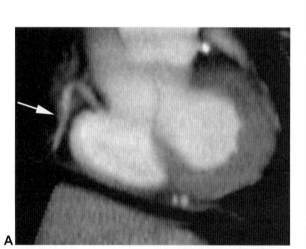 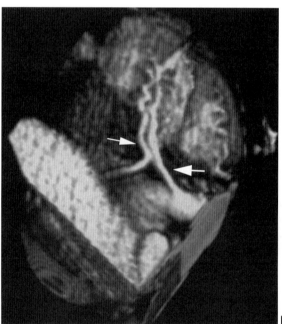

FIG. 37-16. Um homem de 66 anos de idade com *scores* de calcificação em artéria coronária progredindo rapidamente. **A.** Vista projetada em imagens adquiridas por TCFE (C150) da porção proximal e da porção mediana da artéria coronária direita *(seta branca pequena)*.
B. Reprodução volumétrica da vista caudal da artéria coronária descendente posterior *(seta pequena)* e da veia cardíaca mediana *(seta grande)*, ambas correndo para o sulco interventricular posterior.

ANGIO-TC MULTIDETECTORA CORONÁRIA

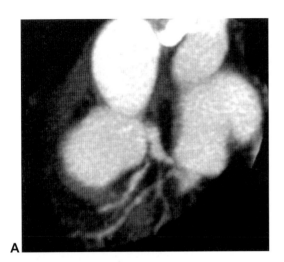

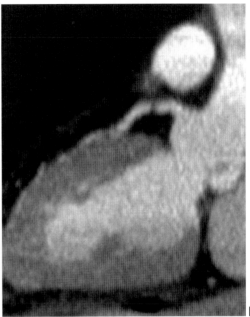

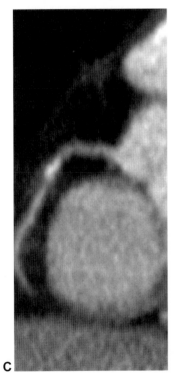

FIG. 37-17. Um homem de 62 anos de idade com hipercolesterolemia e 2 anos de história de dispnéia e opressão torácica ao exercício. Foi realizado um teste de perfusão miocárdica, com estresse, no qual o ritmo cardíaco máximo previsível do paciente chegou a 97%, sem alterações do ECG. Na ocasião foi classificado como tendo baixa probabilidade de significativa doença da artéria coronária isquêmica. A movimentação e o espessamento da parede do ventrículo esquerdo eram normais e a fração de ejeção do mesmo ventrículo com 64% de ejeção. O paciente foi referido para a angiografia coronária por TCFE que revelou alto grau de estenose na artéria coronária proximal descendente anterior esquerda (**A** e **B**) e nas artérias coronárias direitas (**C**). Uma repetição do teste de perfusão miocárdica, com estresse, também apresentou resultados negativos. Os sintomas do paciente persistiram, e um angiograma coronário convencional foi realizado, confirmando os achados de alto grau de estenose demonstrada pela angio-TCFE coronária.

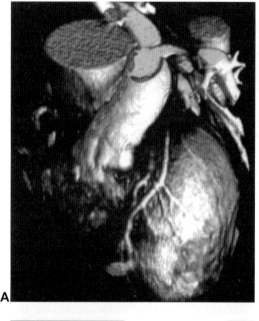
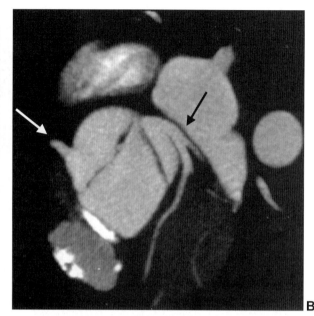
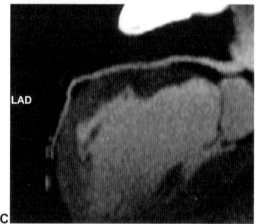

FIG. 37-18. TCFE (C-150) coronária com reprodução de volume e mostra de projeção curvilínea reformatada, em mulher de 44 anos de idade, com histórico de *truncus arteriosus*, tipo I, reparado cirurgicamente a cerca de 30 anos atrás (colocação de conduíte para o tronco pulmonar com o enxerto homográfico de uma válvula). A valva truncal servia como a valva aórtica. Ambas as valvas começaram a falhar com desenvolvimento de regurgitação aórtica e pulmonar. A paciente foi submetida a angiografia coronariana por feixe de elétrons para avaliar a presença de anomalias coronarianas congênitas associadas com *truncus arteriosus*. A artéria coronária esquerda é vista originando-se anormalmente do *sinus* posterior da Valsalva *(seta preta em B)*, enquanto a artéria coronária direita se origina normalmente do *sinus* direito da Valsalva *(seta branca em B)*, artéria coronária descendente anterior esquerda (DAE).

abordagens para minimizar este problema. Agentes farmacológicos, como beta-bloqueadores (metoprolol) ou diltiazem, podem ser necessários para melhorar a qualidade da imagem, por reduzirem a freqüência cardíaca para 60 batimentos/min ou menos (Fig. 37-21).

Com a implementação inicial, houve um aumento na incumbência da exposição de radiação em MDCT, comparado com a TCFE. Exposição à radiação em estudos conjugados *(gated)* exploratórios é inerentemente menor do que nos estudos conjugados retrospectivos. As correntes empregadas no tubo são, geralmente, mais altas em MDCT, o que aumenta a exposição à radiação, com um resultante aumento na qualidade da imagem. Correntes baixas no tubo podem ser usadas com MDCT, produzindo a mesma relação sinal-ruído e qualidade de imagem e exposição à radiação em níveis comparáveis aos da TCFE. Entretanto, essas reduções não são aceitáveis de bom grado pelos médicos especialistas em imagens. Houve significante discordância entre os médicos de saúde pública no que diz respeito ao aumento real da dose de radiação com MDCT, comparada com TCFE, com estimativas muito altas de variação da exposição (20 a 30 vezes maior), dependendo do modelo de protocolo usado na MDCT. Protocolos estão sendo otimizados para reduzir a exposição à radiação, tais como modular o feixe de raios x somente durante 180 graus de escaneamento, e usando o ECG-*gating* na fase diastólica do ciclo cardíaco. Claramente, as diferenças na exposição à radiação mudarão na medida em que estas estratégias da MDCT forem implementadas. Dados recentes sugerem que a exposição à radiação com MDCT é similar à da TCFE na resolução espacial comparável. Talvez seja razoável aceitar as doses mais altas de radiação na MDCT se essa tolerância resultar em melhora na qualidade da imagem e melhora na precisão diagnóstica. Isto seria particularmente significante na área de angio-TC coronariana, onde um estudo preciso eliminaria a necessidade de angiografia coronariana convencional. Entretanto, mais estudos comparando a MDCT com angiografia coronariana convencional são necessários para avaliar

ANGIO-TC MULTIDETECTORA CORONÁRIA

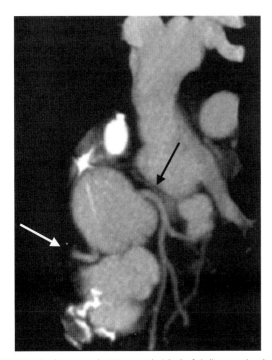

FIG. 37-19. Um homem de 52 anos de idade foi diagnosticado com Tetralogia de Fallot, aos 5 anos de idade, sendo na época submetido ao reparo do defeito do septo ventricular e a uma valvotomia pulmonar. Foi indicada a angiografia coronariana através de tomografia por feixe de elétrons para definir sua anatomia coronária. Foi encontrada uma origem anômala do tronco da coronária esquerda (*seta preta*), cujo óstio se encontrava no seio de Valsalva posterior, enquanto sua artéria coronária direita tinha origem normal (*seta branca*) no seio de Valsalva direito.

a precisão diagnóstica. No caso do *score* de cálcio coronário, a resolução adicional provavelmente não será importante, o que não justificaria o aumento da exposição à radiação. Redução na técnica da MDCT pode ser necessária para diminuir a exposição à radiação.

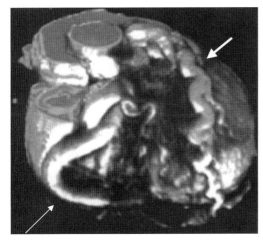

FIG. 37-20. Homem adulto apresentando murmúrio contínuo. Vista de TCFE (C-150) angiograma coronário, com obtenção de volume, demonstra artérias coronárias direita e esquerda maciçamente dilatadas (*seta pequena*) e artérias coronárias esquerdas (*seta grande*) secundárias de uma fístula arteriovenosa coronária.

Os TC *scanners multi-row* detectores da mais nova geração, com tempos de revolução de 500 m/s, oferecem a possibilidade de amostragem de projeções suficientes para realizar o ECG-*gating* retrospectivo de um conjunto de dados de TC espiral ou, preferivelmente, 4, 8 ou 16 cortes adquiridos, simultaneamente, com ECG-*gating* prospectivo e reconstrução parcial por *scan*, com vista partilhada (*view sharing*), atingindo maior resolução temporal. Esta última abordagem é a que melhor se aproxima da aquisição de dados de 100 m/s. realizada com o uso da TCFE, e evita qualquer artefato de reconstrução como na aquisição helicoidal. Poucos estudos clínicos foram publicados comparando dados de TC e da angiografia coronariana convencional, usando o TC *scanners multi-row* detector de ultíssima geração. Entretanto, uma limitação da angio-TC coronariana (*multi-row* detector) que pode, em várias circunstâncias, ser significante, tem sua dependência da freqüência cardíaca do paciente. A maioria dos protocolos dos fabricantes recomenda que o ritmo cardíaco do paciente esteja entre 60 e 70 batimentos/min ou mesmo mais baixo. Esta determinação requer o uso de beta-bloqueador como o metoprolol administrado oralmente (100 mg na noite anterior ao exame e uma segunda dose de 100 mg, 2 horas antes) ou intravenoso (5 mg IV seguido de no máximo 2 doses adicionais de 5 mg IV, num total de 15 mg, por 15 minutos) logo antes do exame. O uso de beta-bloqueadores torna esta técnica inapropriada para pacientes com história de asma ou baixas pressões sanguíneas limítrofes.

Embora TCFE tenha sido o padrão de referência para medir o cálcio arterial coronário, a angio-TC coronária será comparada à angiografia por contraste, e ambas TCFE e MDCT terão que provar sua superioridade contra este padrão. Atualmente, há mais experiência com angio-TCFE na prática médica, com estudos mostrando um alto valor preditivo negativo para estudos normais e de alguma forma menor precisão para doenças obstrutivas. De modo geral, a precisão tem sido verificada na proporção de 85% para doença arterial proximal. Até recentemente, TC helicoidal de fatia única (*single slice*) e angiografia coronariana por MDCT demonstraram imagens bastante claras, em casos selecionados, mas poucos dados foram publicados sobre experiências clínicas prospectivas. Estudos futuros irão elucidar a precisão, sensibilidade e especificidade das *scaners* MDCT na detecção de estenose da artéria coronária (Figs. 37-22 a 37-26; Quadro 37-2).

Outros fatores a serem considerados são o movimento residual na janela de aquisição da TC. Porque o objetivo da angio-TC coronariana, com maior freqüência, é a detecção de estenose, a necessidade de imagens livres de borrões é de importância fundamental. O movimento cardíaco residual dentro da janela de aquisição, e não a resolução espacial da técnica de TCFE, será propriamente o fator final que irá limitar a resolução real dos angiogramas coronários TCFE. Investigadores do passado sugeriram que para imagens livres de artefato cardíaco o

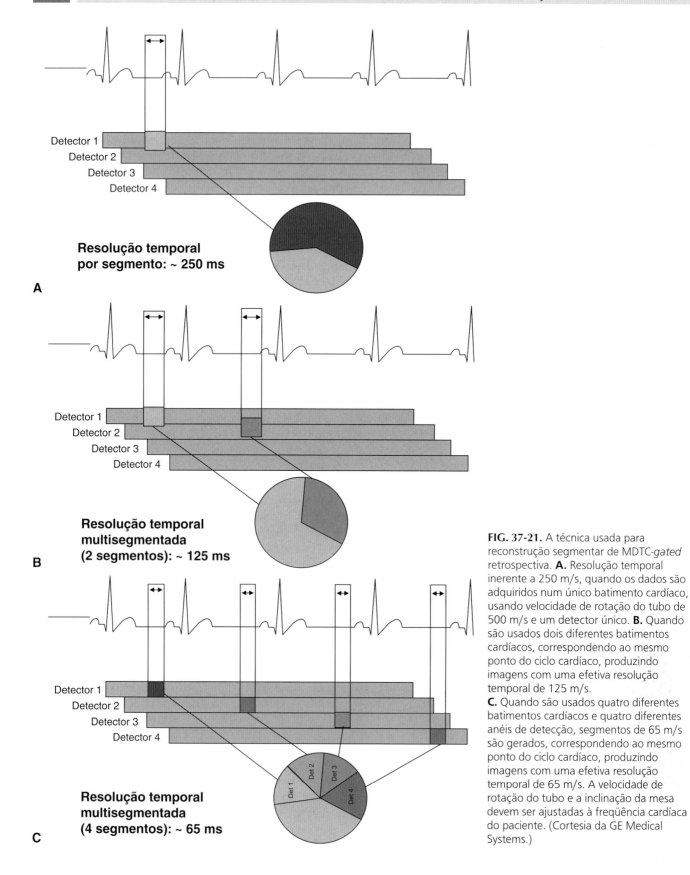

FIG. 37-21. A técnica usada para reconstrução segmentar de MDTC-*gated* retrospectiva. **A.** Resolução temporal inerente a 250 m/s, quando os dados são adquiridos num único batimento cardíaco, usando velocidade de rotação do tubo de 500 m/s e um detector único. **B.** Quando são usados dois diferentes batimentos cardíacos, correspondendo ao mesmo ponto do ciclo cardíaco, produzindo imagens com uma efetiva resolução temporal de 125 m/s.
C. Quando são usados quatro diferentes batimentos cardíacos e quatro diferentes anéis de detecção, segmentos de 65 m/s são gerados, correspondendo ao mesmo ponto do ciclo cardíaco, produzindo imagens com uma efetiva resolução temporal de 65 m/s. A velocidade de rotação do tubo e a inclinação da mesa devem ser ajustadas à freqüência cardíaca do paciente. (Cortesia da GE Medical Systems.)

ANGIOGRAFIA CORONÁRIA POR TCFE (E-SPEED)

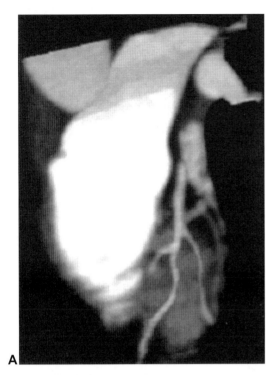

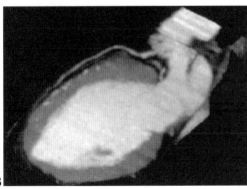

FIG. 37-22. A. Imagem projetada de uma angio-TC coronária realizada com um *scanner* MDCT de 4 fatias, mostrando a artéria coronária descendente anterior esquerda, um ramo septal perfurado e um ramo diagonal. **B.** Imagem projetada de outra angio-TC coronária realizado com um *scanner* MDCT de 4 fatias, mostrando a artéria coronária descendente anterior esquerda.

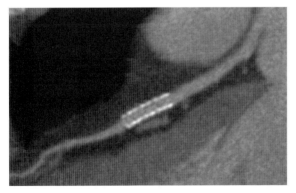

FIG. 37-23. Angio-MDCT coronária de um *stent* patente na artéria coronária descendente anterior esquerda. Não há evidência de reestenose do *stent*.

tempo de aquisição deveria ser menor que 50 m/s. Os tempos de aquisição de imagens de 19,1 e 10,0 ms foram propostos para eliminar completamente o movimento coronário (Figs. 37-27 e 37-28).

ANGIOGRAFIA CORONÁRIA POR TCFE (E-SPEED)

A artéria coronária direita movimenta-se por cerca de 50 mm/s, e a artéria coronária esquerda por cerca de 25 mm/s, durante o ciclo cardíaco. Se a média do diâmetro da artéria coronária é de 3 mm, isto significa que a artéria coronária direita irá movimentar-se por uma extensão igual a um diâmetro inteiro, durante uma janela de aquisição de TC, de 50 m/s, o que é desencorajador. Para enfrentar o problema do movimento residual na janela de aquisição, o fabricante da TCFE arriscou-se num projeto cuja tentativa inicial era duplicar ambas as resoluções temporal e espacial (janela de aquisição de 50 mseg, com fatia de 1,5 mm de espessura). O objetivo deste projeto era determinar se um novo protocolo de imageamento por angiografia coronário em TCFE de multi-fases diastólicas de 50 a 100, chamado de cine EBA *(electron beam angiogram)*, poderia ser melhor do que a qualidade da imagem do angiograma coronário TCFE de fase única. Cine EBA foi realizada usando seis fases cardíacas, com o final da sístole definido por um retardo ajustado na freqüência do ciclo cardíaco de aproximadamente 40% do intervalo R-R.

Cine EBA multifase fornece boa visualização de uma percentagem muito alta do segmento proximal da maioria de segmentos coronários, através de vasta gama de ritmos cardíacos e, quando comparada com EBA de fase única, concluiu-se que melhorou, significativamente, a visualização. Entretanto, a aquisição de 100 m/s da cine EBA coronária não forneceu resolução temporal suficiente para eliminar completamente o movimento coronário.

Por comparação, a aquisição de 50 m/s fornece melhora significante na visualização dos segmentos coronários, aparentemente devido à redução no movimento cardíaco residual e de imagem borrada. Estes achados apoiaram a sugestão de investigadores no passado de que os tempos de aquisição deveriam ser menores do que 50 m/s para reduzir artefatos no imageamento cardíaco. Este protótipo de "prova de princípios", apelidado de *cheetah* (o animal mais rápido da terra, capaz de correr em velocidades superiores a 70 mph), resultou no desenvolvimento do *scanner* TC cardíaco (e-Speed, GE Imatron, South San Francisco, CA) o mais rapidamente comercializado e disponibilizado, capaz de velocidades de aquisição de 33 m/s, com fatias de 1,5 mm de espessura, gerando imagens de quadros na mesma proporção que as imagens obtidas nos laboratórios de cateterização cardíaca (30 quadros/s). Parecia não haver barreiras técnicas que impedissem, ainda mais, a redução do tempo de aquisição. A técnica da cine EBA pode provar ser uma

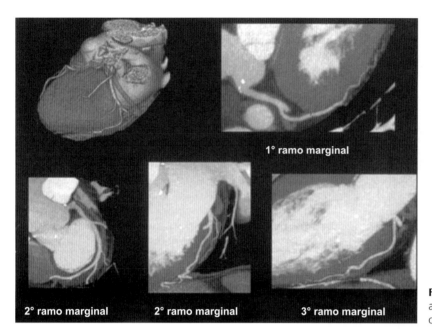

FIG. 37-24. Angio-MDCT coronária, de 16 fatias, da artéria coronária circunflexa e seus ramos marginais obtusos.

QUADRO 37-2 ESTUDOS COMPARATIVOS ENTRE ANGIOGRAFIA CORONÁRIA CONVENCIONAL E POR ANGIOGRAFIA-MDCT (TOMOGRAFIA COMPUTADORIZADA POR DETECTOR *MULTIROW*)

Estudo	Pacientes	(%) segmentos não-avaliados[a]	(%) sensibilidade	(%) especificidade
Knez, 2001	44	6	75	98
Achenbach, 2001	64	32	85	76
Niemen, 2001	35	27	81	97

[a]Um grande percentual de segmentos não puderam ser avaliados, possivelmente devido a controle de ritmo cardíaco.

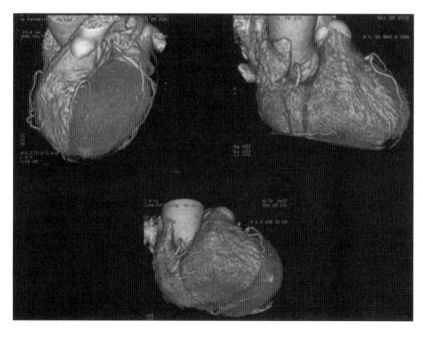

FIG. 37-25. Angio-MDCT coronária. Imagem 3D, com vistas, oblíqua anterior esquerda *(superior esquerda)*, oblíqua anterior direita *(superior direita)* e caudal *(inferior)* geradas para simular visualizações angulares obtidas em laboratório de cateterismo cardíaco.

ANGIOSCOPIA CORONÁRIA POR TC

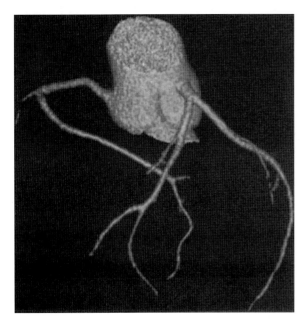

FIG. 37-26. MDCT 3D gerada da árvore de vasos coronários, usando-se um único *seeding* na raiz da aorta e remoção da câmara cardíaca, automatizada.

substituta adequada, ou complementar, para as angiografias coronarianas diagnósticas mais invasivas, assim que o *scanner* seja mais desenvolvido (Figs. 37-29 e 37-30) do que já o é no momento.

Embora aplicações correntes de TC cardíaca tenham sido desenvolvidas e pioneiras, pelos usuários da TCFE, as capacidades da MDCT estão se aproximando daquelas da TCFE e podem mesmo suplantá-las, no aspecto de resolução espacial. No presente, o papel eventual da MDCT em aplicações cardíacas é incerto, mas devido ao atual estado avançado de desenvolvimento a expectativa é de, num futuro próximo, haver melhoria tecnológica e conseqüentemente uma participação maior, desafiando o domínio que a TCFE teve até o momento, devido, pelo menos em parte, à sua maior disponibilidade. Os recentes e rápidos avanços tecnológicos da MDCT estão trazendo a qualidade dos dados produzidos por essa tecnologia para perto e, em alguns casos, até superior à qualidade dos dados fornecidos pelos modelos iniciais de *scanners* TCFE. Como os médicos se utilizam cada vez mais da disponibilidade da MDCT *multi-row* detector TC se comparado à utilização da TCFE, a TC cardíaca seguirá com maior facilidade a via principal da prática médica. Podemos, também, esperar melhoras significativas na tecnologia da TCFE que é necessária para manter uma competição vantajosa, incluindo o desenvolvimento de *scanners* ainda mais rápidos, e com resolução espacial e capacidade de fatias múltiplas, aperfeiçoadas.

ANGIOSCOPIA CORONÁRIA POR TC

Técnicas de realidade virtual têm sido empregadas no imageamento da TC coronária, e uma nova técnica, *angioscopia coronária virtual*, foi desenvolvida. Recentemente,

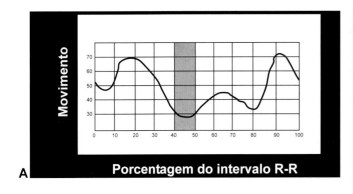

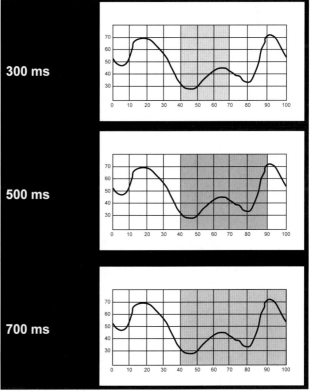

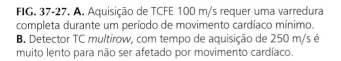

FIG. 37-27. A. Aquisição de TCFE 100 m/s requer uma varredura completa durante um período de movimento cardíaco mínimo. **B.** Detector TC *multirow*, com tempo de aquisição de 250 m/s é muito lento para não ser afetado por movimento cardíaco.

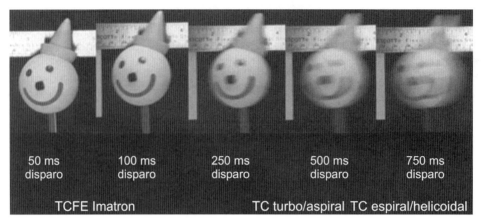

FIG. 37-28. O problema de movimento residual na janela de aquisição é demonstrado fotograficamente. A cabeça do palhaço está oscilando para frente e para trás, como um pêndulo, numa freqüência que se aproxima à freqüência cardíaca de 70 batimentos/min. Note a progressiva degradação na qualidade da imagem, no tempo em que a velocidade da câmera dispara de 50 para 100 (resolução temporal de TCFE) para 250 (resolução temporal de MDTC) para 500 para 750 m/s. Este é o mesmo efeito que pode ser visto na angio-TC coronária com velocidades mais lentas de aquisição e janela de aquisição maior.

usando TCFE, Van Ooijen *et al.* apresentaram resultados iniciais em imagens uma navegação rápida pela artéria coronária. Mais recentemente, Schroder *et al.* apresentaram seus resultados iniciais usando angioscopia coronária MDCT.

Quando se realiza uma angioscopia coronariana, os dados da imagem são transformados em *voxels* tridimensionais, com cada um deles contendo um certo valor de densidade expresso em UH. *Voxels* com diferentes UH podem ser visualizados usando-se cores diferentes. Para tornar o lume do vaso visível, com contraste de realce médio nas artérias coronárias, torna o sangue transparente através da exclusão dos *voxels* no lume (nível de 100 a 200 UH) da imagem endoscópica. A parede do vaso é bem definida porque tem uma significativa densidade menor do que a do lume com realce por contrastes (nível

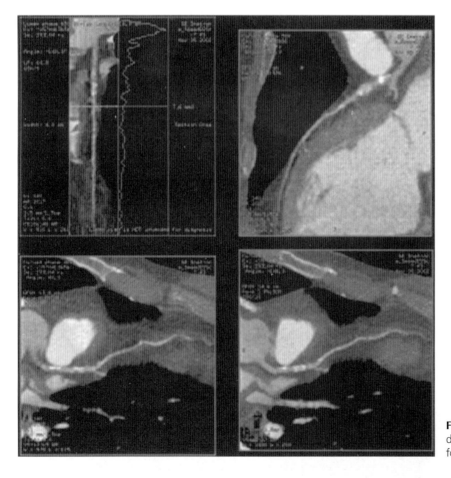

FIG. 37-29. Projeções curvilíneas reformatadas da artéria coronária esquerda, cujas imagens foram adquiridas usando *scanner* TCFE e-*Speed*.

FUTURO DO IMAGEAMENTO POR TC CORONÁRIA

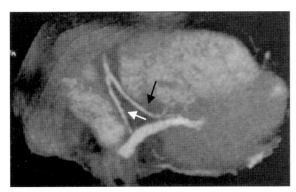
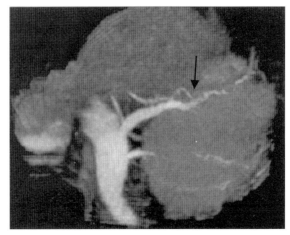

FIG. 37-30. Angiogramas coronários por feixe de elétrons e-Speed da artéria coronária distal direita, artéria coronária descendente posterior *(seta preta)* e o ramo póstero-lateral *(seta branca)*.

80 a 100 UH). Calcificações podem ser visualizadas quando estão mais densas que o contraste médio (nível acima de 250 UH). O *display* simultâneo de modelos de volume tridimensionais multiplanares reformatados obtidos, ou de imagens de fatias axiais, e da visão endoscópica, permite navegação interativa acurada do ponto da visão. Para filmar essa navegação, alguns quadros importantes *(key frames)* são selecionados, dentre os quais, a de uma passagem pelo vaso com *software* de interpolação de quadros. O *scan* começa com o navegador posicionado na região de interesse; então, a definição automática de passagem permite que se encontre o caminho preciso, de um alvo para outro, criando a ilusão da visão de um cateter angioscópico se movendo pelo lume do vaso da artéria coronária. A navegação nas artérias coronárias, nos enxertos *bypass* venosos e nos *stents* é possível na prática clínica e afinal pode se tornar uma técnica diagnóstica que permitirá uma delineação tridimensional abrangente do lume do vaso (Fig. 37-31).

FUTURO DO IMAGEAMENTO POR TC CORONÁRIA

Aperfeiçoamentos tecnológicos implementados correntemente em TCFE e aqueles em desenvolvimento, como multiplicar o número de elementos detectores e reduzir o tempo de aquisição do tomograma de 100 m/s para menos que 50 m/s, irão permitir que a TCFE se aproxime da resolução temporal e espacial da cine fluoroscopia.

Imageamento coronário por TCFE tem um futuro muito brilhante, porque a quantificação do cálcio fornece informações sobre a carga da placa das artérias coronárias, e TC acentuado por contraste irá determinar, confiavelmente, a gravidade da doença obstrutiva. A caracterização da placa vulnerável também pode ser possível. A combinação da aquisição de cine TCFE de fatia única ou de múltiplas fatias com a avaliação do grau de calcificação da coronária, com a presença, o local e a

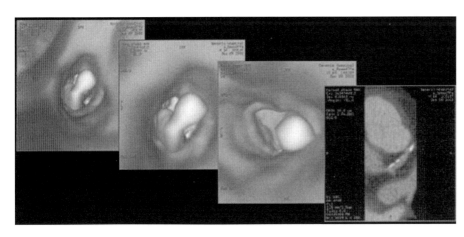

FIG. 37-31. Imagem de navegação realizada em *workstation GE Advantage Windows*. **Direita para esquerda.** Vista transaxial através da artéria coronária principal esquerda e de proximal calcificada anterior esquerda, e três vistas de navegação angioscópicas destas calcificações.

gravidade da estenose da artéria coronária, com a perfusão miocárdica relativa e a função ventricular, permitirá uma avaliação cardíaca abrangente durante um exame de 30 minutos. Estudos futuros estarão em andamento, avaliando a precisão, sensibilidade e especificidade dos *scanners* MDCT na detecção de cálcio e estenose na artéria coronária. Os resultados iniciais são promissores. O desenvolvimento recente no imageamento coronário por TCFE e MDCT, finalmente, trouxe o "Santo Graal" para mais perto de nosso alcance.

LEITURAS SELECIONADAS

Achenbach S, Moshage W, Ropers D, et al. Noninvasive, three-dimensional visualization of coronary artery bypass grafts by electron beam tomography. Am J Cardiol 1997;79:856-861.

Agatston AS, Janowitz WR, Hildner FJ, et al. Quantification of coronary artery calcium using ultrafast computed tomography. J Am Coll Cardiol 1990;15:827-832.

Becker CR, Kleffel T, Crispin A, et al. Coronary artery calcium measurement: agreement of multirow detector and electron beam CT. AJR Am J Roentgenol 2001;176:1295-1298.

Budoff MJ, Lane KL, Bakhsheshi H, et al. Rates of progression of coronary calcification by electron beam computed tomography. Am J Cardiol 2000;86:8-11.

Callister TQ, Raggi P, Cooil B, et al. Effect of HMG-CoA reductase inhibitors on coronary artery disease as assessed by electron-beam computed tomography. N Engl J Med 1998;339:1972-1978.

Carr JJ, Crouse JR, Goff DC, et al. Evaluation of subsecond gated helical CT for quantification of coronary artery calcium and comparison with electron beam CT. AJR Am J Roentgenol 2000;174:915-921.

Goodman WG, Goldin J, Kuizon BD, et al. Coronary-artery calcification in young adults with end-stage renal disease who are undergoing dialysis. N Engl J Med 2000;342:1478-1483.

Hachamovitch R, Berman DS, Shaw LJ, et al. Incremental prognostic value of myocardial perfusion single photon emission computed tomography for the prediction of cardiac death: differential stratification for risk of cardiac death and myocardial infarction. Circulation 1998;97:535-543.

He ZX, Hedrick TD, Pratt CM, et al. Severity of coronary artery calcification by electron beam computed tomography predicts silent myocardial ischemia. Circulation 2000;101:244-251.

Janowitz WR, Agatston AS, Viamonte M. Comparison of serial quantitative evaluation of calcified coronary artery plaque by ultrafast computed tomography in persons with and without obstructive coronary artery disease. Am J Cardiol 1991;68:1-6.

Maher JE, Bielak LF, Raz JA, et al. Progression of coronary artery calcification: a pilot study. Mayo Clin Proc 1999;74:347-355.

Miranda R, Schisterman E, Gallagher A, et al. The extent of coronary calcium by electron beam computed tomography discriminates the likelihood of abnormal myocardial perfusion SPECT [abstract]. Circulation 2000;102:II-543.

Mitchell TL, Pippin JJ, Wei M, et al. Progression of volume of coronary artery calcification [abstract]. In: Advances of Electron Beam Computed Tomography. Iowa City: University of Iowa Press, 1998:29.

Raggi P, Callister TQ, Nicholas J, et al. Cardiac events in patients with progression of coronary calcification on electron beam computed tomography [abstract]. Radiology 1999;213:351.

Rumberger JA, Behrenbeck T, Breen JF, Sheedy PF II. Coronary calcification by electron beam computed tomography and obstructive coronary artery disease: a model for costs and effectiveness of diagnosis as compared with conventional cardiac testing methods. J Am Coll Cardiol 1999;33:453-462.

Schroeder S, Kopp AF, Baumbach A, et al. Noninvasive detection and evaluation of atherosclerotic coronary plaques with multislice computed tomography. J Am Coll Cardiol 2001;37:1430-1435.

Shah AS, Sorochinsky B, Mao SS, et al. Cardiac events and progression of coronary calcium score using electron beam tomography [abstract]. Circulation 2000;102:II-604.

Stanford W, Breen J, Thompson B, et al. Can the absence of coronary calcification on ultrafast CT be used to rule out nonsignificant coronary artery stenosis? J Am Coll Cardiol 1992;19:189A.

Tanenbaum SR, Kondos GT, Veselik KE, et al. Detection of calcific deposits in coronary arteries by ultrafast computed tomography and correlation with angiography. Am J Cardiol 1989;63:870.

Teichholz LE, Petrillo S, Larson AJ, Klig V. Quantitative assessment of atherosclerosis by electron beam tomography. Am J Cardiol 2002;90:1416-1419.

Van Ooijen PM, Oudkerk M, van Geuns RJ, et al. Coronary artery fly through using electron beam computed tomography. Circulation 2000;102:E6-E10.

ÍNDICE REMISSIVO

Os números em *itálico* referem-se a Figuras ou Tabelas.

A

ABPA (Aspergilose Broncopulmonar Alérgica)
  bronquiectasia por, 536
    apresentação clínica, 536
    achados, 537
      radiográficos, 537
      na TC, 537
Abscesso
  mediastinal, 261
  pulmonar, 296, 359
  abdominal, 590
    derrame pleural por, 590
      exsudativo, 590
      transudativo, 590
  periaórtico, 652
Acessório
  brônquio, 1
Actinomicose
  infecção pulmonar por, 378
    achados radiológicos, 380
Actinomyces
  infecção pulmonar por, 377
    nocardiose, 377
      achados radiológicos, 377
    actinomicose, 378
      achados radiológicos, 380
Adenocarcinoma, 69
  BAC, 70
  metastático, *115*
Adenoma(s)
  brônquico, 104
  pulmonares, 110
  da paratireóide, 230
Adenovírus
  infecção pulmonar por, 399
Adulto(s)
  bronquiolite em, 546
    infecciosa, 546
      PBD, 546
      folicular, 547
      BR, 548
      obliterante, 548
        com pólipos intraluminais, 549
Agenesia
  pulmonar, 15

Agulha
  biopsia transtorácica por, *ver BTA*
AIDS (Síndrome da Imunodeficiência Adquirida)
  pacientes com, *122, 123*
    KS em, *122, 123*
      aparência radiográfica do, *122*
    linfoma relacionado a, *ver LRA*
  e TB, 376
    MBNT na, 377
  doenças e, 542
    das vias aéreas, 542
      bronquiectasia e, 542
Alcochoamento
  peribrônquico, 332
Alfa-1
  antitripsina, 541
    deficiência de, 541
      bronquiectasia por, 541
Alumínio, 487
Alveolograma(s)
  aéreos, 30
Amebíase
  infecção pulmonar por, 400
Amiloidose, 287, 726
  parenquimatosa, 503
    difusa, 503
      classificação, 503
        por etiologia, 503
        por proteínas específicas, 503
        por manifestação, 504
  difusa, 504
  septal, 504
    alveolar, 504
  nodular, 506
    localizada, 506
  traqueobrônquica, 506
    localizada, 506
  por estreitamento, 520
    da traquéia, 520
Amiodarona
  reações a, 469
  pulmonar, 469
ANCA (Anticorpo Citoplasmático Antineutrofílico)
  vasculite e, 492
    de vasos pequenos, 492
      granulomatose, 492, 495

de Wegener, 492
de Churg-Strauss, 495
poliangiite microscópica, 495
Aneurisma
  da artéria, 300
  pulmonar, 300
  da aorta torácica, 647
    avaliação por imagens, 649
  congênito, 693
  do sinus de valsalva, 693
Angiografia
  pulmonar, 618
    na EP, 618, 619, 623, 624
      confiabilidade no diagnóstico, 619
      precisão da TC na, 623
      crônica, 624
    contra-indicações, 618
    técnica, 618
    interpretação, 619
    complicações, 620
    por TC helicoidal, 620, 622
      achados na EP, 622
    considerações técnicas, 620
    venografia, 623
      por TC, 623
  por RM, *ver ARM*
  coronária, 789, 790
    por feixe de elétrons, 789
    não-invasiva, 790
      valor clínico da, 790
    por TCFE, 801
  por MDTC, *ver angio-TC*
Angiograma
  sinal do, 33
  na RC, 33
Angioscopia
  coronária, 803
    por TC, 803
Angiossarcoma, 745
Angio-TC (Angiografia por Tomografia Computadorizada Multidetectora)
  coronária, 793
Ângulo(s)
  cardiofrênicos, 184
    direito, 184
    esquerdo, 184

ÍNDICE REMISSIVO

Ann Arbor
classificação de, *132*
estadiamento, *132*
de linfomas, *132*
Anomalia(s)
dos brônquios, 1
traqueal, 1
cardíaco, 1
acessório, 1
isomerismo brônquico, 1
de Ebstein, 701
do arco, 758
RM das, 758
arteriais, 760, 761
pulmonares, 760
RM das, 760
coronarianas, 761
RM das, 761
coronarianas, 793
caracterização de, 793
Anormalidade(s)
paraespinhais, 262
tumores, 262
neurogênicos, 262
meningocele torácica, 268
anterior, 268
lateral, 268
hematopoiese, 268
extramedular, 268
da coluna torácica, 269
brônquicas, 447
na sarcoidose, 447
bronquiolares, 447
na sarcoidose, 447
cardíacas, 448
na sarcoidose, 448
vasculares, 609
dos pulmões, 609
na radiografia torácica, 609
diafragmáticas, 610
na radiografia torácica, 610
das conexões, 765, 768
ventriculoarteriais, 765
RM das, 765
atrioventriculares, 768
RM das, 768
do *situs*, 771
RM das, 771
Anticorpo
citoplasmático antineutrofílico, *ver
ANCA*
Antidepressivo(s)
tricíclicos, 471
reações aos, 471
pulmonar, 471
Aorta
torácica, 642-654
diagnóstico por imagem da,
642-654
por TC, 642-654
técnicas, 642
dimensões normais, 644
pseudocoarctação, 644
dissecção da, 644

aneurisma, 647
aterosclerose, 650
úlcera penetrante, 650, 651
ATAI, 652
abscesso periaórtico, 652
aortite, 653
neoplasia aórtica torácica, 654
complicações de enxertos, 654
por RM, 642-654
técnicas, 643
dimensões normais, 644
pseudocoarctação, 644
dissecção da, 644
aneurisma, 647
aterosclerose, 650
úlcera penetrante, 650, 651
ATAI, 652
abscesso periaórtico, 652
aortite, 653
neoplasia aórtica torácica, 654
complicações de enxertos, 654
coarctação da, 703, 757
RM da, 757
Aortite, 653
Aplasia
pulmonar, 15
Aprisionamento
de ar, 328, 533
na TC, 328
durante expiração, 328
na bronquiectasia, 533
AR (Artrite Reumatóide)
doença pleural, 425
fibrose, 426
pneumonia intersticial, 426
nódulos reumatóides, 426
síndrome de Caplan, 328
bronquiectasia, 428
bronquiolite, 428
obliterante, 428
folicular, 428
PIL, 428
hipertensão pulmonar, 429
Arco
aórtico, 175, 180, 704
anatomia do, 175, 180
na TC, 175
na radiografia simples, 180
interrupção do, 704
ázigo, 181
anatomia do, 181
na radiografia simples, 181
anomalias do, 758
RM das, 758
ARM (Angiografia por Ressonância
Magnética)
EP na, 628
acurácia da, 628
no diagnóstico, 628
de EP, 628
Arrolhamento
mucoso, 78, *80*
no câncer pulmonar, 78, *80*

Artéria(s)
pulmonar, 18, *19*, *20*, 170, 178, 180,
300, 351
interrupção da, 18, *19*, *20*
proximal, 18, *19*, *20*
anormalidades da, 170
na TC, 178
principal, 180
na radiografia simples, 180
aneurisma da, 300
cateteres de, 351
sistêmicas, 28
malformação de, 28
sem seqüestro, 28
subclávia esquerda, *ver ASE*
brônquicas, 533
aumento de diâmetro das, 533
na bronquiectasia, 533
grandes, 768
transposição de, *ver TGA*
relações entre, 768
RM da, 768
Arterite
de Takayasu, 492
Artrite
reumatóide, *ver AR*
Árvore
em brotamento, 321, 533, 551
padrão centrilobular de, 321
na DPID, 321
na bronquiectasia, 533
imagem de, 551
doença bronquiolar com, 551
Asbesto
exposição ao, 66, *67*, 476, 591
e câncer de pulmão, 66, *67*
aumento do risco de, *67*
doença por, 476
atelectasia redonda, 478
massas fibróticas focais, 478
pleural, 479
derrame pleural por, 591
exsudativo, 591
transudativo, 591
Asbestose, 476
achados, 477
radiográficos, 477
na TCAR, 477
Ascaridíase
infecção pulmonar por, 400
Ascite
derrame pleural *versus*, 585
derrame pleural por, 591
exsudativo, 591
transudativo, 591
ASE (Artéria Subclávia Esquerda)
interface da, 188
Asma
bronquiectasia por, 538
achados, 539
radiográficos, 539
na TCAR, 540
Aspergillus
infecção pulmonar por, 387

ÍNDICE REMISSIVO

aspergilose, 387
  invasiva, 387
    semi-invasiva, 390
  aspergiloma, 390
Aspergiloma, 299
  achados radiológicos, 390
Aspergilose
  angioinvasiva, 287
  semi-invasiva, 288, 390
    imagens radiológicas, 390
  necrotizante, 288
    crônica, 288
  invasiva, 387
    achados radiológicos, 389
  broncopulmonar alérgica, *ver ABPA*
Aspiração, 345
Aspirina
  reações a, 469
    pulmonar, 470
ATAI (Ferimento Aórtico Traumático
  Agudo/*Acute Traumatic Aortic Injury*),
  652
Atelectasia, 30-65, 344
  tipos, 44
    por reabsorção, 44
    obstrutiva, 44
    por relaxamento, 45
    passiva, 45
    por compressão, 45
    adesiva, 47
    cicatricial, 47
  sinais radiográficos, 47
    diretos, 47
    indiretos, 47
  imagens de, 50
    pulmão inteiro, 50
    lobar, 51
  do lobo, 53, *55, 57, 58*
    superior direito, 53
    superior esquerdo, *55*
      achados radiográficos na, *55*
    médio, *57*
      achados radiográficos na, *57*
    inferior, *58*
      achados radiográficos na, *58*
  segmentar, 62
  laminar, 62
    discóide, 62
  redonda, *64*, 302, 478
    achados radiográficos na, *64*
    TC de, *64*
    por exposição ao asbesto, 478
  e câncer de pulmão, 80
Aterosclerose
  aórtica, 650
Atresia
  brônquica, 2, *4*
  congênita, 20
    unilateral, 20
      de veia pulmonar, 20
  tricúspide, 697
  pulmonar, 701, 764

com septo ventricular, 701, 765
  intacto, 701, 765
  RM da, 764
Átrio
  esquerdo, 659
    dilatação do, 659
  direito, 659
    dilatação do, 659

B

BAC (Carcinoma Bronquioloalveolar),
  70, *71, 82*, 289
  subtipos, 71
    mucinosos, 71
    não-mucinosos, 71
  focal, *72*
  difuso, *72*
  consolidação no, 82
  disseminação de, *112*
    endobrônquica, *112*
Bacillus
  anthracis, 365
    infecção pulmonar por, 365
      achados radiológicos, 366
Bacilo(s)
  gram-positivos, 365
    infecções pulmonares por, 365
      B. anthracis, 365
      R. equi. 366
Bactéria(s)
  infecções pulmonares por, 362
    cocos gram-positivos, 362
      S. pneumoniae, 362
      S. aureus, 364
      S. yogenes, 365
      outros, 365
    bacilos gram-positivos, 365
      B. anthracis, 365
      R. equi. 366
    cocos gram-negativos, 366
      M. catarrhalis, 366
      B. catarrhalis, 366
      Neisseria meningitides, 366
    bastonetes gram-negativos, 366
      E. coli, 367
      K. pneumoniae, 367
      P. aeruginosa, 367
      Y. pestis, 367
      Serratia marcescens, 368
      Enterobacter spp., 368
    cocobacilos gram-negativos, 368
      H. influenzae, 368
      Legionella pneumophila, 368
      B. species, 369
      B. henselae e *quintana*, 369
      F. tularensis, 369
    anaeróbias, 370
      achados radiológicos, 370
    micobactérias, 370
      Mycobacterium, 371, 376
        tuberculosis, 371
        bovis, 376

Bainha
  neural, 263
    tumores de, 263
      periféricos, 263
  de sabre, 516
    traquéia em, 516
Balão
  intra-aórtico, 354
Banda
  traqueal, 208, 209
    posterior, 208, 209
Barotrauma
  pulmonar, 346
Bartonella
  henselae e *quintana*, 369
    infecção pulmonar por, 369
      achados radiológicas, 369
Bastonete(s)
  gram-negativos, 366
    infecções pulmonares por, 366
      E. coli, 367
      K. pneumoniae, 367
      P. aeruginosa, 367
      Y. pestis, 367
      Serratia marcescens, 368
      Enterobacter spp., 368
Beriliose, 487
BFO (Broncoscopia por Fibra Ótica),
  285
Biopsia
  transtorácica por agulha, *ver BTA*
Blastomicose
  norte-americana, 383
    infecção pulmonar por, 383
      achados radiológicos, 383
  sul-americana, 385
    infecção pulmonar por, 385
      achados radiológicos, 385
Bleomicina
  reações a, 470
    pulmonar, 470
Bolha(s), 289
BOOP (Bronquiolite Obliterante e
  Pneumonia em Organização)
  por drogas, 465
Bordetella
  species, 369
    infecção pulmonar por, 369
      achados radiológicas, 369
BR (Bronquiolite Respiratória), 418, 548
  achados, 420, 421
    radiográficos, 420
    em TCAR, 421
BR/DPI (Bronquiolite Respiratória e
  Doença Intersticial do Pulmão), 418
  achados, 420, 421
    radiográficos, 420
    em TCAR, 421
Branhamella
  catarrhalis, 366
    infecção pulmonar por, 366
Broncografia
  na bronquiectasia, 529

Broncograma(s)
aéreos, 30, 50, 276
ausência de, 50
mucoso, 50, *81*
pneumonia com, *81*
obstrutiva, *81*
Broncopneumonia, 359
Broncoscopia
por fibra ótica, *ver BFO*
Bronquiectasia, 288
por tração, 317
na DPID, 317
na AR, 428
etiologia, 527
anormalidades patológicas, 528
diagnóstico, 529, 530, 534
clínico, 529
por radiografia simples, 529
por TC, 530
dilatação brônquica, 531
aumento, 531, 533
da proporção broncoarterial, 531
de diâmetro das artérias brônquicas, 533
ausência de diminuição do diâmetro brônquico, 531
contornos brônquicos anormais, 531
visibilidade de vias aéreas periféricas, 533
espessamento da parede pleural, 533
impactação de muco, 533
níveis líquidos, 533
perfusão em mosaico, 533
aprisionamento de ar, 533
árvore em brotamento, 533
armadilhas no, 534
classificação, 529
cilíndrica, 529
varicosa, 529
cística, 529
broncografia, 529
severidade da, 534
causas específicas, 534
FC, 534
ABPA, 536
asma, 538
infecção, 540
por MAC *intracelulare*, 540
SDC, 540
síndrome, 540
de Kartagener, 540
de Young, 540
das unhas amareladas, 540
de Mounier-Kuhnt, 541
de Williams-Campbell, 541
linfedema, 540
traqueobronquiomegalia, 541
deficiência, 541
de alfa-1 antitripsina, 541
e doenças sistêmicas, 541
vascular colagenosa, 541

colite ulcerativa, 542
intestinal inflamatória, 542
das vias aéreas, 542
e HIV, 542
e AIDS, 542
diferenciação por TC, 543
das causas, 543
Brônquio(s)
anomalias dos, 1
traqueal, 1
cardíaco, 1
acessório, 1
isomerismo brônquico, 1
amontoamento de, 47
reorientação dos, 49
intermediário, 160
parede posterior do, *ver PPBI*
anatomia do, 160
do LSD, 157, 159
sinal do, 157
radiografia do, 157
anatomia do, 159
hilares, 158
TC dos, 158
do LM, 161
direito, 161
anatomia do, 161
do LID, 162
anatomia do, 162
do LSE, 163
anatomia do, 163
do LIE, 164
anatomia do, 164
principais, 179
anatomia da, 179
na radiografia simples, 179
traqueal, 511
normal, 511
Bronquiolite, 357, 527-552
respiratória, *ver BR*
obliterante, 428, 469, 548
na AR, 428
PO e, *ver BOOP*
por drogas, 469
folicular, 428, 547
na AR, 428
classificação, 545, 550
histológica, 545
celular, 545
infecciosa, 545
radiográfica, 550
por TCAR, 550
infecciosa, 545, 546
em crianças, 545
em adultos, 546
doenças bronquiolares, 551
por opacidade focal, 551
em vidro fosco, 551
por consolidação, 551

Bronquite
crônica, 527-552
achados, 544
radiográficos, 544
em TC, 544
BTA (Biopsia Transtorácica por Agulha), 285
Busulfan
reações ao, 470
pulmonar, 470

C

Calcificação
de linfonodos, *130*, 239
mediastinais, 239
por radioterapia, *130*
para DH, *130*
de massas, 239
linfonodais, 239
de alta atenuação, 279
doenças pulmonares e, 503-510
amiloidose parenquimatosa, 503
difusa, 503
microlitíase pulmonar, 506
alveolar, 506
calcificação metastática, 508
pleural, 596
cardíaca, 677
coronária, 786, 788
imagens da, 786
na MDTC, 786
detecção de, 788
valor clínico da, 788
Canal
atrioventricular, 755
defeito do, 755
RM de, 755
Câncer
de pulmão, 66-111
carcinoma, 66, 67
classificação de, 67
subtipos importantes, 67
fatores de risco, 66
tabagismo, 66, 67
idade aumentada, 66
exposições, 66, 67
ocupacionais, 66
ao asbesto, 66, 67
fibrose pulmonar difusa, 66
DPOC, 66
predisposição genética, 66
tipos celulares, 67
lesões pré-invasivas, 67
carcinoma, 68, 71
espinocelular, 68
de pequenas células, 71, *73*
de grandes células, 73, *74*
adenoescamoso, 74
com características pleomórficas, 74
sarcomatóides, 74
sarcomatosas, 74

ÍNDICE REMISSIVO

de glândulas salivares, 75
adenocarcinoma, 69
BAC, 70
tumor carcinóide, 74
imagens radiográficas, 75
nódulo solitário, 75, *76*
massa solitária, 75
tumor, 76
do sulco superior, 76
de Pancoast, 76
anormalidades, 77, 84
das vias aéreas, 77
pleurais, 84
atelectasia, 80
consolidação, 80
envolvimento parenquimatoso
difuso, 80
massa, 82
hilar, 82
mediastinal, 82
aumento dos linfonodos, 82
câncer não localizado, 84
manifestação clínica, 85
crescimento local, 85
metástases, 85, 86
intratorácicas, 85
extratorácicas, 86
sintomas, *85*
síndromes paraneoplásicas, 86
estadiamento do, 87
tumor primário, 87
agrupamento por, *88*
tratamento por, *88*
ressecção, 88
avaliação radiográfica para, 88
metástases, 94
em nódulos linfáticos, 94
distantes, 98
de mama, *121*
metástase de, *121*
Candida
infecção pulmonar por, 387
Caplan
síndrome de, 301, 428, 484
na AR, 428
e CWP, 484
Carcinoma(s), 290
de pulmão, 66, *67*
classificação de, *67*
espinocelular, 68, *69*
de pequenas células, 71, *73, 74*
de grandes células, 73, *74*
neuroendócrino, 74
adenoescamoso, 74
com características, 74
pleomórficas, 74
sarcomatóides, 74
sarcomatosas, 74
bronquioloalveolar, *ver BAC*
de glândulas, 75, *113*
salivares, 75, *113*
metastático, *113*
da traquéia, 80, *81*
espinocelular, *81*

hilar, *83*
direito, *83*
cavitário, *84*
espinocelular, *84*
com pneumotórax, *84*
neuroendócrinos, 99
características, 99
adenóide, 103
cístico, 103
mucoepidermóide, 104
espinocelular, *113*
disseminação de, *113*
endobrônquica, *113*
testicular, *115, 118*
metastático, *115*
metástase de, *118*
da tireóide, *115, 118*
metastático, *115*
disseminação linfangítica de, *118*
de vagina, *116*
metastático, *116*
em bala de canhão, *116*
da mama, *117*
disseminação linfangítica de, *117*
da tireóide, *118*
disseminação linfangítica de, *118*
de cólon, *121*
metastático, *121*
tímico, 221
esofágico, 259
Cardiomiopatia(s)
restritiva, 665, 726
aspectos radiográficos, 665
imagens da, 726
características da, 726
congestiva, 672
classificação das, 720
dilatada, 723
imagens da, 723
características da, 723
hipertrófica, 723
imagens da, 723
características da, 723
específicas, 726
amiloidose, 726
sarcoidose, 727
hemocromatose, 727
ventricular direita arritmogênica, *ver*
CVDA
Carina
traqueal, 179
anatomia da, 179
na radiografia
simples, 179
Cateter(es)
venosos, 349
centrais, 349
de artéria, 351
pulmonar, 351
de Swan-Ganz, 351
Cauda
de cometa, 50
sinal da, 50

Cavidade(s)
pulmonares, 271-304
diagnóstico diferencial, 287
amiloidose, 287
MAV, 287
aspergilose, 287
bronquiectasia, 288
cisto, 288, 292
broncogênico, 288
CBA, 289
bolhas, 289
carcinoma, 290
tumor carcinóide, 290
síndrome, 290, 301
de Churg-Strauss, 290
de Caplan, 301
MACC, 291
conglomeradas, 291
doença, 292, 298
pulmonar cística, 292
linfoproliferativas, 298
dirofilaria immitis, 292
echinococcus sp., 292
endometrioma, 293
pneumonia focal, 293
organizada, 293
redonda, 293
granuloma, 294
harmatoma, 294
hematoma, 294
laceração, 294
infarto, 294
linfonodos intrapulmonares, 296
pneumonia lipóide, 296
abscesso pulmonar, 296
linfoma, 297
neoplasia metastática, 298
impactação mucóide, 299
rolha de muco, 299
micetoma, 299
aspergiloma, 299
papilomatose, 300
paragonimíase, 300
pneumatocele, 300
aneurisma da artéria pulmonar,
300
variz de veia pulmonar, 301
gangrena pulmonar, 301
nódulos reumatóides, 301
atelectasia redonda, 302
sarcoidose, 302
embolismo séptico com infarto,
303
seqüestro, 303
granulomatose de Wegener, 304
Cavitação
de massa, 286
pulmonar, 361
em pacientes imunocomprometidos,
361
Célula(s)
pequenas, 71, *73, 74*
carcinoma de, 71, *73, 74*
grandes, 73, *74*, 492

carcinoma de, 73
vasculite de, 492
germinativas, 225
tumor de, 225
teratoma, 225
seminoma, 227
não-seminomatoso, 227
de Langerhans
histiocitose pulmonar de células, *ver*
HCL
Chlamydia
trachomatis, 394
pneumonia por, 394
psittaci, 394
pneumonia por, 394
pneumoniae, 394
pneumonia por, 394
Churg-Strauss
síndrome de, 290
granulomatose de, 495
Ciclofosfamida
reações a, 470
pulmonar, 470
Cilindroma, 103
Cimitarra
síndrome da, 17, *18*
RM 3D da, *18*
TC da, *18*
Cintilografia
da ventilação/perfusão, 614
anatomia pulmonar, 614
fisiologia pulmonar, 614
técnica, 614, 615
interpretação,616
escaniografias pulmonares, 617
de baixa probabilidade, 617
e DPOC, 617
radiografia torácica e, 618
Cintura
plana, 50
sinal da, 50
Circulação
pulmonar, 630
anatomia da, 630
fisiologia da, 630
Cirrose
derrame pleural por, 591
exsudativo, 591
transudativo, 591
Cirurgia
torácica assistida por vídeo, *ver CTAV*
abdominal, 590
derrame pleural por, 590
exsudativo, 590
transudativo, 590
Cisticercose
infecção pulmonar por, 404
Cisto(s), 292
pulmonar, 5, *6*, 327
broncogênico, 5, *6*
tímico, 225
mediastinais, 253
broncogênicos, 253
de duplicação, 255

esofágicos, 255
neuroentéricos, 255
pericárdicos, 255
pseudocistos, 256
lesões por, 256
outras, 256
broncogênico, 288
pericárdicos, 732
Citomegalovírus, *ver CMV*
CIV (Comunicação Interventricular),
691
Clamídia
pneumonia por, 393
Chlamydia, 394
trachomatis, 394
psittaci, 394
pneumoniae, 394
CMV (Citomegalovírus)
infecção pulmonar por, 398
achados radiológicos, 399
Coágulo
sangüíneo, 749
tumor e, 749
diferenciação entre, 749
Coarctação
da aorta, 703, 757
RM da, 757
Cocaína
reações a, 470
pulmonar, 470
Coccidioidomicose
infecção pulmonar por, 381
achados radiológicos, 382
Cocobacilo(s)
gram-negativos, 368
infecções pulmonares por, 368
H. influenzae, 368
Legionella pneumophila, 368
B. species, 369
B. henselae e *quintana*, 369
F. tularensis, 369
Cocos
gram-positivos, 362
infecções pulmonares por, 362
S. pneumoniae, 362
S. aureus, 364
S. yogenes, 365
outros, 365
gram-negativos, 366
infecções pulmonares por, 366
M. catarrhalis, 366
B. catarrhalis, 366
Neisseria meningitides, 366
Colagenose(s), 425-437
AR, 425
ESP, 329
síndrome CREST, 432
LES, 432
PM-DM, 435
DMTC, 435
SS, 436
espondilite anquilosante, 437
Colapso
pulmonar, 50

obstrução com, 50
brônquica, 50
pneumotórax com, 50
derrame com, 50
pleural, 50
do lobo, 53, 57, 58
superior, 53
esquerdo, 53
médio, 57
inferior, 58
combinado, 59, 61
dos lobos médio, 59, 61
e inferior direito, 59
e superior direito, 61
Coleção(ões)
líquidas, 586
loculadas, 586
achados, 586
radiográficos, 586
na TC, 586
Colite
ulcerativa, 542
bronquiectasia e, 542
Coluna
torácica, 269
anormalidades da, 269
Cometa
cauda de, 50
sinal da, 50
Compressão
atelectasia por, 45
Comunicação
interventricular, *ver CIV*
Condroma(s), 107
Condrossarcoma(s), 107
Conexão
venosa pulmonar, 688, 700, 771
anômala, 688, 700, 771
parcialmente, 688
totalmente, 700, 771
RM da, 771
ventriculoarteriais, 765
anormalidades das, 765
RM das, 765
atrioventriculares, 768
anormalidades das, 768
RM das, 768
Congestão
pulmonar, 686
venosa, 686
Consolidação(ões), 30-44
do espaço aéreo, 30, 323
achados radiográficos, 30
diagnóstico, 34, 35, 39
diferencial, 34, 35
curso da doença, 39
padrão, 35
na DPID, 323
difusas, *34*, 35
diagnóstico diferencial, *34*
focais, 36, *37*
diagnóstico diferencial, *37*
padrões, 37
diagnóstico diferencial, 37

ÍNDICE REMISSIVO

sinal da silhueta, 39
e câncer de pulmão, 80
no BAC, 82
alveolar, 306
na DPID, 306
do pulmão, 493
na granulomatose, 493
de Wegener, 493
doenças e, 551
bronquiolares, 551
Contorno(s)
hilar, 148
normal, 148
na radiografia do tórax, 148
brônquico, 531
anormais, 531
na bronquiectasia, 531
cardíacos, 674
anormais, 674
dilatação, 674
do segmento arterial pulmonar principal, 674
da região do apêndice mitral esquerdo, 675
do segmento médio da margem esquerda, 675
da margem direita, 677
aumento da margem inferior esquerda, 676
calcificação cardíaca, 677
Contraste
no NPS, 281, 282
atenuação por, 281
opacificação por, 282
Coração
anatomia do, 178, 181
na TC, 178
na radiografia simples, 181
simples, 181
tamanho do, 658
geral, 658
grande, 671
doença cardíaca do, 671
insuficiência, 671
aórtica, 671
mitral, 671
tricúspide, 671
cardiomiopatia congestiva, 672
derrame pericárdico, 673
massas paracardíacas, 673
margem do, 675
esquerda, 675
dilatação do segmento médio da, 675
inferior, 676
aumento da, 676
direita, 677
dilatação da, 677
esquerdo, 703, 770
hipoplásico, 703, 770
síndrome do, 770
RM na, 770
transplante do, 729
rejeição ao, 729

extensão para o, 748
transvenosa, 748
Coriocarcinoma
metástases de, *114*
Coronavírus
infecção pulmonar por, 396
achados radiológicos, 397
Corpo
de fibrina, 594
Costela(s)
aproximação das, 49
Coxim(ns)
de gordura, 582
normais, 582
espessamento pleural e, 582
endocárdico, 689, 755
defeito do, 689, 755
RM de, 755
Crack
reações ao, 470
pulmonar, 470
Crescente
aéreo, 277
sinal do, 277
CREST
síndrome, 432
Criança(s)
bronquiolite em, 545
infecciosa, 545
Crioglobulinemia
mista, 496
Criptococcus
infecção pulmonar por, 385
achados radiológicos, 386
CTAV (Cirurgia Torácica Assistida por Vídeo), 285
Cuffing
peribrônquico, 332
Cushing
síndrome de, 86, 102
tumor carcinóide com, *102*
metastático, *102*
CVDA (Cardiomiopatia Ventricular Direita Arritmogênica), 727
CWP (Pneumoconiose de Mineradores de Carvão), 482
achados, 483
radiográficos, 483
nódulos pequenos, 483
opacidades grandes, 483
massas conglomeradas, 483
síndrome de Caplan, 484
linfonodos, 485
na TCAR, 483
nódulos pequenos, 483
opacidades grandes, 483
massas conglomeradas, 483
síndrome de Caplan, 484
linfonodos, 485
Cytoxan
reações ao, 470
pulmonar, 470

D

DAD (Dano Alveolar Difuso)
por drogas, 464
DAP (Ducto Arterioso Patente), 681
DC (Doença de Castleman), 245
Defeito
do septo, 688, 691
atrial, 688
ventricular, 691
septal, 689, 755
atrioventricular, 689, 755
RM de, 755
do coxim, 689, 755
endocárdico, 689, 755
RM de, 755
do canal, 755
atrioventricular, 755
RM de, 755
Deficiência
de alfa-1 antitripsina, 541
bronquiectasia por, 541
Derrame(s)
pleural, 50, 84, 94, 131, *138*, 345, 362, 583, 589, 597, 610
com colapso pulmonar, 50
maligno, 94
por câncer pulmonar, 94
na DH, 131
no LNH, *138*
em pacientes imunocomprometidos, 362
diagnóstico de, 583
radiografia simples, 583
achados na TC, 584
versus ascite, 585
exsudatos, 589
diferenciação, 590
causas, 590
transudatos, 589, 590
diferenciação, 590
causas, 590
diagnóstico de, 597
radiográfico, 597
na radiografia torácica, 610
pericárdico, 131, 673, 730
na DH, 131
parapneumônico, 592, 594
derrame pleural por, 592
exsudativo, 592
transudativo, 592
simples, 594
estágio, 594, 595, 596
exsudativo, 584
fibropurulento, 595
de organização, 596
empiema, 595
FBP, 595
empyema necessitatis, 596
drenagem de, 596
película pleural, 596
calcificação pleural, 596

ÍNDICE REMISSIVO

pleurodese, 597
  por talco, 597
Deslocamento
  de fissuras, 47
    interlobares, 47
  hilar, 48
  do granuloma, 50
    sinal do, 50
Desvio
  do mediastino, 48
DH (Doença de Hodgkin), *125*, 243
  com envolvimento, 125, *126, 127, 130, 131,* 132
    de linfonodos, 125, *126*
      mediastinais superiores, *126*
    dos múltiplos grupos, *127*
      de linfonodos, *127*
    do timo, *130*
    pulmonar, 130, *131*
    da parede torácica, 132
  massa na, *128*
    mediastinal, *128*
  em criança, 129
    de 9 anos, 129
  recorrente, *131*
    envolvimento pulmonar em, *131*
  derrame, 131
    pleural, 131
    pericárdico, 131
  nódulo pulmonar na, *131*
    periférico, *131*
  endobrônquica, *132*
  estadiamento, 132
    de linfomas, *132*
      classificação de Ann Arbor, *132*
Diâmetro
  brônquico, 531
    diminuição do, 531
      ausência de , 531
Dilatação
  do esôfago, 259
  brônquica, 531
    na bronquiectasia, 531
  de câmara, 659
    específica, 659
  do átrio, 659
    esquerdo, 659
    direito, 659
  do ventrículo, 660, 661
    esquerdo, 660
    direito, 661
  do segmento, 674
    arterial pulmonar, 674
      principal, 674
    médio do coração, 676
      da margem esquerda, 675
  da região, 675
    do apêndice mitral, 675
      esquerdo, 675
Dirofilaria
  immitis, 292
Dirofilaríase
  infecção pulmonar por, 401

Dissecção
  da aorta, 644
    avaliação, 645
      abordagem, 645
      imageamento, 645
      acompanhamento do paciente, 647
Disseminação
  linfática, 82, 116
    de tumor, 82
  linfangítica, 116, *117, 137*
    de tumor, 116
    de neoplasia, *117*
    de carcinoma, *117*
      da mama, *117*
      da tireóide, 118
    de LNH, *137*
Distúrbio(s)
  no câncer pulmonar, 86
    vasculares, 86
    endócrinos, 86
      síndrome de Cushing, 86
      hipercalcemia, 86
      secreção inapropriada do hormônio antidiurético, 86
  linfoproliferativo, 246
    após transplante, *ver DLPT*
    outros, 246
Divertículo(s)
  traqueal, 525
  pericárdicos, 732
DLPT (Distúrbio Linfoproliferativo após Transplante), 144
DMTC (Doença Mista do Tecido Conjuntivo), 435
Doença(s)
  pulmonar, 292, 331, 432, 441, 450-461, 463-473, 498-502, 503-510, 565-573, 639, 641
    obstrutiva crônica, *ver DPOC*
    cística, 292, 565-573
    infiltrativa difusa, *ver DPID*
    em pacientes, 331
      em estado crítico, 331
    no LES, 432
      pneumonia, 433
      pneumonite lúpica, 433
      hemorragia pulmonar difusa, 433
      síndrome do encolhimento pulmonar, 433
      PO, 434
      fibrose pulmonar, 434
      de via aérea, 435
      hipertensão pulmonar, 435
    na sarcoidose, 441
      nódulos, 441
        grandes, 444
      massas, 444
      opacidade, 444
        em vidro fosco, 444
        reticulares, 445
      fibrose, 445
      anormalidades, 447
        brônquicas, 447

bronquiolares, 447
      cardíacas, 448
    pleural, 448
  alérgicas, 450-461
    PH, 450
  eosinofílica, 450-461
    idiopática, 456
    com etiologia específica, 461
    por fungos, 461
  iatrogênicas, 463-473
    por drogas, 463-473
    pneumonite por radiação, 463-473
  difusa, 498-502, 503-510, 565-573
    e lipídios, 498-502
      pneumonia lipóide exógena, 498-502
      PAP, 498-502
    e calcificação, 503-510
    HCL, 565
    linfangiomatose, 569
    ET, 571
    neurofibromatose, 572
    PIL, 573
    SS, 573
  intersticial, 639
    e hipoxia alveolar crônica, 638
  venoclusiva, *ver DPVO*
de Hodgkin, *ver DH*
linfoproliferativas, 142, 298
  pulmonares, *142*
  hiperplasia focal, 142, *143*
    linfóide, 142, *143*
  PIL, 143
  LAI, 143
  DLPT, 144
  granulomatose, 144
    linfomatóide, 144
pleural, 146, 425, 448, 479, 575-607
  na AR, 425
  na ESP, 432
  no LES, 432
  na sarcoidose, 448
  por asbesto, 479
    placas pleurais, 479
    espessamento pleural, 479, 480
      parietal, 479
      visceral, 480
      difuso, 480
    achados na, 480, 481
      radiográficos, 480
      de TC, 481
      de TCAR, 481
  fissuras, 575
    interlobares, 575
  ligamentos pulmonares, 578
    inferiores, 578
  nervos frênicos, 578
  superfícies pleurais, 580
  parede do tórax, 580
    adjacente, 580
  espessamento pleural, 581, 582
    diagnóstico de, 581
    achados que mimetizam, 582

ÍNDICE REMISSIVO

derrame pleural, 583
  diagnóstico de, 583
coleções líquidas, 586
  loculadas, 586
tipos de derrame, 589
  exsudatos, 589
  transudatos, 589
quilotórax, 593
hemotórax, 593
corpo de fibrina, 594
derrame parapneumônico, 594
empiema, 594
neoplasias pleurais, 597
metástases pleurais, 599
linfoma, 599
mesotelioma, 599
TFP, 602
pneumotórax, 603
de Castleman, *ver DC*
intersticial do pulmão, *ver DPI*
pericárdica, 432, 592, 720-734
  no LES, 432
  derrame pleural por, 592
    exsudativo, 592
    transudativo, 592
  técnicas, 720
  pericárdio, 729, 731
    normal, 729
    ausência de, 731
  derrame pericárdico, 730
  espessamento pericárdico, 731
  pericardite, 731
    aguda, 731
    constritiva, 731
  cistos pericárdicos, 732
  divertículos pericárdicos, 732
  tumores pericárdicos, 734
mista do tecido conjuntivo, *ver DMTC*
de via aérea, 435, 527-552
  no LES, 435
  bronquiectasia, 527-552
  bronquite crônica, 527-552
  bronquiolite, 527-552
  morfologia das, 527
vasculares, 495, 541, 591
  colagenosas, 495, 541, 591
    derrame pleural por, 591
de Behçet, 496
sistêmicas, 541
  bronquiectasia e, 541
    vascular colagenosa, 541
    colite ulcerativa, 542
    intestinal inflamatória, 542
    das vias aéreas, 542
      e HIV, 542
      e AIDS, 542
bronquiolar, 551
  e imagem, 551
    de árvore em brotamento, 551
  e nódulos centrilobulares, 551
    mal definidos, 551
  e perfusão em mosaico, 551
  e opacidade focal, 551
    em vidro fosco, 551

e consolidação, 551
renais, 592
  derrame pleural por, 592
    exsudativo, 592
    transudativo, 592
cardiovasculares, 634, 639
  congênitas, 634
    shunts esquerda-direita, 634
  do lado esquerdo, 639
cardíaca, 655-678, 679-706, 707-719,
  751-773, 774-779, 780-806
  adquirida, 655-678
    radiografia da, 655-678
      de tórax, 655
        lesões específicas, 663
        do coração grande, 671
        contornos anormais, 674
  congênita, 679-706, 751-773
    radiografia da, 679-706
      classificação, 679
      RM da, 751-773
  valvular, 707-719
    estenose, 707, 717
      aórtica, 707
      pulmonar valvular, 717
      tricúspide, 718
    regurgitação aórtica, 710
    estenose mitral, 713
    regurgitação, 715, 718, 719
      mitral, 715
      pulmonar, 718
      tricúspide, 719
  isquêmica, 774-779, 780-806
    RM da, 774-779
    detecção da, 774
    TC da, 780-806
  miocárdicas, 720-734
    técnicas, 720
    cardiomiopatias, 720, 726
      classificação das, 720
      específicas, 726
    imagens, 723
      características das, 723
    miocardite, 728
    transplante do coração, 729
    rejeição ao, 729
DPI (Doença Intersticial do Pulmão)
  BR e, *ver BR-DPI*
DPID (Doença Pulmonar Infiltrativa
  Difusa)
  avaliação da, 306-330
    por radiografia simples, 306-330
      espaço aéreo, 306
      consolidação alveolar, 306
      padrão, 306, 308, 310, 311
        linear, 306
        septal, 306
        reticular, 308
        nodular, 310
        reticulonodular, 311
      opacidade em vidro fosco, 311
    por TCAR, 306-330
      anatomia normal, 312
      achados, 313

DPOC (Doença Pulmonar Obstrutiva
  Crônica), 553-563
  e câncer de pulmão, 66
  achados, 554, 557
    radiográficos, 554
    na TCAR, 557
  complicações da, 561
  exacerbações da, 561
  diagnóstico da, 563
    TCAR no, 563
  citilografia e, 617
    ventilação/perfusão, 617
  e hipoxia alveolar, 639
    crônica, 639
DPVO (Doença Pulmonar Venoclusiva),
  641
Drenagem
  venosa, 21, *22*
    pulmonar, 21, *22*
      anômala, 21
  pleural, 353
    tubos de, 353
    de empiema, 596
Dressler
  síndrome de, 591
    derrame pleural por, 591
      exsudativo, 591
      transudativo, 591
Droga(s)
  doenças por, 461, 463-473
    pulmonares, 463-473
      edema pulmonar, 464
      lesão alveolar difusa, 464
      DAD, 464
      hemorragia pulmonar, 464
      PO, 465
      BOOP, 465
      reações por hipersensibilidade,
        465
      pneumonia eosinofílica, 465
      pneumonite intersticial crônica,
        465
      fibrose, 465
      LES, 467
      vasculite pulmonar, 467
      hipertensão pulmonar, 467
      bronquiolite obliterante, 469
    específicas, 469
      reações a, 469
        amiodarona, 469
        aspirina, 470
        salicilatos, 470
        bleomicina, 470
        busulfan, 470
        cocaína, 470
        crack, 470
        ciclofosfamida, 470
        cytoxan, 470
        heroína, 470
        narcóticos, 470
        interleucina-2, 470
        metotrexato, 471
        nitrofurantoína, 471

ÍNDICE REMISSIVO

antiinflamatórias não-esteróides, 471, 471
  OKT3, 471
  tocolíticas, 471
  antidepressivos tricíclicos, 471
reação a, 591
  derrame pleural por, 591
    exsudativo, 591
    transudativo, 591
Ducto
  arterioso patente, *ver DAP*

E

Eaton-Lambert
  síndrome de, 86
    e câncer pulmonar, 86
Ebstein
  anomalia de, 701
  malformação de, 770
    RM da, 770
EBV (Vírus Epstein-Barr)
  infecção pulmonar por, 399
Echinococcus sp., 292
Edema
  pulmonar, 331-354, 464, 656, 686
    técnica radiográfica, 331
    em pacientes, 331
      em estado crítico, 331
    e SARA, 332
    hidrostático, 332
      intersticial, 332
      de espaço aéreo, 334
      unilateral, 335
      assimétrico, 335
      evolução do, 335
      resolução do, 335
    causas específicas, 342
      neurogênico, 342
      por reexpansão, 342
      em altitudes elevadas, 342
    por drogas, 464
    na radiografia de tórax, 656
  subpleural, 332
  de permeabilidade, 337, 341
    com LAD, 337
      aumento do, 337
    sem danos alveolares, 341
      difusos, 341
  misto, 341
  diferentes tipos de, 342
    distinção entre, 342
ELC (Enfisema Lobar Congênito), 5
Elevação
  diafragmática, 47
Embolia
  pulmonar, 345
Embolismo
  pulmonar, *ver EP*
Embolização
  pulmonar arterial, 637
    não-trombótica, 637
    tumoral, 637

etiologia, 637
  patogênese, 637
  apresentação clínica, 637
  manifestações, 637
    por imagens, 637
  de partículas, 638
    etiologia, 638
    patogênese, 638
    apresentação clínica, 638
    manifestações, 638
      por imagens, 638
  de partículas, 638
    etiologia, 638
    patogênese, 638
    apresentação clínica, 638
    manifestações, 638
      por imagens, 638
Empiema
  derrame pleural por, 592
    exsudativo, 592
    transudativo, 592
  FBP, 595
  empyema, 596
    necessitatis, 596
  drenagem de, 596
  película pleural, 596
Empyema
  necessitatis, 596
Endometrioma, 293
Enfisema, 327
  lobar congênito, *ver ELC*
  classificação de, 553
    centrilobular, 553
    panlobular, 553
    parasseptal, 553
    espaço aéreo, 554
      aumento irregular do, 554
  achados, 554, 557
    radiográficos, 554
    na TCAR, 557
      centrilobular, 557
      panlobular, 558
      parasseptal, 559
      bolhoso, 561
  avaliação de, 561
    quantitativa, 561
  complicações do, 561
  exacerbações do, 561
  diagnóstico do, 563
    TCAR no, 563
Enterobacter spp.
  infecção pulmonar por, 368
Envolvimento
  parenquimatoso, 80
    difuso, 80
      e câncer de pulmão, 80
  pulmonar, 130, *131*, *137*
    na DH, 130, *131*
      recorrente, *131*
    no LNH, *137*
  da parede torácica, 132
    na DH, 132

traqueobrônquico, 495
  na granulomatose, 495
    de Wegener, 495
Enxerto(s)
  aórticos, 6544
    complicações de, 654
Eosinofilia
  tropical, 402
    infecção pulmonar por, 402
  pulmonar, 457
    simples, 457
EP (Embolismo Pulmonar)
  séptico, 303
    com infarto, 303
  derrame pleural por, 592
    exsudativo, 592
    transudativo, 592
  diagnóstico de, 610, 625, 628
    radiografia no, 610
      torácica, 610
    ciladas no, 625
      anatômicas, 625
      técnicas, 626
    por RM, 628
      vantagens, 628
      desvantagens, 628
      acurácia da, 628
    por ARM, 628
      acurácia da, 628
  angiografia pulmonar na, 618
    contra-indicações, 618
    técnica, 618
    interpretação, 619
    aguda, 619, 623
      confiabilidade no diagnóstico, 619
      precisão da TC no diagnóstico da, 623
    complicações, 620
    por TC helicoidal, 620, 622
      achados na, 622
    considerações técnicas, 620
      faixa de varredura, 620
      direção, 620
      duração da apnéia, 621
      concentração de contraste, 621
      velocidade de injeção, 621
      colimação, 621
      incremento de reconstrução, 621
      IV do bolo de contraste, 621
      pitch, 622
      revisão da imagem, 622
      processamento posterior, 622
    venografia, 623
      por TC, 623
    crônica, 624
    na RM, 628
    na ARM, 628
Equinoc000se
  infecção pulmonar por, 402
    epidemiologia, 403
    imagens radiográficas, 404

ÍNDICE REMISSIVO

817

Escherichia
coli, 367
infecção pulmonar por, 367
Esclerose
sistêmica progressiva, *ver ESP*
tuberose, *ver ET*
Esôfago, 258
carcinoma, 259
tumores, 259
mesenquimais, 259
dilatação, 259
varizes, 259
hérnia hiatal, 261
ESP (Esclerose Sistêmica Progressiva)
fibrose, 429
pneumonia intersticial, 429
doença pleural, 432
outros achados, 432
Espaço(s)
aéreos, 30, 33, 306, 323, 334, 361
consolidação do, 30, 323
achados radiográficos, 30
nódulos do, 33
na DPID, 306
edema de, 334
opacidades de, 361
em pacientes
imunocomprometidos, 361
focais, 361
multifocais, 361
subcarinal, 178
na TC, 178
no mediastino, 181
normal, 181
retroesternal, 206, 207
claro, 206
Espessamento
pleuroapical, 77
diagnóstico diferencial, 77
da parede, 167, 533
brônquica, 167
pleural, 533
na bronquiectasia, 533
septal, 314, 332
interlobar, 314
interlobular, 332
pleural, 581, 597
diagnóstico de, 581, 597
parietal, 581
visceral, 582
radiográfico, 597
achados que mimetizam o, 582
coxins de gordura, 582
músculos torácicos, 582
subcostais, 582
transversos, 582
veias intercostais paravertebrais, 582
pericárdico, 731
Espondilite
anquilosante, 437
Esquistossomose
infecção pulmonar por, 402
imagens radiográficas, 402

Estadiamento
do câncer pulmonar, 87
TNM, *87*
sistema de, *87*
tumor primário, 87
ressecção de, 88
avaliação radiográfica para, 88
agrupamento por, *88*
classificações do, *88*
tratamento por, *88*
nódulos linfáticos, 94
metástases em, 94
metástases distantes, 98
adrenais, 98
hepáticas, 98
ósseas, 98
do SNC, 98
de linfomas, *132*
classificação, *132*
de Ann Arbor, *132*
tumoral, 139
no LNH, 139
Estádio
de nódulos, 96
linfáticos, 96
Estenose
traqueal, 515
por estreitamento, 515
da traquéia, 515
aórtica, 663, 706, 707, 761
aspectos radiográficos, 663
radiografia, 708
RM, 708
identificação da, 708
estimativa do gradiente valvular, 709
quantificação do VE, 710
do volume, 710
da massa, 710
da função, 710
congênita, 761
RM da, 761
mitral, 665, 713
aspectos radiográficos, 665
radiografia, 713
RM, 714
identificação da, 714
estimativa do gradiente valvular, 715
quantificação do VE, 715
do volume, 715
da massa, 715
da função, 715
pulmonar, 702, 717
valvaular, 717
radiografia, 717
RM, 718
tricúspide, 718
radiografia, 718
RM, 719
Estreitamento
brônquico, *78*
e obstrução brônquica, *78*
diagnóstico diferencial entre, *78*

da traquéia, 511
doenças e, 511
tumores traqueais, 511
traqueomalacia, 514
TB, 514
estenose traqueal, 515
em bainha de sabre, 516
saber-sheath trachea, 516
granulomatose de Wegener, 519
amiloidose, 520
traqueobroncopatia
osteocondroplásica, 520
policondrite recorrente, 520
Estresse
na detecção da doença cardíaca, 774
isquêmica, 774
funcional, 774
da perfusão, 774
Estrongiloidose
infecção pulmonar por, 401
Estrutura
musculoesquelética, 655
torácica, 655
na radiografia de tórax, 655
ET (Esclerose Tuberosa), 571
Extensão
para superfície pleural, 33

F

Faixa(s)
no mediastino, 181
normal, 181
paratraqueal, 185
direita, 185
esquerda, 187
de junção, 190, 191
posterior, 190, 191
paravertebrais, 202, 203
esquerda, 202, 203
direita, 202, 203
retroesternal, 204, 205
traqueal posterior, *ver FTP*
Fallot
tetralogia de, 694, 763
RM da, 763
Favo
de mel, 315
pulmão em, 315
FBP (Fístula Broncopleural)
derrame e, 595
parapneumônico, 595
empiema e, 595
FC (Fibrose Cística)
bronquiectasia por, 534
apresentação clínica, 535
achados, 535
radiográficos, 535
na TCAR, 535
Feocromocitoma, 742
Ferimento
aórtico traumático agudo, *ver ATAI*

ÍNDICE REMISSIVO

Fibra Ótica
  broncoscopia por, *ver BFO*
Fibrina
  corpo de, 594
Fibroelastoma
  papilar, 740
Fibroma, 108, 741
Fibrose
  pulmonar, 66, 434, 445
    difusa, 66
      e câncer de pulmão, 66
    idiopática, *ver FPI*
    no LES, 434
    na sarcoidose, 445
    na AR, 426
    na ESP, 429
    por radiação, 471
      achados, 472
        radiográficos, 472
        de TC, 472
    por drogas, 465
  cística, *ver FC*
Fibrossarcoma, 108, 746
Fissura(s)
  interlobares, 47, 51, 575
    deslocamento de, 47
    maior, 575
    oblíqua, 575
    menor, 576
    horizontal, 576
    acessórias, 577
Fístula
  broncopleural, *ver FBP*
  congênita, 693
    do sinus de valsalva, 693
  arteriovenosa, 693
    coronária, 693
Fluxo
  coronário, 776
    reserva de, 776
    RM da, 776
FPI (Fibrose Pulmonar Idiopática)
  achados, 407, 409
    radiográficos, 407
    na TCAR, 409
Francisella
  tularensis, 369
    infecção pulmonar por, 369
FTP (Faixa Traqueal Posterior), 208, 209
Função
  do VE, 710
    na estenose, 710, 715
      aórtica, 710
      mitral, 715
    na regurgitação, 712
      aórtica, 712
      mitral, 717
Fungo(s)
  infecções pulmonares por, 380
    histoplasmose, 380
    coccidioidomicose, 381
    blastomicose, 383, 385
      norte-americana, 383
      sul-americana, 385

paracoccidioidomicose, 385
  criptococcus, 385
  candida, 387
  aspergillus,
    zigomicose, 391
  pneumocystis, 391
    jiroveci, 391
    carinii, 391
  doenças por, 461
  pulmonar, 461

G

Gânglio(s)
  simpáticos, 266
    tumores derivados de, 266
Gangrena
  pulmonar, 301
Glândula(s)
  salivar, 75, 103, *113*
    carcinomas de, 75, *113*
      metastático, *113*
    tumores de, 103
      carcinoma, 103, 104
        adenóide cístico, 103
        mucoepidermóide, 104
      cilindroma, 103
      adenoma brônquico, 104
    tireóide, 228
      aumento da, 228
      radiografia, 228
        simples, 228
      TC, 228
      RM, 229
Golden
  S de, 50
  sinal do, 50
Goodpasture
  síndrome de, 490
Gordura
  harmatoma com, *106*
  no NPS, 281
  coxins de, 582
    normais, 582
      espessamento pleural e, 582
Granuloma, 294
  deslocamento do, 50
  sinal do, 50
Granulomatose
  linfomatóide, 144
  de Wegener, 304, 492, 519
    nódulos do pulmão, 493
    consolidação do pulmão, 493
    envolvimento traqueobrônquico,
      495
    outros achados, 495
    por estreitamento, 519
      da traquéia, 519
  broncocênrica, 461
  de Churg-Strauss, 495
Gravidez
  derrame pleural por, 592
    exsudativo, 592
    transudativo, 592

Guia(s)
  e complicações, 348

H

HAA (Hiperplasia Adenomatosa
  Atípica)
  e câncer de pulmão, 68
Haemophilus
  influenzae, 368
    infecção pulmonar por, 368
      achados radiológicos, 368
Hamartoma, 104, 294
  com componente endobrônquico,
    104-105
  calcificados, *105*
  com gordura, *106*
  em crescimento, *107*
Hantavírus
  infecção pulmonar por, 397
HCL (Histiocitose Pulmonar de Células
  de Langerhans), 565
  achados, 566
    radiográficos, 566
    na TCAR, 566
Hemangioendotelioma
  epitelóide, 109
Hemangioma(s), 257, 743
Hemangiopericitoma, 108
Hematoma
  pulmonar, 294
Hematopoiese
  extramedular, 268
Hemocromatose, 727
Hemorragia
  pulmonar, 345, 433, 464, 488-496
    difusa, 433, 488-496
      no LES, 433
      e vasculite pulmonar, 488-496
      achados radiográficos, 488
      síndrome de Goodpasture, 490
      HPI, 491
    por drogas, 464
Hemossiderose
  pulmonar idiopática, *ver HPI*
Hemotórax, 593
Henoch-Schönlein
  púrpura de, 496
Hérnia(s)
  com tecido gorduroso, 252
  hiatal, 261
Heroína
  reações a, 470
    pulmonar, 470
Herpesvírus
  HSV, 298
  vírus varicela-zoster, 398
HFL (Hiperplasia Folicular Linfóide)
  do timo, 216
Hidatidose
  infecção pulmonar por, 402
    epidemiologia, 403
    imagens radiográficas, 404

ÍNDICE REMISSIVO

Hidropneumotórax, 607
Higroma(s)
  císticos, 257
Hilo(s)
  reorientação do, 49
  pulmonares, 148-173
    tórax, 148
      radiografias do, 148
    TC dos, 158
    anormalidades hilares, 167
      diagnóstico por TC, 167
    direito, 164
      anatomia do, 164
        vascular, 164
    esquerdo, 165
      anatomia do, 165
        vascular, 165
Hipercalcemia
  e câncer pulmonar, 86
Hiperinsuflação
  compensatória, 48
Hiperplasia
  adenomatosa atípica, *ver HAA*
  focal, 142, *143*
    linfóide, 142, *143*
      e síndrome de Sjögren, *143*
  folicular linfóide, *ver HFL*
  tímica, 216
    com rebote, 216
    rebote tímico, 216
Hipersensibilidade
  pneumonite por, *ver PH*
  reações por, 465
    a drogas, 465
Hipertensão
  pulmonar, 429, 435, 467
    na AR, 429
    no LES, 435
    por drogas, 467
    primária, *ver HPP*
  arterial pulmonar, 630-641
    circulação pulmonar, 630
      anatomia da, 630
      fisiologia da, 630
    patogênese, 630
    manifestações gerais, 631
      por imagens, 631
    classificação, 632
      pré-capilar, 632
      HPP, 632
      doenças cardiovasculares
        congênitas, 634
      tromboembolismo pulmonar
        crônico, 635
    embolização pulmonar arterial, 637
      não-trombótica, 637
    hipoxia alveolar, 638
      crônica, 638
    pós-capilar, 639
      doenças cardiovasculares, 639
        do lado esquerdo, 639
      mediastinite fibrosante, 640
      DPVO, 641
  venosa pulmonar, *ver HVP*
  aspectos radiográficos da, 663

Hipertrofia
  lipomatosa, 739
    do septo atrial, 739
Hipoplasia
  pulmonar, 15, *16*
Hipoventilação
  alveolar, 639
    síndromes de, 639
Hipoxia
  alveolar, 638
    crônica, 638
      etiologia, 638
      patogênese, 638
      apresentação clínica, 639
      manifestações por imagens, 639
Histiocitoma
  fibroso maligno, 108
Histiocitose
  pulmonar de células de Langerhans,
    ver HCL
  X pulmonar, 565
    achados, 566
      radiográficos, 566
      na TCAR, 566
Histoplasmose, 249
  infecção pulmonar por, 380
    achados radiológicos, 380
HIV (Vírus da Imunodeficiência
  Humana)
  doenças e, 542
    das vias aéreas, 542
      bronquiectasia e, 542
Hormônio
  antidiurético, 86
    secreção inapropriada do, 86
      e câncer pulmonar, 86
HPI (Hemossiderose Pulmonar
  Idiopática), 490
HPP (Hipertensão Pulmonar Primária)
  etiologia, 632
  patogênese, 632
  apresentação clínica, 632
  manifestações, 633
    por imagens, 633
HSV (Vírus do Herpes Simples)
  infecção pulmonar por, 398
HVP (Hipertensão Venosa Pulmonar)
  assimétrica, 657

I

IAM (Infarto Agudo do Miocárdio)
  aspectos radiográficos do, 666
ILO (International Labour Office)
  classificação de, 475
    de pneumoconiose, 475
      tipos de opacidades, 475
      profusão, 475
      extensão, 476
    sistema, 476
      precisão do, 476

Imagem(ns)
  de atelectasia, 50
    pulmão inteiro, 50
    lobar, 51
  de NPS, 75, 284
    radiográficas, 75
    PET, 284
    SPECT, 284
  de câncer pulmonar, 75
    radiográficas, 75
      nódulo solitário, 75, *76*
      massa solitária, 75
      tumor, 76
        do sulco superior, 76
        de Pancoast, 76
      anormalidades, 77, 84
        das vias aéreas, 77
        pleurais, 84
      atelectasia, 80
      consolidação, 80
      envolvimento parenquimatoso
        difuso, 80
      massa, 82
        hilar, 82
        mediastinal, 82
      aumento dos linfonodos, 82
      câncer não localizado, 84
  de pacientes imunocomprometidos, 360
    interpretação de, 360
  por RM, 629
    dos pulmões, 629
      da perfusão, 629
      da ventilação, 629
  da aorta torácica, 642-654
    diagnóstico por, 642-654
      por TC, 642-654
        técnicas, 642
        dimensões normais, 644
        pseudocoarctação, 644
        dissecção da, 644
        aneurisma, 647
        aterosclerose, 650
        úlcera penetrante, 650, 651
        ATAI, 652
        abscesso periaórtico, 652
        aortite, 653
        neoplasia aórtica torácica, 654
        complicações de enxertos, 654
      por RM, 642-654
        técnicas, 643
        dimensões normais, 644
        pseudocoarctação, 644
        dissecção da, 644
        aneurisma, 647
        aterosclerose, 650
        úlcera penetrante, 650, 651
        ATAI, 652
        abscesso periaórtico, 652
        aortite, 653
        neoplasia aórtica torácica, 654
        complicações de enxertos, 654

Impactação
mucóide, 299
de muco, 533
na bronquiectasia, 533
Imunocomplexo
vasculite por, 495
em pequenos vasos, 495
doenças vasculares colagenosas, 495
doença de Behçet, 496
púrpura de Henoch-Schönlein, 496
crioglobulinemia mista, 496
Infarto
pulmonar, 294, 303
embolismo com, 303
séptico, 303
do miocárdio, 779
agudo, *ver IAM*
complicações do, 779
RM das, 779
Infecção(ões)
TB, 248
histoplasmose, 249
pulmonares, 356-404
mecanismos, 356
padrões, 356
traqueobronquite, 356
bronquiolite, 357
pneumonia, 358, 359
lobar, 358
intersticial, 359
broncopneumonia, 359
abscesso pulmonar, 359
pacientes imunocomprometidos, 360
interpretação de imagens de, 360
específicas, 362
bactérias, 362
actinomyces, 377
fúngicas, 380
pneumonias, 393
por micoplasma, 393
por clamídia, 393
por riquétsias, 393
vírus, 395
parasitas, 400
protozoários, 400
nematódeos, 400
vermes redondos, 400
vermes planos, 400
pelo MAC, 540
intracelulare, 540
bronquiectasia por, 540
Influenza
infecção pulmonar por, 395
Insuficiência
cardíaca, 591
congestiva, 591
derrame pleural por, 591
aórtica, 671
mitral, 671
tricúspide, 671

Interface
da VCS, 186
paratraqueal, 187
esquerda, 187
da ASE, 188
paraaórtica, 198, 199
esquerda, 198, 199
Interleucina-2
reações a, 470
pulmonar, 470
International
labour Office, *ver ILO*
Interrupção
proximal, 18, *19, 20*
da artéria pulmonar, 18, *19, 20*
do arco aórtico, 704
Invasão
da parede torácica, 89, *90, 91, 92*
por câncer pulmonar, 89
tumoral, *90, 91, 92*
mediastinal, 91, *92, 93, 94*
por câncer pulmonar, 91, *92, 93, 94*
Isomerismo
brônquico, 1

J

Janela
hilar inferior, *ver JHI*
aortopulmonar, 175, 194, 195
na TC, 175
pulmonar, 693
aórtica, 693
JHI (Janela Hilar Inferior)
radiografia da, 156

K

Kartagener
síndrome de, 540
bronquiectasia por, 540
Kerley
linhas de, 332
Klebsiella
pneumoniae, 367
infecção pulmonar por, 367
imagens radiológicas, 367
KS (Sarcoma de Kaposi), 122
em pacientes com AIDS, *122, 123*
aparência radiográfica do, *122*

L

Laceração
pulmonar, 294
Laço
ventricular, 768
RM do, 768
LAD (Lesão Alveolar Difusa)
edema com, 337
de permeabilidade, 337
aumento do, 337
por drogas, 464

LAI (Linfadenopatia Angioimunoblástica), 143
Langerhans
células de
histiocitose pulmonar de células, *ver HCL*
Larva
migrans, 402
visceral, 402
infecção pulmonar por, 402
LCC (Leucemia Linfocítica Crônica)
aumento na, *145*
de linfonodo mediastinal, *145*
Legionella
pneumophila, 368
infecção pulmonar por, 368
achados radiológicos, 369
Leiomioma, 107
benigno, *108*
com metástase, *108*
Leiomiossarcoma, 107, 746
LES (Lúpus Eritematoso Sistêmico)
doença, 432
pleural, 432
pericárdica, 432
pulmonar, 432
pneumonia, 433
pneumonite lúpica, 433
hemorragia pulmonar difusa, 433
síndrome do encolhimento pulmonar, 433
PO, 434
fibrose pulmonar, 434
de via aérea, 435
hipertensão pulmonar, 435
por drogas, 467
Lesão(ões)
broncopulmonares, 1-29
congênitas, 1-29
anomalias dos brônquios, 1
atresia, 2, 20
brônquica, 2
congênita unilateral de veia pulmonar, 20
ELC, 5
cisto pulmonar broncogênico, 5
MACC, 6
MAV, 7, 8
simples, 8
complexas, 8
agenesia pulmonar, 15
aplasia pulmonar, 15
hipoplasia pulmonar, 15
síndrome, 17
do pulmão hipogênico, 17
da cimitarra, 17
interrupção proximal da artéria pulmonar, 18
variz de veia pulmonar, 20
drenagem venosa pulmonar anômala, 21
seqüestro pulmonar, 21
malformações de artérias sistêmicas, 28

ÍNDICE REMISSIVO

pré-invasivas, 67
  e câncer de pulmão, 67
    HAA, 68
por câncer pulmonar, 94
  traqueais, 94
  centro-brônquicas, 94
endobrônquicas, 168
do tecido, 250
  gorduroso, 250
    lipomatose mediastinal, 251
    lipoma, 251
    lipossarcoma, 251
    hérnias com, 252
    massas gordurosas, 253
vasculares, 258
  outras, 258
císticas, 326
  do pulmão, 326
    enfisema, 327
    cistos pulmonares, 327
    perfusão em mosaico, 328
    aprisionamento de ar, 328
alveolar difusa, *ver LAD*
das válvulas cardíacas, 661
  sinais indicativos de, 661
cardíacas, 663, 680, 688
  específicas, 663, 688
    aspectos radiográficos de, 663
    acianóticas, 688
    cianóticas, 694
    tronco arterioso, 699
    conexão venosa pulmonar
      anômala, 700
    anomalia de Ebstein, 701
    atresia pulmonar, 701
      com septo ventricular intacto,
        701
    estenose, 702, 706
      pulmonar, 702
      aórtica, 706
    coração esquerdo hipoplásico,
      702
    coarctação da aorta, 703
    interrupção do arco aórtico, 704
  congênitas, 680
    grupos de, 680
  acianóticas, 752
    shunt esquerda-direita, 752
    defeito, 755
      septal atrioventricular, 755
      do coxim endocárdico, 755
    canal atrioventricular, 755
    coarctação da aorta, 757
    anomalias, 758, 760
      do arco, 758
      arteriais pulmonares, 760
      arteriais coronarianas, 761
    estenose aórtica congêmita, 761
  cianóticas, 763
    tetralogia de Fallot, 763
    atresia pulmonar, 764
      com septo ventricular intacto,
        765

anormalidades das conexões
  ventriculoarteriais, 765
  truncus arteriosus, 766
Leucemia, 144, *145*
  anormalidades, 145
    mediastinais, 145
    pulmonares, 145
  linfocítica crônica, *ver LCC*
  granulocítica crônica, *146*
    com envolvimento, *146*
      de linfonodos mediastinais, *146*
  leucostase, *146*
    pulmonar, *146*
  doença pleural, 146
Leucostase
  pulmonar, *146*
LID (Lobo Inferior Direito)
  brônquio do, 162
    anatomia do, 162
LIE (Lobo Inferior Esquerdo)
  brônquio do, 164
    anatomia do, 164
Ligamento(s)
  pulmonares, 578
    inferiores, 578
Linfadenopatia
  angioimunoblástica, *ver LAI*
  diagnóstico de, 150
    radiográfico, 150
  em pacientes imunocomprometidos,
    362
Linfangioma(s), 257
Linfangiomatose
  achados, 569, 570
    radiográficos, 569
    na TCAR, 570
Linfoma(s), 125-146, 297, 599, 746
  DH, 125, 243
  com necrose central, *129*
  estadiamento de, *132*
    classificação, *132*
      de Ann Arbor, *132*
  tratamento, 132
    resposta, 132
    reincidência, 132
  não-Hodgkin, *ver LNH*
  pulmonar, 139
    primário, 139
  mediastinal, 139, *141*
    primário, 139, *141*
      de grandes células, *141*
  relacionado a AIDS, *ver LRA*
  linfoblástico, *140*
  tímico, 225
Linfonodo(s)
  aumento dos, 82, 485
    de tamanho, 82, 485
    e CWP, 485
  hilar, *83*, 94, *120*, 165, 171
    esquerdo, *83*
      aumento de tamanho de, *83*
    metástases em, 94, *120*, *126*

TC dos, 165
  aumento de, 171
    do tamanho, 171
  mediastinais, 83, 95, *96*, *120*, *126*, 127,
    135, *136*, 231, 239, 241
    metástases em, 83, *96*, *120*
    avaliação de, 95
    superiores, *126*
      envolvimento na DH, 125, *126*
    anteriores, 127, *136*
      aumento de tamanho do, 127,
        136
      no LNH, *136*
    grupos de, *135*, 231
      envolvimento no LNH, *135*
      anteriores, 231
      traqueobrônquicos, 232
      posteriores, 234
      estadiamento, 234
    aumento de, *135*
      no LNH, *135*
    calcificação de, 239
    necróticos, 241
    de baixa atenuação, 241
    realce de, 241
    linfonodomegalias, 237
  metástases de, 119, *120*
    calcificado, *120*, *121*
      metastático, *120*
    necrótico, *121*
      metastático, *121*
    paracardíacos, *121*
      metastático, *121*
  mediastinais superiores, *126*
    calcificação de, *130*
      após radioterapia, *130*
        para DH, *130*
    envolvimento de, 134
      no LNH, 134
    subcarinal, *135*
      aumento de, *135*
        no LNH, *135*
    retrocrural, *135*
      aumento de, *135*
        no LNH, *135*
  intrapulmonares, 296
  na sarcoidose, 439
    anormalidades dos, 439
Linfonodomegalia(s)
  radiografias, 237
  TC, 237
Linha(s)
  no mediastino, 181
    normal, 181
  de junção, 182, 183, 190, 191
    anterior, 182, 183
    posterior, 190, 191
  de Kerley, 332
Lipoma, 107, 251, 739
Lipomatose
  mediastinal, 251

Lipossarcoma, 107, 251, 746
LM (Lobo Médio)
  atelectasia de, *57*
    achados radiográficos na, *57*
  colapso do, 57
  direito, 161
    brônquio do, 161
      anatomia do, 161
LNH (Linfoma Não-Hodgkin), 133, *134*, 243
  linfonodos, 134
    envolvimento de, 134
    aumento de, *135*
      mediastinais, *135*, *136*
      subcarinal, *135*
      retrocural, *135*
  e DH, *134*
    comparação entre, *134*
  com massa mediastinal, *136*, *137*
    anterior, *136*
    de baixa atenuação, *136*
    infiltração contígua à, *137*
    pulmonar, *137*
  RM do tórax de, *136*
  envolvimento no, *137*
    pulmonar, *137*
  doença extranodal, 137
  disseminação de, *137*
    linfangítica, *137*
  anormalidades no, *138*
    de vias aéreas, *138*
  com derrame, *138*
    pleural, *138*
  com tumor, *138*
    pleural, *138*
    extrapleural, *138*
  estadiamento, 139
    tumoral, 139
  tipos, 139
    pulmonar, 139
      primário, 139
    mediastinal, 139, *140*
      primário, 139, *140*
    LRA, 140, *141*
    macroglobulinemia, 141
      de Waldenström, 141
    micose, 142
      fungóide, 142
    plasmacitoma, 142
Lobo
  superior, *53*
    direito, *ver LSD*, 53
    atelectasia do, *53*
      achados radiográficos na, *53*
    esquerdo, *ver LSE*
  médio, *ver LM*
  inferior, 58
    atelectasia de, *58*
      achados radiográficos na, *58*
    colapso do, 58
    direito, *ver LID*
    esquerdo, *ver LIE*
Lóbulo(s)
  pulmonares, 313

secundários, 313
  na TCAR, 313
ácinos, 313
  na TCAR, 313
Loeffler
  síndrome de, 457
Loop
  ventricular, 768
  RM do, 768
LRA (Linfoma Relacionado com a AIDS), 140, *141*
LSD (Lobo Superior Direito)
  atelectasia do, 53
  brônquio do, 157
    sinal do, 157
      radiografia do, 157
LSE (Lobo Superior Esquerdo)
  colapso do, 53
  atelectasia do, *55*
  brônquio do, 163
    anatomia do, 163
l-TGA (Transposição de Grandes Artérias Corrigida), 696
Luftsichel
  sinal de, 50
Lúpus
  eritematoso sistêmico, *ver LES*

M

MAC (Complexo *Mycobacterium avium*)
  intracellulare, 540
    infecção pelo, 540
      bronquiectasia por, 540
MACC (Malformação Adenomatóide Cística Congênita), 6, 7, 291
Macroglobulinemia
  de Waldenström, 141, *142*
Malformação
  adenomatóide cística congênita, *ver MACC*
  arteriovenosa, *ver MAV*
  de Ebstein, 770
    RM da, 770
Mama
  carcinoma da, *117*
    disseminação linfangítica de, *117*
Marcapasso(s)
  transvenosos, 352
Massa(s)
  pulmonar, 75, 271-304, 444
    solitária, 75
      imagens radiográficas de, 75
    tamanho, 286
    número, 286
    localização, 286
    aparência da borda, 286
    cavitação, 286
    crescimento, 287
    diagnóstico diferencial, 287
      amiloidose, 287
      MAV, 287
      aspergilose, 287

bronquiectasia, 288
cisto, 288, 292
  broncogênico, 288
CBA, 289
bolhas, 289
carcinoma, 290
tumor carcinóide, 290
síndrome, 290, 301
  de Churg-Strauss, 290
  de Caplan, 301
MACC, 291
conglomeradas, 291
doença, 292, 298
  pulmonar cística, 292
  linfoproliferativas, 298
dirofilaria immitis, 292
echinococcus sp., 292
endometrioma, 293
pneumonia focal, 293
  organizada, 293
  redonda, 293
granuloma, 294
harmatoma, 294
hematoma, 294
laceração, 294
infarto, 294
linfonodos intrapulmonares, 296
pneumonia lipóide, 296
abscesso pulmonar, 296
linfoma, 297
neoplasia metastática, 298
impactação mucóide, 299
rolha de muco, 299
micetoma, 299
aspergiloma, 299
papilomatose, 300
paragonimíase, 300
pneumatocele, 300
aneurisma da artéria pulmonar, 300
variz de veia pulmonar, 301
gangrena pulmonar, 301
nódulos reumatóides, 301
atelectasia redonda, 302
sarcoidose, 302
embolismo séptico com infarto, 303
seqüestro, 303
granulomatose de Wegener, 304
na sarcoidose, 444
apical, 77
diagnóstico diferencial, *77*
hilar, 82, 150, 171
diagnóstico de, 150
  radiográfico, 150
aumento de, 171
  causas comuns, 171
mediastinal, 82, *128*, *133*, 212-269
grande, *128*
  na DH, *128*
residual, *133*
  na DH, *133*
diagnóstico de, 212
  localização, 212

ÍNDICE REMISSIVO

pleurais, 84, 597
  diagnóstico de, 597
    radiográfico, 597
tímicas, 217
  timoma, 217
  carcinoma tímico, 221
  tumor carcinóide, 223
  timolipoma, 223
  cisto tímico, 225
  linfoma tímico, 225
  metástases, 225
linfonodais, 231
  linfonodos, 231, 239, 241
    grupos de, 231
    calcificação de, 239
    necróticos, 241
    de baixa atenuação, 241
    realce de, 241
    mediastinais, 241
  linfonodomegalias, 237
gordurosas, 253
  outras, 253
fibróticas, 478
  focais, 478
    por exposição ao asbesto, 478
conglomeradas, 483
  e CWP, 483
extrapleural, 597
  diagnóstico de, 597
    radiográfico, 597
paracardíacas, 673, 735-750
do VE, 710
  na estenose, 710, 715
    aórtica, 710
    mitral, 715
  na regurgitação, 712
    aórtica, 712
    mitral, 717
cardíacas, 735-750
  técnicas, 735
    TC, 735
    RM, 735
  tumores primários, 738, 743
    benignos, 738
    malignos, 743
  tumores secundários, 747
  trombo intracardíaco, 748
  diferenciação, 749
    tumor, 749
    coágulo sangüíneo, 749
    massas cardíacas, 749
    variantes anatômicas normais, 749
MAV (Malformação Arteriovenosa), 287
  pulmonar, 7
  simples, 8, *9*, *13*
  complexas, 8, *14*
    telangiectasia pulmonar, 8
  múltiplas, *10*, *12*, *13*
  de artérias sistêmicas, 28
    sem seqüestro, 28
MBNT (Micobactéria Não-Tuberculosa)
  infecção pulmonar por, 376
  na AIDS, 377

MDTC (Tomografia Computadorizada Multidetectora)
  imagens da, 786
    calcificação coronária na, 786
Mediastinite, 261
  fibrosante, 250, 640
Mediastino
  desvio do, 48
  normal, 175-210
    anatomia, 175
      na TC, 175
      na radiografia simples, 179
    linhas, 181
    faixas, 181
    espaços, 181
  supra-aórtico, 175
    na TC, 175
  paracardíaco, 178
    na TC, 178
  massas mediastinais, 212-269
    diagnóstico de, 212
      localização, 212
    timo normal, 213
      radiografia simples, 213
      TC, 214
      RM, 216
      HFL, 216
      hiperplasia tímica, 216
        com rebote, 216
    tímicas, 217
      timoma, 217
      carcinoma tímico, 221
      tumor carcinóide, 223
      timolipoma, 223
      cisto tímico, 225
      linfoma tímico, 225
      metástases, 225
    células germinativas, 225
      tumor de, 225
    tireóide, 228
      glândula, 228
      aumento da, 228
    paratireóide, 230
      adenoma da, 230
    linfonodos, 231
      mediastinais, 231
    linfonodais, 231
    linfoma, 243
      DH, 243
      LNH, 243
    leucemia, 245
    DC, 245
    distúrbios linfoproliferativos, 246
      outros, 246
    tumores, 246, 257
      metastáticos, 246
      vasculares, 257
    sarcoidose, 246
    infecções, 248
      TB, 248
      histoplasmose, 249
    mediastinite, 250, 261
      fibrosante, 250

    tecido gorduroso, 250
      lesões de, 250
    cistos mediastinais, 253
      broncogênicos, 253
      de duplicação esofágicos, 255
      neuroentéricos, 255
      pericárdicos, 255
      pseudocistos, 256
      outras lesões, 256
    esôfago, 258
      carcinoma, 259
      tumores mesenquimais, 259
      dilatação, 259
      varizes esofágicas, 259
      hérnia hiatal, 261
    abscesso, 261
    anormalidades, 262
      paraespinhais, 262
Mediastinoscopia
  de nódulos, 97
    linfáticos, 97
Meig
  síndrome de, 591
    derrame pleural por, 591
      exsudativo, 591
      transudativo, 591
Melanoma
  metastático, *122*
    com pneumotórax, *122*
Meningocele
  torácica, 268
    anterior, 268
    lateral, 268
Mesotelioma
  achados, 599
    radiográficos, 599
    em TC, 599
  estadiamento, 601
Metal
  pesado, 487
    pneumoconiose por, 487
Metástase(s)
  intratorácicas, 85
    manifestação clínica, 85
      síndrome da VCS, 86
  extratorácicas, 86
    manifestação clínica, 86
  de câncer, 98, *121*
    pulmonar, 98
      distantes, 98
    de mama, *121*
  nodulares, *113*
  de coriocarcinoma, *114*
  em bala de canhão, *116*
    em carcinoma metastático, *116*
      de vagina, *116*
  calcificadas, *115*
    secundárias, *115*
  solitária, *116*
  nas vias aéreas, 118
  vasculares, 118, *119*
  de carcinoma, *118*, *120*
    testicular, *118*
    de células renais, *120*

endobrônquicas, *119*
de linfonodos, 119, *120*
mediastinais, 120
pleurais, 121, *122*, 599
no timo, 225
Metotrexato
reações ao, 471
pulmonar, 471
Micetoma, 299
Micobactéria(s)
infecções pulmonares por, 370
Mycobacterium, 371, 376
tuberculosis, 371
bovis, 376
não-tuberculosas, *ver MBNT*
Micoplasma
pneumonia por, 393
Mycoplasma pneumoniae, 393
achados radiológicos, 394
Micose
fungóide, 142
Microlitíase
pulmonar, 506
alveolar, 506
Miocárdio
infarto agudo do, *ver IAM*
revascularidade do, 778
avaliação da, 778
na RM, 778
Miocardite, 728
Mixedema
derrame pleural por, 592
exsudativo, 592
transudativo, 592
Mixoma, 738
Mounier-Kuhnt
síndrome de, 525, 541
bronquiectasia por, 541
Moxarella
catarrhalis, 366
infecção pulmonar por, 366
Muco
rolha de, 299
impactação de, 533
na bronquiectasia, 533
Músculo(s)
torácicos, 582
subcostais, 582
espessamento pleural e, 582
transversos, 582
espessamento pleural e, 582
Mycobacterium
tuberculosis, 371
infecção pulmonar por, 371
bovis, 376
infecção pulmonar por, 376
avium
complexo, *ver MAC*
Mycoplasma
pneumoniae, 393
pneumonia por, 393
achados radiológicos, 394

N

Narcótico(s)
reações aos, 470
pulmonar, 470
Neisseria
meningitides, 366
infecção pulmonar por, 366
Nematódeo(s)
infecção pulmonar por, 400
ascaridíase, 400
estrongiloidose, 401
dirofilaríase, 401
eosinofilia tropical, 402
Neoplasia(s)
broncopulmonares, 66-111
tumor, 99, 103, 107
carcinóide, 99, 103, 103
de glândula salivar, 103
pulmonares raros, 107
hamartoma, 104
disseminação de, *117*
linfangítica, *117*
metastática, 298
derrame pleural por, 592
exsudativo, 592
transudativo, 592
pleurais, 597
diagnósticos radiográficos, 597
massa, 597
pleural, 597
extrapleural, 597
derrame pleural, 597
espessamento pleural, 597
aórtica, 654
torácica, 654
Nervo(s)
frênicos, 578
Neurofibromatose, 572
Neuropatia
periférica, 86
e câncer pulmonar, 86
Nitrofurantoína
reações a, 471
pulmonar, 471
Nível(is)
líquidos, 533
na bronquiectasia, 533
Nocardiose
infecção pulmonar por, 377
achados radiológicos, 377
Nódulo(s)
acinares, 33
do espaço aéreo, 33
pulmonares, 112, 114, *131*, 271-304,
441, 483, 493
solitários, *ver NPS*
múltiplos, 114, 271-304
tamanho, 286
número, 286
localização, 286
aparência da borda, 286
cavitação, 286
crescimento, 287

periférico, *131*
na DH, *131*
diagnóstico diferencial, 287
amiloidose, 287
MAV, 287
aspergilose, 287
bronquiectasia, 288
cisto, 288, 292
broncogênico, 288
CBA, 289
bolhas, 289
carcinoma, 290
tumor carcinóide, 290
síndrome, 290, 301
de Churg-Strauss, 290
de Caplan, 301
MACC, 291
conglomeradas, 291
doença, 292, 298
pulmonar cística, 292
linfoproliferativas, 298
dirofilaria immitis, 292
echinococcus sp., 292
endometrioma, 293
pneumonia focal, 293
organizada, 293
redonda, 293
granuloma, 294
harmatoma, 294
hematoma, 294
laceração, 294
infarto, 294
linfonodos intrapulmonares, 296
pneumonia lipóide, 296
abscesso pulmonar, 296
linfoma, 297
neoplasia metastática, 298
impactação mucóide, 299
rolha de muco, 299
micetoma, 299
aspergiloma, 299
papilomatose, 300
paragonimíase, 300
pneumatocele, 300
aneurisma da artéria pulmonar,
300
variz de veia pulmonar, 301
gangrena pulmonar, 301
nódulos reumatóides, 301
atelectasia redonda, 302
sarcoidose, 302
embolismo séptico com infarto,
303
seqüestro, 303
granulomatose de Wegener, 304
na sarcoidose, 441, 444
radiografia simples, 441
TCAR, 442
grandes, 444
pequenos, 483
e CWP, 483
na granulomatose, 493
de Wegener, 493

ÍNDICE REMISSIVO

satélites, 94, 278
  por câncer pulmonar, 94
linfáticos, 94
  metástases em, 94
    estádio, 96
    ressecabilidade, 96
    TC, 97
    mediastinoscopia, 97
    PET, 97
reumatóides, 301, 426
  na AR, 426
na DPID, 317, 319, 320, 321
  perilinfáticos, 319
  aleatórios, 320
  centrilobulares, 320, 321
    de árvore em brotamento, 321
  distribuição de, 322
    diagnóstico por algoritmo, 322
centrilobulares, 551
  mal definidos, 551
    doença bronquiolar com, 551
NPS (Nódulo Pulmonar Solitário), 116
  imagens de, 75
    radiográficas, 75
  e câncer pulmonar, *76*
  avaliação, 271, 285
    clínica, 271
    radiográfica, 271
      características morfológicas, 271
      densidade, 278
      crescimento, 282
    estratégias, 285
  imagens, 284
    PET, 284
    SPECT, 284
  biopsia, 285
    BFO, 285
    BTA, 285
    CTAV, 285

O

Obstrução
  brônquica, 50, 168
    com colapso pulmonar, 50
OKT3
  reações ao, 471
    pulmonar, 471
Opacidade(s)
  homogênea, 30
    obscurecendo vasos, 30
  mal definidas, 30
  flocosas, 30
  esparsas, 30
  pulmonar, 50, 323, 326
    aumentada, 50, 323
      na DPID, 323
    diminuída, 326
      na DPID, 326
  na DPID, 278, 311, 314, 323
    em vidro fosco, 311, 323
    reticulares, 314

espessamento septal interlobar, 314
  pulmão em favo de mel, 315
  não-específicos, 316
em vidro fosco, 333, 444
  no edema pulmonar, 333
    hidrostático, 333
  na sarcoidose, 444
em pacientes imunocomprometidos, 361
  de espaço aéreo, 361
    focais, 361
    multifocais, 361
  lineares, 361
    com aparência intersticial, 361
reticulares, 445
  na sarcoidose, 445
tipos de, 475
  na pneumoconiose, 475
grandes, 483
  e CWP, 483
focal, 551
  em vidro fosco, 551
    doenças bronquiolares e, 551
parenquimatosas, 609
  focais, 609
    na radiografia torácica, 609
OPH (Osteoartropatia Pulmonar Hipertrófica)
  no câncer pulmonar, 86
Osteoartropatia
  pulmonar hipertrófica, *ver OPH*
Osteossarcoma, 746

P

Paciente(s)
  com AIDS, *122, 123*
    SK em, *122, 123*
    aparência radiográfica do, *122*
  em estado crítico, 331
    edema pulmonar em, 331
  imunocomprometidos, 360
    imagens de, 360
      interpretação de, 360
Padrão(ões)
  de consolidação, 35
    do espaço aéreo, 306
  da DPID, 306, 308, 310, 311, 316
    linear, 306
    septal, 306, 316
    reticular, 308
      não-específicos, 316
    nodular, 310
    reticulonodular, 311
Panbronquiolite
  difusa, *ver PBD*
Pancoast
  tumor de, 76
Pancreatite
  derrame pleural por, 592
    exsudativo, 592
    transudativo, 592

PAP (Proteinose Alveolar Pulmonar), 498-502
  achados, 501
    radiográficos, 501
    na TCAR, 501
Papiloma(s)
  escamoso, 109
  na traquéia, *109*
Papilomatose, 300
  traqueobrônquica, 109, *110*
Paracoccidioidomicose
  infecção pulmonar por, 385
    achados radiológicos, 385
Paraganglioma(s), 267
Paragonimíase, 300
  infecção pulmonar por, 402
    imagens radiográficas, 402
Parainfluenza
  infecção pulmonar por, 395
Parasita(s)
  infecções pulmonares por, 400
    protozoários, 400
      amebíase, 400
      toxoplasmose, 400
    nematódeos, 400
      ascaridíase, 400
      estrongiloidose, 401
      dirofilaríase, 401
      eosinofilia tropical, 402
    vermes redondos, 400
      larva *migrans* visceral, 402
      toxocariose, 402
    vermes chatos, 400
      paragonimíase, 402
      esquistossomose, 402
      equinococose, 403
      hidatidose, 403
      cisticercose, 404
  infestações por, 461
    na doença pulmonar, 461
      eosinofílica, 461
Paratireóide
  adenoma da, 230
Parede
  torácica, 89, *90, 91, 92*, 132
    invasão da, 89, *90, 91, 92*
      por câncer pulmonar, 89
      tumoral, *90, 91, 92*
    envolvimento da, 132
      na DH, 132
  posterior do brônquio intermediário, *ver PPBI*
  brônquica, 167
    espessamento da, 167
  pleural, 533
    espessamento da, 533
      na bronquiectasia, 533
  adjacente, 580
    do tórax, 580
PBD (Panbronquiolite Difusa)
  bronquiolite por, 546
    infecciosa, 546
      em adultos, 546

Pedículo
vascular, 189
Película
pleural, 596
derrame e, 596
parapneumônico, 596
empiema e, 596
Perfusão
em mosaico, 328, 533, 551
na bronquiectasia, 533
doença bronquiolar com, 551
cintilografia de, 615
técnica, 617
dos pulmões, 629
imagens da, 629
por RM, 629
Pericárdio
normal, 729
ausência de, 731
Pericardite
construtiva, 669, 731
aspectos radiográficos do, 669
aguda, 731
PET (Tomografia por Emissão de
Pósitrons)
de nódulos, 97
linfáticos, 97
PH (Pneumonite por
Hipersensibilidade), 450
estágio, 450
agudo, 450
subagudo, 450
crônico, 454
PIA (Pneumonia Intersticial Aguda)
achados, 418
radiográficos, 418
em TCAR, 418
PID (Pneumonia Intersticial
Descamativa), 418
achados, 420, 421
radiográficos, 420
em TCAR, 421
PII (Pneumonia Intersticial Idiopática),
406-424
PIU, 407
FPI, 407
PINE, 410
POC, 412
PIA, 418
PID, 418
BR-DPI, 418
PIL, 421
diagnóstico, 424
abordagem para, 424
radiográfica, 424
PIL (Pneumonia Intersticial Linfocítica),
421
achados, 422
radiográficos, 422
na TCAR, 422
PIL (Pneumonia Intersticial Linfóide),
143, 573
na AR, 428

PINE (Pneumonia Intersticial
Não-Específica), 410
achados radiográficos, 411
PIU (Pneumonia Intersticial Usual)
achados, 407, 409
radiográficos, 407
na TCAR, 409
Placa
arterial coronária, 787
vulnerável, 787
caracterização de, 787
Plasmacitoma, 142
Pleura
doenças da, 575-607
fissuras, 575
interlobares, 575
ligamentos pulmonares, 578
inferiores, 578
nervos frênicos, 578
superfícies pleurais, 580
parede do tórax, 580
adjacente, 580
espessamento pleural, 581, 582
diagnóstico de, 581
parietal, 581
visceral, 582
achados que mimetizam, 582
derrame pleural, 583
diagnóstico de, 583
coleções líquidas, 586
loculadas, 586
tipos de derrame, 589
exsudatos, 589
transudatos, 589
quilotórax, 593
hemotórax, 593
corpo de fibrina, 594
derrame parapneumônico, 594
empiema, 594
neoplasias pleurais, 597
metástases pleurais, 599
linfoma, 599
mesotelioma, 599
TFP, 602
pneumotórax, 603
Pleurodese
por talco, 597
PM-DM (Poliomiosite-Dermatomiosite),
435
Pneumatocele, 300
Pneumoconiose, 475-487
classificação, 475
opacidades, 475
tipos de, 475
profusão, 475
extensão, 476
sistema ILO, 476
precisão do, 476
asbestose, 476
achados, 477
radiográficos, 477
na TCAR, 477
asbesto, 476
doença por, 476

atelectasia redonda, 478
massas fibróticas focais, 478
pleural, 479
silicose, 482
de mineradores de carvão, *ver CWP*
talcose, 485
de silicato, 486
clínicas, 486
de poeira inerte, 486
beriliose, 487
alumínio, 487
por metal pesado, 487
Pneumocystis
jiroveci, 391
infecção pulmonar por, 391
achados radiológicos, 392
carinii, 391
infecção pulmonar por, 391
achados radiológicos, 392
Pneumonia(s), 344
obstrutiva, 81
e câncer de pulmão, 81
com broncogramas presentes, 81
intersticial, 359, 424, 426, 465
linfóide, *ver PIL*
idiopáticas, *ver PII*
usual, *ver PIU*
não-específica, *ver PINE*
aguda, *ver PIA*
descamativa, *ver PID*
linfocítica, *ver PIL*
diagnóstico das, 424
abordagem radiográfica, 424
na AR, 426
na ESP, 429
crônica, 465
por drogas, 465
focal, 293
organizada, 293
redonda, 293
lipóide, 296, 498-502
exógena, 498-502
achados, 498
radiográficos, 498
na TC, 498
lobar, 358
por micoplasma, 393
Mycoplasma pneumoniae, 393
por clamídia, 393
Chlamydia, 394
trachomatis, 394
psittaci, 394
pneumoniae, 394
por riquétsias, 393
Rickettsiae, 394
em organização, *ver PO*
no LES, 433
eosinofílica, 457, 459, 465
crônica, 457
aguda, 459
por drogas, 465
Pneumonite
lúpica, 433
no LES, 433

ÍNDICE REMISSIVO

827

por hipersensibilidade, *ver PH*
por radiação, 471
  achados, 472
    radiográficos, 472
    de TC, 472
Pneumotórax, 84, 122
  com colapso pulmonar, 50
  carcinoma com, *84*
    cavitário, *84*
    espinocelular, *84*
  ex-vácuo, 84, *85*
  melanoma com, *122*
    metastático, *122*
  espontâneo, 603
    primário, 603
    secundário, 603
  ex-vácuo, 603
  catamenial, 603
  traumático, 604
  achados radiográficos, 605
    paciente, 605
      ereto, 605
      em posição supina, 605
  hidropneumotórax, 607
  tamanho do, 607
    estimativas de, 607
PO (Pneumonia em Organização)
  criptogênica, *ver POC*
  no LES, 434
  por drogas, 465
  bronquiolite obliterante e, *ver BOOP*
POC (Pneumonia em Organização
  Criptogênica)
  achados, 415
    radiográficos, 415
    na TCAR, 415
Poeira
  inerte, 486
    pneumoconiose de, 486
Poliangiite
  microscópica, 495
Policondrite
  recorrente, 520
    por estreitamento, 520
      da traquéia, 520
Poliomiosite-Dermatomiosite, *ver*
  PM-DM
Pólipo(s)
  inflamatórios, 110, *111*
  intraluminais, 549
    bronquiolite com, 549
      obliterante, 549
PPBI (Parede Posterior do Brônquio
  Intermediário), 168
  na radiografia, 155
Proporção
  broncoarterial, 531
    aumento da, 531
      na bronquiectasia, 531
Protozoário(s)
  infecção pulmonar por, 400
    amebíase, 400
    toxoplasmose, 400

Pseudocavidade(s), 276
Pseudocisto(s)
  mediastinais, 256
Pseudocoarctação, 644
Pseudomonas
  aeruginosa, 367
    infecção pulmonar por, 367
      imagens radiológicas, 367
Ptroteinose
  alveolar pulmonar, *ver PAP*
Pulmão(ões)
  hipogênico, 17, *18*
    síndrome do, 17, *18*
    RM 3D da, *18*
    TC da, *18*
  inteiro, 50
    atelectasia de, 50
  câncer de, 66-111
    carcinoma, 66, *67*
      classificação de, *67*
      subtipos importantes, *67*
    fatores de risco, 66
      tabagismo, 66, *67*
      idade aumentada, 66
      exposições, 66, *67*
        ocupacionais, 66
        ao asbesto, 66, *67*
      fibrose pulmonar difusa, 66
      DPOC, 66
      predisposição genética, 66
    tipos celulares, 67
      lesões pré-invasivas, 67
      carcinoma, 68, 71
        espinocelular, 68
        de pequenas células, 71, *73*
        de grandes células, 73, *74*
        adenoescamoso, 74
        com características
          pleomórficas, 74
        sarcomatóides, 74
        sarcomatosas, 74
        de glândulas salivares, 75
      adenocarcinoma, 69
      BAC, 70
      tumor carcinóide, 74
    imagens radiográficas, 75
      nódulo solitário, 75, *76*
      massa solitária, 75
      tumor, 76
        do sulco superior, 76
        de Pancoast, 76
      anormalidades, 77, 84
        das vias aéreas, 77
        pleurais, 84
      atelectasia, 80
      consolidação, 80
      envolvimento parenquimatoso
        difuso, 80
      massa, 82
        hilar, 82
        mediastinal, 82
        aumento dos linfonodos, 82
      câncer não localizado, 84
    manifestação clínica, 85

      crescimento local, 85
      metástases, 85, 86
        intratorácicas, 85
        extratorácicas, 86
      sintomas, *85*
      síndromes paraneoplásicas, 86
    estadiamento do, 87
      tumor primário, 87
      agrupamento por, *88*
      tratamento por, *88*
      ressecção, 88
        avaliação radiográfica para, 88
      metástases, 94
        em nódulos linfáticos, 94
        distantes, 98
  em favo de mel, 315
  lesões do, 326
    císticas, 326
  doença intersticial do, *ver DPI*
  nódulos do, 493
    na granulomatose, 493
      de Wegener, 493
  consolidação do, 493
    na granulomatose, 493
      de Wegener, 493
  anormalidades dos, 609
    vasculares, 609
      na radiografia torácica, 609
  perfusão dos, 629
    imagens da, 629
      por RM, 629
  ventilação dos, 629
    imagens da, 629
      por RM, 629
Púrpura
  de Henoch-Schönlein, 496

Q

Quilotórax, 593

R

Rabdomioma, 741
Rabdomiossarcoma, 746
Radiação
  pneumonite por, 463-473
    achados, 472
      radiográficos, 472
      de TC, 472
  fibrose por, 471
    achados, 472
      radiográficos, 472
      de TC, 472
  terapêutica, 592
    derrame pleural por, 592
      exsudativo, 592
      transudativo, 592
Radiografia(s)
  do tórax, 148, 609, 618, 655
    contorno hilar, 148
      normal, 148

diagnóstico por, 150, 610
de massa hilar, 150
de linfadenopatia, 150
de EP, 610
ântero-posterior, 148
hilo direito, 148
hilo esquerdo, 148
de perfil, 148
hilo direito, 149
hilo esquerdo, 150
anormalidades, 609, 610
vasculares dos pulmões, 609
diafragmáticas, 610
opacidades parenquimatosas, 609
focais, 609
derrame pleural, 610
e cintilografia, 618
ventilação/perfusão, 618
na doença cardíaca, 655
adquirida, 655
diagnóstico por, 150
de massa hilar, 150
de linfadenopatia, 150
simples, 179, 213, 226, 228, 306-330,
441, 529, 583
anatomia na, 179
do mediastino normal, 179
do timo, 213
normal, 213
do teratoma, 226
da glândula, 228
tireóide, 228
avaliação por, 306-330
da DPID, 306-330
de nódulos, 441
na sarcoidose, 441
diagnóstico por, 529, 583
da bronquiectasia, 529
do derrame pleural, 583
de linfonodomegalias, 237
da estenose, 708
aórtica, 708
mitral, 713
pulmonar, 717
valvular, 717
tricúspide, 718
da regurgitação, 710
aórtica, 710
mitral, 715
pulmonar, 718
tricúspide, 719
Radiologia
na UTI, 331-354
edema pulmonar e, 331-354
técnica radiográfica, 331
SARA e, 331-354
técnica radiográfica, 331
Radioterapia
para DH, *130*
calcificação por, *130*
de linfonodos, *130*
Reabsorção
atelectasia por, 44

Reação
por hipersensibilidade, 465
a drogas, 465
Rebote
tímico, 216
Recesso
azigoesofágico, 178, 196, 197
na TC, 178
pré-aórtico, 200, 201
Regurgitação
aórtica, 710
radiografia, 710
RM, 711
identificação da, 711
quantificação do volume
regurgitante, 711
estimativa do gradiente valvular,
709
quantificação do VE, 712
do volume, 712
da massa, 712
da função, 712
mitral, 715
radiografia, 715
prolapso da válvula mitral, 716
RM, 716
identificação da, 716
quantificação da, 716
estimativa do gradiente valvular,
716
quantificação do VE, 717
do volume, 717
da massa, 717
da função, 717
pulmonar, 718
radiografia, 718
RM, 718
tricúspide, 719
radiografia, 719
RM, 719
Relaxamento
atelectasia por, 45
Reorientação
do hilo, 49
dos brônquios, 49
Ressecabilidade
de nódulos, 96
linfáticos, 96
Ressecção
de tumor primário, 88
avaliação radiográfica, 88
invasão, 89, 91
da parede torácica, 89
mediastinal, 91
lesões, 94
traqueais, 94
centro-brônquicas, 94
derrame pleural maligno, 94
nódulos satélites, 94
Ressonância
magnética, *ver RM*
Retenção
de ar, 78
no câncer pulmonar, 78

Rhodococcus
equi. 366
infecção pulmonar por, 366
Rickettsiae
pneumonia por, 394
Riquétsia(s)
pneumonia por, 393
Rickettsiae, 394
RM (Ressonância Magnético)
3D, *18*
na síndrome, *18*
do pulmão hipogênico, *18*
da cimitarra, *18*
do tórax, *136*
no LNH, *136*
do timo, 216
normal, 216
da glândula, 229
tireóide, 229
imagens por, 627
na EP, 627
técnicas, 627
vantagens, 628
desvantagens, 628
EP na, 628
dos pulmões, 629
da perfusão, 629
da ventilação dos, 629
angiografia por, *ver ARM*
diagnóstico por, 642-654
da aorta torácica, 642-654
técnicas, 643
dimensões normais, 644
pseudocoarctação, 644
dissecção da, 644
aneurisma, 647
aterosclerose, 650
úlcera penetrante, 650, 651
ATAI, 652
abscesso periaórtico, 652
aortite, 653
neoplasia aórtica torácica, 654
complicações de enxertos, 654
da estenose, 708
aórtica, 708
mitral, 714
pulmonar, 718
valvular, 718
tricúspide, 719
da regurgitação, 711
aórtica, 711
mitral, 716
pulmonar, 718
tricúspide, 719
técnica de, 735
nas massas, 735
cardíacas, 735
paracardíacas, 735
da doença cardíaca, 751-773, 774-779
congênita, 751-773
técnicas, 75t1
lesões, 752, 763
acianóticas, 752
cianóticas, 763

ÍNDICE REMISSIVO

análise por, 768
isquêmica, 774-779
detecção da, 774
anatomia coronária, 777
revascularidade do miocárdio, 778
viabilidade miocárdica, 778
complicações do infarto do miocárdio, 779
Rolha
de muco, 299
Rubéola
infecção pulmonar por, 397

S

Saber-Sheath
trachea, 516
Salicilato(s)
reações aos, 470
pulmonar, 470
SARA (Síndrome da Angústia Respiratória Aguda), 331-354
técnica radiográfica, 331
edema e, 332
pulmonar, 332
fases da, 338
anormalidades, 338
patológicas, 338
radiográficas, 338
Sarampo
vírus do, 396
infecção pulmonar por, 396
Sarcoidose, 246, 302, 439-448, 727
linfonodos, 439
anormalidades dos, 439
doença pulmonar, 441
nódulos, 441
grandes, 444
massas, 444
opacidade, 444
em vidro fosco, 444
reticulares, 445
fibrose, 445
anormalidades, 447
brônquicas, 447
bronquiolares, 447
cardíacas, 448
pleural, 448
Sarcoma(s)
de Kaposi, *ver KS*
fibrossarcoma, 746
osteossarcoma, 746
leiomiossarcoma, 746
lipossarcoma, 746
Scan
aquisição de, 790
preparação do paciente e, 790
Scaniografia(s)
pulmonares, 617
de baixa probabilidade, 617
SDC (Síndrome da Discinesia Ciliar)
bronquiectasia por, 540

Seminoma, 227
Septo
atrial, 688, 739
defeito do, 688
hipertrofia do, 739
lipomatosa, 739
ventricular, 691
defeito do, 691
intacto, 701
atresia pulmonar com, 701
Seqüestro
broncopulmonar, 21, *23*, *24*, *25*, *26*, *27*
intralobar, 21, *23*, *24*, *25*, *26*, *27*
bilaterais, *26*
extralobar, *24*, *26*, *27*
intralobar, 303
extralobar, 304
Serratia
marcescens, 368
infecção pulmonar por, 368
Shunts
esquerda-direita, 634, 752
etiologia, 634
patogênese, 634
apresentação clínica, 634
manifestações, 634
por imagens, 634
RM de, 752
Silhueta
sinal da, 39-44
Silicato
pneumoconiose de, 486
clínicas, 486
Silicose, 482
Sinal
do angiograma, 33
na TC, 33
da silhueta, 39-44
do deslocamento, 50
do granuloma, 50
do S, 50
de Golden, 50
de Luftsichel, 50
da cintura plana, 50
da cauda de cometa, 50
do vaso nutridor, *114*, 278
do crescente, 277
aéreo, 277
Síndrome(s)
do pulmão hipogênico, 17, *18*
RM 3D da, *18*
TC da, *18*
no câncer pulmonar, 86
da VCS, 85
paraneoplásicas, 86
OPH, 86
distúrbios, 86
vasculares, 86
endócrinos, 86
neuromusculares, 86
de Eaton-Lambert, 86
neuropatia periférica, 86

de Cushing, 86, 102
tumor carcinóide com, *102*
metastático, *102*
carcinóide, 102
da imunodeficiência adquirida, *ver AIDS*
de Sjögren, *ver SS*,
de Churg-Strauss, 290, 460
de Caplan, 301, 428, 484
na AR, 428
e CWP, 484
da angústia respiratória aguda, *ver SARA*
CREST, 432
do encolhimento pulmonar, 433
no LES, 433
de Loeffler, 457
de hipereosinofilia, 459
de Goodpasture, 490
de Mounier-Kuhnt, 525, 541
bronquiectasia por, 541
da discinesia ciliar, *ver SDC*
de Kartagener, 540
bronquiectasia por, 540
de Young, 540
bronquiectasia por, 540
das unhas amarelas, 540
bronquiectasia por, 540
de William-Campbell, 541
bronquiectasia por, 541
de Dressler, 591
derrame pleural por, 591
exsudativo, 591
transudativo, 591
de Meig, 591
derrame pleural por, 591
exsudativo, 591
transudativo, 591
de hipoventilação, 639
alveolar, 639
do coração esquerdo, 770
hipoplásico, 770
RM na, 770
Sinus
de valsalva, 693
aneurisma do, 693
congênito, 693
fístula do, 693
congênito, 693
Sistema
nervoso central, *ver SNC*
ILO, 476
precisão do, 476
Situs
visceroatrial, 768
RM do, 768
anormalidades do, 771
RM das, 771
Sjögren
síndrome de, *143*
hiperplasia linfóide e, *143*
focal, *143*
SNC (Sistema Nervoso Central)
metástases no, 98

ÍNDICE REMISSIVO

SS (Síndrome de Sjögren), 436, 573
  hiperplasia linfóide e, *143*
    focal, *143*
Staphylococcus
  aureus, 364
    infecção pulmonar por, 364
      achados radiológicos, 364
Streptococcus
  pneumoniae, 362
    infecção pulmonar por, 362
  pyogenes, 365
    infecção pulmonar por, 365
Sulco
  superior, 76, *77*
    tumor do, 76, *77*
Superfície(s)
  pleural, 33, 580
    extensão para, 33
Swan-Ganz
  cateteres de, 351

T

Tabagismo
  e câncer de pulmão, 66, *67*
    aumento do risco de, *67*
Takayasu
  arterite de, 492
Talco
  pleurodese por, 597
Talcose, 485
TB (Tuberculose), 248
  primária, 371, 372, 373
    progressiva, 372
  pós-primária, 373
    achados radiológicos, 373
    reativação da, 373
      achados radiológicos, 373
  ativa, 375
    versus inativa, 375
  AIDS e, 376
  por estreitamento, 514
    da traquéia, 514
TC (Tomografia Computadorizada)
  na síndrome, *18*
    do pulmão hipogênico, *18*
    da cimitarra, *18*
  sinal na, 33
    do angiograma, 33
  de atelectasia, *64*
    redonda, *64*
  de nódulos, 97
    linfáticos, 97
  dos hilos, 158
    brônquios hilares, 158
    anatomia, 159, 163, 164, 165
      brônquica, 159, 163
        direita, 159
        esquerda, 163
      vascular do hilo, 164, 165
        direito, 164
        esquerdo, 165

vasos hilares, 164
  linfonodos hilares, 165
diagnóstico por, 167, 170, 171, 530, 623, 642-654
  de anormalidades hilares, 167
    brônquicas, 167
    vasculares, 170
  linfonodos hilares, 171
    aumento de, 171
  massas hilares, 171
    aumento de, 171
  de bronquiectasia, 530
    dilatação brônquica, 531
    aumento, 531, 533
      da proporção broncoarterial, 531
      de diâmetro das artérias brônquicas, 533
    ausência de diminuição do diâmetro brônquico, 531
    contornos brônquicos anormais, 531
    visibilidade de vias aéreas periféricas, 533
    espessamento da parede pleural, 533
    impactação de muco, 533
    níveis líquidos, 533
    perfusão em mosaico, 533
    aprisionamento de ar, 533
    árvore em brotamento, 533
  da embolia aguda, 6223
    precisão da, 623
  da aorta torácica, 642-654
    técnicas, 642
    dimensões normais, 644
    pseudocoarctação, 644
    dissecção da, 644
    aneurisma, 647
    aterosclerose, 650
    úlcera penetrante, 650, 651
    ATAI, 652
    abscesso periaórtico, 652
    aortite, 653
    neoplasia aórtica torácica, 654
    complicações de enxertos, 654
anatomia na, 175
  do mediastino, 175
    normal, 175
do timo, 214
  normal, 214
do teratoma, 226
da glândula, 228
  tireóide, 228
de linfonodomegalias, 237
de alta resolução, *ver TCAR*
durante expiração, 328
  aprisionamento na, 328
    de ar, 328
achados de, 472, 498, 537, 544, 584, 586
  na pneumonite, 472
    por radiação, 472

na fibrose, 472
  por radiação, 472
na pneumonia lipóide, 498
  exógena, 498
na bronquiectasia, 537
  por ABPA, 537
na bronquite, 544
  crônica, 544
no derrame pleural, 584
  de coleções líquidas, 586
    loculadas, 586
diferenciação por, 543
  das causas de bronquiectasia, 543
helicoidal, 620
  angiografia pulmonar por, 620, 622
    achados na EP, 622
técnica de, 735
  nas massas, 735
    cardíacas, 735
    paracardíacas, 735
  da doença cardíaca, 780-806
    isquêmica, 780-806
      doença cardiovascular, 780
        custo de, 780
        calcificação arterial coronária, 781
por feixe de elétrons, *ver TCFE*
multidetectora, *ver MDTC*
angioscopia por, 803
  coronária, 803
coronária, 805
  imageamento por, 805
  futuro do, 805
TCAR (Tomografia Computadorizada de Alta Resolução)
  avaliação por, 306-330
    da DPID, 306-330
      anatomia normal, 313
      achados, 313
  achados na, 409, 477, 481, 483, 501, 535, 540, 557-559, 561, 566, 570
    PIU, 409
    FPI, 409
    PINE, 412
    POC, 15
    PIA, 418
    PID, 421
    BR-DPI, 418
    PIL, 422
    asbestose, 477
    nas doenças, 481
      pleurais, 481
    CWP, 483
      nódulos pequenos, 483
      opacidades grandes, 483
      massas conglomeradas, 483
      síndrome de Caplan, 484
      linfonodos, 485
    PAP, 501
    na bronquiectasia, 535, 540
      por FC, 535
      por asma, 540
    enfisema, 557
      centrilobular, 557

ÍNDICE REMISSIVO

panlobular, 558
parasseptal, 559
bolhoso, 561
DPOC, 557
HDL, 566
histiocitose X, 566
pulmonar, 566
linfangiomatose, 570
de nódulos, 442
na sarcoidose, 442
classificação por, 550
de bronquiolite, 550
árvore em brotamento, 551
nódulos centrilobulares, 551
mal definidos, 551
perfusão em mosaico, 551
no diagnóstico, 563
do enfisema, 563
da DPOC, 563
TCFE (Tomografia Computadorizada
por Feixe de Elétrons)
papel complementar da, 783
nas doenças cardíacas, 783
isquêmicas, 783
avaliação da, 785
na doença arterial coronária, 785
na progressão, 785
na regressão, 785
angiografia por, 801
coronária, 801
Tecido
gorduroso, 250
lesões de, 250
lipomatose mediastinal, 251
lipoma, 251
lipossarcoma, 251
hérnias com, 252
massas gordurosas, 253
conjuntivo
doença mista do, *ver DMTC*
Telangiectasia
pulmonar, 8
Teratoma, 225
radiografia, 226
simples, 226
TC, 226
Tetralogia
de Fallot, 694, 763
RM da, 763
TEV (Tromboembolismo Venoso)
avaliação do, 614
ultra-sonografia na, 614
com compressão, 614
TFP (Tumor Fibroso na Pleura), 602
TGA (Transposição de Grandes
Artérias), 695
corrigida, *ver l-TGA*
Timo
envolvimento do, *130*
na DH, *130*
normal, 213
radiografia simples, 213
TC, 214
RM, 216

HFL, 216
hiperplasia tímica, 216
com rebote, 216
Timolipoma, 223
Timoma, 217
radiografia do, 219
simples, 219
TC, 220
RM, 221
Tireóide
carcinoma da, *115*, *118*
metastático, *115*
disseminação linfangítica de, *118*
Togavírus
infecção pulmonar por, 397
Tomografia
computadorizada, *ver TC*
por emissão de pósitrons, *ver PET*
Tórax
RM do, *136*
no LNH, *136*
radiografias do, 148
contorno hilar, 148
normal, 148
diagnóstico por, 150
de massa hilar, 150
de linfadenopatia, 150
parede do, 580
adjacente, 580
Toxocariose
infecção pulmonar por, 402
Toxoplasmose
infecção pulmonar por, 400
Transplante
distúrbio linfoproliferativo após, *ver*
DLPT
do coração, 729
rejeição ao, 729
Transposição
de grandes artérias, *ver TGA*
Traquéia, 511-526
carcinoma da, 80, *81*
espinocelular, *81*
papilomas na, *109*
anatomia da, 179
na radiografia, 179
simples, 179
normal, 511
brônquio traqueal, 511
estreitamento da, 511
doenças e, 511
tumores traqueais, 511
traqueomalacia, 514
TB, 514
estenose traqueal, 515
em bainha de sabre, 516
saber-sheath trachea, 516
granulomatose de Wegener, 519
amiloidose, 520
traqueobroncopatia
osteocondroplásica, 520
policondrite recorrente, 520
aumento do diâmetro da, 525
doenças e, 525

divertículo traqueal, 525
síndrome de Mounier-Kuhnt, 525
traqueobroncomegalia, 525
Traqueobroncomegalia, 525
Traqueobroncopatia
osteocondroplásica, 520
por estreitamento, 520
da traquéia, 520
Traqueobronquiomegalia
bronquiectasia por, 541
Traqueobronquite, 356
Traqueomalacia
por estreitamento, 514
da traquéia, 514
Traqueostomia
tubos de, 349
complicações, 349
Triângulo
retrotraqueal, 210
Trombo
intracardíaco, 748
Tromboembolismo
pulmonar, 609-629, 635
radiografia torácica, 609
ultra-som de veias, 610
da extremidade inferior, 610
ultra-sonografia com compressão,
614
no TEV, 614
cintilografia, 614
da ventilação, 614
da perfusão, 614
EP, 618, 625
angiografia pulmonar na, 618
ciladas no diagnóstico, 625
RM, 627
imagens por, 627
crônico, 635
etiologia, 635
patogênese, 635
apresentação clínica, 636
manifestações por imagens, 636
venoso, *ver TEV*
Tronco
arterioso, 699
Truncus
arteriosus, 766
RM do, 766
Tuberculose, *ver TB*
Tubo(s)
e complicações, 348
endotraqueais, 348
de traqueostomia, 349
de drenagem, 353
pleural, 353
nasogástricos, 353
Tumor(es)
carcinóide, 74, 99, 103, 223, 290
e câncer de pulmão, 74
típico, 99, *100*, *101*
síndromes clínicas associadas, 102
atípico, 102
pequenos, 103
do timo, 223

ÍNDICE REMISSIVO

do sulco superior, 76, 77
de Pancoast, 76
disseminação de, 82
    linfática, 82
crescimento de, 85
    local, 85
        manifestação clínica, 85
neuroendócrinos, 103
    pequenos, 103
de glândula salivar, 103
    carcinoma, 103, 104
        adenóide cístico, 103
        mucoepidermóide, 104
    cilindroma, 103
    adenoma brônquico, 104
pulmonares raros, 107
    mesenquimais, 107
        lipoma, 107
        lipossarcoma, 107
        condromas, 107
        condrossarcomas, 107
        leiomioma, 107
        leiomiossarcoma, 107
        fibroma, 108
        fibrossarcoma, 108
        histiocitoma fibroso maligno, 108
    vasculares, 108
        tipo glomo, 108
        hemangiopericitoma, 108
        hemangioendotelioma epitelóide,
            109
    neurais, 109
    epiteliais, 109
        papiloma escamoso, 109
        papilomatose traqueobrônquica,
            109
        pólipos inflamatórios, 110
    adenomas pulmonares, 110
    outros, 110
metastático, 112-124, 246
    disseminação, 112
        mecanismos de, 112
    manifestação de, 112
        nódulos pulmonares, 112
        disseminação linfangítica, 116
        metástases, 118
            nas vias aéreas, 118
            vasculares, 118, *119*
            endobrônquicas, *119*
            de linfonodos, 119, *120*
            pleurais, 121, *122*
        pneumotórax, 122
    KS, 122, *123*
no LNH, *138*
    pleural, *138*
    extrapleural, *138*
de células, 225
    germinativas, 225
        teratoma, 225
        seminoma, 227
        não-seminomatoso, 227
vasculares, 257
    linfangiomas, 257
    higromas, 257

císticos, 257
hemangiomas, 257
outras lesões, 258
no esôfago, 259
    mesenquimais, 259
neurogênicos, 262
    periféricos, 263
        de bainha neural, 263
    derivados, 266
        de gânglios simpáticos, 266
    paragangliomas, 267
traqueais, 511
    por estreitamento, 511
        da traquéia, 511
fibroso na pleura, *ver TFP*
pericárdicos, 734
cardíacos, 738, 743
    primários, 738, 743
        benignos, 738
        malignos, 743
    secundários, 747
        metástases, 747
    e coágulo sangüíneo, 749
        diferenciação entre, 749

—
U

Úlcera
    aórtica, 650, 651
        penetrante, 650, 651
Ultra-Sonografia
    de veias, 610
        da extremidade inferior, 610
            técnica, 611
            com compressão, 613
            da panturrilha, 613
            trombose venosa, 613
            do braço, 613
        com compressão, 614
            na avaliação, 614
            do TEV, 614
Unha(s)
    amarelas, 540
        síndrome das, 540
            bronquiectasia por, 540

—
V

Vagina
    carcinoma metastático de, *116*
        em bala de canhão, *116*
Válvula(s)
    cardíacas, 661
        lesões das, 661
            sinais indicativos de, 661
Variz(es)
    de veia, 20, 301
        pulmonar, 20, 301
    esofágicas, 259
Vascularidade
    pulmonar, 656
        na radiografia de tórax, 656

Vasculite
    pulmonar, 467, 488-496
        por drogas, 467
        de vasos, 492
            grandes, 492
            médios, 492
            pequenos, 492
                e ANCA, 492
        por imunocomplexo, 495
            em pequenos vasos, 495
Vaso(s)
    obscurecimento de, 30
        por opacidade homogênea, 30
    amontoamento de, 47
    hilares, 164
        TC dos, 164
    periilares, 333
        má definição dos, 333
    da névoa, 333
        periilar, 333
            má definição dos, 333
    grandes, 492
        vasculite pulmonar de, 492
            de células gigantes, 492
            temporal, 492
            arterite de Takayasu, 492
    médios, 492
        vasculite pulmonar de, 492
    pequenos, 492
        vasculite pulmonar de, 492
            e ANCA, 492
VCS (Veia Cava Superior)
    síndrome da, 86
        no câncer pulmonar, 86
    interface da, 186
VD (Ventrículo Direito)
    dilatação do, 661
        com duplo trato de saída, 696
VE (Ventrículo Esquerdo)
    dilatação do, 660
    na estenose, 710, 715
        aórtica, 710
            volume do, 710
            massa do, 710
            função do, 710
        mitral, 715
            volume do, 715
            massa do, 715
            função do, 715
    na regurgitação, 712
        aórtica, 712
            volume do, 712
            massa do, 712
            função do, 712
        mitral, 717
            volume do, 717
            massa do, 717
            função do, 717
Veia(s)
    pulmonar, 20, 171, 301
        atresia de, 20
            congênita unilateral, 20
        variz de, 20, 301
        anormalidades das,

ÍNDICE REMISSIVO

cava
    superior, *ver VCS*
    intercostal, 582
        superior esquerda, *ver VISE*
        paravertebrais, 582
            espessamento pleural e, 582
Venografia
    por TC, 623
Ventilação
    mecânica, 346
    cintilografia de, 614
        técnica, 614
    dos pulmões, 629
        imagens da, 629
            por RM, 629
Ventrículo
    esquerdo, *ver VE*
    direito, *ver VD*
    único, 698
Verme(s)
    redondos, 400
        infecção pulmonar por, 400
            larva *migrans* visceral, 402
            toxocariose, 402
    chatos, 400
        infecção pulmonar por, 400
            paragonimíase, 402
            esquistossomose, 402
            equinococose, 403
            hidatidose, 403
            cisticercose, 404
Via(s) Aérea(s)
    anormalidades das, 77, *138*
        no câncer pulmonar, 77
            brônquicas, 78, *79*
            arrolhamento mucoso, 78, *80*
            retenção de ar, 78
            carcinoma da traquéia, 80
        no LNH, *138*
    metástases nas, 118
    doença das, 435, 527-552
        no LES, 435
        bronquiectasia, 527-552

bronquite crônica, 527-552
        bronquiolite, 527-552
    morfologia das, 527
        brônquios, 527
        bronquíolos, 527
        periféricas, 533
            visibilidade de, 533
                na bronquiectasia, 533
Viabilidade
    miocárdica, 778
Vídeo
    cirurgia torácica assistida por, *ver CTAV*
Vidro
    fosco, 278
        opacidade, 278
Vírus
    infecção pulmonar por, 395
        RNA, 395
            influenza, 395
            parainfluenza, 395
        VSR, 396
        sarampo, 396
        coronavírus, 396
        hantavírus, 397
        togavírus, 397
        rubéola, 397
        DNA, 398
            herpesvírus, 398
            CMV, 398
            EBV, 399
            adenovírus, 399
        sincicial respiratório, *ver VSR*
    herpes simples, *ver HSV*
    varicela-zoster, 398
        infecção pulmonar por, 398
    Epstein-Barr, *ver EBV*
    da imunodeficiência humana, *ver HIV*
VISE (Veia Intercostal Superior Esquerda), 192, 193
Volume
    pulmonar, 33
        preservado, 33

do VE, 710
    na estenose, 710, 715
        aórtica, 710
        mitral, 715
    na regurgitação, 712
        aórtica, 712
        mitral, 717
VSR (Vírus Sincicial Respiratório)
    infecção pulmonar por, 396

W

Wegener
    granulomatose de, 304, 492, 519
        nódulos do pulmão, 493
        consolidação do pulmão, 493
        envolvimento traqueobrônquico, 495
        outros achados, 495
        por estreitamento, 519
            da traquéia, 519
William-Campbell
    síndrome de, 541
        bronquiectasia por, 541

Y

Yersínia
    pestis, 367
        infecção pulmonar por, 367
Young
    síndrome de, 540
        bronquiectasia por, 540

Z

Zigomicose
    infecção pulmonar por, 391
        achados radiológicos, 391